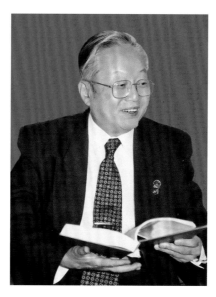

王宝恩教授（1926～2014）

王宝恩教授是我国肝脏病学的重要奠基人之一。他 1948 年毕业于北京大学医学院，曾先后担任首都医科大学附属北京友谊医院内科副主任、主任、院长及名誉院长。他长期致力于胃肠病学、肝脏病学及重症医学的临床和科研工作，是我国肝纤维化研究领域的主要开创者。他率先提出了临床肝纤维化和早期肝硬化可以逆转的理论，并对抗纤维化中药"复方861合剂"的临床疗效及作用机制进行了系统深入的研究。他曾主编 5 部专著，在国内外发表论文 200 余篇，获国家级及省部级奖 17 项。作为首都医科大学内科教授、博士研究生导师，他培养了近百名博士和硕士研究生，其中很多成为了国内外肝脏病学领域的学术带头人。

王宝恩教授长期致力于推动我国肝脏病学科建设和国内外学术交流。他于 1992 年创建了中华医学会肝病学分会，并和张定凤教授一起创办了《中华肝脏病杂志》。他曾先后担任中华医学会消化病学分会、内科学分会及肝病学分会主任委员，中国中西医结合学会肝病专业委员会主任委员，以及亚太肝病学会执行委员。他充分利用自己在国内外的学术影响力，曾 4 次举办大型国际肝脏病学术会议，为帮助我国肝脏病学工作者了解世界、走向世界打下了坚实的基础。

王宝恩教授和张定凤教授共同主编的《现代肝脏病学》于 2003 年出版后，深受广大肝病工作者的喜爱和好评。从第 2 版起，本书更名为《王宝恩肝脏病学》，以纪念王宝恩教授对我国肝脏病学科建设、人才培养和科学研究所做出的卓越贡献。

王宝恩肝脏病学

第 2 版

名誉主编　庄　辉　张定凤

主　编　贾继东　任　红

科学出版社

北京

内 容 简 介

本书系统反映了现代肝脏病学的全貌，共 23 篇、115 章。首先简要介绍肝脏的结构与功能、常用检查方法、鉴别诊断等临床肝脏病学基础知识；然后重点介绍感染性、酒精性、脂肪性、药物性、自身免疫性、遗传代谢性、血管性肝脏疾病，肝脏占位与肿瘤，常见胆系疾病，肝衰竭、肝硬化与门静脉高压症等的诊断和治疗；还专门介绍了老年、小儿和妊娠期肝脏疾病的特点，肝病患者的 ICU、用药、营养和外科手术问题，肝脏与全身疾病的相互关系、肝移植前后的内科问题、肝脏疾病的生物治疗等跨学科问题，以及常见肝脏疾病的中医药诊疗和长期管理等内容。

本书体现了系统性、逻辑性、新颖性和实用性，反映了国内外最新研究证据和主流观点，既可作为系统学习肝脏病学的教科书，又可作为指导临床实践的参考书。

图书在版编目（CIP）数据

王宝恩肝脏病学 / 贾继东，任红主编 . —2 版 . —北京：科学出版社，2022.6

ISBN 978-7-03-072087-0

Ⅰ.①王… Ⅱ.①贾… ②任… Ⅲ.①肝疾病 – 诊疗 Ⅳ.① R575

中国版本图书馆 CIP 数据核字（2022）第 061719 号

责任编辑：沈红芬 / 责任校对：张小霞
责任印制：肖 兴 / 封面设计：黄华斌 闫博仁 何晓获

科 学 出 版 社
北京东黄城根北街 16 号
邮政编码：100717
http://www.sciencep.com

北京九天鸿程印刷有限责任公司 印刷
科学出版社发行 各地新华书店经销

＊

2003 年 8 月第 一 版 开本：889×1194 1/16
2022 年 6 月第 二 版 印张：58
2022 年 12 月第三次印刷 字数：1 700 000

定价：368.00 元

（如有印装质量问题，我社负责调换）

《王宝恩肝脏病学》

编 委 会

名誉主编　庄　辉　张定凤

主　　编　贾继东　任　红

副主编　魏　来　侯金林　段钟平

编　　委（按姓氏汉语拼音排序）

安　威	蔡大川	陈　煜	陈成伟	陈金军	陈新月
成　军	丁惠国	窦晓光	范建高	高志良	韩　涛
韩　英	黄　坚	江家骥	李　昂	李兰娟	李太生
李玉芳	刘晓清	鲁凤民	陆伦根	马　红	马　雄
孟庆华	宁　琴	牛俊奇	欧晓娟	钱林学	任正刚
尚　佳	孙　剑	孙丽莹	唐　红	王　磊	王　宇
王炳元	王福生	王贵强	王吉耀	王建设	王泰龄
王晓明	翁心华	吴　君	谢　青	谢　雯	徐列明
徐小元	徐有青	闫惠平	杨东亮	杨吉刚	杨永峰
杨永平	杨正汉	尤　红	于乐成	张　栋	张大志
张岭漪	张澍田	张文宏	张欣欣	张忠涛	赵新颜
朱世殊	朱志军	邹　洋			

学术秘书　单　姗

编者名单

（按姓氏汉语拼音排序）

安　威　首都医科大学

边赛男　北京协和医院

蔡大川　重庆医科大学附属第二医院

曹海霞　上海交通大学医学院附属新华医院

陈　靖　福建医科大学附属第一医院

陈　敏　重庆医科大学附属第二医院

陈　煜　首都医科大学附属北京佑安医院

陈成伟　海军军医大学九零五医院

陈金军　南方医科大学南方医院

陈立畅　上海交通大学医学院附属瑞金医院

陈新月　首都医科大学附属北京佑安医院

成　军　首都医科大学附属北京地坛医院

丛　敏　首都医科大学附属北京友谊医院

丁　洁　兰州大学第二医院

丁　洋　中国医科大学附属盛京医院

丁惠国　首都医科大学附属北京佑安医院

董志霞　上海交通大学附属第六人民医院

窦晓光　中国医科大学附属盛京医院

杜　婧　首都医科大学附属北京友谊医院

段维佳　首都医科大学附属北京友谊医院

段钟平　首都医科大学附属北京佑安医院

范建高　上海交通大学医学院附属新华医院

冯　涛　重庆医科大学

冯丽娟　首都医科大学附属北京友谊医院

高志良　中山大学附属第三医院

郭　伟　首都医科大学附属北京友谊医院

郭发金　首都医科大学附属北京友谊医院

韩　涛　南开大学人民医院 / 天津市人民医院

韩　英　空军军医大学第一附属医院

侯　维　首都医科大学附属北京佑安医院

侯金林　南方医科大学南方医院

黄　坚　首都医科大学附属北京友谊医院

黄雁翔　首都医科大学附属北京佑安医院

贾继东　首都医科大学附属北京友谊医院

江家骥　福建医科大学附属第一医院

姜亦洲　首都医科大学附属北京友谊医院

孔　银　兰州大学第二医院

库尔班江·阿布都西库尔　复旦大学附属儿科医院

李　昂　首都医科大学附属北京地坛医院

李　海　天津市西青医院

李　俊　北京大学第一医院

李　鹏　首都医科大学附属北京友谊医院

李　涛　山东大学第二医院

李兰娟　浙江大学医学院附属第一医院

李太生　北京协和医院

李小丽　首都医科大学附属北京友谊医院

李玉芳　宁夏医科大学总医院

林潮双　中山大学附属第三医院

刘　妍　中国人民解放军总医院第五医学中心

刘静怡　首都医科大学附属北京友谊医院

刘天会　首都医科大学附属北京友谊医院

刘晓清　北京协和医院

刘燕南　北京医院

刘玉凤　首都医科大学附属北京地坛医院

刘元元　兰州大学第二医院

娄金丽　首都医科大学附属北京佑安医院

鲁凤民　北京大学医学部

陆伦根　上海交通大学附属第一人民医院

罗　佳　首都医科大学附属北京友谊医院

马　红　首都医科大学附属北京友谊医院

马　雄　上海交通大学医学院附属仁济医院

孟庆华　首都医科大学附属北京佑安医院

宁　琴　华中科技大学同济医学院附属同济医院

宁会彬　河南省人民医院

牛俊奇　吉林大学第一医院

欧晓娟　首都医科大学附属北京友谊医院

钱林学　首都医科大学附属北京友谊医院

饶慧瑛　北京大学人民医院

任　红　重庆医科大学附属第二医院

任正刚　复旦大学附属中山医院

尚　佳　河南省人民医院

单　姗　首都医科大学附属北京友谊医院

盛华均　重庆医科大学

施　明　中国人民解放军总医院第五医学中心

施漪雯　首都医科大学附属北京友谊医院

孙　剑　南方医科大学南方医院

孙广永　首都医科大学附属北京友谊医院

孙丽莹　首都医科大学附属北京友谊医院

孙亚朦　首都医科大学附属北京友谊医院

唐　红　四川大学华西医院

田秋菊　首都医科大学附属北京友谊医院

王　磊[1]　山东大学第二医院

王　磊[2]　首都医科大学附属北京友谊医院

王　麟　北京大学医学部

王　玲　北京大学医学部

王　民　首都医科大学附属北京友谊医院

王　萍　首都医科大学附属北京友谊医院

王　艳　首都医科大学附属北京友谊医院

王　宇　首都医科大学附属北京友谊医院

王炳元　中国医科大学附属第一医院

王福生　中国人民解放军总医院第五医学中心
王贵强　北京大学第一医院
王吉耀　复旦大学附属中山医院
王建设　复旦大学附属儿科医院
王俊忠　华中科技大学同济医学院附属协和医院
王绮夏　上海交通大学医学院附属仁济医院
王倩怡　首都医科大学附属北京友谊医院
王泰龄　中日友好医院
王蔚莎　首都医科大学附属北京友谊医院
王晓明　首都医科大学附属北京友谊医院
王娅兰　重庆医科大学
魏　来　清华大学附属北京清华长庚医院
翁心华　复旦大学附属华山医院
吴　君　贵州医科大学附属医院
武丽娜　首都医科大学附属北京友谊医院
谢　青　上海交通大学医学院附属瑞金医院
谢　雯　首都医科大学附属北京地坛医院
谢晓莺　复旦大学附属中山医院
谢云波　中国人民解放军总医院第五医学中心
徐列明　上海中医药大学附属曙光医院
徐小元　北京大学第一医院
徐有青　首都医科大学附属北京天坛医院
许　东　华中科技大学同济医学院附属同济医院
闫惠平　首都医科大学附属北京佑安医院
杨东亮　华中科技大学同济医学院附属协和医院
杨吉刚　首都医科大学附属北京友谊医院
杨永峰　南京市第二医院 /
　　　　南京中医药大学附属南京医院
杨永平　中国人民解放军总医院第五医学中心
杨正汉　首都医科大学附属北京友谊医院
殷文伟　重庆医科大学附属第二医院
尤　红　首都医科大学附属北京友谊医院

于德敏　上海交通大学医学院附属瑞金医院

于乐成　中国人民解放军东部战区总医院 /
　　　　南京大学医学院附属金陵医院

张　栋　首都医科大学附属北京友谊医院

张　伟　首都医科大学附属北京友谊医院

张大志　重庆医科大学附属第二医院

张德智　吉林大学第一医院

张定凤　重庆医科大学附属第二医院

张冠华　首都医科大学附属北京友谊医院

张海明　首都医科大学附属北京友谊医院

张海萍　首都医科大学附属北京佑安医院

张岭漪　兰州大学第二医院

张琼方　重庆医科大学附属第二医院

张澍田　首都医科大学附属北京友谊医院

张文宏　复旦大学附属华山医院

张霞霞　首都医科大学附属北京天坛医院

张欣欣　上海交通大学医学院附属瑞金医院

张忠涛　首都医科大学附属北京友谊医院

赵　艳　首都医科大学附属北京佑安医院

赵丹彤　首都医科大学附属北京佑安医院

赵连晖　首都医科大学附属北京友谊医院

赵新颜　首都医科大学附属北京友谊医院

郑晓燕　首都医科大学附属北京友谊医院

钟艳丹　南京市第二医院 /
　　　　南京中医药大学附属南京医院

朱　强　首都医科大学附属北京友谊医院

朱世殊　中国人民解放军总医院第五医学中心

朱玉鹏　吉林大学第一医院

朱志军　首都医科大学附属北京友谊医院

庄　辉　北京大学医学部

邹　洋　首都医科大学附属北京友谊医院

序　言

2003 年，王宝恩教授和张定凤教授主编出版了《现代肝脏病学》，得到了医学界特别是肝病学界的普遍关注和高度评价，对我国肝脏病学科发展做出了重要贡献。鉴于肝脏病学科的快速发展，王宝恩教授原定于 2010 年前后对此书进行更新和再版，但因收稿进度缓慢和重病缠身等原因，最终未能如愿。为了实现王宝恩教授的遗愿，同时也为了纪念他对我国肝脏病学科发展、科学研究、人才培养和国际交流等方面所做出的杰出贡献，贾继东教授和任红教授积极组织《现代肝脏病学》的再版工作，并获准将其更名为《王宝恩肝脏病学》。

有 150 名临床、教学和科研一线的肝脏病学、感染病学、消化病学、中医学、解剖学、组织胚胎学、生理学、生物化学、免疫学、病理学、影像学、内镜学、介入学和外科学等方面的著名专家参与本书编写。他们将国内外肝脏病学科的相关新理论、新观点、新技术和新方法，与自己多年来在临床、教学、科研和防控实际工作中所取得的经验与成果相结合，经过去粗取精、去伪存真、由此及彼、由表及里的归纳分析，写成这部具有很高学术水平和实用价值的大型专著。本人有幸受邀和张定凤教授共同担任本书的名誉主编，在此表示衷心感谢！

通观全书，最显著的特点是系统性、逻辑性、新颖性和实用性。各章主题突出、内容新颖、文字流畅、图文并茂，且可读性强。本书不仅对感染性、非感染性、老年、小儿和妊娠期肝脏疾病有深入论述，而且还特别增加了肝脏疾病患者的 ICU、用药、营养和外科手术问题，以及肝脏与全身疾病的相互关系、肝脏移植前后的内科管理和肝脏疾病的生物治疗等内容。因此，作为我国经典的肝脏病学专著，本书可作为系统学习肝脏病学的教科书和指导临床实践的参考书。

对本书的成功再版，我表示热烈祝贺！我相信，《王宝恩肝脏病学》的出版，必将进一步推动我国肝脏病学科发展和人才培养，为"健康中国 2030"做出更大的贡献！

庄辉

中国工程院院士
北京大学医学部病原生物学系教授
中华医学会肝病学分会名誉主任委员
2022 年 4 月 8 日

第 2 版前言

王宝恩教授和张定凤教授主编的《现代肝脏病学》于 2003 年由科学出版社出版，得到了业内同行的广泛认可和高度赞誉，对我国临床肝脏病学科发展和人才培养起到了积极推动作用。遗憾的是，原定于 2010 年左右推出的第 2 版因种种原因一再延误，直到 2014 年王宝恩教授不幸辞世时也未能完成，因此他在书面工作遗嘱中敦促我们尽快完成本书的再版。作为本书第 1 版的副主编，我们深感责任重大，遂启动再版工作。鉴于王宝恩教授作为中华医学会肝病学分会的首任主任委员，对我国临床肝脏病学科发展、人才培养及国际交流等方面所做出的杰出贡献和巨大推动作用，我们征得科学出版社的同意，将本书更名为《王宝恩肝脏病学》，但版次仍延续上一版。

肝脏病学是内科学的一个分支，起源于消化病学和感染病学。早在 1861 年，德国学者 Friedrich Theodor Frerichs 就出版了《肝脏疾病临床诊疗》（*Klinik der Leberkrankheiten*），成为近代肝脏病学发展史上的重要里程碑。1955 年，英国学者 Sheila Sherlock 出版的《肝胆系统疾病》（*Diseases of the Liver and Biliary System*）和 1956 年美国学者 Leon Schiff 出版的《肝脏疾病》（*Diseases of the Liver*，后更名为 *Schiff's Diseases of the Liver*），则标志着现代肝脏病学的发端，至 2018 年已经分别更新到第 13 版和第 12 版，堪称历久弥新的肝脏病学经典英文教科书。在我国，有代表性的肝脏病学参考书包括 1963 年孙宏训教授主编的《实用肝脏病学》、1995 年梁扩寰教授主编的《肝脏病学》、2003 年王宝恩教授和张定凤教授共同主编的《现代肝脏病学》，以及 2004 年姚光弼教授主编的《临床肝脏病学》。这些中文经典参考书为推动我国肝脏病学科发展和人才培养做出了重要贡献，但大多年代较久远，且未得到及时更新。

近年来，随着遗传学、生物化学、细胞和分子生物学、病毒学及免疫学等基础学科的迅猛发展，临床肝脏病学涵盖了实验室检测、影像学检查及病理学诊断，以及药物、内/腔镜、介入、外科手术及肝移植术等治疗手段。为反映现代肝脏病学全貌，我们对本书的结构和内容进行了仔细梳理和重大调整，力求体现系统性、逻辑性、新颖性和实用性，并尽量反映国内外最新研究证据和主流观点。本书共 23 篇、115 章，首先简要介绍肝脏的结构与功能、常用检查方法、鉴别诊断等临床肝脏病学基础知识；然后重点介绍感染性、非酒精性（代谢相关性）脂肪性、药物性、自身免疫性、遗传代谢性、血管性肝脏疾病，肝脏占位与肿瘤，常见胆系疾病，肝衰竭、肝硬化与门静脉高压症等的诊断和治疗；还专门介绍了老年、小儿和妊娠期肝脏疾病的特点，肝病患者的 ICU、用药、营养和外科手术问题，肝脏与全身疾病的相互关系、肝移植前后的内科问题、肝脏疾病的生物治疗等跨学科问题，以及常见肝脏疾病的中医药诊疗和长期管理等实用内容。

拜名师、读名著、勤实践、善思考，是一个合格临床医生成长的必由之路。在信息技术和传播手段高度发达的今天，特别是大数据和移动设备日益广泛应用于临床实践，使得专业知识的获得超越了时空的限制，几乎是唾手可得。但是，这些即时化、碎片化的信息获取并不能代替系统的专业知识学习。经典参考书的作用就是提供系统、全面、准确的知识体系，使读者了解本学科的全貌，包括其内涵、外延和逻辑构架，以便在今后遇到临床问题时知道如何进一步查阅文献。从长远来看，一个学科的知识体系会随时间而变化，但在短时间内还是相对稳定的。当我们遇到复杂或少见的临床问题时，通常是在查阅经典参考书的基础上，有针对性地查阅最新文献资料，以求获得更全面、更深入和更实用的答案。

本书编写得到了庄辉院士、李兰娟院士、王福生院士的鼓励和指导，是在中华医学会肝病学分会和感染病学分会很多委员的通力合作，以及解剖、组胚、生理、生化、免疫、病理、影像、内镜、介入、外科及中医等相关学科专家的大力支持下完成的。本书主编、副主编及学术秘书认真阅读并修改了全部稿件，包括进行必要的结构调整、内容更新及文字润色，另有多名研究生参与了繁复的参考文献标注、校对和更新工作。本书的责任编辑以崇高的敬业精神及精湛的编辑专业水准，为本书把好了最后的质量关。在此，本书主编对 150 名参与编写的专家及编辑团队表示最衷心的感谢！

在数字电影技术出现之前，影视界流行"电影是遗憾的艺术"的说法，因为那时所拍摄的胶片要等到洗印出来后才能发现问题。其实，编写出版大型参考书也是一样。在学科发展日新月异、知识爆炸、信息过载的今天，即使写作时采用了最新的资料，也只能反映那一个时刻的"瞬时状态"。另外，因编者的学识、能力和精力所限，书中难免有不当甚至谬误之处，敬请广大读者不吝指正。本版付印之日，也是开始考虑下一版更新之时。我们希望，几年后本书的第 3 版会如期而至，以期更及时、更全面、更准确、更精练地反映现代肝脏病学的发展和进步。

首都医科大学附属北京友谊医院肝病中心教授

重庆医科大学附属第二医院感染与肝病中心教授

2022 年 4 月 8 日

第 1 版前言

肝病在我国发病率高，分布地区也广泛，因而肝病的防治任务繁重而且艰巨。近年来，与肝病相关的学科，从基础到临床都在迅速发展。相关的信息，几乎每年都成倍增长。本书的编写旨在继承前人研究成果的基础上，结合不断涌现的新信息，择其要者，以及比较成熟者，写成专章，汇集成书，命名为《现代肝脏病学》。这既是临床医疗工作的需要，也可供教学和科研参考。为此，我们邀请了我国肝病及其相关学科的老、中、青专家73人共同撰写。我们希望本书能体现以下特点：①以临床肝病学为主，兼顾有关基础学科，力求反映近年的新观点、新认识和新经验。②既要重视感染性肝病，特别是各型病毒性肝炎，也要对各种非感染性肝病的诊断治疗有所论述。因而对病毒性肝炎、药物性肝病、不同类型的肝硬化、肝病与全身系统性疾病的关系等给以较多篇幅。③肝脏病理学与临床诊断、治疗关系十分密切，所以也予以专题论述，并配以近百幅彩色病理图片，以期对临床工作者有所裨益。④本书作者均为国内专家，只有遗传性肝病，延请美国贝肯教授撰写。

回顾本书从拟议到付梓，历时数载，有的作者交稿较早，有的则较迟，为了弥补成稿的时间差异，尽量对重点章节有所增补，纳入2001～2002年之文献。内于编者工作之欠缺，未能全面补正，疏漏之处在所难免，敬希读者予以批评、指正与谅解。本书各章行文风格、繁简取舍各具特色，原则上悉依作者原貌，不强求统一，只有章节体例上力求一致。

在付梓之际，我们对各位作者为本书所做贡献与辛勤劳动，表示衷心的感谢。对科学出版社的同仁也深表谢意。在编写过程中，许多文字编辑、校正、联络的工作，计算机上的反复输入与整理，裴瑛教授、尤红博士，尤其是尹珊珊博士，付出了很大努力，没有这些工作，本书也难于完成。

时代在前进，新事物不断出现，本书难于完全跟上步伐，不足之处敬希读者指出，以期再版之际，得以改进。

王宝恩　张定凤
贾继东　任　红
2002 年 8 月

目　　录

第 1 篇　肝脏的结构与功能

第 2 篇　肝脏损伤与修复

第 3 篇　肝脏疾病的诊断技术

第10篇　肝脏占位与肿瘤

第11篇　肝脏血管疾病

第12篇　常见胆系疾病

第13篇　妊娠与肝脏疾病

第 19 篇　全身疾病的肝脏表现

第 20 篇　肝脏手术的内科问题与非肝脏手术的肝脏问题

第 21 篇　肝　移　植

第 22 篇　中医对肝脏疾病的认识与治疗原则

第 23 篇　肝脏疾病的慢病管理

第 **1** 篇
肝脏的结构与功能

第 1 章 肝脏的大体结构

肝脏是体内最大的实质性器官，占据了腹腔的右季肋区和腹上区的大部分，并伸向左季肋区。从婴儿期至成人期，随着人体的生长，肝脏的体积迅速增大，至 18 岁左右不再生长。自中年期开始，肝重占体重的比例随年龄的增长逐渐下降。新生儿肝脏约占体重的 5%，而成人约占体重的 2%，男性平均 1.4 ～ 1.8kg，女性平均 1.2 ～ 1.4kg。肝脏的大小也受性别和体型的影响：女性肝脏较男性小，肥胖者肝脏往往较大。活体肝脏呈棕红色，但肝内脂肪含量增多时略呈黄色，肝内淤血时其颜色略蓝，肝脏通常质地结实而柔软，其质地部分取决于血液、脂肪和纤维细胞的含量。目前不再认为肝脏表面的被膜对肝脏形态的维持具有重要作用。

肝脏具有多种代谢功能，是维持内环境稳态、营养供给和防御免疫之必需。具体表现在：①清除、分解血液中具有毒性或潜在毒性的物质，调节血糖和血脂。②储存某些种类的维生素及微量元素。③合成蛋白质和凝血因子，参与氨基酸代谢。④生成胆汁。⑤肝内有巨噬细胞，是单核 - 吞噬细胞系统的组成部分，能够清除血液中的微粒。⑥胎儿肝脏还具有造血功能，成人肝脏虽不参与造血，但参与造血调节，并有潜在造血功能。

一、肝脏的位置和毗邻

肝脏大部分位于右季肋区和腹上区，小部分位于左季肋区，为肋弓所掩盖，仅在腹上区左右肋弓间露出小部分，并直接接触腹前壁。肝脏的位置可随呼吸时膈的运动、内脏活动及体位的改变而移动。

肝脏的体表投影：上界与膈穹隆一致，下界与肝前缘一致。右界与上界起自右腋中线肋弓最低点（第 10 肋），沿胸侧壁上行至第 7 肋连于上界，经右锁骨中线与第 5 肋交点至剑胸结合，再连至左锁骨中线第 5 肋间隙交点稍内侧。下界起自右肋弓最低点，沿右肋弓下缘向左上，至第 8、9 肋软骨结合处离开右肋弓，斜行至左侧第 7、8 肋软骨结合处，连上界左端。在成人腹上区，肝下缘可在剑突下 3 ～ 5cm 范围内触及，但在右肋弓下一般不能触及。新生儿与幼儿的肝下缘位置较低，可在右肋弓下触及。

二、肝脏的外形

肝脏外观呈楔形，右端圆而钝厚，左端扁薄，可分为膈（上）面、脏（下）面，前、后、左、右四缘。

（一）膈面

膈面隆凸，与膈穹隆一致并相邻接（图 1-1）。

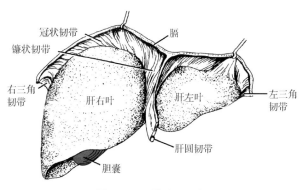

图 1-1 肝脏（膈面）

借膈与右侧胸膜腔及肺组织毗邻，所以肝脏上部的囊肿和脓肿向上侵蚀，与膈粘连并经此溃破，可破入右侧胸膜腔，引起右侧胸膜腔炎症和积脓；若是侵入了肺组织，则其内容物可进入支气管腔内并咳出。

（二）脏面

脏面朝向后下方，与腹腔脏器相邻，故称脏面。此面由于邻近器官的挤压而呈现凹凸不平的"压迹"。肝下面最突出的结构是该面中部有一不规则的"H"形沟，其中部的横沟介于方叶和尾状叶之间，称为肝门，肝门是肝固有动脉左、右支，肝门静脉左、右支，肝左、右管，淋巴管和肝脏的神经丛出入之处。主要结构的排列关系为肝管在前，肝固有动脉居中，肝门静脉在后。横沟左、右端各有一矢状位的纵沟，左侧者为左纵沟，右侧者为右纵沟。左纵沟窄而较深，其前部有肝圆韧带，后部容纳静脉韧带。肝圆韧带由胎儿时期脐静脉闭锁而成，静脉韧带为胎儿时期静脉导管的遗迹。右纵沟宽而浅，其前半部为一浅窝，称胆囊窝，容纳胆囊；后半部较为宽阔，有下腔静脉经过，故名腔静脉沟。腔静脉沟上段处有左、中、右三条肝静脉和若干条肝小静脉经此出肝注入下腔静脉，称第二肝门。腔静脉沟下段，下腔静脉接受来自尾状叶的小静脉及右半肝脏面的静脉，统称为肝短静脉；肝短静脉出肝处称第三肝门。

（三）肝脏的各缘

前缘：为膈面与脏面前部相交的缘，此缘锐薄，有两个切迹，左侧者为肝圆韧带切迹，右侧者为胆囊切迹。后缘：此缘钝圆，朝向脊柱，有与脊柱相对的凹陷。左缘：肝左叶的左缘，较锐薄，左后端肝实质逐渐消失，移行为纤维索。右缘：肝右叶的右下缘，钝圆，其最低点在腋中线约平第10肋处。

三、肝脏的分叶与分段

（一）肝脏的分叶

肝脏面借"H"形沟可分为四叶，左纵沟左侧为左叶，右纵沟右侧为右叶，左、右纵沟之间，肝门前方部分为方叶，肝门后方部分为尾状叶（图1-2）。

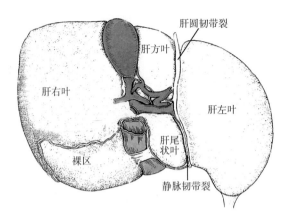

图1-2　肝脏（脏面）

（二）肝脏的分段

上述这种分叶方法不完全符合肝内管道系统的配布情况，因而不能满足肝内占位性病变定位诊断和肝脏外科手术治疗的要求。最新研究表明，肝内有四套管道，形成两个系统，即格利森（Glisson）系统和肝静脉系统（肝左、中、右静脉，肝右后静脉和尾状叶静脉）。格利森系统由肝门静脉、肝动脉和肝管三者在肝内分支，被格利森囊（纤维结缔组织囊）包裹而组成，它们在肝内的分支及分布大体一致，其中以肝门静脉的管径较粗，且较恒定。肝段就是以格利森系统的分支与分布和肝静脉的走行划分的，格利森系统分布于肝段内，肝静脉走行于肝段间。关于肝段的划分法，至今没有统一的意见，目前多采用Couinaud肝段划分法，将肝脏分为左、右两半肝，五个肝叶，八个肝段（图1-3）。

（三）肝裂

通过对肝内管道系统腐蚀、铸型模型标本的观察，发现在肝脏的叶间和段间存有缺少格利森系统分布的裂隙，这些裂隙称为肝裂，是肝叶与肝叶之间、肝段与肝段之间的分界线[1]（图1-4）。

1. 正中裂　内有肝中静脉通过，通常正中裂将整个肝脏分为大小基本相等的左、右两半肝。正中裂在膈面为下腔静脉左壁与胆囊切迹中点的连线，在脏面经胆囊窝中分跨横沟入腔静脉沟。

2. 左叶间裂　内有左叶间静脉、肝门静脉左支矢状部通过，位于正中裂的左侧，将左半肝分为左内叶和左外叶。左叶间裂在膈面为镰状韧带附着线1cm范围内与下腔静脉左侧壁的连线，于脏面则以左纵沟（即肝圆韧带裂和静脉韧带裂）为标志。

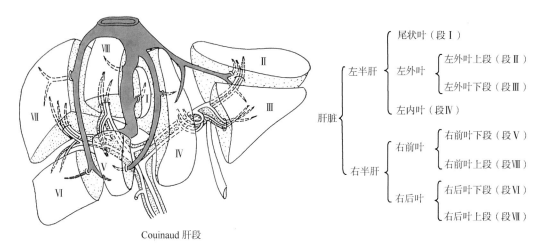

Couinaud 肝段

图 1-3　Couinaud 肝段划分法

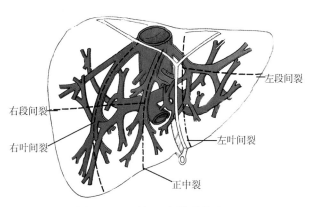

图 1-4　肝裂与肝内管道的关系

3. **左段间裂**　内有肝左静脉走行，将左外叶分为外上段和外下段。左段间裂在膈面为下腔静脉左壁，至肝左缘的上、中 1/3 交点的连线，转至脏面止于左纵沟中点稍后上方。

4. **右叶间裂**　内有肝右静脉通过，位于正中裂右侧，此裂将右半肝分为较大的右前叶和稍小的右后叶。此裂在膈面相当于从肝前缘的胆囊切迹右侧部的外、中 1/3 交界线，斜向右上方，到达下腔静脉右缘连线，转至脏面，连于肝门右端。

5. **右段间裂**　也称横裂，内有肝门静脉右支主干通过，此裂将右后叶分为后上、下段。右段间裂在脏面自横沟右侧端，经肝右缘中点连线，转至膈面连于正中裂。

6. **背裂**　起自肝上面第二肝门，向下终于第一肝门，在肝上极形成一弧线。背裂将尾状叶与右前叶和左内叶隔开。

7. **左内叶亚段间裂**　为适应肝亚段切除的需要，可将肝门静脉左支矢状部平面视为左内叶亚段间裂，即肝门静脉左支矢状部平面以上为段Ⅳa，以下为段Ⅳb。

（四）肝裂在断面上的辨识标志（横断面）

1. **正中裂**　分开段Ⅳ与段Ⅷ、段Ⅴ，其上部为肝中静脉长轴至下腔静脉左前壁的连线，下部为胆囊窝中分至下腔静脉左前壁的连线。

2. **背裂**　划出段Ⅰ，即尾状叶，其上部为肝左、中静脉汇入下腔静脉处与静脉韧带裂右端的连线；中部为下腔静脉右前壁至静脉韧带裂右端的弧形线；下部为下腔静脉右壁至肝门静脉分叉处或肝门静脉中点的连线。

3. **左叶间裂**　分开段Ⅳ与段Ⅱ、段Ⅲ，其上部为肝膈面镰状韧带附着缘左侧约 1cm 处或左叶间静脉长轴至下腔静脉左前壁的连线；中部为肝门静脉左支矢状部的长轴；下部是肝圆韧带裂，为天然标志。

4. **左段间裂**　分开段Ⅱ与段Ⅲ，根据肝左静脉长轴确定肝门静脉左支矢状部出现及其以上断面，左半肝为段Ⅳa、段Ⅱ和段Ⅲ，以下断面左半肝为段Ⅳb与段Ⅲ。

5. **右叶间裂**　分开段Ⅷ、段Ⅴ与段Ⅶ、段Ⅵ，为肝右静脉长轴或中点至下腔静脉左前壁的连线。

6. **右段间裂**　分开段Ⅷ与段Ⅴ，亦分开段Ⅶ与段Ⅵ，主要根据肝门静脉右支主干确定此裂。即肝门静脉右支出现及其以上平面，右半肝为段Ⅶ、段Ⅷ；以下为段Ⅵ、段Ⅴ。当肝门静脉呈三叉形而无右支主干时，可以此分叉处确定右段间裂。

四、肝内管道系统

（一）格利森系统

格利森系统包括肝门静脉、肝固有动脉和肝管三套管道，其中以肝门静脉的管径较粗且较恒定，故以它作为分叶分段的基础[2]。

1. 肝门静脉 肝门静脉为肝脏的功能性血管，收纳腹腔内不成对脏器的静脉血（肝脏、直肠下段除外），占肝脏血液总量的 70%～80%。由肠系膜上静脉和脾静脉在胰颈的后方、第 2 腰椎右侧汇合而成。向上经十二指肠上部的后方行于肝十二指肠韧带内，在肝固有动脉和胆总管的后方上升至肝门，分为左、右支入肝。入肝后立即分为左、右两支，分叉点在横沟内稍偏右侧（图 1-5）。

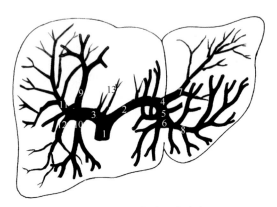

图 1-5　肝门静脉肝内分支

1. 肝门静脉；2. 左支；3. 右支；4. 左支角部；5. 左支矢状部；6. 左支囊部；7. 左外上支；8. 左外下支；9. 右前上支；10. 右前下支；11. 右后上支；12. 右后下支；13. 尾状叶支

（1）肝门静脉左支：相当恒定，沿横沟向左，抵左纵沟后弯向前下。可分为横部、角部、矢状部、囊部。横部位于横沟内，呈横位、向左并稍向前，长 1.1～3.3cm；横部达左纵沟时，急转向前，形成 90°～130° 的角，成为角部；矢状部位于肝圆韧带裂内，基本呈矢状位，长 1～2cm；矢状部向前延续，末端略微膨大的盲囊称为囊部。

（2）肝门静脉右支：从肝门静脉分出后沿横沟右行，较左支粗短，为 1～3cm。再分成右前支和右后支。

（3）肝门静脉尾状叶支：尾状叶接受肝门静脉左右支的双重分布，以左支横部分支为主，而尾状突主要接受肝门静脉右后支的分支。

2. 肝固有动脉 肝固有动脉是肝脏的营养血管，占肝脏血液总量的 20%～30%，通常肝固有动脉起自腹腔动脉发出的肝总动脉，行经肝十二指肠韧带（位于肝门静脉左前方），上升至肝门附近分为肝左、肝右动脉，经第一肝门入肝脏（图 1-6）。

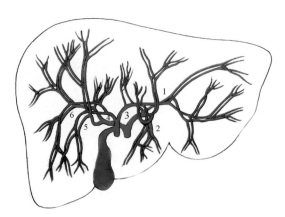

图 1-6　肝固有动脉和肝管肝内分支

1. 左外叶动脉和肝管；2. 左内叶动脉和肝管；3. 肝固有动脉左支和左肝管；4. 肝固有动脉右支和右肝管；5. 右前叶动脉和肝管；6. 右后叶动脉和肝管

（1）肝左动脉：分出后经肝门向左行，一般先分出尾状叶左段动脉，再分出左内、外叶动脉；左内叶动脉又称肝中动脉，多经肝门静脉左支横部浅面入左内叶；左外叶动脉在肝门静脉左支角部凸侧分出左外叶上、下段动脉。

（2）肝右动脉：走向肝门右侧，经肝总管或右肝管之后，先发出胆囊动脉，再分出右前、后叶动脉，两者均分出上、下段支，分别进入右前上、下段和右后上、下段。

（3）迷走肝动脉：为起于肝固有动脉以外的肝动脉，可来源于胃左动脉（约 25%）、肠系膜上动脉（约 8.9%）。

3. 肝管

（1）左肝管：主要引流左半肝胆汁。先由左外叶上、下段的小肝管汇合成左外叶肝管，该管多位于左叶间裂左侧，位置较深，经肝门静脉左支矢状部的内侧，然后在横部与左内叶肝管汇合成左肝管。它在汇合成肝总管前还接受来自尾状叶左段的小肝管。左肝管平均长度为 1.6cm。

（2）右肝管：主要引流右半肝胆汁。先由右后叶上、下段的小肝管汇合成右后叶肝管，它经同名门静脉支深面左行，在肝门静脉右支的深面与右前叶肝管汇合成右肝管。右肝管还接受 1～2 支尾状叶右段的小肝管。右肝管平均长度为 0.98cm。

左、右肝管汇合成肝总管，其汇合点在肝门静脉的前上方，肝总管与胆囊管汇合形成胆总管，全程可分为十二指肠上段（在肝十二指肠韧带内）、十二指肠后段、胰腺段、十二指肠壁内段，最终开口于十二指肠降部的后内侧壁。

（3）迷走肝管：指肝门区和胆囊窝以外的肝外肝管。其细小、无特定的引流区域，但与肝内肝管延续，常位于肝包膜下或肝韧带中，以左三角韧带中多见。

（二）肝脏静脉系统

肝静脉包括肝左、中、右静脉，肝右后静脉和尾状叶静脉。左、中、右静脉经肝后上缘的第二肝门注入下腔静脉，而肝右后静脉和尾状叶静脉在肝脏后面腔静脉沟内，直接开口注入下腔静脉（此处常被称为第三肝门）。肝静脉系统的特点是壁薄、无静脉瓣，因被固定在肝实质内，管壁不易收缩，损伤后出血较多，也容易导致空气栓塞；还有一个特点是变异较大，致使肝段的大小亦多有变化（图1-7）[3]。

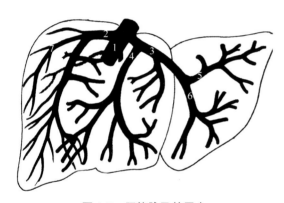

图1-7 肝静脉及其属支
1. 下腔静脉；2. 肝右静脉；3. 肝左静脉；4. 肝中静脉；5. 肝左静脉上根；6. 肝左静脉下根；7. 右后上缘静脉

（1）肝左静脉：收集左外叶的静脉血，主支位于左段间裂内。由左叶间静脉、左段间静脉和左后上缘静脉汇合成，向后上方行于左叶间裂的左侧，最后注入下腔静脉左壁。大多数肝左静脉与肝中静脉合干后汇入下腔静脉，开口在下腔静脉的左前壁。

（2）肝中静脉：收集左内叶大部分和右前叶左半的静脉血，一般由两大支汇合成（一支来自左内叶，另一支来自右前叶），两支的汇合点约在正中裂中1/3偏下分，在其前壁和侧壁都有不少属支注入，主要来自左内叶和右前上段。

（3）肝右静脉：主要收集右后叶静脉血，也收集右前叶上部的静脉血，是肝静脉中最大的一支，主干位于右叶间裂内，呈弓状弯向后上，开口于下腔静脉右侧壁或前壁。开口处常较肝左静脉低。肝

右静脉注入下腔静脉处，常接受来自右后叶上缘的右后上缘支。

（4）短静脉：一般有4～8支，较短小，直接开口于下腔静脉左前和右前壁（第三肝门）。

1）上尾状叶静脉：收集尾状叶的静脉血，2～3支，注入下腔静脉的左前壁。

2）下尾状突静脉：收集尾状突的静脉血，1～2支，注入下腔静脉右前壁。

3）肝右后下静脉：1～3支，主要引流右后叶脏面的静脉血，紧贴脏面，向后内上方，注入下腔静脉肝后段下端的右前方。

（三）肝脏血液循环特点

肝脏的重要特点之一是具有门静脉和肝动脉双重血供。门静脉是肝脏的功能血管，将胃肠道吸收的营养物质和某些有毒物质输入肝内进行代谢和加工处理，而肝动脉是肝脏的营养血管，为肝脏提供氧及其他器官的代谢产物。终末门微静脉（terminal portal venule）和终末肝微动脉（terminal hepatic arteriole）最后均与血窦相通。肝血窦血液汇入中央静脉，中央静脉汇合成小叶下静脉，最终汇合成肝静脉，出肝后汇入下腔静脉（图1-8）。

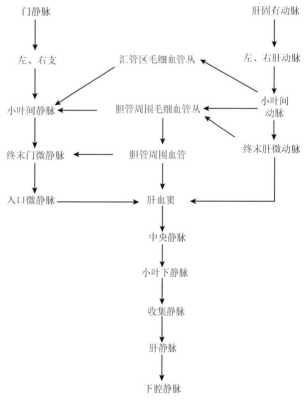

图1-8 肝脏血液循环示意图

五、肝外管道系统

肝外管道系统集中在第一肝门出入肝脏。第一肝门即通常所说的肝门，它是位于肝脏面中分的一个横裂，长约 4cm，宽约 1.5cm，深 1.0 ～ 2.6cm，肝门静脉及其左、右支和肝固有动脉及其左、右肝动脉，经此进入肝脏，左、右肝管及肝总管由此出肝[4]。

1. 肝蒂　肝蒂是出入第一肝门所有结构的总称。肝蒂内主要结构：肝管、肝动脉和肝门静脉；三者的位置关系：肝动脉居左前，肝管居右前，肝门静脉在二者的后方。它们均分为左、右两支，分别进入左、右两半肝。由于肝蒂从垂直位转为肝门的水平位，肝门静脉、肝动脉和肝管三者的位置关系也有了变化。一般来说，这三种结构的前后位置关系是：左、右肝管和肝总管在前方，左、右肝动脉在中间，肝门静脉及其左、右支在后方。三种结构的分叉或汇合点的高低关系是：左、右肝管汇合点最高，肝门静脉分叉点次之，肝动脉分叉点最低。其中，肝门静脉的分叉位于横沟的最后方；在尾状突之前，左、右肝管的汇合点完全覆盖肝门静脉分叉点的上缘且稍偏右，而肝固有动脉分叉点不仅位置低（距横沟 1.2 ～ 3.0cm），而且明显偏左（距正中裂 0.5 ～ 1.5cm），这些结构一般均能在肝门外显露（图 1-9）。

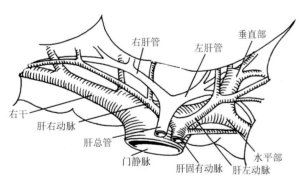

图 1-9　出入第一肝门的结构

2. 右半肝的肝门结构　右半肝的肝门结构主要指肝门静脉右支、肝右动脉和右肝管三者。其排列是：右肝管居前、肝右动脉在其后方、肝门静脉右支位于最后方，三者均为斜行。肝门静脉右支较

短，位于肝门右切迹内，后方大部分为尾状突所掩盖并在此处分出尾状叶右段支。当切除胆囊，结扎切断右肝管和肝右动脉后，即能清楚地显露肝门静脉右支。肝右动脉在肝总管后方到达肝门右切迹之前即分出尾状叶右段动脉，然后在肝门右切迹内分出右前叶和右后叶动脉（有时在肝门右切迹外即分出这两大支）。右前叶动脉在同名静脉的内侧并与之伴行，而右后叶动脉则横过右前叶静脉基部的前方至同名静脉的右侧并与之伴行。

3. 左半肝的肝门结构　左肝管居前、肝左动脉在其下方、肝门静脉左支在其后方，三者几乎呈水平位。在肝门处比较容易显露左半肝门结构，将左内叶下缘横沟处的结缔组织分开，左内叶拉开 1.0 ～ 1.5cm，即可显露肝门静脉左支横部，在横部的起始处常可见尾状叶左段静脉支。沿左纵沟分离结缔组织即可显露肝门静脉左支的角部、矢状部和囊部。将左内叶向内牵开，从角部至囊部的外侧可看到左外叶上、下段的静脉支。肝左动脉比肝门静脉左支和左肝管的位置浅而低，位于后二者的前下方。左内叶动脉的起点最低，经横部的浅面（少数在其深面经过），向前至矢状部的内侧进入肝实质。左外叶动脉经角部的左外叶上段支的根部浅面（少数在其深面），左外叶动脉一般在左叶间裂水平分为上、下段支，有的分别起自肝左动脉。左肝管的位置最深，左内叶肝管在角部之凹侧或矢状部之深面。左外叶上、下段肝管在左叶间裂或其左侧与前者汇合成左肝管。

（盛华均）

参 考 文 献

[1] 柏树令. 系统解剖学. 第 2 版. 北京：人民卫生出版社；2013.

[2] 刘树伟. 人体断层解剖学. 北京：高等教育出版社；2006.

[3] 钟世镇. 临床应用解剖学. 北京：人民军医出版社；1998.

[4] Standring S. Gray's Anatomy：The Anatomical Basis of Clinical Practice. 41th ed. Singapore：Elsevier；2017.

第 2 章　肝脏的显微结构

肝脏的基本结构是肝脏的小叶结构，根据肝细胞蛋白、胆汁分泌及血液循环等特点，肝脏小叶结构有三种不同的划分方法，它们分别是经典肝小叶（classic lobule）或称肝小叶（hepatic lobule）、门管小叶（portal lobule）和肝腺泡（hepatic acinus）[1]。

一、经典肝小叶与门管区

（一）经典肝小叶

经典肝小叶即肝小叶，由 Kieman 于 1883 年观察猪肝后提出，它是肝脏结构与功能的基本单位。经典肝小叶为多边形棱柱体，大小不一，平均长约 2mm、宽约 1mm，肝静脉的终末支中央静脉（central vein）贯穿小叶长轴中心（图 2-1）。经典肝小叶之间由少量结缔组织分隔。猪、骆驼等少数动物的经典肝小叶间结缔组织较多，因此界限清楚，但人及大多数动物小叶间结缔组织较少，小叶界限不清楚而连接成片（图 2-2），肝被膜下的经典肝小叶排列较为整齐，小叶长轴垂直于被膜，其他的经典肝小叶则排列不规则。

经典肝小叶以中央静脉为中心，肝细胞在其周围大致呈放射状排列。放射状排列的肝细胞称为肝板（hepatic plate）。在组织切片中，肝板呈索状，又称肝索（hepatic cord）。小叶周边的一层环形肝

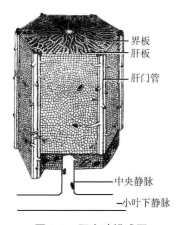

图 2-1　肝小叶模式图

（标注：界板、肝板、肝门管、中央静脉、小叶下静脉）

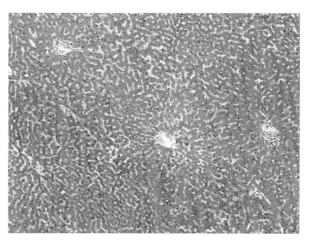

图 2-2　人肝小叶
HE 染色，低倍

板称界板（limiting plate）。肝板凹凸不平，互相吻合连续。肝板上有许多孔，使肝板之间的空隙互相通连，一个肝小叶内的肝板实际上是连续的单层上皮（图 2-3）。

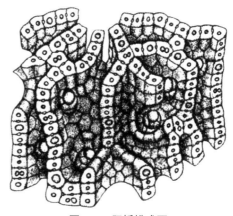

图 2-3　肝板模式图

肝板之间的空隙为血窦（肝血窦，hepatic sinusoid），其经肝板的孔互相连成网状管道。肝血窦宽大而不规则，小叶间动脉、静脉的血流经肝血窦而后流入中央静脉。肝血窦壁衬以内皮细胞（endothelial cell），血窦内可见肝巨噬细胞和大颗粒淋巴细胞（large granular lymphocyte，LGL）。

肝血窦内皮细胞与肝细胞之间的狭小间隙称

窦周隙（perisinusoidal space），又称 Disse 间隙，宽约 0.4μm，为独特的血管外间隙。肝细胞微绒毛伸入该间隙内。间隙内尚可见肝星状细胞（hepatic stellate cell，HSC），又称 Ito 细胞或贮脂细胞（fat-storing cell）。窦周隙是肝细胞和血液间进行物质交换的场所。

相邻肝细胞膜凹陷形成的微细管道称胆小管（bile canaliculus）或毛细胆管，其以盲端起始于中央静脉附近，主干在肝板内呈放射状向肝小叶周边走行，并分支环绕每个肝细胞。在肝板内构成网格状细管。HE 染色中不易观察到，但用银染或 ATP 酶组织化学染色可清楚显示（图 2-4）。胆小管膜上有特异的酶和载体蛋白，并有微绒毛伸入胆小管腔。紧密连接环绕胆小管四周，封闭胆小管，使胆汁不至于溢出至窦周隙。在靠近胆小管的胞质内可见丰富的运输小泡及高尔基复合体，它们与胆汁的形成和分泌有关。围绕胞质边缘的微丝直接伸入毛细胆管的微绒毛内，可对胆汁的分泌起调节作用。肝细胞分泌的胆汁排入胆小管内。在正常情况下，分泌进入胆小管的物质不能回流进入血液。

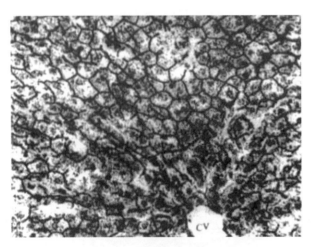

图 2-4　兔肝胆小管
硝酸银浸染，×320；CV. 中央静脉

（二）门管区

门管区（portal area）是门静脉、肝动脉、肝管、淋巴管和神经的分支在相邻肝小叶之间形成的三角形或椭圆形结缔组织小区，其中可见小叶间静脉、小叶间动脉和小叶间胆管三种主要管道，又称三联管。每个肝小叶周围有 3～5 个门管区。小叶间静脉是门静脉的分支，管径较大，腔大而不规则，管壁薄，管壁仅有少量散在分布的平滑肌；小叶间动脉是肝

动脉的分支，血管细且管腔小，管壁相对较厚，管壁有几处环形平滑肌；小叶间胆管是肝管的分支，管壁为单层立方上皮或低柱状上皮（图 2-5）。

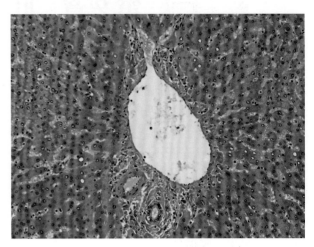

图 2-5　人肝门管区
HE 染色，中倍

二、门管小叶与肝腺泡

肝脏的结构和功能单位除经典肝小叶外，还有门管小叶和肝腺泡，它们是根据肝脏血液循环和胆汁排出途径的研究提出的划分类型[2]。

（一）门管小叶

门管小叶由 Malk 提出，其根据胆管和血管都是从门管区发出分支进入肝实质的特点，认为肝脏的小叶划分应与一般外分泌腺一样以排泄导管为中轴，因而提出以门管区为中轴的小叶结构，即门管小叶。门管小叶为三角形柱状体，其长轴与经典肝小叶一致，中心为胆管及伴行的血管，周围以三个中央静脉边线为界（图 2-6）。肝细胞分泌的胆汁从门管小叶的边缘向中央汇集，导入胆管。门管小叶的概念更强调肝外分泌功能。

（二）肝腺泡

肝腺泡是由 Rappoport 提出，其根据肝脏微循环与肝脏病理和再生关系，认为经典肝小叶的血供是来自周围的几个终末血管，一个肝小叶分泌的胆汁也是分别汇入周围的几个胆管，经典肝脏小叶既不构成肝脏的最小微循环单位，也不是肝脏外分泌功能的最小结构单位。在肝脏发生缺血性病变时，一般最先出现在血供的末端部分，而在肝小叶则表现为中央坏死，表明肝小叶与肝脏微循环和肝脏病理过程不符。

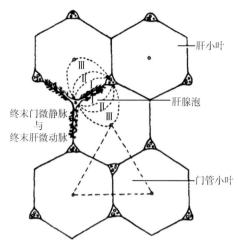

图 2-6　经典肝小叶、门管小叶和肝腺泡示意图

一个肝腺泡或称单腺泡（simple acinus）的立体形态似橄榄，平面呈卵圆形，它是以门管区血管发出的终末血管即终末门微静脉为中轴，伴有胆管、淋巴管和神经的分支，两端以中央静脉分界。因此，一个肝腺泡由相邻的两个经典肝小叶各 1/6 组成，体积与经典肝小叶的 1/3 相当，它是肝脏的最小循环结构单位。从一个终末前血管发出的 3 个终末支为中轴组成的 3 个单腺泡，以及终末前血管周围的肝实质套，共同组成一个复腺泡（complex acinus，图 2-7），它的中心是一个较小的门管区。3 ～ 4 个复腺泡又组成一个更大的腺泡球（acinar agglomerate），中心为较大的门管区。一个腺泡球接受一条血管干供血，它分泌的胆汁排入一个胆管。腺泡球、复腺泡和单腺泡分别构成肝脏的一级、二级和三级结构单位。肝腺泡更强调了肝细胞的血供状态。肝腺泡结构单位对肝微循环和肝细胞功能的异常及某些肝病损害的机制研究有重要意义。如在酒精中毒、病毒性肝炎或药物中毒时，往往首先引起中央静脉周围肝细胞损伤。

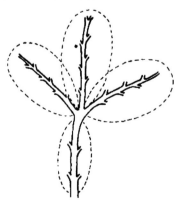

图 2-7　肝复腺泡结构图解

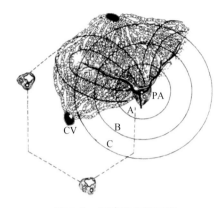

图 2-8　肝腺泡分带图解

PA. 门管区；CV. 中央静脉；A. Ⅰ带；B. Ⅱ带；C. Ⅲ带

单腺泡内的血液是从中轴单向性地流向两端的中央静脉，根据血流方向及肝细胞获得血供先后优劣的微环境差异，可将肝腺泡分为三个功能带（图 2-8）：近中轴血管的部分为Ⅰ带，肝细胞优先获得富含氧和营养成分的血供，细胞代谢活跃，再生能力强，肝腺泡Ⅰ带内的库普弗细胞体积较大，数量较多，常首先摄取进入肝血窦的内源性或外源性异物；Ⅱ带位于Ⅰ带的外侧，肝细胞血供较Ⅰ带差；近中央静脉的外侧分为Ⅲ带，肝细胞获得的血供是继Ⅰ带与Ⅱ带之后，血液成分已发生变化，肝细胞对某些有害物质的作用较敏感，易发生病理损害，肝细胞再生能力较弱。

很多研究表明，Ⅰ带至Ⅲ带肝细胞微细结构和生化代谢存在着细微的差异，肝实验性病理变化也呈现带性差异。如营养不良性早期硬化或血管结扎实验性血液循环障碍时，Ⅲ带肝细胞首先出现病变，细胞肿胀，胞质内脂质增多，血窦变小，局部纤维组织增生；乙醇、三氯甲烷或四氯化碳中毒所致的肝细胞损害，一般也以Ⅲ带明显，肝细胞坏死、纤维增生；病毒性肝炎时，肝细胞坏死沿坏死复腺泡的Ⅲ带扩展，出现腺泡内"桥样"肝细胞坏死带。

三、肝脏实质与非实质细胞

（一）肝脏实质细胞（肝细胞）

肝细胞（hepatocyte）是肝内数量最多、体积密度最大的细胞群，也是肝小叶的主要结构成分，是肝脏的唯一实质细胞。成人肝细胞总数约 250×10^9 个，占肝小叶体积的 79.3%。肝细胞体积较大，直径 20 ～ 30μm，有 6 ～ 8 个表面，呈多面体形。肝细胞大小有差别，肝板孔附近的细胞体积较小，肝板相互连接处的体积较大并随不同生理状况、血流动力学变化及肝板的活动而有一定的形态变化 [3]。

肝细胞有三种功能面：①血窦面，肝细胞与肝窦相邻的面。一个肝细胞至少有 2 ~ 3 个血窦面，定向于血窦（图 2-9），血窦面的细胞膜含有大量的微绒毛（使其表面积增大 6 倍），其伸入血窦内皮细胞与肝细胞之间的窦周隙内。在微绒毛和血窦壁之间始终保留有一定的空间。血窦面细胞膜表面存在许多蛋白质，包括跨膜转运物质的载体，与血液中的糖蛋白、脂蛋白、激素和生长因子结合的受体等。每个肝细胞的血窦面通过窦周隙与毛细血管接触。血窦面是肝细胞从窦周隙血浆内不断摄取物质和排出分泌物的功能面，有利于肝细胞与血液循环之间的物质交换。②胆小管面，是由相邻肝细胞膜对应凹陷而成的细胞间隙。③细胞连接面，肝细胞与肝细胞相邻的面。细胞连接面还可见缝隙连接、紧密连接、桥粒等，桥粒连接可增加细胞间的稳定性，缝隙连接与细胞之间交换离子、沟通信息有关。正常肝细胞周围无基底膜分布，有利于肝细胞与血液直接进行物质交换。

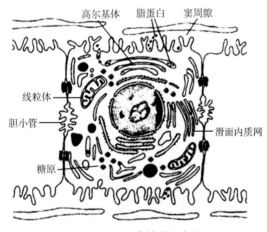

图 2-9　肝细胞结构示意图

在光镜下观察，HE 染色切片，肝细胞胞质呈嗜酸性，蛋白质合成功能旺盛时，可见散在嗜碱性的物质（图 2-10）。在胆小管附近，常见细小的棕色脂褐素颗粒，且随年龄增加而增多，在小叶中央区的肝细胞更明显，少数肝细胞也可含有少量脂滴、糖原。电镜下观察，可见肝细胞内有丰富的细胞器及内含物。

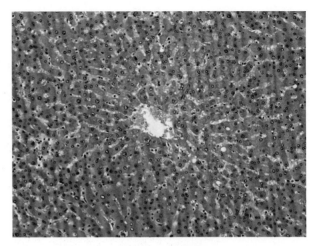

图 2-10　肝细胞

HE 染色，中倍

1. 肝细胞核　肝细胞核大，呈圆形或卵圆形，居中，核仁明显，可为单核或双核，常染色质丰富，异染色质少而分散，是细胞合成蛋白质功能活跃的指征。肝细胞核的体积差别大，双核肝细胞常见，分离肝细胞双核者约占肝细胞的 25%，较切片中的计数高。肝脏的重要特点之一是多倍体肝细胞数量大，应用流式细胞术测定发现，人肝的 4 倍体肝细胞在 60% 以上。成年哺乳动物和人的正常肝细胞内核分裂象少见，提示肝细胞是一种长寿命的细胞。随着年龄增长至成年期，双核肝细胞数量减少。

2. 肝细胞器　肝细胞胞质内含有丰富的细胞器，每种细胞器的结构与功能的变化，直接反映肝细胞的功能变化 [4]。

（1）内质网：肝细胞的粗面内质网（rough endoplasmic reticulum，RER）和滑面内质网（smooth endoplasmic reticulum，SER）都很发达，但在不同的生理和病理条件下，两者的相对数量、分布及其排列方式有明显的改变。肝细胞的许多重要功能活动是在内质网上进行的，如蛋白质的合成、糖基化和分泌，脂类物质的代谢，胆固醇及胆酸的合成和代谢，糖代谢，毒物和药物代谢等。

粗面内质网常呈 6 ~ 10 层平行排列，成群分布于胞质内。附着于内质网表面的多聚核糖体合成蛋白质，经内质网池运送到高尔基复合体，以备向细胞外输送。一般认为，肝细胞除合成其自身需要的各种蛋白质外，尚能合成大部分的血浆蛋白，如白蛋白、纤维蛋白原、凝血酶原、补体蛋白及多种载体蛋白（如转铁蛋白、铜蓝蛋白、激素载体蛋白、Y蛋白和Z蛋白等）。在此过程中，蛋白质还可与糖类结合形成糖蛋白，或与脂类结合形成脂蛋白，以供肝细胞自身的需要或以外吐的形式释放入血。肝细胞合成和释放蛋白质的速度与血浆中该蛋白质的含量有关，当白蛋白丢失或凝血蛋白大量消耗后，它们的合成速度也相应加快。光镜下见到的嗜碱性小体（basophilic body）或动质（ergastoplasm）即为集中分布于胞质局部的粗面内质网及核糖体（图2-11）。

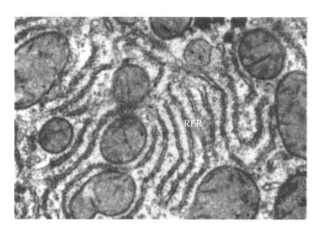

图2-11　肝细胞内密集排列的粗面内质网（RER）即为光镜下见到的嗜碱性小体（×34 000）

滑面内质网在肝细胞内的分布呈分支管泡状，常见管腔与粗面内质网及高尔基复合体相连，但未见与核外膜相延续。肝细胞内的滑面内质网功能很复杂，肝细胞滑面内质网上含有氧化、还原、水解等作用的多种酶系，与肝细胞内的糖原分解、脂质运输及解毒作用等有关。

（2）高尔基复合体（Golgi complex）：肝细胞内的高尔基复合体由3～6层平行排列的扁平膜囊及大小、数量不同的囊泡组成。每个肝细胞平均含有50个高尔基复合体，这些复合体可通过分支小管相互连接，形成复杂的高尔基野（Golgi field）。高尔基体有两个不同的面，顺（cis）面（形成面）和反（trans）面（分泌面）（图2-12）。高尔基复合体的形成面朝向细胞核和内质网，与滑面内质网相连，粗面内质网合成的蛋白质经高尔基复合体与内质网之间的运输小泡转移到高尔基复合体。高尔基复合体的分泌面可形成大量分泌小泡和大泡，其内含大量脂蛋白。肝细胞高尔基复合体在靠近胆小管处尤为发达，其与胆汁排出及胆小管质膜的更新有关。

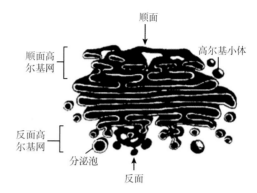

图2-12　高尔基复合体结构示意图

（3）线粒体（mitochondria）：每个肝细胞大约有2000个线粒体（其数目与肝脏所处的环境条件和生理状态有关），散在分布于胞质内。肝细胞线粒体通常为圆形或卵圆形，嵴为板层状，较短，通常只有线粒体横径的一半。线粒体基质丰富，呈中等电子密度，基质内还可见散在的基质颗粒（图2-13）。线粒体在胞质内可以移动，常移向需要能耗较多的部位，线粒体的体积也常有变化。线粒体内含有参与三羧酸循环和β-脂肪氧化的所有酶系，可将摄入体内的糖、脂肪、蛋白质进行氧化，提供能量。在肝细胞中，线粒体常常紧靠粗面内质网，并可形成粗面内质网–线粒体复合体，复合体与血浆蛋白及线粒体的生化功能有关。正常肝细胞不易见到线粒体的芽生和分裂。

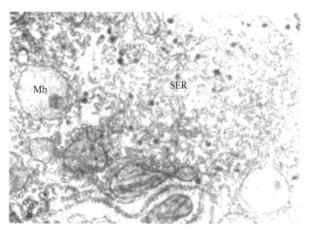

图2-13　肝细胞内丰富的滑面内质网（SER）及线粒体（×30 000）
可见两个微体内含核样体（Mb）

（4）溶酶体（lysosome）：为单层界膜包围的卵圆形小体。溶酶体内含电子密度不等、形态各异的物质，可对外源性物质、衰老的细胞器和内含物等进行消化分解，部分产物可被肝细胞用作能源或修复材料。肝细胞胞质内富含溶酶体，可分为初级溶酶体、次级溶酶体。初级溶酶体（primary lysosome）内容物较均匀、致密，内含溶酶体酶和酸性水解酶。次级溶酶体（secondary lysosome）内含水解酶及消化产物，电子密度及大小不均匀，通常位于邻近胆小管和高尔基复合体的胞质区域。肝细胞溶酶体的大小、数量、分布在不同的生理和病理情况下有所不同。溶酶体中所含的水解酶种类繁多，目前已知有 40 种以上。溶酶体还参与铁质的储存、胆色素的代谢转运等。

（5）过氧化物酶体（proxisome）：又称微体（microbody），是由单层膜包围的圆形或卵圆形小体，大小不一，每个肝细胞有 200～500 个过氧化物酶体，占细胞胞质的 1%～2%。过氧化物酶体内部为细颗粒状物质，在形态上与初级溶酶体不易区分，需用细胞化学的方法进行鉴别。过氧化物酶体主要参与 H_2O_2 的分解、长链脂肪酸的代谢、辅酶 I 氧化、糖类氧化及糖原异生等。肝细胞微体内含多种氧化酶，其中以过氧化氢酶和过氧化物酶为主，二者约占微体总蛋白的 40%。此外，肝细胞微体内还含有 D- 氨基酸氧化酶、L- 氨基酸氧化酶、黄嘌呤氧化酶等。微体膜的通透性较线粒体大，微体内的氧化酶可利用氧分子直接氧化进入微体的底物，产生 H_2O_2，后者经过氧化氢酶的作用形成氧和水，从而消除 H_2O_2 对细胞的毒性作用，保护肝细胞。肝细胞微体尚与脂类代谢、嘌呤代谢有密切关系。肝脏是乙醇代谢的重要器官，大部分乙醇被肝细胞基质内的乙醇脱氢酶分解，5%～25% 的乙醇受微体内酶的氧化作用转变为醛缩醇。

（6）内含物：肝细胞内含物指肝细胞内存在的糖原、脂滴、色素等，它们的含量与机体状况有关。如饥饿和进食后糖原含量不同，前者糖原减少，后者糖原增多。正常肝细胞内脂滴含量很少。肝细胞内色素包括胆红素、含铁血黄素、脂褐素等，它们可存在于胞质内或溶酶体内。随着年龄增长，脂褐素含量可增加。

肝小叶内不同部位的肝细胞，细胞器数量有所不同。肝小叶中央部肝细胞的滑面内质网表面积大，线粒体多，溶酶体也较多，高尔基复合体较发达；肝小叶周边部肝细胞的滑面内质网表面积小，线粒体少，溶酶体也较少。但不同部位肝细胞的粗面内质网表面积无差异。肝细胞结构也有

年龄性变化，如大鼠肝细胞的滑面内质网和溶酶体数量随年龄增大而增加；从肝细胞匀浆分离出的过氧化物酶体的药物代谢能力随年龄的增大而降低。

（二）肝脏非实质细胞

1. 肝血窦内皮细胞　肝血窦内皮细胞是构成肝血窦壁的主要成分（图 2-14），内皮细胞占肝小叶实质的 2.5%。细胞扁而薄，胞核呈卵圆形，胞核周围的胞质较多，含核的部分凸向窦腔，其余部分的胞质呈薄片状。通过透射和扫描电镜及免疫细胞化学技术可观察到肝血窦内皮细胞的形态。肝血窦内皮细胞有别于机体其他部位的内皮细胞。其主要特点：①内皮细胞连接松散，细胞间隙为 0.1～0.5μm。②细胞有发达的窗孔，窗孔无隔膜，平均直径为 100nm，部分区域可见许多窗孔聚集成群，构成内皮筛板（sieve plate）。大分子物质如乳糜微粒、低密度脂蛋白和血清蛋白等均可经窗孔进出窦周隙与血窦腔。内皮窗孔对于脂质、胆固醇和维生素 A 之间的平衡和分布起到重要的调控作用。③胞质内细胞器少，但有许多吞饮小泡，提示有很强的内吞能力，但无吞噬作用。④内皮细胞外无基底膜，是通透性最大的血窦之一[5]。

免疫细胞化学证明，肝血窦内皮细胞表达 MS-1，也有丰富的净化受体（scavenger receptor）——一种 FcIgG 受体，内皮也表达因子Ⅷ相关蛋白和 CD34 分子。

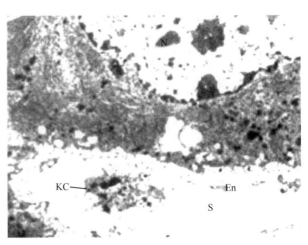

图 2-14　肝血窦（S）可见内皮细胞（En）及血窦腔内的库普弗细胞（KC）

N. 肝细胞

2. 肝巨噬细胞　又称库普弗细胞（Kupffer

cell，KC），是定居于肝内的巨噬细胞。它是体内固定于组织的巨噬细胞中最大的细胞群，约占细胞总数的80%。该细胞位于血窦内，胞体大，形态不规则，有许多微绒毛样突起或板状伪足。胞体大部分突入窦腔内或完全游离于腔内，其亦可以板状伪足（lamellipodia）和丝状伪足（filopodia）附在内皮细胞上（见图2-14）。它的主要功能是清除和分解异物及衰退的内源性颗粒或脂蛋白和糖蛋白等大分子物质。组织化学显示肝巨噬细胞标志酶是内源性过氧化物酶、抗酒石酸酸性磷酸酶及葡萄糖-6-磷酸酶。

肝巨噬细胞由血液中的单核细胞分化发育而来，是肝内具有吞噬能力的巨噬细胞。肝巨噬细胞有多种功能，如吞噬、清除经胃肠进入门静脉的细菌和病毒、异物；吞噬清除衰老及破碎的红细胞或血小板；处理抗原和免疫应答，调节肝脏微循环；产生和释放多种活性物质、肿瘤监视等，肝巨噬细胞的这些功能及与其他肝血窦细胞的协同作用，对保持肝细胞寿命和正常功能的执行十分重要。

3. 大颗粒淋巴细胞 大颗粒淋巴细胞由Wisse于1976年首先从大鼠肝窦周隙内发现并命名。该细胞的形态特点是核位于一侧，线粒体等细胞器分布在胞质的另一侧，还可见一些类似分泌颗粒的致密核芯小泡，由于颗粒似果仁，又被称为Pit细胞。胞质内的颗粒呈圆形或卵圆形，有界膜，内含物电子密度高或中心呈高密度的核芯，核芯与界膜之间有低密度的空晕。胞质内有时可见多泡小体与致密颗粒之间的过渡形态，它们均呈酸性磷酸酶阳性。大量实验研究证实，大颗粒淋巴细胞是肝内具有NK活性的细胞，又称肝脏伴随淋巴细胞（liver-associated lymphocyte），它牢固地附着在内皮细胞和肝巨噬细胞上，但光镜下难以辨认。其重要意义在于构成抵御病毒、细菌和寄生虫的防线，并有监视细胞突变和早期肿瘤发生及防止肿瘤经血液发生肝脏转移。

4. 肝星状细胞 又称贮脂细胞，位于窦周隙与肝细胞间的陷窝内，Ito最早报道此细胞，故又称Ito细胞，此外还有窦周细胞（perisinusoidal cell）、脂细胞（lipocyte）和间质细胞（interstitial cell）之称。细胞形态不规则，有突起，附着于内皮细胞外表面及肝细胞，或伸入肝细胞之间（图2-15）。细胞核形态不规则，胞质内含有许

多大脂滴为其主要特征，这种脂滴不是从血液中摄取的，而是细胞代谢所形成。在HE染色切片中肝星状细胞不易辨认；用氧化金或硝酸银浸染法或薄切片甲苯胺蓝染色可显示肝星状细胞，尤其给动物大量维生素A后，肝星状细胞可大量增生，更易显示。肝星状细胞的主要功能是储存维生素A、调节肝小叶的血流量和清除外源性有毒物质。人体摄取的维生素A有70%～80%储存在肝星状细胞内。

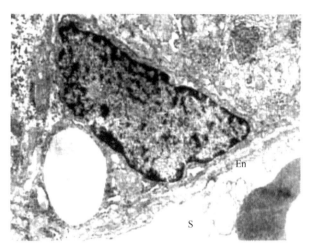

图2-15 人肝星状细胞（×10 000）
S. 肝血窦；En. 内皮细胞

肝星状细胞尚有产生胶原的功能。在肝实质细胞受损伤而导致纤维化的过程中，肝星状细胞可转化为成纤维细胞样细胞，产生大量胶原原纤维，成为肝纤维化的物质基础。星状细胞经过渡类型而转化为成纤维细胞的形态特征为脂滴减少，粗面内质网及高尔基复合体发达，粗面内质网囊池扩张，其中可见絮状物质。

5. 肝内胆管细胞 胆小管在肝小叶周边移行为小叶内胆管，二者之间可见过渡性管道，称胆小管胆管连接，它是由1～2个立方形细胞与肝细胞共同组成。小叶内导管又称赫令管（Herring canal），是由上皮细胞组成的短小管道，位于小叶边缘，细胞直径较肝细胞小。赫令管穿过界板，与小叶间胆管连接。小叶间胆管（interlobular bile ductule）位于门管区。由单层立方上皮细胞组成，向肝门方向逐渐汇集，管径增大，上皮渐变成单层柱状。

（王娅兰）

参 考 文 献

[1] 李和，李继承. 组织学与胚胎学. 第 3 版. 北京：人民卫生出版社；2015.

[2] 邹仲之，李继承. 组织学与胚胎学. 第 8 版. 北京：人民卫生出版社；2013.

[3] 唐军民，张雷. 组织学与胚胎学. 第 3 版. 北京：北京大学医学出版社；2013.

[4] Mescher AL. Junqueira's Basic Histology. 13th ed. United States：McGraw-Hill Education；2013.

[5] Kumar V，Abbas AK，Aster JC. Robbins Basic Patholog. 10th ed. Philadelphia：Elsevier；2017.

第 3 章　肝脏的代谢功能

肝脏是人体的重要消化器官之一，同时也是体内最大的腺体，肝脏具有门静脉和肝动脉双重血液供应，消化道吸收的营养成分首先通过门静脉进入肝脏，食物添加剂（色素、防腐剂等）、药物等非营养物质或者有害物质在肝脏则进行生物转化后排出体外或者降低毒性；肝脏同时通过肝动脉获得充足的氧，保证肝脏的物质代谢持续、活跃地进行，使肝脏成为物质代谢的重要基地和枢纽。

肝静脉和胆道系统是肝脏的两条物质输出通道，以及肝脏特有的血窦结构，血流缓慢，毛细血管壁薄，这些组织结构为肝细胞与机体其他组织之间的物质交换提供了良好的条件。肝脏作为一个腺体，具有内分泌和外分泌双重功能。肝脏外分泌胆汁进入胃肠道，胆汁含有促进脂肪消化、吸收和代谢的胆汁酸盐，胆汁酸盐调控胆固醇的代谢。肝脏内分泌葡萄糖、甘油三酯和酮体等物质进入体液大循环，运输到其他组织和细胞利用，保证血糖水平的稳定；脂肪组织内脂肪的蓄积，合成酮体代替葡萄糖作为脑组织和肌肉组织的能量来源；合成和分泌功能蛋白如白蛋白、血清脂蛋白和血液中的凝血因子，以及其他重要的含氮代谢物到其他组织和细胞，保证这些组织和细胞的正常功能。肝脏还通过胆道系统与肠道相连接，肝细胞间的毛细胆管相互连接成网与小叶间胆管相通，接受肝细胞分泌的胆汁，使得一些肝内代谢产物如胆固醇、胆色素和有助于脂类吸收的胆汁酸盐及毒物或者解毒产物可随胆汁排入肠腔。

肝细胞的形态结构和化学组成决定了它的代谢功能：①丰富的内质网、线粒体、高尔基体、核糖体和溶酶体等亚细胞结构的细胞器，以及存在于肝细胞内的特有的各种酶类，使肝细胞成为合成血浆蛋白的主要部位，包括合成肝细胞内参与各种物质代谢的有关酶类。②肝细胞具有丰富的溶酶体，其中含有大量水解酶类和其他酶类，肝细胞的内质网（微粒体）含有大量与肝脏生物转化功能有关的酶

类。③肝脏中具有仅存在于肝细胞中的独特酶（或者酶活性比其他组织高），有些物质的代谢只能或者主要在肝脏中进行，包括糖原合成与分解、糖异生、胆汁酸生成、酮体生成、胆固醇合成、尿素生成、血浆蛋白（白蛋白、凝血酶原、纤维蛋白原、α1-抗胰蛋白酶等）合成、核苷酸的从头合成、生物转化、激素灭活和维生素加工等，这些特有的代谢途径决定了肝脏具有极其特别的物质代谢功能，肝脏具有的分泌（分泌胆汁酸等）、排泄（排泄胆红素等）和生物转化等多种生物学作用，使肝脏成为糖、脂肪、蛋白质、维生素、激素等物质代谢的中枢。乙型肝炎病毒（HBV）感染影响了肝脏的葡萄糖、脂肪、核酸、胆汁酸和维生素代谢，导致代谢紊乱，增加肝细胞癌和肝脂肪变性等并发症的发生[1]。了解肝脏代谢的动态变化对于肝脏疾病的有效诊断和治疗至关重要，从基因调控和信号转导的角度阐明肝脏代谢的改变情况，对肝病诊断、治疗和预防及肝病精准医疗具有重要的价值[2]。

一、糖　代　谢

糖广泛存在于自然界中的所有生物体中，对于维持生物体的生命和正常功能起着十分重要的作用。

（一）肝脏组织中葡萄糖的转运

糖在人体内的消化和吸收方式与结构有关：纤维素、淀粉、单糖和双糖进入胃与小肠的过程中，一部分淀粉在到达小肠前已被唾液淀粉酶降解；胰淀粉酶将大部分淀粉消化为双糖；小肠壁细胞表面的酶将双糖分解为单糖；单糖进入毛细血管后经由门静脉被送入肝脏；肝脏将半乳糖、果糖等分解为葡萄糖；纤维素不能被人体消化，直接进入结肠。

由于葡萄糖亲水的特性，葡萄糖不能自由穿过脂质双层膜，因此就需要特殊的蛋白质来介导葡萄糖向细胞内的易化扩散过程。葡萄糖的这种不需要

能量，由浓度梯度决定的扩散过程由两种不同的表达于细胞膜上的己糖转移酶介导：一是葡萄糖转运蛋白（glucose transporter，GLUT），二是钠 - 葡萄糖协同转蛋白（sodium-glucose cotransporter，SGLT）。

（二）肝脏中糖代谢过程及调节

1. 肝脏在糖代谢中的作用　肝脏进行糖代谢的主要功能是维持血糖浓度恒定，保障全身各组织，尤其是大脑和红细胞的能量供应[3]。在肝脏中的重要糖代谢途径包括糖异生（gluconeogenesis）、肝糖原的合成与分解、糖酵解，特别要注意的是机体处于不同营养状态下，肝脏进行糖代谢的途径、速度均有较大的差别，在营养充足（饱食）状态下，

肝糖原合成增加，过多的糖则转化为脂肪，以极低密度脂蛋白（VLDL）形式输出；而在空腹（短期饥饿）状态下，肝糖原分解增加；长期饥饿状态下，糖代谢以糖异生为主，脂肪动员增加，酮体合成活跃，以减少对葡萄糖的消耗，尽量保证脑组织对葡萄糖的需求。

人体所需的总能量中 50% 是由葡萄糖氧化所提供，特别是中枢神经、周围神经、血液红细胞、视网膜细胞等不能利用其他物质，只能利用葡萄糖作为能量来源，脑组织也主要是利用葡萄糖。对于这些组织来说，维持血液中葡萄糖来源与去路（图 3-1）的平衡，保持血糖水平的相对恒定则具有更为重要的意义。

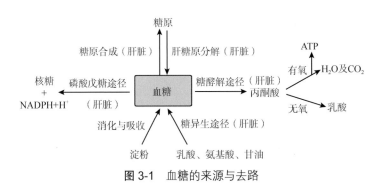

图 3-1　血糖的来源与去路

2. 肝脏储存的糖原具有重要的生理意义　体内的糖原包括：①肌糖原（180～300g），其代谢主要是供肌肉收缩所需；②肝糖原（70～100g），其主要功能是维持血糖水平。糖原合成（glycogenesis）主要在肝脏和肌肉细胞的胞质中进行，己糖激酶的同工酶均能催化葡萄糖生成 6-磷酸葡萄糖。葡萄糖激酶对生理状态下的 6-磷酸葡萄糖浓度不敏感，不受 6-磷酸葡萄糖的反馈抑制，但受到生理浓度 6-磷酸果糖的抑制。6-磷酸葡萄糖和 6-磷酸果糖两种异构体处于一种动态平衡，6-磷酸果糖能够抑制葡萄糖激酶的活性，这种抑制可被 1-磷酸果糖所逆转。6-磷酸果糖对葡萄糖激酶的活性有抑制作用，能够根据血液中葡萄糖（血糖）的变化而调节糖原合成与分解的速度，保持血糖浓度的稳定。血糖水平的严格控制，主要是通过脑、胰腺、肝脏、肠及脂肪和肌肉组织释放的各种激素与神经肽组成的高度复杂的网络实现的。在这个网络中，胰腺分泌胰岛素和胰高血糖素，是一个关键的参与者[4]。

而当门静脉中的葡萄糖水平下降到 3.3mmol/L

时，肝脏再将糖原分解成葡萄糖释放入血液而保持血糖浓度的稳定。因为肝脏中富含葡萄糖 -6-磷酸酶，而肌肉中没有此酶，因此肝脏和肌肉组织中的糖原在提供血糖方面具有不同的方式，肝糖原可以直接补充血糖，而肌糖原只能间接补充血糖。因为肌肉组织中进行糖原氧化的磷酸果糖激酶和丙酮酸激酶的活性很高；而糖异生所需要的果糖二磷酸酶、丙酮酸羧化酶的活性则很低。并且，肌肉组织中的 6-磷酸葡萄糖磷酸酶不能够将 6-磷酸葡萄糖水解为葡萄糖，磷酸烯醇式丙酮酸羧激酶在肌肉组织中的高活性也有利于进入肌肉的葡萄糖无氧氧化（糖酵解）成乳酸和产生 ATP。肝脏则与肌肉不同，上述酶的分布和活性在肝脏中有利于糖异生的进行。利用细胞内其他物质（如脂肪酸等）代谢提供的ATP，将进入肝脏的乳酸异生为葡萄糖，再释放入血液补充血糖（乳酸循环）。

如果机体长时间饥饿，肌肉组织的蛋白质将逐步分解，生成氨基酸，生糖或者生糖兼生酮氨基酸在肝脏作为糖异生的主要原料。

糖原合成与分解受到彼此相反的调节，糖原合

成酶和糖原磷酸化酶是两个关键调节酶，具有重要的特点：它们的快速调节有共价修饰和变构调节两种方式；它们都以活性、无（低）活性两种形式存在，两种形式之间可通过磷酸化和去磷酸化而相互转变（图3-2）。

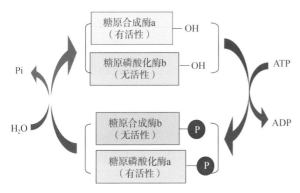

图 3-2　糖原合成酶和糖原磷酸化酶的共价修饰调节

糖原合成酶受到cAMP-蛋白激酶系统的调节，被蛋白激酶磷酸化后失去活性。磷酸化酶催化糖原磷酸化分解生成1-磷酸葡萄糖。磷酸化酶也具有有活性或无活性两种形式。磷酸化酶 a 被磷酸酶催化水解失去磷酸基团（去磷酸化形式）转变成磷酸化酶 b，磷酸化酶 b 激酶由 cAMP-A 激酶系统激活。因此，糖原的合成和分解均受到激素的调控。

通过糖原合成，以非扩散性的形式储存葡萄糖，可避免因渗透压升高而引起细胞肿胀。摄入大量的糖类物质后，血糖浓度升高，肝糖原合成增加，此时，储存的糖原占肝脏质量的1/10。饥饿时肝糖原则消耗殆尽，分解为葡萄糖，通过血液运输到各个组织利用。在正常膳食情况下，肝糖原占肝脏质量的2%～8%，平均为5%。相当于70～90g糖原（葡萄糖）。

3. 糖异生（gluconeogenesis）　糖异生途径指以非糖化合物（如丙酮酸）生成葡萄糖或者糖原的具体反应过程。进行的部位主要在肝、肾细胞的胞质及线粒体，原料包括乳酸、甘油、生糖氨基酸等。糖异生基本是酵解的可逆途径，但是在糖酵解途径中有 3 步不可逆反应，在糖异生时，须由另外的反应和酶来催化代替。

因为丙酮酸羧化酶（pyruvate carboxylase）的辅酶为生物素，主要定位于线粒体，而磷酸烯醇型丙酮酸羧激酶主要定位于胞液，因此需要通过穿梭

作用将草酰乙酸运送到胞液（图3-3）。

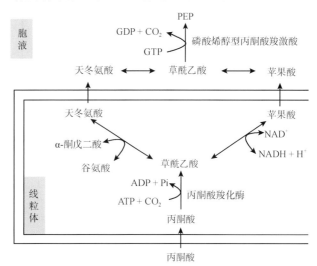

图 3-3　丙酮酸生成磷酸烯醇型丙酮酸（PEP）的反应过程

糖异生途径中，1, 3-二磷酸甘油酸生成 3-磷酸甘油醛时需要 $NADH+H^+$。由乳酸为原料异生糖时，$NADH+H^+$ 由乳酸反应提供。由氨基酸为原料进行糖异生时，$NADH+H^+$ 则由线粒体内 $NADH+H^+$ 提供，它们来自脂肪酸的β-氧化或三羧酸循环，$NADH+H^+$ 转运则通过草酰乙酸与苹果酸相互转变而转运。

1, 6-二磷酸果糖可以异构生成 2, 6-二磷酸果糖，是肝脏内调节糖分解或糖异生反应方向的主要信号分子，2, 6-二磷酸果糖的水平受到胰岛素和胰高血糖素等激素的调节。

在饥饿状态下，糖异生对保证血糖浓度的相对恒定具有重要意义，人体储存的可利用的糖仅150g左右，大约12h全部耗尽，因此糖异生是肝脏补充或恢复糖原储备的重要途径，还具有调节酸碱平衡的作用。

4. 乳酸循环（lactose cycle）-Cori 循环　除了肝糖原外，肌肉也能合成肌糖原。肌糖原占肌肉质量的比例较低，但是肌肉的总量比肝脏要大，因此肌糖原的总量要比肝糖原多。肝糖原与肌糖原的区别在于肝糖原能迅速动员，以葡萄糖的形式直接释放入血，而肌糖原却不能分解成葡萄糖直接进入血液循环，必须经过乳酸循环，通过糖异生途径间接补充血糖。循环过程：乳酸循环是一个耗能的过程，2分子乳酸异生为 1 分子葡萄糖需 6分子 ATP（图3-4）。

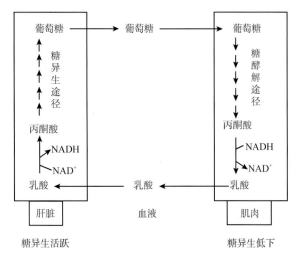

图 3-4　乳酸循环的过程示意图

生理意义：乳酸再利用，防止乳酸堆积引起酸中毒。当肝脏功能严重受损时，就不能维持血糖浓度稳定，容易发生低血糖现象，也有可能对糖的耐受能力降低而出现高血糖症状。近年来，人们高度关注肝癌细胞的代谢变化，恶性转化和代谢重新编程密切相关。戊糖磷酸途径（PPP）是癌细胞中代谢的基本组成部分之一。PPP 酶在几种类型肝癌中都有参与，特别是葡萄糖 -6- 磷酸脱氢酶，可以作为肝细胞肝癌的潜在治疗靶点[5]。

有关正常肝脏葡萄糖代谢的信息可能有助于了解肥胖和糖尿病的致病机制。另外，肝糖代谢参与糖基化反应并与脂肪酸代谢有关[6]。代谢综合征形式的高血压、非酒精性脂肪肝（NAFLD）、血脂异常（主要是高甘油三酯血症）、胰岛素抵抗、2 型糖尿病、肥胖及许多这类病理集群的发病率在人群中显示出高果糖摄入量；来自低收入家庭的青少年和年轻人面临的风险更大[7]。

二、氨基酸及蛋白质代谢

（一）肝脏在蛋白质代谢中的作用

肝脏是蛋白质和氨基酸代谢非常活跃的器官，处于蛋白质、氨基酸相互转换的中心地位。肝脏的解剖结构很特殊，食物消化后产生的氨基酸和其他物质经小肠吸收，通过门静脉首先到达肝脏，在这些物质进入血液大循环之前，受到肝脏截留，其中一部分供肝脏合成蛋白质。肝脏与胆道相连，肝细胞可将一些有毒的含氮代谢产物直接排入肠道。肝细胞可以表达氨基酸代谢所需的酶，体内其他组织

则不具备这种能力。因此，肝脏能分解、修饰、合成各种进入肝脏的氨基酸。蛋白质在肝脏中的代谢，无论合成还是分解都非常迅速，半衰期为 2 ～ 8 天。肝脏对蛋白质分解和合成的平衡对机体的其他组织和器官具有十分重要的作用。包括三个方面的代谢过程：①合成非必需氨基酸及其衍生物；合成蛋白质进入血液，包括细胞内酶，这些酶参与和影响整个机体的物质代谢。应强调的是，肝脏除合成其自身的结构蛋白外，还合成多种蛋白质并分泌到血浆中而发挥不同的功能（如白蛋白、纤维蛋白原及凝血酶原等）。血浆蛋白的大部分在肝脏合成，有些甚至仅在肝脏合成和分泌。例如，血浆中的白蛋白就是其中最重要的一种。②分解氨基酸的碳链骨架为细胞提供能量，或作为糖异生的原料。③对体内的氨、胆红素等进行解毒，生成尿素、结合胆红素等代谢终产物，通过胆道或经血液循环到肾脏，通过泌尿系统排出体外。

（二）肝脏对蛋白质的分解

肝脏通过两种方式对蛋白质进行分解：一是通过溶酶体，利用组织蛋白酶（cathepsin）降解外源性蛋白、膜蛋白和长寿命的细胞内蛋白等来自肝细胞外和细胞内的蛋白质。细胞外的蛋白质主要通过受体介导进入肝细胞；细胞膜和可溶性胞液蛋白分别通过自噬和微自噬作用进入溶酶体。在溶酶体中蛋白质被水解酶降解成氨基酸，这是蛋白质在肝细胞内降解的主要方式。二是在胞液中降解异常蛋白质和半衰期短的蛋白质，这种降解需要 ATP 和泛素（ubiquitin）参与。泛素介导的蛋白质降解过程：①首先进行降解蛋白质的泛素化，泛素选择性与被降解蛋白质共价连接，并使其激活。突出于泛素球形分子的羧基末端与将被降解的蛋白质的自由氨基相连。连接的方式有两种：其一，单泛素化，在被降解的蛋白质的一个或多个赖氨酸残基的 ε- 氨基通过异肽键连接单个泛素，这类性质的泛素化常见于核小体的组蛋白。其二，多泛素化，泛素 - 蛋白质复合物中泛素在特定位置的赖氨酸残基上进一步泛素化，连续进行几次，形成具有分支结构的多泛素链，氨基末端泛素化则发生在被降解蛋白质的末端氨基。②蛋白酶体（proteasome）对泛素化蛋白质的降解。体内蛋白质降解参与多种生理、病理调节作用，如基因表达、细胞增殖、炎症反应、诱导肿瘤等。

（三）肝脏中蛋白质的合成

肝脏中蛋白质的合成非常活跃。除了合成其自身的结构蛋白以外，还合成多种蛋白质输出到细胞外，包括大多数的血浆蛋白，如白蛋白、甲胎蛋白、α-胰蛋白酶、转铁蛋白和铁蛋白、凝血因子等。蛋白质合成是在胞液游离核糖体上进行的。

非必需氨基酸（nonessential amino acid）可以在肝脏中合成，食物中的蛋白质消化后被吸收和体内蛋白质降解产生的氨基酸也是肝脏中氨基酸的来源。肝脏从血液循环中吸收氨基酸的方式包括载体转运和 γ-谷氨酰循环（γ-glutamyl cycle）。载体转运有单独转运，也有和 Na⁺ 协同转运，协同转运进入细胞的 Na⁺ 由 K⁺-Na⁺-ATP 酶从细胞排出，需要消耗能量。γ-谷氨酰循环既是细胞吸收氨基酸的方

式，也是细胞合成谷胱甘肽的途径。有些氨基酸是必需氨基酸，在体内不能合成，必须从食物中摄取。肝脏中游离氨基酸浓度较高，所含的游离氨基酸约占体内游离氨基酸总量的 10%。

（四）肝脏对氨基酸的代谢

肝脏游离氨基酸的分解主要是通过脱氨基作用进行，包括氧化脱氨作用、转氨基作用和联合脱氨基作用。

1. 氧化脱氨作用　反应由 L-谷氨酸脱氢酶（L-glutamate dehydrogenase）催化，是一个不需要氧的反应，L-谷氨酸在酶的催化下脱去两个氢原子，变成亚谷氨酸，亚谷氨酸自动与水结合，生成氨和 α-酮戊二酸，反应中受氢体是氧化型的 NAD⁺ 或 NADP⁺。

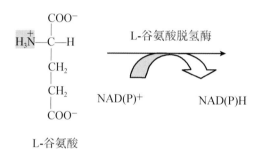

2. 转氨基作用　该反应指在转氨酶催化下将 α-氨基酸的氨基转移给另一个 α-酮酸，结果原来的 α-氨基酸生成相应的 α-酮酸，而原来的 α-酮酸则形成相应的 α-氨基酸，反应过程：

$$R_1-\text{CH}-\text{COO}^-\qquad R_2-\text{C}-\text{COO}^-$$
（α-氨基酸1 / α-酮酸2）

转氨酶
（辅酶：磷酸吡哆醛）

转氨酶是结合酶，需要维生素 B₆ 的磷酸酯，即磷酸吡哆醛或磷酸吡哆胺作为辅助因子，它们在反应中起传递氨基的作用。正常情况下肝细胞内丙氨酸氨基转移酶（ALT）的浓度大约是肝细胞外的 2000 倍，当肝细胞受到损伤时，肝细胞破裂或者通透性改变，转氨酶释放进入血液，ALT、天冬

氨酸氨基转移酶（AST）在血液中的活性显著增加。如急性病毒性肝炎，肝细胞受到损伤，转氨酶释放入血液，血液中 ALT 的活性可以超过正常值的 100 倍。在慢性肝脏疾病时，AST 的水平也升高。心肌损伤的情况下，AST 的活性也显著升高。观察血液中转氨酶活性的变化可以为临床提供有价值的辅助诊断指标。

数十年来，血清 ALT 和 AST 水平被认为是肝损伤的标志，近来的研究则认为它们的酶活性实际上反映了肝功能的生理学和病理生理学的关键变化[8]。

3. 联合脱氨基作用　转氨基作用是使一种氨基酸转变成另一种氨基酸，通过此种方式并未产生游离的氨，所以并没有真正意义上的脱氨。联合脱氨基作用是在转氨酶和谷氨酸脱氢酶的联合作用下，使各种氨基酸脱下氨基的过程。它是体内各种氨基酸脱氨基的主要形式，其逆反应也是体内生成非必需氨基酸的途径，主要在肝、肾组织进行，具体反应过程如下：

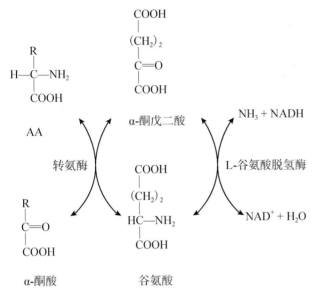

在氨基酸代谢中，谷氨酸和谷氨酰胺则处于中心地位。它们是转氨基作用中氨基的供体，谷氨酸相对应的酮酸，α- 酮戊二酸是其他氨基酸转氨基时氨基的受体，α- 酮戊二酸也是三羧酸循环的中间产物之一。通过 L- 谷氨酸脱氢酶催化 α- 酮戊二酸合成谷氨酸，或者 α- 酮戊二酸得到其他氨基酸转出的氨基，生成谷氨酸，再把氨基转移到相应的酮酸，合成体内的非必需氨基酸。谷氨酸在氨基酸代谢及保持氨基酸平衡中起着"枢纽"作用。

4. 鸟氨酸循环　氨是机体正常代谢产物，具有毒性，体内的氨主要在肝脏合成尿素而解毒。正常人血氨浓度一般不超过 60μmol/L。

（1）体内氨的来源：氨基酸脱氨基作用产生的氨是血氨的主要来源；胺类的分解也可以产生氨（图 3-5）。

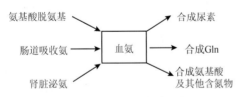

图 3-5　氨的来源与去路示意图

谷氨酰胺合成酶（glutamine synthetase）催化谷氨酸和氨反应生成谷氨酰胺，需要由 ATP 水解供能。产生的谷氨酰胺是体内氨（NH_4^+）的暂时储存形式，可以安全地蓄积在细胞内而无毒性，同时降低了氨在细胞内的浓度，氨是有毒物质，血液中的 NH_3 主要是以无毒的丙氨酸及谷氨酰胺

两种形式运输。

1）丙氨酸 – 葡萄糖循环：是肌肉与肝脏之间氨的转运形式。将肌肉中氨以无毒的丙氨酸形式运输到肝脏，肝脏为肌肉提供生成丙酮酸的葡萄糖（图 3-6）。

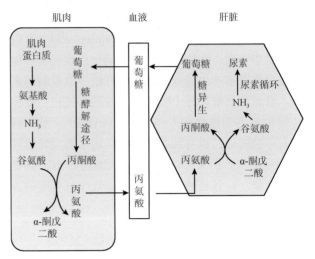

图 3-6　丙氨酸 – 葡萄糖循环

2）谷氨酰胺的运氨作用：主要是从脑、肌肉等组织向肝脏或肾脏运氨。谷氨酰胺是氨的解毒产物，也是氨的储存及运输形式。过程如下：

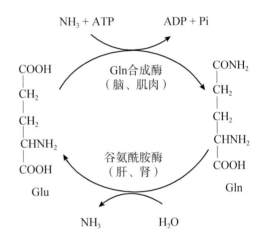

（2）体内氨的去路：合成非必需氨基酸及其他含氮化合物。在肝脏内合成尿素，这是最主要的去路，合成谷氨酰胺，肾小管泌氨（NH_3），分泌的 NH_3 在酸性条件下生成 NH_4^+，随尿排出。

尿素的生成：生成部位主要在肝细胞的线粒体及胞液中，是体内消除氨毒的主要方式，也是体内氨的最主要去路。尿素生成的过程称为鸟氨酸循环，又称尿素循环（图 3-7）。

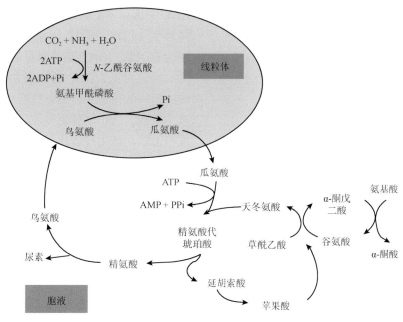

图 3-7　尿素循环

三、脂肪酸代谢

肝脏在脂类的消化、吸收、运输、分解与合成等过程中均起重要的作用。肝脏是体内合成磷脂、胆固醇的重要器官，并且将胆固醇转化为胆汁酸；肝脏利用糖合成甘油三酯（triacylglycerol，TG）进行能量的储存；肝脏对甘油三酯及脂肪酸的分解能力也很强，是酮体产生的重要器官。酮体可供肝外组织利用（氧化供能），是肝脏通过血液向脑、肌肉及心脏等供应能量的补充形式。

（一）脂蛋白代谢

1. 血浆脂蛋白的代谢

（1）乳糜微粒（CM）：CM 主要在小肠黏膜细胞合成，其生理功能是转运外源性甘油三酯及胆固醇酯。CM 含有 Apo A I、Apo A II、Apo A IV 和 Apo B48。Apo B48 是合成 CM 所必需的蛋白质。新生 CM 从淋巴管移行入血液过程中，其载脂蛋白的组分迅速改变。CM 从 HDL 获得 Apo C 和 Apo E，并将部分 Apo A I、Apo A IV、Apo A II 转移给 HDL，形成成熟的 CM。进入血液的 CM 中的 Apo C II 激活肌肉、心肌及脂肪组织毛细血管内皮细胞表面的脂蛋白脂肪酶（LPL）。LPL 使 CM 中的甘油三酯分解成脂肪酸和甘油。在 LPL 的反复作用下，CM 中的甘油三酯 90% 以上被水解，释出的脂肪酸被肌肉、脂肪组织及心肌组织储存或利用。

CM 表面的磷脂和载脂蛋白向 HDL 移行，CM 颗粒变小，结果转变成 CM 残粒，分别被肝脏 Apo E 受体识别并摄取代谢。正常人 CM 在血浆中代谢迅速，半衰期仅为 5 ～ 15min。

（2）极低密度脂蛋白（VLDL）：VLDL 主要在肝细胞合成，是运输内源性甘油三酯的主要形式。VLDL 含有甘油三酯、胆固醇、胆固醇酯和磷脂等脂类，其中甘油三酯占 50% 左右，蛋白质部分包括 Apo B100、Apo E 等。肝脏合成的 VLDL 分泌入血液后，从 HDL 获得 Apo C，其中的 Apo C II 激活肝外组织毛细血管内皮细胞表面的 LPL。VLDL 的甘油三酯在 LPL 作用下逐步水解。而 VLDL 中余下的磷脂、Apo E、Apo C 转移给 HDL，HDL 中的胆固醇酯又转移到 VLDL。VLDL 颗粒逐渐变小，其密度逐渐增加，转变为 IDL，肝细胞膜 Apo E 受体可与 IDL 结合，因此大部分 IDL 为肝细胞摄取代谢，小部分 IDL 则转变成 LDL 继续进行代谢。

（3）低密度脂蛋白（LDL）：人血浆中的 LDL 是由 VLDL 转变而来，是转运肝脏合成的内源性胆固醇的主要形式。LDL 中的主要脂类是胆固醇及其酯，载脂蛋白为 Apo B100。肝脏是降解 LDL 的主要器官，约 50% 的 LDL 在肝脏降解。肝细胞表面有特异性结合 LDL 的受体。LDL 受体广泛分布于肝脏、动脉壁细胞等细胞膜表面，特异性识别与结合含 Apo E 或 Apo B100 的脂蛋白，LDL 在血液中可被肝脏及肝外组织细胞表面存在的

Apo B100 受体识别，通过此受体介导，吞入细胞内，与溶酶体融合，胆固醇酯水解为游离胆固醇及脂肪酸。

除 LDL 受体代谢途径外，体内单核 – 吞噬细胞系统的吞噬细胞也可摄取 LDL（多为经过化学修饰的 LDL）。

（4）高密度脂蛋白（HDL）：HDL 主要由肝脏合成，小肠亦可合成。有逆向转运胆固醇的作用，可将胆固醇从肝外组织转运到肝脏进行代谢。HDL 中的载脂蛋白含量很高，包括 Apo A、Apo C、Apo D 和 Apo E 等，脂类以磷脂为主。HDL 按密度大小可分为 HDL1、HDL2 及 HDL3。HDL 分泌入血液后，新生的 HDL 为 HDL3，一方面可作为载脂蛋白供体将 Apo C 和 Apo E 等转移到新生的 CM 和 VLDL 上，同时在 CM 和 VLDL 代谢过程中再将载脂蛋白运回到 HDL 上，不断与 CM 和 VLDL 进行载脂蛋白的变换；另一方面 HDL 可摄取血液中肝外细胞释放的游离胆固醇，经卵磷脂胆固醇酯酰转移酶（LCAT）催化，生成胆固醇酯。此酶在肝脏中合成，分泌入血液后发挥活性，可被

HDL 中 Apo A I 激活，生成的胆固醇酯一部分可转移到 VLDL。通过上述过程，HDL 密度降低转变为 HDL2。HDL2 最终被肝脏摄取而降解。

由此可见，HDL 的主要功能是将肝外细胞释放的胆固醇转运到肝脏，这样可以防止胆固醇在血液中聚积，防止动脉粥样硬化，血液中 HDL2 的浓度与冠状动脉粥样硬化呈负相关。

2. 酮体的代谢　脂肪酸 β- 氧化产生的乙酰 CoA，在肌肉和肝外组织中直接进入 TCA，然而在肝脏、肾脏细胞中还有另外一条去路：生成乙酰乙酸、β- 羟丁酸和丙酮，这三种物质统称酮体。

（1）酮体的生成：酮体在肝脏、肾脏细胞的线粒体内进行合成。肝脏线粒体中的乙酰 CoA 的去路，主要取决于草酰乙酸的可利用性。饥饿状态下，草酰乙酸离开 TCA，用于异生合成 Glc。当草酰乙酸浓度很低时，只有少量乙酰 CoA 进入 TCA，大多数乙酰 CoA 用于合成酮体（图 3-8）。

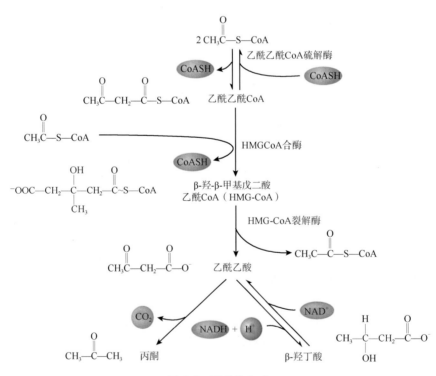

图 3-8　酮体的生成

肝脏中酮体生成的酶类很活跃，但没有能利用酮体的酶类。因此，肝脏线粒体合成的酮体，迅速透过线粒体并进入血液循环，运输至全身。肝外许多组织则具有活性很强的利用酮体的酶。

（2）酮体生成的生理意义：酮体是肝内正常的中间代谢产物，是肝脏输出能量的一种形式。

酮体溶于水，分子小，能通过血脑屏障及肌肉毛细血管壁，是心、脑组织的重要能源。脑组织不能氧化脂肪酸，却能利用酮体。长期饥饿，糖供应不足时，酮体可以代替 Glc，成为脑组织及肌肉的主要能源。

正常情况下，血中酮体为 0.03 ~ 0.5mmol/L。在饥饿、高脂低糖膳食时，酮体的生成增加，当酮体生成超过肝外组织的利用能力时，引起血中酮体升高，导致酮症酸（乙酰乙酸、β- 羟丁酸）中毒，引起酮尿。

3. 胆固醇代谢　胆固醇在体内含量大约为 150g，广泛分布于全身各组织中，大约 1/4 分布在脑、神经组织；肝、肾、肠等内脏及皮肤、脂肪组织中也较多；肌肉组织含量较低；肾上腺、卵巢等合成类固醇激素的腺体含量较高。胆固醇在体内以游离胆固醇、胆固醇酯两种形式存在，重要的生理功能是胆固醇参与生物膜的组成，控制生物膜的流动性；同时，胆固醇也是合成胆汁酸、类固醇激素及维生素 D 等生理活性物质的前体。

（1）胆固醇在体内的合成：除成年脑组织及成熟红细胞外，几乎全身各组织均可合成，以肝脏、小肠为主。合成部位主要在细胞的胞液、滑面内质网。以乙酰 CoA 和 NADPH 作为主要原料合成胆固醇，乙酰 CoA 主要来自葡萄糖的有氧氧化，通过柠檬酸 – 丙酮酸循环出线粒体，也有部分乙酰 CoA 来自脂肪酸分解代谢和氨基酸代谢。NADPH 来自磷酸戊糖途径。合成过程需要消耗能量（ATP）。

（2）胆固醇在体内的主要氧化去路：胆固醇的核心结构环戊烷多氢菲在体内不能被降解，但其侧链可被氧化、还原或降解，完成胆固醇的转化。①胆固醇可转变为胆汁酸，胆固醇在肝细胞中转化成胆汁酸，随胆汁经胆管排入十二指肠，是胆固醇在体内代谢的主要去路。②胆固醇可转化为类固醇激素。

（二）胆汁酸的代谢

1. 胆汁酸的概念与分类　胆汁酸是胆汁中所有酸性物质的总称，因此胆汁酸是混合物。胆汁酸可以分为游离型胆汁酸如胆酸、鹅去氧胆酸；结合型胆汁酸如胆酸和鹅去氧胆酸分别与牛磺酸和甘氨酸结合。还可以按照胆汁酸的代谢路径分为初级胆汁酸和次级胆汁酸（图 3-9）。

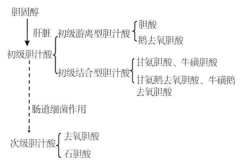

图 3-9　胆汁酸的来源与分类

2. 胆汁酸的代谢

（1）初级胆汁酸：肝细胞以胆固醇为原料，在一系列酶的催化下合成的胆汁酸称为初级胆汁酸。其中游离型初级胆汁酸主要有胆酸和鹅去氧胆酸。这两种胆汁酸可与甘氨酸或牛磺酸分别结合形成结合型甘氨胆酸、牛磺胆酸、甘氨鹅去氧胆酸和牛磺鹅去氧胆酸。初级胆汁酸因为羟化和甘氨酸及牛磺酸极性物质的结合反应而增强了水溶性。

（2）次级胆汁酸：胆汁酸随胆汁分泌进入肠道，一部分结合型初级胆汁酸受细菌的作用可水解成游离型胆汁酸，后者还可在肠道细菌的作用下进行 7α- 脱羟基反应，由此胆酸转变为 7- 去氧胆酸，鹅去氧胆酸转变为石胆酸。此类由初级胆汁酸在肠道细菌作用下形成的胆汁酸称为次级胆汁酸。

（3）胆汁酸的肠肝循环：排入肠道的胆汁酸约 95% 被重吸收，其余 0.4 ~ 0.6g 胆汁酸在肠道细菌的作用下生成多种胆烷酸的衍生物，随粪便排出。被肠道重吸收的胆汁酸经门静脉重新入肝，其中游离型胆汁酸需要重新转变为结合型胆汁酸，与新合成的结合型胆汁酸一同再随胆汁排入肠道，此过程称为胆汁酸的肠肝循环（图 3-10）。此循环的意义在于使有限的胆汁酸反复被利用，减少体内能量的消耗，最大限度地发挥胆汁酸的生理功能。

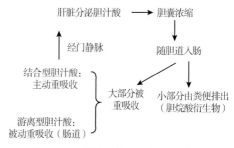

图 3-10　胆汁酸的肠肝循环示意图

（4）胆固醇的排泄：体内胆固醇主要在肝脏内转变为胆汁酸，以胆汁酸盐的形式随胆汁排出，这是胆固醇排泄的主要途径。小部分胆固醇可直接随胆汁或通过肠黏膜细胞脱落而排入肠道。进入肠道的胆固醇，一部分被重吸收，另一部分以原型或经肠道细菌的作用还原为粪固醇，随粪便排出体外。

胆固醇在肝脏内转变为胆汁酸，这是胆固醇在体内代谢的主要去路，是肝脏清除体内胆固醇的主要方式。正常人每天合成 1～1.5g 胆固醇，其中约 40%（0.4～0.6g）在肝脏内转变成胆汁酸。胆汁酸多以钠盐或钾盐（胆汁酸盐、胆盐）的形式存在，随胆汁排入肠道，促进脂类及脂溶性维生素的消化和吸收。

3. 胆汁酸的生理作用　由于胆汁酸水溶性的增强，使其两亲性质更为明显，能结合在脂肪滴的外表面，从而使脂肪能在水溶液中存在，加之小肠的蠕动，促使大脂肪滴变成小脂肪滴，结合于脂肪滴表面的胆汁酸层及水化膜阻止小脂肪滴的聚合。因此，胆汁酸促进大脂肪滴乳化为小脂肪滴的物理消化，小脂肪滴的形成使脂肪滴的总表面积大大增加，使脂肪酶的作用位点增加，脂肪的化学消化（酶促水解）速度因此加快。肝脏功能减退，如肝炎、肝硬化、肝癌，肝脏转化形成的胆汁酸减少，肠道内脂肪食物堆积，反射性地引起厌恶油腻食物，闻到油味或摄入脂类食物后出现恶心、呕吐或脂肪泻症状，轻度厌油腻也见于短期内大量的脂肪类食物摄入。

（三）肝脏在维生素代谢中的作用

肝脏在维生素，特别是脂溶性维生素的储存、运输、代谢及吸收中起重要作用。

（1）储存：人体内维生素 A、K、B_{12} 以肝脏为主要储存场所。

（2）运输：肝脏合成维生素 D 结合球蛋白与视黄醇结合蛋白，通过血液循环运输维生素 D 和维生素 A。

（3）代谢：多种维生素在肝脏内转变为辅酶的组成成分，如泛酸转变为辅酶 A 的组成成分。肝细胞可将胡萝卜素转变为维生素 A，使维生素 D_3 羟化为 25- 羟维生素 D_3。维生素 K 是肝脏合成凝血因子 Ⅱ、Ⅶ、Ⅸ、Ⅹ 不可缺少的物质。

（4）吸收：肝脏所分泌的胆汁酸盐可协助脂溶性维生素的吸收。

（四）肝脏的生物转化作用

一些非营养物质在体内的代谢转变过程称为生物转化（biotransformation）。肝脏是主要器官，生物转化的对象主要是非营养物质，如内源性激素、氨等，外源性药物、色素和毒物等。生物转化的意义在于可使这些非营养物质的溶解度增加，易于排出体外，或使其灭活或解毒。

1. 生物转化的反应

第 Ⅰ 相反应：氧化、还原与水解反应。

（1）氧化反应：肝细胞微粒体、线粒体和胞液中含有参与生物转化作用的不同氧化酶系，如加单氧酶系、胺氧化酶系和脱氢酶系。

（2）还原反应：肝细胞微粒体内存在硝基还原酶和偶氮还原酶，能使硝基化合物和偶氮化合物还原生成胺类。还原反应所需的氢由 NADH 或 NADPH 提供。例如，氯霉素被还原而失效。

（3）水解反应：肝细胞微粒体和胞液中含有酯酶、酰胺酶、糖苷酶等，可分别催化酯类、酰胺类和糖苷类化合物水解。例如，镇痛药物乙酰水杨酸通过水解作用而失活，功能蛋白和酶及细胞内的第二信使 cAMP、cGMP 也是通过水解形成 AMP 和 GMP 而失活。

第 Ⅱ 相反应：结合反应。

凡是含有羟基、羧基或氨基的生物活性物质（激素、药物、毒物等）均可与极性强的物质如葡萄糖醛酸、硫酸、谷胱甘肽、乙酰基、氨基酸等发生结合反应，或进行酰基化和甲基化反应。其中，以葡萄糖醛酸、硫酸和酰基的结合反应最为重要，并且葡萄糖醛酸的结合反应最为普遍。

2. 生物转化的特点

（1）代谢反应连续性：指一种物质的生物转化需要经过几种连续反应，产生几种产物。例如，乙酰水杨酸，先被水解成水杨酸，然后与葡萄糖醛酸或甘氨酸结合，分别生成葡萄糖醛酸苷和甘氨酰水杨酸。

（2）反应类型多样性：指同一种物质可发生多种反应。例如，苯甲酸，既可与甘氨酸结合生成马尿酸，又可与葡萄糖醛酸结合生成苯甲酰葡萄糖醛酸苷。

（3）解毒和致毒的双重性：指一种物质通过肝脏转化后，其毒性大多变小，但个别也可增强。一些致癌物质最初本无致癌活性，但通过生物转化后则成为致癌物。

（五）肝脏在激素代谢中的作用

发挥调节作用后的许多激素在肝脏中进行转化，降解或失去活性的过程称为激素的灭活。多种激素如类固醇激素、胰岛素、蛋白或多肽类激素、肾上腺素、甲状腺激素在发挥作用后，主要在肝脏灭活，激素（雌激素、醛固酮等）可与葡萄糖醛酸或活性硫酸等结合失去活性；抗利尿激素可在肝脏内被水解灭活。

肝脏病变时，由于激素的灭活功能降低，使体内的雌激素、醛固酮、抗利尿激素等水平升高，可出现男性乳房发育、蜘蛛痣、肝掌（雌激素有扩张小动脉的作用）及水钠潴留等现象。

四、胆红素代谢

胆色素（bile pigment）是体内铁卟啉化合物的主要分解代谢产物。血红素是一种铁卟啉化合物，它是血红蛋白、肌红蛋白、细胞色素、过氧化氢酶和过氧化物酶的辅基。血红素在体内分解产生胆色素，包括胆红素、胆绿素、胆素原和胆素等多种化合物，其中以胆红素为主（表 3-1）。

表 3-1　胆红素的性质

理化性质	未结合胆红素	结合胆红素
同义名称	间接胆红素、游离胆红素	直接胆红素、肝胆红素
与葡萄糖醛酸结合	未结合	结合
水溶性	小	大
脂溶性	大	小
透过细胞膜的能力及毒性	大	小
能否透过肾小球随尿排出	不能	能
与重氮试剂反应	间接阳性	直接阳性

（一）胆红素的主要来源、生成和转运

（1）胆红素主要来源于衰老红细胞的破坏：正常人每天可生成 $250 \sim 350mg$ 胆红素，其中约 80% 来自衰老红细胞破坏所释放的血红蛋白的分解，其余 20% 来自红细胞或者其他细胞中的含铁卟啉化合物的蛋白质如肌红蛋白、细胞色素、过氧化氢酶及过氧化物酶等。

（2）血红素加氧酶和胆绿素还原酶催化胆红素的生成：人红细胞的平均寿命为 120 天，红细胞衰老后在机体的肝脏、脾脏、骨髓等单核 - 吞噬细胞系统中被吞噬破坏，释放出的血红蛋白分解为珠蛋白和与血红素。珠蛋白可降解为氨基酸，供机体再利用。血红素则在单核 - 吞噬细胞内血红素加氧酶催化下，释放出 CO 和铁，并生成胆绿素。这一过程在细胞的微粒体内进行，需要 O_2 和 NADPH 参与。生成的胆绿素在胞液中胆绿素还原酶（辅酶也是 NADPH）的催化下迅速被还原为胆红素。胆红素为橙黄色，脂溶性极强，极易透过生物膜。如果血浆中胆红素增多，就会透过血脑屏障，在脑内蓄积形成核黄疸，不仅干扰脑的正常功能，而且有致命的危险。胆红素生成后进入血液，主要与血浆白蛋白结合成胆红素 - 白蛋白而运输。这种结合既增加了胆红素的水溶性，有利于血液运输，又限制了其透过生物膜，防止对组织细胞产生毒性作用。游离胆红素具有亲脂、疏水等性质，对脑具有毒性而导致胆红素性脑病（核黄疸）。胆红素是人体内强有力的内源性抗氧化剂，是血清中抗氧化活性的主要成分。

（3）血液中的胆红素主要与白蛋白结合而运输：胆红素在血浆中虽与白蛋白结合，但属于非共价结合，并不是真正的结合反应，故称未结合胆红素。未结合胆红素不能由肾小球滤过。由于胆红素主要与血浆蛋白结合而运输，某些外来化合物如磺胺类药物、镇痛药、抗炎药等可竞争性地与白蛋白结合，将胆红素从胆红素 - 白蛋白复合物中置换出来。对有黄疸倾向的患者或新生儿黄疸，要避免使用这些药物。

（4）胆红素在肝细胞中转变为结合胆红素并泌入胆小管：未结合胆红素可渗透肝细胞膜而被摄取，胆红素可以自由双向通过肝血窦肝细胞膜表面进入肝细胞；未结合胆红素随血液循环转运至肝脏，可迅速被肝细胞摄取。肝细胞胞质中有两种胆红素载体蛋白，分别称为 Y- 蛋白和 Z- 蛋白。由血浆白蛋白转运来的胆红素进入肝细胞后，立即与 Y- 蛋白和 Z- 蛋白结合成胆红素 Y- 蛋白和胆红素 Z- 蛋白，但主要是和 Y- 蛋白结合，将胆红素转运至滑面内质网，在葡萄糖醛酸基转移酶的催化下，与尿苷二磷酸葡萄糖醛酸（UDPGA）提供的葡萄糖醛酸基共价结合，转化成葡萄糖醛酸胆红素，包括单葡萄糖醛酸胆红素和双葡萄糖醛酸胆红素（BDG），以后者为主。因葡萄糖醛酸胆红素是共价结合反应生成的，故又称为结合胆红素。结合胆红素是水溶性较强的物质，不易透过生物膜，因而毒性降低。通过这种转化作用既利于胆红素随胆汁排出，又起到解毒作用。当结合胆红素在血液中含量增加时可被肾小球滤过。

（二）胆红素在肠道内转化为胆素原和胆素

结合胆红素易从肝细胞排泌至毛细胆管，再经胆总管排入肠道，在肠道细菌的作用下，先脱去葡萄糖醛酸基，再逐步还原成无色的胆素原，包括中胆素原、粪胆素原和尿胆素原。胆素原在肠道下段与空气接触后被氧化成胆素。胆素呈黄褐色，是粪便中的主要色素。正常人每日从粪便排出的胆素原为 40 ～ 280mg。当胆道完全阻塞时，因胆红素不能排入肠道生成胆素原和胆素，所以粪便呈灰白色。

肠道内形成的胆素原，除大部分随粪便排出外，少量胆素原（10% ～ 20%）可被肠黏膜细胞重吸收，经门静脉入肝。其中大部分再随胆汁排入肠道，形成胆素原的肠肝循环（bilinogen enterohepatic circulation）。只有少量胆素原从肝脏进入体循环，被运送至肾脏随尿排出。正常人每日从尿中排出的胆素原为 0.5 ～ 4.0mg。胆素原接触空气后被氧化成尿胆素，后者是尿液的主要色素。

胆素原是肠道细菌作用的产物，经肝细胞转化生成的葡萄糖醛酸胆红素随胆汁进入肠道，在回肠下段和结肠的肠道细菌作用下，脱去葡萄糖醛酸基，并被还原生成 d- 尿胆素原和中胆素原。后者又可进一步还原生成粪胆素原，这些物质统称为胆素原。

大部分胆素原随粪便排出体外，在肠道下段，这些无色的胆素原接触空气后分别被氧化为相应的 d- 尿胆素、i- 尿胆素和粪胆素，三者合称为胆素。

（三）高胆红素血症及黄疸

正常人血清胆红素总量不超过 17.2μmol/L，其中未结合胆红素占 4/5。凡能引起胆红素生成过多，或肝细胞对胆红素的摄取、结合和排泄过程发生障碍等因素，都可使血中胆红素升高而出现高胆红素血症。当血清胆红素浓度超过 34.2μmol/L（2mg/dl）时，即出现巩膜、黏膜和皮肤等部位的黄染，称为黄疸（jaundice）。若血清胆红素浓度高于正常，但又

不超过 34.2μmol/L，则肉眼难以观察到黄染现象，称为隐性黄疸。凡各种原因引起的红细胞大量破坏，未结合胆红素产生过多，超过肝脏的处理能力，导致血中未结合胆红素增加而引起的黄疸，称为溶血性黄疸。由于胆道阻塞，肝内转化生成的结合胆红素从胆道系统排出困难而反流入血，引起血清结合胆红素增加而出现的黄疸，称为阻塞性黄疸。由于肝细胞受损，一方面肝细胞摄取未结合胆红素的能力下降，不能将未结合胆红素全部转化成结合胆红素，使血中未结合胆红素增加；另一方面已生成的结合胆红素不能顺利排入胆汁，经病变肝细胞区反流入血，使血中结合胆红素也增加，由此引起的黄疸称为肝细胞性黄疸。

五、药 物 代 谢

（一）概述

药物代谢是指依靠酶的作用将化学物质从一种化学结构转化为另一种化学结构的过程，主要目的是从体内清除内源性和 / 或外源性分子。一方面，机体内药物通过Ⅰ、Ⅱ和Ⅲ相代谢反应失活。肝脏在药物（或外源性毒物）的代谢和处置中起着十分重要的作用，大多数药物和毒物在肝脏内经生物转化作用而排出体外。另一方面，很多药物在机体内首先进行代谢性活化反应，活化后代谢产物毒性增加，如这些活化中间体过度生成，可引起脏器损伤[9]。

（二）肝脏的药物代谢

1. 药物代谢的反应形式　机体内药物代谢分为 3 个相。第Ⅰ相反应为非极性（脂溶性）药物通过氧化、还原和水解等反应生成（暴露或引进）极性基团（如—OH、—NH₂、—COOH、—H）。第Ⅱ相反应是结合反应。但要结合，分子内必须具有能与结合物质起反应的阴离子基团。许多药物原来不具有这些基团，但在第Ⅰ相反应之后，上述生成物则可与内因性高极性化合物结合，生成水溶性高、易于排泄的代谢产物。第Ⅲ相反应为肝细胞内药物代谢产物经肝细胞胆管面的转运蛋白转运入胆汁排泄（图 3-11）。脂溶性药物可单纯扩散进入肝细胞，阴离子药物则要经有机阴离子转运体（OATP）转运入肝内。也有人把药物向肝细胞内转运称为 0 相[10, 11]。

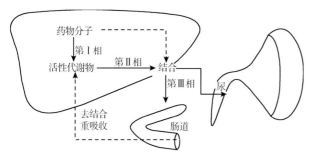

图 3-11　药物在肝脏中代谢模式示意图

2. 主要药物代谢酶及其反应形式

第 I 相反应：最常见的第 I 相药物代谢酶是 CYP450 超家族。细胞色素 P450（cytochrome P450，CYP450）又称混合功能酶和单加氧酶，是广泛存在于生物体内的一组结构和功能相关的超家族基因编码的含铁血红素同工酶，因还原型细胞色素 P450 与一氧化碳复合物在 450nm 处有一吸收峰，故命名为 CYP450。CYP450 同工酶主要位于内质网，也有部分在线粒体，CYP450 与膜结合促进了其与亲脂性底物的反应，而后者多位于膜的非极性面。人 CYP450 酶分布在各种组织

和器官，在所有组织中，肝脏和小肠对药物总的代谢和清除贡献最大。在人肝脏 CYP450 酶中，CYP3A4 最丰富，其次是 CYP2E1 和 CYP2C9，三者约各占总 CYP450 酶的 22.1%、15.3%、14.6%（以相应蛋白质量计）[12]（图 3-12）。据统计，临床上使用的 80% 以上的普通处方药都需要通过 CYP450 系统进行生物转化。CYP450 酶催化多种反应，包括氧化、磺氧化、芳环羟基化、脂肪族羟基化、N-脱烷基化、O-脱烷基化、脱氨基作用。其中，氧化反应是主要的反应，可向母体药物中加入 1 个或更多的氧原子[13-15]（图 3-13）。

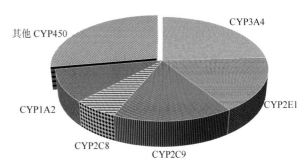

图 3-12　各种 CYP450 在成年高加索人肝脏的表达
（数据引自文献 [12]）

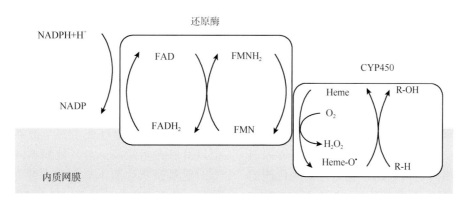

图 3-13　CYP450 介导的氧化过程

NADPH. 烟酰胺腺嘌呤二核苷酸磷酸；FMN. 黄素单核苷酸；FAD. 黄素腺嘌呤二核苷酸；RH. 可氧化的底物；ROH. 氧化代谢产物

CYP450 酶在不同的细胞器均有表达，如细胞核或细胞质中，受多种因素的调节。核受体介导的基因表达调控发生在细胞核中，这是最重要的调控途径，会导致基因转录的差异。调节机制的不同影响了 CYP450 的功能活性，从而形成了群体中不同个体间和个体内药物代谢能力的差异。因此，药物代谢和消除能力的差异导致了同一剂量的药物其药理反应不同[16]。细胞色素 P450 酶诱导剂可降低某

些药物产生肝脏毒性的风险，如利福平和苯巴比妥。钙调神经磷酸酶抑制剂（如他克莫司和环孢素）和哺乳动物靶蛋白抑制剂（如西罗莫司和依维莫司）是 CYP3A 的底物。利福平可诱导 CYP3A，从而增加药物代谢和降低药物暴露[17]。内源性或外源性 CYP450 酶抑制剂可以大大增加 CYP450 酶底物的血液浓度，导致中毒发生。CYP450 酶抑制剂包括唑类抗真菌药，人类免疫缺陷病毒（HIV）蛋白

酶抑制剂（如利托那韦）和一些抗丙型肝炎病毒（HCV）的药物。唑类抗真菌药物（如酮康唑）和蛋白酶抑制剂（如利托那韦）联用可抑制 CYP450 酶的活性，从而导致某些药物的清除率降低，故应减少相应药物的使用剂量。

除了 CYP450 酶，其他第 I 相代谢酶亦可导致许多药物的清除。能代谢内源性分子和外源性物质的非 CYP450 酶类包括黄素单加氧酶、单胺氧化酶、钼羟化酶、乙醇脱氢酶、乙醛脱氢酶、醛酮还原酶、NADPH 醌还原酶及水解酶。

第 II 相反应：在第 II 相反应药物代谢过程中，已经通过第 I 相反应的药物或代谢产物，通过酶的转移与亲水性内源性化合物进行酶促结合。最常见的第 II 相反应药物代谢酶有尿嘧啶核苷二磷酸葡萄糖醛酸基转移酶、硫酸基转移酶、N- 乙酰基转移酶（NAT）、谷胱甘肽 S- 转移酶、巯基嘌呤甲基转移酶和儿茶酚 O- 甲基转移酶。

（1）尿嘧啶核苷二磷酸葡萄糖醛酸转移酶（UDP-glucoronyltransferase, UGT）：葡萄糖醛酸化是主要的第 II 相反应药物代谢途径，人体内有 40% ～ 70% 的内源性和外源性化合物与葡萄糖醛酸化产生终端产物，该产物更亲水，更易从体内排出。UGT 多存在于肝细胞的滑面内质网上，必须有糖代谢过程中产生的尿嘧啶核苷二磷酸葡萄糖醛酸（UDPGA）作为葡萄糖醛酸（GA）的供体。UDPGA 的量决定了代谢的速度，这取决于胞质内尿苷二磷酸葡萄糖（UDPG）的合成状态。UGT 是含多个成员的蛋白超家族，其分子量在 50 ～ 60kDa。目前认为，UGT1A1 是人体内表达最高的第 II 相药物代谢酶，它是主要的代谢胆红素的酶，还代谢一些酚类及雌二醇。而 UGT2B7 代谢阿片类物质，UGT1A3、UGT1A9 和 UGT2A1 代谢羧酸，UGT2 则主要与胆汁酸和类固醇代谢相关。UGT 通常在肝脏和肠道中高度表达[18]。

在影响 UGT 活性的诸因素中，发育是否成熟尤为重要。成人 UGT 的活性是新生儿和婴儿的 10 倍，通常女性约为男性的 2/3，但妊娠时会有所升高。UGT 活性在出生后 5 ～ 6 天上升，约 6 个月可达成人水平。UGT 有遗传多态性，UGTI 基因变异可引起 Grigler-Najjar 综合征和 Gilbert 综合征等体质性黄疸。

（2）硫酸转移酶（SULT）：SULT 是第 II 相药物代谢酶的另一个重要的超家族。硫酸转移酶可作用于多种底物生成硫酸酯。含硫氨基酸分解代谢可产生硫酸，但是参与反应的硫酸必须先与腺苷三磷酸（ATP）作用活化成 3′- 磷酸腺苷 5′- 磷硫酸（PAPS），硫酸转移酶催化 PAPS 与目标化合物的 N、O 或 S 原子反应。SULT 在人体几乎所有部位都有表达，但在肝脏、肠、乳腺、肺、肾上腺、肾脏、血细胞、脑、胎盘中常见[18]。

SULT 可以广泛参与内源性化合物及外源性化合物代谢。例如，多巴胺几乎完全由 SULT 代谢。目前报道了多种 SULT 抑制剂。姜黄素是一种强有力的 SULT1A1 抑制剂，此外 SULT1A1 和 SULT1A3 可以被各种不同的饮料抑制，如葡萄汁、橘子汁、绿茶、红茶。非甾体抗炎药物也是已报道的 SULT1E1 抑制剂。甲芬那酸、水杨酸、克罗米芬和达那唑也是强有力的 SULT 抑制剂[19-21]。

（3）谷胱甘肽 S- 转移酶（glutathione S-transferase, GST）：GST 是催化有机卤化物和环氧化合物等与还原型谷胱甘肽（GSH）结合的酶，该酶作用可使多种化学物质由氧化型转换为还原型，可与具有吸引电子基团物质（如脂溶性硝基化合物、卤化物和环氧化合物等）的反应性高的基团结合，这些反应约占肝脏可溶性蛋白质反应的 4%。这些酶在人体内广泛分布，表达较高的器官是肝脏、肾脏、脑、心、肺和肠。抑制 GST 过表达是癌症治疗策略之一。最常用的 GST 抑制剂包括酚类、醌类、某些维生素 C 衍生物、多巴胺和反式维甲酸[22, 23]。

（4）N- 乙酰基转移酶（N-acetyltransferase, NAT）：NAT 广泛存在于多个脏器细胞胞质中，但以肝脏含量最高。与其他酶不同，NAT 的产物有时更具亲脂性而不具有亲水性（如磺胺类代谢物），从而在某些情况下，代谢产物本身可能比母体化合物毒性更大；而有些酶则能增加代谢产物的亲水性，还能起到管家作用，如调节人类和其他动物基因表达的组蛋白乙酰基转移酶。NAT 在人类被分为 2 个亚族：NAT1 和 NAT2。NAT1 以对氨基苯甲酸为底物，与环境中致癌化学物质代谢相关，其遗传多态性与肿瘤发生关系的报道日益增多。NAT2 遗传多态性与药物毒副反应的关系早有报道，遗传活性低下者药物毒副反应发生率增加[24]。

（5）儿茶酚 O- 甲基转移酶（COMT）：COMT 是把甲基从 S- 腺苷蛋氨酸转移到其底物上的酶。这种甲基化是儿茶酚胺和儿茶酚雌激素代谢的主要途径之一，包括神经递质，如多巴胺、肾上腺素和去甲肾上腺素，以及在结构上具有儿茶酚功能基团的药物。COMT 主要在哺乳动物细胞的突触后神经元中表达。有两种形式：可溶性 COMT，即 S-COMT；与膜结合的 COMT，即 MB-COMT。在结构上，MB-COMT 和 S-COMT 有相似的序列，但是它们对底物的亲和力和特异性迥然不同。例如，MB-COMT 对多巴胺和去甲肾上腺素的亲和力，大约是 S-COMT 的 10 倍。COMT 有数种抑制剂，但最常用的是恩他卡朋、托卡朋和黄酮类（存在于绿茶中）。抑制 COMT 可导致底物积聚，这也是治疗帕金森病的策略[25, 26]。

（6）巯嘌呤 S- 甲基转移酶（TPMT）：TPMT 是一种重要的酶，此酶催化芳香族杂环巯基化合物甲基化，它包括抗肿瘤药物和免疫抑制药物。巯嘌呤类药物 6- 巯基嘌呤、6- 硫代鸟嘌呤，硫唑嘌呤是前体药物，这些药物必须被次黄嘌呤磷酸核糖转移酶代谢才能转化为活性形式。次黄嘌呤磷酸核糖转移酶的代谢产物具有细胞毒性，以此发挥抗癌活性；TPMT 通过甲基化去除这些化合物的毒性。TPMT 是细胞内酶，主要存在于肝脏、肾脏和肺；此外，人红细胞中也有 TPMT 显著表达。巯嘌呤是 TPMT 的良好底物，因此巯嘌呤对癌症化疗很重要。TPMT 活性被抑制可导致体内有毒代谢产物的积聚，导致其他并发症，如硫唑嘌呤治疗后发生骨髓抑制[27]。

（7）环氧化物水解酶（epoxide hydrase，EH）：EH 与苯并吡喃等强毒性外源性物质和由 CYP 氧化反应生成的环氧化物活性代谢物解毒密切相关。EH 最初是在肝微粒体膜上发现的，以后在肝脏的可溶性成分中也分离到，与微粒体膜结合的部分（mEH）存在遗传多态性。

3. 药物第 Ⅲ 相代谢及肝脏药物转运蛋白　所谓药物的第 Ⅲ 相代谢，是指药物需要借助转运过程通过生物膜。第 Ⅲ 相代谢途径的转运蛋白一般是跨膜蛋白，分为两个主要的超家族：ATP 结合盒（ATP-binding cassette，ABC）和溶质载体（solute carrier，SLC）转运体。ABC 转运蛋白消耗能量将药物从细胞膜的一侧转运到另一侧，实现药物主动摄取或排出；而 SLC 帮助某些溶质的跨膜转运（如糖和氨基酸的跨膜主动转运），它通过将转运溶质与其他溶质或离子耦合，来对抗转运溶质的电化学梯度，从而实现溶质的跨膜转运。ABC 转运蛋白存在于多种器官，如肝脏、肾脏、肠和脑[28-30]。

对于绝大多数药物转运蛋白而言，临床和遗传参数之间的复杂相互作用影响着所观察到的药物分布特征和药物反应表型[31]。人肝细胞表达的转运蛋白如图 3-14 所示[18, 32, 33]。

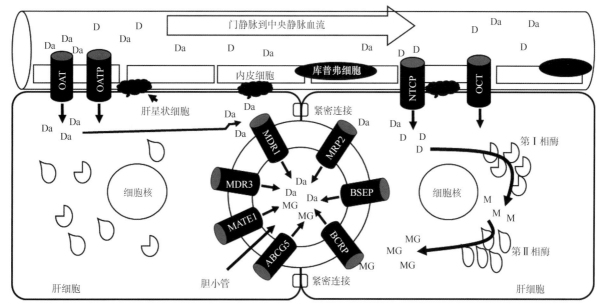

图 3-14　肝细胞主要的细胞器和转运蛋白

D 和 Da 是两种不同的药物，它们有不同的清除途径。①药物 D 被转运蛋白运输到细胞内，然后经第 Ⅰ 相代谢过程，被代谢为 M（主要代谢产物），紧接着又经过第 Ⅱ 相代谢酶的结合过程，最后由外排转运蛋白排入胆道系统。②在这条通路中，药物 Da 由 OAT 运输进入肝细胞，对药物分子没有任何化学修饰，然后由 MDR1 泵出。D. 药物；Da. 药物；M. 代谢产物；MG. 代谢产物葡萄糖醛酸

（三）影响药物代谢的因素

临床工作中常会发现，应用相同的药物治疗同类疾病时，疗效常有差异，有时差异甚大，甚至出现与预期效果相悖的临床结局。这种个体差异可由最高血浆浓度（C_{max}），服药后到达 C_{max} 时间（T_{max}）和半衰期（$t_{1/2}$）来表现，而这些参数变化可在吸收、分布、代谢和排泄过程中受包括遗传因素在内的个体差异、生活习惯与嗜好及环境因素的影响。

1. 遗传多态性　药物代谢酶和转运体的遗传多态性会影响药物的药代动力学[34, 35]。例如，CYP3A 具有遗传多态性，其形式包括 CYP3A4*1G、CYP3A5 6986A ＞ G 和 CYP3A5*1。华法林的有效剂量从每日 0.5mg 至 60mg 不等，这么宽的变化范围主要是因为华法林代谢的个体差异。华法林主要由 CYP2C9 代谢，而这种酶的遗传多态性导致了其在药物代谢上的差异。伏立康唑的代谢主要受 CYP2C19 基因多态性影响。患者可以是纯合子慢代谢者，杂合子或纯合子快代谢者；而慢代谢者体内伏立康唑的水平可达到快代谢者的 4 ～ 5 倍。因种族而异，慢代谢表型概率从 7% 到 20% 不等[36-39]。

2. 年龄　年龄对肝药物代谢有影响。婴儿体内，酶的低表达可能导致药物代谢缓慢。胎儿肝脏表达 CYP3A7，代谢内源性化合物和一些属于 CYP3A4 代谢底物的外源性物质。一般情况下，新生儿对 CYP2C、CYP2E1 和 CYP1A2 的表达大约为成人的 1/10。新生儿 CYP450 酶的活性不到成人的一半，这导致新生儿在早期无法清除大多数药物。新生儿对胆红素的清除率低，是因为 UGT 在这个时候表达不充分，在某些情况下，可导致新生儿黄疸。总体而言，结合酶的成熟较其他生物转化途径的酶慢。与年轻人相比，老年人药物代谢相关酶的表达和功能没有显著差异。除 CYP2D6 和 CYP1A2 外，大多数 CYP450 酶的功能不会随年龄的增加而下降[40, 41]。

3. 妊娠　多种生理变化与妊娠有关。体内水分、脂肪含量和激素的变化，可能改变药物的吸收、分配、代谢和清除。CYP2D6、CYP3A4、CYP2B6 和 CYP2C9 的活性，在妊娠期间都会增加。在妊娠妇女体内，作为这些酶的反应底物的药物（如苯妥英钠、咪达唑仑、美托洛尔）的半衰期较短。另一方面，CYP1A2 和 CYP2C19 的活性在妊娠期间会降低，作为这些酶的反应底物的药物（如 CYP1A2 及其底物咖啡因），其清除率会下降[42-44]。

4. 肾脏疾病　多种分子介质和机制可以引起非肾排泄途径功能性降低，在肾脏疾病患者体内，主要影响肝脏代谢。例如，静脉给予咪达唑仑，后者系 CYP3A4 探针，透析前慢性肾脏疾病患者的全身暴露与健康受试者相比增加了 6 倍。在成功进行肾移植后 2 个月或透析后即时，相关酶的活性都可以恢复，并且大部分作用与甲状旁腺激素和促炎性细胞因子的累积有关（如 IL-6、TNF 和 IL-1b）[45-47]。

5. 糖尿病　药物代谢在调节葡萄糖、脂蛋白和脂质代谢中起主要作用。Dostalek 及其同事[37]调查了糖尿病对 CYP3A4 和 CYP2E1 的表达和活性的影响。结果表明，糖尿病患者的肝组织中 CYP3A4 和 CYP2E1 蛋白水平和 mRNA 表达明显低于正常人。此外，有人使用咪达唑仑和睾酮作为探针，测试 CYP3A4 在人肝微粒体中的活性；结果表明，糖尿病能显著降低 CYP3A4 活性，导致相应的代谢产物减少。由于代谢降低，糖尿病患者发生药物副作用和毒性的风险更大。

6. 实体器官移植　肝移植是终末期肝病患者唯一的治疗方法。肝移植后的许多固有因素可以影响 3 相的代谢途径。在活体肝移植患者中，移植肝体积远较正常肝脏和尸肝供体移植的肝体积小，因此其内源性代谢能力会显著降低。对活体肝移植的供者和受者，单位质量的肝组织内，血流量均会增加[48-53]。

7. 药物（药物与药物相互作用）　同时服用多种药物会影响彼此的代谢。美国食品与药品管理局（FDA）要求所有正在研制的药物都要作为底物、抑制剂和 / 或诱导剂来进行全面的相互作用试验[54]。抑制剂主要在酶的层面起作用，它们会占据或竞争酶催化代谢的部位。抑制剂的类型有竞争抑制剂（与游离酶的活性位点结合）、非竞争性抑制剂（与药物复合酶非竞争性抑制结合）、不竞争性抑制（与代谢位点之外的位点结合）或混合型抑制剂。诱导剂通过增加基因转录，从而提高酶的含量而起作用。有些药物可以增加和稳定酶，使之更活跃。这两个过程都能提高药物的总代谢率[55-57]。此外，药物在肝脏摄取和向胆汁排泄时，也存在相互作用和影响，这多因承担转运的生物膜载体竞争抑制所致[41]。

（冯　涛　蔡大川）

参考文献

[1] Shi YX，Huang CJ，Yang ZG. Impact of hepatitis B virus infection on hepatic metabolic signaling pathway. World J Gastroenterol 2016；22：8161-7.

[2] Cvitanović T，Reichert MC，Moškon M，et al. Large-scale computational models of liver metabolism：How far from the clinics? Hepatology 2017；66：1323-34.

[3] Petersen MC，Vatner DF，Shulman GI. Regulation of hepatic glucose metabolism in health and disease. Nat Rev Endocrinol 2017；13：572-87.

[4] Röder PV，Wu B，Liu Y，et al. Pancreatic regulation of glucose homeostasis. Exp Mol Med 2016；11：e219.

[5] Kowalik MA，Columbano A，Perra A. Emerging role of the pentose phosphate pathway in hepatocellular carcinoma. Front Oncol 2017；7：87.

[6] Adeva-Andany MM，Pérez-Felpete N，Fernández C，et al. Liver glucose metabolism in humans. Biosci Rep 2016；29：36.

[7] Rebollo A，Roglans N，Alegret M，et al. Way back for fructose and liver metabolism：bench side to molecular insights. World J Gastroenterol 2012；18：6552-9.

[8] Sookoian S，Pirola CJ. Liver enzymes，metabolomics and genome-wide association studies：from systems biology to the personalized medicine. World J Gastroenterol 2015；21：711-25.

[9] 陈成伟. 药物与中毒性肝病. 第2版. 上海：上海科学技术出版社；2013：309-18，408-16.

[10] Wynn GH，Oesterheld JR，Cozza KL. 药物相互作用原理与临床应用指南. 文爱东，罗晓星，张琰译. 北京：人民军医出版社；2011.

[11] Ionescu C，Caira MR. Drug Metabolism：Current Concepts. Dordrecht（Netherlands）：Springer；2005.

[12] Achour B，Barber J，Rostami-Hodjegan A. Expression of hepatic drugmetabolizing cytochrome P450 enzymes and their intercorrelations：a meta-analysis. Drug Metab Dispos 2014；42：1349-56.

[13] Ortiz de Montellano PR. Cytochrome P450：Structure，Mechanism，and Biochemistry. 3rd ed. New York：Kluwer Academic/Plenum Publishers；2005.

[14] Nelson DR. The cytochrome P450 homepage. Hum Genomics 2009；4：59-65.

[15] Benedetti MS，Whomsley R，Poggesi I，et al. Drug metabolism and pharmacokinetics. Drug Metab Rev 2009；41：344-90.

[16] Olsen L，Oostenbrink C，Jorgensen FS. Prediction of cytochrome P450 mediated metabolism. Adv Drug Deliv Rev 2015；86：61-71.

[17] Mittal B，Tulsyan S，Kumar S，et al. Cytochrome P450 in cancer susceptibility and treatment. Adv Clin Chem 2015；71：77-139.

[18] Almazroo OA，Miah MK，Venkataramanan R. Drug metabolism in the liver. Clinics in Liver Disease 2017；21：1-20.

[19] Wang LQ，James MO. Inhibition of sulfotransferases by xenobiotics. Curr Drug Metab 2006；7：83-104.

[20] Harris RM，Waring RH. Sulfotransferase inhibition：potential impact of diet and environmental chemicals on steroid metabolism and drug detoxification. Curr Drug Metab 2008；9：269-75.

[21] Maiti S，Chen X，Chen G. All-trans retinoic acid induction of sulfotransferases. Basic Clin Pharmacol Toxicol 2005；96：44-53.

[22] Perez JL，Jayaprakasha GK，Valdivia V，et al. Limonin methoxylation influences the induction of glutathione S-transferase and quinone reductase. J Agric Food Chem 2009；57：5279-86.

[23] Saito C，Zwingmann C，Jaeschke H. Novel mechanisms of protection against acetaminophen hepatotoxicity in mice by glutathione and N-acetylcysteine. Hepatology 2010；51：246-54.

[24] Kukongviriyapan V，Phromsopha N，Tassaneeyakul W，et al. Inhibitory effects of polyphenolic compounds on human arylamine N-acetyltransferase 1 and 2. Xenobiotica 2006；36：15-28.

[25] Zhang J，Kulik HJ，Martinez TJ，et al. Mediation of donor-acceptor distance in an enzymatic methyl transfer reaction. Proc Natl Acad Sci USA 2015；112：7954-9.

[26] Antonini A，Abbruzzese G，Barone P，et al. COMT inhibition with tolcapone in the treatment algorithm of patients with Parkinson's disease（PD）：relevance for motor and non-motor features. Neuropsychiatr Dis Treat 2008；4：1-9.

[27] Oselin K，Anier K. Inhibition of human thiopurine S-methyltransferase by various nonsteroidal anti-inflammatory drugs in vitro：a mechanism for possible drug interactions. Drug Metab Dispos 2007；35：1452-4.

[28] International Transporter Consortium，Giacomini KM，Huang SM，et al. Membrane transporters in drug development. Nat Rev Drug Discov 2010；9：215-36.

[29] Hediger MA，Romero MF，Peng JB，et al. The ABCs of solute carriers：physiological，pathological and therapeutic implications of human membrane transport proteinsIntroduction. Pflugers Arch 2004；447：465-8.

[30] Morrissey KM，Wen CC，Johns SJ，et al. The UCSF-FDA TransPortal：a public drug transporter database. Clin Pharmacol Ther 2012；92：545-6.

[31] Terada T，Hira D. Intestinal and hepatic drug transporters：pharmacokinetic，pathophysiological，and pharmacogenetic roles. J Gastroenterol 2015；50：508-19.

[32] Shugarts S，Benet LZ. The role of transporters in the pharmacokinetics of orally administered drugs. Pharm Res 2009；26：2039-54.

[33] Chan LM，Lowes S，Hirst BH. The ABCs of drug transport in intestine and liver：efflux proteins limiting drug absorption and bioavailability. Eur J Pharm Sci 2004；21：25-51.

[34] 刘文波，陈禹保，邢玉华. 细胞色素 P450 基因多态性与药物代谢研究进展. 中国生物工程杂志 2016；36：104-10.

[35] 张轶雯，方罗，郑小卫，等. 细胞色素 P450 酶的表观遗传学调控及研究进展. 中国现代应用药学 2017；34：293-297.

[36] Li M，Zhao Y，Humar A，et al. Pharmacokinetics of drugs in adult living donor liver transplant patients：regulatory factors and observations based on studies in animals and humans. Expert Opin Drug Metab Toxicol 2016；12：231-43.

[37] Daly AK，Day CP，Aithal GP. CYP2C9 polymorphism and warfarin dose requirements. Br J Clin Pharmacol 2002；53：408-9.

[38] Goldstein JA. Clinical relevance of genetic polymorphisms in the human CYP2C subfamily. Br J Clin Pharmacol 2001；52：349-55.

[39] Wynne H. Drug metabolism and ageing. J Br Menopause Soc 2005；11：51-6.

[40] Zhou S，Yung Chan S，Cher Goh B，et al. Mechanism-based inhibition of cytochrome P450 3A4 by therapeutic drugs. Clin Pharmacokinet 2005；44：279-304.

[41] Zhao Y，Hebert MF，Venkataramanan R. Basic obstetric pharmacology. Semin Perinatol 2014；38：475-86.

[42] Feghali M，Venkataramanan R，Caritis S. Pharmacokinetics of drugs in pregnancy.Semin Perinatol 2015；39：512-9.

[43] Isoherranen N，Thummel KE. Drug metabolism and transport during pregnancy：how does drug disposition change during pregnancy and what are the mechanisms that cause such changes? Drug Metab Dispos 2013；41：256-62.

[44] Thomson BK，Nolin TD，Velenosi TJ，et al. Effect of CKD and dialysis modality on exposure to drugs cleared by nonrenal mechanisms. Am J Kidney Dis 2015；65：574-82.

[45] Ladda MA，Goralski KB. The effects of CKD on cytochrome P450-mediated drug metabolism. Adv Chronic Kidney Dis 2016；23：67-75.

[46] Joy MS，Frye RF，Nolin TD，et al. *In vivo* alterations in drug metabolism and transport pathways in patients with chronic kidney diseases. Pharmacotherapy 2014；34：114-22.

[47] Dostalek M，Court MH，Yan B，et al. Significantly reduced cytochrome P450 3A4 expression and activity in liver from humans with diabetes mellitus. Br J Pharmacol 2011；163：937-47.

[48] Masuda S，Goto M，Kiuchi T，et al. Enhanced expression of enterocyte P-glycoprotein depresses cyclosporine bioavailability in a recipient of living donor liver transplantation. Liver Transpl 2003；9：1108-13.

[49] Liu Z，Chen Y，Tao R，et al. Tacrolimus-based versus cyclosporine-based immunosuppression in hepatitis C virus-infected patients after liver transplantation：a meta-analysis and systematic review. PLoS One 2014；9：e107057.

[50] Food and Drug Administration-Center for Drug Evaluation and Research. Guidance for industry：drug interaction studies—study design, data analysis, implications for dosing, and labeling recommendations. Rockville, MD：Food and Drug Administration 2012；79.

[51] Lin JH，Lu AY. Inhibition and induction of cytochrome P450 and the clinical implications. Clin Pharmacokinet 1998；35：361-90.

[52] Gubbins PO，Amsden JR. Drug-drug interactions of antifungal agents and implications for patient care. Expert Opin Pharmacother 2005；6：2231-43.

[53] Bruggemann RJ，Alffenaar JW，Blijlevens NM，et al.

Clinical relevance of the pharmacokinetic interactions of azole antifungal drugs with other coadministered agents. Clin Infect Dis 2009；48：1441-58.

[54] Zheng S，Tasnif Y，Hebert MF，et al. CYP3A5 gene variation influences cyclosporine A metabolite formation and renal cyclosporine disposition. Transplantation 2013；95：821-7.

[55] Parikh ND，Levitsky J. Hepatotoxicity and drug interactions in liver transplant candidates and recipients.

Clin Liver Dis 2013；17：737-47.

[56] Tischer S，Fontana RJ. Drug-drug interactions with oral anti-HCV agents and idiosyncratic hepatotoxicity in the liver transplant setting. J Hepatol 2014；60：872-84.

[57] Ganesh S，Almazroo OA，Tevar A，et al. Drug metabolism，drug interactions，and drug-induced liver injury in living donor liver transplant patients. Clinics in Liver Disease 2017；21：181-96.

第4章 肝脏固有免疫系统

肝脏作为一个消化器官及其具有的代谢、解毒和内分泌功能已众所周知；近年来，越来越多的研究表明肝脏还是一个免疫器官。与其他免疫器官不同，肝脏富含固有免疫细胞，是全身固有免疫应答的重要场所。肝脏固有免疫系统研究为重新解释各种肝脏免疫病理现象及肝脏疾病发生机制提供了新契机，对于防治肝脏疾病具有重大意义。

一、肝脏是一个固有免疫系统优势器官

肝脏位于胃肠道和循环系统之间，接受来自门静脉和肝动脉的双重血液供应。动脉血由肝动脉进入肝脏，富含肠道营养物质的静脉血由门静脉进入肝脏，动脉血和静脉血在肝脏中混合。肝窦是相邻肝板之间的腔隙，肝窦的窦壁由肝窦内皮细胞（liver sinusodal endothelial cell，LSEC）构成，肝窦内皮细胞将血液和肝实质细胞隔开，但这种分隔并不完全（图 4-1）。肝窦内皮细胞上有孔，细胞之间接触也不紧密，并且肝窦内皮细胞下没有组成血管常见的基底膜，所以肝实质细胞仍然可以通过肝窦内皮细胞的间隙，摄取血液中的物质并与血液中的细胞相互作用。肝窦内存在大量的巨噬细胞（库普弗细胞）、自然杀伤（natural killer，NK）细胞、CD4+ T 细胞、CD8+ T 细胞及其他肝脏相关淋巴细胞。在电镜下观察，肝窦内皮细胞与肝细胞之间有一狭窄间隙，称窦周隙（Disse 间隙），其中存在肝星状细胞。相比其他血管，血液在肝窦中的流速比较缓慢，并且由于肝动脉的间歇性收缩，肝窦中的血液会节律性地流动，这大大增加了肝细胞与肝窦中免疫细胞接触的时间和概率。其次，尽管肝内血流速度十分缓慢，其总体血液供应非常大，成人肝脏每分钟通过的血液约占全身的 30%，从而确保外周血中淋巴细胞与肝内细胞相互作用的数量基础，为肝脏调控全身免疫系统提供了可能。肝窦的独特结构、组成细胞多样性和高容量低流速的血流特性，构成了肝脏特殊的免疫微环境。

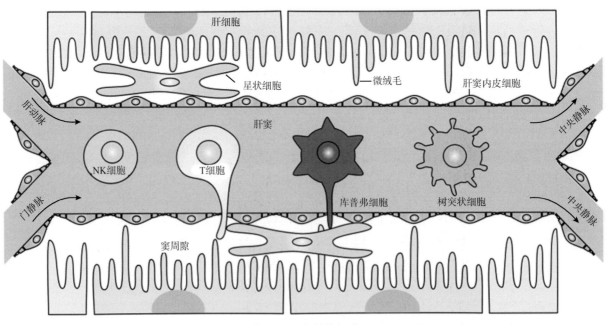

图 4-1 肝窦结构组成

肝脏血供的 75%～80% 来源于门静脉系统，由胃肠道提供，富含微生物、环境毒素及食物抗原；这决定了肝脏既需要拥有快速强大的免疫应答能力以清除外来物质，同时还不能损伤机体。固有免疫系统作为机体第一道防线在肝脏自稳态中显得尤为重要。肝脏由实质细胞和非实质细胞组成，其中的实质细胞即肝细胞，约占肝脏细胞总数的 80%，其余 20% 为非实质细胞，主要包括肝窦内皮细胞、

星状细胞、库普弗细胞和淋巴细胞。与外周血和其他器官（如脾脏）相比，肝脏含有种类丰富和数量庞大的固有免疫细胞，肝脏 NK 细胞、自然杀伤样T（natural killer like T，NKT）细胞、黏膜相关恒定 T（mucosal-associated invariant T，MAIT）细胞和 γ/δ T 细胞占肝脏淋巴细胞总数的 50% 左右，是其他器官或组织含量的 5～10 倍（图 4-2），因此肝脏被认为是机体重要的固有免疫系统优势器官[1]。

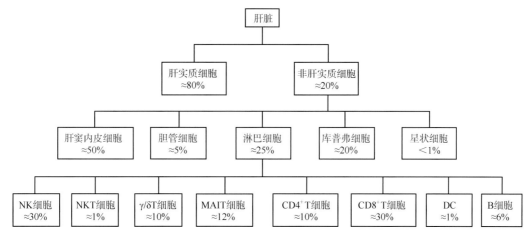

图 4-2　健康人肝脏组成细胞比例

二、肝脏固有免疫应答细胞

（一）库普弗细胞

肝脏库普弗细胞（Kupffer cell，KC）是位于肝血窦内的巨噬细胞，定居于肝血窦内皮细胞之间，约占肝脏非实质细胞数量的 20%，占全身组织巨噬细胞总数的 80%～90%，是肝脏内数量最多的固有免疫细胞，可自我更新，基本不发生迁移。目前认为，肝内 KC 主要起源于胚胎卵黄囊，然后分化为胚胎巨噬细胞并到达肝脏，最后发育成熟；另外，在出生后，KC 也可能通过骨髓分化出的单核细胞释放入血，并迁移到肝脏进一步分化发育而来[2]。

KC 具有丰富的胞质颗粒，并通过较长的胞质星状突起与 LSEC 连在一起，共同起着肝脏"哨兵"的作用，维持肝脏的免疫稳态。KC 表达巨噬细胞表面标志物，具有强大的吞噬、清除毒素及大分子物质等功能。KC 表面表达的多种模式识别受体与其功能密切相关，如清道夫受体（CD14 和 CD68 等）、甘露糖受体、Fc 受体、补体受体、

Toll 样受体（Toll-like receptor，TLR）和 NOD 样受体等。KC 能吞噬和清除大部分从肠道来的抗原微粒、肝血窦中的细菌、异物及衰老细胞，以消除或减弱这些抗原物质对肝脏的损害。肝脏中的 KC 与机体其他部位的单核 – 吞噬细胞主要增加抗原的免疫原性不同，KC 吞噬后可减弱或消除其抗原性[2]。KC 还可表达 MHC-II 类分子和共刺激因子，因而具有抗原提呈功能。KC 抗原提呈后产生促炎细胞因子的能力较弱，通常可导致免疫耐受。KC 还可抑制 DC 诱导的 T 细胞活化，促进 Treg 细胞增殖等，从而在诱导口服免疫耐受、肝门静脉耐受、内毒素耐受、肝脏移植耐受和肝脏靶向基因免疫耐受过程中均发挥重要作用。不过，KC 诱导免疫耐受的特性在某些条件下是可以改变的，KC 受到 TLR 配体刺激后能解除对 Treg 细胞的抑制，活化初始（naïve）T 细胞，促进其增殖。此外，KC 在内毒素的摄取和降解过程中也起着重要作用；KC 直接参与了红细胞的分解及代谢过程；KC 也可摄取、分解各种乳糜颗粒而参与脂肪代谢；KC 还可结合、降解胰岛素，因此在糖代谢中起重要作用[3]。

肝脏在感染、损伤等刺激下，KC 可经表面模式识别受体识别病原或损伤分子而被活化，也可受多种细胞因子刺激而活化。KC 具有强大的分泌功能，被活化后能分泌多种细胞因子与趋化因子，从而调节肝脏内其他细胞的功能。KC 在 IFN-γ 及 TNF-α 等细胞因子刺激下，可极化成 M1 型，分泌促炎细胞因子 IL-1β、IL-6 和 MMP 等，促进 Th1 反应，产生强的抗微生物及抗肿瘤细胞效应。KC 在 IL-4 和 IL-13 等细胞因子作用下可极化成 M2 亚型，表达 PD-L1、分泌 IL-10 等细胞因子，参与 Th2 或 Treg 细胞反应，从而起免疫调节和抑制炎症反应等作用。KC 在肝脏感染的清除、促进肝细胞修复等过程中起保护肝细胞的功能，但同时 KC 的异常活化又可能参与了一些慢性炎症性肝细胞损伤的病理过程。因此，KC 在肝脏炎症保护反应或病理损伤过程中发挥双重作用[4]。

体内外研究表明，KC 在肝脏感染、脂肪性肝病、肝纤维化、肝缺血再灌注损伤、肝移植免疫和肝肿瘤等病理过程中均起到了重要作用。在 HBV 或 HCV 感染引起的病毒性肝炎中发现，HBV 可感染 KC，HCV 可能在 KC 中复制，且 KC 可受 HCV 核心蛋白或 NS3 活化。受病毒活化的 KC 产生促炎细胞因子如 IL-1β、IL-6 和 TNF-α 及免疫抑制因子 TGF-β 和 IL-10。因此，一方面 KC 可能活化肝内的其他固有免疫细胞，如 NK 或 NKT 细胞；另一方面，KC 又可介导肝脏免疫耐受。在慢性 HCV 感染者中发现，肝脏中 KC 数量增加，且处于功能活化状态，其 mRNA 表达增加，活化标志 CD163 及 CD33 增加。不过，尚不清楚这些活化的 KC 是否与 HCV 感染清除或肝细胞损伤相关[5]。在肝脏缺血再灌注过程中，KC 可被内源性 LPS 或 HMGB1 等分子迅速活化，分泌促炎细胞因子 TNF-α 和 IL-1β 等，进而活化其他免疫细胞，启动大量炎症反应。同时，KC 活化后又可分泌 IL-10，而抑制了肝损伤的进一步发生[2]。同样，KC 对于非酒精性脂肪性肝病的发生发展也起着重要作用。脂质在肝脏组织的异常积累可直接或间接地活化 KC，但其结果是促进还是抑制脂肪变的发生，目前还存在争议。在高脂饮食的大鼠模型中发现，去除 KC 可缓解炎症发生，阻止胰岛素抵抗及肝脂肪变过程。而其他研究显示，KC 的清除可加重肝脂肪变，可能与 KC 分泌 IL-10 减少有关[2]。在动物急慢性酒精性肝损伤模型中观察到，KC 活化后可释放炎症介质，诱导肝脏炎症。在酒精性肝病患者中，巨噬细胞富集于汇管区，提示肝脏炎症与损伤相关[6]。

（二）NK 细胞

NK 细胞是一群不同于 T、B 细胞的大颗粒淋巴细胞，是固有免疫系统的重要组成部分，具有早期识别及清除病毒感染和肿瘤细胞等多种生物学功能。NK 细胞的活化无须抗原预先致敏，不受 MHC 限制，与 T 细胞应答相互补充，共同承担机体的免疫防御和免疫监视任务。在人类，NK 细胞通常被定义为 CD3−、CD56+ 淋巴细胞。根据其表面 CD56 及 CD16 分子表达水平的不同，可将 NK 细胞分为 CD56bright CD16− 和 CD56dimCD16+ 细胞。正常人外周血 NK 细胞大多数（约 90%）为 CD56dimCD16+，只有小部分（约 10%）为 CD56brightCD16−。前者以杀伤功能为主，分泌细胞因子能力较弱；而后者则相反，以分泌细胞因子为主要功能，杀伤能力较弱。人 NK 细胞在外周血中占淋巴细胞的 5% ～ 10%，而在肝脏中占淋巴细胞的 30% 左右。与外周血 NK 细胞不同，人肝脏中的 NK 细胞 CD56dim 亚群和 CD56bright 亚群约各占 50%，并且肝脏中有一群独特的缺乏 CD16 分子表达的 CD56dimNK 细胞亚群。与外周血 NK 细胞相比较，人肝脏 NK 细胞组成性表达活化标志 CD69，杀伤分子表达较高，杀伤活性也较强，这提示肝脏 NK 细胞和外周血 NK 细胞的功能并不相同。

NK 细胞从以下两个方面发挥抗病毒感染功能：首先，NK 细胞能直接杀伤被感染的细胞；其次，NK 细胞能分泌大量具有抗病毒效应的炎性细胞因子。研究发现，在 HBV 感染早期，NK 细胞先于 T 细胞活化，其 CD69 和 NKG2D 表达上调、IFN-γ 分泌增加，这提示在适应性免疫应答启动之前 NK 细胞发挥感知和控制病毒感染的作用[7]。HBV 感染急性期患者血清 IL-2 水平明显升高，通过激活 NK 细胞来清除病毒。但随着慢性 HBV 感染的进展，持续高病毒滴度会导致 NK 细胞抗病毒能力下降。免疫耐受期 HBV 感染者 NK 细胞活化水平、IFN-γ 和 TNF-α 表达水平均显著受抑，而抗病毒药物治疗降低 HBV 滴度能够改善 NK 细胞抗病毒能力[8]。慢性 HBV 携带者体内 NK 细胞抗病毒能力下降可能与免疫抑制细胞因子 TGF-β 和 IL-10 表达上调有关[9]，TGF-β 作用于 NK 细胞，可以下调活化性受体 NKG2D 和 2B4 的表达，而 IL-10 则可以上调 NK 细胞抑制性受体 NKG2A 表达水平，这均能导致 NK 细胞抗病毒能力下降[10]。在发生肝损伤的慢性 HBV 感染者体内，NK 细胞活化水平升高，杀伤活性增强，但分泌抗病毒细胞因子 IFN-γ 的能力较弱，导致慢性 HBV 感染者持续性病毒携带并发生肝损伤。

慢性 HCV 感染者外周血 NK 细胞占淋巴细胞比例和绝对数均下降，表型发生改变，功能受到损害，表现为细胞毒性保留或增强，但是分泌细胞因子 IFN-γ 的能力却显著下降，这导致 NK 细胞致肝损伤功能增强而清除 HCV 能力下降[11]。进一步研究表明，这与慢性 HCV 感染诱导低剂量 IFN-α，反复刺激 NK 细胞，活化了其杀伤功能，而 IFN-γ 信号通路受抑制有关[11]。不过，给予慢性 HCV 感染者 Peg-IFN 联合利巴韦林治疗，可以上调外周血 NK 细胞中 IFN-γ 表达水平。另外，采用直接抗病毒药物治疗也能恢复 HCV 感染者体内 NK 细胞功能[12]。

近来 NK 细胞在肝纤维化和肝硬化中的功能日益受到重视，有研究表明激活 NK 细胞可起到抗肝纤维化作用。在肝纤维化形成过程中，活化的肝星状细胞发挥着关键作用。动物实验显示 NK 细胞激活后可通过 NKG2D 直接杀伤活化的肝星状细胞，并通过产生 IFN-γ 抑制肝纤维化[13]。另外，还有研究表明人和小鼠肝星状细胞均表达 NK 细胞活化受体 NKP46 的配体，因而可被 NK 细胞杀伤。临床研究也发现，慢性 HCV 感染者体内高表达 NKP46 的 NK 细胞数量与肝脏纤维化程度呈负相关[14]。这些结果提示激活 NK 细胞可能是治疗肝纤维化的新途径。

肝脏富集 NK 细胞，并且肝脏 NK 细胞处于组成性活化状态，杀伤活性也较其他器官 NK 细胞强，并且在肝癌免疫监视中发挥重要作用。NK 细胞可通过表达穿孔素、颗粒酶、TRAIL 及 IFN-γ 对癌变细胞行使免疫监视功能。人外周血和肝脏 NK 细胞在静息状态下都不表达 TRAIL 受体。但受 IL-2 刺激后，肝脏 NK 细胞上调 TRAIL 受体表达，对肝癌细胞株 HepG2 杀伤能力增强；而 IL-2 刺激却对外周血 NK 细胞影响较弱。肝癌组织中浸润的 CD56⁺ NK 细胞比例较高者存活期较长[15]。不过，在肝癌组织及癌前病变组织如肝纤维化及肝硬化中，NK 细胞功能均受到了不同程度的抑制。与健康对照相比，肝癌患者外周血 CD56^dim NK 细胞比例显著下降，癌组织中 CD56^dim NK 细胞比例也比周边非癌组织低并且癌组织浸润 NK 细胞杀伤活性和分泌 IFN-γ 功能较弱[16]。

近年研究发现 NK 细胞有免疫记忆功能。小鼠肝脏中有一种其他器官组织不存在的 NK 细胞亚群，能介导免疫记忆反应，由肝脏自身的造血干 / 祖细胞在肝内独立发育分化而来[17]；人肝脏中具有免疫记忆属性的 NK 细胞表型和功能还有待进一步研究。

（三）NKT 细胞

NKT 细胞是一类固有免疫样 T 细胞，富集于肝脏微管区，是肝脏固有免疫系统的组成部分之一。在人类，外周血中 NKT 细胞占 T 细胞的 0.1%～1%，在肝脏中占 T 细胞的 1% 左右。NKT 细胞表达 CD3、α/β TCR 及典型的 NK 细胞表面标志物，能识别由 MHC- Ⅰ 类样分子 CD1d 提呈的糖脂类抗原分子。NKT 细胞高度异质，可分为两种主要亚型。

Ⅰ 型 NKT 细胞，又称恒定 NKT（invariant NKT，iNKT）细胞，是小鼠肝脏内淋巴细胞的主要成分（15%～35%）。其表达恒定的 T 细胞受体（T cell receptor，TCR）α 链（人类为 Vα24-Jα18，小鼠为 Vα14-Jα18），识别 CD1d 提呈的 α 构型的糖脂，如 α- 半乳糖酰基鞘氨醇（α-galactosylceramide，α-Galcer）。iNKT 细胞可受 CD1d 提呈的糖脂活化，也可经 Toll 样受体信号或抗原提呈细胞（如 DC 和 KC 等）分泌的细胞因子（如 IL-12、IL-18 或 Ⅰ 型 IFN）活化；在不同的生理或病理情况下，可分泌 Th1、Th2 或 Th17 样细胞因子，活化 NK、B 和 T 细胞等，介导肝脏损伤。另外，其分泌的 OPN 等细胞因子还可参与肝纤维化的发生。Ⅰ 型 NKT 细胞还可通过 Fas/FasL 或活化 NK 细胞等途径直接或间接杀伤肝细胞[18]。

Ⅱ 型 NKT 细胞表达的 TCR 多样性比 Ⅰ 型高，识别 CD1d 提呈的 β 构型糖脂分子，如内源性硫苷脂、β-D- 葡萄糖神经酰胺和溶血磷脂酰胆碱等。与小鼠不同，人类以 Ⅱ 型 NKT 细胞为主。研究发现，Ⅱ 型 NKT 细胞可识别 HBV 感染肝细胞内产生的溶血磷脂酰乙醇胺。与 Ⅰ 型 NKT 细胞主要分泌促炎细胞因子而参与肝损伤的作用不同，Ⅱ 型 NKT 细胞可抑制 Ⅰ 型 NKT 细胞介导的促炎反应而保护肝脏免受损伤。研究发现，硫苷脂活化的 Ⅱ 型

NKT 细胞并不能活化其他免疫细胞，在肝脏缺血再灌注损伤中起到了保护性的负调节作用[19]。

NKT 细胞可被自身或外源性脂类抗原活化，或经 Toll 样受体信号活化。活化后的 NKT 细胞可迅速分泌促炎或抗炎细胞因子及趋化因子，调节肝脏内的免疫应答，在肝脏自身免疫性疾病、感染性疾病及肿瘤等过程中有重要的免疫调节功能。Ⅰ型和Ⅱ型 NKT 细胞的免疫作用相反，并在一定条件下可相互调节，维持免疫平衡。由于Ⅱ型 NKT 细胞缺乏特异性标志，因此其在人类疾病中的研究报道较少，而报道主要集中在Ⅰ型 NKT 细胞[20, 21]。

在小鼠模型中的研究显示，Ⅰ型 NKT 细胞参与了多种小鼠实验性慢性肝病模型的病理过程，如缺血再灌注损伤、刀豆蛋白 A（concanavalin A，ConA）介导的肝炎、原发性胆汁性胆管炎及酒精性肝炎和非酒精性脂肪性肝病等；而在一些急性肝损伤模型中，Ⅰ型 NKT 细胞可能起着保护性的功能，如急性 CCl_4 介导的肝纤维化等[20, 21]。

有研究发现，酒精性肝炎患者中Ⅰ型 NKT 细胞的 NKG2D 分子表达降低，并与疾病的严重程度相关，提示它们可能与肝脏损伤相关。NSAH 患者肝内 CD1d 表达增强，NKT 细胞比例增加。肝内汇管区产生 IL-17 的细胞在 PBC、CHC、NASH 及 AIH 患者中均增加[11, 12]。研究证实，Ⅰ型 NKT 细胞与肝内其他自身反应性 B 细胞或 T 细胞的相互作用，在肝脏自身免疫性疾病中起重要作用[22]。在 HBV 或 HCV 感染的研究中发现，Ⅰ型 NKT 细胞可抑制肝细胞内的 HCV 复制，在急性 HCV 感染的恢复及 IFN-α 抗 CHC 过程中起积极的作用。与此类似，在人 HBV 感染早期，发现了大量活化的Ⅰ型 NKT 细胞，可通过分泌 IFN-γ 抑制 HBV 复制，并活化特异性免疫反应。在慢性 HBV 或 HCV 感染中，NKT 细胞还可能与肝损伤相关，其机制包括直接溶解肝细胞、分泌促炎细胞因子、介导肝细胞凋亡及抑制肝细胞增殖等[23]。在肝细胞癌患者中，肿瘤中分泌 Th2 细胞因子的 CD4$^+$Vα24/Vβ11 Ⅰ型 NKT 细胞增加，并能抑制肿瘤特异性的 CD8$^+$ T 细胞反应[24]。

（四）MAIT 细胞

MAIT 细胞是一类新的适应性免疫样 T 细胞，其在小鼠体内含量极少，而在人体含量丰富，占人外周血 T 细胞的 5%～10%，高比例的 MAIT 细胞

存在预示其可能参与人体的某些重要免疫功能。与 NKT 细胞类似，MAIT 细胞的 T 细胞受体由恒定的 TCRα 链（人为 Vα7.2-Jα33，鼠为 Vα19-Jα33）及有限的 β 链组成。MAIT 细胞的 TCR 能特异性地识别一种在哺乳动物中高度保守的 MHC-Ⅰb 分子及 MR1（MHC-related 1），后者可以将微生物的维生素 B 代谢产物 6-FP（6-formylpterin）提呈给 MAIT 细胞。MR1 提呈的维生素代谢物为细菌和酵母所特有的维生素 B 产物，人体自身不能合成，故 MAIT 细胞可利用这些代谢物来感知被感染的细胞。MAIT 细胞既可以通过接受 MR1 提呈的信号被活化，也可以通过接受炎症细胞因子 IL-12、IL-18 和 IFN-α/β 刺激被活化，这保证了其能对外界感染做出快速反应[25]。MAIT 细胞活化后具有分泌多种细胞因子的能力，而且还具有一定的杀伤功能。研究表明，MAIT 细胞不仅在细菌及真菌感染中起关键的免疫保护功能，同时在抵抗病毒感染及维持机体免疫自稳等过程中也发挥重要作用。

肝脏作为固有免疫系统优势器官，含有高比例的 MAIT 细胞。在人肝脏中 MAIT 细胞占 T 细胞的 20%～50%，而另外两种固有免疫细胞 NKT 和 γ/δT 细胞分别只占 T 细胞的 1% 和 10% 左右。肝脏中存在数量如此庞大的 MAIT 细胞，提示其可能在肝脏免疫防御及炎症损伤中发挥重要作用。MAIT 细胞选择性富集于肝脏[26]。

由于肝脏微环境的特殊性，肝脏中的 MAIT 细胞不仅数量庞大，而且有着与外周血 MAIT 细胞不一致的表型和功能。尽管在转录水平，肝脏 MAIT 细胞与外周血 MAIT 细胞极其相似，然而肝脏 MAIT 细胞一直处于高度活化状态，表现在几乎所有肝脏 MAIT 细胞均表达活化标志 CD69、CD38 和 HLA-DR，这提示其随时准备应对肠道来源的外界抗原[27]。采用 TLR-8 配体 ssRNA40 刺激人肝脏来源的单个核细胞，MAIT 细胞和 CD56^{bright}NK 细胞是分泌 IFN-γ 的主要细胞群体，这与它们能接受单核细胞来源的 IL-12 和 IL-18 刺激一致，也表明 MAIT 细胞是肝脏中针对外来病毒／细菌感染 RNA 的主要效应细胞[28]。MAIT 细胞是肝脏中分泌 IL-17 细胞的主要群体（约占 IL-17$^+$T 细胞的 65%），其所分泌的 IL-17 可作用于多种靶细胞如库普弗细胞、胆管上皮细胞等。因此，MAIT 细胞可能在肝脏纤维化和炎症中起重要作用[27]。

已有研究表明 MAIT 细胞与肝脏免疫防御相

关。慢性 HCV 感染者外周血 MAIT 细胞数量减少，但高表达活化标志 GrB、CD38 和 CD69[29]。体外实验显示 MAIT 细胞可以被经过 HCV 刺激的抗原提呈细胞所活化[29]，这提示 MAIT 细胞可能参与了机体 HCV 感染免疫防御。与 HCV 感染不同，慢性 HBV 感染者 MAIT 细胞数量并没有明显改变，但也高表达活化标志 CD38 和 GrB；而恩替卡韦抗病毒治疗能恢复 HBV 感染者 MAIT 细胞状态[30]。酒精性肝病患者外周血 MAIT 细胞也数量减少、高度活化，但分泌的细胞因子减少，杀伤活性降低，抗菌能力下降，提示其与酒精性肝病患者对细菌易感相关[31]。

　　MAIT 细胞是肝脏中促纤维化的关键细胞。虽然肝纤维化患者外周血 MAIT 细胞减少，但在纤维化肝组织中 MAIT 细胞却增多，共培养实验表明 MAIT 细胞可以促进巨噬细胞和促纤维化细胞分泌促炎因子；MAIT 细胞敲除（*MR1*[−/−]）小鼠比对照鼠更难诱导成肝纤维化[32]。与之类似，自身免疫性肝病患者外周血 MAIT 细胞数量减少、活化增强，共培养实验表明 MAIT 细胞可以促进人星状细胞（HSC）活化和分泌促炎因子，提示 MAIT 细胞与自身免疫性肝病和肝纤维化相关[33]。

（五）γ/δT 细胞

　　根据 T 细胞受体（T cell receptor，TCR）的不同，可将 CD3[+] T 细胞分为两类：一类是表达 TCR α 和 β 链的常规 α/βT 细胞，也就是 CD4[+] 或 CD8[+] T 细胞，识别 MHC 限制的肽类抗原，是特异性免疫的重要组成部分；另一类是表达 TCR γ 和 δ 链的 γ/δT 细胞，与 α/βT 细胞不同，绝大部分 γ/δT 细胞不表达 CD4 或 CD8 分子，其 TCR 识别抗原不需要 MHC 限制，为一种固有免疫细胞。

　　在外周血中 γ/δT 细胞占 T 细胞的 2%～10%，在肝脏中占 T 细胞的 5%～15%[34]。人类 γ/δT 细胞根据 δ 链的不同分为 6 种亚型，但主要为两种亚型，Vδ1 和 Vδ2 亚型。Vδ1 亚型主要定位于组织中，在肠上皮组织、皮肤及呼吸道上皮中含量丰富，在上皮间淋巴细胞或黏膜相关淋巴组织中的比例可高达 50%，主要识别刺激诱导的 MICA/B 分子和 CD1c 提呈的自身脂质抗原。而 Vδ2 亚型是循环 γ/δT 细胞主要部分，占 75%～95%，Vδ2 细胞通常也表达 Vγ9 链，主要识别磷酸抗原，如焦磷酸单乙基酯等[34]。

　　γ/δT 细胞除表达 T 细胞标志外，表面还可表达 NK 细胞受体、共刺激分子、CD95L 和 TLR 等分子。由于 γ/δT 细胞为一种固有免疫细胞，识别抗原不受 MHC 限制，因此 γ/δT 细胞在感染早期即能被活化而迅速产生免疫效应，起到免疫监视作用。活化的 γ/δT 细胞可产生 Th1（IFN-γ 和 TNF-α 等）、Th2（IL-4 和 IL-10 等）或 Th17 样（IL-17 和 IL-22 等）细胞因子，表达具有杀伤活性的分子（颗粒酶 B 和穿孔素等），发挥直接的免疫杀伤靶细胞功能，或调节其他免疫细胞应答，在机体抗寄生虫、抗胞内细菌、抗病毒和抗肿瘤过程中均起重要作用。同时，γ/δT 细胞还具有一定的抗原提呈功能，能吞噬处理及提呈抗原，致敏初始 CD4[+] 或 CD8[+] T 细胞。有报道显示，在结核杆菌、沙门菌、李斯特菌、布鲁菌和疟原虫感染中 Vδ2 亚型扩增；而在 HIV 等感染 Vδ1 亚型比例增加[35, 36]。

　　研究表明，不同类型的肝脏疾病可能导致 γ/δT 细胞不同亚型的改变，从而使其产生肝脏保护或损伤的不同功能。在慢性丙型肝炎患者肝组织中，γδT 细胞及 Vδ1T 细胞亚型比例增加，并具有较强的分泌 IFN-γ、TNF-α 和 IL-8 细胞因子能力及较强的非特异性免疫杀伤功能，因而在肝脏免疫病理损伤中占重要地位[37]。也有报道显示，慢性 HBV 感染者外周血中 γ/δT 细胞比例增加，而 Vδ2T 亚型细胞减少，IFN-γ 分泌能力及杀伤靶细胞的能力减弱[38]。HBV-ACLF 患者外周血中总的 γ/δT 细胞比例降低，但产生炎性细胞因子 IFN-γ、TNF-α、IL-17 或细胞毒相关潜能显著增强，可能参与了 HBV-ACLF 发病过程中炎症因子急剧升高或肝细胞损伤的过程[39]。同时还观察到在肝移植后，循环中 γ/δT 及 Vδ1T 亚型细胞比例均增加；在自身免疫性肝病中，外周血 γ/δT 细胞比例增加及产生的 IFN-γ 增多。在体外实验中发现，经 IPP 刺激的 γ/δT 细胞能有效识别并溶解肝癌细胞，因此可作为潜在的免疫治疗工具[40]。

（六）树突状细胞

　　树突状细胞（dendritic cell，DC）是连接固有免疫和适应性免疫应答的桥梁，是体内专职的抗原提呈细胞。DC 加工提呈抗原给初始 T 细胞，诱导 T 细胞活化增殖或凋亡；因此，DC 既可以启动免疫应答也可以诱导免疫耐受。稳态下 DC 可分为两大亚群，常规树突状细胞（conventional DC， cDC）和浆细胞样树突状细胞（plasmacytoid DC，pDC）。在淋巴组织中 cDC 主要包括 CD8α^+CD4$^-$CD11b$^-$（CD8α^+ cDC）和 CD8α^-CD4$^+$CD11b$^+$（CD4$^+$ cDC，或称 CD11b$^+$ cDC）。相对于 cDC，另一大 DC 亚群 pDC 表达较低水平的 CD11c，MHC-Ⅱ和共刺激分子 CD80/CD86 等，因此抗原提呈能力较低。

DC 在抗病毒免疫中加工提呈病毒抗原，具有激活 T、B 细胞及活化 NK 细胞的功能。HBV 感染者体内 DC 表面共刺激分子 CD80、CD86 和 HLA-DR 显著降低，外周血中 HBV DNA 表达水平和 DC 表面标志的表达呈负相关。DC 功能受损还表现在可能受到 HBV 的直接感染，CHB 患者外周血中 20%～40% 的 DC 含 HBV DNA，这可能导致 DC 刺激 T 细胞的功能下降[41]。体外试验显示，HBV 表面抗原可被循环 DC 内化，导致 DC 功能缺陷。HCV 持续感染的患者外周血 DC 的数量也低于健康对照组和自发清除 HCV 感染者，并且 DC 中蛋白酶体降解抗原功能下降，使其对 T 细胞活化能力降低，导致免疫耐受[42]。另有研究显示，慢性 HCV 感染者循环 DC 数量减少，但在肝脏中 DC 数量却增加，循环 DC 的减少可能是由于它们迁移到了肝脏炎症区域[43]。

DC 也参与调控肝纤维化和肝癌免疫应答。肝纤维化小鼠 DC 产生的 TNF-α、IL-6 等细胞因子是正常鼠 DC 的两倍，在 CCl$_4$ 肝纤维化模型中，选择性去除 DC 导致肝纤维化的逆转及已活化 HSC 清除速率均减慢，而选择性扩增 DC 则能促进肝纤维化逆转[44]。在肝癌患者中，DC 同时高表达 T 淋巴细胞相关抗原 -4（CTLA-4）和程序性死亡受体 -1（PD-1），可通过 IL-10 和吲哚胺 -2,3-双加氧酶（IDO）抑制 T 细胞应答，进而促进肿瘤免疫逃逸。

（七）MDSC

髓源性抑制细胞（myeloid-derived suppressor cell，MDSC）是一群来源于骨髓祖细胞和未成熟髓细胞的异质性细胞。生理状态下，未成熟髓系细胞可分化为成熟的粒细胞、巨噬细胞和树突状细胞，但在肿瘤、感染和炎症等病理情况下，未成熟髓系细胞的进一步分化受到阻滞，导致该群细胞数量异常增多，并获得免疫抑制功能。在小鼠体内，MDSC 主要表达 CD11b 和 GR-1，人类 MDSC 无

Gr-1 抗原及其同源物表达，表型特征复杂，目前尚无通用表型标志标准。MDSC 通过接触抑制、分泌特定因子等方式直接或间接地抑制 T 细胞、NK 细胞及巨噬细胞等不同免疫细胞的正常免疫功能，从而发挥广泛、强大的抑制作用。

MDSC 作为免疫调节细胞，可能在肝脏局部免疫微环境中扮演重要角色。慢性乙型肝炎患者外周血和肝脏中 MDSC 显著增加，并且肝组织中的 MDSC 与炎症反应活性有关，MDSC 可通过分泌 IL-10 抑制乙肝抗原特异性 CD8$^+$ T 细胞增殖、IFN-γ 分泌及细胞脱颗粒作用[45]。在 HBV 持续感染情况下，MDSC 可通过上调精氨酸酶活性，使 T 细胞上 CD3ζ 链表达下调，进而影响 T 细胞应答；MDSC 既抑制了抗 HBV 免疫应答，同时也抑制了在肝脏中引发炎症反应的 T 细胞功能。因此，患者体内 MDSC 越多而肝损伤越小，但同时也导致无法彻底清除 HBV。T 细胞免疫功能受损也是 HCV 感染者不能将其清除的主要原因。研究发现，HCV 核心蛋白是 MDSC 的潜在诱导者，HCV 核心蛋白能够诱导健康人外周血单个核细胞中出现一群 CD14$^+$ MDSC，该群细胞通过活性氧抑制 T 细胞的增殖及 IFN-γ 的分泌，且该群细胞也能在丙型肝炎患者外周血中检测到[46]。初治慢性丙型肝炎患者外周血 MDSC 显著升高，其水平与 HCV 载量和肝损伤指标（ALT、AST）呈正相关，提示 MDSC 与疾病进展有关[47]。

肝细胞癌（HCC）形成过程中，抗肿瘤免疫受到抑制是肿瘤进展的主要标志。在 HCC 患者的外周血和肿瘤中 CD14$^+$HLA-DR$^{-/low}$MDSC 均显著增加，并且通过诱导 CD4$^+$CD25$^+$Foxp3$^+$Treg 从而抑制肿瘤特异性 T 细胞激活。由于肿瘤的生长往往超过功能性血管的生长，所以常会造成肿瘤组织缺氧。研究表明，MDSC 更倾向于向人 HCC 组织的缺氧区域浸润，并且缺氧诱导的 MDSC 浸润依赖于缺氧诱导因子；这是因为缺氧诱导因子能够激活癌细胞 CCL26 的转录，从而向原发性肿瘤处募集表达 CCR1 的 MDSC[48]。

综上所述，肝脏富含固有免疫细胞，是固有免疫系统优势器官。固有免疫细胞参与肝脏免疫防御和肝脏疾病进程，但目前对肝脏固有免疫系统的研究还不够全面，特别是各固有免疫细胞在发挥效应时相互作用还不太清楚。更深入地对肝脏固有免疫系统进行研究，将会促进对肝脏功能和肝脏疾病的

理解，有助于发现新的有效的治疗策略。

（殷文伟　陈　敏　任　红）

参考文献

[1] Gao B，Jeong WI，Tian Z. Liver：an organ with predominant innate immunity. Hepatology 2008；47：729-36.

[2] Li P，He K，Li J，et al. The role of Kupffer cells in hepatic diseases. Mol Immunol 2017；85：222-29.

[3] Krenkel O，Tacke F. Liver macrophages in tissue homeostasis and disease. Nat Rev Immunol 2017；17：306-21.

[4] Tacke F，Zimmermann HW. Macrophage heterogeneity in liver injury and fibrosis. J Hepatol 2014；60：1090-6.

[5] Boltjes A，Movita D，Boonstra A，et al. The role of Kupffer cells in hepatitis B and hepatitis C virus infections. J Hepatol 2014；61：660-71.

[6] Zeng T，Zhang CL，Xiao M，et al. Critical roles of Kupffer cells in the pathogenesis of alcoholic liver disease：from basic science to clinical trials. Front Immunol 2016；7：538.

[7] Fisicaro P，Valdatta C，Boni C，et al. Early kinetics of innate and adaptive immune responses during hepatitis B virus infection. Gut 2009；58：974-82.

[8] Tjwa ET，van Oord GW，Hegmans JP，et al. Viral load reduction improves activation and function of natural killer cells in patients with chronic hepatitis B. J Hepatol 2011；54：209-18.

[9] Peppa D，Micco L，Javaid A，et al. Blockade of immunosuppressive cytokines restores NK cell antiviral function in chronic hepatitis B virus infection. PLoS Pathog 2010；6：e1001227.

[10] Li F，Wei H，Wei H，et al. Blocking the natural killer cell inhibitory receptor NKG2A increases activity of human natural killer cells and clears hepatitis B virus infection in mice. Gastroenterology 2013；144：392-401.

[11] Ahlenstiel G，Titerence RH，Koh C，et al. Natural killer cells are polarized toward cytotoxicity in chronic hepatitis C in an interferon-alfa-dependent manner. Gastroenterology 2010；138：325-35，e1-2.

[12] Serti E，Chepa-Lotrea X，Kim YJ，et al. Successful interferon-free therapy of chronic hepatitis C virus infection normalizes natural killer cell function. Gastroenterology 2015；149：190-200，e2.

[13] Radaeva S，Sun R，Jaruga B，et al. Natural killer cells ameliorate liver fibrosis by killing activated stellate cells in NKG2D-dependent and tumor necrosis factor-related apoptosis-inducing ligand-dependent manners. Gastroenterology 2006；130：435-52.

[14] Kramer B，Korner C，Kebschull M，et al. Natural killer p46 high expression defines a natural killer cell subset that is potentially involved in control of hepatitis C virus replication and modulation of liver fibrosis. Hepatology 2012；56：1201-13.

[15] Chew V，Chen J，Lee D，et al. Chemokine-driven lymphocyte infiltration：an early intratumoural event determining long-term survival in resectable hepatocellular carcinoma. Gut 2012；61：427-38.

[16] Cai L，Zhang Z，Zhou L，et al. Functional impairment in circulating and intrahepatic NK cells and relative mechanism in hepatocellular carcinoma patients. Clin Immunol 2008；129：428-37.

[17] Peng H，Jiang X，Chen Y，et al. Liver-resident NK cells confer adaptive immunity in skin-contact inflammation. J Clin Invest 2013；123：1444-56.

[18] Kumar V. NKT-cell subsets：promoters and protectors in inflammatory liver disease. J Hepatol 2013；59：618-20.

[19] Dasgupta S，Kumar V. Type Ⅱ NKT cells：a distinct CD1d-restricted immune regulatory NKT cell subset. Immunogenetics 2016；68：665-76.

[20] Ishikawa S，Ikejima K，Yamagata H，et al. CD1d-restricted natural killer T cells contribute to hepatic inflammation and fibrogenesis in mice. J Hepatol 2011；54：1195-204.

[21] Heymann F，Tacke F. Immunology in the liver—from homeostasis to disease. Nat Rev Gastroenterol Hepatol 2016；13：88-110.

[22] Mattner J. Natural killer T（NKT）cells in autoimmune hepatitis. Curr Opin Immunol 2013；25：697-703.

[23] Deignan T，Curry MP，Doherty DG，et al. Decrease in hepatic CD56（+）T cells and V alpha 24（+）natural killer T cells in chronic hepatitis C viral infection. J Hepatol 2002；37：101-8.

[24] Bricard G，Cesson V，Devevre E，et al. Enrichment of human CD4[+] V（alpha）24/V beta 11 invariant NKT cells in intrahepatic malignant tumors. J Immunol 2009；182：5140-51.

[25] Ussher JE，Bilton M，Attwod E，et al. CD161[++] CD8[+] T cells，including the MAIT cell subset，are specifically activated by IL-12+IL-18 in a TCR-independent manner.

Eur J Immunol 2014；44：195-203.

[26] Kurioka A，Walker LJ，Klenerman P，et al. MAIT cells：new guardians of the liver. Clin Transl Immunology 2016；5：e98.

[27] Tang XZ，Jo J，Tan AT，et al. IL-7 licenses activation of human liver intrasinusoidal mucosal-associated invariant T cells. J Immunol 2013；190：3142-52.

[28] Jo J，Tan AT，Ussher JE，et al. Toll-like receptor 8 agonist and bacteria trigger potent activation of innate immune cells in human liver. PLoS Pathog 2014；10：e1004210.

[29] van Wilgenburg B，Scherwitzl I，Hutchinson EC，et al. MAIT cells are activated during human viral infections. Nat Commun 2016；7：11653.

[30] Boeijen LL，Montanari NR，de Groen RA，et al. Mucosal-associated invariant T cells are more activated in chronic hepatitis B，but not depleted in blood：reversal by antiviral therapy. J Infect Dis 2017；216：969-76.

[31] Riva A，Patel V，Kurioka A，et al. Mucosa-associated invariant T cells link intestinal immunity with antibacterial immune defects in alcoholic liver disease. Gut 2018；67：918-30.

[32] Hegde P，Weiss E，Paradis V，et al. Mucosal-associated invariant T cells are a profibrogenic immune cell population in the liver. Nat Commun 2018；9：2146.

[33] Bottcher K，Rombouts K，Saffioti F，et al. MAIT cells are chronically activated in patients with autoimmune liver disease and promote profibrogenic hepatic stellate cell activation. Hepatology 2018；68：172-86.

[34] Bonneville M，O'Brien RL，Born WK. Gamma-delta T cell effector functions：a blend of innate programming and acquired plasticity. Nat Rev Immunol 2010；10：467-78.

[35] Brandes M，Willimann K，Moser B. Professional antigen-presentation function by human gammadelta T cells. Science 2005；309：264-8.

[36] Lawand M，Dechanet-Merville J，Dieu-Nosjean MC. Key features of gamma-delta T cell subsets in human diseases and their immunotherapeutic implications. Front Immunol 2017；8：761.

[37] Rajoriya N，Fergusson JR，Leithead JA，et al. Gamma-delta T-lymphocytes in hepatitis C and chronic liver disease. Front Immunol 2014；5：400.

[38] Chen M，Zhang D，Zhen W，et al. Characteristics of circulating T cell receptor gamma-delta T cells from individuals chronically infected with hepatitis B virus（HBV）：an association between V（delta）2 subtype and chronic HBV infection. J Infect Dis 2008；198：1643-50.

[39] Chen M，Hu P，Peng H，et al. Enhanced peripheral gamma-delta T cells cytotoxicity potential in patients with HBV-associated acute-on-chronic liver failure might contribute to the disease progression. J Clin Immunol 2012；32：877-85.

[40] Lo Presti E，Pizzolato G，Gulotta E，et al. Current advances in gamma-delta T cell-based tumor immunotherapy. Front Immunol 2017；8：1401.

[41] Arima S，Akbar SM，Michitaka K，et al. Impaired function of antigen-presenting dendritic cells in patients with chronic hepatitis B：localization of HBV DNA and HBV RNA in blood DC by in situ hybridization. Int J Mol Med 2003；11：169-74.

[42] Leone P，Di Tacchio M，Berardi S，et al. Dendritic cell maturation in HCV infection：altered regulation of MHC class I antigen processing-presenting machinery. J Hepatol 2014；61：242-51.

[43] Velazquez VM，Hon H，Ibegbu C，et al. Hepatic enrichment and activation of myeloid dendritic cells during chronic hepatitis C virus infection. Hepatology 2012；56：2071-81.

[44] Jiao J，Sastre D，Fiel MI，et al. Dendritic cell regulation of carbon tetrachloride-induced murine liver fibrosis regression. Hepatology 2012；55：244-55.

[45] Huang A，Zhang B，Yan W，et al. Myeloid-derived suppressor cells regulate immune response in patients with chronic hepatitis B virus infection through PD-1-induced IL-10. J Immunol 2014；193：5461-9.

[46] Tacke RS，Lee HC，Goh C，et al. Myeloid suppressor cells induced by hepatitis C virus suppress T-cell responses through the production of reactive oxygen species. Hepatology 2012；55：343-53.

[47] Cai W，Qin A，Guo P，et al. Clinical significance and functional studies of myeloid-derived suppressor cells in chronic hepatitis C patients. J Clin Immunol 2013；33：798-808.

[48] Chiu DK，Xu IM，Lai RK，et al. Hypoxia induces myeloid-derived suppressor cell recruitment to hepatocellular carcinoma through chemokine（C-C motif）ligand 26. Hepatology 2016；64：797-813.

第 5 章　肝脏适应性免疫系统

肝脏是介于全身免疫和局部免疫、固有免疫和适应性免疫之间的重要的中继站点，是机体重要的免疫调节器官。肝脏免疫系统的组成不同于其他组织，它除了包含众多的固有免疫细胞，如巨噬细胞、NK 细胞和 NKT 细胞之外，还有大量的适应性免疫细胞，如 T、B 细胞等。

一、T 淋巴细胞

T 淋巴细胞（简称 T 细胞）是适应性免疫系统的核心。由于肝脏血窦狭窄、血流速度缓慢，血液循环中的 T 细胞可以直接接触肝细胞、星状细胞、肝窦内皮细胞和肝窦内的库普弗细胞，从而得到活化信号成为活化的 T 细胞，发挥重要的免疫应答作用。大量的证据支持肝脏是一种二级淋巴器官，是 T 细胞活化的重要场所。通过特异性受体结合 MHC- Ⅰ 类或 Ⅱ 类分子及其提呈的多肽抗原片段，$CD8^+$ 和 $CD4^+$ T 细胞分别活化，并进行克隆扩增，杀伤被感染的细胞，同时释放细胞因子激活其他免疫细胞，并促进 B 细胞向浆细胞分化。基于 T 细胞受体（TCR）的不同，肝脏内的 T 细胞主要分为 α/βT 细胞和 γ/δT 细胞（表 5-1）；按照 CD 分子不同分为 $CD4^+$ T 细胞、$CD8^+$ T 细胞和 $CD4^-CD8^-$ T 细胞（double negative T 细胞，DNT 细胞）。依功能不同可以分为辅助性 T 细胞（Th）、细胞毒性 T 细胞（CTL 或 Tc）及抑制性 T 细胞（Ts）。依据表型及功能的不同，肝脏内的适应性免疫 T 细胞可进一步细分为不同的细胞亚群（表 5-2）[1]。其中 $CD4^+$ T 细胞至少含有 5 种功能不同的细胞亚群在肝脏免疫中发挥重要作用，包括辅助性 Th1 细胞、Th2 细胞、Th17 细胞、滤泡性辅助性 T 细胞（Tfh）及调节性 T 细胞（Treg）。前 4 种细胞促进适应性免疫应答，而 Treg 细胞则抑制由适应性免疫诱发的炎症反应。肝脏 $CD8^+$ T 细胞主要包含两种类型的细胞亚群，细胞毒性 T 细胞（Tc），主要在适应性免疫中发挥细胞毒作用；$CD8^+$ Treg 细胞，主要抑制 Th 细胞活性及感染过程中的免疫应答。在适应性免疫环境中，肝脏内不同的 T 细胞亚群之间相互作用，发挥各自的特异功能以维持肝脏内免疫微环境的稳定。

表 5-1　T 细胞亚群分类

分类	亚群
按 TCR 受体分类	α/βT 细胞
	γ/δT 细胞
按 CD 分子分类	$CD4^+$ T 细胞
	$CD8^+$ T 细胞
	$CD4^-CD8^-$ T 细胞
按功能分类	辅助性 T 细胞（Th）
	细胞毒性 T 细胞（CTL 或 Tc）
	抑制性 T 细胞（Ts）

表 5-2　适应性免疫中的 T 细胞亚群及其功能

细胞	亚群	功能
CD4 T 细胞	Th1	分泌 IFN-γ、IL-2、TNF-α；活化 CD8 T 细胞；诱导 Ig 转化为补体依赖抗体；细胞调节及迟发性超敏反应
	Th2	分泌 IL-4、IL-5、IL-9、IL-10、IL-13 及 IL-25；诱导 Ig 转化为 IgG1 及 IgE；协助抗体依赖的细胞毒性反应；参与过敏反应；抑制 Th1 细胞及 Th17 细胞
	Th17	分泌 IL-17、IL-21、IL-22 和 IFN-γ；抑制 Treg 细胞的功能
	Tfh	促进淋巴组织中 B 细胞的增殖、分化及成熟；抗体产生；CD8 T 细胞的活化
	Treg	分泌 IL-10、TGF-β；抑制 Th17 细胞的增殖及 IL-17 的分泌；抑制 $CD4^+CD25^-$ T 细胞及 CD8 T 细胞增殖及 IFN-γ 分泌；抑制固有免疫反应
CD8 T 细胞	Tc	分泌颗粒酶、穿孔素、IFN-γ、TNF-α、IL-4、IL-5、IL-9、IL-10、IL-13、IL-17 及 IL-21；对肿瘤细胞及胞内病原菌的细胞毒作用；促进 Th2 细胞介导的过敏反应
	CD8 Treg	分泌颗粒酶、穿孔素、TGF-β 及 IL-10；抑制 Th 细胞增殖；抑制感染过程中的免疫反应
DNT 细胞		分泌颗粒酶、穿孔素、IFN-γ，抑制 Th 细胞增殖；抑制 CD8 T 细胞增殖；抑制固有免疫细胞

（一）CD4⁺T 细胞

在不同因素刺激下，如局部微环境炎症因子、抗原种类和剂量、抗原提呈细胞的调控等，幼稚 CD4⁺ T 细胞可向不同的 Th 细胞分化。在 IL-12 或 IFN-γ 存在的情况下，幼稚 CD4⁺ T 分化为 Th1 细胞，而 IL-4 刺激则促进 CD4⁺ T 细胞向 Th2 细胞分化，IL-6 作用可以促进 Th17 细胞的分化形成。上述不同 CD4⁺ T 细胞亚群在多种肝脏疾病中发挥了重要作用。

1. Th1 细胞　多种肝脏急性和慢性损伤均有 Th1 细胞及其分泌的 IFN-γ 参与。刀豆蛋白 A（ConA）诱导的急性肝损伤模型主要是由于 T 细胞激活及其所发挥的损伤作用，其中 CD4⁺ T 细胞的活化是重要因素之一。肝脏缺血再灌注损伤（HIRI）的亚急性阶段（再灌注 16～20h），缺乏 T 细胞的无胸腺裸鼠的肝脏损伤较野生型小鼠明显减轻，而当去除野生型小鼠体内的 CD4⁺ T 细胞，出现肝损伤减轻及肝脏内中性粒细胞浸润减少，提示 CD4⁺ T 细胞参与了 HIRI 的发生与发展。然而，清除小鼠体内的 CD8⁺ T 细胞并没有减轻 HIRI，说明 CD8⁺ T 细胞对 HIRI 的影响较小[2]。敲除 *STAT4* 转录因子可清除由 IL-12 诱导产生 IFN-γ 的 Th1 细胞，减轻 HIRI，而敲除 *STAT6* 清除 Th2 细胞并没有减轻肝脏损伤，把 *STAT4* 或 *STAT6* 基因敲除小鼠的 T 细胞过继转移到无胸腺小鼠中，再建立 HIRI，发现 *STAT4* 敲除后的 T 细胞并不能诱导肝脏损伤，提示 Th1 细胞在 HIRI 中起重要作用[3]。

进一步的研究发现，CD4⁺ T 细胞通过 CD40L-CD40 和 CD28-B7 共刺激信号与内皮细胞相互作用，激活初始 CD4⁺ T 细胞变为活化的 CD4⁺ T 细胞，活化的 CD4⁺ T 细胞反过来又通过由 CD40L-CD40 介导的信号通路激活内皮细胞和血小板，从而增加 HIRI 中血小板的黏附和中性粒细胞的迁移。另一方面，活化的库普弗细胞分泌的 ROS、IL-6 和 TNF-α 也可促进 CD4⁺ T 细胞的募集和活化，同时活化的 CD4⁺ T 细胞又通过分泌 IFN-γ，刺激更多的库普弗细胞并使之活化，由此形成免疫炎症反应的恶性循环。

对原发性胆汁性胆管炎（PBC）患者和小鼠模型的研究发现，IL-12/Th1 信号通路在 PBC 发病与进展中扮演了重要的角色。人 *IL-12A* 和 *IL-12RB2* 基因变异与 PBC 发生密切相关。利用 PBC 动物模型（dnTGF-βRⅡ小鼠）发现，敲除 *IL-12p40* 的 dnTGF-βRⅡ小鼠的自身免疫性胆管炎组织学病变显著减轻，肝脏促炎细胞因子水平也显著降低。

在急性和慢性病毒感染阶段，CD4⁺ T 细胞亚群与感染的起始、恢复或持续性有关。在急性 HCV 感染中，出现 HCV 特异性的 CD4⁺ T 细胞，且具有较高的免疫活性。HCV 特异性 CD4⁺ T 细胞对 CD8⁺ T 细胞的辅助活化、Th1 细胞分泌的 IL-2 及对 CD8⁺ T 细胞清除 HCV 的能力具有重要的促进作用[4]。

在代谢性疾病如肥胖基础上的胰岛素抵抗、非酒精性脂肪性肝病中，Th1 细胞亦发挥了重要的促进作用。脂肪组织和肝脏内的固有免疫细胞分泌的 IL-12 与 IFN-γ 可以刺激 CD4⁺ T 细胞向 Th1 细胞分化，从而加重了胰岛素抵抗。蛋氨酸胆碱缺乏饲料（methionine and choline-deficient diet，MCD）诱导的小鼠非酒精性脂肪性肝炎（NASH）模型中，肝脏募集和活化的 Th1 细胞明显增加，活化的 Th1 细胞可进一步促进巨噬细胞的 M1 型分化，加重肝脏炎症反应。而利用高果糖饮食喂养的 T 细胞缺陷小鼠，不能形成肝脏脂肪变性和肝脏炎症。同时在 NASH 患者中，也发现了分泌 IFN-γ 的记忆性 T 细胞明显增加。

2. Th2 细胞　典型的 Th2 细胞介导的机体免疫反应多针对寄生虫感染，同时，过敏原也可引发 Th2 细胞免疫反应，参与急性和慢性炎症损伤。在肝脏血吸虫感染中，Th2 细胞发挥了重要的保护作用。IL-4 和 IL-13 在急性血吸虫感染时，能抑制中性粒细胞募集、减少促炎细胞因子产生和肝脏损伤[5]。Th2 细胞来源的 IL-4/IL-13 还能促进肉芽肿形成、IgE 分泌、嗜碱性细胞募集及巨噬细胞活化与分化，从而局限病灶，保护机体避免血吸虫引发的致命感染。不过，Th2 型细胞因子的分泌，也可以促进纤维化的发生。IL-13 是影响血吸虫病肝脏纤维化的最重要因素，同时也与病毒性肝炎和脂肪性肝炎所致的肝纤维化密切相关。IL-13 是重要的促纤维化因子，可以直接刺激成纤维细胞合成胶原，同时也可以刺激巨噬细胞合成 TGF-β1，促进纤维化的发生和进展[6]。

在其他常见肝脏疾病中，Th1/Th2 细胞的比例失衡与疾病的发展和预后明显相关。分泌 IL-2 和 IFN-γ 的有效 Th1 细胞反应与急性 HCV 感染的病毒清除有关，而以 IL-4 和 IL-10 为标志的 Th2 型抗病毒 CD4⁺ T 细胞应答为主的患者更有可能发展成慢性病毒感染。

关于 Th1 和 Th2 细胞在肝脏缺血再灌注损伤中的作用，有研究发现使用他克莫司和雷帕霉素，可通过降低 Th1/Th2 细胞的比例，减轻肝脏缺血再灌注损伤[7]。临床试验也说明了 Th1/Th2 细胞在 HIRI 中的作用，预先给予肝移植患者含有镁离子的溶液，改善患者的低镁血症，使 Th1/Th2 细胞的平衡向 Th2 细胞倾斜，可以减轻肝脏缺血再灌注损伤[8]。

3. Th17 细胞　Th17 细胞是产生 IL-17 细胞因子的主要促炎细胞，与肝脏炎症和纤维化密切相关。在急性肝损伤或慢性肝炎基础上的急性肝衰竭（ACLF）的起始阶段，外周血 Th17 细胞及 IL-17 分泌增加，而在肝损伤的恢复阶段 Th17 细胞减少。在 HBV 感染者和动物模型中，血液和肝脏中 Th17 细胞的数量显著增加，并伴有外周血 IL-17 和 IL-22 的升高，加重肝脏的免疫损伤。此外，在 HCV 急性感染者中，较高的血浆 IL-17a 和 IL-21 水平提示病毒感染有自限倾向，这可能与 Th17 细胞分泌的 IL-21 促进 HCV 特异性 CD8$^+$ T 细胞扩增有关。而在慢性丙型肝炎中，CD4$^+$ T 细胞高表达抑制性受体（Tim-3、PD-1 和 CTLA-4），同时伴随 IL-21 的分泌减少，造成病毒不能被有效清除[9]。

在肝脏代谢性疾病中，Th17 细胞也扮演了重要的角色。高脂饮食诱导的肝脏脂肪变性小鼠中，肝组织内浸润的炎性 Th17 细胞显著增加。与健康人相比，非酒精性脂肪性肝病（NAFLD）患者由单纯性脂肪肝进展为 NASH 的重要特征是肝内分泌 IL-17 的 CD4$^+$ T 细胞的比例增加，而外周血中 Th17/Treg 比值升高。

通过小鼠肝纤维化模型研究发现，IL-17 具有很强的促纤维化作用。IL-17 能够刺激库普弗细胞和星状细胞分泌炎性细胞因子 IL-6、IL-1β、TNF-α 及主要的促肝纤维化细胞因子 TGF-β1。同时，IL-17 也可以直接刺激肝星状细胞表达 I 型胶原，通过 STAT3 促进其分化成纤维细胞。酒精性肝病、慢性乙型肝炎和慢性丙型肝炎患者血清中 IL-17a 水平升高，与肝纤维化的外周血和肝脏浸润的 Th17 细胞增加有关[10]。

Th17 细胞也与自身免疫性肝病的发病相关，在 PBC 患者和小鼠模型中，汇管区 Th17 细胞浸润增加。在 PBC 患者中，Th17 细胞与 PBC 的严重程度明显相关。自身免疫性肝炎（AIH）患者的肝脏中高表达 IL-17，并与肝脏炎症和纤维化密切相关。

其他研究也指出，对乙酰氨基酚诱导的药物性肝损伤患者的血清 IL-17 升高，并证实其来源于 Th17 细胞[11]，提示 Th17 细胞可能参与药物性肝损伤的进展。通过小鼠腹腔注射对乙酰氨基酚证实 Th17 细胞及 IL-17 可诱导早期肝脏损伤[12]。

4. Tfh 细胞　与其他 CD4$^+$ T 细胞亚群相比，Tfh 细胞在肝脏适应性免疫中的研究较少。在日本血吸虫感染的小鼠中，Tfh 细胞在肝脏内由表达共刺激配体 ICOSL 的巨噬细胞诱导活化。Tfh 细胞的存在促进肝脏肉芽肿的形成和肝脏损伤，Tfh 细胞的表型分子 ICOS、PD-1 和功能性细胞因子 IL-21 与血吸虫肝病的进展呈正相关。Tfh 细胞在脾脏生发中心富集，促进 B 细胞生成 IgM。IL-21 可以促进肝组织肉芽肿的形成，进而促进生发中心反应，激活肝星状细胞，促进肝纤维化的发生。在急性血吸虫感染患者中，也发现外周血中 PD-1$^+$CXCR5$^+$CD4$^+$ Tfh 细胞和记忆性 B 细胞的比例升高，同时伴随有血清中 IL-21 水平的升高，提示 Tfh 细胞参与了机体针对血吸虫感染的免疫反应[13]。

与健康人相比，虽然 HCV 感染者外周血中 Tfh 细胞比例及血清 IL-21 水平均明显低于健康人，但刺激 CD19$^+$CD27$^+$ 记忆性 B 细胞分化为分泌 IgG 和 IgM 浆细胞的能力没有明显差别[14]。

与 HBV 肝硬化患者和健康对照组相比，肝细胞癌（HCC）患者循环 CXCR5$^+$CD4$^+$ T 细胞的比例明显降低，而循环 CXCR5$^+$CD4$^+$ T 细胞的减少与疾病进展相关。与非肿瘤区域相比，肿瘤区域浸润 CXCR5$^+$CD4$^+$ T 细胞的比例明显降低。此外，与健康对照相比，HCC 中循环 CXCR5$^+$CD4$^+$ T 细胞的功能受损，IL-21 的分泌减少，促进 B 细胞成熟的功能障碍，提示 Tfh 细胞的减少和功能不良可能影响 HBV 相关的 HCC 进展并影响其预后[15]。

Tfh 细胞亦参与了 PBC 的进展。与 AIH 患者和健康人相比，PBC 患者外周血和肝脏中的 Tfh 细胞比例显著增加。而 PBC 患者 Tfh 细胞的功能，包括 IL-21 的分泌、促进 B 细胞成熟及自身抗体产生的能力均强于健康人。此外，和熊去氧胆酸（UDCA）无应答的患者相比，UDCA 应答佳的患者 Tfh 细胞比例明显下降。

5. Treg 细胞　CD4$^+$CD25$^+$Foxp3$^+$Treg 细胞是机体主要的免疫抑制性细胞之一，在免疫稳态的维持中发挥着重要的作用，效应性 T 细胞和调节性 T 细胞之间的不平衡是引发多种肝脏疾病的基础。在动物实验中，当胸腺被切除 Treg 细胞数量减少时，新生 *PD-1* 敲除小鼠会自发地发展成致命的 AIH，而过继转移 Treg 细胞则可以避免 AIH 的发生。AIH 患者 Treg 细胞可通过直接接触抑制自身免疫的 CD4+ T 细胞，以及通过分泌 IL-4、IL-10 和 TGF-β 等具有免疫调节功能的细胞因子下调自身免疫反应。Treg 细胞上表达的 Galectin-9 与效应性 T 细胞表达的 Tim-3 的相互作用是 Treg 细胞介导的直接接触抑制的重要机制之一。此外，Treg 细胞也通过表达 CD39 和 CD73 行使免疫抑制功能。在 AIH 患者中，Treg 细胞表达 CD39 减少，使得 Treg 细胞抑制 Th17 细胞分泌 IL-17 的能力下降，从而加重 AIH。在 PBC 患者中，外周血和肝脏汇管区浸润的 Treg 细胞比例均减少。CD8+ T 细胞与 Treg 细胞的比值随着 PBC 病程的进展而增大。将含有 Treg 细胞的 CD4+ T 细胞过继转移，可以减轻 PBC 患者肝脏病理损伤。

通过观察小鼠肝脏缺血再灌注模型，发现 HIRI 引起库普弗细胞的内质网应激，活化的库普弗细胞分泌 IL-6，可以诱导 Treg 细胞转化为 Th17 细胞，使抗炎症反应的 Treg 细胞减少，而促炎症反应的 Th17 细胞增多，加重肝脏损伤。*PTEN* 基因作为 Treg 细胞活化的负调控因素，在 HIRI 中起重要作用。敲除 *PTEN* 通过由 PI3K/Akt 和 β-catenin 介导的信号通路，上调 *Foxp3* 基因，同时抑制 *RORγt* 和 *IL-17A* 的表达，减轻 HIRI 的免疫炎症反应，间接说明 Treg 细胞和 Th17 细胞在 HIRI 的免疫调控中起重要作用[16]。

在 HBV 感染期间，Treg 细胞在慢性乙型肝炎急性发作导致的肝衰竭患者的外周血和肝脏中明显增加，发挥免疫抑制功能。慢性乙型肝炎患者外周血 Treg 细胞可以抑制 HBV 诱导的外周血单个核细胞增殖和 IFN-γ 分泌，从而造成 HBV 持续感染。此外，在慢性 HCV 感染中，Treg 细胞数量也明显增加，对 HCV 特异性 CD8+ T 细胞产生直接抑制，也可干扰肝脏固有免疫反应，造成 HCV 持续感染。

Treg 细胞在肿瘤组织的大量积聚进一步增强了肿瘤组织的免疫抑制效应，并促进了机体的免疫微环境抑制。HCC 患者的癌组织中有明显的 Treg 细胞浸润。随着浸润 Treg 细胞数量的增加，肝脏中 CD8+ T 细胞的数量减少。从 HCC 患者分离的

自体 Treg 细胞对 CD8+ T 细胞的增殖和杀伤功能有明显抑制作用。

（二）CD8+ T 细胞

CD8+ T 细胞的主要功能是通过释放穿孔素和颗粒酶 B，并分泌炎性细胞因子如 IFN-γ 杀死被感染或外源性的细胞及病原等。CD8+ T 细胞在 HBV 所致急性肝损伤中发挥了重要作用。HBV 特异性 CTL 对感染病毒的肝细胞识别和杀伤被认为是肝损伤的中心环节。HBV 特异性 CD8+ T 细胞在病毒清除和 HBV 感染的预后中起着决定性作用。特异性清除已感染 HBV 黑猩猩体内的 CD8+ T 细胞，可显著改变 HBV 急性感染的病程及预后；相比之下，清除 CD4+ T 细胞对肝炎发展并没有明显的影响。活化的 HBV 特异性 CD8+ T 细胞通过分泌 IFN-γ 和 TNF-α 能够抑制 HBV 在被感染的肝细胞内复制并清除病毒。同时，HBV 特异性 CD8+ T 细胞还可直接通过细胞毒作用清除 HBV。当急性 HBV 感染中病毒被清除后，一些 HBV 特异性 CD8+ T 细胞分化为 CD127 高表达的记忆性 CD8+ T 细胞，从而阻止 HBV 再次感染[17]。然而，在慢性 HBV 感染中，HBV 特异性 CD8+ T 细胞多表现为功能抑制甚至凋亡。

分泌 IFN-γ 和直接细胞毒作用同样也是 CD8+ T 细胞对抗 HCV 感染的主要作用机制，同时，也是造成肝脏损伤的主要因素。HCV 特异性 CD8+ T 细胞的存在对 HCV 感染的长期防护起到了重要作用。尽管在 HCV 慢性感染时，肝内浸润与血液循环中的 HCV 特异性 CD8+ T 细胞的数量并没有明显减少，但与 HBV 慢性感染类似，HCV 特异性 CD8+ T 细胞的增殖、分泌 IFN-γ 的能力及直接细胞毒作用均明显受损，表现为耗竭和耐受状态。

已知多种抑制机制与慢性病毒感染中 CD8+ T 细胞的免疫耐受有关。这包括病毒对 T 细胞可能存在直接损伤；免疫抑制性 T 细胞（包括 CD4+ Treg 和分泌 IL-10 的 CD8+ Treg）对 CD8+ T 细胞的抑制作用；以及抑制性受体 PD-1 和 Tim-3 在 CD8+ T 细胞表面表达上调，影响 CD8+ T 细胞功能，造成其功能耗竭。

CD8+ T 细胞在自身免疫性肝病的免疫病理过程中也起着重要作用。以 PBC 为例，在 PBC 患者中，PBC 早期外周血中检测到 PDC-E2 特异性 CD8+ T 细胞，其在肝脏浸润性淋巴细胞中的比例

比血液中高 10 倍。在 PBC 实验小鼠模型中，有大量的 CD8$^+$ T 细胞在汇管区浸润，同时伴随着血清抗线粒体抗体、TNF-α 和 IFN-γ 的升高。过继转移来自 PBC 的 dnTGF-βR II 小鼠模型中的 CD8$^+$ T 细胞而非 CD4$^+$ T 细胞至野生型 C57BL/6 小鼠，可以诱发受体小鼠发生 PBC，从而证明 CD8$^+$ T 细胞对 PBC 发病起到了决定性作用[1, 18]。

CD8$^+$ T 细胞也是抗肿瘤免疫的主要效应细胞，能通过抗原识别与肿瘤细胞结合，直接杀伤细胞；也可通过分泌多种细胞因子如 IFN-γ、TNF-α 等间接杀伤肿瘤细胞。研究指出，在二乙基亚硝胺（diethylnitrosamine，DEN）诱发的小鼠肝癌模型中，肝内巨噬细胞及 CD8 毒性 T 细胞比例明显增加；而在无 T、B 细胞的 Rag1$^{-/-}$ 小鼠中，DEN 诱发的肝肿瘤体积进一步增加；其中 CD8$^+$ T 细胞主要抑制初始肿瘤的形成，而 B 细胞主要抑制已形成肿瘤的进一步生长。在慢性炎症反应及肿瘤进展过程中，CD8$^+$ T 细胞持续暴露于炎性因子及抗原环境中，会使 CD8$^+$ T 细胞出现耗竭状态，导致肿瘤免疫逃逸。CD8$^+$ T 细胞耗竭的特征是具有免疫抑制作用的分子，包括 PD-1、CTLA-4 和 LAG-3 等在细胞上的表达上调，具有抑制 CD8$^+$ T 细胞活化及效应的功能。在肝癌模型中，耗竭的 CD8$^+$ T 细胞会出现线粒体结构、功能受损和脂肪酸代谢异常等特征。逆转 CD8$^+$ T 细胞耗竭，恢复其抗肿瘤活性，是肿瘤免疫治疗的重要策略之一。同时在某些实体瘤中也发现存在一群 CD8$^+$ Treg 细胞，其与 CD4$^+$ Treg 细胞类似，能抑制 CD4$^+$ T 细胞增殖及 IFN-γ 分泌，具有维持肿瘤免疫耐受微环境的作用。

（三）DNT 细胞

DNT 细胞（CD3$^+$TCRβ$^+$/CD4$^-$/CD8$^-$ double negative T cell）是一种重要的免疫调节细胞，能够通过抑制活化的 CD4$^+$ T 细胞、CD8$^+$ T 细胞、DC、NK 细胞和 B 细胞，从而发挥免疫调节功能[19, 20]。在外周血 T 细胞中 DNT 细胞仅占 T 细胞总数的 1%～3%，而在肝脏 T 细胞中比例可达 10% 左右，然而目前人们对肝脏内 DNT 细胞的研究较少，对其在肝脏免疫中作用的了解还不深入。

有研究指出其在急性肝损伤发生发展中发挥了重要作用。在 ConA 诱导的肝脏损伤模型中，DNT 细胞明显增加，并与 ConA 剂量有关[21]。在 MHV-3 诱导的慢性病毒性肝炎小鼠中，脾脏和肝脏中的 DNT 细胞显著增加。DNT 细胞可以通过 Fas/FasL 途径特异性地杀伤病毒特异性 CD8$^+$ T 细胞，减轻免疫性肝脏损伤，提高了 MHV-3 感染小鼠的存活率，但同时可能导致 MHV-3 型肝炎病毒的持续性感染。另一方面，DNT 细胞也有致肝损伤作用。BALB/cJ 小鼠的血清转氨酶和总胆红素升高，伴有大量肝细胞坏死和 DNT 细胞比例显著增加，同时 DNT 细胞膜纤维蛋白原样蛋白 2（mfgl2）表达和促凝活性亦显著增加[22]。

二、B 淋巴细胞

B 淋巴细胞（简称 B 细胞）占肝内淋巴细胞亚群的比例较低，成年鼠肝脏 B 细胞约占肝脏总淋巴细胞数的 5%，而这些细胞大部分表达 IgA。由于 B 细胞在肝内极低的数量及分离方法的局限性，目前关于肝内 B 细胞的研究较少。传统观点认为，B 细胞的活化、增殖及分化主要发生于二级淋巴组织的淋巴滤泡，如淋巴结、扁桃体、脾脏及各种黏膜样淋巴组织。同时在一些非淋巴样器官，如类风湿关节炎的关节滑膜、甲状腺、脉络膜和肺脏中，均发现"异位"的生发中心，也是 B 细胞生成、活化的主要场所。HCV 感染的肝脏也被看作异位淋巴器官。肝内门静脉周围的淋巴滤泡中，活化的 B 细胞周围包绕着滤泡 DC，与滤泡边缘 T 细胞区的 CD4$^+$、CD8$^+$ T 细胞结合形成类似生发中心样结构。在此区域中分布着 IgM、IgD 及 IgG 阳性的 B 细胞，表达 Ki-67 和 CD23 等分子，同时受 Bcl-2 和 Bcl-6 等基因调控，提示肝脏内的生发中心是有功能的滤泡结构。

肝脏作为机体内重要的免疫耐受器官，肝脏 B 细胞具有明显的器官特异性。与脾脏 B 细胞相比，肝脏 B 细胞在 LPS 刺激下 CD39、CD40、CD80 和 CD86 等表面分子表达增加，同时 IFN-γ、IL-6 及 TNF-α 等炎性因子的分泌也明显增加，但 B 细胞分泌免疫调节性分子 IL-10 的水平显著下降。脾脏 B 细胞可以抑制肝脏传统的髓系 DC 活化，但肝脏 B 细胞不具有此功能，提示肝脏 B 细胞主要发挥促炎作用。近年来随着研究的深入，越来越多的具有特定细胞因子分泌能力的 B 细胞被发现，它们在肝脏、脾脏或淋巴结中发挥不同的促炎、抑炎作用。

B 细胞相关的淋巴组织增生是诱发丙型肝炎的

主要原因。研究显示 HCV 感染能引起外周血单个核细胞（PBMC）中 TP53、CTNNB1 及 BCL6 等肿瘤相关基因的突变，但对 B 细胞中上述基因的影响较小 [23]。因此关于丙型肝炎中 B 细胞大量增殖的原因尚需进一步证实。但也有文献指出，在慢性丙型肝炎中，由引流淋巴结来源的活化 B 细胞在肝内募集增多，这群 B 细胞能分泌大量炎性因子，在肝内发挥促炎作用。同时 Mizuochi 等也指出，在慢性丙型肝炎发病进程中 CXCR3⁺CD27⁺CD19⁺ B 细胞由外周血向肝内炎症部位募集，加重发病进程 [24]。另外，肝内 B 细胞在慢性炎症反应过程中也可起到维持机体炎症平衡的作用。在慢性炎症反应中，肝内 B 细胞在脂联素的作用下能分泌小肽段 PEPITEM，能与活化 T 细胞表面的 S1PR1/4 受体结合，抑制促炎 T 细胞向炎症部位的过度募集，起到抑制炎症反应、维持机体稳态的作用 [25]。

原发性胆汁性胆管炎（PBC）在自身免疫性肝病家族中最常见，其与体液免疫密切相关。近 95% 的 PBC 患者可检出血清抗线粒体抗体（anti-mitochondrial antibody，AMA），AMA 是 PBC 最为特征性的血清标志物；近 100% 的 PBC 患者血清中存在高水平的 IgM。B 细胞是 PBC 发病进程中的关键炎症细胞。PBC 患者病理切片显示：CD20⁺ B 细胞在肝组织中散在分布，偶尔有滤泡样聚集，但未发现处于炎症状态的胆管近端有分布；而 CD38⁺ 细胞（多数浆细胞）围绕肝内胆管呈冠状分布，在胆管缺失的门管束和对照组未观察到此现象；同时上述 CD38⁺ 浆细胞多分泌 IgM。这提示在胆管炎症发病进程中，存在成熟 B 细胞向浆细胞分化并向肝内胆管转移的现象。利妥昔单抗（rituximab）是一种人鼠嵌合型单克隆抗体，能特异性清除 CD20⁺ 人 B 细胞。研究显示使用利妥昔单抗治疗 PBC 患者，B 细胞清除 24 周时，产生 AMA 的 B 细胞、AMA 滴度、血浆 Ig（IgG、IgA、IgM）水平及血清 ALP 均有所下降；上述指标在 36 周降低到基线水平。这提示利妥昔单抗可能通过清除 AMA 分泌性浆细胞、减轻高反应性 B 细胞的免疫反应，从而改善 PBC 中的胆管破坏程度。在小鼠早期 PBC 模型中，清除 B 细胞也能起到改善肝脏炎症、减轻胆管损伤的作用。而在其他自身免疫性肝炎模型中，肝内不同的 B 细胞亚群有可能发挥不同的作用。如在 S100 诱导的小鼠自身免疫性肝炎模型中，肝内 CD11b⁺ B 细胞发挥调

节性 B 细胞的作用，能通过抑制 CD4⁺ T 细胞中的 TCR 信号通路和 CD4⁺ T 细胞的增殖及 IFN-γ 分泌，进而起到减缓疾病进展的作用。

在高脂饮食诱发的 NAFLD 小鼠中，肝内 B 细胞比例增加，促炎因子 TNF-α、IL-6 分泌增加，同时 IgG2a 分泌增加。通过共培养体系发现，这群肝内 B 细胞也能诱导 CD4⁺ T 细胞活化，并促进其向 Th1 细胞分化，加重 NAFLD 中的炎症反应。同时在 NASH 患者中，血清中 B 细胞分泌的 IgA 及促进 B 细胞成熟的 B 细胞活化因子（BAFF）也明显增加 [26]。另外，在肝内也存在一群具有免疫调节功能的 B 细胞亚群——调节性 B 细胞（Breg），能够通过分泌 IL-10 参与免疫应答的负向调控。这群 Breg 细胞也可诱导 Treg 细胞产生；将小鼠体内产生 IL-10 的 Breg 细胞清除，可降低 Treg 细胞的比例。在慢性丙型肝炎患者体内，Breg 细胞与 Treg 细胞具有显著的正相关性。同时，在 NASH 小鼠模型中，PPARγ 激动剂吡格列酮能增加肝内及脂肪组织中 Treg 细胞及 IL-10⁺Breg 细胞比例，从而起到抑制炎症反应、减轻肥胖及减缓 NASH 疾病进展的作用 [27]。

在小鼠肝纤维化模型中，清除 B 细胞能明显减缓肝纤维化进展。在肝纤维化中，肝星状细胞活化分泌的视黄酸能促进 B 细胞向成熟浆细胞分化，促进 IgG 分泌，同时也使 B 细胞分泌大量炎症因子，如 TNF-α、IL-6 和 MCP-1 等。活化的 B 细胞一方面进一步促进肝星状细胞活化，另一方面也能促进骨髓来源的单核 / 巨噬细胞及 DC 向肝内募集，加重肝内炎症反应。在 B 细胞活化过程中，TLR4-MyD88 信号通路起着重要作用，将 B 细胞中 MyD88 特异性敲除，肝内 B 细胞炎性因子分泌降低，肝纤维化发病进程减缓 [28]。但也有文献指出，肝星状细胞也能通过直接接触的方式，通过 PD-L1 分子抑制肝内 B 细胞的过度活化，从而起到维持肝内免疫平衡的作用 [29]。

在由慢性炎症诱发的肝纤维化及肝癌模型中，肝内 B 细胞的比例及成熟活化增加。用 CD20 抗体将 B 细胞清除，能抑制肝星状细胞活化及细胞外基质沉积，促进巨噬细胞向 M2 型极化，进而减轻肝纤维化及肝癌的发生。而在肝脏转移瘤模型中，清除 B 细胞能加速肿瘤细胞向肝内转移。在肝脏转移瘤中，肝内 B 细胞的数量及 IgM^low IgD^high 成熟 B 细胞的比例均有所增加。但同时肝内 CD11b⁺

髓系细胞能通过 STAT3 通路抑制 B 细胞 CD80 和 CD86 的表达，进而抑制 B 细胞对肝内 T 细胞的增殖活化作用，从而起到维持肝内肿瘤免疫耐受环境的作用。同时，在肝癌发病进程中，调节性 B 细胞也起着重要作用。研究发现，在肝癌患者的外周组织及肝癌组织中，Breg 细胞比例增加，其能通过不依赖于 Treg 细胞的方式，通过 CD40/CD154 途径直接促进肝肿瘤细胞增殖及侵袭[30]。

（张　栋　孙广永）

参考文献

[1] Shuai Z，Leung MW，He X，et al. Adaptive immunity in the liver. Cell Mol Immunol 2016；13：354-68.

[2] Zwacka RM，Zhang Y，Halldorson J，et al. CD4（+）T-lymphocytes mediate ischemia/reperfusion-induced inflammatory responses in mouse liver. J Clin Invest 1997；100：279-89.

[3] Wang Q，Liu C，Zhu F，et al. Reoxygenation of hypoxia-differentiated dentritic cells induces Th1 and Th17 cell differentiation. Mol Immunol 2010；47：922-31.

[4] Smyk-Pearson S，Tester IA，Klarquist J，et al. Spontaneous recovery in acute human hepatitis C virus infection：functional T-cell thresholds and relative importance of CD4 help. J Virol 2008；82：1827-37.

[5] Seki T，Kumagai T，Kwansa-Bentum B，et al. Interleukin-4（IL-4）and IL-13 suppress excessive neutrophil infiltration and hepatocyte damage during acute murine schistosomiasis japonica. Infect Immun 2012；80：159-68.

[6] Pellicoro A，Ramachandran P，Iredale JP，et al. Liver fibrosis and repair：immune regulation of wound healing in a solid organ. Nat Rev Immunol 2014；14：181-94.

[7] Arias-Diaz J，Ildefonso JA，Munoz JJ，et al. Both tacrolimus and sirolimus decrease Th1/Th2 ratio，and increase regulatory T lymphocytes in the liver after ischemia/reperfusion. Lab Invest 2009；89：433-45.

[8] Tsai SL，Liaw YF，Chen MH，et al. Detection of type 2-like T-helper cells in hepatitis C virus infection：implications for hepatitis C virus chronicity. Hepatology 1997；25：449-58.

[9] Kared H，Fabre T，Bedard N，et al. Galectin-9 and IL-21 mediate cross-regulation between Th17 and Treg cells during acute hepatitis C. PLoS Pathog 2013；9：e1003422.

[10] Ge J，Wang K，Meng QH，et al. Implication of Th17 and Th1 cells in patients with chronic active hepatitis B. J Clin Immunol 2010；30：60-7.

[11] Li J，Zhu X，Liu F，et al. Cytokine and autoantibody patterns in acute liver failure. J Immunotoxicol 2010；7：157-64.

[12] Zhu X，Uetrecht J. A novel T（H）17-type cell is rapidly increased in the liver in response to acetaminophen-induced liver injury：T（H）17 cells and the innate immune response. J Immunotoxicol 2013；10：287-91.

[13] Zhang Y，Wang Y，Jiang Y，et al. T follicular helper cells in patients with acute schistosomiasis. Parasit Vectors 2016；9：321.

[14] Spaan M，Kreefft K，de Graav GN，et al. CD4+ CXCR5+ T cells in chronic HCV infection produce less IL-21，yet are efficient at supporting B cell responses. J Hepatol 2015；62：303-10.

[15] Jia Y，Zeng Z，Li Y，et al. Impaired function of CD4+ T follicular helper（Tfh）cells associated with hepatocellular carcinoma progression. PLoS One 2015；10：e0117458.

[16] Zhu Q，Li C，Wang K，et al. Phosphatase and tensin homolog-beta-catenin signaling modulates regulatory T cells and inflammatory responses in mouse liver ischemia/reperfusion injury. Liver Transpl 2017；23：813-25.

[17] Boettler T，Panther E，Bengsch B，et al. Expression of the interleukin-7 receptor alpha chain（CD127）on virus-specific CD8+ T cells identifies functionally and phenotypically defined memory T cells during acute resolving hepatitis B virus infection. J Virol 2006；80：3532-40.

[18] Yang GX，Lian ZX，Chuang YH，et al. Adoptive transfer of CD8（+）T cells from transforming growth factor beta receptor type II（dominant negative form）induces autoimmune cholangitis in mice. Hepatology 2008；47：1974-82.

[19] Juvet SC，Zhang L. Double negative regulatory T cells in transplantation and autoimmunity：recent progress and future directions. J Mol Cell Biol 2012；4：48-58.

[20] Zhang D，Yang W，Degauque N，et al. New differentiation pathway for double-negative regulatory T cells that regulates the magnitude of immune responses. Blood 2007；109：4071-9.

[21] Zhao X，Sun G，Sun X，et al. A novel differentiation pathway from CD4+ T cells to CD4- T cells for mainta-

ining immune system homeostasis. Cell Death Dis 2016；7：e2193.

[22] Wu D, Wang H, Yan W, et al. A disparate subset of double-negative T cells contributes to the outcome of murine fulminant viral hepatitis via effector molecule fibrinogen-like protein 2. Immunol Res 2016；64：518-30.

[23] Tucci FA, Broering R, Johansson P, et al. B cells in chronically hepatitis C virus-infected individuals lack a virus-induced mutation signature in the TP53, CTNNB1, and BCL6 genes. J Virol 2013；87：2956-62.

[24] Mizuochi T, Ito M, Saito K, et al. Possible recruitment of peripheral blood CXCR3$^+$ CD27$^+$ CD19$^+$ B cells to the liver of chronic hepatitis C patients. J Interferon Cytokine Res 2010；30：243-52.

[25] Chimen M, McGettrick HM, Apta B, et al. Homeostatic regulation of T cell trafficking by a B cell-derived peptide is impaired in autoimmune and chronic inflammatory disease. Nat Med 2015；21：467-75.

[26] McPherson S, Henderson E, Burt AD, et al. Serum immunoglobulin levels predict fibrosis in patients with non-alcoholic fatty liver disease. J Hepatol 2014；60：1055-62.

[27] Xu Z, Wang G, Zhu Y, et al. PPAR-gamma agonist ameliorates liver pathology accompanied by increasing regulatory B and T cells in high-fat-diet mice. Obesity 2017；25：581-90.

[28] Thapa M, Chinnadurai R, Velazquez VM, et al. Liver fibrosis occurs through dysregulation of MyD88-dependent innate B-cell activity. Hepatology 2015；61：2067-79.

[29] Li Y, Lu L, Qian S, et al. Hepatic stellate cells directly inhibit B cells via programmed death-ligand 1. J Immunol 2016；196：1617-25.

[30] Shao Y, Lo CM, Ling CC, et al. Regulatory B cells accelerate hepatocellular carcinoma progression via CD40/CD154 signaling pathway. Cancer Lett 2014；355：264-72.

第6章 肝脏与肠道微生态

一、概　　述

肝脏是人体最大的消化腺体，也是体内新陈代谢的中心站。肠道微生态与肝脏不但在解剖结构上，而且在功能上都有着密切的联系。肝脏 70% 左右的血液来自门静脉，而肠道静脉血是门静脉血的主要组成部分，门静脉系统是构筑肝脏与肠道微生态之间关系的桥梁。其一，肠源性物质（营养物质、毒素、微生物代谢产物等）通过门静脉首先进入肝脏 [1]，由肝脏进行加工处理，并对有害物质解毒。其二，肠道与肝脏共同参与调节机体物质及能量代谢：双歧杆菌可产生维生素 B、烟酸等参与肝细胞蛋白质代谢；肠道细菌合成的维生素 K 是肝脏合成凝血因子的原料；肠道菌群的酸性代谢产物短链脂肪酸（SCFA）在肝脏中转化后调节机体能量代谢 [2]；肠道菌群及肝脏共同参与尿素、激素、药物等的代谢。其三，肝脏也可以通过分泌胆汁酸等物质到肠道、调节激素水平及免疫应答反应，影响肠道微生态 [3]。此外，肝脏与肠道菌群的相互作用对肠 – 肝免疫系统轴的维持具有重要作用。肝脏作为机体重要的免疫器官，其中的库普弗细胞占人体定居的巨噬细胞总量的 80%，是肠道来源的细菌、细菌病原体相关分子模式（PAMP）等进入循环后的第一道防线 [4]。而肝脏中的免疫细胞接触肠道细菌及其产物后，有助于形成局部免疫微环境 [5]。肝脏库普弗细胞数量的增加及其功能的发挥也依赖于肠道微生态。因此，良好的肝脏功能是肠道菌群平衡的保证，肠道菌群平衡又是肝脏发挥正常生理功能的基础。

肠道微生态结构和功能的改变，在多种肝病如病毒性肝炎、非酒精性脂肪性肝病、酒精性脂肪性肝病、自身免疫性肝病等的发生、发展和重症化过程中发挥了重要作用。各种原因引起的肝脏疾病，当出现肝功能失代偿时，会伴随肠道微生态的改变。肝病患者的消化道症状、肝功能不全、门静脉高压、胆汁分泌减少等因素均可以导致肠道细菌的过度生长、肠道的通透性增加，从而引起肠道细菌及细菌产物的易位 [4]。易位的肠道细菌引起的自发性腹膜炎，是肝硬化及肝衰竭患者最常见的感染形式，可使肝硬化及慢加急性肝衰竭患者的死亡风险明显增加 [6]；易位的细菌产物增加，再加上肝功能不全时肝脏处理门静脉血中肠道细菌产物的能力下降，导致内毒素等在循环中的堆积并刺激机体释放 TNF-α 等炎症介质，参与慢加急性肝衰竭及肝硬化患者的高动力循环状态、门静脉高压、肝性脑病、肝肾综合征，造成患者预后不良 [7, 8]。

肠道微生态的干预是肝病综合治疗中不可缺少的部分 [9]。肝脏疾病的发生发展常伴随着不同程度的肠道微生态失调，微生态失调又可通过扰乱代谢、产生毒性物质等多种方式加重肝脏的病理损伤，并且肠道微生态的失衡程度与肝病的严重程度相关 [10]。因此，肠道微生态是肝脏疾病重要的新的治疗靶点。目前，已经尝试使用选择性肠道脱污染疗法 [11]、益生菌 [12] 及微生态调节剂 [13]、粪菌移植 [14] 等手段防治肝硬化患者肝性脑病的发生。从肠道微生态角度出发，调控微生态组成，恢复肠道微生态的平衡，对肝脏疾病的预防和治疗具有重要的作用。

二、肠道微生态与肝脏的解剖组织结构和功能关联

生命早期肝脏作为前肠的肝芽开始发育，成熟后肝、肠两个器官通过门静脉、胆道系统及淋巴系统相关联。肝脏通过分泌胆汁到肠道，调节脂溶性物质的消化和吸收，从而影响肠道及其微生态。此外，肠黏膜的淋巴细胞可以突破肠黏膜屏障到达肝脏，进行肠肝之间的迁移 [15]，肠道免疫细胞释放的细胞因子也可以通过门静脉进入肝脏，这些免疫细胞和细胞因子不仅能调节肝脏的免疫防御功能，还对肝脏的代谢功能具有一定的作用；部分肠道来源的免疫细胞需要在肝脏中激活。因此，肠

道菌群平衡状态是维持肝脏正常生理功能的基础，而良好的肝脏功能又是肠道菌群平衡状态维持的保证。

1. 免疫细胞通过归巢等方式在肠肝间的穿梭是肠–肝对话的重要内容　肠道微生态与肝脏的功能关联，通过肠–肝对话，肠道微生态发挥调控肝脏健康的重要作用。归巢是指免疫细胞的定向移动，包括成熟免疫细胞向外周免疫器官迁移、免疫细胞再循环及免疫细胞向炎症部位迁移，其分子基础是免疫细胞表面的免疫细胞归巢受体与内皮细胞上相应的血管地址素的相互作用。肝脏中存在一些肠道来源的免疫细胞如 $\alpha_4\beta_7^+$ T 细胞、sIgA 分泌型浆细胞等[16]。T 细胞在血液和组织之间不断循环，各个亚群通过与内皮细胞黏附分子相识别表现出不同的组织嗜性。其中再循环到肠道的记忆 T 细胞表达整联蛋白 $\alpha_4\beta_7$，并能结合内皮细胞配体 MAdCAM-1。后者曾被认为几乎只存在于肠道中，但近年来发现其在肝脏中亦有表达，且肠黏膜部位激活的记忆 T 细胞亦可以被招募至肝脏。肠道菌群的促免疫细胞成熟功能是肠肝之间免疫细胞穿梭的原动力之一[17]。然而，肠道菌群如何影响免疫细胞在肠肝间穿梭及其相关机制尚未明确。

2. 肠道菌群介导的信号通路是肠–肝分子水平对话的重要内容　肠道菌群及其产物不仅影响肠–肝代谢通路，而且还可通过模式识别受体（PRR）等触发信号级联反应，调节健康和疾病[18]。例如，内毒素通过与脂多糖结合蛋白结合，经由 CD14-TLR4-NF-κB-TNF-α 等信号通路诱导肝细胞凋亡；肠道特异性法尼酯 X 受体（FXR）是胆汁酸生物合成和肠肝循环的中心传感器，在控制脂质代谢中起关键作用。单细胞测序及生命组学技术的迅猛发展给肠肝信号通路的突破性发展带来了契机。如 Julius 等利用单分子测序技术，研究小鼠肠道类器官和肠道组织切片中的一种关键的肠道感觉细胞（即肠嗜铬细胞），揭示激活肠嗜铬细胞的分子信号。在研究肠–肝对话关键信号通路时，引入单细胞测序和生命组学技术，对系统、深入揭示特异种类的细胞特征及细胞之间的差异起着重要作用。目前基于宏基因组学技术可解析疾病状态下肠道微生物的组成和丰度变化，并证明肠道微生态紊乱与多种疾病相关[19-21]。Del 等[22] 和 Sartor 等[21] 研究团队已联合宏基因组学和代谢组学等多组学技术来尝试解析疾病状态下肠道微生物对宿主的影

响。李兰娟团队应用代谢组学和宏基因组学技术，发现了肠道菌群可调节人体代谢[23]。最近 Kim-Anh 等开发了新的生物信息学工具，将可视化多种宏组学数据，包括 MixOmics 等数据进行多组学多维度分析。然而，现有的大部分用于分析多组学微生物数据的生物信息学工具仍不完善，主要针对特定实验室，无法充分利用数据。因此，多组学整合分析技术，包括宏基因组、宏转录组、蛋白质组和代谢组等生命组学整合分析手段，是当前高效利用生命组学大数据、精准揭示内在规律的关键点和难点。

3. 肠道微生态可通过直接参与或间接调控肠–肝对话影响肠肝局部代谢和机体整体代谢　肝脏与肠道可以通过胆汁直接联系，胆汁酸作为胆汁中的主要成分，也是肠道菌群的代谢产物。最近 Jiao 等[24] 发现 NAFLD 患者的循环中胆汁酸增多，通过宏基因组学分析发现与胆汁酸代谢相关的埃希菌属及沃氏嗜胆菌在 NASH 患者中富集。除了胆汁酸外，肠道菌群的其他代谢产物也参与肠–肝轴的形成，如短链脂肪酸（SCFA），是细菌发酵碳水化合物及膳食纤维产生的，在生理状态下，SCFA 可维持肠壁的完整性，减少肝脏中甘油三酯的沉积及促进胰高血糖素样肽（GLP-1）的产生进而促进胰岛素的分泌。LPS 是革兰氏阴性菌细胞壁的主要成分，Singh 等[25] 发现，在高脂饮食的小鼠中存在肠道菌群失调，循环中 LPS 的水平升高，可以通过激活肝脏的 TLR4 受体及下游的 NF-κB 诱导肝脏炎症反应的发生。李兰娟团队[26] 发现鹅去氧胆酸、尿胆素、尿胆素原、溶血卵磷脂等 6 个肝硬化潜在的粪便代谢标志物。

维持肠道微生态稳态的治疗可改善肝脏疾病的相关症状。肠道微生态及其代谢产物作为肠肝疾病早期预测、预警和干预靶点是当前的研究热点和归宿。肠道微生物及代谢产物通过肠–肝对话影响肠肝疾病的代谢调控机制的阐明对肠肝疾病临床诊断和防治具有重要的应用价值。

三、人肠道菌群与肝脏疾病

人体微生态已被证实与包括肥胖症、炎症性肠病、糖尿病、动脉粥样硬化等在内的多种慢性疾病密切相关[27, 28]。人肠道菌群也与肝脏疾病有着密切的相互作用，肝脏长期暴露于肠源性因子（包括

细菌和细菌产物），从而促进"肠－肝轴"概念的产生[29]。肠道微生物代谢产生的乙醇、氨和乙醛也可以通过内毒素释放或肝脏代谢从而影响肝脏功能[30]。

肠道菌群的改变可以通过细菌内毒素激活肝脏库普弗细胞等途径对各种病因（病毒性、毒理性和代谢异常等）引起的肝脏损伤的发生发展起重要作用[31]。同时，肠道菌群还参与肝硬化并发症的发生，包括感染、自发性细菌性腹膜炎、肝性脑病和肾衰竭。肝硬化患者的肠道菌群组成有明显的改变；研究发现，Child-Pugh B级或C级肝硬化患者的肠道微生物的数量显著高于A级患者[32, 33]。通过16S rRNA基因测序分析发现，在肝硬化患者中，肠道菌群的多样性有差异，尤其是肝硬化患者肠道拟杆菌门显著下降而变形菌门和梭杆菌门显著增加[34]。中国学者首次建立了肝硬化患者的肠道微生物基因目录，同时发现中国肝硬化患者中韦荣球菌属、链球菌和梭状芽孢杆菌的相对丰度较高[20]。进一步研究发现，与健康对照组相比，肝硬化患者的十二指肠微生物确实有显著的差异。研究发现12个分类操作单位（OTU）在肝硬化组和健康对照组有显著的差异。这些研究还发现十二指肠微生态失衡与口腔微生态和十二指肠微环境的改变相关[35]。研究发现肝硬化患者的口腔微生态与健康人和HBV引起的慢性肝病患者的口腔微生态有显著的差异。另外，慢性肝病患者常伴有口腔疾病[36]。

有关肝癌和微生态的研究结果尚少。一项基于细菌培养的研究发现，在肝硬化合并肝癌患者中培养出更多的大肠杆菌，但该项研究并未考虑疾病的病因学和严重程度[37]。在化学诱导的肝癌动物模型中，肿瘤的大小和数量在无菌小鼠和抗生素预处理的小鼠中显著降低[38]。对 *TLR4* 基因敲除动物研究发现尽管肿瘤的数量减少、体积缩小，但是肿瘤发生率没有改变。相反，持续低剂量的脂多糖应用增加了肿瘤的数量和大小[38]。因此，肠道菌群与TLR4-LPS信号通路对肝癌的发展过程较肝癌的发生可能更为重要。螺杆菌属在肝癌患者肝细胞中的发现，提示细菌可能参与了肝癌的形成[39]。在黄曲霉素诱导的肝癌模型中，小鼠肠道肝螺杆菌的定植导致肿瘤细胞增殖。肝癌发生率的增加可能与肝螺杆菌从它的生态位穿透肠道黏膜层易位到肝脏有关[40]。在化学诱导的肝癌模型中还发现大鼠粪便和盲肠内菌群失衡，表现为乳酸杆菌、双歧杆菌、

肠球菌丰度下降，大肠杆菌、奇异菌属、柯林斯菌、埃格特菌和科瑞菌相对丰度增加，同时血清内毒素水平也相应升高[41]。

慢加急性肝衰竭（acute on chronic liver failure，ACLF）综合征患者在28天内有较高的死亡率。我国学者首次鉴定并发现ACLF患者存在肠道微生态失衡，并据此计算了ACLF患者死亡结局的预测值。ACLF患者的肠道菌群与健康人群的肠道菌群有显著差异，研究表明在ACLF患者中特殊菌属与炎症因子有相关性，巴斯德菌科的相对丰度和肝脏疾病末期模型（model for end stage liver disease，MELD）是两个独立的可以预测死亡率的因子，这表明肠道微生态失衡与ACLF的死亡率有关[42]。

酒精性肝病（alcoholic liver disease，ALD）是临床常见的一种肝脏疾病，近几年来发病率逐年升高。酒精在代谢过程中产生毒性代谢产物乙醛。Lieber等研究表明，乙醛可以促进星状细胞活化，导致星状细胞中Ⅰ型胶原及纤维连接蛋白基因表达增加，从而引起细胞外基质在肝脏中沉积和肝细胞纤维化，此外长期饮酒可导致肝脏微循环障碍及肝脏内的低氧血症，引起肝脏形态和功能改变。大量动物及临床实验证明肠源性内毒素血症和ALD的发生、发展及预后转归可能有着密切的关系。正常的肠道屏障有阻止内毒素等大分子毒性物质入血的作用。乙醇被摄入肠道，会引起肠黏膜损伤，肠道菌群紊乱，产生大量内毒素。若细胞间紧密连接蛋白结构及功能改变，就可能导致肠上皮细胞通透性增加，从而发生细菌易位及内毒素血症[43, 44]。酒精性肝硬化患者的粪便表现为普雷沃菌科数量相比乙型肝炎肝硬化患者或健康人群明显增加，即肠道优势菌被抑制，少数致病菌菌种过度繁殖，肠道生理功能受损。厚壁菌门下的瘤胃球菌科和梭菌目家族的ⅩⅣ未定门属的潜在致病类细菌群肠杆菌科和拟杆菌科减少。

非酒精性脂肪性肝病（non-alcoholic fatty liver disease，NAFLD）是基因、表观遗传及环境因子相互作用所导致的肥胖、胰岛素抵抗及氧化应激反应的结果。肠道微生态的改变被认为在NAFLD的发生发展中起着关键的作用，而NAFLD患者中代谢综合征、糖尿病和肝脏疾病相互作用也影响了肠道微生态[45]。王保红等[28]发现成年非肥胖NAFLD患者存在肠道微生态失衡，在57个病理检查存在NAFLD病变的患者中，出现纤维化者拟

杆菌属和瘤胃球菌属的丰度显著增加，同时，普氏菌属水平显著降低。结合患者代谢信息，肠道微生物分析可以对 NAFLD 的分级和严重程度进行预测。例如，拟杆菌属仅在 NASH 中相对丰度较高，而瘤胃球菌属在 NAFLD 纤维化中相对丰度较高[10]。

原发性胆汁性胆管炎、原发性硬化性胆管炎和自身免疫性肝炎的发病与遗传易感性的个体环境因子相关。最近有研究发现原发性硬化性胆管炎 - 炎症性肠病患者与单纯性炎症性肠病患者和健康对照人群的肠道菌群有差异，表现为埃希菌属、毛螺菌科和巨型球菌属的相对丰度显著增加，而拟杆菌属显著下降[46]。另有研究发现，通过肠道菌群与代谢改变、免疫力和肝功能指标的联合作用，原发性硬化性胆管炎与肠道菌群分类改变存在潜在的相互作用[47]。有证据表明，细菌抗原的易位是通过肠道屏障"漏洞"和炎症进入门静脉系统，因此这可能引起机体免疫反应异常及自身免疫性肝病的发生[48]。

多个证据表明肝脏疾病的发生发展伴随着肠道微生态失衡，主要表现为肠杆菌科的增加和拟杆菌属的减少；这些变化引起了肠道微生物的易位，进一步引起内毒素的增加和自发性细菌性腹膜炎，最终加剧肝脏疾病的进程。因此，通过有益菌或益生元的调节，使肠道微生态趋于稳态，对肝脏疾病的预防和治疗有重要的作用。

四、微生态调节剂在肝脏疾病中的应用

（一）抗生素

抗生素是调节肝病患者人体微生态，应对肝病发生发展的重要手段之一。肝病患者常伴发各种感染，尤其在急、慢性肝衰竭和肝移植患者中，感染已成为造成患者死亡和影响预后最主要的因素。细菌感染常引起肝硬化等患者出现自发性腹膜炎、消化道出血、肝性脑病和肾功能不全等并发症，同时也会加重肝衰竭。随着肝移植患者的增多，侵袭性真菌感染、结核分枝杆菌感染也不少见。此外，上呼吸道、泌尿系统、皮肤软组织及混杂感染的总和已远远超过单纯自发性腹膜炎，这些感染同样严重影响了肝病患者的预后。各种抗菌药物的使用已成为延长终末期肝病患者生命的重要手段[49]。

可吸收抗生素防治肠道微生物易位等造成的感染及相关疾病：常用于预防肝病患者自发性细菌性腹膜炎，可吸收的抗生素包括诺氟沙星和环丙沙星等。基于细菌易位是肝衰竭动力之一假说，抗生素联合泼尼松龙还被尝试用于预防重度酒精性肝炎的恶化。此外，在一个小型的随机对照临床试验中，万古霉素被尝试用于治疗原发性硬化性胆管炎，结果发现用药患者的 Mayo 风险评分、碱性磷酸酶水平和临床指征等得到了显著改善[50]。

不可吸收抗生素防治肠道微生物自身或其代谢产物对肝病的不良影响：新霉素、巴龙霉素和利福昔明都曾被尝试用于肝硬化和肝性脑病的治疗研究，其中利福昔明具有良好的安全性而被推广应用，能够显著降低肝性脑病、内毒素血症等发生率[51]。

但是，肝病防治过程中应谨慎使用抗生素。首先，在药物性肝损伤中，抗生素是最主要的致病药物。其次，大多数情况下，可吸收抗生素会引起持久的肠道菌群组成破坏，诱发艰难梭菌感染等新的健康问题；抗生素应用造成的耐药问题已经成为全球性公共卫生问题之一，如果不加以控制，在肝病患者发生严重感染时，会出现无药可用的局面，威胁患者生命。

（二）益生菌、益生元和合生元

1. 益生菌（probiotics）　益生菌是指当摄入充足的数量时可对宿主产生健康益处的活的微生物。益生菌菌种主要来源于宿主正常菌群中的生理性优势细菌、非常驻的共生菌和生理性真菌三大类。生理性细菌多为产乳酸性细菌，大致包括 7 个菌属如乳酸杆菌、双歧杆菌的上百个菌种；非常驻的共生菌在宿主体内的占位密度低，是具有一定的免疫原性的兼性厌氧菌或需氧菌，它们可以是原籍菌群、外籍菌群，或环境菌群如芽孢菌属、梭菌属等；生理性真菌包括几种益生酵母。

2. 益生元（prebiotics）　益生元是一种不易被宿主消化的食物成分或制剂，能够通过选择性地刺激一种或几种结肠内常驻菌的活性或生长繁殖，起到增进宿主健康的作用。益生元主要包括各种寡糖类物质，或称低聚糖（由 2 ～ 10 个分子单糖组成）、功能性低聚糖，如低聚异麦芽糖、低聚半乳糖、低聚果糖、低聚乳果糖、乳酮糖、大豆低聚糖、低聚木糖、帕拉金糖、耦合果糖、低

聚龙胆糖等。

3. 合生元（synbiotics） 合生元也称合生素，是益生菌与益生元的组合，这种组合对宿主健康可产生加合作用和协合作用。在益生菌制品中加入益生元可能达到使制品中菌的活性或繁殖能力增加，或者可以选择性促进肠道本身存在的有益细菌的生长和活性，甚至有可能达到针对肠道不同部位起作用的目的。由于合生元可能有以上诸多优点，因此很多益生菌制品都加入合适的益生元成为合生元。

4. 某些益生菌或合生元对非酒精性脂肪性肝病／肝炎患者健康有益 一项基于39例患者的研究发现，连续使用益生菌VSL3#（一种复合益生菌）一年，可改善患者的非酒精性脂肪性肝病活性评分，降低血清ALT、肿瘤坏死因子，减缓肝细胞气球样变性和肝纤维化[52]。Aller等[53]将30例非酒精性脂肪性肝病患者随机分为两组，治疗组每日给予5×10^8保加利亚乳杆菌和嗜热链球菌，对照组给予安慰剂。3个月后，治疗组患者血清ALT、AST和GGT显著下降，而对照组患者各项肝功能指标没有变化。Vajor等[54]对20例患有NAFLD合并肥胖症的儿童进行了随机双盲对照临床试验，结果显示服用鼠李糖乳杆菌LGG 8周后血清ALT水平明显下降。在一项为期24周包括66例NASH患者的随机对照临床试验中，服用含有长双歧杆菌、低聚果糖和维生素$B_1/B_2/B_6/B_{12}$的合生元制剂，能够显著降低患者AST、低密度脂蛋白胆固醇、C反应蛋白、血清内毒素水平及胰岛素抵抗指数等[55]。Wong等[56]的研究结果显示，在服用5种益生菌与低聚果糖组成的合生素制剂6个月后，NAFLD患者肝内甘油三酯和血清AST水平较对照组患者明显降低。

5. 益生菌缓解酒精性肝损伤 Kirpich等[57]对酒精性肝病患者进行了短期的益生菌辅助治疗，结果表明额外补充益生菌（双歧杆菌和植物乳杆菌8PA3）的患者，其粪便中乳杆菌和双歧杆菌的数量明显增加，血清转氨酶的水平、低密度脂蛋白和总胆红素的含量均显著下降。一项为期7天的益生菌治疗发现，服用乳酸芽孢杆菌、链球菌可以使严格戒酒的酗酒者血清内毒素减少[58]。

6. 微生态制剂防治肝硬化、肝性脑病和肝移植术后感染 给肝硬化患者服用两种不同的益生菌胶囊14天后发现，双歧杆菌组患者粪便pH和血氨水平或内毒素水平明显下降[59]。应用合生元治疗97例肝性脑病患者，发现患者血氨水平下降，临床症状也明显改善。另一项临床试验表明，给肝性脑病患者服用粪肠球菌，可以显著改善临床症状，血氨水平也有所下降[60]，应用肠球菌SF69菌株也可以取得类似效果[61]，外源性双歧杆菌、嗜酸乳杆菌及粪肠球菌通过产生酸性代谢产物，酸化肠道，降低肠道pH，减少氨的吸收，降低血氨水平来治疗肝性脑病[62]。一项针对66例肝移植患者的随机双盲试验中，在标准肠内营养的同时应用微生态制剂可使患者手术后感染率显著下降，抗生素的疗程也显著缩短[63]。

（三）粪菌移植

粪菌移植（fecal microbiota transplantation，FMT）是指将健康人粪便中的功能菌群，移植到患者胃肠道内，重建新的肠道菌群，从而治疗肠道及肠道外疾病。迄今为止，尚未发现粪菌移植增加酒精性肝炎、肝硬化等肝病不良反应发生率；但其安全性需要进一步深入评估。一项小样本研究发现，经过若干次粪菌移植后，大部分经恩替卡韦或替诺福韦治疗3年以上但仍未实现HBeAg消失的慢性乙型肝炎患者出现HBeAg转阴[64]。另有研究表明，粪菌移植对于复发性肝性脑病同样有较好的改善作用。

五、结语与展望

目前越来越多的基础研究与临床研究证明在肝病的发生发展过程中，肠道微生态与肝硬化并发症及重型肝炎并发症的发生密切相关。随着微生态学研究的不断深入，带动了一系列技术、工具、研究思想和方法的更新[65]。宏基因组学、转录组学、代谢组学和生物信息学技术的结合，将肠道微生态的研究从结构学向功能学转变，并且逐渐深入到肠道微生物之间及肠道微生态与宿主相互作用的机制研究。

尽管与肝病相关的肠道微生态研究具有重大的潜力及意义，但仍处于起步阶段，面临许多亟待解决的问题。

首先，高通量测序操作过程中，引物效率、模板数量、PCR扩增条件等都有可能造成测序结果的偏移[66]。由于肠道菌群种类繁多、数量庞大，测序技术获得的海量数据已经远远超出了目前数据分析的能力，为成果的转化制造了瓶颈[67]。

其次，肠道菌群参与了人体的消化、营养吸收、免疫、感染的发生等众多环节，宿主基因的转录也受到肠道微生态的调控[68]；反过来，宿主遗传因素、饮食因素、生活方式和行为习惯等也会影响肠道微生态的组成。随着无菌动物的成功培育及厌氧技术的发展，虽然已经可以成功分离、培养包括约70% 的属水平及 90% 的科水平的细菌[69]，但是大多数肠道菌群的差异存在于菌株水平。

由于肠道微生态的结构复杂并且与宿主存在相互作用，目前关于肝病患者的微生态干预治疗很难达到预期的重建肠道微生态稳态的目的。选择性的肠道脱污染治疗需要长期使用抗生素，故有可能引起细菌耐药及新的致病菌出现；有限的益生菌的种类及数量不能满足治疗的需要，并且受到胃酸及食物等因素的影响，益生菌可能无法顺利到达肠道发挥作用；粪菌移植的方式、治疗时间及疗效的维持时间目前也缺乏统一的标准；不同原因造成的肝病及同一原因所导致的肝病在不同的阶段，肠道微生态的变化是不同的，因此需要制定个体化的治疗方案[4]。

关于肠道微生态学与肝病的研究对于深入揭示微生态失调在肝病发生发展中的作用具有重要意义。未来有望通过筛选与肝病相关的有益菌和特异性分子靶向药物，设计新型的人类微生态调节剂来预防和治疗肝病。通过开发标准化的设备、试剂和技术，规范其临床应用的剂量、剂型和药代动力学参数，并构建标准化的微生态学临床动态监测方法。随着系统生物学的发展，有望实现以细菌为载体对肝病患者进行靶向抗感染及抗肿瘤治疗[70]。微生态学研究的新突破有望为肝病的预防、诊断及治疗带来重大创新，对人类医学的发展具有革命性的影响。

（李兰娟）

参 考 文 献

[1] Tilg H，Cani P，Mayer E. Gut microbiome and liver diseases. Gut 2016；65：2035-44.

[2] Layden BT，Angueira AR，Brodsky M，et al. Short chain fatty acids and their receptors：new metabolic targets. Transl Res 2013；161：131-40.

[3] Wahlström A，Sayin S，Marschall H，et al. Intestinal crosstalk between bile acids and microbiota and its impact on host metabolism. Cell Metab 2016；24：41-50.

[4] Woodhouse CA，Patel VC，Singanayagam A，et al. Review article：the gut microbiome as a therapeutic target in the pathogenesis and treatment of chronic liver disease. Aliment Pharmacol Ther 2018；47：192-202.

[5] Ma HD，Wang YH，Chang C，et al. The intestinal microbiota and microenvironment in liver. Autoimmun Rev 2015；14：183-91.

[6] Arvaniti V，D'Amico G，Fede G，et al. Infections in patients with cirrhosis increase mortality four-fold and should be used in determining prognosis. Gastroenterology 2010；139：1246-56.

[7] Fukui H. Gut-liver axis in liver cirrhosis：how to manage leaky gut and endotoxemia. World J Hepatol 2015；7：425-42.

[8] Chen Y，Guo J，Qian G，et al. Gut dysbiosis in acute-on-chronic liver failure and its predictive value for mortality. J Gastroenterol Hepatol 2015；30：1429-37.

[9] Ma X，Hua J，Li Z. Probiotics improve high fat diet-induced hepatic steatosis and insulin resistance by increasing hepatic NKT cells. J Hepatol 2008；49：821-30.

[10] Boursier J，Mueller O，Barret M，et al. The severity of nonalcoholic fatty liver disease is associated with gut dysbiosis and shift in the metabolic function of the gut microbiota. Hepatology 2016；63：764-75.

[11] Bass NM，Mullen KD，Sanyal A，et al. Rifaximin treatment in hepatic encephalopathy. N Engl J Med 2010；362：1071-81.

[12] Bajaj JS，Heuman DM，Hylemon PB，et al. Randomised clinical trial：*Lactobacillus* GG modulates gut microbiome, metabolome and endotoxemia in patients with cirrhosis. Aliment Pharmacol Ther 2014；39：1113-25.

[13] Gluud LL，Vilstrup H，Morgan MY. Non-absorbable disaccharides versus placebo/no intervention and lactulose versus lactitol for the prevention and treatment of hepatic encephalopathy in people with cirrhosis. Cochrane Database of Syst Rev 2016：CD003044.

[14] Bajaj JS，Kassam Z，Fagan A，et al. Fecal microbiota transplant from a rational stool donor improves hepatic encephalopathy：a randomized clinical trial. Hepatology 2017；66：1727-38.

[15] Wiest R，Lawson M，Geuking M. Pathological bacterial translocation in liver cirrhosis. J Hepatol 2014；60：197-209.

[16] Moro-Sibilot L，Blanc P，Taillardet M，et al. Mouse and human liver contain immunoglobulin A-secreting cells originating from Peyer's patches and directed against intestinal antigens. Gastroenterology 2016；151：311-23.

[17] Ahern PP，Faith JJ，Gordon JI. Mining the human gut microbiota for effector strains that shape the immune system. Immunity 2014；40：815-23.

[18] Fischbach MA，Segre JA. Signaling in host-associated microbial communities. Cell 2016；164：1288-300.

[19] Bellono NW，Bayrer JR，Leitch DB，et al. Enterochromaffin cells are gut chemosensors that couple to sensory neural pathways. Cell 2017；170：185-98.

[20] Qin N，Yang F，Li A，et al. Alterations of the human gut microbiome in liver cirrhosis. Nature 2014；513：59-64.

[21] Sartor RB，Wu GD. Roles for intestinal bacteria，viruses，and fungi in pathogenesis of inflammatory bowel diseases and therapeutic approaches. Gastroenterology 2017；152：327-39.

[22] Del Chierico F，Nobili V，Vernocchi P，et al. Gut microbiota profiling of pediatric nonalcoholic fatty liver disease and obese patients unveiled by an integrated meta-omics-based approach. Hepatology 2017；65：451-64.

[23] Li M，Wang B，Zhang M，et al. Symbiotic gut microbes modulate human metabolic phenotypes. Proc Natl Acad Sci USA 2008；105：2117-22.

[24] Jiao N，Baker SS，Chapa-Rodriguez A，et al. Suppressed hepatic bile acid signalling despite elevated production of primary and secondary bile acids in NAFLD. Gut 2018；67：1881-91.

[25] Singh DP，Khare P，Zhu J，et al. A novel cobiotic-based preventive approach against high-fat diet-induced adiposity，nonalcoholic fatty liver and gut derangement in mice. Int J Obes（Lond）2016；40：487-96.

[26] Cao H，Huang H，Xu W，et al. Fecal metabolome profiling of liver cirrhosis and hepatocellular carcinoma patients by ultra performance liquid chromatography-mass spectrometry. Anal Chim Acta 2011；691：68-75.

[27] Ley RE，Turnbaugh PJ，Klein S，et al. Microbial ecology：human gut microbes associated with obesity. Nature 2006；444：1022-3.

[28] Wang B，Jiang X，Cao M，et al. Altered fecal microbiota correlates with liver biochemistry in nonobese patients with non-alcoholic fatty liver disease. Sci Rep 2016；6：32002.

[29] Giannelli V，Di Gregorio V，Iebba V，et al. Microbiota and the gut-liver axis：bacterial translocation，inflammation and infection in cirrhosis. World J Gastroen-terol 2014；20：16795-810.

[30] Nardone G，Rocco A. Probiotics：a potential target for the prevention and treatment of steatohepatitis. J Clin Gastroenterol 2004；38：S121-2.

[31] Cesaro C，Tiso A，Del Prete A，et al. Gut microbiota and probiotics in chronic liver diseases. Dig Liver Dis 2011；43：431-8.

[32] Lakshmi CP，Ghoshal UC，Kumar S，et al. Frequency and factors associated with small intestinal bacterial overgrowth in patients with cirrhosis of the liver and extra hepatic portal venous obstruction. Dig Dis Sci 2010；55：1142-8.

[33] Gupta A，Dhiman RK，Kumari S，et al. Role of small intestinal bacterial overgrowth and delayed gastrointestinal transit time in cirrhotic patients with minimal hepatic encephalopathy. J Hepatol 2010；53：849-55.

[34] Chen Y，Yang F，Lu H，et al. Characterization of fecal microbial communities in patients with liver cirrhosis. Hepatology 2011；54：562-72.

[35] Chen Y，Ji F，Guo J，et al. Dysbiosis of small intestinal microbiota in liver cirrhosis and its association with etiology. Sci Rep 2016；6：34055.

[36] Ling Z，Liu X，Cheng Y，et al. Decreased diversity of the oral microbiota of patients with hepatitis B virus-induced chronic liver disease：a pilot project. Sci Rep 2015；5：17098.

[37] Grat M，Wronka KM，Krasnodebski M，et al. Profile of gut microbiota associated with the presence of hepatocellular cancer in patients with liver cirrhosis. Transplant Proc 2016；48：1687-91.

[38] Dapito DH，Mencin A，Gwak GY，et al. Promotion of hepatocellular carcinoma by the intestinal microbiota and TLR4. Cancer Cell 2012；21：504-16.

[39] Nilsson HO，Mulchandani R，Tranberg KG，et al. Helicobacter species identified in liver from patients with cholangiocarcinoma and hepatocellular carcinoma. Gastroenterology 2001；120：323-4.

[40] Fox JG，Feng Y，Theve EJ，et al. Gut microbes define liver cancer risk in mice exposed to chemical and viral

transgenic hepatocarcinogens. Gut 2010；59：88-97.

[41] Zhang HL，Yu LX，Yang W，et al. Profound impact of gut homeostasis on chemically-induced pro-tumorigenic inflammation and hepatocarcinogenesis in rats. J Hepatol 2012；57：803-12.

[42] Chen Y，Guo J，Qian G，et al. Gut dysbiosis in acute-on-chronic liver failure and its predictive value for mortality. J Gastroenterol Hepatol 2015；30：1429-37.

[43] Poritz LS，Garver KI，Tilberg AF，et al. Tumor necrosis factor alpha disrupts tight junction assembly. J Surg Res 2004；116：14-8.

[44] Ma TY，Iwamoto GK，Hoa NT，et al. TNF-alpha-induced increase in intestinal epithelial tight junction permeability requires NF-kappa B activation. Am J Physiol Gastrointest Liver Physiol 2004；286：G367-76.

[45] Wesolowski SR，Kasmi KC，Jonscher KR，et al. Developmental origins of NAFLD：a womb with a clue. Nat Rev Gastroenterol Hepatol 2017；14：81-96.

[46] Marchesi JR，Adams DH，Fava F，et al. The gut microbiota and host health：a new clinical frontier. Gut 2016；65：330-9.

[47] Lv LX，Fang DQ，Shi D，et al. Alterations and correlations of the gut microbiome，metabolism and immunity in patients with primary biliary cirrhosis. Environ Microbiol 2016；18：2272-86.

[48] Bjornsson E，Cederborg A，Akvist A，et al. Intestinal permeability and bacterial growth of the small bowel in patients with primary sclerosing cholangitis. Scand J Gastroenterol 2005；40：1090-4.

[49] Wiest R，Albillos A，Trauner M，et al. Targeting the gut-liver axis in liver disease. J Hepatol 2017；67：1084-103.

[50] Rahimpour S，Nasiri-Toosi M，Khalili H，et al. A triple blinded，randomized，placebo-controlled clinical trial to evaluate the efficacy and safety of oral vancomycin in primary sclerosing cholangitis：a pilot study. J Gastrointest Liver Dis：JGLD 2016；25：457-64.

[51] Gangarapu V，Ince AT，Baysal B，et al. Efficacy of rifaximin on circulating endotoxins and cytokines in patients with nonalcoholic fatty liver disease. Eur J Gastroenterol Hepatol 2015；27：840-5.

[52] Duseja AK，Acharya SK，Mehta M，et al. Probiotic VSL# 3 improves liver histology in patients with nonalcoholic fatty liver disease：a proof of concept

study. Hepatology 2016；596A.

[53] Aller R，De Luis DA，Izaola O，et al. Effect of a probiotic on liver aminotransferases in nonalcoholic fatty liver disease patients：a double blind randomized clinical trial. Eur Rev Med Pharmacol Sci 2011；15：1090-5.

[54] Vajro P，Mandato C，Licenziati MR，et al. Effects of Lactobacillus rhamnosus strain GG in pediatric obesity-related liver disease. J Pediatr Gastroenterol Nutr 2011；52：740-3.

[55] Malaguarnera M，Vacante M，Antic T，et al. Bifido-bacterium longum with fructo-oligosaccharides in patients with non alcoholic steatohepatitis. Dig Dis Sci 2012；57：545-53.

[56] Wong VW，Won GL，Chim AM，et al. Treatment of nonalcoholic steatohepatitis with probiotics：a proof-of-concept study. Ann Hepatol 2013；12：256-62.

[57] Kirpich IA，Solovieva NV，Leikhter SN，et al. Probiotics restore bowel flora and improve liver enzymes in human alcohol-induced liver injury：a pilot study. Alcohol 2008；42：675-82.

[58] Hill C，Scott K，Klaenhammer TR，Quigley E，et al. Probiotic nomenclature matters. Gut Microbes 2016；7：1-2.

[59] Zhao HY，Wang HJ，Lu Z，et al. Intestinal microflora in patients with liver cirrhosis. Chin J Dig Dis 2004；5：64-7.

[60] Boca M，Vyskocil M，Mikulecky M，et al. Complex therapy of chronic hepatic encephalopathy supplemented with probiotic：comparison of two studies. Casopis Lekaru Ceskych 2004；143：324-28.

[61] Loguercio C，Del Vecchio Blanco C，Coltorti M. Enterococcus lactic acid bacteria strain SF68 and lactulose in hepatic encephalopathy：a controlled study. J Int Med Res 1987；15：335-43.

[62] Malaguarnera M，Gargante MP，Malaguarnera G，et al. Bifidobacterium combined with fructo-oligosaccharide versus lactulose in the treatment of patients with hepatic encephalopathy. Eur J Gastroenterol Hepatol 2010；22：199-206.

[63] Rayes N，Seehofer D，Theruvath T，et al. Supply of pre- and probiotics reduces bacterial infection rates after liver transplantation—a randomized，double-blind trial. Am J Transplant 2005；5：125-30.

[64] Ren YD，Ye ZS，Yang LZ，et al. Fecal microbiota transplantation induces hepatitis B virus e-antigen

（HBeAg）clearance in patients with positive HBeAg after long-term antiviral therapy. Hepatology 2017；65：1765-8.

[65] Palmero D，Rodriguez JM，de Cara M，et al. Fungal microbiota from rain water and pathogenicity of Fusarium species isolated from atmospheric dust and rainfall dust. J Ind Microbiol Biotechnol 2011；38：13-20.

[66] de Muinck EJ，Trosvik P，Gilfillan GD，et al. A novel ultra high-throughput 16S rRNA gene amplicon sequencing library preparation method for the illumina HiSeq platform. Microbiome 2017；5：68.

[67] Arnold JW，Roach J，Azcarate-Peril MA. Emerging technologies for gut microbiome research. Trends Microbiol 2016；24：887-901.

[68] Camp JG，Frank CL，Lickwar CR，et al. Microbiota modulate transcription in the intestinal epithelium without remodeling the accessible chromatin landscape. Genome Res 2014；24：1504.

[69] Goodman AL，Kallstrom G，Faith JJ，et al. Extensive personal human gut microbiota culture collections characterized and manipulated in gnotobiotic mice. Proc Natl Acad Sci USA 2011；108：6252-7.

[70] Saeidi N，Wong CK，Lo TM，et al. Engineering microbes to sense and eradicate Pseudomonas aeruginosa，a human pathogen. Mol Syst Biol 2011；7：521.

第2篇
肝脏损伤与修复

第7章 肝细胞的死亡

细胞死亡贯穿多细胞生物的整个生命过程。细胞死亡、增殖和分化之间的平衡对维持体内组织平衡至关重要。肝细胞是肝脏中主要的实质细胞。比较常见的刺激，如病毒、酒精、脂肪酸和胆汁酸等大都靶向肝细胞使其受损。而胆道疾病、同种异体移植排斥和缺血再灌注损伤等具有刺激特异性或者疾病特异性的损伤因素可以靶向胆管细胞和窦内皮细胞，引起上述细胞的损伤。这些损伤导致的细胞死亡会继发炎症细胞浸润，而炎症细胞通过分泌细胞因子促进细胞死亡，进而加重肝损伤。任何慢性肝损伤都可导致肝脏肌成纤维细胞活化，进而诱发肝纤维化和肝硬化，甚至肝细胞癌。因此，肝损伤是慢性肝病的始动因素[1]。

细胞死亡有多种形式，根据形态学特征主要分为3类：凋亡（apoptosis）、坏死（necrosis）和自噬（autophagy）。因为大多数形式的肝损伤会涉及肝细胞的损伤，本章将重点阐述肝细胞的凋亡、坏死与一种特殊形式的坏死——程序性坏死（necroptosis）。自噬将在下一章进行介绍。

第1节 凋　亡

一、凋亡概述

"apoptosis"一词来自希腊语，描述"从树上凋落的树叶"。最初由Kerr等[2]首先提出，用以描述凋亡的形态学特征，即细胞收缩、细胞膜发泡脱落、核染色质固缩进而碎裂，最终凋亡细胞分解成膜结合凋亡小体[3]。而含有微核（核碎片）的凋亡小体的形成是细胞凋亡的标志。这一形态学变化受到一系列精确调控的生物化学通路影响，最终导致半胱天冬酶（caspase）和核酸内切酶的激活[4]。

在肝脏稳态情况下的凋亡，类似于发育过程中的细胞凋亡，具有非免疫原性的特点，凋亡小体可有效地被肝脏巨噬细胞，即库普弗细胞（Kupffer cell）吞噬去除。这种吞噬作用基于库普弗细胞对凋亡小体表面特异性信号的识别，目前比较公认的特异性信号是凋亡早期由细胞膜内侧外翻的磷脂酰丝氨酸，这也是许多凋亡检测试剂盒检测的靶标蛋白。在健康状态下，库普弗细胞在吞噬凋亡小体后其对促炎和抗炎信号的活化处于平衡状态；另一方面，感染或受损肝细胞的凋亡可导致免疫应答和炎症通路的激活。目前，对于感染或病理性受损细胞凋亡所引起的免疫激活的确切机制尚未完全阐明。一种可能的解释，也是最简单的解释，即为单纯的量化积累。稳态下的细胞凋亡经精确调控，且发生凋亡的细胞数量少，因而不会引发组织损伤。而病理性细胞凋亡，表现如暴发性肝炎显示的凋亡超越了肝脏的再生能力，或者是慢性肝炎表现的炎症级联反应的激活，最终导致肝损伤。另外一种解释是受伤和感染的细胞表现出完全不同的细胞表面信号，并将这种"疾病性死亡"的信号传递给巨噬细胞，进而引发炎症和免疫细胞的激活。还有一种可能性，是凋亡小体的内容物最终导致了不同的组织反应，即炎症或非炎症[5]。活化的淋巴细胞和其他免疫细胞也会通过细胞凋亡的方式被清除，而这一过程如果发生紊乱也可能会加重肝损伤。此外，肝星状细胞可以通过吞噬凋亡小体而被活化，进而导致肝纤维化的发生。而活化后的星状细胞的凋亡反过来也可以终止纤维化的进程[6]。淋巴细胞增生（lymphoproliferation，Lpr）小鼠，因 Fas 转录表达异常而不能诱导凋亡，从而使淋巴细胞增殖失控。

对 Lpr 小鼠进行胆管结扎后，与野生型小鼠相比，Lpr 小鼠不仅表现出了肝细胞凋亡的抑制，同时也表现出炎症反应的减轻及星状细胞活化的减少，提示肝细胞凋亡与炎症和肝脏纤维化密切相关[7]。

细胞的凋亡分为外源性途径——死亡受体途径和内源性途径——线粒体途径（图 7-1）。

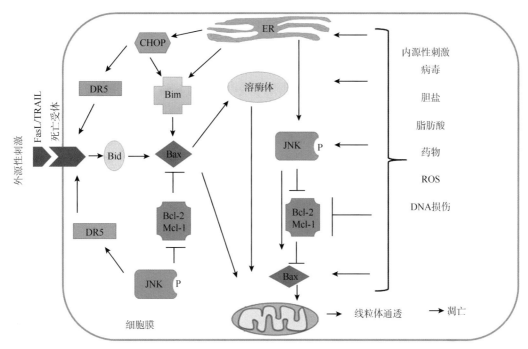

图 7-1　肝细胞外源性和内源性途径凋亡共有的信号通路模式图

外源性的凋亡刺激，如 Fas 配体（FasL）和肿瘤坏死因子相关凋亡诱导配体（TRAIL），与其同源物受体结合后，导致受体寡聚化和细胞内信号转导。肿瘤坏死因子 α（TNF-α），未显示在图中，其激活不同的信号通路。外源性途径诱导的肝细胞凋亡受促凋亡蛋白（Bid、Bax、Bim）和抗凋亡 Bcl-2 家族蛋白（Bcl-2、Mcl-1）的调控。活化的 caspase-8 可以切割 Bid，进一步激活 Bax，导致溶酶体和线粒体的通透。该过程可被 Bcl-2 和 Mcl-1 抑制。内源性的凋亡刺激如病毒、胆盐、脂肪酸、活性氧（ROS）、DNA 损伤及药物等，启动内源性细胞凋亡机制。内质网（ER）应激上调 C/EBP 同源蛋白（CHOP）的转录，进一步上调 DR5 的转录和 Bim 表达。C-jun N 末端激酶（JNK）可以激活 Bax 并通过 Bcl-2 磷酸化使其失活。JNK 也可以增强 DR5 的转录表达。所有上述信号通路的活化最终导致线粒体通透和后续效应 caspase 的激活及细胞凋亡

二、细胞凋亡的死亡受体途径

死亡受体（death receptor，DR）参与的信号转导是凋亡的细胞外途径的基础。DR 是肿瘤坏死因子（tumor necrosis factor，TNF）/ 神经生长因子超家族成员。它们是 C 末端位于细胞内而 N 末端结构域位于细胞外的 I 型跨膜蛋白。这些受体的共同特点是在它们的胞内区都具有传递细胞死亡信号所必需的一段高度同源性的氨基酸序列，被命名为死亡域（death domain，DD）。DR 在与其同源配体结合后被激活。在肝损伤中发挥作用的受体配体对：TNF-α 及其受体肿瘤坏死因子受体 1（TNF-R1）；Fas（CD95/Apo-1） 和 Fas 配 体（Fas ligand，

FasL）；肿瘤坏死因子相关凋亡诱导配体（TNF-related apoptosis-inducing ligand，TRAIL）及其受体 TRAIL 受体 1（TRAIL-R1/DR4）和 TRAIL 受体 2（TRAIL-R2/DR5/KILLER/TRICK）。

（一）Fas 受体 - 配体途径介导的细胞凋亡

以 Fas/FasL 为代表的死亡受体信号途径是凋亡途径中研究最早、最为清晰的一种。Fas 可在肝脏各种细胞中表达，它的配体——FasL，在体内主要以膜结合形式存在，主要表达在活化的细胞毒性 T 淋巴细胞（CTL）表面。而这些活化的 CTL 在清除过量表达 Fas 的病毒感染或突变的肝细胞过程中发挥关键作用。在某些特定病理情况下，如酒精

性肝炎和肝豆状核变性，FasL 也可以在肝细胞上表达并诱导表达 Fas 的肝细胞死亡，放大组织损伤。在病理条件下，库普弗细胞在吞噬凋亡小体后也可表达 FasL 以加剧肝细胞凋亡和肝损伤，并促进肝脏炎症和纤维化。

FasL 通过与细胞表面的 Fas 结合后，启动 FasL 的寡聚化和基于 Fas 的胞内 DD 与 Fas 相关死亡结构域（Fas associated death domain，FADD）相互作用基础上的信号转导。FADD 作为一种接头蛋白，其 C 末端的 DD 与 Fas 的 DD 同源，其 N 末端称为死亡效应结构域（death effector domain，DED），负责传递凋亡信号，且与半胱天冬酶原（procaspase）-8/10 的 DED 同源，从而募集 procaspase-8。Fas-FasL-FADD-procaspase-8 形成的死亡诱导信号复合物（death inducing signaling complex，DISC），

最终导致 procaspase-8 发生自身裂解，从而成熟为有催化活性的形式，并直接激活下游效应因子 caspase-3 和 caspase-7，引起细胞凋亡。这种由于 caspase-8 的大量活化直接引起 caspase 级联反应而诱发细胞凋亡的细胞系称为 I 型细胞，如淋巴细胞。在 II 型细胞中，以肝细胞为典型，caspase-8 只有少量活化，少量有活性的 caspase-8 能够将促凋亡蛋白分子 Bid 切割为截短的 Bid（truncated Bid，tBid），随后 tBid 转位到线粒体中，通过激活促凋亡蛋白 Bax 和 Bak 导致线粒体膜通透性增加。线粒体通过释放促凋亡蛋白，包括第二线粒体衍生的半胱天冬酶激活剂/低等电点的凋亡抑制蛋白（inhibitor of apoptosis，IAP）直接结合蛋白（Smac/DIABLO），其可抑制 X 连锁凋亡抑制蛋白（XIAP）的作用，进而释放活性 caspase-3 引发凋亡[5]（图 7-2）。

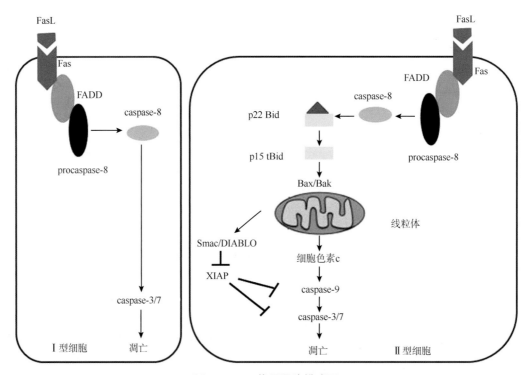

图 7-2　Fas 信号通路模式图

Fas 系统在肝脏病理生理的作用：许多肝病与 Fas 凋亡途径有关。在胆汁淤积性肝病中，积聚在肝细胞内的高浓度胆汁酸通过 Fas 介导的、不依赖于 FasL 的方式诱导肝细胞凋亡。细胞内胆汁酸浓度的升高可诱导 Fas 蛋白从细胞质和高尔基复合体上转位至胞膜上，而胞膜表面增加的 Fas 抗原可以促进其寡聚化并启动凋亡信号。

乙型病毒性肝炎和丙型病毒性肝炎的特点之一

是肝细胞凋亡的增加。这种肝细胞凋亡可以由嗜肝病毒的直接作用引起，也可以由宿主对病毒抗原的免疫应答反应引起。尽管 Fas 介导的细胞凋亡不是病毒性肝炎中唯一被激活的凋亡途径，但其在 CTL 清除被感染细胞方面起到了至关重要的作用，因为在乙型肝炎病毒（HBV）和丙型肝炎病毒（HCV）感染的患者肝脏中出现 FasL 阳性浸润的单核细胞区域，与此对应，慢性乙型肝炎和丙型

肝炎患者肝细胞 Fas 蛋白表达增加。

Fas 介导的细胞凋亡在酒精性肝炎患者的肝脏中也呈增高趋势，与健康肝脏相比，这些酒精性肝炎患者肝脏中 Fas 和 FasL 的表达都升高，使得肝细胞对 Fas 介导的由 CTL 和自分泌和/或旁分泌机制引起的细胞凋亡更敏感。此外，Fas 蛋白的表达和肝细胞凋亡在非酒精性脂肪性肝炎（NASH）患者肝脏中升高，并且与正常肝脏相比，脂肪肝对 Fas 敏感性增加，提示 Fas 介导的细胞死亡是 NASH 的重要特征。实际上，Fas 凋亡的减少同样与肝病相关。Fas 表达的下调或 Fas 死亡结构域中的失活性突变在包括肝细胞癌在内的肿瘤中非常常见，并与对 Fas 介导的细胞凋亡的抗性增加和不良预后相关[8]。

（二）TRAIL 及其受体介导的细胞凋亡

TRAIL——TNF 相关的细胞凋亡诱导配体，其受体为死亡受体 4（DR4，TRAIL-R1）和死亡受体 5（DR5，TRAIL-R2）。虽然 DR4 和 DR5 在肝脏中的表达水平相差无几，但在生理条件下，TRAIL 对 DR5 的结合力更强，因此 DR5 通常在 TRAIL 介导的细胞凋亡中发挥着更重要的作用。另外，TRAIL 还可以与两个"诱饵"受体相结合，即 TRAIL-R3（DcR1 或 TRID 或 LIT）和 TRAIL-R4（DcR2/TRUNDD）。之所以称它们为诱饵受体，是因为 TRAIL-R3 缺少胞内死亡结构域，而 TRAIL-R4 有截短的胞内死亡结构域。TRAIL-R3、TRAIL-R4 可竞争性结合 TRAIL，从而在 DR4、DR5 介导的凋亡中起到一定的调控作用。TRAIL 作为 II 型跨膜蛋白，主要表达在 NK 细胞、NKT 细胞和巨噬细胞等免疫细胞表面。尽管正常的肝细胞高表达 TRAIL 及其受体，但其对 TRAIL 介导的细胞死亡具有抗性。TRAIL 诱导的凋亡主要为维持 T 细胞稳态，以及消除肿瘤和病毒感染发生转化的细胞。TRAIL 仅在发生恶性转化的细胞中发挥作用的机制目前尚未完全阐明。

TRAIL 与 DR4 或 DR5 结合后导致受体三聚化并组成死亡诱导信号复合物（DISC），从而激活 caspase-8。caspase-8 激活可直接激活 caspase-3、caspase-6、caspase-7 启动凋亡，或通过激活 Bid 与线粒体连接而发挥诱导凋亡作用[4]。

TRAIL 在肝脏病理中的作用：TRAIL 介导的细胞凋亡参与了病毒性肝炎的发病机制。尽管正常肝细胞对 TRAIL 诱导的细胞凋亡具有抗性，但在病理状态下，如脂肪变性和病毒感染时，肝细胞对 TRAIL 诱导的凋亡敏感。在脂肪肝或 HCV 感染者的肝脏，TRAIL 受体的表达增加和促凋亡蛋白的上调伴随着肝脏对 TRAIL 介导的凋亡的敏感性增强。

体内外研究显示，TRAIL 通过 DR5 诱导细胞凋亡也在胆汁淤积性肝损伤中发挥作用。在胆管结扎后小鼠肝脏中 DR5 表达增加，而 TRAIL 缺陷小鼠胆管结扎后胆汁淤积性肝损伤减轻。在原发性硬化性胆管炎和原发性胆汁性胆管炎患者肝脏胆管细胞中，TRAIL 表达和凋亡显著增强，提示 TRAIL/DR5 介导的细胞凋亡可能在慢性胆汁淤积性疾病，尤其是原发性硬化性胆管炎的发病过程中发挥重要作用[8]。

（三）TNFR1 信号转导途径介导的细胞凋亡

TNF-α 是一种多效性细胞因子，主要由感染和炎症反应时的巨噬细胞、单核细胞和 T 细胞产生，也可由包括肝细胞在内的其他类型的细胞产生。TNF-α 以跨膜 TNF-α（mTNF-α）和可溶性 TNF-α（sTNF-α）两种生物活性形式存在，分别可以与同源受体 TNF-R1 和 TNF-R2 结合。但是，由于 TNR-R2 缺乏功能性死亡结构域，因而只有 TNF-R1 参与凋亡信号的转导。

与 Fas 激活诱发的肝细胞凋亡不同，TNF 受体活化后影响多种细胞反应，除细胞死亡外，还包括存活、炎症和增殖。传统认为 TNFR 接受刺激后会出现两种情况：一种情况是可与 FADD 结合，进而通过 caspase-8、Bid 等途径诱发凋亡；另外一种情况是激活 NF-κB 和 JNK。新近研究发现，TNF-α 还可以诱导细胞的第三种命运——程序性坏死。

许多与凋亡相关的蛋白都受到 NF-κB 和 JNK 的调控。JNK 可以激活促凋亡蛋白 Bax 并灭活抗凋亡蛋白 Bcl-2 进而诱导凋亡。细胞型 Fas 相关死亡域样蛋白介素 -1β 转换酶抑制蛋白（c-FLIP）是一种细胞凋亡外源性途径的重要调节因子，其与 procaspase-8 具有一定的序列同源性，因此可以通过竞争性阻断 FADD 与 procaspase-8 的结合进而抑制 procaspase-8 的激活。而在 TNFR1 信号转导途径介导的细胞凋亡过程中，NF-κB 可以上调 c-FLIP 的表达进而抑制细胞凋亡。此外，NF-κB 还可以

上调抗凋亡蛋白 Bcl-2 的表达，并抑制 JNK 的活化。因此，TNF 介导的细胞死亡需要抑制 NF-κB

或其靶基因，并且可以被 JNK 抑制剂所阻断[9, 10]（图 7-3）。

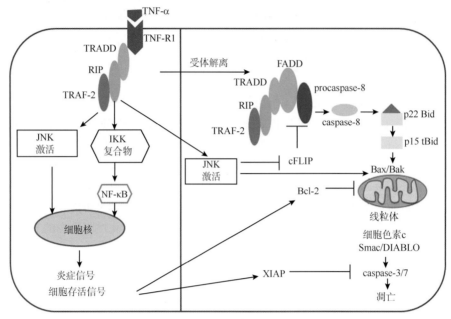

图 7-3   肿瘤坏死因子 α 信号通路模式图

TNF-α 在肝脏病理中的作用：TNF-α 诱导的肝细胞凋亡涉及各种肝脏疾病，包括病毒性肝炎、酒精性肝炎、缺血再灌注（IR）损伤和急性肝衰竭。在慢性和急性肝损伤中，凋亡主要是由于免疫系统的过度激活和炎症细胞产物所导致。TNF-α 即为肝脏对毒性物质（如四氯化碳、半乳糖胺和酒精等）的反应产物。长期饮酒导致肝脏中 NKT 细胞数量增加，促进 Fas 途径和 TNF-R1 途径引发的肝细胞凋亡。尽管有证据表明，在酒精性肝炎患者中肝细胞凋亡有所增加，但 TNF-R1 的表达并没有增加。在 IR 损伤时，活化的库普弗细胞释放大量的 TNF-α 和趋化因子以募集炎症细胞。尽管 TNF-α 参与 IR 损伤，但损伤可能不是由于 TNF-α 对细胞的直接毒性作用引起，而是炎症细胞募集和活化的结果。此外，在 HBV 感染过程中，浸润的 CTL 分泌 TNF-α 及其他细胞因子，可促进病毒感染细胞的凋亡[8]。

三、细胞凋亡的线粒体途径

线粒体是一种存在于大多数细胞中的由两层膜包被的细胞器，是细胞中制造能量的结构，也是细胞进行有氧呼吸的主要场所。线粒体由外至内可划分为线粒体外膜、线粒体膜间隙、线粒体

内膜和线粒体基质四个功能区。正常情况下，在线粒体膜间隙中包含一些促凋亡蛋白，如细胞色素 c、Smac/DIABLO、HtrA2/Omi、细胞凋亡诱导因子（apoptosis-inducing factor，AIF）和核酸内切酶 G 等，线粒体外膜对这些促凋亡蛋白具有不可渗透性，因此将促凋亡信号与细胞基质隔离。在病毒、胆盐、脂肪酸、活性氧（reactive oxygen species，ROS）、DNA 损伤及药物等刺激下，位于细胞质中的 Bax 被激活，从细胞质易位到线粒体上，与激活的位于线粒体外膜上的 Bak 相结合，形成寡聚体并引起线粒体外膜的通透性改变，最终导致膜间隙中细胞色素 c 等促凋亡蛋白的释放。细胞色素 c 从线粒体释放后与凋亡蛋白酶激活因子 1（apoptotic protease activating factor 1，Apaf-1）和三磷酸腺苷（ATP）结合，并活化 procaspase-9，进而激活 caspase-3 和 caspase-7，引发级联反应，从而诱发细胞凋亡[11]。

四、重要的凋亡调控因子

1. Bcl-2 家族蛋白 B 细胞淋巴瘤 -2（B-cell lymphoma-2，Bcl-2）是细胞凋亡研究中最受重视的蛋白之一。Bcl-2 家族蛋白的一个显著特征是具有 Bcl-2 同源结构域（Bcl-2 homology domain，

BH），主要体现在 4 个保守的区域，即 BH1、BH2、BH3、BH4 结构域。根据其在细胞凋亡调控中的不同作用，Bcl-2 蛋白家族主要分为两大类：一类是抗凋亡蛋白，主要包括 Bcl-2、Bcl-xL、Bcl-w、Mcl-1、A1 和 Boo 等，它们共享所有 4 个BH 域；另一类是促凋亡蛋白，又分为 BH123 蛋白和 BH3-only 蛋白两个亚家族。Bax 和 Bak 是促凋亡蛋白中重要的 BH123 蛋白，它们对于线粒体通透性发挥至关重要的作用。多数的促凋亡蛋白为 BH3-only 蛋白，主要包括 Bad、Bim、Puma、Noxa、Bid、Bik、Hrk 和 Bmf。除 Bax 和 Bak 在线粒体膜通透性改变中公认的作用外，它们也可结合于其他细胞器上，如内质网和核膜。而 BH3-only 蛋白则有着多种多样的亚细胞定位，这为它们接受各种特定的凋亡信号提供了可能。如 JNK 可以激活 Bim，DNA 损伤导致 p53 依赖的 Noxa 和 Puma 的表达。

内源性凋亡刺激信号对 Bax 和 Bak 的激活可能通过几种不同的机制发生。一些 BH3-only 蛋白是 Bax 和 Bak 的直接激活剂，如 tBid、Bim 和 Puma。一些其他 BH3-only 蛋白可以通过加速 Bax 和 Bak 的释放，起到间接激活 Bax 和 Bak 的作用。它们通过取代与 Bax 和 Bak 相结合的 Bcl-2 抗凋亡蛋白，以消除 Bcl-2 对促凋亡蛋白的抑制作用，进而实现 Bax 和 Bak 对线粒体膜通透性改变的作用。其他 BH3-only 蛋白可以直接中和 Bcl-2 抗凋亡蛋白，但是在这种情况下，如果没有 Bax 和 Bak 的激活，仍不足以触发细胞死亡[5]。

2. p53 蛋白　p53 是内源性凋亡途径的另一个重要调节因子，也是决定细胞命运的核心组成部分，它可决定细胞应该启动 DNA 损伤修复还是通过细胞凋亡而死亡。当原癌基因激活，DNA 损伤和衰老时，p53 被激活，其通过在转录水平对特定靶基因如 Bax 的调节诱导细胞凋亡。以往的观念认为 p53 作为核转录因子，主要在细胞核中起作用，通过控制特定基因的表达，在细胞周期、DNA 修复和细胞凋亡等重要过程中发挥关键作用。而最新的研究表明，p53 其实也存在于细胞质中，细胞质中的 p53 能够结合并激活蛋白 Bax，启动细胞凋亡通路[7]。当细胞损伤轻微时，p53 通过诱导 p21 等蛋白的表达使细胞周期停滞，允许细胞修复。因此，p53 发挥着"基因组守护者"的作用，防止肝细胞的恶性转化[12]。

五、溶酶体与细胞凋亡

溶酶体是真核细胞中单层膜包被的囊状细胞器，其内含有大量在酸性条件下发挥作用的水解酶，以降解内吞的生物大分子或者衰老的细胞器，后一种过程被称为自噬。组织蛋白酶是溶酶体中含量最丰富的一大类蛋白酶，一般认为该酶是溶酶体参与细胞凋亡启动与执行的关键蛋白酶。一般认为高强度的细胞应激会导致大量溶酶体的崩解，伴随溶酶体内所有内容物的释放最终导致细胞坏死性死亡，而低强度的细胞应激会通过促凋亡蛋白 Bax 导致的选择性溶酶体内容物的释放而引发细胞凋亡。在肝细胞中，溶酶体通透性增高导致的选择性组织蛋白酶释放发生在线粒体变化（如细胞色素 c 的释放，线粒体膜电位的丧失）的时序上游。已知组织蛋白酶 B、D 和 C 参与细胞凋亡。在肝细胞凋亡时溶酶体的参与并不是一个普遍现象，溶酶体参与的凋亡仅见于某些特定的刺激。溶酶体参与的凋亡可见于 Fas、TNF-α、胆盐、游离脂肪酸、神经酰胺、光损伤和活性氧等刺激[5]。

六、内质网与细胞凋亡

内质网是细胞内重要的膜性细胞器，具有非常重要的生理功能，不仅是合成的蛋白质折叠和运输及细胞内 Ca^{2+} 储存的主要场所，同时也是胆固醇、类固醇及许多脂质合成的场所。当蛋白糖基化抑制、二硫键生成障碍、钙稳态失衡、氧化应激、紫外线照射及某些药物作用等造成未折叠或折叠异常蛋白在内质网内大量堆积时，都会损伤内质网的正常生理功能，称为内质网应激（endoplasmic reticulum stress，ERS）。细胞通过启动未折叠蛋白反应（unfolded protein response，UPR），一系列内质网应激特异性的反应被激活以最大限度地减少错误折叠蛋白的积累。主要表现在：内质网相关的蛋白质降解（ER-associated degradation of protein，ERAD）加速去除有缺陷的蛋白质，降低蛋白质合成速率，减轻内质网负担，上调内质网伴侣蛋白表达等机制，以恢复细胞内环境稳态。但如果应激刺激过于强烈、持久，内环境紊乱无法纠正，则相应凋亡机制被激活以诱导细胞发生凋亡。

UPR 由 3 个 ERS 感受因子介导，分别为肌醇依赖性激酶 1α（inositol requiring enzyme 1 alpha，IRE-1α），活化转录因子 6α（activating transcription factor 6 alpha，ATF-6α），以及 RNA 激活蛋白激酶样内质网激酶 [RNA activated protein kinase（PKR）-like ER kinase，PERK]。上述因子在非应激状态下均与内质网内伴侣蛋白 Bip/GRP78（immunoglobin heavy chain binding protein/glucose-regulated protein 78）结合。Bip 是内质网内表达最多的伴侣蛋白，属于热休克蛋白家族，其 C 末端可与蛋白折叠中间产物的疏水区域结合，N 末端具有 ATP 酶活性，通过水解 ATP 的耗能过程防止蛋白质聚集并促进其折叠以获得正确的空间构象。当内质网内未折叠或错误折叠的蛋白积聚时，Bip 则与 PERK、ATF-6α 和 IRE-1α 等解离，而优先与未折叠或错误折叠的蛋白结合。解离后的 PERK、ATF-6α 和 IRE-1α 被活化并启动 UPR，减少未折叠或错误折叠的蛋白在内质网内的积累，恢复内质网的正常功能，是一个促生存响应。严重或长时间的 ERS 损伤了 ER 的功能时，这 3 个信号通路同样能够启动由 ERS 所介导的凋亡信号通路，诱导细胞凋亡。

活化后的 IRE-1α 作为蛋白激酶和核糖核酸内切酶发挥作用。将转录因子 X-box binding protein 1（XBP1）切割成剪接的 XBP1（sXBP1），进而激活许多参与 UPR 和 ERAD 的基因。IRE-1α 也可以与 TNF 受体相关蛋白 2（TNF receptor-associated factor 2，TRAF2）结合导致 JNK 激活，因此可以与 Bax 和 Bak 相互作用影响细胞凋亡。PERK 是一种蛋白激酶，其通过自磷酸化被激活。活化的 PERK 能特异性地磷酸化真核启动因子 2α（eukaryotic initiation factor 2 alpha，eIF2α）。磷酸化的 eIF2α 失去启动蛋白翻译的能力，使蛋白翻译水平下降，下调胞内蛋白合成的整体水平。eIF2α 的磷酸化也可以上调活化转录因子 4（activating transcription factor 4，ATF4）的表达，进而通过 ATF4 上调 CHOP 的表达。CHOP（C/EBP-homologous protein）也被称为生长停滞和 DNA 损伤诱导基因 153（GADD153），属于 C/EBP 转录因子家族成员。在正常情况下，CHOP 主要存在于细胞质中，含量很低。在细胞处于应激状态下，CHOP 的表达量大大增加并聚集在细胞核内，过量表达的 CHOP 能促进细胞凋亡。PERK、ATF-6α 和 IRE-1α 都能诱导 CHOP 转录，其中 PERK-eIF2α-ATF4 是 CHOP 蛋白表达的主要途径。在内质网应激时，Bip 与 ATF6 分离，随后 ATF6 经切割活化后转移到核内作为转录因子与内质网应激元件结合，激活伴侣蛋白、折叠酶和 CHOP 的转录，同时活化的 ATF6 也能激活 *XBP1* 基因的转录。持续或严重的内质网应激可以激活凋亡途径，以去除受损伤的细胞[5]。此外，内质网钙的释放也参与了多种凋亡诱导基因的表达和活化，从而诱导凋亡发生。

总之，细胞凋亡是一个非常复杂的过程。迄今为止，尽管在细胞凋亡方面的研究取得了一定进展，但是对细胞凋亡的调控及精确的分子机制尚待进一步阐明。

第 2 节　其他类型死亡

长期以来，细胞凋亡被认为是唯一受细胞内信号分子严格调控的细胞死亡方式，而坏死被视为无序的不受调控的被动细胞死亡。此后越来越多的证据表明，某些类型的细胞坏死也可受信号调控，并将这些坏死重新定义为分子调控的细胞坏死。调控的细胞坏死包括以下几种形式：程序性坏死（necroptosis）、多聚 ADP 核糖聚合酶 -1 依赖的细胞死亡（parthanatos）、铁死亡（ferroptosis）、线粒体通透性转换依赖的坏死、细胞焦亡（pyroptosis）和焦坏死（pyronecrosis），以及与中性粒细胞胞外诱捕网相关的细胞死亡[13]。本节将重点介绍细胞坏死和程序性坏死。

一、细 胞 坏 死

1. 细胞坏死概述　细胞坏死（necrosis）一词来源于希腊词汇中用以描述尸体的"necros"，其特征为线粒体功能障碍、ATP 耗竭导致的线粒体和其他细胞器肿胀、细胞器内含物的释放、细胞肿胀、细胞膜泡的形成伴随最终的细胞内容物释放，进而引发炎症反应。整个过程为被动的病理性死亡。如细胞凋亡一样，线粒体功能障碍在细胞坏死中发挥重要的作用。以下情况会发生典型的细胞坏死：①缺血或缺氧性细胞损伤时发生的 ATP 耗竭；②缺血再灌注组织内发生的过度的活性氧生成；③对乙酰氨基酚等毒性作用；④急性肝衰竭时的严重组织损伤；⑤各种实验条件下细胞内钙离子的持续增加。毒性刺激引起的不同细胞死亡模式是剂量依赖性的：低浓度刺激可能诱导凋亡而高浓度刺激更可能诱导坏死。因此，上述列出的诸多刺激可以依据其刺激强度的不同诱导不同的细胞死亡模式[8]。

2. 线粒体通透性转换（mitochondrial permeability transition，MPT）　线粒体功能障碍是细胞坏死最主要的特征，主要表现在线粒体内膜和外膜通透性的改变，即线粒体通透性转换。这与凋亡过程中仅线粒体外膜发生的选择性通透性改变截然不同。因线粒体内膜通透性的改变导致的线粒体膜电位梯度和pH梯度的破坏，最终导致氧化磷酸化过程的抑制。在氧化磷酸化受到抑制的情况下，细胞ATP生成减少，离子泵功能下降，最终导致细胞肿胀。线粒体发生膜通透性转换的具体机制尚未完全阐明。线粒体通透性转换孔（mitochondrial permeability transition pore，MPTP）又称线粒体巨型通道，是横跨线粒体内外膜之间的非选择性高导电性通道，由多种蛋白复合物组成。作为线粒体上的一个特殊孔道，MPTP开放导致的线粒体膜通透性转换被认为是线粒体导致细胞死亡的众多途径中关键的一个。研究表明，MPTP的组成主要包括位于线粒体内膜的腺嘌呤核苷酸转位酶（adenine nucleotide translocator，ANT）、位于线粒体外膜的电压依赖性阴离子通道（voltage-dependent anion channel，VDAC）和位于线粒体基质的环孢素结合蛋白D（cyclophilin D，CypD）。虽然线粒体功能障碍的分子机制在细胞凋亡和坏死中截然不同，但是其确在细胞凋亡和坏死过程中发挥关键作用[5]。

二、细胞程序性坏死

1. 程序性坏死概述　由Degterev等[14]于2005年首次报道，常被译作程序性坏死或者坏死性凋亡。它是一种受信号分子调控、有序的坏死，既保留了凋亡的一些特征，即具有独特的信号通路，又具有细胞肿胀、线粒体功能障碍、质膜通透作用和胞质内容物释放到细胞外等细胞坏死的形态特征，其信号传递过程可被特异性抑制剂所抑制。

虽然多种受体和配体能诱导程序性坏死的发生，但目前研究得最为透彻的是TNFR1/TNF-α信号转导通路。概括来说，程序性坏死是主要由受体相互作用蛋白激酶-3（receptor interacting protein kinase-3，RIPK3）及其底物混合系列激酶样结构域（mixed lineage kinase domain-like，MLKL）介导，以RIPK1和RIPK3形成复合物为始动信号的细胞死亡过程[15]。RIPK1与RIPK3均包含一个称为RIP同源结合基序（RIP homotypic interaction motif，RHIM）的结构域，两者通过RHIM相互作用。RHIM依赖的寡聚化和RIPK3的分子内自磷酸化导致MLKL的募集和磷酸化，同时MLKL寡聚物转移至细胞器膜和质膜上，形成通透性孔道，直接破坏膜的完整性。

2. 程序性坏死机制　已经证实，RIPK1是调控细胞生存或者死亡的关键性分子。RIPK1的存在与否及是否经过泛素化和磷酸化的修饰都直接影响细胞的命运。在TNF-α与TNFR1结合后诱导的信号通路中，RIPK1主要以动态形式出现在4种复合物中（复合物Ⅰ、Ⅱa、Ⅱb和坏死小体）。在大多数细胞中，TNF-α/TNFR1刺激不具有细胞毒性，可通过形成膜相关蛋白复合物Ⅰ诱导促炎和细胞生存信号。复合物Ⅰ的主要组成成分为TNFR1、TNFR1相关死亡结构域蛋白（TNFR1-associated death domain protein，TRADD）、RIPK1、TNFR2、凋亡蛋白细胞抑制物（cellular inhibitor of apoptosis protein，cIAP）1和cIAP2等。该复合物有利于促炎信号的传递并通过NF-κB和丝裂原活化蛋白激酶（MAPK）的激活阻止细胞死亡。复合物Ⅰ的不稳定导致了胞质复合物Ⅱa的形成，即RIP1去泛素化后脱离复合物Ⅰ，在胞质内与TRADD、FADD、caspase-8形成复合物Ⅱa，最终诱导凋亡。而在IAP抑制剂等存在的情况下，在胞质中会形成由RIPK1、RIPK3、FADD和caspase-8形成的复合物Ⅱb，诱导RIPK1激酶活性依赖的凋亡。当RIPK3和MLKL的表达水平足够高且caspase-8的活性降低或者被抑制时，复合物Ⅱb即可能转化成由RIPK1、RIPK3和MLKL组成的坏死小体（necrosome），最终诱导细胞坏死[13]。

necrostatin-1是一种RIPK1激酶的变构抑制剂，能阻断死亡受体介导的程序性坏死。尽管RIPK1防止细胞死亡的确切机制仍有待阐明，但是已有研究证实，RIPK1的激酶活性并非MAPK通路和NF-κB通路信号转导所必需，但在介导细胞凋亡和程序性坏死过程中发挥重要作用。

3. 决定凋亡或者程序性坏死的调节因子　尽管近年来在程序性坏死通路的研究中取得了一定的进展，但是对决定细胞凋亡或者程序性坏死的精确的分子调控机制仍知之甚少。在程序性坏死的正向调控方面，有些研究认为RIPK3和MLKL的表达水平与发生程序性坏死的敏感性相关。但是这些研究存在的缺陷是将正常组织与炎症组织中 RIPK3 和 MLKL 的表达水平进行比较，因此未能阐明 RIPK3 和 / 或 MLKL 的高水平表达是诱发炎症的原因还是炎症继发的结果。另有研究表明，RIPK3 的催化活性是决定细胞发生凋亡抑或程序性坏死的决定因素，而随后的研究显示 RIPK3 的构象变化才是决定细胞发生凋亡或坏死的关键因素。因此，RIPK3 在细胞凋亡 / 程序性坏死中的确切作用机制尚待进一步阐明。在负性调控方面，caspase-8 是防止发生程序性坏死最重要的调控因子。如前所述，如果 caspase-8 的活性降低或者被抑制时，诱导细胞凋亡的复合物Ⅱb 即可能转化成坏死小体，最终诱导细胞程序性坏死[13]。

TNFR1 并不是引起程序性坏死的唯一受体分子，其他死亡受体，包括 CD95、TNFR2 及 TRAIL1 和 TRAIL2 等也可诱导程序性坏死。此外，程序性细胞坏死也可由病原识别受体家族启动，它们可识别包括病毒和细菌的核酸、脂蛋白、脂多糖、肽葡聚糖等，一般可参与炎性细胞因子应答。

（丛 敏）

参考文献

[1] Sanyal AJ，Boyer TD，Lindor KD，et al. Zakim and Boyer's Hepatology：A Textbook of Liver Disease. 7th ed. Amsterdam：Elsevier；2018：77-83.

[2] Kerr JF，Wyllie AH，Currie AR. Apoptosis：a basic biological phenomenon with wide-ranging implications in tissue kinetics. Br J Cancer 1972；26：239-57.

[3] Hacker G. The morphology of apoptosis. Cell Tissue Res 2000；301：5-17.

[4] Li J，Yuan J. Caspases in apoptosis and beyond. Oncogene 2008；27：6194-206.

[5] Monga S. Molecular Pathology of Liver Diseases. Boston：Springer；2010：134-9.

[6] Anan A，Baskin-Bey ES，Bronk SF，et al. Proteasome inhibition induces hepatic stellate cell apoptosis. Hepatology 2006；43：335-44.

[7] Canbay A，Higuchi H，Bronk SF，et al. Fas enhances fibrogenesis in the bile duct ligated mouse：a link between apoptosis and fibrosis. Gastroenterology 2002；123：1323-30.

[8] Malhi H，Guicciardi ME，Gores GJ. Hepatocyte death：a clear and present danger. Physiol Rev 2010；90：1165-94.

[9] Tang G，Minemoto Y，Dibling B，et al. Inhibition of JNK activation through NF-kappa B target genes. Nature 2001；414：313-7.

[10] Karin M，Lin A. NF-kappa B at the crossroads of life and death. Nat Immunol 2002；3：221-7.

[11] Salido GM，Rosado JA. Apoptosis：Involvement of Oxidative Stress and Intracellular Ca^{2+} Homeostasi. Dordrecht：Springer；2009：73-91.

[12] Follis AV，Llambi F，Merritt P，et al. Pin1-induced proline isomerization in cytosolic p53 mediates BAX activation and apoptosis. Mol Cell 2015；59：677-84.

[13] Pasparakis M，Vandenabeele P. Necroptosis and its role in inflammation. Nature 2015；517：311-20.

[14] Degterev A，Huang Z，Boyce M，et al. Chemical inhibitor of nonapoptotic cell death with therapeutic potential for ischemic brain injury. Nat Chem Biol 2005；1：112-9.

[15] Linkermann A，Green DR. Necroptosis. N Engl J Med 2014；370：455-65.

第8章 肝细胞的自噬

细胞自噬（autophagy）是生物界一种普遍存在的基本生命科学现象和过程。20世纪60年代，随着肝脏中溶酶体的发现及成功分离，细胞自噬的现象首次被揭示。早期的自噬研究主要依赖于电子显微镜技术，研究进展缓慢。到了20世纪90年代，随着分子生物学技术的飞速发展，一系列自噬相关基因被发现，极大地促进了细胞自噬研究的进展。越来越多的研究结果显示，细胞自噬在肝脏稳态的维持及多种肝脏疾病的发生过程中发挥着重要的作用。

第1节 细胞自噬概述

一、细胞自噬的定义

细胞自噬即细胞的自我吞噬，是将细胞中的成分如糖原、脂滴、长寿命蛋白质、细胞器及病原体等通过溶酶体途径降解的过程。通过细胞自噬过程，一方面可以有效地清除错误折叠的蛋白质、受损的细胞器及入侵的病原体等；另一方面，通过自噬降解的大分子物质能够产生可以循环利用的氨基酸、游离脂肪酸和部分碳水化合物，当细胞缺少营养时，它们可以重新合成新的细胞内成分或进一步氧化产生三磷酸腺苷。因此，自噬是细胞生长、存活及自我平衡的重要途径[1]。

二、细胞自噬的分类

根据降解成分运送至溶酶体的方式，细胞自噬可分为三种形式：巨自噬（macroautophagy）、微自噬（microautophagy）和分子伴侣介导的自噬（chaperone-mediated autophagy，CMA）（图8-1）[1]。其中，巨自噬是传统意义上的细胞自噬，也是研究得最广泛的自噬类型。如果没有特别说明，文中所指的自噬均为巨自噬。巨自噬中，非溶酶体来源的膜结构将胞质内的可溶性物质和细胞器包绕形成有

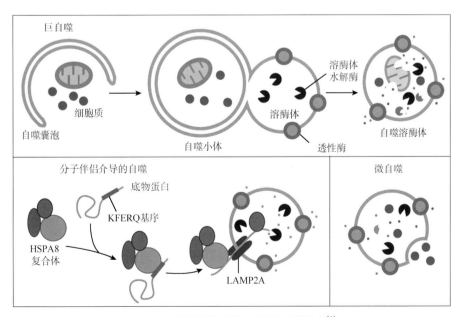

图 8-1 哺乳动物细胞自噬的三种形式[1]

核的囊泡结构，囊泡结构不断延伸扩展形成自噬囊泡（phagophore），自噬囊泡最终形成膜结构完整的自噬小体（autophagosome），自噬小体的形成是巨自噬区别于其他两种自噬之处；接下来自噬小体与溶酶体融合形成自噬溶酶体（autolysosome），将胞质内成分隔离；胞质内的成分连同自噬小体的膜结构在溶酶体内降解，降解产生的生物大分子及能量进入细胞的正常代谢过程，重新发挥生物学作用。微自噬在哺乳动物中最早发现于肝脏，其主要过程是溶酶体膜内陷，包裹待降解的成分并在溶酶体内形成小泡，最终发生降解；目前肝细胞微自噬的分子机制仍不清楚。分子伴侣介导的自噬 CMA 仅发生在哺乳动物细胞中，是一种选择性的自噬过程；CMA 只选择性地降解胞质的可溶性蛋白，不能降解细胞器；在 CMA 过程中，胞质中的分子伴侣热休克同源蛋白（heat shock cognate protein 70，HSC70，又称 HSPA8）首先识别含有 KFERQ 基序的底物蛋白并与之结合；折叠形式的蛋白与 HSC70/HSPA8 复合物被运送至溶酶体，与溶酶体膜上的溶酶体相关膜蛋白 2A（lysosome-associated membrane protein type 2A，LAMP2A）结合；接下来，底物蛋白去折叠，溶酶体内的分子伴侣介导底物蛋白进行膜转位并进入溶酶体，随后被降解。

三、细胞自噬的分子生物学机制

细胞自噬具有进化高度保守性，其分子机制从酵母到哺乳动物均十分相似，其发生、发展受到多种自噬相关基因的调控[1, 2]。2003 年，以酵母的自噬基因为参考进行了统一命名，以 ATG（autophagy-related gene）代表自噬特异性基因及对应的蛋白。随着研究的深入，一些酵母中自噬相关基因的同源物在哺乳动物中被发现，并分离鉴定成功。细胞自噬过程也受到多种信号通路的调控，其中包括 Wnt 通路、STAT 通路、PI3K/Akt/mTOR 通路及 MAPK/JNK 通路等。

细胞在营养和能量缺乏、蛋白质累积及应激等状态下，自噬水平会迅速被诱导上调。哺乳动物的自噬启动过程主要是通过由 ULK1（ATG1 类似物）、视网膜母细胞瘤 RB1- 诱导卷曲蛋白（retinoblastoma 1-inducible coiled-coil 1，RB1CC1）及 ATG13 形成的复合物与雷帕霉素靶蛋白复合物 1（target of rapamycin complex 1，mTORC1）的相互作用实现的；在能量充足时，mTORC1 活化，通过磷酸化 ULK1 和 ATG13 抑制细胞自噬；在能量缺乏时，mTORC1 活性被抑制，去磷酸化的 ATG13 与 ULK1 形成复合物，并与 RB1CC1 相互作用，从而诱导自噬囊泡的成核和延伸。自噬囊泡的延伸阶段主要依赖于两个泛素化复合系统：ATG12 的结合过程与微管相关蛋白 1 轻链 3（microtubule-associated protein 1 light chain 3，LC3，ATG8 类似物）的修饰过程；ATG12 首先被 ATG7 活化，再通过 ATG10 被转运至 ATG5，与 ATG16 结合形成复合物，参与自噬囊泡的延伸；LC3 前体形成后，被 ATG4 加工成胞质可溶性的 LC3-Ⅰ，然后在 ATG7 和 ATG3 作用下与磷脂酰乙醇胺（phosphatidyl ethanolamine，PE）共价连接成脂溶性 LC3-Ⅱ-PE，并参与自噬囊泡膜的延伸；LC3-Ⅱ能够与新形成的膜结合，直到自噬溶酶体形成。在自噬小体的降解阶段，部分自噬相关蛋白也发挥了重要作用，ATG22 直接参与了一部分氨基酸的运输；同时 ATG12 与 ATG15 可能参与了自噬溶酶体的裂解；另外，ATG1 及 ATG13 还参与了溶酶体水解酶的运输。

第 2 节　肝细胞自噬的生理意义

在生理条件下，通过肝脏细胞自噬维持肝稳态对其功能的正常发挥至关重要。肝脏是人体最重要的代谢器官，肝脏内的稳态依赖于大分子物质生物合成和分解代谢间的平衡。而自从 de Duve 发现饥饿和胰高血糖素能引起自噬这一现象开始，细胞代谢就和肝细胞的自噬过程密切相关[3]。此外，通过肝脏细胞自噬，可以有效地清除生命过程中发生损伤的细胞器及错误折叠的蛋白等，防止这些失去生物学功能的细胞器及蛋白质在细胞中聚集，维持肝脏细胞的正常功能[4]。

一、自噬在维持肝细胞能量代谢中的作用

1. **蛋白质代谢**　早在 20 世纪 40 年代，人们就观察到溶酶体途径参与了蛋白质的代谢过程，随后的研究发现这一过程是通过细胞自噬实现的。在正常肝脏中，自噬过程维持在一个较低的水平，每小时肝脏中约有 1.5% 的蛋白质通过自噬途径降解；而在饥饿状态下自噬被广泛激活，每小时肝脏中约

有 4.5% 的蛋白质通过自噬途径降解。啮齿类动物饥饿 48h 后，肝脏中高达 40% 的蛋白质通过自噬途径降解。研究发现，在处于饥饿状态的前 4～6h，肝细胞中的巨自噬过程被激活，此时自噬小体中主要的内容物是蛋白质。由自噬过程降解蛋白质所产生的氨基酸可进入三羧酸循环，用于三磷酸腺苷的产生或糖异生过程。在肝脏自噬基因缺陷型小鼠中，由于饥饿诱导的蛋白质水解不能发生，从而导致新生小鼠能量代谢失衡。在饥饿 8h 后，肝脏中通过巨自噬途径降解的蛋白质减少，CMA 过程逐渐被激活，该过程在营养剥夺 24h 时达到最佳状态并可持续激活 3 天，此时 CMA 途径产生的氨基酸成为内源性氨基酸的重要来源。2014 年，Schneider 等 [5] 在缺失 CMA 模型的研究中发现，在饥饿期间若不能激活 CMA 途径，会导致肝脏代谢的能量失衡。

2. 脂代谢　肝细胞是中性脂肪储存的主要场所，甘油三酯和胆固醇酯以脂滴的形式存在于肝细胞中。近年来，研究发现脂质除了在胞质中被脂肪酶降解外，还可以通过自噬途径被溶酶体中的酸性脂肪酶所降解。在饥饿 8h 的肝细胞中，巨自噬过程一直处于激活状态，但是与饥饿 4～6h 不同，此时从自噬小体中分离出的主要物质是脂质。脂质存在于自噬小体内并被运送至溶酶体，通过选择性的方式被溶酶体内的水解酶分解，这种类型的自噬被称为脂自噬（lipophagy）。肝细胞可将脂自噬产生的游离脂肪酸通过 β- 氧化分解代谢产生能量和酮体。脂自噬能够阻止肝脏中的脂肪大量积累，从而减轻由日常膳食引起的脂肪负荷。体内体外研究也证实，在阻断自噬途径后，肝细胞中甘油三酯及脂滴的含量显著增加，肝细胞的体积也明显增大。

3. 糖代谢　除了胰高血糖素介导的糖原分解，糖原还可以通过巨自噬或微自噬的方式被运送至溶酶体，被溶酶体中的酸性 α- 葡萄糖苷酶降解成葡萄糖，这种类型的自噬被称为糖自噬（glycophagy）。含有淀粉结合域的蛋白质 1（starch-binding domain-containing protein 1，STBD1）在糖原储存组织（如肝脏和肌肉）中高表达，STBD1 定位于细胞核周围，并与糖原、晚期内体和溶酶体的标志物溶酶体相关膜糖蛋白 1（lysosome-associated membrane glycoprotein 1，LAMP1）及 γ- 氨基丁酸受体相关蛋白类似物 1（γ-aminobutyric acid receptor

associated protein like 1，GABARAPL1，LC3 的同源类似物）共定位。STBD1 可以通过 C 末端的碳水化合物结合组件 20（carbohydrate-binding module 20，CBM20）与糖原结合，而结合了糖原的 STBD1 再与 GABARAPL1 结合，将糖原运送至自噬小体。如果将 STBD1 的 CBM20 结构域突变，可导致糖原在细胞中大量聚集。另有研究发现，STBD1 优先结合分支较少的异常糖原，提示 STBD1 可通过选择性清除异常糖原维持细胞的正常功能。

4. 肝细胞线粒体的更新　线粒体是细胞内三磷酸腺苷的主要来源，肝细胞能量平衡的维持与线粒体功能密切相关。在健康肝脏中，即使细胞增殖并不活跃，线粒体也会不断进行更新，其半衰期为 10～25 天；在受到活性氧损伤时，线粒体向胞质内释放细胞色素 c 等凋亡相关蛋白，从而诱导细胞进入凋亡途径。此时，细胞可以通过自噬机制选择性地清除受损伤或不需要的线粒体，这一过程又被称为线粒体自噬（mitophagy）。线粒体自噬可以确保细胞内线粒体功能的稳定，阻止应激环境中细胞死亡途径的激活从而减少细胞损伤。不同物种中线粒体自噬的机制不尽相同，其中，研究得最为深入的是哺乳动物中 E3 泛素蛋白连接酶 parkin 介导的线粒体自噬。当线粒体膜去极化时，丝氨酸 / 苏氨酸蛋白激酶 PINK1 在线粒体膜表面聚集，募集泛素蛋白连接酶 parkin，导致线粒体外膜上大量蛋白质被泛素化；自噬相关蛋白可识别泛素化的蛋白并介导自噬过程的发生。如果用泛素羧基末端水解酶 30 使蛋白质去泛素化，则线粒体自噬过程受到抑制。

5. 肝细胞酶的降解　自噬除了能够直接分解储存的能量之外，还可以通过降解参与肝细胞代谢过程的酶来调节肝细胞的能量平衡。Schneider 等 [5] 分离出发生及未发生 CMA 过程的肝细胞溶酶体，蛋白质组学分析结果表明，约 40% 的差异蛋白是 CMA 的底物，其中约 2/3 的蛋白质参与了碳水化合物和脂类代谢。上述结果提示，作为能够靶向降解蛋白质的自噬类型，CMA 在调节肝细胞酶的降解过程中发挥了重要作用。已有大量研究证实糖酵解的关键酶可通过 CMA 途径被水解，如果阻断正常状态和饥饿条件下的 CMA 途径，哺乳动物肝细胞中糖酵解相关酶的表达上调，如甘油醛 -3- 磷酸脱氢酶、丙酮酸激酶、醛缩酶 A、苹果酸脱氢酶 1

或烯醇化酶1等，导致肝脏的糖酵解水平升高，而糖酵解的持续发生会造成机体能量失衡。

二、自噬在肝细胞生命质量控制中的作用

1. 清除异常及受损蛋白质　蛋白质合成及修饰过程中发生的错误会导致结构异常或受损蛋白质的产生，这些蛋白质在肝细胞中的积累可导致肝毒性。各种自噬类型均可参与清除上述具有异常构象或受损的蛋白质，以维持肝细胞的正常功能。研究表明，细胞中的部分氧化蛋白除了可通过蛋白酶体进行降解外，CMA也可以参与降解氧化蛋白。如果将细胞的CMA途径阻断，细胞虽然可通过增加巨自噬途径代偿性降解蛋白质，但细胞更容易受到氧化损伤，提示CMA在应激反应过程中发挥重要作用。CMA水平会随着小鼠年龄的增加而降低，而如果过表达CMA相关基因，则可显著降低同龄小鼠肝组织中氧化蛋白的含量。如果CMA活性一直维持至动物老年期，可维持肝脏对应激物的反应能力，此时老年动物的肝脏功能水平可与年轻动物相当[6]。

2. 减少氧化应激　在自噬受损的小鼠模型中，肝脏的氧化损伤程度增加，提示自噬在肝细胞对氧化应激的反应中发挥重要作用。研究表明，在氧化应激过程中巨自噬和CMA途径均被激活，但两者发挥的作用不尽相同；氧化应激引起的损伤蛋白主要通过CMA途径选择性地清除，而损伤的细胞器和多余蛋白聚集物则主要由巨自噬途径清除，如前一节所述，巨自噬的抗氧化作用主要是通过去除受损或发生功能障碍的线粒体实现的。

3. 维持内质网平衡　肝脏自噬对维持内质网平衡也至关重要。当肝细胞中分泌性蛋白的合成速率很高时，内质网会受到持续的应激刺激。此时，细胞会激活非折叠蛋白反应（unfolding protein response，UPR），而UPR可以通过上调分子伴侣，促进错误折叠蛋白被蛋白酶体所降解。此外，内质网中的蛋白应激也可以激活巨自噬过程，c-Jun等转录因子及UPR反应中的部分因子参与了这一激活过程。在高脂饮食诱导的 *ob/ob* 小鼠肥胖模型中，巨自噬途径活性降低，如果通过上调自噬相关基因 *ATG7* 的表达促进巨自噬途径，可减轻肝细胞的内质网应激[6]。

第3节　肝细胞自噬与肝病的关系

细胞自噬过程除了可以在生理条件下维持肝稳态及其功能，大量的研究也表明细胞自噬在多种肝脏疾病的发生发展中发挥重要作用。在受到严重的病理刺激时，自噬水平显著升高；通过自噬及时清除受损的细胞器或功能异常的蛋白质等，对于维持细胞的正常功能和避免细胞死亡至关重要。此时，如果自噬相关基因缺失或功能障碍，或者自噬水平过度均可导致肝细胞功能异常或死亡，从而引起肝脏疾病的发生[2, 4, 6]。

一、肝细胞自噬与酒精性肝病

长期饮酒可导致酒精性肝病，包括肝脏脂肪变、炎症、纤维化及肝硬化等。酒精性肝病的病理特点包括肝细胞脂肪变及线粒体损伤，而肝细胞可分别通过脂自噬及parkin介导的线粒体自噬选择性地清除过量的脂滴和受损的线粒体[7]。在急性酒精性损伤模型中，乙醇刺激可诱导肝细胞发生自噬，对肝细胞起到保护作用。乙醇脱氢酶和细胞色素氧化酶2E1是参与乙醇代谢的主要酶类，如果应用4-甲基吡唑抑制两者的活性，则可显著抑制肝细胞中自噬小体的形成，提示乙醇诱导的自噬过程是通过其活性代谢产物介导的。抗氧化剂也可抑制乙醇诱导的自噬，说明乙醇氧化过程中产生的活性氧也与乙醇诱导的自噬过程密切相关。雷帕霉素可通过诱导自噬明显改善急性乙醇损伤引起的脂肪肝。

在慢性酒精性损伤大鼠模型（乙醇诱导10周）及小鼠模型（乙醇诱导4周）中，肝细胞中含有线粒体及脂滴的自噬小体数量增加。Lin等[8]应用低脂Lieber-DeCarli饲料诱导小鼠酒精性损伤模型，一组饮食中加入占总热量29%的乙醇（低乙醇组），另一组饮食中加入占总热量36%的乙醇（高乙醇组）。结果表明，两组小鼠肝组织均出现脂变及肝损伤。如果抑制自噬功能，则两组小鼠肝脏脂变及损伤均加重；如果增强自噬功能，则两组小鼠肝脏脂变及损伤均可减轻。上述结果提示，细胞自噬在慢性酒精性肝损伤中同样起到保护作用。但与低乙醇组相比，高乙醇组小鼠肝组织中溶酶体酶cathepsin B的活性显著降低。长期大量的酒精损伤可引起溶酶体生物合成及功能异常，进而影响自噬小体与溶酶体的融合及随后的降解过程，最终可导

致自噬功能降低。

二、肝细胞自噬与非酒精性脂肪性肝病

前文已提及细胞自噬可参与脂肪代谢，近年来的研究表明，细胞自噬在非酒精性脂肪性肝病（nonalcoholic fatty liver disease，NAFLD）的发病过程中发挥着重要的作用。非酒精性脂肪性肝炎（nonalcoholic steatohepatitis，NASH）的发病率在人类及小鼠中均随着年龄的增加而增加，而细胞的自噬功能则随着年龄的增加而逐渐降低。在高脂饮食诱导的 ob/ob 小鼠肥胖模型中，巨自噬及 CMA 途径活性均降低；在人类，虽然目前仍没有直接证据证实自噬活性在 NAFLD 患者肝组织中降低，但免疫组化结果显示，NAFLD 患者肝组织中自噬相关蛋白 LC3 的表达量与脂肪肝的严重程度呈负相关。上述结果提示细胞自噬功能的降低与 NAFLD 的发生密切相关 [9]。

研究表明，脂肪变性的肝组织中自噬功能降低的可能机制如下：自噬相关基因及溶酶体酶的表达水平降低；自噬小体与溶酶体融合过程障碍。ATG7 基因敲除小鼠的肝组织中巨自噬途径受抑，导致肝细胞中甘油三酯及胆固醇酯含量显著升高；ATG14 基因敲除小鼠肝组织中甘油三酯含量也显著升高；如果将 ATG7 及 ATG14 基因过表达，则可逆转肝脂肪变的产生。LAMP2A 基因敲除可抑制小鼠肝组织中 CMA 途径，导致肝组织中碳水化合物及脂肪代谢的异常。胰岛素抵抗与 NAFLD 的发病密切相关，而过表达 ATG7 基因可显著抑制胰岛素抵抗，提示细胞自噬对于维持胰岛素敏感性十分重要。线粒体自噬是清除受损线粒体的主要途径，肝细胞脂肪变引起的自噬功能降低可导致受损线粒体在细胞内堆积，进而引起氧化应激及线粒体相关凋亡的发生；TNF 和 Fas 介导的凋亡与 NASH 中肝细胞损伤密切相关，而巨自噬可抑制这一过程。上述结果说明细胞自噬有助于减轻 NAFLD 肝组织中的细胞损伤。

巨噬细胞可通过自噬途径降解病原体及直接调控病原识别受体参与固有免疫的调节；当自噬功能降低时，巨噬细胞中的炎症小体含量增加。最近的研究表明，巨噬细胞自噬与 NAFLD 的发生密切相关。髓系细胞 ATG7 基因特异性敲除的小鼠给予高脂饮食，同时接受低剂量脂多糖刺激 2 周，血清中促炎因子 TNF 及 IL-6 水平升高，系统及肝组织炎症均显著增强。随后的研究表明，自噬功能降低的巨噬细胞向促炎的 M1 型方向极化增强，而向抗炎的 M2 型方向极化减弱，提示巨噬细胞的自噬功能可通过影响其极化过程参与肝脏固有免疫的调控。上述结果表明，巨噬细胞自噬功能的强弱可能在单纯脂肪肝进展至 NASH 的过程中发挥一定的作用。

三、肝细胞自噬与肝脏肿瘤

大量研究证实细胞自噬参与了肿瘤的发生过程，但细胞自噬如何参与肿瘤的调控仍存在争议。对于正常细胞，细胞自噬可以通过降解受损的细胞器及与肿瘤形成相关的蛋白质，抑制肿瘤的形成；与此相反，已经形成的肿瘤细胞可以通过上调细胞自噬活性，抑制肿瘤细胞凋亡及氧自由基的产生，自噬过程产生的氨基酸等大分子还可促进肿瘤细胞的代谢及生长。在肝脏肿瘤中，细胞自噬同样发挥着双刃剑的作用 [10]。

大部分研究显示，细胞自噬在肝细胞癌（hepatocellular carcinoma，HCC）中发挥肿瘤抑制的功能。在 HCC 细胞系及患者肿瘤活检标本中，自噬相关的标志物表达水平降低。HCC 的恶性程度与自噬程度呈显著负相关，自噬功能的降低与 HCC 预后不良相关。在自噬相关基因 BECLILN-1（ATG6 类似物）敲除小鼠中，细胞自噬过程受到抑制，其 HCC 发病率也显著升高。细胞应激可诱导产生 p62 蛋白，此蛋白具有广泛的细胞学功能，其中包括肿瘤的形成。p62 蛋白可以与 LC3 分子相互作用，被自噬小体包裹，通过溶酶体途径降解。自噬功能缺陷的肿瘤细胞在受到应激刺激时，p62 蛋白在细胞中积聚，可通过 NF-κB 通路促进肿瘤的形成及进展。

也有一些研究显示，细胞自噬可以促进 HCC 肿瘤细胞的存活。与癌旁组织相比，HCC 患者肿瘤组织中自噬相关基因 LC3 表达升高，并与肿瘤的大小显著相关。另外，LC3-Ⅱ在葡萄糖摄入减少的 HCC 肿瘤组织中表达升高，在肿瘤的缺氧部位自噬的活性也明显增加。上述结果提示，为了维持肿瘤细胞的快速增殖，细胞可以通过激活自噬过程提供需要的营养物质及氧。

四、肝细胞自噬与 α1- 抗胰蛋白酶缺乏症

α1- 抗胰蛋白酶缺乏症（α1-antitrypsin deficiency）是一种遗传性肝脏疾病，是由于编码 α1- 抗胰蛋白酶的 SERPINA1 基因发生点突变所致。突变的 SERPINA1 基因（SERPINA1-Z）产生的多肽（简称 ATZ）构象异常，不能正常分泌，以不可溶的形式在内质网中大量蓄积，进而引起慢性肝损伤、肝纤维化甚至肝癌。异常及过多的蛋白质通常通过胞质中的蛋白酶体及自噬途径进行降解，以维持细胞的正常功能。在 SERPINA1 基因缺陷小鼠模型中，ATZ 蛋白的表达可促进巨自噬途径的激活，进而降解构象异常的 ATZ 蛋白，减轻肝细胞损伤及炎症反应。在野生型小鼠肝组织中，饥饿可引起肝细胞巨自噬途径的广泛激活，在饥饿 72h 后小鼠 100% 存活；但在 α1- 抗胰蛋白酶缺乏小鼠的肝组织中，自噬已处于一定的激活状态，如果再次给予饥饿刺激，肝细胞的自噬途径不能被进一步激活，在饥饿 72h 后小鼠的死亡率为 100%[11]。

上述结果提示，在 α1- 抗胰蛋白酶缺乏的组织中细胞的自噬功能存在异常。自噬功能的个体差异可能是 α1- 抗胰蛋白酶缺乏症患者表型多样性及病情严重程度不一的原因之一，自噬有可能成为治疗 α1- 抗胰蛋白酶缺乏症的靶点。研究显示，自噬增强药物卡马西平可以促进肝细胞通过自噬降解 ATZ 蛋白，减轻 α1- 抗胰蛋白酶缺乏小鼠肝组织的损伤及纤维化程度，通过调控自噬相关基因的表达也可达到类似的治疗效果[6]。目前，卡马西平正在 α1- 抗胰蛋白酶缺乏合并终末期肝损伤的患者中进行相关临床试验。

五、肝细胞自噬与病毒性肝炎

在 Huh7、Huh7.5 及 HepG2 等肝癌细胞系中，乙型肝炎病毒（HBV）感染可促进细胞中自噬小体及自噬溶酶体的形成，但蛋白质的降解并没有相应增加。HBV 诱导的自噬过程与乙肝病毒 X 蛋白（hepatitis B virus X protein，HBx）及小 S 蛋白（small HBV surface antigen，SHBs）密切相关。HBx 蛋白可活化自噬相关基因 BECLIN-1 的启动子，促进其转录及随后的自噬过程，HBx 蛋白还可结合并激活自噬特异性磷脂酰肌醇 3 激酶复合物，促进自噬小体及自噬溶酶体的形成；SHBs 可以通过与自噬相关蛋白 LC3 结合及促进内质网应激等途径促进自噬小体的形成。在 ATG5 基因敲除引起的巨自噬功能缺陷小鼠模型中，HBV 的复制过程受到抑制[2]。上述研究表明，HBV 感染可促进细胞自噬过程，但这一自噬过程并不能发挥正常自噬的功能，如清除异常蛋白及病原体等；与此相反，这一自噬过程可能促进了 HBV 复制。目前，虽然有大量研究证实自噬相关基因缺陷可抑制 HBV 复制，但自噬促进复制的具体机制仍不清楚。

细胞自噬过程同样也与丙型肝炎病毒（HCV）的复制相关。研究表明，自噬相关基因如 ATG7、BECLIN-1、ATG12 及 ATG5 对于 HCV 颗粒的有效生成及基因复制是必需的。ATG5 可与参与 HCV 复制的 NS5B 蛋白特异性结合，电镜下也可观察到 NS5A、NS5B 及 HCV RNA 与 LC3 阳性的自噬小体共定位。与此相一致，与正常人群相比，在慢性 HCV 感染者肝细胞中自噬小体的数量增加了 6 倍。通过沉默自噬相关蛋白的表达阻断细胞自噬途径，HCV 复制过程受到明显抑制。但对于已经被 HCV 感染的细胞，抑制自噬可引起严重的空泡化及死亡[2]。Vescovo 等[12] 在研究中发现，细胞自噬功能可对抗 HCV 感染引起的脂质代谢障碍，阻断细胞自噬可加重脂质代谢障碍。上述研究表明，自噬过程在 HCV 感染的早期发挥重要作用，但在感染后自噬则可通过降解毒性产物、脂滴等维持肝细胞的功能。

六、肝细胞自噬与肝纤维化

肝纤维化是一切慢性肝病的共同病理基础，各种损伤因素首先引起肝细胞损伤、坏死，损伤肝细胞产生的脂质过氧化物等成分可以激活肝脏巨噬细胞，后者通过分泌细胞因子激活肝星状细胞，促进细胞外基质的分泌。大量研究显示，细胞自噬在肝纤维化的发生发展过程中发挥着复杂的调控作用[13]。

肝星状细胞的活化是肝纤维化形成的中心事件，含有维生素 A 脂滴的消失是其活化的标志，而脂自噬可能在这一过程中发挥了重要作用。研究发现，小鼠肝星状细胞在活化过程中伴随着自噬小体标志物 LC3- Ⅱ 表达的增加及自噬小泡数量的增

加；在乙肝肝纤维化患者的肝组织内也观察到肝星状细胞中自噬小体的增加。如果通过药物或沉默自噬相关基因 *ATG5* 或 *ATG7* 抑制自噬，可显著抑制肝星状细胞的活化及细胞外基质的分泌；在特异性敲除肝星状细胞 *ATG7* 基因的小鼠中，硫代乙酰胺及四氯化碳诱导的肝纤维化程度明显减轻[4]。上述研究结果提示，自噬过程可以通过促进肝星状细胞的活化参与肝纤维化的发生。

肝脏巨噬细胞在肝纤维化的发生过程中起着重要的调控作用。自噬相关蛋白（ATG5、ATG7、BECLIN-1 等）的缺失或者自噬抑制剂可促进巨噬细胞分泌促炎因子 IL-1β，提示巨噬细胞的自噬功能可能通过抑制促炎因子的分泌减轻肝组织损伤，发挥肝脏保护作用。在髓系细胞 *ATG5* 基因特异性敲除的小鼠，四氯化碳损伤更易引起肝组织炎症及肝损伤，肝组织中 IL-1α、IL-1β 水平显著升高，炎症细胞募集及肝细胞凋亡增加；如果给予重组 IL-1 受体拮抗剂，可显著减轻肝组织损伤及纤维化程度[14]。上述研究结果提示，巨噬细胞自噬过程可以通过减轻炎症反应及肝损伤抑制肝纤维化的发生。

肝细胞损伤是肝纤维化发生的病理基础，前文已经指出，细胞自噬在多种原因引起的肝脏疾病中发挥肝细胞保护作用。例如，在非酒精性脂肪性肝病及酒精性肝病中，肝细胞可分别通过脂自噬及线粒体自噬选择性地清除过量的脂滴和受损的线粒体；增强自噬可以促进肝细胞中 ATZ 蛋白的降解，减轻 α1- 抗胰蛋白酶缺乏小鼠肝组织的损伤及纤维化程度[13]。

综上所述，细胞自噬在肝纤维化的发生发展过程中是一把双刃剑。一方面自噬可通过活化肝星状细胞发挥促肝纤维化作用；另一方面又可通过减轻肝细胞损伤及抑制巨噬细胞释放炎症因子，间接抑制肝星状细胞活化，发挥抗肝纤维化的效应。如何通过调控自噬功能抗肝纤维化仍需要进一步的研究。

（刘天会）

参考文献

[1] Parzych KR，Klionsky DJ. An overview of autophagy：morphology，mechanism，and regulation. Antioxid Redox Signal 2014；20：460-73.

[2] Ueno T，Komatsu M. Autophagy in the liver：functions in health and disease. Nat Rev Gastroenterol Hepatol 2017；14：170-84.

[3] Madrigal-Matute J，Cuervo AM. Regulation of liver metabolism by autophagy. Gastroenterology 2016；150：328-39.

[4] Czaja MJ，Ding WX，Donohue TM Jr，et al. Functions of autophagy in normal and diseased liver. Autophagy 2013；9：1131-58.

[5] Schneider JL，Suh Y，Cuervo AM. Deficient chaperone-mediated autophagy in liver leads to metabolic dysregulation. Cell Metab 2014；20：417-32.

[6] Schneider JL，Cuervo AM. Liver autophagy：much more than just taking out the trash. Nat Rev Gastroenterol Hepatol 2014；11：187-200.

[7] Khambu B，Wang L，Zhang H，et al. The activation and function of autophagy in alcoholic liver disease. Curr Mol Pharmacol 2017；10：165-71.

[8] Lin CW，Zhang H，Li M，et al. Pharmacological promotion of autophagy alleviates steatosis and injury in alcoholic and non-alcoholic fatty liver conditions in mice. J Hepatol 2013；58：993-99.

[9] Czaja MJ. Function of autophagy in nonalcoholic fatty liver disease. Dig Dis Sci 2016；61：1304-13.

[10] Lee YJ，Jang BK. The role of autophagy in hepato-cellular carcinoma. Int J Mol Sci 2015；16：26629-43.

[11] Teckman JH，An JK，Loethen S，et al. Fasting in alpha 1-antitrypsin deficient liver：consultative activation of autophagy. Am J Physiol 2002；283：G1156-65.

[12] Vescovo T，Romagnoli A，Perdomo AB，et al. Autophagy protects cells from HCV-induced defects in lipid metabolism. Gastroenterology 2012；142：644-53.

[13] Mallat A，Lodder J，Teixeira-Clerc F，et al. Autophagy：a multifaceted partner in liver fibrosis. Biomed Res Int 2014；2014：869390.

[14] Lodder J，Denaës T，Chobert MN，et al. Macrophage autophagy protects against liver fibrosis in mice. Autophagy 2015；11：1280-92.

第9章 肝细胞的再生

肝脏作为维持机体营养代谢和能量平衡的重要器官，其体积受到精确调控，通常用"肝稳态（hepatostat）"描述肝脏体积与机体需要之间的平衡状态。一旦肝细胞数量减少，肝脏迅速利用其再生能力恢复原来的体积和重量。虽然肝脏是哺乳动物体内唯一在部分切除后能够100%恢复原来体积和重量的器官，但是其形状却不能恢复，所以把这种再生过程称作"代偿性增生"更合适[1, 2]。

为了应对不同类型和不同程度的肝损伤，肝脏在生物进化过程中形成了两种维持自身体积的细胞分子机制：通过成熟肝细胞重新进入细胞周期进行肝细胞再生和通过肝脏干／前体细胞成熟分化进行肝细胞再生。尽管啮齿类动物经受肝大部切除术后几乎完全借助第一种机制完成肝再生，但对于其他类型的肝损伤，尤其是人类慢性肝脏疾病，这两种机制可能同时发挥作用[1, 2]。

第1节 成熟肝细胞重新进入细胞周期完成的肝细胞再生

研究肝细胞再生过程应用得最多的模型是由Higgins 和 Anderson 在1931 年建立的大鼠肝大部切除（partial hepatectomy，PH）模型。啮齿类动物肝脏有五个叶，可以在不损伤剩余两叶的情况下切除其余三个肝叶，从而完成 PH。该模型的优点在于残余的肝组织没有结构破坏，也不会出现化学毒物所致的炎症坏死，在 PH 术后肝脏1周即恢复到术前的重量，并且不再继续增大。在此模型中肝脏的再生特指剩余的、有功能的成熟肝细胞通过增殖（proliferation）和肥大（hypertrophy）以代偿性恢复肝脏体积和重量的过程，此过程中几乎不涉及肝脏干／前体细胞的参与。

本节将以肝细胞再生过程起始、信号传递和基因调控为重点，辅以肝细胞再生的时相变化与肝脏生理功能维持，阐述以成熟肝细胞重新进入细胞周期为主的肝细胞再生过程。

一、肝细胞再生起始阶段发生的事件

正常成体肝组织中绝大部分肝细胞处于 G_0 期。在 PH 后，近95% 的肝细胞进入细胞周期，开始细胞分裂。从 PH 大鼠剩余肝组织中已鉴定出 100 多种即刻－早期应答基因（immediate-early response gene），其中某些基因呈一过性表达，功能有待阐明，而多数基因编码并调控与肝再生相关的蛋白合成和细胞增殖，这类基因在整个肝再生过程均呈高表达[3-5]。

1. 门静脉血流动力学改变 在 2/3 肝切除后，肝脏最先经历的是血流动力学改变——剩余的 1/3 肝脏要接受全部的门静脉血量，理论上每个肝细胞或单位肝组织门静脉血流量上升到术前 3 倍，同时每个肝细胞接受表皮细胞生长因子（epidermal growth factor，EGF）的浓度也是术前 3 倍。如果对正常小鼠行门－腔分流术，可导致肝脏萎缩至原体积的一半；恢复门静脉血流供应后，肝脏即恢复至原来大小。如果对 PH 小鼠再行门－腔分流术，以减少门静脉血流供应，肝脏再生过程则被延迟。这些结果表明，门静脉血流动力学改变不仅影响肝稳态，也影响 PH 后的肝脏再生过程。

2. 肝细胞再生的早期事件 尽管目前尚无确切证据表明门静脉血流改变直接启动了肝脏再生过程，也无法证实这种改变对肝脏再生过程的贡献到底有多大，但门静脉血流量改变可以诱导尿激酶型纤维蛋白溶解酶原激活因子（urokinase plasminogen activator，uPA）的表达并活化肝细胞生长因子（hepatocyte growth factor，HGF），PH 后 5min 可见肝细胞内 β-catenin 核转位，15min 可见肝细胞内 Notch 核转位。

（1）uPA 表达：尿激酶可以将血浆纤维蛋白溶解酶原（plasminogen）转变为血纤维蛋白溶解酶（plasmin），后者能够活化基质金属蛋白酶9（matrix metallopeptidase-9，MMP-9），进而降解细胞外基质活化 HGF，刺激肝细胞进入细胞周期，引发肝脏再生过程。活化的 HGF 还可通过正反馈方式促进尿激酶的表达。如果敲除尿激酶基因，会影响小鼠肝脏再生过程，表明该基因在肝脏再生中发挥了重要的作用。

（2）β-catenin 核转位：PH 后 5min 内，肝细胞核内 β-catenin 水平即显著增加，且至少持续 24h。转位到细胞核内的 β-catenin 可以与淋巴细胞促进因子 1/T 细胞因子（lymphoid enhancer factor-1/T-cell factor，LEF-1/TCF）家族的转录因子形成二聚体，启动细胞周期相关基因的转录，提示 β-catenin 参与了肝脏再生过程的起始。β-catenin$^{-/-}$ 小鼠表现为肝脏再生缺陷，进一步印证 β-catenin 是肝脏再生过程中的重要因子。

（3）Notch 活化：PH 后另一种被迅速活化的是 Notch 蛋白，Notch 与其配体 Jagged 结合 15min 后，Notch 蛋白胞内段即发生核转位，并启动 Notch 依赖性基因的表达，如 Hes1，提示 Notch 也是调节肝脏再生起始过程的重要因子。抑制 Notch 或其配体能够减缓肝脏再生过程。

二、肝脏再生过程中的信号传递

早在 1967 年，Moolten 和 Bucher 就发现 PH 大鼠血液中存在促进肝细胞增殖的因子。在 PH 后几分钟之内，受体型酪氨酸激酶（receptor tyrosine kinase，RTK）和丝裂原激活蛋白激酶（mitogen-activated protein kinase，MAPK）被迅速活化，继而细胞内 STAT3（signal transducer and activator of transcription 3）和 NF-κB 等转录因子也被迅速活化。这些变化可归纳为两种类型的信号途径——生长因子依赖性信号途径和细胞因子依赖性信号途径[3-5]。

1. 生长因子依赖性信号传递　作为生长因子，HGF 与其受体 c-Met，EGF 及其受体（EGF receptor，EGFR）被认为是直接刺激肝细胞有丝分裂的有效因子。c-Met 和 EGFR 在大鼠 PH 后 30 ～ 60min 即可被激活。如果在 PH 前阻断 c-Met 和 EGFR，肝脏再生过程被完全阻断，肝脏重量不增加。

（1）HGF/c-Met：HGF 是肝细胞增殖的直接刺激因子。正常肝组织中 HGF 主要以前体形式存在于细胞外基质中，并与细胞外基质蛋白相结合。PH 后，uPA 降解细胞外基质，同时将 HGF 转变为活性形式并释放到血液中。在 PH 后 1h，外周血 HGF 水平达峰值。肝星状细胞和内皮细胞新转录

合成的 HGF mRNA 始于 PH 后 3h，在术后 24h 达峰值，以旁分泌方式作用于肝细胞。PH 后，去甲肾上腺素、胰岛素样生长因子（insulin-like growth factor，IGF）都具有促进 HGF 合成的作用。

HGF 与其受体 c-Met 结合后形成同源二聚体，并活化其下游信号分子（如 PI3K、ERK、S6 激酶和 AKT），进而促进肝脏再生。PH 后 30min，可见肝细胞 HGF 受体 c-Met 活化，峰值出现在 PH 后 1h。HGF 还能促进 EGFR 另一种配体——转化生长因子 α（transforming growth factor α，TGF-α）的表达，表明 HGF 还可通过上调 TGF-α 进一步促进肝细胞的分裂增殖。

（2）EGF 及其受体：与 c-Met 类似，PH 后短时间内小鼠血中 EGF 迅速升高，EGF 与 EGFR 结合，刺激后者 RTK 活化，其活化的峰值也出现在 PH 后 1h。此外，TGF-α、双调蛋白和 HB-EGF 等也被认为可以结合 EGFR。

1）EGF：EGF 是最先发现的 EGFR 配体。EGF 不仅能促进体外培养的肝细胞增殖；而且，如果给大鼠注射 EGF 可以促进肝细胞 DNA 合成。机体内很多组织都能合成 EGF，如唾液腺、十二指肠布鲁纳腺等。PH 后，血液中的去甲肾上腺素浓度显著升高，能够刺激十二指肠布鲁纳腺合成更多的 EGF。如果将雄性大鼠合成 EGF 的唾液腺切除，血液中的 EGF 水平下降，引起肝脏再生障碍。

2）TGF-α：TGF-α 也可与 EGFR 结合，效果强于 EGF。在肝脏再生过程中，肝细胞在进入细胞周期后 20h 开始合成 TGF-α，表明 TGF-α 不是刺激肝细胞增殖的早期应答基因。TGF-α$^{-/-}$ 小鼠肝脏的再生过程不受影响，提示肝脏再生过程中存在代偿 TGF-α 作用的分子与信号通路。

3）双调蛋白：双调蛋白（amphiregulin）与 TGF-α 类似，都是 PH 后由肝细胞合成并参与肝脏再生的因子。双调蛋白基因敲除可造成小鼠肝脏再生过程受损。白介素 -1β（interleukin-1β，IL-1β）和前列腺素 E$_2$ 具有促进肝细胞合成双调蛋白的作用。双调蛋白表达也受到维持肝细胞稳态的 Yap（Yes-associated protein）和 Hippo 激酶信号通路的调节。

4）HB-EGF（heparin-binding EGF-like growth factor）：与 EGF 和 TGF-α 不同，HB-EGF 不是由肝细胞合成，而是由内皮细胞和库普弗细胞合成，具有很强的刺激体外培养肝细胞增殖的作用。PH

后 HB-EGF 合成显著增加。HB-EGF 基因敲除后肝脏再生过程受损。

（3）FGF：肝脏再生过程中增殖的肝细胞表达成纤维细胞生长因子（fibroblast growth factor, FGF）1 和 FGF2，它们是内皮细胞和星状细胞的有丝分裂促进因子。

2. 细胞因子依赖性信号传递 无论加到体外细胞培养基，还是注入小鼠体内，这类细胞因子都不能直接刺激肝细胞有丝分裂，尽管如此，它们仍被认为参与肝细胞再生调节，并在某种程度上发挥优化肝细胞增殖时间和增殖强度的作用。如果去除这些信号，肝脏再生只是延迟，但不会停止。代偿信号通路能够补偿所缺失信号分子的作用，并最终完全恢复正常肝脏的体积和重量。

（1）IL-6：主要由肿瘤坏死因子（TNF）刺激巨噬细胞所分泌。PH 后血液中 IL-6 水平显著升高。尽管 IL-6 不具有促进肝细胞增殖的作用，但可以促进胆管上皮细胞增殖。血液中 IL-6 与可溶性受体（IL-6R）结合形成复合物，该复合物再与细胞膜上的 gp130 相结合并活化下游两个主要增殖信号通路——STAT3 和 MAPK。

（2）TNF-α：库普弗细胞是 TNF-α 合成的主要来源。TNF-α 主要通过 NF-κB 诱导 IL-6 表达以发挥促进肝脏再生的作用。小鼠 PH 后或其他类型肝损伤后，脂多糖（lipopolysaccharide，LPS）与库普弗细胞表面的 LPS 受体相结合是驱动肝脏再生的重要事件。补体系统的 C3a 和 C5a 与其在库普弗细胞表面的受体相结合可以促进 IL-6 和 TNF-α 的释放。C3 和 C5 补体缺乏的动物 IL-6、TNF-α、STAT3 和 NF-κB 表达降低，容易出现肝脏再生缺陷。

（3）胰岛素：是由胰岛 B 细胞合成并分泌，经门静脉进入肝脏进而影响肝细胞物质代谢和能量代谢。尽管胰岛素是肝细胞存活的重要调控因子，但它并不具有直接刺激肝细胞有丝分裂的作用。HGF 和 EGFR 配体需要在胰岛素存在的情况下才具有促进肝细胞有丝分裂的作用。

（4）胰岛素样生长因子结合蛋白 1（insulin-like growth factor binding protein-1，IGFBP1）：是一种在肝脏再生过程中被快速、高水平诱导表达的蛋白，能够通过胰岛素信号通路或整合素信号通路影响细胞增殖。PH 后 IL-6 影响了约 50% 的 IGFBP1 表达。IGFBP1 主要通过 MAPK/ERK 信号通路和转录因子 C/EBPβ 刺激肝脏再生。

（5）胆汁酸：PH 后数小时，可见小鼠血中胆汁酸含量增加，因而胆汁酸未参与 PH 后早期应答。研究显示，如果血胆汁酸含量增加，可促进肝细胞的增殖和肝脏再生；若去除胆汁酸，则肝脏再生过程被延迟，表明胆汁酸具有促进肝脏再生的作用。敲除胆汁酸受体 *MRP3* 基因的小鼠 PH 后肝脏再生出现延迟。同样，敲除肠上皮细胞胆盐重吸收受体（apical sodium-dependent bile acid transporter，*ASBT*）基因或敲除胆盐合成酶（*CYP27*）基因均可造成小鼠肝脏再生延迟，进一步表明胆汁酸对肝脏再生的促进作用。胆汁酸通过转录因子 FXR（Farnesoid X receptor）影响肝脏再生的强度和速度。胆汁酸还可以与胆管上皮细胞、内皮细胞和库普弗细胞膜上的 G 蛋白偶联受体（G-protein coupling receptor，GPCR）结合，影响肝脏炎症与再生[6]。

（6）去甲肾上腺素：是由肾上腺髓质合成的交感神经兴奋剂，它不仅参与刺激 EGF 和 HGF 的表达，还能影响 EGFR 和 c-Met 信号传递，干预 TGF-β 信号通路，并通过活化 STAT3 和 NF-κB，从而在肝脏再生过程中发挥重要作用。

（7）5- 羟色胺（5-hydroxytryptamine，5-HT）：也称血管加压素（serotonin），具有保护肝脏对抗胆汁淤积损伤的作用，也可通过增强血管内皮生长因子的活性和肝窦内皮细胞的通透性而改善因年龄而引起的肝脏再生障碍。5-HT 既不能诱导体外肝细胞的增殖，也不能引起正常小鼠肝脏的增大，目前其促进肝脏再生的机制尚不明确。由于胆管上皮细胞表达 5-HT 受体，推测 5-HT 可能通过自分泌或旁分泌的方式调节胆管细胞增殖。

（8）Wnt/β-catenin：Wnt 是晚近发现的具有调节多种细胞增殖作用的信号分子家族。Wnt 受体为 Frizzled 蛋白，Wnt/Frizzled 复合物能够抑制 β-catenin 泛素化，使 β-catenin 转移到细胞核内，上调 *EGFR* 基因表达，并与 Yap 结合启动细胞增殖相关基因的转录。PH 后 15min 即可在肝细胞核内检测到 β-catenin，但由于 c-Met 和 EGFR 可以通过酪氨酸激酶活化 β-catenin 并促进其向核内转移，因而 β-catenin 不能完全反映 Wnt 信号通路在肝脏再生过程中的作用。目前，尚无证据显示 Wnt 具有刺激体外培养肝细胞增殖的作用，Wnt 信号在肝脏再生过程中的作用尚待进一步研究。

（9）TGF-β：一直以来人们认为 TGF-β 是肝脏再生的终止信号，现在看来这种观念需要更新。肝脏中的 TGF-β 与肝细胞膜上核心蛋白聚糖（decorin，一种 GPI 蛋白）相结合，可将肝细胞维持在 G_0 期。一旦 TGF-β 与核心蛋白聚糖解离，肝细胞即进入增殖状态（G_1 期）。在 PH 后，细胞外基质降解不仅释放 HGF，也释放 TGF-β，推动肝细胞从 G_0 期进入 G_1 期。TGF-β mRNA 在 PH 后 2～3h 开始增加，在 24～72h 达到平台期。在 PH 后 1～2 天，大鼠肝细胞还通过降低 TGF-β 受体表达量而减少对 TGF-β 的应答，血浆中高水平的去甲肾上腺素也使得肝细胞对 TGF-β 应答减低，这就保证了肝细胞在较高 TGF-β 水平下仍能够分裂增殖，而不影响 TGF-β 的其他功能。

三、肝细胞再生的基因调节

肝脏再生应答过程是由 HGF、EGF、IL-6、胰岛素等一系列生长因子与细胞因子调控剩余肝细胞重新进入细胞周期而完成的，这些因子共同活化了由 Ras/Raf1/MEK/MAPK 等级联信号分子组成的 MAPK 信号通路和 PI3K/磷脂酰肌醇依赖性激酶 1（PDK1）/Akt 信号通路，影响了 c-Myc、c-Jun、NF-κB、STAT3、C/EBPβ 等一系列转录因子，促使肝细胞进入细胞周期开始进行细胞分裂。

1. c-Myc 与 c-Jun　应用 H-2K 启动子或白蛋白启动子驱动下游 c-Myc 基因表达的研究显示，过表达 c-Myc 可以诱导周期蛋白 A 和 cdc2（Cdk1）基因的表达，进而使肝脏再生过程提前 10h。相反，应用 AFP-Cre-c-Jun[+] 小鼠进行的肝脏再生研究，结果显示 c-Jun 基因缺失可导致肝细胞 DNA 合成降低、肝细胞凋亡增加、肝细胞中脂肪堆积，提示诱导 c-Jun 的表达是肝脏再生过程中维持肝细胞存活所必需的。

2. NF-κB　PH 后 30min NF-κB 即被活化，用携带抑制型 IKK 的腺病毒处理 PH 小鼠，导致 NF-κB 无法被充分活化，大量肝细胞凋亡。EGFR 和 HGFR 酪氨酸激酶、去甲肾上腺素具有代偿性活化 NF-κB 的作用。

3. C/EBPα 和 C/EBPβ　C/EBPα 和 C/EBPβ 是具有亮氨酸拉链结构域的转录因子。PH 后，具有抑制肝细胞增殖作用的 C/EBPα 表达降低，而促进肝细胞增殖的 C/EBPβ 和 C/EBPδ 表达增加。C/EBPβ[-] 小鼠 PH 后，肝细胞增殖减少 75%。与此同时，转录因子 EGR-1 和周期蛋白 B、周期蛋白 E 表达均显著下降。另外，TGF-α 激活的 P90Rsk激酶可以特异性地磷酸化 C/EBPβ 转录活性关键位点，是肝脏再生过程中维持肝细胞存活和增殖的关键。

4. STAT3　PH 后 1h，STAT3 即被 IL-6 和去甲肾上腺素激活，其活化状态可持续 8h。应用 ALB-Cre-stat3[-] 小鼠进行的肝脏再生研究，结果显示敲除 stat3 基因可导致驱动 S 期进展的关键基因周期蛋白 D 和 E 表达缺失，DNA 复制降低了 66%，在此过程中 STAT1 蛋白表达代偿性增高。

5. FoxM1　所有增殖的细胞均表达转录因子 FoxM1，而终末分化的细胞不表达 FoxM1。在再生肝脏中，肝细胞中 FoxM1 的表达始于细胞周期 G_1/S 转换点，并在整个细胞增殖过程中都会维持于一个较高的水平。应用 –3kb 转甲状腺素蛋白（transthyretin，TTR）启动子驱动下游人源性 FoxM1 基因工程小鼠进行的研究发现，FoxM1 能使肝细胞提早 8h 进入 S 期和 M 期。在这一过程中，周期蛋白 D 和 C/EBPβ 表达也提前升高，而 Cdk 的抑制因子 Cip1（p21）未表达，cdc2（Cdk1）和 cdc25B 磷酸化酶也未表达。

6. Foxf1　在胚胎和成体肝脏中 Foxf1 基因主要表达于肝星状细胞。Foxf1[+/-] 杂合缺失小鼠的再生肝脏中呈现出星状细胞活化受阻，并伴 I 型胶原、α-SMA、Notch-2 蛋白表达缺失及干扰素诱导蛋白 10 和单核细胞趋化蛋白（monocyte chemoattractant protein，MCP）-1 表达降低。而且，Foxf1[+/-] 杂合缺失小鼠呈现肝脏再生异常和肝星状细胞活化受阻的结果提示，Foxf1 是调节肝星状细胞功能的转录因子。

四、肝细胞再生的终止

PH 后 7 天，绝大部分增殖相关事件已结束，参与肝脏再生终止的信号通路包括整合素连接激酶（integrin-linked kinase，ILK）、核心蛋白聚糖、聚糖-3（glypican-3，GPC-3）、活化素 A（activin-A）、FGF15 及 Yap 等。

1. ILK　细胞外基质通过 $\alpha_3\beta_1$ 整合素作用于肝细胞，β_1 整合素具有 ILK 活性，可以抑制肝细胞增殖。

2. 核心蛋白聚糖　如前所述，正常情况下肝细胞周围的 TGF-β 与肝细胞膜上的核心蛋白聚糖相结合将肝细胞维持在 G_0 期。PH 后，细胞外基质降解将 TGF-β 释放到血液中,肝细胞开始分裂增殖。随着肝脏再生的进展,TGF-β 被重新合成。在肝脏再生的后期,TGF-β 恢复与肝细胞上核心蛋白聚糖的结合,抑制 c-Met 和 EGFR 的活化进而终止肝脏再生过程。

3. GPC-3 GPC-3 表达于体外培养肝细胞增殖的后期和肝脏再生的后期,具有抑制肝细胞生长、抑制肝脏再生的作用。GPC-3 也是肝细胞膜上的一个 GPI 偶联蛋白,它本身没有胞内段,无法传递信号,主要通过与特异性的配体相结合而发挥作用。过表达 GPC-3 的转基因小鼠 Yap 表达下降,肝脏再生被抑制。也有研究显示,GPC-3 能够与 Hedgehog 家族成员相结合,进而阻断 Hedgehog 对多种肝细胞的生长刺激作用。

4. 活化素 A 肝细胞合成的活化素 A 具有抑制其自身增殖的作用。去甲肾上腺素可以通过诱导 Smad7 表达而抑制活化素 A 对肝细胞的生长抑制作用。给正常小鼠注射拮抗活化素 A 作用的卵泡抑素能够刺激肝细胞 DNA 合成。

5. Yap Hippo/Yap 途径是肝脏体积的最终调节因子。尽管 Yap 主要表达于胆管细胞,PH 后至少 10 天肝细胞核内 Yap 显著增加。受体酪氨酸激酶、Wnt/Frizzled、整合素等都具有调节 Hippo/Yap 信号的作用,使得 YAP 作为多个竞争性信号的"整合器",通过平衡促进与抑制肝脏再生的信号,最终精确调控肝脏体积。

五、肝细胞再生的时相性

PH 后,剩余肝脏在维持机体代谢和解毒等一系列功能的同时,有条不紊地完成再生过程。最先对再生信号产生应答的细胞是肝细胞,与此同时胆管细胞也进入细胞周期,内皮细胞和星状细胞则较晚才进入细胞分裂状态。大鼠 2/3 肝脏切除后 12h,肝细胞 DNA 合成即显著增加,DNA 合成的峰值出现在术后 24h。随后肝细胞 DNA 合成降低,肝脏非实质细胞 DNA 合成开始增加,库普弗细胞和胆管细胞 DNA 合成高峰出现在术后 48h,内皮细胞 DNA 合成高峰出现在术后 96h。小鼠肝细胞 DNA 合成高峰晚于大鼠,一般出现在 PH 后 36～40h。值得注意的是,肝细胞中 DNA 合成顺序、步调一致。首先,汇管区周围的肝细胞开始合成 DNA;尔后,中央静脉周围肝细胞才开始合成 DNA。PH 大鼠肝细胞增殖潮汐般地从汇管区向中央静脉方向推进,到达中央静脉的时间约为术后 48h。

肝细胞经过一个细胞周期的有丝分裂后,数量恢复至原来的 60%,部分肝细胞再经过一次有丝分裂即能恢复至切除前的数量。在 DNA 合成期结束后,凋亡细胞数量增多,反映出机体对过多肝细胞数量进行的校正。2/3 肝切除后,肝细胞增殖并形成由 10～14 个细胞组成的细胞团,这些细胞团不仅缺乏正常肝细胞的结构特征,也没有细胞外基质作为支撑。为了恢复正常的肝脏组织结构,PH 后 4 天时肝星状细胞开始合成细胞外基质,进而重建肝细胞和窦内皮细胞之间的结构。在肝脏再生过程中没有新的汇管区和肝小叶形成,肝再生结束时肝板平均厚度为 2.5 个肝细胞,而正常肝组织中为 1.5 个肝细胞。这种肝板增厚的现象在长期慢性炎症所致的肝脏再生组织中也很常见。

六、肝细胞再生中肝脏功能的维持

肝脏是机体中重要的器官,在肝脏再生的同时必须继续行使正常的生理功能。因而,伴随再生过程肝脏如何发挥其正常功能是一个重要的问题。

在增殖肝细胞所表达的早期应答基因中,绝大多数在增殖的非实质细胞中也有表达,只有调节糖异生相关基因是增殖肝细胞特异性表达的。通过糖异生能够增加肝脏葡萄糖合成量,增加血糖水平,以用于糖原合成、糖蛋白合成及其他种类糖的合成。PH 后糖异生基因的表达反映了机体的适应性应答过程——剩余的 1/3 肝组织代偿性合成的葡萄糖足以满足全身的需要。

在肝脏再生过程中,通过肝特异性转录因子表达与活性的改变,使肝脏产生适应性应答反应,进而维持机体的代谢稳态。转录因子 C/EBP 相对水平的变化是损伤肝脏维持葡萄糖合成能力的关键,C/EBPα 具有抗细胞增殖活性,在肝脏再生过程中表达下降,而具有促细胞增殖活性的 C/EBPβ 表达升高,二者都具有保护机体免于低血糖发生的作用。C/EBPβ 表达升高保证了残余肝脏在增殖的同时,也能够维持机体代谢始终处于稳态。肝脏核因子 1(HNF1)调控多种肝脏特异性基因的表达,如 IGFBP1、葡萄糖 -6- 磷酸酶及 α- 纤维蛋白原等。在肝脏再生过程中,尽管 HNF1 表达量没有明显改变,但 HNF1 转录活性显著增强,并与细胞增殖相关的转录因子 STAT3 和 AP1 相结合。这两种类型不同的转录因子，即增殖相关转录因子（STAT3 和 AP1）与组织特异性转录因子（HNF1），其相互作用既满足了肝损伤后细胞增殖的需要，也代偿性地保证了肝脏功能的维持。

第 2 节　肝脏干 / 前体细胞成熟分化完成的肝细胞再生

PH 诱导的肝脏再生过程是在保持细胞表型基础上，通过成熟肝细胞分裂增殖以恢复相应细胞数量、肝脏体积与重量的过程。而化学毒物或病毒引起的局灶性或区域性肝损伤后，炎症因子和再生信号共同刺激肝细胞的再生过程。这种肝脏再生并非由于肝脏体积减小（即非 PH）所诱导，因此前述肝细胞代偿性增殖不发挥主导作用，取而代之由肝脏干 / 前体细胞所主导。

一、肝脏干 / 前体细胞研究进展

有关肝脏干 / 前体细胞参与肝脏再生的研究可以追溯到 20 世纪中期。鉴于成体肝脏具有很强的再生能力，科学家推测，肝脏中可能存在诱导肝细胞和胆管细胞分化的"祖"细胞（progenitor cell）。1956 年，Farber 首次在致癌剂乙硫氨酸和 2- 乙酰氨基芴（2-acetylaminofluorene，2-AAF）共同处理的大鼠肝组织中发现一群具有嗜碱性细胞质和卵圆形细胞核的非实质细胞，并将其命名为卵圆细胞（oval cell）。随后，Thorgeirsson 等在 2-AAF 联合 PH（2-AAF-PH）处理的大鼠模型中也发现，肝脏中的卵圆细胞具有干细胞特性。在正常人肝组织中，位于赫令管的肝干细胞处于静息状态，占肝脏细胞的 0.5%～2.5%。当肝脏遭受长期慢性损伤等成熟肝细胞增殖被抑制的情况下，肝干细胞被活化，变成具有较强增殖能力的肝脏前体细胞（类似于大鼠的卵圆细胞），这些细胞具有朝肝细胞和胆管细胞双向分化的潜能[6-9]。

二、肝脏干 / 前体细胞"巢"与肝脏再生

肝脏干 / 前体细胞主导的肝细胞再生过程是多种细胞参与，多种信号通路互相叠加、平衡的结果。

由于肝脏干 / 前体细胞功能的特殊性，其活化、增殖、分化等行为受其周围环境的严密调控，干细胞所处周围微环境被称为"巢（niche）"，而巨噬细胞（库普弗细胞）、肝星状细胞、肝窦内皮细胞、细胞外基质及这些细胞分泌的各种因子都会影响这个"巢"的稳定[7, 10, 11]。

（一）库普弗细胞分泌的炎症因子活化肝脏干 / 前体细胞

库普弗细胞在维持和活化肝干细胞"巢"中发挥重要作用。肝脏损伤后，炎症应答产生的细胞因子、活化的生长因子激活肝干细胞，并使其转变为前体细胞，随后被诱导分化为肝细胞和 / 或胆管细胞。

1. Wnt/β-catenin　肝细胞损伤后，库普弗细胞吞噬肝细胞碎片的同时，Wnt3a 表达增加，Wnt/β-catenin 活化肝干细胞并诱导这些前体细胞朝肝细胞方向分化。

2. 肿瘤坏死因子样凋亡弱诱导因子（tumor necrosis factor-like weak inducer of apoptosis，TWEAK）　TWEAK 是 TNF 家族的生长调节因子，由库普弗细胞和炎症细胞分泌，具有刺激肝脏干 / 前体细胞活化增殖的重要功能。肝脏前体细胞高表达 TWEAK 受体 Fn14，TWEAK/Fn14 通过 NF-κB 依赖性信号促进肝脏前体细胞的增殖，但不影响成熟肝细胞的增殖。

3. 白血病抑制因子（leukemia inhibitory factor，LIF）和抑瘤素 M（oncostatin M，OSM）　LIF/OSM 同属 IL-6 家族信号分子，它们可与细胞膜 gp130 结合，在肝干细胞活化过程中发挥重要作用。肌成纤维细胞表达 LIF，库普弗细胞表达 OSM。LIF 与其受体 LIFRβ 结合后，形成 gp130/LIFRβ 异源二聚体；OSM 可以与 LIFRβ 或 OSMRβ 结合，形成 gp130/LIFRβ 或 gp130/OSMRβ 异源二聚体，进而活化 JAK/STAT 信号通路。在大鼠 2-AAF-PH 模型中，活化的卵圆细胞 STAT3 染色也呈阳性。基因敲入小鼠研究显示，上调 STAT3 信号，卵圆细胞数量增多；而活化 ERK 会减少卵圆细胞的数量。

4. 淋巴毒素 -β（lymphotoxin-β，LT-β）　LT-β 也具有活化卵圆细胞的作用。LT-β 表达于肝细胞、卵圆细胞和炎症细胞中，其受体 LT-βR 是肿瘤坏死因子受体家族成员。IL-6 和 IL-1β 可以通过 NF-κB

结合到 LT-β 基因的启动子区域而促进其表达。

5. 干细胞因子（stem cell factor，SCF）　SCF 是一种能够促进多种干细胞存活、增殖、分化与迁移的生长因子。PH 后 SCF 表达升高不明显，但 AAF/PH 模型中很早就被诱导表达。SCF 特异性与卵圆细胞的 c-kit 受体相结合。干预 c-kit 受体激酶，会导致肝损伤后卵圆细胞出现时间延后。但敲除 *c-kit* 基因对卵圆细胞的增殖没有明显抑制作用，提示 SCF/c-kit 在卵圆细胞发生过程中发挥重要作用，对卵圆细胞增殖影响不大。

6. IL-18/IFN-γ　IL-18 能够刺激 NK 细胞和 T 细胞释放可溶性细胞因子 IFN-γ。IFN-γ 能够与 TNF 和 LPS 协同抑制体外培养的肝细胞增殖，但能够促进卵圆细胞增殖。IFN-γ 是为数不多的对肝细胞和肝脏前体细胞发挥不同作用的因子。

7. 基质细胞衍生因子（stromal cell-derived factor，SDF）-1　SDF-1 也被称为 CXCL12，通过与 CXCR4 结合发挥作用。在 2-AAF-PH 模型中肝细胞表达 SDF-1，而其受体 CXCR4 表达于卵圆细胞。SDF-1 浓度梯度是诱导卵圆细胞迁移到适宜其增殖和分化环境的重要因子。

8. 肿瘤坏死因子（TNF）　一旦炎症细胞迁移到损伤部位，库普弗细胞分泌的 TNF 与炎症细胞表面的 TNFR1 相结合，通过 NF-κB 促使炎症细胞释放细胞因子。这些细胞因子活化肝脏前体细胞，肝脏前体细胞自身也分泌 TNF 并作用于炎症细胞进一步促使其释放细胞因子。

（二）肝星状细胞促进肝脏前体细胞的活化和增殖

肝脏损伤后，肝星状细胞分泌 HGF 促进肝细胞的增殖，肝星状细胞也可分泌血管生成因子调节内皮细胞增殖。随着损伤的加重，肝星状细胞还可分泌 TGF-α、HGF、FGF、TNF 等因子，进一步促进肝脏干 / 前体细胞的活化和增殖。

1. HGF　HGF/c-Met 信号具有促进肝脏前体细胞增殖的作用。在 2-AAF-PH 模型中，肝脏前体细胞表达 c-Met，肝星状细胞合成的 HGF 通过旁分泌形式作用于肝脏前体细胞，经由 Akt 和 STAT3 信号通路诱导肝脏前体细胞朝肝细胞方向分化[12]。

2. EGF　EGF/EGFR 信号可以通过调节 Notch 信号通路，促进肝脏干 / 前体细胞朝胆管细胞方向分化[12]。

3. TGF-α　在 2-AAF-PH 模型中，肝星状细胞和卵圆细胞中 TGF-α 表达都升高。但卵圆细胞既不表达 TGF-α 受体，也不表达 EGF 受体，故对 TGF-α 无应答，推测卵圆细胞合成的 TGF-α 以旁分泌方式作用于其他细胞。

4. TGF-β　与成熟肝细胞相比，肝脏前体细胞对 TGF-β 耐受性较强，能够在该信号分子存在的情况下增殖，即在同一组织中，肝细胞磷酸化 Smad2 水平升高，则 Ki-67 标记的增殖细胞数量减少；而肝脏前体细胞中磷酸化 Smad2 水平升高同时，Ki-67 标记的增殖细胞数量也增加。这一结果从一个侧面解释了肝细胞增殖受到抑制的情况下，肝脏前体细胞仍可持续增殖的现象。

5. FGF　FGF1 是由肝脏前体细胞、嗜碱性肝细胞和肝星状细胞分泌的因子。在 2-AAF-PH 术后 24h，FGF1 表达增加，较 TGF-α 和 HGF 表达增加延迟 12h，提示 FGF1 的作用可能不同于 TGF-α 和 HGF。FGF7 是肝星状细胞分泌的另一种刺激肝脏前体细胞增殖与肝脏再生的因子[13]。

6. Dlk1（delta drosophila homolog-like 1）　小鼠胚胎期的成肝母细胞表达 Dlk1 蛋白。以 2-AAF/PH、CDE、DDC 等方式诱导的肝脏前体细胞活化模型中，肝组织都能检测到 Dlk1 表达。Dlk1$^+$ 细胞仅占 CK19$^+$ 细胞的 20%，且远离汇管区，增殖能力也弱于肝脏前体细胞，形态接近于小肝细胞，推测 Dlk1$^+$ 细胞可能是介于 Dlk1$^-$ 肝脏前体细胞和成熟肝细胞之间的过渡细胞。

（三）窦内皮细胞也具有活化肝脏前体细胞的作用

正常肝组织中肝干细胞不表达 VEGF 和 VEGF 受体，但在肝硬化组织中肝脏前体细胞表达 VEGF-A、VEGF-C、VEGF 受体 1 和 VEGF 受体 3。VEGF 不仅能够促进窦内皮细胞增殖，还能通过自分泌和旁分泌的方式活化胆管细胞和肝脏前体细胞。肝脏损伤能够诱导内皮细胞 CXCR7 和 CXCR4 表达增加，这些受体能够启动一系列促增殖和促纤维化因子的表达。窦内皮细胞还能够通过调节 Angpt2（angiopoietin-2）基因的表达，影响肝细胞及其自身的增殖。

（四）细胞外基质参与调控肝脏前体细胞的增殖、迁移与成熟分化

在慢性肝损伤的情况下，肝星状细胞转变为肌成纤维细胞并大量合成胶原等细胞外基质，这些细胞外基质不仅有利于肝脏前体细胞的附着和迁移，还具有调控其增殖和成熟分化的作用。

1. 胶原　应用能够拮抗 MMP 降解的 I 型胶原突变型小鼠进行的研究发现，在 CCl$_4$ 或 CDE 损伤后的恢复过程中，增殖的肝细胞数量较野生型小鼠少，同时伴有前体细胞数量减少、层粘连蛋白沉积减少。MMP-13 基因敲除小鼠与对照小鼠相比肝脏前体细胞数量也有降低的趋势。这些结果表明 I 型胶原的降解有利于肝脏前体细胞的增殖。

2. 层粘连蛋白 / 纤粘连蛋白　层粘连蛋白具有维持肝脏前体细胞保持未分化状态的作用。培养于 I 型胶原、IV 型胶原或纤粘连蛋白上的肝脏前体细胞则不再表达 panCK，且纤粘连蛋白具有促进肝脏前体细胞细胞色素 P450 表达的作用。

3. uPA/tPA/PAI-1　纤维蛋白溶解酶系统在肝脏前体细胞活化和肝脏再生过程中都发挥了重要作用。该系统不仅有助于增殖肝脏前体细胞的迁移和肝组织重建，还参与活化肝脏前体细胞的细胞因子的释放过程，如肝星状细胞释放的 HGF 和 TGF-α 需经蛋白酶裂解后才能被活化。

综上所述，肝细胞再生是肝脏损伤后维持肝脏与机体稳态平衡的重要组织修复过程。急性肝脏损伤后，重新进入细胞周期的成熟肝细胞在肝细胞再生过程中发挥主导作用；在持续、慢性肝脏损伤的情况下，成熟肝细胞的增殖能力逐渐耗竭，肝脏干 / 前体细胞被活化并分化为成熟的肝细胞，进而在慢性肝病的肝脏组织修复过程中发挥主导作用。值得注意的是，长期、慢性肝脏损伤在活化肝脏干 / 前体细胞的同时，也会造成细胞外基质沉积和肝组织纤维化。这些细胞外基质组分是肝脏前体细胞增殖、分化等生物学行为的重要调节因子，在诱导肝脏干 / 前体细胞完成肝细胞再生的同时，还有诱发异常的小胆管反应、过度的细胞外基质沉积及肿瘤形成的风险。

（王　萍　安　威）

参 考 文 献

[1] Michalopoulos GK. Principles of liver regeneration and growth homeostasis. Compr Physiol 2013；3：485-513.

[2] Michalopoulos GK. Hepatostat：liver regeneration and normal liver tissue maintenance. Hepatology 2017；65：1384-92.

[3] Taub R. Liver regeneration：from myth to mechanism. Nat Rev Mol Cell Biol 2004；5：836-47.

[4] Mao SA，Glorioso JM，Nyberg SL. Liver regeneration. Transl Res 2014；163：352-62.

[5] Tao Y，Wang M，Chen E，et al. Liver regeneration：analysis of the main relevant signaling molecules. Mediators Inflamm 2017；2017：4256352.

[6] Shafritz DA，Oertel M，Menthena A，et al. Liver stem cells and prospects for liver reconstitution by transplanted cells. Hepatology 2006；43：S89-98.

[7] Kordes C，Häussinger D. Hepatic stem cell niches. J Clin Invest 2013；123：1874-80.

[8] Kaur S，Siddiqui H，Bhat MH. Hepatic progenitor cells in action：liver regeneration or fibrosis? Am J Pathol 2015；185：2342-50.

[9] Raven A，Lu WY，Man TY，et al. Cholangiocytes act as facultative liver stem cells during impaired hepatocyte regeneration. Nature 2017；547：350-4.

[10] Van Haele M，Roskams T. Hepatic progenitor cells：an update. Gastroenterol Clin North Am 2017；46：409-20.

[11] Duncan AW，Dorrell C，Grompe M. Stem cells and liver regeneration. Gastroenterology 2009；137：466-81.

[12] Kitade M，Factor VM，Andersen JB，et al. Specific fate decisions in adult hepatic progenitor cells driven by MET and EGFR signaling. Genes Dev 2013；27：1706-17.

[13] Takase HM，Itoh T，Ino S，et al. FGF7 is a functional niche signal required for stimulation of adult liver progenitor cells that support liver regeneration. Genes Dev 2013；27：169-81.

第3篇
肝脏疾病的诊断技术

第10章　肝功能试验

肝功能试验是通过各种生物化学（简称生化）方法检测与肝功能代谢有关的各项指标、以反映肝功能基本状况的试验，主要包括反映肝细胞损伤（简称肝损伤）的血清肝脏酶学（简称肝酶）检测和反映肝脏代谢功能状态的相关试验。反映肝脏代谢功能状态的试验本章介绍常用反映肝脏蛋白质代谢功能的试验、脂类代谢功能试验、肝脏解毒和排泄功能试验。对肝脏代谢功能中糖代谢、维生素代谢、电解质等检测及肝功能试验的鉴别诊断不在本章叙述。

一、血清肝酶及同工酶检测

肝脏是人体含酶最丰富的器官，酶蛋白含量约占肝脏总蛋白含量的2/3，血清肝酶在全身物质代谢及生物转化中起重要作用。同工酶是指具有相同催化活性，但分子结构、理化性质及免疫学反应等都不相同的一组酶。同工酶存在于人体的不同组织，或在同一组织、同一细胞的不同亚细胞结构内，因此同工酶检测可提高酶学检查对肝胆系统疾病诊断的特异性。下文介绍丙氨酸氨基转移酶（alanine aminotransferase，ALT）、天冬氨酸氨基转移酶（aspartate aminotransferase，AST）、碱性磷酸酶（alkaline phosphatase，ALP）、γ-谷氨酰转肽酶（γ-glutamyl transferase，GGT）检测。

（一）血清 ALT 和 AST 检测

1. 一般特性　肝脏是含 ALT 最丰富的器官，其次为心肌、脑、肾脏、骨骼肌、胰腺、脾脏、肺等组织器官。ALT 主要存在于细胞质，其肝细胞内浓度较外周血高约3000倍，故轻微的肝损伤血清

中 ALT 的水平即可明显升高。AST 主要分布于心肌，其次为肝脏、骨骼肌和肾脏等组织器官，肝细胞内 AST 有2种同工酶，分别存在于肝细胞线粒体和细胞质中，其中线粒体 AST 活性占肝脏 AST 总活性约80%。由于线粒体具有两层致密的膜结构，AST 较难溢出，故细胞损伤严重或坏死时，血清 AST 才明显升高，提示此时已经损伤到细胞器水平。在血液中的半衰期 ALT 为47h±10h，AST 为17h±5h。

2. 影响因素

（1）性别和年龄：在正常范围内，ALT、AST 活性因性别和年龄而异。男性肝酶的活性通常高于女性；从小儿至成年肝酶水平逐渐升高，在30～60岁达平台。一般而言，AST 水平低于 ALT，但60岁后 ALT 降低而 AST 升高。

（2）运动：剧烈运动可引起 ALT 升高，升高程度和运动量及持续时间有关，也与运动者是否经常锻炼相关。训练有素的运动员，其升高幅度较小。运动导致 ALT 升高的可能机制与较长时间的剧烈运动造成一些组织损伤有关。如果运动者不适应此种负荷，对组织相对缺氧耐受性差，可使细胞内代谢紊乱、代谢产物增加，造成细胞膜通透性增加，导致细胞内的酶进入血液，血清 ALT 增加。因此，抽血化验前不宜剧烈运动。

（3）其他因素：血清标本 ALT、AST 活性在室温中可稳定3天，在2～8℃冰箱中可稳定2周。红细胞内 ALT、AST 含量为血清浓度的数倍，溶血标本不适合做 ALT、AST 检测。尿毒症患者血液中存在抑制物，可使肝酶假性降低。

3. 参考值范围　国际临床化学和实验室医学

联盟（IFCC）推荐检测方法（试剂中不含 5′- 磷酸吡哆醛的酶法）：ALT，9～50U/L（男），7～40U/L（女）；AST，15～40U/L（男），13～35U/L（女）[1]。

4. 临床意义

（1）ALT、AST 是反映肝损伤的敏感指标。ALT、AST 能敏感地反映肝损伤，因为其在肝脏中的浓度比血液中高数千倍。肝细胞轻微损伤就可使血液中 ALT 和 / 或 AST 明显升高。一般情况下 ALT 反映急性肝损伤的灵敏度高于 AST。ALT 持续升高超过 6 个月，或在大于 6 个月中有数次升高，提示为慢性肝损伤。慢性肝炎、肝硬化、肝癌等情况时 AST 升高明显，可超过 ALT。AST 水平标志肝脏病变的慢性、广泛和严重程度，甚至提示慢性肝病的预后。

ALT、AST 升高常见的肝脏疾病有：急性病毒性肝炎（甲至戊型肝炎）、EB 病毒、巨细胞病毒感染、慢性乙型、丙型肝炎、自身免疫性肝病、酒精性肝病、非酒精性脂肪性肝病、药物 / 中毒性肝损伤、肝硬化、肝癌、肝豆状核变性、α1- 抗胰蛋白酶缺乏症、血色病等。

（2）骨骼肌、甲状腺、心脏、肾脏等组织器官病变，服用某些药物（如氯丙嗪、异烟肼、水杨酸制剂），剧烈运动等非肝源性因素也可引起血清 ALT 和 / 或 AST 升高。

（3）巨酶是 AST 或 ALT 等肝酶与免疫球蛋白等物质形成的复合物，可引起血清 AST、ALT 或其他肝酶活性稳定升高。巨酶主要见于炎症性肠病、溃疡性结肠炎、类风湿关节炎、系统红斑狼疮、强直性脊柱炎、冷球蛋白血症等自身免疫性疾病或多发性骨髓瘤等肿瘤患者。

急性病毒性肝炎及药物或毒物诱导的肝损伤患者，ALT、AST 水平需数周至数月恢复正常。而在缺血性肝损伤（如低血压、心律失常、心肌梗死、出血）患者，如果其缺血缺氧状态得到纠正或缓解，ALT、AST 水平在达到高峰之后的 24h 内可下降 50% 或以上，1 周后可降至正常。ALT、AST 暂时性升高亦可见于结石引起的一过性胆总管阻塞，在胆管阻塞解除后 24～48h 显著下降。

动态监测血清 ALT、AST 及其他肝功能指标有很重要的意义。ALT、AST 升高小于 2 倍正常上限值（upper limit of normal，ULN），如患者无症状，其他肝功能试验检查指标均正常，可暂时随访观察；如 ALT 反复或持续升高，反映病变在活动，则按相应程序进行必要的鉴别诊断和处理。慢性重度肝损伤病情进展时由于大量肝细胞坏死，此时血液中 ALT 可仅轻度升高甚至降至正常，但胆红素却进行性升高，即 "胆酶分离"，常是肝病恶化征兆。

（4）AST/ALT 比值的意义：正常成人血清 AST/ALT 比值约为 0.8。临床上常用 AST/ALT 比值来反映肝损伤情况（排除肝外因素后），AST/ALT 比值也可作为观察肝病发展及预后的一个指标。

急性轻度肝损伤时 ALT 高于 AST，AST/ALT 比值＜ 1；慢性病毒性肝炎、肝硬化、肝癌、酒精性肝病、药物性肝病等情况下若肝细胞损伤加重和 / 或累及线粒体，AST/ALT 比值可明显升高，AST/ALT 比值＞ 1，甚至＞ 2。

有些药物会改变原有病变所具有的 AST/ALT 比值特征，如联苯双酯和双环醇对 ALT 的作用大于对 AST 的作用，在临床应用时常可见到患者的 ALT 迅速下降，而 AST 下降很慢，甚至不降，导致 AST/ALT 比值明显升高。因此，在根据 AST/ALT 比值判断病情的时候需要注意。

（二）血清 ALP 及同工酶检测

1. 一般特性 ALP 是在碱性 pH 中催化有机磷酸酯释放无机磷酸的一组同工酶。其广泛存在于机体各组织器官中，主要来自肝脏和骨骼，也可来源于胎盘、肠壁、肾脏、生殖细胞等。已发现有同工酶 ALP1、ALP2、ALP3、ALP4、ALP5 和 ALP6，其中 ALP1、ALP2、ALP6 均来自肝脏，正常人血清中以 ALP2 为主，占总 ALP 的 90%；ALP3 来自骨细胞，ALP4 产生于胎盘及癌细胞，ALP5 来自小肠绒毛上皮、成纤维细胞与红细胞。肝脏 ALP 可在肝细胞膜的血窦面和毛细胆管面表达，主要表达于后者。ALP 在血液中的半衰期约为 1 周。

2. 影响因素 高脂餐后，血清 ALP 短暂升高，升高的 ALP 多为 ALP5，为避免脂肪餐的影响，宜空腹采血检测。ALP 也存在于红细胞膜上，严重溶血标本，ALP 释放入血，测定结果假性升高。男性 5～14 岁、女性 5～12 岁，因骨骼生长血清 ALP 升高。由于绝经后雌激素对骨细胞转换的抑制作用减弱，60 岁以上女性血清 ALP 升高。妊娠 3 个月后，随胎盘增长，血清 ALP 升高，9 个月达峰值，产后 3 周可逐渐恢复正常。

3. 参考值范围 IFCC- 磷酸腺苷（AMP）缓冲

液法检测 ALP：45 ～ 125 U/L（男）；35 ～ 100 U/L（女 20 ～ 49 岁）、50 ～ 135U/L（女 50 ～ 79 岁）。

4. 临床意义

（1）肝胆系统疾病引起 ALP 升高。

1）ALP 显著升高（≥ 4×ULN）主要反映胆汁淤积。淤胆性疾病和浸润性肝病可引起肝内外胆管阻塞，胆汁淤积，ALP 明显升高，升高先于黄疸，在黄疸消退后还可持续。其原因是肝脏内 ALP 主要分布于肝细胞膜毛细胆管面，肝内外胆管阻塞时，胆汁酸刺激肝细胞合成 ALP 增加，肝细胞膜损伤、ALP 释放入血，使得血清 ALP 升高。由于 ALP 半衰期约为 1 周，当阻塞缓解后 ALP 下降缓慢。

2）ALP 轻度升高（≤ 3×ULN）对判断胆汁淤积缺乏特异性，可见于各种类型的肝病（如急性、慢性肝炎），此时血清 ALP 远不及 ALT 灵敏。

3）动态观察血清 ALP 检测值有助于黄疸病情判断。如果 ALP 持续低值，阻塞性黄疸的可能性很小；如果血清总胆红素和结合胆红素逐渐升高，伴有 ALP 不断降低，提示病情恶化。

（2）鉴别 ALP 升高是源于肝胆疾病还是肝胆外疾病需要同时检测 ALP 和 GGT，二者同时升高，源于肝胆疾病；GGT 正常，考虑源于肝胆外疾病。

（3）骨骼代谢相关疾病时 ALP 升高。血清 ALP 是总体成骨活动的良好指标，出现成骨活动相关疾病时 ALP 升高，维生素 D 缺乏、甲状腺功能亢进、纤维性骨炎、骨折修复等情况时 ALP 升高，佩吉特病、骨肿瘤等可见 ALP 大幅升高。

（4）生长期儿童、孕妇可见生理性 ALP 升高。

（三）血清 GGT 检测

1. 一般特性 GGT 存在于人体多种组织，肾脏含量最高，肝脏和胰腺为中等浓度，心脏、肠、肺脏和脾较少。GGT 主要存在于细胞膜和微粒体上，是一种细胞表面糖蛋白，可催化谷胱甘肽上 γ-谷氨酰基转移至另一个肽或另一个氨基酸上。虽然此酶在肾近曲小管上皮细胞膜上表达最强，但肾脏疾病时，血中该酶活性升高却不明显，可能是肾单位病变时，GGT 经尿排出，所以测定尿中酶活性，可能有助于诊断肾脏疾病。血清中 GGT 主要来自肝胆系统，GGT 在肝脏广泛分布于肝细胞毛细胆管一侧的细胞膜及整个胆管系统胆管上皮细胞。当肝内 GGT 合成增多或胆汁排出受阻时，血清中

GGT 升高。GGT 半衰期为 5 ～ 17 天。

2. 影响因素 GGT 在男性高于女性，可能与前列腺含有丰富的 GGT 有关。乙醇、苯巴比妥、抗抑郁药、抗癫痫药、对乙酰氨基酚、香豆素、含雌激素避孕药等对肝微粒体酶有诱导作用，可使肝脏 GGT 合成增加，停药后 GGT 降至正常。

3. 参考值范围 按照 IFCC 推荐法（速率法）检测 GGT：10 ～ 60 U/L（男）；7 ～ 45 U/L（女）。

4. 临床意义

（1）GGT 升高是判断胆汁淤积的灵敏指标。胆汁淤积时血清 GGT 水平升高。其原因是 GGT 大量存在于肝脏毛细胆管上皮细胞膜上，当胆道梗阻、胆汁潴留在肝脏时，胆汁酸盐有表面活性剂作用，可将 GGT 从细胞膜上洗脱下来，导致 GGT 升高。通常肝外淤胆时 GGT 的升高幅度大于肝内淤胆。胆汁淤积时 GGT 与 ALP 平行升高，但 GGT 与机体成骨活动无关，在生长、妊娠和骨病时 GGT 并不升高。

（2）原发性、继发性肝癌，血清 GGT 均可升高。其原因是癌细胞合成 GGT 增多，并且癌组织本身或其周围的炎症刺激作用，使肝细胞膜的通透性增加，引起血液中 GGT 升高。

（3）GGT 升高是反映肝损伤的重要指标之一。肝损伤时，ALT 上升至高峰期，GGT 可呈轻度升高。与 ALT 相比，GGT 恢复期下降较慢。如果 GGT 不随 ALT 下降而下降，反而持续升高，可能提示病情较重。因为 GGT 存在于肝细胞微粒体中，严重肝病活动时诱导微粒体酶，导致 GGT 合成增加。

（4）GGT 升高是诊断酒精性肝病的重要指标。酒精可诱导肝微粒体酶，使 GGT 合成增加。酒精性肝病时，可同时伴有 AST 升高，ALT 正常或轻度升高，AST/ALT 比值＞ 1，甚至＞ 2，并伴有 ALP 升高，一般 GGT 的敏感性高于 ALP。

（5）长期服用某些药物（如苯巴比妥、苯妥英钠等），血清 GGT 常常升高。

二、蛋白质代谢功能试验

对于肝脏蛋白质代谢功能试验，下文介绍血清总蛋白（total protein，TP）、白蛋白（albumin，ALB）、球蛋白（globulin，GLB）、前白蛋白（prealbumin，PA）、胆碱酯酶（cholinesterase，CHE）检测。

（一）血清 TP、ALB、GLB 检测

1. 一般特性

（1）TP：血清 TP 是血清 ALB 和 GLB 的总和。90% 以上的 TP 是由肝脏合成。

（2）ALB：ALB 是正常人体血液中的主要蛋白质，带负电荷，水溶性，全部由肝细胞合成，是反映肝脏蛋白质合成功能的重要指标。ALB 合成速度约为 14g/d，半衰期约为 20 天。血液中 ALB 与 GLB 组成缓冲对，维持血浆胶体渗透压，调节组织与血管之间水分的动态平衡。ALB 是血液中重要的运输载体之一，对许多物质具有较高的亲和力，能结合金属离子、激素、胆红素、脂肪酸、尿素和药物，增加这些物质的亲水性而便于运输，将有毒物质运输到解毒器官，有助于人体解毒功能。ALB 是人体重要的营养物质，分解产生的氨基酸可用于合成组织蛋白，氧化分解以供应能量或转变成其他含氮物质。

（3）GLB：GLB 主要由 B 细胞产生，包括免疫球蛋白、补体、多种糖蛋白、金属结合蛋白、多种脂蛋白及酶类。GLB 水平与肝内外多种因素有关，也与机体免疫功能密切相关，根据血清 ALB 及 GLB 检测值，可计算出 ALB 与 GLB 的比值（A/G）。

2. 影响因素　
溶血标本中血红蛋白可使 TP 测定值假性升高；含脂类较多的乳糜标本可影响血清蛋白测定的准确性。

3. 参考值范围　
双缩脲法检测 TP：65 ～ 85g/L；溴甲酚绿/溴甲酚紫法检测 ALB：40 ～ 55g/L；计算值 GLB：20 ～ 40g/L；A∶G 为（1.2 ～ 2.4）∶1。

4. 临床意义　
TP、ALB 是反映肝脏合成功能的重要指标，多种情况可引起血液中 TP、ALB 浓度的改变。

（1）TP 及 ALB 降低

1）肝细胞严重损伤时，ALB 合成减少，血液中 TP 及 ALB 降低，TP 降低一般与 ALB 降低相平行。急性或局灶性肝损伤时，由于免疫刺激作用，GLB 生成增加，TP 不会出现明显变化，多在正常参考值范围内，ALB 相比 TP 能更灵敏地反映肝脏功能的变化及疾病进展。由于肝脏具有很强的代偿能力，且 ALB 半衰期相对较长，因此只有当肝脏病变达到一定程度及一段时间后才出现 ALB 下降，继而有 TP 改变。ALB、TP 均不能立即反映急性肝损伤，不是肝衰竭的敏感指标。TP 常用于评价慢性肝损伤，可以反映肝实质细胞储备功能。ALB 降低的程度可反映肝病的严重程度和病程长短。血清 TP ＜ 60g/L 为低蛋白血症；ALB ＜ 25g/L，患者可出现腹水。低白蛋白血症常见于慢性肝病如肝硬化。

2）蛋白质丢失：急性大量出血或严重灼伤时血浆大量丢失，肾病综合征时大量蛋白质从尿中丢失，溃疡性结肠炎时肠道长期丢失一定量的蛋白质，这些病理改变均可使血清 TP 及 ALB 降低。

3）血液中水分增加：大量水钠潴留或静脉补充大量非胶体溶液时使蛋白稀释。

4）消耗增加：见于慢性消耗性疾病如重症结核、甲状腺功能亢进、恶性肿瘤等，分解代谢增强。

5）罕见的先天性白蛋白缺乏症患者，血清中几乎没有 ALB，但患者不出现水肿。

（2）ALB 升高：主要由于血液浓缩而致相对性升高，如严重脱水和休克等。

（3）GLB 升高：慢性感染病原体抗原刺激淋巴细胞产生抗体，使 GLB 升高，自身免疫性疾病及多发性骨髓瘤可见 GLB 升高。

（4）GLB 降低：长期大量使用肾上腺皮质激素和其他免疫抑制剂，导致球蛋白合成减少。

（5）A/G 倒置：慢性肝病患者出现严重肝功能损伤时可见 A/G 倒置。活动性肝硬化时肝细胞被大量破坏，ALB 合成减少，出现低白蛋白血症。另一方面人体淋巴细胞受抗原刺激产生大量 GLB，血清 GLB 明显升高，出现 A/G 倒置。

（二）血清 PA 检测

1. 一般特性　
PA 是肝脏合成的一种糖蛋白，在蛋白质电泳中显示 PA 位于 ALB 的前方，故名前白蛋白。PA 的主要生理功能是结合、运输维生素 A 和甲状腺素，从而参与其调节。PA 还具有胸腺激素活性，可通过促进淋巴细胞成熟来增强机体免疫力，并在抗肿瘤方面有潜在的作用。PA 半衰期约为 2 天。

2. 参考值范围　
免疫比浊法检测 PA：200 ～ 400mg/L。

3. 临床意义　
PA 半衰期比 ALB 短，因此 PA 比 ALB 能更早反映肝细胞蛋白质合成功能的变化，是评价肝功能及机体营养状态的检测指标之一。

（1）评估肝功能。急性肝功能不全时，血清

PA 水平下降早于 ALB，随着病情好转，血清 PA 迅速恢复。动态观察 PA 有助于预测重型肝病患者的预后。

（2）评估营养状况。PA 检测值为 100～150mg/L 考虑轻度营养不良，50～100mg/L 为中度营养不良，＜50mg/L 为重度营养不良。用于营养评估效果明显优于 ALB。

（3）负性急性时相反应蛋白。在急性炎症、恶性肿瘤、创伤等急需合成蛋白质时，血清 PA 均迅速下降。

（三）血清 CHE 检测

1. 一般特性　人体内存在两种胆碱酯酶：一种是乙酰胆碱酯酶，主要作用于乙酰胆碱，存在于红细胞及中枢神经系统的灰质中。另一种为酰基胆碱酯酶，即临床测定的血清胆碱酯酶，除可作用于乙酰胆碱，还能作用于其他胆碱酯类，分布于肝脏、胰腺、心脏、脑白质等组织器官。CHE 是一类糖蛋白，CHE 半衰期为 8～12 天。

2. 参考值范围　速率法检测 CHE：4000～13 000U/L。

3. 临床意义　CHE 可由肝细胞合成分泌入血，是反映肝细胞蛋白质合成功能的灵敏指标。

（1）CHE 降低提示肝细胞蛋白质合成功能受损：CHE 半衰期短，在评估肝细胞蛋白质合成功能方面，CHE 比 ALB 更灵敏。肝损伤越重，CHE 下降的幅度越大，当肝功能好转时，CHE 比 ALB 恢复得早。ALB 检测易受到黄疸、脂血、溶血的影响，也易受到治疗因素的影响，在输血或血浆蛋白治疗后，ALB 浓度出现暂时升高或恢复正常，从而掩盖肝损伤的真实情况。CHE 很少受上述因素影响，故 CHE 较 ALB 能更准确地反映肝脏蛋白质合成功能。各种慢性肝病时多见血清 CHE 降低，CHE ＜ 1800U/L 可作为一个危险信号，提示预后不良。

（2）有机磷农药中毒时 CHE 下降。

（3）CHE 过低者（遗传等因素）手术时慎用琥珀酰胆碱等肌松药。

三、脂类代谢功能试验

对于脂类代谢功能试验，下文介绍血清总胆固醇（total cholesterol，TC）、甘油三酯（triacylglycerol，TG）、高密度脂蛋白胆固醇（high density lipoprotein

cholesterol，HDL-C）和低密度脂蛋白胆固醇（low density lipoprotein cholesterol，LDL-C）检测。血脂是血清 TC、TG 和类脂（如磷脂）等的总称。肝脏不仅是人体合成 TG 和 TC 最多的器官，也是 TG 和 TC 转化和排泄的主要场所。血脂不溶于水，必须与载脂蛋白（apolipoprotein，Apo）结合形成脂蛋白才能溶于血液，被运输至组织进行代谢。由于肝损伤影响肝内脂类代谢的正常进行，导致血脂发生变化。因此，血脂水平的测定对肝、胆疾病的诊断、疗效观察、预后判断及脂类代谢紊乱的机制研究等都具有重要的参考价值。

1. 一般特性

（1）TC：胆固醇广泛存在于人体内，以脑及神经组织中最为丰富，在肝脏、胆汁、脾脏、肾脏和皮肤中含量也较高。胆固醇是组织细胞所不可缺少的重要物质，它不仅参与构成细胞膜，而且是合成胆汁酸、维生素 D 及类固醇激素的原料。TC 是指血液中各种脂蛋白所含胆固醇的总和。

（2）TG：临床上所检测的 TG 是血液中各脂蛋白所含 TG 的总和。TG 是甘油分子中的 3 个羟基被脂肪酸酯化而形成，TG 构成脂肪组织，主要功能是供给与储存能量。

（3）HDL-C：高密度脂蛋白（high density lipoprotein，HDL）能将外周组织如血管壁内胆固醇转运至肝脏进行分解代谢，可减少胆固醇在血管壁沉积，起到抗动脉粥样硬化作用。因 HDL-C 含量比较稳定，故目前多通过检测 HDL-C 间接了解血液中 HDL 水平。

（4）LDL-C：低密度脂蛋白（low-density lipoprotein，LDL）是血液中胆固醇含量最多的脂蛋白。LDL 将胆固醇运送到外周组织，LDL 通过血管内皮进入血管壁内，在内皮下层滞留的 LDL 被修饰成氧化型 LDL（oxidized low-density lipoprotein，Ox-LDL），巨噬细胞吞噬 Ox-LDL 后形成泡沫细胞，后者不断增多、融合，构成动脉粥样硬化斑块的脂质核心。LDL-C 占 LDL 比重的 50% 左右，LDL-C 浓度基本能反映血液 LDL 总量，故目前多通过检测 LDL-C 间接了解血液中 LDL 水平。

2. 影响因素

（1）影响 TC、LDL-C 的因素：TC 水平常随年龄而上升，但 70 岁以后一般不再上升，甚至有所下降，中青年女性低于男性，女性绝经后 TC 水平较同年龄男性高；长期高胆固醇、高饱和脂肪酸摄入可使 TC 升高；脂蛋白代谢相关酶或受体基因发生突变是引起 TC 显著升高的主要原因[2]。影响 TC 的因素均可同样影响 LDL-C 水平。

（2）影响 TG 的因素：受遗传和环境因素的双重影响，TG 检测值与种族、性别、年龄及生活习惯（如饮食、运动等）有关。TG 水平个体内及个体间变异较大，同一个体 TG 水平受饮食和不同时间采血等因素影响，所以同一个体在多次检测时，TG 值可能有较大差异。

（3）影响 HDL-C 的因素：HDL-C 高低也明显受遗传因素影响。严重营养不良者可出现血清 TC 明显降低，HDL-C 也降低。肥胖者 HDL-C 也多偏低。吸烟可使 HDL-C 降低。高 TG 血症患者往往伴有低水平 HDL-C。而运动和少量饮酒会升高 HDL-C。

（4）采血时间：餐后 12h 后空腹采血，以避免进食对血脂浓度造成影响。

3. 参考值范围　酶法检测 TC：< 5.18mmol/L，TC 危险阈值为 5.2 ~ 6.2mmol/L，高胆固醇血症为 TC ≥ 6.2mmol/L。直接法检测 HDL-C：1 ~ 1.6mmol/L。直接法检测 LDL-C：0 ~ 2.6mmol/L。酶法检测 TG：< 1.7mmol/L。

4. 临床意义

（1）TC 异常升高与非酒精性脂肪性肝炎（NASH）的发病及其严重程度密切相关。TC 可以通过遗传因素影响膜流动性和膜蛋白的功能，诱导未折叠蛋白反应，产生毒性氧化型胆固醇，游离胆固醇激活库普弗细胞及星状细胞产生炎症因子，内质网应激、线粒体功能紊乱等过程加重肝损伤，引发并加重 NASH[3]。

（2）LDL-C 升高可诱发 NASH。单纯性高胆固醇血症时，血清 LDL-C 升高与 TC 相平行，长期 LDL-C 升高可能诱发 NASH。

（3）LDL-C 升高与动脉粥样硬化有关。血液中 LDL-C 浓度升高，它将沉积在心脏、脑等部位的动脉壁内，逐渐形成动脉粥样硬化性斑块，阻塞相应的血管，最后可引起冠状动脉粥样硬化性心脏病（简称冠心病）、脑卒中和外周动脉病等致死致残性疾病。以 LDL-C 或 TC 升高为特点的血脂异常是动脉粥样硬化性心血管疾病（atherosclerotic cardiovascular disease，ASCVD）重要的危险因素。

（4）TG 水平升高者患冠心病危险性增加。肝损伤时血清 TG 变化不显著，原因是体内其他脂肪组织也参与 TG 的代谢。

（5）当肝脏发生严重病变时，TC 降低。肝病时肝细胞受损，特别是肝硬化时羟甲基戊二酸单酰 CoA 还原酶合成减少，胆固醇合成减少，血清 TC 降低。

（6）肝脏严重病变引起 HDL-C 降低。严重肝损伤时 HDL-C 合成减少，导致血清 HDL-C 降低。HDL-C 进行性降低是病情恶化的表现。

（7）HDL-C 水平与 ASCVD 发病危险呈负相关。HDL-C < 0.9mmol/L 是冠心病发生的危险因素。

四、肝脏解毒和排泄功能试验

对于肝脏解毒和排泄功能试验，下文介绍血清总胆红素（total bilirubin，TBil）、直接胆红素（direct bilirubin，DBil）、总胆汁酸（total bile acids，TBA）检测。

（一）血清 TBil、DBil 检测

1. 一般特性　胆红素（bilirubin，Bil）为金黄色色素、脂溶性有毒物质，肝脏对 Bil 有强大的解毒作用。Bil 检测包括间接胆红素（indirect bilirubin，IBil），又称非结合胆红素；DBil，又称结合胆红素；TBil 为 IBil 与 DBil 的总和。IBil 在水溶液中的溶解度极低，DBil 溶解度较好。

2. 影响因素　水杨酸、磺胺类药物及游离脂肪酸等物质可以使检测值升高；血清标本经日光照射 1h 后，TBil 测定值增高 30%，光照对 IBil 的影响大于 DBil，室温下避光保存其稳定性可达 3 天。

3. 参考值范围　改良重氮盐法检测：TBil 5 ~ 21μmol/L；DBil < 7.0μmol/L。

4. 临床意义　Bil 代谢发生障碍时，可在组织细胞内沉积造成黄染称为黄疸。

（1）判断有无黄疸：血清 TBil 浓度超过 2×ULN 时，含有较多弹性蛋白的巩膜、黏膜及皮肤与 Bil 有较强的亲和力，容易导致 Bil 沉积，出现肉眼可见的黄染，称为显性黄疸；如果 TBil 浓度超过正常值但低于 2×ULN，则无肉眼可见的黄疸称为隐性或亚临床黄疸。

（2）根据 Bil 分类组合，判断黄疸类型。

1）TBil 伴随 IBil 升高为主提示溶血性黄疸，见于各种溶血性疾病、输血反应等。一般程度的溶血很少能使血清 TBil 值超过 5×ULN。Gilbert 综合

征、Crigler-Najjor 综合征出现的黄疸以 IBil 升高为主。

2）TBil 升高伴随 DBil 升高为主提示肝内外胆道阻塞，常出现胆汁淤积性黄疸。见于胆道梗阻、肝炎、肝硬化、药物性肝损伤、妊娠期肝内胆汁淤积、原发性胆汁性胆管炎、原发性硬化性胆管炎、胆管消失综合征、Dubin-Johnson 综合征、Rotor 综合征等。

（3）Bil 升高可促进胆结石形成。Bil 在胆道造成细胞损伤，引起黏蛋白分泌，使胆红素钙沉淀颗粒变大，易形成结石。

（4）TBil 是判定病情和预后的重要指标之一。慢性肝损伤合并急性肝衰竭时，可出现 TBil 升高与 ALT 和 AST 下降的胆酶分离现象，提示预后不良。原发性胆汁性胆管炎患者 TBil 持续升高提示预后不良。TBil 对评估急、慢性肝衰竭预后，以及推荐肝移植都是重要的参数。

（5）有时肝炎恢复期 TBil 和 DBil 很高，但尿胆红素阴性，是因为 DBil 与 ALB 共价结合形成了大分子 δ 胆红素，半衰期延长，代谢变慢，且不被肾小球滤过。

（二）血清 TBA 检测

1. 一般特性　胆汁酸（bile acid，BA）在肝细胞以胆固醇为原料而合成，是清除胆固醇的主要方式。BA 分泌入胆汁，是胆汁的主要溶剂，促进脂类的消化和吸收。目前临床检测的是 TBA。

2. 参考值范围　循环酶法检测：TBA < 10μmol/L。

3. 临床意义　TBA 可反映肝细胞的合成、摄取和排泌功能。

（1）TBA 升高

1）急性肝损伤时，肝细胞摄取胆汁酸的能力下降，TBA 升高。与其他临床检验指标相比，TBA 恢复至正常比较缓慢，呈渐进状态。急性肝损伤恢复期 TBA 持续升高，表明患者可能发生了严重肝损伤，需要对患者进行跟踪监测，并可能需

要做肝脏活检。

2）慢性肝损伤，由于门 - 腔静脉旁路的形成，BA 不再局限于肠肝循环中，BA 可以直接进入腔静脉引起血清 TBA 升高。慢性肝损伤时，TBA 的敏感性明显高于 ALT 和 AST。原发性胆汁性肝硬化和某些淤胆性疾病，早期可有明显 TBA 升高而瘙痒，但 TBil 升高常滞后。

3）胆道阻塞时，BA 肠肝循环障碍，BA 大量进入血液，使得血清 TBA 显著升高。

4）酒精性肝脏疾病：TBA 明显升高。

（2）溶血性黄疸和某些先天性黄疸：Gilbert 综合征、Dubin-Johnson 综合征时 TBA 并不升高。

（3）TBA 降低：缺少胆汁，促使胆石症发生。

（4）肠道疾病引起 BA 代谢异常时，可出现脂肪消化不良，轻者水样腹泻，重者则可出现脂肪痢。

（5）生理性升高：进食后血清 TBA 可出现一过性升高。

五、常见肝脏疾病检查项目的合理选择与应用

临床上应该合理选择与应用肝功能试验，一种肝功能试验，一般只反映肝功能异常的一个侧面，并不能充分评估肝功能异常的性质和程度；肝脏有较丰富的储备功能和代偿能力，轻度或局限性病变，未必能发现功能异常；非肝脏的生理和病理因素也可能导致某项肝功能试验异常。因而必须结合患者病史、体格检查、其他检验结果及影像学检查等进行综合分析，才能对疾病做出正确诊断。注意：肝功能检查多项检测值与饮食有一定的关系，如饮酒易使某些血清酶升高，进食油腻食物后可以使血脂升高等，所以肝功能试验检测要求空腹抽血检测，空腹时间一般为 12h。几种常见肝病的实验室指标改变见表 10-1。

表 10-1　几种常见肝病的实验室指标改变

	ALT	AST	ALP	GGT	ALB	GLB	TBA
急性肝损伤	↑↑↑	↑↑↑	N～↑	↑	N	N	↑↑
慢性肝损伤	↑	↑	N～↑	N～↑	↓	↑	↑
酒精性肝病	↑	↑	N～↑	↑↑↑	N	N	↑
肝硬化	N～↑	N～↑	N～↑	N～↑	↓↓	↑↑	↑
胆汁淤积	N～↑	N～↑	↑↑↑	↑↑	N	N	↑

续表

	ALT	AST	ALP	GGT	ALB	GLB	TBA
原发性肝癌	N～↑	N～↑	↑↑	↑↑↑↑	N～↓	N～↑	↑
暴发性肝衰竭	↑↑	↑↑↑	↑↑	↑↑	↓	N～↑	↑

注：N 表示检测值在正常范围。

（黄雁翔　陈新月）

参考文献

[1] 尚红，王毓三，申子瑜．全国临床检验操作规程．第 4 版．北京：人民卫生出版社；2015：200-96.

[2] 中国成人血脂异常防治指南修订联合委员会．中国成人血脂异常防治指南（2016 年修订版）．中华心血管杂志 2016；44：833-53.

[3] 马振增，陆伦根．胆固醇代谢与非酒精性脂肪性肝炎．中华肝脏病杂志 2016；24：623-7.

第 11 章　病原学诊断

可感染肝脏的病原体主要包括病毒、细菌、寄生虫和真菌等，目前以病毒感染最常见。常见的肝脏病原体感染检测主要有直接检测及免疫学、分子生物学等方法[1]。

一、病毒感染

在引起病毒性肝炎的病毒中，最常见的是肝炎病毒，目前明确的肝炎病毒包括：甲型肝炎病毒（hepatitis A virus，HAV）、乙型肝炎病毒（hepatitis B virus，HBV）、丙型肝炎病毒（hepatitis C virus，HCV）、丁型肝炎病毒（hepatitis D virus，HDV）和戊型肝炎病毒（hepatitis E virus，HEV）。此外，EB 病毒（Epstein-Barr virus，EBV）、人巨细胞病毒（cytomegalovirus，CMV）和腺病毒（adenovirus）也可非特异性地感染肝脏。

（一）直接检测

在肝脏疾病的病毒学诊断中，部分病毒可以通过光学显微镜或电子显微镜技术进行确诊或辅助诊断。如在 CMV 感染的组织染色时可发现核内嗜碱性包涵体的大细胞，包涵体周围有透亮光晕并与核膜分开，称作"猫头鹰眼"，这种特征性的细胞学改变可提示 CMV 感染，配合免疫组织化学法或原位杂交可提高病理学诊断的敏感性。电子显微镜或免疫电镜技术可以在某些病毒感染的早期，在临床标本中检测出病毒颗粒，有助于病毒感染的早期诊断。

（二）免疫学检测

免疫学检测一直是诊断肝脏病原体感染的重要手段，特别是在肝脏病毒感染诊断方面具有重要价值，近年来随着免疫学相关技术的发展，现代免疫技术如免疫荧光技术、酶联免疫吸附试验、固相放射免疫测定、蛋白印迹等已被应用于肝脏病原体感染的诊断。

1. 酶联免疫吸附试验（enzyme linked immunosorbent assay，ELISA）　酶联免疫吸附试验是以酶作为标记指示物，以抗原抗体免疫反应为基础的固相吸附检测方法。结合在固相载体表面的抗原或抗体仍保持其免疫学活性，酶标记的抗原或抗体既保留其免疫学活性，又保留酶活性。其基本原理是将待测标本（含待测抗原或抗体）和酶标记的抗体或抗原按一定程序加入反应体系中，与结合在固相载体的酶复合物与其他成分分离，结合在固相载体上的酶量与标本中待测物质的量成一定比例；加入酶反应底物后，底物被固相载体上的酶催化生成有色产物，产物的量与标本中待测物质的量直接相关，故可根据呈色的深浅进行定性或定量分析。按照检测方法有用于大分子抗原检测的双抗体夹心法、用于抗体检测的双抗原夹心法和用于多肽类小分子抗原检测的竞争法。

2. 化学发光免疫试验（chemiluminescence immunoassay，CLIA）　化学发光免疫试验是近年发展起来的一种新型标记免疫技术，由抗原抗体免疫反应系统和产生信号的标记物系统两部分组成，标记物是化学发光剂，检测信号是光子强度。根据化学发光方式不同，化学发光免疫试验分为直接化学发光免疫试验、化学发光酶免疫试验、电化学发光免疫试验、发光氧通道免疫试验等。其中直接化学发光免疫试验是用化学发光剂直接标记抗原或抗体的免疫分析方法。常用的化学发光剂是吖啶酯类化合物，吖啶酯直接标记抗体（或抗原），与待测标本中相应的抗原（或抗体）、磁颗粒包被的抗体（或抗原）反应，通过磁场把结合状态和游离状态的化学发光剂标记物分离，然后在结合状态部分加入发光促进剂进行发光反应，通过对结合状态发光强度的测定进行定量或定性检测。化学发光酶免疫试验（CLEIA）属酶免疫分析，是将高灵敏度的发光测定技术与高特异性的酶免疫分析技术相结合，其原理是用参与催化某一发光反应的酶［常用的标记酶为辣根过氧化物酶（HRP）和碱性磷酸酶（ALP）］来标记抗体（或抗原），在抗原－抗体反应后加入发光底物，免疫反应复合物上的酶催化和分解底物发光，由光检测仪检测发光强度，最后通过标准曲线计算出被测物的含量。

3. 免疫荧光试验　免疫荧光试验以荧光显微镜观察结果，将荧光素标记抗体，与标本片中组织或细胞抗原反应，经洗涤分离后，在荧光显微镜下观察呈现特异性荧光的抗原抗体复合物及其存在部位，借此对组织细胞抗原进行定位和定性检测或对自身抗体进行定性和滴度检测。其中以间接免疫荧光试验（indirect immunofluorescence assay，IFA）最常用，基本原理是用特异性抗体与标本中相应抗原反应，再用荧光素标记的第二抗体（抗抗体）与抗原抗体复合物中第一抗体结合，洗涤、干燥后在荧光显微镜下观察特异性荧光，检测未知抗原或抗体。该方法的优点是敏感性强，比直接法高 5 ~ 10倍，且一种荧光二抗可检测多种抗原或抗体，缺点是容易产生非特异性荧光。在诊断肝脏 CMV 感染时可用于抗 -CMV IgG 和 IgM 抗体的检测。

4. 免疫组织化学技术（immunohistochemistry technique）　免疫组织化学技术是指用标记的特异性抗体在组织细胞原位通过抗原 - 抗体反应和组织化学的呈色反应，对相应病原体的抗原进行定性、定位、定量测定的一项免疫学检测方法。其特点是结合了免疫反应的特异性、组织化学的可见性和分子生物学技术的敏感性，借助显微镜（包括荧光显微镜、电子显微镜）的显像和放大作用，在细胞、亚细胞水平检测各种抗原物质，为疾病的诊断、鉴别诊断和发病机制的研究提供了强有力的手段。根据标记物的不同，免疫组织化学技术可分为酶免疫组织化学技术、荧光免疫组织化学技术、免疫金（银）组织化学技术、亲和组织化学技术、免疫标记电镜组织化学技术等。

5. 放射免疫分析（radioimmunoassay，RIA）放射免疫分析是用放射性核素标记小分子抗原为特征，让待检抗原和标记抗原竞争性结合限量特异性抗体，通过测定与抗体结合的标记抗原的放射性强度反映待检抗原的含量。其特点是将放射性核素的高灵敏性与抗原 - 抗体间的高特异性结合于一体，具有较高的分析敏感性和分析特异性。但是存在放射线辐射和污染等问题，目前逐渐被化学发光免疫试验所替代。

（三）分子生物学检测

近年来随着分子生物学理论和相关学科技术特别是核酸扩增技术的飞速发展，分子生物学检测在肝脏微生物感染的临床诊断和治疗等方面应用越来越广泛。同时自动化检测如"样本入、结果出"也在临床应用中迅速推广。常用的分子生物学检测技术有核酸扩增技术、核酸定量检测及基因测序等。

1. 核酸扩增技术

（1）聚合酶链式反应（polymerase chain reaction，PCR）技术的出现在现代分子诊断发展中具有划时代的意义。其反应原理与 DNA 的天然复制过程类似，基本反应体系包括作为扩增模板的 DNA，与靶序列两端互补的寡核苷酸引物，热稳定的 DNA 聚合酶和包含 4 种脱氧核糖核苷三磷酸（deoxy-ribonucleoside triphosphate，dNTP）混合物和 Mg^{2+} 的反应缓冲液等。其基本反应步骤由变性—退火—延伸三部分构成，在 94 ℃左右的变性期，双链 DNA 模板氢键断裂，形成单链与引物结合，反应温度下降至退火温度时，引物与模板 DNA 单链的互补序列配对结合，形成局部双链 DNA，在延伸阶段，在 DNA 聚合酶的作用下，以 dNTP 为原料，按碱基配对与半保留复制原理，从引物的 3′ 端开始延伸，合成一条新的与模板 DNA 链互补的半保留复制链。三个反应步骤循环进行，每个循环的 DNA 扩增产物可作为下个循环的扩增模板，这样使 DNA 扩增产物量呈指数上升，理论上 PCR 扩增量可以（$1+X$）^{n} 公式计算，其中 X 为扩增效率（$0 \leqslant X \leqslant 1$），$n$ 代表反应循环数，但随着 PCR 产物的逐渐积累，DNA 扩增进入平台期，扩增产物不再呈指数增长。

（2）逆转录 - 聚合酶链反应（reverse transcription-polymerase chain reaction，RT-PCR）则是以 RNA 为扩增模板，在进行 PCR 扩增前先利用逆转录酶将目标 RNA 逆转录成互补 DNA（cDNA）。然后再以 cDNA 为模板进行 PCR 扩增，同时原来的目标 RNA 模板被 RNA 酶 H 降解。因此，RT-PCR 反应中除了常规 PCR 使用的热稳定的 DNA 聚合酶外还有逆转录酶，当前常用的逆转录酶有鸟类成髓细胞性病毒（avian myeloblastosis virus，AMV）逆转录酶、莫罗尼鼠类白血病病毒（moloney murine leukemia virus，MMLV）逆转录酶及 RNase H 突变体（即 Superscript 系列）和从嗜热链球菌研制出的热稳定性逆转录酶。

（3）巢式 PCR（nested PCR）与普通 PCR 的不同之处在于采用两对 PCR 引物和两轮扩增反应，

在第一次 PCR 循环扩增结束后，以第二对引物对扩增产物再次进行 PCR 扩增，第二对引物结合在第一次 PCR 产物的内部，因此称之为巢式引物，第二次 PCR 扩增的片段短于第一次扩增产物。巢式 PCR 的优势在于其高度的特异性和敏感性，但在将第一轮产物转移至第二轮反应体系时极易造成污染，因此这也成了巢式 PCR 的缺点。事实上在临床诊断中很少采用巢式 PCR 来提高病原学诊断的敏感性，巢式 PCR 的产物通常采用核酸探针杂交确认。

（4）多重 PCR（multiplex PCR）是采用两对或多对针对同一标本中不同目标序列的引物，从一个反应体系中一次性扩增出多个目标基因，与单对引物的普通 PCR 扩增比较，多重 PCR 具有高效、系统和经济简便的特点，但敏感度有所降低，对引物设计和反应条件的优化要求较高，目前在临床主要用于呼吸道和胃肠道的多种病原微生物同时检测。

2. 核酸定量检测

（1）实时 PCR 技术。在肝脏的病原学感染诊断中，最常用的定量检测方法是实时 PCR（real time PCR）技术，即利用探测荧光信号的改变，在 PCR 扩增目标片段的同时检测扩增产物量的变化，最终确定起始目标模板的数量。在 HBV 感染者诊治中，HBV DNA 定量检测可应用于 HBV 感染的诊断和抗病毒治疗过程的疗效评估及耐药监测。其数学原理是认为反应体系中起始的目标 DNA 量与扩增反应的循环阈值（cycle threshold，Ct 值），即每个反应管内的荧光信号到达设定阈值时所经历的循环数存在线性关系，起始拷贝数越多，Ct 值越小。实时定量 PCR 可以分为相对定量和绝对定量两种。相对定量指比较不同的两个样本之间基因表达水平的变化，得到的结果一般以百分比表示；绝对定量是使用标准曲线确定样本中基因的拷贝数或浓度。

根据所使用的化学方法不同，荧光定量 PCR 采用的荧光物质可以分为特异性的 *Taq*Man 探针和非特异性的 SYBR Green I 荧光染料两种方法。① SYBR Green I 在未结合状态下荧光值很低，与双链 DNA 结合后荧光会明显增强。并且 SYBR Green I 的荧光信号强度与双链 DNA 的数量成正比，但这种结合是非特异性的，通过测定荧光信号强度即可检测出 PCR 体系存在的双链 DNA 数量，同时还可以测定扩增的目的 DNA 片段的熔解温度。② *Taq*Man 探针法则是具有高度特异性的定量 PCR 技术，*Taq*Man 探针是一种寡核苷酸探针，它设计为与目标序列上游引物和下游引物之间的序列配对。荧光基团连接在探针的 5′ 端，淬灭剂则连接在 3′ 端。当探针完整时荧光基团发射的荧光被 3′ 端的淬灭剂淬灭。但在进行延伸反应时，*Taq* 酶的 5′ 外切酶活性将探针进行酶切，切除 3′ 端的淬灭剂使得荧光基团与淬灭剂分离，产生荧光信号。由于探针与模板是特异性结合，随着扩增循环数的增加，释放出来的荧光基团也不断积累，所以荧光信号的强弱就代表了模板的数量。

（2）数字 PCR。尽管实时 PCR 技术可以指数方式扩增目标核酸，但当起始模板浓度很低，反应系统存在抑制物时，定量结果容易出现较大误差。近年来出现的数字 PCR 则将传统 PCR 产生的指数性数据转换成了数字信号（靶标 DNA 扩增的有或无），从而克服了实时 PCR 技术的上述缺点，实现了 DNA 的绝对定量及稀有等位基因的检测。数字 PCR 的工作原理在于首先将 DNA 或 cDNA 样品稀释为单个分子，然后分配到不同的反应单元进行单独、平行的 PCR 扩增反应，这些反应单元有的包含了一个或数个靶标分子（阳性），而一些不包含（阴性）。反应过程中荧光的产生原理与传统的实时荧光定量 PCR 相同，但是在扩增反应结束后才对反应单元的荧光信号进行计数分析，无须标准品或内标即可获得样品中靶标分子的绝对计数。

3. 基因测序　核酸测序在病原学诊断中主要应用于病原体的基因分型、耐药突变位点检测等方面。当前核酸测序技术已经发展到了第三代，但在临床诊断中常用的还是 PCR 结合 Sanger 双脱氧核苷酸链式终止法。其基本原理是利用 ddNTP 在 DNA 的合成过程中不能形成磷酸二酯键，DNA 合成过程中 ddNTP 的掺入可以中断反应的特性，在 DNA 合成反应体系中分别加入一定比例带有 4 种不同荧光标记的 ddNTP，通过毛细管电泳，根据电泳带的位置和采集的色谱图可以确定模板分子的 DNA 序列。通常自动化 Sanger 测序方法能准确地测定约 800bp 长度的 DNA 序列。较长 DNA 片段整序列则要通过引物步移或鸟枪测序法拼接获得。经过数十年的发展，Sanger 测序技术已经相当完善，目前仍是基因检测的金标准。

第二代测序技术（next generation sequencing, NGS）是近年来出现的测序技术，其最显著的特征是高通量（对于混合样本中的每对碱基可以达到10 000次以上的覆盖），能够对DNA分子进行大规模平行扩增检测。其测序原理是将片段化的基因组DNA两侧连上接头，随后用不同的方法产生几百万个空间固定的PCR克隆阵列。每个克隆由单个文库片段的多个拷贝组成。然后进行引物杂交和酶延伸反应。由于所有的克隆都在同一平面上，这些反应就能够大规模平行进行，每个延伸反应所掺入的荧光标记的成像检测也能同时进行，从而获得测序数据。DNA序列延伸和成像检测不断重复，最后经过计算机分析就可以获得完整的DNA序列信息。

焦磷酸测序（pyrosequencing）是第二代测序技术中应用比较广泛的技术之一，在感染性疾病中多用于微生物的分子诊断如基因分型和短读长DNA测序。焦磷酸测序的原理是基于对DNA合成过程中产生的焦磷酸进行实时检测。测序引物与单链DNA杂交后，在DNA聚合酶、ATP硫酸化酶、荧光素酶和三磷酸腺苷双磷酸酶的协同作用和催化下，引物延伸时每掺入一个核苷酸就发生焦磷酸（PPi）的释放，然后PPi将转换为ATP，后者驱动荧光素酶催化荧光素发光，通过检测荧光的释放和强度，达到实时测定DNA序列的目的。焦磷酸测序具有大通量、低成本、快速、直观的特点，特别适用于大样本的临床检验。但是第二代测序在提供大量数据的同时也给后续的生物信息学分析带来了很大挑战，大数据的处理较为费时，而且需要充足的运算资源，如大型服务器和计算机集群，最重要的是需要专业的数据分析人员进行操作，随着生物信息学分析技术的成熟这些问题会逐渐解决。

2011年4月开始第三代测序技术（third generation sequencing, TGS）开始投入市场，第三代测序技术又称为"从头测序技术"，即单分子实时DNA测序，以Pacific Bioscience公司的SMART技术和Oxford Nanopore Technologies公司的纳米孔单分子测序技术为代表。两者的基本原理有差别，SMART技术采用了零横波导管，可以最大程度上降低背景荧光的干扰。PacBi测序的文库是由dsDNA分子在两端分别结合标记性的接头后形成的发夹状产物。DNA双链打开形成一个共价闭合的环状DNA，并与结合在零横波导管底部的聚合

酶结合进行新链的合成，在加入四色荧光标记的四种碱基后，根据碱基互补配对的原则，将相应的碱基结合到模板链上，不同碱基的加入会激发出不同的荧光，根据产生的荧光信息确定碱基类型。而纳米孔单分子测序技术则采用了一种特殊的纳米孔，孔内共价结合有分子接头。当DNA碱基通过纳米孔时，它们使电荷发生变化，从而短暂地影响流过纳米孔的电流强度（每种碱基所影响的电流变化幅度是不同的），灵敏的电子设备检测到这些变化从而鉴定所通过的碱基。TGS的最大特点是无须进行PCR扩增，可直接读取目标，读长长度较长（平均读长10～15kb），同时避免了碱基替换及偏置等常见PCR错误的发生。

核酸检测在临床采样时应注意避免标本的收集和处理过程带来的检测结果干扰。如以血浆为检测标本时应避免使用肝素抗凝，尽量在采血4～6h内分离标本，避免样本的反复冻融等。另外，核酸提取方法也会对结果造成影响，如早期采用的煮沸裂解方法提取核酸，样本内会混杂血红蛋白、IgG等PCR抑制剂，而采用过柱法或磁珠法提取则可以最大限度地避免这种干扰。

二、细菌感染

肝脏的细菌感染多引起肝脓肿，研究发现多菌种混合感染多于单一菌种感染，有报道细菌性肝脓肿中36%～45%为厌氧菌感染，25%为需氧、厌氧菌混合感染[2, 3]。若常规采用厌氧菌的采集和培养技术可提高培养阳性率。肝脓肿穿刺标本的采集要在抗生素应用之前，遵守无菌操作，如考虑厌氧菌感染在标本接种前避免接触空气。

（一）直接检测

穿刺液涂片染色后直接显微镜检查，根据革兰氏染色和细菌形态可做出初步报告。观察到卵圆形革兰氏阳性孢子或与出芽细胞相连接的假菌丝呈链状及分枝状，可考虑酵母样菌。对于疑诊分枝杆菌感染的样本，可以采用厚涂片，干燥和固定后做抗酸染色或金胺O荧光法染色，后者应在荧光显微镜高倍镜下观察，敏感性较高，常用于筛查。

（二）细菌培养与鉴定

1. 普通培养法　将已接种好的平板、斜面、液体培养基置于35℃孵箱中，在普通大气条件下

培养 18～24h，一般需氧菌或兼性厌氧菌即可在培养基中生长。但标本中菌量很少或难以生长的细菌（如结核分枝杆菌）需培养 3～7 天甚至 1 个月才能生长。依据菌落的生长形态、细菌染色和生化反应进行鉴定。结核分枝杆菌的鉴定首先根据抗酸染色、生长速度、色素产生和菌落特征做出初步诊断，然后再根据生化反应做出菌属鉴定。

2. 厌氧培养法 将脓液接种于厌氧强化血养板后放入厌氧环境，置 35～37℃ 条件下培养 48～72h。厌氧培养的常用方法有厌氧罐（盒）培养法、厌氧气袋法和厌氧手套箱培养法。厌氧培养应在 37℃ 至少培养 48h，如疑为放线菌则应延长至 72～96h。初代厌氧培养有细菌生长时，必须做耐氧试验确定其是否为厌氧菌。如细菌在需氧和厌氧培养均能生长，则为兼性厌氧菌；如需氧和厌氧培养生长不好，在含 5%～10% CO_2 环境生长良好，则为微需氧菌；只在严格厌氧环境中生长的细菌即为专性厌氧菌。厌氧菌的初步鉴定一般依据菌体形态、染色反应、菌落性状及对某些抗生素的敏感性，最后鉴定必须依靠生化反应及终末代谢产物等项检查。

（三）基因测序

与病毒的基因检测类似，通过基因测序对细菌感染诊断和鉴定已逐渐广泛应用，并且基因分型鉴定具有更好的特异性。常用的技术有核酸杂交、核酸扩增技术和生物芯片技术。

1. 细菌种属的鉴定 常采用 DNA G+C mol% 含量测定、全细胞 DNA-DNA 杂交和 16S rRNA 同源性分析等技术。其中，16S rRNA 分子具有高度保守性，适合用于细菌的分类和鉴定。

2. 细菌种属特异基因 某些基因为细菌种特有或属共有，通过对这些基因的检测可以鉴定细菌的种或属。如编码吸附和侵袭上皮细胞表面蛋白的 *inv* 基因：*invA*、*invB*、*invC*、*invtD*、*invE* 只存在于致病性沙门菌中并且比较保守。鞭毛蛋白 *dlh* 基因通常只存在于伤寒沙门菌；IS6110、IS986 插入片段为结核分枝杆菌复合群所特有等。

（四）免疫学检测 [4]

1. 细菌抗原检测 通过检测患者标本中细菌抗原可做出菌种诊断，包括利用已知的抗血清或抗体检测抗原的凝集试验和免疫荧光技术。

2. 结核分枝杆菌的抗原检测 可采用 ELISA 方法，多应用于结核性脑膜炎的诊断，肝脓肿脓液的诊断由于标本内影响因素太多而受到限制。ELISA 方法检测抗 PPD IgG 可用于分枝杆菌感染的快速诊断。近年发展起来的 T-SPOT.TB 检测技术成为结核分枝杆菌感染检测的重要手段之一，在临床已应用多年。T-SPOT.TB 是 γ- 干扰素释放试验（interferon gamma release assay，IGRA）的一种，其原理是利用结核分枝杆菌特异性抗原 ESAT-6 及 CFP-10，通过酶联免疫斑点技术（ELISPOT）检测受试者体内产生 γ- 干扰素的结核效应 T 细胞，从而判断受试者目前是否感染结核杆菌。T-SPOT.TB 阳性的患者可能是活动性结核病患者、既往感染者或处于潜伏性感染状态。

三、寄生虫感染

肝脏的寄生虫感染有多种，不同寄生虫在肝内生长繁殖的位置也不同。比较多见的肝脏感染原虫有溶组织阿米巴（*Entamoeba histolytica*），蠕虫为日本血吸虫（*Schistosoma japonicum* Katsurada），其他如利什曼原虫也可感染肝脏。对于肝脏寄生虫感染的诊断方法根据病原体而不同，如溶组织阿米巴感染可直接在患者肝脓肿穿刺液涂片中找到阿米巴滋养体，提示溶组织阿米巴感染，特别是能看到滋养体吞噬红细胞现象更有诊断意义。粪便涂片也可发现滋养体和包囊。另外，目前已有试剂盒用于血清、脓液和粪便等直接抗原检测。RT-PCR 技术用于检测多种标本中的阿米巴 DNA。对于血吸虫感染，用光镜在粪便内检查到虫卵或将粪便在无氯的水中孵化出毛蚴是血吸虫感染的确诊依据，而血清学检测抗血吸虫抗体不能区分是既往感染还是现症感染，对于曾去过疫区的旅客则最有诊断价值。利什曼原虫感染则可以通过肝组织活检的病理诊断确诊，另外，采用 PCR 技术检测利什曼原虫的 DNA 或 RNA，以及用血清学试验方法检测抗利什曼原虫抗体也具有很好的敏感性和特异性。

四、真菌感染

真菌感染肝脏不多见，有报道放线菌和球孢子菌感染。病原学诊断是深部真菌感染确诊的金标准，具体方法包括：①直接镜检。在肝组织标本或脓液中检测是否存在真菌成分，包括采用革兰氏染色和

KOH 制备标本、印度墨汁染色等。②真菌培养。将脓液接种在沙氏琼脂进行培养，依据菌落的生长形态、细菌染色和生化反应进行鉴定。其缺点是耗时长，敏感性较低。③免疫学方法。临床常用的抗原检测方法目前主要有半乳甘露聚糖（GM）检测和 1,3-β-D- 葡聚糖（BDG）检测。血清试验的优点是无创快速，适用于早期诊断和疗效监测。④病理诊断。与直接镜检和真菌培养法相结合，诊断的意义更大。除常用的真菌病原体诊断方法外，免疫组化特异抗体染色可对临床常见条件致病菌做出特异性诊断，但对于曲霉感染诊断的特异性不高。⑤分子生物学检测。PCR 技术、限制性酶切片段长度多态性分析（RFLP）、DNA 指纹图谱等已应用于真菌的诊断和分型研究，能够高通量快速筛选临床标本，达到早期诊断的目的。

（张欣欣　于德敏）

参 考 文 献

[1] Jorgensen JH，Pfaller MA. Manual of Clinical Microbiology. 11th ed. Washington：ASM；2015.

[2] 李兰娟、王宇明 . 感染病学 . 第 3 版 . 北京：人民卫生出版社；2015.

[3] 洪秀华，刘运德 . 临床微生物学检验 . 第 2 版 . 北京：中国医药科技出版社；2010.

[4] 李金明 . 临床免疫学检验技术 . 北京：人民卫生出版社；2015.

第 12 章　免疫学诊断

一、自身抗体检测及临床意义

自身抗体对自身免疫性疾病诊断及鉴别诊断有重要意义，是自身免疫性肝病的重要诊断标志物。以下介绍几种主要的自身抗体。

（一）抗核抗体

抗核抗体（anti-nuclear antibody，ANA）是一组针对真核细胞各种细胞核成分的自身抗体的总称。其概念实际上已经扩展至细胞质、细胞骨架及细胞分裂期蛋白等，不仅仅局限于细胞核成分。已认识数十种 ANA 组分，形成了抗核抗体谱（ANA 谱）。构成 ANA 的免疫球蛋白类型主要为 IgG，也有 IgM、IgA 等。

1. ANA 总抗体　主要采用间接免疫荧光法（indirect immunofluorescence，IIF）检测，这仍然是国内外指南公认的 ANA 筛查方法，以 HEp-2 细胞（一种人喉癌上皮细胞系）为基质，以抗体滴度报告结果或同时报告荧光核型。

（1）ANA 滴度：是一种半定量的检测结果，对疾病诊断和病情评估有重要价值。在我国主要采用两种稀释体系来报告：①传统倍比稀释系统报告，例如，滴度为 1：40、1：80、1：160；②10 开方的稀释系统报告，例如，滴度为 1：100、1：320、1：1000。两种稀释体系报告的滴度结果不适合交叉比较。

（2）ANA 核型：分型较复杂，可以 ANA 核型国际共识[1]中的命名作为依据。ANA 主要有核均质型、核斑点型（核颗粒型）、核点型、核膜型、核着丝点型、核仁型等多种类型。AIH 患者的 ANA 可呈核均质型、核颗粒型等，PBC 特异性 ANA 表现为核点型和核膜型[2]，着丝点型亦多见。系统性红斑狼疮、干燥综合征等疾病亦有其特征性荧光核型。核型有助于认识靶抗原和进一步检测相应的特异性抗体。

2. ANA 谱或抗 ENA　临床常检测的 ANA 谱

包括抗双链 DNA（dsDNA）、抗干燥综合征抗原 A（SSA）、抗干燥综合征抗原 B（SSB）、抗组蛋白、抗 -Jo-1、抗 -Sm、抗硬皮病 70、抗核糖核蛋白等多种自身抗体。与肝病相关的 ANA 包括抗 -gp210、抗 -sp100 和抗着丝点抗体等类型。以上项目可定性或定量检测，多采用酶联免疫吸附法（ELISA）、免疫印迹（IB）或 Western blot（WB）法及化学发光、流式荧光等技术。

3. 临床意义　ANA 是非器官组织特异性自身抗体，见于多种自身免疫性疾病。在自身免疫性肝病中的检出率报道不一。ANA 是 AIH-1 型的标志性抗体[3]，70%～80% 的 AIH 患者阳性，一般为中或高滴度阳性。抗 -gp210 和抗 -sp100 被称为 PBC 特异性 ANA，二者可以辅助 AMA 阴性 PBC 的诊断。抗 -gp210 对 PBC 的诊断特异性 > 95%，在 PBC 中阳性率为 8%～30%，与更严重的胆汁淤积和预后较差相关。抗 -sp100 对 PBC 的诊断特异性 > 95%，在 PBC 中阳性率约 30%。抗 -dsDNA、抗 -SSA 或抗 -SSB 等自身抗体阳性时需结合临床，与其他自身免疫性疾病鉴别。

低滴度 ANA 阳性也见于病毒性肝病、药物性肝损伤等多种肝病。

（二）抗线粒体抗体及 M2 亚型

血清抗线粒体抗体（antimitochondrial antibody，AMA）是 PBC 诊断标志性自身抗体，90%～95% 的 PBC 患者可阳性。AMA 存在 9 种亚型（M1～M9），其中与 PBC 相关的有 4 种：M2、M4、M8、M9。M2 抗体应用更普遍。血清 AMA 包括 IgG、IgM 和 IgA 类型。

1. 靶抗原和检测方法　AMA 主要针对位于线粒体内膜上的 2- 酮酸脱氢酶复合物（2-OADC）及 E3- 结合蛋白等，2-OADC 含 3 种组分：丙酮酸脱氢酶复合物 E2 亚基、酮戊二酸脱氢酶复合物 E2 亚基和支链酮酸脱氢酶复合物 E2 亚基。临床常用 IIF 法检测 AMA 总抗体，以滴度报告。以

ELISA、免疫印迹法定量或定性检测 M2 亚型抗体，目前已有化学发光、流式荧光等新技术问世。因试剂可由一种或多种靶抗原组成，不同抗原或不同方法检测抗体的结果有一定差异[4]。

2. **临床意义**　AMA 是诊断 PBC 的标志性自身抗体，90%～95% 的 PBC 患者 AMA（AMA-M2）阳性。AMA 可早于临床症状和生化异常前数年检测到，但未发现与疾病严重程度或预后相关。PBC 患者一级亲属中，母女、姐妹间 AMA 的阳性率（10%～20%）远高于普通人群。对肝酶正常仅有 AMA 阳性者不足以确诊 PBC，参照指南要求应定期随访，检测生化指标等对肝病状况进行评估。AMA 也见于其他疾病，如干燥综合征、AIH、丙型肝炎、乙型肝炎、急性肝衰竭（一过性阳性）、肺结核、麻风、淋巴瘤等，需结合临床进行鉴别诊断。

（三）抗平滑肌抗体

抗平滑肌抗体（anti-smooth muscle antibody，ASMA）属于非器官组织特异性自身抗体，主要为 IgG 和 IgM 型。

1. **靶抗原和检测方法**　ASMA 的靶抗原主要为多种细胞骨架成分，可分为肌动蛋白和非肌动蛋白两大类。肌动蛋白可以单体（G- 肌动蛋白，G-actin）及聚合体（F- 肌动蛋白，F-actin）形式存在于微丝中。抗 F- 肌动蛋白对 AIH 有较高特异性，抗 G- 肌动蛋白与酒精性肝硬化有关。常用动物胃、肾等组织作为基质，用 IIF 法检测，以滴度报告结果。当 Hep-2 细胞呈现细胞骨架纤维荧光染色时应进一步在胃等基质片确认是否存在 ASMA。

2. **临床意义**　ASMA 是 AIH 诊断评分指标之一，高滴度阳性支持 AIH-1 型诊断。高滴度 ASMA 还可见于 AIH 与 PBC 重叠综合征。在欧洲，AIH-1 型患者 ASMA 与 ANA 的阳性率均可达到 50%～70%，而国内报告的 ASMA 阳性率较低（17%～32%）。ASMA 还可出现于丙型肝炎、乙型肝炎等其他肝病患者，一般滴度较低。系统性红斑狼疮等自身免疫病也可以出现低滴度 ASMA。

（四）抗肌动蛋白抗体

肌动蛋白为 ASMA 的靶抗原，也是细胞骨架蛋白的主要成分。以 IIF 法或 ELISA 等方法定量检测，提高了 ASMA 的检测敏感性。

F- 肌动蛋白抗体对 AIH-1 型具有较高诊断价值，与 ASMA 同时检测，有助于提高 AIH 的诊断率。有报道称，ASMA（＞1∶80）和抗 F- 肌动蛋白（＞1∶40）与 AIH-1 型患者的血清生化和组织学活动度有关。抗肌动蛋白抗体阳性患者发病年龄早、治疗反应较差，肝衰竭病死率和肝移植需求率均高于 ANA 阳性患者。

（五）抗可溶性肝抗原

1. **靶抗原和检测方法**　可溶性肝抗原（SLA）与肝胰抗原（LP）为同一种抗原，为一种磷酸吡哆醛依赖酶家族成员（SepSecS）。抗可溶性肝抗原（抗 -SLA）可用 ELISA、WB 等方法检测[5]。IIF 法不适用于抗 -SLA 的检测。

2. **临床意义**　抗 -SLA 为 AIH 高度诊断特异性（近 100%）自身抗体，诊断价值高，但检出率较低。我国多中心自身免疫性肝病回顾性调查结果显示，仅 6%（16/248）的患者抗 -SLA 阳性[6]。有学者将抗 -SLA 作为 AIH-3 型的分型指标，目前国际学术界对此尚有争议。抗 -SLA 阳性者往往同时存在 ANA，故更多被归入 AIH-1 型。一般认为，抗 -SLA 阳性者临床表现较重，易复发。

（六）抗肝肾微粒体抗体

抗肝肾微粒体抗体（anti-liver kidney microsomal antibody，抗 LKM）包括 3 种可与微粒体酶细胞色素 P450 反应的亚型：抗 LKM-1、抗 LKM-2 和抗 LKM-3 亚型抗体。后两项临床不常用。

1. **靶抗原和检测方法**　细胞色素 P450 2D6 是抗 LKM-1 的靶抗原，多年来用于 AIH 细胞免疫、动物实验等发病机制研究。IIF 法用于抗 LKM 抗体筛查，检测基质常选用大鼠或哺乳类动物的肝和肾组织冰冻复合组织切片。IB 或 ELISA 法定性或相对定量地检测抗 LKM-1 亚型抗体

2. **临床意义**　抗 LKM-1 为 AIH-2 型血清标志性抗体，敏感性为 90%，可以单独或与抗 LC-1 同时存在。英国学者报道，儿童抗 LKM-1 抗体滴度大于 1∶10 即有诊断价值。抗 LKM-1 阳性 AIH 患者多为青少年，起病较急，自身抗体滴度较高。2%～10% 的丙型肝炎患者也可检测到抗 LKM-1 抗体。研究发现 HCV 蛋白多个区段（C、E1、NS5）氨基酸序列与细胞色素 P450 抗原呈不连续

性同源性，证实二者间有交叉免疫反应。本章节作者曾报告 15 例抗 LKM-1 阳性者 7 例诊断 AIH-2 型，8 例诊断丙型肝炎，但不能排除其中个别病例为 AIH-2 型合并丙型肝炎。

（七）抗肝细胞溶质抗原 I 型抗体

抗肝细胞溶质抗原 I 型抗体（anti-liver cytosol type 1，抗 LC-1）亦称抗肝细胞胞质抗原 -1 型抗体，靶抗原为亚胺甲基四氢叶酸环化脱氢酶（FTCD），采用 IB、ELISA 或 IIF 法检测。抗 LC-1 为器官特异性自身抗体，AIH-2 型的另一个标记性抗体。抗 LC-1 常与抗 LKM-1 同时存在。据本章节作者多年临床观察，抗 LC-1 在肝病患者中罕见；偶见于慢性乙型肝炎干扰素治疗者或药物性肝损伤患者。这些患者不排除同时存在 AIH 或最终发展为 AIH。

（八）抗中性粒细胞胞质抗体

抗中性粒细胞胞质抗体（anti-neutrophil cytoplastic antibody，ANCA）：与系统性血管炎相关的特异性靶抗原，包括蛋白酶 3 和髓过氧化物酶等；自身免疫性肝病中 ANCA 的靶抗原尚不清楚，可能是位于核板层的某些粒细胞抗原成分。ANCA 的荧光染色模型分为核周型（pANCA）和胞质型（cANCA）。与 AIH 相关的类型为 pANCA 和非典型 ANCA（atypical ANCA），其对 ANA、SMA 等自身抗体阴性的 AIH-1 型患者和 PSC 有辅助诊断价值。

（九）抗肝细胞膜抗体和抗肝特异性蛋白抗体

抗肝细胞膜抗体（抗 -LMA）和抗肝特异性蛋白抗体（抗 -LSP）均为肝脏特异性自身抗体，但缺乏疾病诊断特异性。两者可存在于慢性病毒性肝炎、AIH、PBC、急性肝炎等患者中；在非肝病患者和健康者中少见。

二、特种蛋白的检测及临床意义

（一）免疫球蛋白

1. IgG　血清总免疫球蛋白（immunoglobulin，Ig）G 参考值为 7 ～ 16g/L，目前普遍采用免疫散射比浊法。

IgG 是血清中免疫球蛋白的主要成分，分子量约为 150kDa，约占血清中 Ig 总含量的 75%，其中 40% ～ 50% 分布于血清中，其余分布在组织中。IgG 主要由脾脏和淋巴结中的浆细胞合成，是唯一能通过胎盘的抗体，对防止新生儿感染起很大作用。正常人 IgG 包括 4 个亚型：IgG1，占 60% ～ 70%；IgG2，占 15% ～ 20%；IgG3，占 5% ～ 10%；IgG4，占 1% ～ 7%。这些亚型在补体激活的经典途径中结合能力各不相同。IgG 的含量个体差异较大，同一个体在不同条件下波动也很大。IgG 是机体抗感染免疫的主要抗体。IgG 升高是包括 AIH 在内的一些自身免疫病的特点之一。单独 IgG 升高，而未见 IgA 和 IgM 升高时，更提示 AIH。治疗后大部分患者 IgG 水平可下降。血清 IgG 水平对判断肝脏病理分级和分期有一定价值。

IgG 相关疾病是一组以血清 IgG4 水平升高、受累组织 IgG4 阳性浆细胞浸润及纤维化为特征的疾病[7]。IgG4 相关肝胆疾病主要包括 IgG4 相关硬化性胆管炎（IgG4-SC）及 IgG4 相关自身免疫性肝炎，其主要病理学特征为淋巴浆细胞性炎症及大量 IgG4 阳性浆细胞浸润。升高的血清 IgG4 是诊断 IgG4-SC 的一项重要的实验室参考指标。文献和相关指南提出 > 135mg/dl 是判断患者血清 IgG4 升高的标准，但受检测试剂所限，IgG4 阳性标准并不统一。

2. IgM　血清 IgM 检测常用免疫散射比浊法，参考值为 0.4 ～ 2.3g/L。

IgM 是分子量最大的免疫球蛋白，主要由脾脏和淋巴结中浆细胞分泌合成。IgM 主要分布于血清中，占血清总 Ig 的 5% ～ 10%。IgM 是个体发育中最早合成的抗体，也是机体抗感染最早产生的抗体，具有强大的杀菌、激活补体、免疫调理和凝集作用，也参与某些自身免疫病及超敏反应的病理过程。IgM 升高可见于胎儿宫内感染、慢性或亚急性感染、疟疾、结缔组织疾病、巨球蛋白血症、无症状单克隆 IgM 病等多种情况。IgM 升高也是 PBC 的实验室特征之一，治疗应答患者可下降至正常。IgM 降低可见于遗传性或获得性抗体缺乏症、混合性免疫缺陷综合征、选择性 IgM 缺乏症和免疫抑制剂治疗等。

3. IgA 和 IgE　常用免疫散射比浊法检测，参考值：IgA 为 0.7 ～ 4.0g/L；IgE 为 0.1 ～ 0.9mg/L。

IgA 主要分布于各种黏膜表面和唾液、初乳、泪液、汗液、鼻腔分泌液、支气管分泌液及消化道分泌液中，参与机体的黏膜局部抗感染免疫反应。IgA 不能通过胎盘屏障，新生儿只能从母乳中获得 IgA，出生后 4～6 个月开始自身合成，1 岁后合成水平可达成人的 25%，8 岁达成人水平。IgA 升高见于慢性肝病、亚急性或慢性感染性疾病；自身免疫性疾病，如系统性红斑狼疮、类风湿关节炎；囊性纤维化、乳腺癌、IgA 肾病、IgA 骨髓瘤等。IgA 降低见于遗传性或获得性抗体缺乏症、免疫缺陷病、选择性 IgA 缺乏症、无 γ- 球蛋白血症等。

IgE 是一种分泌型免疫球蛋白，分子量为 196kDa，由鼻咽、扁桃体、支气管、胃肠黏膜等处固有层的浆细胞产生，是引起 I 型超敏反应的主要抗体。在 5 种免疫球蛋白中，IgE 半衰期最短，血清中含量最低。通常男性略高于女性。过敏体质或超敏患者血清中 IgE 明显高于正常人。血清 IgE 含量过高常提示过敏体质或存在 I 型超敏反应，如寄生虫感染。还可见于其他一些非超敏反应，如感染性疾病、IgE 型骨髓瘤、高 IgE 综合征等；原发性无丙种球蛋白血症、肿瘤及化疗药物应用后 IgE 可下降。

（二）补体 C3、C4

补体参考值：C3 为 0.9～1.8g/L，C4 为 0.1～0.4g/L。

补体是存在于任何动物血清及组织中的一组不耐热、经活化后具有酶样活性、可介导免疫应答和炎症反应的蛋白质。C3 是血清中含量最高的补体成分，分子量为 195kDa，主要由巨噬细胞和肝脏合成，在 C3 转化酶的作用下，裂解成 C3a 和 C3b 两个片段，在补体经典激活途径和旁路激活途径中均发挥重要作用。补体 C3、C4 的临床意义相似，增高常见于某些急性炎症或者传染病早期，如风湿热急性期、心肌炎、心肌梗死、关节炎等。降低常见于：①补体合成能力下降，如慢性肝炎、肝硬化等；②补体消耗或者丢失过多，如红斑狼疮、急性肾小球肾炎、基底膜增生型肾小球肾炎、冷球蛋白血症、大面积烧伤等；③补体合成原料不足，如儿童营养不良性疾病；④先天性补体缺乏。研究表明肝病患者补体水平下降，因此补体可能有助于评估某些肝病（如病毒性肝炎、AIH 等）患者的肝脏炎症活动度[8]。

（三）类风湿因子

类风湿因子（rheumatoid factor，RF）参考值为 0～15IU/ml。RF 是一种抗人或动物 IgG 分子 Fc 片段抗原决定簇的抗体，是以变性 IgG 为靶抗原的一种自身抗体。因最初在类风湿关节炎（RA）患者血清中发现而得名。约 80% 的 RA 患者 RF 浓度升高。但 RF 不仅见于 RA 患者，还可见于以下情况：① 2%～5% 的正常人及 10% 的 60 岁以上老年人；②病毒感染性疾病，如流感、慢性病毒性肝炎等；③细菌感染性疾病，如结核病、亚急性细菌性心内膜炎；④其他自身免疫病，如干燥综合征、系统性红斑狼疮等；⑤寄生虫感染、疟疾等。RF 有 IgG、IgA、IgM、IgD 和 IgE 五类，用凝集试验法检测的主要是 IgM 型类风湿因子，ELISA 法则可用于检测不同 Ig 类别的 RF，而且还可实现定量检测。

（四）链球菌溶血素 "O"

链球菌溶血素 "O"（anti-streptolysin "O"，ASO）参考值：成人＜ 500U，儿童＜ 250U。ASO 是 A 组链球菌的代谢产物之一，可以溶解人红细胞，具有很强的抗原性，能刺激机体产生抗体。人体在感染 A 组链球菌 1 周后，血清中即可出现一定量的 ASO，3～4 周达到高峰，并能持续数月。当感染消退时，ASO 滴度下降并在 6 个月内回到正常值。如果 ASO 滴度不下降，提示可能存在复发性感染或慢性感染。抗体效价逐渐升高对诊断有重要意义；抗体效价逐渐下降，说明病情缓解。风湿热、急性肾小球肾炎、结节性红斑、猩红热、急性扁桃体炎等 ASO 滴度明显升高。少数肝炎、结缔组织病、结核病及多发性骨髓瘤患者 ASO 滴度亦可升高。

（五）铜蓝蛋白

铜蓝蛋白（cerulo-plasmin，CER）参考值为 0.2～0.6g/L。CER 又称铜氧化酶，是一种含铜的 α2 糖蛋白，分子量为 120～160kDa。每分子含 6～7 个铜原子，由于含铜而呈蓝色。一般认为铜蓝蛋白由肝脏合成，一部分由胆道排泄，尿中含量甚微。CER 检测主要辅助肝豆状核变性的诊断，即患者血清 CER ＜ 200mg/L 或＜ 0.2OD，伴有或不伴有尿铜＞ 1.6μmol/24h。各种胆道梗阻，如原发性胆汁性胆管炎、肝外阻塞性黄疸、急慢性肝炎、酒精性肝硬化、胆石症、肿瘤可见血清 CER 升高。

三、淋巴细胞亚群和循环肿瘤细胞检测

（一）淋巴细胞亚群

血液淋巴细胞是一群异质性较强的细胞，根据功能及表面标志主要分为 T 细胞、B 细胞、NK 细胞。淋巴细胞亚群的检测实质是采用流式细胞检测技术对相应的表面标志进行检测。

1. T 细胞　T 细胞是参与机体细胞免疫反应并起主导作用的一组免疫细胞。CD3 是 T 细胞表面的共同标志性抗原，不同功能的 T 细胞亚群又有各自的特异性抗原。T 细胞有多种分类方法，按 T 细胞抗原受体（TCR）类型不同，可将 T 细胞分为 TCRα-β 和 TCRγ-δ T 细胞；按 CD 分子不同，可将 T 细胞分为 CD4$^+$ 和 CD8$^+$ T 细胞；按功能不同，可将 T 细胞分为辅助性 T 细胞（help T cell，Th）、细胞毒性 T 细胞（cytotoxic T cell，Tc 或 TCL）、调节性 T 细胞（regulatory T cell，Treg）；根据对抗原的应答不同，可将 T 细胞分为初始 T 细胞、抗原活化的 T 细胞、效应 T 细胞和记忆 T 细胞[9]。临床多常用 CD4$^+$ 和 CD8$^+$ T 细胞分类方法，其中 CD4$^+$ T 细胞占外周淋巴细胞的 35%～60%，CD8$^+$ T 细胞占淋巴细胞的 15%～35%。根据分泌的细胞因子及功能，辅助性 CD4$^+$ T 细胞可进一步分为 Th1、Th2 和 Th17 等。CD8$^+$ T 细胞杀伤靶细胞对于清除感染有重要作用，其作用需要 CD4$^+$ T 细胞的辅助，CD4$^+$ T 细胞的下降将直接导致细胞免疫功能下降。Th1 主要分泌 IL-2、IFN-γ、TNF-α，主要介导抗胞内病原体感染为主的细胞免疫；Th2 主要分泌 IL-4、IL-5、IL-6、IL-10，主要辅助体液免疫应答，参与超敏反应和抗寄生虫感染；Th17 主要分泌 IL-17、IL-21、IL-22，介导炎症反应和固有免疫。Treg 是机体重要的免疫调节细胞，具有抑制免疫反应、炎症和免疫损伤等功能，占正常人外周血 CD4$^+$ T 细胞的 5%～10%，主要标志物是 CD4、CD25 和 FoxP3。

2. B 细胞　B 细胞占外周淋巴细胞的 10%～15%，B 细胞是机体的体液免疫功能细胞，在抗原的刺激下可被活化成浆细胞，浆细胞合成、分泌免疫球蛋白，执行体液免疫功能，其主要表面标志是 CD19 或 CD20。

3. NK 细胞　自然杀伤细胞（natural killer cell，NK 细胞）源于造血干细胞，与 T 细胞同源，是一类具有自发细胞毒性的淋巴细胞，无须抗原刺激，可自发地杀伤靶细胞，无再次应答和免疫记忆功能，属于固有免疫。NK 细胞通过细胞毒作用和细胞因子，在机体抗肿瘤、抗感染、免疫调节和造血调控方面发挥重要作用。NK 细胞主要的表面标志是 CD16、CD56，占外周淋巴细胞的 5%～25%。

（二）淋巴细胞亚群在肝脏疾病中的作用

1. 淋巴细胞亚群与肝炎　一般来说，急性肝炎、慢性活动性肝炎外周血 T 细胞可能会轻度增加，慢性乙肝、HBV 携带者外周血 T 细胞、CD4$^+$ T 细胞、CD8$^+$ T 及 CD4/CD8 比值与正常人基本没有差异。随着 HBV 感染慢性化，肝内和外周血 CD4$^+$ T 细胞和 CD8$^+$ T 细胞数量不断减少。大多数慢性乙肝患者体内存在持续性 HBV 复制，伴随病毒特异性 CD8$^+$ T 细胞功能损伤、Treg 增多、免疫抑制性途径异常活跃，同时肝组织中大量非特异性淋巴细胞浸润，导致肝组织炎症和肝细胞坏死，甚至发生肝纤维化等病理变化。慢加急性肝衰竭时，导致免疫耗损，CD3$^+$、CD8$^+$ T 等免疫细胞减少。急性肝炎早期患者外周血 Treg 比例下降，恢复期 Treg 较急性期有所上升，在痊愈后又恢复至正常水平。发病初期较低的 Treg 数量有利于特异性细胞免疫反应对病毒的清除，而恢复期 Treg 数量的增加则有利于抑制炎症反应对肝组织的损伤。肝脏纤维化时，Treg 升高，抑制纤维化[10]。慢性乙肝患者外周血 Treg 比例明显高于急性乙肝，患者肝脏内 Treg 比例也明显增加。慢加急性肝衰竭时，Treg 比例一般下降。自身免疫性肝病中，患者外周血 Treg 表达下降。慢乙肝患者、慢加急性肝衰竭患者外周血 Th17 数量升高，Th17 升高的程度与肝内炎症呈正相关。

2. 淋巴细胞亚群与肝癌　肝硬化、肝癌患者外周血 T 细胞、CD4$^+$ T 细胞、CD8$^+$ T 细胞、NK 细胞降低，CD4/CD8 比值出现轻微降低。肝细胞癌患者外周血 Treg 和 Th17 增多，肿瘤微环境中发现有大量 Treg、Th17 存在，肿瘤内比肿瘤外浸润更多的 Treg 和 Th17，其微环境中 Treg 和 Th17 数量与肝癌的侵袭进展及其预后、生存期密切相关。Treg 在慢性免疫应答中可以限制自身免疫造成的

组织损伤，但在癌症患者中可抑制机体产生抗肿瘤免疫应答，从而使肿瘤逃避免疫清除；Th17 与 Treg 作用相反。Treg/Th17 失衡可能会导致免疫抑制下降，发生免疫耐受，甚至免疫逃逸[11]。

（三）树突状细胞

树突状细胞（dendritic cell，DC）数量不到外周血单核细胞的 1%，但表面具有丰富的抗原提呈分子（MHC-Ⅰ和 MHC-Ⅱ）、共刺激因子（CD80/B7-1、CD86/B7-2、CD40、CD40L 等）和黏附因子（ICAM-1、ICAM-2、ICAM-3、LFA-1、LFA-3 等），是目前所知的功能最强的抗原提呈细胞（APC）。DC 作为抗原特异性免疫应答的始动者，在调控机体免疫应答及抗肿瘤过程中发挥重要作用。

在实体瘤中 DC 密集浸润的肿瘤分化程度高、预后好，而在 DC 轻度浸润者则分化低、预后差。HCC 患者周围血中的 DC 与肝硬化患者周围血中 DC 数量相近，但是 HCC 患者癌周肝组织中的 DC 数量比肝硬化患者明显要低。利用 DC 在抗肿瘤免疫中所发挥的作用，肿瘤免疫逃逸的机制之一是其阻止 DC 的成熟而非直接抑制 DC 的功能，因此将体外分化成熟的 DC 或基因修饰的 DC 回输体内，成为治疗肿瘤的又一新思路。

（四）循环肿瘤细胞

循环肿瘤细胞（circulating tumor cell，CTC）为来源于原发肿瘤或转移肿瘤，获得脱离基底膜的能力并入侵通过组织基质进入血管的肿瘤细胞。CTC 可以游离的单个细胞或聚集成团的形式存在于外周血中。肿瘤细胞在进入外周血循环的过程中会发生上皮 - 间质转变，故 CTC 存在不同的类型，包括上皮细胞表型、间质细胞表型和上皮细胞与间质细胞混合表型等。

肝癌循环肿瘤细胞：肝癌 CTC 的异质性较高，因此肝癌 CTC 不止一种表面标志物，不同标志物组成了多种细胞亚群，如 CD90$^+$CD40$^+$CTC、KRT18$^+$EPCAM$^-$CTC、DAPI$^+$Pan$^-$CK$^+$CTC、CD45$^-$CD90$^+$CD44$^+$CTC、CD45$^-$ICAM1$^+$CTC 等。在肝癌的 CTC 检测中，上皮细胞特异性抗体细胞间黏附分子 -1（intercellular adhesion molecule-1，ICAM1）是一种敏感性和特异性都很高的肝癌诊断标志物。ICAM1 阳性的肝癌细胞几乎同时表达 CD24、CD44 和 CD90，半数以上表达 EpCAM 和

CD133。虽然肝癌患者 CTC 中 ICAM1 阳性细胞仅占 0.3%，但却具备很强的成瘤和转移潜能，对肝癌患者复发检测的预后判断具有重要意义。

四、细胞因子检测及其临床意义

（一）细胞因子概念及分类

细胞因子（cytokine）是细胞应对体内外各种刺激时分泌的小分子蛋白，介导并调控细胞的生长和分化、组织的发育与修复等多种生命过程，在固有免疫和适应性免疫应答中发挥着重要作用。目前已经发现的细胞因子有 200 余种。体内几乎所有细胞都可以产生不止一种细胞因子，后者通过结合靶细胞上的特异性受体发挥其生物学效应。

细胞因子按功能可以分为白细胞介素（IL）、干扰素（IFN）、肿瘤坏死因子（TNF）、集落刺激因子（CFS）、生长因子（GF）和趋化因子等几类。

（二）细胞因子检测方法

1. 细胞生物学检测　用来检测细胞因子的生物活性，包括细胞增殖或增殖抑制试验、细胞毒活性检测、抗病毒活性检测及细胞趋化活性检测。

2. 免疫学检测　细胞因子（或受体）与相应的特异性抗体结合，通过同位素、荧光或和酶等标记技术加以放大和显示，从而定量或定性细胞因子（或受体）的水平。常用 ELISA、酶联免疫斑点试验（ELISPOT）及流式细胞分析等方法检测。

3. 分子生物学检测　通过检测细胞因子的基因表达来判断细胞因子的水平。常用聚合酶链反应、印迹杂交法和原位杂交等方法。

（三）细胞因子在肝脏疾病中的检测意义

1. 白细胞介素（IL）　目前已经发现的 IL 有 30 余种。

（1）IL-1：主要由巨噬细胞、单核细胞、树突状细胞、上皮细胞产生。参与 T 细胞、NK 细胞和巨噬细胞活化，诱导急性期反应蛋白和发热。主要由两种形式 IL-1α 和 IL-1β。IL-1 主要通过刺激肝脏炎症反应的产生而启动和加速肝纤维化的发展。在慢性乙型肝炎特别是重型肝炎患者外周血清中

IL-1 显著增高，肝硬化患者 IL-1 水平与肝硬化程度呈正相关。

（2）IL-2：IL-2 是重要的抗炎因子和免疫调节因子，可激活细胞免疫，参与体内免疫应答反应，其表达水平随肝纤维化程度的加重而增高，通过抑制肝内炎症发展和调节免疫功能发挥抗肝纤维化作用。在肝硬化晚期甚至在移植前期用糖皮质激素治疗时，IL-2 表达水平仍上升。

（3）IL-6：肝内 IL-6 参与肝纤维化的许多病理过程。活化的肝星状细胞产生大量 IL-6，而 IL-6 反过来刺激肝星状细胞增殖和胶原合成，使肝星状细胞呈持续活化状态，故 IL-6 被视为肝星状细胞活化的标志。IL-6 能增加急性期反应蛋白和抑制白蛋白的产生，抑制金属蛋白酶的产生，增加胶原及组织金属蛋白酶抑制物的转录，促进肝纤维化的形成。IL-6 还能促进肝内炎症反应，与 IL-8、TNF-α 等其他细胞因子有协同作用。慢性重型肝炎、肝硬化、慢性肝炎患者血清 IL-6 均高于正常对照组。

（4）IL-8：IL-8 主要来源于肝非实质细胞，包括肝窦内皮细胞。在肝纤维化的过程中，IL-8 可通过趋化炎症细胞，刺激细胞因子的大量释放而间接激活星状细胞，影响肝纤维化的病理过程。IL-8 水平与血清抗纤维化指标有良好的相关性，其水平越高，肝损伤程度越严重。

（5）IL-10：血清 IL-10 水平与 Ⅰ 型胶原水平呈负相关，表明 IL-10 对 HSC 合成胶原有负调节作用。IL-10 主要由 Th2 细胞、巨噬细胞、星状细胞、肝细胞等产生，通过调控炎症反应保护肝脏，多种肝损伤模型证实，肝纤维化阶段 IL-10 表达增高，当进展至肝硬化阶段，IL-10 合成水平下降。

（6）IL-17：IL-17 可诱导多种趋化因子参与机体的免疫调节和炎症反应。IL-17 通过激活肝脏内多种细胞产生炎症介质，分泌多种促炎因子调控肝脏的炎症。IL-17 在多种肝脏疾病中表达增高。如病毒性肝病、脂肪性肝病、自身免疫性肝病、肝寄生虫感染，并可促进肝硬化和肝癌的发生发展，与肝衰竭、肝移植排斥反应相关。

（7）IL-22：IL-22 属于 IL-10 家族，可通过与膜受体复合物 IL-22R1/IL-10R2 结合而发挥作用。IL-22 已被证实与溃疡性结肠炎等多种炎性疾病和自身免疫性疾病密切相关，并具有抗炎与促炎的双重作用。其与肝脏疾病的关系是近年来的研究热点，但存在不少争议，如在病毒性肝炎、原发性肝细胞癌的不同阶段，IL-22 表现出致病与保护的不同作用；对于不同病因引起的肝纤维化，其作用机制也并不相同；但在酒精性肝病、肝脏再生、药物等引起的肝损伤中，其具有明确的肝脏保护作用。

2. 干扰素（IFN） IFN-γ 由活化的 T 细胞产生，可抑制肝星状细胞增殖，减少细胞外基质合成，是病毒性肝炎发病及肝纤维化进展过程中重要的细胞因子，参与并抑制病毒性肝炎肝纤维化的发病过程。IFN-γ 水平在急性病毒性肝炎、慢性病毒性肝炎、肝硬化患者中依次降低，IFN-γ 与 HA、PC Ⅲ 血清水平呈负相关，并且 IFN-γ 血清水平降低与肝脏病理学纤维组织增生程度相关。

3. 肿瘤坏死因子 -α（TNF-α） TNF-α 主要由单核/巨噬细胞产生，能促进人成纤维细胞增殖，对人皮肤成纤维细胞增殖也有明显的促进作用，并促进其 Ⅰ、Ⅲ 型胶原和糖胺多糖合成。慢性乙型肝炎、纤维化、肝硬化及肝癌患者血清 TNF-α 均有升高。研究发现，慢性肝病患者肝组织内浸润单核细胞合成 TNF-α 增多，并与肝炎活动相关，同时阳性 TNF-α 染色的单核细胞主要分布在汇管区。

4. 生长因子

（1）转化生长因子（transforming growth factor, TGF）：FSC、库普弗细胞、肝窦内皮细胞及肝纤维化附近的炎症细胞均可分泌 TGF-β1。近年研究证明，其在肝细胞癌患者中呈高表达，且与肿瘤分化程度明显相关，TGF-β 的表达水平随肿瘤细胞分化程度的降低而增加，其可作为肝癌早期诊断的指标。肝组织中 TGF-β mRNA 表达水平在慢性肝病组、肝硬化组和肝癌组均显著高于正常对照组。TGF-β 有 3 种类型，即 TGF-β1、TGF-β2、TGF-β3，其中以 TGF-β1 与肝纤维化的关系最为密切。慢性病毒性肝炎患者血清 TGF-β1 水平明显增加，与血清前胶原 Ⅲ、7S 片段及 Ⅳ 型胶原水平呈正相关。

（2）血小板衍生生长因子（plateted-derived growth factor, PDGF）：PDGF 主要由血小板、肝窦内皮细胞、库普弗细胞分泌。慢性肝炎及肝硬化患者肝组织标本中发现，PDGF B 链染色阳性细胞为巨噬细胞，大多位于汇管区，且数量随肝组织损伤程度加重而增多。PDGF 在肝病患者血清及肝组织中的表达与病情进展一致，血清中 PDGF 的含量与

PC Ⅲ 和 Ⅳ 型胶原、羧基端肽和氨基端肽等肝纤维化指标呈正相关，大量文献已经证实血清 PDGF 水平与肝纤维化程度呈正相关。因此，PDGF 可作为判断肝纤维化程度的一个不可忽视的标志物，对肝纤维化的血清学诊断有重要的意义。

（闫惠平　张海萍　赵丹彤　娄金丽　赵　艳）

参 考 文 献

[1] Chan EK，Damoiseaux J，Carballo OG，et al. Report of the first international consensus on standardized nomenclature of antinuclear antibody HEp-2 cell patterns 2014-2015. Front Immunol 2015；6：412.

[2] European Association for the Study of the Liver. EASL Clinical Practice Guidelines：the diagnosis and management of patients with primary biliary cholangitis. J Hepatol 2017；67：145-72.

[3] Czaja AJ. Diagnosis and management of autoimmune hepatitis：current status and future directions. Gut Liver 2016；10：177-203.

[4] 闫惠平，张海萍，陈欣欣 . 如何认识原发性胆汁性胆管炎自身抗体的临床意义 . 中华肝脏病杂志 2017；25：810-3.

[5] European Association for the Study of the Liver. EASL Clinical Practice Guidelines：autoimmune hepatitis. J Hepatol 2015；63：971-1004.

[6] 中华医学会肝病学分会，中华医学会消化病学分会，中华医学会感染病学分会 . 自身免疫性肝炎诊断与治疗共识（2015）. 临床肝胆病杂志 2016；32：9-22.

[7] Okazaki K，Uchida K，Koyabu M，et al. IgG4 cholangiopathy：current concept，diagnosis，and pathogenesis. J Hepatol 2014；61：690-5.

[8] 赵艳，李艳丽，刘金花，等 . 补体 C3 及 C4 评估自身免疫性肝炎病情的价值 . 中华检验医学杂志 2013；36：718-21.

[9] 曹雪涛，熊恩东，姚智 . 医学免疫学 . 第 6 版：北京：人民卫生出版社；2013：103.

[10] Kvakan H，Kleinewietfeld M，Qadri F，et al. Regulatory T cells ameliorate angiotensin Ⅱ -induced cardiac damage. Circulation 2009；119：2904-12.

[11] Lan YT，Fan XP，Fan YC，et al. Change in the Treg/Th17 cell imbalance in hepatocellular carcinoma patients and its clinical value. Medicine（Baltimore）2017；96：e7704.

第13章 基因诊断

一、概　述

基因诊断又称分子诊断，是通过分子生物学技术在 DNA 或 RNA 水平对某一基因进行分析，检测基因的存在、缺陷或表达异常，从而实现对人体特定疾病或状态做出诊断的技术。近 20 年，随着分子生物学理论和技术的迅速发展，基因诊断以其高敏感度、高度特异性、简便快捷等特点，不仅广泛应用于各种肝炎病毒感染性肝脏疾病的诊断，还广泛应用于各种肝脏疾病的发病机制研究、流行病学调查、耐药性检测、抗病毒治疗的疗效监测及个体 HLA 基因分型、个体遗传基因的鉴定、结构基因及其表达水平的分析、性别鉴定等领域，并且标准化、自动化程度也越来越高[1]。

二、常用基因诊断技术

由于基因诊断采用分子生物学技术进行疾病检测，因此随着分子生物学理论和技术的发展，新的基因诊断技术不断应用于肝脏疾病的分子检测。传统的基因诊断技术包括核酸分子杂交技术与多聚酶链反应（PCR）技术。近年来，DNA 测序技术、生物芯片技术及蛋白质组学技术也逐渐应用于肝脏疾病的基因诊断。

基因诊断技术分类方法较多。首先，根据目的基因是否被放大可分为杂交法和扩增法，杂交法是根据固相杂交的原理，采用一种放大标记探针，目的基因不被放大，但检测信号被放大，从而提高了敏感度，如分支链 DNA 技术；扩增法包括 PCR 和巢式 PCR，后者是用两套引物（外、内引物）做两轮 PCR，第二轮 PCR 以第一轮 PCR 的产物为模板，敏感度进一步提高，常用于检测极微量的病毒基因及检测大多数 RNA 病毒。此外，杂交法还可以进一步检测经过放大的基因片段，如 PCR 产物杂交分析。

其次，根据被检测基因的核酸类型分类：

（1）杂交法：Southern 印迹用于检测 DNA，Northern 印迹用于检测 RNA，斑点印迹既可用于检测 DNA 也可用于检测 RNA。

（2）扩增法：主要用于 PCR 直接扩增 DNA；通过逆转录技术也可将 RNA 先转变为 cDNA 再进行扩增（逆转录 PCR），如检测 HCV、HGV 等。

（3）原位杂交或原位 PCR：也可分为 DNA 或 RNA 原位杂交、原位 PCR 或原位逆转录 PCR。

最后，根据诊断目的可分为定性诊断、定量或半定量诊断及基因序列分析等。在实际应用中，需要侧重选择、综合应用。

（一）核酸分子杂交技术

在适当的条件下，单链核酸分子与具有碱基互补序列的异源核酸形成双链杂交体的过程称为核酸分子杂交。利用核酸分子杂交检测靶序列的技术称为核酸分子杂交技术。在核酸分子杂交过程中，杂交体必须与单链核酸分子区分开，为此需要对参与杂交反应的核酸分子进行标记，这一段被标记的核酸分子称为探针。探针是用放射性核酸或非放射性物质标记的一段单链或双链核苷酸，可依碱基配对原则与具有互补序列的待测核酸进行杂交，以探测它们的同源程度[2]。

核酸分子杂交技术是最先应用的基因诊断技术，虽然新的基因诊断技术不断涌现，基于核酸分子杂交的基因诊断技术仍在广泛应用，如分支 DNA（branched DNA）技术仍用于人类免疫缺陷病毒（HIV）与乙型肝炎病毒（HBV）等病原体核酸的检测。现将与传染病相关的核酸分子杂交技术介绍如下。

1. 核酸印迹杂交　核酸印迹杂交是一种膜上检测核酸的杂交技术，根据其检测的核酸种类不同，分为 Southern 印迹杂交（Southern blot）与 Northern 印迹杂交（Northern blot）。

Southern 印迹杂交用于 DNA 检测，由 Edwin Southern 于 1975 年创建，基本步骤包括：①酶切已纯化的待测 DNA；②凝胶电泳分离各酶切片段，然后使 DNA 原位变性；③将 DNA 片段转移到固体支持物；④预杂交封闭滤膜上非特异性位点；⑤探针与同源 DNA 片段杂交，然后漂洗去除非特异性结合的探针；⑥检测与结果分析。

Northern 印迹杂交是应用 DNA 探针检测特异 mRNA 的另一种膜上印迹技术，其与 Southern 印迹杂交的过程基本相同，区别在于靶核酸是 RNA 而不是 DNA。另外，由于 RNA 非常容易被环境中的 RNA 酶降解，因此在操作过程中应特别注意防止 RNA 酶的污染。

核酸印迹杂交是分子生物学的经典技术，但印迹杂交操作复杂且很难标准化，因此虽然仍在科学研究中广泛应用，如 HBV 对于核苷（酸）类似物的表型耐药检测即需要采用 Southern 印迹杂交技术，但通常需要使用放射性核素标记、检测敏感度相对低及操作步骤相对复杂等限制其在临床检测中的应用[3]。

2. 斑点杂交与狭缝杂交　斑点杂交（dot-blot）与狭缝杂交（slit-blot）的操作相同，其基本步骤均是将核酸样品溶液点到薄膜上，然后变性、中和、干燥并固定。再用标记的探针直接和薄膜上的核酸杂交，用放射自显影或其他方法检测杂交结果。斑点杂交与狭缝杂交的区别仅在于分别使用圆点形和狭缝形的模具而使点样的形状不同。由于不需要电泳和转移，操作简便快速，稳定性与特异性好，目前国内外仍在广泛应用。但斑点杂交与狭缝杂交仅是一种定性检查，且敏感度较低。

随着 PCR 技术的发展，在斑点杂交技术的基础上开发出反式斑点杂交的方法。它与斑点杂交相反，该技术是将多种特异性探针结合到膜上，然后与 PCR 扩增的靶序列杂交，从而一次杂交可同时筛检多个位点病变。同时它充分结合了 PCR 的高敏感度和探针杂交的高特异性，因此在基因诊断领域具有很好的优势与临床应用价值。根据反式杂交原理开发的 INNO LIPA 试剂盒，可进行 HBV、丙型肝炎病毒（HCV）与人乳头状瘤病毒（HPV）的基因型及 HBV 对核苷（酸）类似物耐药的检测，检测结果被国际公认[4]。

3. 原位杂交　原位杂交（in situ hybridization）是应用核酸探针与组织或细胞中的核酸按照碱基互补配对原则进行特异性结合形成杂交体，然后应用组织化学或免疫组化方法在显微镜下进行细胞内定位的技术，其基本步骤如下：

（1）试验材料准备：包括清洗玻片及固定组织或细胞等。

（2）增强组织的通透性与核酸探针的穿透性：包括采用去污或蛋白酶水解组织细胞蛋白去除核酸表面蛋白等。

（3）预杂交：封闭非特异性杂交位点，降低背景染色。

（4）杂交：将杂交液滴到组织或细胞上，加盖硅化的盖玻片，使探针与靶核酸序列变性后复性结合。

（5）杂交后处理：漂洗以去除背景染色。

（6）结果检测：如采用放射性核素标记探针可自显影检测，非放射性物质标记探针利用相应检测系统显色，并采用图像分析工具进行定性或半定量分析。

原位杂交技术进一步发展，采用非放射性的荧光信号对原位杂交样本进行检测即为荧光原位杂交（fluorescence in situ hybridization，FISH）。荧光原位杂交技术将荧光信号的高敏感度、安全性、荧光信号的直观性和原位杂交的高准确性结合，通过荧光标记的 DNA 探针和待测样品的核酸进行原位杂交，在荧光显微镜下对荧光信号进行辨别与定量，从而对组织细胞的核酸异常进行检测和诊断。荧光原位杂交技术与传统技术相比有着明显的优势，在临床诊断与科研工作中的应用越来越广泛[5]。

（二）聚合酶链反应技术

聚合酶链反应技术（PCR）是在体外进行的扩增 DNA 序列的酶促反应。通过变性、退火和延伸 3 个步骤的循环，在短时间内获得大量拷贝的目的基因片段。

（1）模板 DNA 高温变性：变性是在高于熔点温度条件下（94～95℃）使目的 DNA 双链断裂，形成单链分子，以便它与引物结合，作为下一轮反应的模板。

（2）模板 DNA 与引物退火：退火过程也称复性，是将温度降到寡核苷酸（引物）的熔点温度以下（55℃左右），使引物能与模板 DNA 单链的互补序列配对结合，形成杂交链。

（3）引物的延伸：延伸是将温度升高到 72℃左右，反应体系按照模板链的序列以碱基互补配对与半保留复制的方式依次把脱氧三磷酸核苷酸（deoxyribonucleoside triphosphate，dNTP）加到引物的 3' 端。杂交双链在 *Taq* DNA 聚合酶作用下不断延伸，直到形成新的 DNA 双链。

理论上每次循环结束后靶 DNA 会扩增 1 倍，即靶 DNA 数量会以 2^n 几何级数放大。每完成一个循环需 2 ～ 4min，2 ～ 3h 就能将待扩目的基因扩增放大几百万倍。PCR 反应体系包括引物、耐热 DNA 聚合酶、dNTP、模板、缓冲液与 Mg^{2+} 等六要素。

PCR 技术自 1985 年创建以来，在生物医学领域迅速推广。经过 20 余年的发展，PCR 技术已成为应用最广泛的基因诊断技术，而且衍生出多种新的方法，如巢式 PCR、逆转录 PCR、多重 PCR、免疫 PCR、原位 PCR、定量 PCR、PCR- 限制性片段长度多态性（restriction fragment length polymorphism，PCR-RFLP）与 PCR- 单链构象多态性（single strand conformation polymorphism，PCR-SSCP）等 [6]。

1. 巢式 PCR（nested PCR）　其原理是采用两对引物（第一对外引物与第二对内引物）进行两轮 PCR 反应，其中第一对引物又称为外引物，其扩增片段和普通 PCR 相似。第一轮扩增产物继续作为第二轮扩增的模板。第二对引物又称为巢式引物或内引物（因为它们在第一次 PCR 扩增片段的内部），结合在第一轮 PCR 产物内部，使得第二轮 PCR 扩增片段短于第一轮扩增。

由于巢式 PCR 反应有两次 PCR 扩增，从而降低了扩增多个靶位点的可能性（因为与两套引物都互补的靶序列很少），增加了检测的敏感性；又有两对 PCR 引物与检测模板配对，增加了检测的可靠性。

由于第二对引物位于第一轮 PCR 产物内部，而非目的片段包含两套引物结合位点的可能性极小，因此第二套引物不可能扩增非目的片段。这种巢式 PCR 扩增确保第二轮 PCR 产物几乎或者完全没有引物配对特异性不强造成的非特异性扩增的污染。如果外引物与内引物中有一个引物相同，称为半巢式 PCR。

2. 逆转录 PCR（reverse transcription PCR，RT-PCR）　由于 PCR 反应模板必须采用 DNA，所以对于 RNA 模板，需要将其逆转录成 cDNA 后再对其进行特异性扩增，即为逆转录 PCR。常用的逆转录酶包括 AMV（avian myeloblastosis virus）逆转录酶与 MoMLV（moloney murine leukemia virus）逆转录酶，常见的逆转录引物包括随机引物、寡聚脱氧胸苷酸引物与特异性针对逆转录目的 RNA 的引物。

逆转录 PCR 需先将 RNA 转录成 cDNA 再进行扩增，在具体操作中，可将逆转录与扩增分步或同时进行，后者即一步法逆转录 PCR。一步法逆转录 PCR 是在同一反应体系中同时加入逆转录反应体系与 PCR 反应体系，直接以 mRNA 为模板进行逆转录和 PCR 扩增。这使逆转录 PCR 的步骤大为简化，并且减少了污染的机会。

3. 多重 PCR（multiplex PCR）　即在同一反应体系中加入多对引物，同时扩增一份样品中的同一靶基因的多个片段或多个不同的靶基因。其反应原理、反应试剂和操作过程与一般 PCR 相同。多重 PCR 具有高效性、系统性、经济简便性的特点。

（1）高效性：在同一 PCR 反应管内同时检出多种病原微生物，或对有多个型别的目的基因进行分型，特别是用一滴血就可检测多种病原体。

（2）系统性：多重 PCR 很适宜于成组病原体的检测，如可对多种肝炎病毒同时检测。

（3）经济简便性：多种病原体在同一反应管内同时检出，将大大地节省时间，节省试剂，节约开支，为临床提供更多、更准确的诊断信息。

多重 PCR 在病原微生物的基因诊断方面有着独特的优势，用于多种病原体的同时检测已有大量文献报道。即在同一 PCR 反应管中同时加上多种病原微生物的特异性引物，进行 PCR 扩增。如在同一患者或同一供血者体内，有时存在多种肝炎病毒重叠感染，例如，甲、乙、丙型肝炎病毒重叠，甲、乙型肝炎病毒重叠，乙、丙型肝炎病毒重叠，可用多重 PCR 技术高效快速鉴定。

4. 原位 PCR（*in situ* PCR）　即在组织细胞中进行 PCR 反应，是具有细胞组织定位功能的原位杂交技术与高敏感度和特异度 PCR 技术的结合。其基本原理：首先用合适的固定剂对组织或细胞进行固定，并对其进行通透处理，从而使 PCR 试剂能够进入细胞并与靶序列接触，然后对靶序列进行原位 PCR 扩增，并应用核酸探针进行杂交，观察扩增产物与组织细胞结构和病理改变的关系。

原位 PCR 技术可进一步分为直接原位 PCR 与间接原位 PCR。直接原位 PCR 是在 PCR 反应过程中加入放射性核素或非放射性物质标记的引物或 dNTP，PCR 反应后直接进行显色分析。而间接原位 PCR 在 PCR 反应时不加入任何标记的引物或 dNTP，但是在 PCR 反应后使用标记的核酸探针进行原位杂交检测。两种方法比较，直接原位 PCR 操作简单但扩增效率低，且假阳性率高。而间接原位 PCR 操作虽复杂，但扩增效率高，特异性强，应用更广泛。如需检测组织细胞中的 RNA，可首先使用 DNase Ⅰ 破坏组织中原有的 DNA 后，利用逆转录反应首先合成 cDNA，再用间接原位 PCR 方法进行检测。这种方法称为逆转录原位 PCR。

5. 免疫 PCR（immuno PCR，Im-PCR）　是利用抗原抗体反应的特异性和 PCR 扩增反应的极高灵敏性而建立的一种微量抗原检测技术，即将一段已知序列的 DNA 片段标记到抗原抗体复合物上，再用 PCR 方法将这段 DNA 扩增，然后用常规方法检测 PCR 产物，是免疫学诊断与基因诊断结合的产物。该方法集 PCR 的高灵敏度与抗体和抗原反应的特异性于一体，其突出的特点是指数级的扩增效率带来了极高的敏感度，能检出浓度低至 2ng/L 的抗原物质。

免疫 PCR 系统主要包括两部分：第一部分为免疫反应过程，类似传统的酶联免疫吸附试验（ELISA）过程；第二部分为 PCR 反应部分。第一部分免疫反应形成的抗原抗体复合物连接上 DNA 分子，该 DNA 分子进一步作为第二部分 PCR 反应的模板，从而起到放大抗原检测信号的作用。

6. 荧光定量 PCR（fluorescence quantitative PCR，FQ-PCR）　又称实时 PCR（RT-PCR），是通过对 PCR 反应体系中荧光信号的检测实现对 PCR 过程中产物量的实时检测，并根据参照系统较精确地计算出 PCR 的初始模板量。荧光定量 PCR 是 PCR 技术的重大突破，现在已广泛应用于传染病的基因诊断。荧光定量 PCR 以其使用的荧光标记物分为荧光染料法与荧光探针法两种。

（1）荧光染料法：该方法是利用荧光染料如 SYBR-Green Ⅰ 能够特异性掺入 DNA 双链中发出荧光信号的原理。在 PCR 反应体系中加入荧光染料，随着 PCR 反应进行，荧光染料会结合到不断形成的双链 DNA 分子上并发出强烈荧光，而未结合的荧光染料不会发光。在 PCR 每个循环结束时检测荧光信号，荧光信号与合成的双链 DNA 的量成正比，以此推算原始模板 DNA 的量。该方法操作简单，成本低，但由于非特异性结合形成的双链分子或引物二聚体也可掺入荧光染料，因此反应特异性下降。

（2）荧光探针法：该方法的核心是荧光探针的设计，其原理是基于探针上同时存在的报告荧光基团（R）与淬灭荧光基团（Q）间的能量共振转移，即当 R 与 Q 接近时，由于能量共振转移，R 发出的荧光会被 Q 淬灭；但当 R 与 Q 分离时，R 的荧光不再被 Q 猝灭而被检测到。以荧光探针具体设计的不同，荧光探针法可进一步分为多种，以下选取肝脏疾病基因诊断中常用探针介绍。

1）*Taq*Man 探针：*Taq*Man 探针两侧各带有 R 与 Q 基团，且可以与模板结合形成部分双链结构，此时 R 与 Q 基团靠近，R 被 Q 淬灭。但是当模板链与引物结合后，逐渐延长至 *Taq*Man 探针处时，*Taq* 酶的 5' 活性会切断探针序列，从而将 R 基团从探针上释放出来，R 基团远离 Q 基团，其荧光不再被淬灭而可以被检测到。且随着模板不断被扩增，荧光相应被检测到，从而根据荧光强度的变化计算出初始模板的数量。

在 *Taq*Man 探针基础上进一步改进，在 *Taq*Man 探针上连接 MGB 分子（minor groove binder），MGB 分子是来源于某些抗生素分子的化学基团，它可以嵌入 DNA 双螺旋结构的小沟中形成非共价结合。*Taq*Man-MGB 探针的优点在于：可显著提高 T_m 值，缩短探针长度；提高配对与非配对模板间的 T_m 值差异，从而使 *Taq*Man 荧光定量 PCR 具有更高的特异性。因而该方法在肝病临床诊断中被广泛应用。

2）分子信标（molecular beacon）探针：分子信标探针由两部分组成，一部分是特异性与靶基因序列互补结合的核苷酸序列，位于探针的中间部位，构成探针的环形部分。在特异性核苷酸序列两侧分别在 5' 端与 3' 端连接 R 基团与 Q 基团。且 5' 端与 3' 端各有 5～7 个互补碱基构成探针的柄部。在探针游离状态下，R 基团与 Q 基团靠近。

3）复合探针（complex probes）：复合探针由两条探针构成，其中一条探针可与模板特异性结合，并在 5' 端连接 R 基团，称为荧光探针；另一条探针可部分与荧光探针结合，并在 3' 端连接 Q 基团，称为淬灭探针。在 PCR 未扩增时，荧光探针与淬灭探针结合，R 基团与 Q 基团靠近，R 荧光被 Q 淬灭。但当 PCR 变性时，复合探针同样变性，且荧光探针优先与模板序列结合，从而 R 基团远离 Q 基团，R 不再被淬灭而被检测出来。随着 PCR 进行，模板量增加，荧光强度相应增加，从而可进行 PCR 定量。

4）双杂交探针：双杂交探针体系需要两条探针，即荧光供体探针与荧光受体探针，分别在探针上连接 R 与 Q 基团。两条探针设计时还需保证 PCR 反应退火时均能与模板链结合，并且结合后两条探针相距 1～5 个碱基，且使 R 基团与 Q 基团靠近，从而 R 的荧光被 Q 淬灭。从而可以在退火时检测到荧光的减弱，并以此进行定量。

荧光定量 PCR 反应迅速、信号重复性好、灵敏度和特异度高并且结果准确，因此在肝脏疾病基因诊断中被广泛应用。目前已有大量荧光定量试剂盒被我国 SFDA 与美国 FDA 批准用于 HBV、HCV 等病原体的临床检测。

7. 聚合酶链反应 - 限制性片段长度多态性（polymerase chain reaction-restriction fragment length polymorphism，PCR- RFLP）　其原理是在 PCR 引物设计中引入针对某一突变位点的限制性内切酶的酶切位点，从而在 PCR 扩增后采用该内切酶对产物进行酶切，以达到区分是否存在该点突变的目的。PCR-RFLP 是进行基因突变研究的经典技术，操作简便，且成本低，被广泛应用于肝炎病毒病原体的基因分型检测与耐药变异检测。

8. PCR 单链构象多态性（single-strand conformation polymorphism，SSCP）　原理是当 DNA 分子以单链形式存在时，可以自发形成二级结构，这种二级结构取决于 DNA 分子本身的碱基组成，即使单个碱基的差别而可形成不同的二级结构。因此，在 PCR 反应后将产物进行非变性聚丙烯酰胺凝胶电泳时，不同构象的单链片段其电泳迁移率不同，从而达到区分存在碱基差别的不同序列的目的，PCR-SSCP 技术同样是进行基因突变研究的经典技术，被广泛用于肝炎病毒病原体诊断、分型及变异检测。

（三）DNA 测序技术

DNA 测序（DNA sequencing）即直接分析待测基因的核苷酸序列，是最直观、最准确可靠的基因诊断技术，是基因序列研究的金标准。自 1965 年完成世界第一个核苷酸序列测定以来，随着测序技术的不断进步，DNA 测序也由科学研究逐渐应用于临床诊断。

双脱氧链末端终止法又称 Sanger 法，是目前应用最广泛的测序技术。其原理是利用 DNA 聚合酶来延伸结合在待测序列模板上的引物，直到掺入双脱氧核苷三磷酸（dideoxynucleoside triphosphate，ddNTP），终止 DNA 链的延长为止。每次测序反应由 4 个独立的反应体系构成，每个反应体系均包括模板 DNA、引物、DNA 聚合酶与 4 种脱氧核苷酸三磷酸（dNTP）及按照一定比例掺入的 ddNTP（每个体系中加入 ddATP、ddTTP、ddCTP 与 ddGTP 中的 1 种）。由于 ddNTP 缺少 3′-OH，从而 DNA 链中掺入 ddNTP 即终止反应，所以 4 种反应体系分别在 A、T、C 或 G 处终止。通过调整 dNTP 与 ddNTP 的相对浓度，可以得到一组 DNA 链，这些 DNA 链具有相同的起点，但在每个碱基处均终止于不同的核苷酸，通过高分辨率变性凝胶电泳分离，放射自显影检测可得出待测 DNA 序列。

除了 Sanger 法外，还有化学降解法、基质辅助激光解吸电离飞行时间质谱法、杂交测序法、焦磷酸测序法、单分子测序法与原子探针显微镜法等测序方法。同时 DNA 自动化测序技术不断发展，全自动化操作系统逐渐代替了传统的手工操作，荧光染料标记系统逐渐取代了放射性核素标记系统。DNA 测序向更简单、更安全、更精确、更快速与更经济的方向发展。

随着 DNA 测序技术的不断改进及成本的逐渐降低，DNA 测序逐渐应用于肝脏疾病的基因诊断，国内外常应用测序法进行 HBV 和 HCV 等病原体诊断、基因型分析及抗病毒耐药分析。

（四）生物芯片技术

生物芯片（biochip）是 20 世纪 90 年代发展起来的技术，它是采用光导原位合成或微量点样等方法，将大量生物大分子如核酸、多肽甚至细胞与组织切片等生物样品有序地固化在支持物（包括玻片、硅片、聚丙烯酰胺凝胶与尼龙膜等载体）的表面，组成密集的二维分子排列，然后与已标记的待测生物样品中的靶分子杂交，通过特定仪器对杂交信号强度进行快速高效检测，从而判断样品中靶分子的性质和数量。

生物芯片主要包括基因芯片（gene chip）、蛋白质芯片（protein chip）与芯片实验室（laboratory on chip）3 个领域。其中基因芯片又称 DNA 微阵列（DNA microarray），它是根据核酸杂交原理，将大量探针分子固定在支持物上，然后与标记的样品进行杂交，通过检测杂交信号的强度与分布进行分析。蛋白质芯片是指利用抗原和抗体特异性结合的原理，将蛋白质分子（抗原或抗体）结合到固相支持物上，形成蛋白质微阵列。而芯片实验室则是将样品制备、基因扩增、核酸标记与检测高度集成为一体的便携式生物分析系统。其他种类的生物芯片还包括细胞芯片、组织芯片和糖芯片等，目前与肝脏疾病基因诊断相关的主要为基因芯片。

生物芯片作为一种高通量、微型化、自动化检测技术，在基因诊断领域具有独到优势。采用生物芯片进行肝脏疾病病原体鉴定、分型及耐药分析国内外已有大量文献报道。

（五）其他基因诊断技术

除上述基因诊断技术外，一些新兴基因诊断技术，如双向凝胶电泳技术、生物质谱技术、毛细管电泳技术与高效液相色谱技术等也逐渐发展，并在诊断灵敏度、特异度及检测通量等方面具有明显优势，但往往检测设备尚未普及，并且检测成本较高[7]。有些尚处于科学研究阶段，真正应用于临床尚需一定时间。

三、基因诊断在肝脏疾病诊断中的应用与评价

基因诊断在肝脏疾病诊断中的应用包括病原体的鉴定、基因分型及耐药检测等。Southern印迹、Northern印迹及斑点杂交等膜杂交技术是相对经典的技术，但是由于此类固相杂交技术操作烦琐、敏感度不高，已不再是临床常规性检测手段。bDNA技术是针对HBV开发的基因定量诊断技术，突破了以膜为载体的种种局限性，实现了定性和定量检测的高精确性及操作上的简便性，临床应用范围越来越广，目前在HBV和HCV基因组定性、定量诊断方法中具有重要地位。

PCR法在检测HBV、HCV上的优势更加明显：①可早期诊断HBV感染，在感染潜伏期即可检出HBV DNA；②对低滴度持续感染患者的诊断有特殊优势，对献血员的筛选尤为重要；③疗效跟踪及病程判断。在治疗前后及治疗过程中通过监测血清中病毒基因存在与否及其含量的动态变化可准确了解病情，有助于适时调整治疗方案。此外，利用RT-PCR技术可直接检测HCV感染患者血清中低浓度HCV RNA，了解病毒在体内复制的动态状况。对于HBV、HCV的定量诊断，目前临床上应用较广泛的是荧光定量PCR技术。通过了解病毒载量高低，可预测抗病毒治疗反应和评价患者的传染性。

PCR产物直接测序技术是各种基因分析技术的"金标准"，直接获取目的基因片段一级结构信息（序列信息），包括全部准确的碱基序列、限制性酶切位点、基因型别及碱基序列有无变异和变异的类型等。病原体基因组的某些特定基因片段可用作基因分型，如HCV的*E1*、*NS4*、*NS5*基因，HBV的*S*区和*preS*区，根据这些基因片段的全部碱基序列，通过系统进化树分析即可对相应的毒株进行基因分型。此外，还可以检测HBV核苷（酸）类药物抗病毒耐药相关变异和影响HBeAg表达的HBV前C区变异及HCV基因分型等。

总之，随着分子生物学的不断发展，新的基因诊断方法不断出现且应用于肝脏疾病临床诊断，基因诊断的试剂与操作也在不断标准化，基因诊断必将在肝脏疾病诊断中起到越来越重要的作用。

（刘　妍　成　军）

参 考 文 献

[1] 成军. 现代肝炎病毒分子生物学. 第3版. 北京：科学出版社；2015：298-332.

[2] 樊绮诗，吕建新. 分子生物学检验技术. 第2版. 北京：人民卫生出版社；2007：146-67.

[3] 张玲霞，周先志. 现代传染病学. 第2版. 北京：人民军医出版社；2009：89-95.

[4] Yang S，Rothman RE. PCR-based diagnostics for infectious diseases：uses，limitations，and future applications in acute-care settings. Lancet Infect Dis 2004；4：337-48.

[5] Lemmer ER，Friedman SL，Llovet JM. Molecular diagnosis of chronic liver disease and hepatocellular carcinoma：the potential of gene expression profiling. Semin Liver Dis 2006；26：373-84.

[6] Ali MM，Hasan F，Ahmad S，et al. Comparative evaluation of INNO-LiPA HBV assay，direct DNA sequencing and subtractive PCR-RFLP for genotyping of clinical HBV isolates. Virol J 2010；7：111.

[7] Tong Y，Liu B，Liu H，et al. New universal primers for genotyping and resistance detection of low HBV DNA levels. Medicine 2016；95：e4618.

第 14 章　肿瘤标志物

原发性肝细胞癌（hepatocellular carcinoma，HCC，简称肝癌）是肝脏最常见的原发性肝癌，严重危害人类健康。最新的数据显示，2020 年全球共有 90.6 万人被诊断为肝癌，同年死于肝癌的人数为 83 万人，其中约 50% 病例发生在中国。原发性肝癌致病因素主要有肝炎病毒（HBV、HCV）的慢性感染、黄曲霉素暴露、肥胖、嗜酒等，其中由非酒精性脂肪性肝病（NAFLD）引起的肝癌呈明显的上升趋势。近年来虽然在治疗手段上有所进步，但原发性肝癌的总体五年生存率仍远不尽人意，仅为 10% 左右。除了肿瘤恶性特征外，原发性肝癌起病隐匿，发现时患者往往失去了治疗的机会，也是导致肝癌患者生存率低的重要因素。因此，如何早期发现肝癌一直是医学界所面临的重要挑战。在病毒性和非病毒性慢性肝炎患者，特别是肝硬化患者等高危人群中进行筛查是早期发现肝癌的主要手段。肝脏超声在肝癌筛查中发挥着重要作用。然而，虽然基于影像学的肝癌诊断有了很大的发展，但由于其费用高昂，使得基于血清学检测的早期肝癌筛查研究并未停歇，肿瘤标志物仍然是研究的热点之一。近年来，一些潜在的新型肿瘤标志物，如甲胎蛋白异质体（AFP-L3）、异常凝血酶原（des-gamma carboxy prothrombin，DCP；又称 PIVKA-Ⅱ）、高尔基体蛋白 73（Golgi protein 73，GP73）等相继被应用于肝癌的筛查与临床诊断。下文将对我国用于肝癌筛查、预后判断和疗效监测的一些新老血清学指标的应用情况及有一定应用前景的 miRNA、cfDNA 做简要介绍。

一、甲胎蛋白及甲胎蛋白异质体

α-甲胎蛋白（alpha-fetoprotein，AFP）是由染色体 4q13.3 上的 AFP 基因编码的血清糖蛋白，由 590 个氨基酸组成[1]。在胎儿发育早期，AFP 由卵黄囊和肝脏合成，胎儿出生后不久即逐渐消失。AFP 属于血清白蛋白家族，半衰期 5 天左右，是最早发现的蛋白质肿瘤标志物之一。

自从 20 世纪 80 年代推出以来，AFP 在医疗实践中得到了广泛的应用。临床上有一半以上的肝癌患者血清 AFP 水平异常，血清 AFP 浓度超过 400 ng/ml 通常被认为是肝癌的可靠实验室诊断指标[2, 3]。目前，AFP 仍是用于诊断肝癌的主要血清标志物之一。我国原发性肝癌诊疗规范（2019 年版）[4] 建议肝癌高危人群每 6 个月进行一次肝癌筛查，筛查项目包括超声及血清 AFP 检测。对于超声发现肝脏结节大于 1cm 或血清 AFP ≥ 20ng/ml 者应进行进一步的检查。欧洲肝病学会（EASL）和美国肝病研究协会（AASLD）推荐使用超声进行肝癌监测时，可以结合血清 AFP 进行。但对于肥胖、酒精肝、NAFLD 患者，超声检查的准确性被质疑，对于这部分患者血清 AFP 的检测显得更为重要[4, 5]。

除了在肝癌监测及诊断中的作用外，近年来 AFP 也被用于指导肝癌治疗方法的选择和疗效的监测。比如，判断肝癌患者是否适合肝移植或是否适合射频热消融术，目前也考虑患者术前 AFP 水平[6]。此外，由于 AFP 在血清中的半衰期较短[7]，其水平通常在肿瘤切除后会迅速下降。如果 AFP 术后未正常化或 AFP 术后水平下降后再次反弹，则可以帮助早期诊断肝癌的转移或潜在的复发[8]。我国原发性肝癌诊疗规范（2019 年版）指出：如患者术前有 AFP 异常升高，则要求在术后 2 个月对 AFP 定量测定，其水平应在正常范围。

尽管 AFP 已被广泛应用于临床实践，但近年来，AFP 在肝癌患者中的阳性率下降。究其原因，可能是由于影像学技术的进步，使得更多的 AFP 阴性肝癌患者被确诊。肝癌患者 AFP 阴性可能是由于小肝癌 AFP 的生成量少，或者是大肿瘤的 AFP 表达延迟。因而，单次检测 AFP 作为筛查或者监测肝癌的灵敏性与特异性都有一定的局限性[9]。例如，AFP 在 30% ～ 40% 的确诊肝癌患者中并未见明显升高，而一些非肝癌患者却有 AFP 升高（如妇女孕期及某些生殖系统疾病）。尽管较高的假阳性和假阴性使得 AFP 在早期肝癌筛查应用中存在着一定的缺陷，但 AFP 异常升高仍可被认为是需要进一步检查的警示，通过结合影像并综合考虑肝病类型，AFP 对早期诊断仍有重要意义。需要注意的是，多项回顾性队列研究显示部分原发性肝癌的血清 AFP 水平常和慢性肝病患者有重叠，约10% 的肝硬化患者血清 AFP 轻度升高（20～200ng/ml）[10]，对其在高危人群中的监测和早期发现肝癌的应用造成一定困惑。

由于 AFP 在肝癌的筛查和诊断中存在灵敏性和特异性低的问题，EASL 和 AASLD 在近期更新的诊疗指南中不再将 AFP 作为肝癌的诊断指标 [11, 12]。然而，肝癌在流行病学上呈现出明显的地理和人口学特征，不同地区的不同人群致病因素也不尽相同。如欧美国家肝癌病因以 HCV 感染、酒精性和代谢性因素为主，而我国肝癌多与慢性 HBV 感染有关。我国学者按致病因素的不同将肝癌患者分为 HBV、HCV 感染相关肝癌和其他非感染因素的肝癌，系统评价了在 HBV 感染背景下 AFP 对肝癌诊断及预后预测的价值。结果发现，AFP 在 HBV 感染相关肝癌中仍然有较好的诊断价值，其 ROC 曲线下面积为 0.866，敏感度为74.94%，特异度为 86.29%。并且术前 AFP 越高的HBV 感染相关肝癌患者，其术后生存率越低，表现为术后 1、3、5 年的生存率随患者术前 AFP 值升高而逐渐降低。这一现象未能在其他病因的肝癌中观察到，提示 AFP 的肝癌诊断价值可能会受致病因素影响 [13]，在用 AFP 作为肝癌的预后指标时应将 HBV 相关肝癌与非 HBV 感染肝癌区别对待。机制上 HBV 的 *HBx* 基因可转录激活肝细胞 *AFP* 基因的表达，抗病毒治疗对 HBV 复制的抑制是否会调低 AFP 的表达水平、进而影响其在 HBV 感染相关肝癌中的诊断，是一个值得关注的问题。

AFP 是一种单链糖蛋白，根据其与小扁豆凝集素（Lens culinaris agglutinin，LCA）亲和力的高低，可分为 AFP-L1、AFP-L2 和 AFP-L3。AFP-L1主要见于良性肝病，AFP-L2 主要由卵黄囊产生并多见于孕妇，而甲胎蛋白异质体 AFP-L3 主要来源于肝癌细胞。研究表明，以 AFP-L3% ≥ 10%为阳性临界值，肝癌组阳性率明显高于良性肝病（慢性乙型肝炎、肝硬化、肝脏良性肿瘤）组 [14]。此外，AFP-L3 还可作为独立标志物监测肝癌的预后及复发。伴有低水平 AFP 但 AFP-L3% 阳性

的恶性肝癌患者，其临床病理学特征常常表现为分化更低且预后更差 [15, 16]；AFP-L3% > 5% 的肝癌患者的复发率远远高于 AFP-L3% < 5% 的患者 [17]。在肝癌根治术后，当 AFP 转阴时，AFP-L3% 也会随之降低，但若 AFP-L3% 变化不明显，则提示可能有残癌或转移灶存在。需要注意的是，也有一些研究结果显示，AFP-L3% 诊断肝癌的准确性和灵敏性并不优于 AFP[18-20]。且由于受方法学限制，AFP-L3 在 AFP < 10ng/ml 时往往检测不到，这在一定程度上限制了 AFP-L3 对肝癌的诊断价值。

二、异常凝血酶原

甲胎蛋白在肝癌筛查和诊断中的价值不尽人意，促使人们一直在努力尝试寻找新的早期肝癌诊断标志物。血清学指标由于取材方便，更是研究的重点。异常凝血酶原是一种维生素 K 缺乏诱导蛋白，因其 γ- 羧基谷氨酸结构中 1 个或多个谷氨酸残基不完全羧化为 γ- 羧基谷氨酸，导致其失去正常凝血功能。1984 年 Liebman 等首次在肝癌患者观察到异常凝血酶原升高 [21]。后续的大量临床研究表明，DCP 用于原发性肝癌诊断有较好的敏感性和特异性，逐渐在临床上被用作肝癌筛查和诊断的指标。Kim 等 [22] 的研究发现，肿瘤直径 ≥ 5cm 的患者血清 DCP 显著升高，且 DCP 浓度与肿瘤 TNM分期呈正相关。在 HBV 感染相关肝癌中，高水平的 DCP 与肝癌患者肿瘤直径呈现明显的相关性。Ji等 [23] 基于大样本多中心研究发现，DCP 诊断 HBV相关肝癌的敏感性明显优于 AFP，尤其是对于早期肝癌的诊断。Li 等 [24] 对 49 项 AFP 及 DCP 诊断肝癌的研究进行 Meta 分析的结果同样显示，DCP 诊断肝癌的灵敏性和特异性均优于 AFP。对 AFP 阴性肝癌患者的研究发现，DCP 诊断肝癌的曲线下面积为 0.834（95% CI 0.779～0.891），敏感性为63.2%，特异性达 90.7%，提示 DCP 对 AFP 阴性的肝癌患者的早期筛查有一定的作用 [23]。以上研究均提示，AFP 与 DCP 两者间具有互补关系，二者联用诊断肝癌的准确性明显优于 DCP 与 AFP 单独应用，是目前国内外常用的肝癌诊断模式。尽管如此，DCP 作为肝癌的早期筛查指标仍有其缺陷，如患者维生素 K 缺乏、饮酒或者服用华法林等抗凝剂均可导致 DCP 异常升高，在临床应用中，

要充分考虑这些因素，避免其对诊断结果造成干扰。

三、高尔基体蛋白 73

高尔基体蛋白 73（GP73）是一种含 402 个氨基酸、分子量为 73kDa 的跨膜糖蛋白，又称为 II 型高尔基体磷酸化蛋白（Golgi phosphoprotein 2，Golph2）和高尔基体膜蛋白 I（Golgi membrane protein 1，Golm1）。在正常肝组织中，GP73 主要在胆管上皮细胞内表达，而肝细胞很少表达甚至不表达。由于 GP73 在肝癌患者血清中异常升高，曾被推荐作为肝癌诊断的指标应用于临床[25]。但在后期的临床应用中发现，进展期肝纤维化及肝硬化患者血清 GP73 亦明显升高。例如，我国的一项研究发现[26]，尽管肝癌患者血清中 GP73 的水平[（121.30±2.47）ng/ml] 远高于无肝硬化的慢性肝病患者 [（45.86±0.80）ng/ml]（$P < 0.001$），但与肝硬化患者 [（139.25±2.20）ng/ml] 相比，两者间并无差异。这使得血清 GP73 检测难以鉴别肝硬化和肝癌，而肝硬化患者恰恰是肝癌的高风险人群。显而易见，血清 GP73 失去了对肝癌的诊断价值。与之一致，以肝硬化患者为对照，血清 GP73 用作肝癌诊断的 ROC 曲线下面积仅为 0.613（95% CI 0.595 ～ 0.630，$P < 0.001$），基本没有诊断价值。进一步的研究发现，不同于血清 AFP 在肝癌切除后有明显下降，血清 GP73 水平在肝癌切除前后基本保持不变，提示其血清水平与肿瘤是否存在并无关系。与之一致，多因素 logistic 回归模型分析结果显示，血清 GP73 水平与肝癌患者肿瘤大小、分化程度、TNM 分期及 AFP 等肿瘤生物学特征均无关。与之形成鲜明对照，这些肝癌患者的血清 GP73 水平却与肝纤维化及肝硬化相关指标，如肝纤维化四项、血清 GGT、总胆汁酸、凝血酶原时间及前白蛋白等密切相关。更为重要的是，免疫组织化学染色发现，血清 GP73 水平仅与癌旁组织 GP73 蛋白表达水平相关，而与肿瘤细胞 GP73 表达水平无相关性。

进一步分析发现，在不同病因慢性肝病肝纤维化、肝硬化患者中，血清 GP73 在进展期肝纤维化及肝硬化患者中逐步升高。进一步对其在肝硬化诊断中的价值分析发现[27]，血清 GP73 对于诊断代偿期肝硬化的曲线下面积为 0.909（95%CI 0.896 ～ 0.921），敏感性为 79.97%，特异性为 92.43%，与肝脏弹力指数（LSM）、APRI 及 FIB-4 对代偿期肝硬化的诊断价值相当。值得注意的是，在 LSM 测量准确性容易受影响的肥胖（BMI ≥ 28kg/m^2）、脂肪肝、肝炎症活动度 ≥ 2、ALT 异常升高、总胆红素及总胆汁酸升高的患者中，血清 GP73 对代偿期肝硬化的诊断价值高于 LSM。此外，血清 GP73 对于慢性乙型肝炎、丙型肝炎、酒精性肝病、非酒精性脂肪肝及其他原因引起的代偿性肝硬化的曲线下面积均在 0.900 以上。以上结果显示，血清 GP73 对代偿期肝硬化有较好的诊断意义，但对肝癌缺乏诊断价值。

四、γ- 谷氨酰转肽酶同工酶 II

有研究显示，γ- 谷氨酰转肽酶同工酶 II（GGT-II）对于原发性肝癌的诊断有一定的价值。此酶出现较早，且与 AFP 水平无关，可先于 B 超或者 CT 等影像学表现出现，在小肝癌中的阳性率为 78.6%，故其对早期肝癌的辅助诊断价值较高，但未来仍需要大样本的临床研究以明确其诊断价值。

五、磷脂酰肌醇蛋白聚糖 3

磷脂酰肌醇蛋白聚糖 3（GPC3）是近年来发现的一种新的有望成为 HCC 特异性肿瘤标志物的蛋白。尽管多数研究认为 GPC3 在诊断肝癌的敏感性及特异性方面可能更有优势[28, 29]，但也有一些研究并不支持[30, 31]。血清中 GPC3 水平在肝癌鉴别诊断方面的价值尚待更多研究支持。

六、癌 胚 抗 原

各种恶性肿瘤通过门静脉或者肝动脉，均可以转移至肝脏。在西方，转移性肝癌多于原发性肝癌。我国转移性肝癌与原发性肝癌发病率相仿，转移性肝癌主要来自结直肠癌。结直肠癌肝转移的患者，癌胚抗原（CEA）常异常升高，故 CEA 可作为定期检测结直肠癌术后是否发生肝转移的重要指标。在转移性肝癌患者中，甲胎蛋白检查常为阴性。但在少数消化道癌（如胃癌、胰腺癌）肝转移患者 AFP 可出现轻度升高，应引起注意。

七、其　　他

（一）微小 RNA

微小 RNA（microRNA，miRNA）是一类短链非编码 RNA，通常由 18 ～ 25 个核苷酸组成，能够通过与靶向信使 RNA（messenger RNA，mRNA）的 3′ 非编码区结合，靶向抑制 mRNA 翻译或促进 mRNA 降解，发挥快速调控基因表达的作用[32]。约有 60% 的 mRNA 上存在 miRNA 结合位点。单个 miRNA 可能调控多个基因，同时单个基因也可能受多种 miRNA 调控，因此一种 miRNA 的表达变化可能会影响数百个靶向基因表达的改变[33]。2002 年首次在白血病患者中发现 miRNA 在癌症中的作用[34]。随后，越来越多的研究发现 miRNA 失调在肿瘤发生中起重要作用，在肿瘤诊断、鉴别诊断和预后方面存在潜在应用价值。在肝癌相关研究中，一项基于多中心的队列研究对既往报道具有潜在肝癌诊断意义的 19 个 miRNA 进行了评价[35]。结果发现，miR-29a/c、miR-133a、miR-143、miR-145、miR-192 和 miR-505 等对肝癌患者有较好的诊断价值，且对 AFP 阴性的肝癌有一定的补充。进一步研究表明，上述 7 个 miRNA 所构成的组合不仅能够作为肝癌的诊断标志物，还能够预测肝癌的发生，提示 miRNA 是一种有一定前景的肝癌诊断血清学标志物，但在广泛开展临床应用之前，还需建立标准化的检测流程和方法，以及更大规模的临床验证。

（二）循环游离 DNA 甲基化改变

在循环血中检测到的游离 DNA，通常被认为是由细胞在其死亡后释放的片段化 DNA，故也称非细胞游离 DNA（circulating cell-free DNA，cfDNA）。在肿瘤患者中，由于肿瘤细胞的快速增殖，会伴有大量的肿瘤细胞死亡，大量的肿瘤细胞 DNA 碎片由此释放入血。此时，血清中的 cfDNA 主要来自肿瘤细胞，被称为循环肿瘤 DNA（circulating tumor DNA，ctDNA），含有肿瘤细胞特有的突变、异常甲基化修饰等。DNA 甲基化修饰是表观遗传学修饰中的一种，基因被甲基化修饰的结果通常是基因的表达受抑制。在肝癌发生时，除了会有多个基因的突变，还会有大量基因的表观遗传学修饰发生改变，DNA 的甲基化模式会在此时发生较大变化，通过检测特定基因的甲基化或多个基因的甲基化模式变化，可以监测肿瘤的发生和发展情况[36]。综上，ctDNA 能够在一定程度上反映肿瘤细胞的甲基化情况，可以作为肿瘤标志物用于肿瘤的诊断和预后评估。

与组织活检和影像学检查相比，ctDNA 检测具有一些明显的优点。首先，微创的血液采集使 ctDNA 检测可用于治疗过程中实时和动态监测肿瘤的变化，这是肿瘤组织活检所无法完成的。此外，ctDNA 可能反映出一些不明显的肿瘤或在影像上不能确定的肿瘤（例如手术后残余肿瘤细胞）。最后，ctDNA 可以在一定程度上代表患者肿瘤组织的整个分子图像，而肿瘤活检可能受到肿瘤异质性的影响。但是，需要强调的是，ctDNA 检测用于肝癌的诊断还有很远的路要走。

总之，在现阶段我国的原发性肝癌仍以慢性 HBV 感染为主要致病因素的情况下，AFP 在肝癌的诊断和预后评估上仍有较好的应用价值，DCP 作为一个新的血清学指标，其诊断价值与 AFP 有较好的互补性。AFP 和 DCP 联合检测，可在一定程度上改善原发性肝癌实验室诊断的现状。

（鲁凤民）

参考文献

[1] Terentiev AA，Moldogazieva NT. Alpha-fetoprotein：a renaissance. Tumour Biol 2013；34：2075-91.

[2] Gupta S，Bent S，Kohlwes J. Test characteristics of alpha-fetoprotein for detecting hepatocellular carcinoma in patients with hepatitis C. A systematic review and critical analysis. Ann Intern Med 2003；139：46-50.

[3] Forner A，Llovet JM，Bruix J. Hepatocellular carcinoma. Lancet 2012；379：1245-55.

[4] 中华人民共和国国家卫生健康委员会医政医管局. 原发性肝癌诊疗规范（2019 年版）. 中国实用外科杂志 2020；40：121-38.

[5] Simmons O，Fetzer DT，Yokoo T，et al. Predictors of adequate ultrasound quality for hepatocellular carcinoma surveillance in patients with cirrhosis. Aliment Pharmacol Ther 2017；45：169-77.

[6] Nobuoka D，Kato Y，Gotohda N，et al. Postoperative serum alpha-fetoprotein level is a useful predictor of

recurrence after hepatectomy for hepatocellular carcinoma. Oncol Rep 2010；24：521-8.

[7] Shim JH，Han S，Lee YJ，et al. Half-life of serum alpha-fetoprotein：an early prognostic index of recurrence and survival after hepatic resection for hepatocellular carcinoma. Ann Surg 2013；257：708-17.

[8] Liu G，Wang K，Li J，et al. Changes in serum alpha fetoprotein in patients with recurrent hepatocellular carcinoma following hepatectomy. J Gastroenterol Hepatol 2015；30：1405-11.

[9] Tayob N，Lok AS，Do KA，et al. Improved detection of hepatocellular carcinoma by using a longitudinal alpha-fetoprotein screening algorithm. Clin Gastroenterol Hepatol 2016；14：469-75 e2.

[10] Nakao K，Ichikawa T. Recent topics on alpha-fetoprotein. Hepatol Res 2013；43：820-5.

[11] European Association for the Study of the Liver. EASL Clinical Practice Guidelines：management of hepato-cellular carcinoma. J Hepatol 2018；69：182-236.

[12] Marrero JA，Kulik LM，Sirlin C，et al. Diagnosis, staging and management of hepatocellular carcinoma：2018 Practice Guidance by the American Association for the Study of Liver Diseases. Hepatology 2018；68：723-50.

[13] Zhang C，Chen X，Liu H，et al. Alpha fetoprotein mediates HBx induced carcinogenesis in the hepatocyte cytoplasm. Int J Cancer 2015；137：1818-29.

[14] Tateishi R，Yoshida H，Matsuyama Y，et al. Diagnostic accuracy of tumor markers for hepatocellular carcinoma：a systematic review. Hepatol Int 2008；2：17-30.

[15] Okuda H，Saito A，Shiratori K，et al. Clinicopathologic features of patients with primary malignant hepatic tumors seropositive for alpha-fetoprotein-L3 alone in comparison with other patients seropositive for alpha-fetoprotein-L3. J Gastroenterol Hepatol 2005；20：759-64.

[16] Tada T，Kumada T，Toyoda H，et al. Relationship between Lens culinaris agglutinin-reactive alpha-fetoprotein and pathologic features of hepatocellular carcinoma. Liver Int 2005；25：848-53.

[17] Kobayashi M，Hosaka T，Ikeda K，et al. Highly sensitive AFP-L3% assay is useful for predicting recurrence of hepatocellular carcinoma after curative treatment pre- and postoperatively. Hepatol Res 2011；41：1036-45.

[18] Cheng J，Wang W，Zhang Y，et al. Prognostic role of pre-treatment serum AFP-L3% in hepatocellular carcinoma：systematic review and meta-analysis. PLoS One 2014；9：e87011.

[19] Hu B，Tian X，Sun J，Meng X. Evaluation of individual and combined applications of serum biomarkers for diagnosis of hepatocellular carcinoma：a meta-analysis. Int J Mol Sci 2013；14：23559-80.

[20] Huang TS，Shyu YC，Turner R，et al. Diagnostic performance of alpha-fetoprotein，lens culinaris agglutinin-reactive alpha-fetoprotein，des-gamma carboxyprothrombin，and glypican-3 for the detection of hepatocellular carcinoma：a systematic review and meta-analysis protocol. Syst Rev 2013；2：37.

[21] Liebman HA，Furie BC，Tong MJ，et al. Des-gamma-carboxy（abnormal）prothrombin as a serum marker of primary hepatocellular carcinoma. N Engl J Med 1984；310：1427-31.

[22] Kim DY，Paik YH，Ahn SH，et al. PIVKA-Ⅱ is a useful tumor marker for recurrent hepatocellular carcinoma after surgical resection. Oncology 2007；72（Suppl 1）：52-7.

[23] Ji J，Wang H，Li Y，et al. Diagnostic evaluation of des-gamma-carboxy prothrombin versus alpha-fetoprotein for hepatitis B virus-related hepatocellular carcinoma in China：a large-scale，multicentre study. PLoS One 2016；11：e0153227.

[24] Li C，Zhao H，Zhao J，et al. Prognosis of patients with hepatocellular carcinoma and hypersplenism after surgery：a single-center experience from the People's Republic of China. Onco Targets Ther 2014；7：957-64.

[25] Mao Y，Yang H，Xu H，et al. Golgi protein 73（GOLPH2）is a valuable serum marker for hepatocellular carcinoma. Gut 2010；59：1687-93.

[26] Liu T，Yao M，Liu S，et al. Serum Golgi protein 73 is not a suitable diagnostic marker for hepatocellular carcinoma. Oncotarget 2017；8：16498-506.

[27] Yao M，Wang L，Leung PSC，et al. The clinical signif-icance of GP73 in immunologically mediated chronic liver diseases：experimental data and literature review. Clin Rev Allergy Immunol 2018；54：282-94.

[28] Hsu HC，Cheng W，Lai PL. Cloning and expression of a developmentally regulated transcript MXR7 in hepatocellular carcinoma：biological significance and temporospatial distribution. Cancer Res 1997；57：5179-84.

[29] Nakatsura T，Kageshita T，Ito S，et al. Identification of

glypican-3 as a novel tumor marker for melanoma. Clin Cancer Res 2004；10：6612-21.

[30] Saikali Z，Sinnett D. Expression of glypican 3（GPC3）in embryonal tumors. Int J Cancer 2000；89：418-22.

[31] Toretsky JA，Zitomersky NL，Eskenazi AE，et al. Glypican-3 expression in Wilms tumor and hepatoblastoma. J Pediatr Hematol Oncol 2001；23：496-9.

[32] Lewis BP，Burge CB，Bartel DP. Conserved seed pairing，often flanked by adenosines，indicates that thousands of human genes are microRNA targets. Cell 2005；120：15-20.

[33] Kerr TA，Korenblat KM，Davidson NO. MicroRNAs and liver disease. Trans Res 2011；157：241-52.

[34] Calin GA，Dumitru CD，Shimizu M，et al. Frequent deletions and down-regulation of micro- RNA genes miR15 and miR16 at 13q14 in chronic lymphocytic leukemia. Proc Natl Acad Sci USA 2002；99：15524-9.

[35] Lin XJ，Chong Y，Guo ZW，et al. A serum microRNA classifier for early detection of hepatocellular carcinoma：a multicentre，retrospective，longitudinal biomarker identification study with a nested case-control study. Lancet Oncol 2015；16：804-15.

[36] Xu RH，Wei W，Krawczyk M，et al. Circulating tumour DNA methylation markers for diagnosis and prognosis of hepatocellular carcinoma. Nat Mater 2017；16：1155-61.

第15章　超声及彩色多普勒

一、几种常用的超声技术

1. B 型超声　B 型超声又称灰阶超声，显示出来的黑白图像是二维切面声像图。声像图上回声的亮度等级与组织密度或声特性阻抗成正比，声阻差越大，回声等级越强，故能良好地显示器官及病变的形态与内部结构。B 型超声图像诊断，结合彩色多普勒血流显像（color Doppler flow imaging，CDFI）及彩色多普勒能量图（color Doppler energy，CDE）技术，可显著提高对肝脏疾病尤其是肿瘤的诊断及鉴别诊断能力。对肝脏检查而言，多选择 1 ~ 6MHz 频率的凸阵式探头，即可保证足够的显示范围，而且近场区干扰较少，有利于清晰显示该区域组织结构与病变[1]。

2. 超声多普勒技术　多普勒技术包括 CDFI、CDE、脉冲多普勒（pulsed wave Doppler，PWD）及连续多普勒（continuous wave Doppler，CWD）技术。肝脏检查通常采用 CDFI、CDE 及 PWD 技术。

（1）CDFI 能显示正常肝脏血管及肿瘤血管，红色表示血流方向朝向探头，蓝色表示血流方向背离探头。色彩的颜色越深，表明血流速度越快；颜色越浅，则血流速度越慢。如果所观察的血管有狭窄、阻塞、扭曲或动静脉瘘形成，即可见到五彩缤纷的彩色图像，或呈现花色血流，这多是血管内血流出现湍流所致。血管完全阻塞时，无色彩显示。根据肝肿瘤内部血管分布的多少可鉴别肿瘤的良、恶性；通常瘤体血供越丰富，其恶性程度越高。

（2）PWD 以频谱图方式显示血流。调整取样容积的大小及部位，可检测感兴趣区或靶区血管某一点的血流动力学指标，如最大血流速度（V_{max}）、平均血流速度（V_{mean}）、最小血流速度（V_{min}）、阻力指数（RI）、搏动指数（PI）及血流量（Q）等。同时可判断血流方向：频谱位于基线上方者为朝向探头的血流；频谱位于基线下方者为背离探头的血流。检测门脉系统血流动力学指标，可早期诊断门

静脉高压症，并随访治疗效果。对肝动脉及肝肿瘤血流动力学指标的检测，可判断病灶的良、恶性。一般来说，高速和高阻力性血流多见于肝癌。还可通过检测到的血流动力学指标，计算肝脏流入量、流出量及评估肝脏的血流灌注状况。

（3）CDE 主要以血管内运动的红细胞的多普勒能量频谱的总积分（即多普勒信号的强度或能量）为成像参数，可弥补 CDFI 的不足。本技术以彩色显示血管分布，不受血流方向等因素限制，因此能显示比 CDFI 所见更细小的血管，这对肿瘤血管的显示比 CDFI 更优越，有助于良、恶性肿瘤的鉴别[2]。

3. 声学造影技术　超声造影是近 10 年来发展起来的超声新技术，能明显提高肝脏肿瘤的诊断敏感性，是超声发展史上的一次革命。超声造影剂的商品化生产，使得超声造影技术广泛应用。仅 2017 年，我国就有 30 万患者使用了超声造影剂造影，肝脏肿瘤的诊断是超声造影的最佳适应证。超声造影主要是通过造影剂的微气泡而实现的，当超声波穿过微气泡时，其表面产生共振现象，这样就可以接收来自肝脏的强烈回声。注入造影剂 10min 后，被正常肝脏、脾脏和骨髓中的库普弗细胞吞噬，而肿瘤组织因缺乏库普弗细胞而不能吞噬造影剂，在此差别基础上的显像就可以区别正常组织与肿瘤组织。有的造影剂为正性显影，直接增强瘤体；有的造影剂为负性显影，增强瘤体周围组织。目前，造影剂国内应用较广泛的是意大利公司生产的"声诺维"，国产超声造影剂还在临床试验中，将来有望代替进口产品。

4. 介入超声技术　介入超声技术包括经体表超声引导穿刺、体腔内超声及术中超声。对肝脏而言，体表引导穿刺及术中超声均很有用。体表引导穿刺可用于：①肝脓肿及较大肝囊肿的穿刺引流和注射治疗药物。②肝脏占位病变穿刺活体组织检查，以确定病变的性质。③直接注射抗癌药物至癌结节内。这一治疗既可作为肝癌术前的预备性处理，

亦可应用于不能手术切除的晚期肝癌患者。术中超声技术是在手术中暴露出病变器官后将超声探头直接置于该器官表面探查,通常使用较高频率的探头。可以检出术前没有检出的小病灶,能准确确定病灶的位置,特别是明确肝癌结节与周围血管、胆管等的毗邻关系,从而避免手术中伤及这些结构,使得肝段切除,甚至亚肝段切除更安全可靠,并可缩小手术创面,减少手术时间,从而减少并发症,改善预后。④肝癌消融技术,对于 < 3cm 的微单发小肝癌,应用消融技术,可取得和手术切除一样的临床效果。

5. 高强度聚焦超声（HIFU）治疗肿瘤　HIFU 采用超声原理,通过相当大的声强度使焦域的局部温度在几秒钟即达到 70℃以上,瞬间即造成癌细胞不可逆性破裂死亡,即刻产生治疗效果。由于 HIFU 造成的损害是不可逆的,因此要求超声引导焦域定位必须准确可靠,以免造成正常组织结构的不可逆性损害[3]。

二、正常肝脏声像图

1. 肝分叶分段　通常采用肝裂、肝静脉和门静脉在肝内分布为基础的 Couinaud 分段法,将肝脏分为 5 叶、8 段,即尾状叶（S1）、左外叶上段（S2）、左外叶下段（S3）,左内叶段（S4）,右前叶下段（S5）、右前叶上段（S8）、右后叶下段（S6）、右后叶上段（S7）。

2. 正常声像图

（1）肝脏形态、边缘和质地:肝脏外形在横切面上近似楔形,右叶厚而大,为楔底,左叶小而薄,为楔尖;在纵切面上,肝脏形态略呈三角形,右半肝截面积较左半肝大,底为肝左叶或右叶膈顶部;肝脏轮廓光滑、规整,包膜光滑、纤细,呈线状强回声（图 15-1）。肝脏膈面呈弧形,脏面内凹或较平坦,边缘锐利。肝脏质地柔软,声像图表现为肝左叶上、下径和前、后径可随呼吸深度不同而发生一定的变化。

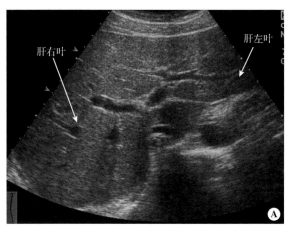
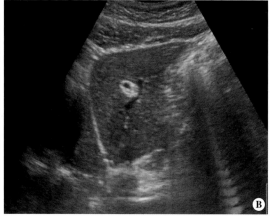

图 15-1　正常肝脏声像图
A. 横切面近似楔形；B. 左叶纵切面略呈三角形

（2）肝实质回声:肝实质由强度相似、粗细相近、分布均匀的点状回声组成,其回声强度高于肾皮质而低于胰腺实质;肝实质内还可见小管道切面。

三、肝脏疾病超声诊断

（一）肝脏弥漫性病变

1. 急性肝炎　①肝脏肿大;②肝内回声减低,门静脉分支的壁回声可增强;③可有胆囊壁增厚,

呈双环征,胆囊腔窄小,胆汁透声性差。

2. 慢性肝炎　①肝脏大小正常或轻度缩小;②肝实质回声不均匀,严重者可呈细颗粒样改变;③肝静脉变细;④胆囊常具有慢性炎症的声像图表现,多数患者伴有脾轻度增大。

急、慢性肝炎虽然均具有相应的声像图改变,但往往缺乏特异性,仅根据超声表现不能做出诊断。

3. 脂肪肝

（1）诊断要点

1）弥漫性脂肪肝:①肝实质回声弥漫性均匀

增强，明显者称之为"明亮肝"；②肝肾对比增强；③肝内静脉管壁、右膈肌显示不清；④肝脏深部不

同程度回声衰减（图 15-2）。

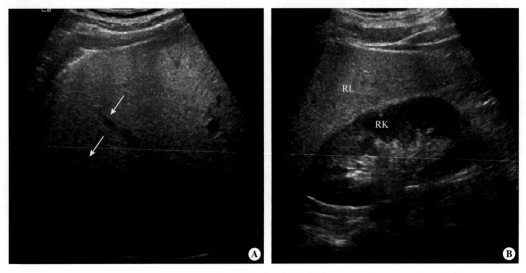

图 15-2　脂肪肝超声表现

男性，40 岁，右上腹不适 4 天，超声检查发现脂肪肝。A. 肝实质回声增强，后部衰减，肝内静脉管壁显示模糊不清（箭头）；B. 肝肾对比明显增强。RL. 右肝；RK. 右肾

2）局灶性脂肪肝：分为局灶性脂肪浸润和缺损，表现为肝内某些区域局灶性回声增强和减低。①局灶性脂肪浸润（focal fatty infiltration）：肝内某些区域局灶性回声增强，多见于肝左叶内侧段及肝门部门静脉分叉前方，也见于肝包膜下，多呈片状，边缘清楚，也可以一个或多个肝段或肝叶形态出现，此时边界往往较平直（图 15-3），少数情况可以呈多发结节状改变；②局灶性脂肪缺失

（focal fatty sparing）：表现为一处或多处偏低回声区，常见于门静脉右支和分叉前方及胆囊床旁，边缘较清晰，外形可呈片状、类圆形或不规则形（图 15-4），有时可伴伸向周围的突触状或蟹足样改变。

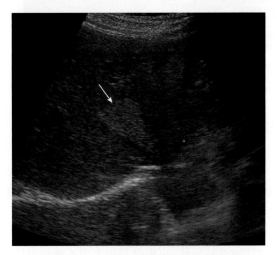

图 15-3　局灶性脂肪浸润超声表现

男性，58 岁，肾结石术后。超声右肋下斜切面显示：肝左内叶局灶性回声增强（箭头），以肝段形态分布，边缘平直

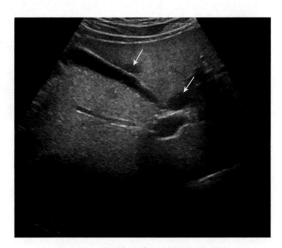

图 15-4　局灶性脂肪缺失超声表现

男性，41 岁，腹痛。超声显示肝实质回声致密增强，后部衰减，胆囊旁与肝门部门静脉分叉前各见片状、类圆形低回声区（箭头），边界清晰。超声诊断为局灶性脂肪缺失

（2）注意事项

1）超声检查观察重点：①肝实质回声强度；

②分布是否均匀；③肝静脉管壁；④肝肾对比。

2）较重病例应排查有无肝器质性病变。

3）局灶性脂肪浸润需与肝血管瘤鉴别，边缘高回声窄带、有占位效应均指向后者。

4）局灶性脂肪缺失应与肝细胞癌和转移性肝癌鉴别，较特殊的发病部位、无占位效应是其特征。

4.肝血吸虫病

（1）诊断要点

1）急性血吸虫病：①肝脏轻度增大，表面光滑，边缘稍钝；②肝内回声增强、增粗、分布欠均匀；③有时肝内可见散在的、边界不清、形态不规则的小的低回声区；④脾脏轻度增大。

2）血吸虫病性肝硬化：早期——肝左叶增大、右叶变小，以右后叶为著，肝脏表面凹凸不平、结节状突起，肝实质回声增强、增粗；中晚期——肝内见不规则、高回声条索状改变，交错分布，使肝回声强弱不均，呈网络状或地图状改变，肝静脉变细甚至消失，脾大、腹水，胆囊壁增厚、毛糙等（图 15-5）。

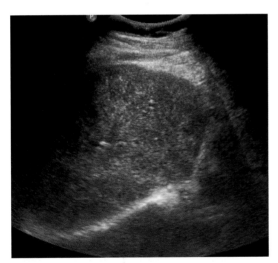

图 15-5　血吸虫性肝硬化超声表现
超声右肋间斜切面显示：肝外形圆钝，肝内回声不均，
呈网格状改变

（2）注意事项

1）超声检查观察重点：除类似上述肝硬化表现之外，应强调肝表面形态；肝实质回声结构、肝内是否有高回声分隔等构成的网络状或地图状改变。

2）注意与肝癌鉴别：结节型肝癌的周围多有低回声晕，而血吸虫性肝硬化结节边缘不光整，外

周为增生的偏高回声的结缔组织。

3）与其他类型肝硬化鉴别：血吸虫肝硬化的网络状或地图状改变是其特征。

详细询问受检者有无疫区居留史、疫区水源接触史，对诊断很有意义。

5.肝硬化

（1）诊断要点：①早期肝脏轻度增大，晚期萎缩，具有右肝萎缩明显、左肝改变不明显或增大的倾向。②肝脏表面不平，呈细小的凹凸状，肝脏周围有腹水时易于显示；肝缘变圆钝。③肝内回声增粗、不均，可呈偏高的细小网状改变，或轮廓不清的类小结节样改变，直径一般＜0.3cm，回声可为低至稍高不等；有时可见较大的轮廓相对较明确的结节，直径一般为 0.3～1.5cm，圆形或欠规则形，偏低回声多见，有时其周围结缔组织回声较高，构成鹅卵石样声像图（图 15-6）。④肝静脉长段受压变细，管壁不规则，甚至管腔闭塞消失。

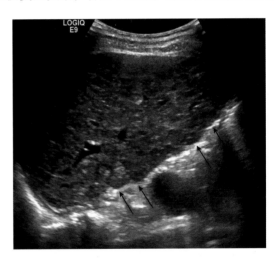

图 15-6　肝硬化超声表现
男性，45 岁，乙肝病史 20 余年，临床诊断为肝硬化。超声右肋下纵切面显示：右肝外形不平整（箭头），肝实质呈类小结节样或鹅卵石样改变

门静脉高压时，可有以下一种或多种超声改变：①门静脉增粗，在下腔静脉前方测量门静脉主干，内径＞1.3cm；脾静脉增粗，脾门部内径＞0.8cm；②门静脉主干闭塞伴海绵样变，以肝门为中心，形成多发小囊状或串珠状的静脉侧支结构，此时肝动脉可代偿性扩张和增生，血流量增多；③门静脉主干内血流速度减慢，甚至门静脉内出现离肝血流，肝动脉血流增多，阻力指数增高（RI ≥ 0.70）；④附脐静脉开放，始于门静脉左支囊部，经前腹壁至脐部，可见离肝的持续性静脉

血流；⑤胃左静脉扩张，内径＞0.5cm，呈串珠状，内呈持续性静脉血流流速曲线；⑥脾肾静脉自发性分流或吻合，扩张的左肾静脉内血流增加；⑦食管胃底静脉曲张，食管与贲门连接处可显示迂曲扩张的静脉结构；⑧可合并腹水，当大量腹水时，胆囊壁明显增厚，呈双环征。

（2）注意事项

1）超声检查时的观察重点和流程：①肝脏大小、形态；②肝脏表面及肝缘，此时应适当增加探头频率；③肝实质回声结构——结节的变化；④血管内径、走行及血流速度；⑤侧支循环；⑥脾脏大小；⑦腹水范围；⑧伴随征象，如胆囊、门脉血栓等。

2）早期肝硬化与脂肪肝、慢性肝炎等弥漫性肝实质性病变的声像图相似，鉴别诊断主要依靠肝脏穿刺活检。

3）肝硬化与弥漫性肝癌的鉴别诊断有难度，门静脉癌栓、管壁受侵常常具有特征性。

4）肝硬化结节在病理学上有再生结节（regenerative nodule，RN）（图15-7）和不典型增生结节（dysplastic nodule，DN）之分，代表肝硬化向肝癌发展中的不同阶段。其中RN直径多小于1cm，圆形或形态欠规则，常呈低回声；DN直径平均1～2cm，可呈低回声或高回声，少数可为等回声。用常规超声判断是否已有早期癌变比较困难，出现边缘低回声窄晕、结节变得不均或略显结中结、马赛克征象等均是值得重视的恶性征象。

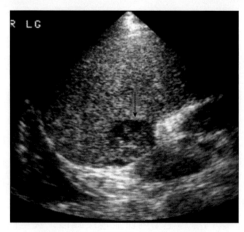

图 15-7　肝脏再生结节超声表现

男性，肝硬化，手术证实肝右叶再生结节。超声右肋下纵 – 斜切面显示：肝右叶近脏面结节（箭头），回声不均，低 – 中等回声混杂，边界尚清，无低回声窄晕

（二）肝脏局灶性病变

1. 肝囊肿　肝囊肿大多为先天性的，少数由上皮退行性变产生，是具有上皮内衬、充满液体的空腔。小的囊肿多无明显症状；大的囊肿尤其是位于肝包膜附近者可出现上腹胀满感或隐痛。当囊肿合并出血感染时，可有畏寒、发热、白细胞升高和右上腹痛。

诊断要点：边界清晰的圆形或椭圆形囊，囊壁薄且光滑完整，内部呈现均匀的无回声，少有分隔，囊肿后方回声增强（图15-8）。囊壁无彩色多普勒血流信号。

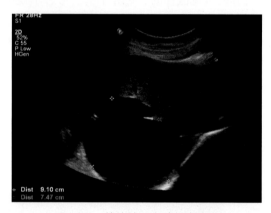

图 15-8　单纯性肝囊肿超声表现

肝右叶见 9.1cm×7.5cm 的囊样无回声，壁薄、光滑，后方回声增强

根据肝脏内出现典型囊肿声像图表现，超声可以准确诊断肝囊肿，但仍需与其他肝脏囊样病变鉴别，如创伤性肝囊肿、肝棘球蚴病（图15-9）、肝脓肿、肝囊腺瘤、囊腺癌等。

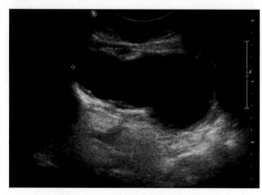

图 15-9　包虫性肝囊肿超声表现

肝左叶 11.5cm×7.3cm 巨大囊性占位，其内可见多发子囊，囊壁毛糙、不均匀增厚

2. 多囊肝　多囊肝为常染色体显性遗传病，应仔细询问家族史和病史，并注意检查是否合并多

囊肾等疾病，以明确诊断。

诊断要点：

（1）典型多囊肝肝脏体积多增大，形态正常或失常，肝实质内显示弥漫分布、大小不等的无回声区，部分囊肿内可见分隔，部分囊肿可相通。肝实质回声减少或几乎消失，被众多囊性无回声所取代。早期多囊肝内可能见不到明显弥漫分布的囊性肿物，而表现为肝脏回声不均匀，肝内多发较小点状回声，并可能由于后壁回声增强而表现为肝内多发点状高回声区，此时应仔细观察肝脏回声，寻找有无典型的成形囊肿，有助于诊断。

（2）多囊肝可以合并出血或感染，出现相应的声像图，表现为边界不再清晰，囊内透声差，囊腔内出现不均质的点状、团状或絮状回声（图15-10）。受检者伴肝区疼痛不适，多有寒战、高热等全身症状。

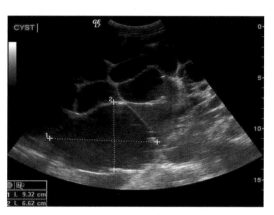

图15-10　多囊肝超声表现

肝脏体积明显增大，肝内见多个无回声区，最大位于肝右叶，大小约9.3cm×6.6cm。该受检者同时合并双侧多囊肾改变。超声检查时注意观察肝脏内囊肿的多少及分布，囊肿之间有无正常肝实质回声，肝脏外形有无变化，并测量最大囊肿直径。囊肿内回声增多时常提示合并出血或感染

3.肝脓肿　肝脓肿分细菌性肝脓肿及寄生虫（阿米巴）性肝脓肿，寄生虫性肝脓肿目前很少见。

诊断要点：细菌性肝脓肿一般有急性发热及肝区不适病史，血常规检查提示白细胞常升高。可单发或多发，根据演变过程可分为以下三期：

（1）脓肿前期：病灶呈边界欠清的低回声区，后方回声可轻度增强，当肝组织被破坏时，内部可出现点状高或低回声区，内可见血流信号。

（2）脓肿形成期：病变液化坏死后，形成脓肿，表现为边缘较清楚的无回声区，壁厚、毛糙，内部回声多样，根据其液化程度和所含内容物均匀程度

有所不同，表现为典型无回声甚至均质低回声团块，血流主要位于脓肿周壁、脓腔分隔及邻近肝组织处（图15-11）。

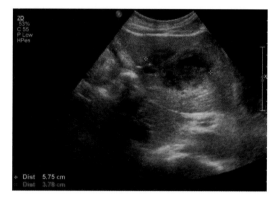

图15-11　肝脓肿超声表现

肝左叶约5.8cm×3.8cm混合回声区，形态不规则，内见片状无回声区

（3）脓肿吸收期：脓腔不规则缩小，因吸收较慢，较长一段时间内仍可见回声增强的脓肿壁和脓腔残留物，血流较前明显减少或无血流[4]。

4.肝包虫病　肝包虫病也称肝棘球蚴病或肝包虫囊肿，在我国新疆、甘肃、内蒙古、青海等畜牧地区常见。棘球绦虫分成虫和幼虫两个寄生阶段，人感染虫卵可成为偶然的中间宿主，临床上多见的肝包虫囊肿多为细粒棘球绦虫所致，其幼虫主要寄生于肝脏，故称为肝包虫病。因其病程进展缓慢，受检者初期症状不明显，多因偶然发现上腹部包块就诊。

诊断要点：按照包囊的声像图特征及结合包囊所处的不同自然发展阶段可分为六型。

（1）单发囊肿型：此型多见，表现为肝实质内圆形或类圆形轮廓清晰的无回声区，内有点状强回声（包虫砂），堆积于囊底，随体位改变而漂浮，呈"飘雪征"。囊壁较厚，3～5mm，回声较强，边缘整齐，与肝实质间分界明显，可为双层，但两层囊壁之间小于1mm。囊外壁光滑，内壁脱落时欠整齐。动态观察可见囊肿逐渐增大。

（2）多发囊肿型：肝内探及两个以上孤立的囊肿，各个囊肿大小、囊壁、囊壁回声不尽一致，可有明显差别。

（3）子囊孙囊型：大的囊腔内有大小不一、数量不等的小囊肿，囊与囊之间分界清楚，呈特征性的"囊中囊"表现（图15-12）。子囊孙囊过多时呈"蜂窝状"改变。

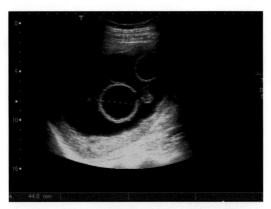

图 15-12　子囊孙囊型肝包虫病超声表现
肝右叶囊样无回声占位，其内见多发子囊，囊壁较厚

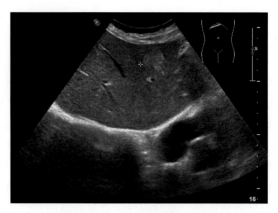

图 15-13　肝血管瘤超声表现
肝左叶高回声结节，边界清晰、形态规则

（4）内囊分离型：囊肿受到外来因素的损害或囊内感染，以致囊壁破裂。内囊壁部分分离：内外两层的间隙增宽或内囊壁塌陷于囊液中；内囊壁完全分离：囊液内有卷曲的强光带，形成"水百合花征"。

（5）囊壁钙化型：囊壁增厚、粗糙，呈圈形强回声，如"蛋壳"；亦可为不规则强回声，提示囊内容物钙化，包虫多已死亡。

（6）囊肿实变型：病程较长，包虫退化、坏死，囊液吸收减少呈干酪样，其内可见杂乱不均的密集强回声团。

肝包虫病应与肝囊肿、肝脓肿等鉴别。肝包虫病受检者有明显的畜牧接触史。肝囊肿囊壁薄、清晰，囊内透声较好，常无分隔。肝脓肿囊壁较厚但厚薄不均，彩色多普勒可在实性部分或囊壁探及彩色血流信号[5]。

5. 肝血管瘤　肝血管瘤是肝脏最常见的良性肿瘤，以海绵状血管瘤最为多见。肝血管瘤多数为单发，也可多发，大多数瘤体边界清晰，多呈高回声（图 15-13），也可呈等回声、混合回声及低回声，周边回声增强为其特征。在脂肪肝背景下，肝血管瘤多表现为低回声。较大时外形不规则，以混合回声多见。大多数血管瘤瘤内血流速度缓慢，彩色多普勒不能扫查到内部血流信号，较大的或生长较快的血管瘤内可探及低速血流信号。

超声检查对肝血管瘤的检出率极高，尤其在正常肝脏背景下，发现典型声像图表现，容易诊断。少数在肝炎背景下，表现不典型的病例，尤其是低回声型及混合回声型血管瘤，常需结合 CT、超声造影及超声引导穿刺活检等明确诊断。高回声型小血管瘤在脂肪肝背景下常易漏诊；低回声型小血管瘤常与肝细胞癌难以鉴别，应注意[6]。

6. 肝腺瘤　肝腺瘤大多发生于中年女性，与长期口服避孕药有关。本病一般单发，少数多发。

诊断要点：

（1）肝实质内单发或多个占位性病变，边界清晰，多无明显完整的包膜，呈圆形或卵圆形，内部回声较周围肝实质减低或稍高，病灶较大时内部可见小的无回声区及边缘清晰的强回声斑（图 15-14、图 15-15）。

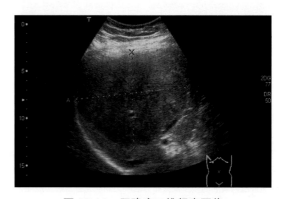

图 15-14　肝腺瘤二维超声图像
肝右叶偏低回声实性占位，边界清晰、规则，
内部多发低回声区

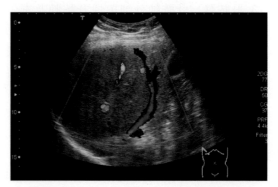

图 15-15　肝腺瘤彩色多普勒超声图像
彩色多普勒超声显示实性占位内及周边条状血流信号

（2）彩色多普勒可见病灶周边血流信号较丰富，瘤内点线状血流信号，脉冲多普勒可测及动脉血流流速曲线，血流阻力较低。

（3）肝腺瘤较少见，超声缺乏特征性表现。超声检查时应观察有无肝脏基础病变的声像图表现及病灶周围有无声晕，与肝癌相鉴别；观察病灶内部有无网状结构，与肝血管瘤相鉴别。当应用超声造影鉴别时，动脉期整体高增强，门静脉期及延迟期与周边肝实质一致呈等增强。如果合并出血，病灶内出现无增强的区域。

7. 肝局灶性结节性增生　本病好发于 30～50 岁女性，但可见于男女各组的任何年龄组，欧美国家较为常见，绝大多数受检者无症状。病变以单发性多见，直径可小于 1cm，也可大于 20cm，平均约 5cm。

诊断要点：典型病例病灶中央可见放射状排列的条索样高回声，彩色多普勒显示病灶内部丰富的血流信号，为低阻动脉样流速曲线（RI ＜ 0.6）。肝局灶性结节性增生声像图表现多样，一般表现为均质性高回声或低回声，也可为等回声，形态多不规则，但边界较清，可与正常肝实质区分（图 15-16、图 15-17）。极少数受检者可出现混合回声。

本病常规超声表现缺乏特征性，诊断与鉴别诊断可用超声造影和其他影像学检查，诊断困难者应做超声引导穿刺活检[7]。

8. 原发性肝癌　原发性肝癌组织学分为肝细胞癌、胆管细胞癌和混合型肝癌。肝细胞癌占 76%～97%。病理学按形态分为结节型（有完整包膜）、块状型（边界不清，呈浸润性生长）、弥漫型（遍布全肝，与硬化结节难以区分）[8]。

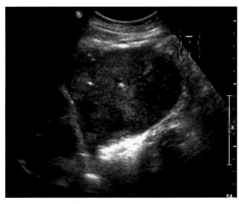

图 15-16　肝局灶性结节性增生二维超声图像

肝左叶稍低回声实性占位，边界清晰，形态规则，其内可见多发条、片状高回声

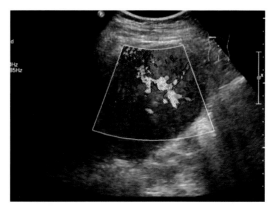

图 15-17　肝局灶性结节性增生彩色多普勒超声图像

彩色多普勒超声显示实性占位内部血流信号丰富

诊断要点：原发性肝癌一般有慢性肝炎病史，在慢性肝病基础上合并有肝脏占位，首先考虑原发性肝癌。超声特征可有以下一种或几种：①在慢性肝病背景下，肝内单发或多发实性结节，结节型边界清楚，可有低回声晕（图 15-18）；②内部多为低回声，随着肿瘤增大，内部回声可不均匀；③周边和内部多有血流，血管呈"抱球征"；④相邻管状结构受压征象（移位、变细或中断）；⑤弥漫型肝癌肝脏进行性增大，表面不光滑，内部回声粗乱，门静脉内可出现癌栓（图 15-19）；⑥有转移者可出现瘤周"卫星"结节、血管内癌栓、肝门淋巴结肿大、腹水等征象。

9. 转移性肝癌　转移性肝癌一般没有慢性肝病史，发生在正常肝脏背景下的肝脏占位，首先考虑转移癌。全身肿瘤都可能向肝脏转移，但最常见的转移性肝癌来自胃肠道。

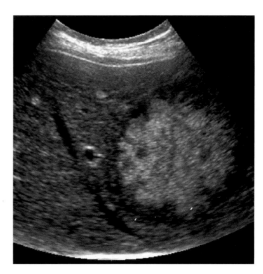

图 15-18　原发性肝癌超声表现

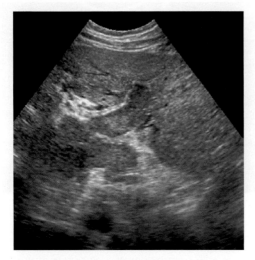

图 15-19　门静脉癌栓超声表现

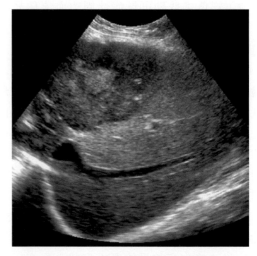

图 15-20　乳腺癌肝转移超声表现

诊断要点：①多数转移性肝癌有恶性肿瘤病史；②肝内实性结节，可多发，也可单发；③边界清楚，多呈低回声，也可为高回声；④周边有低回声晕或血管环绕；⑤来自胃肠的转移性肝癌内部回声较高，呈"牛眼征"；⑥较大的肿瘤可有坏死液化，呈不均匀混合回声（图 15-20 和图 15-21）。

10. 原发性肝癌超声造影诊断　超声造影对肝硬化背景下的原发性肝癌诊断价值和增强 CT 相当。典型的造影表现为动脉期的高增强及门静脉期的 60s 后廓清（图 15-22）。

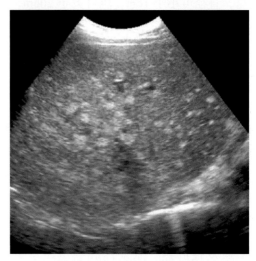

图 15-21　绒癌肝转移超声表现

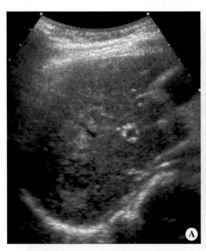
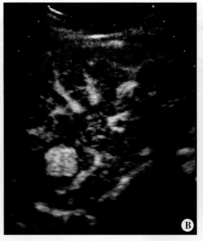
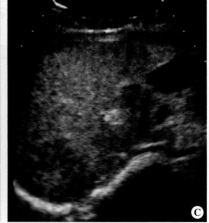

图 15-22　原发性肝癌超声造影表现

A. 二维超声；B. 增强后 20s；C. 增强后 70s

四、胆道梗阻超声诊断

（一）正常肝内外胆管

1. 正常肝内胆管 左、右肝管在解剖上实际位于肝外，正常情况下容易显示，在肝内的二级分支有时也可显示，三级以上分支则一般不易显示。各级肝管与相应的门静脉伴行，可先显示门静脉，在附近寻找伴行胆管。从剑突下或右侧肋缘下向上横切或斜切扫查，可显示门静脉左、右支及伴行的左、右肝管（图15-23）。右肋间扫查可显示门静脉右支、右前、后支及伴行的胆管。剑突下扫查还可显示左肝外叶门静脉分支及伴行胆管。

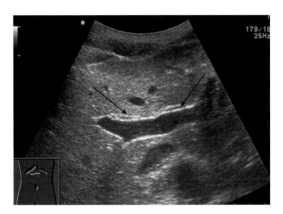

图 15-23 左、右肝管超声表现
剑突下横切扫查显示左、右肝管（箭头）

2. 正常肝外胆管 右肋间扫查（图15-24）显示肝总管及上段胆总管，在门静脉主干右前方与之平行走行。

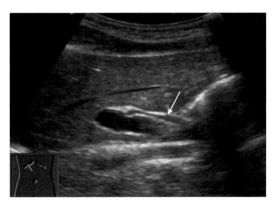

图 15-24 右肋间扫查显示胆总管上段（箭头）

（二）肝内外胆道梗阻原因及声像图表现

（1）肝内外胆道梗阻最常见的原因是胆管结石，多表现为强回声团伴后方声影，与胆管壁分界清楚（图15-25）。

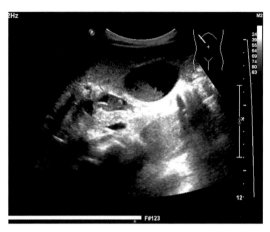

图 15-25 胆管结石超声表现

（2）肝内外胆道梗阻的次要原因是胆管肿瘤，胆管腔内乳头状或结节状低至高回声团，无声影，多与管壁分界不清，超声造影可明确显示其内部微血流灌注。肝门部胆管癌的肿块常不明显，表现为胆管突然截断，管腔变窄、闭塞，或可见实性回声。病变近端胆管明显扩张（图15-26）。

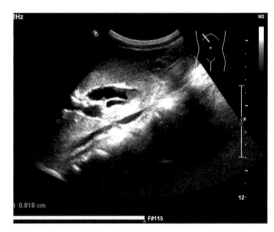

图 15-26 胆管肿瘤超声表现

注意与胆管结石、胆泥、胆囊癌、壶腹周围癌、原发性肝癌侵犯胆管或胆管外肿块压迫或侵犯胆管、硬化性胆管炎、胆管良性狭窄等相鉴别。

（钱林学 朱 强 郭发金）

参考文献

[1] Claudon M, Dietrich CF, Choi BI, et al. Guidelines and good clinical practice recommendations for contrast

enhanced ultrasound（CEUS）in the liver—update 2012：A WFUMB-EFSUMB initiative in cooperation with representatives of AFSUMB，AIUM，ASUM，FLAUS and ICUS. Ultrasound Med Biol 2013；39：187-210.

[2] 韩春燕. B 超诊断肝硬化的价值与超声表现. 中国社区医师（医学专业）2010；12：159.

[3] Kishina M，Koda M，Tokunaga S. Usefulness of contrast-enhanced ultrasound with Sonazoid for evaluating liver abscess in comparison with conventional B-mode ultrasound. Hepatol Res 2015；45：337-42.

[4] 潘桔红，陈文卫，李蓬，等. 细菌性肝脓肿不同临床病理分期的超声造影表现. 中华医学超声杂志（电子版）2014；11：22-6.

[5] 蔡培伟，郑宝群，格桑卓玛. 肝囊型包虫病的超声图像分析及其临床价值. 吉林医学 2016；37：1358-60.

[6] 耿艳琼. 彩色多普勒超声诊断肝血管瘤的效果探究. 继续医学教育 2018；32：135-6.

[7] 贾慧芳，李航，赵盛发. 肝脏局灶性结节性增生的超声表现. 中国癌症防治杂志 2010；2：107-8.

[8] Giorgio A，Calisti G，Sarno AD，et al. Characterization of dysplastic nodules，early hepatocellular carcinoma and progressed hepatocellular carcinoma in cirrhosis with contrast-enhanced ultrasound. Anticancer Res 2011；31：3977-82.

第16章　肝胆疾病的 CT 诊断

肝脏是一个实质脏器，计算机断层成像（computed tomography，CT）可以通过肝脏密度、形态改变清晰显示多种肝脏局灶性及弥漫性病变，因此对于肝脏疾病的诊断有重要意义。目前临床上应用的 CT 机主要是多排螺旋 CT，可以通过一次屏气完成对整个肝脏的扫描，部分医院已经装备更为先进的双能/双源 CT 机，在肝脏病变扫描的低剂量、低对比剂、去除金属伪影等方面发挥重要作用。下文主要介绍临床常用的肝脏疾病 CT 检查方法、CT 图像解读的基本概念、常见肝脏疾病的 CT 表现及部分肝脏疾病 CT 应用进展，并简要介绍肝脏疾病中 CT 和 MRI 检查的比较影像学，便于临床医生针对不同的疾病选取合适的影像学检查方法。

一、临床常用的肝脏疾病 CT 检查方法

目前临床常用的肝脏疾病 CT 检查方法包括 CT 平扫和 CT 增强扫描两种[1-4]。临床实践中，绝大多数肝脏疾病需要进行增强扫描来判断。

（一）CT 检查前准备

CT 检查前，临床医生、患者及检查技师需认真准备，相互配合，保证安全、顺利完成检查，以达到预期检查目的。

（1）临床医生：检查前应告知患者 CT 检查为辐射类检查，检查前须做好充分的准备工作，需要患者认真配合，以达到预期的检查目的。临床医生申请检查时应注明检查的目的，重要临床信息，以便选择合适的检查方法。对于不能合作的患者，如婴幼儿、昏迷者可事先给予镇静剂，对于危重症患者检查时应进行监护。

（2）患者：检查当天应禁食 6h 以上。检查前 1 周内不服用含重金属的药物，不做胃肠钡剂检查；已行钡剂检查的患者，需待钡剂全部排空后方可进行检查。检查前 15min 口服温水或矿泉水 500 ～ 800ml，上检查床前再口服温水或矿泉水

200ml。进行特殊检查的患者，请参照具体项目的检查注意事项。服用特殊药物者需提前告知临床医生及检查技师。

（3）基本原则：妊娠妇女原则上禁止进行腹盆部 CT 检查；1 周内进行过消化道造影检查的患者，不宜进行腹盆部 CT 检查；对有青光眼、颅内压增高、脑出血急性期、前列腺肥大、新近眼底出血等疾病的患者，禁用低张药物丁溴东莨菪碱。如遇紧急情况，上述准备可酌情处理，以节省时间、抢救生命为前提。

（4）对比剂的应用：肝脏 CT 增强扫描需要注射对比剂，目前临床应用的主要为静脉内注射的非离子型碘对比剂，检查时采用高压注射器进行静脉内团注。检查前需明确患者是否有甲亢病史、碘对比剂过敏史，明确患者肾功能情况，停用特殊的药物。

（二）临床常用 CT 检查方法

1. CT 平扫　指不用静脉内注射对比剂的扫描。临床实践中，多数肝脏疾病需要进行增强扫描来判断，肝脏疾病中 CT 平扫的价值主要在于发现出血、钙化及对脂肪肝的评价，部分脂肪肝患者 CT 复查时采用平扫。胆道系统疾病中，CT 平扫可以发现胆系结石、胆管及胆囊炎性病变等。

2. CT 增强扫描　指静脉内注射碘对比剂后扫描。注射对比剂后血液中的碘浓度升高，血管和血供丰富的组织器官或病变组织内的碘含量较高，而血供少的病变组织的碘含量较低，使正常肝组织与病变组织之间碘的浓度产生差异，形成密度差，有利于发现平扫未显示或显示不清楚的病变，以提高病变的发现率。同时根据病变的多期动态强化特点，有助于病变的定性，并观察病变的血运情况。CT 增强扫描的作用：发现平扫不能显示或可疑的等密度病灶；根据病灶的增强特征有助于鉴别其性质；显示肝内血管解剖，区分平扫图像上见到的血管切面所致的低密度影与小结节病灶；增强图像上轻

度扩张的肝内胆管显示得更清楚；在增强图像上，肝门结构包括门静脉、胆总管甚至肝动脉的显示较清楚。

各单位可根据不同的临床需求设置标准化扫描方案供临床选用。肝脏最常用的 CT 检查方法是肝脏四期 CT 增强扫描（图 16-1）。

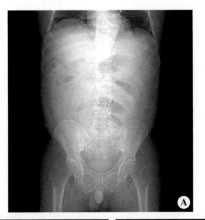
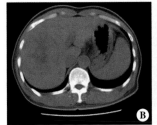
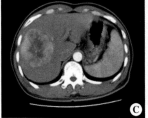
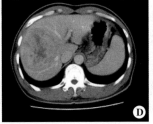
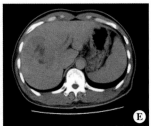

图 16-1　肝脏 CT 扫描的定位像及增强扫描四期的图像
A. 定位像；B. 平扫；C. 动脉期；D. 门静脉期；E. 平衡期

肝脏四期 CT 增强扫描主要适应证为肝细胞癌危险人群定期影像学检查，肝细胞癌患者治疗后复查，肝脏局灶性病变定性诊断等。扫描范围为膈肌顶部至髂前上棘水平。先进行相应部位的平扫，而后采用高压注射器进行对比剂团注。分别于注射对比剂开始后 30～40s、70～90s 及 180s 采集动脉

晚期、门静脉期及延迟期图像。

在肝脏四期 CT 增强扫描的技术上适当修改，可进行肝脏动脉及门静脉成像，肝脏 CTA 扫描时间比标准动脉晚期早 5～10s；CT 门静脉成像则一般采用高浓度对比剂进行增强，采用能谱 CT 扫描则静脉血管显示得更为清晰（图 16-2）。

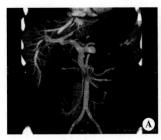
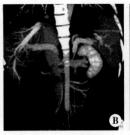
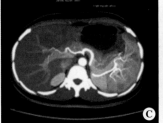
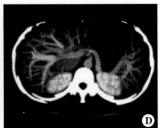

图 16-2　肝脏血管的重建图像

二、CT 图像判断的基本概念及方法

CT 图像是数字化模拟灰度图像，由一定数目的由黑到白不同灰度的像素按矩阵排列所构成。这

些像素反映的是人体相应单位容积（即体素）的 X 线吸收系数。不同 CT 装置所得图像的像素大小及数目不同。像素越小，数目越多，构成的图像越细致，即空间分辨率高。CT 图像由黑到白的不同灰

度叫灰阶，反映器官和组织对 X 线的吸收程度。密度高的组织（如骨骼、钙化等）对 X 线吸收较多，呈白影，在 CT 图像上表现为高密度区；密度低的组织器官（如空气、脂肪等）对 X 线吸收较少，呈黑影，在 CT 图像上显示为低密度区，与普通 X 线片上的黑白影像相同。

与 X 线图像相比，CT 的密度分辨率高，相当于传统 X 线图像的 10 ～ 20 倍，因此虽然人体软组织的密度差别较小，对 X 线的吸收系数多接近于水，也能形成对比，并清楚显示这些器官的解剖结构和器官内密度发生变化的病变组织，这是 CT 的突出优点。

CT 图像不仅可以不同的灰度显示密度的高低，还可以采用 CT 值来表示组织器官的密度高低，单位为亨氏单位（Hounsfield unit，HU）。采用 CT 图像发现和描述病变时，除了显示某脏器或病变的位置、大小、形态改变外，在很大程度上有赖于病变区的密度改变，测定 CT 值是 CT 诊断中的一个重要依据。

CT 图像采集时采用横切面，显示的图像常规为横切层面，亦可以根据需要重建三维图像，还可以多角度观察，这些后处理技术包括多平面重组、曲面重建、三维显示、血管最大密度投影等，帮助显示病变和周围组织结构的关系，显示血管的走行及变异，协助临床诊治，正是这些技术的不断开发和应用极大地拓展了 CT 检查在临床应用的领域，显著提高了 CT 检查的临床应用价值。

三、肝脏 CT 图像的判读

肝脏 CT 图像的判读除了需要了解上述基本概念外，应明确检查的方案，识别平扫、动脉期、门静脉期、延迟期的图像，掌握肝脏影像解剖，熟悉常见肝脏疾病的病理特点及影像学表现，对表现类似的肝脏疾病的鉴别诊断有一定了解。

肝脏 CT 平扫图像中所有的血管内均无高密度对比剂，肝实质也无强化。

肝脏增强 CT 的动脉期可分为动脉早期和动脉晚期两种方案。动脉早期多用于 CTA 评价，观察肝动脉的解剖及变异，对于肝内动脉 - 静脉异常交通、动脉 - 门静脉异常交通的显示有一定价值。此时肝动脉明显强化，门静脉及肝静脉内无对比剂显影，下腔静脉内见少许对比剂，肝实质在此时尚无

强化。临床病变的评估多采用动脉晚期，动脉晚期图像中肝动脉明显强化，门静脉内见少许对比剂，肝静脉内无对比剂显示，肝实质在此时轻度强化，此期对血供丰富的肝脏肿瘤（如 HCC）的诊断有重要价值[2]。

肝脏增强 CT 的门静脉期图像中肝动脉强化幅度较动脉期减低，门静脉内强化幅度达到峰值，肝静脉内见对比剂显影，此时肝实质明显、均匀强化，这一期对肝实质强化达到峰值，对于显示肝内血供较少的肿瘤的检出有重要意义，同时对于血供丰富的病变的鉴别诊断有一定价值，对于显示门静脉的各类疾病尤为重要。

肝脏增强 CT 的平衡期（延迟期）图像中肝动脉、门静脉、肝静脉内对比剂强化幅度均较门静期减低，肝实质强化幅度也减低。平衡期对于鉴别肝内肿瘤性病变、显示富纤维性病变的延迟强化有重要价值。

（一）肝脏影像解剖

为了便于肝脏病变的描述，临床上依据肝血管解剖将肝分为若干段，常采用的是 Couinaud 法，把肝脏分为 8 个段：以肝中静脉为标志纵向将肝分为左右叶，以肝右静脉将肝脏分为右前段及右后段，以镰状韧带将肝左叶分为左内段及左外段；横向于第一肝门水平沿门静脉左右主干将肝右叶和肝左叶外侧段再分为上下段。因此，肝脏 8 个段包括：尾状叶（S1）、左外叶上段（S2）、左外叶下段（S3）、左内叶（S4）、右前叶下段（S5）、右后叶下段（S6）、右后叶上段（S7）、右前叶上段（S8），对于肝内病变的描述应准确定位到段内。

（二）正常肝脏及胆系的 CT 表现

正常肝脏 CT 表现为轮廓光滑整齐的实性脏器，肝实质 CT 平扫显示为均匀一致的软组织密度影，CT 值 50 ～ 70HU，密度高于同层脾脏和胰腺的密度，肝内血管显示为冠状或者圆形低密度影。增强后的肝实质密度稍有增高，门静脉期明显强化，平衡期强化程度相对门静脉期有所减低[5]。

在 CT 平扫和增强图像中肝内胆管均不能显示，左右肝管汇合而成的肝总管在肝门显示为圆形低密度影，内径 3 ～ 5mm，位于门静脉主干的前外侧，管壁菲薄，内部为水样液体密度影。自肝门向下肝总管逐渐内移并与胆囊管汇合成胆总管，内径

3～6mm，注入对比剂后肝总管及胆总管管壁可见轻度强化。胆囊的位置、外形、大小变异较大，一般位于肝左叶下外侧的胆囊窝内，边界清晰，囊壁菲薄，内部胆汁密度接近水，部分患者由于禁食时间较长，胆汁浓缩，密度可较高。

四、常见肝胆疾病的CT诊断

肝脏疾病可分为弥漫性病变和局灶性病变两类。肝脏弥漫性病变包括脂肪代谢异常疾病、铁沉积疾病、肝炎、肝纤维及肝硬化、血管异常等一系列疾病；肝脏局灶性病变包括变异、肿瘤、炎症、外伤等一系列疾病。有时肝脏弥漫性病变与局灶性病变可同时发生或互为因果。胆系常见病变包括变异、结石、炎症、肿瘤等。肝脏疾病和胆系疾病可独立发生或同时发生，应注意对原发疾病的寻找及合并症的早期识别。

（一）肝脏弥漫性病变

1. 脂肪肝 传统平扫CT依赖CT值来进行脂肪肝评价。肝内脂肪的储积与肝脏CT值呈负相关，因此脂肪肝会引起CT值减低（图16-3），通过测量肝实质CT值改变或比较肝/脾CT值可评价脂肪肝，对于≥30%的脂肪肝，CT评价结果客观、可重复性高，且判断结果准确。但对于脂肪浸润程度轻的人体肝脏，常规CT敏感度较低。近年来许多学者尝试利用双能CT来进行肝脏脂肪定量，虽然部分研究报道结果可靠，但目前多数双能CT应用研究仍局限于体外及动物模型，大样本人体肝脏的研究较少，因此其结果有效性及准确性仍待进一步研究[6]。

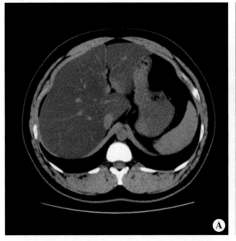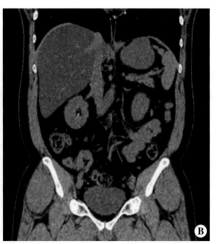

图 16-3 脂肪肝

CT检查存在一定的局限性：首先，CT检查存在辐射，使其在随访应用中受限；其次，当脂肪肝与肝内铁沉积、肝纤维化、肝水肿、肝内铜沉积等一种或多种情况并存时，CT值会发生相应改变，影响评价结果；再次，不同厂家、不同CT机型之间CT值的结果存在一定差异，影响脂肪肝分级及随访。因此，CT检查不是理想的脂肪肝定量评价的影像学手段，目前评价脂肪肝的无创性检查主要为MRI。

2. 肝硬化 肝脏CT检查可以反映肝硬化改变，包括肝脏形态及密度改变。肝炎后肝硬化的肝脏形态改变包括：肝硬化早期表现为肝脏增大，中晚期出现肝叶增大或萎缩，也可以表现为全肝萎缩，多数表现为尾状叶及左叶外侧段增大，右叶及左叶内侧段萎缩，出现肝叶比例失调改变；因结节再生和纤维化收缩，肝脏边缘凹凸不平（图16-4）；纤维组织增生及肝脏萎缩，引起肝裂和肝门增宽；胆囊位置可能发生改变。肝脏密度改变表现为肝脏弥漫或不均匀的密度减低，可能是肝硬化合并的脂肪变性、肝纤维化等原因所引起，部分肝硬化的再生结节内因为特殊物质的沉着，可表现为稍高密度结节影。肝硬化结节包括再生结节、再生不良性结节等，随着病情进展，部分进展为肝细胞癌。CT对肝硬化结节的显示不及MRI。

血吸虫性肝硬化除了出现肝脏形态的改变外，肝内还会出现钙化，可表现为线状、蟹足状、地图边界状钙化；门静脉系统也可以出现钙化，常为沿着脾静脉、门静脉、肠系膜上静脉单侧壁或双侧壁的钙化；肠系膜、肠壁也可出现增厚、钙化等表现。

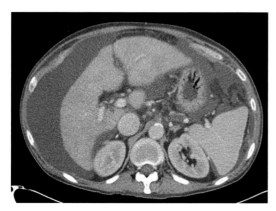

图 16-4　肝硬化

肝脏 CT 检查不仅可以反映肝硬化中肝脏本身的形态及密度改变，对于肝硬化继发性改变的观察也有很大优势。CT 检查可以同时观察脾大、门静脉高压、门静血栓、肝门淋巴结增大、腹水等。脾大表现为脾外缘超过 5 个肋单元，或脾下缘低于肝下缘。门静脉高压表现为门静脉扩张，侧支循环形成，脾静脉、食管 - 胃底静脉迂曲、增粗。门静脉血栓表现为门静脉密度略增高，增强扫描可见门静脉内出现无强化的充盈缺损，如出现海绵样变性，在肝门的门静脉主干及左右分支显示不清，局部出现大量迂曲、扩张的静脉血管丛。腹水表现为腹腔内游离的水样液体密度影，增强扫描后无强化。

（二）肝脏局灶性病变

1. 肝囊肿　肝囊肿是肝内最常见的良性病变，多为 CT 检查时偶然发现，CT 检查中肝囊肿表现为肝内边界清晰、锐利的病变，囊内密度均匀，CT 值为 0 ～ 20HU，增强扫描无强化，囊壁菲薄，往往无法观察到，增强扫描囊壁无强化，在增强扫描肝实质明显强化时，无强化的肝囊肿被衬托得更清晰（图 16-5）。当肝囊肿合并出血或感染时囊内密度可能不均匀，囊壁可能增厚，肝囊肿可在复查过程中缓慢增大或逐渐减小。

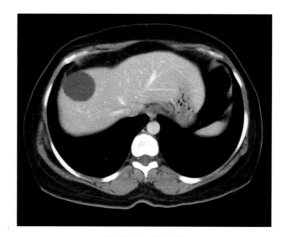

图 16-5　肝囊肿

2. 肝脓肿　CT 平扫显示肝内圆形或类圆形低密度病变，中央为脓腔，密度均匀或不均匀，密度略高于水，部分内部会出现小气泡或气液平面（图 16-6）。环绕脓腔可见密度低于肝实质而高于脓腔的环形影，即脓肿壁，急性期脓肿壁外周还可出现环状低密度水肿带。增强扫描脓肿壁呈环形强化，脓肿所在部位的肝实质由于充血会出现短暂的动脉期明显强化，水肿带无强化，门静脉期及延迟期脓肿壁进一步持续强化，水肿带也逐渐强化，但周围的一过性高灌注强化幅度接近肝实质，各期脓腔均不强化。慢性肝脓肿周围炎性浸润消失，囊壁光整，部分可见钙化。

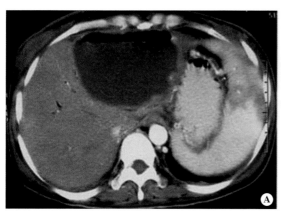
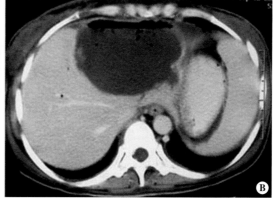

图 16-6　肝脓肿

3. 肝包虫病 肝包虫病是肝棘球蚴绦虫的幼虫寄生于肝脏而发生的寄生虫病。肝包虫囊肿多为细粒棘球蚴囊肿，少数为泡状棘球蚴囊肿，后者多表现为肝内实性肿块。

CT检查中肝包虫囊肿多表现为类圆形病变，边界清楚、光滑，大小不一，呈水样密度的囊性病灶，囊壁较薄，合并感染时囊壁可增厚。母囊内出现子囊时，表现为该病的特征性影像，即出现蜂窝状或囊中囊的改变。内外囊剥离后，可出现"飘带征"。囊壁可出现钙化，囊内母囊碎片、头节、子囊亦可出现钙化。增强后病变无明显强化（图16-7）。对于肝包虫病，出现了典型的子囊结构、内外囊剥离、钙化等征象时易于鉴别，MRI检查对于观察囊内容物成分优于CT，对囊壁的显示也优于CT，但是对囊壁及内容物的钙化观察不如CT，当鉴别困难时可结合CT及MRI图像判断。

4. 肝海绵状血管瘤 海绵状血管瘤是除肝囊肿外肝内最常见的局灶性良性病变。海绵状血管瘤由扩张的异常血窦组成，因此其内充满缓慢流动的血液。在CT平扫检查中表现为边界清楚、圆形或椭圆形的稍低至中等密度肿块，CT值30～55HU，

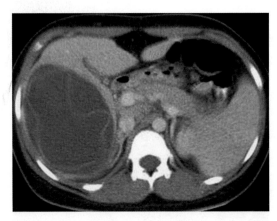

图 16-7 肝包虫病

增强扫描是CT诊断海绵状血管瘤的关键，注射对比剂后可见自肿瘤周边向中心扩展的渐进性强化，强化后密度接近同层大血管，数分钟后延迟扫描，可见整个瘤体全部强化，虽然强化程度在延迟期略减低，但仍高于或等于其周围肝实质的强化密度（图16-8）。部分较大的血管瘤中心出现瘢痕或血栓，增强扫描延迟期其中心的血栓或纤维瘢痕无强化，但瘤体周边部分仍呈典型的渐进性血池强化。CT增强扫描可以对绝大多数肝脏海绵状血管瘤做出准确诊断。

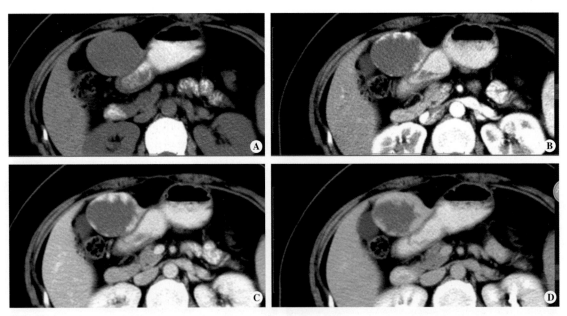

图 16-8 肝海绵状血管瘤

5. 肝脏局灶性结节性增生 肝脏局灶性结节性增生（focal nodular hyperplasia，FNH）是一种较多见的肝脏良性占位性病变，无恶性倾向，一般无并发症，常在影像学检查中偶然发现，大部分不需要治疗，但需要与其他肝内局灶性病变鉴别。

CT检查中FNH多呈分叶状，边界清楚，无包膜，平扫通常表现为等密度或稍低密度的肿块，增

强扫描动脉期 FNH 呈明显均匀高强化，门静脉期及延迟期强化程度逐渐下降，呈现等密度、稍高密度或稍低密度。中央的纤维瘢痕组织动脉期无强化，随时间延长可出现延迟强化，为 FNH 的特点（图 16-9）。CT 增强扫描对于 FNH 诊断的敏感性及特异性不及 MRI。

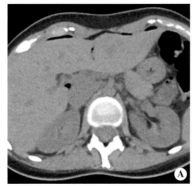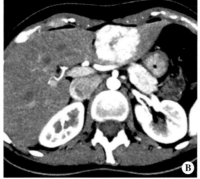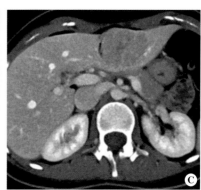

图 16-9　肝脏局灶性结节性增生
A. 平扫；B. 动脉期；C. 门静脉期

6. **肝细胞腺瘤**　肝细胞腺瘤（hepatocellular adenoma）临床及病理信息请参阅 MRI 相关章节。

CT 检查中，肝细胞腺瘤多表现为肝内边界清楚的低密度肿块，部分内部出现脂肪变性时则密度更低，少数表现为等密度肿块，如果并发出血则密度增高。对比增强扫描常可见动脉期高强化，门静脉期及延迟期强化幅度逐渐下降，至平衡期强化密度等于或稍低于肝实质，部分病例周围可见延迟强化的包膜。CT 检查可以显示肝细胞腺瘤的肿块，但难以仅依靠 CT 表现做出诊断，需要结合患者口服避孕药、糖原贮积病的相关病史，同时需要与其他血供丰富的肝脏肿瘤进行鉴别。而 MRI 检查对于腺瘤内的脂肪变性、出血的观察明显优于 CT 和超声检查，因此 CT 无法确定时可进行 MRI 增强扫描进一步评价。

7. **肝细胞癌**　肝细胞癌多出现在有肝硬化背景的患者中，肝硬化影像表现详见相关章节。肝癌根据 CT 所见可分为巨块型、结节型和弥漫型。巨块型和结节型肝癌 CT 平扫表现为肝内单发或多发，圆形、类圆形或不规则形肿块，呈膨胀性生长，部分肿块边缘有包膜者边界清楚，弥漫型肝癌结节分布广泛或在肝内浸润性生长，无包膜者界限显示不清。肿块实性部分平扫多为低密度，少数表现为等密度或较高密度，如果内部合并出血或钙化可显示为高密度，如果内部出现坏死或严重脂肪变性则表现为低密度。对比增强扫描后，动脉期由门静脉主要供血的肝实质尚无强化，而由肝动脉主要供血的肝细胞癌出现动脉期明显强化即"快进"；在门静脉期及延迟期，强化幅度下降，表现为相对低密度即"快出"，而肿瘤周围的包膜出现延迟强化（图 16-10）。

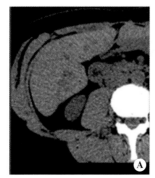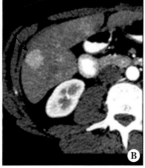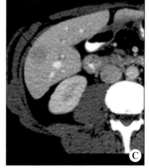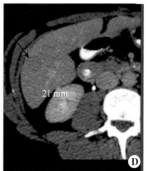

图 16-10　肝细胞癌

如果出现门静脉、肝静脉及下腔静脉侵犯，则相应血管扩张，其内出现充盈缺损，且静脉内肿瘤的强化与原发肿块强化幅度一致。如果胆道系统受累，可见胆管扩张；肝门或腹膜后淋巴结增大则提示存在淋巴结转移；同时出现肺、肾上腺、骨骼等器官转移也是提示肝癌的重要征象，并提示已经为晚期肿瘤。

目前临床较为规范的肝细胞癌危险人群检查与报告系统是美国放射学院（American College of Radiology，ACR）推出的肝脏影像报告及数据系统（Liver Imaging Reporting and Data System，LI-RADS），旨在规范影像学检查的适应证、技术要点、专业术语、诊断思路及诊断结论[7-14]。

8. 胆管细胞癌   肝内胆管细胞癌（intrahepatic cholangiocarcinoma，ICC）占肝内原发恶性肿瘤的第二位，根据其形态可分为肿块型、管壁浸润型及胆管腔内型。

肿块型肝内胆管细胞癌 CT 检查表现为肝内边界不清的低密度肿块，肿块内或肿块周围可见不规则的胆管扩张，有时肿块内可见钙化灶，增强扫描动脉期可见周围环形强化，中心区低强化，因中心富含纤维组织，因此随时间延长中心区可见渐进性强化，多数需要延迟 5min 或更长时间才能观察到，因此怀疑这类肿瘤时应注意延迟时间的设定（图 16-11）。肿块多伴上游肝内胆管扩张，有时很小的肿块即可观察到肝内胆管的扩张；肿块内纤维牵拉可引起局部肝被膜的回缩。晚期患者可出现门静脉及腔静脉侵犯，肝门淋巴结及腹膜后淋巴结转移等。CT 检查中肿块乏血供、延迟强化、胆管扩张、包膜回缩对于肝内胆管细胞癌的诊断有重要提示意义，应重点观察。

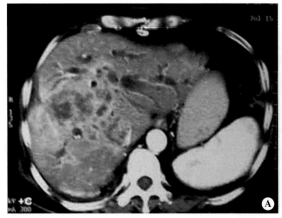
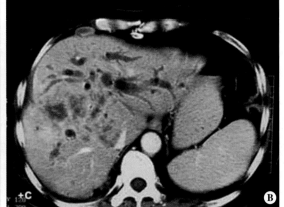

图 16-11　肝胆管细胞癌
可见明显延迟强化及扩张的胆管

9. 肝转移癌   肝转移癌是肝脏最常见的恶性肿瘤。肝脏为全身其他脏器恶性肿瘤常见的转移部位，转移的发生率仅次于淋巴结。肝转移癌多来源于胃肠道、消化腺肿瘤，乳腺癌及肺癌的肝转移发生率也较高，肿瘤可经肝动脉、门静脉或淋巴道播散至肝内，也可以直接侵犯进入肝内。

CT 检查中肝转移癌可表现为肝内单发或多发的大小不一的结节，边界清楚，多无包膜，多数呈较低密度，内部密度多较均匀，增强扫描后多呈环形强化，门静脉期及延迟期强化程度多低于肝实质（图 16-12）。根据原发病史及特征性表现，多能做出准确诊断。

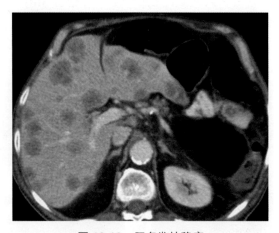

图 16-12　肝多发转移癌

10. 血管病变　肝脏血管病变包括肝门静脉系统病变、肝动脉系统病变、肝血窦病变、肝静脉系统病变等。观察的重点包括肝血管、肝实质、相关血管及相关脏器，根据不同影像表现，结合患者的临床病史及实验室检查等，对常见肝脏血管性病变多能做出诊断。

（三）胆系常见病 [15]

1. 胆系先天性变异　胚胎时期胆系发育障碍和变异可引起多种疾病，包括胆囊、胆道系统形态、数目等改变，临床中胆道系统变异最常见的是先天性胆管囊状扩张。根据胆管囊状扩张发生的部位和形态，可将胆管囊状扩张分为 5 个类型：Ⅰ型为胆总管囊肿，Ⅱ型为胆总管憩室，Ⅲ型为十二指肠壁内段胆总管囊状膨出，Ⅳ型为多发性肝内外囊肿，Ⅴ型为肝内多发性胆管囊状扩张（也称卡罗利病，Caroli disease）。其中，以Ⅰ型最为常见。MRCP 对于先天性胆管囊状扩张的观察效果较好。CT 及

MRI 检查对于疾病本身及合并症的显示清晰，逐渐替代有创性检查。

2. 胆系结石及炎症　胆系结石及炎症是胆道系统最常见的疾病，结石可出现于肝内胆管、肝总管、胆囊内、胆囊管、胆总管等任意位置，CT 检查对于高密度或低密度结石可清晰显示，但对于等密度结石及泥沙样结石的显示不如 MRCP，因此对于某些疑诊胆系结石但 CT 检查为阴性的患者，需要进一步行 MRCP 及 MRI 检查明确是否存在结石（图 16-13）。除了直接观察结石外，CT 及 MRI 检查也可以观察到间接征象，如结石上方的胆道系统扩张，并发炎症时可以观察到胆管、胆囊壁增厚，增强扫描可见壁水肿、强化。部分胆系结石及炎症较重的患者可能形成局部区域的脓肿，有的甚至可引起胆囊穿孔，CT 增强扫描及 MRI 增强扫描均可清晰显示继发的脓肿性改变及穿孔等，对于治疗的评估也有重要价值。慢性胆囊炎表现为胆囊缩小，囊壁增厚并钙化，CT 对于钙化的观察优于 MRI 检查。

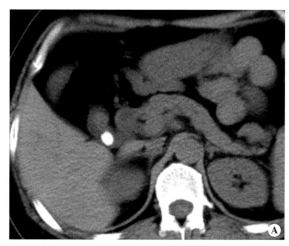
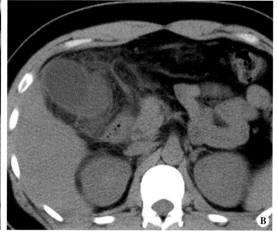

图 16-13　胆囊结石和胆囊炎
A. 阳性结石，B. 阴性结石，CT 仅见胆囊急性炎症，未能显示结石

3. 胆囊息肉及胆囊腺肌增生症　胆囊息肉和腺瘤是常见的胆囊良性病变，影像学检查容易检出，尤其是 MRCP 及 MRI 检查可以清晰显示病变的位置、形态、强化方式。胆囊腺瘤及息肉较小时，超声观察有优势。当肿块直径超过 1cm 或肿块位于胆囊颈部时，或合并邻近胆囊壁增厚时，需高度警惕恶性可能。

胆囊腺肌增生症是一种常见的胆囊良性病变，为不明原因的胆囊黏膜上皮及肌层异常增生的病

变，黏膜上皮过度增生并突入增厚的固有肌层内，形成胆囊壁内的憩室样改变，称为罗 - 阿窦。CT 检查可见局部胆囊壁增厚，增强后可见强化。

4. 胆囊及胆管癌　胆囊癌是胆系最常见的恶性肿瘤，根据形态可分为厚壁型、腔内型及肿块型。CT 及 MRI 检查均可显示胆囊壁局限性或弥漫性增厚，局部形成肿块，增强扫描可见明显强化（图 16-14）。同时还可以显示并发的胆管扩张、肝脏受累的情况。胆囊窝区肝脏无腹膜覆盖，因此

胆囊癌容易直接侵犯邻近肝脏，对于胆囊癌患者应注意观察邻近肝实质的情况。MRI 对于观察胆囊癌对胆管的侵犯较 CT 有优势。

胆管癌多为腺癌。CT 检查多表现为增厚的胆管壁及形成的小肿块，增强扫描可见强化，且随时间延长强化幅度增高；同时影像学检查可以观察到增厚的胆管壁上方扩张的胆管，肝内转移灶，肝门区及腹膜后的转移淋巴结等。CT 增强扫描对于多数胆管癌均可显示，但部分下段胆管癌有时在 CT 上难以见到肿块，需要采用 MRI 检查进一步评价。

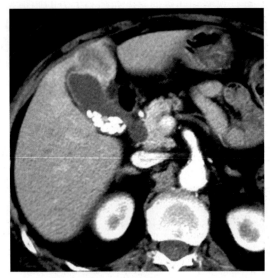

图 16-14　胆囊癌

五、肝胆疾病 CT 应用进展

肝胆疾病 CT 应用进展主要包括 CT 灌注成像和能谱 CT[16]。

肝脏 CT 灌注成像可反映器官和病变的血流动力学特征，从而实现从形态学检查到功能性成像的飞跃。肝脏恶性肿瘤的发生和发展过程中均伴随着新生血管的形成和血流动力学的变化，而某些良性病变如肝纤维化、肝硬化的发展过程中也同样伴随着血流动力学的改变。因此，全肝灌注成像为良恶性疾病的研究和诊治提供了新的方法，而且量化指标的分析为诊断和鉴别诊断、治疗后疗效评价及随访监测都提供了客观的信息。但目前 CT 全肝灌注成像尚未广泛开展，一是受到 CT 设备时间分辨率的限制；二是 CT 辐射剂量仍较高。相信随着各种降低辐射剂量技术的完善和推广应用，CT 肝脏灌注成像可能发挥重要作用。

随着 CT 技术的发展，双能 CT 逐步完善并运用于临床，最具代表性的是单源能谱 CT 和双源能谱 CT。双能 CT 成像的基本原理是利用不同管电压（通常是 80kVp 和 140kVp）同时采集两组数据，通过后处理及软件分析，可获得物质图像、能谱曲线等多种参数。能谱 CT 不仅能显示形态学的改变，而且可以提供诸多反映病灶本质特征的量化指标，如病灶内的碘浓度、不同组织成分的含量测定等，丰富了诊断手段，在鉴别诊断方面也已显示出潜在的应用价值。双能 CT 检查可得到虚拟平扫图像，可代替常规平扫图像，减少辐射剂量；同时，基于虚拟平扫的物质分离技术可量化测定组织成分，如铁含量测定、脂肪肝的准确测定、结石成分量化分析等。双能 CT 检查得到的单能量图像可增加肿瘤与肝实质的对比，有利于肝脏肿瘤的检出，对小病灶的检出更敏感，且对肝内血管的显示优于常规 CT 检查。

（杜　婧　杨正汉）

参 考 文 献

[1] 王宝恩. 现代肝脏病学. 北京：科学出版社；2003.

[2] 李松年，唐光健. 现代全身 CT 诊断学. 北京：中国医药科技出版社；2001.

[3] 金征宇. 多层螺旋 CT 影像诊断学. 北京：科学技术文献出版社；2009.

[4] Jovitas Skucas MD. Advanced Imaging of the Abdomen. London：Springer；2006.

[5] Kim SH，Kamaya A，Willmann JK. CT perfusion of the liver：principles and applications in oncology. Radiology 2014；272：322.

[6] Zeb I，Li D，Nasir K，et al. Computed tomography scans in the evaluation of fatty liver disease in a population based study：the multi-ethnic study of atherosclerosis. Academic Radiology 2012；19：811.

[7] Choi JY，Lee JM，Sirlin CB. CT and MR imaging diagnosis and staging of hepatocellular carcinoma：part I. Development，growth，and spread：key pathologic and imaging aspects. Radiology 2014；272：635.

[8] Choi JY，Lee JM，Sirlin CB. CT and MR imaging diagnosis and staging of hepatocellular carcinoma：part Ⅱ. Extracellular agents，hepatobiliary agents，and ancillary imaging features. Radiology 2014；273：30.

[9] Mortelé KJ，Ros PR. Cystic focal liver lesions in the adult：differential CT and MR imaging features.

Radiographics 2001；21：895.

[10] American College of Radiology Committee on LI-RADS®. CT/MRI LI-RADS® v2014. https：//www.acr.org/-/media/ACR/Files/Clinical-Resources/LIRADS/LI-RADS-2014-Flash-Cards.pdf. 2015-7-1.

[11] Mitchell DG，Bruix J，Sherman M，et al. LI - RADS（Liver Imaging Reporting and Data System）：summary，discussion，and consensus of the LI - RADS management working group and future directions. Hepatology 2015；61：1056.

[12] American College of Radiology Committee on LI-RADS®. CT/MRI LI-RADS® v2018. http：//www.acr.org/Clinical-Resources/Reporting-and-Data-Systems/LI-RADS/CT-MRI-LI-RADS-v2018. 2019-6-3.

[13] 邹显伦，沈亚琪，胡道予. 肝脏影像报告及数据系统（LI-RADS）的更新——2017 版解读. 放射学实践 2017；10：998-1002.

[14] 王可，郭小超，王鹤，等. CT 和 MRI 对乙肝肝硬化背景下肝细胞癌诊断评分的一致性：基于 LI-RADS 的多中心、个体内对照研究. 放射学实践 2016；31：291-95.

[15] Laroia ST，Bhadoria AS，Venigalla Y，et al. Role of dual energy spectral computed tomography in characterization of hepatocellular carcinoma：initial experience from a tertiary liver care institute. Eur J Radiol Open 2016；3：162-71.

[16] Hyodo T，Kumano S，Kushihata F，et al. CT and MR cholangiography：advantages and pitfalls in perioperative evaluation of biliary tree. Br J Radiol 2012；85：887.

第17章　肝脏疾病的 MRI 诊断

磁共振成像（magnetic resonance imaging，MRI）通过对静磁场中的人体施加某种特定共振频率的射频脉冲（RF），使人体组织中的 ^{1}H 受到激励，当终止 RF 脉冲后，接收 ^{1}H 在弛豫过程中发射电磁信号而成像。磁共振成像对于肝脏疾病的检出率及诊断效能高于 CT，且 MRI 有多种成像序列及功能序列，对于肝脏疾病的诊断及评价有重要意义。近年来随着 MRI 技术的快速发展及磁共振专用的肝细胞特异性对比剂的研发，使 MRI 在肝脏疾病检出、诊断、严重程度评估、预后随访中发挥着不可或缺的作用。

一、MRI 图像的特点和临床应用

磁共振成像是利用原子核在强磁场内发生共振所产生的信号进行图像重建的一种成像技术。其理论和技术均很复杂，为了便于理解和临床应用，下文仅简单介绍 MRI 图像的特点和常见的临床应用[1-6]。

1. MRI 图像是数字化模拟灰度图像　MRI 图像是数字化图像，是一种重建的模拟灰度图像，MRI 图像上的灰度表示组织和病变的 MRI 信号强度，反映的是弛豫时间的长短。

2. MRI 为多参数成像技术　MRI 检查可反映组织的多个特征，包括 T_1 值、T_2 值、质子密度（PD）、水分子运动等，MRI 图像若主要反映组织间 T_1 值差异则为 T_1 加权像（T_1WI），若主要反映组织间 T_2 值差异则为 T_2 加权像（T_2WI），若主要反映组织间质子密度弛豫时间差异则为质子密度加权像（PDWI），若主要反映组织间水分子扩散运动差异则为弥散加权成像（DWI）。人体不同组织及病变具有不同的 T_1、T_2 值、质子密度及水分子扩散运动水平，因此会在 T_1WI、T_2WI、PDWI、DWI 上产生不同的信号强度，表现为不同的灰度。MRI 检查就是根据这些灰度变化进行疾病诊断的。

3. MRI 具有多种成像脉冲序列　MRI 能够进行多种序列成像，包括经典的自旋回波（spin echo，SE）序列和快速自旋回波（fast spin echo，FSE）序列、梯度回波（gradient echo，GRE）序列、反转恢复（inversion recovery，IR）序列、平面回波成像（echo planar imaging，EPI）序列等。在这些成像序列中，改变成像的具体参数，还可以获得更多的成像序列和成像方法。因此，MRI 可以采用多参数、多序列成像，对于组织和病变内部的成分可以进行多种方法的观察，明显优于 CT。

4. MRI 可以获得任意角度或切面的断层图像　在临床应用中，MRI 检查常规获取横轴位的断层图像，根据需要还可以直接进行冠状位、矢状位或任意切面、任意角度的断层图像扫描，因此可以多方位清晰显示组织结构和病变之间的解剖关系，帮助判断病变的起源部位、累及范围等。而 CT 图像是常规采集横轴位图像，重建矢状位、冠状位或其他角度的图像。

5. MRI 图像中的流动效应　在 SE 或 FSE 序列图像上，流动的血液存在流空现象，即流动的血液没有信号，呈黑影，使血管无须使用对比剂即可显影，不过流动血液的信号与流速、流向及层流、湍流有关。而在大多数 GRE 序列图像上，血液因流入相关增强效应而呈现为高信号。此外，流体的流速还可以诱导流动的质子发生相位改变，成为磁共振血管成像（magnetic resonance angiography，MRA）的物理基础，MRA 不仅能显示血管腔内的形态，且能提供血流方向和流速方面的信息。近年来新出现的磁共振 4D-FLOW 技术可以对肝脏任意血管的血流动力学情况进行精确测量和评价，有望发挥重要临床价值。

6. MRI 水成像　采用重 T_2WI 成像，突出长 T_2 的液体成分，使图像中静态或缓慢流动的液体表现为很高的信号，而周围背景组织为低信号，突出显示这些静态或缓慢流动的液体物质。临床应用：磁共振胰胆管成像（MRCP）、尿道成像（MRU）、脊髓成像（MRM）、迷路成像、涎管成像及输卵管成像等。

7. MRI 功能成像　MRI 功能成像可以反映人体功能方面的信息及病变导致的功能变化，包括弥散加权成像（diffusion weighted imaging, DWI）[7, 8]、灌注加权成像（perfusion weighted imaging, PWI）等。DWI 反映组织中水分子弥散受限的程度，帮助判断肝脏疾病的性质或囊性病变内容物的成分。PWI 能通过计算灌注参数反映组织血流灌注的功能，帮助判断组织或病变灌注情况。

8. 磁共振波谱（magnetic resonance spectroscopy, MRS）　MRS 是目前唯一可测得活体组织代谢物的化学成分和含量的检查方法。MRS 技术利用磁共振化学位移现象来实现，最常用的是 ^1H 波谱技术。由于不同化合物中 ^1H 的磁共振频率存在差异，因此在 MRS 谱线中的位置存在差异，可以依据 MRS 谱线判断化合物的性质，根据物质峰的峰高、峰下面积反映不同化合物的浓度，因此可以进行定量分析。在肝脏疾病中应用较多的是脂肪肝的评价，可以根据脂肪峰下的面积判定肝脏内的脂肪含量。

9. MRI 增强扫描　MRI 的软组织对比度优于 CT，不少病变依靠平扫可以检出，部分甚至可以确诊，但多数疾病仍需要通过增强扫描获取诊断信息。进行 MRI 增强扫描的目的在于：①通过应用对比剂，改善 MRI 影像的固有对比；②通过向静脉内快速注入对比剂，在不同时相和时间点观察病变或器官的信号改变，从而判断相应组织的血供情况；③通过使用特异性对比剂，根据该对比剂在不同组织内选择性分布的特点，从而判断病变的生物学乃至分子学水平的信息。

MRI 对比剂应用最多的是钆（Gd）类对比剂。临床上最常用的为钆喷酸葡甲胺盐（Gd-DTPA），是一种细胞外间隙非特异性对比剂，可以缩短局部组织的 T_1 弛豫时间，使其在 T_1WI 上信号增高，从而帮助判断疾病血供及性质。近年来肝细胞特异性对比剂的临床应用逐渐开展，钆塞酸二钠（Gd-EOB-DTPA，商品名为普美显）[9, 10]，是通过在 Gd-DTPA 分子结构上添加脂溶性乙氧基苯甲基得到的具有独特生物特性的肝细胞特异性对比剂。Gd-EOB-DTPA 一方面通过缩短组织的 T_1 弛豫时间，可以得到与 Gd-DTPA 相似的多期动态增强效果，从而观察肝脏病变的常规多期动脉增强方式及其表现；另一方面，肝功能正常者注射 Gd-EOB-

DTPA 后 10 ～ 20min 肝实质最大程度增强，同时胆系也可以显影，该期称为肝胆特异期，对于很多肝脏疾病的检出及定性诊断有重要价值。

10. MRI 的优缺点[11]　MRI 检查可多参数成像、多序列成像、多方位成像，具有良好的组织分辨率，无骨伪影、无 X 线辐射损伤，且能在不注射对比剂的情况下进行 MR 水成像、MR 血管成像、MR 波谱成像，目前在全身各部位应用广泛，尤其对于肝胆系统有重要意义。MRI 对于肝脏病变的检出优于 CT，MR 水成像可以便捷地观察胆道系统的情况。MRI 对比剂 Gd-DTPA 使用剂量小，增强效果好，不良反应少；MRI 特异性对比剂 Gd-EOB-DTPA 不仅可以观察病变增强情况，同时可以帮助判断肝细胞功能，对于肝胆系统疾病有无法比拟的优势。

但是，MRI 检查在临床应用中也有一些限制和不足。首先，MRI 成像速度慢，对于一些不能控制的运动，如呼吸、心跳、不自主运动等，可能影响图像观察；其次，MRI 检查存在强磁场，若患者体内存在铁磁性异物、铁磁性植入物或心脏起搏器等就无法进行 MRI 检查；再者，MRI 检查结果对钙化不敏感，存在多种伪影；而且 MRI 检查所采用的 Gd 类对比剂在肾功能受损患者中仍有发生肾源性系统性纤维化（nephrogenous systemic fibrosis, NSF）危险的可能性。

11. MRI 检查应注意的问题　目前来说，MRI 检查对患者和检查者均是安全的，但是 MRI 检查室的静磁场强度很高而且持续存在，MRI 检查所使用的对比剂可能存在潜在的肾毒性，因此在 MRI 检查中应注意下述问题，以避免危害发生。

对于体内存在心脏起搏器、眼球内的金属异物、中枢神经系统的止血夹、动脉瘤术后的金属夹、血管滤器、节育器、美容材料等各类植入物的患者检查需谨慎，在检查前需明确患者体内植入物的部位、数量、植入时间等，需谨慎确认患者体内植入物的成分及其是否为磁场兼容性，需根据植入物说明书及通用的临床安全手册来判断，不能进入磁场的患者不要强行进行 MRI 检查。轮椅、担架、金属拐杖、监护仪器、抢救器材严禁进入检查室。对于危重症患者、幽闭恐怖症患者、昏迷或躁动的患者、发热患者、小儿、孕妇等，进行 MRI 检查前需确认患者是否可以进行检查，要评估患者检查带来的收益和风险,对于特殊患者需要医护人员进行密切监护。此外,进入检查室前应注意去除所有铁磁性金属物,以防受强磁场作用发生抛射运动造成人员伤害或机器损坏。

对于肾功能受损的患者,磁共振 Gd 类对比剂的使用可能引起肾源性系统性纤维化,美国放射学院总结的发生 NSF 危险人群包括:①任何形式的透析患者。②未进行透析的严重或终末期慢性肾病患者 [CKD4 或 5,eGFR < 30ml/(min·1.73m^2)]。③急性肾损伤患者,对此类人群使用 Gd 类对比剂应谨慎。如必须采用增强扫描,可选用 CT 扫描,以碘对比剂取代。如必须用钆类,则需选用 NSF 发生率低的药物,要在检查后尽早进行血液透析,腹膜透析的效果较差,不建议采用。

二、肝胆 MRI 检查技术

1. 基本设备要求 要提高肝胆 MRI 检查质量,首先需要基本的设备保障:1.5 T 以上高场 MRI,多通道相控阵体部线圈,具有 DWI 序列,具有同反相位成像序列,具有三维动态增强扫描序列。

2. 肝胆 MRI 检查的适应证及禁忌证

(1)适应证:各类肝脏疾病(包括弥漫性、局灶性肝脏病变)、各类胆道系统疾病、上腹部手术术前评估、特殊患者的体检筛查。

(2)禁忌证:有各类 MRI 检查禁忌的患者、有各类 Gd 对比剂使用禁忌的患者。

3. 肝胆 MRI 检查前准备 检查前与患者做好充分沟通,减轻患者对检查的恐惧和相关压力。肝脏 MRI 无须特殊的胃肠道准备,检查当天清晨禁食禁水即可,一般无须口服胃肠道对比剂,不可饮水充盈胃肠道,否则 T$_2$WI 容易产生伪影。胆道系统 MRI 检查前必须禁食禁水。需要进行增强扫描的患者必须在增强扫描前明确患者肾功能情况,解释检查可能存在风险,让患者及家属知情同意。对于小儿或无法配合检查的患者应根据需要适当镇静。

4. 肝胆 MRI 检查的常用技术 肝胆 MRI 检查常用的技术包括平扫、多期动态增强扫描、肝胆特异性对比剂增强扫描、磁共振胰胆管成像(图 17-1 ~图 17-4)。

5. 肝胆 MRI 检查的常用序列及各序列的临床价值

(1)T$_1$WI:目前最常用的肝脏 T$_1$WI 序列为二维或三维扰相 GRE 同反相位序列,主要用于观察解剖结构,判断是否存在脂肪肝或铁过载,判断病变内是否存在脂肪、出血等情况。

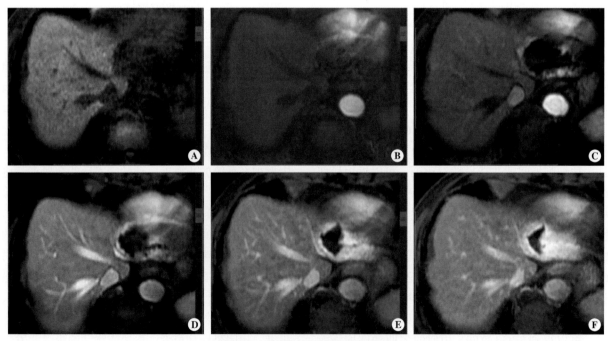

图 17-1 肝脏 MRI 动态增强扫描图像

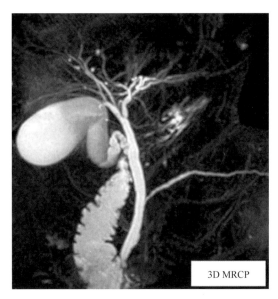

图 17-2　MRCP

（2）T$_2$WI：目前最常用的 T$_2$WI 为呼吸触发 FSE T$_2$WI，结合脂肪抑制序列及多方位扫描，帮助检出病变及判断病变内部成分和性质。

（3）DWI：通过反映组织中水分子弥散运动受限制程度的差异制造对比从而帮助检出病变、判断病变性质。

（4）肝脏多期动态增强扫描：肝脏属于实质性器官，天然对比往往不好，需要借助对比剂制造人工对比，对于肝脏肿瘤或肿瘤性病变，应常规进行动态增强扫描，以根据血供变化及其差异协助病灶的检出和定性诊断。扫描时相至少包括增强前、动脉晚期、门静脉期、延迟期等四期，对于肝胆特异性对比剂，需要进行肝胆期成像。

（5）MRCP：胰胆管水成像序列无须引入对比剂即可对胰胆管系统进行显影，对于胆胰管病变尤

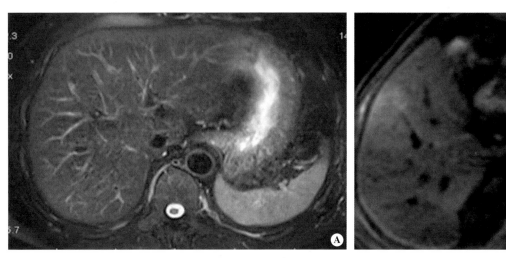

图 17-3　T$_2$WI 脂肪抑制及 DWI

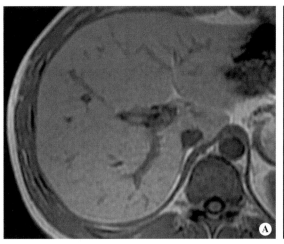

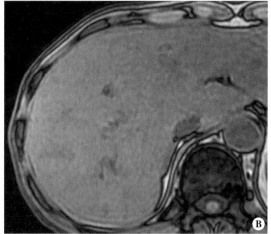

图 17-4　T$_1$WI 双回波同反相位

其是胆道梗阻的发现及原因判断具有重要价值。MRCP 不应单独使用，应结合其他序列进行检查。

（6）肝脂肪定量及铁定量序列：近年来肝脏脂肪和铁精准定量序列在临床的应用逐渐广泛，可以通过一次扫描无创性、精确评价肝内脂肪含量、铁含量，可根据临床需要选用。

（7）肝脏灌注及波谱成像等临床应用较少，可根据需要选用。

三、正常肝脏 MRI 表现

正常肝脏外廓光滑。肝实质信号均匀，平扫 T_1WI 肝实质呈灰白信号，略高于脾实质，同反相位无明确信号改变；T_2WI 上肝实质呈灰黑信号，略低于脾实质；动态增强多期扫描时，动脉期肝实质信号增高不显著，门静脉期肝实质强化均匀，延迟期肝实质信号略减低。如为肝胆特异性对比剂，则在肝胆期肝实质强化幅度最高。肝内血管在 T_1WI 呈低信号；T_2WI 由于流空效应呈低信号，部分静脉流空不充分则表现为明显高信号。增强后多期扫描时，动脉期可见肝动脉及门静脉显影，门静脉期则门静脉与肝静脉对比剂充盈良好，延迟期肝内血管信号减低但仍高于肝实质；肝胆特异性对比剂肝胆期血管呈现低信号。

为了便于肝脏病变的描述，临床上依据肝血管解剖将肝分为若干段，常采用的是 Couinaud 法，把肝脏分为 8 个段：以肝中静脉为标志纵向将肝分为左肝与右肝，以肝右静脉将右肝分为右前叶及右后叶；以左纵裂为标记把左肝分为左内叶及左外叶；以门静脉右支主干平面将肝前叶及后叶各自再分为上下段；以门静脉左支矢状部平面将左外叶分为上下段。因此，肝脏 8 个段包括：尾状叶（S1）、左外叶上段（S2）、左外叶下段（S3）、左内叶（S4）、右前叶下段（S5）、右后叶下段（S6）、右后叶上段（S7）、右前叶上段（S8），对于肝内病变的描述应准确定位到段内。

胆管内胆汁在 T_2WI 上呈明显高信号，T_1WI 上呈低信号，同反相位无信号变化。正常胆囊内胆汁在 T_2WI 上也呈现明显高信号，由于空腹时不同胆汁的成分发生变化，从而在 T_1WI 上可呈现低信号、等信号或高信号。正常胆管壁很薄，平扫难以显示，增强后隐约可见；正常胆囊壁较薄，通常为 1 ～ 2mm，平扫隐约可见，增强扫描可清楚显示。

正常情况下肝总管内径为 3 ～ 6mm，胆总管内径为 5 ～ 8mm。

四、肝脏弥漫性病变

肝脏弥漫性病变种类繁多，常见的有脂肪代谢异常疾病、铁沉积疾病、肝炎、肝纤维及肝硬化、血管异常等，MRI 是肝弥漫性病变较为有效的无创性评价手段。

（一）急性和亚急性肝炎

MRI 检查可以作为了解急性肝炎的方法之一。肝损伤较轻时平扫序列多无法显示异常，当肝损伤严重时，MRI 检查可见肝脏体积增大，肝实质信号在 T_1WI 减低，在 T_2WI 增高。动态增强扫描动脉期成像是反映肝损伤最敏感的序列。肝损伤的患者动态增强扫描动脉期可以观察到肝实质强化不均匀，呈高强化和低强化同时存在的表现，这种异常可以持续到门静脉期甚至延迟期，并随病情的加重而加重。

（二）脂肪肝

与穿刺活检、CT 及超声相比，MRI 脂肪定量技术有无创性、结果准确、可重复性好、无辐射等多重优势，有条件的医院可作为临床脂肪肝定量评价的常规检查。

判断有无脂肪肝最简单的技术 T_1WI 的同反相位，与同相位相比，脂肪肝在反相位上信号不同程度衰减。而基于 MR 的肝脂肪定量技术包括 MRS 和多回波的 MR Dixon 技术，二者的基本原理相似，即利用脂肪组织中 H 质子和水分子中 H 质子的进动频率差异来进行脂肪定量，通过选择合适的水、脂分离技术将二者区分，据此可计算出肝内的脂肪相对含量。

MRS 是最直接的水、脂分离方法。因为水、脂共振频率的差异，二者会出现在 MRS 谱线不同的位置，依据已知的二者分布的规律，可以进行 MRS 谱线波峰下面积的分析，计算得出脂肪含量的百分比。利用 MRS 技术可以对自 0 至 100% 的不同程度脂肪含量进行定量。但是，单体素 MRS 肝脏脂肪定量一次扫描只能得到大约 8ml 容积的肝实质的脂肪含量信息，且容易受到周围结构的干扰，扫描通常需要数分钟；多体素 MRS 虽然扫描范围较单体素大，但仍无法完成全肝的扫描，且体素间的信号干扰比单体素 MRS 更严重，且扫描时间更长。上述缺点限制了 MRS 在脂肪肝定量评估中的临床应用。

基于水、脂中质子进动频率的差异，采用多回波 MR Dixon 技术可更为简便快捷地获得肝脂肪定量信息。如 IDEAL-IQ 序列、mDixon-quant 序列等

测量结果的准确性高，上述序列目前均已商用，一次屏气扫描可直接得出肝脏任意部位的脂肪百分比，同时也可以得到肝内任意部分的铁含量定量结果。因此，新的 MR 脂肪定量技术是目前最理想的无创性肝脏脂肪定量手段（图 17-5）[12, 13]。

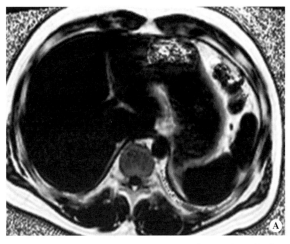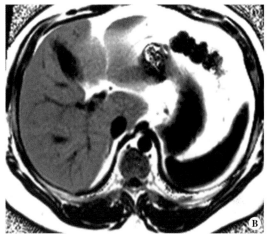

图 17-5　脂肪肝定量序列（IDEAL-IQ）的脂肪分量图
A. 正常肝脏，脂肪含量很低；B. 中度脂肪肝，脂肪相对含量达 22%

（三）铁过载

MRI 对肝内铁浓度改变很敏感。铁为顺磁性物质，会影响磁共振检查中 H 质子的弛豫，引起 GRE T_1WI 及 T_2WI 中肝实质信号的减低，严重者可全肝信号呈弥漫性减低，成为"黑肝"。MRI 检查可以通过观察不同脏器的铁过载，协助判断铁过载为原发性还是继发性。继发性铁过载中铁沉积突出的部位为肝脏、脾脏，而胰腺不沉积铁；原发性铁过载中不仅可以观察到肝脏铁过载，同时也可以观察到胰腺内的铁过载呈低信号，据此来判断铁过载的性质。

MRI 检查不仅可以定性判断铁过载，还可以对肝内铁含量进行相对定量。目前用于肝脏脂肪精确定量的磁共振技术可以一次扫描同时得到反映全肝铁分布的 R2* 图，通过在图中圈画感兴趣区得到肝内铁定量值（图 17-6）。

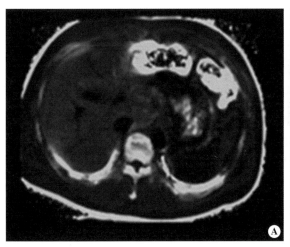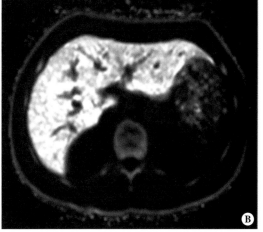

图 17-6　铁定量序列可显示肝脏铁过载
A. 正常肝脏；B. 肝铁过载

随着肝脏铁过载的发展，部分患者可进展为肝硬化，部分甚至出现肝细胞癌，整个过程均可采用MRI检查进行评价。

（四）放射治疗后的肝损害

当肝脏在放射治疗的照射野内且照射达到一定剂量时，就可能发生放射治疗后的肝损害。急性期伴随炎症和水肿，慢性期表现为肝纤维化及肝组织萎缩。影像特点是 T_2WI 信号升高，T_1WI 信号减低，增强扫描时动脉期不同程度强化，门静脉期及延迟期持续渐进性强化，异常的肝脏信号按照照射野的范围分布，MRI检查对放射治疗后的肝纤维化观察敏感性高于CT检查。

（五）肝纤维化及肝硬化

常规MRI检查无法准确评价肝纤维化，目前对于肝纤维的MRI主要评价方法为磁共振弹性成像（magnetic resonance elastography，MRE）。MRE是一种无创性定量肝组织硬度的新方法，被认为是一种"影像触诊"。该技术利用机械波定量地测量组织剪切模量（或称硬度），通过反映剪切波传播情况的MR图像，对剪切波图像进行处理，得到组织弹性（或硬度）的量化图，又称为弹性图。研究显示MRE在肝硬度测量上有很高的可重复性、观察者间一致性，并具有全肝观察、客观、不受皮下脂肪厚度影响等优势（图17-7）。

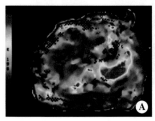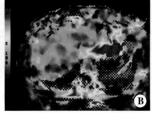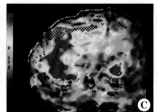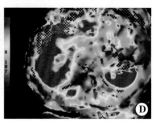

图17-7　不同程度肝纤维化MRE图像

A. 肝纤维化F0，肝弹性值2.3kPa；B. 肝纤维化F1，肝弹性值3.19kPa；C. 肝纤维化F3，肝弹性值4.8kPa；D. 肝纤维化F4，肝弹性值8.22kPa

MRI对肝硬化的评估优于CT。肝脏外形的改变及肝硬化继发的门静脉高压、静脉曲张、脾肿大、腹水等的MRI表现与CT所见相似。MRI检查的优势在于肝硬化结节检出及评价。肝硬化结节通常呈弥漫性分布，多呈 T_1WI 等或稍高信号，T_2WI 低信号，信号均匀，对比增强后强化幅度与肝背景类似。结节之间可见细小网格状分布的纤维化，呈 T_2WI 高信号，T_1WI 低信号，增强扫描延迟强化（图17-8）。肝硬化结节可逐渐发展为肝细胞癌，其MRI表现请参见相关章节。

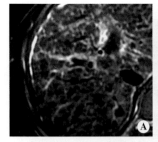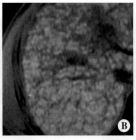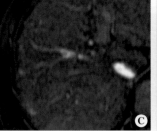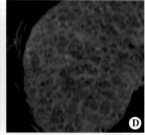

图17-8　肝硬化

A. T_2WI+FS；B. T_1WI+FS；C. 动脉期；D. 延迟期

五、肝脏血管性病变

肝脏血管性病变包括肝门静脉系统病变、肝动脉系统病变、肝血窦病变、肝静脉系统病变等多种疾病，下文仅介绍临床常见的几种情况。观察的重点包括肝血管、肝实质、相关血管及相关脏器，根据不同影像表现结合患者的临床病史及实验室检查等，对常见肝脏血管性病变多能做出诊断。

（一）肝动脉及分支病变

遗传性出血性毛细血管扩张症（hereditary hemorrhagic telangiectasia，HHT）为一种常染色体显性遗传病，肝脏受累率高达 41%～78%。HHT 患者动脉中层的弹性纤维和平滑肌缺乏，血管壁变薄，出现动脉瘤、毛细血管扩张，内皮细胞损伤引发血管破裂及动静脉畸形。

HHT 的 MRI 表现包括肝内表现及肝外表现。肝内表现为肝内分流，可为肝动脉-肝静脉瘘、肝动脉-门静脉瘘或门静脉-肝静脉瘘，通常以肝动脉-门静脉瘘常见，即在动态增强扫描动脉期即可见肝门静脉或肝静脉早期显影；肝动脉及其分支增粗；出现迷走动脉供血；可见灶性毛细血管扩张、动脉期异常灌注等，部分患者肝内可见局灶性结节性增生病变。肝外表现可见其他脏器的动静脉畸形等。

（二）肝门静脉系统病变

1. 肝门静脉系统血栓　肝门静脉系统血栓是指肝门静脉系统内血液发生凝固或有形成分凝集形成的固体质块，原因包括血管内皮细胞损伤、血流状态改变、血液凝固性增加等，MRI 检查表现为血管内流空效应消失，增强扫描后为管腔内充盈缺损，血栓本身无强化，血栓局部的血管腔多无扩大（图 17-9）。

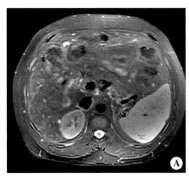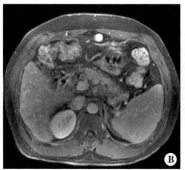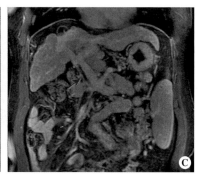

图 17-9　门静脉血栓

2. 肝门静脉系统癌栓　肝门静脉系统癌栓是指各种肿瘤尤其是肝细胞癌侵犯肝门静脉出现的门静脉血管内肿瘤，通常是不同病例的肿瘤组织与血栓混合。MRI 检查表现为血管内流空效应消失及管腔内充盈缺损，增强扫描时癌栓的肿瘤部分与肝内肿瘤强化特征相似，瘤栓所在的局部血管腔往往明显扩大、增粗（图 17-10）。

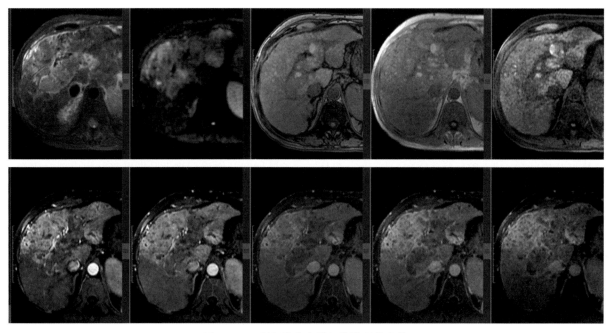

图 17-10　肝细胞癌合并门静脉系统癌栓

（三）肝静脉及分支病变

肝静脉系统病变主要是指由于肝静脉流出道梗阻引起的一系列疾病,根据流出道梗阻部位的不同,会出现不同的疾病。如果梗阻部位在心脏水平,则称为心衰性肝淤血;如果梗阻部位在第二肝门水平则定义为布 – 加综合征;如果梗阻部位在肝脏小静脉水平,则称为肝小静脉闭塞病。

1. 肝小静脉闭塞病（hepatic veno-occlusive disease,HVOD）　病变主要发生于小叶中央静脉周围的血窦内皮细胞。HVOD 在 MRI 上表现为肝大,肝实质信号不均匀,尤其以 T_2WI 显示清楚,动态增强扫描动脉期、门静脉期肝实质强化幅度较低,且强化不均匀。延迟期呈以第二肝门为中心的"花斑样"强化,肝静脉狭窄,延迟期可见强化但显示不清,患者出现腹水等继发性改变。患者的下腔静脉无明显异常,通常不出现肝静脉反流,肝内无侧支血管显示（图 17-11）。

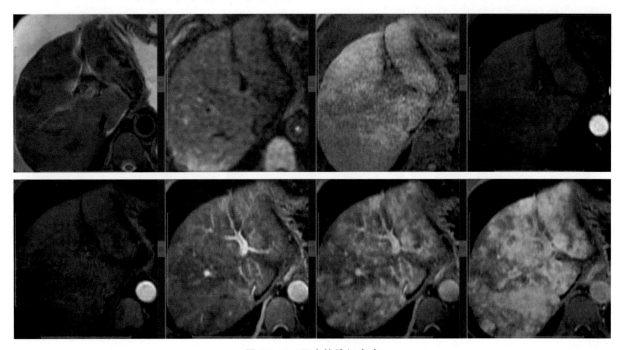

图 17-11　肝小静脉闭塞病

2. 布 – 加综合征（Budd-Chiari syndrome,BCS）　指任何原因引起的肝静脉流出道梗阻,梗阻水平可从肝小静脉至右心房入口之间的任何位置。根据病因可分为原发性和继发性,根据梗阻部位可分为肝静脉段、下腔静脉段梗阻。布 – 加综合征的 MRI 表现包括直接征象和继发改变。直接征象是指肝静脉和 / 或下腔静脉狭窄和 / 或闭塞,具体表现为管腔变细或不显影,增强扫描局部管腔明显狭窄。继发改变包括肝脏尾状叶增大、肝内及肝包膜下侧支血管形成、继发性肝硬化、肝内大再生结节、肝实质延迟强化等。同时肝硬化患者会出现继发性食管 – 胃底静脉曲张、脾大、腹水等改变,上下腔静脉交通支（如椎旁静脉）曲张。MRI 不仅可以反映布 – 加综合征的肝脏改变,对于治疗后的评价及随访也有重要价值（图 17-12）。

3. 心源性肝淤血　任何原因引起的右心衰竭均可导致肝静脉回流障碍,继发淤血,如果淤血的原因不能解除,则肝淤血会逐渐进展为心源性肝纤维化、肝硬化。肝淤血患者 MRI 图像中可见肝静脉增宽及增强扫描动脉期肝静脉内出现对比剂反流。同时可见淤血引起肝大,在 T_2WI 中肝脏实质信号增高,体积增大,增强扫描肝实质强化不均匀,对比剂通过肝实质变慢等表现。早期患者多无肝硬化表现,随着疾病进展部分患者出现肝硬化相关改变。肝外表现可有患者心脏增大,同时可能合并胸腔积液及腹腔积液。

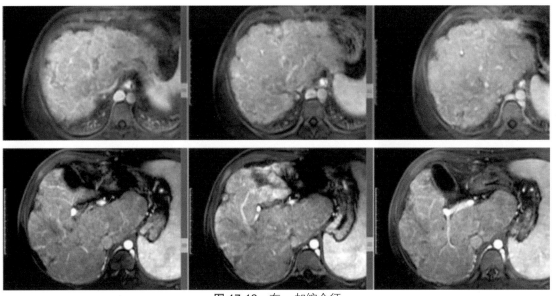

图 17-12　布 – 加综合征

（四）肝脏异常灌注

肝脏异常灌注是指组织学上正常或相对正常的肝实质发生的血供比例异常，从而在动态增强 CT 或 MRI 上（或 CTAP/CTHA）呈现异常的密度 / 信号，绝大多数表现为动脉期一过性肝实质强化（transient hepatic parenchyma enhancement，THPE）。通常在 MRI 平扫序列上无法显示信号异常，或仅表现为轻度信号异常，但在动态增强扫描时正常肝实质或无局灶病变区的肝实质出现异常强化，动脉期表现为强化幅度高于周围肝实质，门静脉期和平衡期呈现等信号，反映正常的双重血供发生了变化，由于动脉血供的增多或重新分布，或由于门静脉血供减少所致；常呈叶、段或亚段分布，多位于肝脏周边部位或肝脏占位性病变周围，常呈三角形或楔形，边缘较直，其内常含有正常走行血管，可与肿瘤性病变进行鉴别。肝脏异常灌注的原因包括很多种，较大血管的梗阻或短路、迷走血管、肝脏炎症或肿瘤性病变引起的肝脏异常灌注多可通过 MRI 动态增强扫描明确原因。

六、肝脏常见囊性病变

肝脏囊性病变是指在 CT/MRI 检查中肝脏内表现为液性密度 / 信号的一类病灶，包括自良性无须处理的病变至恶性致死性病变等一大类疾病。采用多种影像学检查方法进行分析，根据典型的影像特征及临床病史可对大部分囊性病变进行诊断，部分难以诊断者需要进行穿刺活检或手术探查。

根据肝脏囊性病变的来源，可将其归为几大类：先天发育异常（胆管板发育异常和纤毛性前肠囊肿）、炎症性（各类细菌、寄生虫、真菌感染性病变）、损伤后病变（假性囊肿、胆脂瘤、创伤后改变等）、囊性肿瘤性病变（原发性、继发性）等。MRI 检查采用多参数、多序列成像，对囊性病变内的囊性成分探测有无可比拟的优势，因此在肝脏囊性病变的诊断和鉴别诊断中发挥着重要作用[14-16]。

（一）先天发育异常相关囊性病变

先天发育异常性肝脏囊性病变主要是指胆管板发育异常系列疾病，其中肝囊肿最常见，罕见情况下可出现纤毛性前肠囊肿。

1. 肝囊肿　肝囊肿是肝内最常见的良性病变，多为体检时偶然发现，部分囊肿较大或出现合并感染或出血的患者可能出现上腹痛。MRI 检查中肝囊肿表现为肝内边界清楚、锐利的病变，囊内 T_1WI 呈很低信号，T_2WI 呈极高信号，增强扫描无强化，囊壁菲薄，往往无法观察到，增强扫描囊壁无强化。当肝囊肿合并出血时囊内信号可能不均匀，在 T_1WI 上囊内可能出现高信号或分层现象等（图 17-13）。肝囊肿可在复查中缓慢增大或逐渐减小。

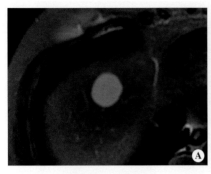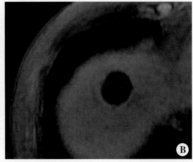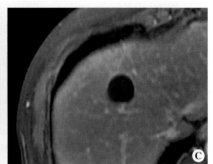

图 17-13 肝囊肿

A. T$_2$WI 脂肪抑制；B. T$_1$WI 平扫；C. 增强扫描门静脉期

2. **胆管微错构瘤** 胆管微错构瘤是一种胆管相关的先天畸形，为良性疾病。在 MRI 检查中，呈肝内弥漫或节段性分布的多发不规则小囊状病灶，由于含有液性成分，这些小囊在 T$_1$WI 呈低信号，在 T$_2$WI 呈高信号，边界清楚。在 MRCP 中，肝区呈多发高信号小囊病变，散在分布，与引流胆汁的胆管树无交通，较大的肝内胆管及肝外胆管无发育异常。在钆增强扫描的早期及延迟期无强化，这些与单纯的肝囊肿相似，但是胆管错构瘤在增强扫描后可见薄壁，为周围受压的肝实质。MRI 检查是诊断该病的金标准，MRCP 可以多角度观察病变，获得丰富的形态和空间信息。

3. **卡罗利病** 卡罗利病又称先天性肝内胆管囊状扩张症，为一种常染色体隐性遗传病，是胚胎时期原始胆管板重构不良导致大胆管退化不完全所致，病理学表现为肝内胆管多发性囊状扩张，囊与囊或囊与胆管相交通，内有胆汁，同时可有胆管结石。严重者可合并肝硬化或门静脉高压。

MRI 检查可见肝内多发、大小不一、形态各异的囊性病变，或直接观察到肝内胆管的囊状扩张，T$_1$WI 呈低信号，T$_2$WI 呈高信号；这些囊性病变均与胆道相交通；增强扫描时可出现特征性的"中央点"征，即扩张的胆管的管腔包绕门静脉分支，表现为增强扫描时囊样扩张的肝内胆管内明显的点状强化，此征象对卡罗利病的诊断有提示意义。MRCP 可清楚显示肝内胆管呈囊状或梭形扩张。采用肝胆特异性对比剂（钆塞酸二钠）进行检查时，可在肝胆期清晰显示病变与胆道相通（图 17-14）。卡罗利病中部分扩张的胆管内可见结石，CT 及 MRCP 对扩张胆管内的结石显示较好。

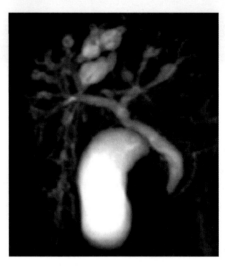

图 17-14 卡罗利病

4. **多囊肝** 多囊肝是一种常染色体显性遗传病，为纤维多囊肝病的一种，是胚胎时期原始胆管板发育不良累及小胆管所致，约 50% 合并多囊肾。多囊肝的肝内囊性病变可能为单纯性囊肿，但往往多数合并囊肿内出血、破裂，部分合并感染，导致囊液成分较为复杂。多囊肝的囊性病变包括肝内囊肿和胆周囊肿两部分，MRI 检查中多囊肝的肝内囊肿呈多发、大小不一的病灶，边界清楚，多位于肝周边，T$_1$WI 呈低信号，T$_2$WI 呈高信号，增强扫描后无强化，部分囊内出血可导致信号复杂；胆周囊肿多为分布于门静脉周围的串珠样囊性病变，与胆管不相通，增强后无强化。CT 和 MRI 检查均可用于观察多囊肝，但 MRI 可以灵敏地识别囊肿的并发症，对于囊内出血、感染的观察灵敏度明显优于 CT 检查（图 17-15）。

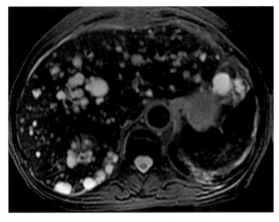

图 17-15　多囊肝

5. 胆周囊肿　胆周囊肿是指发生于肝门静脉主干及大分支周围的囊性病变，常见于肝硬化患者，尤其是严重门静脉高压患者，在多囊肝、卡罗利病、门静脉血栓时有时也可以观察到。MRI 检查显示为肝门区较大的门静脉周围分布的串珠样囊性病变，平行于门静脉分布，部分可延伸至肝内，MRCP 可以显示该囊性病变的走行及分布，增强扫描无强化（图 17-16）。MRI 及 MRCP 检查显示该病变明显优于 CT 检查。

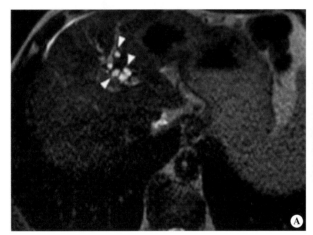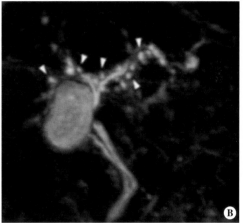

图 17-16　胆周囊肿

（二）感染性及炎症性病变

肝脏的感染性及炎症性囊性病变包括细菌、寄生虫、真菌等多种病原体感染引起的肝内继发性囊性病变及原发肝脏囊性病变继发感染等，也包括胰腺假性囊肿累及肝脏等。MRI 检查可以通过多序列显示囊内容物的成分及囊壁的情况，对感染性及炎症性肝脏囊性病变的定性价值较 CT 高。

1. 细菌感染——肝脓肿　全身或其他器官化脓性感染、有创性操作消毒不规范等，可导致细菌或脓毒栓子通过门静脉、肝动脉、胆道系统或直接蔓延等途径到达肝脏，引起局限性化脓性炎症，形成化脓性肝脓肿，病原菌多为金黄色葡萄球菌。疾病早期多为多发的小脓肿，随着疾病进展可融合成大脓肿，急性期局部肝实质充血、水肿、大量白细胞浸润，进一步组织坏死液化，形成脓腔，周围肉芽组织增生形成脓肿壁。如果炎症反应停止则脓肿

吸收、痊愈；如果疾病不断进展可能穿破肝脏，累及其他器官，继发其他部位的脓肿。

MRI 检查对于肝脓肿的观察非常有价值。脓肿在 MRI 图像中可表现为多房囊性或多灶性病变，部分为单房囊性，脓腔多为 T_1WI 均匀或不均匀的低信号，T_2WI 表现为高信号或出现分层；因脓液黏稠扩散受限，在 DWI 呈明亮高信号，ADC 图上呈低信号，是肝脓肿与其他肝脏囊性病变最重要的鉴别点。脓肿壁在 T_1WI 上信号介于脓腔及肝实质信号强度之间，T_2WI 表现为中等信号。增强扫描可更好地显示脓肿壁的各层结构，内层为肉芽组织层，在动态增强扫描动脉期明显强化；中层为水肿的纤维层，早期低强化，逐渐出现延迟强化；外层为充血水肿的肝实质，多表现为围绕脓肿的肝实质动脉期一过性高强化。部分脓肿内部会出现气泡（图 17-17）。

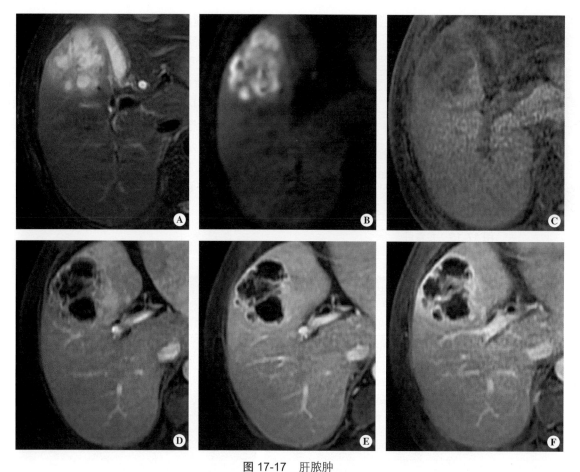

图 17-17　肝脓肿

图中所示依次为 T_2WI、DWI、平扫、增强动脉期、门静脉期、平衡期

A. T_2WI 图像；B. DWI 图像；C. 动态增强扫描蒙片；D. 动态增强扫描动脉晚期图像；E. 动态增强扫描门静脉期图像；F. 动态增强扫描延迟期图像

2. 寄生虫感染——肝包虫病　肝包虫病是肝棘球蚴绦虫的幼虫寄生于肝脏而发生的寄生虫病。囊性肝包虫病为细粒棘球蚴感染，为圆形或近圆形的囊状体，由外囊或内囊构成，外囊是生长过程中宿主周围的炎症反应形成的较厚的纤维性包膜，常发生钙化。棘球蚴囊本身为内囊，由囊壁和内容物构成，内囊壁分为两层，外层为角皮层，内层为生发层，生发层可进一步生发出与母囊结构类似的子囊，囊内充满棘球蚴囊液及脱落的囊沙。

MRI 检查中肝包虫囊肿多表现为类圆形病变，边界清楚、光滑，囊液在 T_1WI 呈低信号；T_2WI 呈高信号，母囊内含子囊时可见囊中囊改变，且子囊内的液体比母囊内的液体信号更高；囊壁厚薄均匀，T_2WI 呈低信号，合并感染时囊壁可见增厚，囊壁可合并钙化，但 MRI 对于钙化显示不如 CT，增强扫描囊壁可见延迟强化。内囊如果剥离后，可见 T_2WI 高信号的囊液内漂浮着低信号的线状囊壁，称为"飘带征"（图 17-18）。

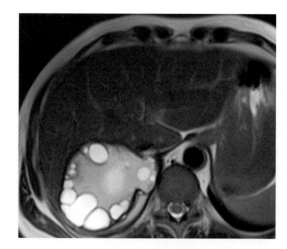

图 17-18　肝包虫病

对于肝包虫病，出现了典型的子囊结构、内外囊剥离、钙化等征象时易于鉴别，MRI 检查对于观察囊内容物成分优于 CT，对囊壁的显示也优于 CT，但是对囊壁及内容物的钙化观察不如 CT，当鉴别困难时可结合 CT 及 MRI 图像共同判断。

3. **真菌感染——念珠菌病**　肝脏真菌感染多出现在免疫功能低下的患者中，其中以念珠菌感染较多。MRI 检查表现为肝内大小不等、圆形或类圆形的多发病变，囊内容物成分在 DWI 上可表现为高信号，增强扫描可见周围环形延迟强化。

4. **胆汁瘤**　胆汁瘤多为外伤性或医源性原因引起，出现胆道损伤，胆汁外溢积聚于局部肝脏组织内，刺激肝脏组织产生炎症反应，形成边界清楚的假包膜。该类患者多有明确的外伤史和医源性有创操作史，肝内出现不规则或类圆形的囊性病变。MRI 检查中，T_1WI 呈低信号，T_2WI 呈高信号，病变内可出现分隔。该病诊断需结合病史及既往检查情况判断。

（三）肿瘤性病变

肝脏囊性肿瘤性病变是指以囊性成分为主的肝脏肿瘤性病变，包括良性病变及恶性病变，常见的包括肝脏内胆管黏液囊性肿瘤、部分囊性转移瘤，部分肝内原发肿瘤发生囊变者也可归为此类。这类肿瘤的观察重点在于肿瘤的实性部分，根据实性部分来判断肿瘤的性质。MRI 检查对于囊液成分的分析和囊壁成分的观察优于 CT，因此在肝脏囊性肿瘤性病变中的应用有重要临床价值。

1. **胆管黏液囊性肿瘤**　肝内胆管黏液囊性肿瘤是来源于肝内胆管上皮细胞的一种具有分泌黏液功能的特殊肿瘤，包括非浸润性黏液性囊性肿瘤（即囊腺瘤）及浸润性黏液性囊性肿瘤（即囊腺癌）。MRI 图像中多表现为边界清楚的囊实性肿块，通常为多房囊性，其间可见分隔及壁结节，增强扫描分隔及壁结节可见强化，延迟期可见分隔及包膜的延迟强化；囊内容物 T_2WI 呈高信号，T_1WI 根据囊内容物成分的不同信号多样，可为低信号、等信号或高信号。囊腺瘤和囊腺癌依据影像学鉴别比较困难，二者主要是实性成分的差异，囊腺癌实性成分较多，增强扫描可见明显实性成分的强化，DWI实性成分扩散受限加重。

2. **囊性肝细胞癌**　囊性肝细胞癌罕见，影像诊断中需重点观察实性部分的特点，该类肿瘤虽然出现囊性变，但实性成分的信号及强化方式依然符合典型的肝细胞癌表现。详见肝硬化背景上的结节部分评价。

3. **其他肝脏原发性肿瘤**　很多肝脏原发性肿瘤内部会出现坏死、囊变，例如，巨大的胆管细胞癌、巨大的海绵状血管瘤等，但肿瘤的实性部分的影像学特点依然符合该类肿瘤的基本特点，应注意观察实性部分的信号特点及强化方式以资鉴别。本部分仅介绍发生于胆管的导管内乳头状肿瘤，其余详见后述。

发生于胆管的导管内乳头状肿瘤是一种 WHO 新命名的独立疾病，该病主要部分为实性成分，但因其会出现胆管扩张，故而归类于囊性肿瘤部分。胆管导管内乳头状肿瘤的病理学表现：扩张的胆管管腔内出现乳头状肿瘤，该类肿瘤可分泌黏液，并且肿瘤阻塞胆管，因而出现肝内胆管扩张。MRI 检查可见病变段肝内胆管扩张，扩张的胆管内可见乳头状或不规则形软组织结节或肿块，有时因结节较小，仅能观察到扩张的胆管，MRCP 对于扩张胆管的观察有优势。影像学检查往往难以区分肿瘤的良恶性，一般认为实性成分越多则恶性的可能性越大。

4. **肝内囊性转移瘤**　肝内囊性转移瘤为转移性肿瘤出现囊变，可为全部或部分囊变，多见于神经内分泌肿瘤、黏液囊腺癌的转移、胃肠道间质瘤的转移及某些肺癌及乳腺癌的亚型肝转移。MRI 检查可见肝内多发或单发的囊性病变，中心出现囊变，周围仍可见不规则的囊壁，可为厚壁或薄壁，多为不规则厚壁，增强扫描可见明显强化的囊壁或壁结节，肝内囊性转移瘤的强化方式与原发肿瘤相似（图 17-19）。MRI 动态增强扫描对于肝内转移瘤的检出率高于 CT 增强扫描，尤其对于小病变的检出率高。

七、肝硬化背景上肝脏实性病变

（一）肝细胞癌的典型 MRI 表现

肝细胞癌在病理学上分为三型：巨块型，直径 ≥5cm；结节型，每个癌结节直径 <5cm；弥漫型，弥漫性小结节分布于全肝。直径 ≤3cm 的单发结节或 2 个结节直径之和不超过 3cm 的肝细胞癌为小肝癌。原发性肝癌主要由肝动脉供血，部分结节周围可出现包膜。肝细胞癌容易侵犯门静脉及肝静脉出现静脉内癌栓或肝内外的血行转移灶，也可出现淋巴结转移、远处脏器转移等。

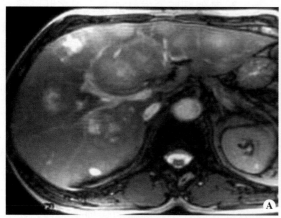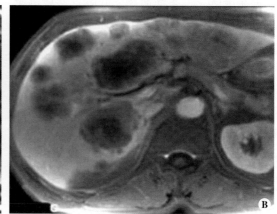

图 17-19 肝内囊性转移瘤
转移瘤内液化、坏死

MRI 检查中,肝细胞癌多出现在肝硬化背景上,T_2WI 呈较高信号,T_1WI 呈等或较低信号,DWI 呈高信号;增强扫描动脉期肝实质未强化而肿瘤内出现斑片状、结节状高强化;门静脉期肝实质强化均匀而肿瘤内强化程度减低,表现为相对于肝实质的较低强化灶;平衡期肿瘤内强化幅度进一步减低,整体表现为"快进快出"的强化模式;部分肿瘤内因坏死、出血而出现信号改变,但肿瘤的实体部分仍表现为典型的肝细胞癌特点。多数肿瘤周围出现包膜,表现为环绕病灶的线环状延迟高强化。MRI 增强扫描同时可以清晰地显示肿瘤引起的门静脉、肝静脉受侵及肝内转移等情况。

(二)LI-RADS 2018

影像学检查是临床上早期肝细胞癌筛查的重要手段,多数肝细胞癌发生于慢性肝病背景,而慢性肝病背景中结节病变种类繁多,影像学报告中对于各类疾病的描述、诊断尚无完备的规范化标准,不同影像诊断医生对于疾病的描述不一致,一定程度上造成和临床沟通困难。鉴于此,美国放射学院(ACR)进行了一系列工作,针对肝硬化及慢性肝病患者肝脏影像学检查及报告进行了规范,发布了肝脏影像报告及数据系统(LI-RADS),旨在规范影像学检查的适应证、技术要点、专业术语、诊断思路及诊断结论。

LI-RADS 第 1 版于 2011 年发布,于 2013 年更新为第 2 版,2014 年更新为第 3 版,2017 年更新为第 4 版,2018 年更新为第 5 版(下文称"LI-RADS 2018")。得到全球影像学科和相关临床学科认可。

下文主要介绍 LI-RADS 2018 的要点[17-22]。

LI-RADS 2018 工作流程:①确定是否为适用对象→②确定是否为适用检查手段及是否符合技术要求→③是否有异常发现→④对异常发现进行分类(分为治疗后病变评价及非治疗后病变诊断两类)。

1. LI-RADS 2018 适用对象 LI-RADS 2018 适用于 HCC 高危人群,包括肝硬化、慢性 HBV 感染、目前或曾经有 HCC 的患者(包括因 HCC 等待肝移植和移植后的患者)。

对于无 HCC 高危因素、年龄 < 18 岁、先天性肝纤维所致的肝硬化、血管性病变(如 HHT、布-加综合征、慢性门静脉阻塞、心衰、弥漫性结节增生等)所致的肝硬化等不适用。

2. LI-RADS 2018 涉及的影像技术包括多期动态增强 CT 和 MR CT 扫描必须在多排探测器(≥8 排)CT 上进行。图像必须包括动脉期(强烈推荐动脉晚期)、门静脉期、延迟期;平扫及图像多平面重组为建议图像。

MR 扫描包括采用细胞外间隙对比剂和采用肝胆特异性对比剂两种方案。

使用细胞外间隙对比剂方案,必须包括 T_1WI 同 / 反相位、T_2WI、多期动态增强(平扫、动脉晚期、门静脉期、延迟期);推荐行 DWI 扫描及增强前后的图像剪影、多方位采集或 MPR 等后处理。

使用肝胆特异性对比剂(钆塞酸二钠,商品名普美显;钆贝葡胺,商品名莫迪司)方案,必须包括 T_1WI 同 / 反相位、T_2WI、多期动态增强(平扫、动脉晚期、门静脉期、过渡期、肝胆期);推荐行

DWI 扫描及增强前后的图像剪影、多方位采集或 MPR 等后处理。

3. LI-RADS 2018 图像判读　LI-RADS 2018 图像判读分为对治疗后病变的评效和对非治疗病变的诊断两部分。

对于治疗后病变的评效部分，根据异常发现的信号特点和强化情况，分为四类：①因图像缺失或扫描问题无法评估；②肿块确定或极有可能无活性；③难以确定肿块是否仍存在活性；④肿块仍存在活性。

对于非治疗病变的诊断部分，根据异常发现的信号特点和强化方式进行初步分类（包括动脉期强化特征、廓清、包膜、超阈值生长、大小等 5 个主要征象的评估），如初步分类无法评价则可采用辅助征象（T₂WI 信号、DWI 信号、是否含脂等）协助进行分类，如仍然无法确定分类，则可采用"破局原则"以确定最终分类（图 17-20）。

主要流程 → 辅助征象 → 破局原则 → 最终分类

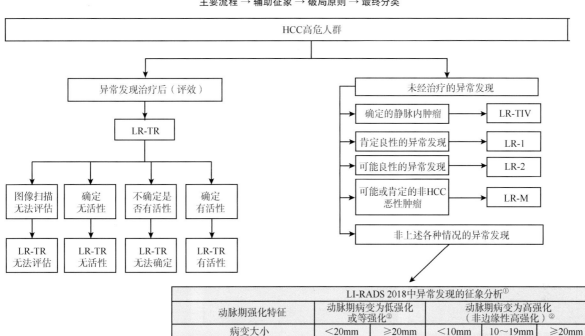

注：①该流程图右下区域灰色底方框内容适用于性质不确定或可疑恶性的肝占位病变，即怀疑 LI-RADS 3 类及 3 类以上的病变；②强化程度相对于周围的肝实质而定；③超阈值生长是指两次影像检查间隔时间 ≤ 6 个月，病灶增大 ≥ 50%；④对于最大径 10 ～ 19mm 的动脉期非环状高强化肿物，如果其他三个主要征象（强化的包膜、非环状廓清、超阈值生长）中仅出现强化的包膜一个征象，则归类为 LR-4，如果仅出现非环状廓清或超阈值生长一个主要征象，则归类为 LR-5。

分类	定义	处理方案
—	阴性	继续常规监测
LR-NC	图像质量不良，异常发现无法分类	复查影像或进行其他影像检查
LR-1	良性：100% 确定为良性	继续常规监测
LR-2	良性可能大：高度可能为良性	继续常规监测
LR-3	不确定：可能为良性，也可能为 HCC	3 ～ 6 个月后进行复查或其他影像学检查
LR-4	HCC 可能性大：高度怀疑为 HCC	密切随访，进一步检查、活检、治疗或复查
LR-5	确定为 HCC：100% 确定为 HCC	无须活检即可治疗
LR-M	可能或肯定恶性，但非 HCC	治疗、复查 / 其他影像检查、活检等
LR-TIV	静脉内肿瘤	根据临床具体情况处理
LR-TR	HCC 局部治疗后	继续评估 HCC 存活情况，监测有无复发或转移

图 17-20　LI-RADS 2018 肝占位的影像判读思路

LI-RADS 适用于高危人群中 HCC 的诊断，LI-RADS 是以影像报告标准化为目标，需在临床实践中进行验证，并依据循证医学结果不断更新及完善。LI-RADS 的广泛推广及实践，很有可能在促进扫描规范化、图像描述及评估规范化、循证医学研究等方面起到极大推动作用，各医疗中心可根据实际情况进行应用和推广。

八、非肝硬化背景上肝脏实性病变

对于肝硬化背景上的肝脏实性病变，一般按照 LI-RADS 进行评估可以得出相应的诊断。而非肝硬化背景上肝脏实性占位性病变也是常见病，包括自良性无须处理的病变至某些高度恶性的肿瘤性病变等一系列疾病，这类病变需要结合特征性的影像表现和临床资料进行判断。下文介绍几种临床常见的非肝硬化背景上的肝脏实性病变[23, 24]。

（一）肝脏海绵状血管瘤

肝脏海绵状血管瘤是除肝囊肿外肝内最常见的局灶性良性病变。海绵状血管瘤由扩张的异常血窦组成，因此其内充满缓慢流动的血液，形成 MRI 上特征性的影像学表现。肝脏海绵状血管瘤边界清楚，呈圆形或椭圆形，T_1WI 呈均匀低信号肿块，T_2WI 表现为均匀的明显高信号，称为"灯泡征"，采用 Gd-DTPA 对比剂进行动态增强扫描可见自肿瘤周边向中心扩展的渐进性强化，最后整个瘤体全部强化。部分较大的血管瘤中心出现瘢痕或血栓，增强扫描延迟期其中心的血栓或纤维瘢痕无强化，但瘤体周边部分仍呈典型的渐进性等血池强化（图 17-21）。

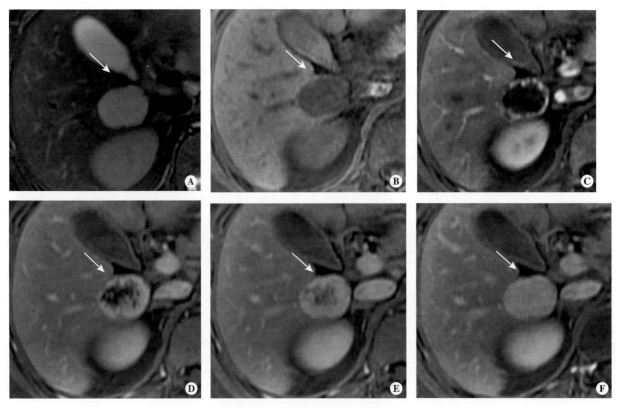

图 17-21　肝脏海绵状血管瘤

A ～ F. 依次为 T_2WI、T_1WI 平扫、动脉期、门静脉期、平衡期、5min 延迟期图像

（二）肝脏局灶性结节性增生

肝脏局灶性结节性增生（FNH）是一种常见的肝脏良性病变，多见于年轻女性，一般无恶性倾向及并发症，常在影像学检查中偶然发现，大部分不需要治疗，但需要与其他肝内局限性病变鉴别，主要应与肝内富血供的实性占位性病

变鉴别。

MRI 检查中 FNH 多呈分叶状、边界清楚、无包膜，在 T_1WI 上呈略低信号、T_2WI 上呈略高信号，与肝实质背景信号近似，有的病变甚至在 T_1WI 及 T_2WI 上呈等信号。多数病变中心可出现特征性的瘢痕，中央瘢痕在 T_1WI 上呈较低信号，T_2WI 呈高信号。FNH 为富血供病变，增强扫描动脉期 FNH 呈明显均匀高强化，门静脉期及延迟期常表现为略高信号或等信号，少数呈稍低信号；中央瘢痕早期低强化，而呈延迟强化。肝胆特异性对比剂 MRI 动态增强扫描肝胆期可见 FNH 摄取对比剂，因为 FNH 内含有正常功能的肝细胞，但 FNH 内胆管发育异常，在肝胆期常可见病变内对比剂潴留，呈结节状的较高强化灶（图 17-22）。MRI 对 FNH 的诊断敏感性和特异性均高于超声检查和 CT 增强扫描。

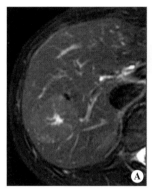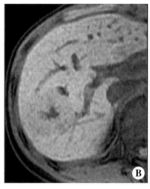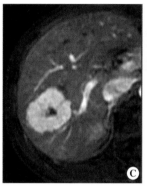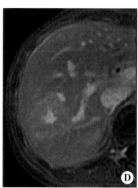

图 17-22　肝脏局灶性结节性增生
A ～ D. 图中依次为 T_2WI、T_1WI、动脉晚期、延迟期图像

（三）肝细胞腺瘤

肝细胞腺瘤多无症状，多数为体检或影像学检查偶然发现，部分腺瘤因其内出血引起临床症状而被发现。虽然肝细胞腺瘤多为良性，但部分亚型的肝细胞腺瘤可能恶变，且部分肝细胞腺瘤难以与肝细胞癌鉴别，因此需要引起重视。目前国际上对肝细胞腺瘤普遍采用新的分子分型，分为炎症型、肝细胞核因子 I α 突变型、β 链蛋白突变型、未分类型。炎症型肝细胞腺瘤最常见；肝细胞核因子 I α 突变型可见典型的病灶内脂肪变性，该亚型的肝细胞腺瘤很少恶变；β 链蛋白突变型、未分类型肝细胞腺瘤部分可以恶变成肝细胞癌，且这两个亚型的病变在影像学上难以与肝细胞癌鉴别，因此对于后两种亚型的肝细胞腺瘤目前主张进行手术切除治疗。

MRI 检查中，炎症型肝细胞腺瘤多为 T_2WI 高信号，周围可见环状 T_2WI 高信号，代表周围扩张的血窦，T_1WI 呈较低信号，反相位有时可见信号衰减，增强扫描可见早期强化，门静脉期及延迟期持续强化，延迟期病灶周围扩张的血窦可见延迟强化。肝细胞核因子 I α 突变型肝细胞腺瘤多为 T_1WI 同相位等高信号，反相位因其内富含脂质可见明显信号衰减，T_2WI 呈高信号，增强扫描可见病灶早期强化，部分在门静脉期及延迟期可见持续强化，部分可出现流出。β 链蛋白突变型、未分类型肝细胞腺瘤目前尚无特征性的影像学征象报道。部分肝细胞腺瘤内部会出血，出血的成分多数在 T_1WI 上呈高信号，反相位无明确信号衰减，T_2WI 多呈高信号（图 17-23）。MRI 检查对于腺瘤内的脂肪变性、出血的观察明显优于 CT 和超声检查，因此对于腺瘤的诊断主要依靠的影像学方法是 MRI 动态增强扫描。

（四）肝血管平滑肌脂肪瘤

肝血管平滑肌脂肪瘤（hepatic angiomyo-lipoma，HAML）由不同比例的血管、平滑肌、脂肪构成，10% 的肝脏血管平滑肌脂肪瘤患者合并结节性硬化，患者多无肝硬化病史。根据肿物内各组分比例的不同可分为混合型、脂肪瘤型、肌瘤型、血管瘤型及上皮样血管平滑肌脂肪瘤。

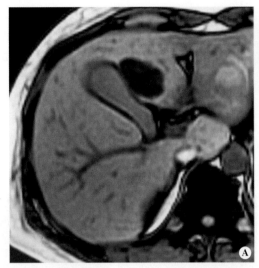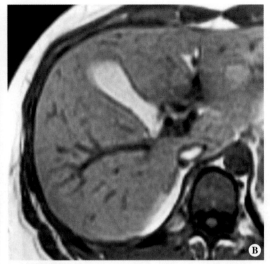

图 17-23　肝细胞腺瘤
T$_1$WI 反相位 A 图示信号衰减

MRI 检查中血管平滑肌脂肪瘤边界清楚，多无包膜，其内的脂肪成分 T$_1$WI 同相位呈高信号，反相位呈中心高信号伴高信号周围特征性的低信号环，脂肪抑制序列上呈低信号；肿物其余部分在 T$_1$WI 上呈较低信号，T$_2$WI 上为较高信号，增强扫描可见渐进性强化。因为血管平滑肌脂肪瘤内存在特征性的成熟脂肪组织，故影像学检查中发现成熟脂肪组织对于该病的诊断有重要意义。MRI 及 CT 检查均能发现成熟脂肪组织，在 CT 平扫中呈低密度，CT 值为 -40 ～ -70HU，MRI 检查中 T$_1$WI 同相位呈高信号，反相位呈中心高信号伴高信号周围特征性的低信号环，脂肪抑制序列上呈低信号。不论是哪种血管平滑肌脂肪瘤亚型，找到其内成熟的脂肪组织对诊断有重要的提示价值。

（五）肝内胆管细胞癌

肝内胆管细胞癌（intrahepatic cholangio-carcinoma）占肝内原发恶性肿瘤的第二位，第一位为肝细胞癌。多见于老年患者，其 5 年生存率低于肝细胞癌。病理表现为肝内胆管二级分支以下的胆管来源，为实性肿物，无包膜，中心为水肿的纤维基质及部分凝固性坏死，内可见黏液变性，极少钙化。进展期肿瘤会侵犯门静脉及格利森鞘，沿门静脉及淋巴道播散形成肝内转移灶。根据其形态可分为肿块型、管壁浸润型及胆管腔内型。

肿块型肝内胆管细胞癌 MRI 检查可见肝内肿块，边界清楚或不清楚，无包膜，T$_1$WI 呈较低信号，T$_2$WI 呈高信号，DWI 可见扩散受限，增强扫描动脉期可见周围环形强化，中心区低强化，因中心富含纤维组织，因此随时间延长中心区可见渐进性强化；伴肿块上游肝内胆管扩张，有时很小的肿块即可观察到肝内胆管扩张；肿块内纤维牵拉可引起局部肝被膜回缩（图 17-24）。管壁增厚型及腔内型详见胆管肿瘤部分描述。晚期患者可出现门静脉及腔静脉癌栓，肝门淋巴结及腹膜后淋巴结转移等。

（六）肝细胞癌

非肝硬化背景上的肝细胞癌占 10% ～ 20%，病灶本身的表现与肝硬化背景中的肝细胞癌类似。MRI 检查中 T$_1$WI 呈较低信号，部分肿块内富含脂质可在 T$_1$WI 反相位上见信号衰减，T$_2$WI 呈较高信号，DWI 可见扩散受限。增强扫描肿块可见典型的动脉期呈高强化，门静脉期及延迟期可见流出，强化幅度低于肝实质，肿块周围多可见延迟强化的包膜。大肝癌还可能出现包膜外浸润、血管侵犯、淋巴结转移及远处转移等。对于肝细胞癌的诊断主要依赖于增强后的强化方式，CT 增强扫描和 MRI 增强扫描均可明确肿块血供情况，但 MRI 对肿块内的脂肪变性、铁沉积、出血等辅助征象的观察优于 CT 增强扫描。

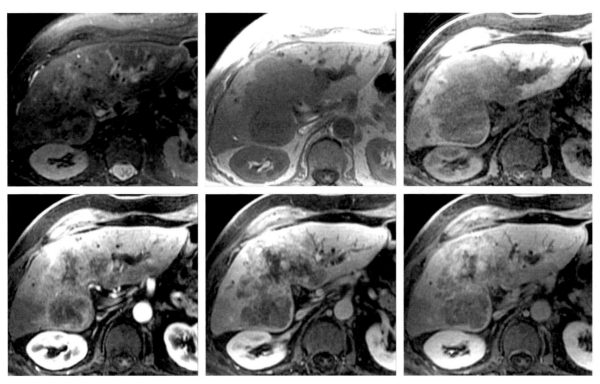

图 17-24 胆管细胞癌

（七）纤维板层样肝细胞癌

纤维板层样肝细胞癌多见于无肝硬化的年轻人，患者 AFP 多无异常，很多患者发现时已经出现淋巴结转移。MRI 检查中纤维板层样肝细胞癌的特点是肿块大，边界清楚，可见分叶，位于肝左叶者多，中心可见 T_2WI 低信号的纤维瘢痕，增强扫描延迟 5min 以上纤维瘢痕可见强化；肿块实性成分 T_1WI 信号较低，T_2WI 信号较高，DWI 呈高信号，可见动脉期早期强化，门静脉期及延迟期可见强化减低。该肿瘤中钙化的发生率较高，但 MRI 对于钙化的检出不如 CT，因此需结合 CT 及 MRI 检查对该病进行诊断及鉴别诊断。

（八）肝转移癌

肝转移癌是肝脏最常见的恶性肿瘤。肝脏为全身其他脏器恶性肿瘤常见的转移部位，转移的发生率仅次于淋巴结。肝转移癌多来源于胃肠道，乳腺癌及肺癌的肝转移发病率也较高。肿瘤可经肝动脉、门静脉或淋巴道播散至肝内，也可以直接侵犯进入肝内。病理学表现取决于原发肿瘤。

MRI 检查中肝转移癌可表现为肝内单发或多发的大小不一的结节，边界清楚，多无包膜。在 T_1WI 上多数呈低信号，恶性黑色素瘤肝转移可呈高信号，在 T_2WI 上多为较高信号，部分可见囊变，DWI 多为高信号，增强扫描与原发肿瘤强化类似，多数呈环形强化（图 17-25）。根据原发病史及特征性表现，多能做出准确诊断。肝细胞特异性对比剂增强 MRI 可大大提高肝转移癌检出的敏感性。

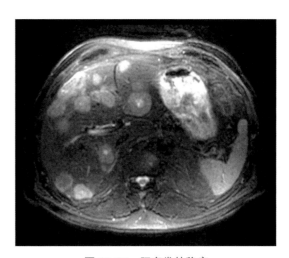

图 17-25 肝多发转移癌

九、肝脏外伤

根据肝脏损伤的程度，可分为被膜下破裂、中央破裂、完全破裂，肝脏破裂可能合并出血及胆汁漏出，需要早期进行影像学检查以评价受损程度。

CT 及 MRI 检查均可被用于评估肝脏损伤，对于严重损伤的患者评估应优先选取速度更快的 CT 平扫＋增强扫描。CT 增强可以准确地判断肝裂伤的程度、肝内及被膜下出血情况，动态增强扫描 CT 对于外伤性假性动脉瘤及动静脉瘘亦可清晰显示。肝损伤早期较少采用 MRI 检查，但在治疗后随访、合并症的评估、胆管的受损情况中 MRI 检查可发挥作用，尤其是受伤后慢性期怀疑胆道系统病变时可采用肝胆特异性对比剂 MRI 增强扫描帮助评估。

十、肝移植术前影像评估

肝移植影像学检查的目的是需要了解移植前受体肝脏实质情况及其血管、胆管的变异，了解供体肝脏血管、胆管的解剖及有无肝脏和其他脏器疾病。

CT 和 MRI 检查均可用于术前评价肝胆疾病、血管、胆管的解剖变异，但二者观察的侧重点有差异。

移植术前，CT 多期增强扫描可以清晰显示肝脏的血管系统及腹腔血管，明确供体及受体是否存在腹部血管的解剖变异，方便术前制定手术方案。MRI 更适合用于受体及供体胆管的评估，对于供体是否存在脂肪肝及铁过载等情况的评估也明显优于 CT。

十一、胆道系统常见疾病

胆道系统常见疾病包括先天性变性、胆系结石及炎症、胆系增殖性病变等多种疾病，尤其是胆系结石及炎症性病变，是常见的急腹症。多数胆系疾病通过 CT 检查可以确诊，MRI 检查尤其是 MRCP 检查对于观察胆系疾病及胆管、胰管情况优于 CT 检查，也是临床中用于评估胆道疾病的重要影像学手段[25, 26]。

1. 先天性胆管囊状扩张　根据胆管囊状扩张发生的部位和形态，可将胆管囊状扩张分为 5 个类型：Ⅰ 型为胆总管囊肿，Ⅱ 型为胆总管憩室，Ⅲ 型为十二指肠壁内段胆总管囊状膨出，Ⅳ 型为多发性肝内外囊肿，Ⅴ 型为肝内多发性胆管囊状扩张，也称卡罗利病；其中以 Ⅰ 型最为常见。MRCP 对于先天性胆管囊状扩张的观察效果较好。CT 及 MRI 检查对于疾病本身及合并症的显示清晰，逐渐替代有创性检查。

2. 胆系结石及炎症　胆系结石及炎症是胆道系统最常见的并发症，结石可出现于肝内胆管、肝总管、胆囊内、胆囊管、胆总管等任意位置，CT 检查对于高密度或低密度结石可清晰显示，但对于等密度结石及泥沙样结石的显示不如 MRCP，因此对于某些疑诊胆系结石但 CT 检查为阴性的患者，需要进一步行 MRCP 及 MRI 检查明确是否存在结石。各类结石在 T_2WI 或 MRCP 上都表现为低信号充盈缺损；而在 T_1WI 上信号多变，胆色素结石在 T_1WI 上常呈高信号，其他类型结石常呈低信号。除了直接观察结石外，CT 及 MRI 检查也可以观察到间接征象，如结石上方的胆道系统扩张，并发炎症时可以观察到胆管、胆囊壁的增厚，增强扫描可见壁水肿、强化。部分胆系结石及炎症较重的患者可能形成局部区域的脓肿，有的甚至可引起胆囊穿孔，CT 增强扫描及 MRI 增强扫描均可清晰显示继发的脓肿性改变及穿孔等，对于治疗的评估也有重要价值。慢性胆囊炎表现为胆囊缩小，囊壁增厚并钙化，CT 对于钙化的观察优于 MRI 检查。

3. 胆囊息肉和腺瘤　胆囊息肉和腺瘤是常见的胆囊良性病变，影像学检查容易检出，尤其是 MRCP 及 MRI 检查可以清晰显示病变的位置、形态、强化方式。胆囊腺瘤及息肉较小时，超声观察有优势。当肿块直径超过 1cm 时或肿块位于胆囊颈部时，或合并邻近胆囊壁增厚时，需高度警惕恶性可能。

4. 胆囊腺肌增生症　胆囊腺肌增生症是一种常见的胆囊良性病变，为不明原因的胆囊黏膜上皮及肌层异常增生的病变，黏膜上皮过度增生并突入增厚的固有肌层内，形成胆囊壁内的憩室样改变，称为罗 - 阿窦。MRI 检查均可见局部或弥漫性胆囊壁增厚、强化，增厚的壁内发现多发小囊状影，即扩大罗 - 阿窦对于本病的诊断具有较高的敏感性和特异性。因此，MRI 是本病最简单和有效的检查方法，同时可以对本病和胆囊炎、胆囊息肉等病变进行鉴别。

5. **胆囊癌**　胆囊癌是胆系最常见的恶性肿瘤，表现为胆囊壁明显增厚。根据增厚的形式不同可分为厚壁型、腔内型及肿块型。CT及MRI检查均可显示胆囊壁局限性或弥漫性增厚，局部形成肿块，T_1WI呈低信号，T_2WI为较高信号，增强扫描可见明显强化。同时MRI检查还可以显示并发的胆管扩张、肝脏受累的情况。胆囊窝区肝脏无腹膜覆盖，因此胆囊癌容易直接侵犯邻近肝脏，对于胆囊癌患者应注意观察邻近肝实质的情况。MRI对于观察胆囊癌对胆管的侵犯较CT有优势。

6. **胆管癌**　肝内胆管细胞癌详见肝脏实性肿块部分，下文仅介绍肝外胆管癌。肝外胆管癌多为腺癌。CT及MRI检查均可显示增厚的胆管壁及形成的肿块，增强扫描可见强化，且随时间延长强化幅度增高；同时影像学检查可以观察到增厚的胆管壁上方扩张的胆管，肝内转移灶，肝门区及腹膜后的转移淋巴结等。CT增强扫描对于多数胆管癌均可显示，但部分下段胆管癌有时在CT上难以见到肿块，需要采用MRI检查进一步评价。影像学检查不仅可以观察到直接征象及间接征象，同时可用于与胆系结石等良性病变进行鉴别。

7. **梗阻性黄疸**　胆道系统梗阻性病变多表现为梗阻性黄疸，引起梗阻的原因可能为炎症、结石、肿瘤性病变及医源性损伤等，对于梗阻性黄疸患者影像学检查方法非常重要，可以帮助判断梗阻的部位、原因、严重程度及并发症等。

对于梗阻性黄疸观察的影像学评价应包括是否存在梗阻、梗阻部位的确定、梗阻病因的明确、并发症的描述。采用CT或MRI检查时，正常肝内胆管分支一般不能显示，当观察到肝内胆管直径>5mm时可认为扩张；当肝总管或胆总管内径>10mm时定义为扩张。当扩张的胆管在某处突然截断或未显示时，则该部位为梗阻部位。梗阻部位如果是管壁增厚及肿块形成，则为恶性肿瘤梗阻。如果梗阻部位是高密度的结石，则可能为结石性梗阻，但观察需全面，勿漏诊结石局部或远侧的肿瘤性病变（图17-26、图17-27）。CT和MRI检查均可对梗阻性黄疸的胆系情况进行评价，二者各有优势，有时需要互补应用，应根据临床实际情况判断。

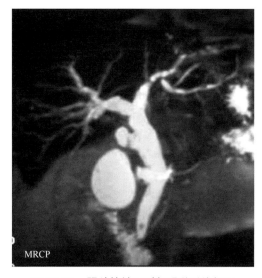

图17-26　胆总管结石引起胆道系统梗阻

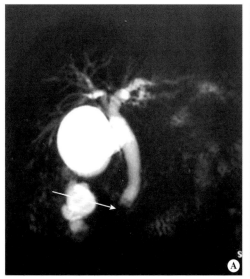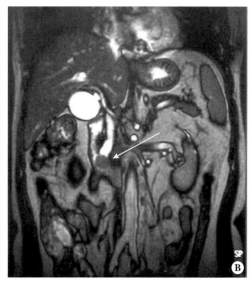

图17-27　十二指肠壶腹癌引起胆道系统梗阻

（杜　婧　杨正汉）

参 考 文 献

[1] 王宝恩 . 现代肝脏病学 . 北京：科学出版社；2003.

[2] 杨正汉，冯逢，王霄英 . 磁共振成像技术指南 . 第 2 版 . 北京：人民军医出版社；2010.

[3] 白人驹 . 医学影像诊断学 . 第 2 版 . 北京：人民卫生出版社；2005.

[4] 勒二虎 . 磁共振成像临床应用入门 . 北京：人民卫生出版社；2009.

[5] Nicholas C. Gourtsoyiannis. 临床腹部磁共振诊断学 . 周智洋，孟晓春等译 . 北京：人民军医出版社；2015.

[6] 陈敏，欧阳汉，全冠民 . 体部磁共振诊断学 . 福州：福建科学技术出版社；2010.

[7] Lewis S，Dyvorne H，Cui Y，et al. Diffusion-weighted imaging of the liver：techniques and applications. Magn Reson Imaging Clin N Am 2014；22：373-95.

[8] Mungai F，Morone M，Villanacci A，et al. Diffusion weighted MR and apparent diffusion coefficient measurement in classification and characterization of noncystic focal liver lesions：does a clinical role exist? Medicine 2014；93：e40.

[9] 中华医学会放射学分会腹部学组 . 肝胆特异性 MRI 对比剂钆塞酸二钠临床应用专家共识 . 临床肝胆病杂志 2016；50：2236-41.

[10] American College of Radiology. ACR manual on contrast media 2021[EB/OL]. http：//www.acr.org/-/media/ACR/Files/Clinical-Resources/Contrast_Media.pdf.

[11] Antonio L，Shivani P，Claudio B，et al. Multiparametric MR imaging in abdominal malignancies. Magn Reson Imaging Clin N Am 2016；24：157.

[12] Dulai PS，Sirlin CB，Sloomba R. MRI and MRE for non-invasive quantitative assessment of hepatic steatosis and fibrosis in NAFLD and NASH：clinical trials to clinical practice. J Hepatol 2016；65：1006.

[13] Pavlides M，Banerjee R，Tunnicliffe EM，et al. Multiparametric magnetic resonance imaging for the assessment of non - alcoholic fatty liver disease severity. Liver Int 2016；37：1065-73.

[14] Vachha B，Sun MR，Siewert B，et al. Cystic lesions of the liver. Am J Roentgenol 2011；196：W355.

[15] Ahmad J，Friedman SL，Dancygier H. Mount Sinai Expert Guides：Hepatology. NewYork：John Wiley & Sons，Ltd 2014：325-33.

[16] Qian LJ，Zhu J，Zhuang ZG，et al. Spectrum of multilocular cystic hepatic lesions：CT and MR imaging findings with pathologic correlation. Radiographics 2013；33：1419-33.

[17] American College of Radiology. Liver imaging reporting and data system（version 2014）[EB/OL]. 2014. http：//www.acr.org/Quality Safety/Resouces/LI-RADS.

[18] Mitchell DG，Bruix J，Sherman M，et al. LI - RADS（Liver Imaging Reporting and Data System）：summary，discussion，and consensus of the LI - RADS Management Working Group and future directions. Hepatology 2015；61：1056.

[19] American College of Radiology Committee on LI-RADS®. CT/MRI LI-RADS® v2018. http：//www.acr.org/Clinical-Resources/Reporting-and-Data-Systems/LI-RADS/CT-MRI-LI-RADS-v2018. 2019-6-3.

[20] 邹显伦，沈亚琪，胡道予 . 肝脏影像报告及数据系统（LI-RADS）的更新——2017 版解读 . 放射学实践 2017；10：998-1002.

[21] 王可，郭小超，王鹤，等 . CT 和 MRI 对乙肝肝硬化背景下肝细胞癌诊断评分的一致性：基于 LI-RADS 的多中心、个体内对照研究 . 放射学实践 2016；31：291-5.

[22] Markl M，Schnell S，Wu C，et al. Advanced flow MRI：emerging techniques and applications. Clin Radiol 2016；71：779-95.

[23] Hussain SM，Reinhold C，Mitchell DG. Cirrhosis and lesion characterization at MR imaging. Radiographics 2009；29：1637.

[24] Prasad SR，Wang H，Rosas H，et al. Fat-containing lesions of the liver：radiologic-pathologic correlation. Radiographics 2005；25：321.

[25] Seale MK，Catalano OA，Saini S，et al. Hepatobiliary-specific MR contrast agents：role in imaging the liver and biliary tree. Radiographics 2009；29：1725-48.

[26] Hyodo T，Kumano S，Kushihata F，et al. CT and MR cholangiography：advantages and pitfalls in perioperative evaluation of biliary tree. Br J Radiol 2012；85：887.

第18章　肝胆核素显像

第1节　肝胆动态显像

一、原　　理

肝细胞自血液中选择性地摄取放射性肝胆显像剂，通过近似于处理胆红素的过程，将其分泌入胆汁，继而经由胆道系统排泄至肠道，可使胆道系统显影。肝细胞功能正常是肝胆显影的前提，胆道通畅是显像剂聚集于胆囊并在胆道内显影的条件[1]。应用肝胆动态显像可观察药物被肝脏摄取、分泌、排出至胆道和肠道的过程，了解肝胆的形态、评价其功能。

二、显像剂及显像方法

目前用于肝胆动态显像的放射性药物主要有两大类：^{99m}Tc 标记的乙酰苯胺亚氨二乙酸类化合物（^{99m}Tc-iminodiacetic acid，^{99m}Tc-IDA）和 ^{99m}Tc 标记的吡哆氨基类化合物（^{99m}Tc-pyridoxylidene amino acid，^{99m}Tc-PAA）。前者以二乙基乙酰苯胺亚氨二乙酸（^{99m}Tc-EHIDA）、二异丙基乙酰苯胺亚氨二乙酸（^{99m}Tc-DISIDA）和三甲基溴乙酰苯胺亚氨二乙酸（^{99m}Tc-mebrofenin）常用，后者以吡哆-5-甲基色氨酸（^{99m}Tc-PMT）最为常用。其中，^{99m}Tc-DISIDA、^{99m}Tc-mebrofenin 和 ^{99m}Tc-PMT 的肝摄取率、胆汁排泄率和尿中排出量均比较理想。

^{99m}Tc-IDA 类和 ^{99m}Tc-PAA 类衍生物在肝内与白蛋白分离后进入类似于胆红素的代谢途径，然而并不参与葡萄糖醛酸或硫酸的结合过程而以原型排出。由于肝脏的摄取和排泄过程与胆红素相似，这两类药物在高胆红素情况下受其竞争抑制。

检查前患者禁食 4～12h，以保证胆囊充盈。禁食时间过长（超过24h）或使用完全性静脉营养者可在检查前 30～60min 缓慢（3min 以上）静脉注射辛卡利特（Sincalide）0.01～0.02μg/kg。检查前应停用对奥迪括约肌有影响的麻醉药物 6～12h。静脉注入放射性显像剂 185～370MBq（5～10mCi）后即刻取得血流灌注像，并于 5、10、20、30、45、60min 分别显像或以每 5min 一帧连续动态采集至 60min。胆囊、肠道显示放射性后可停止采集。必要时可用采集其他体位、断层显像、延迟显像及介入试验等来帮助诊断。

三、介入试验

介入试验是利用药物或生理、物理因素的介入引起胆流动力学改变，用以检测胆道功能，提高诊断率。常用的介入试验如下：

1. 胆囊收缩试验　胆囊收缩试验可使用胆囊收缩素（cholecystokinin，CCK）或脂肪餐进行。

胆囊显影后达到最浓时，静脉注射胆囊收缩素或口服脂肪餐，促进胆囊收缩和胆汁排泄，用以鉴别功能性或机械性胆道梗阻，同时测定胆囊收缩功能参数。

2. 吗啡试验　注射吗啡引起奥迪括约肌收缩可使胆总管内的压力增加 10 倍。胆囊管如果是通畅的，借助于奥迪括约肌的推力，胆汁将大量流入胆囊而引起胆囊显影；反之，则可证明胆囊管受阻，从而确诊为急性胆囊炎。用吗啡试验来缩短确诊急性胆囊炎所需要的时间。使用吗啡的绝对禁忌证为呼吸抑制和吗啡过敏，相对禁忌证为急性胰腺炎。

3. 苯巴比妥试验　苯巴比妥是肝微粒体药物代谢与 Na^+-K^+-ATP 酶的诱导剂，其作用是刺激和增强肝微粒体葡萄糖醛酸转移酶的活性，促进胆红素与葡萄糖醛酸结合，并可促进结合胆红素分泌入毛细胆管，增加胆汁流量，还可增加肝细胞中 Y 蛋白对胆红素的摄取。在肝胆显像中应用苯巴比妥试验鉴别诊断新生儿肝炎和先天性胆道闭锁。

注意：苯巴比妥过敏者，有肝性脑病前驱症状的肝病患者，严重肺功能不全，如肺气肿、严重肾功能不全者慎用。

四、检查适应证

（1）诊断急性胆囊炎。

（2）诊断异位胆囊、胆总管囊肿等先天性胆道异常。

（3）鉴别诊断肝外胆道梗阻和肝内胆汁淤积。

（4）鉴别诊断先天性胆道闭锁和新生儿肝炎。

（5）肝胆系手术如肝移植、胆道－肠道吻合术等手术后的疗效观察和随访、胆汁漏的诊断。

（6）诊断十二指肠－胃胆汁反流。

五、正 常 影 像

按其动态显像顺序，可分为血流灌注相、肝实质相、胆管排泄相和肠道排泄相 4 期。

1. 血流灌注相　自静脉注射后 30 ～ 45s，心脏、肺脏、肾脏、大血管、肝脏依次显影。

2. 肝实质相　注射后 3 ～ 5min 肝脏已清晰显影，且放射性浓聚继续增强，15 ～ 20min 达高峰，以后肝脏影逐渐变淡。

3. 胆管排泄相　随着肝细胞将显像剂分泌入胆道，注射后 5min 胆管内即可出现放射性。逐次显现左右肝管、肝总管、胆总管和胆囊管、胆囊影像。胆囊一般 45min 内已显影。肝影变淡，胆系影像随肝脏显影变淡而更清晰，有时可见"胆道树"结构。

4. 肠道排泄相　显像剂被排至肠道，一般不迟于 45 ～ 60min。心影的消退速度和过程，胆囊、肠道显影与否，肝胆系和肠道以外异常放射性的出现等是放射性核素肝胆动态显像观察的要素。异常影像往往表现为显影时间、显影顺序和显影部位异常，如心影持续存在或消退缓慢、肝影模糊或持续显影不消退、胆囊不显影或显影时间延迟、肠道不显影或显影时间延迟及放射性物质漏入腹腔或反流入胃等。

六、常见肝胆疾病的核素显像特点

1. 急性胆囊炎　急性胆囊炎最特异的病理生理表现为炎症、水肿或其他原因所造成的胆囊管梗阻。因此，在急腹症情况下，具有正常的肝脏影像、肝胆管显影、肠道排泄相正常，而胆囊持续不显影，可证实急性胆囊炎的临床诊断。相反，胆囊显影则可排除急性胆囊炎。

胆囊持续不显影要注意与慢性胆囊炎、胆囊结石、胆囊癌等其他胆囊疾病相鉴别。此外，急性胰腺炎、乙醇中毒、长期采用静脉营养及禁食时间过长等也可造成胆囊不显影。可采取以下三种方法以避免假阳性：①给予辛卡利特；②给予吗啡；③延迟显像至注射后 2 ～ 4h。若胆囊持续不显影则充分支持急性胆囊炎诊断。

2. 慢性胆囊炎　85% ～ 90% 的慢性胆囊炎患者可表现为正常的肝胆动态影像，胆囊正常显影。胆囊延迟 1 ～ 4h 显影是大部分慢性胆囊炎的明显特征。胆囊显影越滞后，诊断慢性胆囊炎的符合率越高。肠道先于胆囊出现放射性是慢性胆囊炎患者的一个非敏感却特异性的征象，而在大部分正常人中，胆囊先于肠道显影[2]。

胆囊慢性炎症、部分梗阻或功能损伤（胆囊丧失运动功能）时，患者往往表现为胆囊对促胆囊收缩因素的反应异常。引入胆囊排胆分数来反映胆囊的收缩功能，其测定方法是在胆囊显影并基本稳定后，静脉注射胆囊收缩素 200mg/kg（或辛卡利特 0.02mg/kg），或在服脂肪餐后继续做肝胆动态显像至 30min，勾画胆囊感兴趣区（ROI），获得胆囊收缩前及 30min 时（或胆囊缩小至稳定程度时）的胆囊影像计数率，按下列公式计算排胆分数（GBEF）：

$$GBEF(\%) = \frac{\text{胆囊收缩前计数率} - 30\text{min}(\text{或胆囊缩小至稳定程度时})\text{计数率}}{\text{胆囊收缩前计数率}} \times 100\%$$

排胆分数低于 35% 被认为胆囊收缩不正常，其数值不受年龄的影响。

3. 胆管先天性囊状扩张症　可用核素肝胆动态显像诊断先天性胆总管囊肿。先天性胆总管囊肿通常可分为四型。它们在肝胆动态显像图上的表现为胆总管扩张部分的放射性滞留，构成椭圆形或梭形浓聚影，可在肝影、胆囊影消退甚至进餐后仍残存。

4. 肝细胞性黄疸和梗阻性黄疸的鉴别诊断　肝细胞性黄疸患者肝细胞受损、功能降低，对显像剂的摄取也下降，肝脏显影不清晰，而心影放射性持续存在。梗阻性黄疸在肝功能未严重损害的情况下表现为肝影持续浓聚不消退，而肠道不显影或显影延迟。肠道显影延迟，伴梗阻上段胆管扩张，考虑为不完全梗阻，若 24h 肠道仍不显影为完全性梗阻[3]。

5. 新生儿胆道疾病的鉴别诊断 新生儿黄疸多见于先天性胆道闭锁和新生儿肝炎。行肝胆动态显像，如 24h 后肠道内仍无放射性，则诊断为先天性胆道闭锁。一旦出现放射性，则可排除胆道闭锁[4]。

6. 胆总管梗阻的诊断 胆总管梗阻常由超声检查发现胆总管扩张而诊断。尽管放射性核素肝胆动态显像对胆总管梗阻具有特征性的表现（肝脏摄取良好，但没有经胆道排出），但一般不作为首选诊断方法。以下两种情况仍常使用放射性核素肝胆显像：①发生梗阻前 24h 胆总管扩张已经发生，此时超声检查正常，但放射性核素肝动态显像已可表现为异常而显示病理生理异常改变。②对于既往有胆总管扩张史或外科手术史的患者来说，胆总管往往难以恢复到原来的直径。放射性核素肝胆动态显像仍可通过是否存在示踪剂从胆道运转至肠道鉴别诊断梗阻性或非梗阻性扩张。

7. 不完全性胆总管梗阻的诊断 放射性核素肝胆动态显像对不完全性胆总管梗阻的诊断有一定作用。超声和静脉胆道造影很难发现由于结石造成的不完全性胆总管梗阻（＜ 10%），加之胆总管不一定扩张。在这样的情况下，放射性核素肝胆动态显像可以发现显像剂从胆道排至肠道延迟＞ 60min。

肝胆动态影像不完全性胆总管梗阻的特征性表现包括：节段性狭窄，突发或渐变的胆道中断，管腔内充盈缺损，狭窄部位以上的管腔扩张，胆道动力学异常和胆道至肠道显像剂转运延迟。伴随着胆管扩张的节段性狭窄是不完全性胆总管梗阻的特异性表现，有可能突然发生或表现为渐变过程，延迟像往往可以证明胆道动力学的异常。

8. 肝胆系手术后的评价 肝胆系手术后放射性核素肝胆显像能提供下述有用信息：①术后有无胆道闭塞；②胆道、肠道吻合术（Rous-Y 手术）后吻合口的通畅性；③毕 II 式手术后的胆流畅通情况，有无胆汁胃、食管反流；④有无胆漏；⑤肝移植术后有无排斥反应，有无感染或胆道梗阻[1]。

胆囊切除术后疼痛综合征是常见的症状，并可由多种原因造成。残留的结石，手术后狭窄和奥迪括约肌功能不良是引起胆总管部分梗阻的原因。放射性核素肝胆显像证实肝胆管不完全性梗阻提示该综合征的诊断。近来资料表明，胆囊收缩素介入的应用增加了肝胆影像诊断该综合征的能力。

放射性核素肝胆显像对探测术后有无胆汁漏不仅灵敏而且特异。超声和 CT 可以探测腹部异常的液体聚集，但不能鉴别是胆汁、血清或血液，也不能鉴别异常液体与胆道之间的关系，而放射性核素肝胆动态显像可加以鉴别。

9. 肝细胞癌的定性诊断 利用肝胆显像剂能在肝癌组织中大量浓聚的特征，以放射性浓聚区（热区）显示肝癌病灶，直接显示病变组织，并显示其部位、大小、数量和形态，对于原发性肝细胞癌的定性、定位诊断具有特殊意义[5]。

放射性核素肝胆动态显像具有方法简便、安全、无创伤且辐射剂量低等优点，对新生儿也适用，还可反映肝细胞的功能和代谢情况。

第 2 节 肝血流灌注和肝血池显像

一、原 理

肝脏含血量丰富，仅低于心腔大血管和脾脏，故血液循环中的放射性药物能够较多地分布于肝血池而使其显影。肝脏具有双重供血，25% 来自门静脉，25% 来自肝动脉。以"弹丸"（bolus）方式静脉注射放射性显像剂后，腹主动脉、脾脏和肾血管床显影时，因肝动脉灌注入肝脏的血流少，肝脏几乎不显影；6 ～ 8s 后进入门静脉期，肝影显示清晰。静脉注射的显像剂在血流循环中达到分布平衡后，主要浓聚在肝脏血管和血窦中，肝血池内放射性分布明显高于邻近组织，肝脏显影清晰，为肝血池显像。

二、显 像 剂

肝血流和肝血池显像剂以 ^{99m}Tc 标记的红细胞（^{99m}Tc-RBC）最为常见。注射显像剂即刻记录肝血流灌注影像，30min 后显像剂在肝血池中浓聚并达到平衡，可获得肝血池影像。

^{99m}Tc-RBC 标记方法分为体内法、半体内法和体外法。体内标记红细胞的方法较简便，因而最常用。其方法为首先静脉注射"冷"（无放射性）的焦磷酸盐（PYP）溶液（内含氯化亚锡 1mg），10 ～ 30min 后从对侧肘静脉"弹丸"式注入高锝酸盐（^{99m}TcO$_4^-$）。注射高锝酸盐同时即可进行肝血流注显像。但体内标记法的标记率容易受氯化亚锡含量及其理化特性的影响。使用经过改良的半体内法可提高标记率。方法是在静脉注射"冷"PYP

溶液后 15～30min，用三通管抽取 3ml 全血进入经肝素处理的注射器内，然后将注射器内的血液与高锝酸盐混合，室温下放置 10min 并摇匀，即完成红细胞的 ^{99m}Tc 标记过程，最后将 ^{99m}Tc 标记的红细胞复注入静脉。此法标记率可达 95%[6]。

患者无须特殊准备。使用高锝酸盐标记红细胞（体外、体内、半体内标记），剂量 740～1110MBq（20～30mCi），"弹丸"式静脉注射。分别采集肝血流灌注相、早期影像和注射后 0.5～2h 延迟影像（血池相）。必要时加做断层显像，有助于发现多发病灶。

三、适 应 证

（1）肝血管瘤的诊断，以及肝血管瘤和肝细胞癌的鉴别诊断。

（2）鉴别诊断血供丰富和血流减少的占位性病变：血供丰富的病变有肝血管瘤、肝细胞癌和部分转移性肝癌。血流减少或缺乏的病变有肝囊肿、肝硬化结节、肝脓肿等。

（3）了解肝脏或肝内局部病变的肝动脉血供和门静脉血供。

（4）进行肝脏的血流灌注评价，如测定肝血流量、肝动脉/门静脉血流比等。

四、正 常 影 像

1. 肝血流灌注相动脉期　"弹丸"式注射放射性物质后，依次可见放射性通过心脏各房室，肺及左心显影后 2～4s 腹主动脉开始显影，继续 2～4s 双肾及脾脏显影，而肝区不出现明显放射性。

2. 肝血流灌注相静脉期　双肾显影后 12～18s，肝区放射性持续增加，并逐渐经过肾脏；此为门静脉灌注所致。

3. 肝血池相平衡期　30min 或更长时间后，^{99m}Tc-RBC 在循环血液中充分混合，达到平衡状态。通过静态影像可观察到心、脾、肝等血池影像。正常情况下肝区放射性分布均匀，强度一般低于心血池影和脾影。

五、异 常 影 像

1. 肝血流灌注相动脉期血流增加

（1）全肝普遍增加，是肝硬化、门静脉高压形成的表现之一。

（2）肝内胶体显像缺损区局部肝动脉血供增加，可作为肝脏实质性肿瘤（原发性肝癌、转移性肝癌、肝腺瘤等）的一个特征，但部分血管瘤也有此表现。

2. 平衡期　病变部位放射性与周围正常肝组织相比较，可有高于、等于、低于正常肝组织水平三种情况，分别称之为血池显像剂过度填充、填充和不填充。

（1）病变部位放射性高于周围肝组织（过度填充）：往往是肝血管瘤的特征性表现。

（2）病变部位放射性低于周围肝组织（不填充）：提示肝内病变没有或很少有血液供应，多为肝囊肿、肝脓肿、肝硬化结节等。

（3）病变部位放射性等于周围肝组织（填充）：表明病变有血供，其血供与肝组织相近。病变可为肝细胞癌、转移性肝癌、良性实质性肿瘤或血管瘤等。

通过肝血流灌注和血池显像观察肝脏和病变部位的血供来源、血供速度和血流丰富程度可初步鉴别病变性质。肝血流灌注相无明显动脉期充盈，肝血池相呈过度充盈，即"血流血池不匹配"现象是肝血管瘤的典型特征性表现。但也有部分血管瘤在灌注相动脉期即已开始充盈。

六、临床意义及评价

肝血流灌注与肝血池显像对肝血管瘤的诊断具有重要价值。标记的红细胞经过一定时间后，与血管瘤病灶血池中的未标记血细胞相交换并达到平衡。达到平衡的时间因病灶的大小而不同，为 30～120min。当达到完全平衡时，肝血管瘤内单位像素的计数远远高于周围正常肝组织并可接近心血池，因此利用 γ 照相机或 SPECT 可以将此种分布差异显示出来，用于血管瘤的定位诊断。放射性核素肝血流灌注和肝血池显像是诊断肝血管瘤的可靠方法，具有很高的特异性和准确性，可作为肝血管瘤术前病因诊断的首选方法。有时结合放射性核素肝胶体显像，与之进行比较，更有利于做出特异性诊断。

第3节　肝脏胶体显像

一、原　　理

静脉注射颗粒大小适当的放射性胶体显像剂后

能被肝脏内具有吞噬功能的库普弗细胞吞噬，且能在其间存留较长时间，通过核医学显像仪器可获得肝脏影像。大多数局灶性或弥漫性肝脏病变（如肝癌、肝囊肿、肝脓肿、肝血管瘤、肝硬化等）库普弗细胞缺如或吞噬能力降低，病变部位显示为放射性稀疏或缺损区。

除了肝脏中的库普弗细胞外，单核 – 吞噬细胞系统在脾脏、骨髓及其他脏器也有分布。故胶体颗粒也将分布在这些器官，尤其在脾脏中，故放射性核素肝胶体显像又称肝脾胶体显像。胶体在这些器官的分布特点取决于胶体颗粒直径大小。一般说来，颗粒直径偏小，骨髓甚至肾的聚集增加；颗粒直径偏大，脾脏的聚集增加。正常情况下，注入量的 80%～85% 被肝脏清除，5%～10% 存于脾脏，其余放射性存在于骨髓中。

二、显 像 剂

目前常用的肝脾胶体显像剂有 ^{99m}Tc- 硫胶体（^{99m}Tc-SC）和 ^{99m}Tc- 植酸盐等。其中 ^{99m}Tc- 植酸盐本身并不是胶体，静脉注入后与血液中的钙离子整合形成颗粒大小为 20～40nm 的 ^{99m}Tc- 植酸钙胶体。

患者无须特殊准备。静脉注射 ^{99m}Tc 标记的肝脏显像剂 74～185MBq（2～5mCi），15～20min 后开始显像。根据需要可行平面或断层显像，平面显像常规至少摄取前位、右侧位及后位影像，必要时添加左侧位、右前斜位、左前斜位、右后斜位等体位。断层采集可由计算机处理成肝脏横断面、冠状面和矢状面影像，并可获得肝脏三维立体影像。

三、适 应 证

（1）幽闭恐怖症等情况下不能施行 CT、MRI 等检查时，了解肝脏大小、位置、形态和肝内占位性病变。

（2）配合其他放射性核素检查做阴性对照和定位，如用于下列显像过程中 ^{99m}Tc-RBC 肝血池显像诊断肝血管瘤；^{111}In- 白细胞显像诊断感染；^{131}I-MIBG 显像诊断嗜铬细胞瘤；^{99m}Tc-MAA 肝动脉灌注显像；^{67}Ga 显像诊断肝癌或其他肿瘤；单克隆抗体显像做肿瘤定位；^{133}Xe 测定局灶性脂肪变性；肝胆延迟显像诊断原发性肝癌等。

（3）协助鉴别诊断肝脏肿块，特别是在诊断局灶性结节增生（FNH）和肝腺瘤时。

（4）诊断布 – 加综合征。

四、正 常 影 像

1. 位置 正常肝脏上界不超过右侧第 5 肋间，下界右侧下缘与肋弓相近，左侧下缘在胸骨剑突下。位置异常可表现为上移、下垂、陷入胸腔内、左右逆转等。肝脏位置下移常见于肺气肿等呼吸道疾病、内脏下垂、邻近器官的压迫等。腹内压增高者肝脏可向正中线甚至向上推移。内脏转位者可呈左位肝。

2. 形态 正常肝脏前位一般呈直角三角形，边缘完整、光滑。肝右缘和上缘呈清晰的弧形，肝影近心脏处可见心脏压迹。右侧位肝脏呈卵圆形、椭圆形、菱形或逗点状，变异较大，但正常影像边缘均光滑。前下方有向内凹的胆囊窝，后下缘存在右肾所造成的压迹。后上方由于肝静脉和下腔静脉的压迫也可形成压迹。后前位像左叶放射性明显低于右叶，主要由于左叶肝脏被脊柱掩盖，胃的挤压和遮挡也起部分作用。右叶下缘放射性略呈稀疏，可存在右肾之弧形压迹。脾脏影像在后前位较清晰。此外，正常肝脏形态多变，尚可见球形、帽形、镰刀形、卵圆形等变异形状。

3. 大小 可通过肝右叶平行于正中线的右叶长径和肝左叶通过身体正中线的肝左叶长径来测定肝脏的大小。参考正常值：右叶长径 11～15cm，左叶长径 5～9cm。

4. 肝脏放射性分布 正常肝脏放射性分布基本均匀。由于肝右叶组织较左叶厚，右叶放射性高于左叶。左、右叶间常见条索状放射性稀疏，由圆韧带及镰状韧带压迹所致。肝下缘影像较模糊，此与呼吸运动的影响及组织较薄有关。近肝门处常见一凹陷性压迹，与汇管区血管、胆总管结构有关，其附近有胆囊窝与之相连。肝上缘的肝静脉与下腔静脉交界处，可出现局限性稀疏影。断层显像可以进一步显示肝脏内部的血管、胆管和肝外脏器压迫所致的放射性稀疏、缺损或外形轮廓的异常。

正常情况下，肝脏、脾脏、骨髓可显影。使用 ^{99m}Tc- 植酸盐时，肝功能正常时脾脏影像较淡。使用 ^{99m}Tc- 胶体或 ^{113m}In- 胶体时，脾脏显影较清晰。若脾脏摄取增加，脊柱（骨髓）明显显影，提示肝脏摄取下降，肝外摄取增加，往往是肝功能低下的表现。

肝断层显像每层厚 5～10mm，重建三维立体图像后可作电影显示。由于正常肝脏的形态多变，左右半肝体积相差较大，以及肝门区集中较大的血管和胆管，后者的结构在肝内亦甚丰富。这些因素可在断层影像中以无放射性区形式展示，分析时须认真辨别，以免误认为缺损性病灶。

五、异常影像

肝胶体显像的异常影像主要表现在肝脏位置、大小、形态异常，放射性分布异常（局限性稀疏或缺损、弥漫性稀疏或缺损、局限性浓聚）及肝外放射性增高等[7]。

1. 肝区局限性放射性稀疏或缺损　大小超过一定范围的肝内占位性改变，可表现为单个或数个放射性稀疏或缺损区。原发性肝癌、转移性肝癌、肝腺瘤、肝脓肿、肝囊肿等均可表现为占位性病变。肝内其他病变，如较大的肝硬化结节，以及某些肝外病变也可在肝脏显像时造成局部放射性缺损区。

2. 肝内放射性分布弥漫性稀疏　肝内放射性分布不均，可见多数散在的斑点状甚或斑片状放射性减低区，伴有肝脏大小和形态的变化，且肝脏以外的放射性摄取可明显增加，常为肝硬化、肝炎、肝吸虫病、代谢性疾病等弥漫性实质性疾病及肝内恶性肿瘤的表现。要强调的是，肝胶体显像对这些疾病的诊断及鉴别诊断并无特殊价值。

3. 肝内局限性"热区"　少数情况下，肝显像时可表现为局限性放射性浓集区，即局限性"热区"，多见于上腔静脉综合征、下腔静脉综合征及肝静脉闭塞症及布-加综合征；偶尔也见于肝硬化、肝血管瘤、肝脏局灶性增生等疾病。

六、临床应用和评价

放射性核素胶体显像可提供对肿瘤大小、位置、手术切除范围的估计及确定经皮穿刺活检的最适位置。与平面显像相比，肝断层显像对肝内占位性病变的定位诊断较准确，对位置较深的占位性病变检出率较高，易于检出平面显像难以发现的直径在 1.5～2cm 的较小占位性病变。断层显像能够准确计算肝脏和脾脏的体积及肝脾摄取放射性的比

例，以定量评价其功能。然而，这种肝脏显像技术具有局限性而影响其临床应用：一是特异性差；二是对于 2cm 以下的肿瘤敏感性低。所有使正常肝组织受到损伤、库普弗细胞减少或受损的疾病，均可导致肝胶体显像剂的摄取与分布异常。由于病变的检出基于正常肝组织的缺如，而不是异常组织的表达，因而其诊断特异性和敏感性均不佳，目前已被 CT、MRI 与超声显像所取代。

第4节　去唾液酸糖蛋白受体显像评估肝脏储备功能

肝细胞癌是消化系统常见的恶性肿瘤。目前手术切除仍是大部分肝癌患者的首选治疗方法。然而，许多肝癌患者往往合并肝硬化等不同程度的肝功能受损，肿瘤体积通常也较大，因此在术前对患者的肝脏储备功能进行准确的评估对预后尤为重要。过去曾用 CT 显像评估肝脏储备功能，通过 CT 三维成像计算剩余肝的体积，但通过单纯的形态学估计其影响因素较多，准确性有限。

去唾液酸糖蛋白受体（asialoglycoprotein receptor，ASGPR）显像是近几年提出的一种核医学受体显像技术。ASGPR 只是广泛存在于哺乳动物肝细胞表面的一种受体蛋白，在肝炎、肝硬化等病理状态下其分布明显减少。利用放射性核素标记ASGPR 的特异性配体，静脉注入体内后可以特异性地与 ASGPR 结合，通过 SPECT 显像能定量显示其分布和功能状态，从而准确评估肝脏的储备功能。

目前研究较多的 ASGPR 配体显像剂主要有 ^{99m}Tc-NGA、^{99m}Tc-GSA 和 ^{99m}Tc-LSA，其中 ^{99m}Tc-GSA是比较理想的一种，并已在临床上应用于评估肝脏储备功能。术前根据 ^{99m}Tc-GSA 显像计算获得的肝功能参数估计肝脏的剩余功能，从而预测手术切除范围，以保证术后有足够的肝脏功能，降低术后死亡率。^{99m}Tc-GSA 功能参数的计算方法主要包括简单的计算比值的半定量法和通过较复杂的药代动力学模型及其曲线拟合获得受体结合容量的精确定量法。北京协和医院建立了比较简单的二室药代动力学模型的摄取指数（uptake index，UI）法，具有稳定、简单、可靠的优点，是目前较好的术前评估肝脏储备功能的参数[8]。

第 5 节　^{18}F-FDG PET-CT 显像在肝脏肿瘤中的应用

PET 全称为"正电子发射计算机断层成像（positron emission tomography）"。与传统核医学成像技术一样，PET 也是利用示踪原理显示体内的生物代谢活动。但是 PET 有不同于传统核医学成像技术的两个重要特点：一是它所用的放射性示踪剂是用发射正电子的核素所标记的；二是它的探测采用的是不用准直器的符合探测技术（coincidence detection）。

正是这两个特点使 PET 具有两个重要优点：① PET 常用的正电子核素 ^{18}F、^{11}C、^{15}O 和 ^{13}N 等是组成人体固有元素的同位素；由这些核素置换生物分子中的同位素所形成的示踪剂不会改变原有的生物学特性和功能，因而能更客观准确地显示体内的生物代谢信息。②符合探测技术替代准直器定位射线，使原本相互制约的灵敏度和空间分辨率都得到较大提高。

与单纯的 PET 相比，PET-CT 可从解剖学对病变精确定位，既改善了 PET 图像的分辨率，又缩短了患者的检查时间，可以一次性同时获得 CT 的解剖图像和 PET 功能图像，两种信息互补，提高了对患者诊断的准确性。

一、原　　理

PET 所用示踪剂是由发射正电子的放射性核素标记的。这些核素因富含质子而不稳定，通过正电子衰变（β$^+$ 衰变）达到稳定状态。根据不同的需要，选择一种参与体内某一生理代谢过程的物质，并标记上一种发射正电子的核素（如 ^{18}F），由此形成示踪剂（如 ^{18}F-FDG）。将示踪剂静脉注入人体后，它首先在体内的血管系统扩散，并通过毛细血管壁进入组织。然后，或直接参与体内代谢过程，或被限制在某些特定的组织区域。最后，体内的示踪剂通过各种排泄途径而消失。PET 扫描仪可以探测从湮灭地点发出的 γ 光子，从而确定示踪剂在体内的位置，由此得到示踪剂在体内的代谢过程与分布图像。

二、显　像　剂

^{18}F-2- 氟 -2- 脱氧 -D- 葡萄糖（^{18}F-FDG）是目前临床最常使用的 PET 显像剂。^{18}F 是一种发射正电子的核素，半衰期为 109min，适合进行 PET 或 FDG-SPECT 显像。FDG 的结构类似于葡萄糖，其中一个羟基基团被一个 F 原子所替代，摄取的过程开始类似于葡萄糖的糖酵解过程，经细胞转运后，在己糖激酶作用下被磷酸化；但与天然葡萄糖不同，^{18}F-FDG 经磷酸化后，生成 FDG-6-PO$_4$，不再参与进一步的糖代谢过程，被滞留在细胞中作为示踪剂进行显像，反映机体内细胞的葡萄糖摄取过程。肿瘤组织是机体内一种异常新生物，其细胞的代谢增生异常活跃，加上肿瘤细胞中葡萄糖转运蛋白和细胞内酶水平及基因表达均较正常细胞明显增加，肿瘤细胞中无氧糖酵解过程明显增加，表现出在有氧环境下的无氧酵解特征。使用 FDG 显像可以区别良性和恶性细胞中的代谢差异，发现代谢旺盛的恶性肿瘤组织。但由于一些良性病变（如炎症）同样会摄取较多的葡萄糖，导致 FDG-PET 显像上呈现高代谢，而一些恶性肿瘤由于其代谢的特殊性，不会表现为高代谢（如分化程度高的肝细胞癌含葡萄糖 -6- 磷酸酶，去磷酸化过程增强，FDG-6-PO$_4$ 含量低），导致 FDG-PET 的特异性较差。虽然随着病变类型的不同，肿瘤细胞对 FDG 摄取有所差异，但已有大量资料证实，显像在区别良恶性肿瘤，对恶性肿瘤进行分期、分级，探测恶性肿瘤复发和监控肿瘤疗效等方面均具有重要临床价值。

（一）显像前准备

（1）禁食至少 4h，部分患者腹部检查时可在显像前晚使用缓泻剂清肠。

（2）放射性药物注射前 10min 及检查前的一段时间，患者应完全处于休息状态；当进行脑显像时，患者还应进行视听屏蔽。显像前了解患者耐受能力，必要时使用镇静剂。

（3）放射性药物注射前应监测患者血糖。在高血糖状态下，病变组织对葡萄糖的摄取可以减少。

（二）显像剂与使用剂量

显像剂为 ^{18}F-FDG。成人一般静脉给予的剂量为 370 ～ 555MBq（10 ～ 15mCi），儿童一般给予的放射性药物剂量为 5 ～ 10MBq/kg（0.185 ～ 0.37mCi/kg）。

（三）图像采集

给药后 40min 嘱患者排空膀胱，根据患者身高确定床位数，扫描范围；颅底至股骨上端，一般为 5～6 个床位。局部 ^{18}F-FDG 异常浓聚常视为阳性表现。半定量计算肿瘤各种摄取比值如肿瘤靶 / 本比值（即等范围兴趣区肿瘤与周围或对侧正常组织的放射计数比值）、标化摄取值 [SUV=（局部放射性活度 /ml 组织）/（实际放射性注射剂量 /g 体重）]。

三、图像分析

正常的生理性摄取可见于脑、心肌、肝、脾、胃、肠道和肾、膀胱等，椎旁肌等骨骼肌、胸腺也可摄取增加。异常摄取增加可见于肿瘤组织、正在愈合的手术创口、肉芽肿组织、感染和其他炎症组织。定量和半定量分析有助于鉴别恶性病变。

四、临床应用

1. 占位性病变良恶性的鉴别诊断 肝脏恶性肿瘤的细胞代谢一般呈异常活跃状态，加上肿瘤细胞中葡萄糖转运蛋白和细胞内酶水平及基因表达均较正常细胞明显增加，肿瘤细胞中无氧糖酵解过程明显增加，表现出在有氧环境下的无氧酵解特征。使用 FDG 显像可以区别良性和代谢异常活跃的恶性细胞。但一部分分化程度高的肝癌细胞中葡萄糖 -6- 磷酸酶含量较高，去磷酸化过程增强，FDG-6-PO$_4$ 含量低，因此在 FDG PET-CT 上常呈阴性。而一些良性病变，如肝脓肿、肝局灶性结节样增生、肝腺瘤等，葡萄糖代谢也会增加，在 FDG PET-CT 上亦表现为高代谢。此外，增强 CT、MRI 等检查对肝脏占位性病变的鉴别有很大优势，FDG PET-CT 在肝脏肿瘤良恶性鉴别上的优势很有限 [9]。

2. 恶性肿瘤分期与分级及肿瘤转移灶的定位诊断 FDG PET-CT 对肝细胞癌的诊断灵敏度欠佳，但对分化较低的肿瘤，特别是肝外转移癌的诊断有较大优势。一方面是由于组织代谢的改变早于形态学改变，因此 FDG PET-CT 可以更早发现体积较小的转移灶；另一方面，FDG PET-CT 多进行全身扫描，观察范围更大。因此，FDG PET-CT 在肝恶性肿瘤的分期、分级及肿瘤转移灶定位方面存在较大的优势。

3. 肝脏恶性肿瘤临床治疗后疗效、肿瘤残余或复发的早期判断及预后评估 目前肿瘤疗效评估常用的影像学方法是基于 CT 的影像标准，但需经历较长时间才能进行疗效评估。如能早期预测化疗反应并准确、及时地评估疗效，不仅有助于临床医生制定治疗方案，同时可减少无效治疗造成的不良反应和不必要的医疗资源消耗。FDG PET-CT 可以反映组织代谢的情况，治疗后病变的代谢变化会早于形态学变化，因此 FDG PET-CT 可以更早进行疗效的评估。同样，肿瘤残余或复发在 FDG PET-CT 也能被更早发现。FDG PET-CT 可以提供组织代谢情况的半定量指标，即 SUV 值。一些文献报道，SUV 值可能是肝癌预后判断的一项重要指标。同时，肿瘤代谢体积也被报道与肿瘤预后相关 [10]。

综上所述，^{18}F-FDG PET-CT 在良恶性肿瘤鉴别，恶性肿瘤分期、分级，检测恶性肿瘤复发和监控肿瘤疗效等方面具有重要临床价值。

（杨吉刚）

参 考 文 献

[1] Low CS，Ahmed H，Notghi A. Pitfalls and limitations of radionuclide hepatobiliary and gastrointestinal system imaging. Semin Nucl Med 2015；45：513-29.

[2] Hao R，Wang H，Li C，et al. The role of cholescintigraphy in demonstrating delayed post prandial gallbladder motility in cirrhotic patients. Hell J Nucl Med 2015；18：122-6.

[3] Parghane RV，Phulsunga RK，Gupta R，et al. Usefulness of Tc99m-mebrofenin hepatobiliary scintigraphy and single photon emission computed tomography/computed tomography in the diagnosis of bronchobiliary fistula. World J Nucl Med 2017；16：317-9.

[4] Yang JG，Ma DQ，Peng Y，et al. Comparison of different diagnostic methods for differentiating biliary atresia from idiopathic neonatal hepatitis. Clin Imaging 2009；33：439-46.

[5] Olthof PB，Coelen RJS，Bennink RJ，et al.（99m）Tc-mebrofenin hepatobiliary scintigraphy predicts liver failure following major liver resection for perihilar cholangiocarcinoma. HPB（Oxford）2017；19：850-8.

[6] Roy SG，Karunanithi S，Agarwal KK，et al. Importance of SPECT/CT in detecting multiple hemangiomas on ^{99m}Tc-labeled RBC blood pool scintigraphy. Clin Nucl Med 2015；40：345-6.

[7] Matesan MM，Bowen SR，Chapman TR，et al. Assessment of functional liver reserve：old and new in

[99m]Tc-sulfur colloid scintigraphy. Nucl Med Commun 2017；38：577-86.

[8] Sumiyoshi T，Okabayashi T，Negoro Y，et al.（99m）Tc-GSA SPECT/CT fusion imaging for hepatectomy candidates with extremely deteriorated ICG value. Jpn J Radiol 2018；36：537-543.

[9] Zheng JH，Chang ZH，Han CB，et al. Detection of residual tumor following radiofrequency ablation of liver metastases using ^{18}F-FDG PET/PET-CT：a systematic review and meta-analysis. Nucl Med Commun 2014；35：339-46.

[10] Parikh U，Marcus C，Sarangi R，et al. FDG PET/CT in pancreatic and hepatobiliary carcinomas：value to patient management and patient outcomes. PET Clin 2015；10：327-43.

第19章 消化道内镜检查

消化系统疾病的诊断和治疗已经进入微创时代，内镜在消化系统疾病诊断和治疗中的地位日益重要。由于内镜能直接观察到病变，并可取活组织检查，因此具有其他检查手段不可比拟的优势。近年随着内镜技术的不断改进，出现了超声内镜、染色内镜、放大内镜、共聚焦显微镜等各种先进技术，使消化内镜形成了完整的体系，更是大大提高了对疾病性质和范围判断的准确率。如今的消化内镜已经不只是一项单纯的操作技术，而是成为有理论、有技术、有诊断、有治疗的一门新兴学科——消化内镜学（digestive endoscopology），并且在肝脏疾病诊疗方面发挥的作用也越来越大。

一、内镜检查在肝硬化门静脉高压方面的应用

门静脉高压症（portal hypertension，PH）是指门静脉系统压力升高所引起的一组临床综合征[1-3]。本症病因繁多，但其基本病理生理特征是门静脉系统血流动力学异常，即门静脉系统阻力增加、血流量增加或肝静脉系统回流受阻，从而导致门静脉压力升高，表现为脾大、脾功能亢进、食管胃静脉曲张、侧支循环形成，重者可发生食管胃静脉曲张破裂出血、腹水及肝性脑病等[1-5]。根据病因不同，可将门静脉高压分为肝硬化性门静脉高压和非硬化性门静脉高压。临床上，由各种病因所致的肝硬化所引起的门静脉高压症占90%左右[2, 4, 5]。电子胃镜检查作为食管胃静脉曲张诊断的金标准，可判断其严重程度及有无出血风险，并且内镜下治疗作为主要的治疗手段，应用越来越广泛。

通常，食管胃静脉曲张根据形态、位置及出血风险大小，记录方法及内镜下分级如下：

国内指南推荐采用 LDRf 分型[3]（表 19-1），描述静脉曲张在消化道内所在位置（location，L）、直径（diameter，D）与危险因素（risk factor，Rf）的分型记录方法，统一表示为 $LX_x D_{0.3-5} Rf_{0, 1, 2}$。

LX_x：第一个 X 为脏器英文名称的首字母，即食管 e（esophageal）、胃 g（gastric），十二指肠 d（duodenum）、空肠 j（jejunum）、回肠 i（ileum）、直肠 r（rectum）等；第二个 x 是曲张静脉位于该器官的哪一段，以食管为例，上段 s（superior）、中段 m（middle）、下段 i（inferior），分别记作 Le_s、Le_m、Le_i。孤立胃静脉曲张记作 Lg，Lg_f 表示曲张静脉位于胃底，Lg_b 表示曲张静脉位于胃体，Lg_a 表示曲张静脉位于胃窦；若食管静脉曲张延伸至胃底则记作 Le，g；若曲张静脉为多段，使用相应部位代号联合表示，如为食管下段与胃底均存在静脉曲张，但未相通，记作 Le_i，Lg_f。

$D_{0.3-5}$：表示所观察到曲张静脉最大直径，按 D+直径数字方法表示，数字节点以内镜下治疗方式选择为依据：$D_{0.3}$，$D_{1.0}$，$D_{1.5}$，$D_{2.0}$，$D_{3.0}$ 等。

$Rf_{0, 1, 2}$：危险因素表示观察到的曲张静脉出血的风险指数，静脉曲张破裂出血的相关危险因素有：①红色征（red color，RC），RC 阳性（包括鞭痕征、血疱征等）提示曲张静脉易于出血的征象；②肝静脉压力梯度（HVPG），用于判断食管胃静脉曲张的发生及其预后；③糜烂，提示曲张静脉表层黏膜受损，是近期出血的征象，需要及时行内镜下治疗；④血栓，无论红色或白色血栓都是即将出血的征象，需及时行内镜下治疗；⑤活动性出血，内镜下可以看到曲张静脉正在喷血或是渗血；⑥以上因素均无，但镜下可见新鲜血液并能排除非静脉曲张出血因素。依照是否有近期出血征象及是否有急诊内镜下治疗的指征分为 3 个梯度：Rf_0，无以上 5 个危险因素，无近期出血指征；Rf_1，RC 阳性或 HVPG > 12mmHg，有近期出血的征象，需要择期行内镜下治疗；Rf_2，可见糜烂、血栓、活动性出血，需要及时行内镜下治疗。目前，国内外应用较多的食管胃静脉曲张分型为 Sarin 分型[6]（图 19-1），Sarin 等将胃静脉曲张分为食管胃静脉曲张（gastro-esophageal，GOV）和孤立胃静脉曲张（isolated gastric，IGV）。食管胃静脉曲张是食管

静脉曲张的延伸，分为两型：1型（GOV1），最常见，沿小弯侧延伸；2型（GOV2），沿胃底大弯侧延伸，通常更长、更迂曲。孤立胃静脉曲张则不伴食管静脉曲张，也分为两型：1型（IGV1），位于胃底，一般迂曲而交织；2型（IGV2），位于胃底、胃窦或幽门。食管静脉曲张也可按静脉曲张形态、是否有RC及出血危险程度分为轻、中、重三度[3,6]：轻度（G1），食管静脉曲张呈直线形或略有迂曲，无RC；中度（G2），食管静脉曲张呈直线形或略有迂曲，有RC或食管静脉曲张呈蛇形迂曲隆起但无RC；重度（G3），食管静脉曲张呈蛇形迂曲隆起且有RC，或食管静脉曲张呈串珠状、结节状或瘤状（不论是否有RC）。

表 19-1　食管胃静脉曲张记录方式

项目	表示方法
位置（L）	Le：曲张静脉位于食管
	Le$_x$：曲张静脉位于食管上段
	Le$_m$：曲张静脉位于食管中段
	Le$_i$：曲张静脉位于食管下段
	Lg：曲张静脉位于胃部
	Lg$_f$：曲张静脉位于胃底
	Lg$_b$：曲张静脉位于胃体
	Lg$_a$：曲张静脉位于胃窦
	Le，g：食管曲张静脉与胃曲张静脉完全相通
	Le，Lg：食管曲张静脉与胃曲张静脉各自独立
	Le，g，Lg：一支以上曲张静脉与食管曲张静脉完全相通，但还有胃孤立曲张静脉存在多段或多部位曲张静脉，使用相应部位代号联合表示
直径（D）	D$_0$：无曲张静脉
	D$_{0.3}$：曲张静脉最大直径 ≤ 0.3cm
	D$_{1.0}$：曲张静脉最大直径为 0.3 ～ 1.0cm
	D$_{1.5}$：曲张静脉最大直径为 1.0 ～ 1.5cm
	D$_{2.0}$：曲张静脉最大直径为 1.5 ～ 2.0cm
	D$_{3.0}$：曲张静脉最大直径为 2.0 ～ 3.0cm
	D$_{4.0}$：曲张静脉最大直径为 3.0 ～ 4.0cm
	曲张静脉最大直径 > 4.0cm，按 D+ 直径数字方法表示
危险因素（Rf）	Rf$_0$：RC 阴性，未见糜烂、血栓及活动性出血
	Rf$_1$：RC 阳性或 HVPG > 12mmHg，未见糜烂、血栓及活动性出血
	Rf$_2$：可见糜烂、血栓及活动性出血，或镜下可见新鲜血液，并能排除非静脉曲张出血因素

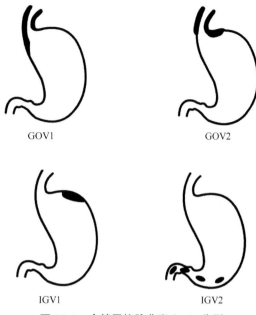

图 19-1　食管胃静脉曲张 Sarin 分型

对于食管胃静脉曲张的筛查，国内外指南[1-5]目前推荐，建议初次确诊肝硬化的所有患者均应常规行胃镜检查，以筛查是否存在 GOV，并评价其严重程度[3,6]。但最新国外指南指出，TE < 20kPa且血小板计数 > 150×10⁹/L 时，较少出现需治疗的静脉曲张，可不必行内镜筛查，但此类患者每年应监测 TE 和血小板计数；若 TE 值增加或血小板计数减低，则应及时行内镜筛查[2,4,7-9]。

代偿期肝硬化且无 GOV 者，如持续存在肝损伤及相关因素（如病毒性肝炎治疗后未达到应答、长期大量饮酒、持续药物或毒物接触等），建议每 2 年复查一次胃镜；如相关因素得到控制或去除（如 HBV DNA 抑制、HCV 清除、停止饮酒、体重降低等），建议每 3 年复查一次胃镜[2,4,5]。对于已有轻度静脉曲张但尚无出血风险者，建议每年检查一次胃镜；如相关因素得到控制或去除，建议每 2 年复查一次胃镜[2,4,5]。对于肝硬化失代偿期患者，即使无静脉曲张出血史，仍建议每半年或 1 年进行一次胃镜检查[1,5]。

除常规电子胃镜检查外，胶囊内镜[10]、超声内镜（endoscopic ultrasonography，EUS）[11] 也被证明在食管胃静脉曲张诊断中具有重要价值，目前尚不能完全取代电子胃镜，但可作为食管胃静脉曲张检查的重要补充。

EUS 在直接观察胃肠道黏膜的基础上，可同时提供黏膜下等管壁解剖层次结构及血流等信息，从而可将曲张静脉与其他黏膜及黏膜下病变相鉴别，同时可发现并识别常规内镜无法发现的交通支、壁外血管与分流血管等，能根据食管、胃底黏膜或黏膜下层出现低回声血管腔影的影像学特征做出准确的静脉曲张诊断，尤其适用于胃底贲门下静脉曲张的诊断，在门静脉高压曲张静脉范围、程度的评估及指导进一步内镜下精准治疗中发挥重要作用[12-14]。同时，EUS彩色多普勒超声内镜能进一步评估血流的方向、血流速度及流量，为内镜下各种曲张静脉治疗后的疗效提供可靠的判断标准。此外，EUS可通过识别曲张静脉表面的血细胞斑点，检测侧支循环的有无及其直径，数字化分析曲张静脉的宽径等来判断静脉曲张的严重程度，并可在EUS引导下通过测量肝静脉压力梯度来评估门静脉高压严重程度，从而预测曲张静脉破裂出血的危险性[15, 16]。随着EUS技术发展，其在食管胃静脉曲张诊断及指导治疗方面的作用也越来越大。

国内外指南目前均推荐内镜下套扎作为食管静脉曲张破裂出血治疗及预防的首选方法[1-5]。目前，内镜下治疗主要包括内镜下套扎术（endoscopic vanceal ligation，EVL）、内镜下硬化剂注射术（endoscopic injection sclerotherapy，EIS）、组织黏合剂注射术（tissue adhesive injection）、EUS引导下弹簧圈置入术及各种联合方案治疗等，不同的GOV类型适合采用不同的内镜治疗方案。EVL是急性食管静脉曲张出血和GOV1的优选治疗方案，联合EIS可能效果更佳，而内镜下组织黏合剂注射术则更适用于GOV2和IGV1的内镜治疗。另外，EUS引导下血管介入术可将氰基丙烯酸酯胶等注射至曲张的胃底静脉、异位和直肠曲张的静脉进行止血。对于合并分流道等异位栓塞风险大的难治性GOV患者，EUS引导下弹簧圈置入术联合组织黏合剂注射治疗则是可供选择的治疗方案[16-19]。内镜治疗的相关研究目前仍需进一步的前瞻性、多中心、随机对照试验来优化治疗方案的选择。

二、内镜在原发性硬化性胆管炎中的应用

原发性硬化性胆管炎（primary sclerosing chol-angitis，PSC）是一种慢性胆管疾病，其诊断目前基于临床、实验室、影像学和组织学检查结果综合考虑，经内镜逆行胰胆管造影（endoscopic retrograde cholangiopancreatography，ERCP）在PSC的诊断和治疗中具有重要作用。而溃疡性结肠炎患者PSC患病率较其他人群更高，同样需要内镜检查明确。

在磁共振胆管成像（magnetic resonance cholangio-graphy，MRC）和肝组织穿刺活检无法确诊或存在禁忌的情况下，目前国外指南仍推荐采用ERCP进行病情评估和治疗，且暂不考虑进行ERCP以外的内镜技术（即超声内镜包括导管内超声、胆管镜、共聚焦显微镜）[20]。对于MRC检查后怀疑存在显性狭窄且其存在的症状可能在内镜治疗后好转的PSC患者中，指南推荐行内镜治疗+活检（胆管细胞刷检或胆道组织活检），具体的治疗术式则根据患者的实际情况而定，可选择球囊扩张或支架置入等术式。

由于溃疡性结肠炎的高伴发率，建议PSC患者诊断时同时行回肠镜筛查，确诊后则每年复查。指南[21]建议内镜下切除任何可见的病变和评估周围的黏膜，建议在周围黏膜出现异型增生或当病变不能完全切除时进行结直肠切除术。否则，重复结肠镜检查和密切随访是有必要的。

对于高度怀疑胆管癌的患者，ERCP导管取样可进一步明确诊断和肿瘤分期[22]。而对于部分患者，胆道镜、超声内镜和探头式共聚焦激光显微内镜等其他额外检查可能是有用的，但尚未得到公认[23-26]。也有研究表明，对于肿块或局部淋巴结超声内镜及组织活检也是有效的诊断方式。

三、内镜在肝脏疾病相关诊断及介入治疗中的应用

目前，对于常规的实验室及影像学检查难以明确诊断的疑难肝病，肝穿刺活检是进一步明确诊断的有效方法，具体方法包括B超引导下经皮肝穿刺、DSA引导下经颈静脉肝穿刺及腹腔镜直视下手术活检等。

近年来，随着内镜超声技术的不断发展，内镜超声下进行肝穿刺活检已逐渐展开。EUS一般与细针穿刺活检（FNA）联合应用以获取肝脏组织学和细胞学标本。对于存在其他活检禁忌者，可考虑采用经胃EUS-FNA进行肝穿刺，对于诊断肝脏病变具有一定的价值[27]。此外，由于EUS相较于普

通的超声、CT 检查观察效果更佳，尤其对于常规检查难以发现的微小病变具有一定的诊断价值，是较为安全、有效的一种活检方式[28]。但 EUS 对肝脏扫描成像仅限于肝左叶、肝尾状叶及部分肝右叶，其限制在于超声探头进入的深度有限而肝脏局部解剖位置较为特殊。

腹腔镜优势在于相较于其他检查方式可以更直接观察到腹腔内大多数脏器，可直接观察肝脏的体积、色泽、质地，肝脏表面有无病变及肝脏周围脏器情况，可取得满足要求的组织标本，位置选取准确可靠，并且可以多次多点取检，而且有助于判断肝脏肿瘤的原发灶，尤其是针对浆膜层胃癌肝转移等，有利于制定合理的治疗方案[29]。

除活检之外，EUS 具有较好的显示肝内外血管的优点，对血管超选效果良好，在肝脏血管介入治疗方面也有一定的应用，主要包括辅助门静脉测压等。此外，对肝脓肿、肝囊肿患者，可经 EUS 对病变进行穿刺引流[30.31]。对肝左叶或肝尾状叶发生脓肿的患者，EUS 下行肝脏穿刺可明显缩短经皮穿入到达肝脏脓肿的距离，并能较好地避开血管，提高安全性和成功率。随着技术发展，也有人研究尝试进行 EUS 引导下特殊部位肝癌的激光消融等技术[32]。而对于位于肝包膜下，或者邻近胆囊、胃肠等，或者超声 /CT 显示不清或难以经皮穿刺的小肝癌，腹腔镜直视下经皮射频消融是一种成功率高、微创且安全的选择[33]。

四、内镜在胆胰疾病中的应用

常见的胆胰疾病内镜检查包括十二指肠镜（主要为 ERCP 的应用）、胆道镜、超声内镜及腹腔镜等[34-39]。

ERCP 技术目前仍是胆道及胰腺疾病影像诊断的"金标准"，也是胆胰疾病重要的治疗措施之一。ERCP、胆管腔内超声（intra-ductal ultrasonography，IDUS）、内镜下乳头括约肌切开取石术（EST）、内镜下乳头括约肌球囊扩张术（endoscopypic papillary balloon dilation，EPBD）、内支架引流术等 ERCP 相关技术已比较普及，而对于上述技术难以诊断及治疗的特殊疑难病例，也可通过胆管镜、超声内镜、腹腔镜和十二指肠镜等多镜结合的方式进一步明确，而这也将是胆胰疾病内镜诊断的方向。

目前内镜常应用于胆管结石、胆管狭窄、胆道占位、急慢性胆源性胰腺炎、奥迪括约肌功能障碍（sphincter of Oddi dysfunction，SOD）、自身免疫性胰腺炎、胰腺真假性囊肿等诊断和治疗。

（一）胆管结石

对于胆总管结石，一般推荐 MRCP 和 EUS 作为精确检查的方法，MRCP 具有非侵入性特点，并可直观清晰地显示胆胰病变，EUS 则对胆管内小结石的诊断具有较高的准确性和安全性，但不建议单纯行诊断性 ERCP[38]。对于 ERCP 阴性的可疑结石者，胆管腔内超声、EUS 可作为补充检查。

胆总管结石的治疗方法包括 ERCP、腹腔镜手术、开腹手术及经皮经肝治疗，现有的研究显示结石的移除率、病死率、并发率等无明显差异[40]。一般推荐 ERCP 作为单纯胆总管结石的主要治疗方式，取石时可使用 EST 及内镜下乳头括约肌球囊扩张术（endoscopic papillary balloon dilation，EPBD）。经内镜十二指肠乳头胆汁引流是目前无创性胆汁引流的首选方法[41]，主要包括胆管支架内引流和经内镜鼻胆管引流术（endoscopic nasobiliary drainage，ENBD）外引流两种，可应用于急性胆管炎、胆管穿孔或胆漏，以及防止等待取石的患者出现胆管炎。对胆总管结石合并胆囊结石的患者，可考虑 3 种方式处理：① ERCP 胆管取石 + 腹腔镜胆囊切除；②腹腔镜下胆囊切除及胆道探查手术；③开腹胆囊切除加胆道探查手术。手术方式的选择可根据患者及治疗单位的具体情况决定。采用常规取石技术仍未能取出结石的处置"困难"的胆总管结石，可考虑碎石技术协助完成，因特殊原因无法取石则考虑短期胆管支架置入引流后处理。对于消化道重建后结构改变的胆总管结石患者，腹腔镜辅助 ERCP 也可作为一种常规治疗术式。

对于复杂的肝内外胆管结石、胆道异物等，则应考虑胆道镜或腹腔镜手术，或者联合手术进行处理[37, 38]。

（二）胆管狭窄

临床常见的胆管狭窄可见于炎性狭窄、胰头癌、胆管癌、肝门区肿瘤等。良性和恶性胆管狭窄在临床上一般均以梗阻性黄疸和 / 或胆管炎为主要表现，通过血液检验和一线的影像学检查（如腹部超声、CT、MRI 或 MRCP 等），通常可确立诊断。ERCP 作为二线的检查手段，在对于上述检查仍不能确诊或已确诊需要介入治疗时使用，ERCP 可以对胰胆管进行实时、动态的观察，是诊断胰胆管疾病的金标准，且 ERCP 可通过细胞刷检、组织活检等方式进一步明确诊断[39]。单人操作胆道镜（SpyGlass）直视活检也可以提高诊断率，系列报道显示其对胆管癌的诊断率可达 90% 以上[23]。对于怀疑胆管癌的患者，ERCP 同时进行 IDUS 可以获得更多的信息，而 EUS-FNA 或 EUS-ERCP 联合应用，可获得组织学诊断，进一步明确胆管狭窄诊断效能[25]。共聚焦激光显微内镜通过 ERCP 导管或胆道镜进行引导可观察组织表面形态学结构和细胞，甚至亚细胞水平，提高了普通白光内镜的病理诊断速度和准确性，达到了实时"光学活检"的目的[40]。

对于胆管恶性狭窄患者的治疗，一般可采用 ENBD、内镜下胆管内塑料支架引流术（endoscopic retrograde biliary drainage，ERBD）、自膨式金属胆道支架（self-expanding metallic stent，SEMS）等术式，可有效降低胆道压力、控制感染和缓解梗阻性黄疸。超声内镜引导下胆道穿刺引流术（EUS-BD）可作为 ERCP 失败的补充术式[41]。对于内镜可到达十二指肠主乳头的胆管良性狭窄患者，ERCP 是首选的介入治疗方法[42]。

（三）胰腺疾病

EUS 或 MRCP 可用于胰腺疾病早期检查，明确需要治疗的患者。对于部分患者，如存在反复发作的胰腺炎、胰型 SOD、胰管破裂、胰漏，应考虑行 ERCP；而 EUS 引导胰管引流术（EUS-PD）虽然也能解除胰管狭窄，改善胰液引流，降低胰腺内压力，减轻疼痛，但技术要求很高，相关不良事件风险高，总体成功率低[43]，因此暂不推荐。ERCP 治疗的主要方法有胰管括约肌切开、胰管扩张及胰管支架置入；单纯的胰管括约肌切开或狭窄扩张往往不能获得理想效果，通常还需要留置胰管支架。少数经主乳头插管失败的病例，还可尝试经副乳头置管引流。

胰腺假性囊肿多数是胰腺炎急性发作的后遗症之一，如需处理，一般首选内镜治疗[44]。胰腺囊性病变行内镜治疗前建议行其他影像检查，排除囊性肿瘤可能；EUS-FNA 有助于确立诊断。不适合内镜治疗或内镜处理失败的病例可考虑经皮引流或手术治疗。内镜下引流胰腺假性囊肿的成功率一般较高，且复发率与疗效较手术治疗无明显差异。根据囊肿发生的位置，可有不同的术式选择，经乳头途径引流适合于囊肿与主胰管交通的病例，可在囊肿腔内直接留置支架或鼻胰管，也可越过破裂区域在主胰管内留置。部分囊肿与副胰管相通，可经副乳头置入支架引流。内镜下经胃肠壁造瘘引流适合于囊肿向胃肠腔内膨出明显、囊肿与胃肠壁的距离 < 10mm 的有症状假性囊肿。

此外，ERCP 对于自身免疫性胰腺炎、ERCP 等术后胰腺炎也有一定的治疗作用，但需严格选择手术指征。

随着内镜技术的发展，电子胃肠镜、十二指肠镜、超声内镜、腹腔镜等内镜的适应证越来越广泛，在肝脏、胆胰相关疾病的诊断和治疗中发挥着越来越重要的作用。ERCP、EUS-FNA 等技术不断扩展应用，目前已经成为诊断和治疗肝胆胰疾病的重要手段。

（张澍田　李　鹏）

参 考 文 献

[1] Garcia-Tsao G, Abraldes JG, Berzigotti A, et al. Portal hypertensive bleeding in cirrhosis：risk stratification, diagnosis, and management：2016 practice guidance by the American Association for the Study of Liver Diseases. Hepatology 2017；65：310-35.

[2] de Franchis. Expanding consensus in portal hypertension：report of the Baveno Ⅵ Consensus Workshop：stratifying risk and individualizing care for portal hypertension. J Hepatol 2015；63：743-52.

[3] Chinese Society of Hepatology, Chinese Medical Association；Chinese Society of Gastroenterology, Chinese Medical Association；Chinese Society of Endoscopy, Chinese Medical Association. Guidelines for the diagnosis and treatment of esophageal and gastric variceal bleeding in cirrhotic portal hypertension. J Clin Hepatol 2016；32：203-19.

[4] European Association for the Study of the Liver. EASL clinical practice guidelines：vascular diseases of the liver. J Hepatol 2016；64：179-202.

[5] MartínLlahí M, Albillos A, Bañares, et al. Vascular diseases of the liver. Clinical guidelines from the Catalan Society of Digestology and the Spanish Association for the Study of the Liver. Gastroenterol Hepatol 2017；40：538-80.

[6] Sarin SK，Lahoti D，Saxena SP，et al. Prevalence，classification and natural history of gastric varices：a long-term follow-up study in 568 portal hypertension patients. Hepatology 1992；16：1343-9.

[7] Perazzo H，Fernandes FF，Castro Filho EC，et al. Points to be considered when using transient elastography for diagnosis of portal hypertension according to the Baveno's VI consensus. J Hepatol 2015；63：1048-9.

[8] Berzigotti A，Boyer TD，Castéra L，et al. Reply to "points to be considered when using transient elastography for diagnosis of portal hypertension according to the Baveno's VI consensus". J Hepatol 2015；63：1049-50.

[9] Bosch J，Sauerbruch T. Esophageal varices：stage-dependent treatment algorithm. J Hepatol 2016；64：746-8.

[10] Colli A，Gana JC，Turner D，et. Capsule endoscopy for the diagnosis of oesophageal varices in people with chronic liver disease or portal vein thrombosis. Cochrane Database of Systematic Reviews 2014.

[11] Pasha SF，Acosta RD，Chandrasekhara V，et al. The role of endoscopy in the evaluation and management of dysphagia. Gastrointest Endosc 2014；79：191-201.

[12] Sigounas D，Shams A，Hayes P，et al. Endoscopic ultrasound assessment of gastrointestinal polypoid lesions of indeterminate morphology in patients with portal hypertension. Endosc Int Open 2018；06：E292-9.

[13] Wang AJ，Li BM，Zheng XL，et al. Utility of endoscopic ultrasound in the diagnosis and management of esophagogastric varices. Endoscopic Ultrasound 2016；5：218-24.

[14] Huang JY，Samarasena JB，Tsujino T，et al. EUS-guided portal pressure gradient measurement with a simple novel device：a human pilot study. Gastrointest Endosc 2017；8（5）：996-1001.

[15] Miller L，Banson FL，Bazir K，et al. Risk of esophageal variceal bleeding based on endoscopic ultrasound evaluation of the sum of esophageal variceal cross-sectional surface area. The American Journal of Gastroenterology 2003；98：454-9.

[16] Hwang JH，Shergill AK，Acosta RD，et al. The role of endoscopy in the management of variceal hemorrhage. Gastrointest Endosc 2014；80：221-7.

[17] Bick BL，Al-Haddad M，Liangpunsakul S，et al. EUS-guided fine needle injection is superior to direct endoscopic injection of 2-octyl cyanoacrylate for the treatment of gastric variceal bleeding. Surg Endosc 2019；33：1837-45.

[18] Carneiro FO，Retes FA，Matuguma SE，et al. Role of EUS evaluation after endoscopic eradication of esophageal varices with band ligation. Gastrointest Endosc 2016：400-7.

[19] Tseng Y，Ma L，Luo T，et al. Patient response to endoscopic therapy for gastroesophageal varices based on endoscopic ultrasound findings. Gut Liver 2018；12：562-70.

[20] European Society of Gastrointestinal Endoscopy，European Association for the Study of the Liver. Role of endoscopy in primary sclerosing cholangitis：European Society of Gastrointestinal Endoscopy（ESGE）and European Association for the Study of the Liver（EASL）Clinical Guideline. J Hepatol 2017；66（6）：1265-81.

[21] Annese V，Daperno M，Rutter MD，et al. European evidence based consensus for endoscopy in inflammatory bowel disease. J Crohns Colitis 2013；7：982-1018.

[22] Razumilava N，Gores GJ，Lindor KD. Cancer surveillance in patients with primary sclerosing cholangitis. Hepatology 2011；54：1842-52.

[23] Weilert F，Bhat YM，Binmoeller KF，et al. EUS-FNA is superior to ERCP-based tissue sampling in suspected malignant biliary obstruction：results of a prospective，single-blind，comparative study. Gastrointest Endosc 2014；80：97-104.

[24] Curcio G，Granata A，Barresi L，et al. EUS-FNA versus ERCP based tissue sampling：can intraductal aspiration improve ERCP diagnostic accuracy in suspected malignant biliary obstruction? Gastrointest Endosc 2014；80：365.

[25] Othman MO，Wallace MB. Confocal laser endomicroscopy：is it prime time? J Clin Gastroenterol 2011；45：205-6.

[26] Loeser CS，Robert ME，Mennone A，et al. Confocal endomicroscopic examination of malignant biliary strictures and histologic correlation with lymphatics. J Clin Gastroenterol 2011；45：246-52.

[27] Zhu HM，Shi RY，Wang N，et al. Transgastric peritoneal endoscopy in diagnosis of ascites with unknown origin. Chin J Dig Endosc 2010；27：5-8.

[28] Hasan MK，Kadkhodayan K，Idrisov E，et al. Endoscopic ultrasound-guided liver biopsy using a 22-G fine needle biopsy needle：a prospective study . Endoscopy 2019；51：818-24.

[29] Shuja A，Alkhasawneh A，Fialho A，et al. Comparison of EUS-guided versus percutaneous and transjugular approaches for the performance of liver biopsies . 2019；51：826-30.

[30] Ang TL，Seewald S，Teo EK，et al. EUS-guided drainage of ruptured liver abscess. Endoscopy 2009；41：E21-E22.

[31] Lee S，Seo DW，Paik WH，et al. Ethanol lavage of huge hepatic cysts by using EUS guidance and a percutaneous approach. Gastrointest Endosc 2014；80：1014-21.

[32] Matteo FD，Grasso R，Pacella CM，et al. EUS-guided Nd：YAG laser ablation of a hepatocellular carcinoma in the caudate lobe. Gastrointest Endosc 2011；73：632-6.

[33] Ito T，Tanaka S，Iwai S，et al. Outcomes of laparoscopic hepatic resection versus percutaneous radiofrequency ablation for hepatocellular carcinoma located at the liver surface：a case-control study with propensity score matching. Hepatol Res 2016；46：565-74.

[34] 中华医学会消化内镜学分会 ERCP 学组，中国医师协会消化医师分会胆胰学组，国家消化系统疾病临床医学研究中心 . 中国 ERCP 指南（2018 版）. 中华消化内镜杂志 2018；35：777-813.

[35] 《腹腔镜肝胆胰手术操作指南》制定委员会 . 腹腔镜肝胆胰手术操作指南 . 临床肝胆病杂志 2019；35：1450-8.

[36] 中华医学会外科学分会胆道外科学组，中国医师协会外科医师分会胆道外科医师委员会 . 胆道镜临床应用专家共识（2018 版）. 中国实用外科杂志 2018；38：21-4.

[37] 中国研究型医院学会肝胆胰外科专业委员会，国家卫生健康委员会公益性行业科研专项专家委员会 . 肝胆管结石病微创手术治疗指南（2019 版）. 中华消化外科杂志 2019；18：407-13.

[38] Clayton ES，Connor S，Alexakis N，et al. Meta-analysis of endoscopy and surgery versus surgery alone for common bile duct stones with the gallbladder in situ. Br J Surg 2006；93：1185-91.

[39] Shah RJ，Langer DA，Antillon MR，et al. Cholangioscopy and cholangioscopic forceps biopsy in patients with indeterminate pancreaticobiliary pathology. Clin Gastroenterol Hepatol 2006；4：219-25.

[40] Wang K，Zhu J，Xing L，et al. Assessment of efficacy and safety of EUS-guided biliary drainage：a systematic review. Gastrointest Endosc 2016；83：1218-27.

[41] Park JS，Lee SS，Song TJ，et al. Long-term outcomes of covered self-expandable metal stents for treating benign biliary strictures. Endoscopy 2016；48：440-7.

[42] Dhir V，Isayama H，Itoi T，et al. Endoscopic ultrasonography-guided biliary and pancreatic duct interventions. Dig Endosc 2017；29：472-85.

[43] Dumonceau JM，Macias-Gomez C. Endoscopic management of complications of chronic pancreatitis. World J Gastroenterol 2013；19：7308-15.

[44] Guenther L，Hardt PD，Collet P. Review of current therapy of pancreatic pseudocysts. Z Gastroenterol 2015；53：125-35.

第 20 章　腹腔镜检查

一、腹腔镜技术发展历史

腹腔镜是近几十年来在临床上快速发展的诊疗新技术之一，其发展历史可以追溯到 20 世纪初叶。

1901 年俄国圣彼得堡的妇产科医生 Ott 在一位孕妇腹前壁上做一个小切口，将窥阴器插入腹腔内，用头镜将光线反射进腹腔内来观察腹腔脏器，并称其为腹腔镜检查，建立了腹腔镜的雏形。同年德国外科医生 Kelling 在德累斯顿首次用过滤空气在犬身上制造气腹并插入腹腔镜进行腹腔检查。

1910 年瑞典医生 Jacobaeus 将腹腔镜检查技术应用于临床，最早描述了肝脏转移癌、梅毒、结核性腹膜炎等病变。1912 年 Nordentoft 设计了穿刺套筒。1920 年美国的 Orndoff 发明了梭形穿刺锥。1924 年美国医生 Stone 用鼻咽镜插入犬的腹腔进行观察，并发明了橡胶垫圈帮助封闭穿刺套管，从而避免了操作中的漏气现象。1928 年德国的 Kalk 发明了斜面为 45° 的腹腔镜镜头。

最开始医生利用氧气制造气腹。1933 年 Fervers 在使用电刀松解腹腔内粘连时发生了爆炸，因此他第一个建议将制造气腹的气体由空气或氧气改为二氧化碳气体。二氧化碳气体不助燃，而且被腹膜吸收后易从肺排出，而且二氧化碳水溶性高，进入血管形成气体栓塞的概率比空气或氧气更低。1938 年匈牙利外科医生 Veress 发明能保护内脏的气腹针（即 Veress 针），极大降低了腹腔穿刺造成内脏损伤的概率。

1952 年 Fourestie 发明冷光源，解决了热光源术中腹腔脏器热灼伤问题。1956 年 Frangenheim 使用玻璃纤维作为腹腔镜的光传导体使光损失更少，腹腔镜光照度更大，图像更明亮。1964 年德国医生 Kurt Semm 发明自动气腹机，为腹腔镜外科的发展奠定了坚实的硬件基础。

1961 年妇产科医生 Palmer 和 Imemdioff 系统地报道了成功实施腹腔镜输卵管结扎绝育术的经验，并为世界所公认。1972 年美国洛杉矶 Cedars Sinai 医学中心近 1/3 的妇产科手术采用腹腔镜技术。同年美国妇产科腹腔镜协会成立，在短短几年内参加成员达 4000 余名，完成腹腔镜绝育术数百万例。

1980 年 9 月 12 日德国医生 Kurt Semm 首次成功采用腹腔镜技术进行阑尾切除，将腹腔镜技术率先引入外科手术治疗领域。

1985 年德国医生 Eric Muhe 完成了第一台腹腔镜胆囊切除术，标志着腹腔镜技术的临床应用日趋成熟。

20 世纪 90 年代腹腔镜手术传入亚洲，1990 年新加坡开展了亚洲第一例腹腔镜胆囊切除术。1991 年 2 月 19 日，云南曲靖第二人民医院医生苟祖武完成中国首例腹腔镜胆囊切除术，此后该技术迅速开展并推广到全国。[1]

二、腹腔镜检查的临床应用

腹腔镜探查术是指应用腹腔镜技术代替传统剖腹探查而进行的腹腔各脏器的探查，以明确诊断和 / 或进行治疗的手术。传统观念认为，如果存在明确的剖腹探查指征就不应进行腹腔镜探查术。随着快速康复外科（ERAS）理念的发展，这种观点受到挑战。ERAS 的核心是减少手术创伤，是对微创手术的巨大推动。

现阶段，腹腔镜探查术在普外科应用广泛，主要包括以下几个方面。

（一）外科急腹症

外科急腹症以急性腹痛为主要表现，病因复杂，涉及脏器多，病情变化快，需早期诊断、及时处理。误诊或治疗延误会导致严重后果，甚至危及患者生命。根据患者病史、症状、体征及辅助检查，仍有许多患者难以确诊，部分患者需通过手术探查明确。传统手术创伤大，并发症多；而腹腔镜探查更容易被接受。国外报道，腹腔镜探查准确率约为 81%[2, 3]，我国学者报道的比例则更高[4]。

目前,腹腔镜探查技术问题主要包括:麻醉的选择,戳孔位置选择,探查顺序,探查适应证及禁忌证等。腹腔镜探查一般在全麻气管插管下进行;机械通气辅助呼吸,有助于维持患者呼吸循环稳定。也有报道采用硬膜外麻醉,但是安全性尚待证实。选择戳孔位置一般遵循以下原则:观察孔可选择脐部,操作孔多分布于观察孔两侧,且与术区保持一定距离。探查应系统、全面、仔细,以防漏诊。一般按右上、右下、左上、左下、盆腔进行,最后依次探查胃肠、肝脾等脏器。

主要的急腹症和腹部损伤疾病包括:急性阑尾炎、急性胆囊炎、急性胰腺炎、腹部闭合性损伤、胃十二指肠溃疡穿孔、急性盆腔炎、肠梗阻、小肠穿孔、大网膜损伤出血、肠系膜血肿、腹壁损伤等。

1. 急性阑尾炎 单纯性阑尾炎可见阑尾充血、水肿,浆膜失去光泽;化脓性阑尾炎表面附有脓苔,周围可有脓性渗出液;阑尾坏疽呈暗紫色或黄绿色,周围组织炎症明显且脆弱,局部可有穿孔。诊断明确后可行阑尾切除术。

2. 急性胆囊炎 探查可见胆囊壁充血、水肿、增厚、张力增高;胆囊周围可有墨绿色渗出液或者脓性积液,坏疽性胆囊炎可见胆囊壁局部色黑、坏疽,严重者可出现穿孔;胆囊多被网膜和周围脏器(胃窦、十二指肠、结肠等)包裹。急性胆囊炎时不勉强行胆囊切除术,可行胆囊造瘘,待感染控制、水肿消退后行二次手术切除胆囊。

3. 急性肠梗阻 患者取平卧位,第一戳孔常取脐下或距原手术瘢痕5cm以上部位。气腹建立后,腹腔镜直视下根据肠粘连的部位、程度另置2~3个戳孔。术中离断引起肠梗阻的粘连带;若肠管与腹壁或切口粘连形成锐角或固定于腹壁,则用无损伤钳抓住肠管牵离腹壁,锐性分离粘连;若肠管间粘连牵拉扭折形成锐角,则用两把无损伤钳抓住粘连肠管,锐性分离粘连;若肠管间粘连严重,分离困难,则中转开腹。肠管浆肌层有破损均需缝合。

4. 上消化道穿孔 腹腔可见消化液、胆汁、脓液或食物残渣。穿孔部位明显充血、水肿,周围有脓苔,多有大网膜覆盖。溃疡穿孔明确,不合并出血、梗阻、恶变的情况下,可行溃疡穿孔修补术。彻底冲洗腹腔,吸净液体,放置引流装置。

5. 腹部外伤 置入腹腔镜探查腹腔和盆腔情况,依次观察肝脏、胆囊、脾脏、胃、空肠、回肠、阑尾、结肠、网膜、子宫及附件等。首先大致了解腹部外伤程度,再依次观察大的凝血块部位、有无活动性出血、消化道内容物外溢情况等,最后根据镜下所见判断伤情,进一步决定手术方式。

6. 重症急性胰腺炎 重症急性胰腺炎可行清创冲洗引流。镜下用超声刀切开网膜腔,切开胰腺被膜,游离胰床、胰头,吸引器吸取坏死胰腺组织,彻底冲洗,最后分别于胰头、胰体、胰尾、盆腔放置引流管,网膜腔胰腺上方可放置冲洗管,术后持续腹腔灌洗。

7. 女性非特异性急性腹痛 女性非特异性急性腹痛较常见,与阑尾炎或腹膜炎非常相似。常见急性妇科疾病,包括盆腔炎、异位卵巢囊肿或卵巢囊肿破裂等,多可通过保守治疗而缓解。腹腔镜检查既可明确诊断又可根据需要进行腹腔镜下手术治疗。

急腹症腹腔镜探查术具有一定的优点:①腹腔镜直视下可清晰观察腹腔情况,明确有无腹腔脏器病变、损伤及程度,从而明确诊断。②镜下处理损伤,部分避免了剖腹手术。③指导剖腹手术切口及术式选择,可根据探查情况选择最佳切口及术式,避免了盲目大切口探查或延长切口,减轻了手术创伤和痛苦。④手术创伤小,腹腔镜探查手术空间大,视野开阔,腹腔内积液、积血清理及冲洗更彻底;对腹腔脏器干扰小,有利于术后胃肠道功能的早日恢复,术后肠粘连、肠梗阻发生率较低。⑤诊断性腹腔镜探查术由于早期确诊及治疗,从根本上避免了误诊误治,减轻了患者痛苦,减少了术后并发症,从而降低了住院费用,缩短了住院时间。

(二)胃癌分期诊断

胃癌的术前分期以肿瘤浸润深度(T分期)、淋巴结转移范围(N分期)及其有无远处转移(M分期)进行判断,主要依据影像学检查,包括内镜超声、CT、MRI等。然而,约25%的患者由于术前未发现肿瘤腹腔转移,而进行开关腹手术。因此,提高胃癌的术前临床分期诊断的准确率,可有效避免不必要的剖腹探查术。1984年,Gross等首先应用腹腔镜进行胃癌分期研究,发现诊断性腹腔镜检查能探查原发肿瘤的部位、范围、浸润程度、淋巴结转移、腹腔转移、腹水及邻近组织是否受到侵犯,尤其对发现腹腔内腹膜转移具有非常重要的价值。近年来,腹腔镜探查应用于进展期胃癌分期取得较大进展。

腹腔镜探查时，可灌入生理盐水冲洗腹腔，收集腹水行脱落细胞检查；对腹膜表面及胰腺、胃等仔细检查，以确定局部病变及淋巴结转移情况；可对病灶行快速冰冻病理检查。根据上述探查情况及检查结果制定相应的治疗方案。研究发现，腹腔镜探查能有效确定进展期胃癌分期，协助制定安全可靠的手术方式，对进展期胃癌患者的诊断及治疗均具有重要意义[5]。

（三）其他应用

1. 诊治不明原因的腹水　腹水是一种常见的病理体征，通常由肝硬化、结核、恶性肿瘤等疾病引起。大部分患者通过询问病史、实验室检查及腹部影像学检查等能明确诊断。但是，疑难性腹水的诊断则非常困难。

研究显示，腹腔镜直视下异常结果阳性率明显高于其他影像学检查。其优势在于：比超声、CT等检查更高效地发现阳性病灶；同时可直视下钳取组织做病理检查，获得确诊。但是，腹腔镜探查并不能代替常规检查。更多前瞻性大样本研究有待进一步开展，以获得更有临床意义的研究结论[6]。

2. 其他　腹腔镜探查在腹腔结核的诊断与鉴别诊断[7]、阑尾膀胱瘘的诊断、胆囊癌[8]可切除性评估，以及儿童慢性腹痛[9]等方面也得到应用，并不断拓展新的应用领域。

综上所述，腹腔镜探查术在普外科应用广泛，取得了良好的效果，提高了诊断准确性，减少了治疗的盲目性和创伤，值得进一步研究和推广。

（郭　伟　张忠涛）

参考文献

[1] 秦鸣放 . 腹部外科腹腔镜与内镜治疗学 . 北京：人民军医出版社；2010.

[2] Poole GV，Thomae KR，Hauser CJ. Laparoscopy in trauma. Surg Clin North Am 1996；76：547-56.

[3] Karamanakos SN，Sdralis E，Panagiotopoulos S，et al. Laparoscopy in the emergency setting：a retrospective review of 540 patients with acute abdominal pain. Surg Laparosc Endosc Percutan Tech 2010；20：119-24.

[4] 马云涛、苏河、王斌，等 . 腹腔镜技术在外科急腹症中的应用 . 中国微创外科杂志 2009；9：599-602.

[5] 严超、燕敏、朱正纲 . 胃癌术前分期的临床应用及其价值 . 中华胃肠外科杂志 2013；16：114-7.

[6] 刘志平、叶进、宋宇虎 . 腹腔镜探查在不明原因非门脉高压性腹水中的诊断价值 . 临床消化病杂志 2015；27：347-9.

[7] 艾尼瓦尔·艾力、李健、阿不都合力里，等 . 腹腔镜探查诊断与鉴别诊断腹腔结核的临床分析（附38例报告）. 中国防痨杂志 2016；38：510-2.

[8] 汤朝晖、刘颖斌、全志伟，等 . 腹腔镜探查判断胆囊癌可切除性的临床意义 . 中华普通外科杂志 2011；26：33-6.

[9] 孙治环、宋国鑫、高若辉，等 . 儿童慢性腹痛腹腔镜探查后疗效分析 . 临床小儿外科杂志 2017；6：277-80.

第 21 章　肝脏病理学检查

病理学是研究肝脏疾病不可缺少的重要手段。尽管近年来肝脏影像学及分子生物学检测技术飞速发展，但是肝脏病理检查仍占有中心地位[1,2]。主要原因：①肝脏疾病的分类及概念在很大程度上依赖于形态学；②组织病理检查是在显微镜下直接观察病变组织来判定病变性质、损伤程度及确定肿瘤的良恶性和类型，因而是其他诊断技术所不能代替的；③从 20 世纪 90 年代以来，分子病理学的迅速进展，已将分子生物学的一些基本技术[3]如酶切多态性分析、核酸杂交反应、聚合酶链反应甚至核酸测序等应用于病理诊断中，可以从蛋白质、mRNA 和 DNA 水平揭示疾病的发生发展规律及病因学和发病机制。特别是近年来把疾病的认识提高到基因水平，这必将更进一步提高肝脏病理检查的指导性与实用价值。

病理学又是一门密切结合临床、取之于临床又用之于临床的实践性极强的学科。对肝脏病理工作者来说，不但要有观察肝脏病变的扎实的基本功，做到对病变定性准确、定量恰当，还要不断探索从更深的层面将形态与功能结合，病理特征与临床表现结合，并积极将基础医学的进展用于临床病理实践。同时也需要临床医生重视开展病理检查，熟悉常见疾病的病理变化特点，与病理医生加强沟通、密切合作将更有利于准确揭示疾病的本来面目。

本章着重介绍肝脏病理学基础知识及应用进展，分别介绍肝活检的目的和禁忌证、肝活检的方式及操作要点、肝脏标本（以肝脏穿刺标本为主）的固定方法、常用特殊染色及免疫组化染色；肝脏基本的病变概念、特征及意义；病理诊断思路和流程、慢性肝炎分级分期等内容。

第 1 节　肝活检技术与病理标本制备要点

一、肝活检的目的和禁忌证

1883 年开始试用肝活体组织检查术（liver biopsy），1948 年以后逐渐在全世界推广，此检查痛苦少、成功率高，是一种普遍使用的常规肝病诊断方法[4]。随着对肝脏疾病认识的加深及治疗的进展，肝活检在临床实践中发挥越来越重要的作用。

（一）目的

肝活检的主要目的[5,6]：①确定病变性质，明确诊断；②明确病变严重程度，判断预后及疗效；③辅助制定治疗方案。

（1）确定病变性质，明确诊断。一些疾病可以通过形态学判断病因，肯定或否定临床推断，鉴别为了确定临床表现相似的疾病，发现预料外和确定有重要意义的病变，使过去不甚了解的疾病得到了认识。为了确定病因还可佐以有关特殊染色或免疫组化染色进一步证实病原，近年随着 PCR 的应用，病理检查可以从组织（新鲜或石蜡包埋组织）中检测出不同的致病因子（细菌、病毒或其他）及进行疾病的基因检测。为明确病因下列情况可考虑行肝活检：肝功能异常原因不明、黄疸原因待查、肝大伴发热、脾大原因不明、影像学提示肝脏局灶或弥漫性病变等。

（2）明确病变严重程度，判断预后及疗效。探索疾病发生发展规律，找出影响预后与促进病变恢复的主要因素和环节。与临床密切结合，相关资料的积累，了解疾病的自然病程规律，分析影响预后的病理变化，阐明机体反应特点，发掘医疗辅助下肝脏再生恢复的潜力与认识细胞间调节的重要作用，将现代分子生物学的进展和实验技术引向认识疾病,从发病机制把对疾病的认识提高到基因水平。目前已公认组织学变化是衡量慢性肝炎炎症活动度及纤维化程度的金标准，对判断患者预后具有重要预测作用。此外，通过对病变程度的分级分期及制定的计分方案，对比治疗前后各项分值变化，比较治疗前后形态学变化，不但可以判断疗效，而且有助于认识药物作用的主要环节或作用机制。

（3）辅助制定治疗方案。对于病因不明的患者，肝活检可以帮助明确诊断后制定治疗方案；对于已经明确诊断的患者，行肝活检有利于辅助及时调整或修正治疗方案，如对自身免疫性肝炎患者，可根据肝脏穿刺检查汇管区界面炎程度，判断能否激素减量和/或停用免疫抑制剂治疗，以减少疾病复发。

（二）禁忌证

禁忌证的界定主要根据患者的病情，并部分取决于操作者的水平和当地的医疗资源状况，因此很多禁忌证是相对禁忌[7]。在临床实践中，需要特别注意的禁忌证主要包括：患者不配合、较多腹水、某些特殊的肝脏占位性病变、凝血功能障碍等（表21-1）。

表 21-1　经皮肝活检禁忌证

绝对禁忌
患者不配合
严重凝血功能障碍
右胸膜腔和/或右侧膈下感染
肝外胆道梗阻
相对禁忌
腹水
病态肥胖
肝脏血管性病变
淀粉样变
包虫病

（1）患者不配合：对不配合的患者行肝活检，有增加肝活检术后并发症的风险。必要时，可在镇静下行经颈静脉肝脏穿刺。

（2）腹水：腹水患者行肝活检出血风险是否增加目前尚不清楚。对中等腹水的患者，可在治疗性放腹水后即刻行肝活检。对于合并凝血功能障碍的患者，可行经颈静脉肝脏穿刺。

（3）某些特殊的肝脏占位性病变：尽管在实时超声或 CT 引导下对占位性病变行肝活检较为安全，且比细针抽吸提供更多的组织学信息，但仍应有一些特殊情况需要注意。首先，对血管性病变（如怀疑血管瘤者）应尽量避免肝脏穿刺活检；其次，恶性肿瘤（特别是靠近肝包膜）肝活检有引起肿瘤播散的风险；此外，对感染性病灶行穿刺活检虽然一般较为安全，但也有例外，如对棘球蚴囊肿进行穿刺有可能发生致死性的过敏反应，故一般认为包虫病的棘球蚴囊肿是肝活检的禁忌证。

（4）凝血功能障碍：凝血功能障碍的程度与肝脏穿刺后出血的发生目前尚无明确的相关性。通常认为血小板低于 $60×10^9$/L，凝血酶原活动度小于 60%，为肝活检的禁忌证，因此对伴有异常实验室凝血指标的患者行肝活检，要充分权衡利弊。

二、肝活检的方式及操作要点

目前常用方法是经皮肝活检，另外还有经颈静脉肝活检、经腹腔镜肝活检及开腹手术肝活检[8]，分述于下。

（一）经皮肝活检

（1）体位：取仰卧位，身体右侧靠近床边，右臂上抬弯曲垫于枕后。

（2）定位：经 B 超选右腋中线到锁骨中线第 7~9 肋间，肝切面较大处，避开胆囊、胆管及大血管。

（3）消毒：局部碘酒、酒精消毒。

（4）麻醉：2% 的利多卡因，在穿刺点依次麻醉皮肤、肋间肌及肝包膜。应充分麻醉肝包膜，以减少患者疼痛。

经皮肝活检肝脏穿刺针有三种，即夹式针、吸式针及切割式针。

（1）夹式针肝活检：夹式针又称分叶式针或分叉式针。夹式针肝活检成功率较高，所取组织块大，但步骤较复杂，损伤面大，故目前临床已很少应用。

（2）吸式针肝活检：穿刺针直径 1~2mm，壁厚 90μm，长 13cm，针尖成 45°，在针芯后部放入平头活塞，以防止肝组织吸入注射器内破碎。可将穿刺针直接安装在吸有生理盐水的 10~20mm 注射器上，由术者一人操作完成穿刺；也可将穿刺针用 10cm 的胶管连接到注射器上，由助手抽吸注射器保持负压配合操作者两人完成穿刺。进针达肝外缘后，后退 1~2mm，以免划伤肝脏，推出 1~2ml 生理盐水，使针芯通畅；令患者呼气后屏气，抽吸注射器，保持负压 3~5ml，快速将穿刺针推进肝内 2~3cm，然后立刻拔出。将针芯内组织推出，放入固定液。此法方法简单、迅速、损伤小，成功率 93%。失败原因多为未达肝边缘即开始负压抽吸，造成结缔组织、脂肪组织堵塞针头。

（3）切割式针肝活检：此种方法目前较为常用。此针分手动式及枪式两种。手动式由一个互锁式套管针和针芯组成。针芯带有 2cm 长的凹槽，可在套内滑动，对肝组织产生切割作用。穿刺时套针与针芯一起进针，将针芯推入肝实质，固定针芯，再推入套管针，切下槽内肝组织，拔出针芯及套管针，取出标本。另一种为枪式肝脏穿刺针，操作简单，进针方法同手动式，达肝实质后，只需按动操作按钮，针芯与套针先后快速进入并迅速切割肝组织，然后立刻拔针，整个过程只需 1 ～ 2s，由于此种针可调节穿刺肝组织长度，成功率高，患者痛苦小。此针操作时间短，取出标本长，成功率高，标本不易破碎，适用于肝硬化患者。

另外，手动切割式针及夹式针均可用于栓塞式肝活检。此法与切割式针肝活检一样，只是在取出肝组织后在穿刺部位注入明胶海绵，一边退针，一边将明胶海绵注入肝实质内。此法适用于有明显凝血障碍的患者。

术后处理：穿刺点用碘酒、酒精消毒后用纱布覆盖、胶布固定。可用多头腹带紧束肋部及上腹部，加压包扎。卧床 24h。监测血压、脉搏，术后 2h 每 15min 测一次，以后每 2h 测一次，直到 12h。

并发症 [9, 10]：约 6% 发生在术后 2h，约 96% 发生在术后 24h 内。并发症的发生率和病死率分别为 5.9% 和 0.0088% ～ 0.3%。

（1）局部疼痛：一般为钝痛，少有剧痛，多不超过 24h。

（2）出血：是最危险的并发症。多发生于有凝血功能障碍者，或与穿刺动作造成肝脏深而长的划伤等有关。

（3）胆汁性腹膜炎：多因划破高度梗阻性黄疸的肝脏，或刺破变异的胆囊所致。

（4）气胸：多因穿刺点过高，或于吸气状态下刺破肺脏所致。

（5）感染：可因消毒不严格引起，但穿刺后脓毒血症罕见。肝脏及胆道内已有感染病变者（肝脓肿、化脓性胆管炎等），穿刺后可引起感染扩散。

（6）肝门静脉或动脉支 – 胆管支瘘形成：导致胆道内出血，胆囊内积血，剧烈右上腹痛及失血性休克表现，发生率低但需要紧急止血。

（7）休克：多为失血性休克，亦可为疼痛和过敏性休克。

（二）经颈静脉肝活检

经颈静脉肝活检是一种相对安全，可取深部肝组织且可重复多次取肝组织的方法 [11]。此方法对于有大量腹水和严重凝血功能障碍的患者是首选方法，其他适应证包括暴发性肝衰竭、肥胖、肝移植术后肝活检、需评估门静脉压力梯度及拒绝经皮活检或经皮肝活检失败的患者。经颈静脉肝活检取材较经皮肝活检细、容易破碎，影响镜下观察，操作者需格外谨慎。

常用的穿刺针有切式和吸式两种。

步骤：一般选右侧颈内静脉、上腔静脉、右心房、下腔静脉进入肝静脉，多选右肝静脉，然后沿导管插入肝脏穿刺针，穿透肝静脉壁，穿取肝组织。此法并发症多较轻，发生率为 1.3% ～ 6.5%，多为穿刺部位出血或包膜下血肿引起的胀痛 [12]。研究报道成人死亡率小于 0.1%，儿童约为 0.1%。

（三）开腹 / 腹腔镜肝活检

在开腹手术或行腹腔镜手术同时做肝活检，可行穿刺针取材或行楔形肝组织切除，但后者因距离肝包膜较近，可能会导致肝纤维化程度被高估；开腹手术损伤较大，目前很少采用该途径活检；腹腔镜肝活检取材准确、损伤小，可在直视下止血，适用于疑难病例的诊断。

三、肝活检标本的固定、切片及染色技术要点

肝活检标本包括肝脏穿刺组织、手术时楔形活检标本、手术切除标本、肝移植术切除的病肝标本及尸检肝脏标本。其中以肝活检应用最广，已经成为一种普遍使用的常规肝病诊断方法。

下文扼要介绍对肝活检标本长度的要求、固定注意事项及肝脏常用的特殊染色和免疫组化染色。

（一）肝活检标本长度

按照病理学诊断要求，肝脏穿刺标本的长度对显示病变必须有代表性。长期以来，对肝脏穿刺标本长度的最低要求是：> 1.0cm（1.5 ～ 2.5cm），含 4 ～ 6 个汇管区。通过对比不同长度肝脏穿刺、左右叶肝脏穿刺、多点肝脏穿刺或与移植切除的病

肝整体标本对比，证实如果肝脏穿刺标本太短则肝病的分级、分期常被低估，因此有学者提出慢性病毒性肝炎的肝脏穿刺标本需要 2cm 长或更长，至少含 11 个完整的汇管区。Brunetti 等对 149 例丙型肝炎患者做了粗针（1.2mm）、细针（0.8mm）配对肝脏穿刺的对比研究，结果显示细针穿刺标本较短且易碎，根据 Ishak 的纤维化计分标准，对 S3 以上的纤维化判定细针比粗针常低估 1 ～ 2 期，对肝硬化的诊断准确性最差。所以，肝脏穿刺标本长度及粗细非常重要。2009 年美国肝病学会对肝活检提出推荐意见[13]：肝组织标本长度在 2 ～ 3cm，建议使用 16G 的肝活检针（粗针），标本内含 11 个完整的汇管区，因为标本小于此值可能会影响诊断及分级、分期，对疑有肝硬化的患者建议用切割针[13]。

（二）标本固定

良好的固定是保证病理检查标本质量的一个重要环节，新鲜组织标本需即时固定，以防组织离体后自溶，阻止细胞或组织及一些成分的弥散、脱失，同时使组织硬化，便于包埋、切片及对染料的着色。固定不充分，将直接影响染片时染料的着色质量，给诊断带来困难。理想的固定液是 10% 的中性福尔马林，其配制方法是取 1 份市售福尔马林（即 36% ～ 40% 甲醛溶液）与 9 份磷酸盐缓冲液（pH7.1 ～ 7.4）混合，其对组织固定较为迅速、均匀、稳定，对胞核及脂质能较好保存，还可避免形成甲醛色素。而不宜采用以自来水稀释的 10% 福尔马林，因其久置可氧化产生甲酸，酸性固定液可影响染色效果，特别是核的着色。

如有特殊要求需事先做好计划，选用相应的固定液。如计划做电镜检查，获取肝脏穿刺标本后，以刀片切下 1 ～ 3mm 长一段，立即以预冷的 2.5% ～ 3% 戊二醛磷酸缓冲液 4℃固定；如做免疫电镜检查，可用戊二醛 / 多聚甲醛固定；如拟做共聚焦激光扫描观察，标本不能固定，需用冰冻切片。如欲证实微泡脂肪变性需用新鲜组织或固定组织直接做冰冻切片，行油红"O"染色，但不能用石蜡包埋的切片；如欲证实先天代谢疾病做酶的测定，需用新取的活检组织即时做酶的分析或冰冻切片做酶组化染色（或暂用液氮冷冻低温保存待用）；如要测肝内铜、铁含量，则取新鲜或固定组织做定量分析（μg/g 干重组织）。

肝脏穿刺标本如需长途转运，需将固定液加满至标本容器瓶口，避免途中由于液体剧烈震荡，损伤组织。

（三）包埋、脱水及切片[14]

标本放置平整，尽量保持组织完整，不同大小标本脱水时间、程序可以不同，切片厚度 4 ～ 5μm，保持组织的连续性。

（四）染色

正确的病理诊断在很大程度上依据通过染色显示出的病理变化，包括对特异性的组织成分、化学物质及病原体的显示。迄今还没有一种染色可以全面显示各种病变。广泛用于常规工作的苏木素 – 伊红染色（HE 染色，胞核染成鲜明蓝色，胞质及间质染成粉红色）能清晰显示一般组织结构及病变。但在肝脏由于 HE 染色中胶原纤维与肝细胞胞质均着伊红染色，对纤细的肝窦网状纤维（直径 0.2 ～ 1μm）或小叶内的轻度纤维化则难以辨识。而阐明肝纤维化程度是判断慢性肝脏损伤程度的最重要依据之一，因而国内外许多肝病实验室已采用连续切片，将结缔组织染色（网状纤维染色及 / 或 Masson 三色染色）与 HE 染色同时列为常规必做染色。有时为确定诊断还需要选用其他特殊染色、免疫组化染色或其他检测。

1. 常用的特殊染色[15]　肝脏常用的特殊染色中最主要的是结缔组织染色，结缔组织包括胶原纤维、网状纤维及弹力纤维，有关染色方法种类较多，现介绍几种适用于肝脏病变显示的染色方法。

（1）网状纤维组织染色（简称网织染色）：网状纤维是正常肝细胞与肝窦间的主要支架，它的变化能灵敏地反映出肝细胞的脱失、增生、结节性增生、肿瘤及纤维化程度，所以网状纤维染色是肝脏最常用的特殊染色。

网状纤维的主要成分是Ⅲ型胶原蛋白，对银有特异亲合性，在银染中呈黑色（故又称嗜银纤维），常用 Gordon Sweet 或渡边改良法，因二者染色时间短，结果稳定，并且不易脱片（图 21-1）。在网状纤维染色后常再以 Masson 三色染色作对比染色，更有利于对肝纤维化的全面分析（图 21-2）。

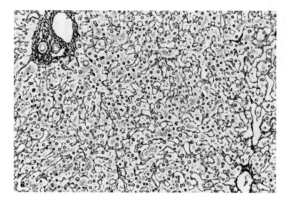

图 21-1　网状纤维染色
肝窦周网状纤维支架呈黑色，汇管区胶原纤维呈黄褐色

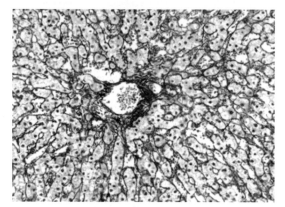

图 21-2　网状纤维 +Masson 三色染色
肝窦周网状纤维支架呈黑色，中央静脉周围网状纤维支架塌陷，胶原
沉积呈绿色

（2）Masson 三色染色：Masson 三色染色中胶原纤维为苯胺蓝（或用光绿）染成蓝（或绿）色，肌纤维红色，上皮成分淡红色，对比度清晰，在染色过程中如增加马休黄（红细胞染成黄色）较适用于对肝纤维化的观察（图 21-3）或进行图像分析，还有助于在瘢痕组织内发现闭塞静脉。

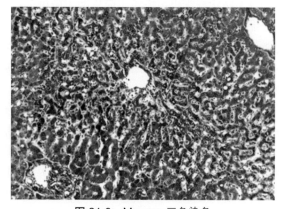

图 21-3　Masson 三色染色
肝小叶中央静脉壁及汇管区胶原纤维呈蓝色，肝板呈淡红色，在中央
静脉周围带呈放射状排列，其间为肝窦，窦内红细胞呈橘红色

（3）苦味酸 – 天狼星红染色[16]：胶原纤维及网状纤维均被天狼星红染成深红色，胶原越粗着色越红（图 21-4）。天狼星红染色后在偏光镜下，Ⅰ型胶原呈红色或黄色，Ⅲ型胶原呈绿色，色泽鲜亮，有利于辨识纤维化过程中Ⅰ、Ⅲ型胶原纤维成分的增减（图 21-5）。

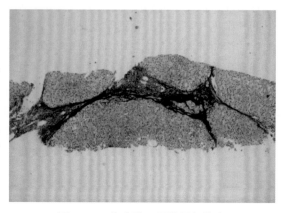

图 21-4　苦味酸 – 天狼星红染色
慢性肝炎，肝纤维化，纤维间隔呈红色（慢性乙型肝炎肝硬化）

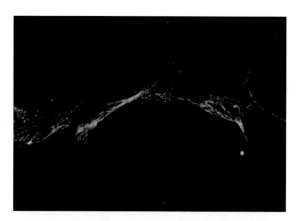

图 21-5　苦味酸 – 天狼星红染色偏光镜下观察
与图 21–4 同一部位，Ⅰ型胶原呈红黄色，Ⅲ型胶原呈绿色

（4）弹力纤维染色：弹力纤维染色方法有多种[2, 17]，其中维多利亚蓝（Victoria blue，VB）或地依红（Orcein）法较适用于肝组织。染色后弹力纤维分别被染成亮蓝色或黑色，胶原纤维一般不着色（图 21-6）或呈红色（图 21-7）。此外，肝细胞内铜结合蛋白及乙肝表面抗原亦被染成蓝色（见图 21-6）。维多利亚蓝染色后再加染天狼星红，可以同时观察胶原纤维与弹力纤维的变化，且并不影响偏光镜下Ⅰ、Ⅲ型胶原的显色。

（5）过碘酸希夫（periodic acid Schiff，PAS）染色：PAS 染色显示肝糖原清晰，常用于判定细胞

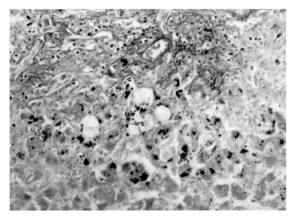

图 21-6　维多利亚蓝染色

汇管区周围肝细胞胞质内铜结合蛋白沉积，呈蓝色颗粒，汇管区弹力纤维呈蓝色（胆汁性肝硬化）

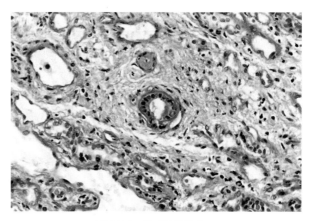

图 21-8　D-PAS 染色 1

汇管区小胆管基底膜呈鲜亮的紫红色

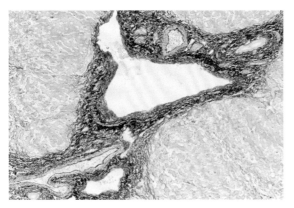

图 21-7　天狼星红 - 维多利亚蓝染色

胶原纤维呈红色，弹力纤维呈黑色（特发性门静脉高压）

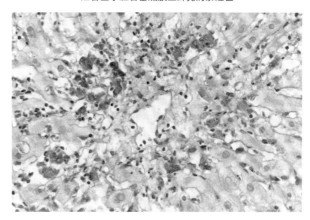

图 21-9　D-PAS 染色 2

小叶中央静脉周围带肝细胞坏死脱失，扩张肝窦内见多数 D-PAS 阳性的蜡质样细胞

中糖原的含量，可用以证明糖原核或糖原贮积症。D-PAS（或写成 PAS D）染色（图 21-8、图 21-9），将切片先经淀粉酶（1%）37℃消化 30min，去除糖原后，再染 PAS，这样可以更清楚地显露含糖蛋白的结构成分，如基底膜、肝内代谢或合成性产物，均呈鲜亮的紫红色，所以更适用于肝脏，可用于显示小胆管基底膜的破坏，肝坏死灶内的吞噬脂褐素及坏死肝区残骸的肿大库普弗细胞，即蜡质样细胞，α1- 抗胰蛋白酶缺乏症肝细胞胞质内的球形小体，淀粉样物质，阿米巴和致病真菌等。

此外，还有一些特殊染色用来显示肝内铜颗粒、铁颗粒、色素、脂质、乙型表面抗原、淀粉样蛋白等（表 21-2）。有关细菌、真菌、螺旋体等病原体的特殊染色请参考其他染色技术文献。

表 21-2　肝脏病理检查常用特殊染色及其应用

染色名称	显示成分	应用
Gordon Sweet 银染色	网状纤维（Ⅲ型胶原）呈黑色	显示肝窦网状支架。证实肝纤维化（特别是窦周纤维化）、肝细胞坏死脱失（网状支架塌陷）、增生、肿瘤
改良 Masson 三色染色	胶原呈绿色（蓝色），肌纤维呈红色，红细胞呈黄色	显示胶原纤维、分析肝纤维化程度；显示血管壁平滑肌，判断门静脉硬化程度，发现闭塞静脉
苦味酸 - 天狼星红染色	胶原呈红色，偏光镜下Ⅰ型胶原呈红、黄色，Ⅲ型胶原呈绿色	显示胶原纤维，分析肝纤维化程度，为肝纤维化图像分析的首选染色
普鲁士蓝染色（图 21-10）	铁颗粒呈蓝色	显示铁颗粒，可见于肝细胞、胆管上皮细胞、库普弗细胞或间质组织内，用于诊断血色病、酒精性肝病等

续表

染色名称	显示成分	应用
罗丹宁染色（图21-11）	铜颗粒呈橘红色	显示铜颗粒，用于诊断肝豆状核变性、慢性胆汁淤积
红氨酸染色（图21-12）	铜颗粒呈黑绿色	同上
Timm 染色（图21-13）	铜颗粒呈黑色	同上，铜颗粒较大
维多利亚蓝染色（见图21-7）	弹力纤维、铜结合蛋白、HBV 表面抗原呈蓝色	显示铜结合蛋白，证实慢性淤胆，显示血管壁及间隔内弹力纤维增生
地依红染色	显示成分同维多利亚蓝染色，呈红褐色	同维多利亚蓝染色
PAS 染色	肝糖原呈品红色	用于诊断糖原贮积症、阿米巴、部分致病真菌，糖原易溶于水，可用 Carnoy 液固定
淀粉酶 -PAS（D-PAS）染色	显示糖蛋白，呈品红色	显示蜡质样细胞、脂褐素、网状纤维、胆管基底膜、α1- 抗胰蛋白酶小体、淀粉样蛋白、阿米巴和致病真菌
Schmorl 染色（图21-14）	脂褐素呈暗蓝色，黑色素呈深蓝色	显示 Dubin-Johnson 色素
油红 "O" 染色（冰冻切片）（图21-15）	细胞内脂肪滴呈红色	显示小泡性脂变，优于苏丹Ⅲ、Ⅳ，用于诊断脂肪肝、Reye 综合征等
刚果红染色（图21-16）	淀粉样蛋白呈砖红色，偏振光镜下呈苹果绿双折光	用于诊断原发性或继发性淀粉样变性，淀粉样蛋白[①]（AL、AA）沉积见于窦周隙，小动脉、门静脉壁，汇管区结缔组织

①淀粉样蛋白的命名，第一个字母 A 表示淀粉样，第二个字母表示淀粉样蛋白的性质。AL.由轻链免疫球蛋白构成，主要见于原因不明的原发性淀粉样变、骨髓瘤性淀粉样变；AA.由血清淀粉样蛋白构成，见于继发性淀粉样变、类风湿关节炎或慢性感染过程。

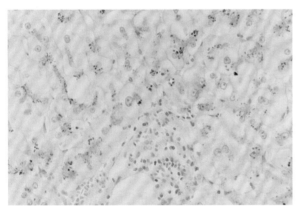

图 21-10 普鲁士蓝染色
铁颗粒呈蓝色，多见于肝细胞内毛细胆管侧

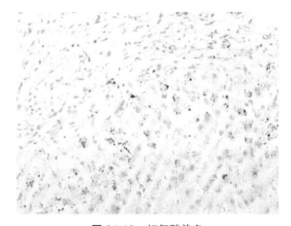

图 21-12 红氨酸染色
铜颗粒呈黑绿色（肝豆状核变性）

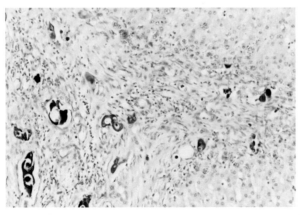

图 21-11 罗丹宁染色
铜颗粒呈橘红色，见于汇管区周围带肝细胞胞质内

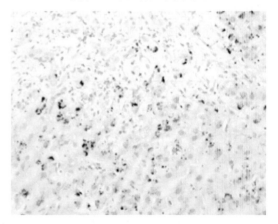

图 21-13 Timm 染色
肝细胞内铜颗粒呈黑色（肝豆状核变性）

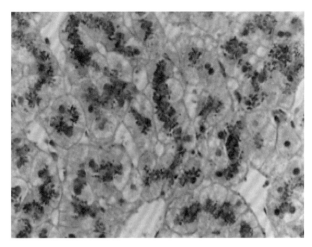

图 21-14　Schmorl 染色
小叶中心带肝板毛细胆管侧见较多粗大蓝黑色色素颗粒（Dubin–Johnson 综合征）

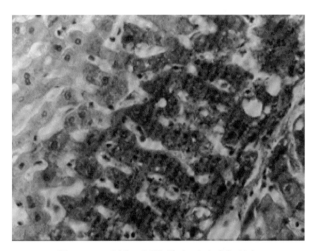

图 21-15　油红 "O" 染色（冰冻切片）
肝细胞内微小脂滴呈猩红色（小泡性脂变）

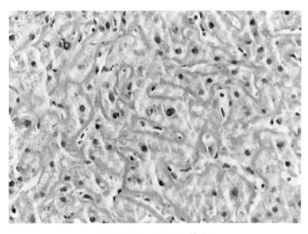

图 21-16　刚果红染色
淀粉样物质沿肝窦沉积，呈砖红色，其间肝细胞呈不同程度萎缩（肝淀粉样变）

2. 常用免疫组化染色　免疫组化染色在肝脏

病理检查中常用于辨识组织内的感染因子、结构成分、代谢产物及对肿瘤的诊断（表 21-3）[8, 18]。

表 21-3　肝病理检查中常用免疫组化染色及其应用

检查内容	成分	诊断中的应用
感染因子	HBsAg、HBcAg、HDAg、CMV、HIV p24 等	证明相应病毒感染及病毒复制状态，HIV p24 阳性颗粒见于肝窦内皮及库普弗细胞
结构成分	Hepa-1	正常肝细胞、肝腺瘤、肝细胞癌表达，呈胞质内弥散或颗粒状
	MRP2（毛细胆管结合物输出泵）	Dubin-Johnson 综合征，*MRP2* 基因突变导致肝细胞排泌结合型胆红素障碍
	BSEP（毛细胆管胆盐输出泵）	进行性家族性肝内胆汁淤积 II 型（PFIC II 型），*BSEP* 突变，免疫染色阴性
	MDR3（磷脂输出泵）	进行性家族性肝内胆汁淤积 III 型（PFIC III 型），*MDR3* 突变，免疫染色阴性
	CK7、CK19	显示胆管、细胆管反应、胆管癌
	CEA（多抗）、CD10	毛细胆管
	CD68（KP-1）	肝窦库普弗细胞
	α-SMA	活化增生的肝星状细胞
	CD34（或 F VIII RAg）	正常窦内皮细胞 CD34（−），窦毛细血管化后转阳，肝癌窦样血管内皮（+），血管源性肿瘤（+）
	CD57	窦内肝相关淋巴细胞
	D2-40	汇管区及包膜下淋巴管
细胞外基质	I、III、IV 型胶原、LN、FN、PG3 等	显示相应细胞外基质成分的增减
	MMP、TIMPS	金属蛋白酶及其抑制物
代谢产物	α1- 抗胰蛋白酶	α1- 抗胰蛋白酶缺乏症肝细胞胞质内的球形小体（+）
	甲胎蛋白（AFP）	肝细胞癌
	泛素	肝细胞内 Mallory 小体
	纤维蛋白原	肝细胞胞质内苍白小体（纤维蛋白原小体）
肿瘤标志物	GPC-3	肝细胞癌

　　用已知的抗体检测组织内的病原微生物（包括细菌、真菌、螺旋体及各型病毒）较特异性染色敏感，特异性强，而且定位准确。特别适用于检测肝内病毒抗原成分如 HBV 的 HBsAg（图 21-17）、HBcAg（图 21-18）；HDV 的 HDAg；EB 病毒（图 21-19、EBER）、疱疹病毒、巨细胞病毒（CMV）包涵体

（图 21-20）及 HIV 等，可以说明病毒感染及病毒繁殖情况。HIV 于肝窦内皮细胞及库普弗细胞内生长繁殖并释放，继续感染 T 细胞，可用 p24（HIV的核心抗原）抗体作免疫染色显示。

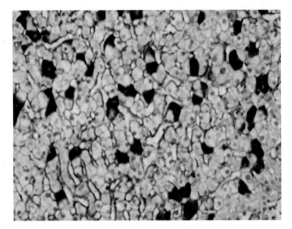

图 21-17　HBsAg 免疫组化染色
HBsAg 呈包涵体型及膜型（慢性乙型肝炎）

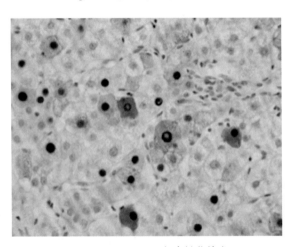

图 21-18　HBcAg 免疫组化染色
HBcAg 呈核型及胞质型（慢性乙型肝炎）

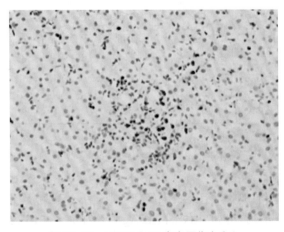

图 21-19　EBER（EB 病毒原位杂交）
小叶内淋巴细胞浸润，部分淋巴细胞核阳性，呈棕色（EB 病毒肝炎）

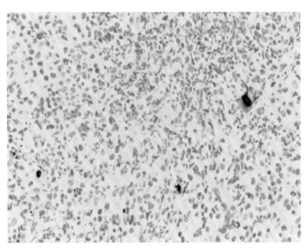

图 21-20　CMV 包涵体
呈棕色（CMV 感染）

正常结构中，胆管上皮对细胞角蛋白单抗 CK7（图 21-21）及 CK19 呈阳性反应（图 21-22），对 CK8/18 弱反应，而肝细胞仅对 CK8/18 反应；肝毛细胆管对癌胚抗原（carcinoembryonic antigen，CEA）的多克隆抗体呈阳性反应，因为 CEA 与胆管糖蛋白有交叉反应。毛细胆管亦可用 CD10 单抗免疫组化显示（图 21-23）；肝"干细胞"可表达嗜铬素（CgA）。在界面肝炎（碎屑坏死）肝细胞表面表达的细胞间黏附分子 -1（ICAM-1）可用 B4H10 免疫染色显示。CK19 显示胆管上皮可用来证实汇管区小胆管增生或消失。胆盐转运蛋白染色有助于明确少见遗传代谢性胆汁淤积性肝病（BSEP，图 21-24；MDR3，图 21-25；MRP2，图 21-26）。

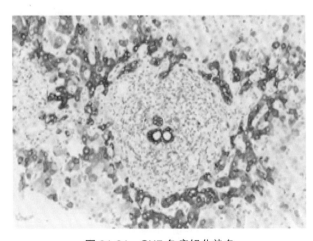

图 21-21　CK7 免疫组化染色
汇管区内小叶间胆管及增生的细胆管呈棕色，周围带部分肝细胞胞膜及胞质呈阳性反应，呈浅褐色

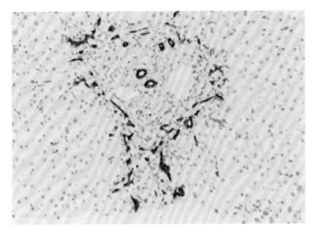

图 21-22　CK19 免疫组化染色

汇管区小叶间胆管及增生的细胆管呈深棕色

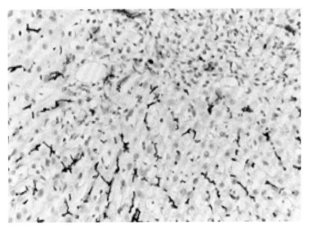

图 21-23　CD10 免疫组化染色

肝细胞间毛细胆管呈网状分布，呈深褐色

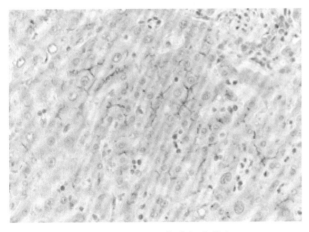

图 21-24　BSEP 免疫组化染色

肝细胞间毛细胆管呈网状分布，呈棕色，进行性家族性肝内胆汁淤积
Ⅱ型（PFIC Ⅱ型）

肝窦间质细胞包括窦内皮细胞（SE）、库普弗细胞（KC）、肝相关淋巴细胞（LAL）及窦

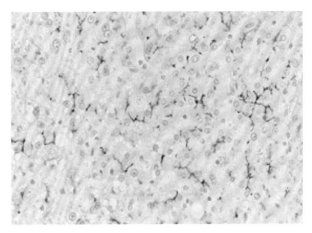

图 21-25　MDR3 免疫组化染色

肝细胞间毛细胆管呈网状分布，呈棕色；进行性家族性肝内胆汁淤积
Ⅲ型（PFIC Ⅲ型）时，*MDR3* 突变，免疫染色可阴性

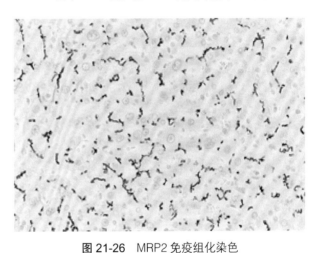

图 21-26　MRP2 免疫组化染色

肝细胞间毛细胆管呈网状分布，呈棕色；Dubin-Johnson 综合征时，
MRP2 基因突变导致肝细胞排泌结合型胆红素障碍，免疫染色阴性

周隙肝星状细胞（HSC），分别具有相应的抗体。肝窦内皮细胞不同于一般毛细血管或其他血管内皮细胞，不表达 CD34 或荆豆素（UEA），但表达内皮细胞的标志物 CD31。而肝细胞癌梁索间窦样血管内皮则表达 CD34，有助于鉴别。KC 胞质呈 CD68 阳性反应；LAL 呈 CD57 阳性反应；窦周 HSC 静止时免疫荧光示胞质内含维生素 A 的颗粒，α-SMA 免疫染色常为阴性，当 HSC 活化后可呈强阳性（图 21-27）。肝内细胞外基质（ECM）中各种成分如Ⅰ、Ⅲ、Ⅳ、Ⅴ、Ⅵ、Ⅹ型胶原，非胶原糖蛋白层连蛋白（LN，图 21-28）、纤维连接蛋白（FN，图 21-29）、腱蛋白，蛋白聚糖（PG）及对 ECM 降解有关的酶类如 MMP 和 TIMP 均可用其相应抗体经免疫组化染色显示。

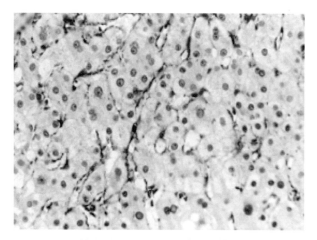

图 21-27　α–SMA 免疫组化染色
活化增生的肝星状细胞具有长突起，沿窦壁延伸，呈褐色

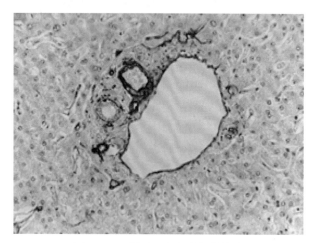

图 21-28　层连蛋白免疫组化染色
胆管、血管基底膜阳性，肝窦阴性

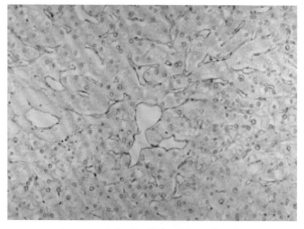

图 21-29　纤维连接蛋白免疫组化染色
纤维连接蛋白沿肝窦呈线状分布，呈褐色

　　肝细胞内的代谢产物可经免疫组化明确其特性。如 α1- 抗胰蛋白酶（α1-AT）缺乏症肝细胞胞质内的球形小体 D-PAS 染色阳性。由于小体是由

α1-AT 在内质网内聚集形成，故 α1-AT 免疫组化染色较 D-PAS 染色敏感。又如肝细胞内 Mallory 小体（Mb），它是细胞内中间丝蛋白出现代谢障碍形成的缠结，与胞质内反应合成的热休克蛋白——泛素结合形成的，故经泛素免疫染色呈强阳性（图 21-30），小的颗粒状 Mb 亦得以显示，明显提高了检出率；在纤维板层状肝癌，细胞内常见到一种毛玻璃样的苍白小体，它是由纤维蛋白原在胞质内贮留形成的（又称纤维蛋白原小体），故相应抗体做免疫染色呈阳性反应[19]。

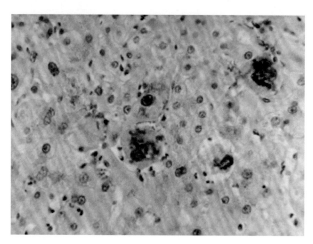

图 21-30　Mallory 小体
泛素免疫染色 Mallory 小体呈深褐色不规则团块状或绳状（DAB）

　　免疫组化有助于肝内原发癌与转移癌的鉴别，以及肿瘤组织来源的分析，可用配对细胞角蛋白（CK）抗体对胃肠道转移癌进行鉴别，如肝细胞癌（HCC）CK8/18（+/+）、CK7/20（–/–），胆管癌 CK7/19（+/+）、CK7/20（+/–），说明肝细胞及胆管细胞肿瘤对 CK20 呈阴性反应；而胰腺癌 CK7/20（+/+）；胃肠道结直肠癌则 CK7/20（–/+），所以肝内腺癌如果仅 CK20 阳性提示为胃肠道来源，而且最可能来自结肠。此外，HCC 40% 左右表达 α-AFP，有的用 CEA 抗体可显示肿瘤细胞间的肝毛细胆管形成，必要时还可以做白蛋白、纤维蛋白原、C 反应蛋白及 α1-AT 免疫组化染色，以上任一免疫组化染色阳性反应均有助于说明为肝细胞来源；此外，在高分化 HCC 及纤维板层状肝癌纤维蛋白原免疫组化染色阳性的苍白小体形成率较高。神经内分泌肿瘤则呈嗜铬素 A（CgA）阳性反应。近年证明肝血管平滑肌脂肪瘤中易被误为 HCC 的肌样细胞对黑色素颗粒的抗体 HMB45、Melan A 及 A103 阳性，有助于确诊及对肿瘤组织来源深入探讨[20]。

在实际工作中常需要将两种特殊染色或特殊染色与免疫组化或几种抗体联合应用，对不同抗体分别采用不同的酶或底物显色，从而分析病变中不同成分的变化。如为检测肝实质及间质细胞的凋亡，经 TUNEL 法原位检测标明凋亡细胞后，如不采用显示相关细胞的免疫组化双重染色加以鉴别，就难以证实肝窦中凋亡细胞属于哪种细胞，因此 TUNEL 法检测后，辅以显示肝星状细胞的 α-SMA 或显示库普弗细胞的 CD68 免疫组化染色或再加以 Masson 三色染色做对比染色，可以将肝星状细胞、库普弗细胞、肝细胞结构及胶原沉积，分别以不同染色显示出来，有助于明确判断凋亡细胞成分及相关病变的分析[21]（图 21-31、图 21-32）。

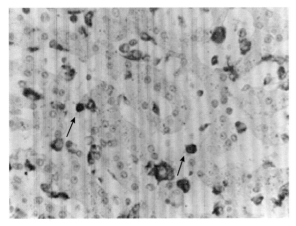

图 21-31　CD68、CD57 免疫组化双染色
库普弗细胞呈红褐色（CD68，碱性磷酸酶显色），肝相关淋巴细胞呈深褐色（CD57，DAB 显色）

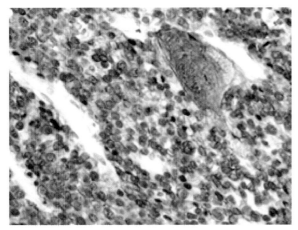

图 21-32　肝细胞癌
Hep-1 免疫染色癌细胞胞膜呈阳性

第 2 节　肝脏病理改变基本类型

肝脏具有双重血液供应，门静脉及肝动脉终末

支自汇管区经肝板间肝窦汇入肝静脉，形成肝脏独特的微循环与小叶结构[22]。镜下经典肝小叶中心为中央静脉，周围有多个汇管区。由于每个小叶为不同汇管区来源血液所供应，1954 年 Rappaport 从功能上将小叶以血供单元划分为腺泡，每个腺泡中轴为终末汇管区，自此血液经肝窦流向相邻 2 个小叶的中央静脉，腺泡呈双锥形，于汇管区周围带营养及氧供最好，称腺泡Ⅰ带，其外为Ⅱ带，微循环的周边带（近中央静脉）为Ⅲ带（图 21-33）。由于Ⅲ带接受氧和营养物质最少，对缺氧及许多损伤较为敏感，故常以此三维结构描述小叶内病变分布。小叶内肝细胞与窦间质细胞及窦周细胞外基质密切邻接，细胞间的相互调节，维持着肝脏的众多功能，既是机体物质代谢中心，又是分泌（胆汁、蛋白、凝血因子）、排泄、生物转化（解毒）及机体重要屏障的器官。在各种自然界损伤中，这些细胞本身及其所引起的结构变化构成了各种疾病的形态学特点。已知机体任何组织对各种损伤所呈现的反应方式均为有限的几类，肝脏亦不例外。肝细胞及窦周间质细胞各有其功能反应方式及相应的形态表现，形成各自独特的基本病变。在不同疾病及病程中，这些基本病变的不同组合，构成各种疾病不同阶段的特征性改变，而且肝实质与窦非实质细胞间通过旁分泌的相互作用，还可以进一步影响肝内病变的发展及肝纤维化的形成。为了更清楚地阐述基本病变，本节按小叶内肝细胞的变性与坏死、肝细胞再生、肝窦间质细胞的变化、肝纤维化，以及胆汁生成、胆管反应与胆汁淤积进行介绍[23, 24]。

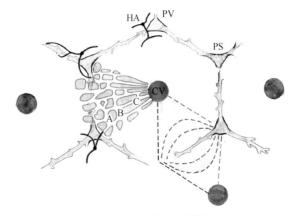

图 21-33　肝小叶及腺泡
CV. 中央静脉；PS. 汇管区；HA. 肝动脉，PV. 肝静脉

一、肝细胞的变性与坏死

任何化学物质、生物因子、循环或代谢障碍都

能引起肝细胞的损伤，轻者表现为变性，重者表现为凋亡及坏死，与此同时肝细胞和胆管细胞还会出现适应性或再生（增生）性反应。

（一）肝细胞的变性

变性是肝细胞的一种轻度可恢复性损伤，表现为细胞内出现异常代谢物，或者过量的生理性物质堆积，有时在细胞质内形成包涵体、色素性物质或铜铁的沉积。去除原因后，多可恢复，如损伤持续致细胞代谢停止，功能丧失，可进入坏死或凋亡。

1. 脂肪变性（简称脂变）　肝细胞脂变表现为细胞质内出现脂滴。脂滴的主要成分为甘油三酯，在石蜡切片制片过程中被脂溶剂二甲苯溶掉，故常规切片中脂滴为界限清楚的圆形空泡。一般不需要特殊染色证实。如有需要，可用冰冻切片做油红"O"染色，脂滴呈红色。或取小段肝脏穿刺组织先固定于锇酸（OsO_4），待脂质锇酸化后，再脱水包埋，组织内脂滴呈黑色，锇酸化的组织仍可做 HE 或 Masson 三色染色。

脂变形式有两种[19, 25]，即大泡性脂变（macrovesicular steatosis）与小泡性脂变（microvesicular steatosis）。大泡性脂变在肝细胞胞质内出现的是单个或少数大小不一的圆形脂滴，脂滴较大，甚者可达 4 ～ 5 个肝细胞大，将胞核挤向细胞边缘（图 21-34）。肝脂变轻者仅有散在或灶状肝细胞脂变，主要分布于肝腺泡Ⅲ带（小叶中央静脉周围），重者可波及Ⅱ带以至Ⅰ带肝细胞。大泡性脂变最常见于慢性酒精性肝病、肥胖、糖尿病、丙型肝炎，亦可见于饮食蛋白质缺乏、吸收不良、慢性感染、消耗性疾病及一些遗传代谢性疾病如肝豆状核变性等，去除原因后易恢复。小泡性脂变的特点是肝细胞胞质内挤满了微小脂泡，脂泡大小较均一，直径 3 ～ 5μm，胞核仍位于细胞中央，由于脂泡较小有时需做脂肪染色证实（图 21-35）。轻度小泡性脂变主要位于Ⅲ带，有的可同时见到大泡性脂变，严重者小泡性脂变弥漫，肝细胞内可见淤胆，或致肝细胞坏死脱失[19]。电镜下，突出的改变为线粒体肿大、变形，嵴断裂、消失，线粒体数目减少。两种脂变发生机制不同，小泡性脂变主要由于线粒体严重受损，脂肪酸在线粒体内β氧化受阻，酯化形成甘油三酯增加，于是形成微小脂滴在胞质内存积。由于线粒体损伤严重，生物氧化障碍常同时致严重代谢紊乱，以致出现急性肝衰竭。故

肝细胞的广泛性小泡性脂变可作为患者出现严重代谢紊乱、肝病危重的标志。小泡性脂变见于妊娠急性脂肪肝、Reye 综合征、暴发性重型肝炎、中毒性休克、中暑及药物中毒，特别是酒精、四环素及抗癫痫药中毒。

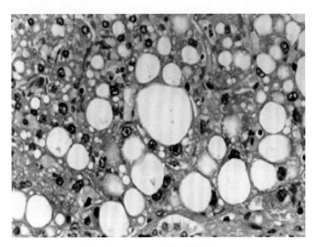

图 21-34　大泡性脂变
肝细胞内脂滴大小不等，大者将细胞核挤向一侧（HE 染色）

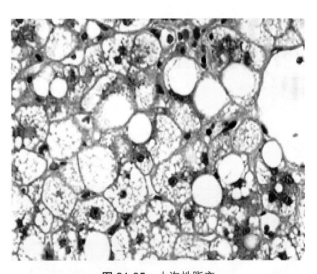

图 21-35　小泡性脂变
肝细胞肿大，胞质充满微小脂泡，胞核位于中央，杂有少数大泡性脂滴（HE 染色）

2. 水样变性、气球样变　是肝细胞较常见的变性。肝细胞肿胀，胞质疏松、淡染，轻度者称水样变性；严重时细胞进一步肿大变圆，细胞膨大如气球状，称气球样变（图 21-36）。电镜下，主要表现为胞质基质疏松、线粒体肿胀、内质网扩张、断裂与空泡变。病因去除后可恢复正常，亦可发展致细胞破裂、溶解、消失。常见于急性病毒性肝炎、中毒性肝炎、酒精性及非酒精性脂肪性肝炎，亦可见于慢性

肝炎、活动性肝硬化、肝移植供肝采集或保存损伤[26]。发生机制与缺血、缺氧、中毒致细胞膜通透性增高，细胞内水钠潴留有关。

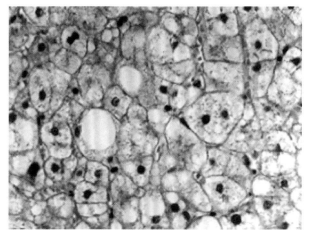

图21-36　水样变性及气球样变
肝细胞肿大，胞质疏松，气球样变者肝细胞膨大尤甚（HE染色）

3. 巨大线粒体（giant mitochondria，GM）　为肝细胞胞质内界限清楚的圆形嗜伊红小体，单个或多个，从微滴至胞核大小（图21-37）。PAS染色阴性。有的GM可呈针形，常为多个，分布于小叶周边，长7μm以上，宽1～2μm，电镜下见针形巨大线粒体具有很多增生的线粒体嵴，嵴常平行排列，并与线粒体的长轴平行（图21-38）。GM最常见于慢性嗜酒者，故可作为发现酗酒者的有用线索。在酒精性肝病中，GM的数量、大小与肝病类型无关，与饮酒量和饮酒时间相关。有报告重度酗酒者中70%肝活检可见GM，而少量或不饮酒者仅10%可见GM，戒酒后消失[27]。

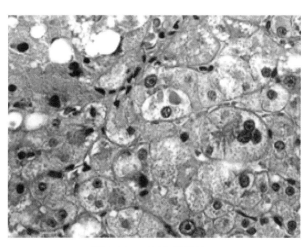

图21-37　巨大线粒体1
肝细胞内嗜伊红圆形小体（HE染色）

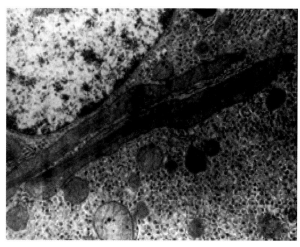

图21-38　巨大线粒体2
针形巨大线粒体，线粒体嵴平行排列（电镜）

4. Mallory小体（Mallory body，Mb）　为肝细胞胞质内出现的绳状、颗粒状或不规则形状的团块，HE染色呈紫红色（图21-39），常见于气球样变肝细胞内。Mb为肝细胞内的中间丝CK凝聚，与细胞因应激而表达的一种热休克蛋白——泛素结合，形成的大分子蛋白聚合物，故用抗泛素抗体（图21-40）或P62做免疫染色能清晰显示。Mb有趋化性，可引起中性粒细胞浸润。肝细胞坏死后，游离的Mb团块周围常见较多中性粒细胞环绕[25]。

5. 毛玻璃样肝细胞　含HBsAg的肝细胞，胞质内可见圆形、卵圆形的浅伊红色细颗粒状斑块，有的几乎占据整个胞质，免疫电镜下，毛玻璃样区为成丛的增生滑面内质网，其囊内含有大量颗粒状或管状HBsAg。毛玻璃样细胞在肝小叶内分

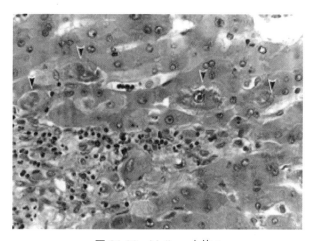

图21-39　Mallory小体1
肝细胞胞质内呈深伊红染色，可见不规则绳状团块
（酒精性肝炎，HE染色）

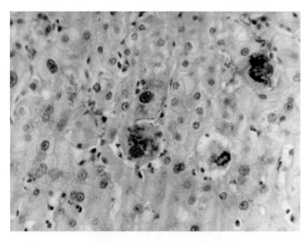

图 21-40　Mallory 小体 2
泛素免疫染色 Mallory 小体呈深褐色不规则团块状或绳状（DAB）

布无一定的规律性，可散在分布，亦可聚集成片，维多利亚蓝染色呈蓝色（见图 21-7），地衣红染色呈深棕色，用抗 HBsAg 免疫组化染色特异性强。阳性物质在胞质内的分布形态不一，有助于判断病毒复制状态（见乙型肝炎），在 HBV 引起的慢性乙型肝炎及肝硬化患者肝组织内均可见多少不一的毛玻璃样肝细胞（图 21-41）。慢性 HBsAg 携带者肝内常见大量毛玻璃样肝细胞，而急性乙肝肝细胞内少见。

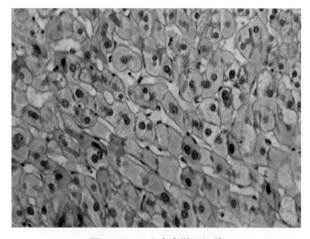

图 21-41　毛玻璃样肝细胞
肝细胞肿大，胞质内含淡伊红色细颗粒状团块，有的几乎占据整个胞质（HE 染色）

6. HBsAg 阴性毛玻璃样细胞　系由酒精及多种药物如巴比妥等所引起的肝细胞滑面内质网增生，增生广泛时使肝细胞呈毛玻璃样，但维多利亚蓝、地衣红、HBsAg 免疫染色为阴性，特称之为诱导细胞（induced cell），系肝细胞的适应性反应。多见于小叶中心带，偶见于汇管区周围带。胞质

呈浅伊红染色细颗粒状，较含 HBsAg 的毛玻璃样肝细胞整齐，且胞核多居细胞中央[28]。

7. 苍白小体（pale body）　又称纤维蛋白原小体，为肝细胞胞质内的一种无定形淡染包涵体，大者边界清楚，呈类圆形，系由于肝细胞分泌障碍，纤维蛋白原滞留在内质网中形成。抗纤维蛋白原免疫组化染色阳性，HBsAg（−），PTAH（＋），电镜下证实为内质网扩张，充以无定形细丝状或颗粒状物。在肝细胞癌中出现率为 6%，多见于早期肝细胞癌，在纤维板层状肝癌中高频率出现。

8. Lafora 小体　是肌阵挛性癫痫患者肝脏汇管区周围肝细胞胞质内经常见到的小体，因而常以肝脏穿刺作为证实肌阵挛性癫痫的有价值的诊断指标。

含 Lafora 小体的肝细胞极度增大，胞质内出现大的圆形或肾形细颗粒状、淡伊红染色的包涵体，周围绕以狭透明带，并使肝细胞核偏于边缘，很像 HBsAg 毛玻璃样细胞，但地衣红及 HBsAg 免疫染色均为阴性。D-PAS 染色阳性，酸性黏多糖染色强阳性。小体在肝小叶内的分布多见于中央带或汇管区周围带。

9. α1- 抗胰蛋白酶小体（α1-AT 小体）[1]　又称 α1-AT 包涵体，见于 α1- 抗胰蛋白酶缺乏症。为肝细胞胞质内的淡染、均质、嗜酸性球形小体，主要见于小叶汇管区周围及间隔周围肝细胞内。小体大小不一，直径可为 1 ～ 30μm，小者为多，胞质内可见多数小体，大者较少，小体周围可见空晕（固定包埋过程人工改变）。

小体在 Masson 三色染色呈鲜亮橘红色，D-PAS 染色呈亮红色，电镜示在扩张内质网中充以中等电子密度无定形物质。免疫组化染色证明这种无定形物质为 α1-AT。

在 α1-AT 缺乏症，< 12 周的婴儿肝内难以检出 α1-AT 小体，随年龄增长，小体数目及大小增加，但成人有的 α1-AT 小体 D-PAS 染色不着色，需要用免疫组化染色证实。但需要注意并不是所有 D-PAS 阳性小体均为 α1-AT 贮积，如胞质内胆汁滴亦为 D-PAS 染色阳性，故需要结合血清 α1-AT 缺乏，或经免疫染色加以证实。

10. 肝细胞胞质内色素　肝细胞内可见多种色素颗粒，常见的有脂褐素、含铁血黄素、铜及铜结合蛋白、胆汁色素，偶见 Dubin-Johnson 色素。

（1）脂褐素：是肝细胞溶酶体中含有不同成分

（各种脂类、脂蛋白的氧化产物）呈现的色素颗粒（图21-42），D-PAS染色、耐酸染色、银染色、脂肪染色均为阳性，不经染色的切片脂褐素有自发金黄色荧光。正常肝脏内15岁以前罕见脂褐素，15～30岁渐增多，老年人、饥饿或消耗性疾病时增多，常限于小叶中心带，无诊断及预后意义。但当脂褐素出现于中心带或汇管区周围时则表示病变，长期过量使用非那西汀、氨基比林或乙酰水杨酸可在小叶中心带见到粗大的脂褐素颗粒[29]。

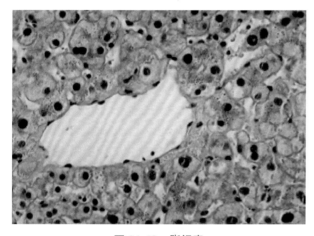

图 21-42　脂褐素
中央静脉周围肝细胞内较多淡褐色、微折光性细小色素颗粒（HE染色）

（2）Dubin Johnson（D-J）色素：D-J综合征为常染色体隐性遗传病，由于肝细胞毛细胆管膜*MRP2*基因突变，排泌结合胆红素障碍，导致患者出现间歇性或慢性结合型胆红素血症。开腹探查肝呈深褐色。肝细胞内色素颗粒是本病的主要特征和诊断依据。光镜下肝小叶结构正常，肝细胞胞质内毛细胆管侧有较多大小不均的深棕色色素颗粒，以小叶中心区最显著。组化染色Schmorl染色颗粒呈深蓝色（见图21-14），Fontana法染色（黑色素染色）呈黑色，PAS染色显红色，铁反应及胆红素染色均为阴性，免疫组化S-100蛋白、HMB45均呈强阳性表达，说明D-J色素可能是一种脂褐素——黑色素复合物，黑色素来源可能与肝细胞对酪氨酸、色氨酸的代谢产物排泄障碍有关，因而形成黑色的溶酶体性色素[30]。电镜下色素颗粒为高电子密度小体，外有单层膜包绕，直径1.3～5.6μm。

（3）铁沉积：铁沉积在肝细胞内呈折光性褐色颗粒，经普鲁士蓝染色呈蓝色颗粒，见于遗传性血色病、慢性酒精中毒及病毒性肝炎，也可见于库普弗细胞、巨噬细胞内[5]。

（4）铜沉积：正常肝内铜含量＜40～50μg/g干重，浓度低且为弥散状态，故正常肝内铜阴性。肝豆状核变性、原发性胆汁性胆管炎及各种慢性淤胆状态，铜在汇管区周围肝细胞内沉积，浓集于溶酶体后，可为铜染色显示（见图21-11～图21-13）。

以上4种色素需与胆色素颗粒相鉴别（表21-4），在大胆管阻塞或肝细胞性胆汁淤积时，肝细胞胞质内可见胆色素颗粒，HE染色呈黄褐色或绿色，常同时在肝毛细胆管形成胆栓，在HE切片内易于分辨[23]。

表 21-4　肝内常见色素的特点与染色技术

名称	分布	细胞内位置	颗粒大小	颜色和折光性	染色	呈色
脂褐素	中心带 HC、KC	PC	小	金褐色	Schmorl PAS	蓝色 红色
D-J 色素	中心带 HC	PC	粗	黑褐色	Schmorl PAS	黑蓝色 黑红色
含铁血黄素	汇管区周围 HC 汇管区 KC	PC 或弥漫	粗	金褐色 强折光	普鲁士蓝	蓝色
铜	汇管区周围 HC	弥漫	小	灰褐色	罗丹宁 红氨酸 Timm	红色 黑绿色 黑色
胆汁色素	HC KC	HC、KC 毛细胆管内	变化大	黄褐色 或绿色	D-PAS Hall	棕色 蓝色

注：PC.毛细胆管周围；KC.库普弗细胞；HC.肝细胞。

（二）肝细胞的凋亡与坏死

肝细胞凋亡（apoptosis）与肝细胞坏死（necrosis）是肝细胞死亡的两种基本形式，都代表细胞功能损伤的不可逆阶段。二者的发生机制不同。但在疾病情况下，二者常同时发生，也可以由相同的原因引起。

1. 肝细胞凋亡　细胞凋亡是通过细胞基因调控程序引起的细胞自身死亡，多为单个散在。凋亡早期由于细胞内水分减少，胞质浓缩，故呈深伊红染色，肝细胞边界直或带棱角，称嗜酸性变（图 21-43），其后胞核染色质凝聚，核仁裂解，继而细胞体积缩小，与周围肝细胞分离，坠入窦周隙或肝窦，形成凋亡小体。凋亡小体呈球形、胞质嗜酸，故又称嗜酸小体（acidophil body），周围一般无炎症反应（图 21-44）。凋亡细胞检测试剂盒简称 TUNEL 试剂盒（TdT mediated dUTP nick end labelling），通过末端转移酶将生物素标记的 dUTP 连接于被切割 DNA 露出的 3'-OH 末端，显色之后，凋亡细胞核或核碎片呈阳性着色，此法对鉴别细胞凋亡敏感，可用于石蜡切片原位检测[21]（图 21-45）。透射电镜下能较好地显示凋亡细胞特征，如细胞皱缩，细胞表面微绒毛消失，细胞表面可见含细胞器的泡状隆起，但胞膜完整、线粒体、溶酶体等细胞器亦多完整，胞核染色质沿核膜内侧凝聚成块，或呈碎片散于胞质内。有时可见大小、形态不一的凋亡小体，外有膜包绕，内可见细胞器或核碎片。荧光显微镜或激光共聚焦显微镜下，用荧光染料如吖啶橙（AO）、碘化丙啶（PI）、溴乙锭（EB）、Hoechst 33342（HO342）等染色，可清晰显示裂解的 DNA 碎片，有助于凋亡的确定。

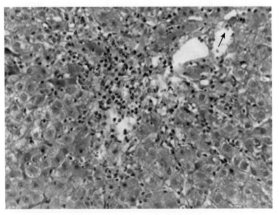

图 21-43　肝细胞嗜酸性变

融合坏死灶左侧多个肝细胞凋亡，胞质呈深伊红染色，细胞边界直或呈角状，胞核浓缩，右上角见一凋亡小体（右上箭头，HE 染色）

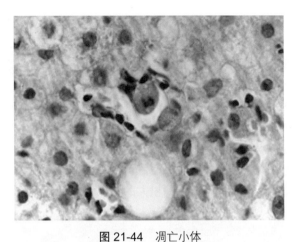

图 21-44　凋亡小体

凋亡小体呈圆形，深伊红染色，脱落于肝窦内，胞核浓缩（丙肝，HE 染色）

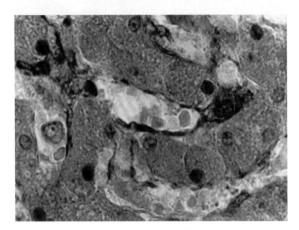

图 21-45　星状细胞凋亡

肝星状细胞呈褐色，其中一个星状细胞凋亡，胞核呈蓝色（TUNEL 染色 +α-SMA 免疫染色 +Masson 三色染色）

2. 肝细胞坏死　细胞坏死是由于细胞外因素对细胞的致命性损伤，使细胞功能停止的不可逆性病变。根据坏死细胞形态又分为溶解性坏死及凝固性坏死。

溶解性坏死（lytic necrosis）曾称液化性坏死，可由多种原因引起。溶解性坏死首先表现为细胞膜的完整性被破坏，质膜通透性增加，细胞肿胀，内质网及线粒体肿胀，溶酶体破裂，核染色质 DNA 降解。最后，整个细胞溶解，胞质外溢，引起炎症反应。由于细胞溶解过程较迅速，以致在组织切片中难以观察到细胞残骸，切片诊断溶解性坏死的主要依据常是肝细胞坏死脱失区聚集的炎症细胞，或灶状 D-PAS 阳性的库普弗细胞聚集，或网状纤维染色见局灶网状支架塌陷，肝索中断，说明局部有肝细胞丢失。凝固性坏死（coagulation necrosis）多由缺血缺氧或中毒引起。凝固性坏死早期在光镜下看不出明显的形态改变，如血供中断所致的梗死，常在缺血坏死后 12 ~ 24h 始见细胞肿胀，胞质嗜酸，胞核浓缩、碎裂或溶解。凝固性坏死的细胞残骸在原位可保留一段时间（图 21-46）。其后坏死细胞逐渐分解，在坏死灶周围形成以吞噬细胞为主的炎症反应带。

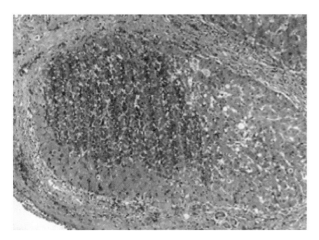

图 21-46　凝固性坏死
结节内部分肝细胞坏死，坏死细胞形态可辨，胞质嗜酸、胞核浓缩
（肝硬化患者大呕血后，HE 染色）

两种坏死常由不同的原因引起，借此有助于分析疾病原因。现将常见的坏死形式依其特点及分布范围分述于下：

（1）点灶状坏死（spotty and focal necrosis）：常发生于肝腺泡Ⅲ带，小叶中央区。如坏死灶小，仅少数肝细胞坏死，称为点状坏死。由于坏死肝细胞很快溶解消失，局部常仅见少数淋巴或单个核细胞浸润（图 21-47）。如坏死累及范围稍大，但一般不超过腺泡 1/3，称为灶状坏死。点灶状坏死多见于药物性肝损伤及病毒等感染。

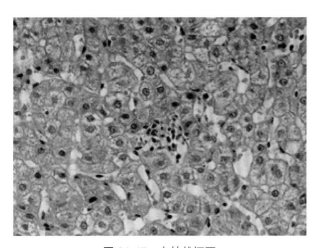

图 21-47　点灶状坏死
少数肝细胞坏死，局部有少数单个核细胞浸润（HE 染色）

（2）碎屑坏死（piecemeal necrosis）：又称界面肝炎（interface hepatitis），或简称界面炎。为汇管区周围的炎症，特点为单个核细胞自汇管区浸润于周围肝实质，伴交界带肝细胞坏死脱失（凋亡），致界面不齐、汇管区扩大（图 21-48）。根据炎症程度分为轻、中、重度，是判断慢性肝炎炎症活动度的重要指标之一（见慢性肝炎分级）。

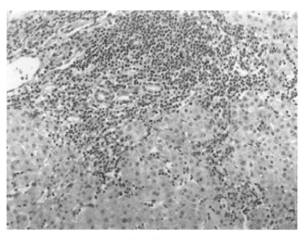

图 21-48　界面炎（碎屑坏死）
汇管区肝实质交界带单个核细胞浸润，破坏界板，炎症呈楔形向肝小叶内扩展（HE 染色）

（3）融合坏死（confluent necrosis）：多数溶解坏死灶相互融合，在小叶内呈较大灶状或带状，常见Ⅲ带融合坏死（图 21-49）。

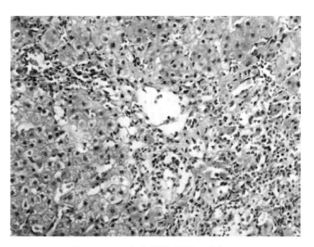

图 21-49　中央静脉周围融合坏死
坏死肝细胞消失，窦扩张，残留窦细胞间少量单个核细胞浸润（HE 染色）

（4）桥接坏死（bridging necrosis，BN）：为较广泛的融合坏死。因坏死连接部位不同，分为3类：①汇管区 - 汇管区（P-P）BN，主要由汇管

区炎症及 PN 发展形成；②汇管区 – 小叶中央区（P-C）BN，沿肝腺泡Ⅲ带小叶中央与汇管区炎症、坏死互相融合，常致小叶结构破坏；③中央区 – 中央区（C-C）BN，两个小叶中心带的坏死相融合。BN 常导致桥接纤维化，故与预后密切相关。BN 的多少是诊断中重度慢性肝炎的重要依据之一（图 21-50）。

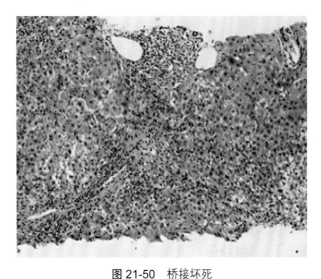

图 21-50　桥接坏死
小叶内多数桥接坏死带（汇管区 – 小叶中央区，HE 染色）

（5）带状坏死（zonal necrosis）：坏死区局限于肝小叶的某一带。可分为小叶中央带（Ⅲ带）坏死，中间带（Ⅱ带）坏死和周边带（Ⅰ带）坏死，后二者较少见。

1）小叶中央带坏死（centrilobular necrosis）：其特征为小叶中央区肝细胞萎缩坏死，窦扩张，并有红细胞漏出。多见于重度酒精性肝炎，心力衰竭或肝静脉回流受阻所致的肝淤血，药物性肝损伤及某些化学毒物如四氯化碳、氯仿等引起的肝损伤。此外，见于饮 DDT 自杀者，可有广泛肝小叶中心坏死及周边带脂变；瓢蕈的瓢蕈毒素亦可致小叶中心坏死伴出血和肝脂变。

2）中间带坏死（midzonal necrosis）：极少见，为黄热病的特征性病变，但为凝固性坏死。

3）周边带坏死（perilobular necrosis）：即Ⅰ带肝细胞坏死，某些药物，特别是无机磷中毒可致Ⅰ带坏死。此外，子痫引起的坏死虽无固定分布，但常位于小叶周边，坏死常伴出血及窦内纤维素性血栓（图 21-51）。

（6）大块和亚大块肝坏死（massive and submassive necrosis）：大块和亚大块肝坏死多见于急性及亚

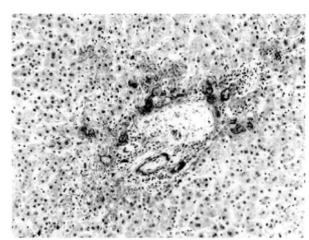

图 21-51　子痫小叶周边带肝细胞坏死伴窦内纤维素性血栓（红色）及出血（红细胞黄色）
（Masson 三色 + 马休黄染色）

急性重型病毒性肝炎（急性及亚急性肝衰竭），可由药物、病毒性肝炎引起。大块肝坏死的特点[31]为弥漫性肝细胞急性广泛坏死，坏死范围常超过肝实质的 2/3，甚至 90% 以上，各小叶肝细胞几乎同时坏死，坏死细胞迅即溶解消失，偶见少数变性肝细胞残留，或仅在汇管区周围有少量残余肝细胞[32]。小叶内肝窦扩张、淤血，库普弗细胞增生、肿大，并吞噬细胞碎片或色素颗粒，其间见少量淋巴细胞，少数中性粒细胞。汇管区保留，并可见炎症细胞浸润（图 21-52）。亚大块肝坏死的特点为坏死范围一般小于肝实质的 2/3，坏死主要发生在Ⅲ带，较少为Ⅱ带。广泛的Ⅲ带坏死及较宽阔的桥接坏死，均可称为亚大块肝坏死（图 21-53）。Ⅰ带剩余的肝细胞常呈结节样增生。

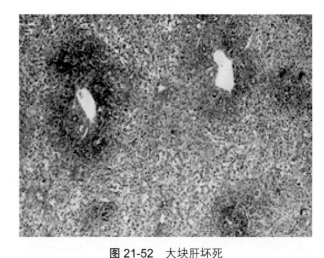

图 21-52　大块肝坏死
肝细胞广泛坏死，肝窦扩张，窦库普弗细胞增生，汇管区保留并见炎症细胞浸润（HE 染色）

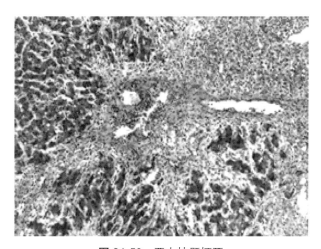

图 21-53　亚大块肝坏死
中央静脉周围肝细胞广泛坏死，周围残留肝细胞出现增生（HE 染色）

二、肝细胞再生

肝细胞再生（hepatocellular regeneration）是肝损伤修复过程中的一个重要环节。正常肝细胞大小一致，肝细胞板呈单层，由于细胞更新较慢很少见到核分裂象。用 ³H 胸腺嘧啶做肝细胞 DNA 标记分裂指数仅为 0.005%，主要见于肝小叶汇管区周围，即腺泡 I 带，以后向小叶中央静脉区推移，为数更少。肝细胞在正常情况下虽不呈现明显的增生，但在损伤或部分切除后迅即出现增生，实验证明肝部分切除 12min 后即见细胞转录因子活化，使细胞由 G_0/G_1 进入周期分裂增殖。这种因丧失肝组织而引起的增生称为再生。正常肝组织大面积缺失，再生修复迅速。Higgins 和 Anderson 1931 年即报告了手术切除大鼠肝脏的左叶和中叶，相当于 70% 的肝组织，手术后第 2 ～ 3 天剩余的 30% 肝组织即增加至原重量的 70.6%，1 ～ 2 周恢复至 93%，3 ～ 4 周达原肝重的 110.9%。组织学检查发现，术后 2 天内即见残存肝细胞代偿性肥大与增生。在再生过程中，肝实质细胞、间质细胞和细胞外基质保持平衡，并改建成正常组织结构[4]。

全欧 12 个肝移植中心曾总结了 1989 ～ 1994 年采用辅助肝移植（auxiliary liver transplantation，ALT）治疗的 30 例暴发性肝衰竭。ALT 是将一块供体肝（部分肝或全肝）移植于原来肝脏（NL）的一侧或下面，待 NL 恢复功能后，将供体肝手术取出或留于腹腔内至萎缩。术前、术后均做了肝脏穿刺活检观察 NL 的恢复情况。22 例在术后 6 天至 3 年内取 2 ～ 9 次。连续肝脏穿刺证实其中 15 例 NL 完全再生，其中坏死范围 > 90% 的 10 例中有

8 例，大部分在术后 12 天内即见 NL 肝细胞再生成团，3 ～ 4 周肝细胞再生已较广泛，术后第 2 ～ 3 个月小叶结构已基本重建。随着坏死完全消失，炎症亦消退，推测肝炎病毒随着肝细胞坏死亦被清除，肝脏得以完全恢复。NL 完全再生的 15 例中年龄 < 40 岁者占 14 例，年龄 > 40 岁者仅 1 例；相反，发展成肝纤维化或肝硬化的 7 例中以 > 40 岁者为多。这 30 例的总结说明，尽管肝细胞坏死面积超过 90%，给予辅助肝支持，暂时维持体内解毒、代谢等重要的功能，剩余肝组织仍能获得足够的再生能力以至完全恢复。而且年龄越小，再生恢复越好。肝细胞再生的形态学表现有以下几种：

1. 肝细胞核分裂象　正常情况下肝内很少见到核分裂象，所以小叶内出现核分裂象可视为肝细胞损伤细胞丢失的再生反应，多见于急性病毒性及药物引起的肝炎，如传染性单核细胞增多症及钩端螺旋体病可见较多核分裂象。随着病变进展，核分裂数目下降，加以核分裂时相较短，肝细胞内常见多数双核肝细胞，肝细胞呈多形性（图 21-54）。慢性病毒性肝炎、肝硬化等慢性肝病很少见到核分裂象。

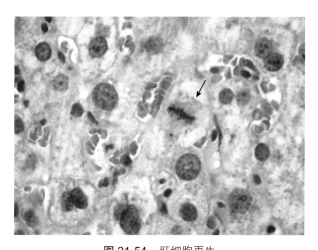

图 21-54　肝细胞再生
EB 病毒感染后，大核、双核肝细胞增多，并见核分裂象（HE 染色）

2. 肝细胞多形性　正常肝细胞及胞核大小比较一致，出现细胞大小不一及胞核大小不一，表示肝细胞再生，多见于肝细胞损伤的进行阶段，或肝细胞变性坏死后的恢复期（见图 21-53）。据此可以说明近期曾有肝细胞损伤，而且在肝损伤恢复后可持续一段时间，也可伴有其他肝细胞再生性改变如肝板增厚或菊形团形成。常见于急性病毒性肝炎或中毒性肝炎的恢复期，或活动性慢性肝炎或肝硬化的活动性再生结节，偶亦可见于

HBsAg 携带者。

3. 肝板增厚　正常肝板细胞呈单层排列，仅在婴儿早期呈两层。一般肝板增厚说明肝细胞再生，多见于肝硬化结节，长期肝外胆管阻塞及各型肝内淤胆，亦可见于急性肝炎晚期。当急性肝炎或淤胆恢复，肝板亦恢复正常。

三、肝窦间质细胞的变化

肝窦间质细胞共包括 4 种细胞，即窦内皮细胞、库普弗细胞、肝相关淋巴细胞与肝星状细胞。三维构型显示窦壁结构分三层：最内层为位于窦腔的库普弗细胞及肝相关淋巴细胞；中层为窦壁衬覆的窦内皮细胞；外层为与肝细胞之间的窦周隙（Disse 间隙），内有肝星状细胞、少量细胞外基质及神经末梢。4 种肝窦间质细胞统称为肝非实质细胞（图 21-55）。这些非实质细胞除保持肝正常结构，调节肝窦血液流通外，形成肝细胞与血流之间的特殊功能单位。内皮细胞与库普弗细胞具有强大的吞噬功能，防止门静脉血中的毒素、病原菌、免疫复合物等颗粒物质到达肝细胞；全身大部分上皮性器官在上皮细胞与血管之间各具有一层基底膜，而在肝脏，肝细胞与血窦之间没有连续的基底膜，同时窦内皮细胞又有大量窗孔，这样不但血浆中大分子物质可以直接到达窦周隙，也有利于细胞之间的相互接触。几种窦细胞与肝细胞位置毗邻，并且每种细胞可以产生多种介质，包括细胞因子、趋化因子、氧代谢产物等，通过自分泌和旁分泌的形式对邻近细胞起作用，并相互作用。很多致肝损伤的因子开

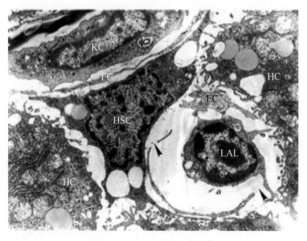

图 21-55　肝窦间质细胞

肝窦内见库普弗细胞（KC）、肝相关淋巴细胞（LAL），内皮细胞（EC）具窗孔（▲），窦周肝星状细胞（HSC）含脂滴，突起与肝细胞微绒毛接触（电镜 ×8000）

始作用于一个或多个靶细胞，引起基因表达的改变，通过细胞内和细胞间的介质参与，引起损伤。过去主要重视肝实质细胞的变化，忽视与肝非实质细胞间的相互影响及后者在病变发展中的重要作用。现将 4 种肝窦细胞分述于下 [3]。

（一）库普弗细胞

库普弗细胞（KC）为定居于肝内的巨噬细胞，占人体内固定巨噬细胞总量的 80% ～ 90%，KC 位于肝窦腔内，以其长的胞质突起锚于窦内皮细胞，但二者间没有细胞间连接，KC 可以自由移动，细胞表面有许多微绒毛及伪足，胞质突起可通过内皮细胞较大窗孔伸入窦周隙。KC 胞质内有较多的吞噬和吞饮小泡及大量的各种溶酶体，可被非特异酯酶、酸性磷酸酶等染色。胞核较大，呈肾形或马蹄铁形，染色质较细。KC 的功能：①对由门静脉来的内毒素（LPS）及小分子异物具有强大的吞噬及清除作用。②对肿瘤细胞有杀伤作用。③ KC 被激活后，能产生反应性氧基团，分泌多种细胞因子和蛋白分解酶，这些化学介质的产生在一定程度上是 KC 的生物效应，借以清除有害的异性物质或颗粒，帮助免疫系统破坏抗原，维护机体内环境的稳定。一旦 KC 功能降低，影响对内毒素、病毒及肿瘤细胞的清除，也必然会加重疾病的进展。④ KC 激活后，可以影响周围细胞的功能，或引起周围细胞损伤。KC 释放的各种细胞因子（如 IL-1、IL-6、TNF-α 等）可调节肝细胞的蛋白合成，构成急性期反应，上调 C 反应蛋白、α1- 酸性糖蛋白及纤维蛋白原，并抑制白蛋白的合成，下调白蛋白及转铁蛋白；KC 的毒性产物亦可致肝细胞气球样变以致坏死，还可以通过所分泌的细胞因子 TNF-α 等介导肝细胞凋亡。KC 分泌的 TNF-α 可引起窦内皮细胞肿胀，黏附分子表达增加，使炎症细胞黏附，也可引起内皮细胞凋亡。KC 分泌的多种细胞因子如 TGF-α、TGF-β 和 PDGF 可刺激肝星状细胞活化增生，ECM 合成增加。TGF-β 还能刺激 HSC 合成组织金属蛋白酶抑制物（TIMP-1），进一步抑制蛋白酶活性，加重纤维生成与降解间的失衡，加重纤维化。

KC 在肝损伤中的改变：

1. KC 非特异性反应性增生肥大　在肝内各种炎症进展过程中，如病毒性肝炎、药物性肝损伤、缺血性或中毒性肝细胞坏死等情况下，均可见 KC

反应性增生。KC 数目增多、胞体增大，细胞形态多样，常有多数突起伸出，胞核亦增大，偶见双核。应用 CD68（Kp-1）免疫组化染色，活化 KC 胞质呈弥漫性阳性（见图 21-31）。胞质内常见大小不等的吞噬空泡、颗粒状物或细胞残骸。用 TUNEL 及 Kp-1 双重染色，证实 KC 能吞噬较完整的凋亡细胞（图 21-56）。在炎症坏死灶局部，吞噬坏死肝细胞残骸，胞质内可见一种褐色蜡样质色素（见图 21-9），KC 肿大，胞质呈淡褐色，D-PAS 染色胞质呈亮红色，特称为蜡质样细胞，这些细胞可在局部持续存在数月，有时肝损伤已恢复，在几乎正常的肝小叶或汇管区内仍可见散在或成团的蜡质样细胞沉积，可作为曾有肝细胞坏死的标志。

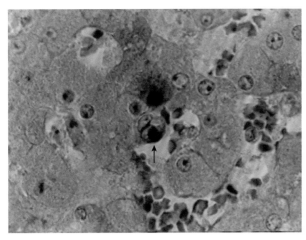

图 21-56　KC 吞噬凋亡肝细胞
肝细胞凋亡，胞核呈深蓝色，其一被窦内 KC 所吞噬（TUNEL+Masson 三色染色）

2. KC 特异性反应性增生肥大　KC 作为单核 - 吞噬细胞系统的一个重要组成成分，任何累及单核 - 吞噬细胞系统的感染性疾病和代谢异常疾病均可见 KC 增生肥大，吞噬相应病原体或代谢产物，成为致肝脏肿大的主要原因。组织学虽有一定的特点，但需要结合临床予以确诊。

（1）噬血细胞综合征（hemophagocytic syndrome）：又称噬血细胞组织细胞增生症（HLH），是一组由成熟组织细胞增生、吞噬血细胞引起的疾病。临床特征有高热、脾肿大，外周血两系以上细胞减少，高甘油三酯血症，肝脾、骨髓和淋巴结中见巨噬细胞噬血现象。有原发和继发 HLH，后者可见于各种感染。肝穿组织内可见不规则扩张肝窦，其中 KC 增生，胞体明显肿大，胞质内可见吞噬的红细胞或淋巴细胞，肝细胞可见散在大泡性脂变（图 21-57）。

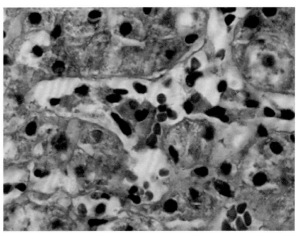

图 21-57　噬血细胞综合征
肝窦扩张，窦内增生肥大的吞噬细胞胞质内见吞噬的红细胞（HE 染色）

（2）疟疾：疟原虫在红细胞内发育时消耗血红蛋白并产生一种色素，称为疟色素，为棕黑色颗粒，含疟原虫的红细胞崩解，疟色素游离于血液中，为全身单核 - 吞噬细胞系统巨噬细胞所吞噬。恶性疟疾患者肝脾肿大，肝窦 KC 增生活跃，胞质内见大量疟色素颗粒，有助于诊断，肝窦内亦可见含疟原虫的红细胞，肝细胞不含疟色素，可见脂变（图 21-58）。慢性疟疾时肝内大量疟色素沉积，肝脏肉眼呈青砖色，疟色素对铁染色、黑色素染色、PAS 染色均为阴性，但在偏光镜下显橘黄色双折光。

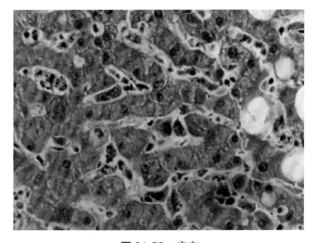

图 21-58　疟疾
肝窦内 KC 增生活跃，胞质内含大量棕黑色疟色素颗粒（HE 染色）

（3）黑热病：黑热病由杜氏利什曼原虫（*Leishmania donovani*，简称 LD 小体）感染引起，表现为肝脾肿大。在肝脏，原虫主要见于肝窦 KC 及汇管区巨噬细胞内，KC 大量增生、增大，胞质内充满 LD 小体，甚至堵塞肝窦，HE 染色可见窦内及汇管区慢性炎症细胞浸润，肝细胞内罕见 LD 小体（图 21-59）。肝脏穿刺活检诊断病原体阳性率约为 75%。

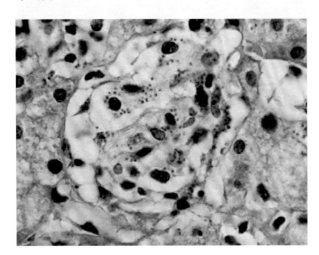

图 21-59　黑热病
肝窦内可见成团的增生肥大的 KC，胞质内充满 LD 小体（HE 染色）

（4）夹膜组织胞浆菌（*Histoplasma capsulatum*）感染：较易侵及肝脏，病原菌寄生于 KC 及汇管区巨噬细胞，偶有上皮样细胞肉芽肿形成。肝窦充血，KC 增生、肿胀，胞质内可见大量圆形芽孢，HE 染色多数呈淡伊红染色的圆点，外环以透明晕，用 PAS 或 Grocott 六胺银染色可清晰显示其夹膜。严重时引起周围肝细胞变性、坏死。

在我国罕见组织胞浆菌感染，常见一种形态上酷似组织胞浆菌的马尔尼菲青霉菌感染（图 21-60），二者需借助特异抗体做免疫组化染色或血清学检测予以鉴别。

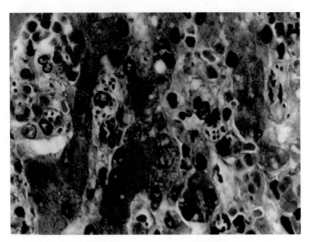

图 21-60　马尔尼菲青霉菌感染
KC 增生，胞质内可见大量的圆形芽孢，呈黑色（Grocott 染色）

（5）卟啉病：红细胞生成性卟啉病由于血色素

合成酶（heme synthase）缺乏，致溶解性较低的原卟啉在肝内蓄积，早期在 KC 内含有小的清晰的暗褐色颗粒，在偏光镜下呈金红色或亮红色。随着肝内病变进展，在毛细胆管、KC 及汇管区均可见深褐色似胆栓的原卟啉沉积，在偏振光下呈双折光性红色颗粒，中心有暗十字结构（maltese cross），具有诊断性（图 21-61）。同时肝细胞发生损伤、淤胆，窦周及静脉周围纤维化，有的患者可发生肝硬化。

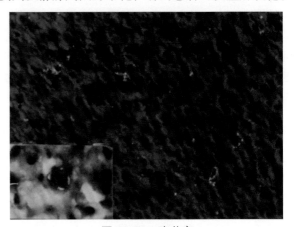

图 21-61　卟啉病
KC 内原卟啉沉积，偏光镜下呈双折光性红色颗粒，中心有暗十字结构（HE 染色偏光镜下）

（6）戈谢病：是一种遗传性类脂质沉积病，由于吞噬细胞内溶酶体葡萄糖脑苷脂酶缺陷，致单核 – 吞噬细胞对吞噬的细胞膜（主要是红细胞膜）不能完全降解，堆积于胞质内，致 KC 胞质呈揉皱的丝绵纸样，胞体肥大，直径可达 100μm，特称戈谢细胞，可成群出现于肝窦及汇管区（图 21-62）。

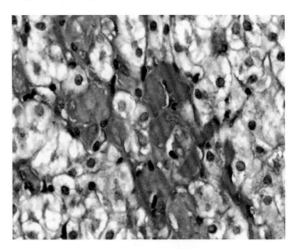

图 21-62　戈谢病
肝窦内可见多数戈谢细胞，胞体大，呈圆形或多边形，胞质呈皱纹状，
D–PAS 染色阳性（D–PAS 染色）

（二）肝窦内皮细胞

肝窦内皮细胞（sinusoidal endothelial cell，SEC）是构成肝窦壁的主要细胞，沿窦壁整齐排列，细胞扁而薄，有长突起，含胞核部分微隆向窦腔。SEC 异于一般毛细血管内皮细胞，具有其独特的结构和功能。① SEC 具有大量窗孔，扫描电镜下见窗孔呈簇状分布，致 SEC 呈筛板状，透射电镜下测出窗孔直径为 150～175nm，其外周有窗孔相关骨架环，由收缩蛋白（肌球蛋白、肌动蛋白）组成，可以调节窗孔的舒缩、开闭，甚至窗孔数量。药物、乙醇、尼古丁、血管活性物质及压力等均能影响窗孔孔径。窗孔无隔膜，没有一般毛细血管所具有的内皮下基底膜，血浆中除乳糜微粒（直径 2μm）外，其他大分子物质包括脂蛋白、胆固醇、维生素 A 等可以自由通过，肝细胞合成的低密度脂蛋白亦可直接由窦周隙入血窦，窗孔保证了血浆与肝细胞间的物质交换。② SEC 有丰富的受体，介导对血浆中大分子物质的摄取和降解，与 KC 共同清除血液中毒素、微生物，稳定内环境。SEC 通过细胞表面丰富的净化受体能内吞清除转铁蛋白、变性的蛋白、修饰后的 LDL 和 HDL、透明质酸等；通过高亲合力的受体对一些物质予以超速清除，如 I 型前胶原 N 末端，在血浆半衰期 0.6min 内，80% 被 SEC 清除；SEC 还可以迅速清除肝星状细胞分泌到窦周隙的 ECM 成分，从而防止胶原引起的血小板聚集，保证肝内微循环畅通。此外，通过表面的脂酶受体，能分解循环脂蛋白，控制胆固醇及其他成分的释放。③ SEC 特有的强大内吞作用，使其胞质内含有大量吞饮小泡及溶酶体，及时降解吞入物质，对血液有净化作用。④ SEC 能合成内皮素、前列腺素及一氧化氮，调节肝星状细胞的收缩、舒张，调节肝脏微循环；能分泌肝细胞生长因子，促进肝细胞再生。

窦内皮细胞在肝损伤中的改变：

1. 损伤过程中 SEC 的变化　正常情况下 SEC 分泌的细胞因子有限，当受刺激后，分泌活性氧（ROI）中间产物及 IL-l、IL-6、IL-8 等细胞因子的能力明显增强，表达细胞间黏附分子（ICAM-1）；内皮白细胞黏附分子（ELAM-1）、血管黏附分子 I（VAM-1），参与病变的发生发展。在炎症反应带，可见 SEC 活跃增生，胞体增大，胞核呈卵圆形、突向窦腔，电镜下胞质中内质网扩张，高尔基体扩大，微囊泡及颗粒明显增多，均说明 SEC 功能活跃。SEC 也是易受损伤的细胞，对缺血及升压均较敏感，可出现窗孔减少；或出现不规则裂口。在炎症灶中随着肝细胞变性、KC 活化、局部细胞因子的作用，SEC 发生变性、肿胀或有炎症细胞黏附或发生凋亡、脱失。

2. SEC 的再生修复　当肝切除后，随着肝细胞的再生，SEC 亦随之增生，实验证明大鼠 70% 肝切除、肝细胞进入 G_1 期后，肝细胞表达血管内皮生长因子 mRNA（VEGF mRNA）逐渐增加。同时 SEC 出现 VEGF 受体（flt-1 及 KDR/flk-1），在手术后 36h 肝细胞的核分裂达高峰，96h SEC 的核分裂达高峰，说明再生肝细胞 VEGF 的表达对 SEC 增生起重要作用。在 CCl_4 所致肝损伤，活化的 KC、巨噬细胞及肝星状细胞等亦均可表达 VEGF，调节 SEC 再生修复。

3. 窦毛细血管化过程 SEC 的变化　窦周纤维化过程 SEC 可发生表型改变，窗孔数目减少或消失，胞体增大，细胞表面表达 CD34 和 F Ⅷ 相关抗原，以及与荆豆植物凝血素（ulex europaeus lectin-1，UEL-1）结合部位，胞质内出现 W-P 小体（Weibel-Palade 小体）；内皮下Ⅳ型胶原增加，层连蛋白沉积，形成连续的基底膜，使窦壁呈现一般毛细血管的特点，故称为窦毛细血管化。这些改变在不同程度上影响血液与肝细胞间的物质交换，同时见局部肝细胞表面微绒毛减少，肝细胞内线粒体数目减少。实验研究证明，细胞外基质成分的变化，可决定 SEC 表型的转化。人体肝脏穿刺材料也提示，随着肝纤维化的逆转，窦毛细血管化可得以恢复。

（三）肝相关淋巴细胞

肝相关淋巴细胞（liver associated lymphocyte，LAL）又称 Pit 细胞或大颗粒淋巴细胞。1976 年首次称之为 Pit 细胞（荷兰语），意指这些细胞内有颗粒，很像葡萄的核（Pit）。LAL 为肝窦内除星状细胞、KC、内皮细胞之外的第 4 种窦周间质细胞。LAL 在肝窦内黏附于内皮细胞及 KC，可在窦内移动，偶见于窦周隙。它具有外周血 NK 细胞的抗原标志，CD57 阳性[32]。细胞呈圆形或卵圆形，核偏位，胞质内有嗜天青颗粒，电镜下呈致密颗粒及含杆状芯的小囊泡，可作为 LAL 的形态特征。标记实验证实 LAL 来自血中 NK 细胞，其在肝窦定居后，转化为高密度细胞，在肝微环境中再分化为低密度细胞。KC 对 LAL 的分化具有重要作用。体外实验证明，KC 的条件培养液，能加强 LAL 的毒性及对内皮细胞的黏附力。低密度细胞较血液 NK 胞质内颗粒多，对肿瘤细胞的毒性也高 5～8 倍。一般情况下，LAL 主要是在局部增殖，给大鼠连续用 IL-2 或 IL-12 5 天后，可见肝内 LAL 数目显著增多。

LAL 的功能目前了解得还不够多，当前研究较多的是其抗肿瘤细胞活性，清除转移到肝脏的肿瘤细胞，防御肝内转移，并有一定的抗病毒活性。人体研究已表明 LAL 对杀伤肝炎病毒感染细胞具有一定的作用。

此外，LAL 能监视细胞突变，并能影响肝部分切除后的再生。实验证实在肝部分切除后，用单抗 NK R-P 减少肝内 LAL，可增强术后肝细胞再生。近期人体研究进一步表明，在急性肝衰竭患者肝脏中的肝再生增强因子能特异性抑制肝脾内 NK 细胞活性，解除 NK 细胞对肝细胞再生的抑制，促进肝再生修复。

（四）肝星状细胞

肝星状细胞（hepatic stellate cell，HSC）位于肝窦周隙及肝细胞间陷窝内，曾被称为星状细胞、Ito 细胞、窦周细胞、脂细胞和贮脂细胞。为了避免应用名称不一致造成不必要的混乱，1996 年 98 位国际知名肝病专家联名写信给 *Hepatology* 杂志，建议统一使用 HSC，目前国内外多用此命名。HSC 胞体呈星形，具有多数带分支的长突起，包绕于肝窦外，突起分支与内皮细胞、肝细胞表面相接触，维持肝窦及窦周隙的立体结构（见图 21-55）。生理状态下，① HSC 胞质内含脂滴，为储存及转化维生素 A 的主要场所；② HSC 胞质内有 α- 肌动蛋白，有收缩能力，并和神经末梢相接触，可受神经调节，通过突起的收缩与舒张调节肝窦血流及其与窦周隙的液体传送；③ HSC 是肝细胞外基质的主要来源细胞，通过合成细胞外基质（ECM）及基质金属蛋白酶（MMP），保持窦周 ECM 的恒定；④ HSC 能合成和分泌肝细胞生长因子（HGF），HGF 能刺激肝细胞 DNA 合成和维持肝细胞增生与更新。

任何类型的肝损伤，HSC 均可被激活，参与病变的发生、发展，并和病变中的纤维化直接相关。HSC 从静止状态激活到转化为肌成纤维细胞（MFB）的过程可分为初始的启动阶段及以后的持续阶段。

1. 启动阶段　HSC 的活化与邻近的肝细胞、内皮细胞、KC 等损伤密切相关。肝细胞的损伤是 HSC 激活的重要启动因素，肝细胞受损后，细胞膜上的多配体聚糖（syndecan）及精氨酸酶减少，减弱了对 HSC 的抑制作用；它所产生的脂质过氧化物进一步使邻近 HSC 激活；损伤早期窦内皮细胞产生的纤维连接蛋白（FN）亦可刺激 HSC 初始的活化；活化的 KC 产生活性氧（ROS）及明胶酶，后者所致窦周 IV 型胶原的降解产物亦可刺激 HSC 活化；这些细胞所释放的细胞因子，进一步作用于已激活的 HSC，特别是 KC 所分泌的一系列 TGF-α、TGF-β_1、PDGF、TNF-α，血小板及炎症细胞所释放的 PDGF、TGF-β_1、EGF，这些因子与 HSC 膜上相应受体结合，经不同的细胞内信号转导途径启动基因转录，促使 HSC 增生与趋化聚集。窦周隙正常的 ECM 成分对保持肝细胞功能及 HSC 的静止状态极为重要。当其中 IV 型胶原、层连蛋白增多或 I 和 III 型胶原沉积时，不但能引起肝细胞功能障碍，激活 HSC，并能维持 HSC 的活化状态。

2. 持续阶段　激活的 HSC 转化为肌成纤维细胞后，呈现一系列的功能及形态改变。①细胞增生，HSC 转化为肌成纤维细胞（MFB）后，HSC 胞突延伸，细胞由星形转变为梭形，胞质内粗面内质网、线粒体和肌动蛋白微丝增多，所含脂滴及视黄醇则减少或消失，细胞在局部增殖，用 α-SMA 免疫染色胞质及突起呈阳性，细胞数目增多（见图 21-27）。②纤维生成增加，HSC 活化后，细胞表达 I、III、IV 型前胶原及 FN mRNA 数量迅速增加，在窦周隙内有 I、III、IV 型胶原等沉积，特别是 I 型胶原沉积，致窦周纤维化。随着局部肝细胞坏死、消失，在肝实质内呈带状或区域性胶原沉积或纤维间隔形成，间隔内仍可见较多梭形 HSC，炎症进展，HSC 可不断活化增生，纤维化亦不断进展。③活化 HSC 合成的基质金属蛋白酶（MMP）及组织金属蛋白酶抑制物（TIMP-1）均增加，前者使 ECM 降解，后者抑制 MMP 活性，减少纤维降解。在病变过程中由于 TGF 抑制 MMP 的合成，从而使纤维合成大于纤维降解，致纤维沉积增多。④收缩力增强，肝受损后，窦内皮细胞及 HSC 合成 ET 均增加，HSC 表面 ET-1 受体亦增加，同时由于 NO 合成酶功能失常，NO 减少，进一步增加 ET 引起的收缩刺激。HSC 收缩增强，肝内循环阻力增加。门静脉压力增高。⑤活化增生的 HSC 可以合成多种细胞因子，如 TGF-α 和 TGF-β、IL-6、细胞黏附分子（ICAM）、单核细胞趋化肽 -1（MCP-1）、胰岛素样生长因子（IGF-1）及血小板衍生生长因子（PDGF）等。这些因子除了通过自分泌及旁分泌促进自身增生外，还可以作用于其他细胞产生相互作用与影响，即使致病因子作用停止，肝纤维化仍可持续。正常 HSC 通过合成 HGF、TGF、EGF 等生长因子能调控肝细胞和肝脏干细胞的增殖与分化，但当 HSC 活化成 MFB 后，则失去表达 HGF 的能力，影响肝细胞再生，与病理情况下肝细胞再生能力减弱有关。

在各种慢性肝损伤，活化增生的 HSC 较早出现于坏死灶或小叶中央静脉周围，随着炎症进展，增生逐渐弥漫并伴胶原沉积，在肝细胞损伤严重处，如在融合坏死灶或桥接坏死带，以及疏松纤维瘢痕或经过改建的纤维间隔内均可见大量活化增生的 HSC（图 21-63）。随着炎症静止，肝细胞再生，活化 HSC 减少，推测其命运有二：一是回到静止状态，二是通过凋亡而消失。尤红等在细胞培养证实了 HSC 的凋亡过程，并证明正常肝细胞可以促进 HSC 凋亡（见图 21-45）。Iredale 等观察了 CCl4 所致大鼠肝纤维化的自发逆转过程。通过肝组织病理学和羟脯氨酸检测表明在纤维化形成后 28 天，随着肝细胞的再生，纤维间隔基本消失。在纤维化形成后第 3、7、28 天，分别观察到 HSC 凋亡。α-SMA 免疫组化染色显示，HSC 总数和纤维化形成减少，TIMP-1 和 TIMP-2 的 mRNA 显著

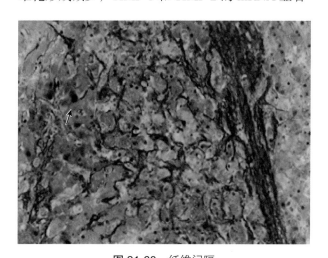

图 21-63　纤维间隔
肝窦星状细胞增生，肝窦扩张，窦内红细胞呈黄色，一侧纤维间隔形成（α-SMA+ 马休黄 + 改良 Masson 三色染色）

降低，而胶原酶 mRNA 仍保持纤维化形成时水平，且活性增加。以上研究说明 HSC 增生、凋亡在纤维生成与降解中的重要作用及在肝纤维化过程中肝实质细胞与非实质细胞间的相互作用与影响。

四、肝纤维化

肝纤维化系指过多的纤维组织（细胞外基质）在肝内沉积，是慢性肝损伤的标志，是各种病因所致的慢性肝病共有的病理过程，也是肝硬化的必经过程。过去曾片面地认为肝纤维化是肝实质损伤后间质被动塌陷的后果，因此较长时期对病理变化的分析偏重肝实质细胞的改变，对纤维化不够重视，随着对细胞外基质的研究进展，现已明确肝纤维化是肝内纤维生成和纤维降解失衡的一个复杂的动态过程。肝纤维化过程中过多的细胞外基质沉积主要与活化 HSC 过度增生有关。大量连续肝脏穿刺业已证实，经有效的抗纤维化治疗，去除病因，肝纤维化是可以逆转、消退的，因而病理研究中需要重视纤维化的形成与逆转，分析纤维化形式，并区分其程度[33]。

不同病因引起的肝脏病变不同，但各种病变过程所引起的肝纤维化基本形式概括起来不外乎 6 种。

1. 汇管区纤维化　汇管区纤维化指汇管区内纤维组织增多，汇管区可呈不同程度扩大，但纤维组织不伸向周围肝实质。见于轻度慢性肝炎、酒精中毒及慢性胆管疾病。

2. 汇管区周围纤维化　汇管区周围纤维化主要见于具有汇管区炎症及汇管区周围炎症的病变。如中重度慢性肝炎的汇管周围界面炎（碎屑坏死 PN）及慢性胆管疾病的胆管性界面炎（胆管性 PN），二者均能激活局部肝星状细胞和 / 或汇管区纤维细胞，致汇管区周围胶原沉积，汇管区扩大，并常形成不全间隔伸向周围肝实质（图 21-64）。

3. 窦毛细血管化及窦周纤维化　慢性肝炎、肝硬化均可见窦周肝星状细胞增生，细胞外基质（ECM）合成增多，窦内皮下出现基底膜，内皮细胞窗孔消失，使肝窦呈毛细血管样，1963 年 Schaffner 及 Popper 称之为窦毛细血管化，同时窦周胶原沉积，肝细胞表面微绒毛减少（图 21-65），这些改变不同程度地干扰肝细胞和血窦间的物质交换。窦周纤维化在酒精性肝病较多见，结缔组织染色中增生的胶原纤维呈铁丝网格（chicken wire）状环绕于肝细胞周围（故又称细胞周围纤维化）（图 21-66），严重时胶原沉积增多，被环绕的肝

细胞萎缩、减少或消失，以至于纤维间隔形成。

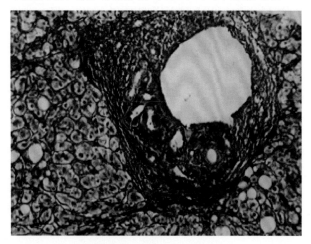

图 21-64　汇管区周围纤维化
汇管区扩大，周围网状纤维增多、密集，并伸向周围肝实质
（网织 +Masson 三色染色）

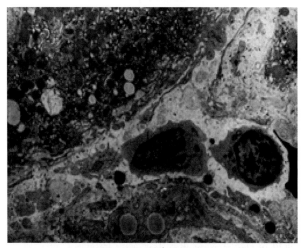

图 21-65　窦周纤维化 1
窦周纤维化，窦周隙内胶原沉积，肝星状细胞活化，右上方内皮细胞
下出现基底膜，肝细胞微绒毛消失（电镜）

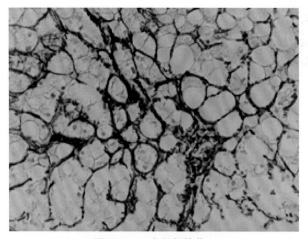

图 21-66　窦周纤维化 2
中央静脉周围窦周纤维化，窦周胶原沉积，呈铁丝网格状环绕肝细胞
（网织 +Masson 三色染色）

4. 静脉周围纤维化　静脉周围纤维化主要指中央静脉或终末肝静脉周围纤维化，多见于酒精性肝病，重者致小叶中心、Ⅲ带广泛纤维化（图 21-67）。

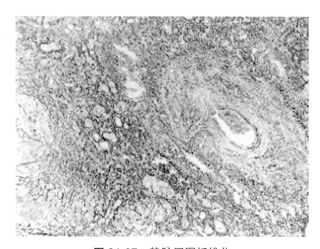

图 21-67　静脉周围纤维化
静脉壁及其周围大量胶原沉积，致Ⅲ带肝细胞坏死、消失，广泛纤维化
（网织 +Masson 三色染色）

5. 桥接纤维化　桥接纤维化是指贯穿于小叶内，连接两个血管区的纤维组织，称为纤维间隔。间隔可以由汇管区到汇管区（P-P）、汇管区到中央区（P-C）、中央区到中央区（C-C）。在这些纤维间隔内，Ⅰ、Ⅲ、Ⅳ型胶原，层连蛋白和某些蛋白多糖明显增多，间隔可呈不同宽度或形状，从较细的纤维索（图 21-68）到包含整个小叶的宽大纤维化区带，可伴不同程度的炎症和小胆管增生。如纤维间隔较少，肝小叶结构多仍保留；如纤维间隔较多，呈弥漫性分布，可致肝小叶结构紊乱。纤维间隔的多少及对小叶结构的破坏程度是判断预后的一项重要指标。

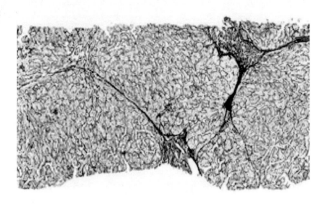

图 21-68　慢性乙型肝炎
从汇管区到小叶中心有多条纤维细隔形成（网织染色）

P-P 桥接纤维化多由汇管区和汇管区周围纤维化发展而来，汇管区扩大连成粗大树枝状间隔分隔肝小叶。在慢性肝病中较多见，除慢性肝炎外，常见于慢性大胆管阻塞、原发性胆汁性胆管炎和原发性硬化性胆管炎等慢性胆道疾病，亦可见于血色病。

P-C 桥接纤维化是三种桥接纤维化中最重要的一种（见图 21-66），主要由腺泡 Ⅲ 带与汇管区之间的桥接坏死发展而成，可导致小叶微循环短路，可由多种原因引起，如病毒性、自身免疫性及药物性肝炎，酒精性肝病，α1- 抗胰蛋白酶缺乏症，肝豆状核变性，以及原发性胆汁性胆管炎，P-C 可与 P-P 桥接纤维化同时发生，二者都是发展为肝硬化的重要基础，是判断预后的重要指标。

C-C 桥接纤维化多由小叶中心纤维化发展而来，常由慢性静脉回流受阻引起，C-C 可与 P-C 桥接纤维化同时存在，常见于慢性肝炎或酒精性肝病。

6. 其他纤维化 肝内纤维化可为肝实质内各种坏死灶的修复，小的纤维化灶可由各种肉芽肿修复而来，较大不规则的纤维瘢痕可并发于较大的炎症坏死性病变，如梗死、脓肿、结核病、梅毒瘤或肝癌药物栓塞。

纤维化形式本身虽不具特殊诊断性，但根据其分布及特点再结合疾病的其他组织学变化，常有助于确诊或缩小鉴别范围，并提供预后信息。

肝纤维化的分期标准是根据肝纤维化的范围及肝结构损伤的程度进行划分的，从 1～4 期（S1～S4）逐级加重。S1：汇管区纤维化扩大，小叶结构完整，没有纤维间隔形成。S2：汇管区周围纤维化、纤维间隔形成，但小叶结构大部分保留。S3：较多纤维间隔分隔肝小叶，致小叶结构紊乱，但无肝硬化，此期一部分患者可出现门静脉高压、食管静脉曲张。S4：早期肝硬化，肝实质广泛破坏，弥漫性纤维增生，被分隔的肝细胞呈不同程度的结节再生，尚未形成典型肝硬化。

实践证明，肝纤维化的病理分期能客观反映肝脏组织结构损伤程度，有利于临床医生进行针对性的抗纤维化治疗及预后估计。由于同一期内纤维化程度仍有差异，纤维间隔的宽窄和多少及其中纤维的疏密程度可不一致，为了在纤维化形式基础上更好地反映纤维化量的差异，更便于判定药物疗效，可以在分期的基础上对纤维化进行半定量计分。

目前，国内外很多学者正以病理纤维化分期为基础，与血清学指标相对照，创建能反映肝纤维化的不同阶段的无创性纤维化模型。

五、胆汁生成、细胆管反应与胆汁淤积

近 30 年来关于胆汁的生成、肝细胞转运蛋白的功能及基因编码研究发展迅速，使我们对正常胆汁分泌的分子机制和胆汁淤积中的变化有了更深的了解。对胆汁淤积的病变及对细胆管反应也有了很多认识。1983 年国际肝病病理专家小组曾就胆管命名、胆汁淤积各种病变的定义等进行了统一。2004 年同一小组再度提出胆管树细支的命名及细胆管反应的概念。2011 年 Desmet 进一步对细胆管反应的类型进行了论述[34]。国内应用的名称目前尚不完全一致。下文简要介绍胆汁的生成、终末胆管的命名、细胆管反应及胆汁淤积的基本病变。

（一）胆汁生成及终末胆管树的特点与命名

1. 胆汁生成 正常人体每天能分泌 500～1200ml 胆汁，大部分由肝细胞分泌，小部分由胆管分泌。主要成分包括胆盐、磷脂、胆固醇、葡萄糖醛酸结合胆红素和谷胱甘肽等有机物，电解质和水。正常肝细胞的胆汁分泌功能在肝腺泡 Ⅰ 带最强，摄取和分泌胆盐的能力也在 Ⅰ 带最强，向中央静脉侧逐渐降低。肝细胞是高度极化的细胞，肝细胞骨架（微丝、微管及中间丝细胞角蛋白）维持肝细胞的极性。每个肝细胞都有三个临界面：面向血窦的基底面，又称窦面；面向毛细胆管的顶面，又称毛细胆管面；以及肝细胞之间的连接面，又称侧面。由肝细胞窦面的转运体利用 Na^+ 和 pH 梯度将血中不能通过细胞膜的有机溶质摄入肝细胞，经肝细胞内转运，由毛细胆管膜上的主动转运系统将有机溶质转运进入毛细胆管腔，所形成的渗透梯度有利于水分经此通道进入毛细胆管，形成的胆汁为肝胆汁。肝胆汁从毛细胆管流经各级胆管时，胆管上皮表达的通道蛋白及转运体介导胆汁与胆管细胞之间 Cl^- 和 HCO_3^- 的交换，同时重吸收部分胆酸，使胆汁进一步碱化、稀释，形成分泌的胆汁。

毛细胆管膜上的转运系统属于 ATP 结合盒（ATP binding cassette，ABC）转运体家族，包括几个不同作用的输出泵：①胆盐输出泵（BSEP），介导输出单价胆酸；②多耐药输出泵（MRP2），

介导输出各种有机阴离子，包括结合胆红素和二价胆酸等；③多耐药糖蛋白 3（MDR3），介导输出磷脂；④多耐药糖蛋白 1（MDR1），介导输出阳离子药物 [35]（图 21-69）。

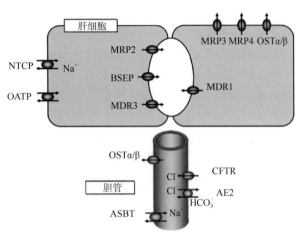

图 21-69　毛细胆管膜上的转运系统

NTCP. 介导肝细胞从肝窦血液中摄取胆酸，Na⁺ 依赖；OATP. 介导有机阴离子进入肝细胞；BSEP. 介导肝细胞分泌胆酸盐；MRP2. 介导肝细胞分泌有机阴离子（包括胆红素、谷胱甘肽等）；MDR3. 介导磷脂的转运；MDR1. 介导分泌有机阳离子和部分药物；MRP3. MRP4、OSTα/β、作为备用泵替代 BSEP 分泌胆酸盐；CFTR. 介导胆管细胞 Cl⁻ 依赖的 HCO₃⁻ 分泌；AE2. 介导胆管细胞 Cl⁻ 吸收和 HCO₃⁻ 分泌；ASBT. 介导胆管细胞重吸收胆酸盐，Na⁺ 依赖（资料来源：J Heptol 2009；51：565-80）

在肝细胞窦面还有一些胆盐输出泵，包括 MRP3、MRP4、OSTα/β 等，它们在正常情况下表达很弱，当胆汁淤积时，这些备用的输出泵表达就会增强，加强胆汁的排出，保护肝细胞不受有毒物质损伤。应用转运体的相应单抗做免疫染色可在光镜或电镜下证实其表达的上调或缺失 [24]。

2. 终末胆管单元的特点及命名　肝细胞分泌的胆汁首先进入毛细胆管。经赫令管及细胆管进入汇管区内的小叶间胆管（图 21-70）。

肝毛细胆管是由相邻肝细胞局部质膜凹陷成槽并相互对接、封闭而成的微细小管，直径 1～2μm，粗细均匀，局部的肝细胞膜就是毛细胆管的壁，特称为毛细胆管膜，呈绒毛状，含各种转运蛋白和 ATP 酶，对接肝细胞膜之间有紧密连接固着，防止胆汁进入肝细胞间隙或窦周。毛细胆管在小叶内相互吻合连通形成毛细胆管网，并在小叶周边带经赫令管移行于细胆管，赫令管是毛细胆管与细胆管间的一个较短的过渡性管道，它由一两个立方形胆管上皮细胞与肝细胞共同组成，为 1866 年

Ewald Hering 首先描述，故称为赫令管（canal of Hering），直径＜ 10μm。

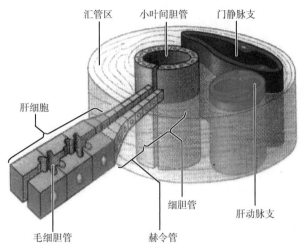

图 21-70　肝终末胆管单元模式图

（资料来源：Scheuer PJ. Live Biopsy Interpretation 2006；53）

细胆管是肝内胆管树最小的完整管道，一端在汇管区周围肝实质内连接于赫令管，另一端进入汇管区与小叶间胆管连接。细胆管衬覆 3～4 个单层立方上皮，周围有 D-PAS 染色阳性的基底膜，直径 10～20μm（从基底膜到基底膜测量）。近年来认为赫令管、细胆管是肝祖细胞所在部位，在肝实质或胆管过度损伤情况下，祖细胞被激活反应性增生，既可分化为肝细胞，也可分化为胆管上皮细胞，在损伤的修复中起重要作用。

小叶间胆管，直径＜ 100μm，被覆立方上皮，在汇管区内与相应口径的小动脉伴行。正常情况下 70%～80% 的汇管区可见小叶间胆管。

向肝门方向，肝内胆管逐级汇聚成隔胆管、区胆管和段胆管，在近肝门处形成左右肝管，二者出肝后汇合成肝总管，沿肝十二指肠韧带下行，与胆囊管汇合为胆总管。从区胆管到左右肝管为肉眼可见的胆管，被覆高柱状上皮，周围有胶原纤维及胆管周围腺体，归为大胆管。隔胆管及小叶间胆管仅在显微镜下可见，归为小胆管。

（二）细胆管反应

正常肝脏 HE 染色中很难见到细胆管。在多种肝病，特别是伴有胆汁淤积者，可以在汇管区边缘带看到细胆管数目增多，这些细胆管细胞扁平，胞质少，胞核呈长圆形，排列成分支管状结构，大部分管腔不明显，周围有 D-PAS 染色阳性基底膜，

CK7、CK19 免疫染色有助于显示。1983 年国际肝病病理专家小组曾称之为细胆管增生，2004 年同一小组提出改称细胆管反应，理由是这些增生细胆管，不仅来自原来的细胆管，也可来自肝细胞胆管分化或位于赫令管及细胆管处的前体细胞，或称祖细胞。这些前体细胞不宜称为干细胞，因为干细胞的定义为细胞有多向分化或全能分化潜能，而这些前体细胞是双向分化，在不同疾病背景下可分化成胆管细胞或肝细胞。

　　由于这些增生的细胆管周围常有水肿、中性粒细胞浸润及间质细胞增生，因而将这一组病变称为细胆管反应（图 21-71）。

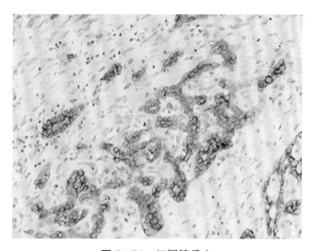

图 21-71　细胆管反应

细胆管增生呈分支管状结构，大部分管腔不明显，细胞扁平，胞核呈长圆形，周围间质轻度水肿，少量炎症细胞浸润及间质细胞增生（CK19 免疫染色）

　　根据肝病病变性质、病程不同，细胆管反应表现不同，一般将细胆管反应归纳为 3 型[36]：

　　1 型：见于急性大胆管梗阻，汇管区原来的细胆管反应性增生，在汇管区边缘带胆管上皮细胞增生，细胞密集，胆管迂曲，管腔轻度扩张，形同小胆管。这些增生的胆管常位于汇管区内，边缘带与界面平行，在横切面上小胆管数目增多。实验研究大胆管结扎后的小胆管增生属于此型（图 21-72）。

　　2 型：见于慢性胆道疾病，如 PBC、PSC，肝外胆管闭锁，慢性大胆管不完全梗阻及药物所引起的胆管损伤等。汇管区周围增生的细胆管常与界面成一定的角度。这些细胆管细胞形态扁平，管腔不明显，走行迂曲，有分支，不规则伸向小叶内。由于其位置及形态与正常小胆管不同，曾被称为"不典型胆管"（atypical bile duct）（图 21-73）。然而，

由于不典型一词常用于肿瘤描述，故 2004 年国际病理小组建议废弃该命名。

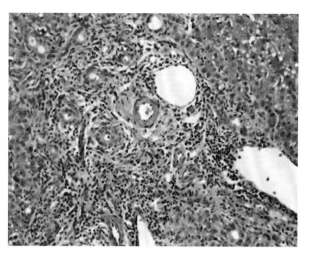

图 21-72　细胆管反应 1 型

汇管区边缘带小胆管数目增多，管腔轻度扩张，胆管周围炎症细胞浸润（HE 染色）

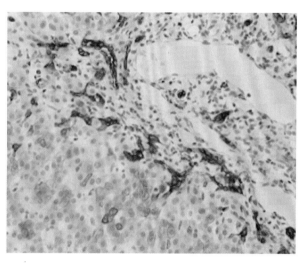

图 21-73　细胆管反应 2 型

汇管区边缘带细胆管增生（深棕色），周围多数肝细胞 CK7 阳性，提示早期胆盐淤积（CK7 免疫染色）

　　这些增生的细胆管可能起胆汁导流作用，细胞膜的转运体表达上调，细胆管再吸收功能增强，保护肝细胞不受过多胆酸的有害作用。免疫染色业已证明当胆汁淤积时，增生的细胆管 MRP3、MRP1、MDR1 等输出泵表达均明显上调。这些增生的细胆管常伴有明显的胆管周围水肿，中性粒细胞浸润并激活周围间质纤维细胞、肝星状细胞，从而促进局部细胞外基质合成，汇管区纤维化扩大。在慢性胆管疾病细胆管反应及纤维化常持续进展，以致发展为肝硬化，所以细胆管增生是胆管疾病、

肝硬化的起点。

3型：肝细胞坏死引起的细胆管反应。急性肝炎如甲型肝炎可伴有细胆管反应；慢性乙型、丙型肝炎均可见不同程度的细胆管反应；在慢性乙型肝炎或药物性肝损伤引起的多腺泡坏死，大塌陷带内可见明显的细胆管反应性增生，呈双向分化。连续切片证明这些增生的细胆管与原胆管相连，并向肝细胞分化，可形成再生肝细胞团。但如果肝细胞坏死较轻或位于小叶中心带，一般不引起明显的细胆管反应。在急性、亚急性或慢性重型肝炎，当肝细胞大块坏死面积大于50%时，即可见汇管区周围带有明显的细胆管反应性增生，并伸向坏死中心。慢性重型肝炎后肝移植取下的原肝内，常见大块坏死带内已有弥漫的细胆管增生，有的已达小叶坏死中心带，增生的细胆管可见双向分化，在CK7、CK19胆管免疫组化染色中清晰可辨（图21-74、图21-75）。

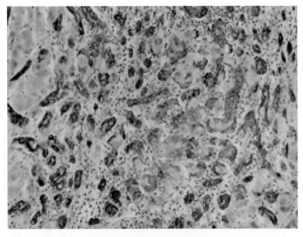

图21-74 细胆管反应3型1
重型肝炎，坏死带内大量细胆管增生，部分呈肝细胞分化
（CK7免疫染色）

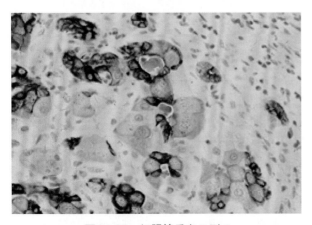

图21-75 细胆管反应3型2
重型肝炎，坏死带内大量细胆管增生，部分细胞增大，CK7免疫染色
淡染，向肝细胞分化，并可见胆汁分泌（绿色，CK7免疫染色）

（三）胆汁淤积的基本病变[35]

胆汁淤积的标志是胆汁分泌和流出障碍，正常由胆汁排泄的物质（胆酸、胆红素等）在血中及肝内潴留。在临床上表现为黄疸、瘙痒。生化上表现为血清胆红素、碱性磷酸酶、胆汁酸等水平升高。在组织学上表现为胆汁成分在肝组织内潴留。可分为完全性胆汁淤积（complete cholestasis）及不完全性胆汁淤积（incomplete cholestasis）。前者见于急性胆汁流动受阻，伴有肝内胆红素、胆盐等胆成分潴留。常见于急性大胆管梗阻（胆石阻塞），首先在小叶中心带毛细胆管内胆汁淤积，在毛细胆管腔内形成褐绿色胆栓，局部肝细胞或KC胞质内亦常见到褐绿色的胆汁成分，因为在显微镜下所看到的褐绿色色素主要为胆汁中的胆红素，故常称之为胆红素淤积（bilirubinostasis）。不完全性胆汁淤积则主要见于慢性胆汁流动受阻，表现为肝细胞内胆盐潴留，常发生于胆道系统不完全梗阻性疾病，如PBC、PSC，病变主要见于汇管区周围Ⅰ带肝细胞，局部细胞肿大、疏松、淡染，特称为胆盐淤积[37]（cholate stasis）。并常伴铜和铜结合蛋白沉积及Mallory小体形成。这些改变常用作诊断胆管疾病慢性淤胆的主要形态依据。

现将胆汁淤积的基本病变分述如下：

1. 毛细胆管胆汁淤积/毛细胆管胆红素淤积 各种原因所致的急性淤胆常发生于中央静脉周围，局部毛细胆管扩张，内含浓缩胆汁，称为胆栓，它是由胆红素、胆汁酸、脂类及细胞膜碎片构成的复合体。在组织切片呈黄、绿或棕褐色，由于切面不同，可呈圆形、线形或分支状。严重的大胆管急性梗阻，毛细胆管淤胆可扩延至肝腺泡Ⅱ带，甚至Ⅰ带。毛细胆管扩张淤胆可致毛细胆管壁的紧密连接破裂，胆汁流入肝细胞间隙，为引起黄疸的原因之一，毛细胆管内胆栓亦可由裂口进入窦周隙。

如果仅有毛细胆管的扩张、胆栓形成，肝细胞损伤不明显，肝板保留，称为单纯性淤胆（图21-76），单纯性淤胆除可见于大胆管阻塞的早期阶段外，常见于某些药物性肝损伤[38]（如口服避孕药、固醇类药物、红霉素），败血症，良性复发性肝内胆汁淤积[39]，妊娠期淤胆，肝移植后胆汁流通障碍或排斥反应，淋巴瘤浸润等。此外，任何原因引起局部缺血缺氧均可致小叶中心带胆汁淤积，由于肝细胞毛细胆管膜上胆盐分泌泵是ATP依赖的，胆汁分泌是一个耗能过程,所以易受局部缺血缺氧影响。例如, 低血压性休克或死前发生肝灌注减少, 尸检时常发现肝中央静脉周围毛细胆管胆栓。

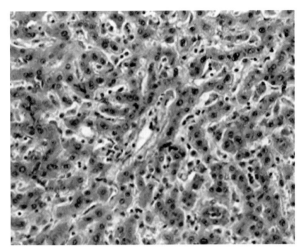

图 21-76　单纯性淤胆
良性复发性肝内胆汁淤积, 肝板内毛细胆管内胆栓, 肝细胞保留
(HE 染色)

2. 肝细胞胆汁淤积　肝细胞胆汁淤积表现为肝细胞胞质内胆红素和葡萄糖醛酸结合型胆红素的弥漫性浸渍, 或出现细或粗的褐色胆色素颗粒, 胆色素需与其他两种色素即脂褐素和含铁血黄素鉴别。肝细胞内胆色素通常呈暗褐色, 无折光性, 颗粒大小不均匀, 而脂褐素呈淡黄色, 有微折光性, 颗粒较小。含铁血黄素较少见于小叶中心带肝细胞内, 除非患有广泛的肝细胞含铁血黄素沉着症。通常肝细胞内胆汁淤积伴有毛细胆管胆栓(图 21-77), 故不难确定, 一般不需要特殊染色证明[39]。如需要, 可用 Hall 胆汁染色。

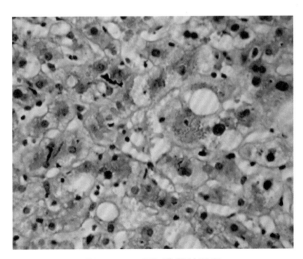

图 21-77　肝细胞胆汁淤积
肝细胞肿胀, 胞质内可见多数胆色素颗粒伴毛细胆管内胆栓(HE 染色)

3. KC 胆汁淤积　胆汁淤积时, 肝窦内 KC 吞噬作用明显增强, 胞体肥大, 胞质呈胆汁染色, 常噬入或包绕脱落于窦内的胆栓。淤胆消退后, KC 的这些改变保留时间较长, 见之可说明曾有胆汁淤积(图 21-78)。

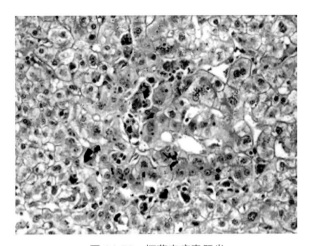

图 21-78　柯萨奇病毒肝炎
小叶中心淤胆, 毛细胆管胆栓, 多数胆栓脱落于窦内, 为 KC 所吞噬
(HE 染色)

4. 细胆管胆汁淤积　表现为汇管区周围细胆管扩张, 腔内充满浓缩胆汁, 呈褐绿色, 胆管上皮细胞扁平或坏死脱落, 周围伴有中性粒细胞浸润, 最常见于脓毒症和内毒素性休克(图 21-79)。

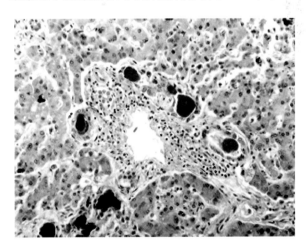

图 21-79　细胆管胆汁淤积
慢性重型肝炎伴脓毒症, 汇管区周围带细胆管管腔明显扩张, 充满浓缩胆汁, 细胆管上皮扁平或消失(HE 染色)

5. 胆汁淤积性菊形团　无论何种原因引起的胆汁淤积持续存在, 常可见肝细胞环绕扩张的毛细胆管呈假腺样排列, 称为胆汁淤积性菊形团(图 21-80)。这些肝细胞可以表达胆管上皮角蛋白 CK7、CK19, 说明持续淤胆时肝细胞可向胆管上皮转化, 也可以发生羽毛样变性。

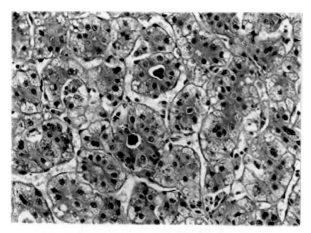

图 21-80　胆汁淤积性菊形团
毛细胆管扩张，含胆栓，周围肝细胞增生呈菊形团样（HE 染色）

6. 羽毛样变性　淤胆持续，于小叶任何部位可见单个或小群肝细胞肿大，胞质透明，胞质成分呈丝网状，特称为羽毛样变性（图 21-81）。变性细胞中有时可见细小的胆色素颗粒或脂滴。

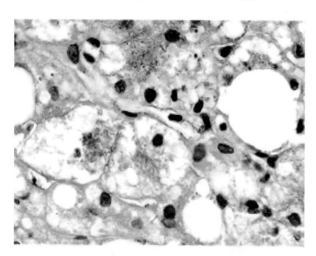

图 21-81　羽毛样变性
肝细胞肿胀，胞质透明，呈丝网状，其间见细小的胆色素颗粒
（HE 染色）

7. 胆盐淤积　胆盐淤积是慢性淤胆的特征性改变，主要发生于汇管区周围 Ⅰ 带肝细胞，由于正常胆盐成分主要由汇管区周围 Ⅰ 带肝细胞分泌，淤胆时，胆盐容易在这一带沉积。胆盐的毒性作用（去垢作用）导致肝细胞肿胀，胞质疏松、淡染，类似羽毛样变性。此带的细胞还常伴有铜和铜结合蛋白沉积，Mallory 小体形成（图 21-82）。铜在正常情况下主要在 Ⅰ 带随胆汁排出，慢性淤胆时，铜和铜结合蛋白（为金属硫蛋白，metallothionein，MT）沉积在 Ⅰ 带肝细胞内，可分别以铜染色及铜结合蛋白染色显示。过多的铜沉积，铜的毒性作用下可使

细胞骨架蛋白中间丝受损、交联集聚，呈不规则的紫红色颗粒或团块状 Mallory 小体。与酒精性肝炎的 Mallory 小体形态相似，但发生部位不同。后者主要见于小叶中央静脉周围，而慢性淤胆 Mallory 小体主要见于汇管区周围肝细胞[40]。

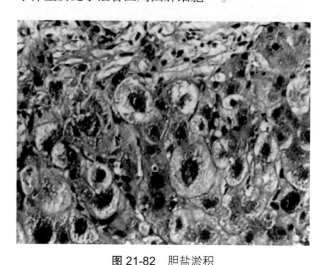

图 21-82　胆盐淤积
汇管区周围肝细胞肿胀，胞质疏松、淡染，呈羽毛样变性，多数胞质
内可见 Mallory 小体（HE 染色）

8. 胆汁梗死　持续的胆汁淤积，发生羽毛样变性的小群肝细胞坏死，称为胆汁梗死（图 21-83）。这种梗死灶淡染，界限清楚。镜下常仅能见到核固缩、胞质模糊不清的细胞，有时有纤维蛋白沉积。由于胆红素易与坏死细胞亲合，常见不同程度的胆汁染色。梗死灶内的坏死细胞成分有时完全为泡沫样吞噬细胞所代替。

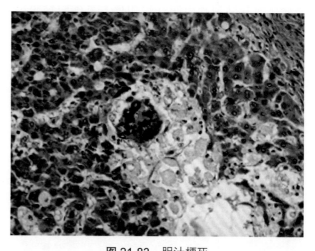

图 21-83　胆汁梗死
小群肝细胞羽毛样变、细胞坏死，胆汁淤积，坏死灶淡染，界限清晰
（HE 染色）

9. 胆汁湖　大胆管阻塞时的特征性病变，多见于汇管区周围，胆汁自损伤的小胆管溢出于汇管

区或附近肝实质内，形成胆汁小池，特称为胆汁湖，其周围多有巨噬细胞反应（图 21-84）。或有多核异物巨细胞，甚至肉芽肿形成。

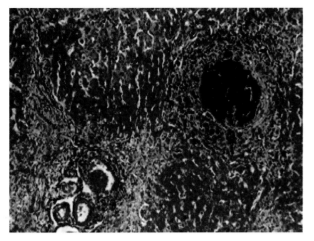

图 21-84　胆汁湖
大胆管阻塞，汇管区周围胆汁溢出，周围形成胆汁小池，其周围多数巨噬细胞增生，形成肉芽肿（网织 +Masson 三色染色）

10. 黄色瘤样细胞　慢性淤胆时在汇管区及小叶内可见吞噬脂质的泡沫样细胞聚集，特称为黄色瘤样细胞（图 21-85）。

第 3 节　常见肝脏疾病病理诊断

著名肝脏病理学家 Romil Saxena 将肝脏疾病的形态学分为 7 种主要病变模式，并在此基础上提出

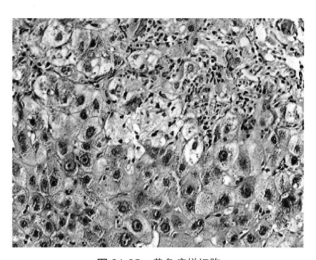

图 21-85　黄色瘤样细胞
PBC 晚期慢性淤胆，肝实质内黄色瘤样细胞集聚，周围散在肝细胞，肿大、淡染（胆盐淤积）

了肝脏病理诊断流程[23]（图 21-86）。该诊断流程可指导病理医生系统地依次观察分析小叶结构、汇管区及肝实质病变，有助于全面发现病变肝，做出鉴别诊断。

一、基本诊断流程

依据上述诊断流程的七大类划分后，再根据其中心主要病变特点，考虑引起该特点病变的几种可能疾病，结合临床，进一步做出鉴别诊断。表 21-5 列举了以上 7 种基本病变模式需要考虑并做出的常见疾病类型。具体诊断流程举例如下：

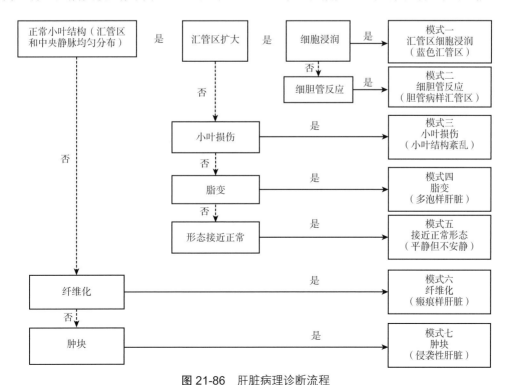

图 21-86　肝脏病理诊断流程

表 21-5 基于基本病变模式的鉴别诊断

病变模式	其他病理学特征	需考虑的疾病
汇管区细胞浸润 （蓝色汇管区）	中重度界面炎 / 小叶内炎症	自身免疫性肝炎；肝移植术后新发自身免疫性肝炎或复发
	大块或亚大块坏死	药物性肝损伤；自身免疫性肝炎急性加重；慢性乙型肝炎及丁型肝炎重叠感染
	脂变、胆管上皮损伤	慢性丙型肝炎；肝移植术后新发慢性丙型肝炎或复发
	混合性炎性细胞浸润、淋巴细胞性胆管炎、内皮炎	急性排斥
	毛玻璃样改变	慢性乙型肝炎；肝移植术后新发慢性乙型肝炎或复发
	非化脓性破坏性胆管炎	原发性胆汁性胆管炎；肝移植术后新发原发性胆汁性胆管炎或复发
	"洋葱皮"样纤维化	原发性硬化性胆管炎；继发性硬化性胆管炎
	肝窦淋巴细胞浸润	EB 病毒感染；白血病 / 淋巴瘤
	肉芽肿	原发性胆汁性胆管炎；结节病；感染；药物性肝损伤 [42]
细胆管反应 （胆汁样汇管区）	汇管区水肿 ± 胆栓 ± 胆汁淤积无纤维化	胆道闭锁；胆道狭窄；系统感染；脓毒症
	胆管上皮及管腔内中性粒细胞浸润	逆行性胆管炎；肝吸虫；胆道蛔虫
	细胆管胆栓	脓毒症
	胆管周围炎症或同心圆形纤维化	原发性硬化性胆管炎；复发性硬化性胆管炎；继发性硬化性胆管炎；缺血性胆道病
	大胆管铸型	复发性化脓性胆管炎
	胆管周围肉芽肿	原发性胆汁性胆管炎；肝移植术后新发原发性胆汁性胆管炎或复发
	肉芽肿周围纤维化	结节病
	胆管缺失	Alagille 综合征；抗胰蛋白酶缺乏症；原发性胆汁性胆管炎；缺血性胆道病；慢性排斥；药物性肝损伤
	缺乏细胆管反应	慢性排斥；移植物抗宿主病
	脂变、气球样变、窦周纤维化	酒精性肝炎
小叶损伤 （受损的小叶）	小叶结构紊乱、气球样变、凋亡小体	急性病毒性肝炎；药物性肝损伤；肝移植术后新发慢性乙型肝炎或复发；肝移植术后新发慢性丙型肝炎或复发
	穿凿样坏死 ± 肝细胞核包涵体	腺病毒性肝炎；疱疹病毒性肝炎
	中性粒细胞微小脓肿	胆管炎；梅毒；巨细胞病毒性肝炎
	肉芽肿	感染；结节病；药物性肝损伤；特发性
	多核巨肝细胞	新生儿肝炎；胆道闭锁；Alagille 综合征；进行性家族性肝内胆汁淤积；胆汁酸合成障碍
	肝细胞肿大、胞质淡染	糖原贮积症；Reye 综合征；尿素循环障碍；糖尿病；溶酶体贮积症；胆固醇酯贮积症
	胞质微小红色颗粒	HIV 线粒体病；线粒体病
	假腺样改变	酪氨酸血症；希特林蛋白缺乏病；半乳糖血症；遗传性果糖不耐受；胆道闭锁；新生儿肝炎
	含铁血黄素沉积	遗传性血色病；继发性血色病；肝豆状核变性；新生儿血色病
	中央静脉周围肝窦扩张	充血性心衰；布 - 加综合征；肝小静脉阻塞性疾病 / 肝窦阻塞综合征
	中央静脉坏死乏炎症	缺血性损伤；慢性排斥；药物性肝损伤
	出血性坏死	病毒性出血性发热；妊娠毒血症；超急性排斥
	噬红细胞现象	立克次体；噬血细胞综合征；钩端螺旋体病
脂变 （泡沫样肝脏）	小泡性脂变、酒精性脂肪性肝炎	病毒感染后 Reye 综合症；妊娠期急性脂肪肝；脂肪酸氧化缺陷；尼曼 - 皮克病；酒精性泡沫样变性；药物性肝损伤
	气球样变性、Mallory 小体、中性粒细胞浸润	酒精性脂肪性肝炎；非酒精性脂肪性肝炎；药物性肝损伤；肝豆状核变性
	多形核、双核、糖原核	肝豆状核变性；氨甲蝶呤
	肝细胞肿大、胞质淡染	糖原贮积症；Reye 综合征；尿素循环障碍；糖尿病；溶酶体贮积症；胆固醇酯贮积症
	脂性紫癜	缺血再灌注损伤
	汇管区周边 I 带肝细胞粉红色或橙色物	囊性纤维化
	无汇管区	肝细胞腺瘤；局灶性结节性增生；不典型增生结节；肝细胞癌
	汇管区分布不均	大的再生结节；低级别不典型增生；早期肝细胞癌；局灶结节性增生
	中央静脉周围纤维化	酒精性脂肪性肝炎；非酒精性脂肪性肝炎；肝豆状核变性；希特林蛋白缺乏病

续表

病变模式	其他病理学特征	需考虑的疾病
接近正常形态（平静但不安静）	糖原核	＜15儿童；糖尿病；非酒精性脂肪性肝炎；肝豆状核变性
	毛玻璃样变	慢性乙型肝炎；糖原贮积症；Lafora病；肝移植或骨髓移植术后；胃肠外营养；慢性酒精摄入；适应性改变
	肝窦内无定型粉红色物质沉积	淀粉样变性；轻链病
	门静脉支缺失	特发性非肝硬化性门静脉高压症；血吸虫病
	肝细胞内粗大色素颗粒	Dubin-Johnson综合征
	库普弗细胞黑色素颗粒	疟疾；血吸虫病
	库普弗细胞特殊物质沉积	戈谢病；尼曼－皮克病C型；Farber病；胆固醇酯贮积症
	单纯性淤胆	药物性肝损伤；妊娠期肝内胆汁淤积；PFIC1；缺血再灌注损伤；系统感染；败血症；BRIC；副瘤综合征
	散在点灶状坏死、吞噬细胞增生、轻度炎症、轻度脂变	非特异反应性肝炎；麦麸过敏症；风湿样疾病；系统性感染
	无其他发现	苯丙酮尿症；尿素循环障碍；氨基酸病
纤维化（瘢痕样肝脏）	桥接纤维化、多小叶坏死塌陷带	自身免疫性肝炎；免疫抑制状态慢性病毒性肝炎；慢性乙型肝炎及丁型肝炎共感染；肝豆状核变性；药物性肝损伤
	淋巴（浆）细胞浸润遗传性血色病[48]	慢性丙型肝炎；自身免疫性肝炎；慢性乙型肝炎
	汇管区周边"空晕征"	原发性胆汁性胆管炎Ⅳ期；原发性硬化性胆管炎；继发性硬化性胆管炎；缺血性胆管病
	气球样变	肝豆状核变性；印度儿童肝硬化；酪氨酸血症；酒精性肝病；非酒精性脂肪性肝病
	中央静脉周围纤维化、中央静脉－中央静脉桥接纤维化	布－加综合征；肝窦阻塞综合征；镰状细胞贫血；药物性肝损伤
	大细胞性肿瘤	纤维板层癌；硬化性肝细胞癌；转移癌
	腺样肿瘤	胆管腺瘤；胆管性错构瘤；胆管细胞癌；混合性肝胆管癌
	印戒样细胞含红细胞	上皮样血管内皮瘤
占位性病变（侵袭性肝脏）	肝细胞病变	婴儿型肝脏血管内皮瘤
	局灶性结节性增生	海绵状血管瘤
	肝细胞腺瘤、大的再生结节	上皮样血管内皮瘤
	增生结节	血管肉瘤
	肝细胞癌	血管平滑肌瘤
	纤维板层癌	炎症/肌成纤维细胞瘤
	肝母细胞瘤	其他间充质肿瘤
	过渡性肝细胞瘤	囊性病变
	腺体形成病变	孤立性（非寄生虫性）胆管囊肿
	胆管腺瘤	肝脏纤毛性前肠囊肿
	胆管错构瘤	多囊肝
	胆管细胞癌	肝胆囊腺瘤
	混合肝细胞－腺体病变	细菌性脓肿
	肝母细胞瘤	寄生虫性脓肿
	巢状间质上皮肿瘤	包虫囊肿
	混合型肝胆管癌	造血细胞病变
	间质病变	朗格汉斯细胞组织细胞增生症
	间质性错构瘤	淋巴瘤
	未分化胚胎性肉瘤	霍奇金病
	肝胆横纹肌肉瘤	转移瘤

（1）肝细胞腺瘤（模式七）患者的肝活检可见正常肝细胞，如不进行细致观察，则容易误判为接近正常形态（模式五）；若按照上述诊断流程，首先观察小叶结构，则会发现汇管区结构的缺失，进而做出正确判读。在表21-5中，模式五及模式七的鉴别诊断都纳入了肝细胞腺瘤，即使初始判读失误，也可以通过后续鉴别诊断减少漏诊误诊。

（2）先天性肝纤维化中病理性的胆管板残留形

态学上与细胆管反应（模式二）非常相近，容易被误诊，因此在细胆管反应的鉴别诊断中加入了先天性肝纤维化；桥接坏死常被误诊为纤维间隔，因此纤维化（模式六）的鉴别诊断中亦将桥接坏死考虑在内。

（3）尽管纤维化是多种慢性肝病的共同发展结局，但有可能是肝活检中最显著最重要的病变特点，因为被列为单独的病变模式，引起纤维化的原因仍需进一步鉴别。

二、需要注意的特殊情况

（1）某些疾病的病变呈局灶性分布或缺乏典型病理表现，加之肝活检存在取样误差，因此对这类疾病做出鉴别诊断时，需要充分考虑除典型病理特征以外的其他病理表现。例如：

1）局灶性结节性增生病变分布不均匀，不同的肝活检标本可有不同的病理表现，因此多种病变模式的鉴别诊断均将局灶性结节性增生考虑在内。

2）某些疾病的病理特征，如原发性胆汁性胆管炎中肉芽肿性胆管损伤，病变为局灶性，一次肝活检可能未采集到典型病变特征，但该活检标本可能会有提示原发性胆汁性胆管炎的其他病理表现，如淋巴细胞性胆管炎（模式一）、细胆管反应（模式二）或胆管消失。因此，多种病变模式的鉴别诊断都需要考虑到原发性胆汁性胆管炎。

（2）某些疾病可表现为不同的病变模式，因此需要考虑到多种病变模式。例如：

1）肝豆状核变性引起的肝脏损伤[8,41]，既可以表现为慢性肝炎（模式一）、脂肪性肝炎（模式四），也可以接近正常形态（模式五）。

2）α1- 抗胰蛋白酶缺乏引起的肝脏损伤，既可以表现为慢性肝炎（模式一）、细胆管反应（模式二），还可以表现为脂肪性肝炎（模式四）。

（3）在临床实践中，鉴别诊断还需注意：

1）同一肝脏穿刺组织可有多种病变同时存在，此时应结合临床识别最主要的病变特点，做出诊断。如在以汇管区细胞浸润为主要病变特点的慢性活动性病毒性肝炎中，可同时存在轻度细胆管反应；同样，在以小叶损伤为主要病变模式的肝组织中可同时伴有轻度汇管区炎症细胞浸润。

2）尽管有些疾病在儿童或成人中均较为常见，但有些疾病则为儿童特有（如胆道闭锁）；患者年龄及临床信息则有助于进一步鉴别诊断。

3）药物引起的肝损伤病理表现千变万化，涵盖了几乎所有的病理损伤模式[37,38,42]，因此各种类型的病变模式鉴别诊断都需将药物性肝损伤考虑在内。

三、慢性肝炎分级、分期

（一）慢性肝炎的概念

慢性肝炎是一种肝内慢性坏死炎症性病变

（necroinflammatory disease），炎症至少持续 6 个月而无任何改善。病理特点[43]是原发性肝细胞损伤，伴汇管区炎症及肝纤维化。由多种不同病因引起，最常见的病因是肝炎病毒感染，约占 90%，主要为 HBV、HDV、HCV 感染，其他类型的嗜肝病毒（如 HAV、HEV）感染，以及非嗜肝病毒（如 EB 病毒、疱疹病毒及 CMV 等）罕见引起慢性肝炎。自身免疫性肝炎占 5%～10%，药物引起的慢性肝炎相对较少。1994 年国际肝病学会（International Association for the Study of Liver，IASL）的专家小组委员会建议慢性肝炎包括：①慢性乙型肝炎，伴或不伴丁型肝炎；②慢性丙型肝炎；③自身免疫性肝炎；④药物性肝炎；⑤原因不明的（隐源性）肝炎。

（二）慢性肝炎分类的进展

过去国内外曾长期应用的慢性肝炎 CPH、CAH 分类，是 1968 年由 Degroote、Popper、Desmet、Scheuer 等 11 位肝病专家在欧洲肝病学会第二届学术大会上提出的。那时对慢性肝炎的病因基本上还不了解，推测大多数病例与自身免疫有关（曾称为狼疮性肝炎）。结合临床表现、生化改变及病理变化，以病变中有无明显的碎屑坏死（PN）作为划分活动程度的主要依据，将病变程度轻、无 PN 的称为慢性持续性肝炎（CPH），病变活动程度重、PN 明显的称为慢性进展性（活动性）肝炎（CAH），根据 PN 程度再分为中及重度。这一分类的主要贡献是在不明原因的条件下对慢性肝炎提出活动程度划分标准（不是疾病的分类），用以指导当时方兴未艾的免疫抑制规范化治疗，并为预后提供信息。从 20 世纪 70～90 年代的 20 多年中，对慢性肝炎的认识发生了深刻的变化。在病因方面，明确了各种肝炎病毒的致病性，了解了自身免疫性肝炎的自身抗体及其临床亚型，提出了药物性肝炎，并积累了针对不同病因的治疗措施。随着对病因和发病机制认识的深入，针对性治疗的需要，促使必须把分类重点转向病因。因而 20 世纪 90 年代初不少肝病学家积极提出修改分类的建议。1994 年 1 月 Scheuer 在第九届亚太肝病会议上提出了以病因为基础、以组织病变为辅助指标的分类建议，建议将病变炎症活动程度分为 4 级，同时将肝纤维化按程度分为 4 期[44]。1994 年在世界胃肠病大会顾问委员会和筹备委员会支持下，由世界各地肝病专家 46 人（包括曾参与制定 1968 年分类的多位肝病专家）组成了一个国际工作小组。同年5月，在墨西哥坎肯举行的世界肝病学会上提出了关于慢性肝炎的分类、分级与分期的报告。随后于1994年9月洛杉矶第十届世界消化系病学术大会上达成共识，正式提出不再应用传统的慢性肝炎分类方法，并废弃原诊断名词CPH、CAH及CLH。新的慢性肝炎分类包括3个基本要素：①病因；②分级；③分期。在诊断时首先结合临床血清学及组织学确认病因，再以组织学资料的分级表明炎症活动的轻、中、重度；并以分期表示纤维化的程度，说明在慢性炎症过程中肝组织结构的损伤程度。

在我国，自20世纪50年代中后期全国病毒性肝炎大流行，广泛开展了肝脏穿刺活检进行病理观察，经多次全国病毒性肝炎会议讨论，参考国际标准，在1984年制定的《病毒性肝炎防治草案》中，将慢性肝炎分为CPH和CAH两大类。其后10年，我国经过了同样的认识过程。自1994年亚太肝病会议后，迅即结合我国的大量慢性肝炎肝脏穿刺资料对比新旧分类，做了修改肝炎分类的准备。1995年1月由中华医学会肝病学分会及传染病学分会在北京组织了对肝炎分类进展的学习讨论，召集各方面肝病专家组成病毒性肝炎防治方案小组，几经修改、讨论，于1995年5月颁布了我国的《病毒性肝炎防治试行方案》即"95"方案，包括经修改的病理组织学诊断标准。对慢性肝炎的分类，结合病因，以组织学的分级、分期为基础，再将慢性肝炎分为轻、中、重度。通过5年的应用，再度广泛征求意见，在2000年第十次全国肝炎会议上通过了修订的防治方案，并取得了共识。2006年、2010年及2019年慢性乙型肝炎防治指南沿用了这一病理标准。

（三）慢性肝炎的基本病变与分级、分期及其标准

1. 慢性肝炎的基本病变　慢性肝炎的三项基本病变包括：汇管区及汇管区周围炎症，肝细胞变性、坏死，纤维化。

（1）汇管区及汇管区周围炎症：所有类型的慢性肝炎均可见汇管区炎症，汇管区内有不同程度的淋巴细胞及浆细胞、嗜酸性粒细胞等浸润。有时淋巴细胞聚集或形成淋巴滤泡。炎症可限于汇管区或浸润于汇管区周围肝实质，引起汇管区周围的肝细胞坏死，曾称碎屑样坏死，现称界面肝炎（简称界面炎）。

（2）肝细胞的变性、坏死：慢性肝炎常见的变性有肝细胞水样变、气球样变、嗜酸性变、脂肪变性，罕见Mallory小体。变性大多可以恢复，进一步加重可致肝细胞坏死。

嗜酸性变肝细胞通过凋亡过程形成凋亡小体。慢性肝炎肝细胞的坏死，常见有点灶状坏死、融合坏死、碎屑样坏死、桥接坏死，以及更广泛的全小叶坏死和多小叶坏死。界面肝炎依其病变程度分为轻、中、重度，是判定小叶炎症活动度的一项重要指标。①轻度：局灶性界面炎，发生于部分汇管区周围，小叶界板破坏范围小；②中度：大部分汇管区受累，界面炎较明显，界板破坏可达汇管区周径的50%；③重度：大部分汇管区受累，界面炎广泛，超过汇管区周径的50%，炎症细胞浸润可深达小叶中带，致小叶边界严重参差不齐，汇管区明显扩大，常同时伴局部胶原沉积[29]。

（3）肝纤维化：肝纤维化是慢性肝炎病变进展中的一个重要组成部分，也是诊断慢性肝炎的重要依据。肝纤维化的6种形式除窦周纤维化较多见于酒精性肝病外，其余均可见于慢性肝炎，其中的纤维间隔形成，纤维间隔的多少与宽窄是划分肝纤维化程度的主要依据。

慢性肝炎纤维间隔形成途径有三：一为汇管区周围的界面炎，随着病变进展纤维沉积沿Ⅰ带形成P-P纤维间隔；二为小叶内的C-P桥接坏死带内胶原纤维沉积形成C-P纤维间隔；三为小叶多腺泡坏死后，塌陷带内胶原沉积形成的宽大纤维间隔。这些纤维间隔内含有胶原纤维及弹力纤维，纤维收缩及存活肝实质的结节再生，导致肝小叶结构紊乱，继续进展可发展为早期肝硬化。

2. 慢性肝炎病变的分级、分期标准（表21-6）分级主要反映肝内炎症活动度，分期则反映肝内纤维化程度，分别以1～4级（G）和期（S）表示。炎症活动度的判定包括汇管区及汇管区周围炎症与小叶内炎症两项，分别分为1～4级（G1～4）（图21-87～图21-93）。汇管区及汇管区周围炎（界面炎）的分级又以界面炎为主，如仅汇管区炎症，定为G1，界面炎的轻、中、重度分别定为G2、G3、G4。小叶内炎症如仅有小坏死灶，量少者为G1，量多且坏死灶较大者为G2，出现融合坏死或桥接坏死者为G3，出现多数桥接坏死或多腺泡坏死为者G4，当汇管区炎症与小叶内炎症程度不一致时，以高者为准。

表 21-6 慢性肝炎分级、分期标准

炎症活动度（G）			纤维化程度（S）	
分数	汇管区及周围	小叶内	分期	纤维化程度
0	无炎症	无炎症	0	无
1	汇管区炎症	变性及少数点灶状坏死灶	1	汇管区纤维化扩大，局限于窦周及小叶内纤维化
2	轻度 PN	变性，点灶状坏死或嗜酸小体	2	汇管区周围纤维化，纤维间隔形成，小叶结构保留
3	中度 PN	变性、融合坏死或见少数 BN	3	纤维间隔伴小叶结构紊乱，无肝硬化
4	重度 PN	BN 范围广，累及多个小叶，（多腺泡坏死）	4	早期肝硬化

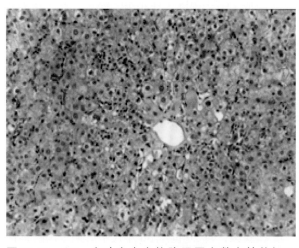

图 21-89 G2，小叶内中央静脉周围多数点灶状坏死（HE 染色）

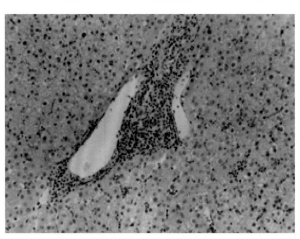

图 21-87 G1，汇管区内单个核细胞浸润，无界面炎，小叶内少数小坏死灶（HE 染色）

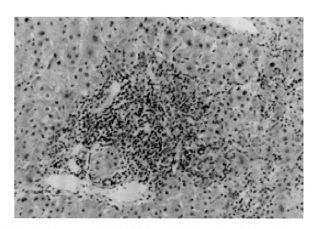

图 21-90 G3，汇管区扩大，中度界面炎或小叶内多数小坏死灶融合（HE 染色）

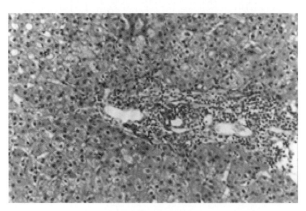

图 21-88 G2，汇管区周围见局灶界面炎，局部界板破坏（HE 染色）

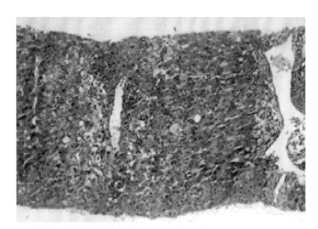

图 21-91 G3，小叶内中央静脉周围融合坏死（HE 染色）

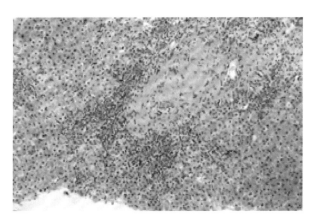

图 21-92　G4，汇管区周围重度界面炎，界面炎广泛，炎症细胞浸润深达小叶中带（HE 染色）

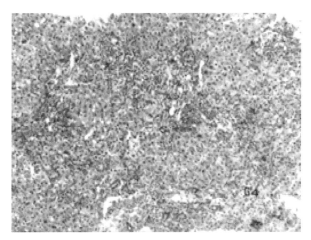

图 21-93　G4，小叶内见多数桥接坏死带（HE 染色）

肝纤维化分期标准根据胶原纤维沉积部位和范围、对肝结构破坏程度和对肝微循环影响的大小将肝纤维化划分为 1～4 期（S1～4）。

S1：包括汇管区和汇管区周围纤维化及局限于窦周的纤维化或小叶内纤维瘢痕，以上纤维化形式范围小，均不足以影响小叶结构的完整性或微循环（见图 21-62）。

S2：小叶内有纤维间隔形成，可包括多条纤维间隔，但小叶结构仍大部分保留（图 21-94）。

S3：多数纤维间隔，分隔并破坏肝小叶，致小叶结构紊乱，但尚无肝硬化。此期一部分患者可出现门静脉高压、食管静脉曲张（图 21-95）。

S4：早期肝硬化，肝实质广泛破坏，弥漫性纤维增生，被分隔的肝细胞团呈不同程度的再生及假小叶形成。此期炎症多尚在进行，纤维间隔宽大疏松，改建尚不充分（图 21-96）。可视为不完全性肝硬化，与肯定的肝硬化的鉴别点是后

者纤维间隔包绕于假小叶周围，间隔内见胶原及弹力纤维，Ⅰ型粗胶原增多并多环绕假小叶平行排列。

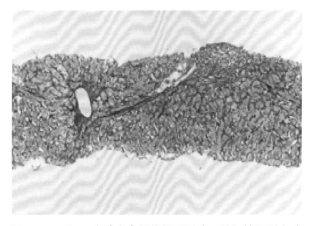

图 21-94　S2，小叶内有纤维间隔形成，从汇管区到小叶中心（网织 +Masson 三色染色）

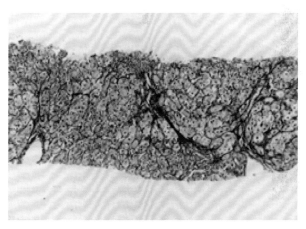

图 21-95　S3，小叶内多数纤维间隔，分隔并破坏肝实质，小叶结构紊乱（网织 +Masson 三色染色）

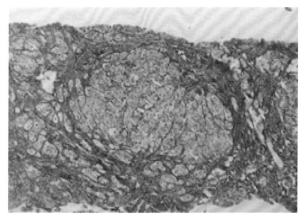

图 21-96　S4，早期肝硬化，肝实质广泛破坏，弥漫性纤维增生，不规则分隔肝细胞团（网织 +Masson 三色染色）

3. 慢性肝炎的病理诊断 病理诊断中应包括病因（按照临床血清学或组织内检测结果明确病因）、病理变化中的炎症分级及纤维化分期结果。例如：慢性乙型病毒性肝炎，G3/S2；慢性病毒性肝炎，乙型＋丙型，G4/S3。

4. 慢性肝炎炎症活动度及纤维化程度的计分系统[45] 迄今，判定慢性肝炎病变程度及疗效的金标准仍是肝脏穿刺活检，如何将病变合理量化便于治疗前后病变比较及统计分析，一直是肝病学者探讨的课题。1981 年 Knodell 首次提出了 CAH 组织学活动指数（histological activity index，HAI）计分系统，该系统较详细地划分了肝内炎症活动度，将与预后有关的 BN、PN 专列一项予 0～10 分，将小叶内坏死灶、汇管区炎症及肝纤维化各予 0～4 分，4 项计分之和作为 HAI，广为应用。1991 年 Scheuer、Ludwig 提出对慢性肝炎的炎症、纤维化分开评价，分别分为 0～4 级（期）的一个简单计分系统，使用方便，具有可重复性。1996 年法国 METAVIR 协作小组针对慢性丙型肝炎也提出了简单的分级、分期系统。我们参考 Scheuer 的标准，

制定了我国的"95"方案。对纤维化分期（S1～4）中的 S4 限于肝硬化前期，称之为早期肝硬化，肝硬化独立于慢性肝炎纤维化 4 期之外，因为在大量临床治疗前后对比的观察中，证实早期肝硬化是可逆的。1995 年 Ishak 等 16 位来自 10 个国家的肝脏病理专家依据 97 例慢性丙型肝炎提出了 HAI 的修订方案，其中，除将炎症活动度分为 PN、BN 等 4 项，共 18 分，将纤维化划分等级，由 0～4 增至 0～6，肝硬化为 6，在肝硬化之前，增加了不完全性肝硬化，列为 5，相当于我国的早期肝硬化（表 21-7）。2007 年 Goodman 提出常规病理诊断宜采用简单的计分系统，易于执行并减少观察者间的差异，复杂的计分系统适用于研究目的，并将 Ishak、Metavir、Knodell 3 种纤维化分期标准进行列表比较（表 21-8）。我们将 Scheuer 及我国制定的慢性肝炎纤维化分期标准列于表 21-8 下方，一并进行比较，说明各国的肝纤维化分期标准是基本一致的。我国的分期标准与 Ishak 分期标准一致，将肝硬化单独列出，并在肝硬化之前增加早期肝硬化（不完全性肝硬化）。

表 21-7 Ishak 修订 HAI 的分级、分期计分标准

计分	坏死炎症				纤维化
	汇管区炎症	界面炎	灶状坏死	融合坏死	
0	无	无	无	无	无纤维化
1	轻度，部分或全部汇管区	轻度灶状，少数汇管区	≤1/10×	灶状	部分汇管区纤维化扩大伴或不伴短纤维间隔
2	中度，部分或全部汇管区	轻度/中度灶状，多数汇管区	2～4/10×	Ⅲ带坏死，部分腺泡	多数汇管区纤维化扩大伴或不伴短纤维间隔
3	中度/重度，全部汇管区	中度汇管区或间隔连续＜50%	5～10/10×	Ⅲ带坏死，多数腺泡	多数汇管区纤维化扩大，偶见 P-P 桥接纤维化
4	重度，全部汇管区	重度汇管区或间隔连续＞50%	＞10/10×	Ⅲ带坏死，加偶见 P-C 桥接坏死	多数汇管区纤维化扩大伴明显 P-P 及 P-C 桥接纤维化
5				Ⅲ带坏死，加多数 P-C 桥接坏死	明显的桥接纤维化（P-P 和/或 P-C）偶见结节（不完全性肝硬化）
6				全部或多数腺泡坏死	肝硬化可能的或肯定的

表 21-8　几种肝纤维化分期的比较

Ishak	0	1	2	3	4	5	6
Metavir	0	1	1	2	3	4	4
Knodell	0	1	1	3	3	4	4
Scheuer	0	1	2	2	3	4	4
2000方案	0	1	2	2	3	4	肝硬化

有时为了病变分析和疗效观察，简单计分系统可能不能提供更多的信息，须将指标细化，如 Knodell 的 HAI 计分系统及 Ishak 修订的 HAI 对炎症活动度计分分别为 18 分，而对纤维化程度的量化指标尚不够细致。1994 年 Chevallier 首次提出了对纤维化也进一步分项予以半定量计分，该方案包括中央静脉周围、窦周、汇管区纤维化及间隔等 4 项，突出了与预后密切相关的纤维间隔的量化指标，指标客观性、重复性好。我们在设计炎症活动度及纤维化程度计分过程中分别参考了 Knodell 的炎症活动度和 Chevallier 的纤维化分项计分标准，并结合我国的实际做了一些修改，1998 年提出了一个简便实用的慢性乙型肝炎炎症活动度及纤维化计分方案[46]，2008 年进一步验证修订（表 21-9）。

表 21-9　炎症活动度计分标准

计分	汇管区炎症（P）	小叶内炎症（L）	碎屑坏死（PN）	桥接坏死（BN） （包括多小叶坏死）
0	无	无	无	无
1	部分汇管区 少量单个核细胞浸润	点状坏死＜ 3 个 / 小叶	限局 PN	偶见 BN
2	少数汇管区 中度单个核细胞浸润	点状坏死 4 ～ 9 个 / 小叶	多数汇管区，限局 PN 个别汇管区，中度 PN	2 ～ 3 个 BN
3	多数汇管区 较多单个核细胞浸润	点状坏死＞ 10 个 / 小叶	多数汇管区，中度 PN （达周长 50%）	多个 BN
4	汇管区扩大 单个核细胞集聚 淋巴滤泡形成	融合坏死	多数汇管区，重度 PN （＞周长 50%）	多小叶坏死

注：计分公式为 P+L+2（PN+BN）。

对纤维化计分，分为小叶内（包括中央静脉周围和窦周）纤维化（L）、汇管区纤维化（P）及纤维间隔（S）三项，对纤维间隔的计分依据间隔的数量（N）与宽度（W）及间隔内胶原密度予以综合评分，计分公式为 P+L+2（N×W）。详见表 21-10。

表 21-10　纤维化程度计分标准

计分	小叶内（窦周纤维化及小瘢痕，L）	汇管区及汇管区周围纤维化（P）	纤维间隔数量（N）	宽度（W）
0	无	无	无	—
1	限局、少数	少数汇管区扩大	< 6/10mm	细
2	弥漫、多数	多数汇管区扩大	> 6/10mm	疏松、宽
3	重度、较广泛	S3	肝硬化	致密、宽，大塌陷带
4	—		肝硬化	≥ 2/3 活检面积

注：计分公式为 L+P+2（N×W）；标本内仅一细纤维隔，W 计分 0.5。

这一计分方案经过多项大样本的检测与图像分析的验证，简单易行，重复性好，能较好地反映级与期之间，以及同一级、期内的程度差别，有助于药物疗效分析，是分级、分期的良好补充。可以选用任一种计分方案，并不要求统一，但进行病变程度计分时，需要注意下列问题。

（1）肝脏穿刺标本长度应在 2 ～ 2.5cm 或以上，显微镜下包含至少 11 个完整的汇管区，以减少标本的误差。

（2）为进行治疗前后对比或疗效判定，最好有两名以上医生共同观察评定，观察前对评分标准要认真讨论，统一认识，严格掌握，而且最好取相对集中的时间完成每例治疗前后的观察计分。

（3）计分不能代替形态描述，也不宜代替病理诊断标准中的分级、分期，因为同一总分的内涵可能完全不同。但计分分值的高低可以反映病变的轻重，以之作为对病变的量化描述，与分级、分期相辅相成，有利于比较。判定单项病变的前后计分对疗效分析也是很重要的，因为不同的治疗方法作用途径可能不同，有助于对药物作用机制的探讨。

（4）由于各病理专家对病变认识深度可能不同，故对不同单位分别进行的计分结果，不宜进行荟萃分析。

病变计分系统是针对研究目的而设计的数学模型，它不是直接测量得出的数字，不像血清胆红素值，直接反映血清胆红素的高低，它代表的是病变的相对严重程度，是对所研究的病变依据大量科学数据，随访验证，确定各类病变在疾病进展中的意义，依据其程度、严重性予以的量化，这些量化的数值是可变量，根据科学家对病变的认识而得出。所以，慢性肝炎的计分系统也必然会随着研究认识的深入，在继承的基础上不断完善。

四、慢性乙型肝炎和丙型肝炎的病理

（一）慢性乙型肝炎

慢性乙型肝炎的发病机制尚未完全阐明，已知 HBV 主要的致病原因不是病毒在细胞内繁殖直接引起损伤，而是病毒通过机体的免疫反应引起的肝损伤。慢性乙型肝炎是病毒、肝细胞和机体免疫系统处于相互作用的动态过程。婴幼儿期 HBV 感染的自然史一般可人为分为 4 期：免疫耐受期、免疫清除期、非活动或低（非）复制期和再活动期。免疫耐受期：肝组织学无明显异常，并可维持数年甚至数十年，或轻度炎症坏死、无或仅有缓慢肝纤维化的进展；肝细胞内 HBsAg、HBcAg 的阳性表达率明显高于免疫清除期和非活动性 HBV 携带者，HBsAg 见于散的肝细胞胞质及胞膜，HBcAg 的表达主要位于胞核，亦可见于胞质及胞膜。免疫清除期：肝组织学中度或严重炎症坏死、肝纤维化可快速进展，部分患者可发展为肝硬化和肝衰竭。非活动或低（非）复制期：肝组织学无炎症或仅有轻度炎症，但多数患者有不同程度的纤维化，少数患者有明显纤维化。再活动期：部分处于非活动期的患者可能出现 1 次或数次肝炎发作，肝组织学常表现为大片坏死、塌陷或多小叶坏死，伴不同程度的肝细胞再生，可进展为肝纤维化、肝硬化、失代偿肝硬化或发生肝细胞癌（HCC）。

慢性乙型肝炎（CHB）在长期 HBV 感染过程中，随着病毒复制水平与机体免疫反应状态，病变的相对静止和活动常相互交替，使得 CHB 的病变具有以下特点：① CHB 的轻度与中重度炎症之间，可以相互转化。②多次坏死炎症遗留的纤维化可以叠加，使得病变中炎症活动度和纤维化程度可以不同步。③轻度炎症（见图 21-87、图 21-88）以汇管区炎症及汇管区周围轻度界面炎为主，随着炎症加重多以小叶内的坏死炎症为主（见图 21-89、图 21-91）；界面炎常深入小叶内与Ⅲ带的坏死灶相融合（见图 21-90）形成 P-C 桥接坏死（见图 21-92、图 21-93），甚至多小叶坏死（图 21-97）。④ CHB 具有特征性的毛玻璃样肝细胞，免疫组化证实其中为 HBsAg。毛玻璃样肝细胞可以散在于小叶内，或呈簇状分布，其数量与病变活动度常成反比。借毛玻璃样细胞可以和其他病毒性肝炎相鉴别；还有助于对急慢性乙型肝炎区分，因为在急性肝炎，含抗原的肝细胞多被及时清除，难以形成毛玻璃样细胞，HBsAg 免疫染色则多为阴性，相反，如出现 HBsAg，尽管肝内损伤急剧，应考虑为慢性而非急性感染。

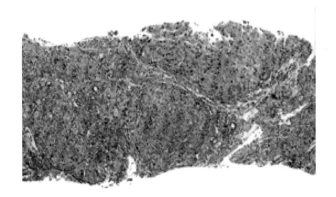

图 21-97　慢性乙型肝炎桥接坏死及多小叶坏死
（HE 染色）

纤维化性胆汁淤积性肝炎是发生于移植术后的一种快速进展的乙型肝炎，发病与术前患者 HBV 复制水平高，术后应用大剂量免疫抑制剂有关，在肝移植后复发性乙型肝炎中占 20%～25%，也可以发生于肾移植术后，常在一年内发生肝衰竭。

病理变化特点为肝细胞肿胀或呈气球样变；大量毛玻璃样肝细胞及砂状核细胞，免疫组化染色分别证实为 HBsAg 及 HBcAg；肝细胞内淤胆，毛细胆管内胆栓形成；肝内很少有炎症细胞浸润；散见肝细胞凋亡及溶解消失；以汇管区为中心的纤维条索伸向小叶内，并可发展为重度 CHB 或肝硬化。

（二）慢性丙型肝炎

HCV 有 6 种主要基因型（1～6），超过 100 个基因亚型（如 1a、1b、1c、2a、2b 等）。每一种基因型均具有独特的核苷酸序列、地域分布和对治疗的不同应答。各型 HCV 的肝组织病理学有一些差别，感染 HCV 基因 1a 型者以胆管损害为主，3a 型感染者易发生肝脂肪变性，1b 型感染者肝纤维化较明显。

慢性丙型肝炎（CHC）的基本病变虽不具有特异性，但也有一些特点有助于与其他原因所致的慢性肝炎相鉴别[47]。

（1）汇管区淋巴细胞聚集，淋巴滤泡形成（图 21-98），有时滤泡生发中心不太明显，但经免疫组化染色证明其中具有生发中心的活化 B 细胞、滤泡状树突细胞及 B 细胞外套层（mentle zone），其外有 T 细胞带。其中可见 CD4+、CD8+ 及少数 CD25+ T 细胞。

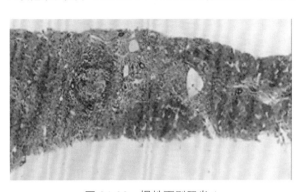

图 21-98　慢性丙型肝炎 1
汇管区纤维化扩大，其中淋巴细胞积聚，有淋巴滤泡形成（HE 染色）

（2）在滤泡内或一侧可见损伤的小胆管，一般损伤程度不重，主要为上皮细胞肿胀，空泡变性，胞核不规则或假复层化，少数细胞凋亡脱失，局限于基底膜或有断裂，少数淋巴细胞侵入，10%～15% 损伤程度稍重，但无小胆管被毁，故汇管区很少发生胆管缺如。

（3）肝细胞大泡性脂变较多见，偶见 Mallory 小体（Mb）。通常 Mb 多见于小叶周围带（Ⅰ带）气球样变的肝细胞内，而 CHB 患者的发生率甚低。

（4）肝窦细胞活化，窦内局限或弥漫成串的 T 细胞浸润，浸润与小叶内肝细胞损伤无明显相关性。

（5）汇管区周围纤维化常较其他病毒性肝炎明显（图 21-99），常发展为宽阔的 P-P 纤维间隔（图 21-100），甚至发展为早期肝硬化，各阶段均常见淋巴细胞聚集（图 21-101）。

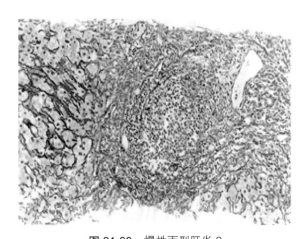

图 21-99　慢性丙型肝炎 2
汇管区扩大，汇管区周围窦周纤维化明显（网织 +Masson 三色染色）

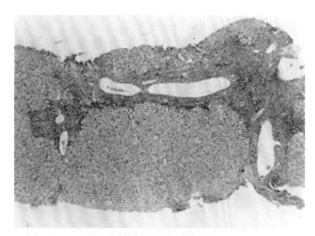

图 21-100　慢性丙型肝炎 3
汇管区扩大相连，纤维间隔形成，间质内淋巴细胞聚集，小叶内炎症较轻（HE 染色）

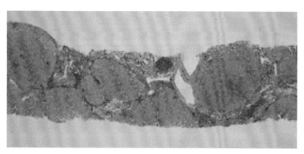

图 21-101　慢性丙型肝炎 4
汇管区纤维化扩大相连，分隔肝实质呈结节样，汇管区及间隔内时见淋巴细胞聚集灶

（三）慢性丙型肝炎与慢性乙型肝炎的鉴别

　　CHC 与 CHB 相比较，CHC 的临床症状较轻，病变较早进展为肝硬化，二者的基本病理变化有许多共同点，如汇管区炎症、汇管区周围界面炎，肝细胞变性、凋亡、坏死，纤维化、纤维间隔形成，以至发展为肝硬化。但二者的主要病变表现与病变程度不一，如 CHB 小叶内炎症活动度较重，特别是中重度 CHB，融合坏死、桥接坏死多见，发生重型肝炎者多，长期病程中可发生从轻到重和从重到轻的转换；而 CHC 小叶内炎症相对轻，汇管区炎症较明显，并有小胆管损伤，且持续存在，在进展为肝硬化后，汇管区纤维间隔内仍可见明显的淋巴滤泡形成。此外，在肝小叶内肝细胞大泡性脂变、窦内 T 细胞为主的淋巴细胞浸润及 P-P 纤维间隔形成均较 CHB 多见，程度亦重。

（王泰龄　赵新颜　孙亚朦）

参考文献

[1] Chan AWH，Quaqliia A，Haugk B，et al. 肝脏病理学图解. 杨永峰译. 长沙：中南大学出版社；2017.

[2] Ludwig J. Practical Liver Biopsy Interpretation：Diagnostic Algorithms. Chicago：ASCP Press；1992.

[3] 张泰和，周晓军. 实用肝脏病理学. 上海：上海科学技术文献出版社；1995：4-12.

[4] 梁英锐. 现代肝脏病理学. 天津：天津科学技术出版社；1998.

[5] 何志颖，赵新颜. 肝组织病理学检查在不明原因肝病诊治中的应用. 实用肝脏病杂志 2018；1：10-3.

[6] 邓超文，龚正华. 2016 年亚太肝病学会共识指南. 临床肝胆病杂志 2017；33：413-6.

[7] Dezsofi A，Baumann U，Dhawan A，et al. Liver biopsy in children：position paper of the ESPGHAN Hepatology Committee. J Pediatr Gastroenterol Nutr 2015；60：408-20.

[8] Goodman ZD. Hepatic histopathology//Schiff ER，Sorrell MF，Maddrey WC. Schiff's Diseases of the Liver. Philadelphia：Wiley-Blackwell；1999：53-117.

[9] Gama-Odrigues J，Bresciani C，Seid VE. Videolaparoscopic management of percutaneous liver biopsy complications. Surg Laparosc Endosc Percutan Tech 2001；11：134-8.

[10] Kr'stev N. Gallbladder puncture—a rare percutaneous liver biopsy complication. Khirurgiia（Sofiia）2000；56：32-5.

[11] Ble M，Procopet B，Miquel R，et al. Transjugular liver biopsy. Clin Liver Dis 2014；18：767-78.

[12] Sue MJ，Lee EW，Saab S，et al. Transjugular liver biopsy：safe even in patients with severe coagulopathies and multiple biopsies. Clin Transl Gastroenterol 2019；10：e00063.

[13] Rockey DC，Caldwell SH，Goodman ZD，et al. Liver biopsy. Hepatology 2009；49：1017-44.

[14] 龚志锦. 病理组织制片和染色技术. 上海：上海科学技术出版社；1994.

[15] 张晶，李美蓉，王泰龄. 肝组织学检查常用特殊染色及免疫组化染色. 诊断病理学杂志 2001；8：171-2.

[16] 张晶，王泰龄，何静雯. 苦味酸天狼星红偏振光法在鉴别 I 型及 III 型胶原纤维中的应用. 中华病理学杂志 1996；25：180-1.

[17] Klatskin G. Abnormalities of the hepatic parenchyma and the portal tracts//Klatskin G，Conn HO. Histopathology of the Liver. NewYork：Oxford University Press；1993.

[18] Desmet VJ. Histological Features in Oxford Textbook of Clinical Hepatology. Qxford：Oxford University Press；1999.

[19] Scheuer PJ，Lefkowitch JH. Scheuer's Liver Biopsy Interpretation. 6th ed. London：W.B. Saunders；2000.

[20] Ferrell L. Liver pathology：cirrhosis，hepatitis，and primary liver tumors. Update and diagnostic problems. Modern Pathology 2000；13：679-704.

[21] 张晶，尤红，王泰龄. TUNEL 复合染色显示肝内细胞凋亡. 中华病理学杂志 2000；29：308.

[22] Burt AD，Ferrell LD，Hübscher SG. MacSween's Pathology of the Liver. Singapore：Elsevier；2017.

[23] Saxena R. Practical Hepatic Pathology：a Diagnostic Approach. 2th ed. Amsterdam：Elsevier；2018.

[24] Gunaydin M，Bozkurter AT. Progressive familial intrahepatic cholestasis：diagnosis，management，and treatment. Hepat Med 2018；10：95-104.

[25] 王泰龄. 酒精性肝病的病理诊断标准分级、分期与分类. 中华肝脏病杂志 2001；5：312-3.

[26] Caldwell S，Ikura Y，Dias D，et al. Hepatocellular ballooning in NASH. J Hepatol 2010；53：719-23.

[27] 王泰龄. 酒精性肝病的病理和分类. 胃肠病学 2003；5：299-302.

[28] 骆抗先. 乙型肝炎临床与活体组织病理. 北京：科学出版社；2001.

[29] 张继平，侯晓涛，尹自长. Gilbert 综合征 29 例临床病理及基因分析. 诊断病理学杂志 2018；2：85-89.

[30] Wu L，Zhang W，Jia S，et al. Mutation analysis of the ABCC2 gene in Chinese patients with Dubin-Johnson syndrome. Exp Ther Med 2018；16：4201-6.

[31] 王泰龄，刘青，郑丽虹. 结合病理学改变探讨重型肝炎的分类及时限划分. 中日友好医院学报，2002；16：1.

[32] Tanigawa K，Sakaida I，Masuhara M，et al. Augmenter of liver regeneration（ALR）may promote liver regeneration by reducing natural killer（NK）cell activity in human liver diseases. J Gastroenterol 2000；35：112-9.

[33] Sun Y，Zhou J，Lin W. New classification of liver biopsy assessment for fibrosis in chronic hepatitis B patients before and after treatment. Hepatology 2017；65：1438-50.

[34] Desmet VJ. Ductal plates in hepatic ductular reactions. Hypothesis and implications. I. Types of ductular reaction reconsidered. Virchows Arch 2011；458：251-9.

[35] Sticova E，Jirsa M，Pawłowska J. New insights in genetic cholestasis：from molecular mechanisms to clinical implications. Can J Gastroenterol Hepatol 2018；11：1-12.

[36] Sato K，Marzioni M，Meng F，et al. Ductular reaction in liver diseases：pathological mechanisms and translational significances. Hepatology 2019；69：420-30.

[37] Tian QJ，Zhao XY，Wang Y，et al. Histologic pattern is better correlated with clinical outcomes than biochemical classification in patients with drug-induced liver injury. Mod Pathol 2019；32：1795-805.

[38] Wang Y，Wang L，Saxena R，et al. Clinicopathological features of He Shou Wu-induced liver injury：this ancient anti-aging therapy is not liver-friendly. Liver Int 2019；39：389-400.

[39] 段维佳，王晓明，王宇. 良性复发性肝内胆汁淤积症 5 例临床特点分析. 中华肝脏病杂志 2018；6：466-8.

[40] Theise ND，Saxena R，Portmann BC，et al. The canals of Hering and hepatic stem cells in humans. Hepatology 1999；30：1425-33.

[41] Mosca A，Nicita F，Capuano A，et al. Wilson disease in a child with mild neuropsychiatric and hepatic involvement：a challenging diagnosis for a heterogeneous disorder. J Pediatr Gastroenterol Nutr 2019；69：e118-9.

[42] Wang TL，Zhao XY，Shao C，et al. A proposed pathologic sub-classification of drug-induced liver injury. Hepatol Int 2019；13：339-51.

[43] Crawford DH，Murphy TL，Ramm LE，et al. Serum hyaluronic acid with serum ferritin accurately predicts cirrhosis and reduces the need for liver biopsy in C282Y hemochromatosis. Hepatology 2009；49：418-25.

[44] Scheuer PJ，Lefkowitch JH. Liver Biopsy Interpretation. London：W.B. Saunder；2000.

[45] Sebastiani G，Halfon P，Castera L，et al. SAFE biopsy：a validated method for large-scale staging of liver fibrosis in chronic hepatitis C. Hepatology 2009；49：1821-7.

[46] 王泰龄，刘霞，周元平，等. 慢性肝炎炎症活动度及纤维化程度计分方案. 中华肝脏病杂志 1998；4：5-7.

[47] 刘霞，王泰龄，郑丽红，等. 丙型肝炎的病理观察. 中华病理学杂志 1995；5：292-5.

第4篇
常见肝脏问题鉴别诊断

第22章　肝功能试验异常的鉴别诊断

肝功能试验（liver function test，LFT）异常在临床检验中十分常见，其中包括肝脏酶学异常、胆红素代谢异常、合成功能异常等。肝功能异常多见于急慢性肝炎、胆汁淤积性肝病、遗传代谢性肝病、肝硬化等；此外，肝外疾病也常常引起肝功能的异常。不同疾病所引起的肝功能改变在性质和程度上各具特征，通过对这些检查指标的分析可以鉴别疾病的类型、判断疾病性质，为疾病诊断和治疗提供依据。

一、肝功能试验异常的主要类别

（一）肝脏酶学异常

肝脏作为人体含酶最丰富的器官，在物质代谢、生物转化中有着重要作用。肝脏酶学是肝病实验室检查中最常用的领域。由于酶大都具有特异性，在肝损伤时，血清相关酶学指标升高具有不同的病理意义。

1. 氨基转移酶（简称转氨酶）**水平升高**　血清转氨酶包括丙氨酸氨基转移酶（ALT）和天冬氨酸氨基转移酶（AST），转氨酶升高是肝细胞炎症坏死损伤的标志[1]。

ALT 与 AST 同时显著升高常见于病毒和药物引起的急性肝炎，升高幅度可超过 1000U/L，ALT 升高幅度常大于 AST，其中对乙酰氨基酚所致肝细胞损伤、缺血性肝炎、疱疹病毒引起的肝炎，转氨酶升高常超过 3000U/L。由于 ALT 在血清中的半衰期长于 AST，ALT 升高的持续时间往往更长。

结石引起的一过性胆管梗阻也可出现转氨酶显著升高，水平可高达 1000U/L，不过这种情况是暂时性的，24 ～ 48h 转氨酶水平将显著下降；如果 AST 或 ALT 暂时性升高合并胰腺炎的表现，可能提示出现了胆结石引起的胆源性胰腺炎。

转氨酶中度升高常见于酒精性肝炎患者。这类患者转氨酶水平一般不超过 400U/L，并且 AST 可超过 ALT 水平的两倍，这可能与酒精的线粒体毒性相关。非酒精性脂肪性肝炎（NASH）所致肝功能异常也常常表现为 ALT 和 AST 的轻中度升高，同时还伴有 γ- 谷氨酰转肽酶（GGT）轻度升高，NASH 患者多合并有代谢综合征的相关表现[2]。

转氨酶轻度升高常见于慢性肝脏疾病，慢性病毒性肝炎时，转氨酶水平正常或轻度升高（100 ～ 200U/L），且 ALT 与 AST 的比值常小于 1，如果这个比例倒转，提示慢性肝炎可能进入活动期。胆汁淤积性肝病包括肝内外胆汁淤积也可能导致转氨酶轻度升高。肝硬化患者的转氨酶水平取决于肝细胞受损的程度，终末期肝硬化患者转氨酶水平常呈轻度升高，也有可能低于正常值上限。

AST 的肝脏特异性较 ALT 弱。由于 AST 在骨骼肌、心肌、肾脏和大脑中也大量存在，AST 升高而 ALT 水平正常可能提示心肌或骨骼肌疾病。在急性心肌梗死后 6 ～ 8h，AST 逐渐升高，可达 4 ～ 10 倍，AST 的升高程度和持续时间与心肌损伤特点密切相关。同时测定肌酸激酶可能有助于排除心源性 AST 升高[3]。

此外，其他肝外疾病如传染性单核细胞增多

症、肺梗死、休克等过程中转氨酶也可表现为轻度升高。

2. 胆管相关酶水平升高   碱性磷酸酶（alkaline phosphatase，ALP）在肝脏中主要由胆管上皮产生，引起肝内外胆管阻塞的疾病都可引起 ALP 升高，其中最常见的情况是胆汁淤积性疾病，如原发性胆汁性胆管炎、原发性硬化性胆管炎及药物引起的胆汁淤积。此外，继发于右心衰竭的肝淤血，肝外因素如结石、狭窄、肿瘤所致的胆管阻塞均也可引起胆汁淤积，表现为 ALP 水平升高。

除了肝脏外，ALP 也存在于骨骼和胎盘中，在肠道、肾脏和白细胞中也有少量表达，因此妊娠期妇女、骨骼生长期儿童及青少年可有 ALP 生理性升高。ALP 病理性升高可见于恶性肿瘤骨转移如佩吉特病（Paget's disease）及骨折等骨病。根据来源不同，ALP 的同工酶分为肝型、骨型、胎盘型和小肠型，检测 ALP 同工酶有助于区分是肝脏损伤还是其他非肝病因。

GGT 主要存在于肝内毛细胆管，GGT 升高提示胆管损伤，最常见于慢性胆汁淤积者、长期大量饮酒者和非酒精性脂肪性肝病者。酗酒者在其戒酒后 GGT 水平可随之下降。中度 GGT 升高也可见于急慢性病毒性肝炎、药物性肝炎患者，GGT 持续升高提示病毒活动或者病情恶化。另外，在胰腺炎、胰腺恶性肿瘤患者中也可有 GGT 轻度升高[2,4]。

GGT 在肝脏中含量丰富，不存在于骨骼中，因此其肝脏特异性较好，结合 ALP 可以辅助鉴别肝脏疾病。当 GGT 水平正常，而 ALP 明显升高时，提示其来源不是肝脏，这对鉴别儿童胆道疾病如先天性胆道异常、遗传代谢性肝病可能有特殊意义。GGT 同工酶在鉴别肝癌方面具有意义，但是目前仍缺少可以临床广泛应用的测定方法。

GGT 和 ALP 同时明显升高主要见于胆管损伤和肝内外胆汁淤积，亦可见于肝脏占位性病变。我国有关胆汁淤积管理共识指出，ALP 水平高于 1.5 倍正常值上限，同时 GGT 水平高于 3 倍正常值上限可诊断胆汁淤积性肝病。需要注意的是在一些特殊胆汁淤积性肝病如进行性家族性肝内胆汁淤积（progressive familial intrahepatic cholestasis，PFIC）1 型和 2 型及良性复发性肝内胆汁淤积（benign recurrent intrahepatic cholestasis，BRIC）中，GGT 可不升高。

最后还应注意，巨酶血症（macroenzyme）亦可导致孤立性 GGT 或 AST 升高，其机制尚不十分清楚，可能是由于与免疫球蛋白等大分子物质形成复合物，导致其半衰期延长，因而在血液中被检测到的活性升高。可通过将血样冷藏过夜或经聚乙二醇沉淀后复测，如果检测值恢复正常或明显降低，有助于诊断本症。

（二）胆红素代谢异常

血清胆红素分为结合胆红素（直接胆红素，direct bilirubin，DBil）和非结合胆红素（间接胆红素，indirect bilirubin，IBil），除新生儿期外，非结合胆红素约占血清总胆红素（total bilirubin，TBil）的 70%。在总胆红素升高的患者中，根据结合胆红素与总胆红素的比例（DBil/TBil）可以协助鉴别黄疸类型，DBil/TBil < 20% 提示溶血性疾病：溶血、血肿再吸收等情况下，胆红素水平以非结合胆红素升高为主，尤其当 ALT、AST 和 ALP 水平正常或接近正常时，则可以排除肝细胞受损。DBil/TBil 在 20% ～ 50% 提示可能存在肝细胞损伤，尤其是当总胆红素、结合胆红素、非结合胆红素三者均升高时。失代偿期肝硬化、肝癌也可能出现此类胆红素代谢异常。DBil/TBil > 50% 提示胆汁淤积性疾病：结合胆红素升高表明存在肝细胞损伤、胆管损伤或胆道系统阻塞，胆汁淤积导致胆汁流量下降，可溶性的结合胆红素通过尿排泄，所以高结合胆红素血症时可出现尿色加深；而胆道系统梗阻时由于粪便缺少胆红素而颜色变浅。

孤立性非结合胆红素升高最常见于 Gilbert 综合征，这是一种常染色体隐性遗传的先天性疾病，人群发病率 5% ～ 8%，不影响肝脏功能。一般总胆红素不超过 51μmol/L，而结合胆红素小于 5μmol/L，禁食或合并其他疾病时，胆红素水平可进一步升高。如果患者合并贫血，则需要通过其他检查来排除溶血。如果非结合胆红素升高超过 40μmol/L，则应怀疑 Crigler-Najjar 综合征等罕见疾病并进行基因检测[4]。

孤立性结合胆红素升高的病因复杂，首先应根据一般检查和患者情况排查胆管阻塞性疾病。非胆管阻塞性疾病中，Dubin-Johson 综合征和 Rotor 综合征为常染色体隐性遗传的先天性高结合胆红素血症，其特点是结合胆红素孤立性升高，肝脏酶学检查正常，通过肝脏病理检查可确定诊断。

转氨酶水平正常的胆红素异常常见于重型肝

炎。肝细胞大量坏死，转氨酶由于已经维持一段时间的升高状态，从而进行性耗竭，转氨酶不高，同时由于肝细胞处理胆红素的能力降低，胆红素升高，常大于正常值两倍，这种转氨酶不高、胆红素异常的情况称为"胆酶分离"，是病情恶化的标志。

（三）蛋白质与氨基酸代谢异常

大部分血浆蛋白包括白蛋白、糖蛋白、脂蛋白、转运蛋白和多种凝血因子在肝脏合成，肝细胞受损严重时这些蛋白质合成减少，临床将出现相应症状。

1. 白蛋白、球蛋白与总蛋白比例异常　90%以上的血清总蛋白（total protein，TP）和全部血清白蛋白（albumin，ALB）由肝脏合成，是反映肝脏合成功能的重要指标。血清总蛋白降低一般与白蛋白降低平行，血清总蛋白的升高多来自血清球蛋白。

白蛋白半衰期为 21 天，白蛋白水平低于 3.5g/dl 通常表明肝病持续时间超过了 3 周，并且超过了肝脏本身的代偿能力。引起白蛋白降低的常见肝脏疾病有亚急性重症肝炎、慢性肝炎、肝硬化和肝癌、缺血性肝损伤、药物及毒物诱导的肝损伤等。白蛋白水平与有功能的肝细胞数量成正比，白蛋白的持续下降提示肝细胞坏死进行性加重，预后不良。治疗后白蛋白水平上升提示肝细胞有效再生。

作为一种血浆蛋白，白蛋白水平降低还见于摄入不足（消化吸收不良），蛋白丢失过多（肾病综合征、蛋白丢失性肠病、严重烧伤、失血），慢性消耗性疾病（结核、甲状腺功能亢进、恶性肿瘤），以及血容量增加（水钠潴留、晶体液补充过多等）。此外，严重全身性疾病如菌血症患者，血清白蛋白浓度相对快速下降，这是因为炎症细胞因子的释放和白蛋白代谢加快所致。

血清总蛋白升高常源于球蛋白（globulin，GLB）水平升高，称为高球蛋白血症。γ- 球蛋白升高可见于多种慢性肝脏疾病，包括自身免疫性肝炎、慢性病毒性肝炎活动期、慢性酒精性肝病、原发性胆汁性胆管炎和肝硬化，球蛋白升高的程度往往与肝脏疾病的严重性相关。

此外，球蛋白升高还常见于 M 球蛋白血症如多发性骨髓瘤、淋巴瘤、原发性巨球蛋白血症和自身免疫疾病，如系统性红斑狼疮、风湿热、类风湿关节炎等。慢性感染和慢性炎症也可引起球蛋白升高，如结核、疟疾、黑热病、血吸虫病等。除了婴幼儿和先天性低球蛋白血症患者，球蛋白水平降低一般见于长期应用肾上腺皮质激素或免疫抑制剂的患者。

血清总蛋白的水平也受到其他因素影响，剧烈运动、溶血、血液浓缩也会导致总蛋白水平升高。

白蛋白和球蛋白的比值 A/G 是反映肝脏功能的有效指标，正常人群 A/G 一般为（1.5～2.5）：1。A/G 倒置是由于白蛋白水平降低或球蛋白水平升高，如本节上文所述，A/G 倒置可见于严重肝功能损伤和 M 蛋白血症等疾病[5]。

2. 凝血因子减少与凝血相关试验异常　血浆凝血因子 Ⅱ、Ⅴ、Ⅶ、Ⅸ 和 Ⅹ 在肝脏中合成，这些凝血因子的半衰期短者只有 1.5～6h，明显短于白蛋白，在肝功能受损早期（24h 内），维生素 K 依赖的凝血因子水平可有显著降低，而此时白蛋白水平仍正常，因此凝血因子反映肝脏合成功能更为敏感。不过，肝脏合成功能损伤大于 70% 的严重肝损伤才会导致凝血因子产生的异常。

凝血酶原时间（prothrombin time，PT）和国际标准化比值（international normalized ratio，INR）是临床最常用的凝血功能指标。重型肝损伤如急性缺血性肝损伤及药物、毒物所致的肝损伤患者中，凝血酶原时间的延长可超过 3s，而在急性病毒性肝炎、酒精性肝炎患者中一般 PT 延长小于 3s。慢性肝炎患者一般 PT 正常，肝硬化患者多有 PT 延长，这也是肝硬化失代偿期患者的特征之一。

由于凝血因子 Ⅱ、Ⅶ、Ⅸ、Ⅹ 合成依赖于维生素 K，因此脂溶性维生素吸收障碍也会影响上述指标，如严重胆汁淤积、小肠黏膜病变、脂肪吸收不良、长时间禁食、弥散性血管内凝血、应用抗生素等情况也可以引起 PT 延长。另外，凝血酶原时间也受华法林、肝素用药和体温过低的影响。一般在补充维生素 K 后 2 天内若 PT 延长得以纠正，则可以判断 PT 延长是由于维生素 K 缺乏所致；反之，是肝细胞损伤引起肝脏合成功能障碍所致。

其他凝血相关指标如活化部分凝血活酶时间（activated partial thromboplastin time，APTT）、

凝血酶时间（thrombin time，TT）、肝促凝血酶原试验（hepaplastin test，HPT）、抗凝血酶Ⅲ（antithrombin-Ⅲ，AT-Ⅲ）也常用于肝脏疾病时评估凝血功能，这些指标在严重肝病时显著降低，与预后有一定的相关性[6]。

3. 血氨升高　血液中的游离氨来源于肾脏本身和蛋白质代谢，消化道中未被吸收的氨基酸在微生物作用下产生的氨可经肠道吸收入血。氨对神经系统有毒性。正常情况下肝脏能将氨代谢为尿素后排出体外，从而达到解毒的目的。

血氨增高见于肝脏严重损害，解毒功能障碍，在重症肝炎尤其是肝性脑病患者中，血氨可显著升高。在肝硬化失代偿消化道出血的患者中，肠道内含氨物质增多，经细菌或酶的作用产生大量氨使血氨增高，将进一步诱发肝性脑病。另外，在门静脉高压患者中，因门－体侧支循环使肠道吸收的氨不经过肝脏解毒而直接进入体循环，也会导致血氨升高。

血氨浓度与患者的临床表现密切相关，血氨低于 100μmol/L 时，一般没有特殊表现；血氨在 100 ～ 200μmol/L 时，可能表现为兴奋、行为性格异常、呕吐、厌食蛋白倾向；血氨在 200μmol/L 以上，则出现意识障碍、惊厥；血氨在 400μmol/L 以上，将出现昏迷、呼吸困难，甚至猝死。

（四）肝脏功能评价

临床实验室检测肝脏相关酶学、蛋白水平及胆红素间接反映了肝脏的损伤，而不是肝脏功能的直接评价。吲哚菁绿等肝功能直接评价试验并不是临床常规检查项目。Child-Pugh 分级标准和终末期肝病模型（model for end-stage liver disease，MELD）是对肝脏储备功能进行综合量化评估的分级标准，目前已经广泛应用于临床。

Child-Pugh 分级根据肝性脑病的有无及其程度、腹水、血清胆红素、血清白蛋白浓度及凝血酶原时间 5 个指标的不同程度进行评分，分数越高，肝脏储备功能越差。Child-Pugh A 级为 5 ～ 6 分；B 级为 7 ～ 9 分；C 级为 10 ～ 15 分。代偿性肝硬化一般属于 A 级，失代偿性肝硬化一般属于 Child-Pugh B、C 级[5]。

MELD 评分包括胆红素、INR、肌酐和病因因素，可对终末期肝病短期、中期死亡率进行有效的预测。目前改良公式为 $R=3.8×\ln[$ 胆红素（mg/dl）$]$ +11.2ln（INR）+9.6ln [肌酐（mg/dl）]+6.4（病因：胆汁性或酒精性 0，其他 1）。其 R 值越高，生存率越低。MELD 可有效评价移植前患者等待供肝期间的死亡率及预测患者移植术后的死亡率，部分国家参考 MELD 评分分配肝移植肝源顺序。

二、肝功能异常的诊断流程

对肝功能异常的患者，首先应尽量获得全面的临床病史，尽可能明确造成肝功能异常的病因。同一患者有可能存在多种导致肝功能异常的疾病，在诊断时需全面考虑。第一次出现肝脏酶学检查异常的患者大多无明显症状，而且其肝功能异常也是偶然被发现的。如果患者无肝病的危险因素，肝酶小于正常值上限的 2 倍（＜ 2×ULN），肝脏合成功能较好，无不适主诉，可先观察几周至几个月后重新评价肝功能试验。如果复查结果仍为异常，则应启动相应的检查程序，评估是否存在肝脏疾病的可能（图 22-1 ～图 22-3）。导致肝功能异常的常见因素有病毒性肝炎、自身免疫性肝病、酒精性肝病、药物性肝炎、非酒精性肝炎、遗传代谢性疾病等。

病毒性肝炎的诊断主要依据病原学检查。肝功能试验异常也具有提示意义。急性病毒性肝炎如急性甲型肝炎 ALT 升高早于总胆红素升高，在黄疸消退后一至数周恢复正常。血清球蛋白也常见轻度升高，随着病情恢复而逐渐下降。急性丙型肝炎是一种较为少见的感染形式，ALT 可呈轻度和中度升高，同时有相应临床表现如乏力、食欲减退、恶心和右季肋部疼痛等。与成人急性丙型肝炎相比，急性乙型肝炎更常与肝炎的体征和症状相关。研究发现急性乙型肝炎患者中，超过一半的患者是重症急性乙型肝炎，表现为血清胆红素＞ 171μmol/L，INR ＞ 1.6 或肝性脑病。慢性乙型肝炎患者在免疫耐受期肝组织学无明显异常或轻度炎症坏死，因此 ALT 可为正常，免疫清除期可有 ALT 持续性或间歇性升高，在低（非）复制期 ALT 仍正常，再活动期的乙型肝炎患者 5% ～ 15% 可出现肝炎发作，ALT 持续或反复异常。处于低（非）复制期的患者血清 HBV DNA 升高（＞ 1 log10IU/ml）和血清 ALT 水平升高（＞ 3 倍基线）可以确诊乙型肝炎病毒再激活。

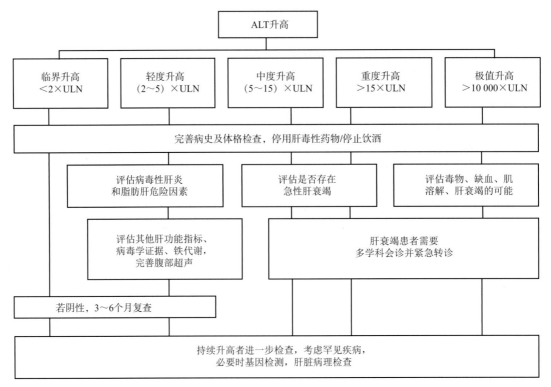

图 22-1　ALT 升高的处理

（资料来源：ACG Clinical Guideline：Evaluation of Abnormal Liver Chemistries. 2017. ）

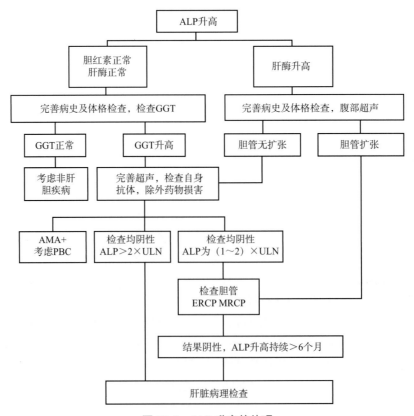

图 22-2　ALP 升高的处理

（资料来源：ACG Clinical Guideline：Evaluation of Abnormal Liver Chemistries. 2017. ）

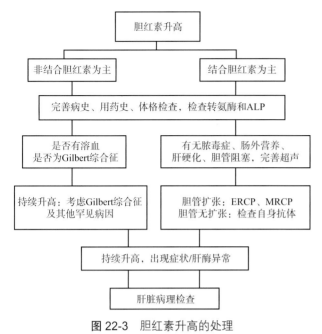

图 22-3　胆红素升高的处理

（资料来源：ACG Clinical Guideline：Evaluation of Abnormal Liver Chemistries. 2017.）

自身免疫性肝病包括自身免疫性肝炎（AIH）、原发性胆汁性胆管炎（PBC）、原发性硬化性胆管炎（PSC）等。有自身免疫性疾病史或家族史的患者是自身免疫性肝病的高危人群，如溃疡性结肠炎、克罗恩病等，有必要对此类人群进行肝功能监测。AIH 表现为高转氨酶水平（200U/L 以上），同时伴有 γ 球蛋白尤其是 IgG 的明显升高。在 AIH 中需要评估抗平滑肌抗体、抗核抗体、肝肾微粒体抗体等血清标志物，并借助相关评分系统其至肝脏病理检查才能确诊。

PBC 也是一种自身免疫性肝病，典型生化表现是胆汁淤积。96% 的患者可有 ALP 升高，较正常水平升高 2～10 倍，可见于疾病早期的无症状患者，这也是本病最突出的特点。PBC 患者血清 GGT 亦可升高，ALT 和 AST 通常为正常或轻至中度升高，一般不超过 5 倍正常值上限。血清抗线粒体抗体（AMA）是诊断 PBC 的特异性指标，尤其是 AMA-M2 亚型的阳性率可达 90%～95%，但 AMA 阳性也可见于其他疾病如 AIH 患者。另外，须注意 PBC 患者可能合并慢性 AIH 的特征，即 AIH / PBC 重叠综合征[2]。

对于长期饮酒患者，GGT 是死亡率的最佳预测指标，进行定期检测有助于了解患者饮酒行为改变的情况。GGT 升高也常见于非酒精性脂肪性肝病（NALFD）。NAFLD 患者 ALT 和 AST 水平没

有独特的升高模式，一般 ALT/AST 的比例大于 1，并且转氨酶很少超过 300U/L，不过大部分 NAFLD 患者的转氨酶水平在正常范围内。出现代谢综合征及血清 ALT 和细胞角蛋白 -18（CK-18）水平持续升高提示患者可能存在 NASH。

多种药物具有潜在肝毒性，可导致药物性肝损伤（DILI）。在欧美发达国家，非甾体抗炎药、抗感染药物、草药和膳食补充剂是导致 DILI 的常见原因。而国内报道与肝损伤相关的传统中药 - 天然药 - 保健品 - 膳食补充剂（TCM-NM-HP-DS）有何首乌、土三七，以及治疗骨质疏松、关节炎、白癜风、银屑病、湿疹、痤疮等疾病的某些复方制剂等。DILI 的诊断是排他性诊断，全面追溯可疑药物应用史对于诊断至关重要。当药物与肝脏疾病之间的关系不明确时，需要结合肝功能试验、用药时间、临床表现等共同判断，其中 RUCAM 评估量表是常用的 DILI 诊断方案。计算 R 值有助于更准确地判断 DILI 的临床类型及其演变。$R=$（ALT/ULN）/（ALP/ULN），肝细胞损伤型：ALT $\geqslant$ 3×ULN，且 $R \geqslant 5$；胆汁淤积型：ALP $\geqslant$ 2×ULN，且 $R \leqslant 2$；混合型：ALT $\geqslant$ 3×ULN，ALP $\geqslant$ 2×ULN，且 $2 < R < 5$。不同药物可导致相同类型的肝损伤，同一种药物也可导致不同类型的肝损伤。

有铜铁过载性疾病家族史的肝功能试验异常患者应进行铁蛋白、转铁蛋白饱和度、铜蓝蛋白和尿铜等相关检测。铁过载一般见于常染色体隐性疾病，如遗传性血色病（HH），HH 可导致肝硬化、肝细胞癌、糖尿病、心脏疾病等并发症。HH 的初步评估包括血清铁蛋白、血清铁、铁结合能力和转铁蛋白饱和度水平。转铁蛋白饱和度 > 45% 和 / 或血清铁蛋白高于正常水平的患者需要进一步排除血色素沉着疾病。铁蛋白 > 1000ng/ml 合并肝功能试验异常的患者应进行肝脏病理检查或基因检测。肝豆状核变性是一种常染色体隐性遗传的铜代谢障碍疾病，血清铜蓝蛋白（CP）合成减少及胆道排铜障碍，蓄积于体内的铜离子在肝、脑、肾、角膜等处沉积，导致严重的肝损伤、肝硬化，并且出现锥体外系症状、精神症状和肾损害。CP 水平降低是诊断肝豆状核变性的有力证据：血清 CP 水平 < 80mg/L 强烈提示此病，CP 80～200mg/L 需进一步检查，但血清 CP 正常不能除外此病诊断。此外，必要时需结合患者尿铜水平、肝铜含量和角膜 K-F

环协助明确诊断。

　　肝功能试验异常除了反映肝脏本身的疾病，也常受到全身疾病、其他系统疾病的影响，因此需结合病史、实验室检查和影像学等多方面的信息。肝功能检测虽不是特异性的诊断工具或排除工具，但联合其他检查，将更有效地用于肝脏疾病的诊断、评估。

（马　红　施漪雯）

参 考 文 献

[1] Newsome PN，Cramb R，Davison SM，et al. Guidelines on the management of abnormal liver blood tests. Gut 2018；67：6-19.

[2] Kwo PY，Cohen SM，Lim JK，et al. ACG clinical guideline：evaluation of abnormal liver chemistries. Am J Gastroenterol 2017；112：18-35.

[3] Michael LB，Edward PF，Larry ES. Clinical Chemistry-Techniques，Principles，Correlations. 6th ed. Philadelphia：Lippincott Williams & Wilkins；2010：288-301.

[4] Murali AR，Carey WD. Liver test interpretation-approach to the patient with liver disease：a guide to commonly used liver tests. The Cleveland Clinic Foundation. Cleveland：Cleveland Clinic；2010.

[5] Chatwin T. Diagnosing liver disease in asymptomatic patients. JAAPA 2001；14：39-47.

[6] 万学红，卢雪峰 . 诊断学 . 第 8 版 . 北京：人民卫生出版社；2013：352-69.

第 23 章　黄疸与胆汁淤积的鉴别诊断

第 1 节　概　　述

一、黄疸与胆汁淤积的概念

黄疸（jaundice）是指由于血中胆红素浓度增高（＞ 34.1μmol/L 或＞ 2mg/dl），沉积于组织中，引起巩膜、皮肤、黏膜及其他组织和体液发生黄染的现象。当胆红素超过正常值但＜ 34.1μmol/L 时无肉眼黄疸，或称为隐性或亚临床黄疸。黄疸是许多疾病的一种症状和体征，多见于肝胆胰疾病[1]。

胆汁淤积是由多种原因导致胆汁分泌或者排泄障碍，导致胆汁成分不能正常流入十二指肠，从而反流入血液循环中。除肝细胞采用主动运输方式分泌胆汁外，胆管上皮细胞也参与胆汁的分泌和转运，因此任何肝细胞和胆管细胞分泌与转运功能障碍等胆管系统的结构和功能障碍都会导致胆汁淤积。

二、黄疸与胆汁淤积的区别和联系

黄疸和胆汁淤积不完全相同。黄疸是血液胆红素浓度升高，使巩膜、皮肤等组织发生黄染的现象。有些疾病仅有胆红素代谢障碍，如溶血性疾病，遗传性高胆红素血症（Gilbert 综合征、Crigler-Najjar 综合征、Dubin-Johnson 综合征和 Rotor 综合征等），这些疾病虽有胆红素升高，但胆汁其他成分分泌和排泄正常，ALP 和 GGT 及胆汁酸并不升高，因此不属于传统意义上的胆汁淤积。而在胆汁淤积早期，可能仅有 ALP、GGT 和胆汁酸升高，而不一定有胆红素升高及黄疸。

第 2 节　黄疸的分类与鉴别诊断

一、黄疸的分类

黄疸的发生系由胆红素代谢紊乱所致，过去曾有多种分类方法。临床上常用的分类方法是根据病因及发病机制，将黄疸分为四种类型：①溶血性黄疸；②肝细胞性黄疸；③阻塞性黄疸；④先天性非溶血性黄疸。但近年国内外教科书多根据胆红素的性质将其分为结合型高胆红素血症和非结合型高胆红素血症（表 23-1）。

表 23-1　黄疸的分类及常见疾病

分类	疾病
结合型高胆红素血症	
先天性非溶血性	Dubin-Johson 综合征、Rotor 综合征
肝细胞性损伤	各种病毒性肝炎（嗜肝和非嗜肝病毒）、DILI、AIH、遗传代谢性（如肝豆状核变性）、药物、酒精、环境化学毒物
肝内胆汁淤积（非梗阻性）	脓毒血症、DILI、良性复发性肝内胆汁淤积、进行性家族性肝内胆汁淤积、Alagille 综合征、PBC、小胆管型 PSC、IgG4 -SC、结节病、特发性肉芽肿性、妊娠肝内胆汁淤积
肝外胆汁淤积（梗阻性）	炎症、PSC、SSC、IgG4 -SC、结石、肿瘤、先天性异常（先天性胆道闭锁、卡罗利病）、门静脉高压性胆管病
非结合型高胆红素血症	溶血性、先天性非溶血性、Gilbert 综合征、生理性、母乳性、血肿性

二、黄疸的诊断与鉴别诊断

黄疸是一种临床症状和体征，不是一个独立的疾病。通常由肝胆系统疾病引起，但肝胆以外的原因同样重要。当血液中胆红素浓度增高（＞ 34.1μmol/L 或＞ 2mg/dl）引起巩膜、皮肤、黏膜及其他组织和体液发生黄染时就可诊断为黄疸；当胆红素超过正常值但＜ 34.1μmol/L 时无肉眼黄疸，或称为隐性或亚临床黄疸。

黄疸的鉴别诊断应结合病史、症状、体征、实验室及其他辅助检查结果，进行综合分析和判断，从而得到正确的诊断。

（一）病史

（1）诊断黄疸时首先应与假性黄疸鉴别。假性黄疸见于过量进食含胡萝卜素的食物或服用某些药物如新霉素、阿的平等，可引起皮肤发黄而巩膜正常。老年人球结膜有微黄色脂肪蓄积，巩膜黄染不均匀，此时皮肤不黄染。所有假性黄疸者，血清胆红素浓度均正常。

（2）对于黄疸患者还要确定高胆红素血症是非结合型还是结合型，是急性还是慢性过程。如果是非结合型胆红素升高则要确定是胆红素产生增多、摄取减少还是结合障碍。

对于以结合型胆红素升高为主者要确定是肝内胆汁淤积还是肝外胆道梗阻。胆结石病史、既往胆道手术和曾经有过黄疸提示胆道疾病。发热、黄疸、右上腹痛、肝大并有触痛提示急性病。寒战和高热可能是胆管炎或细菌感染，而低热和类似流感的症状通常提示为病毒性肝炎。疼痛放射到背部提示胆道或胰腺疾病；瘙痒、黄疸持续 3～4 周可能为各种原因所致的梗阻性黄疸。

有不洁饮食、近期输血、静脉内滥用药物和不健康性行为病史，出现黄疸者可能为病毒性肝炎。药物、溶剂、乙醇或口服避孕药通过引起胆汁淤积和肝细胞损害而产生黄疸。

黄疸家族史则提示可能有胆红素转运或合成缺陷或有遗传性疾病（如肝豆状核变性、血色病等）。

30 岁以下的年轻患者可能为急性器质性疾病，而 65 岁以上的老年患者多为结石和恶性肿瘤。男性多有酒精性肝病、胰腺癌或肝细胞性肝癌、血色病，而女性多有原发性胆汁性胆管炎、胆结石或自身免疫性肝炎 [2]。

（二）症状与体征

高热常提示有细菌性感染，而且在急慢性病重者都能出现。恶病质、消瘦、肝掌、男性乳房女性化及蜘蛛痣表明慢性肝病。肝缩小、触及结节并有脾大则为肝硬化，而肿块或淋巴结肿大可能为恶性肿瘤或其他浸润性疾病。腹水可出现于肝硬化、恶性肿瘤和较重的急性肝炎时。触诊胆囊大常为恶性胆道梗阻。扑翼样震颤和精神症状则为肝病晚期。

（三）实验室检查

网织红细胞、乳酸脱氢酶（LDH）、结合珠蛋白及外周血涂片检查能提供溶血依据。如果确定是溶血，要进行免疫功能检查，要进行维生素 B_{12} 缺乏、铅中毒、地中海贫血、铁粒幼红细胞贫血的实验室

检查。如果不是溶血，大多数单纯的非结合型高胆红素血症最后可能被诊断为 Glibert 综合征。

反映肝细胞损害及胆汁淤积的指标包括测定转氨酶、碱性磷酸酶、总蛋白及白蛋白。如果碱性磷酸酶正常，则不大可能是胆汁淤积性。亮氨酸转肽酶、5′- 核苷酸酶和 γ- 谷氨酰转肽酶（GTT）有助于区别碱性磷酸酶升高是肝脏疾病引起还是骨源性的。虽然天冬氨酸氨基转移酶（AST）和丙氨酸氨基转移酶（ALT）不是肝病的特异酶，但是 > 300U/L 在非肝胆病中并不常见。急性黄疸性肝炎时，ALT、AST 明显增高，其他原因肝病时，ALT、AST 也可升高；胆汁淤积性黄疸时，ALT、AST 多数正常，少数病例可有升高，但幅度较小；在重症肝炎或肝衰竭时，转氨酶可升高，但往往随着黄疸的加深，转氨酶活力反而下降，甚至正常，这就是所谓的"胆酶分离"现象，预后险恶。

血清学检查可确定特征性肝脏疾病，例如抗线粒体抗体阳性多为原发性胆汁性胆管炎，肝炎血清标志物阳性多为病毒性肝炎，α1- 抗胰蛋白酶、铁及血浆铜蓝蛋白的测定结果可以判定是否为遗传性肝病，甲胎蛋白过高多为恶性肿瘤，血沉、免疫球蛋白、抗核抗体和平滑肌抗体的测定结果可以判定是否为自身免疫疾病。低蛋白血症时球蛋白升高支持肝硬化诊断。

（四）影像及内镜检查

超声检查：超声是发现胆道梗阻的首选检查方法，其准确率为 77%～94%。急性梗阻时要经过 4h 至 4 天才能发现胆道扩张。部分或间断梗阻可能不引起扩张。由于超声很难观察胆管末端，所以不能准确确定梗阻部位，而且 20%～40% 的胆总管结石患者胆道直径正常。

CT 检查：超声检查不能明确时，可以进行 CT 检查，CT 能够较好地判断是肝内还是肝外团块性损害。在超声和 CT 引导下可对团块病变进行细针穿刺吸引。CT 检查也可以了解胰腺及周围情况。

MRI 检查：MRI 检查对肝胆系统疾病的诊断价值与其他影像学诊断方法的比较尚待进一步评价。磁共振胆道成像（MRCP）检查对胆道疾病的诊断具有一定的价值，能清楚地显示胆道系统，是一种有用的非创伤性检查。

内镜逆行胰胆管造影（ERCP）和经皮肝胆道

造影（PTC）检查：肝脏穿刺胆管造影适用于胆管扩张和怀疑高位胆管梗阻者，而 ERCP 则适用于无胆管扩张和十二指肠壶腹、胰腺和低位胆管病变者。ERCP 诊断胆管梗阻的敏感性为 89% ～ 98%，特异性为 89% ～ 100%。而 PTC 的敏感性和特异性均达到 98% ～ 100%。PTC 除具有诊断作用外，还可同时行胆管引流术。ERCP 在诊断时，还可同时行括约肌切开取石术、气囊扩张狭窄胆管、放置鼻胆管引流、放置内支架等处理。这两项措施已广泛用于黄疸的鉴别诊断。

上消化道钡餐及胃镜检查可发现曲张的食管胃底静脉，有助于门静脉高压症的诊断。十二指肠低张造影有助于肝外梗阻的诊断，如胰头癌时，十二指肠乳头区及其附近可显示黏膜病变、压迹或充盈缺损，胆囊癌常在十二指肠球部或降部造成压迹。超声内镜检查有助于发现十二指肠乳头癌、胆管癌或胰腺癌所致黄疸，经超声内镜细针穿刺进行胰腺

活体组织学检查更有助于确定胰腺疾病性质。

肝组织检查：急性黄疸很少需要做肝脏穿刺来协助诊断。肝脏穿刺常用于持续性黄疸而怀疑肝内胆汁淤积或因其他弥漫性肝病如慢性肝炎、早期肝硬化病变所致，有时也用于肝内占位性病变的诊断，深度黄疸并非肝脏穿刺的禁忌证，但须谨慎以排除肝外梗阻所致的肝内胆管扩张，以免发生胆汁性腹膜炎。对先天性非溶血性黄疸的诊断一般均须做肝活检后才能确定。对凝血功能异常的患者，可做经静脉肝内活检，同时了解肝静脉、门静脉的压力，极少发生出血及胆汁性腹膜炎并发症。

腹腔镜检查：对少部分诊断十分困难的病例仍可选用。通过腹腔镜可观察肝脏大小、形态、色泽及是否有结节等，有利于某些疾病的诊断。另外，腹腔镜直视下做肝活检也较安全、准确。黄疸的鉴别诊断可参见表 23-2。

表 23-2　黄疸的鉴别诊断

	溶血性黄疸	肝细胞性黄疸	阻塞性黄疸	
			结石	肿瘤
年龄	儿童、青年多见	30 岁前急性肝炎多见，30 岁后肝硬化多见	中年多见	中老年多见
性别	无差别	无明显差别	女性多见，尤其肥胖者	男性多见
病史特点	家族史、类似发作史，急性发病有溶血因素可查	肝炎接触史、输血史、肝损伤药物使用史、酗酒史	可有类似发作史，如腹痛和 / 或黄疸	短期内消瘦、体力减退
黄疸情况	急性溶血或危象时可有深度黄疸，慢性溶血也可无黄疸	轻重不一，急性肝炎时多短暂	黄疸急起，多在腹痛后出现，历时较短暂，可波动	黄疸缓起，呈进行性加深
瘙痒	无	多无或淤胆时有	可有	常有
腹痛	急性大量溶血时有，可累及腰部	肝区隐痛为主	较剧，常呈绞痛	持续性隐痛多见
消化道症状	无	明显	多无	早期不明显
肝脏情况	可稍大，质软，无压痛	肝肿大，急性肝炎时质软，明显压痛；慢性肝炎时质硬，压痛不明显	多不肿大	可肿大，压痛不明显
脾脏情况	肿大	急性时短暂肿大，肝硬化时明显肿大	不肿大	一般不肿大
血清总胆红素（μmol/L）	一般＜ 85	不定，一般＜ 170	可＞ 170	多＞ 170
结合胆红素比例（%）	＜ 35	＞ 35	＞ 35	＞ 35
尿色	正常	加深	深	深
尿中胆红素	无	阳性	呈波动性	阳性
粪色	深	正常	变浅	浅
粪中尿胆原	增加	多无改变	呈波动性	呈陶土色

	溶血性黄疸	肝细胞性黄疸	阻塞性黄疸	
			结石	肿瘤
血清碱性磷酸酶	正常	多正常	明显上升，呈波动性	明显上升，呈进行性
血清转氨酶	正常	多明显上升	正常，可轻度上升	可中度上升
凝血酶原时间	正常	延长，维生素 K 不能纠正	可延长，维生素 K 能纠正	晚期延长，维生素 K 不能纠正
肾上腺皮质激素试验	无诊断价值	急性肝炎时黄疸可明显下降	黄疸下降不明显	黄疸下降不明显
特殊诊断技术	血涂片、网织红细胞、Coombs 试验等	肝功能检测（血清酶学），必要时做肝活检	B 超、CT、ERCP	B 超、CT、ERCP

第 3 节　胆汁淤积的分类与鉴别诊断

一、胆汁淤积的分类

引起胆汁淤积的原因较多，根据发生部位可分为肝内和肝外胆汁淤积两大类。肝细胞功能障碍或毛细胆管、细胆管（< 15μm，亦称闰管或赫令管）及小叶间胆管（15～100μm）病变或阻塞所致胆汁淤积称肝内胆汁淤积；间隔胆管（> 100μm）、区域胆管（300～400μm）、节段胆管（400～800μm）、左右肝管、胆总管至壶腹部的病变或阻塞所致胆汁淤积称肝外胆汁淤积。大多数胆汁淤积性疾病是肝内胆汁淤积，而原发性硬化性胆管炎（PSC）可累及小和大肝内胆管和 / 或肝外胆管，因此部分患者可同时有肝内和肝外部分病变。

1. **肝内胆汁淤积**　根据细胞学损害的部位可分为肝细胞性和胆管细胞性。

（1）肝细胞性胆汁淤积主要病因有败血症和毒血症、病毒性肝炎、酒精或非酒精性脂肪性肝炎、药物或胃肠外营养、遗传性疾病 [如良性复发性肝内胆汁淤积（benign recurrent intrahepatic cholestasis，BRIC）、进行性家族性肝内胆汁淤积（progressive familial intrahepatic cholestasis，PFIC）]、妊娠肝内胆汁淤积（intrahepatic cholestasis of pregnancy，ICP）、红细胞生成性原卟啉病、恶性浸润性疾病（如造血系统的霍奇金病及转移性肿瘤）、良性浸润性疾病（如淀粉样变性、肉芽肿性肝炎和肉芽肿病）、管壁发育异常（如先天性肝纤维化）、血管性疾病（如布 - 加综合征和静脉闭塞性疾病）、肝硬化（各种原因）。

（2）胆管细胞性胆汁淤积主要疾病和病因有 PBC、PSC 及合并自身免疫性肝炎重叠综合征、特发性成人肝内胆管缺失症、管壁发育异常（如胆汁性错构瘤和卡罗利病）、囊性纤维化、药物性胆管病、移植物抗宿主病和继发性硬化性胆管炎，后者包括各种胆石症、缺血性胆管病（遗传性出血性毛细血管扩张症、结节性多动脉炎和其他类型的脉管炎）、艾滋病和其他类型的免疫抑制相关的感染性胆管炎等。肝细胞和胆管细胞均有损害的称混合性胆汁淤积。

2. **肝外胆汁淤积**　主要疾病和病因有 PSC、胆管结石、先天性肝外胆管闭锁、胆总管 / 奥迪括约肌狭窄、胆管寄生虫病、胆总管囊肿、肿瘤性疾病（胆总管癌、肝细胞癌侵及胆管、壶腹部癌、胆总管旁淋巴结转移压迫）、胰腺疾病（胰腺癌、胰腺囊肿和慢性胰腺炎）等[3]。

二、胆汁淤积的诊断与鉴别诊断

1. **病史**　除引起胆汁淤积原发疾病相关临床症状外，肝脏胆汁淤积本身可引起相关临床症状，以及因胆汁淤积而致的继发性改变。患者早期可无不适症状，可有乏力、食欲减退、恶心、上腹部不适等非特异症状，胆汁淤积相关的临床表现主要有黄疸、皮肤瘙痒、疲劳、脂肪泻、黄色瘤和骨质疏松等。

2. **血清生化**　胆汁淤积引起的黄疸以直接胆红素升高为主，肝细胞损害引起的黄疸因为同时有摄取、结合、排泄障碍，因此直接胆红素和间接胆红素均可升高，但一般直接胆红素比间接胆红素升高的幅度大。

血清 ALP 和 GGT 升高是胆汁淤积最具特征性的早期表现，两者升高提示出现胆汁淤积。肝脏中

ALP 和 GGT 均表达于肝细胞血窦侧和毛细胆管侧及胆管细胞微绒毛上，经胆汁排入胆道系统。当胆汁排泄不畅时，毛细胆管内压增高，可诱发 ALP 产生增多，加之胆汁酸凭借其表面活性作用，将 ALP 从脂质膜上溶析下来，使血清 ALP 明显升高。ALP 活性升高除见于肝内外胆汁淤积相关疾病外，妊娠、儿童生长期、骨骼疾病及部分肿瘤时也可出现[4]。

GGT 升高比其他血清酶出现得更早，持续时间更长，在肝脏酶中敏感性最高，但其特异性却比较低。血清 GGT 对胆汁淤积诊断灵敏性和特异性可能不低于甚至优于 ALP。

在排除酗酒等其他肝损伤因素的情况下，若 ALP 和 GGT 同时升高，可确认存在肝细胞和胆管细胞损伤。若 GGT 升高而 ALP 不升高，几乎也可判定存在肝毛细胆管和胆管上皮细胞损伤。若 GGT 不高而 ALP 升高，则应考虑骨病等可能。在 ALP 升高病例，如果未合并 GGT 升高，常可排除肝源性疾病。需要注意的是在一些特殊胆汁淤积性肝病如 PFIC 1 和 2 型及 BRIC 等，GGT 可不升高。

胆汁酸在肝内合成及分泌，其血清值升高是胆汁淤积敏感和早期肝特异性指标。正常人肝脏合成的胆汁酸有胆酸（cholic acid，CA）、鹅去氧胆酸（chenodeoxycholic acid，CDCA）和代谢中产生的去氧胆酸（deoxycholic acid，DCA），还有少量石胆酸（lithocholic acid，LCA）和微量熊去氧胆酸（ursodeoxycholic acid，UDCA），合称胆汁酸。血清胆汁酸的定量测定可作为检测胆汁淤积的一种灵敏、特异的方法。

发生胆汁淤积时，胆汁分泌下降，并迅速改变胆汁酸储存量的分布，使得血清和尿液中的胆汁酸浓度显著升高。血清胆汁酸对于诊断胆汁分泌受损较血清胆红素敏感，但是对于大多数胆汁淤积不如 ALP 敏感，而且许多肝病如肝硬化、急慢性肝炎均可有胆汁酸升高。正常胆汁酸值在空腹时为 1.0 ～ 6.0μmol/L，餐后 2h 为 6.0 ～ 9.0μmol/L。胆汁淤积时胆汁酸值超过 10μmol/L。胆汁酸值在 10 ～ 20μmol/L 为轻度升高，20 ～ 40μmol/L 为中度增高，40μmol/L 以上为重度升高。此外，甘胆酸（一种甘氨酸结合型胆汁酸）检测已经进入临床应用，动态观察有助于临床发现胆汁淤积，特别是对于 ICP 的判断具有重要临床意义，但由于目前检测方法学缺乏标准化致其临床价值受限。胆汁酸及甘胆酸虽然均是反映胆汁淤积的敏感指标，但检测方法学缺乏标准化，加上干扰因素多、特异性欠佳等因素，是目前国内外相关指南中未将其列入并细化判断标准的重要原因。

ALT 和 AST 在胆汁淤积时一般不升高，仅当胆汁淤积引起肝细胞损害时才会出现 ALT 和 AST 升高。可伴有血清胆固醇和磷脂、甘油三酯均升高，血清脂蛋白也有异常。

检测血清中自身抗体如抗核抗体（ANA）、抗平滑肌抗体（ASMA）、抗肝肾微粒体抗体（LKM）、抗肝细胞胞质抗原 1 型抗体（LC-1）、抗线粒体抗体（AMA）、抗 Sp100 抗体、抗可溶性肝抗原抗体（SLA/LP）等可帮助进一步明确胆汁淤积的病因。

3. 影像学　腹部超声检查通常是了解肝内外胆管是否阻塞扩张的第一步。腹部 CT 对于胆道梗阻性病变的诊断有一定的价值。磁共振胰胆管造影（MRCP）是显示胆道系统安全而又准确的检查，对胆道系统梗阻诊断准确性接近经内镜逆行胰胆管造影（ERCP）。超声内镜（EUS）在检测胆道结石及引起肝外胆道梗阻的病变方面与 MRCP 相当。

诊断及治疗肝外胆道梗阻的金标准是 ERCP，但其为创伤性检查。即使是有经验的操作者，仍有较高的并发症如手术相关胰腺炎、出血和胆管炎等。因此，在考虑肝外胆道梗阻且尚不确定是否需要内镜干预时，应首先行 MRCP 或 EUS 检查，以避免不必要的 ERCP 检查。如经过上述检查尚不能做出明确诊断时需要进行肝活组织病理学检查以进一步明确诊断。

4. 病理学　胆汁淤积时肝脏大体标本呈黄绿色，穿刺标本呈散在绿色斑点或通体深绿色。根据胆汁淤积的部位，组织病理学分为肝内胆汁淤积和肝外阻塞性胆汁淤积两类。

肝内胆汁淤积的基本病理变化是胆汁从肝小叶第三区肝细胞开始，表现为肝细胞内胆汁淤积，肝细胞呈羽毛状变性，伴毛细胆管扩张、胆栓形成。严重时以扩张的含胆栓的毛细胆管为中心，肝细胞呈腺泡样排列，形成胆汁花环，这是肝内胆汁淤积的特征性病理变化。可见肝窦内增生肥大的库普弗细胞吞噬胆汁，门管区小叶间胆管胆汁淤积伴胆栓形成。电镜观察显示毛细胆管微绒毛水肿、变短，直至消失。

肝外阻塞性胆汁淤积组织病理学特征为门管区周边肝内胆汁湖伴胆汁肉芽肿形成，长期肝外阻塞可引起肝内继发性胆汁淤积。胆汁淤积的后期可引起门管区纤维化，甚至胆汁性肝硬化。

5. 诊断标准　目前有关胆汁淤积性肝病的诊断标准和具体的指标尚未统一，以 ALP 和 GGT 作为诊断指标尚有争议。2009 年欧洲肝病学会（EASL）胆汁淤积性肝病处理临床实践指南专家诊断工作组建议"ALP 超过 1.5×ULN，且 GGT 超过 3×ULN"诊断为胆汁淤积性肝病。鉴于现状及利于国际交流，2015 年中华医学会肝病学会制定的《胆汁淤积性肝病诊断和治疗共识》仍推荐 2009 年 EASL 胆汁淤积性肝病处理临床实践指南诊断标准作为胆汁淤积诊断标准，即 ALP 超过 1.5×ULN，且 GGT 超过 3×ULN。但需注意在一些特殊胆汁淤积性肝病如 PFIC 1 和 2 型及 BRIC 等，GGT 可不高[5]。

胆汁淤积性肝病诊断分 3 个步骤。首先是通过生化检查改变确定胆汁淤积是否存在；然后通过影像学和内镜检查确定是阻塞性还是非阻塞性；最后综合分析，包括病因学、影像学、肝组织病理学及基因检测等结果，得出诊断。

6. 鉴别诊断　仔细进行病史询问及体格检查对于诊断很重要，包括职业史、药物使用史、饮酒史及家族史等。部分胆汁淤积性疾病仅见于某些特殊情况如妊娠、儿童、肝移植、人类免疫缺陷病毒感染。

腹部超声检查可了解有无肝内、外胆管扩张。胆总管有扩张表现及其内径超过 8mm 高度提示肝外梗阻。MRCP 是显示胆道系统的安全方法，显示胆道系统梗阻准确性接近 ERCP。ERCP 是显示胆道及治疗肝外胆道梗阻的金标准，即使有经验的操作者，仍有较高的并发症发生率（3%～5% 发生胰腺炎；当行括约肌切开术时，2% 合并出血，1% 合并胆管炎，0.4% 发生操作相关的死亡）。因此，在考虑肝外胆道梗阻且尚不确定是否需要内镜干预时，应该首先行 MRCP 或 EUS 检查，然后再考虑 ERCP 检查。

当排除肝外梗阻后，须进一步检测血清肝炎病毒标志物、肝病相关的自身抗体如 AMA。在高滴度 AMA（≥1∶40）及 ALP 均很高并在缺乏其他解释时可诊断为 PBC。

对于原因不明的胆汁淤积性肝病患者，如果 AMA 阴性，下一步可行 MRCP 检查，必要时行 ERCP 检查。如果诊断仍不明确，可行肝脏活组织检查。在进行组织学评估时，应特别注意胆管病变；对于 AMA 阴性及肝脏活组织检查未能确诊的患者，有条件者可考虑基因检测，如检测 *ABCB4* 等基因。胆汁淤积性肝病诊断流程见图 23-1。

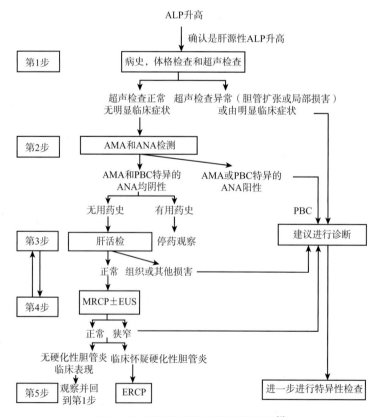

图 23-1　胆汁淤积性肝病诊断流程[6]

（陆伦根　董志霞）

参考文献

[1] Kuntz K，Kuntz HD. Hepatology：Principles and Practice. 2nd ed. Berlin：Springer Medizin Verlag Heidelberg；2006：227-42.

[2] European Association for the Study of the Liver. EASL clinical practice guidelines：management of cholestatic liver diseases. J Hepatol 2009；51：237-67.

[3] Geller S，Petovic LM. Evaluation of cholestasis//Lefkowitch JH. Biopsy Interpretation of the Liver. 2nd ed.

Philadelphia：Lippincott Williams & Wilkins；2009：404-16.

[4] Siddique A，Kowdley KV. Approach to a patient with elevated serum alkaline phosphatase. Clin Liver Dis 2012；16：199-229.

[5] 中华医学会肝脏病学会，中华医学会消化病学分会，中华医学会感染病学分会 . 胆汁淤积性肝病诊断和治疗共识（2015 年）. 中华肝脏病杂志 2015；23：924-33.

[6] Delemos AS，Friedman LS. Systemic causes of cholestasis. Clin Liver Dis 2013；17：301-17.

第 24 章　腹水诊断与鉴别诊断

正常人的腹腔内仅含有少量液体，对内脏起润滑作用。腹腔内液体积聚超过 100ml 时称为腹水（ascites）。腹水本身不是一种疾病，多种疾病均可引起腹水，因此腹水病因的诊断和鉴别诊断尤为重要。

一、有无腹水的诊断

1. 临床表现　可通过病史和局部体检发现腹水。患者主诉腹胀，除了原发病的临床表现，腹水 > 1000ml 时腹部体格检查可有腹部膨隆、两侧腹部饱满（呈蛙状腹）。移动性浊音阳性诊断腹水的敏感性 83%、特异性 56%，有液波震颤者常提示腹水 > 3000ml。大量腹水时可见脐向外突出、脐疝。门静脉高压引起的腹水，还可见腹壁静脉显露或曲张。少量腹水时，上述体征可阴性。

2. 诊断　影像学检查和诊断性腹腔穿刺可证实腹水的存在。最可靠、经济、无创和安全的方法就是腹部超声，它能够检查出少量腹水（100 ~ 200ml），从而明确腹胀是否由腹水引起，因此有无腹水的诊断相对比较简单。

国际腹水协会（International Ascites Club）提议的腹水分级系统[1]将腹水分为 3 级：1 级，少量腹水，仅可通过超声检测到；2 级，中等量腹水，表现为腹部呈中度对称性膨隆；3 级，大量或明显的腹水，有显著的腹部膨隆。

3. 鉴别诊断　需要排除胃肠道内过度的气体和腹块引起的腹胀，包括腹型肥胖、巨大卵巢或肠系膜囊肿、肠梗阻（机械性或功能性）等。通常可以根据体格检查结果和腹部影像学检查与腹水鉴别。

二、腹水的病因诊断与鉴别诊断

（一）病史和体征

病史和体征在腹水的病因诊断和鉴别诊断中起着重要的引导作用。一些重要的体征如黄疸、肝掌、蜘蛛痣，或者脾大、腹壁静脉显露或曲张等门静脉高压征象常常提示肝硬化；如果曲张的腹壁静脉血流均向上，要考虑下腔静脉堵塞引起的腹水；颈静脉充盈、肝颈静脉反流征阳性、奇脉，提示缩窄性心包炎；颈静脉扩张、肝颈静脉反流征阳性、心前区奔马律、肝大、下肢水肿提示充血性心力衰竭；脐周或者锁骨上扪及硬块提示腹水是恶性肿瘤转移引起。

（二）腹水的实验室分析

除了病史和全身检查，实验室分析对于腹水的病因诊断和鉴别诊断非常重要。患者第一次出现腹水时必须做腹腔穿刺（诊断性腹腔穿刺），抽出 20 ~ 50ml 腹水进行分析。如果移动性浊音阴性，超声发现腹水，应该在超声引导下进行穿刺。

1. 腹水常规　包括腹水外观（颜色、性状）、比重、细胞计数和分类。如只获取极少量腹水，应先送检细胞计数和分类。漏出液外观澄清，细胞数 < 500×10^6/L，比重 < 1.018。渗出液外观浑浊，可以呈血性、脓性或乳糜性，比重 > 1.018，细胞数 > 500×10^6/L；如果白细胞 > 500×10^6/L，中性粒细胞比例 > 50%，多为细菌感染性；而结核杆菌感染时，以淋巴细胞升高为主。血性腹水呈粉红色或血水样，含大量红细胞 > 10×10^9/L，见于肝硬化、肝癌、结核和其他恶性肿瘤转移。如果抽出的腹水有血凝块，多为腹腔内器官破裂所致。

2. 生化检查　包括腹水总蛋白和白蛋白、糖、LDH。血清腹水白蛋白梯度（serum-ascites albumin gradient，SAAG）对腹水的分类和鉴别很有帮助，抽腹水测定其白蛋白当日抽血检测血清白蛋白，以血清白蛋白减去腹水白蛋白即可得到 SAAG。

3. 肿瘤标志物检测　有任何原因的腹水时，血清 CA125 均可升高，因此检测血清和腹水 CA125 水平对腹水的鉴别诊断没有价值。其他肿瘤标志物如腹水 CEA 检测对恶性腹水的诊断也缺少特异性而对诊断无明显帮助。

4. **腹水 ADA** ＞45U/L 为阳性（敏感性＞90%），提示结核性腹膜炎可能。

5. **腹水细菌培养和药物敏感性检测**　如腹水中性粒细胞计数≥250×10⁶/L，提示感染性腹水，在抗生素使用前用需氧菌和厌氧菌血培养瓶床旁无菌采集 10～20ml 腹水进行细菌培养。自发性细菌性腹膜炎的腹水通常仅可培养出一种病原菌，多为革兰氏染色阴性菌。如果多种细菌阳性，则提示消化道穿孔可能。结核杆菌培养阳性的敏感性为30%～50%。

6. **腹水病理细胞**　有助于肿瘤诊断，大量腹水离心后送检敏感性可增高。

7. **特殊分析**　淀粉酶（怀疑胰性腹水）、胆红素（怀疑胆汁外渗）、甘油三酯（考虑乳糜性腹水）、浓缩涂片抗酸染色（排除结核性腹水，敏感性仅 0～3%）等。

（三）不同病因引起的腹水特点

根据 SAAG 可将腹水分为门静脉高压性腹水（SAAG≥11g/L）和非门静脉高压性腹水（SAAG＜11g/L）[2]。

1. **门静脉高压性腹水**　下述肝源性和心源性各种病因引起肝窦压和门静脉压升高，导致周围血管扩张、动脉有效血容量下降，通过反射性刺激交感神经系统和肾素－血管紧张素－醛固酮系统，导致水、钠潴留；同时由于肝窦和肠系膜毛细血管压力升高，体液从这两个部位漏出并超出淋巴管和胸导管的引流能力，从肝包膜漏至腹腔形成腹水。

门静脉高压性腹水，外观清，呈稻草色或者浅绿色，比重＜1.018，细胞计数低，特殊分析均阴性。并发自发性细菌性腹膜炎时，腹水外观浑浊，白细胞计数＞500×10⁶/L，中性粒细胞计数≥250×10⁶/L，细菌培养可阳性，但 SAAG 还是＞11g/L。

以腹水的总蛋白测定值为界，又可将门静脉高压性腹水分为肝源性和心源性。前者腹水总蛋白＜25g/L，后者腹水总蛋白≥25g/L。

肝源性：失代偿期肝硬化是腹水最常见的病因，占 80%～84%，也见于肝衰竭、晚期布－加综合征、肝脏广泛转移性癌。由于肝窦压力升高，因此腹水 SAAG＞11g/L，又由于肝窦毛细血管化和纤维化，阻止了大分子物质如球蛋白通过肝窦进入肝淋巴液和腹腔，因此腹水的总蛋白＜25g/L。

此类患者多有肝病病史或肝病危险因素（如病毒性肝炎、酗酒、输血或文身、药物服用史、代谢综合征、肝病家族史等），肝外自身免疫性疾病表现，肝功能失代偿及门静脉高压症状和体征，血液生化示血清白蛋白降低和凝血酶原时间延长等，内镜检查提示食管胃底静脉曲张。

心源性：属于肝后性门静脉高压，肝窦压力升高，因此腹水 SAAG＞11g/L，但是肝窦通透性正常，大分子蛋白可以通过肝窦。见于心功能不全、缩窄性心包炎、原发性限制型心肌病。患者有心脏病病史和体征，肝大、肝颈静脉反流征阳性。脑利尿钠肽（BNP）升高（＞365pg/ml）有利于心力衰竭的诊断。

值得注意的是，早期布－加综合征和肝窦阻塞综合征，由于肝窦尚无纤维化，腹水的总蛋白量也可以≥25g/L。

2. **非门静脉高压性腹水**

（1）肿瘤性：腹膜原发肿瘤（如间皮瘤、肉瘤）、腹外恶性肿瘤转移（如胃癌、结肠癌、卵巢癌、乳腺癌、肺癌、黑色素瘤、淋巴瘤等）均可导致腹水。肿瘤细胞在腹膜上产生高蛋白的液体，液体从细胞外间隙到腹腔形成富含蛋白的腹水，因此腹水总蛋白≥25g/L。腹水性质多为血性，也可为乳糜性，比重大多为 1.018～1.020，腹水 LDH/ 血清 LDH＞1，腹水细胞学检查可能发现肿瘤细胞，腹水浓缩染色体核型分析非整倍体细胞增多。

患者常有消瘦或恶病质，腹部可以触及固定结节，伴不同脏器与部位肿瘤的相应症状和体征。根据症状与体征可行内镜、钡餐造影、超声、CT、腹腔镜等检查以明确原发灶。

（2）腹膜结核：腹膜结核结节可产生高蛋白的液体，形成富含蛋白的腹水，因此腹水 SAAG 不高。腹水是渗出液，比重＞1.020，总蛋白＞25g/L；糖＜50mg/dl，白细胞计数增加，分类淋巴细胞占优势；腹水腺苷脱氨酶（ADA）升高，抗酸染色和培养可阳性。结核杆菌感染 T 细胞 γ- 干扰素释放试验（T-SPOT.TB 试验）阳性支持诊断。

（3）胰源性：重症急性胰腺炎时，由于胰液从胰腺的胰管渗出或者假性囊肿破裂，胰液流入腹腔，形成腹水。腹水中淀粉酶＞1000U/L，腹水比重＞1.020，蛋白质含量高，可以同时伴有胰性胸水。如果腹水呈黑色，提示有胰腺坏死。

（4）胆源性：腹水呈深棕色，腹水的胆红素浓度高，提示胆道穿孔。

（5）继发性细菌性腹膜炎：常因胃肠道穿孔所致，腹水为渗出液，外观浑浊或为脓性，总蛋白＞25g/L；糖＜50mg/dl；腹水 LDH 水平超出血清，腹水培养多种细菌革兰氏染色阳性。胃肠道穿孔时，影像学检查可见腹腔内游离气体。

（6）肾病综合征：患者有低蛋白血症，引起血浆胶体渗透压下降，水分从血管腔进入组织间隙，引起腹水和全身水肿，其腹水总蛋白＜25g/L，同时伴大量蛋白尿和高脂血症。

（7）其他：结缔组织疾病引起的浆膜炎、淋巴管瘘、浆膜型嗜酸性粒细胞胃肠炎、营养不良、POEMS 综合征等。

（四）诊断思路

根据患者的病史提供的症状和体征对腹水的原因有个初步考虑，并做相应检查来排除或者肯定腹水的病因诊断。腹水的诊断性穿刺和分析是其中最重要的环节。腹腔镜检查加活检是诊断腹水原因的金标准，不明原因的腹水在患者条件允许时应考虑此项检查。据上所述，初发的腹水根据 SAAG 的测定，可分为门静脉高压性和非门静脉高压性[3]。

如果是门静脉高压性腹水，且腹水总蛋白＜25g/L，应考虑是肝源性。首先考虑肝硬化腹水，进一步做 CT 和内镜（有无胃食管静脉曲张）检查，结合病史、体检做出肝硬化的诊断。如果一个肝硬化患者新发生腹水，或者在短期内腹水快速增长，腹水中的白细胞＞500×10⁶/L，中性粒细胞＞250×10⁶/L 需要考虑合并自发性细菌性腹膜炎。

如果为门静脉高压性腹水但腹水总蛋白＞25g/L，则提示为心源性，应进一步做心脏超声和脑利尿钠肽检查以发现心功能不全或缩窄性心包炎，或者进行肝静脉影像学检查以除外肝静脉阻塞。

非门静脉高压性腹水需要鉴别的主要是腹膜癌与结核性腹膜炎。如果患者有发热、盗汗、食欲减退等结核毒性症状，有结核接触史，具有上述腹膜结核的腹水特点，则诊断结核性腹膜炎比较容易。有时临床上高度怀疑结核，腹水为渗出液，SAAG＜11g/L，白细胞分类淋巴细胞占优势，但是 ADA 正常、腹水浓缩涂片抗酸染色和培养均阴性，为明确诊断可进行腹腔镜检查及活检。如果患者拒绝腹腔镜检查，在与患者及其家属充分沟通、知情同意的情况下，可进行诊断性抗结核治疗。如果抗结核治疗 3 周后有效，则有助于结核的诊断。

腹膜癌患者往往有原发肿瘤史或者有肿瘤转移的临床表现，腹水 SAAG＜11g/L，有上述腹膜癌腹水的特点，腹水中找到病理细胞，诊断就比较容易。如果腹水中找不到病理细胞，高度怀疑由于肿瘤转移引起的腹水，建议行 PET-CT 或者腹腔镜检查以明确诊断。

其他如胰源性、胆源性、感染性腹水均有其比较明显的特点，诊断也比较容易。

乳糜腹水（chylous ascites）是淋巴液进入腹腔所致。其外观呈乳白色，不透明，常常为牛奶样，在试管内放置后，可见液体上层有乳白色的膜形成。腹水甘油三酯含量＞200mg/dl（2.26mmol/L）即可诊断为乳糜腹水，通常＞1000mg/dl（11.3mmol/L），乳糜腹水乙醚试验和苏丹Ⅲ染色阳性。

由于病因不同乳糜腹水的 SAAG 可以＞11g/L（门静脉高压性疾病引起），也可以＜11g/L（非门静脉高压性疾病引起）。肝硬化中 0.5%～1.3% 由于肝静脉压力升高，肝淋巴液产生和回流过多（可高达 20L/d）使浆膜层淋巴管扩张破裂所致，也是乳糜腹水的常见病因。腹腔恶性肿瘤（非霍奇金淋巴瘤占 1/2～1/3，其他有胃癌、结肠癌、卵巢癌、胰腺癌、肾癌、前列腺癌转移）、炎症性乳糜腹水（常见于腹部和盆腔放疗、急性胰腺炎、结核、丝虫病）。外伤或者外科手术如远端脾肾分流或者先天性淋巴管畸形可引起淋巴管破损，导致乳糜性腹水。

需要注意假性乳糜性腹水也呈乳糜样外观，多见于慢性腹腔化脓性感染。它是炎症渗出时各种细胞特别是脓细胞崩解所致，其化学成分为卵磷脂、胆固醇与小量蛋白质和脂肪颗粒，而甘油三酯含量不高，乙醚试验阴性，可资鉴别。

最后还应注意，大约 5% 的腹水患者有 1 种以上病因，如肝硬化合并结核性腹膜炎、腹膜转移癌、心力衰竭或糖尿病肾病，应结合病史、体检和腹水分析做出综合判断。

（王吉耀）

参 考 文 献

[1] Moore KP，Wong F，Gines P，et al. The management of ascites in cirrhosis：report on the consensus conference of the International Ascites Club. Hepatology 2003；38：258.

[2] Garcia-Tuao G. Ascites and its complications//Podolsky DK，Camilleri M，Fitz JG，et al. Yamada's Textbook of Gastroenterology. 6th ed. New Jersey：Wiley Blackwell；2016：2091

[3] Corey KE，Friedman LS. Abdominal swelling and ascites// Kasper DL，Fauci AS，Hauser SL，et al. Harrison's Principles of Internal Medicine. 19th ed. New York：McGraw-Hill Companies，Inc；2015：287-8.

第25章 门静脉高压诊断与鉴别诊断

门静脉高压（portal hypertension，PHT）是各种原因所致肝内阻力增加和门静脉血流量增加的结果，其定义为门静脉压力超过5mmHg[1, 2]。肝硬化是门静脉高压最常见的病因，门静脉高压也是肝硬化最常见的表现，并可引起胃食管静脉曲张及出血、门静脉高压性胃病（portal hypertensive gastropathy，PHG）、腹水和脑病等严重并发症[3-5]。但门静脉高压并非均由肝硬化引起，因此临床医生应重视非肝硬化性门静脉高压的诊断和鉴别诊断。

一、门静脉高压的诊断方法

1. 肝组织学活检 此法一直被认为是诊断肝硬化的金标准，对于鉴别门静脉高压的病因至关重要，临床实践中常有两种途径，即经皮或经皮经颈静脉途径。两种不同途径肝组织学活检适用于不同的情况（表25-1）。

表25-1 两种不同途径肝组织学活检的主要适应证

经皮肝组织学活检	经皮经颈静脉肝组织学活检
多种病因的弥漫性肝病	需要平行测量肝静脉压力梯度
原因不明的肝功能异常	禁忌经皮进入（注意胆管扩张树是任何
非酒精性脂肪肝	肝活检的禁忌证）
自身免疫性肝炎	疑有严重的酒精性肝炎
局灶性病变	病因不明的急性肝衰竭
	疑有非肝硬化性门静脉高压症
	血液病患者伴有肝功能异常

根据不同病因发展的纤维化分为4种主要纤维化模式：①门静脉-中央静脉型纤维化（病毒性肝炎和自身免疫性肝炎）；②门静脉-门静脉型纤维化（胆道疾病）；③窦周和细胞周围型纤维化（代谢性疾病、酒精性和非酒精性肝脏疾病）；④中央-中央型纤维化（布-加综合征等静脉流出阻塞）。病毒性肝炎、自身免疫性肝炎或布-加综合征等疾病门静脉高压常在病程的早期就发生，而代谢性疾病门静脉高压常在疾病的后期才形成。

2. 肝静脉压力梯度（hepatic venous pressure gradient，HVPG） HVPG是检测PHT变化的金标准[2, 4]，是通过颈内静脉、股静脉或肘静脉插管检测肝静脉楔压与肝静脉自由压之差，从而间接反映门静脉压力，正常人门静脉压力<5mmHg。HVPG是一种相对成熟的方法，对判断临床终点事件及预后具有重要价值（表25-2）。

表25-2 不同HVPG值与代偿性晚期慢性肝病临床终点事件的关系

HVPG（mmHg）	临床终点事件
<5	正常
5～10	轻度门静脉高压
	慢性病毒性肝炎明显进展[6]
	肝移植后有复发风险[7]
>10	临床显著门静脉高压
	食管静脉曲张进行性发展[8]
	腹水[4]
	发展至失代偿期肝硬化[4]
	易发生肝细胞癌[9]
>12	肝脏切除术后已发生失代偿[10]
>16	食管静脉曲张已破裂出血
>20	具有较高的死亡率[11]
>22	未能控制的静脉曲张破裂出血[12]
	严重酒精性肝炎具有高死亡率[13]

3. 内镜检查 上消化道内镜检查是诊断胃食管静脉曲张和确定出血风险的金标准。同时，内镜检查还可识别门静脉高压的其他迹象，如门静脉高压性胃病等，并且可鉴别其他导致上消化道出血的病因如消化性溃疡及急性胃黏膜病变等。

4. 肝脏瞬时弹性检测 超声瞬时弹性成像（elastography）[14]是一组新的无创技术，用于检测肝脏硬度，在慢性肝病患者中用这种方法识别是否存在PHT，判定其严重性及PHT相关并发症的风险。超声瞬时弹性检测可以定量评估肝脏和脾脏硬度，明确肝脏和脾脏的硬度值与 PHT 及其并发症有关，从而允许快速做出分层风险评估，确定患者是否需要进一步做侵入性评估检测（胃镜检查或 HVPG 检测）；肝脏瞬时弹性检测可以确认是否存在临床显著门静脉高压（clinically significant portal hypertention，CSPH）；结合血小板计数可以确定胃镜筛查或随访的间隔，使风险非常低的患者可以避免频繁的胃镜检查。

磁共振弹性成像（magnetic resonance elastography，MRE）已成为评估肝脏和脾脏硬度的一种方法，克服超声弹性成像方法的一些局限性（不需要声学窗口，自由导向视场，对身体习性缺乏敏感性），已被证实可准确评定肝纤维化分级。由于超声肝脏瞬时弹性检测具有非常好的重复性，尤其适用于不适合超声弹性成像方法检测的肝硬化患者。MRE 的局限性包括费用高和普及度不高，目前尚未广泛用于临床实践。

5. 常规影像学检查 包括超声显像及多普勒血流测定、CT 和 MRI。这些检查能够发现肝脏的大小、外形、实质及胆道系统异常，并能显示门静脉系统和肝静脉系统异常、脾大及侧支循环情况，对于鉴别门静脉高压的病因很有帮助[15]。肝硬化及门静脉高压患者的常见影像学特点见表25-3。

表 25-3　肝硬化及门静脉高压患者的常见影像学特点

项目	影像学特点
肝脏	肝脏表面结节样凹凸不平（所有成像方法，但通过超声高频探头能更好地实现可视化）
	粗回波模式（超声波）；在某些情况下，结节样异质密度（CT）
	左叶肥厚，Ⅳ段萎缩（CT 和 MRI 可以更好地显示）胆囊窝扩大（CT 和 MRI）
肝静脉	尾状叶肥大
	左肝叶中段减少
	多普勒超声血流变窄和消失
肝动脉	直线改变
门静脉系统	肝静脉壁回声不均匀
	直径增加（所有技术）和曲折（CT）
	门静脉扩张 ≥ 13mm，脾静脉和肠系膜上静脉（≥ 11mm）
脾脏	门静脉血流速度降低

续表

项目	影像学特点
肝周围腹水	门静脉血流逆转
	脾肿大：超声直径 > 12cm 和 / 或面积 45cm^2
	循环状

目前研究者正在寻找无创评价门静脉高压的新手段。我国学者利用 CT 增强图像进行三维模型重建和流体力学计算获得了一种无创门静脉压力梯度评估手段[16]，有待通过进一步临床验证获得更高级别的临床证据并加以推广。

二、门静脉高压的诊断要点

应根据下述临床、实验室、影像、病理及各种特殊检查，综合判断患者是否有门静脉高压。

1. 临床证据 脾肿大，脾功能亢进；侧支循环建立与开放；上消化道出血和腹水，是 PHT 的主要临床表现；肝功能减退的临床表现常为伴随症状。

（1）病史：有无肝炎、长期饮酒、血吸虫病及药物中毒史，有无腹水、消化道出血、黄疸、鼻出血、牙龈出血等病史。

（2）体征：有无慢性肝病面容、黄疸、肝掌、蜘蛛痣、男性乳腺发育、腹壁静脉曲张及血流方向异常、脐周围静脉杂音、肝脏肿大或萎缩、脾肿大、腹水、双下肢水肿或静脉曲张等。

（3）脾功能亢进：脾肿大伴血小板计数 < 100 × 10^9/L。

2. 影像学特征 脾肿大、门静脉及脾静脉增宽、侧支循环形成、食管或胃底静脉曲张等。

3. 内镜下特征 静脉曲张和 / 或门静脉高压性胃病。

4. 核素心肝比值测定 是无创性测量门静脉压力的方法，有条件时可采用。

5. 肝静脉压力梯度（HVPG）检测 被认为是门静脉高压评估的金标准，通常 HVPG > 5mmHg 即认为存在门静脉高压，而当 HVPG ≥ 10mmHg 时即为 CSPH。HVPG 检测是一种有创的检查方式，临床常规应用尚不普遍。

6. 肝组织活检 是诊断肝硬化的金标准，对门静脉高压及其病因的鉴别也很有帮助。其局限性包括有创性、取样误差、观察者之间甚至同一观察者对结果的判读差异。

三、需与门静脉高压相鉴别的疾病

门静脉高压是肝硬化患者的严重并发症，主要

表现的临床终点事件是上消化道出血、脾肿大和腹水等[16]，需要与以这三大主要症状和体征为表现的疾病相鉴别（表25-4）。

表 25-4　需与门静脉高压相鉴别的疾病及特点

主要症状	鉴别疾病与特点
以呕血为主要症状	首先要除外溃疡病和胃癌出血，其次考虑胆道出血：
	（1）溃疡病患者大多有腹痛、反酸等典型的溃疡病史，出血前多有症状加剧，所呕之血为颜色较红的动脉血，血块较少（食管静脉或胃底静脉破裂多为暗紫色血块）；脾不大，亦无腹水，肝功能检查无异常
	（2）胃癌患者有时亦可呕血甚多。晚期患者可有广泛淋巴结转移，多有长期厌食史和伴有幽门梗阻现象。大出血前常有明显的黑便史，并时有反复呕吐咖啡样食物史。胃镜检查能进一步确定诊断
	（3）胆道出血：有明确的诱因，如外伤、手术损伤、经皮肝穿刺胆道造影（PTC）、肝组织穿刺活检、经皮肝穿刺胆道引流（PTCD）、胆石症、肝胆及胰腺肿瘤等；出血呈周期性，少量出血仅表现为黑便及大便潜血阳性；大量出血多伴有典型临床三联征：①呕血、便血，②胆绞痛，③黄疸；也有休克表现；内镜下发现血液自壶腹开口处流出，则确诊为胆道出血
继发脾肿大伴脾功能亢进	与门静脉高压症颇难鉴别，此类患者多有疟疾、黑热病、血吸虫等可引起脾肿大的病史，无慢性肝病史，亦无食管胃静脉曲张或腹水等其他肝硬化的症状，但是否为肝外型门静脉高压有时仍难肯定
以腹水为突出症状	需与肾性腹水，甲状腺功能低下所致腹水，风湿结缔组织疾病所致的多发浆膜炎、结核性腹膜炎、肿瘤所致腹水鉴别

四、门静脉高压的分型与病因诊断

Bass 和 Sombry 依据发病机制将 PHT 分为原发性血流增加型（如动脉 – 门静脉瘘、脾脏毛细血管瘤、门静脉海绵状血管瘤、各种非肝病性脾肿

大）和原发性血流阻力增加型（包括门静脉阻塞或受压、肝窦阻塞或受压、肝静脉回流受阻）两大类[17]。为便于理解和鉴别诊断，临床通常根据肝脏血管系统的解剖部位将门静脉高压分为肝前型、肝内型和肝后型三类（表25-5）。

表 25-5　门静脉高压分型

分型		疾病
肝前型		动脉 – 门静脉瘘（包括肝内、脾内及其他内脏）
		脾脏毛细血管瘤
		门静脉海绵状血管瘤
		门静脉血栓形成、脾静脉血栓形成及门静脉海绵样变
		门静脉或脾静脉受外来肿瘤或假性胰腺囊肿压迫或浸润，或门静脉癌栓所致
肝内型		
	肝内窦前型	早期血吸虫病、先天性肝纤维化、特发性门静脉高压、早期原发性胆汁性胆管炎、胆管炎、肝豆状核变性、砷中毒、硫唑嘌呤肝毒性、骨髓纤维化（早期）、结节病、骨髓增生性疾病等
	肝窦型 / 混合	肝炎肝硬化、酒精性肝硬化、脂肪肝、不完全间隔性纤维化、肝细胞结节再生性增生、维生素 A 中毒、氨甲蝶呤中毒、晚期血吸虫病及胆管炎等
	肝内窦后型	肝静脉血栓形成或栓塞、布 – 加综合征等
肝后型		下腔静脉闭塞性疾病、缩窄性心包炎、慢性右心衰、三尖瓣功能不全（先天性、风湿性）等

以上各型门静脉高压的病因诊断和鉴别，有赖于详细的病史、全面的体格检查，以及有针对性的实验室、影像学和病理学检查，并运用丰富的专业知识、娴熟的临床技能和缜密的临床思维做出综合判断。肝硬化门静脉高压和常见非肝硬化门静脉高压的诊断及治疗参见本书相关章节。

（杨永平）

参 考 文 献

[1] de Franchis R. Expanding consensus in portal hypertension: report of the Baveno Ⅵ Consensus Workshop: stratifying risk and individualizing care for portal hypertension. J Hepatol 2015; 63: 743-52.

[2] Abraldes JG, Garcia-Tsao G. The design of clinical trials in portal hypertension. Semin Liver Dis 2017; 37: 73-84.

[3] Jepsen P, Ott P, Andersen PK, et al. Clinical course of alcoholic liver cirrhosis: a Danish population-based cohort study. Hepatology 2010; 51: 1675-82.

[4] Ripoll C, Groszmann R, Garcia-Tsao G, et al. Hepatic venous pressure gradient predicts clinical decompensation in patients with compensated cirrhosis. Gastroenterology 2007; 133: 481-8.

[5] Moller S, Bendtsen F. Cirrhotic multiorgan syndrome. Dig Dis Sci 2015; 60: 3209-25.

[6] Kumar M, Kumar A, Hissar S, et al. Hepatic venous pressure gradient as a predictor of fibrosis in chronic liver disease because of hepatitis B virus.Liver Int 2008; 28: 690-8.

[7] Blasco A, Forns X, Carrion JA, et al. Hepatic venous pressure gradient identifies patients at risk of severe hepatitis C recurrence after liver transplantation. Hepatology 2006; 43: 492-9.

[8] Groszmann RJ, Garcia-Tsao G, Bosch J, et al. Beta-blockers to prevent gastroesophageal varices in patients with cirrhosis. N Engl J Med 2005; 353: 2254-61.

[9] Ripoll C, Groszmann RJ, Garcia-Tsao G, et al. Hepatic venous pressure gradient predicts development of hepatocellular carcinoma independently of severity of cirrhosis. J Hepatol 2009; 50: 923-8.

[10] Berzigotti A, Reig M, Abraldes JG, et al. Portal hypertension and the outcome of surgery for hepatocellular carcinoma in compensated cirrhosis: a systematic review and meta-analysis. Hepatology 2015; 61: 526-36.

[11] Silva-Junior G, Baiges A, Turon F, et al. The prognostic value of hepatic venous pressure gradient in patients with cirrhosis is highly dependent on the accuracy of the technique. Hepatology 2015; 62: 1584-92.

[12] Abraldes JG, Villanueva C, Banares R, et al. Hepatic venous pressure gradient and prognosis in patients with acute variceal bleeding treated with pharmacologic and endoscopic therapy. J Hepatol 2008; 48: 229-36.

[13] Rincon D, Lo Iacono O, Ripoll C, et al. Prognostic value of hepatic venous pressure gradient for in-hospital mortality of patients with severe acute alcoholic hepatitis. Aliment Pharmacol Ther 2007; 25: 841-8.

[14] Berzigott A. Non-invasive evaluation of portal hypertension using ultrasound elastography. J Hepatol 2017; 67: 399-411

[15] Margini C, Berzigotti A. Portal vein thrombosis: the role of imaging in the clinical setting. Dig Liver Dis 2016; 49: 113-20.

[16] Qi X, Li Z, Huang J, et al. Virtual portal pressure gradient from anatomic CT angiography. Gut 2015; 64: 1004-5.

[17] Bosch J, Iwakiri Y. The portal hypertension syndrome: etiology, classification, relevance, and animal models. Hepatol Int 2018; 12 (Suppl 1): 1-10.

第 26 章　肝脾肿大的鉴别诊断

肝脾肿大是临床常见的体征之一，多种疾病均可引起。临床可表现为单纯肝脏或脾脏肿大，或肝脾同时受累，且肝脾肿大的程度也不尽相同。肝脾肿大的鉴别诊断是临床医生必须熟练掌握的重要内容之一，需要紧密结合病史、临床表现及必要的实验室检查和影像学资料进行综合分析和判断。

第 1 节　肝脾肿大的确立

肝脾肿大的诊断一般由体格检查即可确立，必要时可结合影像学检查[1]。正常成人肝脏大小约为长径 25cm、上下径 15cm、前后径 16cm。肝上界一般位于右锁骨中线第 5 肋间，肝下界一般于肋缘下触不到，但腹壁松弛或体型瘦长者肝界可能下移，肝上界可降至第 6 肋间，右肋缘下 1～2cm 可触及，剑突下触及肝脏下缘一般应在 3cm 以内，但一般不会超过剑突根部至脐的中上 1/3 处。肺气肿、右侧胸腔大量积液等可造成肝下移，应与肝肿大区别。小儿的肝脏一般在胸骨柄及肋骨下缘很容易触及，且因年龄大小而有所不同：1 岁以内可在右肋下缘触及肝脏，但一般不超过 2～3cm，随着年龄的增长，肝下缘逐渐上移，4 岁以后在右肋缘下多不易触及肝脏，7 岁时则触不到。除内脏下垂引起的脾脏下移外，正常情况下脾脏在左侧肋下不能触及，有些婴幼儿可触及但不超过 1cm。临床上一般将脾缘不超过肋下 2cm 的脾肿大视为轻度肿大；超过 2cm 但在脐水平线以上视为中度肿大；超过脐水平线或前正中线为高度肿大或巨脾，巨脾一般采用三线测量法表示：第 I 线是指左锁骨中线与肋缘交点至脾下缘的距离，第 II 线为左锁骨中线与肋缘交点至脾脏最远点的距离，第 III 线为脾右缘至正中线的最大距离[1]。肝脾肿大时除描述其大小外，还需描述其质地、边缘、肿大脏器表面情况、有无压痛或叩击痛或摩擦感等。正常肝脏与脾脏的质地柔软。影像学检查如腹部超声是常用的重要辅助手段，超声、CT 和 MRI 可提供更加全面的影像学信息，从

而有助于疾病的诊断与鉴别诊断。

第 2 节　肝脾肿大的常见原因

引起肝脾肿大的原因非常多，常见于病毒性肝炎、伤寒、血吸虫病、肝硬化、血液疾病、遗传代谢性疾病等。一般可分为感染性疾病、非感染性疾病两大类，下文仅列举部分病种，以帮助临床医生梳理诊断和鉴别诊断思路。

一、感染性因素[2]

病毒、细菌、真菌、立克次体、螺旋体或寄生虫等感染均可能引起肝脾肿大。各种感染因素侵袭肝脏和脾脏，可引起细胞变性坏死、炎症细胞浸润、组织水肿、炎性物质渗出等病理改变，从而导致肝脾肿大。引起肝脾肿大的常见感染性疾病有病毒性感染、伤寒、恙虫病、黑热病、布鲁菌病、疟疾等。

（一）病毒感染

急、慢性病毒性肝炎是肝脾肿大常见的病因。临床可表现为乏力、食欲减退、厌油腻、恶心，可伴有黄疸。一般结合流行病学病史、临床表现、肝功能异常及血清病毒性肝炎标志物检测不难诊断。但应注意是否存在如 EB 病毒、巨细胞病毒等累及肝脏的其他病毒感染可能性。传染性单核细胞增多症为 EB 病毒感染所致的单核 - 吞噬细胞系统增生疾病，主要表现为发热，常伴咽痛、颈部或其他部位表浅淋巴结及肝脾肿大，可出现肝功能异常，单核细胞比例增高，异常淋巴细胞在 10% 以上，嗜异性凝集试验阳性，抗 EB 病毒抗体阳性。巨细胞病毒感染症是由巨细胞病毒引起，其临床表现与宿主的免疫功能状态、年龄及感染的途径密切相关。免疫功能正常者多表现为隐性感染，部分类似单核细胞增多症表现，免疫功能缺陷者可表现为单个或多个脏器受累，严重感染的早产儿和新生儿可出现肝脾肿大、黄疸、肺炎、心肌炎、抽搐等多器官损害。

（二）细菌感染

伤寒是由伤寒杆菌感染引起，多发生在伤寒流行季节和地区。患者可出现持续性高热、表情淡漠、相对缓脉、玫瑰疹、肝脾肿大和白细胞减少，严重者可出现中毒性休克。肥达反应特异性抗体阳性有助于诊断，血、骨髓、粪便等可培养出伤寒杆菌。

布鲁菌病是由布鲁菌感染引起的一种人畜共患疾病。感染的羊、牛等疫畜是主要传染源。急性期病例以发热、乏力、多汗、肌肉和关节疼痛，以及肝、脾、淋巴结、睾丸肿大为主要表现。慢性期病例多表现为关节损害等。患者多有与家畜或畜产品密切接触史，或生活在布鲁菌病流行区。布鲁菌相关检查可阳性，血液、骨髓、关节液、脑脊液、尿液、淋巴组织等培养分离到布鲁菌。急性期血液、骨髓、关节液阳性率较高，慢性期阳性率较低。

结核病尤其是儿童急性血行播散型结核，可出现发热、肝脾肿大、淋巴结肿大、结核菌素试验阳性。青壮年也可出现肝结核，临床表现多不典型，常有低热、盗汗、肝区隐痛。若有结核病史、结核菌素试验阳性则应高度警惕此病。

细菌性肝脓肿起病较急，常表现为高热、肝区隐痛、白细胞计数及中性粒细胞比例升高，B超或CT提示肝脓肿，肝穿刺可抽得脓液，部分患者有糖尿病病史。细菌性肝脓肿需与阿米巴肝脓肿鉴别，阿米巴肝脓肿是肠阿米巴病的常见并发症，起病多缓慢，常有腹泻、畏寒、弛张热、肝区持续钝痛、肝肿大。若肝穿刺抽得巧克力色脓液，发现阿米巴滋养体可确诊。

各种感染引起的脓毒症患者也可出现肝脾肿大，患者起病急，全身感染中毒症状明显，可有发热、皮疹、出血点，白细胞升高，中性粒细胞有中毒颗粒，血培养可阳性。

（三）立克次体病

流行性斑疹伤寒是由普氏立克次体经人虱传播的急性传染病，可出现高热、剧烈头痛、皮疹与中枢神经系统症状，典型斑疹伤寒多数可出现脾肿大，少数患者肝轻度肿大。外斐反应滴度较高（1：160）或呈4倍以上升高。

恙虫病是由恙虫病立克次体引起的经恙螨幼虫传播的急性自然疫源性传染病，临床表现为叮咬处焦痂或溃疡形成、高热、肝脾淋巴结肿大、皮疹、白细胞减少等。

（四）螺旋体感染

钩端螺旋体病为一组致病性钩端螺旋体引起的人畜共患病，主要传染源为鼠和猪等，我国长江流域以南地区多见。急性起病、畏寒、高热、头痛，伴结膜充血、腓肠肌痛及淋巴结肿大，严重者可出现黄疸、肺出血、肝肾衰竭。

莱姆病是由伯氏包柔螺旋体引起、蜱为传播媒介的传染病，可出现发热、皮肤游走性红斑、肝脾淋巴结肿大，可有心脏、神经及关节等多部位损害。病程长，致残率高。

（五）寄生虫病

日本血吸虫病是日本血吸虫寄生于门静脉-肠系膜系统引起的人畜共患性寄生虫病，主要流行于日本、东南亚及我国南方地区。疫水接触后急性感染期可有发热、腹痛、腹泻、脓血便、肝脾肿大，嗜酸性粒细胞明显增高。慢性血吸虫病缺乏特异性表现，可有慢性腹泻，主要以虫卵沉积在肝脏形成肉芽肿及纤维化为特点，病程长者会出现肝硬化，脾肿大明显，可出现巨脾。血吸虫相关病原学检查可阳性。

华支睾吸虫病是由华支睾吸虫寄生在肝内胆管引起的寄生虫病，主要分布在东亚和东南亚地区，多有食用未熟的鱼、虾史。轻度感染者可无症状，重度感染者可出现消化不良、上腹隐痛、腹泻、精神不振、肝肿大等临床表现，严重者可发生胆管炎、胆结石、肝硬化和肝癌。粪便或胆汁可找到虫卵。

肝包虫病主要流行于畜牧地区，潜伏期长，常无特异性症状，主要表现为包虫囊腔增大引起的相关压迫症状，可出现肝区牵扯性隐痛，可触及波动感或包虫震颤。包虫病皮内试验及手术活检可证实。

疟疾是经按蚊叮咬或输入带疟原虫者的血液而感染疟原虫所引起的虫媒传染病。主要表现为反复发作的间歇性寒战、高热，大汗后可缓解，常有贫血和脾肿大，重症疟疾可出现神志不清、抽搐、昏迷等症状。血液、骨髓穿刺涂片可查找疟原虫，也可采用聚合酶链反应检测。

利什曼病是由利什曼原虫引起的人畜共患病，可引起人类皮肤及内脏黑热病。内脏利什曼病又称黑热病，主要表现为长期不规则发热，脾脏呈进行性肿大，肝脏有轻度或中度肿大、贫血、消瘦、血小板减少等。本病经白蛉叮咬传播，多发于地中海国家及热带和亚热带地区。一般在初次发热半个月后即可触及脾脏肿大，此后进行性肿大，甚至可达盆腔。肝肿大出现常较脾肿大为迟，肿大程度也不如脾肿大明显。血清相关病原学试验呈阳性，骨髓、脾或淋巴结等穿刺物涂片查见利什曼原虫，或穿刺物培养阳性。

弓形体病是由刚地弓形体所引起的人畜共患病。临床表现复杂，多为隐性感染，主要侵犯眼、脑、心、肝、淋巴结等，患者可出现高热、斑丘疹、肌痛、关节痛、头痛等。弓形体滋养体或包囊检查、血清学及 PCR 检测特异性核酸有助于诊断。

非洲锥虫病又称非洲睡眠病或嗜睡性脑炎，是一种由布氏锥虫经舌蝇叮咬而传播的人畜共患寄生虫病，主要流行于非洲地区。患者可出现发热、皮疹、淋巴结及肝脾肿大、头痛、昏睡甚至昏迷等中枢神经系统症状。

（六）真菌感染

一些真菌感染性疾病也可引起肝脾肿大。如荚膜组织胞浆菌病是由荚膜组织胞浆菌所引起的一种传染性肉芽肿性疾病，常先侵犯肺，再累及肝脾等单核 – 吞噬细胞系统，也可侵犯其他脏器及中枢神经系统，可有发热、肝脾肿大、淋巴结肿大、贫血等症状。

二、非感染性因素

（一）血液疾病[3]

1. 骨髓增生性疾病　是一组克隆性造血干细胞疾病，可为一系或多系骨髓细胞异常增殖，临床表现为一种或多种血细胞质和量的异常，伴肝脾或淋巴结肿大。一般分为慢性髓性白血病、慢性中性粒细胞白血病、慢性嗜酸性粒细胞白血病或高嗜酸性粒细胞综合征、真性红细胞增多症、原发性血小板增多症、原发性骨髓纤维化和不能分类等。细胞异常增生还可发生于脾、肝、淋巴结等髓外组织。真性红细胞增多症半数以上患者有肝脾肿大，脾肿大明显，多为中重度。原发性血小板增多症多数有脾肿大，多为中度，巨脾少见，肝脏多数轻度肿大，一般无淋巴结肿大。原发性骨髓纤维化临床可出现巨脾，外周血可见幼粒、幼红细胞，有泪滴状红细胞，骨髓常干抽，活检可发现骨髓纤维组织增生，在脾和淋巴结等部位有髓外造血。

2. 白血病　是一类起源于造血干细胞的恶性克隆性疾病。克隆性白血病细胞增殖失控、分化障碍、凋亡受阻，导致其在骨髓和其他造血组织中大量增殖，可浸润肝、脾和淋巴结，临床出现肝、脾和淋巴结肿大，以轻中度肝脾肿大多见，伴贫血、出血、感染、发热等。

3. 淋巴瘤　是一类起源于淋巴造血系统的恶性肿瘤，可发生在身体的任何部位。根据组织病理学特点，淋巴瘤分为非霍奇金淋巴瘤和霍奇金淋巴瘤。其临床表现多样，主要表现为无痛性肝、脾和淋巴结肿大，全身各组织器官均可受累，伴发热、盗汗、消瘦、瘙痒等。

4. 溶血性贫血　是由于红细胞寿命缩短、骨髓造血功能失代偿而造成的贫血。慢性溶血多为血管外溶血，表现为贫血、黄疸、脾肿大，出现血红蛋白尿常提示血管内溶血。溶血性贫血的病因和发病机制复杂，可有先天性和获得性溶血。遗传性球形红细胞增多症是一种红细胞膜先天性缺陷所致的溶血性贫血，自幼发生。珠蛋白生成障碍性贫血（又称地中海贫血）和异常血红蛋白病为常见的遗传性血红蛋白病。自身免疫性溶血性贫血是一类免疫介导的获得性溶血性贫血，各年龄段均可见，以成人多见。

5. 噬血细胞综合征　是一组由遗传性或适应性免疫调节异常导致的过度炎症反应综合征。既有原发的，也有因感染、肿瘤或免疫等因素继发引起的，临床可出现发热、肝脾肿大、全血细胞减少等。

6. 浆细胞病　多发性骨髓瘤髓外浸润可出现肝脾肿大，一般为轻度。POEMS 综合征是一种与浆细胞病有关的多系统病变，临床可出现多发性神经病变、脏器肿大、内分泌功能异常、M 蛋白血症或浆细胞瘤和皮肤病变等多种表现。脏器肿大最常见为肝肿大，其次脾脏和淋巴结肿大。

（二）肝硬化

多种原因引起的慢性肝损害均可引起肝纤维化乃至肝硬化。乙型肝炎病毒、丙型肝炎病毒是常见的病毒因素，慢性酒精性肝病、非酒精性脂肪性肝病、胆汁淤积性肝病、自身免疫性肝病、药物或毒物性肝病、遗传代谢性肝病、肝脏血液循环障碍及原因不明的慢性肝损害均是导致肝硬化的常见病因[4]。不同病因、不同分期肝硬化的肝脏大小存在一定差异，一般肝硬化早期肝脏可增大，但晚期肝脏多缩小。酒精性肝硬化与肝淤血性肝硬化等肝肿大明显。肝硬化门静脉高压患者可出现不同程度的脾肿大，多为中度肿大。

（三）遗传代谢性疾病 [5]

遗传代谢性疾病需要引起关注，尤其是对于婴幼儿及青少年。主要涉及糖、蛋白质、脂、铁、铜等多种物质的代谢异常和酶缺失性疾病，下文举例说明。

戈谢病是一种少见的脂质溶酶体贮积病，属常染色体隐性遗传性疾病，小于 5 岁发病者通常病情严重，临床常有肝脾肿大、贫血、血小板减少和骨痛等，可结合特征性酶及遗传分析检测诊断。

糖原贮积病是一种先天性糖类代谢异常疾病，多见于儿童，主要侵犯肝脏、肾脏、肌肉等器官组织，可出现肝肿大、低血糖、高血脂与高胆固醇血症。患儿常有乏力、厌食、发育迟缓等表现，肝活检可见大量糖原颗粒贮积。

尼曼 - 皮克病是一种常染色体隐性遗传的先天糖脂代谢性疾病，相关酶的缺乏引起神经髓鞘磷脂、胆固醇及其他磷脂在肝、脾的内皮细胞及脑部沉积。临床上可出现肝脾肿大、神经系统症状、聋、盲及智力低下，进行性加重的患儿多在发病数年后死亡。

半乳糖血症患儿半乳糖转化为葡萄糖过程中催化酶缺陷，可有肝脾肿大、肝硬化、发育延迟等临床表现。α1- 抗胰蛋白酶缺乏症是一种常染色体隐性遗传性疾病，常与慢性阻塞性肺病有关，也可引起肝炎、肝硬化。先天性肝纤维化属常染色体隐性遗传，肝小叶间胆管存在纤维化，主要见于儿童和青少年，根据其临床表现可分为门静脉高压型、胆管炎型、混合型和隐匿型，存在门静脉高压时可出现肝脾肿大。

肝豆状核变性、血色病及肝淀粉样变性等代谢性疾病也可发生肝肿大，其引起肝肿大的机制为铜、铁、淀粉样物质异常沉积在肝脏使肝脏肿大。如肝豆状核变性好发于儿童和青少年，属常染色体隐性遗传性铜代谢障碍，铜离子可沉积于肝脏和脑组织等部位，临床可出现肝脾肿大、眼 K-F 环和 / 或神经精神症状，可伴有血清铜蓝蛋白减少 [6]。血色病为体内铁负荷过多、发生沉积引起的疾病，早期常缺乏特征性症状，典型的血色病可表现为皮肤色素沉着、肝硬化、糖尿病和性腺功能减退，其诊断可结合血清铁代谢、组织学及遗传学等资料

确立 [7]。淀粉样变可侵犯全身多种器官，如累及肝脾，可引起肝脾肿大，一般分为原发性和继发性。

（四）淤血性疾病

常见于门静脉高压引起的疾病，一般可分为肝内阻塞、肝外阻塞及其他原因。肝内阻塞常见于各种原因导致的肝硬化，肝外阻塞如门静脉血栓或肝脾静脉血栓形成，其他原因如充血性心力衰竭、心脏压塞、缩窄性心包炎、心包积液等引起的体循环回流受阻，肝脾静脉畸形或阻塞亦可使肝脾血供回流受阻。

右心衰竭时，体循环静脉压明显升高，体循环淤血，出现颈静脉怒张、肝颈静脉回流征阳性，触诊时肝肿大且边缘圆钝，有时可伴压痛。该病肝肿大的特点是心力衰竭加重时肝脏增大，好转后显著回缩。但长期慢性体循环淤血会导致心源性肝硬化。

肝脏血管病可导致非肝硬化门静脉高压，近年来逐渐受到重视。主要涉及布 - 加综合征、肝窦阻塞综合征、非肝硬化门静脉血栓、特发性非肝硬化门静脉高压、遗传性毛细血管扩张症的肝血管畸形等 [8]。如布 - 加综合征是指多种原因引起的肝静脉和 / 或肝段下腔静脉阻塞性病变，导致以下腔静脉高压为特点的一种肝后门静脉高压，其临床表现与阻塞的位置、程度及侧支循环的状况密切相关。急性患者常有右上腹痛、迅速出现大量腹水、黄疸、肝肿大伴肝区触痛，患者可有肝功能异常，甚至可进展为肝衰竭。慢性晚期病例可表现为门静脉高压及下腔静脉高压，常被误诊为肝硬化。腹部超声检查是十分重要的筛选方法，CT、MRI 检查可提供更丰富的诊断信息，肝静脉、下腔静脉及门静脉造影不仅是诊断布 - 加综合征最重要的方法，而且为介入治疗或手术方法的选择提供了重要依据。肝窦阻塞综合征是由于肝窦内皮细胞损害致肝窦流出道阻塞，也可引起肝内窦性门静脉高压，导致肝肿大及腹水，常见于化疗、造血干细胞移植及服用如土三七等有毒性生物碱的患者 [8, 9]。特发性门静脉高压原因尚不清楚，是由肝内门静脉分支阻塞和狭窄引起的门静脉高压，常见脾肿大。

（五）结缔组织病

系统性红斑狼疮、皮肌炎、结节性多动脉炎、幼年类风湿关节炎、Felty 病等结缔组织病也可引起脾或肝肿大。如系统性红斑狼疮多发于青年女性，

可累及全身多系统，引起肝肿大及肝功能异常，患者血清中存在抗核抗体等多种自身抗体。

（六）其他

肝细胞癌、肝内胆管细胞癌、肝肉瘤及肝转移癌等多种良恶性肿瘤可因肝内占位而表现为肝肿大，肝囊肿、肝血管瘤多发或巨大时，也可发生肝肿大。肿瘤转移或浸润肝脾也可引起肝脾肿大。脾囊肿、脾血管瘤、某些药物如红细胞生成素和粒细胞集落刺激因子的长期刺激也可导致脾肿大。

第 3 节　肝脾肿大的鉴别诊断思路

临床上肝脾肿大的原因十分复杂，可以为肝脾本身疾病所致，也可为一些累及肝脾的其他疾病引起。肝脾肿大的诊断与鉴别诊断需要临床医生有清晰的诊断思路。当临床发现肝脾肋下可及时，在除外脏器下移前提下，首先要判断是否为病理性肝脾肿大；是肝脏或脾脏单一肿大，还是肝脾均肿大，并了解肝脾肿大的先后次序及各自肿大的程度。通过仔细询问病史及流行病学史，结合临床表现、体格检查进行初步分析。在此基础上，依据实验室检查、影像学资料，必要时结合组织学表现明确诊断。

一、仔细询问病史、综合分析临床表现

从病因角度，首先要先区分是感染性因素还是非感染性因素所致。感染性病原体是病毒还是其他病原体，是急性感染还是慢性感染，并进行必要的病原学检查。要详细询问患者是否有传染病接触史、疫区居留史、输血或血制品史、拔牙史、文眉文身史、既往手术史、吸毒史，是否有药物或毒物接触史及酗酒史等。有乙型病毒性肝炎感染家族史的患者应注意有无乙型病毒性肝炎，有输血或血制品史、拔牙史、既往手术史、吸毒史或文眉文身史的患者应警惕感染丙型肝炎病毒的可能；而近期有不洁饮食者应注意排除甲型肝炎病毒、戊型肝炎病毒等感染；有生食鱼虾者应排除华支睾吸虫感染；有血吸虫、包虫病、布鲁菌病等疫区居留史或疫水接触史者必须筛查有无相应的病原体感染。非感染性因素也很多，需要区分是遗传代谢障碍还是后天获得性病变，是原发于肝脾本身的疾病还是其他疾病累及肝脾。遗传代谢性疾病多见于儿童，淤血性循环障碍、血液病、肝胆疾病、风湿免疫性疾病等是引起

肝脾肿大的常见非感染性原因。

全身临床表现也是疾病诊断与鉴别诊断的重要线索。如发热明显，一般需要考虑 EB 病毒感染、伤寒、继发细菌或真菌等感染性因素，以及有无血液性疾病等；如伴有恶心、呕吐、食欲减退、腹胀等消化道症状，需要考虑有无肝功能异常的可能。皮下瘀斑、牙龈出血多见于血液系统疾病、严重肝病或伴有出凝血障碍的感染性疾病等。体格检查常可提供临床诊断重要的证据，应仔细进行全身体格检查，了解是否存在其他系统疾病的表现。仔细的体格检查，也有助于提示肝脾肿大的原因。一般而言，急性感染性疾病多引起轻度肝肿大，慢性右心衰竭、心包积液等所致的淤血性障碍、肝淀粉样变性及酒精性肝硬化，肝肿大多明显。正常肝脏质地柔软，急性肝炎时质地稍韧，慢性肝炎多质韧，肝硬化、肝癌质地较坚硬。脾脏轻度肿大常见于急慢性病毒性肝炎、伤寒、粟粒型结核、急性疟疾、感染性内膜炎、脓毒症等；中度肿大常见于肝硬化、慢性淋巴细胞白血病、慢性粒细胞白血病、黑热病、淋巴瘤、系统性红斑狼疮等；高度肿大常见于慢性粒细胞白血病、黑热病、慢性疟疾和骨髓纤维化、淋巴瘤、恶性组织细胞病等。

二、实验室与影像学检查

1. 实验室检查

（1）临床生化与血液学检查：虽然肝功能生化检查是临床评价肝脏功能的常用指标，但引起肝功能指标异常的因素十分复杂。各种原因引起的急慢性肝病、肝脏的恶性浸润、急性缺血性损伤、噬血细胞综合征、一些传染病和毒物中毒等均可起肝功能异常，因此需要仔细区分原因。碱性磷酸酶、γ-谷氨酰转肽酶升高常见于胆汁淤积或阻塞性疾病如原发性胆汁性胆管炎、硬化性胆管炎、酒精性肝病、药物性肝病、肝淀粉样变性、肝胆胰肿瘤压迫或占位造成的胆道梗阻等；胆红素升高者需区分黄疸类型。

红细胞计数或血红蛋白下降常见于造血系统疾病、消化道出血等，红细胞计数升高应注意排除真性红细胞增多症；白细胞计数或中性粒细胞比例升高多见于细菌感染，白细胞异常增高者需要注意白血病可能，白细胞减少常见于伤寒、疟疾、黑热病、病毒感染、脾功能亢进等；嗜酸性粒细胞增多见于血吸虫病等寄生虫感染、血液病等；血小板计

数减少常见于多种原因引起的脾功能亢进和血小板疾病。出凝血异常常见于肝硬化、重型肝炎（肝衰竭）、血液疾病等。有些疾病可能需要进行骨髓检查。

（2）病原学和免疫学指标检测：临床上，感染性疾病可通过检查相应的病原体或抗体，必要时行血液、体液或粪便等某些病原体的培养明确诊断。自身免疫性抗体检查有助于自身免疫性肝病、结缔组织病等的诊断。

（3）其他：肿瘤标志物及某些疾病如血色病、遗传性血红蛋白病特征性相关指标的检查有助于疾病的诊断。疾病相关的基因组学、酶学、代谢产物分析等现代诊断技术在疾病的精准诊断方面也发挥着十分重要的作用。

2. 影像学检查　超声检查可方便快捷地了解肝脾实质脏器的形态、血管及有无占位性病变等情况，CT和MRI检查提供的影像信息更全面更清晰，从而有助于疾病的诊断与鉴别诊断。此外，血管造影等影像学技术也发挥着重要作用，如门静脉造影可了解门静脉系统的梗阻情况并测定门静脉压力，肝静脉造影可了解肝静脉的梗阻情况，肝动脉造影有助于鉴别肝脏肿瘤的良恶性并评价肿瘤血供情况，经内镜逆行胰胆管造影已成为胰、胆管疾病诊治的重要手段。

3. 组织学检查　对于一些其他检查无法明确诊断的肝脾肿大患者，必要时可行组织学检查。

总之，肝脾肿大的鉴别诊断十分复杂，需要临床医生紧密结合病史、临床表现、实验室检查和影像学与组织学资料进行综合分析和判断。

（韩　涛）

参 考 文 献

[1] 万学红，卢雪峰.诊断学.第8版.北京：人民卫生出版社；2013：179-83.

[2] 徐小元，祁伟.传染病学.第3版.北京：北京大学医学出版社；2013：20-201.

[3] 王辰，王建安.内科学.第3版.北京：人民卫生出版社；2015：787-916.

[4] 王辰，王建安.内科学.第3版.北京：人民卫生出版社；2015：515-69.

[5] 魏珉，邱正庆.肝脏受损为主的遗传代谢病.中国实用儿科杂志2009；24：164-68.

[6] European Association for Study of Liver. EASL clinical practice guidelines：Wilson's disease. J Hepatol 2012；56：671-85.

[7] Bacon BR，Adams PC，Kowdley KV，et al. Diagnosis and management of hemochromatosis：2011 practice guideline by the American Association for the Study of Liver Diseases. Hepatology 2011；54：328-43.

[8] European Association for the Study of the Liver. EASL clinical practical guidelines：vascular diseases of the liver. J Hepatol 2016；64：179-202.

[9] 中华医学会消化病学分会肝胆病协作组.吡咯生物碱相关肝窦阻塞综合征诊断和治疗专家共识意见（2017年，南京）.临床肝胆病杂志2017；33：1627-37.

第 27 章　肝脏占位的鉴别诊断

肝脏占位（space-occupying lesion）是指影像学检查中，在肝实质均匀回声或均匀密度上出现的异常回声区或异常密度区，呈现结节或肿块外形、占据一定空间的病变，可导致邻近肝组织、脉管受压、移位或受侵犯。肝脏占位分类有多种方式：根据病变的影像学特点，可分为实性占位和囊性占位；根据病变的组织学特点，可分为肿瘤性、肿瘤样、感染性等；根据占位是否具有侵袭性，可分为良性和恶性；而根据病灶的数量，可分为单发占位和多发占位[1]。

肝脏占位包括多种病因，需要鉴别诊断的疾病较多（表 27-1）[2]。肝脏占位临床表现存在一定的共性，又各有特点，其鉴别诊断对大多数临床医生来说是一个挑战。其诊断主要依据患者的临床特征、实验室检查、影像学及组织病理学结果。

表 27-1　常见的肝脏占位

良性占位	
肝细胞性	局灶性结节状增生，肝细胞性腺瘤
胆管性	胆道囊腺瘤，胆道错构瘤
囊性	单纯性囊肿，包虫囊肿，化脓性／阿米巴性脓肿
间质性	海绵状血管瘤，脂肪瘤，血管肌脂瘤，平滑肌瘤，纤维瘤，畸胎瘤，孤立性纤维瘤，髓脂瘤，黏液瘤
其他病变	局灶性脂肪浸润，炎性假瘤
恶性占位	
原发性	
肝细胞性	肝细胞癌，胆管细胞型肝癌，肝母细胞瘤
胆管性	胆管上皮癌，囊腺癌
间质性	血管肉瘤，上皮样血管内皮癌，纤维肉瘤，平滑肌肉瘤，脂肪肉瘤，未分化肉瘤，癌肉瘤，横纹肌肉瘤
其他	淋巴瘤
转移性	
腺癌	结肠、肺、乳腺、胃、胰腺、前列腺、卵巢、泌尿道肿瘤、甲状腺肿瘤
鳞状上皮细胞	肺、食管、喉、会阴部肿瘤
其他	肉瘤，淋巴瘤，黑素瘤，神经内分泌瘤

既往无肿瘤病史或肝病病史的无症状患者中，病变通常是良性的，其中囊肿、血管瘤和局灶性结节性增生（FNH）是最常见的病变；长期口服避孕药的年轻女性应高度怀疑肝腺瘤（HCA）；有肝硬化的患者需警惕肝细胞癌（HCC）；原发性硬化性胆管炎可诱发肝内胆管癌（ICC）；对于包虫囊肿和阿米巴脓肿，可以通过血清学检查提示诊断。

影像学检查和组织病理学检查是肝脏占位诊断的两个基本检查，临床上一般先根据影像学特点区分实性、囊性病变，然后根据组织学区分病理类型，并根据有无侵袭性区分良、恶性。肝脏占位在超声上表现为低回声、高回声或混杂回声肿块，边界清楚或不清楚，部分肿块周围可见低回声晕；CT 常表现为低密度肿块，偶尔表现为高密度（如出血、钙化）；MRI 上多呈长 T_1 长 T_2。根据增强扫描的程度分为显著强化、中等强化、弱强化及不强化。由于肝脏占位病变在常规平扫中的表现多有重叠，增强扫描在肝脏占位病变鉴别诊断中非常重要。

病理组织学检查对于一些肝脏占位的确诊非常必要，如鉴别转移性病灶的特征和来源，鉴别肝癌细胞的异常病变，或确定一些非典型病变的性质。

第 1 节　囊性肝脏占位

囊性肝脏占位临床较常见。大多数囊性肝脏占位出现于无肝病患者，通过肝脏影像学检查偶然发现，多为良性。由于不同的囊性肝脏占位治疗方法不同，因此鉴别诊断各种囊性肝脏占位性病变非常重要。

囊性肝脏占位分为 4 类：①先天性发育异常，如单纯性肝囊肿、多囊性肝囊肿、胆管错构瘤、先天性胆道囊肿、卡罗利病、淋巴管瘤等；②肿瘤性囊性病变，如胆管囊腺瘤或癌、海绵状血管瘤、间叶性错构瘤、囊性肝转移（黏液型腺癌）、囊性肝细胞癌、未分化胚胎性肉瘤；③感染性病变，如肝脓肿、肝包虫、肝吸虫等；④其他未分类囊性病变，如肝血肿、假性肝囊肿。

大多数囊性肝脏占位初发时症状不明显，当肿块增大压迫邻近脏器或合并感染、出血等并发症时才出现症状。腹痛和腹部肿块是最常见的症状，其他尚可有发热、恶心、呕吐、腹胀、疲乏和黄疸等。

一、先天性发育异常

先天性发育所致的囊性病变中，除卡罗利病外，共同的影像学表现为：单发或多发、大小不等、边缘光滑锐利的均质病灶。内部囊液的影像学特点：超声检查呈无回声，CT检查呈低密度，MRI检查呈典型的低 T_1 高 T_2 信号；囊壁光滑、无突起，增强扫描无强化。这类病变一般较易诊断，但如果合并感染导致其囊壁边界变模糊，增强扫描囊壁有强化，则需要与其他囊性病变进行鉴别。

卡罗利病为先天性肝内胆管囊性扩张，常伴有多囊肾等病变。在影像学上囊肿与胆管相通，胆道无梗阻；增强后扫描，囊肿无强化，但囊腔中央、周边或假间隔内可见带有血管分支的点状强化（称为中央点征或点征）。

二、肿瘤性囊性病变

肝肿瘤性囊性病变主要包括两类疾病，一类是肿瘤细胞具有分泌囊液的功能，另一类为肿瘤组织大面积出血、液化坏死。大多数良性病变表现为囊壁及分隔厚薄均匀，内壁光滑整齐。大多数恶性病变表现为囊壁及分隔厚薄不均匀，边缘不规则，内壁不规整，可见结节状或乳头状增厚。

胆管囊腺瘤或囊腺癌是起源于胆管上皮的肝脏少见肿瘤，以囊肿为特征。好发于中年女性，肝左叶多见；无肝硬化病史，AFP值正常。一般认为胆管囊腺瘤是囊腺癌的癌前病变。典型影像学表现为肝内多房、类圆形囊性或囊实性肿物。囊腺瘤边界多清楚锐利，分隔薄（≤2mm）而规整，囊壁和间隔无结节或小结节（≤1cm），CT、MR增强及超声造影无明确强化或间隔有强化。囊腺癌边界多不规整，多为厚分隔（>2mm），囊壁和间隔大结节（>1cm），增强三期扫描囊壁及间隔结节有不均匀强化。肿块周围多有扩张的胆管，穿刺物细胞学检查提示囊腺瘤或囊腺癌的诊断。值得注

意的是，对囊腺癌患者行诊断性穿刺有导致肿瘤播散的危险。

间叶性错构瘤是一种少见的良性肿瘤，85%发生于2岁以内，男性多于女性，无肝硬化病史，AFP值正常。肿瘤分为囊性、混合囊实性和实性3类，其中囊性占85%以上。影像学表现为边缘清楚的多房囊实性病变，囊腔大小不一，当发生囊内出血时可见液平面。增强扫描囊液不强化，囊壁及囊隔及实性部分在动脉期轻度强化，门静脉期呈轻中度强化，密度仍低于正常肝组织，延迟期持续强化，此与肝脓肿很相似，但瘤周无水肿带。组织病理学特征是中间夹杂内皮组织的疏松间质结构，可见胆管、肝细胞、黏液基质、星状细胞和纤维组织散在杂乱地分布其中。

囊性肝转移癌常常发生于肉瘤、胃肠道间质瘤、黑色素瘤、结肠癌和卵巢癌，患者常有恶性肿瘤史而无肝硬化史。其影像学特点为肝内多发、大小不等的类圆形病变，囊壁厚薄欠均匀，可见壁结节。牛眼征是较特异的影像学表现，增强扫描动脉期及门静脉期的环形强化具有鉴别意义。

囊性HCC是HCC的一种特殊表现方式，多是由于肿瘤巨大或生长过快导致的缺血坏死所致。患者通常具有肝硬化病史，AFP升高。影像学表现多呈分叶状肿物，边界清或不清，囊壁厚薄不均，增强扫描动脉期呈不均质强化，门静脉期即退出，呈快进快出的HCC强化模式。

未分化型胚胎肉瘤为高度恶性肿瘤，多见于6～10岁儿童，以右叶为多，肝功能及AFP正常。影像学特征性的表现：B超检查呈单个巨大强回声光团，CT检查可见内部有间隔的局限巨大囊性或实性包块，增强扫描时原来的低密度区域并不增强，有时可见肿瘤浸润血管、阻塞胆道等。其确诊依靠病理学检查：显微镜下可见肿瘤切面呈囊实性，由假包膜环绕，其间可见高度异型的梭形细胞和巨细胞，多数细胞有肉瘤样改变，从而具有胚胎性横纹肌肉瘤的形态，较大的细胞内通常含有呈PAS阳性的胞质内透明小体。

三、感染性病变

肝脏感染性囊性病变包括肝脓肿和肝寄生虫感染。肝脓肿最常见的原因是胆道感染，其次是继发于憩室炎或阑尾炎等消化道感染的门静脉炎。临

床疑似诊断的依据是发热、乏力、厌食、右上象限疼痛和系统性败血症的体征。实验室检查以白细胞增高多见。影像学表现为边界模糊的单房或多房病变，在未处置的囊腔内出现气体影可以确诊。在50% ~ 60% 的病例中血培养呈阳性。

　　细菌性肝脓肿必须与阿米巴肝脓肿鉴别。临床表现和影像学技术不易区分二者。当怀疑为阿米巴肝脓肿时，必须仔细询问患者是否有腹泻史，阿米巴免疫血清学检查在 95% 以上的阿米巴肝脓肿病例中呈阳性。

　　肝包虫病的诊断基于临床、流行病学调查结果、影像学与免疫学和血清学检查结果综合判定。症状和体征包括肝肿大、右上腹疼痛、黄疸、上腹部伴背部胀满感、寒战伴发热等。囊肿破裂可引起过敏反应。影像学表现为单发或多发的类圆形水样密度灶，壁薄而均匀，增强无强化，其特异性征象为"大囊套小囊"或"水上浮莲征"。对本病患者尽量避免做诊断性穿刺，以免囊液外漏引起严重并发症。

四、其　　他

　　外伤、手术创伤常可导致血管、胆管的损伤，引发肝血肿、假性肝囊肿等囊性占位性病变。血肿最常见于外伤后，早期 CT 表现为卵圆形均匀高密度区，2 周后变成不均匀的高密度区，多为中心部高密度，周围被低密度环绕，3 ~ 6 周后演变为以低密度区为主，边界不清，血肿机化后，表现为实性占位伴中央小的液化区，增强扫描不强化，病史对诊断非常重要。

　　假性肝囊肿常见于肝脏损伤修补、肝胆手术后，胆汁渗漏或渗血导致液体聚集于肝脏内，由炎性纤维结缔组织包裹而成，影像学表现常为类圆形单房结构，合并感染可呈多囊性病灶，壁厚，较不规则，增强扫描表现与肝脓肿类似，病史对鉴别诊断很重要。

第 2 节　实性肝脏占位

　　实性肝脏占位在影像学上表现为实体肿块，可单发，也可多发，以孤立肿块多见[3-5]。这些病变的病理特征和来源均有所不同，预后也存在差异，但在临床诊断时其表现出的症状或体征较为类似，容易混淆，故应仔细鉴别。

一、含脂肪的肝脏占位病变

　　病变内脂肪被分为肉眼可见脂肪和显微镜下脂肪。其中肉眼可见的脂肪病变主要是脂肪类肿瘤，如脂肪瘤、血管平滑肌脂肪瘤、脂肪肉瘤及含脂肪的转移瘤，如畸胎瘤等，此外还见于先天变异，如腔静脉旁脂肪、术后网膜填充形成的假脂瘤。显微镜下的脂肪病变可见于 HCC、HCA、FNH 及肝内良性再生结节等。

　　脂肪瘤、腔静脉旁脂肪、假脂瘤、黄色素瘤均是单一脂肪性病变。其影像学表现为边缘清楚的均质脂肪性影像，其图像特点与皮下脂肪类似，即超声为强回声光团，光点细小、致密，CT 上表现为脂肪密度，MRI 上呈高 T_1 高 T_2，抑脂序列呈低信号，增强扫描不强化。其中腔静脉旁脂肪和假脂瘤具有特殊的位置特征，前者位于第二肝门下腔静脉旁，后者假脂瘤位于肝包膜下及术区肝裂附近，紧贴包膜。血管平滑肌脂肪瘤和脂肪肉瘤均很少发生于肝脏，二者的主要区别在于血管平滑肌脂肪瘤常伴有瘤内出血，脂肪肉瘤几乎无此现象，增强扫描时病灶中心见扭曲的血管影或血管呈瘤样扩张者多见于血管平滑肌脂肪瘤。肝脏转移瘤常具备原发肿瘤的特点，当原发性肿瘤是含脂肪的肿瘤（如畸胎瘤、脂肪肉瘤等）时，其肝内转移灶也常显示脂肪，因此原发肿瘤的病史对鉴别诊断非常重要。

　　HCC 的脂肪沉积是由于肿瘤发生坏死伴脂肪变性所致，故其脂肪分布较散在，呈镶嵌状；HCA 细胞内富含糖原和脂肪，故其脂肪分布均匀，病变出血有助于该病的诊断；FNH 脂肪变性罕见，通常呈斑片状分布。仅根据脂肪分布的特点通常不能诊断这一类病变，但有助于缩小鉴别诊断范围、结合其他影像学特点进行鉴别诊断。

二、伴中央瘢痕的肝脏占位病变

　　伴中央瘢痕的肝脏占位病变常见的有 FNH、肝血管瘤、纤维板层细胞癌。

　　FNH 在 30 ~ 50 岁的女性有较高的发病率，患者多无症状。多数情况下单发，小于 5cm。其中央瘢痕为纤维瘢痕组织，呈星芒状，瘢痕内包含动脉、静脉及增生的胆管，无门静脉及汇管区，在超声上呈轻微的高回声，其内动脉血流呈"高速低阻"型，CT 上瘢痕密度较病灶密度更低，MRI 上瘢痕

与病灶相比呈低 T_1 高 T_2 信号。病理学特征为结节中央有星状瘢痕、异常的结节状结构、畸形的血管和小胆管增生。

肝血管瘤好发于 30 ～ 50 岁的女性，大于 4cm 的肝血管瘤可引起右上腹不适感。其中央瘢痕为纤维分隔，其内含有血管和小胆管，纤维间隔周围为大小不等的血窦，在影像学上表现为较小的裂隙状更低密度影，由于血管的玻璃样变、囊变或血栓形成，在增强扫描各期瘢痕的密度始终低于周围病灶。

纤维板层细胞癌是 HCC 的一种特殊组织学亚型，肿瘤剖面见纤维间隔横贯瘤体，影像学上瘢痕粗大，呈宽带状或星状，纤维瘢痕在 T_2WI 呈低信号，与 FNH 的 T_2 高信号不同。本病的纤维瘢痕在动脉期不强化，在延迟期是否强化存在争论，肝纤维板层细胞癌易发生小钙化，且钙化常出现在瘢痕区。本病 60% 以上伴有淋巴结转移。

三、富血供病变

肝脏最常见的富血供病变有血管类肝肿瘤和非血管类肝肿瘤[6]，前者包括肝血管瘤、血管内皮细胞瘤、血管肉瘤、血管畸形等，后者包括 FNH、HCA、血管平滑肌脂肪瘤、再生结节（布 - 加综合征）、不典型增生结节、HCC、ICC、富血供转移瘤。

肝血管瘤、肝血管内皮瘤、血管肉瘤均表现为动脉期病灶呈不均质显著强化，门静脉期强化范围在病灶内扩展，强化程度虽有下降，但仍高于周围肝实质，延迟期病变强化仍未退出（"快进慢出"）。其中，肝血管瘤的动脉期强化始于病变边缘，强化程度与腹主动脉类似，延迟期常呈均匀强化。肝血管内皮瘤表现与肝血管瘤相似，但好发于儿童。血管肉瘤常发生瘤内出血，在 CT 上低密度病灶内可呈现斑点状高密度，在 MRI 上呈现高 T_1 信号。血管肉瘤的动脉期强化既可起始于病变的中央，也可发生在病灶边缘，但其动脉期强化程度略低于腹主动脉，延迟期强化多不均匀。血管畸形在 CTA 和 MRA 上通常可以显示病变与肝血管直接相连，一般较易鉴别。

FNH、HCA 在增强扫描时均表现为动脉期病灶呈均匀显著强化，门静脉期强化程度下降，与邻近肝脏密度类似。延迟期病灶中心出现高于肝组织的星芒状强化影有助于 FNH 的诊断。病灶内脂质

丰富、门静脉期或延迟期病灶边缘出现轻度强化的假包膜有助于 HCA 的诊断，此外 HCA 多与服用避孕药相关。由于 HCA 易出血，应尽可能避免肝脏穿刺活检。血管平滑肌脂肪瘤、脂肪肉瘤、肝母细胞瘤、HCC、富血供转移瘤在增强扫描时常表现为动脉期病灶呈不均质强化。如果病变内显示肉眼可见脂肪，将有助于血管平滑肌脂肪瘤、脂肪肉瘤的诊断。肝母细胞瘤多见于小儿，AFP 值高表达，半数以上可见钙化，钙化浓密、粗糙，病灶易发生出血坏死，致其密度极不均匀。

HCC 多发生在肝硬化背景中，尤其在慢性乙型肝炎或丙型肝炎患者中易发。其血供 90% 以上来自肝动脉，由于肿瘤间质内毛细血管丰富，极易侵犯门静脉和肝静脉。动脉期病灶局部或整体不均质强化，强化程度高于周围肝实质，一般明显低于腹主动脉，门静脉期强化迅速减退，病灶密度低于周围肝组织，呈现典型的"快进快出"征象者，更常见于 HCC。此外，如果包膜在动脉期不强化，在门静脉期及延迟期强化，密度高于周围肝组织，也常见于 HCC。

大多数肝恶性肿瘤为来自其他器官的转移灶，最常见的是肺、结肠、胃、胰腺、胆囊、乳房和卵巢肿瘤转移。病灶多发、环形强化，尤其是病灶出现牛眼征，患者存在恶性肿瘤病史，有助于转移癌的诊断。可通过细针穿刺活检寻找原发性肿瘤，诊断敏感性 85%，特异性 95%。

一般认为，肝硬化患者出现直径＞2cm 的结节，有一种动态增强的影像学表现符合典型 HCC 征象，则不需要活检明确诊断。而对于直径在 1 ～ 2cm 的结节，同时需要两种影像学检查，如均为典型表现，即可临床诊断为 HCC。

四、延迟期强化的肝脏占位病变

肝脏最常见的延迟期强化病变有 ICC、肝炎性假瘤。其中 ICC 血供较少，动脉期病灶边缘轻度强化，门静脉期病灶强化范围增大，强化程度进一步提高，但大部分仍为低密度病灶，延迟期扫描，病变大部分呈显著不均质强化，密度高于周围肝实质。ICC 患者多伴有 CA19-9 明显升高，AFP 正常。

肝脏炎性假瘤病变内多无肝动脉，故动脉期无强化或弱强化，在门静脉及延迟期强化形式多样，可呈环形、中心结节状、边缘钟乳石状或分隔状，

强化持续时间长,强化程度为接近或略高于肝实质。患者多无肝炎肝硬化史,实验室检查无特殊发现。

（杨永峰　钟艳丹）

参考文献

[1] Ferraioli G，Dellafiore C，Meloni MF，et al. A review of the appropriateness of the current Italian guidelines for noninvasive imaging assessment of focal liver lesions. J Gastrointestin Liver Dis. 2015；24：491-7.

[2] Pons F，Llovet JM. Approaching focal liver lesions. Rev Esp Enferm Dig 2004；96：567-73.

[3] de Lope C R，Reig ME，Darnell A，et al. Approach of the patient with a liver mass. Frontline Gastroenterol 2012；3：252-62.

[4] Pang EH，Harris AC，Chang SD. Approach to the solitary liver lesion：imaging and when to biopsy. Can Assoc Radiol J 2016；67：130-48.

[5] Belghiti J，Cauchy F，Paradis V，et al. Diagnosis and management of solid benign liver lesions. Nat Rev Gastroenterol Hepatol 2014；11：737-49.

[6] Bonder A，Afdhal N. Evaluation of liver lesions. Clin Liver Dis 2012；16：271-83.

第 28 章　甲　型　肝　炎

甲型肝炎（viral hepatitis A）是由甲型肝炎病毒（hepatitis A virus，HAV）引起的一种急性肝脏炎症。HAV 主要经粪 - 口途径传播。发病以青少年、儿童居多，其临床特征为乏力、食欲减退，部分病例出现黄疸。我国是甲型肝炎高发区，甲型肝炎灭活疫苗和减毒疫苗的研制成功与应用，对于甲型肝炎流行的控制起到了积极的作用。

第 1 节　病　原　学

1969 年，在狨猴体内感染 HAV 的动物实验获得成功，随之发现黑猩猩亦为易感染动物。1973年，Feinstone 及其同事在 MSI 志愿者的粪便中发现27nm 病毒颗粒，命名为甲型肝炎抗原（HAAg）。1979 年，Provost 等报道，HAV 在狨猴肝细胞及恒河猴的胎肾细胞培养成功，由此可获大量的 HAV特异性病毒抗原，并用于检测血清中的 HAV 抗体；我国学者则从人肺癌传代细胞株和人胚肺二倍体细胞株成功培养 HAV，细胞培养传代的病毒经免疫电镜检查证实为典型的 27nm 的 HAV 颗粒。1981年，从基因组中获得部分 HAV 的 cDNA 克隆；1983年，HAV 的全部基因组克隆成功。现已证实 HAV为一种形态学、生物化学和免疫学独特的无衣壳小核糖核酸病毒，只含一个单股正链 RNA 的病原因子。

一、HAV 的病毒学特征

1. 归属　HAV 是一种独特的微小 RNA 病毒，原属于微小核糖核酸病毒科（picornavirus family）中肠道病毒 72 型。但近年来的研究表明，HAV 与肠道病毒有许多重要的不同性状：①具有嗜肝性；②耐热；③生长缓慢，组织培养一般不引起细胞病变；④基因组结构在 5′ 非编码区有独特的二级结构；⑤将聚合大蛋白切割成各种功能蛋白的部位与一般肠道病毒不同。HAV 最显著的结构特征就是其 VP2 有"转换区"，能和邻近的五聚体发生联系，这是其他微小核糖核酸病毒不具有的[1]。鉴于HAV 有此特征，故将 HAV 划分为微小 RNA 病毒科下的嗜肝病毒属。

2. 结构　HAV 为直径 27 ～ 28nm 的正二十面体立体对称的球状颗粒，有蛋白质衣壳和核酸，无包膜。表面有 32 个亚单位，即壳粒，内含单股正链 RNA 基因组。扫描电镜下观察 HAV 呈空心和实心两种，空心颗粒内无病毒核酸结构。在氧化铯区带离心中，病毒颗粒的密度为 1.33 ～ 1.34g/ml，病毒颗粒沉降系数 156 ～ 160S，相对分子质量为（2.25 ～ 2.8）×10^6（图 28-1）。

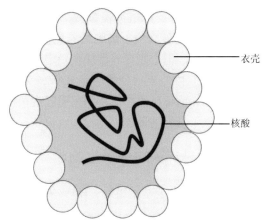

衣壳

核酸

图 28-1　HAV 结构模式图

3. 稳定性 HAV 可存在于患者的粪便、血清、胆汁及肝细胞内，在体外抵抗力甚强。在低温下可长期存活，由于 HAV 无蛋白质膜，故对有机溶剂有抵抗力，耐酸、耐碱、耐乙醚。在 pH 3.0 或 20% 乙醚条件下，4℃ 24h，病毒均稳定。60℃ 1h 病毒不能完全灭活，80℃ 5min、98℃ 1min 可完全灭活，故可用煮沸法进行消毒。HAV 对紫外线敏感，一般照射 1 ~ 5min 即可灭活。1 : 4000 甲醛溶液，在 37℃ 作用 72h 可使其失去感染力但保存抗原性。HAV 能抵抗 2% ~ 5% 甲酚皂（来苏）和 200×10^{-6} 有效氯 1h 以上。但 1000×10^{-6} 含氯消毒剂（3% 含氯石灰、5% 次氯酸钠）处理 20min 可以灭活。

HAV 在自然界生存能力很强：含 HAV 者粪便涂布于塑料表面，25℃ 30min 后仍然有 0.4% 的病毒存活；HAV 在室温下干燥粪便中可存活 4 周，易通过日常生活传播。某些水产品如毛蚶、牡蛎等有浓缩水中 HAV 的能力，HAV 在活牡蛎中可存活 5 天，生吃此类食物可引起甲型肝炎暴发流行。

二、HAV 的易感动物与组织培养

HAV 主要是对人及几种高等灵长类动物具有致病性。狨猴和黑猩猩对 HAV 易感，残尾猴、恒河猴等也可被感染并可引起血清转氨酶的升高和肝组织的病理学改变。自然界中野生黑猩猩等自然感染率极高，HAV 抗体阳性率可高达 90% 以上。HAV 可在多种哺乳动物细胞中生长繁殖，包括狨猴肝细胞、猴胚肾细胞（FRhK-6、FRhK-4）、人胚二倍体成纤维细胞（HEF）、人肝癌细胞（PLC/PRF-5）、人羊膜细胞（FL）、Vero 细胞和非洲绿猴肾细胞（AGMK）等。采用 Huh7 细胞系培养 HAV，HAV 可以不发生变异、稳定生长[2]。HAV 在多数细胞中的生长繁殖过程缓慢，一般需 2 ~ 4 周病毒量才达到最高值。细胞培养的 HAV 一般不产生细胞病变，但个别变异毒株在一定条件下可产生细胞病变。体外成功分离培养 HAV，为 HAV 的免疫学检测、病毒抗原制备特别是甲肝疫苗的成功研制，提供了良好的条件。

三、HAV 的分子生物学

成功克隆 HAV 全基因组后，HAV 多个毒株的全基因序列已清楚并对其各区功能及结构进行了大量研究。HAV 野毒株（HM-175）的基因组全长为 7478 个核苷酸，自 5′ 端至 3′ 端依次由 5′ 非编码区、编码区、3′ 非编码区三大部分组成。① 5′ 非编码区（5′NTR）位于病毒基因组前段，约有 733 个核苷酸。序列高度保守，由于它不编码病毒蛋白，可能是识别和连接宿主核糖体的重要信号，该区与 HAV 复制的引物糖蛋白（VPg）共价连接。HAV 5′NTR 上有体外翻译所必需的顺式体，被称为内部核糖体进入位点。HAV 5′NTR 有 6 个二级结构（Ⅰ ~ Ⅵ 区），Ⅰ 区基因组（碱基 1 ~ 41）在 5′ 端形成微小 RNA 共有的大发夹样结构，Ⅱ 区（碱基 42 ~ 98）的结构多为推测。Ⅲ 区（碱基 99 ~ 323）含一多聚嘧啶环，Ⅳ 和 Ⅴ 区（碱基 324 ~ 692）具有复杂的空间结构，内含核糖体进入部位，Ⅵ 区（碱基 693 ~ 723）包括一短的寡聚嘧啶带。②编码区由 6681 个核苷酸组成。起始点有 2 个蛋氨酸起始密码子 AUG 被一个天冬氨酸密码子所隔开，有启动开放阅读框（ORF）进行编码及翻译的功能。开放阅读框编码一个由 2227 个氨基酸组成的多聚蛋白，可分为 3 个区：P1 区编码 4 个衣壳蛋白 1A ~ 1D，常称为 VP1 ~ VP4；P2 区编码 3 个蛋白 2A ~ 2C；P3 区编码蛋白 3A ~ 3D。其中，VP1 ~ VP4 和 2A 属于结构基因，2B ~ 2C 和 3A ~ 3D 为非结构基因[2]。③ 3′ 非编码区（3′NTR）接于编码区之后，长度为 63 个核苷酸，无编码病毒蛋白功能，与 HAV RNA 稳定性有关（图 28-2）。

HAV 基因组编码蛋白及其功能：HAV 基因组开放阅读框首先翻译成一大的多聚蛋白，再经过一系列的翻译后裂解，最终加工成 HAV 的功能蛋白，这种最终产物可能多达 11 种蛋白，共分为结构蛋白 P1 区和非结构蛋白 P2、P3 区。P1 区：包括 4 种衣壳蛋白 VP41A、VP21B、VP31C 和 VP4，它们是 HAV 颗粒的衣壳蛋白。VP1 蛋白相对分子质量最大，它与 VP3 一起构成 HAV 的抗原决定簇。VP2 和 VP4 可能共同衍生于前体 VP0 蛋白。VP2 带有一丝氨酸残基，可充当一种催化剂，催化 VP0 裂解成 VP2 和 VP4，为病毒成长过程的最终步骤。P2 区：包括非结构蛋白 2A、2B 和 2C。2A、2B 与其他微小 RNA 病毒差别较大，同源性低，无自身蛋白酶的催化功能。2C 的羧基端则与微小 RNA 病毒有同源性，可参与病毒的转录作用。P3 区：由 3A、3B、3C 和 3D 共 4 种蛋白组成。3B

即是 VPg，共价结合于 HAV RNA 5′端，作为 HAV RNA 合成引物并参与病毒组装。3C 为一个具有蛋白裂解活性的蛋白酶。六核苷酸 5′-GGGGGT-3′（G5T）

和 HAV 3C 蛋白 C 端的结合，可以抑制 3C 蛋白的活性[3]。3D 蛋白则是 HAV RNA 复制所依赖的 RNA 多聚酶。

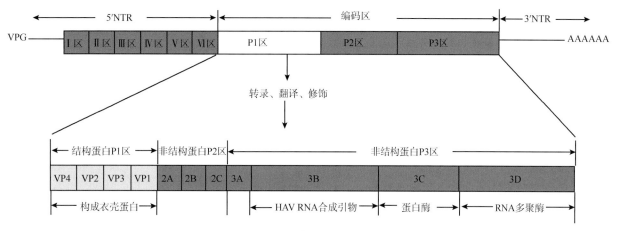

图 28-2　HAV 基因结构及编码蛋白

四、HAV 的复制

HAV 在肝细胞内复制：它可在多种灵长类动物及人的原代或传代细胞中增殖，病毒复制不阻断宿主细胞蛋白质合成，一般无细胞病变发生，易形成持续感染。自然分离的 HAV 无论在细胞培养还是在感染者体内均不会使细胞裂解，并且病毒是通过囊泡的方式从感染肝细胞中分泌[4]。实验证实类包膜 HAV 的包膜与细胞外囊泡、溶酶体有相似之处[5]。

患者经消化道感染 HAV 后，病毒在肝细胞内复制并伴有病毒血症，病毒从粪便中排出。① HAV 进入肝细胞：HAV 首先与肝细胞膜上的受体结合并通过胞饮作用进入肝细胞，在核小体或溶酶体内脱衣壳，游离出 RNA，与宿主核糖体结合形成多聚核糖体。② HAV 蛋白的翻译：多聚蛋白解离成 11 种结构和非结构蛋白，并组装病毒结构和起调节作用。③ HAV RNA 复制：HAV RNA 为一正链 RNA，并有一 poly A 尾部，在复制中起双重作用。除了上述蛋白翻译作用外，在病毒复制过程中，它可作为模板，在病毒 RNA 聚合酶作用下（非结构蛋白 3D）复制负链 RNA，再以此负链 RNA 为模板复制新的正链 RNA，然后在肝细胞胞质面内质网膜内，与上述蛋白衣壳包装成新一代成熟的 HAV 颗粒。④ HAV 释放：病毒组装在肝细胞的囊泡内进行，它可由肝细胞胞质释放至毛细胆管内，与胆汁酸结合后囊泡破裂，HAV 释放至胆道中，

随粪便排出体外。HAV 可在宿主细胞的细胞膜上形成类包膜 HAV（eHAV），eHAV 可以逃避中和抗体的作用，并且促进 HAV 在肝内的传播[6]。新组装的 HAV 可以侵犯邻近的其他肝细胞。

五、HAV 的基因变异与分型

世界各地的不同 HAV 分离毒株，其核苷酸同源性在 90% 以上，不同毒株的核苷酸序列变异在 1% ～ 10%。比较研究发现，5′ 非编码区为高度保守区，P1 和 P2 区为相对变异区。如 MBB 株与 LA 株间核苷酸同源性为 92%，HM-175 株与 LA 株同源性为 91%，HM-175 株与 MBB 株同源性为 95%。

HAV 各分离株间衣壳蛋白的同源性达 98% ～ 100%，少量的氨基酸变异主要在 VP1 区内。根据 HAV 基因组核苷酸在 VP1/2A 区域内 168 个核苷酸的变异程度及特征，现已将人源 HAV 分为 4 个基因型（Ⅰ、Ⅱ、Ⅲ、Ⅶ），每型内有约 85% 的同源性，15% 的变异。人源 HAV 分离株多属 Ⅰ 和 Ⅲ 型。猴 HAV 可分为 3 个基因型（Ⅳ、Ⅴ、Ⅵ）。因此，HAV 迄今有 7 个基因型（9 个亚型）。

六、HAV 的抗原位点与血清型

虽然 HAV 不同分离株间核苷酸有一定程度的变异，但人源 HAV 抗原结构非常保守，一般认为 HAV 只有单一抗原特异性，即一个血清型存在。

人源 P21 株和 HM-175 株的抗原性交叉中和分析结果未发现抗原结构的任何差异，其中抗原决定簇位于 VP1 氨基端的区域内，用此段的合成多肽（12 个氨基酸）在动物体内免疫即可诱生出中和抗体。这种单一中和位点的发现对于制备 HAV 合成多肽疫苗及抗独特型抗体疫苗均有重要意义。

第 2 节　流行病学

一、传　染　源

主要传染源为急性期患者和隐性感染者。猩猩和猕猴虽可自然感染，但作为人传染源意义不大。目前尚未见 HAV 慢性携带者的报道。在急性期患者中非典型的无黄疸性肝炎患者及儿童患者尤为重要。甲型肝炎传染期一般认为在潜伏末期及发病后数周。志愿者试验证明感染后第 25 天至发病后 8 天粪便均有病毒颗粒排出。甲型肝炎患者病毒血症最早始于黄疸出现前 25 天，持续至黄疸出现为止，其间血液亦可能有一定的传染性。

二、传　播　途　径

甲型肝炎主要经粪 – 口途径传播，这是因为粪便的排毒量最大、排毒时间最长。甲型肝炎可通过食物、饮水及人群密切接触而传染。一般日常生活密切接触为主要传播方式，多为散发性发病，如病毒污染饮水水源或食物则可引起暴发流行。1988 年初，我国上海甲型肝炎暴发流行即是由于食用未煮熟的污染毛蚶所致。2014 年欧洲甲型肝炎的暴发源头则可能是冷冻浆果[7]。有报道称器官移植可传播 HAV[8]。迄今尚未见孕妇甲型肝炎经垂直传播导致胎儿感染的报道。

三、人群易感性与免疫力

人类对 HAV 普遍易感，在甲型肝炎流行区，人群中成人血清抗 HAV 普遍呈阳性。婴幼儿及青少年最易感染，患过甲型肝炎或感染过 HAV 的人群均可获得较持久的免疫力，再次发病者极为少见。近年来，甲型肝炎在男男性行为人群之间的发病率有所增加[9, 10]，男男性行为甚至可导致甲型肝炎的暴发流行[11, 12]。

四、流　行　特　征

甲型肝炎呈全球性分布，主要流行于发展中国家，在许多热带及亚热带地区呈地方性小流行，农村高于城市，在人口密度高、居住拥挤的场所，如学校、兵营等发病率较高。甲型肝炎的小流行可呈周期性，每 5 ~ 10 年可有一次流行高峰，这与人群获得免疫力有关。

甲型肝炎发病无严格的季节性，一般以秋冬季节多见，如水源、食物污染则可呈暴发流行。HAV 在中等相对湿度（50%）生长得最好[13]。发病与卫生条件直接相关。我国甲型肝炎流行仍是重要的卫生问题，曾有多次暴发流行。1988 年初，上海甲型肝炎暴发流行，发病总人数达 30 余万，是历史上最大的一次甲型肝炎流行，流行范围广、持续时间长，高峰期每日发病患者数达万人以上，多数为青壮年。事实上，在所有急性肝炎患者中，甲型肝炎患者占 50% 以上，其发病率仍为各型病毒性肝炎之首。

第 3 节　病理与发病机制

一、病　理　学

急性甲型肝炎与其他急性病毒性肝炎一样，主要表现为肝小叶内炎症和肝细胞变性、坏死。其特点是常伴有汇管区周围的坏死及炎症，和汇管区炎症混在一起，而中心区则病变轻微。在小叶内常见淤胆。病变常在黄疸消退后 1 ~ 2 个月才恢复。病理变化过程：早期最常见肝细胞气球样变性，胞体肿胀，胞质染色浅，胞核浓缩；其次为肝细胞嗜酸性变，胞体缩小，胞质嗜酸性增强，胞核固缩，形成嗜酸性小体，为细胞凋亡的形式；进一步则发生空泡样变性，胞核溶解、坏死；最后为肝细胞灶性坏死、再生。

急性重型肝炎较为少见。病理特征为大量肝细胞坏死、融合成片，病变多自肝小叶中心开始，向四周扩延，溶解坏死的肝细胞迅速被清除，残余肝细胞淤胆，呈黄色，肝脏体积缩小，故称急性黄色肝萎缩。详细病理改变参见乙型肝炎。

淤胆型肝炎：病理改变无特殊表现，一般炎症坏死较轻，毛细胆管淤胆较重，这是肝细胞自身胆汁代谢分泌障碍所致。病变主要位于小叶中心，毛细胆管内可形成胆栓，汇管区有炎症细胞浸润。

二、发病机制

HAV 经口进入，病毒侵入肠上皮黏膜后可能有一"肠相"阶段，病毒可在肠道繁殖。发病前有一短暂的病毒血症期，随后病毒入侵肝脏，在肝细胞内复制繁殖并引起病变。引起肝细胞损伤的机制主要是通过免疫反应，一般认为 HAV 直接细胞毒性作用较弱。

免疫反应机制：甲型肝炎的肝细胞损害与机体免疫反应有关，病毒复制量的多少可能与肝细胞损伤的程度密切相关。病毒感染肝细胞时，固有免疫系统和适应性免疫系统在肝损伤过程中扮演了重要角色；细胞毒性 T 细胞（CTL）对感染病毒肝细胞的攻击在其中起主要作用。干扰素系统、NK 细胞及中和抗体对感染的控制起重要作用。近年来研究表明，调节性 T 细胞（Treg）抑制活性降低，对 Fas 诱导的细胞凋亡的易感性增加，且产生 TNF-α 的 Treg 细胞可促进急性 HAV 感染患者发生严重的肝损伤[14, 15]。

细胞免疫：HAV 感染肝细胞的损伤及肝细胞内病毒的清除与细胞免疫反应有关。黑猩猩的 HAV 感染模型表明 CD4+ 辅助性 T 细胞在终止 HAV 感染中发挥了重要作用[16]。在外周血淋巴细胞中，实验证明特异性杀伤细胞 CTL 的细胞毒性活性显著增高，在临床黄疸出现 2 ～ 3 周时，细胞毒活性达高峰。肝活检及淋巴细胞克隆技术发现，甲型肝炎组织中以 CD8+ 细胞为主，并证明其具有特异性杀伤 HAV、攻击 HAV 感染细胞的活性。这种 CTL 的作用是甲型肝炎肝细胞损伤的重要机制。

体液免疫：在甲型肝炎早期及恢复期血清中均存在中和抗体，血清抗 -HAV IgG 和 IgM 均有中和病毒的作用。抗 -HAV IgG 的这一保护作用在 HAV 急性感染后多年仍可维持较高水平。HAV 特异性单克隆抗体可以通过阻断病毒对宿主细胞的附着来中和 HAV 感染，为治疗 HAV 感染提供新的靶点[17]。HAV 感染后外周血淋巴细胞及皮肤成纤维细胞均可产生干扰素，γ- 干扰素一般由特异性 CTL 产生，可诱导肝细胞表面的 HLA- Ⅰ 类抗原表达，从而促进 T 细胞介导的清除 HAV 作用，同时也可损伤肝细胞。

病毒直接作用：病毒经口进入消化道黏膜后，可在肠道中繁殖，经短暂的病毒血症后，在肝细胞内增殖、复制，进入血液循环，经胆道排入肠道，随粪便排出体外。动物模型中大部分肝细胞均有 HAV Ag 存在。电镜可观察到肝细胞胞质内有病毒颗粒存在。病毒复制多少，一定程度上可以决定肝细胞损伤的程度。

第 4 节　临床表现

机体感染 HAV 后可表现为隐性感染，亦可表现为临床感染。通常表现为急性黄疸性肝炎和急性无黄疸性肝炎，部分表现为急性淤胆型肝炎，偶可发展为重型肝炎，一般不发展为慢性肝炎。甲型肝炎潜伏期为 15 ～ 45 天，平均为 30 天。

一、急性黄疸性肝炎

急性黄疸性肝炎临床按病程可分为黄疸前期、黄疸期和恢复期三个阶段，总病程 1 ～ 4 个月。偶可超过半年。

1. 黄疸前期　开始出现临床症状但未出现黄疸的时期。起病多较急，多数患者有发热、体温 38 ～ 39℃。突出临床症状为全身乏力和胃肠道症状（厌食、厌油、恶心、呕吐、腹胀、腹泻）。少数儿童患者出现上呼吸道感染症状（头痛、发热、咽痛、支气管炎等）或类似急腹症。少数患者可伴有关节酸痛、皮疹、出血倾向及心律失常。此期血清转氨酶（ALT）升高，尿胆红素阳性，抗 -HAV IgM 阳性。此期一般持续 2 ～ 3 天，平均 1 周。亦有患者缺乏此期而直接进入黄疸期。

2. 黄疸期　此期各种典型症状及体征先后出现，热退而尿似浓茶并相继出现黄疸，1 ～ 2 周达到高峰。黄疸多为肝细胞性。可有短期的梗阻性黄疸表现，大便颜色变浅。半数以上患者可有肝肿大，于肋下 1 ～ 3cm 可扪及，轻压痛。血清转氨酶尤其是 ALT 升高。黄疸期可持续 2 ～ 6 周。

3. 恢复期　此期黄疸消退而临床症状减轻以至消失，食欲增加、体力恢复、肝脾逐渐回缩至正常。肝生化指标恢复正常。本期一般 2 周至 4 个月不等，平均 1 个月。

二、急性无黄疸性肝炎

急性无黄疸性肝炎临床最常见，为急性甲型肝炎的一种轻型表现，在流行病学中有重要意义。其临床症状较轻，类似急性黄疸性肝炎的黄疸前期，以乏力及胃肠道症状为主，但不出现黄疸，可伴有肝脾肿大，血清 ALT 明显增高。抗 -HAV IgM 阳性。

三、重型肝炎

重型肝炎较为少见，临床特征为急性起病，短期内出现意识障碍、出血、黄疸并伴有肝脏缩小。由于急性大量肝细胞死亡导致急性肝衰竭及各种并发症出现（参见"乙型肝炎"的有关内容）。

四、急性淤胆型肝炎

急性淤胆型肝炎亦称毛细胆管炎型肝炎、胆汁淤积型肝炎，主要表现为黄疸持续时间较长，多超过 3 周。为梗阻性黄疸，总胆红素多大于 171μmol/L，伴皮肤瘙痒、陶土色大便。而自觉症状相对较轻，血清转氨酶中度升高，胆红素升高以直接胆红素为主。预后良好，病程持续较长，可达 2 ～ 3 个月甚至以上。常需与其他肝内外梗阻性黄疸鉴别。

第 5 节　诊断与鉴别诊断

一、诊　断

甲型肝炎的诊断应包括临床诊断和病原学诊断。

1. 临床诊断　综合患者症状、体征、流行病学资料、实验室检查结果进行临床诊断。急性甲型肝炎出现黄疸后诊断多不困难，而黄疸前期及无黄疸性肝炎则易误诊为急性"上感""胃肠炎"等。

（1）起病较急，伴有发热而出现无其他原因可以解释的乏力和胃肠道症状的患者，应立即检查血清 ALT 以做出早期临床诊断。

（2）流行病学资料：①发病前有与甲型肝炎患者明确的接触史；②发病前曾在甲型肝炎流行区逗留并有不洁饮水、饮食史；③发病前曾有食用毛蚶、牡蛎等 HAV 污染食物史；④在甲型肝炎流行的单位集体工作或生活者。

（3）实验室检查：起病时 ALT 即增高，1 周内达高峰值。血清总胆红素及胆红素均升高。

2. 病原学诊断　一般检测抗 -HAV IgM 阳性即可诊断。此项检查在发病早期即可检出阳性，且特异性高，持续时间短，已作为甲型肝炎病原学检测最可靠的指标。

其他病原学检测指标：①血清抗 -HAV IgG，为保护性抗体，发病后 1 个月可自血清中检出，2 ～ 3 个月达高峰，持续多年。此项指标阳性一般表明机体有免疫力，多用于流行病学调查。双份血清抗 -HAV IgG 滴度升高 4 倍以上则有诊断价值。②粪便中 HAV 特异性 IgA，感染者粪便中 HAV 特异性 IgA 可持续 4 ～ 6 个月。③检测 HAV 颗粒或抗原，发病前 2 周粪便中即可检出 HAV 抗原或直接观察到 HAV 颗粒。患者肝组织中亦可检出 HAV 抗原。④ HAV RNA，利用分子杂交探针或 RT-RCR 方法可从患者粪便标本或肝组织标本中检出 HAV RNA。⑤直接分离 HAV。上述方法均需一定的设备和技术，操作复杂，现仅在特殊研究中加以选择应用。以 DNA 为基础的电化学生物传感器 [18]、电镀镍制成的微机电系统悬臂 [19]、侧向层析检测 [20]、基于海洋生物贻贝黏蛋白的灵敏分子印迹聚合物的病毒共振光散射传感器 [21] 均可用于 HAV 检测。PCR 技术用于检测低滴度样本有较高敏感性，但方法复杂，成本较高，临床应用受限。

二、鉴别诊断

甲型肝炎在许多方面有别于其他各型病毒性肝炎，而各型病毒性肝炎临床表现基本相似，主要以病原学诊断和实验室检测的特征为鉴别基础（表 28-1）。

急性黄疸性肝炎应与其他肝细胞性黄疸进行鉴别，如中毒性（药物、毒物）肝炎、传染性单核细胞增多症、钩端螺旋体病、胆石症、巨细胞病毒（CMV）性肝炎、EB 病毒肝炎等，主要以流行病学史（接触史）、实验室检查及病原学进行鉴别诊断。

表 28-1　甲型肝炎与其他各型病毒性肝炎的鉴别

	甲型肝炎	乙型肝炎	丙型肝炎	丁型肝炎	戊型肝炎
病毒大小和类型	27nm，RNA	42nm，DNA	30～60nm，RNA	36nm，RNA	27～38nm，RNA
主要传播途径	粪 – 口	血液、母婴	血液	血液	粪 – 口
高发人群	儿童	成人、儿童	成人	成人	青壮年
流行性	散发或流行	散发	散发	散发	散发或流行
季节性	秋冬	无	无	无	雨季或洪水后
潜伏期	30（15～45）天	70～80（28～160）天	52（30～83）天	4～20周	36（15～75）天
发病缓急	多急性	多缓慢	多缓慢	多缓慢	多急性
黄疸	多见	多无	多无	多无	常较重
病毒携带者	无	有	有	有	无
慢性化	无	有	有	有	无
预防重点	水粪管理、饮食卫生、个人卫生、疫苗接种、丙种球蛋白	乙肝疫苗、控制医源性传播及母婴传播、乙型肝炎免疫球蛋白	控制血源性传播	控制血源性传播	水粪管理、饮食卫生、个人卫生

急性无黄疸性肝炎应与其他单项转氨酶升高的疾病相鉴别，如中毒性肝炎、脂肪肝、华支睾吸虫病等。

重型肝炎则应与钩体病黄疸出血型、妊娠急性脂肪肝、中毒及药物性肝炎等鉴别。

急性淤胆性肝炎则需与肝外及肝内梗阻性黄疸相鉴别。即使抗 -HAV IgM 阳性，也应排除肝外梗阻的可能性，因为二者的预后是完全不同的。

第 6 节　治　疗

甲型肝炎为自限性疾病，预后良好，不会转为慢性，极少数发生重型肝炎，绝大多数患者都能顺利恢复，主要采取支持和对症治疗。

一、急性黄疸性和无黄疸性肝炎

休息有助于促进甲型肝炎恢复，防止重型肝炎发生。早期可卧床休息，黄疸消退后可轻微活动。以清淡饮食为主，病情好转后要充分补充热量。进食不足者，可每日静脉滴注 10% 葡萄糖溶液 500～1000ml，加维生素 C 1～2g。

目前对甲型肝炎尚无特效治疗药物，可根据药源适当选用中药或西药。西药可酌情应用保肝降酶药及补充维生素等，中药以清热利湿为主，同时可采取对症治疗。应禁酒、禁用损伤肝脏的药物，应避免滥用药物，以免增加肝脏负担，不利于病情恢复。

二、重型肝炎

加强监护，针对病情发展，应用对症治疗、支持等综合性治疗，以维持患者生命，促进肝细胞再生和病情恢复。

三、淤胆型肝炎

急性淤胆型肝炎预后良好，虽然黄疸持续时间较长，但最终多能自愈，一般不会演变成胆汁性肝硬化，仍按急性黄疸性肝炎治疗即可。如遇黄疸较重，持续时间较长者可试用苯巴比妥钠 30～60mg，每日 2～3 次；或在知情同意的基础上试用肾上腺皮质激素（泼尼龙 30～40mg/d），退黄后逐渐减量（每 5～7 天减 5mg），适当维持，如黄疸无明显反弹则考虑停药。也可酌情采用利胆退黄的中药。

第 7 节　预　防

采用以切断传播途径为主的综合措施，控制甲型肝炎流行。

一、管理传染源

患者应按肠道传染病隔离至起病后 3 周，托幼机构患儿隔离 40 天，密切接触者医学观察 4～6 周。注意患者个人卫生，排泄物及应用物严格消毒。

二、切断传播途径

这是根本措施，将对控制肠道传染病起重大作用。需做到：①保护水源、饮水消毒、不饮生水；②粪便管理，无害化、禁止污染水源和环境；③污水处理，无害化、避免污水灌溉；④注意饮食卫生，禁止食用不熟食品；⑤注意个人卫生，培养幼儿卫生习惯；⑥消灭蚊蝇、蟑螂等。

三、保护易感人群

1. **被动免疫**　市售丙种球蛋白均含有甲型肝炎特异性抗体，可用于接触后预防。肌内注射后可预防或减少甲型肝炎临床病例发生，也可预防大部分隐性感染，能有效控制托幼机构、学校甲型肝炎暴发流行。丙种球蛋白肌内注射越早越好，最迟不超过接触后 7～10 天，保护效果一般为 36 天。

2. **特异性免疫——主动免疫**　世界卫生组织自 2012 年来鼓励大规模接种（UMV）战略[22]，并建议根据国情可考虑将甲肝疫苗列入针对 1 岁以上儿童的国家免疫规划。目前，国内应用的甲肝疫苗有减毒活疫苗和灭活疫苗两大类。减毒活疫苗和灭活疫苗广泛用于儿童时均具有可接受的安全性及优秀的免疫原性[23]，至少可提供 10～20 年的抗 -HAV 保护[24]。

凡是对 HAV 易感者，年龄在 1 周岁以上的儿童、成人均应接种。主要接种对象是 1 周岁以上的儿童、青少年，其他还包括医务工作者、食品行业从业人员、职业性接触 HAV 者、甲型肝炎患者的家庭成员、去甲型肝炎流行区旅游者、男男同性恋者、慢性乙型肝炎和 / 或慢性丙型肝炎患者、拟行肝移植术者等。在发热、急性病、进行性慢性病情况下，应延缓接种。

（1）减毒活疫苗：1986 年，Provost 利用 CR326 株病原患者粪便，通过体外细胞分离、培养及传代，进行减毒，获得了 CR326 F'HAV 减毒株。我国则利用猴肾细胞进行分离传代，最后使之适应人胚肺二倍体细胞（KMB17），利用体外细胞传代及低温增殖以减毒，获得 HAV H2 减毒株，由此制备了 HAV H2 减毒活疫苗。HAV H2 株接种后可产生中和抗体，获得预期的保护性作用；接种者粪便中无明显 HAV 排毒或明显低于野生毒株感染者。HAV

H2 株现在我国人群中广泛应用，抗 -HAV 阳性率在接种后 3～8 周为 84.9%～100%，且接种后抗体持续时间较长，有确切的预防甲型肝炎的作用。

减毒活疫苗主要的顾虑在于减毒株在人群中传播所导致的"返祖"概率有多大。目前有研究以人工突变的方式获取变异型减毒株，从而使制备减毒活疫苗的方式更简便。

（2）灭活疫苗：1986 年，Provost 用组织培养分离的 CR326 株在 FRhK6 和 LIC-MK$_2$ 细胞传代和增殖后制备甲醛溶液（福尔马林）灭活疫苗接种狨猴等动物后抗 -HAV 阳性率 100%，在人体试验中也安全有效。研究表明 1 剂或 2 剂甲肝灭活疫苗在健康成人中至少可提供 36 个月的高血清学保护。灭活疫苗保存时间长，无减毒株的"返祖"现象，但由于制备工艺复杂，致使价格高昂，难以普及。

（3）基因工程疫苗：分离提取 HAV 衣壳 VP1-VP2-VP3 组成亚单位疫苗的基本结构。其中 VP1 的 12～24 位多肽已经人工合成，可进行动物免疫。通过原核表达系统表达 HAV 的 V1 和 V3 与 β- 半乳糖核苷酶的融合蛋白，由大肠杆菌表达的 VP1、VP0 及 VP3 融合蛋白，免疫动物可诱导低滴度的中和抗体。

（4）带有 HAV 抗原活病毒：利用痘苗病毒重组表达 HAV VP1 蛋白并免疫接种猴已获得初步成功。我国学者应用痘苗病毒作为 HAV cDNA 全序列重组载体表达水平较高，免疫动物也获得成功，诱导中和抗体产生并有一定的保护性。基因工程疫苗是研究发展的方向，但其成功实现还比较遥远。

虽然疫苗可以预防甲型肝炎，但近年来国外报道甲型肝炎相关的住院数量明显增加[25]，且大部分发生于成年人。因此，公共卫生措施应着重考虑提高成年人对 HAV 的免疫力，包括有肝脏疾病的成年人[26]。

（张琼方　张大志　任　红　张定凤）

参 考 文 献

[1] Zhu L，Zhang X. Hepatitis A virus exhibits a structure unique among picornaviruses. Protein & Cell 2015；6：79，80.

[2] Debing Y，Neyts J，Thibaut HJ. Molecular biology and inhibitors of hepatitis A virus. Medicinal Research Reviews 2014；3：895-917.

[3] Blaum BS, Wunsche W, Benie AJ, et al. Functional binding of hexanucleotides to 3C protease of hepatitis A virus. Nucleic Acids Research 2012; 40: 3042-55.

[4] Kirkegaard K. Unconventional secretion of hepatitis A virus. Proceedings of the National Academy of Sciences of the United States of America 2017; 114: 6653-5.

[5] McKnight KL, Xie L, Gonzalez-Lopez O, et al. Protein composition of the hepatitis A virus quasi-envelope. Proceedings of the National Academy of Sciences of the United States of America 2017; 114: 6587-92.

[6] Feng Z, Hensley L, McKnight KL, et al. A pathogenic picornavirus acquires an envelope by hijacking cellular membranes. Nature 2013; 496: 367-71.

[7] O'Dowd A. Source of hepatitis A outbreak in Europe may be frozen berries. BMJ 2014; 348: g2852.

[8] Foster MA, Weil LM, Jin S, et al. Transmission of hepatitis A virus through combined liver-small intestine-pancreas transplantation. Emerg Infect Dis 2017; 23: 590-6.

[9] Latash J, Dorsinville M, Del Rosso P, et al. Notes from the field: increase in reported hepatitis A infections among men who have sex with men - New York City, January-August 2017. Morb Mortal Wkly Rep 2017; 66: 999-1000.

[10] Zucman D, Farfour E, Mazaux L, et al. How to face the outbreak of viral hepatitis A in men who have sex with men in france without vaccines? Clin Infect Dis 2017; 65: 1053-4.

[11] Chen GJ, Lin KY, Hung CC, et al. Hepatitis A outbreak among men who have sex with men in a country of low endemicity of hepatitis A infection. J Infecti Dis 2017; 215: 1339-40.

[12] Freidl GS, Sonder GJ, Bovee LP, et al. Hepatitis A outbreak among men who have sex with men (MSM) predominantly linked with the EuroPride, the Netherlands, July 2016 to February 2017. Eurosurveill 2017; 22.

[13] Kim SJ, Si J, Lee JE, et al. Temperature and humidity influences on inactivation kinetics of enteric viruses on surfaces. Environ Sci Technol 2012; 46: 13303-10.

[14] Choi YS, Jung MK, Lee J, et al. Tumor necrosis factor-producing T-regulatory cells are associated with severe liver injury in patients with acute hepatitis A. Gastroenterology 2018; 154: 1047-60.

[15] Choi YS, Lee J, Lee HW, et al. Liver injury in acute hepatitis A is associated with decreased frequency of regulatory T cells caused by Fas-mediated apoptosis. Gut 2015; 64: 1303-13.

[16] Zhou Y, Callendret B, Xu D, et al. Dominance of the CD4 (+) T helper cell response during acute resolving hepatitis A virus infection. J Exp Med 2012; 209: 1481-92.

[17] Wang X, Zhu L, Dang M, et al. Potent neutralization of hepatitis A virus reveals a receptor mimic mechanism and the receptor recognition site. Proc Natl Acad Sci USA 2017; 114: 770-5.

[18] Timurdogan E, Alaca BE, Kavakli IH, et al. MEMS biosensor for detection of hepatitis A and C viruses in serum. Biosens Bioelectron 2011; 28: 189-94.

[19] Manzano M, Viezzi S, Mazerat S, et al. Rapid and label-free electrochemical DNA biosensor for detecting hepatitis A virus. Biosens Bioelectron 2018; 100: 89-95.

[20] Lee JH, Seo HS, Kwon JH, et al. Multiplex diagnosis of viral infectious diseases (AIDS, hepatitis C, and hepatitis A) based on point of care lateral flow assay using engineered proteinticles. Biosens Bioelectron 2015; 69: 213-25.

[21] Yang B, Gong H, Chen C, et al. A virus resonance light scattering sensor based on mussel-inspired molecularly imprinted polymers for high sensitive and high selective detection of hepatitis A virus. Biosens Bioelectron 2017; 87: 679-85.

[22] WHO position paper on hepatitis A vaccines: June 2012-recommendations. Vaccine 2013; 31: 285-6.

[23] Ma F, Yang J, Kang G, et al. Comparison of the safety and immunogenicity of live attenuated and inactivated hepatitis A vaccine in healthy Chinese children aged 18 months to 16 years: results from a randomized, parallel controlled, phase IV study. Clin Microbiol Infect 2016; 22: 811.e9-e15.

[24] Ott JJ, Irving G, Wiersma ST. Long-term protective effects of hepatitis A vaccines. A systematic review. Vaccine 2012; 31: 3-11.

[25] Collier MG, Tong X, Xu F. Hepatitis A hospitalizations in the United States, 2002-2011. Hepatology 2015; 61: 481-5.

[26] Ly KN, Klevens RM. Trends in disease and complications of hepatitis A virus infection in the United States, 1999-2011: a new concern for adults. J Infect Dis 2015; 212: 176-82.

第29章 乙型肝炎

第1节 病原学

乙型肝炎病毒（hepatitis B virus，HBV）是嗜肝DNA病毒科（Hepadnavirus）正嗜肝DNA病毒属（Orthohepadnavirus）的一员。该病毒属的其他成员包括土拨鼠肝炎病毒（woodchuck hepatitis virus，WHV）及地松鼠肝炎病毒（ground squirrel hepatitis virus，GSHV）。而鸭乙型肝炎病毒（duck hepatitis B virus，DHBV）则是同科中禽嗜肝DNA病毒属（Avihepadnavirus）的一员。HBV的抵抗力很强，对热、低温、干燥和紫外线及一般浓度的消毒剂均能耐受。在37℃可存活7天，在血清中室温可保存6个月，–20℃可保存15年。100℃10min、65℃10h或高压蒸气消毒可灭活HBV，其对0.2%新洁尔灭及0.5%过氧乙酸敏感。

1965年Blumberg等报道在澳洲当地人血液中发现"澳大利亚"抗原（1976年获诺贝尔生理学/医学奖），1967年Krugman等发现澳大利亚抗原与肝炎有关，故称其为肝炎相关抗原，1972年世界卫生组织将其命名为乙型肝炎表面抗原（hepatitis B surface antigen，HBsAg）。1970年Dane等在电镜下发现HBV完整颗粒，命名为"Dane"颗粒。1979年Galibert测定了HBV全基因组序列[1]。

在电镜下观察，慢性HBV感染者血清中存在与病毒相关的三种形式的颗粒：①大球型颗粒，直径42nm，为完整的HBV颗粒，即Dane颗粒，由包膜与核心组成。其包膜含表面抗原、糖蛋白与细胞脂质；其核心直径27nm，是核心抗原（hepatitis B core antigen，HBcAg）形成的核衣壳，内含环状双股DNA，是病毒复制的主体。②小球型颗粒，平均直径22nm。③管型颗粒，由小球型颗粒连接而成，长短不一。后两种颗粒均由HBsAg组成，为空心包膜，不含核酸，无感染性。一般情况下，血清中小球型颗粒最多，Dane颗粒最少。

一、HBV的基因结构

HBV基因组结构特殊，呈环状不完全闭合的双链DNA形式，长链（负链）为全长基因，约含3200个碱基，短链（正链）的长度可变化，为长链的50%～80%。在所有已知可感染人体而且具有独立复制能力的双链DNA病毒中，HBV基因组是最小但又是最高效的。它利用重叠的开放阅读框（ORF）编码多个蛋白质，所有调控序列均位于蛋白质编码区内。4个开放阅读框S区、C区、P区、X区均位于长链，其中S区完全嵌合于P区内，C区和X区分别有23%和39%与P区重叠，C区和X区有4%～5%重叠（图29-1）。

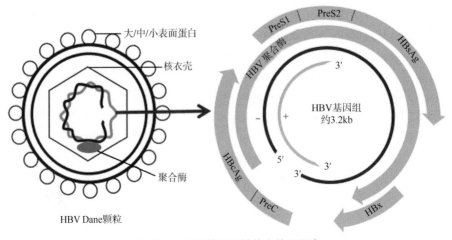

图29-1 HBV基因组结构和编码蛋白

S 区又分为前 S1、前 S2 和 S3 个编码区，分别编码前 S1 蛋白（PreS1）、前 S2 蛋白（PreS2）及 HBsAg。HBsAg 为小分子蛋白（S 蛋白）或主蛋白；PreS2 与 HBsAg 合称为中分子蛋白（M 蛋白）；PreS1、PreS2 与 HBsAg 三者合称为大分子蛋白（L 蛋白）。前 S 蛋白有很强的免疫原性，PreS1 2 ～ 48 位肽段是与肝细胞表面 HBV 感染受体结合的区域，近年我国学者李文辉团队在国际上首次发现肝细胞表面的 HBV 相关受体就是钠离子 – 牛磺胆酸共转运蛋白（sodium taurocholate cotransporting polypeptide，NTCP）。HBsAg 的抗原性较复杂，有一个属特异性的共同抗原决定簇 "a" 和至少两个亚型决定簇 "d/y" 和 "w/r"，并据此将 HBsAg 分为 10 个亚型，其中主要亚型是 adw、adr、ayw 和 ayr。我国长江以北 adr 占优势，长江以南 adr 和 adw 混存。根据 HBsAg 抗原性进行的分型有一定的流行病学意义，但与基因分型并不完全一致。

C 区由前 C 基因和 C 基因组成，编码 "e" 抗原（hepatitis B e antigen，HBeAg）和 HBcAg。前 C 及 C 区基因共同编码的蛋白质经加工后分泌到细胞外即为 HBeAg，仅由 C 基因编码的蛋白质为 HBcAg。

P 区是最长的阅读框，编码多种功能蛋白，包括具有反转录酶活性的 DNA 聚合酶、RNA 酶 H 等，均与 HBV 复制有关。

X 基因编码 X 蛋白，即 HBxAg（hepatitis B x antigen），HBxAg 具有反式激活作用，可激活 HBV 本身及其他病毒或细胞的多种调控基因。另外，HBxAg 在 HCC 的发生中可能起重要作用。

二、HBV 感染及复制过程

在体外细胞培养中，可通过在肝癌细胞系内转染 HBV 全长重组质粒实现完整病毒的复制和病毒蛋白的表达。此外，稳定表达 HBV 感染相关受体 NTCP 的肝癌细胞系可以支持 HBV 的感染。对 HBV 易感的动物很局限，灵长类动物如黑猩猩是相对理想的模型动物。其他嗜肝 DNA 病毒感染的土拨鼠、麻鸭等和 HBV 转基因小鼠也是 HBV 研究常用的动物模型。

HBV 进入细胞后，首先在病毒和 / 或细胞来源的 DNA 聚合酶作用下，病毒核衣壳内的松弛环状双链 DNA（relaxed circular DNA，RC-DNA）被修复成共价闭合环状 DNA（covalently closed circular DNA，cccDNA）。随后以 cccDNA 为模板，通过肝细胞酶的作用转录成前基因组 RNA（pregenomic RNA，pgRNA）。再以此为模板，通过逆转录酶的作用，形成第一条和第二条 DNA，此双链 DNA 呈部分环状，即完成 HBV DNA 的复制[2]。

HBV DNA 的合成是边复制边包装的过程，其间会产生各种不同形式的病毒 DNA，均称为 HBV 复制中间体，包括 RC-DNA、双链线状 DNA（double stranded liner DNA，DL-DNA）和单链 DNA（single-stranded DNA，SS-DNA）。cccDNA 在细胞核内与 HBcAg、组蛋白等宿主蛋白形成微染色体结构，高度稳定，对抑制逆转录的抗病毒药物治疗有抵抗作用。感染细胞内的 cccDNA 保持在一个相对较低的水平，为 25 ～ 50 拷贝 / 细胞。肝细胞核内持续而又稳定的 cccDNA 是造成慢性 HBV 感染的关键因素之一。此外，在肝癌细胞染色体中可发现整合的 HBV DNA，认为可能和 HCC 的发生有关，但尚未发现特定的整合位点，也未能发现证明其因果关系的有力实验证据。

HBV 有很高的复制率，且因其聚合酶缺乏校对活性，故容易产生基因突变。S 基因突变可引起 HBsAg 亚型改变或隐匿性乙型肝炎（HBsAg 阴性）；前 C 基因 1896 位核苷酸是最常发生变异的位点之一，变异后导致 HBeAg 蛋白表达终止，不能产生 HBeAg，形成 HBeAg 阴性乙型肝炎；P 区突变可导致复制缺陷或复制水平的降低，长期抗病毒治疗出现某些特定位点的变异与病毒耐药有关。

三、HBV 的基因型

根据 HBV 全基因序列异质性 ≥ 8% 的界线，可将其分为不同的基因型；目前已鉴定的 HBV 基因型有 A ～ H 8 种。众多研究表明：HBV 基因型呈一定的地理区域分布，A 型主要分布于欧洲北部、西部及非洲撒哈拉沙漠地带；B、C 型主要分布于东亚、南亚；D 型分布最广泛，是地中海等地区的优势基因型，也发现于亚洲少数地区；E 型主要分布于非洲撒哈拉沙漠地带；F 型主要分布于美国；G 型发现于法国和美国；H 型已在尼加拉瓜、墨西哥、美国的加利福尼亚等地发现。在我国北方以 C 型为主，南方以 B 型为主，D 型多见于少数民族地区，如西藏和新疆。A、F 型偶有发现，无 E 型。

目前认为，不同地区优势基因型反映了 HBV 自然感染史发生的变异特点，是病毒进化的结果。

第 2 节 流行病学

一、传 染 源

乙型肝炎患者和携带者都可以成为传染源。急性乙型肝炎患者的传染性从起病前数周开始，持续于整个急性期。慢性携带者人数众多，是我国 HBV 传播最重要的传染源。

二、传播途径

HBV 主要经母婴、血液和血液制品、破损的皮肤和黏膜及性接触等途径传播。主要传播途径有：

1. **母婴传播** 由携带 HBV 的母亲传给胎儿和婴幼儿，是我国 HBV 传播的最重要途径。包括宫内、围生期垂直传播和出生后的水平传播。一般认为 HBV 不能透过胎盘，HBsAg 阳性母亲所生新生儿宫内感染率很低，也一直未得到研究证实，可能与妊娠期胎盘轻微剥离有关。经精子或卵子传播的可能性未被证实。围生期传播是母婴传播的主要方式，新生儿因破损的皮肤或黏膜接触母血、羊水或阴道分泌物而感染。分娩后传播主要由于母婴间密切接触。虽然母乳中可检测到 HBV，但与人工喂养相比，母乳喂养并不增加婴儿 HBV 感染的机会。

2. **血液和体液传播** 血液中 HBV 含量很高，微量的污染血进入人体即可造成感染，经皮肤黏膜传播主要发生于使用未经严格消毒的医疗器械、注射器，侵入性诊疗操作和手术，以及静脉内滥用毒品等。其他如修足、文身、扎耳环孔、医务人员工作中的意外暴露、共用剃须刀和牙刷等也可传播。随着一次性注射用品的普及，医源性传播有下降趋势。由于对献血员实施严格的 HBsAg 筛查，经输血或血液制品引起的 HBV 感染已较少发生。

3. **有微量血液暴露的日常生活密切接触传播** HBV 可以通过有微量血液暴露的日常生活密切接触传播。如在日常生活中公用剃须刀、牙刷等引起 HBV 的传播；或易感者有渗液的皮肤病灶，接触带有 HBV 的体液等，是家庭内水平传播的重要途径。需要指出的是，日常工作或生活接触，如同一办公室工作（包括共用计算机等办公用品）、握手、拥抱、同住一宿舍、同一餐厅用餐和共用厕所等无血液暴露的接触，不会传染 HBV。

4. **性接触传播** HBV 可以经性接触传播。与 HBV 阳性者性接触，特别是有多个性伴侣者，其感染 HBV 的危险性增加。婚前应检查 HBsAg，如一方为 HBsAg 阳性，另一方为 HBV 易感者，在婚前应对易感者行乙肝疫苗接种。

5. **其他传播途径** 理论上有可能，但经吸血昆虫（蚊、臭虫等）传播的 HBV 感染未被证实，实际意义并不大。

三、易 感 人 群

缺乏主动或被动 HBsAg 免疫者为易感人群。高危人群包括 HBsAg 阳性母亲的新生儿及婴幼儿、HBsAg 阳性者的家属、反复输血及血制品者（如血友病患者）、血液透析者、多个性伴侣者、静脉药瘾者、接触血液的医务工作者等。

四、流 行 特 征

全世界 HBsAg 的总体流行率为 3.5%，共有 HBsAg 阳性者约 2.6 亿。按流行的严重程度分为低、中、高度三种流行区。低度流行区 HBsAg 携带率低于 2%，以美洲、欧洲为代表。中度流行区 HBsAg 携带率为 2%～5%，以东地中海、东南亚为代表。高度流行区 HBsAg 携带率在 6% 以上，以西太平洋地区和非洲地区为代表[3]。

2014 年全国血清流行病学调查数据显示，由于自 1992 年以来在新生儿中普遍接种乙肝疫苗，我国 4 岁以内人群 HBsAg 阳性率降至 0.32%，5～15 岁人群降低至 0.94%，15～29 岁人群降至 4.38%。据此估计，目前我国全人群中 HBsAg 阳性率约为 6%，世界卫生组织最新估计我国共有 8000 多万 HBsAg 阳性者[4, 5]。

第 3 节 自然史与发病机制

一、自 然 史

围生期和婴幼儿时期感染 HBV 者，分别有 90% 和 25%～30% 发展成慢性感染；在青少年和成人期感染 HBV 者，仅 5% ～ 10% 发展成慢性。HBeAg 是一种可溶性抗原，其大量产生可能导致免疫耐受。遗传因素及非特异性免疫应答功能障碍亦可能与慢性化有关。

慢性 HBV 感染的自然病程一般可分为 4 个时期：

第一阶段为免疫耐受期（HBeAg 阳性慢性 HBV 感染，慢性 HBV 携带状态）：其特点是 HBV 复制活跃，血清 HBsAg 和 HBeAg 阳性，HBV DNA 定量水平高，但血清 ALT 水平正常或轻度升高，肝组织学亦无明显异常，患者无临床症状。于围生期感染 HBV 者多有较长的免疫耐受期，此期可持续存在数十年。

第二阶段为免疫清除期（HBeAg 阳性慢性乙肝）：随年龄增长及免疫系统功能成熟，免疫耐受被打破而进入免疫清除期，表现为 HBV DNA 滴度有所下降，但 ALT 升高和肝组织学有明显炎症、坏死表现，本期可持续数月到数年。成年期感染 HBV 者可直接进入本期。

第三阶段为免疫控制期（HBeAg 阴性慢性 HBV 感染，非活动性 HBsAg 携带状态）：这一阶段表现为 HBeAg 阴性，抗 -HBe 阳性，HBV DNA 低于检测下限，ALT/AST 水平正常，肝组织学基本正常或炎症坏死及纤维化很轻，此期也称非活动性 HBsAg 携带状态。进入此期的感染者有少数可以自发清除 HBsAg，一般认为每年有 1% 左右的 HBsAg 可以自发转阴。

第四阶段为再活动期（HBeAg 阴性慢性乙肝）：非活动性抗原携带状态可以持续终身，但也有部分患者可能随后出现自发的或免疫抑制等导致 HBV 再活动，出现 HBV DNA 滴度升高（血清 HBeAg 可逆转为阳性或仍保持阴性）和 ALT 升高，肝脏病变重新出现，故本期也称再活动期。HBV 基因发生前 C 区和 C 区变异者，可以通过阻止和下调 HBeAg 表达而引起 HBeAg 阴性慢性乙型肝炎。

长期队列随访研究表明，持续高病毒载量是发生肝硬化及 HCC 的独立危险因素。在 6 岁以前感染的人群，最终约 25% 在成年时发展成肝硬化和 HCC，但有少部分患者可以不经过肝硬化阶段而直接发生 HCC。慢性乙型肝炎患者中，肝硬化失代偿的年发生率约为 3%，5 年累计发生率约为 16%。

二、发病机制

HBV 感染后导致乙型肝炎的致病机制迄今尚未完全阐明。目前认为乙型肝炎患者肝脏损伤不是 HBV 在肝内复制的直接结果，而是机体对其表达产物的免疫应答所致。免疫应答既可清除病毒，亦可导致肝细胞损伤。HBV 感染人体后，可引起固有免疫应答、适应性免疫应答（细胞免疫和体液免疫应答），并激发自身免疫反应及免疫调节功能紊乱，免疫系统的异常应答决定了乙型肝炎的临床表现及其转归。

1. **急性乙型肝炎**　急性乙型肝炎常有明显肝损害，大多呈自限性。目前认为细胞毒性 T 细胞（CTL）介导的非溶细胞性免疫机制对清除病毒有重要意义，它主要通过 γ- 干扰素及肿瘤坏死因子降解细胞内病毒。在黑猩猩体内进行 HBV 急性感染试验，发现其血清中及肝内 HBV 消失出现于 T 细胞浸润高峰前 2 ～ 4 周，而 T 细胞浸润与肝细胞凋亡及血清转氨酶上升相一致。此外，急性肝炎血清中出现的抗 -HBs 对清除循环中病毒也有重要作用。在转基因小鼠体内，注射 HBsAg 特异性 CTL，可以引起肝内细胞凋亡及坏死。肝损害程度和 CTL 输入途径、CTL 产生 γ- 干扰素及肝细胞表达 HBsAg 量等有关。这种由 CTL 介导的肝损害，主要通过 Fas-FasL 结合，造成肝细胞凋亡。

2. **慢性乙型肝炎**　人感染 HBV 后，病毒持续 6 个月仍未被清除者称为慢性 HBV 感染。乙型肝炎慢性化的发生机制是目前研究关注的热点和难点。目前认为 HBV 特异性 T 细胞缺乏或功能耗竭是导致 HBV 感染慢性化的重要因素。慢性乙型肝炎的高病毒载量状态可引起 HBV 特异性 $CD4^+$ 和 $CD8^+$ T 细胞应答显著减弱，呈窄谱、微弱、寡克隆应答，同时抑制分子如程序性死亡蛋白 -1（programed death-1，PD-1）、CD244、CTLA-4 表达增加，导致 HBV 特异性 T 细胞凋亡和功能耗竭，无法有效清除病毒。此外，HBV DNA 及其蛋白对固有免疫系统如 Toll 样受体和干扰素通路的抑制，以及 cccDNA 在肝细胞内持续稳定地存在，也是造成慢性感染的重要原因。

3. **肝衰竭**　急性肝衰竭的发生，是由于机体免疫反应过强。包括：短期内 T 细胞毒反应迅速破坏大量被 HBV 感染的肝细胞；或短期内形成大量抗原抗体复合物，激活补体，致局部发生超敏反应，造成大块肝细胞坏死；肠源性内毒素的吸收，使肝细胞发生缺血性坏死；加以肿瘤坏死因子-α（TNF-α）、IL-1和IL-6等细胞因子由单核/巨噬细胞释放，促进肝细胞损伤。亚急性肝衰竭发病机制与急性肝衰竭相似，但进展较缓慢。慢性肝衰竭的发病机制较复杂，有待进一步研究。

4. 肝外损伤　可能主要由免疫复合物引起。急性乙型肝炎早期偶尔出现的血清病样表现，很可能是循环免疫复合物沉积在血管壁和关节腔滑膜并激活补体所致，此时血清补体滴度通常显著下降。慢性乙型肝炎时循环免疫复合物可沉积在血管壁，导致乙型肝炎相关性膜性肾小球肾炎伴发肾病综合征，在肾小球基底膜上可检出HBsAg、免疫球蛋白和补体C3。免疫复合物也可导致结节性多动脉炎，这些免疫复合物多是抗原过剩的免疫复合物。

三、病　理　学

1. 基本病变　乙型肝炎以肝损害为主，肝外器官可有一定的损害。肝脏基本病理改变表现为肝细胞变性、坏死，同时伴有不同程度的炎症细胞浸润、纤维增生和肝细胞再生。肝细胞变性通常表现为气球样变和嗜酸性变。病变早期以气球样变为主，表现为肝细胞肿胀，胞核浓缩，胞质颜色变浅、透亮，状如气球。一些肝细胞体积缩小，胞核固缩甚至消失，由于核酸含量减少，胞质嗜酸性染色增强，呈伊红色圆形小体，称嗜酸性小体（eosinophilic body），也称凋亡小体。

汇管区炎症细胞浸润是判断炎症活动度的一个重要指标，浸润细胞主要为淋巴细胞，以CD8[+]或CD4[+] T细胞为主，其他尚有单核细胞、浆细胞和组织细胞。炎症细胞聚集常引起汇管区扩大，并可破坏界板引起界面肝炎，又称碎屑样坏死。汇管区炎症及其界面肝炎是慢性乙型肝炎病变活动及进展的特征性病变。小叶内肝细胞变性、坏死，包括融合性坏死和桥接坏死（bridging necrosis，BN）等，随病变加重而日趋显著。

肝细胞炎症坏死、汇管区及界面肝炎可导致肝内胶原过度沉积，肝纤维化及纤维间隔形成。如进一步加重，可引起肝小叶结构紊乱，形成假小叶并进展为肝硬化。

2. 不同临床类型乙型肝炎的病理特点

（1）急性肝炎：肝脏多肿大，表面光滑。肝细胞气球样变和嗜酸性变，形成点灶状坏死，小叶内炎症明显，伴有不同程度的汇管区炎症细胞浸润，坏死区肝细胞增生，网状支架和胆小管结构正常，汇管区炎症通常不明显。黄疸性病变较非黄疸性重，有明显的肝细胞内胆汁淤积。

（2）慢性肝炎：其基本病理学特点包括汇管区炎症以淋巴细胞浸润为主，伴不同程度的肝纤维化，同时急性肝炎的各种基本病变仍然存在。国际上常采用的慢性肝炎分级及分期标准包括Knodell、Ishak及Scheuer等评分系统，国内常用的有炎症活动度分级（G）和纤维化分期（S）。

（3）慢性HBV感染：本组至少包括HBeAg阳性慢性HBV感染（免疫耐受状态）和HBeAg阴性慢性HBV感染（非活动性HBsAg携带者状态），其病理变化也不尽相同。大部分病变轻微，少部分可有慢性肝炎甚至肝硬化的病理改变。一些病例由于病变分布不均匀，取材部位对无症状携带者的病理诊断有一定影响。

（4）肝衰竭：又称重型肝炎。①急性肝衰竭（acute liver failure，ALF）：发病初肝脏无明显缩小，约1周后肝细胞大块坏死或亚大块坏死或桥接坏死，坏死肝细胞占2/3以上，周围有中性粒细胞浸润，无纤维组织增生，亦无明显的肝细胞再生。肉眼观肝体积明显缩小，由于坏死区充满大量红细胞而呈红色，残余肝组织淤胆而呈黄绿色，故称之为红色或黄色肝萎缩。②亚急性肝衰竭（subacute liver failure，SALF）：肝细胞呈亚大块坏死，坏死面积小于1/2。肝小叶周边可见肝细胞再生，形成再生结节，周围被增生胶原纤维包绕，伴小胆管增生，淤胆明显。肉眼观肝脏表面可见大小不等的小结节。③慢加急性肝衰竭（acute on chronic liver failure，ACLF）：在慢性肝炎或肝硬化病变基础上出现亚大块或大块坏死，大部分病例可见桥接及碎屑状坏死。

（5）肝炎肝硬化：①活动性肝硬化，肝硬化伴明显炎症、坏死，假小叶边界不清；②静止性肝硬化，肝硬化结节内炎症轻，假小叶边界清楚。

第4节　临床表现

一、急性乙型肝炎

急性乙型肝炎潜伏期1～6个月，平均3个月。

1. 急性黄疸性乙型肝炎　临床阶段性较为明显，可分为三期。

黄疸前期：此期主要症状有全身乏力、食欲减退、恶心、呕吐、厌油、腹胀、肝区痛、尿色加深等，肝功能改变主要为ALT升高，本期持续5～7天。

黄疸期：巩膜和皮肤出现黄染，1～3周内黄疸达高峰。部分患者可有皮肤瘙痒等胆汁淤积表现。肝大、质软、边缘锐利，有压痛及叩痛。部分病例有轻度脾大。肝功能检查提示ALT和胆红素升高，尿胆红素阳性，本期持续2～6周。

恢复期：症状逐渐消失，黄疸消退，肝、脾回缩，肝功能逐渐恢复正常，本期持续1～2个月。总病程2～4个月。

2. 急性无黄疸性乙型肝炎　临床上无黄疸性发病率远高于黄疸性。除无黄疸外，其他临床表现与黄疸性相似。但无黄疸性通常起病较缓慢，症状较轻或没有任何临床症状，易被忽视，病程多在3个月内。

二、慢性乙型肝炎

急性乙型肝炎病程超过半年仍HBsAg阳性，或慢性HBV携带者因免疫应答而出现肝炎症状、体征及肝功能异常者；或者发病时间不明确或无明确乙型肝炎病史，但根据肝组织病理学或根据症状、体征、实验室及影像学检查综合分析符合慢性肝炎者，均可以诊断为慢性乙型肝炎。

慢性乙型肝炎的症状和体征多不典型，可仅有乏力、腹胀或食欲减退，也可无任何症状。部分患者有以下表现：①肝病面容，面色晦暗，皮肤、巩膜黄染，缺乏光泽；②肝掌、蜘蛛痣，主要因为雌激素增多，引起毛细血管扩张所致，肝掌表现为大小鱼际呈红色，蜘蛛痣主要分布于前胸、手臂、面颈部、背部等；③肝脾肿大，因反复肝脏炎症导致肝纤维化，出现肝肿大、质硬，随着病程迁延，可出现脾肿大；④部分男性患者出现乳腺发育、性功能减退，女性患者出现月经不规则及不育等。

三、乙型肝炎肝衰竭

肝衰竭是指由于大范围的肝细胞坏死，造成严重的肝功能破坏，导致短期高病死率的临床症候群。临床表现为从肝病开始的多脏器损害综合征：极度乏力，严重消化道症状；神经、精神症状（嗜睡、性格改变、烦躁不安、昏迷等）；有明显出血现象，凝血酶原时间显著延长及凝血酶原活动度（PTA）＜40%；黄疸进行性加深，胆红素每天上升≥17.1μmol/L或大于正常值10倍；胆酶分离，血氨升高等。可见扑翼样震颤及病理反射，肝浊音界进行性缩小，可出现中毒性鼓肠和肝肾综合征等。

根据病理组织学特征和病情发展速度，可将肝衰竭分为四种亚型：急性肝衰竭、亚急性肝衰竭、慢加急性肝衰竭及慢性肝衰竭（具体请参见肝衰竭章节）。

四、乙型肝炎肝硬化

由于病毒持续复制、肝炎反复活动，导致纤维化逐渐加重及肝小叶结构破坏，而发展为肝硬化。根据实验室检查及临床表现分为代偿期肝硬化和失代偿期肝硬化。

代偿期肝硬化：一般指早期肝硬化，属Child-Pugh A级。可有轻度乏力、腹胀，肝脾轻度肿大，轻度黄疸，肝掌、蜘蛛痣等肝炎临床表现，亦可隐匿起病。影像学、生化学或血液学检查提示肝细胞合成功能障碍或门静脉高压症（如脾功能亢进及食管胃底静脉曲张）证据，或组织学符合肝硬化诊断。可有门静脉高压症，但无腹水、肝性脑病或食管胃底静脉曲张破裂出血等严重并发症。

失代偿期肝硬化：通常指中晚期肝硬化，出现腹水、食管胃底静脉曲张破裂出血及肝性脑病任一并发症即进入本期，肝功能属Child-Pugh B、C级。有明显肝功能异常及门静脉高压征象，表现为乏力、消瘦、面色晦暗，食欲减退、腹胀、胃肠功能紊乱，出血倾向及贫血，蜘蛛痣、肝掌、皮肤色素沉着、男性乳房发育等内分泌异常，双下肢水肿，尿少、腹水，脾功能亢进，门静脉侧支循环建立，食管胃底静脉或腹壁静脉曲张等。

第5节　实验室检查

一、HBV 血清学检查

HBV 血清学检查包括 HBsAg、抗 -HBs、HBeAg、抗 -HBe、抗 -HBc 和抗 -HBc IgM，目前常采用微粒子酶免分析法（MEIA）、化学发光法或酶免疫法（EIA）等检测。

1. HBsAg 与抗 -HBs　成人感染 HBV 后最早 $1 \sim 2$ 周、最迟 $11 \sim 12$ 周血液循环中首先出现 HBsAg。急性自限性 HBV 感染时血液中 HBsAg 大多持续 $1 \sim 6$ 周，最长可达 20 周。慢性 HBV 感染者和慢性乙型肝炎患者 HBsAg 可持续存在数十年，甚至终身。HBsAg 本身只有抗原性，无传染性。抗 -HBs 是一种保护性抗体，在急性感染后期，HBsAg 转阴后一段时间开始出现，在 $6 \sim 12$ 个月内逐步上升至高峰，可持续多年，但滴度会逐步下降。约半数病例抗 -HBs 在 HBsAg 转阴后数月才可检出；少部分病例 HBsAg 转阴后始终不产生抗 -HBs。抗 -HBs 阳性表示对 HBV 有免疫力，见于乙型肝炎恢复期、既往感染及乙肝疫苗接种后。

2. HBeAg 与抗 -HBe　HBeAg 是一种可溶性蛋白，一般仅见于 HBsAg 阳性患者。急性 HBV 感染时 HBeAg 的出现时间略晚于 HBsAg，在病变极期后消失，如果 HBeAg 持续存在预示病程趋向慢性。HBeAg 消失同时抗 -HBe 阳转者称为 HBeAg 血清转换（HBeAg seroconversion）。每年有不到 10% 的慢性病例可出现自发血清转换。抗 -HBe 阳转后，病毒复制多处于低水平或静止状态，传染性降低；在部分患者有 HBV 前 C 区突变，仍可有病毒复制和肝炎活动。

3. HBcAg 与抗 -HBc　血液中 HBcAg 主要存在于 Dane 颗粒的核心，游离的 HBcAg 极少，故不用于临床常规检测。HBcAg 有很强的免疫原性，HBV 感染者几乎均可检出抗 -HBc，除非 HBV C 基因序列出现变异或感染者有免疫缺陷。抗 -HBc IgM 是 HBV 感染后较早出现的抗体，绝大多数出现在发病第一周，多数在 6 个月内消失，因此抗 -HBc IgM 阳性提示急性期，但慢性肝炎急性发作亦可阳性。抗 -HBc IgG 出现较迟，但可保持多年甚至终身，无保护性，只是感染了 HBV 的标志。

二、HBV DNA 定量检测及基因分型

HBV DNA 水平是反映病毒复制的直接标志。实时荧光定量 PCR 技术可准确判断病毒复制程度，是启动抗病毒治疗及判断疗效的重要依据。

利用分子生物学方法进行 HBV DNA 基因分型、前 C 区变异及基因耐药变异位点等检测，对于判断预后、指导抗病毒治疗有一定意义。

三、肝功能检查

1. 血清酶学　丙氨酸氨基转移酶（ALT）：ALT 在肝细胞损伤时释放入血，是目前临床上反映肝细胞功能的最常用指标。ALT 对肝病诊断的特异性比天冬氨酸氨基转移酶（AST）高。急性肝炎时 ALT 明显升高，AST/ALT 常小于 1，黄疸出现后 ALT 开始下降。慢性肝炎和肝硬化时 ALT 轻中度升高或反复异常，AST/ALT 常大于 1。肝衰竭患者可出现 ALT 快速下降，胆红素不断升高的胆酶分离现象，提示肝细胞大量坏死。

AST：在心肌含量最高，依次为心、肝、骨骼肌、肾和胰腺。在肝脏，AST 80% 存在于肝细胞线粒体中，仅 20% 在胞质。肝病时血清 AST 升高，提示线粒体损伤，病情易持久且较严重，通常与肝病严重程度呈正相关。急性肝炎时如果 AST 持续高水平，有转为慢性肝炎的可能。

γ- 谷氨酰转肽酶（GGT）：主要来自胆管，在胆管炎症、良恶性阻塞等情况下明显升高。在大量饮酒、药物性肝损伤及肝细胞癌或其他占位性病变时也可显著升高，

碱性磷酸酶（ALP）：正常人血清中 ALP 主要来源于肝和骨组织，ALP 测定主要用于肝病和骨病的临床诊断。当肝内或肝外胆汁排泄受阻时，ALP 生成增加而排泄减少，导致血清 ALP 活性升高。儿童生长发育期可明显增加。

2. 血清蛋白　主要由白蛋白（A）和球蛋白（G，包括 α1、α2、β 及 γ）组成。除 γ 球蛋白主要由浆细胞合成外，其他球蛋白和白蛋白主要由肝细胞合成。白蛋白半衰期较长，约 21 天。急性肝炎时，血清蛋白的质和量可在正常范围。慢性肝炎中度以上、肝硬化、亚急性及慢性肝衰竭时白蛋白下降，γ- 球蛋白升高，白蛋白与球蛋白比例（A/G）下降甚至倒置。

3. **胆红素**　急性或慢性黄疸性肝炎时血清胆红素升高，活动性肝硬化时亦可升高且消退缓慢，肝衰竭常超过 171μmol/L。胆红素水平是反映肝细胞损伤严重程度的重要指标，直接胆红素在总胆红素中的比例尚可反映淤胆的程度。

4. **凝血酶原活动度（PTA）**　PTA 高低与肝损伤程度成反比。< 40% 是诊断肝衰竭的重要依据，亦是判断肝衰竭预后最敏感的实验室指标。

5. **血氨**　肝衰竭时肝脏清除氨的能力减退或丧失，导致血氨升高。

6. **血糖**　超过 40% 的肝衰竭患者有血糖降低。临床上应注意低血糖昏迷与肝性脑病的鉴别。

7. **血浆胆固醇**　60% ～ 80% 的血浆胆固醇来自肝脏。肝细胞严重损伤时，胆固醇在肝内合成减少，故血浆胆固醇明显下降，胆固醇越低，预后越差。

8. **胆汁酸**　血清中胆汁酸含量很低，当肝炎活动时胆汁酸升高。由于肝脏对胆红素和胆汁酸的运转系统不同，检测胆汁酸有助于鉴别胆汁淤积和高胆红素血症。

9. **甲胎蛋白（AFP）**　AFP 含量的检测是筛选和早期诊断 HCC 的常规方法。肝炎活动和肝细胞修复时 AFP 有不同程度的升高，应动态观察。急性肝衰竭 AFP 升高时，提示有肝细胞再生，对判断预后有帮助。

四、血常规及尿常规检查

血常规检查显示，急性肝炎初期白细胞总数正常或略高，黄疸期白细胞总数正常或稍低，淋巴细胞相对增多，偶可见异型淋巴细胞。慢性肝炎肝硬化伴脾功能亢进者可有血小板、红细胞、白细胞减少现象。肝衰竭时白细胞可升高，红细胞及血红蛋白可下降。

尿常规检查显示，尿胆红素和尿胆原有助于黄疸的鉴别诊断。肝细胞性黄疸时两者均阳性，溶血性黄疸以尿胆原为主，梗阻性黄疸以尿胆红素为主。深度黄疸或发热患者，尿中除胆红素阳性外，还可出现少量蛋白质、红细胞、白细胞或管型。

五、影像学检查

腹部超声显像有助于发现胆系异常、血管异常、脂肪肝及肝内占位性病变，对识别肝外及肝内大胆管梗阻有较大价值，能反映肝脏大小、形态、表面及质地变化，可测量门静脉直径、脾静脉直径及脾脏大小，并能了解胆囊异常变化，是否有腹水等，因而对肝硬化有较高的诊断价值。在重型肝炎中可动态观察肝脏大小变化等。彩色超声尚可观察到血流变化。

CT、MRI 检查的临床意义基本同超声显像，但多期动态增强扫描对于观察肝脏血管、血流情况及鉴别占位病变性质更准确，MRCP 可更直观反映胆系变化。

六、肝纤维化的无创检测

目前无创肝脏弹性检测已经广泛用于临床。基于超声的肝脏弹性技术操作简便、可重复性较好，能够比较准确地识别轻度肝纤维化和重度肝纤维化/早期肝硬化[6]。但其检测结果受肥胖、肋间隙大小等因素影响，其测定值受肝脏脂肪变、炎症坏死及胆汁淤积的影响，且不易准确区分相邻的两级肝纤维化。基于磁共振的肝脏弹性检测准确性更高，但临床尚未广泛应用。

七、肝组织病理检查

采用肝脏穿刺方法取组织活检，对明确诊断、衡量炎症活动度和纤维化程度及评估疗效具有重要价值。可用免疫组织化学方法检测肝组织中 HBsAg、HBcAg 的存在及分布，原位杂交或原位 PCR 可检测组织中 HBV DNA 的存在及分布，因而对血清 HBV 标志物阴性患者的诊断有较大意义。

第 6 节　诊　断

乙型肝炎的诊断主要依靠临床表现和实验室检查，流行病学资料具有参考意义。接受过不洁注射、不安全输血及其他不安全的有创操作，与 HBV 感染者有过无防护的性接触，家庭成员有 HBV 感染者，特别是婴儿母亲 HBsAg 阳性等病史，有助于乙型肝炎的诊断。

1. **急性乙型肝炎**　起病较急，常有畏寒、发热、乏力、食欲减退、恶心、呕吐等急性感染症状。肝大、质偏软，ALT 显著升高，既往无肝炎病史或病毒携带史。黄疸性肝炎血清胆红素 > 17.1μmol/L，尿胆红素阳性。病程不超过半年，多短于 3 个月。

有 HBsAg 阳性，HBeAg 阳性及高滴度的抗

HBc IgM 阳性，病程中多有 HBV DNA 水平快速下降及 HBeAg 转阴、抗 -HBe 转阳，HBsAg 滴度亦迅速下降甚至转阴。

2. 慢性乙型肝炎　病程超过半年或发病时间不明确而有慢性肝炎症状、体征及实验室检查改变者为慢性乙型肝炎。患者可有乏力、厌油、肝区不适等症状，可有肝病面容、肝掌、蜘蛛痣、胸前毛细血管扩张，以及肝大、脾大等体征。患者的 ALT 水平多为轻到中度升高。根据 HBeAg 是否阳性，可将慢性乙型肝炎分为以下两种类型。

（1）HBeAg 阳性慢性乙型肝炎：为患者处于免疫清除期，其血清 HBsAg 阳性、HBeAg 阳性，HBV DNA 定量水平较高（通常 > 2×10^4 IU/ml），ALT 持续或反复异常或肝组织学检查有明显炎症坏死和 / 或纤维化（≥ G2/S2）。

（2）HBeAg 阴性慢性乙型肝炎：为再活动期，其血清 HBsAg 阳性、HBeAg 持续阴性，多同时伴有抗 -HBe 阳性，HBV DNA 定量水平通常 > 2×10^3 IU/ml，ALT 持续或反复异常，或肝组织学有明显炎症坏死和 / 或纤维化（≥ G2/S2）。

3. 乙型肝炎肝衰竭　主要有肝衰竭表现。急性黄疸性肝炎病情迅速恶化，2 周内出现 Ⅱ 度以上肝性脑病或其他肝衰竭表现者，为急性肝衰竭；15 天至 26 周出现上述表现者为亚急性肝衰竭；在慢性肝病基础上出现的急性肝功能失代偿为慢加急性（亚急性）肝衰竭。在慢性肝炎或肝硬化基础上出现的渐进性肝衰竭为慢性肝衰竭。

4. 乙型肝炎肝硬化　乙型肝炎肝硬化是慢性乙型肝炎发展的结果，肝组织病理学表现为弥漫性纤维化及假小叶形成，两者必须同时具备，才能做出肝炎肝硬化的病理诊断。在临床上，常根据内镜表现（食管胃静脉曲张）、影像学表现（肝脏形态及质地、门静脉直径、脾脏厚度）、肝脏硬度测定、血液学检查（如血小板计数、凝血酶原时间）及生化检查（如血清白蛋白水平）结果进行综合判断，做出肝硬化的临床诊断。根据腹水、食管胃静脉曲张破裂出血及肝性脑病等主要并发症的有无，将肝硬化分为代偿期和失代偿期，具体请参见肝硬化章节。

5. 慢性 HBV 感染

（1）HBeAg 阳性慢性 HBV 感染（免疫耐受状态）：患者较年轻，HBV DNA 定量水平较高（通常 > 2×10^7 IU/ml），血清 HBsAg 较高（通常 > 10^4 IU/ml）、HBeAg 阳性，但血清 ALT 和 AST 持续正常（1 年内连续随访 3 次、每次至少间隔 3 个月），肝脏组织病理学检查无明显炎症坏死或纤维化。在未行组织病理学检查的情况下，应结合年龄、病毒水平、HBsAg 水平及肝纤维化无创检查及影像学检查等指标综合判定。

（2）HBeAg 阴性慢性 HBV 感染（非活动性 HBsAg 携带状态）：此期为免疫控制期，表现为血清 HBsAg 阳性、HBeAg 阴性、抗 -HBe 阳性，HBV DNA < 2×10^3 IU/ml，HBsAg < 1000IU/ml，ALT 和 AST 持续正常（1 年内连续随访 3 次以上、每次至少间隔 3 个月），影像学检查无肝硬化征象，肝组织检查显示组织活动指数（HAI）评分 < 4 或根据其他的半定量计分系统判定病变轻微。

（3）隐匿性 HBV 感染（occult hepatitis B virus infection，OBI）：其血清 HBsAg 阴性，但血清和 / 或肝组织中 HBV DNA 阳性。在 OBI 患者中，80% 可有血清抗 -HBs、抗 -HBe 和 / 或抗 -HBc 阳性，称为血清阳性 OBI；但有 1% ~ 20% 的 OBI 患者所有血清学指标均为阴性，故称为血清阴性 OBI。其发生机制尚未完全阐明，一种可能是显性（急性或慢性）HBV 感染后，HBsAg 消失，通常其血清或肝组织 HBV DNA 水平很低，无明显肝组织损害；另一种是 HBV 基因 S 区变异，导致 HBsAg 不能被现有商品化试剂盒检测到，其血清 HBV DNA 通常较高，可能伴有明显肝脏组织病理学改变。OBI 的临床意义在于可通过输血或器官移植将 HBV 传播给受者，以及自身在免疫抑制状态下可发生 HBV 再激活。

第 7 节　鉴别诊断

一、其他原因引起的黄疸

1. 溶血所致黄疸　常有药物或感染等诱因，表现为贫血、腰痛、发热、血红蛋白尿、网织红细胞升高，黄疸大多较轻，主要为间接胆红素升高，血乳酸脱氢酶升高。治疗后（如应用肾上腺皮质激素）黄疸消退快。

2. 肝内胆汁淤积所致黄疸　各种肝内胆汁淤积性疾病，如原发性胆汁性胆管炎所致的黄疸，可根据血清 ALP、GGT、免疫球蛋白 M、抗线粒体抗体及肝脏病理学进行鉴别。

3. 肝外胆汁淤积所致黄疸 常见病因有胆囊炎、胆石症、胰头癌、壶腹周围癌、肝癌、胆管癌和阿米巴脓肿等。有原发病症状、体征，肝功能损害轻，以直接胆红素为主，影像学检查可见肝内外胆管扩张。

二、其他原因引起的肝炎

1. 其他病毒所致的肝炎 其他肝炎病毒（甲型、丙型及戊型肝炎病毒）感染及巨细胞病毒、EB病毒等非嗜肝病毒感染均可引起肝脏炎症损害。可根据其临床表现及血清学、病毒学检查结果进行鉴别。

2. 感染中毒性肝炎 如流行性出血热、恙虫病、伤寒、钩端螺旋体病、阿米巴肝病、急性血吸虫病、华支睾吸虫病等。主要根据原发病的临床特点和实验室检查加以鉴别。

3. 药物性肝损伤 有使用导致肝损伤药物史，停药后肝功能可逐渐恢复。如为中毒性药物，肝损害与药物剂量及使用时间相关；如为变态反应性药物，可伴有发热、皮疹、关节疼痛等表现。

4. 酒精性肝病 有长期大量饮酒史，可根据个人史和血清学检查综合判断。值得注意的是，由于我国目前仍处在乙型肝炎的中高流行区，而且酒精性肝病的患病率也有增高趋势，故慢性乙型肝炎和酒精性肝病同时存在的情况并不少见。

5. 非酒精性脂肪性肝炎 主要见于肥胖者（特别是中心性肥胖者），可有高血压、糖尿病、高尿酸血症、血脂异常等代谢综合征的表现。同样，由于我国目前仍处在乙型肝炎中高流行区，而且非酒精性脂肪性肝病的患病率也有增高趋势，二者同时存在的情况并不少见。

6. 自身免疫性肝炎 也以转氨酶升高为主，但多伴有球蛋白明显升高，鉴别诊断主要依靠免疫球蛋白G水平、自身抗体阳性及肝脏组织病理学检查。

第8节 治 疗

一般治疗原则包括适当休息和营养，辅以适当的药物，并注意避免饮酒、过劳和服用损害肝脏的药物。是否需要抗病毒治疗及开始治疗的时机，应根据临床及相关检查结果确定。

一、急性乙型肝炎

急性乙型肝炎一般为自限性疾病，多可完全康复，一般不需要抗病毒治疗。以对症支持治疗为主，症状明显及有黄疸者应卧床休息，恢复期可逐渐增加活动量，但要避免过劳。饮食宜清淡易消化，适当补充维生素，进食热量不足者应静脉补充葡萄糖等。避免饮酒和服用损害肝脏的药物，辅以降低转氨酶和胆红素的药物，但种类不宜过多，以免加重肝脏负担。对有重症化及慢性化倾向者，应予口服核苷（酸）类药物抗病毒治疗。

二、慢性乙型肝炎

根据患者具体情况采用综合性治疗方案，其中抗病毒治疗是关键，只要有适应证，且条件允许，就应进行规范的抗病毒治疗。

（一）一般治疗

1. 适当休息 症状明显或病情严重者，应强调休息，有助于恢复。病情轻者可适当活动，以活动后不感到疲乏为度。

2. 合理饮食 给予适当的高蛋白、高热量、高维生素且易消化的食物，有利于肝脏修复，但不必过分强调高营养，以防发生脂肪肝。

3. 心理疏导 使患者有正确的疾病观，对肝炎治疗应有耐心和信心，切勿乱投医，以免延误治疗。

4. 护肝药物治疗 对于ALT明显升高者或肝组织学提示明显炎症坏死者，在抗病毒治疗的基础上可适当选用抗炎保肝药物。但不宜同时应用多种抗炎保肝药物，以免加重肝脏负担及因药物间相互作用而引起不良效应。

对于转氨酶升高明显者，可采用甘草酸制剂、水飞蓟素制剂、多不饱和卵磷脂制剂及还原型谷胱甘肽。这些药物有不同程度的抗炎、抗氧化、保护肝细胞膜及细胞器等作用，可改善肝功能生化学指标。

对于胆红素明显升高者，可应用腺苷蛋氨酸注射液、茵栀黄口服液。对于肝内胆汁淤积明显者亦可口服熊去氧胆酸制剂。

（二）抗病毒治疗

慢性乙型肝炎最重要的治疗是抗病毒，以下主要根据国内外指南[7-10]，对乙型肝炎的抗病毒治疗进行介绍。

1. 治疗目标与治疗终点　慢性乙型肝炎（CHB）抗病毒治疗的总体目标是最大限度地长期抑制 HBV 复制，减轻肝细胞炎症、坏死及肝纤维化，延缓和阻止疾病进展，减少和防止肝脏失代偿、肝硬化、HCC 及其并发症的发生，从而改善生活质量并延长生存时间。对于部分条件适合的患者，应追求临床治愈（或功能治愈），即停止治疗后仍保持 HBsAg 阴性（伴或不伴抗 -HBs 出现）、HBV DNA 检测不到、肝脏生物化学指标正常。考虑到当前的治疗手段不能完全清除体内 HBV，结合临床实际，治疗终点可以分为：

（1）理想的治疗终点：在 HBeAg 阳性和 HBeAg 阴性患者中，理想的终点是治疗结束后 HBsAg 持续消失，有或无血清学转换出现抗 -HBs，达到临床治愈（功能性治愈）。

（2）满意的治疗终点：HBeAg 阴性患者（基线时为 HBeAg 阳性患者但有持久的抗 -HBe 血清学转换或者基线时为 HBeAg 阴性患者），治疗结束后保持持续的病毒学和生化学应答，也被称为"部分治愈"。

（3）基本的治疗终点：无抗 -HBe 血清学转换的 HBeAg 阳性患者和 HBeAg 阴性患者，长期抗病毒治疗维持病毒学缓解（通过高敏感的 PCR 方法检测不到 HBV DNA），患者仍然可以获益，使疾病进展缓慢。

2. 慢性乙型肝炎抗病毒治疗适应证　是否启动抗病毒治疗，主要依据血清 HBV DNA、ALT 水平或肝脏疾病严重程度，同时需结合年龄、家族史和伴随疾病等因素，综合评估疾病进展风险，动态评估比单次检测更重要。部分患者需要行肝脏活检以明确肝脏损伤程度和纤维化分期，以及是否有肝硬化。

（1）血清 HBV DNA 阳性的慢性 HBV 感染者，若 ALT 持续异常（＞1×ULN），均应考虑开始抗病毒治疗。但应注意排除其他原因导致的 ALT 升高，包括其他病原体感染、药物性肝损伤、酒精性肝炎、酒精性 / 非酒精性脂肪性肝炎、自身免疫性肝炎、全身系统性疾病累及肝脏等；同时也应排除应用降酶药物后 ALT 暂时性正常。

（2）血清 HBV DNA 阳性、ALT 正常患者，如有以下情形之一，建议抗病毒治疗：肝组织学显示明显炎症坏死（≥G2）或纤维化（≥S2）者，或无创检查显示有明显肝纤维化者；年龄＞30 岁者，且有肝硬化或肝细胞癌家族史；有 HBV 相关的肝外表现者，如肾小球肾炎、血管炎、结节性多动脉炎、周围神经病变等。

（3）存在肝硬化的客观依据，无论 ALT 和 HBeAg 状态、只要 HBV DNA 可检测到，均建议积极抗病毒治疗；对失代偿期肝硬化者，HBV DNA 检测不到但 HBsAg 阳性者，建议抗病毒治疗。

3. 抗乙型肝炎病毒治疗方案　当前用于 CHB 的治疗药物主要包括干扰素 -α(IFN-α）及核苷（酸）类似物（NA）两大类。

（1）干扰素类抗 HBV 药物：包括普通干扰素 -α（IFN-1b、2a 及 2b）和聚乙二醇干扰素 -α（Peg-IFN-2a 和 2b），后者只需每周注射一次，疗效优于需要至少隔日注射一次的前者。本类药物的优点是具有抗病毒和免疫调节双重作用，疗程固定，治疗结束时部分患者有机会达到持久病毒学应答甚至 HBsAg 消失。其缺点是需要注射给药、不良反应明显，不适于失代偿期肝硬化、接受免疫抑制治疗者及神经精神疾病者。预测发生 HBeAg 血清学转换的基线因素包括：低病毒载量（HBV DNA ＜ 2×10⁴IU/ml）、高血清 ALT 水平（＞3×ULN）、肝活检示炎症活动较明显等。HBsAg 定量在治疗中的下降程度对于预测获得持续病毒学应答和 HBsAg 消失也有一定的价值。

聚乙二醇干扰素（Peg-IFN）：目前的 Peg-IFNα-2a 成人推荐治疗剂量为 180μg，每周 1 次，皮下注射；Peg-IFNα-2b 成人推荐治疗剂量为 1.5μg/kg，每周 1 次，皮下注射；其剂量应根据患者耐受性等因素调整。

HBeAg 阳性 CHB 患者在治疗 24 周时，若 HBV DNA 下降＜ 2 lg IU/ ml 且 HBsAg 定量＞20 000IU/ml，建议停用 Peg-IFN-α 治疗，改为 NA 治疗。有效患者治疗疗程为 48 周，可以根据病情需要延长疗程，但不宜超过 96 周[11]。

HBeAg 阴性 CHB 患者在治疗 12 周时，若 HBV DNA 下降＜ 2 lg IU/ml，或 HBsAg 定量下降＜ 1 lg IU/ ml，建议停用 Peg-IFN-α 治疗，改为 NA 治疗。有效患者治疗疗程为 48 周，可以根据病情需要延长疗程，但不宜超过 96 周。

治疗监测：接受 IFN-α 治疗的患者，应每月监测全血细胞计数和血清 ALT 水平。12 周和 24 周时，评估血清 HBV DNA 水平以评估初始应答。

不良反应及处理：IFN-α 导致的不良反应包括流感样症状、骨髓抑制、抑郁等精神神经症状、自身免疫、甲状腺功能减退等，其中大部分为轻度或自限性，极少数为严重不良反应，应引起重视，给予对症处理或者停药。

（2）核苷（酸）类抗 HBV 药物：包括恩替卡韦（ETV）、富马酸替诺福韦酯（TDF）、富马酸丙酚替诺福韦（TAF），以及拉米夫定（LAM）、阿德福韦酯（ADV）和替比夫定（LdT）。本类药物的优势是服用方便、抗病毒活性强、无明显不良反应，且可用于失代偿期肝病患者和其他特殊人群；其缺点是血清转换率较低，疗程长且不固定，可产生耐药性[12-14]。

对于口服抗病毒药物，目前国内外指南均推荐抗病毒活性强、基因屏障高的 ETV 及 TDF 或 TAF 作为一线药物，初治患者不应再选用 LAM、ADV 或 LdT。对于年龄 > 60 岁、有肾功能损害 [尿白蛋白 > 30mg、血磷 < 221μmol/L、正接受透析、eGFR < 60min/（ml·1.73m^2）]、骨病（骨质疏松、脆性骨折病史，应用激素或其他影响骨密度的药物）等不利因素者，优先推荐 ETV 和 TAF。

NA 的疗程：多数患者需要长期治疗。以下是 2019 版《慢性乙型肝炎防治指南》推荐的疗程。

HBeAg 阳性者治疗 1 年，若 HBV DNA 低于检测下限、ALT 复常和 HBeAg 血清学转换后，再巩固治疗至少 3 年（每隔 6 个月复查 1 次）仍保持不变，可考虑停药，延长疗程可减少复发。

HBeAg 阴性 CHB 患者，建议长期治疗，直到 HBsAg 消失且 HBV DNA 检测不到再停药随访。

代偿期乙型肝炎肝硬化患者，推荐采用 ETV、TDF 或 TAF 进行长期抗病毒治疗。失代偿期乙型肝炎肝硬化患者，推荐采用 ETV 或 TDF 长期治疗，禁用干扰素治疗，若必要可以应用 TAF 治疗。

治疗中的监测：血常规、肝脏生化指标、HBV DNA 定量和 HBV 感染指标、肝脏硬度值测定等，每 3 ～ 6 个月检测 1 次；腹部超声检查和甲胎蛋白检测等（无肝硬化者每 6 个月 1 次，肝硬化者每 3 个月 1 次）；必要时做增强 CT 或增强 MRI 检查以早期发现 HCC。采用 TDF 者，每 6 ～ 12 个月检测 1 次血磷水平、肾功能。

4. 特殊人群乙型肝炎的治疗

（1）乙型肝炎导致的肝衰竭：对 HBsAg 阳性或 HBV DNA 阳性的急性、亚急性、慢加急性及慢性肝衰竭患者应尽早应用 NA 抗病毒治疗，建议选择 ETV、TDF 或 TAF。抗病毒治疗应持续至发生 HBsAg 血清学转换。肝衰竭患者抗病毒治疗中应注意监测血浆乳酸水平。

（2）伴有肾功能损害 CHB 患者：对于慢性肾脏病患者、肾功能不全或接受肾脏替代治疗的患者，推荐 ETV 或 TAF 作为一线抗 HBV 治疗药物，或可根据患者情况选用 LdT 进行抗病毒治疗，不建议应用 ADV 或 TDF。对于存在肾脏损伤高危风险的 CHB 患者，应用任何 NA 抗病毒过程中均需监测肾功能变化。已应用 ADV 或 TDF 的患者发生肾脏或骨骼疾病或存在高危风险时，建议改用 ETV 或 TAF。

（3）应用化疗和免疫抑制剂治疗的患者：慢性 HBV 感染者接受肿瘤化学治疗或免疫抑制剂治疗有可能导致 HBV 再激活，重者可导致肝衰竭甚至死亡。所有接受化疗或免疫抑制剂治疗的患者，起始治疗前应常规筛查 HBsAg、抗 -HBc。

HBsAg 阳性者应尽早在开始使用免疫抑制剂及化疗药物之前（通常为 1 周）或最迟与之同时应用 ETV、TDF 或 TAF 以降低 HBV 再激活发生率。

HBsAg 阴性、抗 -HBc 阳性患者，若 HBV DNA 阳性，也需要进行预防性抗病毒治疗；如果 HBV DNA 阴性，可每 1 ～ 3 个月检测 1 次 ALT 水平、HBV DNA 和 HBsAg，一旦 HBV DNA 或 HBsAg 转为阳性，应立即启动抗病毒治疗。

HBsAg 阴性、抗 -HBc 阳性者，若使用 B 细胞单克隆抗体或进行造血干细胞移植，HBV 再激活风险高，建议预防性使用抗病毒药物治疗。应用化疗和免疫抑制剂的 CHB 或肝硬化患者，NA 抗病毒的疗程、随访监测和停药原则与普通 CHB 或肝硬化患者相同。

处于免疫耐受和免疫抑制状态的慢性 HBV 感染者，或 HBsAg 阴性、抗 -HBc 阳性、需要采用 NA 预防治疗的患者，在化疗和免疫抑制剂治疗结束后，应继续 ETV、TDF 或 TAF 治疗 6 ～ 12 个月。

对于应用 B 细胞单克隆抗体或进行造血干细胞移植的患者，在免疫抑制治疗结束至少 18 个月后方可考虑停用 NA。

NA 停用后可能会出现 HBV 复发，甚至病情恶化，应随访 12 个月，其间每 1 ～ 3 个月检测 1 次 HBV DNA。

（4）HBV 和 HCV 合并感染患者的治疗：所有 HBsAg 阳性者都应筛查抗 -HCV，如为阳性，则需进一步检测 HCV RNA 定量。HCV RNA 定量阳性者均需应用直接抗病毒药物（DAA）治疗。在抗 HCV 治疗过程中，此类患者有发生 HBV 再激活的风险，因此在抗 HCV 治疗期间和停药后 3 个月内，建议联合 ETV、TDF 或 TAF 抗病毒治疗并密切监测。

HBsAg 阴性但抗 -HBc 阳性者，在应用 DAA 治疗丙型肝炎过程中，也有 HBV 再激活的风险，故建议每月检测血清 HBV DNA 定量和 HBsAg，若出现阳转，建议应用抗病毒治疗。

（5）与生育相关情况的处理：有生育要求的女性 CHB 患者，若有治疗适应证，应尽量在孕前应用 IFN 或 NA 治疗，以期在孕前 6 个月完成治疗。在治疗期间应采取可靠的避孕措施。

对于妊娠期间新发现 CHB 或出现疾病活动者，ALT 轻度升高可密切观察，肝脏病变较重者，在与患者充分沟通并权衡利弊后，可以使用 TDF 抗病毒治疗。

对于抗病毒治疗期间意外妊娠者：如正在接受 IFN 治疗，建议向孕妇和家属充分告知风险，由其决定是否继续妊娠，若决定继续妊娠则要换用 TDF 治疗；如正在接受 TDF、LdT 或 LAM 治疗，在充分沟通、权衡利弊的情况下，可继续治疗；若应用的是 ETV 和 ADV，在充分沟通、权衡利弊的情况下，建议换用 TDF 继续治疗[14-17]。

免疫耐受期妊娠患者血清 HBV DNA 高载量是母婴传播的高危因素之一，新生儿标准乙肝免疫预防及母亲有效的抗病毒治疗可显著降低 HBV 母婴传播的发生率。妊娠中后期如果 HBV DNA 载量 > 2×10^5 或 10^6 IU/ml，在与患者充分沟通、知情同意基础上，可于妊娠第 24 ～ 28 周开始给予 TDF 或 LdT，产后可以母乳喂养。可于产后即刻或服用 1 ～ 3 个月后停药，并于产后 4 ～ 6 周时复查肝脏生化指标及 HBV DNA，如肝脏生化指标正常，则每 3 个月复查 1 次至产后 6 个月，如果乙型肝炎活动，建议抗病毒治疗[18, 19]。

男性抗病毒治疗患者的生育问题：应用 IFN-α 治疗的男性患者，在停药后 6 个月方可考虑生育；应用 NA 抗病毒治疗的男性患者，目前尚无证据表明 NA 治疗对精子的不良影响，可在与患者充分沟通的前提下考虑生育。

（6）儿童患者：儿童 HBV 感染者如果处于免疫耐受期，一般暂不考虑抗病毒治疗。对于 CHB 或乙型肝炎肝硬化患儿，应及时抗病毒治疗，但需考虑长期治疗的安全性及耐药性问题。目前美国 FDA 批准用于儿童患者治疗的药物包括普通 IFN-α（≥ 1 岁）、ETV（≥ 2 岁）和 TDF（≥ 2 岁，且体重 ≥ 10kg）。我国已批准 TAF 用于青少年（≥ 12 岁，且体重 ≥ 35kg）。Peg-IFN-α-2a 可应用于 ≥ 5 岁 CHB 儿童。其具体用量、用法及疗程，请参见本书有关章节及有关指南[20]。

第 9 节　预　　后

成人急性乙型肝炎 90% 以上可在 3 个月内临床康复，仅 5% ～ 10% 转为慢性肝炎或病毒携带者。

慢性乙型肝炎患者中，肝硬化的发生率为 2% ～ 10%，代偿期肝硬化患者中失代偿的年发生率为 3% ～ 5%。慢性乙型肝炎、代偿期和失代偿期肝硬化的 5 年病死率分别为 0 ～ 2%、14% ～ 20% 和 70% ～ 86%。有效的抗病毒治疗可以阻断和延缓疾病进展，降低肝硬化及肝硬化失代偿的发生率，提高生存率，改善生存质量。

慢性乙型肝炎患者中 HCC 的年发生率为 0.5% ～ 1%，乙型肝炎肝硬化患者中 HCC 的年发生率为 3% ～ 6%。肝硬化患者发生 HCC 的高危因素包括男性、年龄大、嗜酒、进食黄曲霉素污染的食物、合并 HCV 或 HDV 感染、持续 HBeAg 阳性及 HBV DNA 持续高水平（≥ 2×10^4 IU/ml）、持续肝脏炎症；而糖尿病及 HCC 家族史，也是重要危险因素。长期抗病毒治疗可以明显降低但不能完全消除发生 HCC 的风险。

肝衰竭预后不良，短期病死率为 50% ～ 70%。较年轻、治疗及时、无并发症者病死率较低。急性肝衰竭存活者，远期预后较好，多不发展为慢性肝炎和肝硬化；亚急性肝衰竭存活者多数转为慢性肝炎或肝炎肝硬化；慢加急性肝衰竭病死率最高，可达 80% 以上，存活者病情可多次反复[21]。

第 10 节　预　防

一、对患者和携带者的管理

建议在不涉及入托、入学、入职的健康体检和医疗活动中，积极检测 HBV 感染标志物，以达到早期诊断、早期治疗、降低疾病危害的目的。对首次确定的 HBsAg 阳性者，如符合传染病报告标准，应按规定向当地疾控中心报告，并建议对其家庭成员进行血清 HBsAg、抗 -HBs 和抗 -HBc 检测，对易感者接种乙肝疫苗。

HBV 感染者的传染性高低主要取决于血液中 HBV DNA 水平，与 ALT、AST 和胆红素水平无关。慢性 HBV 感染者应避免与他人共用牙具、剃须刀、注射器及取血针等，禁止献血、捐献器官和捐献精子等，并定期接受医学随访。其家庭成员或性伴侣应尽早接种乙肝疫苗。

二、切断传播途径

在医疗环境中，应严格遵循标准预防（standard precaution）的理念和原则，推广使用一次性注射器及其他诊疗器具，对各种非一次性医疗器具严格实行消毒制度，并应加强对带血污染物的消毒处理。对任何直接接触人体黏膜、自然腔道及创口的医疗器具（手术器械、内镜、腔镜、口腔科及耳鼻喉科诊疗器具、穿刺针、采血针、划痕针、探针及针灸针等），均应严格执行一用一消毒制度。加强血液及血制品管理；采取主动和被动免疫阻断母婴传播。对慢性病毒携带者，除不能献血和捐献组织器官外，可照常生活、工作和学习，但要加强医学随访。

三、保护易感人群

接种乙肝疫苗是预防 HBV 感染的最有效方法。对新生儿均应进行乙肝疫苗接种，需要经常输血或血液制品者、血液暴露风险高者（如长期血液透析者）、与 HBV 感染者密切接触者、同性恋者、注射毒品者及医务工作者等高危人群，亦是鼓励和提倡的重点接种对象。以下是 2019 年版《慢性乙型肝炎防治指南》推荐的预防措施。

对 HBsAg 阴性母亲的新生儿，应在出生后 12h 内尽早接种 10μg 重组酵母乙肝疫苗，在 1 和 6 个月龄时分别接种第 2 和第 3 针乙肝疫苗。

对 HBsAg 阳性母亲的新生儿，应在出生后 12h 内尽早接种 10μg 重组酵母乙肝疫苗，同时在不同部位注射 100IU 乙肝免疫球蛋白（HBIG），在 1 和 6 个月龄时分别接种第 2 和第 3 针乙肝疫苗。建议对 HBsAg 阳性母亲所生儿童，于接种第 3 针乙肝疫苗后 1 ～ 2 个月进行 HBsAg 和抗 -HBs 检测。若 HBsAg 阴性、抗 -HBs ＜ 10mIU/ml，可按 0、1、6 个月免疫程序再接种 3 针乙肝疫苗。对新生儿在出生 12h 内注射 HBIG 和乙肝疫苗后，可接受 HBsAg 阳性母亲的哺乳。

HBsAg 状态不详母亲所生早产儿、低体重儿，也应在出生后 12h 内尽早接种第 1 针乙肝疫苗和 HBIG。在早产儿或低体重儿满 1 个月龄后，再按 0、1、6 个月程序完成 3 针乙肝疫苗免疫。

对成人建议按 0、1、6 个月程序接种 3 针 20μg 的重组酵母乙肝疫苗或 20μg 的重组 CHO 细胞乙肝疫苗。对免疫功能低下或无应答者，应增加疫苗的接种剂量（如 60μg）和针次；对 0、1、6 个月程序无应答者可再接种 1 针 60μg 或 3 针 20μg 乙肝疫苗，并于第 2 次接种乙肝疫苗后 1 ～ 2 个月时检测血清抗 -HBs，如仍无应答，可再接种 1 针 60μg 重组酵母乙肝疫苗。

对意外暴露于 HBV 者（例如针刺伤、皮肤创口或黏膜被 HBsAg 阳性者的血液或组织液污染），可按照以下方法处理：在伤口周围轻轻挤压，排出伤口中的血液，再对伤口进行生理盐水冲洗，然后用消毒液处理。应立即检测 HBV DNA、HBsAg，3 ～ 6 个月后复查。如已接种乙肝疫苗，且已知抗 -HBs 阳性者（抗 -HBs ≥ 10mIU/ml），可不进行特殊处理。如未接种乙肝疫苗，或虽接种乙肝疫苗，但抗 -HBs ＜ 10mIU/ml 或抗 -HBs 水平不详者，应立即注射 HBIG 200 ～ 400IU，同时在不同部位接种 1 针乙肝疫苗（20μg），于 1 和 6 个月后分别接种第 2 和第 3 针乙肝疫苗（20μg）。

接种乙肝疫苗后有抗体应答者的保护效果一般至少可持续 30 年，故一般人群不需要进行抗 -HBs 监测或加强免疫；但对高危人群或免疫功能低下者可监测抗 -HBs，如抗 -HBs ＜ 10mIU/ml，可再次接种 1 针乙肝疫苗。未感染过 HBV 的妇女在妊娠期间接种乙肝疫苗是安全的；除按常规程序接种外，加速疫苗接种程序（0、1、2 个月程序）已被证明是可行和有效的。

（侯金林 孙 剑 陈金军）

参 考 文 献

[1] 骆抗先，陈金军，李平. 乙型肝炎基础和临床. 第4版. 北京：人民卫生出版社；2012.

[2] Wang J，Shen T，Hang X，et al. Serum hepatitis B virus RNA is encapsidated pregenome RNA that may be associated with persistence of viral infection and rebound. J Hepatol 2016；65：700-10.

[3] Schweitzer A，Horn J，Mikolajczyk RT，et al. Estimations of worldwide prevalence of chronic hepatitis B virus infection：a systematic review of data published between 1965 and 2013. Lancet 2015；386：1546-55.

[4] Brahm J，Castera L，Hou J，et al. Joint Society statement for elimination of viral hepatitis. Hepatology 2016；64：1031-2.

[5] Fan R，Yin X，Liu Z，et al. A hepatitis B-free generation in China：from dream to reality. Lancet Infect Dis 2016；16：1103-5.

[6] 肝脏硬度评估小组. 瞬时弹性成像技术诊断肝纤维化专家意见. 中华肝脏病病杂 2013；2l：420-4.

[7] 中华医学会感染病学分会，中华医学会肝病学分会. 慢性乙型肝炎防治指南（2019年版）. 临床肝胆病杂志 2019；35：2648-69.

[8] European Association for the Study of the Liver. EASL 2017 clinical practice guidelines on the management of hepatitis B virus infection. J Hepatol 2017；67：370-98.

[9] Sarin SK，Kumar M，Lau GK，et al. Asian-Pacific clinical practice guidelines on the management of hepatitis B：a 2015 update. Hepatol Int 2016；10：1-98.

[10] Terrault NA，Lok ASF，McMahon BJ，et al. Update on prevention，diagnosis，and treatment of chronic hepatitis B：AASLD 2018 hepatitis B guidance. Hepatology 2018；67：1560-99.

[11] Sun J，Ma H，Xie Q，et al. Response-guided peginterferon therapy in patients with HBeAg-positive chronic hepatitis B：a randomized controlled study. J Hepatol 2016；65：674-82.

[12] Hou JL，Zhao W，Lee C，et al. Outcomes of long-term treatment of chronic HBV Infection with entecavir or other agents from a randomized trial in 24 countries. Clin Gastroenterol Hepatol 2020；18：457-67.

[13] Chang TT，Lai CL，Kew YS，et al. Entecavir treatment for up to 5 years in patients with hepatitis B e antigen-positive chronic hepatitis B. Hepatology，2010；51：422-30.

[14] Xie Q，Zhou H，Bai X，et al. A randomized，open-label clinical study of combined pegylated interferon alfa-2a（40kD）and entecavir treatment for hepatitis B "e" antigen-positive chronic hepatitis B. Clin Infect Dis 2014；59：1714-23.

[15] Zhang H，Pan CQ，Pang Q，et al. Telbivudine or lamivudine use in late pregnancy safely reduces perinatal transmission of hepatitis B virus in real-life practice. Hepatology 2014；60：468-76.

[16] Pan CQ，Han GR，Jiang HX，et al. Telbivudine prevents vertical transmission from HBeAg-positive women with chronic hepatitis B. Clin Gastroenterol Hepatol 2012；10：520-6.

[17] Han GR，Cao MK，Zhao W，et al. A prospective and open-label study for the efficacy and safety of telbivudine in pregnancy for the prevention of perinatal transmission of hepatitis B virus infection. J Hepatol 2011；55：1215-21.

[18] Pan CQ，Han G，Wang Y. Prevention of peripartum hepatitis B transmission. N Engl J Med 2016；375：1497，1498.

[19] Pan CQ，Duan Z，Dai E，et al. Tenofovir to prevent hepatitis B transmission in mothers with high viral load. N Engl J Med. 2016；374：2324-34.

[20] 中国肝炎防治基金会，中华医学会感染病学分会，中华医学会肝病学分会. 乙型肝炎母婴阻断临床管理流程. 中华肝脏病杂志 2017；25：254-6.

[21] 中华医学会感染病学分会肝衰竭与人工肝学组，中华医学会肝病学分会重型肝病与人工肝学组. 肝衰竭诊疗指南. 中华肝脏病杂志 2016；14：643-6.

第 30 章 丙 型 肝 炎

自从 20 世纪 60 ~ 70 年代有了甲型肝炎病毒和乙型肝炎病毒敏感的检测方法，人们发现除了甲型肝炎和乙型肝炎外，仍有一些原因不明的肝炎，称之为非甲非乙型肝炎（non-A-non-B hepatitis, NANBH）。后来发现非甲非乙型肝炎又至少可分为经血液传播和经肠道传播的两种类型，但长期未能确定其病原。20 世纪 80 年代中后期，在 Michael Houghton 的指导下，美国 Chiron 公司和美国疾控中心的研究者从实验性感染非甲非乙型肝炎黑猩猩的高滴度混合血浆沉积中提取核酸，考虑这种病毒可能是 RNA 病毒，故采用逆转录酶转录成 cDNA 并在噬菌体表达系统上克隆并建立 cDNA 基因库，再用黑猩猩及患者的恢复期血清筛选 cDNA 编码的蛋白，最后从数百万个克隆中筛选出 1 个克隆，证实与 NANBH 患者的恢复期血清有明确的反应性，从而确定是 NANBH 病毒的基因组[1]。1989 年在东京召开的国际 NANBH 会议上，正式将这种经血液传播的 NANBH 病毒命名为丙型肝炎病毒（hepatitis C virus, HCV），HCV 引起的肝炎称为丙型肝炎。HCV 是第一个用分子克隆方法证实的病原体，不仅是肝炎研究的重大突破，同时也是采用分子生物学手段探索疾病病因的成功范例。

第 1 节 病 原 学

一、HCV 的生物特性

HCV 为单股正链 RNA 病毒，超滤实验证实可通过 80nm 滤膜，不能通过 30nm 滤膜，估计病毒颗粒的直径为 50 ~ 70nm，病毒外表有脂溶性外膜，用 10% ~ 20% 氯仿处理可使其丧失感染性。HCV 对一般化学消毒剂敏感，100℃ 5min 或 60℃ 10h、高压蒸气和甲醛熏蒸等均可灭活 HCV。HCV 主要经输血和应用血液制品传播，但也可通过其他隐性肠道外暴露传播。HCV 感染常为隐性经过，易

发展成慢性肝炎和肝硬化，且与肝细胞癌的形成有关。

二、HCV 的基因结构

HCV 属于黄病毒科（Flaviviridae）肝炎病毒属（*Hepacivirus* genus），其基因组为单股正链 RNA，由约 9600 个核苷酸组成。HCV 基因组含有一个开放阅读框（ORF），编码 10 余种结构和非结构（NS）蛋白（NS2、NS3、NS4A、NS4B、NS5A 和 NS5B），NS3/4A、NS5A 和 NS5B 是目前直接抗病毒药物（DAA）的主要靶位。

三、HCV 的基因型

由于 HCV 的高复制率及复制时的高突变率，因而不同 HCV 毒株间基因组有较高的变异，这也是 HCV 基因组分型的基础。HCV 基因组呈现高度异质性，当不同的 HCV 基因组间的核苷酸变异率大于 30% 时，可将其分为不同的型，当不同的 HCV 基因组间的核苷酸序列变异率在 10% ~ 25% 时，则将其归为不同的亚型[2]。

目前至少有 4 种不同的 HCV 基因型命名系统，分别为 Okamaoto、Cha、Kanazawa 和 Simmods。我国在 20 世纪 90 年代关于 HCV 基因型研究的文献主要采用 Okamato 的 Ⅳ 型分类法，仅相当于 Simmonds 基因分型中的 4 个亚型（1a、1b、2a、2b），未能涵盖 HCV 所有的基因型别。1993 年 Simmonds 等比较了不同 HCV 毒株编码的非结构蛋白 5 个区域 222 个核苷酸序列，通过系统进化分析，按照发现的先后顺序，将 HCV 分为 1 ~ 6 个型，每个型下面有若干亚型，以 a、b、c 等表示。该分型法能与先前的各种分型命名法相对应，不仅协调了以前的分型命名方法，而且可以命名新的型和亚型，因此得到了大多数学者的认同，现在临床和研究通用的也是此分型方法。目前为止，HCV 至少被分为 7 个型和 80 多个亚型[2]。

四、HCV 的变异和准种

因为 HCV 易变异，感染宿主后，经一定时期，HCV 感染者体内同时存在、由多种不同序列组成、具有很高同源性的 HCV 变异株群体称为准种（quasispecies）。准种是由同一亚型内病毒基因组的微小差异造成的，具有某些特定位点变异的准种可能影响 DAA 治疗的敏感性，并可能和治疗失败有关。

第 2 节 流行病学

一、HCV 感染的流行率

丙型肝炎呈全球性流行，不同性别、年龄、种族和民族人群均对 HCV 易感。但是，由于急性丙型肝炎发病隐匿，只有不到 25% 的急性丙型肝炎患者有明显的临床症状，大多数患者感染 HCV 的年龄和时间不能确定，因此很难确定全球 HCV 的新发感染数量，其准确发病率水平仍然未知。

2014 年 Gower 等对 PubMed 和 EMBASE 数据库中有关 HCV 流行情况的 4901 项研究进行分析，包括 87 个国家的流行病学数据[3]。这项分析显示全球抗 -HCV 流行率约为人口的 1.6%，约为 1.15 亿人；其中 HCV RNA 阳性人群约占人口的 1.1%（0.8 亿人）。

2017 年 Blach 等通过对全球 100 个国家建立模型研究，报道 HCV 血症的全球阳性率在 2015 年估计为 1.0%，约为 0.711 亿人。其中基因 1 型和 3 型是最常见的基因型，流行率分别占 44% 和 25%[4]。

（一）地域分布

据世界卫生组织 2017 年全球肝炎报告披露，2015 年全球 HCV 感染率约为 1%，即全世界约有 7100 万人感染了 HCV，每年因 HCV 感染导致的死亡病例约 35 万例。HCV 感染的流行率在不同的地区和国家有很大差异，根据 WHO 分区，HCV 的人群感染率由高到低依次为：东地中海地区（2.3%）、欧洲地区（1.5%）、非洲地区（1.0%）、美洲地区（0.7%）、西太平洋地区（0.7%）及东南亚地区 0.5%；但由于人口基数不同，各地区感染总人数的排序由高到低依次为：东地中海地区

（1500 万）、欧洲地区（1400 万）、西太平洋地区（1400 万）、非洲地区（1100 万）、东南亚地区（1000 万）及美洲地区（700 万）。即使在同一个地区，各国的 HCV 流行率也差别很大，例如属于东地中海地区的埃及 HCV 流行率可能超过 15%，而属于西太平洋地区的蒙古国 HCV 流行率可能也超过 10%。

1992 年中国病毒性肝炎血清流行病学调查结果显示，抗 -HCV 流行率为 3.2%，据此估算全国 HCV 感染者约 4000 万[5]。2006 年，中国疾病预防控制中心利用 "2006 年中国乙型病毒性肝炎血清流行病学调查" 的血清进行了研究[6]，共检测了来自全国 31 个省份 160 个疾病监测点的 1～59 岁常住人群的 78 937 人份标本；结果显示，1～59 岁人群抗 -HCV 阳性率为 0.43%；据此推算，我国一般人群 HCV 感染者约 560 万。我国 HCV 流行的突出特点是普遍区域低流行，部分地区流行率较高，呈散点状不均匀分布：中部地区人群抗 -HCV 流行率（0.54%）略高于东部和西部地区人群抗 -HCV 流行率（0.27% 和 0.40%），北方人群抗 -HCV 流行率（0.53%）明显高于南方地区人群。但是，我国 2006 年调查使用的是乙型病毒性肝炎血清流行病学调查的血清，当时并未考虑丙型肝炎的高危人群和高发地区人群。如果在我国一般人群 HCV 感染者约 560 万的基础上，再加上各种高危人群和高发地区的 HCV 感染者，可能总数约 1000 万，据此估算我国 HCV 感染的实际流行率可能为 1% 左右。

（二）人群分布

HCV 感染人群集中在 15 岁以上，青壮年高发，感染率随年龄的增加而逐渐上升，即年龄越小，其抗 -HCV 阳性率越低。1992 年我国血清流行病学调查显示，HCV 感染率由 1 岁组的 2.0% 到 50～59 岁组的 3.9%。2006 年也呈现相同的随年龄递增而上升的趋势，1～4 岁年龄组儿童抗 -HCV 阳性率最低（0.09%），50～59 岁年龄组人群抗 -HCV 阳性率最高（0.77%），但是各年龄组抗 -HCV 阳性率均低于 1992 年调查结果。

在血液透析环境中血液污染的潜在危险较高。我国大陆地区报道的血液透析患者抗 -HCV 阳性率为 5.2%～54.8% 不等。北京血液透析数据库登记的数据显示，2009 年和 2010 年抗 -HCV 阳性率分

别为 5.5% 和 5.2%，但 2009 ～ 2010 年血液透析患者抗 -HCV 阳转率每年仅为 0.89%，提示主要为以前获得的感染。在透析过程未采取预防 HCV 感染措施的 1990 ～ 1992 年、透析过程采取预防 HCV 感染措施的 1997 ～ 1999 年和使用一次性透析器后的 2001 ～ 2002 年，三个阶段透析者每年抗 -HCV 阳转率分别为 42.2%、22.8% 和 9.0%，并且输血量越多，透析时间越长，HCV 的感染率越高。

注射毒品人群 HCV 感染率显著高于一般人群。我国注射毒品人群中 HCV 的感染率为 21.6% ～ 85.5%，在湖北、云南、广西、湖南和新疆等地区尤为严重。

我国高危性行为人群 HCV 感染率约为 10%。上海地区调查 173 名高危性行为者，HCV 感染率为 8.3%，明显高于我国一般人群。感染发生与性伴侣数量和性行为方式等有关。

现在献血员 HCV 感染率与一般人群相近，我国无偿献血员 HCV 感染率较低（＜ 1.0%），但山西省的调查显示有偿献血员 HCV 感染率高于无偿献血员（17.39% 比 0.33%），部分地区献血员 HCV 感染率甚至高达 27.7%，尤其是单采血浆献血员。

医务人员 HCV 感染率与同地区一般人群 HCV 感染率相近，为 1.16%。被 HCV 阳性血液污染的针头刺伤后，抗 -HCV 阳转率约为 10%。皮肤意外暴露后，抗 -HCV 阳转率为 1.8%。因此，医务人员通过职业暴露而感染 HCV 概率较低。HIV 感染和 HCV 感染有着相似的传播途径，HIV 阳性人群中 87.1% ～ 97.5% 合并有 HCV 感染。

二、HCV 的基因型分布

HCV 基因在全球分布和流行显著不同。基因 1、2、3 型 HCV 广泛分布在美洲、欧洲、澳大利亚和东亚（日本、泰国和中国）；其他基因地区分布则比较局限：基因 4 型主要分布在中东、埃及和中非，基因 5 型流行于南非，基因 6 型流行于东南亚，基因 7 型主要发现于中非。

Gower 等对 PubMed 和 EMBASE 数据库中有关 HCV 基因型流行情况的 2320 项研究进行分析，包括 98 个国家的流行病学数据 [3]。这项分析显示 HCV 感染中 46% 为基因 1 型，是主要的基因型，其次为基因 3 型（22%）、2 型（13%）、4 型（13%）、

6 型（2%）和 5 型（1%），混合型或其他占 3%。基因 1b 型是最常见的亚型，占 22%，但是分布有显著的国家和地区差异。在北美、拉丁美洲和欧洲，基因 1b 型占 1 型的 62% ～ 71%，占 HCV 感染者的比例分别为 26%、39% 和 50%。北非和中东地区基因 4 型占 71%，这主要是由于埃及基因 4 型的高流行率，排除埃及后其他地区基因 4 型占 34%，主要为基因 1 型（46%）。亚洲主要是基因 3 型（39%），其次是基因 1 型（36%），基因 1b 型占 25%。在澳大利亚，基因 1 型为主（53%），其次是基因 3 型（39%），基因 1b 型占 16%。

中国流行最广泛的 HCV 基因亚型为 1b 及 2a，且分布地区差异较大，并随时间的推移，基因型分布产生较大变化。2011 年一项横断面调查纳入了 997 例汉族 HCV 慢性感染者 [7]。患者平均年龄 46 岁，男性占 54.8%，52% HCV RNA 为高病毒载量。丙型肝炎病毒基因 1 型占 58.4%，2 型占 24.1%，3 型占 9.1%，6 型占 6.3%，未发现基因 4 型和 5 型。在西部及南部地区，基因 1 型比例低于全国平均比例，西部基因 2 型和 3 型比例高于全国平均比例，南部基因 3 型和 6 型比例高于全国平均比例。基因 1b 型占 56.8%，而基因 1a 型非常少见，仅占 1.4%。混合基因型占 2.1%，多为基因 1 型混合 2 型。基因 3 型和 6 型患者平均年龄低于基因 1 型和 2 型，并且男性比例较多。

纳入 1994 年以来报告我国 HCV 基因型流行分布的 140 篇文献的分析发现 [8]，不同地区 HCV 基因型存在差异，其中东北地区 HCV 基因型分布较少，主要有 3 种亚型流行，以 1b 型为主，2a 及 1b/2a 混合型次之；西北、华北、华中及华南地区仍以 1b 型为主，2a 型次之，但存在 3a、3b 及 6a 型的分布。西南地区 HCV 基因型除 5 型未见报道以外，其余均有分布，其中以 1b 型为主，3b 及 3a 型次之。华南地区 6 种 HCV 基因型均有分布，主要亚型以 1b 型为主，6a 型次之，且 6a 型主要分布于珠江三角洲地区，2b 型为第三位基因型。

随着时间的推移，我国 HCV 1b 及 2a 型逐渐减少，3a、3b 及 6a 型逐年增加，并且亚型的类型逐渐增加，相继发现 2b、4a、5a、6b、6n 等罕见亚型。我国不同人群的 HCV 基因型分布存在较大差异。有偿献血人群及透析人群 HCV 基因型较单一，而吸毒人群 HCV 基因型种类较多，较有偿献血人群 1b、2a 型所占比例低，而 3 型（3a、3b

型）及6a型所占比例较大；无偿献血人群HCV基因型种类和吸毒人群接近，存在一定比例的3a、3b及6a型流行，但1b、2a型所占比例较吸毒人群高。男性中HCV 3a、3b及6a型所占比例较女性高。

三、HCV感染者宿主基因型的分布

2009年以来，开始提出单核苷酸多态性（single nucleotide polymorphism，SNP）和HCV的自发清除及丙型肝炎的抗病毒治疗疗效相关[9]。宿主白介素28B基因（IL28B）附近的遗传多态性可以预测HCV基因1型患者使用干扰素为基础的抗病毒治疗后病毒清除情况。一项研究比较了欧裔和非裔美国人编码干扰素-λ3的IL28B基因的多态性，发现存在优势SNP基因型的患者对HCV感染治疗的应答率提高2倍。这项研究也提示，SNP也许能帮助解释为什么干扰素治疗欧裔美国人通常比非裔美国人获得更好的应答率。IL28B rs12979860 CC基因型与HCV感染抗病毒后持续病毒学应答（SVR）的获得显著相关，另外2个SNP rs8099917及rs12980275也与SVR显著相关。2010年，更多报道提示在未获得快速病毒学应答的HCV基因2型和3型患者中有相似发现。IL28B宿主基因型已经成为干扰素治疗中抗HCV疗效的重要预测因素。IL28B rs12979860 CC基因型、rs8099917 TT基因型及rs12980275 AA基因型与HCV感染的自发清除和干扰素治疗应答良好具有相关性。

但是，在DAA治疗方案中，宿主IL28B基因的多态性对治疗应答反应没有明显的预测价值。大约有15%的使用利巴韦林抗病毒治疗患者会发生由利巴韦林导致的药物性溶血性贫血，这大大影响了治疗的安全性，为了纠正贫血不得不调整利巴韦林的剂量，这样就有可能达不到最佳的临床治疗效果。研究显示宿主三磷酸肌苷焦磷酸酶（inosine triphosphatase，ITPA）的缺失可能与基因1型丙型肝炎患者抗病毒治疗过程中溶血性贫血的发生有关，ITPA未发生变异的对照组没有发生贫血。

欧洲和亚洲人群IL28B rs12979860 CC基因型出现的频率分别是53%～80%和90%，明显高于非裔美国人的23%～55%。我国IL28B rs12979860 CC基因型占84.1%，CT基因型占15.3%，TT基因型占0.6%，各个区域之间的分布无明显差异[7]。

ITPA rs1127354 CC基因型占71.4%，CA基因型占26.1%，AA基因型占2.5%。我国患者ITPA基因型71.4%为预测利巴韦林相关溶血性贫血发生的CC基因型，提示我国患者在使用利巴韦林抗病毒治疗过程中需严密监测贫血的发生，并及时调整利巴韦林的剂量[7]。

尽管我国有过半的丙型肝炎患者属于1b型（难治性丙型肝炎），但rs12979860 CC、rs12980275 AA和rs8099917 TT等"好"的基因型在1型慢性乙型肝炎患者出现的频率均在80%以上，高于非洲和欧美人群，这也能部分解释为何我国1型慢性丙型肝炎患者比非洲和欧美人群更容易获得干扰素为基础治疗的持续病毒学应答。ITPA rs1127354 AA基因型在我国罕见（2.6%），而非洲和欧美，这两个等位基因出现的频率可达到6.9%和11.2%，提示可能是亚洲人对利巴韦林不耐受的原因之一。

四、HCV感染的传播途径

HCV主要的传播途径包括[10]：

（1）经输血和血制品、单采血浆回输血细胞传播：我国自1993年对献血员筛查抗-HCV，2015年开始对抗-HCV阴性献血员筛查HCV RNA，经输血和血制品传播已很少发生。但是，目前就诊的患者中，大多有1993年以前接受输血或单采血浆回输血细胞的历史。

（2）经破损的皮肤和黏膜传播：这是目前最主要的传播方式。包括使用非一次性注射器和针头、未经严格消毒的牙科器械和内镜，以及进行侵袭性操作和针刺等。在某些地区，因静脉注射毒品导致HCV传播占60%～90%。一些可能导致皮肤破损和血液暴露的传统医疗方法也与HCV传播有关；共用剃须刀、共用牙刷、文身和穿耳孔等也是HCV潜在的经血传播方式。

（3）性传播：与HCV感染者性接触和有多个性伴侣者感染HCV的危险性较高。同时伴有其他性传播疾病者，特别是感染HIV者，感染HCV的危险性更高。

（4）母婴传播：抗-HCV阳性母亲将HCV传播给新生儿的危险性约2%，若母亲在分娩时HCV RNA阳性，则传播的危险性可高达4%～7%；合并HIV感染时，传播的危险性增至20%。HCV高载量可能增加传播的危险性。

五、HCV 感染的高危人群

丙型肝炎呈全球性流行，不同性别、年龄、种族和民族人群均对 HCV 易感。HCV 感染的高危人群有：

（1）有静脉药瘾史者。

（2）有职业或其他原因（文身、美容穿孔、针灸等）所致的针刺伤史者。

（3）有医源性暴露史，包括手术、透析、不洁口腔诊疗操作、器官或组织移植者。

（4）有高危性行为史，如多个性伴、男男同性恋者。

（5）HCV 感染者的性伴及家庭成员。

（6）HIV 感染者及其性伴。

（7）HCV 感染母亲所生的子女。

（8）破损皮肤和黏膜被 HCV 感染者血液污染者。

（9）有输血或应用血液制品史者（主要是1993 年前有过输血或应用血制品者）。

（10）1996 年前的供血浆者。

第 3 节　发 病 机 制

目前大量研究结果倾向于 HCV 本身不引起细胞溶解。引起肝损伤的主要原因是 HCV 感染后引起的免疫学反应，其中细胞毒性 T 淋巴细胞（CTL）起重要作用。CTL 通过其表面的 T 细胞受体识别靶细胞的 MHC- Ⅰ 类分子和病毒多肽复合物，杀伤病毒感染的靶细胞，引起肝脏病变。

丙型肝炎慢性化、感染持续存在的机制还没有完全阐明，考虑是宿主免疫、遗传易感性和病毒共同作用的结果。早期的固有免疫反应是机体抗病毒的第一道防线[11]，后期 HCV 特异性 T 细胞免疫应答在决定感染结局方面有重要作用。丙型肝炎患者每天可产生和清除 10^{12} 个病毒，在能检测到免疫应答几周之前，病毒载量就可达到最大值。HCV 可破坏固有免疫应答，其复制能力超过了 CD8[+] T 细胞的清除能力，容易发展为慢性感染。

固有免疫中，干扰素在诱导细胞产生抗病毒状态中起主要作用[11]。HCV 感染后，产生双链 RNA 等病原体相关分子模式（PAMP）。机体通过 Toll 样受体 3（TLR3）通路、维甲酸诱导基因 -1 通路识别 PAMP，诱导产生 Ⅰ 型干扰素，经 Jak 蛋白激酶和信号转导子及转录激活子（Jak-STAT）通路，大量干扰素刺激基因（ISG）表达，发挥抗病毒作用。

HCV 可以阻断干扰素产生的多个环节，HCV NS3/4A 蛋白酶可裂解和灭活 RIG-1、TLR3 通路的信号蛋白。HCV 还可以干扰干扰素的抗病毒作用，使 Jak-STAT 通路受损。干扰素为主的固有免疫在 HCV 清除中不占主要地位，一些现象仍没有解释清楚。HCV 急性感染的早期（4～8 周），以及 1/2 左右的慢性丙型肝炎患者，ISG 常常高表达，但并不能很好地控制 HCV 复制，且后者应用干扰素联合利巴韦林抗病毒疗效也欠佳[12]。

细胞免疫方面，HCV 感染后 4～8 周，HCV 特异性 T 细胞集聚于肝脏，以细胞溶解或非溶解（IFN-γ 介导）方式抑制 HCV 复制。T 细胞无能、病毒逃逸突变导致 HCV 感染长期存在。急性感染时，对 HCV 抗原有活性的、多特异性的 CD4[+] T 细胞增殖，产生 IFN-γ、IL-2 等 Th1 类细胞因子，HCV 特异性 CTL 的比例超过 3%～4%，T 细胞应答强烈而持久，有利于病毒清除。若 CD4[+] 或 CD8[+] T 细胞应答延迟、短暂或作用范围小，病毒就会持续存在。慢性 HCV 感染者常出现 T 细胞无反应性，CD4[+] T 细胞、CD8[+] T 细胞功能受损，甚至表达 PD-1 诱导 T 细胞凋亡，不能持续清除病毒。同时，RNA 依赖的 RNA 聚合酶缺乏矫正功能，HCV 不断产生变异，导致 MHC- Ⅰ 、MHC- Ⅱ 类分子限制性抗原表位改变。此外，外周血调节性 CD4[+]CD8[+] T 细胞比例升高，也抑制了 CD8[+] T 细胞的抗病毒作用。

体液免疫在保护和清除 HCV 中作用微弱。HCV 包膜糖蛋白 E2 的高变异区域 1 易导致抗原表位改变，产生变异株逃避体液免疫。慢性 HCV 感染者肝脏、骨髓、外周血中都可以见到 B 细胞克隆性扩增，这与混合型冷球蛋白血症、非霍奇金淋巴瘤有关。IL-28B、人类白细胞抗原 Ⅰ 类分子 HLA-B57、Ⅱ 类分子 HLA DRB1 和 DQB1 的等位基因多态性影响 HCV 清除[9]。

总之，一方面，机体通过固有免疫和适应免疫清除 HCV，另一方面，病毒也进化出一系列机制逃避清除，HCV 可干扰固有免疫，HCV 高突变率导致抗体中和作用、T 细胞受体识别障碍，产生体液、细胞免疫逃逸。

第4节　自然史与临床表现

一、自　然　史

HCV感染的潜伏期为14～180天，平均45天。暴露于HCV后1～3周，外周血可检测到HCV RNA，3个月后约90%的患者抗-HCV阳性。急性HCV感染通常无症状，20%～50%的急性HCV感染者可自发清除病毒，多数发生于出现症状后的12周内。病毒血症持续6个月仍未清除者为慢性HCV感染。丙型肝炎慢性化率为50%～85%，抗-HCV可终身存在。HCV感染慢性化的预测因素：男性、感染时年龄＞25岁、感染后无明显症状、种族（非裔美国人）、HIV感染者、免疫抑制者和 *IL28B* rs12979860 CT/TT基因型[7,9]。

HCV感染比较隐匿，进展较缓慢，大多数无肝硬化的慢性感染者无症状或仅有轻度症状。最常见的表现是乏力，其次为恶心、肌痛、关节痛和体重减轻。大多数慢性丙型肝炎患者的丙氨酸氨基转移酶（ALT）水平仅轻度升高，大约1/3的患者ALT水平正常，ALT水平与肝组织损伤程度之间无明确的关联。即使患者血清ALT正常，其组织学显示大多数患者存在慢性炎症。30%～40%的慢性丙型肝炎患者存在肝外表现。例如，血液系统疾病（混合型冷球蛋白血症、淋巴瘤等），自身免疫性疾病（甲状腺炎、各种自身抗体），肾脏疾病（膜增生性肾炎），皮肤疾病（迟发性皮肤卟啉病、扁平苔藓），糖尿病等。

HCV感染20～30年后有20%～30%的慢性感染者发展为肝硬化[13,14]。促进疾病进展的因素包括：感染HCV时年龄超过40岁、男性、合并HIV或HBV感染、嗜酒、肥胖、胰岛素抵抗、非酒精性脂肪肝、肝脏高铁载量、合并血吸虫感染、肝毒性药物和环境污染毒物及遗传因素等。基线时肝组织炎症坏死程度和纤维化分期是进展为肝硬化的主要预测因素。另外，吸烟可能会加重肝脏炎症而加速肝纤维化进展；而饮用咖啡则可以减轻肝脏炎症而减慢肝纤维化进展和降低肝癌发生风险。

HCV相关肝细胞癌（HCC）发生率在感染30年后为2%～4%，主要见于肝硬化和进展期肝纤维化患者；一旦发展成肝硬化，HCC的年发生率为2%～7%。肝硬化和HCC是慢性丙型肝炎患者的主要死因。肝硬化发生失代偿的年发生率为3%～5%。一旦发生肝硬化，10年生存率约为80%；如出现肝功能失代偿，10年生存率仅为25%。

疾病进展还可能与HCV基因分型相关。目前一致认为感染基因1型HCV较其他基因引起更严重的肝脏疾病，感染基因1b型HCV更容易进展为HCC；在HCV感染者的肝脏移植中，基因1b型HCV与疾病活动和移植排斥反应相关。基因3型和肝脂肪变相关。

二、临床表现

1. 急性丙型肝炎　大多数急性感染的患者无临床症状，临床表现不明显，表现为隐匿性感染。部分患者可有全身乏力、食欲减退、恶心和右季肋部疼痛等，少数伴低热、轻度肝脾肿大，不到25%的患者可出现黄疸。

2. 慢性丙型肝炎　大多数慢性感染者无症状或仅有轻度症状。最常见的表现是乏力，其次为恶心、肌痛、关节痛和体重减轻。大多数慢性丙型肝炎患者的ALT水平仅轻度升高，大约1/3的患者ALT水平正常。约25%的患者ALT水平为2～5倍ULN，ALT达到10倍ULN的患者非常少见。ALT水平与肝组织损伤程度之间无明确的关联。即使患者血清ALT正常，其组织学显示大多数患者存在慢性炎症。

3. 丙型肝炎肝硬化　代偿期肝硬化患者大多数无症状，所以临床难以发现早期肝硬化。患者可有脾肿大、胆红素升高、低蛋白血症和血小板降低，其他临床表现可有蜘蛛痣、腹壁静脉曲张、海蛇头、肝掌或男性乳房发育症。失代偿期肝硬化的表现包括腹水、食管胃底静脉曲张破裂出血、肝性脑病等。

4. 丙型肝炎所致肝细胞癌　HCC一般仅发生于肝硬化患者，也有报告发生于桥接样纤维化的患者。一旦诊断为肝硬化，HCC的年发生率为2%～7%。甲胎蛋白（AFP）水平升高并不一定提示出现HCC，慢性HCV感染者AFP可能会轻度升高（10～100ng/ml）。AFP高于400ng/ml并且持续升高，高度提示HCC。

三、重　叠　感　染

1. 乙型肝炎病毒（HBV）　HBV和HCV均

主要由胃肠道外传播，因此合并感染并不少见，特别是在两种病毒均流行的地区。在 HBsAg 阳性的患者中，同时感染 HCV 者为 5% ～ 20%；在抗 -HCV 阳性的患者中，同时感染 HBsAg 阳性者为 2% ～ 10%。静脉药瘾、血液透析、输血、器官移植、AIDS 等高危人群 HBV/HCV 合并感染率明显增加，免疫功能低下者及老年男性是好发人群。

2. 人类免疫缺陷病毒（HIV）　目前全世界约 2 亿 HCV 感染者，3700 万 HIV 感染者。在 HIV 感染者中约 30% 混合感染 HCV，静脉药瘾者中 HIV 合并 HCV 感染比例要远远大于经性传播、母婴传播和其他途径传播者。在 HCV 感染者中感染 HIV 的比例因传播途径、地区和人群的不同变化较大，为 0 ～ 94%。在 HIV 和 HCV 混合感染者中，肝脏病变进展远较单纯 HCV 感染者迅速。

四、HCV 感染的肝外表现

HCV 除了具有嗜肝性而诱发持续肝损伤、导致肝硬化和肝癌外，其嗜淋巴细胞性常引起一系列肝外表现，涉及皮肤、肾脏、血液、内分泌、心血管系统及自身免疫性疾病等（表 30-1）。

表 30-1　HCV 感染的肝外表现分类（Zignego 等，1999）

密切相关疾病（有流行病学和病因学证据）	明显相关性疾病（有足够证据支持）	可能相关疾病（有待进一步证实）	也许相关的疾病
混合型冷球蛋白血症	淋巴瘤单克隆免疫球蛋白病迟发性皮肤卟啉病扁平苔藓	自身免疫性甲状腺炎甲状腺癌干燥综合征特发性肺纤维化糖尿病主动脉硬化非冷球蛋白血症性肾病	银屑病外周/中枢神经慢性多发性关节炎风湿性关节炎结节性多动脉炎白塞病皮肌炎纤维性肌痛慢性荨麻疹慢性瘙痒卡波西肉瘤白癜风心肌病蚕食性角膜溃疡勃起障碍坏死性肢端红斑

根据研究的不同，发现 40% ～ 76% 的 HCV 感染者至少有一种肝外表现。而且，肝外表现也可作为 HCV 感染的首发表现。肝外表现纷繁复杂，可涉及全身各组织器官，有时会导致比肝脏疾病本身更严重的临床表现，对患者的生活质量产生不同程度的影响，同时影响抗病毒治疗方案的选择及疗效，故临床医生须高度重视 [15, 16]。下面介绍几种主要的 HCV 感染相关肝外表现。

1. 混合型冷球蛋白血症（mixed cryoglobulinemia，MC）　冷球蛋白是指在低于机体核心温度时发生沉积，接近或者高于机体核心温度时溶解的免疫球蛋白。可以分为三型：1 型，只包括一种单克隆抗体；2 型，包括多克隆抗体和多种单克隆抗体；3 型，只包括多种多克隆抗体。其中 2 型和 3 型冷球蛋白血症又被称为混合型冷球蛋白血症（MC），和慢性 HCV 感染相关。在 HCV 感染人群中 MC 的汇总发病率为 30.1%，而非 HCV 感染人群中这一数据为 1.9%。同时，在 HCV 感染人群中患 MC 的风险比非 HCV 感染人群要高 12 倍。

MC 的典型临床表现包括紫癜、乏力和关节痛，其他表现有雷诺现象、外周神经病、干燥综合征及膜增生性肾小球肾炎。通常情况下，冷球蛋白血症没有明显临床表现，只有在沉积物蓄积到一定程度时才有临床表现。在慢性 HCV 感染者的免疫沉积物中，HCV RNA 和抗 -HCV 均可以检测到，据此可以区分典型的冷球蛋白血症和 HCV 相关的冷球蛋白血症。

研究表明，抗病毒治疗后维持 HCV 清除可以完全缓解冷球蛋白血症。因此，对于继发于 HCV 感染的冷球蛋白血症，首选抗病毒治疗。只有当患者难以耐受抗病毒治疗或者冷球蛋白血症相关症状十分严重时，才开始进行免疫抑制相关治疗。

2. 肾小球肾炎　在慢性 HCV 感染者的肝外表现中，肾小球肾炎是其中重要的组成部分，流行率约为 10.1%。其中 MC 相关的膜增生性肾小球肾炎是最常见的类型。临床可以表现为无症状的血尿、蛋白尿，也可以进展到肾病综合征或慢性肾功能障碍 [17]。并不是所有的膜增生性肾小球肾炎都和 MC 相关，2003 年的一项病例报告表明，HCV 相关的膜增生性肾小球肾炎可以无 MC，同时伴有血清补体水平下降。除了膜增生性肾小球肾炎外，在慢性 HCV 感染者中也可以出现膜性肾小球肾炎伴或不伴冷球蛋白血症。

3. 干燥综合征 干燥综合征是一种侵犯唾液腺和泪腺，引起干燥性角结膜炎、口腔干燥症的自身免疫性疾病。研究显示，在 HCV 感染者中干燥综合征的汇总发病率为 11.9%，而在非 HCV 感染人群中这一数据为 0.7%。与非 HCV 感染人群相比，HCV 感染人群发生干燥综合征的风险比是 2.29。

分子模拟引起的 HCV 抗原与相关腺体的交叉反应可能是引起这一症状的原因，但另有研究发现，在伴有干燥综合征的慢性 HCV 感染者的唾液腺中可以检测到 HCV RNA，表明病毒的直接作用在干燥综合征的发病中起到一定作用。与典型干燥综合征不同的是，在 HCV 相关的干燥综合征中，抗 -SSA 或者抗 -SSB 抗体的检出率仅 1%。

4. 甲状腺疾病 主要是桥本甲状腺炎，常常出现在慢性 HCV 感染者接受干扰素治疗的过程中，女性多见。在未经治疗的 HCV 感染者中，常常出现甲状腺相关抗体及亚临床状态的甲状腺功能减退症。HCV 引起甲状腺炎的原因可能是甲状腺细胞上表达的 CD81 受体可以和 HCV 结合，从而通过旁路激活途径引起自身免疫性甲状腺炎。

5. 2 型糖尿病 HCV 感染可引起糖代谢和脂代谢异常及氧化应激等反应，HCV 感染者的糖尿病发生率（15% 左右）较普通人群糖尿病的发生率（10% 左右）高。年龄、体重指数、基因 1b 型及肝硬化与 CHC 患者的 2 型糖尿病发生显著相关。肝硬化患者更易合并糖代谢异常，大约 70% 的肝硬化患者伴有糖耐量减低，慢性丙型肝炎肝硬化患者糖尿病的发生率高于慢性乙型肝炎肝硬化患者。

第 5 节 诊 断

一、实验室诊断

（一）HCV 血清学检测

1. 抗体检测 抗 -HCV 检测 [化学发光免疫分析法（CIA），或者酶免疫法 EIA] 可用于 HCV 感染者的初筛[18]。快速诊断测试（RDTs）可用来初步筛查抗 -HCV。对于抗体阳性者，应进一步行 HCV RNA 检测，以确定是否为丙型肝炎。血清抗 -HCV 滴度越高，HCV RNA 检出的可能性越大。一些血液透析和自身免疫性疾病患者可出现抗 -HCV 假阳性，免疫功能缺陷或合并 HIV 感染者可出现抗 -HCV 假阴性，急性丙型肝炎患者可因为抗 -HCV 检测处于窗口期出现抗 -HCV 阴性，HCV RNA 检测有助于确诊这些患者是否合并感染 HCV。

2. 抗原检测 在缺乏 HCV RNA 检测条件时，可考虑进行 HCV 核心抗原的检测，用于慢性 HCV 感染者的实验室诊断。

（二）HCV 基因学检测

1. HCV RNA 定量检测 HCV RNA 定量检测应采用基于 PCR 扩增、灵敏度和精确度高并且检测范围广的方法，其检测结果采用 IU/ml 表示，检测下限低于 15IU/ml[18]。HCV RNA 定量检测适用于 HCV 现症感染的确认、抗病毒治疗前基线病毒载量分析、抗病毒治疗过程中及治疗结束后的应答评估。当前 HCV RNA 定量检测试剂盒国外有 COBAS Amplicor™ HCV Test v2.0、COBAS-TaqMan™ 及 real-time HCV™ assays、LCx™ HCV 定量分析法、Versant™ HCV assays 等，一般检测范围在 $10 \sim 10^7$ IU/ml。国内也有多种检测 HCV RNA 的实时荧光定量 PCR 试剂获得国家药品监督管理局正式批准。

在应用干扰素治疗方案时，高灵敏度的 HCV RNA 检测试剂有助于更准确地鉴定快速病毒学应答及早期病毒学应答，从而为个性化决定疗程提供更可靠的依据。在应用 DAA 的治疗方案中，绝大多数患者在短期治疗后，HCV RNA 迅速降低甚至低于检测水平；在这样的情况下，高灵敏度的 HCV RNA 检测试剂的临床预测价值（如预测治疗失败）的重要性尚需进一步研究。

2. HCV 基因分型 HCV 基因分型方法包括分子生物学和血清学两大类。HCV 血清学分型技术是根据 HCV 某些区域表达抗原具有与基因型对应的型别差异，合成或表达型特异性多肽作为包被抗原，对 HCV 血清抗体进行分型检测，可以区分基因型，但不能区分亚型。分子生物学方法主要包括以下几种[19]。

（1）测序法：通过 PCR 扩增有代表性的基因片段（如 5′-UTR、C-E1 和 NS5B），再进行核苷酸序列测定，是 HCV 基因分型的"金标准"。

（2）型特异性引物扩增：根据不同 HCV 基因型在某一区段（主要是保守区）序列的差异，设计一系列型特异性引物，不同 HCV 基因型可扩增出长度不同的片段，并以此分型。

（3）型特异性探针杂交法：通过将生物素或荧光素标记型特异性探针固相化在膜或芯片上，与实时定量 PCR 扩增的病毒产物进行杂交后，经扫描判读出 HCV 基因型。用于该分型方法的区段是 5′-UTR 及核心区。

（4）基因芯片法：将许多特定的寡核苷酸片段作为探针，有规律地排列固定于支持物上，然后与待测的标记样品的基因按碱基配对原理进行杂交，再通过激光共聚焦荧光检测系统对芯片进行扫描，并配以计算机系统对每一个探针上的荧光信号进行分析比较，从而迅速得出需要的信息。

（5）限制性片段长度多态性分析法：利用限制性酶识别 RT-PCR 扩增的特定区域（5′-UTR、CE1 和 NS5B）的型特异的切割位点，将其分解为长短不同的若干片段以确定分型，该方法常用酶为 *Hae* Ⅲ、*Rsa* Ⅰ、*Mva* Ⅰ、*Hinf* Ⅰ 及 *Scrf* Ⅰ，利用这些酶可区分出 6 个基因型。

（6）遗传发育关系进化树分析法：该分析法是在核苷酸序列分析的基础上建立的，对一定区域内的样本测序结束后，可将序列相互比较，分析样本间序列的进化距离，画出该区域内 HCV 流行的关系进化树，观察 HCV 在区域内的分子流行情况及特点；也可将样本序列与全球已发表的该区段序列比较，分析与其他序列的差异。

（7）其他：特异性引物错配延伸法、荧光共振能量转移探针的解离曲线分析法和异源分子迁移率法等。

HCV 基因分型对指导抗病毒治疗特别是干扰素治疗具有非常重要的意义，可根据基因分型进行个体化治疗。例如，基因 1 型需要聚乙二醇干扰素联合标准剂量利巴韦林治疗 48 周，而 2 型和 3 型以低剂量的利巴韦林治疗 24 周即可，基因 6 型 24 周治疗也可获得较好的持续应答。在 DAA 治疗方案中，HCV 基因型检测对于选择治疗方案仍有一定的意义，尤其是区分 1a 和 1b 型对于某些药物选择很重要[20]。但随着泛基因型 DAA 治疗方案的逐步推广，基因型对指导治疗、判断应答的重要性已经下降。

3. HCV 耐药相关基因检测　DAA 单药治疗容易导致耐药的发生，目前检测耐药突变的方法包括基因序列分析法（如直接测序法、新一代深度测序法等）和及表型分析方法（如检测抑制病毒复制 50% 或 90% 所需的药物浓度 EC$_{50}$ 或 EC$_{90}$）。由于 HCV 以准种形式存在，当前新一代深度测序法应用较多。当前已确认的耐药突变位点主要有：① NS3/4A 靶点相关，如 V36M、T54A、Q80K、R155K、A156T 和 D168V；② NS5A 靶点相关，如 M28T、Q30E/H/R、L31M、H58D 和 Y93H/N；③ NS5B 靶点相关，如 S282T、C316N/H/F、M414T、A421V、P495L/S 和 S556G 等。

感染 1a 型 HCV 的患者，如果在基线时存在 Q80K 耐药突变株，则对西美瑞韦联合干扰素和利巴韦林治疗应答不佳。因此，对于 1a 型 HCV 感染者，如果拟采用上述联合治疗，则建议在治疗前检测是否有耐药突变存在。基线存在 NS5A 耐药相关置换（RAS）的患者，经达拉他韦联合阿舒瑞韦治疗后的 SVR 仅为 50% 左右，而基线不存在 NS5A RAS 者的 SVR 为 96% ～ 99%，因此如果存在预存 NS5A RAS（我国丙型肝炎患者中流行率为 12% ～ 18%），则不推荐使用该方案。但是，目前国内外指南推荐的主流治疗方案（包括泛基因型方案和基因型特异性方案）的耐药率很低，故一般不再推荐在治疗前进行耐药基因检测。

4. 宿主 *IL28B* 基因分型　发现 *IL28B* 与丙型肝炎相关的 GWAS 研究多采用高通量 SNP 检测方法。但对临床实验室而言，仅需检测特定的宿主基因型如 *IL28B* 和 *ITPA*，故传统测序法或第二代焦磷酸测序法、RFLP、实时 PCR、DNA 微阵列芯片等即可满足要求。在美国已有商品化的试剂盒检测 *IL28B* 的基因型，我国也有类似的商品化试剂盒已申请专利。目前常用的 *IL28B* 和 *ITPA* 基因分型方法包括 DNA 直接测序、*Taq*Man SNP 探针法等。

在干扰素治疗方案中宿主 *IL28B* 基因的多态性与持续病毒学应答相关，特别是在感染了基因 1 型或 4 型病毒的患者中，相关性更明显。*IL28B* rs12979860 CC 基因型、rs8099917 TT 基因型及 rs12980275 AA 基因型与 HCV 感染的自发清除和干扰素治疗应答良好具有相关性。但在 DAA 治疗方案中，宿主 *IL28B* 基因的多态性对治疗应答没有预测价值。

二、影像学诊断

目前常用的影像学诊断方法包括腹部超声检

查、CT 和 MRI 或 MR 等，可以帮助监测慢性丙型肝炎的临床进展，判断有无肝硬化及其并发症，发现和鉴别 HCC 等占位性病变。另外，肝脏弹性测定可以协助诊断肝纤维化及肝硬化。

三、病理学诊断

肝组织活检对丙型肝炎的诊断、炎症活动度和纤维化分期评价、疗效和预后判断等具有重要的作用[10]。丙型肝炎的组织病理学与其他病毒性肝炎相似，可有小叶内及汇管区炎症等多种病变。其病理学特征包括：肝窦内可见单个核细胞串珠样浸润；汇管区可见淋巴细胞聚集性浸润，甚至淋巴滤泡样结构形成；可见小胆管损伤，甚至小胆管结构破坏，CK19 免疫组化染色有助于鉴别；可见肝细胞大小泡混合或大泡性脂变，区带分布不明显，基因 3 型、1 型和 4 型较易见。

急性丙型肝炎无肝纤维化，肝细胞脂变较轻或无，一般无界面炎。慢性丙型肝炎肝活检可见不同程度的汇管区周围界面炎，汇管区内较常见淋巴细胞聚集性浸润及淋巴滤泡形成，较易见小胆管损伤，往往存在不同程度的肝纤维化，包括汇管区纤维性扩大、纤维间隔形成等，Masson 三色染色及网状纤维染色有助于肝纤维化程度的评价。肝纤维化进一步发展，可出现小叶结构失常，肝细胞结节性再生，假小叶结构形成，即肝硬化。病毒清除或抑制，炎症病变消退，组织学上肝纤维化及肝硬化可呈现不同程度的逆转。

慢性丙型肝炎肝组织炎症坏死的分级（G）、纤维化程度的分期（S），推荐采用国际上常用的METAVIR 评分系统。组织学上肝硬化评价可分为活动期和静止期，建议采用 Laennec 肝硬化评分系统，即依据纤维间隔的宽窄、硬化结节的大小，将 METAVIR 肝纤维化分期中的 F4 细分为 F4A、F4B 和 F4C。此外，采用计算机辅助数字化图像分析测定肝组织胶原面积比例（collagen proportionate area，CPA）用于肝纤维化定量评价，在判断临床预后、与肝纤维化无创检测相关性等方面可能优于METAVIR 肝纤维化半定量分期。

四、临床诊断

1. 急性丙型肝炎

（1）流行病学史：有明确的就诊前 6 个月以内的流行病学史，如输血史、应用血液制品史或明确的 HCV 暴露史。

（2）临床表现：可有全身乏力、食欲减退、恶心和右季肋部疼痛等，少数伴低热，轻度肝肿大，部分患者可出现脾肿大，少数患者可出现黄疸。部分患者无明显症状，表现为隐匿性感染。

（3）实验室检查：ALT 多呈轻度和中度升高，也可在正常范围内，有明确的 6 个月以内抗 -HCV和 / 或 HCV RNA 检测结果阳性史。HCV RNA 常在 ALT 恢复正常前转阴，但也有 ALT 恢复正常而HCV RNA 持续阳性者。

有上述（1）+（2）+（3）或（2）+（3）者可诊断[10]。

2. 慢性丙型肝炎

（1）诊断依据：HCV 感染超过 6 个月，或有6 月以前的流行病学史，或发病时间不明。抗 -HCV及 HCV RNA 阳性，肝脏组织病理学检查符合慢性肝炎。或根据症状、体征、实验室及影像学检查结果综合分析，亦可诊断。

（2）病变程度判定：肝活检病理诊断可以判定肝脏炎症分级和纤维化分期。

五、丙型肝炎肝纤维化的无创诊断

目前常用的无创诊断方法包括血清学和影像学两大类。

1. **血清学方法** 通常是指包括多种临床指标的模型。其中 APRI 和 FIB-4 简单易行，但敏感性和特异性不强[21]。APRI 为天冬氨酸氨基转移酶（AST）和血小板（PLT）比率指数（aspartate aminotransferase-to-platelet ratio index，APRI），可用于肝硬化的评估。成人中 APRI 评分 > 2 分，预示患者已经发生肝硬化。APRI 计算公式为 $[(AST/ULN) \times 100/PLT(10^9/L)]$。基于 ALT、AST、PLT 和患者年龄的 FIB-4 指数可用于患者肝纤维化的诊断和分期。FIB-4=（年龄 ×AST）÷（PLT×$\sqrt{ALT}$）。

2. **影像学方法** 包括瞬时弹性成像（TE）、声辐射力脉冲成像 / 点的剪切波弹性成像（ARFI/pSWE）、二维剪切波弹性成像（2D-SWE）和磁共振弹性成像（MRE）等[21]。

TE 是近年开始广泛使用的一种新的影像学无创诊断方法，对 HCV 感染肝纤维化分期的诊断较为可靠，对肝硬化的诊断更准确。已有较多的研究报道 TE 和血清学标志物用于诊断 HCV 和 HIV/HCV 合并感染者的显著肝纤维化 / 肝硬化，帮助筛选出需优先治疗的患者。两者联合检测可以提高诊断准确性。ARFI/pSWE、2D-SWE 还需要更多的研究。

第 6 节　治疗与管理

丙型肝炎的治疗首要是抗病毒，抗病毒治疗的目标是清除 HCV，获得治愈，清除 HCV 或减轻 HCV 相关肝损害，阻止进展为肝硬化、失代偿期肝硬化、肝衰竭或肝癌，改善患者的长期生存率，提高患者的生活质量[10]。对于进展期肝纤维化及肝硬化患者，清除 HCV 可降低肝硬化失代偿的发生率，可降低但不能完全避免 HCC 的发生。对于失代偿期肝硬化患者，清除 HCV 有可能稳定病情、降低对肝移植的需求；对需要进行肝移植的患者，在移植前进行抗病毒治疗可改善肝功能并能预防移植后 HCV 再感染，在移植后进行抗病毒治疗也可提高移植肝及患者的存活率。

一旦确诊为慢性丙型肝炎且血液中检测到 HCV RNA，即应进行规范的抗病毒治疗。疗效评估采用持续病毒学应答（sustained virological response，SVR），即治疗结束后第 12 周和第 24 周，HCV RNA 检测不到，可表示为 SVR12 和 SVR24。获得 SVR，即认为患者获得了 HCV 清除。

一、丙型肝炎的 PR 治疗及其监测

聚乙二醇干扰素 -α（Peg-IFN-α）联合利巴韦林方案（PR）曾经是我国 HCV 感染者接受抗病毒治疗的主要方案，可应用于所有基因型 HCV 现症感染同时无治疗禁忌证的患者[10]。治疗前，应根据病毒载量、基因分型、肝脏病变程度及有无抗病毒治疗禁忌证等综合评估患者的情况，并确定治疗的初步疗程。

Peg-IFNα -2a 给药剂量为 180μg，每周 1 次皮下注射，Peg-IFNα-2b 国外推荐剂量为 1.5μg/kg 每周 1 次皮下注射，我国批准的给药剂量为：体重低于 65kg 者给予 40μg，体重 > 65kg 者给予 50μg。利巴韦林根据体重给药剂量为 1000mg/kg 或 1200mg/kg（分别为 < 75kg 或 ≥ 75kg）。治疗中，需要根据病毒应答快慢最终确定疗程，一般为 24 周、48 周或者 72 周。

因其疗效相对较低、副作用较多、耐受性较差，目前国际和国内指南均推荐优先考虑无干扰素的治疗方案。

二、丙型肝炎的直接抗病毒药物治疗及其监测

（一）直接抗病毒药物的种类

针对 HCV 生活周期中病毒蛋白靶向特异性治疗的许多小分子化合物研究得到了迅速发展，这些药物被统一命名为直接抗病毒药物（DAA），目前主要包括非结构蛋白（NS）3/4A 蛋白酶抑制剂、NS5A 蛋白抑制剂及 NS5B 聚合酶抑制剂等三大类。

1. NS3/4A 蛋白酶抑制剂　HCV NS3/4A 是位于 NS3 N 端的 NS3 丝氨酸蛋白酶和 NS4A 形成的稳定二聚体，在 HCV 多聚蛋白 NS3 ～ NS5 区域的翻译加工过程中发挥重要作用。NS3/4A 蛋白酶抑制剂能与酶的活性中心结合，干扰非结构蛋白剪切，从而阻止病毒复制；NS3/4A 蛋白酶抑制剂还能恢复 IFN 调节因子 3，从而更好地发挥先天性抗病毒免疫应答。蛋白酶抑制剂抗病毒效果较强，但耐药屏障较低，并且有较多的药物相互作用；因需经过肝脏代谢，故肝功能失代偿者应慎用。本类药物主要包括阿舒瑞韦（asunaprevir）、帕立瑞韦（paritaprevir）、西美瑞韦（simeprevir）、达诺瑞韦（danoprevir）、格拉瑞韦（grazoprevir）、伏西瑞韦（voxilaprevir）和格卡瑞韦（glecaprevir）等。

2. NS5A 蛋白抑制剂　HCV 的 NS5A 蛋白上存在 IFN 敏感决定区，且 NS5A 对 HCV 的复制和组装有调节作用。因此，NS5A 也是特异性抗 HCV 的重要靶标。NS5A 蛋白抑制剂抗病毒效果较强，可针对多个基因型，但耐药屏障较低并且有较多的药物相互作用。本类药物包括达拉他韦（daclatasvir）、奥比他韦（ombitasvir）、雷迪帕韦（ledipasvir）、拉维达韦（ravidasvir）、艾尔巴韦（elbasvir）、维帕他韦（velpatasvir）和哌仑他韦（pibrentasvir）等。

3. NS5B 聚合酶抑制剂　NS5B RNA 依赖的 RNA 聚合酶（RdRP）在 HCV 复制中起重要作用，

针对 NS5B RdRP 的特定抑制剂包括核苷类似物和非核苷类似物抑制剂。非核苷类似物抑制剂抗病毒活性为中度,为基因 1 型特异性,耐药屏障较低,本亚类药物主要有达塞布韦(dasabuvir)。核苷类似物抑制剂抗病毒效果较强,可针对多种基因型,耐药屏障较高,有较少的药物相互作用;但因经肾脏排泄,故在严重肾功能障碍时应慎用。本亚类药物主要有索磷布韦(sofosbuvir)。

目前已经上市的 DAA,疗效多在 90% ～ 95% 甚至以上,服用方便、疗程短(多在 8 ～ 12 周)、药物相互作用少、总体安全性好,特殊人群亦可使用(合并 HBV 感染、合并 HIV 感染、注射毒品、肝硬化失代偿、肝移植、慢性肾脏病甚至透析、肾移植、DAA 经治及儿童等)。国际指南推荐优先考虑的方案主要包括:索磷布韦 / 维帕他韦片、格卡瑞韦 / 哌仑他韦针对 HCV 各型均有效(不论初治和经治、是否有肝硬化);而维帕他韦 / 伏西瑞韦 / 索磷布韦不仅对各种基因型 HCV 有效,而且对经其他 DAA 治疗失败的基因 3 型肝硬化人群也有较好的疗效[18, 20]。

(二)2019 年我国丙型肝炎防治指南推荐的 DAA 治疗方案[10]

1. 针对 HCV 基因 1 ～ 6 型的治疗方案(泛基因型方案)

(1)索磷布韦 400mg/ 维帕他韦 100mg,每日一次:对初治或者 PRS 经治患者,且无肝硬化或仅有代偿期肝硬化者,疗程 12 周;对基因 3 型代偿期肝硬化或者 3b 型患者,可以考虑增加利巴韦林(RBV);对失代偿期肝硬化患者,联合 RBV 疗程 12 周。

(2)格卡瑞韦 300mg/ 哌仑他韦 120mg,每日一次:对初治且无肝硬化患者及非基因 3 型代偿期肝硬化患者,疗程 8 周;对基因 3 型代偿期肝硬化患者疗程 12 周;对于 PRS 经治、非基因 3 型且无肝硬化患者 8 周;对于代偿期肝硬化患者 12 周。基因 3 型 PRS 经治患者疗程 16 周。

2. 针对 HCV 基因 1b 型的治疗方案

(1)艾尔巴韦 50mg/ 格拉瑞韦 100mg,每日一次:治疗基因 1 型初治及 PR 经治患者,疗程 12 周。

(2)来迪派韦 90mg/ 索磷布韦 400mg,每日一次:可用于成人及大于 12 岁的青少年患者。无肝硬化患者疗程 12 周,初治的无肝硬化患者也可以采用 8 周的疗程。肝硬化患者联合 RBV 疗程 12 周;或者不使用 RBV 但疗程延长至 24 周。

(3)奥比帕利 2 片,每日一次,以及达塞布韦 250mg,每日 2 次:基因 1b 型无肝硬化或代偿期肝硬化患者疗程 12 周;轻度至中度肝纤维化的初治基因 1b 型患者可以考虑治疗 8 周。

3. 针对 HCV 基因 4 型的治疗方案

(1)艾尔巴韦 50mg/ 格拉瑞韦 100mg,每日一次:初治及 PR 经治患者,疗程 12 周。但是在抗病毒治疗过程中就失败的患者,需要联合 RBV,并且疗程延长至 16 周。

(2)来迪派韦 90mg/ 索磷布韦 400mg,每日一次:可用于成人及大于 12 岁的青少年初治患者,无肝硬化或代偿期肝硬化者,疗程 12 周。

4. 针对 HCV 基因 5/6 型的治疗方案 来迪派韦 90mg / 索磷布韦 400mg,每日一次:可用于成人及大于 12 岁的青少年初治患者,无肝硬化或代偿期肝硬化者,疗程 12 周。

5. 针对特殊人群的治疗方案 对于失代偿期肝硬化患者,可以选择来迪派韦 / 索磷布韦(基因 1、4、5、6 型)或索磷布韦 / 维帕他韦(泛基因型)或索磷布韦 / 达拉他韦(泛基因型),并联合 RBV(＜ 75kg 者 1000mg/d,≥ 75kg 者 1200mg/d)治疗 12 周。如果患者有 RBV 禁忌证或无法耐受 RBV,可不联合 RBV,但疗程需延长至 24 周。应注意,对于失代偿期肝硬化或曾有失代偿病史患者,禁止使用 NS3/4A 蛋白酶抑制剂类 DAA 及干扰素。

等待肝移植的患者,如果 MELD 评分＜ 18 ～ 20 分,应在移植前尽快开始抗病毒治疗,患者有可能从移植等待名单中移除。如果 MELD 评分≥ 18 ～ 20 分,应首先进行肝移植,移植后再进行抗 HCV 治疗;但是,如果预计等待时间超过 6 个月,可考虑在移植前进行抗 HCV 治疗。如果无肝硬化或者是代偿期肝硬化,应在肝移植前开始抗病毒治疗,以预防 HCV 复发及移植后并发症;如果需要立即肝移植,也可在肝移植后进行抗病毒治疗,也可获得较高的 SVR 率。

肝移植后 HCV 复发或再感染患者,如果无肝硬化或是代偿期肝硬化,可采用来迪派韦 / 索磷布韦(基因 1、4、5、6 型)或索磷布韦 / 维帕他韦(泛基因型)治疗 12 周。如果是失代偿期肝硬化,用来迪派韦 / 索磷布韦(基因 1、4、5、6 型)或索

磷布韦 / 维帕他韦（泛基因型）联合 RBV（＜75kg 者 1000mg/d，≥75kg 者 1200mg/d）治疗 12 周；如果有 RBV 禁忌或不耐受，则应治疗 24 周。肝移植后 HCV 复发、非失代偿期肝硬化，但是 eGFR ＜ 30ml/（min·1.73m²）的患者，可采用格卡瑞韦 / 哌仑他韦治疗 12 周，治疗期间或治疗后需监测免疫抑制剂的血药浓度，必要时调整免疫抑制剂剂量。

所有 HCV 感染合并慢性肾脏病（CKD）的患者，均应立即接受抗病毒治疗。合并 CKD 1 ～ 3b 期患者 [eGFR ≥ 30ml/（min·1.73m²）]，DAA 的选择与无 CKD 者一致。合并 CKD 4 ～ 5 期 [eGFR ＜ 30ml/（min·1.73m²）] 和 CKD 5D 期（透析）患者，可选择艾尔巴韦 / 格拉瑞韦（基因 1、4 型），或者格卡瑞韦 / 哌仑他韦或者索磷布韦 / 维帕他韦（泛基因型，不需要调整剂量）；亦可选择奥比帕利 / 达塞布韦（基因 1 型）、阿舒瑞韦联合达拉他韦（基因 1b 型，阿舒瑞韦用于未透析的 CKD 4 ～ 5 期患者时剂量减半）。

肾移植后 CKD 1 ～ 3b 期患者 [eGFR ≥ 30ml/（min·1.73m²）]，可以选择来迪派韦 / 索磷布韦（基因 1、4、5、6 型），或者索磷布韦 / 维帕他韦（泛基因型），不需要调整免疫抑制剂剂量。肾移植后 CKD 4 ～ 5 期 [eGFR ＜ 30ml/（min·1.73m²）] 和 CKD 5D 期（透析）患者，可选择格卡瑞韦 / 哌仑他韦（泛基因型），同时需监测免疫抑制剂的血药浓度，必要时调整剂量。

合并 HBV 感染时，针对 HCV 的治疗与单纯 HCV 感染治疗方案相同。如果患者同时符合 HBV 抗病毒治疗指征，可考虑予以 α- 干扰素或核苷（酸）类似物抗 HBV 治疗。如果不符合 HBV 抗病毒指征，但是 HBsAg 阳性，则在抗 HCV 治疗同时予以核苷（酸）类似物抗 HBV 治疗，预防 HBV 再激活。

合并 HIV 感染时，针对 HCV 的治疗与单纯 HCV 感染的 DAA 治疗方案相同，SVR 率与无 HIV 感染人群相同。如果 DAA 与抗逆转录病毒药物有相互作用，则治疗方案和药物剂量需要调整。

青少年患者，如果 12 岁及以上或者体重超过 35kg，HCV 基因 1、4、5、6 型者，可给予索磷布韦 400mg/ 来迪派韦 90mg 治疗 12 周，对于经治代偿期肝硬化患者疗程应延长至 24 周；HCV 基因 2 型者，予以索磷布韦 400mg 联合 RBV 治疗 12 周；HCV 基因 3 型，治疗 4 周。如果 12 岁及以上或者体重超过 45kg，可给予格卡瑞韦 300mg/ 哌仑他韦

120mg，每日一次，对于初治基因 1 ～ 6 型、无肝硬化及非基因 3 型代偿期肝硬化患者，疗程 8 周；基因 3 型代偿期肝硬化患者疗程 12 周。PRS 经治患者，非基因 3 型无肝硬化 8 周，代偿期肝硬化 12 周。基因 3 型 PRS 经治患者疗程 16 周。12 岁以下儿童，目前尚无可推荐的 DAA 治疗方案。

对于急性丙型肝炎患者可给予索磷布韦 / 维帕他韦（泛基因型）、格卡瑞韦 / 哌仑他韦（泛基因型）、格拉瑞韦 / 艾尔巴韦（基因 1b 或 4 型）、来迪派韦 / 索磷布韦（基因 1、4、5、6 型）或者奥比帕利联合达塞布韦（基因 1b 型）治疗 8 周。

对于 PRS 经治患者，DAA 治疗方案与初治患者类似。DAA 经治的无肝硬化或代偿期肝硬化患者，可以给予索磷布韦 / 维帕他韦 / 伏西瑞韦联合治疗 12 周，或者索磷布韦联合格卡瑞韦 / 哌仑他韦治疗 12 周。经 DAA 治疗失败 2 次的患者，可予索磷布韦 / 维帕他韦 / 伏西瑞韦，或索磷布韦联合格卡瑞韦 / 哌仑他韦，同时加用 RBV 治疗 12 周。DAA经治的失代偿期肝硬化或有失代偿病史患者，禁用蛋白酶抑制剂，应再次予索磷布韦 / 维帕他韦，同时加用 RBV 治疗 24 周。

（三）DAA 治疗中的监测

患者治疗过程中应进行疗效监测和安全性监测。疗效监测主要是检测 HCV RNA，应采用灵敏度高的实时定量 PCR 试剂（检测下限＜ 15IU/ml），在治疗的基线、第 4 周、12 周、治疗结束时、治疗结束后 12 周或 24 周应检测 HCV RNA。应用含蛋白酶抑制剂方案治疗的患者，应每 2 ～ 4 周监测一次 ALT 及 AST，直至治疗完成。出现任何 ALT 和 AST 水平升高的趋势都需要更频繁地监测。如果治疗中 ALT 水平升高 ≥ 10×ULN，则应该立即终止治疗且不再使用。育龄期女性和 / 或其男性伴必须在治疗期间及停药后 6 个月采用有效的避孕措施。治疗期间，应定期监测肝肾功能。

（四）DAA 与其他药物的相互作用

使用 DAA 治疗，应了解药品说明书中指出的具有相互作用的其他药物，如果可能，抗 HCV 治疗期间应停止有相互作用的合并用药，或者转换为具有较少相互作用的合并用药，HCV/HIV 合并感染者尤其要关注 DAA 与抗 HIV 药物的相互作用等。尤其需要关注抗心律失常药、质子泵抑制剂、

免疫抑制药/抗排斥药及抗凝药等药物。在临床上，对于某个具体药物是否和拟应用的 DAA 有相互作用，可访问英国利物浦大学肝脏药物相互作用网站（http://www.hep-druginteractions.org）或下载相应 APP（Liverpool HEPiChart）查询。

三、丙型肝炎治愈患者的监测

抗病毒治疗能够部分逆转肝纤维化甚至肝硬化，极大降低肝病进展的风险，并且能够长期降低肝纤维化及肝硬化进展的风险。但这些长期获益的数据多数来自以干扰素为基础的治疗中，而干扰素本身即有抗纤维化作用，且干扰素治疗方案的患者多为一般情况良好、无并发症的代偿期肝硬化患者，这些代偿期患者较失代偿期患者原本即有更好的预后。

DAA 上市时间较短，治疗人群广，治疗效果好，虽然本身无抗肝纤维化作用，但随着 HCV 的清除，肝纤维化和肝硬化改善。不过关于 DAA 治疗对于肝纤维化和肝硬化远期预后的改善情况，尚需更长期的随访研究证实，故建议最好每 1～2 年复查一次胃镜，观察食管胃底静脉曲张情况。

对于无肝硬化人群，只要采用 DAA 治疗方案清除了病毒，就达到了临床治愈和病毒学治愈，此后发生 HCC 的风险很低。对于肝硬化患者，DAA 治疗方案清除病毒后只能降低但并不能完全消除其发生 HCC 的风险。因此，对于肝硬化患者，即使获得了 SVR，仍应该每 6 个月复查一次腹部超声和 AFP。

四、丙型肝炎未治疗患者及未治愈患者的监测

针对未进行抗病毒治疗的患者，应明确未进行治疗的原因，并且评估未治疗对丙型肝炎病情进展的影响。根据未治疗的具体原因和疾病状态，首先治疗对总体生存影响最大的疾病，并积极寻找抗病毒治疗时机。DAA 治疗方案下，目前已没有绝对的抗病毒禁忌证。如果确实目前不能治疗，推荐以无创诊断方式每年复查、评价一次肝纤维化的进展情况；对于有肝硬化基础的患者，推荐每 6 个月复查一次腹部超声和 AFP。

对于既往抗病毒治疗失败者，应该明确既往治疗的方案及治疗失败的临床类型（无应答或复发或

突破）、有无肝硬化，根据药物可及性和 DAA 的靶点，选择没有交叉靶点的 DAA 组合方案进行再次抗病毒治疗。并推荐以无创诊断方式每年复查、评价一次肝纤维化的进展情况；对于有肝硬化基础的患者，推荐每 6 个月复查一次腹部超声和 AFP。每年复查一次胃镜，观察食管胃底静脉曲张情况。

第 7 节 防　控

目前尚无有效的丙肝疫苗可供预防 HCV 感染。因此，加强宣传教育，提高居民对丙型肝炎的认识，采取以切断传播途径为主、防治并重的综合措施，对于控制丙型肝炎流行十分必要。

1. 严格筛选献血员　严格执行《中华人民共和国献血法》，推行无偿献血。通过检测血清抗 -HCV、ALT 和 HCV RNA，严格筛选献血员。临床用血要严格掌握应用血液和血制品的适应证，手术时推荐实行患者自体血回输治疗。我国近十余年来通过加强对献血人群的 HCV 筛查，并推行无偿义务献血后，HCV 经血液传播的发生率大大下降，已经取得了明显的成绩。

2. 预防经皮肤和黏膜传播　推行安全注射和标准预防，严格执行《医院感染控制规范》和《消毒技术规范》，使用一次性注射器。对口腔科器械、内镜等医疗器具应严格消毒。医务人员接触患者血液及体液时应戴手套。对静脉吸毒者进行心理咨询和安全教育，劝其戒毒。不共用剃须刀及牙具等，理发用具、穿刺和文身等用具应严格消毒。

3. 预防性接触传播　对男男同性恋和有多个性伴侣者应定期检查，加强管理。建议 HCV 感染者使用安全套。对青少年应进行正确的性教育。

4. 预防母婴传播　抗 -HCV 阳性的母亲母婴传播的概率约为 2%，若分娩时孕妇的 HCV RNA 阳性，则危险性将增加到 4%～7%。HCV RNA 病毒载量越高，则母婴传播的概率越大。当孕妇为 HCV/HIV 共感染时，则感染的概率可增加到 20%。对于分娩，采用剖宫产术以阻断母婴传播的有效性尚未被研究证实，因此不推荐经剖宫产来预防 HCV 的垂直传播。尽量避免胎儿皮肤擦伤或破膜后的延迟分娩能减少婴儿传播的风险。对 HCV RNA 阳性的孕妇，应避免羊膜腔穿刺，尽量缩短分娩时间，保证胎盘的完整性，减少新生儿暴露于

母血的机会。

对于感染 HCV 的母亲，只要其抗 -HIV 阴性且未静脉吸毒，即可母乳喂养，但哺乳期的 HCV RNA 阳性母亲乳头有破损时，要避免母乳喂养。对于母亲 HCV RNA 阳性，婴儿不需要在其出生时常规检测抗 -HCV 抗体，因为其可从母体被动获得抗体而有较高的阳性率，可在月龄满 18 个月后检测抗 -HCV 抗体。母亲为 HCV 感染者，如果想早期诊断，可以考虑在出生后 1～2 个月时检测 HCV RNA。

5. 对高危人群筛查　根据中华人民共和国卫生行业标准《丙型肝炎筛查及管理》对丙型肝炎高危人群进行筛查及管理。我国对丙型肝炎的筛查力度不够导致丙型肝炎的诊断率和治疗率低。据推测，我国慢性丙型肝炎患者目前接受治疗者在总感染人群中的占比不到 1.3%。多数 HCV 感染者并未意识到自身病情并且没有接受相应的治疗，丙型肝炎的新治疗方案在我国尚未全面普及。根据中国疾病预防控制信息管理系统报告的数据，实施网络直报以来，我国报告的丙型肝炎病例从 2003 年的 2.1 万例增加到 2016 年的 23 万例，呈逐年上升的趋势。2017 年及以后报告的丙型肝炎病例数稳定在 20 万例左右。至 2020 年，累计报告 278 万例。丙型肝炎的抗病毒治疗目前我国未集中实施，而是分散在各级各类医疗机构。丙型肝炎的疾病进展给人民健康、国民经济、卫生和医疗保险系统带来了沉重负担。按照 WHO 设定的目标，至 2030 年，需要治疗 80% 符合治疗条件的慢性 HCV 感染者，每年至少需要治疗 55 万例患者。及时筛查诊断患者，患者获得治愈后，也将减少 HCV 传染源，减少 HCV 的传播。

如果实施了有效安全、服用简便、价格合理、容易获取的抗病毒治疗方案，我国丙型肝炎的治疗问题就能真正获得解决，这将是我国实现 WHO 2030 年病毒性肝炎防治目标的重大基石。如果治疗问题得到了解决，那么下一步的工作是尽早筛查诊断更多的需要治疗的丙型肝炎患者，治愈他们，减少传播，消灭丙型肝炎！

（饶慧瑛　魏　来）

参考文献

[1] Choo QL, Kuo G, Weiner AJ, et al. Isolation of a cDNA clone derived from a blood-borne non-A, non-B viral hepatitis genome. Science 1989；244：359-62.

[2] Simmonds P. Genetic diversity and evolution of hepatitis C virus -15 years on. J Gen Virol 2004；85：3173-88.

[3] Gower E, Estes C, Blach S, et al. Global epidemiology and genotype distribution of the hepatitis C virus infection. J Hepatol 2014；61：S45-57.

[4] Blach S, Zeuzem S, Manns M, et al. Global prevalence and genotype distribution of hepatitis C virus infection in 2015：a modelling study. Lancet Gastroenterol Hepatol 2017；2：161-76.

[5] 戴志澄，祁国明 . 中国病毒性肝炎血清流行病学调查（上卷），1992-1995. 北京：科学技术文献出版社；1995：60-71.

[6] 陈圆生，李黎，崔富强，等 . 中国丙型肝炎血清流行病学研究 . 中华流行病学杂志 2011；32：888-91.

[7] Rao HY, Wei L, Lopez-Talavera JC, et al. Distribution and clinical correlates of viral and host genotypes in Chinese patients with chronic hepatitis C virus infection. J Gastroenterol Hepatol 2014；29：545-53.

[8] 苏迎盈，刘慧鑫，汪宁 . 中国丙型肝炎病毒基因型分布 . 中华流行病学杂志 2013；34：80-4.

[9] Thomas DL, Thio CL, Martin MP, et al. Genetic variation in IL28B and spontaneous clearance of hepatitis C virus. Nature 2009；461：798-801.

[10] 中华医学会肝病学分会，中华医学会感染病学分会 . 丙型肝炎防治指南（2019 年版）. 中华肝脏病杂志 2019；27：962-79.

[11] Heim MH. Innate immunity and HCV. J Hepatol 2013；58：564-74.

[12] Bellecave P, Sarasin-Filipowicz M, Donzé O, et al. Cleavage of mitochondrial antiviral signaling protein in the liver of patients with chronic hepatitis C correlates with a reduced activation of the endogenous interferon system. Hepatology 2010；51：1127-36.

[13] Milner KL, van der Poorten D, Trenell M, et al. Chronic hepatitis C is associated with peripheral rather than hepatic insulin resistance. Gastroenterology 2010；138：932-41.

[14] Seeff LB. The history of the "natural history" of hepatitis C（1968-2009）. Liver Int 2009；29：S89-99.

[15] Cacoub P, Comarmond C, Domont F, et al. Extrahepatic manifestations of chronic hepatitis C virus infection. Ther Adv Infect Dis 2016；3：3-14.

[16] Younossi Z, Park H, Heny L, et al. Extrahepatic manifestation of hepatitis C：a meta-analysis of prevalence,

quality of life，and economic burden. Gastroenterology 2016；150：1599-608.

[17] Latt N，Alachkar N，Gurakar A. Hepatitis C virus and its renal manifestations：a review and update. Gastroenterol Hepatol（NY）2012；8：434-45.

[18] European Association for the Study of the Liver. EASL recommendations on treatment of hepatitis C：final update of the series. J Hepatol 2020；73：1170-218

[19] Gryadunov D，Nicot F，Dubois M，et al. Hepatitis C virus genotyping using an oligonucleotide microarray based on the NS5B sequence. J Clin Microbiol 2010；

48：3910-7.

[20] AASLD-IDSA HCV Guidance Panel. Hepatitis C guidance 2018 update：AASLD-IDSA recommendations for testing，managing，and treating hepatitis C virus infection. Clin Infect Dis 2018；67：1477-92.

[21] European Association for Study of Liver，Asociacion Latinoamericana para el Estudio del Higado. EASL-ALEH clinical practice guidelines：non-invasive tests for evaluation of liver disease severity and prognosis. J Hepatol 2015；63：237-64.

第31章 丁型肝炎

丁型肝炎（hepatitis D）是由丁型肝炎病毒（hepatitis D virus，HDV）与乙型肝炎病毒（HBV）联合感染所致、以肝细胞损害为主的传染性肝病。本病呈全球性分布，易发生慢性化及重症化。

一、病原学

1977年由意大利学者Rizzetto在HBsAg阳性患者肝组织标本中发现了一种新型病毒抗原，当时被称为δ因子（delta agent），1983年被正式命名为HDV[1]。

HDV是一种缺陷病毒，可以独立复制，但必须在HBV或其他嗜肝DNA病毒的辅助下才能组装成有感染性的颗粒，是目前发现的唯一能够自然感染人细胞且具有核酶活性的动物病毒。HDV颗粒外层由HBsAg和脂质双分子层构成，其内包含有HDAg颗粒和HDV基因组RNA。

HDV基因组为长约1.7kb的共价闭环单链RNA，在已知人类致病微生物中是最小的[2]。构成碱基的约70%作分子内配对，故呈杆状结构（rod-like structure），系负链RNA。HDV基因组利用宿主细胞RNA多聚酶Ⅱ（Pol Ⅱ）按滚环机制转录RNA，其后以自身核酶活性切断RNA，最终生成2个HDAg。

HDAg颗粒是唯一由HDV基因组编码的蛋白质。HDAg可分为24kDa的小（S）HDAg和27kDa的大（L）HDAg，分别被称为P24及P27，两者由共同的开放阅读框翻译而成，具有完全相同的序列，只是在S-HDAg的C末端附加19～24个氨基酸者即为L-HDAg[3-5]。而L-HDAg可以识别在同一细胞内表达的HBsAg胞质内环状结构的疏水部分，依靠HBsAg组装成HDV颗粒并分泌到细胞外感染其他细胞[6]。除HBV外，土拨鼠肝炎病毒（WHV）及鸭乙型肝炎病毒（DHBV）亦能辅助HDV复制[7]。

HDV有8种基因型：1型基因病毒呈世界性分布，又可分为1A、1B和1C三个亚型，在中国河南、台湾株为1A亚型，四川、广西株为1B亚型，上海株则为介于1A和1B亚型间的过渡亚型；在非洲流行的主要为1C亚型。2～8型可见于世界不同地区。2型主要见于欧洲，3型主要见于南美洲北部地区，并与暴发性肝炎或病情较重的肝炎有关[6, 8, 9]。

二、流行病学

（一）传染源

传染源主要是急性、慢性丁型肝炎患者及HDV携带者。由于HDV必须依赖HBV的辅助才能组装成完整的HDV颗粒，故只有HBsAg携带者和乙型肝炎患者才是其易感者，他们感染HDV后又成为其传染源。

（二）传播途径

HDV的传播途径与HBV相似。血液或血液制品是HDV的主要传播方式。日常生活密切接触传播，如通过皮肤、黏膜轻微破损的伤口传播，接触了被HDV污染的血液和唾液等体液而造成感染。多个性伴者和男男性关系者极易通过性传播感染HDV。此外，HBsAg与HBeAg双阳性且HDV阳性的母亲，易通过母婴传播使新生儿同时感染HBV和HDV。

（三）易感人群

高危人群包括注射毒品者及多次接受输血者。HBV易感者和HBV携带者都是HDV易感者。经接种乙肝疫苗或既往感染HBV产生抗-HBs者，对HDV也有保护作用。

（四）流行特征

HDV感染呈全球性分布，流行模式分为三种：地方性感染、一般人群感染及高危人群感染。意大利南部呈高度地方性流行，慢性HBV/HBsAg携带者中 HDV 感染率高达 40%～50%；地中海沿岸国家、中东地区、非洲及南美洲亚马孙河流域也是 HDV 感染的高流行区。其他发达国家 HDV 感染率一般仅占 HBV/HBsAg 携带者的不到 5%。发展中国家 HBsAg 携带率较高，但 HDV 感染率差别较大，除实际感染率可能有差别外，也可能和所检测人群不同及所用检测方法的敏感性和特异性不同有较大关系。

一般认为，活动性 CHB 及重型肝炎患者，HDV 感染率明显高于无症状 HBV 携带者。尤其是 HBV 复制不活跃但肝脏疾病严重者，HDV 感染率可能更高。

2020 年发表的一项系统综述和荟萃分析显示，在一般 HBsAg 阳性的人群中，HDV 的感染率为 4.5%，而 HBsAg 阳性的肝病门诊患者中 HDV 的感染率为 16.4%；HDV 导致 CHB 患者进展为肝硬化和 HCC 的发生率分别为 18% 和 20%[10]。我国文献报道各地 HBsAg 阳性者中 HDV 感染率差别很大（0～32%），总体上南方的感染率高于北方，近年来自上海、广州和重庆的报道显示其流行率为 5%、6.5% 和 10%[11]。

三、发病机制

丁型肝炎的发病机制尚未得到完全阐明。HDV 的复制效率较高，受感染的肝细胞内含有大量 HDV。目前认为，HDV 本身及其表达产物可能对肝细胞有直接破坏作用。此外，宿主免疫应答可能也参与了肝细胞的损伤。HDAg 具有较强的抗原性，有研究认为它是 CD8$^+$ T 细胞攻击的靶抗原。

四、病理改变

HDV 感染的病理特征与 HBV 感染基本相同，但也有其特点。肝组织损伤以肝细胞嗜酸性变及微泡状脂肪变性为特征，急性 HDV 感染伴以肝细胞水肿、小叶内炎症细胞浸润为主，慢性 HDV 感染以汇管区炎症反应为主[12]。对于重型肝炎病例，除了可见大块肝坏死外，残留肝细胞微泡状脂肪变性、假胆管样肝细胞再生及汇管区炎症更明显。

五、临床表现

人感染 HDV 可表现为 HBV 与 HDV 协同感染（coinfection）或重叠感染（superinfection）[13]。前者指人体同时感染 HBV 和 HDV，后者指在慢性 HBV 感染的基础上再感染 HDV。

（一）HDV 与 HBV 协同感染

潜伏期 6～12 周，主要表现为急性乙型肝炎和急性丁型肝炎双相临床过程。第一相为急性乙型肝炎导致的临床及生化表现，第二相为急性丁型肝炎导致的临床及生化表现。其临床表现与急性自限性乙型肝炎类似，多数为急性黄疸性肝炎，仅少数可导致急性肝衰竭；其病程较短，HDV 感染常随 HBV 感染的终止而终止，预后良好，仅少部分患者转变为慢性丁型肝炎。

（二）HDV 与 HBV 重叠感染

潜伏期 3～4 周，主要表现为慢性丁型肝炎，其临床过程轻重悬殊、复杂多样。在慢性 HBV 感染基础上重叠感染 HDV 后，可首先表现为急性肝炎发作。在重叠感染 HDV 的患者中，仅少数表现为自限性急性丁型肝炎，大部分患者会转变为慢性丁型肝炎。

一旦转变为慢性丁型肝炎，表现为病情逐渐加重、进展加快。临床症状、生化指标和肝组织损伤都加重，两年内 10%～15% 的患者可发展为肝硬化或 HCC。早期认为丁型肝炎不易转化为肝癌，但近年来在病理诊断为原发性肝癌的患者中发现，HDV 阳性者高达 11%～22%，丁型肝炎与原发性肝癌的关系逐渐得到重视。HDV 对肝细胞有直接致病作用，能加速肝细胞溶解，使慢性活动性肝炎迅速向肝硬化和 HCC 演变进展。

在慢性 HBV 感染基础上重叠感染 HDV 时，还可导致慢加急性（亚急性）肝衰竭。欧洲有研究显示，暴发性肝炎（fulminant hepatitis，FH）中 HDV 感染阳性率高达 21%～60%，国内亦有相似报道，HDV 感染被认为是促成大量肝细胞坏死的一个重要因素，可进一步导致 HBV 感染者原有症状加重及病情恶化，在暴发性肝炎的发生、发展过程中起着重要的作用[14]。

六、实验室检查

从血清中检测到 HDAg、HDV RNA、抗 -HDV IgG 或 抗 -HDV IgM，均为丁型肝炎的诊断依据（表 31-1）[15]。

表 31-1　丁型肝炎的诊断标志物

诊断标志物	急性 HBV/HDV 协同感染	急性 HDV 重叠感染	慢性 HDV 感染
HDAg	出现早，消失快	出现早，消失快	阴性
抗 -HDV IgM	出现晚，短暂	阳性	阳性
抗 -HDV IgG	出现晚	出现晚	阳性
HDV RNA	阳性	阳性	阳性
抗 -HBc IgM	阳性	阴性	阴性

（一）HDAg

检测 HDAg 的表达，对于了解 HDV 在机体内复制情况、诊断 HDV 感染和评估肝炎病程发展具有重要意义[16]。丁型肝炎病程早期均有 HDAg 血症，可用 ELISA 或 RIA 双抗体夹心法检测血清中的 HDAg，阳性率可分别达 87% ～ 100%，有助于丁型肝炎早期诊断。但急性丁型肝炎的病毒血症时间较短，感染 1 ～ 2 周后就难以检测到，故 HDAg 检测阴性，并不能排除 HDV 感染。

在慢性 HDV 感染时，由于血清中持续存在抗 -HDV，HDAg 常以免疫复合物的形式存在，需用免疫印迹法（immunoblot，Western blot）分离 HDAg，才能检测到 HDAg-P24 和 HDAg-P27 蛋白。免疫组化技术可以检测到肝细胞核内的 HDAg，其表达持续阳性表明肝脏损伤严重[17, 18]。

（二）HDV RNA

HDV RNA 可用逆转录 – 聚合酶链反应（RT-PCR）检测，具有快速、简便、特异性高和敏感度高等优点，目前多采用实时荧光 RT-PCR 技术进行自动化检测。检测血清 HDV RNA，是判断 HDV 在体内复制和传染性的指标[19]。在抗病毒药物治疗时，测定 HDV RNA 有助于监测病情变化和判断预后。

（三）抗 -HDV

血清抗 -HDV IgM 在病毒感染早期出现，常呈高水平，一旦 HDV 感染终止，其滴度迅速下降，甚至转阴，故连续检测可用于判断预后。急性 HDV 感染，血清抗 -HDV IgM 早期即可阳性，可持续 3 ～ 9 周，多在疾病恢复期消失。若 HDV 感染转为慢性，则可持续阳性。慢性 HDV 感染时，血清抗 -HDV IgM 也常呈高水平，且以 7S 型（单体 IgM）血清抗 -HDV IgM 为主，后者是诊断慢性

HDV 感染最敏感的指标。慢性丁型肝炎病情活动时，亦可出现 19S 型血清抗 -HDV IgM。

血清抗 -HDV IgG 持续高滴度阳性是慢性丁型肝炎的主要血清学标志。在急性 HDV 感染时，血清抗 -HDV IgG 多出现于发病后 3 ～ 8 周，其滴度较低，也可不出现。

七、诊　　断

我国 HBV 感染高发，应随时警惕 HDV 感染。应根据流行病学史、临床症状、体征和病毒学、免疫学及组织病理学检查结果进行综合判断，其确诊有赖于在血清或肝脏中检测到 HDV 标志物。在急性乙型肝炎出现重症化或病程迁延时，应考虑到 HBV 与 HDV 协同感染的可能；在 CHB 或慢性 HBV 感染者，突然出现急性肝炎样症状、重型肝炎或迅速向慢性活动性肝炎进展时，应考虑到重叠 HDV 感染的可能性[20, 21]。在这些情况下，应及时进行相应的病毒学、免疫学及病理学检测以明确病因。

八、治　　疗

丁型肝炎以对症支持治疗为主。一般支持疗法、免疫调节疗法与乙型肝炎相同。急性期患者要注意休息，补充维生素并酌情使用护肝药物。对于慢性丁型肝炎的抗病毒治疗仍然存在较大的争议[22, 23]。

干扰素 -α 能使部分病例血清 HDV RNA 转阴。一般推荐 900 万 U 每周 3 次，或 500 万 U 每日 1 次给药，用药疗程至少 48 周。回顾普通 IFN 治疗慢性丁型肝炎的研究，约 50% 的患者接受干扰素治疗后能获得病毒学应答，但 60% ～ 70% 的患者会在治疗结束后 2 ～ 6 个月复发，因此疗效有限。尽管有研究显示使用 Peg-IFN 治疗慢性丁型肝炎疗效有所提高，但仍有 75% 的患者不能获得持续病毒学应答。近期有荟萃分析显示只有 1/3 的患者达到病毒学清除和 ALT 复常[24]。目前对于 Peg-IFN 的疗程尚无一致意见。对于失代偿期肝硬化患者，禁用干扰素类药物。

曾有研究尝试使用核苷类似物（如恩替卡韦、阿德福韦酯、替诺福韦等）单药或与 Peg-IFN 联合治疗丁型肝炎，但未能显示出对丁型肝炎有效或优于 Peg-IFN 单药治疗的效果[25, 26]。

目前有多种新型抗病毒药物已进入临床试验，

包括：HDV 肝细胞受体 NTCP 抑制剂如 bulevirtide（原名 myrcludex B），病毒颗粒组装抑制剂如核酸聚合物（nucleic acid polymer，NAP）EP2139-CaNAP，以及 HDV 颗粒分泌抑制剂如洛那法尼（lonafarnib，属于法尼基转移酶抑制剂）[27]。两项Ⅱ期临床试验显示，myrcludex B 能有效抑制 HDV RNA 和 HBV DNA，而且和 Peg-IFN 有协同作用，2020 年欧盟药品管理局（EMA）据此有条件批准了 bulevirtide 用于治疗丁型肝炎，目前正在进行Ⅲ期临床试验[11]。

对于终末期丁型肝炎患者，肝移植是一种有效的治疗措施，且 HDV 与 HBV 重叠感染可使移植后 HBV 复发感染的发生率显著降低。在移植前和移植后采用 NUC 和 HBIG 进行联合预防，HBV 及 HDV 复发感染的发生率更低。

九、预　　后

丁型肝炎比单纯乙型肝炎更容易出现慢性化和重型化，HDV 与 HBV 重叠感染者预后较差。

十、预　　防

丁型肝炎传播方式与乙型肝炎相似，乙型肝炎的预防措施同样适用于丁型肝炎。在新生儿及 HBV 感染高危人群接种乙肝疫苗既能阻断 HBV 传播，也能阻断 HDV 传播。加强血液和血液制品管理，严格筛选供血者，保证血液和血液制品的质量和安全，是降低输血后丁型肝炎发病率的有效方法。

医疗机构应严格执行无菌操作和消毒隔离制度。医务人员应严格执行手卫生制度及标准防护措施，接触患者的皮肤黏膜创口、血液、体液、排泄物及分泌物时要戴手套；对注射器、针头、针管、针灸针、采血针、穿刺针、文身用具、各种导管等，应使用一次性制品或进行严格消毒灭菌。

避免多个性伴和无防护的高危性行为。对注射毒品者进行心理咨询、安全教育，并督促其戒毒。

（许　东　宁　琴）

参 考 文 献

[1] Rizzetto M, Stroffolini T. Forty-five years after the discovery of the hepatitis D virus：where do we stand? Viruses 2021；13：555.

[2] Wang KS, Choo QL, Weiner AJ, et al. Structure, sequence and expression of the hepatitis delta（delta）viral genome. Nature 1986；323：508-14.

[3] Taylor J. Introduction to HDV genome replication. Prog Clin Biol Res 1993；382：1-4.

[4] Sureau C. The role of the HBV envelope proteins in the HDV replication cycle. Curr Top Microbiol Immunol 2006；307：113-31.

[5] Sefcikova J, Krasovska MV, Sponer J, et al. The genomic HDV ribozyme utilizes a previously unnoticed U-turn motif to accomplish fast site-specific catalysis. Nucleic Acids Res 2007；35：1933-46.

[6] Urban S, Neumann-Haefelin C, Lampertico P. Hepatitis D virus in 2021：virology, immunology and new treatment approaches for a difficult-to-treat disease. Gut 2021；70：1782-94.

[7] Yan H, Peng B, He W, et al. Molecular determinants of hepatitis B and D virus entry restriction in mouse sodium taurocholate cotransporting polypeptide. J Virol 2013；87：7977-91.

[8] Ni Y, Lempp FA, Mehrle S, et al. Hepatitis B and D viruses exploit sodium taurocholate co-transporting polypeptide for species-specific entry into hepatocytes. Gastroenterology 2014；146：1070-83.

[9] Yurdaydin C. Recent advances in managing hepatitis D. F1000Res 2017；6：1596.

[10] Stockdale AJ, Kreuels B, Henrion MYR, et al. The global prevalence of hepatitis D virus infection：Systematic review and meta-analysis. J Hepatol 2020；73：523-32

[11] Rizzetto M, Hamid S, Negro F. The changing context of hepatitis D. J Hepatol 2021；74：1200-11.

[12] Zar T, Sharar Z, Mughal M, et al. Severe hepatitis due to HBV-HDV coinfection. Conn Med 2001；65：649-52.

[13] Lunel-Fabiani F, Mansour W, Amar AO, et al. Impact of hepatitis B and delta virus co-infection on liver disease in Mauritania：a cross sectional study. J Infect 2013；67：448-57.

[14] Lempp FA, Urban S. Hepatitis delta virus：replication strategy and upcoming therapeutic options for a neglected human pathogen. Viruses 2017；9.

[15] Inoue O, Yano M. Delta hepatitis virus（HDV）marker. Nihon Rinsho 1999；57（Suppl）：356-8.

[16] Hughes SA, Wedemeyer H, Harrison PM. Hepatitis

delta virus. Lancet 2011；378：73-85.

[17] He W，Cao Z，Mao F，et al. Modification of three amino acids in sodium taurocholate cotransporting polypeptide renders mice susceptible to infection with hepatitis D virus in vivo. J Virol 2016；90：8866-74.

[18] Cunha C，Tavanez JP，Gudima S. Hepatitis delta virus：a fascinating and neglected pathogen. World J Virol 2015；4：313-22.

[19] Chen X，Oidovsambuu O，Liu P，et al. A novel quantitative microarray antibody capture assay identifies an extremely high hepatitis delta virus prevalence among hepatitis B virus-infected mongolians. Hepatology 2017；66：1739-49.

[20] Botelho-Souza LF，Vasconcelos MPA，Dos Santos AO，et al. Hepatitis delta：virological and clinical aspects. Virol J 2017；14：177.

[21] Honer Zu Siederdissen C，Cornberg M. Management of HBV and HBV/HDV-associated liver cirrhosis. Visc Med 2016；32：86-94.

[22] Lempp FA，Ni Y，Urban S. Hepatitis delta virus：insights into a peculiar pathogen and novel treatment options. Nat Rev Gastroenterol Hepatol 2016；13：580-9.

[23] Beilstein F，Blanchet M，Vaillant A，et al. Nucleic acid polymers are active against hepatitis delta virus infection in vitro. J Virol 2018；92：1416-17.

[24] Abdrakhman A，Ashimkhanova A，Almawi WY. Effectiveness of pegylated interferon monotherapy in the treatment of chronic hepatitis D virus infection：a meta-analysis. Antiviral Res 2021；185：104995.

[25] Hsu CW，Su WW，Lee CM，et al. Phase Ⅳ randomized clinical study：peginterferon alfa-2a with adefovir or entecavir pre-therapy for HBeAg-positive chronic hepatitis B. J Formos Med Assoc 2018；117：588-97.

[26] Wedemeyer H，Yurdaydin C，Hardtke S，et al. Peginterferon alfa-2a plus tenofovir disoproxil fumarate for hepatitis D（HIDIT-Ⅱ）：a randomised，placebo controlled，phase 2 trial. Lancet Infect Dis 2019；19：275-86.

[27] Alfaiate D，Deny P，Durantel D. Hepatitis delta virus：from biological and medical aspects to current and investigational therapeutic options. Antiviral Res 2015；122：112-29.

第32章 戊型肝炎

戊型肝炎（hepatitis E，简称戊肝）既往被称为肠道传播的非甲非乙型肝炎，世界上首次有记载的戊肝流行发生于 1955～1956 年印度的新德里，共计发病 97 000 例，其中 24 300 例为黄疸性肝炎。1980 年 Wong 等用血清学排除法确认该次流行为肠道传播的非甲非乙型肝炎。同年 Khuroo 等报告，1978 年 9 月～1979 年 4 月印度克什米尔流域发生本病流行。1983 年苏联 Balayan 等首次用戊肝患者粪便提取液经口感染一名志愿者获得成功，并从急性期患者的粪便中用免疫电镜技术检测到 27～30nm 病毒颗粒，用其感染猕猴也获成功。1989 年 Reyes 等应用分子克隆技术获得本病毒的基因克隆，并正式命名为戊型肝炎病毒（hepatitis E virus，HEV）。我国自 1982 年起即有戊肝流行或散发的报道。1986～1988 年，新疆南部地区发生大规模戊肝流行，共计发病 119 280 例，死亡 707 例，为迄今世界上最大的一次戊肝暴发流行。

根据戊肝的流行强度，全世界可分 3 类戊肝流行地区：①高度地方性流行地区，如印度、尼泊尔、孟加拉国、巴基斯坦、缅甸、中国、墨西哥和非洲一些国家；②地方性流行地区，如美国、中欧和东欧一些国家及日本等；③非地方性流行或地方性流行不详地区，如加拿大、北欧、澳大利亚、南美洲和非洲一些国家等。我国属戊肝高度地方性流行地区，各省、自治区、直辖市均有戊肝发生，其中吉林、辽宁、河北、山东、内蒙古、新疆和北京等地曾发生较大规模的暴发或流行，其他地区多为散发病例。近年来我国报告的戊肝散发病例有明显上升趋势，某些地区 HEV 感染已成为急性肝炎的主要原因。全国每年报告的戊肝病例为 2 万～3 万例。

急性戊肝的临床表现多为自限性，患者大多可完全康复。以一般治疗及对症支持治疗为主。近年来，发现一些免疫缺陷患者如 HIV 感染者，以及接受免疫抑制剂治疗的患者如实体器官移植、血液系统恶性肿瘤等患者，感染 HEV 后可发展成慢性肝炎。慢性戊肝可用利巴韦林治疗。目前已有戊肝疫苗可供预防[1]。

第1节 病 原 学

一、形态结构及理化性状

HEV 属于戊肝病毒科，呈二十面体球形颗粒，直径约为 32nm（27～34nm）（图 32-1）。在电子显微镜下观察，可见实心和空心两种形态的病毒颗粒。实心颗粒内部致密，是完整的病毒颗粒，具有感染性；空心颗粒内部透亮，是装配不完整的缺陷病毒颗粒，无感染性。完整的 HEV 颗粒中心为 HEV 核糖核酸（HEV RNA），外周为衣壳，无包膜（见图 32-1）。新近的研究表明，血清及细胞上清中的 HEV 颗粒有包膜。HEV 对外环境抵抗力较低，对高盐、氯化铯、氯仿比较敏感。4℃下易裂解，煮沸可将其灭活。

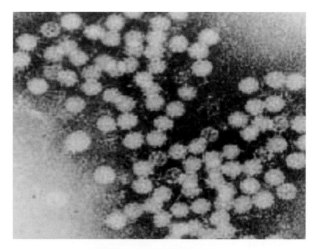

图 32-1　HEV 电镜下形态

（资料来源：Shikata T，et al. Viral hepatitis C，D and E. Amsterdam– New York–Oxford：Excerpta Medica 1991：277–85.）

二、基因组结构及功能

1989 年通过基因克隆技术首次获得 HEV 全基因组序列。HEV 基因组为单股正链 RNA，哺乳动物的 HEV 基因组全长约为 7.2kb。5′端和 3′端均为非编码区（NC）。5′端有 7- 甲基鸟甘酸（^{7m}G）帽结构；3′端含有 150 ～ 200 个腺苷酸残基组成的多聚腺苷（Poly A）尾。全基因组共有 3 个开放阅读框（ORF）：ORF1 位于 5′端，主要编码非结构蛋白，包括：甲基转移酶（MT），木瓜蛋白酶样半胱氨酸蛋白酶（Pro），解旋酶（Hel），X、Y 区和高变区（PPR），以及 RNA 依赖的 RNA 聚合酶（Pol）；ORF2 位于 3′端，是 HEV 的主要结构基因，编码病毒的衣壳蛋白；ORF3 包含在 ORF2 中，编码一种磷酸化的蛋白，可能与病毒颗粒的形成、装配及释放等生物活性相关。目前仅有一项研究发现在基因 1 型 HEV 复制过程中，因内质网应激可产生 ORF4，其具体功能还需进一步研究（图 32-2）[2]。

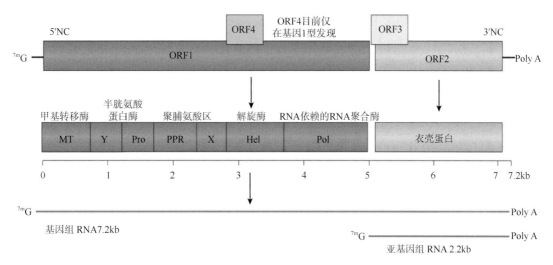

图 32-2　HEV 的基因结构

（资料来源：参考文献 [2]）

三、病毒复制及体外培养

HEV 在肝细胞中复制。目前尚未发现 HEV 的特异性受体。一般认为 HEV 感染肝细胞过程中，病毒首先结合硫酸乙酰肝素，然后与肝细胞外的特异性受体相互作用，通过网格蛋白依赖的途径进入肝细胞[3]。病毒随后脱去衣壳，基因组 RNA 翻译成相应的非结构蛋白（即 ORF1 蛋白），其中病毒聚合酶作用于正链 RNA，复制出负链模板。该负链 RNA 作为模板合成全长 HEV 正链基因组或一个 2.2kb 长的亚基因组 RNA。随后正链 RNA 会翻译 ORF2 蛋白（衣壳蛋白）和 ORF3 蛋白。衣壳蛋白通过内质网加工后，病毒基因组 RNA 会装配成新的病毒体。HEV 的释放主要通过外泌体途径及 ORF3 蛋白的协助（图 32-3）。

目前关于 HEV 病毒学及生命周期的相关认识还不够深入，主要原因是至今仍无高效的 HEV 细胞培养模型。病毒在体外极难培养，成功感染或复制后的病毒滴度也非常低[2]。早期 HEV 细胞培养使用过多种细胞系，包括猕猴的原代肝细胞、人 HepG2 肝癌细胞、A549 肺腺瘤细胞和灵长类原代肾细胞等（表 32-1）。但研究显示，HEV 在这些细胞中复制的效率均很低。2011 年，一项研究改善了这一现状，Shukla 及其同事使用一株从一位慢性戊肝患者体内分离到的基因 3 型 HEV 毒株 Kernow-C1，成功感染多种细胞系。当将此病毒在 HepG2/C3A 细胞系中传到第 6 代时，病毒 ORF1 的高变区中插入了一段 57 个氨基酸长度的人核糖体序列，此时该细胞适应性毒株具有非常高的复制效率，被命名为 Kernow-C1/p6。随后，该细胞适应性毒株被广泛使用。然而，该毒株为细胞适应性毒株，且仅为基因 3 型，在研究 HEV 相关机制时仍具有较大的局限性。因此，仍需继续研究开发能够让所有基因型 HEV 高效复制的细胞模型。

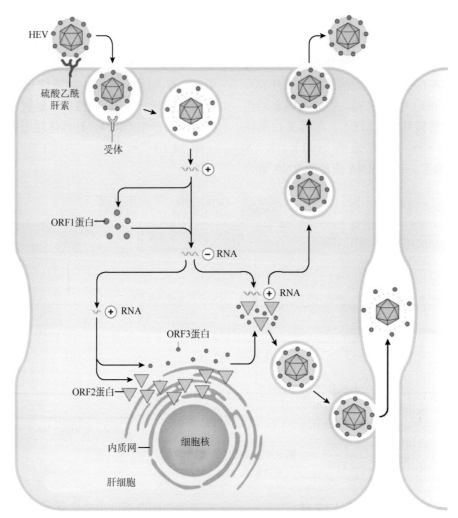

图 32-3　HEV 在肝细胞中复制示意图

（资料来源：参考文献 [3]）

表 32-1　HEV 体外培养模型

细胞种类	细胞系	组织来源	种属	HEV 基因型
永生细胞	LLC-PK1	肾上皮	猪	3
	FRhk-4	肾上皮	猕猴	1
	HepG2，HepG2/C3A	肝癌组织	人	3
	HepaRG	肝癌组织	人	3
	PLC/PRF/5	肝癌组织	人	3，4
	Huh7，Huh7.5，S10-3*	肝癌组织	人	1，3
	A549	肺腺瘤	人	3，4
	Caco-2	结肠腺瘤	人	1
原代细胞	原代组织	肝脏	肝样	1
	多能干细胞诱导肝样细胞	肝样	人	3
	猪胚胎干细胞	胚胎	猪	3

*S10-3 是 Huh7 的亚克隆。

资料来源：参考文献 [2]。

四、基因分型及动物宿主

HEV 属戊型肝炎病毒科（Hepeviridae）戊肝炎病毒属（Orthohepevirus），该属分 A、B、C 和 D 共 4 种（species）。感染人类和其他哺乳动物的 HEV 属正戊型肝炎病毒属 A 种，A 种共有 8 个基因型。还有一些动物如禽类和蝙蝠等，其种属 HEV 未被明确分型[4]。基因 1～4 型与人类疾病最为相关。基因 1、2 型只感染人，而基因 3、4 型为人畜共患病原体，猪是主要动物宿主。近年来还发现兔也是基因 3 型的重要动物宿主，兔 HEV 在全球多种兔群中被检出并可感染人。从野猪分离到的 HEV 株被归为基因 5 型和 6 型；从单峰和双峰骆驼分离到的 HEV 分别被归为基因 7 型和 8 型。

HEV 各基因型有一定的地域性分布规律。基因 1 型主要在亚洲和北非流行；基因 2 型主要分布于墨西哥及西非部分国家；基因 3 型呈全球性分布，主要集中在欧美、日本等发达国家；基因 4 型主要在我国和日本等亚洲国家流行。目前我国从感染人群中分离的 HEV 主要为基因 4 型，少数为基因 1 型和 3 型。目前基因 5 型和 6 型 HEV 仅在日本野猪群体中分离到，其他国家或地区未见报道，其能否感染人尚无定论。基因 7 型在多个国家的单峰骆驼中有流行，并可以感染人（图 32-4）。

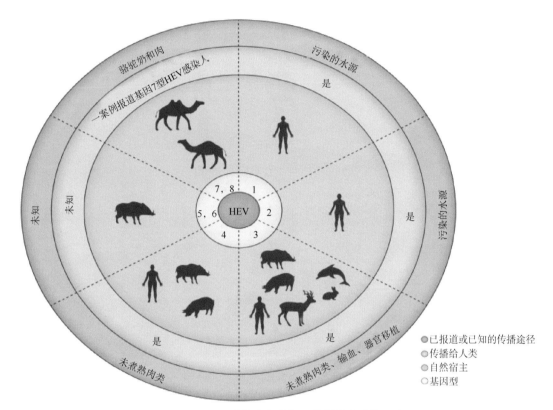

图 32-4　HEV 动物宿主范围及传播给人类的风险

（资料来源：参考文献 [2]）

HEV 只有一个血清型，因此不同国家生产的抗 -HEV 诊断试剂和戊肝疫苗可分别检测或预防人类不同基因型 HEV 感染。

第 2 节　流 行 病 学

一、传　染　源

在大型暴发中，戊肝患者和隐性 HEV 感染者通过接触和饮用被排泄物污染的水，造成 HEV 的传播。戊肝患者在潜伏期末期和急性期早期传染性最强；隐性感染者无临床症状，但可通过粪便排出 HEV，不易被察觉，公共威胁大。

HEV 基因 3 型和 4 型除感染人类外，还可感染多种动物，其中猪是 HEV 的主要宿主和重要传染源。因此，目前认为食用被感染动物的肉类是主要的感染途径。除猪以外，兔也是重要的传染源。最近，Lee 等还报道了可能因食用单峰驼肉和驼奶而感染基因 7 型 HEV 的临床病例。

二、传　播　途　径

HEV 主要经消化道、血液、母婴和日常生活接触传播（图 32-5）。

1. 消化道传播　消化道传播是 HEV 传播的最常见途径，包括由粪便污染生活用水而造成的水型流行；由感染 HEV 动物内脏或肉制品引起的食源性传播；由粪便或被污染的食物引起的食源性传播；由刀具、案板等厨具生熟不分导致动物脏器内的 HEV 污染蔬菜、水果等引起的食源性传播等。

2. 血液传播　国内外均有输血后戊肝的报道。静脉注射毒品者、有偿供血者、血液透析者、器官移植者的抗 -HEV 阳性率高于一般人群，提示

HEV可经血液或血液制品传播。目前多个发达国家已报告发现输血传播案例。对英国伦敦献血者的一项调查显示，11%的献血者血清抗-HEV IgG阳性，0.7%抗-HEV IgM阳性。中国及一项全球性调查均报告，血浆标本中检测到HEV RNA的阳性率小于0.1%。

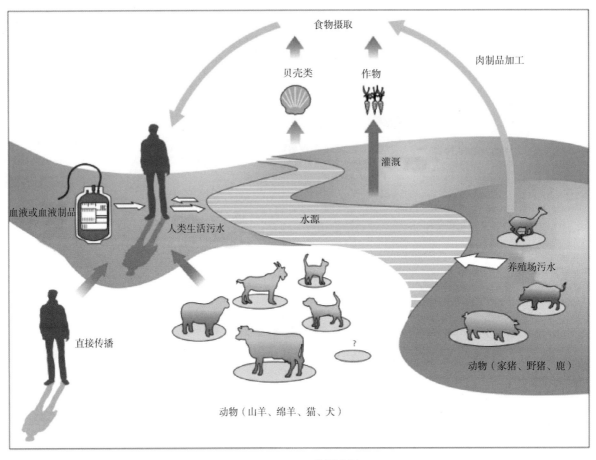

图32-5　HEV传播途径

（资料来源：Kamar N，et al. Hepatitis E. Lancet 2012；379：2477-88.）

3. **母婴传播**　印度学者曾报道在戊肝孕妇所生的婴儿中，有相当部分为HEV标志物阳性，提示HEV母婴传播的风险。母婴传播途径在动物实验中也已经被证实。

4. **日常生活接触传播**　HEV也可经日常生活接触传播。日本、埃塞俄比亚、苏丹、索马里、伊拉克等难民营曾发生由日常生活接触传播引起的戊肝暴发。即使是在戊肝水型流行时，也有一部分病例是通过日常生活接触传播。暴露于有戊肝患者的家庭接触者，其二代发病率显著高于非暴露组，提示本病存在家庭内接触传播。但HEV通过日常生活接触传播的效率较HBV低。

三、易感人群

人群普遍对HEV易感。老年患者和有基础慢性肝病患者（如HBV慢性感染者）病情重、病程长。孕妇感染HEV尤其妊娠中晚期者，易发生肝衰竭。器官移植后等处于免疫抑制状态者感染HEV后易慢性化。

四、流行情况

HEV呈全球分布，约1/3的人口感染过HEV。目前HEV在全球各地区流行分布广泛，在高流行地区，如亚洲和非洲等，抗-HEV IgG流行率都较高。HEV RNA在多国的献血者样品中均有检出，说明HEV感染普遍存在。但目前总体情况是发达国家的HEV流行率还是较发展中国家低。美国报道HEV流行率逐年降低。不过，值得注意的是，一些欧洲国家，特别是法国，近几年戊肝发病率较高，甚至还会出现小规模的食源性暴发，引起大家关注。同时 HEV 基因 4 型在法国和意大利等国开始出现，而 2017 年一项研究显示，兔 HEV 在法国也引起了 5 例人类感染病例，值得关注[3]。

近 10 年来，西方发达国家发现大量无疫区旅行史的本土戊肝病例，以及多种与 HEV 感染相关的严重并发症和肝外症状。世界各地从家畜和野生动物身上先后发现有 HEV 感染。目前，戊肝流行可分为两种明显不同的模式，即人源型 HEV（基因 1 型和 2 型）流行和人畜共患型 HEV（主要为基因 3 型和 4 型）流行。

人源型戊肝流行主要见于公共卫生保障不足的欠发达地区，多由 HEV 基因 1 型引起；HEV 基因 2 型流行仅见于墨西哥和非洲部分地区。在南亚和非洲，每隔几年，在大暴雨和洪水季节后，或在炎热干燥的夏季，因生活用水被粪便污染导致戊肝水型流行，持续时间从几周到超过 1 年不等，常累及逾万人；男性病例数常是女性的 2～5 倍；主要是青壮年发病，15～35 岁年龄组的发病率最高，病死率为 1%～3%；孕妇感染 HEV 后病死率高，于妊娠中晚期感染 HEV 的孕妇病死率可高达 10%～25%，直接死因常为暴发性肝衰竭和分娩并发症（如子痫或大出血）。在 2007 年乌干达发生的戊肝大暴发中，2 岁以下的婴幼儿病死率高达 13%。

目前流行病学调查发现，多种动物是 HEV 的宿主，且动物宿主范围随着调查范围的扩大而扩大。人畜共患型 HEV 分布于世界各地，主要表现为散发及食源性小暴发，尚未见大规模暴发的报道。目前人类感染 HEV 最主要的动物来源是猪，猪是基因 3 型和 4 型 HEV 的最大动物宿主。绝大多数发达地区的本土戊肝与 HEV 基因 3 型感染有关。在日本和我国台湾地区，HEV 基因 3 型和 4 型感染均有报道。在欧洲，HEV 基因 3 型感染导致的戊肝已成为急性肝炎最常见的病因。美国全国血清流行病学调查显示，在 1988～1994 年，一般人群中的抗 -HEV 阳性率为 21%，但只有极少戊肝病例报道，可能与美国目前尚无商品化 HEV 诊断试剂供临床应用有关。欧美学者报告，有相当一部分被诊断为药物性肝损伤的患者存在 HEV 感染的证据。人畜共患型 HEV 感染多为隐性，不足 5% 的感染者会出现临床症状，通常为持续 4～6 周的自限性疾病。与人源型戊肝主要发生于青壮年明显不同，

人畜共患型戊肝常见于中老年。

我国人源型和人畜共患型 HEV 感染并存，传染病报告系统的统计数据显示，我国戊肝的报告病例数呈明显上升趋势，2012 年后已超过甲肝成为急性病毒性肝炎的第一大病因。近 20 年来，随着我国整体公共卫生状况的明显改善，主要流行株逐渐从 HEV 基因 1 型转变成基因 4 型，以散发病例和偶发的食源性小暴发为主，全年散发，但在冬春季有一发病小高峰，患者多为中老年男性。在江苏的一项研究显示，散发性戊肝病例中，90% 以上与 HEV 基因 4 型有关，其余由 HEV 基因 1 型引起；一般人群中抗 -HEV IgG 阳性率为 40%，每年新感染率为 1%～2%，其中仅 2% 出现较明显的急性肝炎症状。上海及其周边地区曾发现 HEV 基因 3 型感染病例，且在上海部分养猪场中也分离到 HEV 基因 3 型，提示国外流行的 HEV 基因 3 型毒株可能通过种猪交易而进入我国。此外，2011 年意大利发生一起 HEV 基因 4 型的戊肝暴发，其基因序列与我国 HEV 株高度同源，提示有必要在猪的进出口检疫环节采取适当监测措施。

人群对 HEV 普遍易感，各年龄组均可感染。个别职业人群，如食品从业人员（包括畜牧养殖者和餐饮业人员）、军人等野外工作者、大学生和疫区务工或商务旅行者等人群，感染 HEV 风险高[1]。

第 3 节　发病机制

一、发病机制及疾病转归

目前有关 HEV 感染的病理和发病机制的研究尚无明确的结论。一般认为戊肝为免疫介导的疾病[3,5]。HEV 感染后疾病转归大致可分为三个阶段：潜伏期、急性期（临床表现众多，严重程度可从无症状感染到急性肝衰竭）和恢复期。

人和动物研究提示，感染 HEV 后，肝脏的损伤一般都是由病毒引起的免疫应答导致，而非病毒直接破坏肝细胞。支持这一观点的主要临床依据：一般患者出现黄疸时，抗 -HEV 开始上升，而 HEV 载量却开始下降。戊肝大部分为自限性，一部分患者会发生急性肝衰竭。急性肝衰竭患者肝组织病理学改变一般与其他病毒性肝炎导致的急

性肝衰竭相似，可见大面积肝细胞坏死。但目前关于戊肝患者的病理学研究较少，共性难以总结，是否有特殊改变也未知。近几年，慢性戊肝病例不断被发现，慢性戊肝患者的肝组织病理学结果显示，HEV 慢性感染可导致肝纤维化，甚至肝硬化。

除在特殊人群中发现慢性戊肝病例外，急性戊肝大多数为自限性。由于戊肝病例相对较少、发病时间并不集中，临床上对 HEV 感染病理学和发病机制方面的研究有待进一步深入。

二、动物模型

动物宿主为 HEV 感染研究提供了可用的动物模型。目前用于 HEV 研究的高效细胞模型仍然欠缺，所以 HEV 相关研究非常依赖可靠的动物模型。基于 HEV 动物宿主的发现，可用于 HEV 感染研究的常用实验动物为非人灵长类、猪和兔。非人灵长类动物与人类亲缘关系较近，因仅在人类间传播的基因 1 型和 2 型 HEV 也可感染非人灵长类动物，因此非人灵长类动物是目前唯一对基因 1 ～ 4 型 HEV 均易感的动物模型。动物感染后能较好地模拟人类感染 HEV 后出现的黄疸、血清丙氨酸氨基转移酶（ALT）和天冬氨酸氨基转移酶（AST）升高、病毒血症、粪便排毒和抗体阳转等表现。但非人灵长类动物的使用受到成本和伦理问题的限制。

猪是目前发现的最主要的 HEV 动物宿主，对基因 3 型和 4 型易感。但猪感染 HEV 后几乎无临床表现，或仅出现轻微肝炎症状，感染周期短，且其体型较大，成本较高，不便于实验室操作。兔是基因 3 型 HEV 的另一重要宿主，兔对基因 3 型和 4 型 HEV 均易感，并可很好地模拟临床发现的急性和慢性戊肝的临床特点。兔体型较小，成本较低，较少涉及伦理问题，可作为戊肝动物模型研究。

其他动物宿主，如鼠和雪貂等动物，其种属的 HEV 基因组结构和同源性与目前主要感染人的 1 ～ 4 型 HEV 差异较大，且对基因 1 ～ 4 型 HEV 不易感，不是理想的 HEV 感染研究的动物模型。

第 4 节　临床表现

戊肝的潜伏期为 14 ～ 60 天，平均 40 天。病毒血症期相对较短，主要在潜伏期和急性期早期，黄疸出现前（平均 5 天）粪便可排出病毒，黄疸出现后 2 ～ 3 周逐渐消退。戊肝与甲肝相似，但黄疸前期较长，平均 10 天，症状较重，自觉症状至黄疸出现后 4 ～ 5 天才开始缓解，病程较长（图 32-6）。

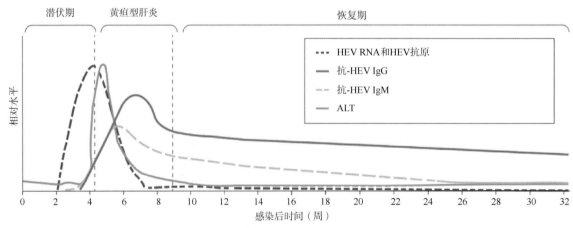

图 32-6　HEV 感染后典型的血清学标志物动态变化
（资料来源：参考文献 [3]）

部分急性 HEV 感染可导致严重的肝损伤，甚至急性肝衰竭（0.5% ～ 4%），多见于中晚期妊娠患者、老年患者和有基础慢性肝病患者。如 HBV

慢性感染者重叠戊肝时病情较重，可形成慢加急性肝衰竭，病死率高。孕妇感染 HEV 的风险较高，尤其妊娠中晚期，易发生肝衰竭。而老年患者通常病情较重，病程较长，病死率较高。

一、急性感染

临床表现多种多样，大多为急性肝炎（包括急性黄疸性肝炎和急性无黄疸性肝炎），少数可进展为严重肝功能损伤，甚至肝衰竭。宿主因素（年龄、妊娠、基础肝病、免疫功能等）和病毒因素（基因型、病毒载量、混合感染等）决定 HEV 感染的严重程度。急性戊肝的主要临床经过呈急性过程，主要表现如下。

（一）急性黄疸性肝炎

临床经过的阶段性较为明显，总病程 2 ～ 4 个月，可分为 3 期：

1. 黄疸前期 急性起病，约 80% 的患者有发热伴畏寒，常见的症状有全身乏力、食欲减退、恶心、呕吐、厌油腻、腹胀、肝区不适、尿色逐渐加深等。少数病例以发热、头痛、上呼吸道症状为主要表现。肝功能改变主要为 ALT、AST 升高。本期持续 5 ～ 7 天。

2. 黄疸期 尿色加深呈浓茶样，皮肤、巩膜黄染，1 ～ 3 周黄疸达高峰。黄疸出现后，前驱症状及食欲开始好转。部分患者可伴有皮肤瘙痒、大便颜色变浅、心动徐缓等梗阻性黄疸表现。临床体检可有肝肿大，质地有充实感，有压痛及叩痛，部分病例轻度脾肿大。肝功能检查提示 ALT 和胆红素升高，尿胆红素阳性。本期持续 2 ～ 6 周。

3. 恢复期 症状减轻以至消失，黄疸逐渐消退，肝脾回缩，肝功能逐渐恢复正常。本期持续 1 ～ 2 个月。

（二）急性无黄疸性肝炎

急性无黄疸性肝炎发病比例远高于黄疸性，占急性肝炎病例的 90% 以上。除无黄疸外，其他临床表现与黄疸性相似，相对症状较轻，恢复较快。主要表现为全身乏力、食欲减退、恶心、腹胀、肝区不适、肝肿大、有轻压痛及叩痛等。病程多在 3 个月内。有些病例无明显症状，易被忽视。

二、慢性感染

过去认为戊肝无慢性化过程，也不表现为慢性携带状态。但近年来临床观察、流行病学调查和肝组织学检查均发现，3% ～ 10% 的急性戊肝患者可有病程超过 6 个月的迁延现象。因此，近年来越来越多的学者提出并认可存在慢性戊肝，即 ALT 持续升高，血液或粪便中 HEV RNA 持续存在超过 3 个月。尤其在实体器官移植、HIV 感染和血液系统恶性肿瘤等患者中，由于免疫功能低下，不能彻底清除 HEV 而形成慢性化。最常见的症状包括乏力、腹泻、关节痛、体重下降、腹痛、黄疸、瘙痒、发热、恶心。慢性戊肝可导致持续的 ALT 升高和肝组织慢性炎症，与急性戊肝相比，ALT 升高通常是轻度的，可自发缓解，约 10% 的患者可进展为肝硬化。

三、相关肝外疾病

近年来，HEV 感染引起的肝外表现有较多报道，包括神经系统疾病（最常见的为吉兰 - 巴雷综合征、臂丛神经炎和脑炎等）、急性胰腺炎、血液系统疾病（血小板减少症、溶血、再生障碍性贫血）、肾脏疾病（膜性肾小球肾炎和膜增生性肾小球肾炎）等。在许多病例报道中，肝外表现常伴随明显的肝损伤，但在神经系统疾病患者中，肝损伤表现不明显，一部分患者为无症状感染，仅表现出神经系统损伤。动物实验提示，HEV 可在多种肝外器官中直接复制，可能是病毒复制直接损伤相关器官导致的肝外疾病。但在人类还未有相关研究，目前尚不清楚肝外表现是由病毒引起，还是免疫复合物介导的肝外损伤，抑或是两者兼有的肝外疾病。目前已经在多种患者体液中发现 HEV 存在，如 HEV 急性和慢性感染者的脑脊液、尿液、乳汁和精液等，提示 HEV 也可能在肝外器官中复制，并随体液排出[6]。

第5节 诊 断

1. 抗 -HEV IgM HEV 感染期间，抗 -HEV IgM 出现较早，可以反映 HEV 为新近感染，具有较强的急性戊肝诊断价值。抗 -HEV IgM 诊断主要采用酶联免疫分析（EIA）法。试剂从研发初期的间接法发展到近年的捕获法 EIA，其灵敏度和特异度明显提高。目前临床主要采用抗 -HEV IgM 和抗 -HEV IgG 联合检测诊断戊肝。

2. 抗 -HEV IgG 抗 -HEV IgG 稍晚于抗 -HEV IgM 出现，但持续时间较长，一般作为 HEV 既往感染的指标，常用于流行病学调查。但临床上，如果抗 -HEV IgG 出现 4 倍以上升高，也可作为急性

HEV 感染的诊断标准。抗 -HEV IgG 诊断主要采用间接 EIA 法，所用抗原主要为 ORF2 和 ORF3 蛋白。

3. HEV 核酸检测　戊肝的急性期通常会伴随着病毒血症和粪便排毒，此时从患者血清、粪便甚至尿液中可检测到 HEV RNA。HEV RNA 的检测是判断急性 HEV 感染的直接指标。HEV RNA 检测在免疫抑制人群（如器官移植者）有重要意义，因该人群感染 HEV 后，抗 -HEV IgM 和抗 -HEV IgG 很可能为阴性。此外，HEV RNA 检测对监测慢性 HEV 感染的治疗效果和对输血前血液筛查也很有意义。

目前 HEV RNA 的检测主要采用 RT-PCR 法，包括巢式 RT-PCR（RT-nPCR）法和实时荧光 RT-PCR 法。

4. HEV 抗原检测　HEV ORF2 蛋白是病毒的衣壳蛋白，存在于感染的窗口期和急性期。应用双抗体夹心法检测 HEV 抗原，适用于 HEV 感染的窗口期，对戊肝的早期诊断和治疗监测具有重要意义。HEV 急慢性感染患者的尿液中也可检测出 HEV 抗原。

在临床诊断中，各项标志物之间虽有互补，但不能相互代替，而且不同个体的免疫状态不同，各项标志物的动态变化也不相同，因此应结合各项检测指标和临床表现进行综合判断。人感染 HEV 后典型的血清学标志物动态变化见图 32-6[1]。

第 6 节　治疗与预防

一、治　疗

（一）急性戊肝治疗

急性戊肝一般为自限性，大多可完全康复。以一般治疗及对症支持治疗为主。急性期可居家隔离，症状明显和有黄疸者应卧床休息，饮食宜清淡、易于消化。适当补充维生素，辅以药物对症及恢复肝功能治疗，一般不采用抗病毒治疗。但有研究报道，利巴韦林治疗急性戊肝可改善临床症状，缩短症状期。由于急性戊肝一旦进展至急性肝衰竭，病死率较高，对这部分人群或发生肝衰竭的高危人群，利巴韦林治疗可明显获益。此外，免疫功能低下的患者易发展成慢性戊肝，建议早期给予抗病毒治疗。

（二）慢性戊肝治疗

接受实体器官移植的患者，感染 HEV 后约 60% 发展成慢性戊肝，最主要的影响因素是使用他克莫司等免疫抑制剂。免疫抑制药物减量可使 1/3 的患者获得 HEV 清除。若不能清除病毒，则需要进一步抗病毒治疗。Kamar 等报道，59 例实体器官移植后的慢性戊肝患者，利巴韦林治疗（平均 3 个月）结束时，95% 获得 HEV 清除，78% 获得持续病毒学应答。也有报道采用 Peg-IFN-α 单药治疗，可获得满意的疗效，但部分患者治疗 3 个月后出现移植排斥反应，故需要评估利弊再实施 Peg-IFN-α 治疗。基于 Peg-IFN-α 与利巴韦林有协同效应，近来有报道两者联合成功治疗慢性戊肝患者。虽然利巴韦林是目前 HEV 慢性感染治疗的推荐用药，但有报道发现，一部分慢性 HEV 感染者出现了利巴韦林耐药，其原因是 HEV 在治疗期间发生了耐药突变，病毒 ORF1 内的第 1634 位氨基酸由谷氨酸突变为精氨酸[7]。

近期有研究发现，治疗丙型肝炎的直接抗病毒药物索磷布韦，在细胞模型中可有效抑制 HEV 复制[8]。但索磷布韦可否用于 HEV 感染治疗，仍需开展更多的临床试验，研究其安全性和有效性。

目前报道的慢性 HEV 感染基本均来源于欧美发达国家，且均由 HEV 基因 3 型引起。我国慢性 HEV 感染也有报道，均为 HEV 基因 4 型引起。个别报道提示，利巴韦林可有效治疗 HEV 基因 4 型引起的慢性感染。对慢性戊肝的抗病毒治疗，仍需积累更多的临床经验，以便制定更好的治疗方案[9]。

（三）相关肝外疾病治疗

由 HEV 引发的肝外疾病目前基本由欧美发达国家报道，且以临床案例报道为主。绝大多数未涉及抗病毒治疗，主要针对相关肝外疾病进行特异性治疗。个别临床案例报道，使用利巴韦林抗 HEV 治疗后，发现肝外疾病改善[6]。

二、预　防

（一）传染源管理

（1）加强戊肝患者的隔离和接触者的医学观察。戊肝患者要隔离至发病后 3 周，对患者居住的环境、活动区、个人用品、排泄物（包括尿液、粪便及其器皿）均要进行消毒。对密切接触者应观察40～45天，尽量减少外出活动，出现乏力、恶心、呕吐等症状要及时就医。

（2）做好疫情报告。戊肝是乙类传染病，任何单位和个人发现戊肝病例或疑似病例时，应及时向附近的疾病预防控制机构或者医疗机构报告。

（二）切断传播途径

（1）搞好环境卫生，加强水源和粪便管理，改善供水条件。

（2）加强宿主动物及相关肉类产品管理。饲养场、屠宰场要加强猪粪便等排泄物的处理，防止其污染水源及周围环境；加工猪肉食品时要做到生熟厨具分开使用，避免加工好的猪肉受到污染。

（3）养成良好的个人卫生习惯。注意饮食卫生，尤其注意不要生食或半生食猪肝、海产品、水产品，食物要煮熟、煮透；注意饮水卫生，不饮用生水，不与他人共用水杯；搞好个人卫生，做饭尤其是处理生肉或家禽后、大小便后、进食前、接触动物后均应洗手。

（三）戊肝疫苗预防

2012年10月，我国在全球率先批准上市戊肝疫苗（益可宁®，Hecolin®），为预防戊肝提供了有效方法。益可宁®是由基因工程大肠埃希菌中表达的HEV结构蛋白经纯化、颗粒组装并加铝佐剂混合后制成。接种该疫苗后，可刺激机体产生抗HEV的中和抗体，从而预防戊肝。

戊肝疫苗的接种对象为16岁及以上易感人群，并推荐用于HEV感染的高风险人群，如慢性肝病患者、育龄期妇女、老年人、学生或部队官兵、餐饮业从业人员、畜牧养殖者、疫区旅行者等。

戊肝疫苗标准免疫为0、1、6个月程序，即接种第1针疫苗后，间隔1个月及6个月注射第2针及第3针疫苗。接种部位为上臂三角肌，采用肌内注射方式接种。为了获得最佳保护效果，建议按规定程序完成3针戊肝疫苗全程接种[1]。

（王　麟　王　玲　庄　辉）

参考文献

[1] 中国肝炎防治基金会. 戊型病毒性肝炎防治教育手册. 中国病毒病杂志 2017；7：170-8.

[2] Nimgaonkar I，Ding Q，Schwartz RE，et al. Hepatitis E virus：advances and challenges. Nat Rev Gastroenterol Hepatol 2018；15：96-110.

[3] Kamar N，Izopet J，Pavio N，et al. Hepatitis E virus infection. Nat Rev Dis Primers 2017；3：17086.

[4] Smith DB，Simmonds P，Jameel S，et al. Consensus proposals for classification of the family Hepeviridae. J Gen Virol 2015；96：1191-2.

[5] Krain LJ，Nelson KE，Labrique AB. Host immune status and response to hepatitis E virus infection. Clin Microbiol Rev 2014；27：139-65.

[6] Pischke S，Hartl J，Pas SD，et al. Hepatitis E virus：infection beyond the liver? J Hepatol 2017；66：1082-95.

[7] Debing Y，Gisa A，Dallmeier K，et al. A mutation in the hepatitis E virus RNA polymerase promotes its replication and associates with ribavirin treatment failure in organ transplant recipients. Gastroenterology 2014；147：1008-11.

[8] Dao Thi VL，Debing Y，Wu X，et al. Sofosbuvir inhibits hepatitis E virus replication in vitro and results in an additive effect when combined with ribavirin. Gastroenterology 2016；150：82-5.

[9] 王麟，王玲，庄辉. 戊型肝炎流行病学及治疗进展. 国际流行病学传染病学杂志 2017；44：1-4.

第33章　其他病毒感染所致的肝脏疾病

除甲、乙、丙、丁、戊五种嗜肝病毒引起的传染性肝炎外，其他多种病毒感染均可引起肝脏损害，其中以疱疹病毒属如巨细胞病毒（cytomegalovirus，CMV）、EB病毒（Epstein-Barr virus，EBV）、单纯疱疹病毒（herpes simplex virus，HSV）等较常见，其他如麻疹病毒、腺病毒、柯萨奇病毒等也可引起一过性肝损伤。人类免疫缺陷病毒（human immunodeficiency virus，HIV）感染本身导致肝损伤少见，但其引发的免疫功能低下导致CMV等病毒感染危险增加，共存的HBV、HCV感染也更易恶化，同时长期应用多种抗逆转录病毒药物也可能导致不同程度的肝损伤，因此HIV感染者中肝脏问题比较常见。本章将着重介绍CMV、EBV、HSV及HIV相关的肝脏疾病。

第1节　巨细胞病毒

一、病　原　学

人巨细胞病毒（human cytomegalovirus）属于疱疹病毒科，为双链DNA病毒。CMV可引起多种多样的人类疾病，这主要取决于宿主的免疫状态。在免疫功能受损的患者中，CMV感染可引起严重的并发症和死亡，尤其是器官移植受者和HIV感染者。在免疫功能正常的宿主中，CMV感染通常症状轻微，或可能表现为单核细胞增多综合征；偶尔，原发性CMV感染可引起严重的器官特异性并发症。与疱疹病毒科的其他成员一样，CMV也可在急性（或原发性）感染消退后形成潜伏性感染。

二、流　行　病　学

在世界范围内，有既往CMV感染证据的人群所占比例各不相同，成年人群中血清阳性率为40%～100%[1]。血清阳性率通常与国家社会经济发展水平成反比，总体来说整个非洲及亚洲的发展

中国家阳性率最高[2]。CMV特异性抗体的流行率随年龄增加而增加。吴美玲等[3]报道南京837名0～8岁儿童血清抗-CMV IgG阳性率为82.4%，而IgM阳性率以2～3月龄婴儿最高，达58.3%，提示首次感染多发生在3月龄以前。王万海等[4]对到郑州大学第一附属医院进行孕前咨询的3084名成人检测显示，抗-CMV IgG阳性率为89.7%。

三、临　床　表　现

CMV感染有两种可能性：潜伏的CMV发生再激活；新的外源性病毒株再感染。在临床实践中，这两种情况难以鉴别。人类宿主在一生之中都可能发生CMV再激活，全身性免疫抑制时感染风险更高。

CMV感染可表现为多种症状，其中比较常见的是发热、淋巴结和肝脾肿大、白细胞减少，免疫功能正常患者常为自限性。较少发生但比较严重的表现包括肺炎、胃肠炎、肝炎、脑膜脑炎和视网膜炎等。文献报道CMV感染导致肝损伤的发生率为30%～60%[5, 6]，是婴儿期最常见的肝功能异常原因之一[7]。通常表现为急性无黄疸性或黄疸性肝炎，少数出现淤胆型肝炎表现，偶有重症肝衰竭病例。

四、实验室检查

1. **血液学**　白细胞总数常减少，而淋巴细胞比例升高。也有表现为单核细胞增多症，即白细胞总数及淋巴细胞比例均明显升高者。血涂片可见异形淋巴细胞。可出现血小板减少。

2. **淋巴细胞亚群分析**　可见CD8$^+$T细胞明显增多并激活，CD4、CD8$^+$T细胞比例降低甚至倒置。

3. **血生化**　ALT、AST、Bil、ALP、GGT等有不同程度升高。

4. **病原学检查**

（1）血清嗜异性凝集试验阳性。

（2）血清抗原抗体检测：早期 CMV pp65 抗原和 / 或抗 -CMV IgM 阳性；恢复期抗 -CMV IgG 抗体滴度较急性期有 4 倍以上升高。

（3）血液或其他体液 CMV DNA 阳性。

（4）组织病理学：肝脏或其他组织中 CMV 抗原或核酸阳性，或见到巨细胞病毒包涵体。

五、诊　　断

肝脏组织病理学是诊断 CMV 肝损伤的金标准，但实际工作中主要是依靠临床诊断。CMV 相关肝损伤的诊断要满足 2 个条件：首先是活动性 CMV 感染的诊断，须结合患者临床表现及 CMV 病原学检测；其次要排除其他原因导致的肝损伤。尤其是对于临床表现不突出，而仅血清病原学阳性的患者，应细致排除其他病毒性肝炎、药物性肝损伤、自身免疫性肝病等。

六、治　　疗

一般治疗可参见病毒性肝炎部分。主要针对 CMV 的常用治疗药物如下：

1. 更昔洛韦　初始剂量：5mg/kg，每 12h 一次，14 ～ 21 天。维持剂量：5mg/kg，每日一次；免疫缺陷者如 AIDS 的视网膜炎需用药维持至免疫功能恢复。最主要的不良反应是骨髓抑制。

2. 膦甲酸钠　主要用于更昔洛韦不能耐受者。初始剂量：60mg/kg，每 8h 一次，14 ～ 21 天；维持剂量：90mg/kg，每日一次。主要不良反应为肾毒性。

第 2 节　Epstein-Barr 病毒

一、病　原　学

Epstein-Barr 病毒（EBV）是一种广泛传播的疱疹病毒，通过易感者与无症状 EBV 排出者之间的密切接触而传播。初次 EBV 感染可表现为传染性单核细胞增多症（infectious mononucleosis，IM），多数患者无明显症状。在几乎所有成年人中，EBV 感染表现为持续终身的无症状感染，在某些患者中与 B 细胞淋巴瘤、T 细胞淋巴瘤、霍奇金淋巴瘤（Hodgkin lymphoma，HL）和鼻咽癌的发生有关。个别情况下，在无明确已知免疫功能低下的个体，EBV 感染后可表现为慢性或复发性传染性单核细胞增多症，称为慢性活动性 EBV 感染（chronic active EBV infection，CAEBV）。

二、流　行　病　学

EBV 感染非常普遍，在全球范围内成年人抗 -EBV 血清阳性率为 90% ~ 95%。初次 EBV 感染大多数表现为亚临床和隐性感染。杜昆等对 5768 例学龄前儿童的血清学检测发现，EBV 感染率为 48.1%[8]。冯景郁等对 3956 例 0 ～ 14 岁儿童进行的血清学检测显示，抗 -EBV IgG 阳性率为 64%[9]。

三、临　床　表　现

EBV 感染的临床表现通常可分为以下两种类型：

1. 传染性单核细胞增多症（IM）　IM 是 EBV 最为常见的急性临床表现。IM 开始常表现为不适、头痛和发热等非特异性症状，而后出现相对特异的症状和体征，如咽痛、扁桃体肿大、颈淋巴结增大和压痛、肝脾肿大等。淋巴结肿大的特征通常为对称性，且颈后淋巴链比颈前淋巴链更容易受累。扁桃体渗出物是咽炎的常见表现之一，渗出物可呈白色、灰绿色或呈坏死性。其他少见表现包括腭瘀点、眶周或眼睑水肿，以及斑丘疹或麻疹样皮疹。约 90% 的 IM 患者常出现肝损伤，表现为极度疲劳、恶心、呕吐和厌食。脾肿大的发生率可高达 50%，但黄疸和肝肿大不常见。

2. 慢性活动性 EB 病毒感染（CAEBV）　CAEBV 发生在无明确免疫异常的个体，其确切发病机制不明。该病在日本等亚洲国家多见，主要表现为慢性或复发性传染性单核细胞增多症的症状和体征（发热、乏力、淋巴结肿大、肝脾肿大）。

肝脏只是 EBV 感染累及的靶器官之一，患者通常以发热、咽痛等症状起病。吴勇等[10] 报道了 23 例 EBV 性肝炎患者的临床情况，其中 21 例（91.3%）患者有发热，12 例（52.5%）出现咽痛、扁桃体肿大、咳嗽等类似于上呼吸道感染的症状，18 例出现黄疸，11 例出现肝脾肿大，淋巴结肿大相对较少，有 3 例。

本病预后不良，平均生存时间 4.3 年。主要死因是肝衰竭、各种类型的淋巴异常增殖性疾病、机会性感染、噬血细胞综合征及移植相关并发症。

四、实验室检查

1. 血液学　典型 IM 表现为白细胞总数及淋巴细胞比例明显升高。血涂片可见异形淋巴细胞。CAEBV 患者可出现白细胞减少甚至全血细胞减少，淋巴细胞比例也可不高甚至偏低。

2. 淋巴细胞亚群分析　虽然 IM 和 CAEBV 均可出现 CD8$^+$ T 细胞激活，但其淋巴细胞亚群改变有明显区别。谢静等[11]比较了 18 例成人 IM 和 12 例 CAEBV 的外周血淋巴细胞亚群，提示成人 IM 患者 CD8$^+$ T 细胞大量增殖，以致淋巴细胞计数显著升高，增加的 CD8$^+$ T 细胞以激活的效应表型为主；而成人 CAEBV 淋巴细胞减少，以 B、NK、CD4$^+$ T 和 CD8$^+$ T 等 4 种细胞亚群均显著降低为主要特点。

3. 血生化　ALT、AST、Bil、ALP、GGT 等不同程度升高；CAEBV 患者可出现血清铁蛋白及乳酸脱氢酶明显升高。

4. 病原学检查

（1）血清嗜异性凝集试验阳性。

（2）血清抗原抗体检测：急性感染时，抗 -EBV VCA（病毒衣壳抗原）IgM 和 IgG 均升高，抗 -EBV VCA IgG 出现后可持续终身；恢复期，抗 -EBV VCA IgM 转为阴性，抗 -EBV VCA IgG 滴度下降；同时出现抗 -EBV EA（早期抗原）和抗 -EBNA（核抗原）抗体，后者可持续终身；再激活时，抗 -EBV VCA IgG 和抗 -EBV EA 滴度均升高。

（3）血液或其他体液 EBV DNA 阳性。

（4）组织病理学：组织中 EBV 抗原或核酸阳性。EBV 编码的小 RNA（EBER）是 EBV 潜伏感染细胞内数量最多的病毒转录产物，是在组织中最常用的检测 EBV 感染的标志物，对各型感染的诊断都有较大意义。

五、诊　　断

诊断应结合典型的临床症状、血象改变和病原学检测结果。

六、治　　疗

IM 通常是一种自限性疾病。对于 IM 患者及初次 EBV 感染时出现的症状，主要采用支持疗法，包括适当补液及营养支持。推荐对乙酰氨基酚或其他非甾体抗炎药用于治疗发热、咽部不适和全身不适，但应警惕解热镇痛药物进一步加重肝损伤。保肝治疗可参考病毒性肝炎部分。

肾上腺糖皮质激素可以快速缓解 IM 症状，但并不能显著缩短病程[12]。而且理论上免疫抑制有可能导致感染慢性化，因此糖皮质激素的应用尚有争议，故不建议用于普通患者。但在因严重咽炎、颈部淋巴结及扁桃体肿大而发生气道阻塞的患者（临床表现为卧位呼吸困难），以及存在严重的危及生命的暴发性感染（如肝衰竭），可尝试使用类固醇皮质激素治疗。

阿昔洛韦或更昔洛韦等核苷类抗病毒药物可以抑制 EBV DNA 聚合酶，抑制 EBV 复制，研究证实可短期降低病毒血症水平和呼吸道病毒排出，但长期效果不佳，不能消除潜伏性感染，未显示真正临床获益[13, 14]，因此也不推荐常规用于 IM 患者。

第 3 节　单纯疱疹病毒

一、病　原　学

人类单纯疱疹病毒分为两型，即单纯疱疹病毒 1 型（HSV-1）和单纯疱疹病毒 2 型（HSV-2）。1 型主要引起生殖器以外的皮肤、黏膜（口腔黏膜）和器官（脑）感染。2 型主要引起生殖器部位皮肤、黏膜感染。病毒经呼吸道、口腔、生殖器黏膜及破损皮肤进入体内，潜居于人体正常黏膜、血液、唾液及感觉神经节细胞内。当机体抵抗力下降时，如发热、胃肠功能紊乱、月经、妊娠、病灶感染和情绪改变时，体内潜伏的 HSV 可被激活而发病。

二、流　行　病　学

单纯疱疹病毒感染较为多见。李洪霞等[15]在 2300 例性病门诊患者中进行的血清学调查显示，HSV-1 IgM 和 IgG 的检出率分别是 6.87% 和 86.1%；HSV-2 IgM 和 IgG 的检出率分别是 10.00% 和 40.60%。侯颖等[16]在献血人群中的流行病学研究显示 HSV IgG 阳性率为 16.44%。大多数原发性 HSV-1 感染并无症状。回顾性研究表明 20% ～ 25% 有 HSV-1 抗体的患者和 10% ～ 20% 有 HSV-2 抗体的患者有口唇或生殖器感染史[17]。

三、临床表现

单纯疱疹病毒肝炎是单纯疱疹病毒感染的一种罕见表现，主要发生在免疫功能低下的人群，如器官移植和接受免疫抑制治疗的患者，孕妇出现HSV 性肝损伤的风险也较高。HSV-1 与 HSV-2 均可以引起严重或暴发性急性肝衰竭。常见临床表现为腹痛、腹胀、乏力、厌油腻、恶心、呕吐、黄疸等症状[18]，以及皮肤、黏膜破损，部分患者可出现发热等类似流感的症状。常见体征包括肝肿大、轻触痛和叩痛等。典型的皮肤黏膜病变见于约30%的患者[19]，表现为一簇或几簇小水疱和 / 或少数散在的单个水疱，迅速破裂后形成中央浅凹的溃疡，覆盖黄白色膜样渗出物，周围绕以红晕，分布于口、咽、唇周、颈及生殖器等部位。

四、实验室检查

1. **血液学**　外周血象缺乏特征性改变。

2. **肝脏相关检查**　ALT、AST 升高可达数千甚至数万倍以上，ALP 及乳酸脱氢酶也可以明显升高；凝血酶原及部分凝血激活酶时间明显延长及纤维蛋白降解产物增加等。超声检查可发现肝脏肿大，肝实质弥漫性病变。

3. **病原学检查**　可用中和试验、补体结合试验、被动血凝试验、间接免疫荧光试验等检测其抗体。新生儿感染，单份血清 IgM 抗体效价增高，即可确诊；在复发病例，双份血清效价呈 4 倍以上增高者，有辅助诊断意义。PCR 技术检测 HSV 核酸敏感性高，但有一定的假阳性概率。病毒分离培养耗时耗力，主要用于临床研究。

五、诊　断

由于多数 HSV 感染引起的肝炎缺乏典型的皮疹等体征或症状，故 HSV 相关性肝炎的诊断比较困难。有报道显示超过 50% 的 HSV 肝炎通过尸检确诊[20]。不过，以下临床特征值得强调：①发热存在于几乎所有病例中；②有疱疹性病变的表现；③通常有白细胞减少症及血小板减少症；④转氨酶明显升高。

如果患者 HAV、HBV、HCV、HEV、HGV 血清学指标均阴性，而一般情况又迅速恶化，应警惕HSV 肝炎的可能。在具有高热、白细胞下降和转氨酶明显升高临床表现的病例中，如果除外了细菌性败血症、黄热病、流行性病毒性出血热等，也应高度怀疑 HSV 肝炎。

因 HSV 肝炎的临床表现没有特异性，故相关实验检查对诊断非常重要，肝组织活检是金标准，在患者凝血功能及其他条件允许的情况下应尽可能进行肝脏穿刺检查。

六、治　疗

HSV 肝炎易致肝衰竭，早期抗病毒治疗有可能改善预后[21]。对重症病例和 / 或免疫力低下群体，建议静脉应用抗病毒药物，阿昔洛韦 5mg/kg，每 8h 一次。轻症患者可口服阿昔洛韦，一次 200mg，每日 5 次。伐昔洛韦与阿昔洛韦疗效相当，半衰期较长，可每日 2 次给药，但是费用较高。

应积极给予对症支持治疗，可参考相关章节。

第 4 节　人类免疫缺陷病毒

HIV 本身并不具备嗜肝性，但艾滋病患者中肝脏损害较常见。因为 HIV、HBV、HCV 具有相同的传播途径，二者甚至三者合并感染并不少见[22]。HIV 感染导致的免疫抑制会促进 HBV/HCV 感染的活动，是艾滋病患者肝损伤的主要原因之一。代丽丽等报道艾滋病患者中 HBsAg 阳性率为 8.1%，与一般人群接近；抗 -HCV 阳性率为 57.1%，远高于普通人群[23]。艾滋病患者合并的其他机会性感染如巨细胞病毒感染、分枝杆菌感染也会直接或间接导致肝损伤。机会性肿瘤也可浸润肝脏。近年来随着抗逆转录病毒治疗（anti-retroviral therapy，ART）的不断成熟，机会性感染 / 肿瘤的发生明显减少，而 ART 药物的不良反应逐渐成为艾滋病患者肝损伤的主要原因，药物直接的肝毒性、乳酸酸中毒、肝脏脂肪变性是 ART 导致肝损伤的主要机制。本节重点介绍 ART 相关肝损伤和 HIV/HBV/HCV 共感染方面的问题。机会性感染 / 肿瘤肝损伤可参考相关章节。

一、ART 相关肝损伤

目前国际上共有六大类 ART 药物，分别为核苷类逆转录酶抑制剂（NRTI）、非核苷类逆转录酶抑制剂（NNRTI）、蛋白酶抑制剂（PI）、整合酶抑制剂（INSTI）、融合酶抑制剂（FI）和 CCR5 抑制剂。我国艾滋病诊疗指南推荐方案主要包括前四种药物。

1. NRTI　NRTI 化学结构与天然核苷相似，在细胞内磷酸化后生成活性代谢产物，通过竞争性抑制天然核苷与 HIV-1 逆转录酶结合，从而抑制 HIV 复制。国内现有的 NRTI 有齐多夫定、拉米夫定、去羟肌苷、司他夫定、阿巴卡韦、替诺福韦、恩曲他滨。NRTI 主要通过抑制线粒体 DNA 多聚酶，影响线粒体功能而发生相应的副作用，包括核苷类相关的乳酸酸中毒、肝脂肪变性等。

2. NNRTI　NNRTI 类药物通过非竞争性与 HIV-1 逆转录酶结合，阻碍病毒复制，从而产生抗病毒作用。这类药物主要由肝脏和肠壁的细胞色素酶 P450 酶系生物转化，因此 NNRTI 与其他药物合用时易产生药物相互作用。目前国内 NNRTI 有奈韦拉平、依非韦伦。奈韦拉平主要由 CYP2B6 和 CYP3A4 代谢。约 5% 的患者服用奈韦拉平后的前几周可引起超敏反应，表现为皮疹、肝损伤、过敏等。国外通常认为首次使用奈韦拉平且 CD4$^+$ T 细胞 > 250/mm^3 的女性患者风险较高。国内张程达等[24] 研究发现，国人无论男女，基线 CD4 计数 > 250/mm^3 时，奈韦拉平的肝脏毒性均显著增高。依非韦伦肝毒性较奈韦拉平少见，但中国人群大样本药代动力学研究显示，采用 600mg/d 给药，相当部分人血药浓度超出治疗范围（1 ~ 4mg/L），体重 60kg 以上人群中 4 周、24 周和 48 周血药浓度超标者分别为 24.4%、28.7% 和 40%，低体重人群超标更多[25]。提示国人依非韦伦剂量应适当降低，以减少肝毒性及其他不良反应。

3. PI　PI 竞争性阻断 HIV 蛋白酶与其天然底物的结合，抑制 HIV-1 后期复制。国内 PI 有茚地那韦、利托那韦、洛匹那韦等。

4. INSTI　通过抑制病毒 DNA 共价结合到宿主基因组而发挥抗病毒作用，主要通过肝脏 UDP 葡萄糖醛酸转移酶 1A1（UGT1A1）代谢。肝毒性较少见。

ART 引起肝损伤与药物的直接毒性作用、高敏反应、线粒体毒性及代谢影响等有关。除此以外，HBV 和 / 或 HCV 共感染可以使 HAART 相关的肝毒性增加。2009 年中国疾病预防控制中心的调查显示，肝功能异常是导致 ART 中断的最常见原因。

二、HIV/HBV 共感染

我国是 HBV 感染中高发地区，HIV/HBV 共感染不少见。谢静等[26] 研究发现，我国 HIV 感染者中 HBsAg 阳性率 9.5%。此外，HBV 感染者艾滋病病情进展似乎更快。研究显示，在 HIV 感染时其他基础情况相似的情况下，合并 HBV 感染者的 CD4$^+$ T 细胞水平较无 HBV 感染者更低，共感染者肝纤维化程度也更高。不过 HBV 感染对 ART 的疗效无明显影响，开始 ART 后无论是 HIV 载量下降和 CD4$^+$ T 细胞的上升情况在是否合并 HBV 感染者中均无显著差别[26]。

共感染者 HBV 治疗指征与单独 HBV 感染者基本相同。部分 NRTI 如拉米夫定、替诺福韦、恩曲他滨等同时具有抗 HIV 和 HBV 的活性，如果患者 HBV 感染不需要治疗，则 ART 方案中应尽量避免上述药物，以免诱发 HBV 对核苷类药物的耐药。但因为齐多夫定、司他夫定等无抗 HBV 活性的药物不良反应较多，目前已经逐步从一线 ART 中退出；因此对 HIV/HBV 共感染者的 ART 方案推荐至少包括 2 种对 HBV 有活性的药物，如拉米夫定 + 替诺福韦或替诺福韦 + 恩曲他滨，尤其对基线 HBV DNA > 20 000IU/ml 者更应如此。对于基线 HBV DNA 水平较低者，有研究显示拉米夫定单药即可良好控制 HBV，随访 5 年，情况稳定[27]。

三、HIV/HCV 共感染

我国 HCV 感染流行率较低，最新流行病学调查显示普通人群抗 -HCV 阳性率 0.43%。HIV 感染者中抗 -HCV 阳性率远高于此，其中以静脉吸毒人群最高，可达约 60%。因此，所有 HIV 感染者都应筛查抗 -HCV，阳性患者应进一步检测 HCV RNA 确定 HCV 感染状态。共感染时，患者抗 -HCV 可出现阴性结果，尤其是 CD4$^+$ T 细胞较低者，因此对进展期 HIV 感染者，推荐行 HCV RNA 检测确定是否有 HCV 感染。

HIV 感染会降低患者自身对 HCV 的抑制能力，HCV RNA 水平显著升高。虽然有研究显示，共感染者肝脏组织病理学方面，肝组织炎症和纤维化程度与单纯 HCV 感染者无显著差异，但研究病例数较少。多数研究者认为，HIV 感染会加速 HCV 感染疾病进展。从 HCV 感染到肝硬化发生，HIV 阴性者的平均时间间隔是 23 年，而 HIV 阳性者只有

7 年。共感染者与单纯 HIV 感染者相比，其 CD4$^+$ T 细胞计数、CD4/CD8 比值均较低 [28-32]。

HCV 感染是一种可治愈的疾病，无论是否存在 HIV 共感染，均应积极抗病毒治疗，消除 HCV，改善患者预后。HCV 感染的传统治疗是干扰素联合利巴韦林，疗程长，通常需 48 周，不良反应多见，如干扰素的流感样症状，血细胞减少，利巴韦林的溶血性贫血等，和 ART 联用时不良反应进一步增加，同时疗效也不理想，应用范围很小。近年随着直接作用抗病毒药物（DAA）的出现，HCV 感染的治疗进入新时代。DAA 主要包括 3 类药物，NS5B 聚合酶抑制剂、NS5A 抑制剂和 NS3/4A 蛋白酶抑制剂。通常选 2 种不同类药物联合治疗，12～24 周疗程，95% 以上的患者可彻底清除 HCV 感染，治愈丙型肝炎。无论是上市前的临床研究还是上市后的真实世界数据，结果类似。但应警惕 DAA 与 ART 药物之间的相互作用 [33-35]。药物选择可参考表 33-1。

表 33-1　DAA 与 ART 药物的相互作用

ART	DAA								
			复方制剂						
					NS3/4A 蛋白酶抑制剂不能用于重度肝损伤（Child-Pugh B 或 C 级）患者				
	NS5A 抑制剂	NS5B 抑制剂	NS5A/NS5B 抑制剂	NS5A/NS5B 抑制剂	NS5A/NS5B 抑制剂 / NS3/4A 蛋白酶抑制剂	NS5A 抑制剂 /NS3/4A 蛋白酶抑制剂	NS5A 抑制剂 /NS3/4A 蛋白酶抑制剂	NS5A 抑制剂 /NS3/4A 蛋白酶抑制剂 +NSB 抑制剂	NS3/4A 蛋白酶抑制剂
	达拉他韦	索磷布韦	索磷布韦 / 雷迪帕韦	索磷布韦 / 维帕他韦	索磷布韦 / 维帕他韦 / 伏西瑞韦	格卡瑞韦 / 哌仑他韦	艾尔巴韦 / 格拉瑞韦	奥比帕利 + 达塞布韦	西美瑞韦
NRTI									
拉米夫定	√	√	√	√	√	√	√	√	√
阿巴卡韦	√	√	√	√	√	√	√	√	√
恩曲他滨	√	√	√	√	√	√	√	√	√
替诺福韦	√	√	√	√	√	√	√	√	√
PI									
阿扎那韦	√	√	√	√	×	×	×	×	×
达仑那韦	√	√	√	√	×	×	×	×	×
洛匹那韦	√	√	√	√	×	×	×	×	×
替拉那韦	?	×	×	×	×	×	×	×	×
NNRTI									
依非韦仑	√	√	√	√	×	×	×	×	×
奈韦拉平	√	√	√	×	×	?	×	×	×
INSTI									
多替拉韦	√	√	√	√	√	√	√	√	√
拉替拉韦	√	√	√	√	√	√	√	√	√
CCR5 抑制剂									
马拉维诺	√	√	√	√	√	√	?	×	√

注：“√”表示可以合用；“×”表示不能合用；“?”表示缺乏证据。

（李太生）

参考文献

[1] Stadler LP，Bernstein DI，Callahan ST，et al. Seroprevalence of cytomegalovirus（CMV）and risk factors for infection in adolescent males. Clin Infect Dis 2010；51：e76-81.

[2] Ho M. Epidemiology of cytomegalovirus infections. Rev Infect Dis 1990；12（Suppl 7）：S701.

[3] 吴美玲，陈洁，钟天鹰，等 . 南京市 0 ～ 8 岁儿童巨细胞病毒感染流行病学调查 . 中华实用儿科临床杂志 2013；28：298-300.

[4] 王万海，王庆芳，李建丽，等 . 河南省 3084 例育龄男女弓形虫、风疹病毒、巨细胞病毒、单纯疱疹病毒感染状况调查分析 . 中华临床感染病杂志 2012；5：270-3.

[5] 孟长婷，刘晓清，周宝桐，等 . 无明显器质性疾病成人巨细胞病毒病 38 例分析 . 基础医学与临床 2010；30：662-5.

[6] 王焕玲，邱志峰，盛瑞媛，等 . 巨细胞病毒病 50 例临床分析 . 中华内科杂志 2004；43：600-3.

[7] 王文建，郑跃杰 . 314 例儿童巨细胞病毒感染的临床分析 . 南京医科大学学报 2009；29：567-8.

[8] 杜昆，李琦，刘学政，等 . 5768 例学龄前儿童 EB 病毒感染情况分析 . 中国妇幼保健 2016；31：3973-5.

[9] 冯景郁，刘文渊 . 宁波市儿童 EB 病毒感染的流行病学研究 . 中国卫生检验杂志 2017；27：266-7.

[10] 吴勇，白岩，祁海芳，等 . 成人 EB 病毒性肝炎 23 例临床分析 . 胃肠病学和肝病学杂志 2015；24：208-9.

[11] 谢静，王焕玲，邱志峰，等 . 成人传染性单核细胞增多症和慢性活动性 EB 病毒感染外周血淋巴细胞亚群分析 . 中华内科杂志 2016；55：455-9.

[12] Tynell E，Aurelius E，Brandell A，et al. Acyclovir and prednisolone treatment of acute infectious mononucleosis：a multicenter，double-blind，placebo-controlled study. J Infect Dis 1996；174：324.

[13] van der Horst C，Joncas J，Ahronheim G，et al. Lack of effect of peroral acyclovir for the treatment of acute infectious mononucleosis. J Infect Dis 1991；164：788.

[14] Torre D，Tambini R. Acyclovir for treatment of infectious mononucleosis：a meta-analysis. Scand J Infect Dis 1999；31：543.

[15] 李洪霞，孙晶，邢甄月，等 . 性病门诊 2300 例患者单纯疱疹病毒抗体血清学检测 . 中国实验诊断学 2013；17：1864-6.

[16] 侯颖，高瞻，徐敏，等 . 我国部分地区现血人群中单纯疱疹病毒感染流行情况 . 中国输血杂志 2016；29：397-9.

[17] Johnson RE，Nahmias AJ，Magder LS，et al. A seroepidemiologic survey of the prevalence of herpes simplex virus type 2 infection in the United States. N Engl J Med 1989；321：7.

[18] 刘辉宇 . 成人单纯疱疹病毒性肝炎 . 实用内科杂志 1989；9：323-4.

[19] Kaufman B，Gandhi SA，Louie E，et al. Herpes simplex virus hepatitis：case report and review. Clin Infect Dis 1997；24：334.

[20] Ichai P，Roque Afonso AM. Herpes simplex virus-associated acute liver failure：a difficult diagnosis with a poor prognosis. Liver Transpl 2005；11：1550-5.

[21] Navaneethan U，Lancaster E. Herpes simplex virus hepatitis—it's high time we consider empiric treatment. J Gastrointestin Liver Dis 2011；20：93-6.

[22] Arribas JR，González-García JJ，Lorenzo A，et al. Single（B or C），dual（BC or BD）and triple（BCD）viral hepatitis in HIV-infected patients in Madrid，Spain. AIDS 2005；19：1361.

[23] 代丽丽，李侗曾，高艳青，等 . 161 例人免疫缺陷病毒感染者肝损伤相关因素分析 . 中华肝脏病杂志 2008；16：469-70.

[24] Zhang CD，Wang W，Zhou M，et al. The interaction of CD4 T-cell count and nevirapine hepatotoxicity in China：a change in national treatment guidelines may be warranted. J Acquir Immune Defic Syndr 2013；62：540-5.

[25] Guo F，Cheng X，Hsieh E，et al. Prospective plasma efavirenz concentration assessment in Chinese HIV-infected adults enrolled in a large multicentre study. HIV Med 2018；15：10.

[26] Xie J，Han Y，Qiu Z，et al. Prevalence of hepatitis B and C viruses in HIV-positive patients in China：a cross-sectional study. J Int AIDS Soc 2016；14，19：20659.

[27] Li Y，Xie J，Han Y，et al. Lamivudine monotherapy-based cART is efficacious for HBV treatment in HIV/HBV coinfection when baseline HBV DNA ＜ 20000IU/mL. J Acquir Immune Defic Syndr 2016；72：39-45.

[28] 陶梅梅，李太生 . HIV/HBV 和 HIV/HCV 感染的流行病学及治疗 . 传染病信息 2007；20：333-7.

[29] 赵稳，姚细安，唐漾波，等 . HIV 感染者合并 HBV 及 HCV 感染状况分析 . 广州医学 2010；31：79-81.

[30] Graham CS，Baden LR，Yu E，et al. Influence of human immunodeficiency virus infection on the course of hepatitis C virus infection：a meta-analysis. Clin Infect

Dis 2001；33：562-9.

[31] Greub G，Ledergerber B，Battegay M，et al. Clinical progression，survival，and immune recovery during antiretroviral therapy in patients with HIV-1 and hepatitis C virus coinfection：the Swiss HIV Cohort Study. Lancet 2000；356：1800-5.

[32] Thein HH，Yi Q，Dore GJ，et al. Natural history of hepatitis C virus infection in HIV-infected individuals and the impact of HIV in the era of highly active antiretroviral therapy：a meta-analysis. AIDS 2008；22：1979-91.

[33] Naggie S，Cooper C，Saag M，et al. Ledipasvir and sofosbuvir for HCV in patients coinfected with HIV-1. N Engl J Med. 2015；373：705-13.

[34] Rockstroh JK，Nelson M，Katlama C，et al. Efficacy and safety of grazoprevir（MK-5172）and elbasvir（MK-8742）in patients with hepatitis C virus and HIV co-infection（C-EDGE CO-INFECTION）：a non-randomised，open-label trial. Lancet HIV 2015；2：e319-27.

[35] Sogni P，Gilbert C，Lacombe K，et al. All-oral direct-acting antiviral regimens in HIV/hepatitis C virus-coinfected patients with cirrhosis are efficient and safe：real-life results from the prospective ANRS CO13-HEPAVIH cohort. Clin Infect Dis 2016；63：763-70.

第34章　细菌性肝脓肿与肝结核

全身性细菌感染，特别是腹腔内感染时，细菌侵入肝脏，如宿主抵抗力弱，则可发生细菌感染性肝病。肝脏受到感染后，在肝脏形成局限的脓液积聚，即肝脓肿。传统的肝脓肿有细菌性、阿米巴性两种。此外，结核分枝杆菌侵入肝脏可引起肝脏结核。

第1节　细菌性肝脓肿

近年来，细菌性肝脓肿的病因学逐渐变化，继发于胆道系统疾病，尤其是继发于恶性胆道疾病的肝脓肿逐渐增多，免疫抑制状态使机会性感染所致肝脓肿的数量增加[1]。细菌性肝脓肿经常由引起腹膜炎的肠道内细菌，经门静脉循环播散或通过胆道感染直接播散至肝脏。在全身感染的情况下，也可由血行播散引起。

一、流行病学

1. **患病率**　肝脓肿是常见的内脏脓肿类型，肝脓肿的年发病率估计在 2.3 例 /10 万人至 17.6 例 /10 万人，男性发病率高于女性（3.3 例 /10 万人 比 1.3 例 /10 万人）[1-3]。肝脓肿最常累及肝右叶，可能因为与肝左叶和尾状叶相比，肝右叶更大且血供更丰富。

2. **危险因素**　化脓性肝脓肿的危险因素包括糖尿病、潜在的肝胆或胰腺疾病及肝移植[1, 4, 5]。地理因素和宿主因素也可能起作用，例如，有报道称东亚地区有肺炎克雷伯菌所致原发性侵袭性肝脓肿综合征[6]。

3. **细菌侵入途径**　潜在的胆道疾病是最常见的病因。脓毒性胆管炎可合并各种形式的胆管梗阻，特别是局部梗阻。尽管预防性使用抗生素，肝胆系统疾病手术及侵入性非手术治疗仍可并发肝脓肿。恶性胆道和胰腺疾病放置支架的也可并发肝脓肿。脓肿可继发于硬化性胆管炎和先天性胆管畸形，特别是胆总管扩张（如卡罗利病）。

肝脓肿也可能伴发于门静脉炎[7]。腹部及盆腔的感染可导致门静脉炎，继而发生门静脉性脓毒症。这些感染包括阑尾炎、胆囊积脓、憩室炎、局限性肠炎、耶尔森菌回肠炎、胃肠穿孔、吻合口漏、胰腺炎或感染性痔核。单个肝脓肿可见于邻近脓毒病灶的播散，如肾周脓肿的直接播散。糖尿病患者可由产气微生物（克雷伯杆菌）引起肝脓肿。新生儿脐带感染也可播散到门静脉，随后导致肝脓肿。

肝动脉系统损伤亦可导致肝脓肿，这种情况可发生在胆囊切除术之后。肝移植 2 周后，肝脓肿可连同其他手术并发症（尤其是与肝动脉血栓）一起出现。肝脓肿亦可以发生在肝肿瘤局部治疗之后，如经肝化学栓塞，或经皮向肿瘤内注射后，以及经肝动脉导管治疗转移性结肠癌后。

肝脓肿也可能由全身循环的血行播散引起。对于链球菌或葡萄球菌属所致的单微生物肝脓肿，应尽快评估其他感染源[8]。处于严重免疫抑制状态的患者，如移植术后、HIV 感染或接受化疗的白血病患者，肝脓肿的发生率增加。约 1/2 患者的肝脓肿原因不明，特别是老年人。

外伤因素包括穿透伤或意外事故引起的钝伤。

二、病原学

大多数细菌性肝脓肿为多微生物感染，混合肠道兼性菌和厌氧菌种最常见。在一项纳入 233 例病例的系列研究中，有 1/3 的病例存在混合兼性菌和厌氧菌，56% 的病例记录有菌血症[1]。

最常见的是革兰氏阴性大肠杆菌、粪链球菌、克雷伯杆菌及寻常变形杆菌。伤寒沙门菌可导致化脓性胆管炎反复发生，从而引起肝脓肿。

米勒链球菌是很常见的病原菌，它既不是真正的厌氧菌，也不是微厌氧菌。易出现混合感染，且常耐药，二重感染也很常见。检出该细菌时，应立即寻找可能同时发生于其他部位的转移性感染。

与胆管支架相关的肝脓肿通常是由耐药克雷伯杆菌、肠杆菌和假单胞菌所致。肺炎克雷伯杆菌是重要的新出现的病原体。金黄色葡萄球菌、化脓性链球菌及其他革兰氏阳性球菌被认为是特殊情况下的病原体[9]。

罕见病原菌有小肠结肠炎耶尔森菌、败血性类鼻疽菌。脓液培养有可能显示无菌生长，但这通常是由于培养技术因素所致（特别是厌氧菌培养）或事先已用过抗生素。

化脓性肝脓肿还可由念珠菌属引起。胆汁中可发现白念珠菌，真菌感染多见于伴有基础恶性疾病者；在一项病例系列研究中，真菌感染占肝脓肿的22%[1]。肝脾念珠菌病可发生于接受化疗的患者中，对于中性粒细胞减少发作后中性粒细胞计数上升较快者，应考虑本病。结核性肝脓肿相对少见，但在培养样本中未发现典型化脓菌的情况下，应该考虑本病。

此外，阿米巴病也可为原发性肝脓肿的原因，尤其是过去6个月内有疫区旅行史或来自疫区的患者。仅根据阿米巴病的临床病程和临床表现可能很难与化脓性肝脓肿区分。

三、临床表现

细菌性肝脓肿的典型临床表现是发热和腹痛。其他常见症状包括恶心、呕吐、厌食、体重减轻及乏力。

约90%的患者出现发热，50% ~ 75%的患者出现腹部症状[1]。腹部症状和体征常局限于右上腹，可表现为疼痛、腹壁紧张、肝区叩痛，有时轻轻震荡患者腹部也可引起疼痛，甚至有反跳痛。约半数肝脓肿患者出现肝肿大、右上腹压痛或黄疸。但是，缺乏右上腹表现并不能完全排除肝脓肿。脓肿破裂是一种罕见的并发症，在韩国一项纳入602例细菌性肝脓肿患者的研究中显示其发生率为3.8%[10]，脓肿直径>6cm及合并肝硬化是脓肿破裂的主要危险因素。

四、辅助检查

1. 一般实验室检查　血常规检查可发现白细胞总数及中性粒细胞增多及贫血（正细胞正色素性贫血）。肝功能试验可发现67% ~ 90%的患者出现血清碱性磷酸酶升高，约半数患者出现血清胆红素和天冬氨酸氨基转移酶升高[1, 11]，部分患者伴低白蛋白血症。

2. 病原学检查　怀疑肝脓肿的患者应进行血培养，因为高达50%的患者血培养可呈阳性[12]。在CT或超声引导下穿刺抽吸获得的标本应立即送至实验室进行革兰氏染色和培养（包括需氧培养和厌氧培养），其结果对于指导抗微生物治疗意义更大，因为后续从引流管收集的引流物培养结果有可能被皮肤菌群或其他微生物污染[13]。

3. 影像学检查　CT及腹部超声检查是首选的诊断方式[14]，对于发现可疑肝脓肿征象者（如右侧膈肌抬高、右侧基底浸润或右侧胸腔积液），应行CT或MRI检查。CT或MRI检查常显示积液伴周围水肿，也可为环状征或有积液分隔。但是影像学检查并不能可靠地区分普通细菌性肝脓肿与阿米巴性脓肿。国内有研究显示超声造影对不典型肝脓肿有较高的诊断价值，与增强CT联合应用可提高诊断率[15]。

脓肿必须与肿瘤和囊肿区分。肿瘤放射性检查表现为实体瘤，且可能含有钙化区。肿瘤内坏死及出血可能导致液体充盈的表现；在这种情况下通过放射性检查与脓肿鉴别较为困难。囊肿表现为积液不伴有周围环状征或充血。

五、诊　　断

细菌性肝脓肿的诊断应结合病史、体征、实验室检查、放射影像学检查及脓肿物质抽吸和培养结果。

六、治　　疗

细菌性肝脓肿的治疗应该包括抗生素和引流治疗。

1. 抗生素　目前尚无随机对照试验评估经验性抗生素治疗方案在治疗细菌性肝脓肿中的作用。治疗推荐主要是基于可能的感染源，并尽可能参考当地的细菌耐药模式。在未获得脓肿革兰氏染色和培养结果前，应采用经验性广谱抗生素静脉输液治疗（表34-1）。

表 34-1 革兰氏阴性杆菌及厌氧菌的经验性抗感染治疗方案

方案	剂量（成人）
首选	
加 β- 内酰胺酶抑制剂的单药方案	
氨苄西林 – 舒巴坦	3g iv q6h
哌拉西林 – 他唑巴坦	3.375g 或 4.5g iv q6h
替卡西林 – 克拉维酸	3.1g iv q4h
三代头孢联合甲硝唑	
头孢曲松联合	1g iv qd（对中枢神经系统感染 2g iv q12h）
甲硝唑	500mg iv q8h
其他经验性治疗方案	
氟喹诺酮联合甲硝唑	
环丙沙星或	400mg iv q12h
左氧氟沙星联合	500mg 或 750mg iv qd
甲硝唑	500mg iv q8h
碳青霉烯单药	
亚胺培南 – 西司他丁	500mg iv q6h
美罗培南	1g iv q8h
多利培南	500mg iv q8h
厄他培南	1g iv qd

无论最初采取何种经验性治疗方案，治疗方案均应在得到脓肿物培养和敏感性结果时重新评估。如果发现一种以上微生物生长，则提示包括厌氧菌的多微生物感染；即使培养中未分离出厌氧菌，也应继续应用覆盖厌氧菌抗菌谱的药物。

2. 引流 引流技术包括超声引导或 CT 引导经皮穿刺引流（置管或不置管）、外科手术引流或内镜逆行胰胆管造影（endoscopic retrograde cholangiopancreatography，ERCP）引流。

对于直径 ≤ 5cm 的单个脓肿，可行经皮穿刺细针抽吸或放置导管引流[16]。应该原位保留引流管直到引流量极小时拔除（通常长达 7 天）。如果导管没有保持在原位，则近半数患者可能需要进行重复细针抽吸。

对于直径 > 5cm 的单个脓肿的经皮治疗，优先选择导管引流。一项研究表明[17]，在脓肿直径 > 5cm 的患者中，导管引流治疗成功率为 100%，而细针抽吸治疗成功率仅为 50%；无论采取何种引流方式，对于脓肿直径不超过 5cm 的患者，均

取得了良好结局。即使是极大的脓肿（> 10cm）也可通过置管引流成功，但治疗失败及发生其他并发症的风险较大[18]。

对于直径 > 5cm 的单个脓肿，一些医生倾向于采用手术治疗。有回顾性研究表明，外科手术引流和经皮穿刺引流在死亡率、发病率、发热持续时间或并发症发生率方面均无差异，但手术引流的治疗失败率较低（7% 比 28%）[19, 20]。

手术引流主要适用于以下情况[2]：多发性脓肿、多房性脓肿、脓液黏稠易堵塞引流管、基础疾病需要初步手术处理，以及经皮穿刺引流 7 天内引流不充分者。

对于有既往胆道操作史，或肝脓肿（感染）与胆道相通的患者，ERCP 有助于引流肝脓肿[21]。

3. 疗程 尚无随机对照试验评估最佳治疗疗程，通常根据感染程度及患者对初始治疗的应答来确定。引流困难或在影像学随访中脓肿消退较慢的单个脓肿，或多发脓肿患者，一般需要较长疗程。

常用的临床随访指标包括体温、白细胞计数及血清 C 反应蛋白。在临床症状持续或引流不如预期的情况下，应进行影像学随访。但应注意，影像学异常比临床和生化标志物消退慢。在一项纳入 102 例化脓性肝脓肿患者的超声研究中，10cm 以下脓肿缓解的平均时间为 16 周；10cm 以上脓肿缓解的平均时间为 22 周[22]。

应该原位保留引流管直到引流量极小时拔除（通常长达 7 天）。如果经皮细针抽吸时未放置导管，则近半数病例需要行重复穿刺抽吸。

抗生素治疗应持续 4 ～ 6 周[23]。对初步引流应答良好的患者应接受 2 ～ 4 周静脉抗生素治疗，而引流不完全的患者应接受 4 ～ 6 周抗生素治疗。后续疗程可根据培养结果采用特定口服药物完成治疗[17]。若无可靠的培养结果，可适当选择经验性口服抗生素，包括阿莫西林克拉维酸单药或氟喹诺酮类（环丙沙星或左氧氟沙星）加甲硝唑治疗。

七、预 后

在纽约进行的一项纳入 79 例肝脓肿患者的回顾性研究显示，死亡率为 2.5%[24]。化脓性肝脓肿死亡的独立危险因素包括有气体形成的脓肿及存在厌氧菌感染[25]。国内一项纳入 121 例肝脓肿患者的研究显示，患者均行穿刺引流，2 例死亡（1.6%），

影响患者死亡率的因素为高龄、基础疾病、脓肿直径及实性成分[26]。

第2节　肝　结　核

根据世界卫生组织（WHO）2017年结核病报告，2016年约有1040万结核病患者，56%的结核病患者来自印度、印度尼西业、中国、菲律宾及巴基斯坦。我国作为结核高负担国家，除肺结核外，肺外结核亦应受到格外关注，尤其近年来，随着免疫抑制人群的逐渐增多，肺外结核也呈逐渐增多的趋势。

结核累及肝脏，可作为粟粒型结核病的一部分，或只有肝结核，肝外结核不明显。肝结核的基础病变是肝内肉芽肿，这在肺结核和肺外结核中均较常见，病变通常治愈后不留瘢痕，有时局部纤维化和钙化。较少见的如假肿瘤性肝结核，可没有肝外结核。结核瘤可多发，由白色、无规则的干酪样肉芽肿构成，外包纤维化包膜；从肉眼上看，外观可能与霍奇金病、继发性癌肿或放线菌病难以区别；偶尔可有坏死区钙化。

结核性胆管炎极少见，原因是干酪样物质从汇管区向胆道的播散，很少并发胆道狭窄。结核性门静脉炎是由于干酪样物质的穿破所致，多数患者迅速致命，也可以发生慢性门静脉高压。肝门部淋巴结结核可压迫胆总管，但很少引起梗阻性黄疸[27]。

一、临床表现

症状多不明显或无症状，可能表现为不明原因的发热、肝肿大、腹痛，以及活动性结核的消耗症状，如消瘦、盗汗、体重下降等。在严重的粟粒型结核病，特别是极易感人群可有黄疸。存在黄疸通常提示胆道受累，极少数情况下胆囊也可受累，一般是在对胆囊切除术病理标本进行组织学检查时偶然发现[28]，但上述情况极少见。若为血行播散结核累及肝脏，可有其他系统受累的相应表现，如肺结核、淋巴结结核等。

二、辅助检查

1. **实验室检查**　血清球蛋白升高，白/球比值降低，碱性磷酸酶明显升高。其次为结核病共有的表现，如血沉、C反应蛋白等炎性指标升高，PPD或T-SPOT.TB可阳性。

2. **影像学检查**　腹部X线平片可见肝内钙化，病灶可多发、融合，或大小均一的独立病灶散在分布，或在胆总管邻近狭窄处大的粉笔样钙化。

超声显像可表现为弥漫性回声增强（粟粒样），或多发性无回声（液化坏死）、低回声（干酪样坏死），或强回声（纤维组织增生、钙化）占位。

肝结核在CT平扫时多呈稍低密度或钙化灶，在CT增强扫描时未见明确强化；在MRI T_1WI 呈低信号，T_2WI 呈低或等信号，在MRI增强扫描时典型者强化表现类似肉芽肿，即中心区域无强化，周边环形延迟强化。

三、诊　　断

对于有发热、多汗及消瘦等结核中毒症状和/或影像学检查发现有肝脾肿大或占位者，应考虑肝脏结核的可能，需进一步行PPD或T-SPOT.TB检测以寻找结核分枝杆菌感染的证据。若怀疑肝结核，需注意寻找有无血行播散结核证据，抽取外周血行结核分枝杆菌培养，并筛查其他部位如肺、淋巴结、中枢神经系统等有无结核分枝杆菌感染证据。应注意，有时结核病的肝外表现可能较隐匿。

肝穿刺活检对于肝结核的诊断和鉴别诊断很重要。对于有不明原因的发热、体重减轻、肝肿大或肝脾肿大，应进行肝活检，行组织抗酸杆菌染色，并做结核分枝杆菌培养，但敏感性偏低（低于50%）[29]。

肝结核需与其他非典型分枝杆菌导致的肉芽肿性肝炎鉴别。后者常是AIDS的一部分，其特征是碱性磷酸酶升高、乏力及低热。肝活检组织可能培养出致病菌。

肝脾结核还需与淋巴瘤等恶性肿瘤鉴别。对于疑诊肝脾结核的病例，需从组织病理学除外其他疾病如肝脏实体肿瘤或血液系统肿瘤累及肝脏等。

四、治　　疗

一般肝结核治疗方法与肺结核相同，一线药物包括异烟肼、利福平、乙胺丁醇、吡嗪酰胺。抗结核方案由2个阶段构成：强化治疗阶段（2个月），以及之后的继续治疗阶段（4～7个月），大部分患者会接受6个月的治疗（2个月的强化治疗阶段和4个月的继续治疗阶段）。对于所有结核病患者，优选直接督导治疗下的个案管理，以确保依从性和预防出现耐药。对于肝结核本身肝功能受损患者，应密切监测肝功能，尽量避免或减轻抗结核药物进一步引起肝损伤。

（刘晓清　边赛男）

参考文献

[1] Huang CJ，Pitt HA，Lipsett PA，et al. Pyogenic hepatic abscess. Changing trends over 42 years. Ann Surg 1996；223：600-7.

[2] Kaplan GG，Gregson DB，Laupland KB. Population-based study of the epidemiology of and the risk factors for pyogenic liver abscess. Clin Gastroenterol Hepatol 2004；2：1032-8.

[3] Tsai FC，Huang YT，Chang LY，et al. Pyogenic liver abscess as endemic disease，Taiwan. Emerg Infect Dis 2008；14：1592-600.

[4] Chan KS，Chen CM，Cheng KC，et al. Pyogenic liver abscess：a retrospective analysis of 107 patients during a 3-year period. Jpn J Infect Dis 2005；58：366-8.

[5] Thomsen RW，Jepsen P，Sorensen HT. Diabetes mellitus and pyogenic liver abscess：risk and prognosis. Clin Infect Dis 2007；44：1194-201.

[6] Fang CT，Lai SY，Yi WC，et al. Klebsiella pneumoniae genotype K1：an emerging pathogen that causes septic ocular or central nervous system complications from pyogenic liver abscess. Clin Infect Dis 2007；45：284-93.

[7] Kasper D，Zaleznik DF. Intra-abdominal infections and abscesses//Kasper D，Dennis L. Harrison's Principles of Internal Medicine. 16th ed. New York：McGraw-Hill；2005.

[8] Sherlock S，Dooley J. Sherlock's Diseases of the Liver and Biliary System. 11th ed. New York：Blackwell Scientific Puablication；2012.

[9] Chen C，Chen PJ，Yang PM，et al. Clinical and microbiological features of liver abscess after transarterial embolization for hepatocellular carcinoma. Am J Gastroenterol 1997；92：2257-9.

[10] Jun CH，Yoon JH，Wi JW，et al. Risk factors and clinical outcomes for spontaneous rupture of pyogenic liver abscess. J Dig Dis 2015；16：31.

[11] Rubin RH，Swartz MN，Malt R. Hepatic abscess：changes in clinical，bacteriologic and therapeutic aspects. Am J Med 1974；57：601-10.

[12] Chemaly RF，Hall GS，Keys TF，et al. Microbiology of liver abscesses and the predictive value of abscess gram stain and associated blood cultures. Diagn Microbiol Infect Dis 2003；46：245-8.

[13] Everts RJ，Heneghan JP，Adholla PO，et al. Validity of cultures of fluid collected through drainage catheters versus those obtained by direct aspiration. J Clin Microbiol 2001；39：66-8.

[14] Zaleznik DF，Kasper DL. Intraabdominal abscesses//Lamont JT. Gastrointestinal Infections：Diagnosis and Management. New York：Marcel Dekker；1997：397.

[15] 卜岚，聂芳，刘婷，等. 超声造影在不典型肝脓肿鉴别诊断中的意义. 中国临床医学影像杂志 2015；26.

[16] Yu SC，Ho SS，Lau WY，et al. Treatment of pyogenic liver abscess：prospective randomized comparison of catheter drainage and needle aspiration. Hepatology 2004；39：932-8.

[17] Zerem E，Hadzic A. Sonographically guided percutaneous catheter drainage versus needle aspiration in the management of pyogenic liver abscess. Am J Roentgenol 2007；189：138-42.

[18] Ahmed S，Chia CL，Junnarkar SP，et al. Percutaneous drainage for giant pyogenic liver abscess—is it safe and sufficient? Am J Surg 2016；211：95.

[19] Tan YM，Chung AY，Chow PK，et al. An appraisal of surgical and percutaneous drainage for pyogenic liver abscesses larger than 5cm. Ann Surg 2005；241：485-90.

[20] Liu CH，Gervais DA，Hahn PF，et al. Percutaneous hepatic abscess drainage：do multiple abscesses or multiloculated abscesses preclude drainage or affect outcome? J Vasc Interv Radiol 2009；20：1059-65.

[21] Serste T，Bourgeois N，Vanden Eynden F，et al. Endoscopic drainage of pyogenic liver abscesses with suspected biliary origin. Am J Gastroenterol 2007；102：1209-15.

[22] Sudhamshu KC，Sharma D. Long-term follow-up of pyogenic liver abscess by ultrasound. Eur J Radiol 2010；74：195-8.

[23] Chen YW，Chen YS，Lee SS，et al. A pilot study of oral fleroxacin once daily compared with conventional therapy in patients with pyogenic liver abscess. J Microbiol Immunol Infect 2002；35：179-83.

[24] Rahimian J，Wilson T，Oram V，et al. Pyogenic liver abscess：recent trends in etiology and mortality. Clin Infect Dis 2004；39：1654-9.

[25] Chen SC，Huang CC，Tsai SJ，et al. Severity of disease as main predictor for mortality in patients with pyogenic liver abscess. Am J Surg 2009；198：164-72.

[26] 张梅玲，曹传武，韩世龙，等 . 肝脓肿经皮穿刺引流术的疗效及影响因素分析 . 介入放射学杂志 2017；26.

[27] Dooley JS，Lok ASF，Garcia-Tsao G，et al. Sherlock's Diseases of the Liver and Biliary System. 13th ed. New Jersey：Willey-Blackwell；2018：448.

[28] Xu XF，Yu RS，Qiu LL，et al. Gallbladder tuberculosis：CT findings with histopathologic correlation. Koren J Radiol 2011；12：196.

[29] Hickey AJ，Gounder L，Moosa MY，et al. A systematic review of hepatic tuberculosis with considerations in human immunodeficiency virus co-infection. BMC Infect Dis 2015；15：209.

第35章 真菌感染与肝脏

第1节 机会性真菌感染

一、念珠菌病

念珠菌病（candidiasis）指念珠菌属所引起的急性、亚急性或慢性感染，通常累及皮肤、黏膜，亦可累及内脏和各个系统器官而造成严重后果，是目前发病率最高的深部真菌病。肝脾念珠菌病（hepatosplenic candidiasis）相对少见，却是慢性播散性念珠菌病（chronic disseminated candidiasis）最常见的表现形式。当血液系统恶性肿瘤患者长期粒细胞缺乏状况改善后却出现持续发热及肝脾弥散性占位时应高度警惕该疾病[1, 2]。

（一）病原学

念珠菌属于酵母菌，又称假丝酵母菌。念珠菌属有300余种，其中能引起人和动物感染的有10余种，但超过90%的侵袭性感染通常由5种常见的病原真菌所致，分别为白念珠菌、光滑念珠菌、热带念珠菌、克柔念珠菌、近平滑念珠菌，其中以白念珠菌毒力最强，也最为常见。念珠菌属广泛存在于人体和环境中，是人体正常菌群之一，定植于人体与外界相通的各个器官。当机体免疫功能下降时，念珠菌可广泛侵袭，甚至危及生命。目前普遍认为肝脾念珠菌病是长期粒细胞缺乏时肠道黏膜屏障破坏，念珠菌经胃肠道入血引起，进而由门静脉系统进入肝脏。由于该疾病常发生在白细胞恢复到正常水平后，同时病理学上可表现为非化脓性肉芽肿形成，故有研究认为宿主自身炎症反应也是引起肝脏损伤的重要原因[3]。

（二）流行病学

肝脾念珠菌病绝大多数发生于合并急性白血病患者，偶见于合并淋巴瘤、再生障碍性贫血患者。目前由于预防性抗真菌治疗的广泛开展，该疾病发病率较前已有所降低。发生侵袭性念珠菌病的主要

危险因素包括患有急性白血病、长期粒细胞缺乏状态（常由化疗引起）、接受广谱抗菌药物治疗、使用中央静脉导管、全胃肠外营养等[4, 5]。

（三）临床表现

1. 症状 典型表现为长期粒细胞缺乏患者经治疗白细胞水平恢复正常后出现持续高热。如不治疗，发热可持续数周甚至数月。其余不典型症状还包括右上腹不适或疼痛、恶心呕吐、厌食等。

2. 实验室检查 可出现碱性磷酸酶明显升高，常大于正常值上限3倍以上。丙氨酸氨基转移酶、天冬氨酸氨基转移酶、胆红素等可正常或中度升高。

3. 影像学检查 腹部增强CT、超声、MRI和PET-CT均对病灶有所提示，其中以MRI最为敏感。影像学上常表现为中性粒细胞水平恢复正常后出现的肝脏和/或脾脏多发微脓肿（＜1cm）。腹部增强CT以动脉期显示病灶最佳，可见病灶周围环状显著强化，中心相对低密度（牛眼征），静脉期病灶多呈整体低密度。

4. 病理学表现 可有肝内多发的类上皮细胞肉芽肿形成，其中见典型念珠菌假菌丝及芽孢。部分可呈化脓性改变伴不同程度坏死，损伤中央见假菌丝或芽殖酵母。肝组织培养阳性率不高，故肝组织培养阴性不能排除念珠菌感染可能[6]。

（四）诊断

根据患者有无宿主高危因素、临床表现和真菌学依据，诊断患者是否有深部真菌感染。依据真菌感染的可能性将诊断分为：确诊病例、拟诊病例和疑似病例。确诊病例为经组织穿刺或活检标本的组织病理学或细胞病理学检查见念珠菌假菌丝或真菌丝；或用无菌方法自正常无菌部位或临床、影像学诊断为感染的部位取得的标本培养念珠菌阳性，除外尿液、鼻窦和黏膜。确诊病例的诊断，可有或无宿主免疫功能低下因素或者其他临床特征。如果患者有宿主免疫功能低下因素，也有临床特征表现，

同时有真菌学诊断依据（标本取自非无菌部位），则为拟诊患者。如果患者仅有宿主免疫功能低下因素和临床特征表现，但缺乏真菌学诊断依据，则为疑似患者。

（五）治疗

抗真菌治疗应综合考虑罹患念珠菌病部位（病种）、感染念珠菌菌种、患者的基础病及危险因素、药物的抗真菌作用和药动学/药效学（PK/PD）特点，并优化给药方案。治疗策略包括对病原菌已明确的确诊和拟诊病例，可进行针对病原菌的抗真菌治疗；对疑似侵袭性念珠菌病病例可予以经验性治疗；对具有侵袭性真菌病高危因素的患者，如有迹象提示侵袭性真菌病存在，可予先发治疗；对某些高危患者则有指征予以预防性抗真菌治疗。

肝脾念珠菌病治疗关键仍是抗真菌药物的应用。初始治疗宜选用两性霉素 B 含脂制剂或棘白菌素类静脉治疗数周。对于大部分氟康唑敏感的念珠菌感染患者之后可改为口服氟康唑，对于少数氟康唑耐药者，特别是既往出现克柔念珠菌或光滑念珠菌引起的非白念珠菌血症患者，可考虑序贯伏立康唑或泊沙康唑治疗。肝脾念珠菌病的治疗应持续到影像学病变吸收，通常需要数月。需要注意，影像学变化可受到机体中性粒细胞水平影响，当中性粒细胞下降时肝脾病灶可短暂消失，此时不应认为是治愈表现。相反，如患者治疗中出现中性粒细胞水平持续下降、需要进行化疗或造血干细胞移植时应继续治疗，直至中性粒细胞水平恢复正常。对于持续发热的患者，可考虑短期（1～2周）使用非甾体抗炎药或糖皮质激素。研究证明，高危人群中预防性抗真菌治疗能有效降低肝脾念珠菌病的发生。

二、曲　霉　病

（一）概述

曲霉病（aspergillosis）是由各种曲霉所致，曲霉可侵犯皮肤、黏膜、肺、脑、肝脏、鼻窦、眼、耳等全身各部位，但以肺和鼻窦最为常见。由于免疫状态不同，其临床表现也各不相同。免疫功能正常者，以非侵袭性曲霉病为主，如曲霉可成为致敏原引起变应性疾病，或寄生后形成慢性肉芽肿病，曲霉毒素也会引起急性中毒或癌变。免疫功能低下者，以侵袭性曲霉病为主，可呈现急性或慢性侵袭性病变，尤其是骨髓或器官移植、高强度化疗等患者，常引起严重的侵袭性曲霉病，病死率高达 63%～92%，但该病经早期诊断和积极治疗可明显提高患者的生存率。

（二）病原学

曲霉属（*Aspergillus spp.*）是一种腐生丝状真菌，广泛存在于自然环境中，易在土壤、水、食物、植物和空气中生存。目前已知曲霉属有近 200 种，其中致病性曲霉有 30 余种，临床菌株主要为烟曲霉（*A. fumigatus*）、土曲霉（*A. terreus*）、黄曲霉（*A. flavus*）、构巢曲霉（*A. nidulans*）、黑曲霉（*A. niger*）等。曲霉最适生长温度为 25～30℃，而致病性曲霉能在 35～37℃生长，烟曲霉耐热性更高，在 40～50℃也能生长，多数致病性曲霉繁殖力强，培养仅需 36～48h，少数菌种则需数日或数周。在培养基中均形成丝状菌落，菌落和分生孢子的形态、颜色及有性孢子的形态各不相同，常以此进行菌种的鉴定。曲霉在组织内常见为无色分隔的菌丝，典型者呈 45°分枝，菌丝分隔有助于与接合菌相鉴别。曲霉感染的病原菌以烟曲霉最为常见，可引起各种类型的曲霉病。播散性曲霉病如肝曲霉病病原主要为烟曲霉、黄曲霉等。

（三）临床表现

曲霉病可发生于任何年龄、性别和种族，尤以农民、园艺工人及免疫功能低下人群多见。临床分为肺曲霉病、曲霉性鼻-鼻窦炎、播散性曲霉病（包括肝曲霉病），以及其他如皮肤、外耳道曲霉病等。

肝脏为播散性曲霉病的常见播散部位（15%）之一，可以单发或者多发，感染常常认为是自胃肠道通过门静脉向肝脏播散，或者是全身广泛播散。播散性曲霉病可发生于任何年龄，常继发于急性白血病、骨髓移植、系统性红斑狼疮、实体器官移植，或长期使用糖皮质激素或细胞毒药物的患者，偶有发生在免疫功能正常者，系曲霉大量暴露所致。肝曲霉病的主要表现为腹痛、黄疸和肝触痛，相当一部分患者可无症状，仅出现肝功能异常，如 ALT 升高等。

腹部CT扫描可发现肝内数个小的透光性损害。偶有单发病灶，超声表现为等低回声、边界不清的团块状病变，组织病理学检查有助于确诊。

（四）实验室检查

1. 直接镜检　取脓液、皮损溃破分泌物或活检组织标本等直接镜检。显微镜下见呈 45° 分枝的无色有隔菌丝。取自空气流通、供氧充足的脓腔、空洞中的标本有时可见曲霉分生孢子头。

2. 培养　室温沙氏培养基上菌落生长快，毛状，有黄绿色、黑色、棕色等。镜下可见分生孢子头和足细胞等曲霉特征性结构。真菌培养比较耗时，而且需要进一步行菌种鉴定。组织或无菌体液培养阳性可确诊。

3. 曲霉特异性抗原、抗体检测

（1）曲霉特异性抗体检测：主要应用于免疫功能正常者，方法有免疫双扩散试验（ID）、对流免疫电泳（CE）或乳胶凝集试验（LPA）等。可用于诊断变应性曲霉病、肺曲霉球、慢性坏死性曲霉病及其他免疫功能正常者的侵袭性曲霉感染，包括心内膜炎等。过敏性曲霉病的阳性率为 70% 以上，而肺曲霉球的阳性率 ＞ 90%，但急性侵袭性曲霉病的阳性率较低。

（2）特异性抗原检测：血清曲霉特异性抗原（半乳甘露聚糖）检测，简称 GM 试验，主要应用于血液系统恶性肿瘤患者侵袭性曲霉病的早期诊断，具有较好的敏感性和特异性，其次也可用于实体器官移植患者，方法有酶联免疫吸附试验（ELISA）和乳胶凝集试验，动态监测较单次检测更有临床意义。此外，还有血清真菌特异性抗原 1, 3-β-D 葡聚糖抗原检测，简称 BG 试验，也能对包括曲霉和念珠菌在内的临床常见的侵袭性真菌感染做出早期判断。

（3）分子生物学检测：主要是应用实时 PCR 技术对血液、支气管肺泡灌洗液中曲霉特异性 DNA 片段进行检测，具有较好的敏感性和特异性，在已经发表的研究中，PCR 检测与其他检测手段联合使用，以用于诊断侵袭性曲霉病和 / 或减少抢先真菌治疗，PCR 检测的价值已经得到确认。

（五）病理

肝脏病理常常呈现多灶性凝固性肝细胞坏死，常伴有急性出血。曲霉病的组织病理反应一般为化脓性或混合性炎症反应，时伴肉芽肿性病变。镜下有结节状梗死肝脏实质，常围绕含有真菌的血管分布，且血管内可见微血栓，有时可导致肝脏缺血、坏死。曲霉的组织相为无色分隔的菌丝，宽 3 ～ 7μm，一般粗细均匀，典型呈 45° 分枝。病理组织中多数曲霉菌丝经 HE 染色可见，但在坏死组织中菌丝颜色较淡，不易分辨，可加用 PAS 或 GMS 染色。

（六）治疗

由于肝曲霉病多由消化道经门静脉系统侵袭，或系统性曲霉病累及肝脏，因此肝曲霉病推荐首选抗真菌药物内科保守治疗，而手术治疗不是首选推荐方案，其往往推荐用于肝外胆管阻塞、肝周胆道梗阻，内科保守治疗失败者或者局部病变耐药者。对于肝曲霉病患者，伏立康唑或两性霉素 B 脂质体常常会作为初始治疗用药，其他可选择药物包括伊曲康唑、泊沙康唑、卡泊芬净、米卡芬净等。治疗时间推荐为至少 6 ～ 12 周，其疗程主要与免疫抑制的程度、疾病的部位等相关。

三、隐球菌病

（一）概述

隐球菌病（cryptococcosis）是由隐球菌所致的全身感染性疾病，好发于细胞免疫功能低下者，主要侵犯中枢神经系统和肺脏，亦可累及皮肤黏膜、骨骼及肝脏等组织器官。本病多见于成年人，临床感染常呈急性或慢性过程。

隐球菌存在于土壤和鸽粪中，在隐球菌感染的传播环节中，鸽粪被认为是最重要的传染源。主要的传播途径一般认为是从呼吸道吸入环境中的孢子，导致肺部感染；其次，消化道、皮肤也是引起感染的潜在入侵途径。一般认为人与人、人与动物之间并不直接传播[7]。

隐球菌病呈世界性分布，在一些艾滋病发病率较高的地区，隐球菌病的发病率为 5/10 万，近年来隐球菌病的发病率因 HIV 感染者增多而升高。与此同时，近年来无明显真菌感染高危因素、免疫功能正常者中隐球菌病病例也呈上升趋势。我国自 1948 年首次由上海医学院附属红十字会医院（现为华山医院）报道隐球菌病以来，全国各地陆续有报道，发病率呈上升态势。

（二）病原学

隐球菌属包括 17 个种和 18 个变种，临床上分离的致病菌主要是新生隐球菌和格特隐球菌,已报道可引起人类疾病的还有浅黄隐球菌、浅白隐球菌和罗伦隐球菌等,但很少见。新生隐球菌包含新生变种(var neoformans)和格卢必(var grubii)变种。新生隐球菌在组织中呈圆形或椭圆形,直径4~20μm,为红细胞的2~3倍,能保留革兰氏染色,PAS染色菌体呈红色,菌体被宽厚的荚膜所包裹。隐球菌的主要成分荚膜多糖是确定血清型的基础,与毒力、致病性及免疫性密切相关。

（三）临床表现

中枢神经系统感染最为常见,多见于成年人,起病常隐匿,表现为慢性或亚急性过程,起病前可有上呼吸道感染或肺部感染史;少数免疫功能低下者可急性起病,病死率高。肺隐球菌病大多临床表现轻微,且无特异性,如咳嗽、咳少量黏痰,偶有咯血,侵犯支气管可致大量黏痰。可伴低热、胸痛、乏力、体重减轻,但上述症状均不显著。个别严重者急性起病,迅速进展,预后不佳。

由于隐球菌可通过呼吸系统、血液和淋巴系统或局部侵入等方式感染,因此全身各脏器均可累及。由于各感染部位所引起的临床表现无特异性,因此易引起临床误诊或漏诊。

当播散性隐球菌病累及肝脏时,可引起急性肝炎、急性胆管炎、急性胆囊炎和胆道梗阻等症状,表现为发热、腹痛、腹胀、肝功能异常、黄疸、腹水、肝脏肿大、淋巴结肿大等,若不及时诊治可能引起肝硬化、肝衰竭、全身播散等,甚至死亡。仅累及肝脏的隐球菌病(也可表现为肝囊肿)少见,其可能为经消化道感染;也可由肺部感染等经血行或淋巴结播散,可同时累及脾脏、骨骼、皮肤黏膜等部位,因此常同时伴其他部位感染的临床表现。

（四）实验室检查及辅助检查

1. **常规检查**　隐球菌感染患者外周血白细胞数正常或轻度增高,少数患者明显增高,且以中性粒细胞增多为主。

2. **病原学检查**　通过墨汁染色涂片镜检可迅速做出诊断。一些急性重症感染者,外周血涂片及骨髓涂片也可发现隐球菌。当然,培养仍然是确诊的"金标准":脑脊液培养阳性率较高,可达75%左右;脑外可疑病灶的标本分离培养如腹水培养也具有重要的临床意义。对于肺隐球菌病及播散性隐

球菌病,病理学组织活检同样具有重要诊断价值。在肝组织活检中,可见大量被多糖荚膜(黏液卡红染色中呈阳性)所包绕的圆形或卵圆形的芽殖酵母,主要存在于门静脉巨噬细胞内,也可存在于库普弗细胞中。肉芽肿性炎症反应罕见。

3. **抗原检测**　抗原检测对于早期诊断隐球菌感染十分重要,其中乳胶凝集试验的敏感性与特异性均达到90%以上。但应除外肿瘤、系统性红斑狼疮、结节病等,血清类风湿因子阳性时也会造成假阳性。血清可用于抗原检测。

4. **影像学检查**　隐球菌感染的影像学表现多样,在不同的病程或病理阶段,其改变亦有所差异,但缺乏特异性。如肝脏累及者超声可见肝脾多发低回声、肝内胆管扩张、腹腔多发淋巴结增大;腹部CT见肝脾肿大、腹腔及腹膜后淋巴结增大。隐球菌性肝囊肿时,腹部CT可见囊性占位性病变。

5. **分子生物学检测**　近年来不断发展的分子生物学方法如病原体特异性PCR等技术为隐球菌检测提供了新的诊断方法,可以特异性检出隐球菌,还可以区别新生隐球菌和格特隐球菌。

（五）治疗

隐球菌病的治疗包括抗真菌药物治疗、对症治疗、免疫制剂治疗、手术及原发病的治疗等。常用的抗真菌药物有两性霉素B、两性霉素B脂质体、5-氟胞嘧啶、氟康唑等。一般来说,在没有中枢神经系统疾病、真菌血症或免疫抑制危险因素的情况下,单一部位的感染可以使用氟康唑(400mg或6mg/kg,每日一次口服),疗程6~12个月。对于累及肝脏的隐球菌病患者,常伴有较严重的肝功能异常,在使用抗真菌药物的过程中必须严格观察肝功能生化及临床体征的改变,尽量选择敏感、对肝脏影响较小的抗真菌药物,并注意加强保肝治疗。

第2节　致病性/地方性真菌感染

一、组织胞浆菌病

组织胞浆菌病(histoplasmosis)主要流行于美洲大陆、东南亚、非洲等。近年,国内除南方地区有病例报道外,部分北方省市也有报道,且很多患

者缺乏疫区接触史。本病有2种类型，以美洲型多见，称为荚膜组织胞浆菌病、经典组织胞浆菌病或小型组织胞浆菌病。另一类型称杜波伊斯组织胞浆菌病、非洲型组织胞浆菌病或大型组织胞浆菌病。除均累及单核-吞噬细胞系统外，两者的流行地区和临床表现都有所不同。

荚膜组织胞浆菌（*Histoplasma capsulatum*）为双相型真菌，当环境温度低于35℃时，以霉菌形式（菌丝相）存在，形成球形小分生孢子（2～6μm）；在组织内温度为35～37℃时，则形成酵母型（组织相），为2～4μm的卵圆形微小酵母，通过出芽繁殖，常寄生于巨噬细胞内，也可在单核细胞、中性粒细胞内或细胞外。杜波伊斯组织胞浆菌（*Histoplasma duboisii*）是荚膜组织胞浆菌的变种，两者的菌落和镜下形态相同，不能区别。但该变种在组织中的形态特殊，可见卵形、双折光胞壁的孢子，直径12～15μm，有时呈链状，位于成堆巨细胞和吞噬细胞内，外观有时似皮炎芽生菌但芽颈不宽。

荚膜组织胞浆菌病根据临床表现可分为无症状型、急性肺型、慢性肺型及播散型，累及肝脏者多为播散型感染患者。急性播散型组织胞浆菌病的高危因素包括：CD4计数低于150/μl的艾滋病、新生儿、血液系统恶性肿瘤、接受器官移植后、使用糖皮质激素或抗肿瘤坏死因子。症状和体征包括畏寒、发热，体重减轻，肝脾肿大，皮肤黏膜损害等。全血细胞减少、胸片出现弥漫性的肺浸润、弥散性血管内凝血和急性呼吸功能衰竭都相当常见。慢性进行性播散型组织胞浆菌病则通常见于中老年患者，并无已知的免疫缺陷疾病。表现为发热、盗汗、体重减轻、厌食及疲劳。患者慢性起病，肝脾肿大和皮肤黏膜溃疡常见，有一小部分患者还表现为肾上腺功能减退。血沉增快、碱性磷酸酶增高、全血细胞减少及胸片中出现弥散性点网状浸润是该病的典型改变。与其他肝病所致脾肿大不同，本病患者在无门静脉高压的情况下即可出现脾肿大，其肿大程度与肝脏病变不相称。B超、CT等影像学检查可见肝脾肿大而无肝硬化、门静脉高压的表现，PET-CT可见肝脾、骨髓、淋巴结不同程度的代谢升高。

荚膜组织胞浆菌病的血常规、血生化等实验室检查改变缺少特异性，确诊依赖于病原学检查或病理学确认的胞内孢子。凡疑及本病者，取得淋巴结、肝、脾、骨髓抽吸物等病变处标本后，均应行PAS或Wright染色，于油镜下可见直径2～4μm的卵圆形出芽孢子，常群聚于吞噬细胞内。直接镜检阳性率最高的送检标本是骨髓，其次是肺、淋巴结、血涂片、皮肤黏膜活检组织及肝组织等。将标本接种于沙氏琼脂室温培养为霉菌相，镜检见菌丝和形态特殊的齿轮状分生孢子。霉菌相的组织胞浆菌与皮炎芽生菌、金孢子菌和赛多孢子菌的某些种很难区别。脑心浸膏琼脂37℃培养呈酵母相，镜检可见酵母样孢子。组织样本、支气管肺泡灌洗液、痰液和血液均可用于培养，一般需要6周才能获得结果。联合直接镜检和培养可提高诊断敏感性。本病的组织病理学改变因感染时间和病变程度而异。急性播散型感染患者的肺、肝、脾、骨髓和淋巴结中有大量组织细胞浸润。播散型感染常可在骨髓和肝组织找到酵母相组织胞浆菌。组织活检找到2～4μm的卵圆形微小酵母有助于快速诊断，但常规染色不能发现，需PAS或Wright染色。

杜波伊斯组织胞浆菌病临床主要表现为皮肤、淋巴结和骨感染，病程缓慢。好侵犯骨为本病的特点之一。在播散型感染时亦可累及肝脏，出现肝脾肿大、肝功能异常等表现。其诊断亦依赖于病原学或病理学检查，治疗与荚膜组织胞浆菌病相同。

播散型组织胞浆菌病，甚至是晚期艾滋病患者，对于抗真菌治疗通常有较好的治疗反应。老年慢性进行性播散型组织胞浆菌病患者对于治疗的反应通常较慢，但一般也都有疗效。如及时、积极治疗效果好，60%～90%可治愈，但有复发可能，不治疗者病死率高达75%。本病的有效治疗药物包括各类两性霉素B制剂和伊曲康唑等，新型唑类抗真菌药物伏立康唑和泊沙康唑体外对组织胞浆菌有抗菌活性，也成功治疗了一小部分患者，但由于资料有限，目前和氟康唑一起仅作为二线药物选用。

播散型组织胞浆菌病病死率高，一旦诊断成立应迅速开始治疗。重症患者首选两性霉素B制剂治疗，尤其当伴有肝脾累及时，应首选两性霉素B脂质体。口服伊曲康唑可作为轻症患者的起始治疗或重症患者两性霉素B治疗缓解后的维持治疗。

对于轻到中度的急性播散型患者和绝大多数慢性进行性播散型患者给予口服伊曲康唑200mg，每天3次，3天后改为200mg，每天2次，疗程至少12个月。对于中重度及严重患者推荐两性霉素B脂质体治疗，静脉滴注1～2周，继用口服伊曲康唑 200mg，每天 3 次，3 天后改为 200mg，每天 2 次，疗程至少 12 个月。对于肾毒性风险低的患者，可用普通两性霉素 B 代替脂质体两性霉素 B，剂量为 0.5 ～ 0.7mg/（kg·d）。

二、接合菌病

接合菌病（zygomycosis）是由接合菌亚门 - 毛霉目真菌引起的系统性感染，故也称毛霉病（mucormycosis）。本病起病急，病情进展很快，病死率极高，可累及鼻、脑、肺、胃、肠道和皮肤，亦可呈播散性感染，累及肝脏。

能引起毛霉病的真菌属于接合菌亚门 - 毛霉纲 - 毛霉目 - 毛霉科。主要由根霉属、毛霉属和犁头霉属三类真菌引起，其中根霉属最为常见。毛霉菌广泛存在于自然界中，常见于腐败的植物、水果等。在 25 ～ 55℃下，毛霉菌可以在绝大多数的培养基中生长。在 37℃下，1 ～ 7 天内毛霉菌可以形成白色、灰色、褐色伴有绒毛结构的菌落，并很快布满整个培养皿。显微镜下可见毛霉菌的特征性结构：宽大菌丝（10 ～ 50μm），不分隔或极少分隔，伴有直角形的分枝，菌丝分枝角度从 45° 到 90° 不等。

在真菌感染中，毛霉菌占 8.3% ～ 13%，居假丝酵母菌和曲霉后，位居第 3。毛霉菌为条件致病菌，在正常情况下，存在于人的鼻咽部，免疫功能健全的人群很少感染。当机体免疫功能低下时，诸如实体器官 / 造血干细胞移植后、应用免疫抑制剂、细胞毒药物、类固醇皮质激素、静脉插管、血液透析、糖尿病酸中毒、营养不良、严重烧伤、白血病、淋巴瘤和免疫缺陷（如 AIDS）等状态，可通过孢子吸入、食入、随外伤接种或血源途径而感染。人 - 人或人 - 动物间不会传播。

毛霉病可累及任何组织器官，随机体状态和入侵途径而异。其中肺和鼻窦为最常见也是最早感染的部位，也是常见的入侵途径；其他可累及脑、胃肠道和皮肤。临床可分别表现为鼻脑毛霉病、肺毛霉病、胃肠道毛霉病、皮肤毛霉病、播散性毛霉病等。

肝脏毛霉病（hepatic mucormycosis）很少见，目前报道均来自器官 / 干细胞移植患者。尽管少见，但肝脏毛霉病的死亡率很高。病原体可能由胃肠道、肺部播散而来，也可来源于被污染的肝移植手术切口。因此，可能存在其他部位的毛霉菌感染，前驱症状有发热、咳嗽、腹泻等。

发热是肝脏毛霉病最常见的表现。许多病例有腹痛，可为右上腹肝区疼痛，但有的病例却类似胃肠道溃疡性疼痛，而非来自肝区；当合并胃肠道毛霉病溃疡时，便更有可能忽略肝脏的病变。由于存在播散性毛霉病的可能，患者最终可能出现脓毒性休克、肝衰竭、呼吸衰竭乃至多器官衰竭等表现而死亡。

实验室指标无特异性。患者多伴有基础疾病的异常化验指标。肝功能可以正常，也可伴有肝酶、胆红素、肾功能等的异常。

组织培养或血培养都直接提示了病原学诊断，但毛霉菌组织培养由于其碾磨步骤导致菌丝的失活，常常降低培养的阳性率，敏感性不高；血培养也常为阴性。因此，诊断更有赖于病理。

影像学异常的发现并不困难。腹部 CT 可见规则、大小不一的肝脏内围绕血管的多发性低密度灶，是由于真菌性血栓而引起的肝组织坏死。病灶周围可见强化；肝脏超声亦可见多发低回声病灶及肝动脉血栓。有时可见其他器官的累及，诸如脾脏出现楔形梗死性病灶 [8]。MRI 在诊断方面的优势尚不清楚。但这些表现并不特异，仍需与其他肝脏病变相鉴别，如结核 / 非结核分枝杆菌感染、淋巴瘤等。同时应注意鼻窦、肺等部位感染的排除。

肝组织活检是确诊的主要方法。超声 /CT 引导下细针穿刺可见黄色或黑色的脓液。镜下可见化脓性肉芽肿性炎症，伴中央坏死。同时有毛霉菌的形态特征，即见几乎无分隔、宽大、伴有直角的分支菌丝。然而，有时会出现不成熟、不典型的分隔，致病理医生误认为曲霉感染。由于毛霉菌常侵犯血管，尤其是动脉。常在动脉内形成血栓，引起组织梗死、出血和炎症。因此，当毛霉菌出现血管浸润时，镜下可见肝细胞血栓性缺血性坏死。

毛霉病属于严重的真菌感染，早期诊断和早期治疗至关重要。积极治疗原发病，手术切除病灶是重要治疗手段。有效的抗毛霉菌药物中可首选两性霉素 B[0.5 ～ 0.7mg/（kg·d）] 或者两性霉素 B 脂质体。另外，国外已将艾沙康唑（isavuconazole）作为首选，泊沙康唑（posaconazole）作为次选。联合抗真菌治疗的价值仍待进一步研究和证实。坏死组织通常需要外科手术清除，同时尽可能改善免疫缺陷状态，可改善预后 [9]。

三、芽生菌病

芽生菌病（blastomycosis）又称北美芽生菌病（North American blastomycosis），是皮炎芽生菌（*Blastomyces dermatitidis*）引起的慢性化脓性肉芽肿性疾病。皮炎芽生菌病分布于美国和加拿大，存在于河流或湖泊附近土壤和腐烂的木材中。原发感染多因肺部吸入孢子引起，表现为流感样症状并且可以自愈，但少数会进展甚至出现急性呼吸窘迫综合征，死亡率超过 50%。皮肤芽生菌病是其最为常见的肺外感染，以疣状溃疡为主要表现。播散性芽生菌病则可以累及皮肤、骨骼（溶骨性改变）、泌尿生殖道、中枢神经系统（脓肿）和肝脏等。肝脏活检可见小的微脓肿，以及 6～15μm 厚壁、折光、芽颈宽的出芽孢子。重症患者首选两性霉素 B，0.5mg/（kg·d），总量 1.5～2.5g，或用 1～2 周后改为伊曲康唑。对于轻中度病例不能耐受伊曲康唑者可选用氟康唑 400～800mg/d 或伏立康唑 200～400mg/d。

四、球孢子菌病

球孢子菌病（coccidioidomycosis）系粗球孢子菌引起的极具传染性的感染性疾病，流行于美国西南部、墨西哥、中美洲和南美洲某些类似沙漠的地区。粗球孢子菌为双相真菌。其真菌相的关节孢子会随风飘浮，极具传染力。通过呼吸进入肺部或外伤接种进入体内，多数表现为良性、具自限性的急性呼吸道感染。少数呈慢性播散性，可累及皮肤、皮下组织、内脏和骨骼等，其中肝脏受累常见。肝脏活检具有诊断价值，可见由饱满的组织细胞和多核巨细胞形成的上皮样肉芽肿，肉芽肿内包含由 2～5μm 的内孢子组成的直径 20～200μm 的球囊。GMS 和 GF 染色能使内孢子和囊壁都着色且对比鲜明。如球囊破裂，则可在附近见到散在的内孢子。随时间推移，肉芽肿可能发展为纤维化。多数原发性肺球孢子菌病不需要特别治疗，但应休息和给予支持治疗。播散性病例应给予及时和足够的全身抗真菌治疗，可选择两性霉素 B 及其脂质、伊曲康唑或氟康唑，必要时辅以外科手术。

五、类球孢子菌病（副球孢子菌病）

副球孢子菌病（paracoccidioidomycosis）又称南美芽生菌病，为巴西副球孢子菌（*Paracoccidioides brasiliensis*）引起的慢性肉芽肿性疾病。流行于中南美洲，从墨西哥（北纬 23°）到阿根廷（南纬 34°）等国。本病由吸入分生孢子所致，在成年户外劳动者中多见，原发感染为肺部，常伴有黏膜和淋巴结受累。约有 10% 的患者为青少年，主要侵犯儿童和免疫功能不全者，累及单核 - 吞噬细胞系统，导致肝脾、淋巴结肿大。肝活检可见酵母样孢子，圆形或椭圆形，5～60μm 大小，厚壁，胞质 HE 染色呈嗜碱性，常与胞壁分离形成空隙。治疗首选伊曲康唑，0.1～0.2g/d，至少 6 个月，有效率 95%，对复发者仍有效；两性霉素 B 用于重症病例的治疗。

（张文宏 翁心华）

参 考 文 献

[1] 陈灏珠，林果为，王吉耀. 实用内科学. 第 15 版. 北京：人民卫生出版社；2017：578-83.

[2] 翁心华，张婴元，朱启镕，等. 传染病学. 上海：复旦大学出版社；2009：244-9.

[3] Cornely OA，Bangard C，Jaspers NI. Hepatosplenic candidiasis. Clinical Liver Disease 2015；6：47-50.

[4] Pappas PG，Kauffman CA，Andes DR，et al. Clinical practice guideline for the management of candidiasis：2016 update by the Infectious Diseases Society of America. Clinical Infectious Diseases 2015；62：e1-e50.

[5] Pestalozzi BC，Krestin GP，Schanz U，et al. Hepatic lesions of chronic disseminated candidiasis may become invisible during neutropenia. Blood 1997；90：3858-64.

[6] Kanel GC. Pathology of Liver Diseases. Hoboken：John Wiley & Sons Ltd；2017：111.

[7] Perfect JR，Dismukes WE，Dromer F，et al. Clinical practice guidelines for the management of Cryptococcal disease：2010 update by the Infectious Diseases Society of America. Clin Infect Dis 2010；50：291-322.

[8] Hagspiel KD，Kempf W，Hailemariam S，et al. Mucormycosis of the liver：CT findings. Am J Roentgenol 1995；165：340-2.

[9] Oliver MR，Van Voorhis WC，Boeckh M，et al. Hepatic mucormycosis in a bone marrow transplant recipient who ingested naturopathic medicine. Clin Infect Dis 1996；22：521-4.

第36章 肝胆系统寄生虫感染

第1节 阿米巴肝脓肿

阿米巴肝脓肿（Amoebic liver abscess）是由溶组织阿米巴（*Entamoeba histolytica*，*Eh*）滋养体从肠道病变处经血流进入肝脏，使肝脏发生坏死而形成，实为阿米巴结肠炎的并发症，但也可无阿米巴结肠炎而单独存在。以长期发热、右上腹或右下胸痛、全身消耗、肝脏肿大和压痛、白细胞增多等为主要临床表现，且易导致胸部并发症。回盲部和升结肠为阿米巴结肠炎的好发部位，该处原虫可随肠系膜上静脉回到肝右叶，故肝右叶脓肿者占绝大部分。

一、流行病学与生活史

（一）流行病学

阿米巴肠病常并发阿米巴肝脓肿，国内临床资料占 1.8% ～ 10%，亦有高达 46% 者，国外尸检材料为 10% ～ 59%[1]。阿米巴肝脓肿在儿童中罕见，男性比女性的发病率高十倍，特别是在 18 ～ 50 岁的人群。造成这种显著差异的原因尚不清楚，有认为是由于激素作用和饮酒等因素造成的。在美国，大多数病例是在流行地区的移民中发现的，居住在与墨西哥接壤的州的人患病率最高[2]。在世界范围内，感染率较高的地区包括印度、非洲、墨西哥及中南美洲部分地区[3]。大多数人因摄入受污染的食物或水而感染，还存在其他传播方式包括口交和肛交，尤其是与男性发生性关系的同性恋者。

（二）生活史

寄生于人体消化道内的阿米巴原虫种类很多，除 *Eh* 之外还有迪斯帕内阿米巴（*E. dispar*）、结肠内阿米巴（*E. coli*）、哈门内阿米巴（*E. hartmani*）、微小内蜒阿米巴（*Endolimax nana*）、布氏嗜碘阿米巴（*Iodamoeba butschli*）和齿龈内阿米巴（*E. gingivalis*），但其中溶组织阿米巴具有致病性，是引起阿米巴肝脓肿的病原体。溶组织阿米巴有滋养体及包囊两期，滋养体分为小滋养体与大滋养体，前者寄生于肠腔中，称为肠腔共栖型滋养体；在某种因素影响下，其侵入肠壁，吞噬红细胞转变为大滋养体，称为组织型滋养体，是阿米巴肝脓肿的致病形态。溶组织阿米巴以小滋养体的形态生活于盲肠和结肠的肠腔内，亦称肠腔型阿米巴，通常不致病。小滋养体随食物残渣向结肠远端运送，因环境改变形成囊壁而成包囊，随粪便排出体外，为该病的传播阶段。如肠腔环境适宜，小滋养体可转为大滋养体，亦称组织型，借其伪足运动及分泌的一种穿孔肽——阿米巴穿孔素（amoebapore）侵袭组织，吞噬红细胞和组织细胞，引起溶解性坏死。使原虫由共生状态转变为侵袭状态的原因尚不甚明了，可能与原虫的致病能力和宿主状态（如发热、肠道功能紊乱等）有关。尚无肯定的证据认为其发病与免疫功能改变有关，阿米巴肝脓肿患者非特异性免疫功能受抑制，特异性细胞免疫功能增强，免疫防御能力正常。

二、临床表现

临床表现与病程、脓肿大小及部位、有无并发症有关。大多缓慢起病，有不规则发热、盗汗等症状，发热以间歇型或弛张型居多，有并发症时体温常达 39℃ 以上，并可呈双峰热。体温大多午后上升，傍晚达高峰，夜间热退时伴盗汗，发热伴寒战者常合并细菌感染。常有食欲不振、腹胀、恶心、呕吐、腹泻、痢疾等症状，肝区痛为本病之重要症状，呈持续性钝痛，深呼吸及体位变更时加剧，夜间疼痛常更明显。右叶顶部脓肿可刺激右侧膈肌，引起右肩痛或压迫右下肺引起肺炎或胸膜炎表现，如气急、咳嗽，肺底压迫右下肺引起肺炎或胸膜炎征象，肺底浊音界升高，肺底闻及湿啰音，腹部有胸膜摩擦音等。脓肿位于肝下部时可引起右上腹痛和右腰痛，部分患者右下胸或右上腹饱满，或扪及肿块，伴有压痛，少有左叶肝脓肿。患者有中上腹或左上腹痛，向左肩放射，剑突下肝胀肿，或中上腹、左上腹饱满、压痛、肌肉紧张及肝区叩痛。肝脏往往呈弥漫性肿大，病变所在部位有明显的局限性压痛及叩击痛，肝脏下缘钝圆，有充实感，质中。部分患者肝区有局限性波动感。黄疸少见且多轻微，多发性脓肿中黄疸的发生率较高。

慢性阿米巴肝脓肿患者呈衰竭状态，消瘦、贫血、营养性水肿，发热反而不明显。部分晚期患者肝肿大、质坚，局部隆起，易误为肝癌。

三、实验室与影像学特点

1. 血常规检查　血象检查急性期白细胞总数中度增高，中性粒细胞 80% 左右，有继发感染时更高。病程较长时白细胞计数大多接近正常或减少，贫血较明显，血沉增快。

2. 大便常规检查　大便检查少数患者可查获溶组织阿米巴。

3. 肝功能检查　肝功能检查碱性磷酸酶增高最常见，胆固醇和白蛋白大多降低，其他各项指标基本正常。

4. 血清学检查　抗体阳性率可达 90% 以上，同阿米巴肠病。阴性者基本可排除本病。

5. 基因检测　根据溶组织内阿米巴小亚单位核糖体核糖核酸（ssurRNA）基因序列，或 16S rRNA 类似基因序列设计引物进行扩增完成相应检测。

6. 影像学检查　肝脏显影超声探查无创伤、准确方便，成为诊断肝脓肿的基本方法。脓肿所在部位显示与脓肿大小基本一致的液平段，可供做穿刺或手术引流定位，反复探查可观察脓腔的进展情况。B 超显像敏感性高，但与其他液性病灶鉴别较困难，需进行动态观察。

CT、肝动脉造影、放射性核素肝扫描、MRI 均可显示肝内占位性病变，对阿米巴肝病和肝癌、肝囊肿鉴别有一定的帮助，其中 CT 尤为方便可靠，有条件者可选用。

X 线检查常见右侧膈肌抬高，运动受限，胸膜反应或积液，肺底有云雾状阴影等。左叶肝脓肿时胃肠道钡餐透视可见胃小弯受压或十二指肠移位，侧位片见右肋前内侧隆起致心膈角或前膈角消失。偶尔在平片上见肝区不规则透光液–气影，颇具特征性。

四、病理改变

在摄入受污染的食物和水后，阿米巴的包囊进入小肠下段，滋养体脱囊而出。大多数感染以局限性黏膜下小脓肿开始，呈散在分布。组织破坏逐步向纵深发展，自黏膜下层直至肌层，形成口小底大的典型烧瓶样溃疡。中性粒细胞反应导致入侵部位的黏膜上皮细胞进一步受损。一旦滋养体侵入结肠上皮细胞，随后就能蔓延到肠外器官。溃疡可穿破肌层直至肠壁，使后者变得极薄，肠内容物可以渗漏至腹腔，或者穿破肠壁，造成局限性腹腔脓肿或弥漫性腹膜炎。滋养体也可进入门静脉血流，在肝内形成脓肿，并且可以以栓子形式流入肺、脑、脾等组织与器官，形成脓肿。

显微镜下可见病变组织中组织坏死伴少量炎症细胞，以淋巴细胞和浆细胞浸润为主，由于滋养体可溶解中性粒细胞，一般中性粒细胞极少见，但继发细菌感染时，仍可见较多中性粒细胞。阿米巴滋养体遍布于整个病损，尤其多见于病损扩展的边缘，甚至在邻近的正常组织中可有存在。

五、诊断与鉴别诊断

（一）诊断

发病前曾有痢疾或腹泻史，起病较缓慢，病程较长，可有高热、不规则发热、盗汗、肝区痛、肝肿大，大便找到阿米巴滋养体，超声显像示肝内有边界不清晰的液性占位，穿刺可见典型的巧克力样脓液，据此可诊断。

（二）鉴别诊断

1. 细菌性肝脓肿　常先有胆道、阑尾等化脓性疾病史，发病急、病情重，常伴明显脓毒症状，白细胞计数尤其是中性粒细胞显著增高，超声显示多数为多发性脓肿，穿刺所得脓液常呈黄白色、有臭味，涂片或培养有菌，常有转移性脓肿出现，抗阿米巴治疗无效。但与继发细菌感染的阿米巴肝脓肿颇难鉴别。

2. 肝囊肿　通常鉴别无困难，但遇到慢性阿米巴肝脓肿而临床炎症表现不明显的患者，或肝囊肿伴感染者亦需细心鉴别。超声显像与穿刺所得脓液的特征有助于鉴别。

3. 肝包虫囊肿　通常亦不难鉴别，但遇到包虫囊肿合并感染者亦宜仔细观察。疫区居住史、包虫抗体检测阳性和肝包虫囊肿的典型影像特征有助于鉴别诊断。

4. 原发性肝癌　在合并癌中心坏死液化伴癌热者宜细心鉴别，尤其是阿米巴肝脓肿尚未十分成熟，即未完全液化者，颇难鉴别。在此类伴未完全液化病灶的患者，肝穿刺宜谨慎。但结合肝炎、肝硬化与乙型肝炎病毒感染背景，AFP 阳性，超声显像示占位性病变周围有晕圈等，鉴别尚有可能。

六、治　疗

（一）抗阿米巴药物治疗

抗阿米巴药物针对组织型阿米巴可迅速控制病情，辅以杀肠腔型阿米巴药物以达到根治目的，并可防止感染由肠道传播。

硝基咪唑类（甲硝唑和替硝唑）是目前最佳的抗阿米巴药物[4]。甲硝唑对组织型和肠内阿米巴均有效。其剂量与疗程报道不一，一般选用 0.6g/ 次，3 次 / 日，20 ～ 30 天为一个疗程的治疗方案。

替硝唑为第二代甲硝唑药物，其抗虫活力、药代动力学特点与甲硝唑同，但半衰期长得多，一次口服有效血药浓度可维持 72h，对阿米巴肝脓肿的疗效优于阿米巴肠病，对厌氧菌感染亦有良效。口服吸收良好，药物可进入各种体液。抗阿米巴治疗采用 2g 顿服，或 0.5g/ 次，2 次 / 日，连服 7 ～ 10 天，重者可用 1.6g 静脉滴注，1 次 / 日。治疗剂量少有不良反应，偶有一过性粒细胞减少和头晕、眩晕。其禁忌证及注意事项同甲硝唑。

喹诺酮类现多用第三代，如诺氟沙星、氧氟沙星、环丙沙星等治疗革兰氏阴性菌及金黄色葡萄球菌感染，抗菌谱广，作用强。

（二）穿刺抽脓

早期给予抗阿米巴治疗，不少肝脓肿已无穿刺必要[5]。如经甲硝唑治疗 3 ～ 7 天临床征象仍无改善，且超声显示有明确脓腔及积脓时，应穿刺抽脓。或脓肿局部疼痛及压痛明显，肝局部隆起显著，有穿破危险者亦应及时穿刺引流，穿刺最好在抗阿米巴药物治疗 2 ～ 4 天后进行。脓量超过 200ml 者，在 3 ～ 5 天后应重复抽脓。脓液稠厚、不易抽出时，注入生理盐水或用 α- 糜蛋白酶 5mg 溶于 0.9% 氯化钠注射液 50ml 内，抽取 1/2 量注入

脓腔，可使脓液变稀。大脓肿在抽脓后注入盐酸吐根素 30 ～ 60mg 或甲硝唑 500mg，有助于脓腔愈合。肝脓肿如穿破至胸膜腔或心包腔，应予穿刺引流，穿刺的间隔时间视病情而定。

（三）手术引流

肝脓肿穿破至腹腔引起弥漫性腹膜炎时须紧急手术处理，排净腹腔脓液，并行腹腔引流。手术引流的适应证：脓肿位置较深（距离体表超过 8cm）；合并细菌感染，脓液黏稠不易吸出者；多发性脓肿穿刺引流困难或失败者；左叶肝脓肿易向心包穿破，穿刺易污染腹腔，也应考虑手术。

（四）控制继发细菌感染

脓液细菌培养阳性率 14.1% ～ 19.8%。致病菌以金黄色葡萄球菌和大肠埃希菌多见。细菌培养阴性不能排除合并细菌感染，此时患者大多有高热、白细胞计数增加等毒血症表现，单用抗阿米巴药物临床症状无改善，脓液多数转为黄绿色。甲硝唑有抗厌氧菌作用可配合其他抗生素使用。根据疗效及细菌药敏试验结果及时调整用药。穿刺抽脓后，向脓腔内注入适量抗生素，如卡那霉素或庆大霉素，可增加治疗效果。

（五）痊愈标准

连续肝脏扫描表明，经合理治疗后，阿米巴肝脓肿的脓腔多数在 1 ～ 3 个月逐步愈合，愈合时间偶尔可长达 1 年以上，故判断疗效主要应根据临床表现。如体温正常，肝脏肿痛及压痛消失，血象、血沉等恢复正常，可认为临床治愈。治疗 2 ～ 3 周后如临床治愈，即使脓腔仍存在，可让患者出院休息，1 个月后复查，必要时再给予 1 个疗程甲硝唑治疗。

七、并　发　症

阿米巴肝脓肿的主要并发症为继发细菌感染及脓肿向周围组织突破[6]。继发细菌感染时寒战、高热较明显，毒血症加重，血白细胞总数及中性粒细胞均显著增多。脓液呈黄绿色，或有臭味，镜检有大量脓细胞，但细菌培养阳性率不高。

阿米巴肝脓肿可向周围器官穿破，如穿过膈肌形成脓胸或肺脓肿，穿破至支气管造成胸膜 - 肺 - 支气管瘘，穿破至心包或腹腔引起心包炎或腹膜炎，

穿破至胃、大肠、下腔静脉、胆总管、右侧肾盂等处，造成相应部位的阿米巴病。除穿破至胃肠道或形成肝 – 支气管瘘外，预后大多极差。

（郑晓燕　邹　洋）

第 2 节　血吸虫病

血吸虫病（schistosomiasis）是由裂体吸虫属的血吸虫（*Schistosoma*）引起的一种人体寄生虫病。由于其成虫寄生于脊椎动物的静脉内，因此得名血吸虫。雌、雄成虫寄生于血管后，雌虫开始排卵，一部分血吸虫虫卵随着人体的尿液或粪便排出体外，一部分则留在体内，沉积在局部组织造成相应组织脏器的损害。故血吸虫从虫卵至成虫的发育过程中，均可造成人体组织的损伤[7]。

寄生于人体的血吸虫主要有 6 种，分别为曼氏血吸虫（*Schistosoma mansoni*）、日本血吸虫（*S. japonicum*）、埃及血吸虫（*S. haematobium*）、间插血吸虫（*S. intercalatum*）、湄公血吸虫（*S. mekongi*）和马来血吸虫（*S. malayensis*）。其中流行范围最广的是前三种，而在我国只有日本血吸虫的流行，故本节侧重于介绍日本血吸虫病。

一、流 行 病 学

（一）流行概况

血吸虫病是全球广泛流行的一种重要疾病，主要分布于亚洲、非洲及拉丁美洲。据保守估计，受累人数达 2.5 亿，8 亿人面临感染血吸虫病的风险。曼氏血吸虫病广泛流行于非洲与南美洲的一些国家，其中非洲埃塞俄比亚、坦桑尼亚、莫桑比克等地流行较重。埃及血吸虫病也广泛分布在非洲 40 余个国家，遍布非洲各国，在亚洲和欧洲的葡萄牙也有它的疫源地。日本血吸虫病流行于亚洲，包括中国、菲律宾、印度尼西亚和日本，在泰国也曾有病例报道[8]。

在新中国成立的初期血吸虫病流行，严重危害了人们的健康，阻碍了社会经济的发展，经过 60 多年的有效防治，《“十三五”全国血吸虫病防治规划》和《地方病防治专项三年攻坚行动方案（2018—2020 年）》设定的血吸虫防控目标于 2020 年如期实现。目前正在实践“全球血吸虫病控制战略”，即世界卫生组织（WHO）以“一个没有血吸虫病的世界”为愿景而制定的在 2020 年之前控制住这一致命疾病，并在 2025 年之前将其作为公共卫生问题彻底消除。2020 年，全国血吸虫病疫情继续维持较低水平。全国血吸虫病患者以晚期为主，占患者总数的 99.98%，仅发现 3 例血吸虫病病原学阳性患者。

（二）流行环节

1. 传染源　日本血吸虫病是人畜共患寄生虫病，终宿主为人和多种家畜（猫、犬、牛、羊、马）及野生动物（野猪、野兔、鹿、豹及鼠类）。由于其保虫宿主的种类非常多，分布较为广泛，因此加大了防治的难度。传染源为人和动物，患者粪便中虫卵的含量在相同暴露条件下有所不同，急性期患者的排虫卵量高于慢性感染者，初次感染者的排虫卵量高于多次感染者[9]。

2. 传播途径　日本血吸虫需要在中间宿主钉螺体内完成其无性繁殖的过程，所以钉螺的分布决定日本血吸虫病的分布。湖北钉螺是日本血吸虫的唯一中间宿主，是本病传染过程的主要环节。它属于两栖淡水螺类，需要适宜的温度、水分、土壤和植物才能生存。钉螺的生存和繁殖与水息息相关。幼螺多喜欢在水中生活，成螺一般喜欢生活在水线以上潮湿地带的草丛中。所以在杂草丛生、水流缓慢的潮湿荫蔽地区多有钉螺的分布，尤其在沟渠最多，岸边次之，稻田中最少。一年四季均可繁殖，但以春、秋季最为旺盛，故钉螺的感染率以春、秋季最高[10]。

日本血吸虫病的患者或病畜的粪便中含有活卵，为本病主要传染源。若粪便未经处理，管理不当，则会造成水源污染，虫卵在水中发育，继而侵入钉螺体内继续发育成熟，发育为尾蚴则具备感染人和动物的能力。所以管理好人、畜的粪便是控制日本血吸虫病传播的重要举措，消灭钉螺、反复灭螺是切断血吸虫病传播的关键。

2020 年全国血吸虫病防治工作数据显示，上海、浙江、广东、广西、福建等 5 个省（自治区、直辖市）继续维持血吸虫病消除状态，四川、江苏 2 个省传播阻断成果进一步巩固，湖北、云南、湖南 3 个省所有流行县（市、区）均达到传播阻断或消除标准，安徽、江西 2 个省分别有 92%、71.79% 以上的流行县（市、区）达到传播阻断或消除标准。但不同程度洪涝灾害导致大面积钉螺孳生环境被淹，致使血吸虫病流行因素更加复杂，我国实现血吸虫病消除的目标仍任重道远[11]。

3. 易感人群　在流行区，不论性别、年龄及种族，人们均缺乏对日本血吸虫的免疫力而容易感染，青少年感染率较高，成年后感染率降低。但是若频繁接触水源，则成年人的感染率也会增高。

二、生活史

（一）日本血吸虫的形态

日本血吸虫的生活史分为成虫、虫卵、毛蚴、母胞蚴、子胞蚴、尾蚴和童虫等阶段，下面介绍主要阶段的形态。

1. 成虫　日本血吸虫的成虫为雌雄异体，虫体呈长圆柱形，雄虫较粗短，乳白色，虫体长 12～20mm，宽 0.5～0.55mm，前端有发达的口吸盘和腹吸盘。虫体自腹吸盘以后，两侧体壁向外延展并向腹面卷折而成沟槽，称抱雌沟（gynecophoral canal），常有雌虫居住。雌虫较细长 [（12～28）mm×（0.1～0.3mm）]，呈圆柱形，前段较细，后段较粗。肠管内含有红细胞的代谢产物而呈暗褐色。雄虫生殖系统的睾丸常为 7 个，串珠状纵行排列于腹吸盘后的虫体背侧。雌虫的卵巢呈长椭圆形，位于虫体中部，子宫开口于腹吸盘下方的生殖孔，子宫内虫卵的数量从 50 个到 300 个不等。

2. 虫卵　成熟的日本血吸虫卵大小为 89μm×67μm，呈椭圆形，淡黄色，卵壳厚薄均匀，无卵盖，卵壳一侧有一小刺，表面常附有宿主组织残留物，卵壳下面有薄的胚膜。成熟虫卵内含有一毛蚴，毛蚴与卵壳之间常有大小不等的圆形或长圆形油滴状的毛蚴腺体分泌的可溶性虫卵抗原（soluble egg antigen，SEA）。

3. 毛蚴　毛蚴左右对称，呈梨形或椭圆形，大小 99μm×35μm，周身被有纤毛，使其可在水中运动。虫体前端为一顶突，身体两侧有侧腺。毛蚴分泌的可溶性抗原可经卵壳的囊状微管道释出卵外，引起炎症反应，并形成以虫卵为中心的肉芽肿，继而引起细胞外基质的大量沉积，从而形成肝纤维化，SEA 是血吸虫致病的主要因素。

4. 尾蚴　尾蚴由体部和尾部组成，全长 280～360μm，体部前端为特殊的头器，因其内有一较大单细胞腺体，称为头腺。体部有腹吸盘，肌肉发达，具有较强的吸附能力。周边为 5 对对称的腺体，分泌嗜酸性及嗜碱性颗粒。

5. 童虫　童虫是指尾蚴脱去尾部，发育成成虫前的阶段。

（二）日本血吸虫的生活史

日本血吸虫的成虫寄生于人体及多种哺乳动物的肝门静脉和肠系膜静脉系统中。雌雄虫合抱，交配后，雌虫产卵于肠黏膜下层静脉末梢内，一部分虫卵沿着门静脉系统流至肝门静脉并沉积在肝组织，一部分沉积在结肠壁组织，还有一部分则随破溃的肠壁组织落入肠腔，随宿主粪便排出体外。沉积在肝、肠内的虫卵逐渐死亡、钙化。排出体外的虫卵入水后在 20～30℃经 12～24h 即孵化出毛蚴，其利用周身的纤毛运动，头腺分泌物的溶组织作用及虫体的伸缩能力而侵入钉螺体内，经过母胞蚴、子胞蚴的无性繁殖阶段发育成尾蚴。尾蚴自螺体内逸出后，借尾部摆动，遇到人或易感染的动物则吸附于宿主的皮肤，利用分泌的溶蛋白酶溶解皮肤组织，脱去尾部进入表皮变为童虫。童虫侵入真皮层的淋巴管或微小血管至静脉系统，随血流至右心、肺、左心进入体循环，或由肺穿至胸腔，通过横膈入腹腔。

童虫随血流或淋巴液到达右心、肺，再到达左心进入体循环，可由肠系膜静脉进入肝内门静脉系统继续生长、发育，直至性器官初步分化时，雌雄童虫开始合抱，然后移行到肠系膜静脉定居，逐步发育为成虫并交配产卵。从尾蚴经皮肤感染至交配产卵最短需 24 天。日本血吸虫的寿命为 4.5 年，有的成虫在患者体内可存活 40 年以上。

三、临床表现

日本血吸虫病的病程均从尾蚴侵入的皮炎开始，根据患者的感染程度、免疫状态及治疗早晚，可将临床表现分为以下几种。

（一）急性血吸虫病

患者因感染血吸虫尾蚴而出现以急性发热、肝脾肿大及外周血中嗜酸性粒细胞增多等为主的临床表现。常见于初次感染者，潜伏期长短不一，大多数患者于感染后 5～8 周出现症状。

发热为本期主要的症状，多在 39～40℃，同时伴有畏寒和盗汗。发热可持续数周至数月，多数患者的热程在 1 个月左右。尾蚴侵入处可有皮炎出现，局部有红色小丘疹，奇痒，数日内即自行消退。反复多次接触尾蚴后可出现全身水肿伴多形性红斑。沉积在肠组织内的虫卵可造成急性炎症，嗜酸性脓肿，引起黏膜坏死，形成溃疡，故患者有腹痛、腹泻、黏液血便或脓血便等。乙状结肠镜检查可见黏膜充血、水肿，并可发现黄色小颗粒（为虫卵结节）及少数溃疡。患者多有肝肿大，肝脏压痛，左叶较为显著；脾肿大但无压痛。急性血吸虫病引起肺部损害可出现在初期，其改变是由于童虫在宿主体内移行，进入人体肺组织引起的机械性损害及其代谢产物的过敏反应，患者主要出现咳嗽、胸痛、血痰等症状。

（二）慢性血吸虫病

患者因感染血吸虫尾蚴而渐起、反复出现的以隐匿性间质性肝炎和 / 或慢性结肠炎为主要表现的临床类型，见于轻度感染无明显症状或急性期症状未经治疗自行消失，以及急性血吸虫病经治疗未痊愈的患者。此期的病程一般在半年以上，有的可长达 10 ～ 20 年。主要分为无症状者及有症状者。有的患者可始终无任何症状，过去也无急性发作史，可有轻度肝脾肿大，但肝功能正常，不影响其劳动能力。有症状者因大量虫卵沉积在肝脏及肠组织内，形成嗜酸性肉芽肿，不断破坏肝、肠组织的结构，引起慢性血吸虫性肉芽肿性肝炎及结肠炎。患者可有乏力、食欲减退、慢性腹泻，重者可有腹痛，伴有里急后重，脓血黏液便，颇似菌痢。腹泻、黏液便常于劳累、受凉或饮食不当后出现或加重，休息时减轻或消失。患者可无明显体征，或有不同程度的贫血、消瘦、营养不良、肝脾肿大。直肠镜下肠黏膜活检或粪检发现虫卵，结肠镜检查可见慢性结肠炎改变，肝功能检查可有转氨酶升高。

（三）晚期血吸虫病

患者因反复或大量感染血吸虫尾蚴后未经及时治疗，或者治疗不彻底，经过长期的慢性病理发展过程出现的以肝纤维化、门静脉高压、结肠肉芽肿及生长发育迟缓为主要表现的临床类型。患者的肝脏组织在肉芽肿性炎症及免疫反应的长期刺激下，胶原纤维的合成大于降解，大量的胶原纤维堆积，引起周围肝脏广泛纤维化、肝硬化、门静脉高压，常有腹水及上消化道出血的症状[12, 13]。临床上主

要表现为脾肿大、脾功能亢进、腹水、食管胃底静脉曲张和 / 或破裂出血、结肠肉芽肿、生长发育障碍（侏儒症）、肝性脑病等。根据临床特征，传统上分四型，即巨脾型、腹水型、侏儒型和结肠增殖型；有研究者在此分型基础上另增普通型、出血型、肝性脑病型及混合型，如表 36-1 所示。其中普通型是肝功能处于代偿期的一种临床类型[14]。

表 36-1 晚期血吸虫病临床分型及临床特征

分型	临床特征
普通型	严重肝纤维化，但肝功能处于代偿期，无门静脉高压并发症
巨脾型	脾肿大Ⅲ级或Ⅱ级伴重度脾功能亢进，门静脉高压或食管胃底静脉曲张
腹水型	分轻、中、重度或Ⅰ、Ⅱ、Ⅲ级，特殊类型有顽固性腹水
侏儒型	生长发育受阻，主要为骨生长和性发育障碍，可伴门静脉高压症表现
结肠增殖型	结、直肠单一部位或多部位出现虫卵肉芽肿并引起相应症状
出血型	门静脉高压症所致上消化道出血或食管胃底静脉重度曲张伴明显红色征
肝性脑病型	分 5 期即 0 ～ 4 期，主要表现为认知功能障碍、性格行为异常，重者可有神经系统表现和脑电图异常
混合型	同时具 2 型以上临床表现者

（四）异位血吸虫病

日本血吸虫成虫或虫卵寄生在门静脉系统以外的组织、器官，造成的损害称为异位损害或异位血吸虫病。引起异位损害的途径主要有：①急性期门静脉充血扩张，虫卵可经肝窦至肝静脉，经体循环散布于体内各处；②虫卵经门体侧支循环，经门静脉系统到体循环；③成虫异位寄生，就地产卵。比较常见的异位损害部位是脑、肺，其次是阑尾、胃、肾脏、心脏及皮肤。根据发生部位不同，临床表现各异。

四、实验室与影像学特点

（一）病原学检测

病原学检测是血吸虫病的确诊依据。

1. 粪便中血吸虫卵检测 目前对粪便中血吸虫卵的检查可分为厚涂片透明法（加藤法）、改良

加藤法、过滤集卵镜检法、孵化法。以上方法准确可靠，但由于血吸虫在终宿主体内的寄生情况不同，导致在慢性患者和低度感染者的粪便中难以查见病原体，故检查阳性率较低[15]。

2. 组织中血吸虫卵检测　检测肝、肠组织内的虫卵同样是一种有效的病原学检测方法。直肠黏膜内组织检查包括组织钳夹取黏膜法、刮检法及直肠显微镜检。肝活组织检查的原理与直肠活组织检查相同，方法改为穿刺法。此法均为有创检查，有出血风险，故适用范围较窄。

（二）免疫学检测

目前采用的免疫学方法包括尾蚴膜实验、环卵沉淀实验、间接血凝试验、胶乳凝集试验、酶免疫试验等。可以检测血吸虫抗原和抗体，但由于免疫诊断的敏感性和特异性问题，均不同程度地影响着结果判断与临床的符合度[16]。

（三）分子生物学检测

分子生物学诊断具有高时效性、敏感性和特异性，可运用到血吸虫感染的早期诊断和微量检测中。目前的主要方法包括聚合酶链式反应（PCR）、环介导等温扩增技术（LAMP）、指数富集的配基系统进化技术（SELEX）、重组酶聚合酶扩增技术（RPA）及微流控盒技术等，已应用于临床标本的诊断和鉴别诊断[17]。

（四）影像学检查

目前用于血吸虫肝病的诊断方法主要为超声、CT、MRI等，每种方法均有其优势[18]。

1. 超声　超声是一种安全无创、无辐射、方便和费用低的检查方法，被广泛应用于血吸虫病肝病的诊断、肝纤维化评估分级及疗效观察等，是血吸虫病肝病的主要影像学检查方法。早期超声可见肝脏包膜不光滑，肝实质回声尚正常。随着肉芽肿形成和肝小叶重构，肝实质回声逐渐增强，出现中等或较大的高回声结节、团块；晚期，肝实质呈高回声纤维条索或网格样结构的区域，出现地图样、龟壳纹样改变，这是血吸虫病肝病的特征性表现。门静脉也发生这些改变，肝门区增宽，门静脉主干管径增宽，门静脉管壁增厚，呈现出由肝门部向外周延伸的树枝状高回声带。根据肝脏回声的超声改变可无创性评估肝纤维化程度，肝实质回声分为0～Ⅲ级。Ⅰ级表现无特异性，仅提示轻度肝纤维，Ⅱ、Ⅲ级表现典型，肝内回声呈网格状，伴有门静脉改变，常为中重度肝纤维化，可提示血吸虫病肝病诊断[19]。

2. CT　血吸虫病肝病的常见CT征象有肝内钙化、肝汇管区低密度灶、门静脉系统血管壁钙化及门静脉高压等。慢性血吸虫病患者几乎均有肝内钙化，肝实质的钙化相互交错，将肝脏分隔成大小不等、形态不一的区域，形成所谓的"地图肝"，是本病最具特征性的CT表现，具有较高的诊断价值。肝内汇管区增宽，CT平扫呈低密度灶，增强后见中心血管影明显强化，系虫卵沉积引起的汇管区纤维组织增生和迂曲扩张的门静脉及其分支血管，这是慢性血吸虫病肝病的特征性表现。腹部CT也可见肠管壁钙化，以结肠为主，钙化呈环状、条状及线状，以环状钙化最为典型。CT具有较高的空间分辨率，对钙化敏感，可检测出慢性血吸虫病肝病的肝内外多种形态的钙化，也可发现肝硬化、门静脉高压和肝内恶性肿瘤征象，有助于明确诊断和了解有无合并症。

3. MRI　在血吸虫病肝病方面MRI表现基本与CT表现相似。肝内增生的纤维间隔组织在T_1WI上呈低信号，T_2WI上可呈高信号。门静脉周围纤维增生，表现为T_1WI和T_2WI均呈低信号的晕环影围绕在高信号的门静脉周边，即纤维袖口征。血吸虫病肝病有肝脾内铁质沉着，在T_1WI和T_2WI上均呈低信号，具有特征性。MRI还可发现脾静脉、食管胃底静脉丛和腹壁静脉曲张及门静脉内血栓，可评价门静脉高压性静脉曲张的严重程度，协助临床早期预防上消化道出血的发生。对于脑血吸虫病，头颅MRI具有很高的特异性，并且有病灶的典型表现，则成为脑血吸虫病诊断的首选检查。在急性血吸虫病患者的头颅MRI可见皮质及皮质下大小不等的水肿灶，其边缘模糊；在慢性期，在大面积水肿区内散在斑点状、小结节状及团块状病灶。

五、治　疗

（一）病原学治疗

1. 吡喹酮　在抗血吸虫病药物中，吡喹酮具有很多优点，如疗效高、疗程短、不良反应少等，被WHO推荐为治疗血吸虫病的首选药物[20]。吡喹酮对血吸虫的作用机制为损害虫体皮层、参与调

节虫体 Ca^{2+} 平衡及对虫体免疫系统的影响等。吡喹酮不良反应主要有胃肠道反应（腹痛、恶心等）、中枢神经系统反应（头晕、头痛、嗜睡等）和过敏性反应（皮疹、发热等），但不严重。但有精神病史、严重神经官能症者禁用本药。

2. 青蒿素及其衍生物　青蒿素属中草药，其衍生物蒿甲醚、青蒿琥酯可用于治疗血吸虫病。青蒿素及其衍生物在整个服药期对童虫期的血吸虫都有杀灭作用，因此具有较好的预防效果。用于感染日本血吸虫尾蚴后的早期治疗，可降低血吸虫感染率和感染度，并可防止急性血吸虫病。口服青蒿素、蒿甲醚可以引起精神萎靡、恶心、呕吐、食欲减退、大便稀薄等临床表现，但均在停药后恢复正常。

（二）对症治疗

急性期血吸虫病患者加强支持、对症治疗，晚期血吸虫病患者出现门静脉高压等症状时对症治疗。

（李小丽　邹　洋）

第 3 节　华支睾吸虫病

华支睾吸虫病（clonorchiasis）是华支睾吸虫（*Clonorchis sinensis*）寄生在人体胆道系统内引起的一种疾病。轻者可无症状，重者可引起肝硬化，并与肝癌的发生有关。儿童严重感染可引起营养不良和发育障碍。

一、流行病学与生活史

（一）流行病学

华支睾吸虫病主要分布在亚洲，如中国、日本、朝鲜、越南和东南亚国家。在我国除青海、宁夏、内蒙古、西藏等尚未见报道外，其余省（自治区、直辖市）都有不同程度流行。根据"2015 年全国人体重点寄生虫病现状调查"，18 个省（自治区、直辖市）发现华支睾吸虫感染者，估计全国有 598 万感染者，大部分分布在华南和东北地区，其中广西、广东、黑龙江和吉林 4 个省（自治区）的感染人数分别达 292 万、184 万、56 万和 26 万。此外，江西和湖南等省的局部地区也有较重的流行[21]。2010 年，WHO 将华支睾吸虫病纳入17 种全球被忽视的热带病之一[22]。

华支睾吸虫病的流行，除需要有适宜的第一、第二中间宿主及终宿主外，还与当地居民饮食习惯等诸多因素密切相关。

1. 传染源　能排出华支睾吸虫卵的患者、感染者、受感染的家畜和野生动物均可作为传染源。主要保虫宿主为猫、犬和猪。另外，还有报道，鼠类、貂、狐狸、野猫、獾、水獭也是保虫宿主。在实验室，豚鼠、家兔、大白鼠、海狸鼠、仓鼠等多种哺乳动物均可感染华支睾吸虫。华支睾吸虫有广泛的保虫宿主，其感染率与感染度大多比人体高，对人群具有潜在的威胁性。

2. 传播途径　华支睾吸虫病的传播有赖于粪便中的虫卵有机会下水，而水中存在第一、第二中间宿主及当地人群有生食或半生食淡水鱼虾的习惯。

作为华支睾吸虫第一中间宿主的淡水螺可归为 4 科 6 属 8 个种，最常见的有纹沼螺、赤豆螺（傅氏豆螺）、长角涵螺。这些螺均为坑塘、沟渠中的小型螺类，适应能力强。各种螺感染华支睾吸虫程度各地报道不同，而且毛蚴感染率随季节变化。如四川安岳县的现场调查，华支睾吸虫毛蚴感染赤豆螺以 5 ～ 10 月为高，11 ～ 3 月感染率几乎为零。这可能与水温有密切关系，也与当地在 3 月份大量施放人粪肥料有关。在螺体内，华支睾吸虫一般只发育至尾蚴阶段，但也有报道华支睾吸虫在螺体内能发育成囊蚴，这可能是尾蚴成熟后因环境变迁，螺不能在水内生活，尾蚴不能逸出，而进一步发育为囊蚴。

华支睾吸虫对第二中间宿主的选择性不强，华支睾吸虫的第二中间宿主淡水鱼种类较多，仅在韩国、日本和我国就发现有 139 种，分属 16 个科 71 个属，其中在我国发现了 112 种，分属 15 个科 59 个属。但从流行病学角度看，养殖的淡水鲤科鱼类，如草鱼（白鲩、鲩鱼）、青鱼（黑鲩）、鲢鱼、鳙鱼（大头鱼）、鲮鱼、鲤鱼、鳊鱼和鲫鱼等特别重要。野生小型鱼类如麦穗鱼、克氏鰺鱼感染率很高，与儿童华支睾吸虫病有关。在台湾省日月潭地区，上述两种小鱼华支睾吸虫囊蚴的感染率甚至高达 100%。1988 年的调查资料表明，在黑龙江佳木斯地区的麦穗鱼感染率也为 100%。囊蚴可分布在鱼体的各部分，如肌肉、皮、头、鳃、鳍及鳞等，一般以鱼肌肉最多，尤其在鱼体中部的背部和尾部较多。也可因鱼的种属不同，囊蚴的分布亦不同。除淡水鱼外，淡水虾如细足米虾、巨掌沼虾等也可有囊蚴寄生[23]。

华支睾吸虫除了感染人以外，还可感染40多种哺乳动物（保虫宿主），最常见的是与人接触密切的猫、犬、猪等。即使能控制人体的感染，但难以阻断40多种保虫宿主的传播。

3. 易感人群　华支睾吸虫的感染无性别、年龄和种族之分，人群普遍易感。流行的关键因素是当地人群是否有生食或半生食鱼肉的习惯。实验证明，在厚度约1mm的鱼肉片内的囊蚴，在90℃的热水中，1s即能死亡，75℃时3s内死亡，70℃及60℃时分别在6s及15s内全部死亡。囊蚴在醋（含醋酸浓度3.36%）中可活2h，在酱油中（含NaCl 19.3%）可活5h。在烧、烤、烫或蒸全鱼时，可因温度不够、时间不足或鱼肉过厚等原因，未能杀死全部囊蚴。成人感染方式以食鱼生为多见，如在广东珠江三角洲、香港、台湾等地人群主要通过吃鱼生、鱼生粥或烫鱼片而感染；东北朝鲜族居民主要是用生鱼佐酒吃而感染；儿童的感染则与他们在野外进食未烧烤熟透的鱼虾有关。此外，抓鱼后不洗手或用口叼鱼、使用切过生鱼的刀及砧板切熟食、用盛过生鱼的器皿盛熟食等也是可能的感染途径。

（二）生活史

华支睾吸虫生活史为典型的复殖吸虫生活史，包括成虫、虫卵、毛蚴、胞蚴、雷蚴、尾蚴、囊蚴及后尾蚴等阶段。成虫寄生于人和肉食类哺乳动物的肝胆管内，虫多时可移居至大的胆管、胆总管或胆囊内，也偶见于胰腺管内。

成虫产出虫卵，虫卵随胆汁进入消化道随粪便排出，进入水中被第一中间宿主淡水螺吞食后，在螺类的消化道内孵出毛蚴，毛蚴穿过肠壁在螺体内发育成胞蚴，再经胚细胞分裂，形成许多雷蚴和尾蚴，成熟的尾蚴从螺体逸出。尾蚴在水中遇到适宜的第二中间宿主淡水鱼、虾类，则侵入其肌肉等组织，经20～35天发育成囊蚴。囊蚴呈椭球形，大小平均为0.138mm×0.15mm，囊壁分两层。囊内幼虫运动活跃，可见口、腹吸盘，排泄囊内含黑色颗粒。囊蚴在鱼体内可存活3个月到1年。囊蚴被终宿主（人、猫、犬等）吞食后，在消化液的作用下，囊壁被软化，囊内幼虫的酶系统被激活，幼虫活动加剧，在十二指肠内破囊而出。一般认为，脱

囊后的幼虫循胆汁逆流而行，少部分幼虫在几小时内即可到达肝内胆管。但也有动物实验表明，幼虫可经血管或穿过肠壁到达肝胆管内。

囊蚴进入终宿主体内至发育为成虫并在粪便中检到虫卵所需时间因宿主种类而异，人约1个月，犬、猫需20～30天，鼠平均21天。人体感染后成虫数量差别较大，曾有多达21 000条成虫的报道。成虫寿命为20～30年。

二、临床表现

（一）常见临床表现

1. 按感染程度分　分为较度、中度和重度感染。

轻度感染：患者未见明显临床症状或仅在进食后上腹部有重压感、饱胀感、食欲下降或有轻度腹痛，容易疲劳或精神欠佳。患者仅在粪便检查中发现虫卵。

中度感染：一般患者在多次重复感染后可以出现中上腹或右上腹隐痛、腹泻、食欲减退等消化不良症状。24%～96.3%的患者出现肝肿大，左叶常常比较明显，质地中等，表面凹凸不平，常伴有轻压痛或者叩击痛，肝功能试验大多正常，少数患者血象中嗜酸性粒细胞轻度增高。

重度感染：患者常常表现为突发寒战及高热，体温多在39℃以上，呈弛张热，伴有胆绞痛发作，常常合并黄疸。肝脏显著增大，质硬，以左叶为著。长期重度感染者可以导致门脉性肝硬化，出现门静脉高压症，少数出现脾肿大。儿童常常有显著的营养不良，例如水肿或腹水；生长发育受到影响，导致侏儒症。

2. 按病程分　分为急性和慢性华支睾吸虫病。

急性华支睾吸虫病：患者多为初次大量感染者、无免疫力或者重度感染者，表现为寒战、高热、腹痛、腹泻、食欲明显下降、黄疸等症状。未经治疗数周后进入慢性期。

慢性华支睾吸虫病：表现为乏力、消化不良、眩晕、消瘦、水肿、贫血等症状。儿童患者常伴有生长发育迟缓，严重者出现门静脉高压症。

（二）临床分型

1. 无症状型　占16.9%～40.1%，仅在粪便检查中发现虫卵。

2. 肝炎型　占33.6%～40.1%，为最常见的类

型，患者表现为上述消化道不良症状，伴有肝脏肿大及转氨酶轻中度升高。若不注意采集流行病学史常常误诊为病毒性肝炎。

3. 胆管炎型　患者出现寒战、高热及右上腹阵发性绞痛，并出现黄疸及外周血白细胞总数升高。此类患者常常并发胆管炎及胆囊结石，手术时可以从胆管内取出大量成虫。

4. 胃肠炎型　占 6.8%～11.3%，表现为腹泻、上腹或脐周隐痛、食欲减退、厌油、乏力等，并逐渐出现贫血。

5. 肝硬化型　占 13.7%～31.7%，表现为肝脾肿大、腹水、脾功能亢进、低蛋白血症，血清透明质酸及 Ⅰ、Ⅲ、Ⅳ、Ⅵ型胶原蛋白明显升高，可因恶病质或继发感染而死亡。

6. 侏儒型　占 0.58%～1.48%，儿童期反复重度感染导致肝脏合成生长激素功能明显下降，导致侏儒症。

7. 营养不良型　占 0.58%～1.4%，表现为水肿、贫血，血白蛋白明显降低。

8. 类神经衰弱型　占 2.06%～2.3%，表现为头晕头痛、失眠多梦、急躁、记忆力明显下降。

9. 混合型　患病期间表现为上述多种型别的症状。

（三）并发症

华支睾吸虫病的并发症和合并症很多，有报道多达 21 种，其中较常见的有急性胆管炎和胆囊炎、慢性胆管炎、胆结石、肝胆管梗阻等。成虫偶尔寄生于胰管内，引起胰管炎和胰腺炎。

1. 急性胆管炎和胆囊炎　最为常见的并发症。有疫区居住、旅游史及生食鱼虾史的患者发病率明显升高，即使粪检未见虫卵也不能排除华支睾吸虫感染引起的胆管炎。

2. 胆结石　华支睾吸虫感染与胆结石的发生有直接关系。死亡的虫体碎片、虫卵、胆管上皮脱落细胞等形成胆结石或者诱发结石的形成。

3. 胰腺功能损伤　成虫阻塞胰管引起胰腺炎，或引起糖尿病患者血糖升高及糖尿症。

4. 胆管癌　华支睾吸虫成虫可引起胆管上皮细胞增生而致癌变，主要为腺癌。2009 年 WHO 在有关生物致癌因素审定工作会议中确认"华支睾吸虫感染致人类胆管癌"证据充分。有研究表明，华支睾吸虫感染者罹患胆管癌的风险是正常人的

4.5 倍，男性、女性华支睾吸虫感染者胆管癌发病率分别为 35/10 万和 25/10 万。胆管癌预后较肝细胞癌更差 [24]。

三、实验室与影像学特点

（一）血象

白细胞总数及嗜酸性粒细胞在急性感染期显著增加，有时可高达 $50×10^9/L$，嗜酸性粒细胞分类一般在 10%～40%。少数病例可出现类白血病反应，并伴有血红蛋白下降。

（二）肝功能实验

依据患者感染程度及感染时间的长短可表现为肝脏转氨酶、碱性磷酸酶及胆红素明显升高，其中胆红素升高表现为直接胆红素及间接胆红素均有升高，但以直接胆红素升高为主。

（三）病原学检查

粪检找到华支睾吸虫卵是确诊本病的根据，一般在感染后 1 个月可在粪便中发现虫卵。

1. 直接涂片法　直接涂片法操作虽然简便，但由于所用粪便量少，检出率不高，且虫卵甚小，容易漏诊。定量透明法（Kato-Katz，甘油纸厚涂片透明法），在大规模肠道寄生虫调查中，被认为是最有效的粪检方法之一，可用于虫卵的定性和定量检查。

2. 集卵法　此法检出率较直接涂片法高。集卵法包括漂浮集卵法和沉淀集卵法两类，沉淀集卵常用水洗离心沉淀法、乙醚沉淀法。

3. 十二指肠引流胆汁检查　引流胆汁进行离心沉淀检查也可查获虫卵。此法检出率接近 100%，但操作较复杂，一般患者难以接受。临床上对患者进行胆汁引流治疗时，还可见活成虫，虫体表面光滑，卷缩、蠕动，根据形态特征，可作为诊断的依据。华支睾吸虫卵与异形类吸虫卵在形态、大小上极为相似，容易造成误诊，应注意鉴别。

（四）免疫学诊断

近年来随着酶、放射性核素、生物素和胶体金等标记技术与新方法的发展和应用，大大提高了检测血清抗体或抗原的敏感性和特异性，使华支睾吸虫病诊断率大大提高。目前，在临床辅助诊断和流

行病学调查中，免疫学方法已被广泛应用。

1. 间接血凝试验（IHA） 本方法具有操作简易及判断结果快速的优点，但结果稳定性尚不理想。其中抗原的提取、用于致敏红细胞抗原的浓度、红细胞的处理等步骤和条件变化时，检测结果的差异较大。

2. 间接荧光抗体试验（IFAT） 本方法为抗原抗体结合的原理，但操作条件好、结果的判定需要实践经验。

3. 酶联免疫吸附试验（ELISA） 本方法在临床应用较多，敏感性和特异性均较高，检测抗体敏感性多为 90% ～ 95%，但存在假阳性率，表现为对并殖吸虫病或血吸虫病患者血清有约 10% 的交叉反应。

（五）影像学诊断

使用 B 超检查华支睾吸虫病患者时，在超声图像上可见多种异常改变，如肝内光点粗密欠均，有斑点状、团块状或雪片状，弥漫性中小胆管不同程度扩张，胆管壁粗糙、增厚，回声增强或胆管比例失常及枯枝状回声。尽管声像图特异性不强，但与流行病学、临床表现及实验室检查对比分析，仍具一定的诊断价值。CT 或 MRI 检查对华支睾吸虫病诊断也有较大价值。有资料报道，在 CT 或 MRI 影像上，华支睾吸虫胆道感染具有以下特征：肝内胆管从肝门向周围均匀扩张，肝外胆管无明显扩张；肝内管状扩张胆管直径与长度比多数小于1：10；被膜下囊状扩张小胆管以肝周边分布为主，管径大小相近，这些是特异性征象；少数病例胆囊内可见不规则组织块影。因此，认为 CT 或 MRI 是本病较好的影像学检查方法[25]。

四、病 理 改 变

华支睾吸虫病的危害性主要是患者的肝脏受损。病变主要发生于肝脏的次级胆管。成虫在肝胆管内破坏胆管上皮及黏膜下血管，虫体在胆道寄生时的分泌物、代谢产物和机械刺激等因素诱发的变态反应可引起胆管内膜及胆管周围的超敏反应及炎症反应，出现胆管局限性扩张及胆管上皮增生。病理研究表明，受华支睾吸虫感染的胆管呈腺瘤样病变。由于胆管壁增厚，管腔相对狭窄和虫体堵塞胆管，可出现胆管炎、胆囊炎或阻塞性黄疸。次级胆管明显扩张，扩张的胆管压迫肝组织，加上虫体及

虫卵分泌毒素的刺激，肝细胞可以发生营养不良、脂肪变性、萎缩坏死甚至引起门静脉压增高。由于胆汁流通不畅，往往容易合并细菌感染。

胆汁中可溶的葡萄糖醛酸胆红素在细菌性 β-葡萄糖醛酸苷酶作用下变成难溶的胆红素钙。这些物质可与死亡的虫体碎片、虫卵、胆管上皮脱落细胞等形成胆管结石。因此，华支睾吸虫常并发胆道感染和胆石症，胆石的核心往往可找到华支睾吸虫卵。

五、诊断与鉴别诊断

（一）诊断

华支睾吸虫病的诊断需要结合流行病学史、临床表现及实验室检查结果进行综合考虑。

1. 流行病学史 患者有在流行区居住或者旅行史，有生食或者半生食鱼或虾（包括鲜鱼、干鱼及腌鱼）史。

2. 临床表现 急性感染者出现寒战高热或者上述消化系统症状，肝肿大或伴有压痛；慢性感染者以消化道症状伴肝肿大、门静脉高压症表现。

3. 实验室检查 依赖于在粪便、引流液或活组织中查到虫卵，或在胆道手术中找到成虫。免疫学检查及影像学检查对华支睾吸虫病的诊断有很大帮助。

（二）鉴别诊断

1. 病毒性肝炎、肝硬化 患者多有肝炎的一般症状，伴有肝肿大及压痛。但完善肝功能实验、病原血清学标志物或肝组织穿刺病理学检查均有助于诊断。

2. 原发性肝癌 病情多迅速恶化、肝肿大明显伴有触痛，血清检查见甲胎蛋白明显升高，肝脏核素扫描、CT 或者 MRI 检查有重要诊断价值。

3. 肝脏其他寄生虫感染 肝片形吸虫病、猫后睾吸虫病、横川后殖吸虫病、异形吸虫病等的临床表现与华支睾吸虫病表现相似，均依赖于对虫卵的鉴别进行确诊。

六、治　　疗

（一）病原学治疗

1. 吡喹酮 治疗本病的首选药物。具有疗效

高、毒性低、不良反应轻，在体内吸收、代谢、排泄快等优点。吡喹酮治疗本病最合适的剂量与疗程依据不同感染程度而异，一般采用短程大剂量分次服用。儿童按照每次 25mg/kg，成人按照每次 20mg/kg，每日 3 次，连服 2 ～ 3 日，总剂量为 150mg/kg。当胆管内华支睾吸虫被大量驱出时，可能会引起胆绞痛[26]。

2. 阿苯达唑 对本病亦有较好的疗效。每日按体重 20mg/kg 分 3 次服用，连服 3 ～ 4 日；或按体重 10mg/kg 每日顿服，连服 7 日。虫卵转阴率在 95% 以上。

3. 手术治疗 凡是华支睾吸虫病合并有急慢性胆囊炎、胆总管炎、胆石症者，均需要手术治疗。继发细菌感染者需要使用抗菌药物，术后应继续病原学治疗。

（二）一般治疗和对症治疗

对于重症感染并伴有较重的营养不良或肝硬化患者，应先给予支持疗法，如加强营养、保护肝脏、纠正贫血等，待全身情况好转后再给予驱虫治疗。

七、预　防

华支睾吸虫病是由于生食或半生食含有囊蚴的淡水鱼、虾所致，预防华支睾吸虫病应抓住经口感染这一环节，防止食入活囊蚴是防治本病的关键。做好宣传教育，使群众了解本病的危害性及其传播途径，自觉不吃鱼生及未煮熟的鱼肉或虾，改进烹调方法和饮食习惯，注意生、熟食使用的厨具要分开。家养的猫、犬如粪便检查阳性者应给予治疗，不要用未经煮熟的鱼、虾喂猫、犬等动物，以免引起感染。加强粪便管理，不让未经无害化处理的粪便进入鱼塘。结合农业生产清理塘泥或用药杀灭螺蛳，对控制本病也有一定的作用。

（王　磊² 邹　洋）

第 4 节　棘球蚴病

棘 球 蚴 病（echinococciosis）又 称 包 虫 病（hydatidosis，hydatid disease），是人感染棘球属（*Genus echinococcus*）虫种的幼虫（棘球蚴）所致的慢性寄生虫病。包虫病主要有两种，分别是细粒棘球绦虫（*Echinococcus granulosus*）的幼虫（细粒棘球蚴）引起的囊型包虫病（cystic echinococciosis，CE）和多房棘球绦虫（*E. multilocularis*）的幼虫（多房棘球蚴）引起的泡型包虫病（alveolar echinococciosis，AE）。本病的临床表现因寄生部位、病灶大小及有无并发症而不同。长期以来，包虫病被认为是人畜共患病，又因其在特定流行区的发病率较高，又称为地方性寄生虫病。从全球范围来看，包虫病被认为是少数民族和宗教部落所特有的一种常见病和多发病，也是严重危害人群健康的重大传染病之一。

一、流行病学与生活史

（一）流行病学

我国是世界上棘球蚴病流行最严重的国家之一，主要流行区在我国西部和北部广大农牧地区，即新疆、青海、甘肃、宁夏、西藏、内蒙古和四川 7 省（自治区），其次是陕西、山西和河北部分地区。另外，在东北三省、河南、山东、安徽、湖北、贵州和云南等省有散发病例。迄今全国已有 23 个省（自治区、直辖市）证实有当地感染的患者[22]。据几个重点流行省（自治区）的不完全统计，全国受棘球蚴病威胁的人口约 5000 万，患者数为 50 万～ 60 万，人群中最易感染者是学龄前儿童（新疆 15 289 例患者中，15 岁以下者占 32.1%）。主要动物中间宿主绵羊的感染率为 3.3% ～ 90%，家犬的感染率为 7% ～ 71%。随着西部大开发战略的实施，对本病的防治日益成为重要的任务[27]。

流行因素主要有以下三点：

（1）虫卵对环境的污染：牧区犬感染通常较重，犬粪中虫卵量大，随动物的活动及尘土、风、水等播散，导致虫卵严重污染环境。虫卵对外界低温、干燥及化学药品有很强的抵抗力。在 2℃ 水中能活 2.5 年，在冰中可活 4 个月，经过严冬（−12 ～ −14℃）仍保持感染力。一般化学消毒剂不能杀死虫卵。

（2）人、畜的感染方式：牧区儿童喜欢与家犬亲昵，很易受到感染，成人感染可因剪羊毛、挤奶、加工皮毛等引起，此外，通过摄入被虫卵污染的水、蔬菜或其他食物也可受感染。家犬和野生动物的感染则常因以病畜内脏喂犬，或将其随地乱抛致使野犬、狼、豺等受到感染，从而又加重羊、牛感染，使流行愈趋严重。

（3）在非流行区人因偶尔接触受感染的犬，或接触来自流行区的动物皮毛而受感染。随着我国经济迅速发展，流行区的畜产品大量流向内地，各地也不断开辟新的牧场和草场，引进和饲养大批牲畜，新的污染地带可能形成，因此必须加强对本病的防治。

（二）生活史

感染人体的棘球蚴目前被公认的虫种来自细粒棘球绦虫、多房棘球绦虫、伏氏棘球绦虫（E. vogeli）、少节棘球绦虫（E. oligarthrus）等。临床以细粒棘球绦虫较为多见，其次为多房棘球绦虫。

细粒棘球绦虫的终宿主是犬、狼和豺等食肉动物；中间宿主是羊、牛、骆驼、猪和鹿等偶蹄类，偶可感染马、袋鼠、某些啮齿类、灵长类和人。成虫寄生在终宿主小肠上段，以顶突上的小钩和吸盘固着在肠绒毛基部隐窝内，孕节或虫卵随宿主粪便排出。孕节有较强的活动能力，可沿草地或植物蠕动爬行，致使虫卵污染动物皮毛和周围环境，包括牧场、畜舍、蔬菜、土壤及水源等。当中间宿主吞食虫卵和孕节后，六钩蚴在其肠内孵出，然后钻入肠壁，经血液循环至肝、肺等器官，经3～5个月发育成直径为1～3cm的细粒棘球绦虫的幼虫（棘球蚴）。随棘球蚴囊的大小和发育程度不同，囊内原头蚴可为数千至数万个，甚至数百万个。原头蚴在中间宿主体内播散可形成新的棘球蚴，在终宿主体内可发育为成虫。

多房棘球绦虫常见的终宿主是狐，其次是犬、狼、獾和猫等。在寄生有多房棘球绦虫的终宿主体内也可同时有细粒棘球绦虫寄生。主要寄生在野生啮齿类动物如田鼠、麝鼠、旅鼠、仓鼠、大沙鼠、小家鼠及褐家鼠体内。在我国见于报道的有黄鼠、鼢鼠、长爪沙鼠、小家鼠、鼠兔及牦牛、绵羊等。寄生部位主要是肝脏。多房棘球绦虫的幼虫（泡球蚴）为淡黄色或白色的囊泡状团块，常见多个大小囊泡相互连接、聚集而成。囊泡呈圆形或椭圆形，直径为0.1～0.7cm，内含透明囊液和许多原头蚴，或含胶状物而无原头蚴。囊泡外壁角皮层很薄且常不完整，整个泡球蚴与宿主组织间无纤维组织被膜分隔。泡球蚴多以外生性出芽生殖不断产生新囊泡，长入组织，少数也可向内芽生形成隔膜而分离出新囊泡。一般1～2年即可使被寄生的器官几乎全部被大小囊泡占据。呈葡萄状的囊泡群带可向器官表面蔓延至体腔内，犹如恶性肿瘤。人因误食虫卵而感染，由于人是多房棘球绦虫的非适宜中间宿主，人体感染时囊泡内只含胶状物而无原头蚴。当体内带有泡球蚴的鼠或动物脏器被狐、犬和狼等终宿主吞食后，一般经45天原头蚴可以发育为成虫并排出孕节和虫卵。

二、临 床 表 现

棘球蚴可寄生在人体内数年至数十年不等。临床表现因寄生部位、囊肿大小及有无并发症而异。因寄生的虫种不同临床表现为囊型棘球蚴病（单房型包虫病）及泡型棘球蚴病（多房型包虫病）。

棘球蚴在人体内可发现于几乎所有部位，最多见的部位是肝（占69.9%），多在右叶，肺（19.3%）次之，此外是腹腔（3%）及原发于肝脏再向各器官转移（5.3%），其他部位分别是：脑（0.4%）、脾（0.4%）、盆腔（0.3%）、肾（0.3%）、胸腔（0.2%）、骨（0.2%）、肌肉（0.1%）、胆囊（0.1%）、子宫（0.1%），以及皮肤、眼、卵巢、膀胱、乳房、甲状腺等（0.4%）。在肺和脾内棘球蚴生长较快，在骨组织内则生长极慢。巨大的棘球蚴囊多见于腹腔，它可以占满整个腹腔，推压膈肌，甚至使一侧肺叶萎缩。棘球蚴在人体内一般为单个寄生，但多个寄生也不少见，占患者的20%以上[23]。

（一）常见临床表现

1. 肝棘球蚴病　临床最常见，细粒棘球蚴常寄生于肝脏右叶接近表面。患者表现为肝区不适、隐痛或者胀痛。肝脏增大及表面隆起，可以触及无痛性囊性肿块，肝门附近棘球蚴可压迫胆管出现梗阻性黄疸，也可压迫门静脉出现门静脉高压症。合并感染时，与肝脓肿或膈下脓肿的表现相似。棘球蚴破入腹腔可引起弥漫性腹膜炎、胸膜炎或者过敏反应，严重者出现过敏性休克，并可使囊液中头节播散到腹腔或者胸腔形成多发性继发性棘球蚴病。多房棘球蚴寄生在肝脏常表现出浸润性增殖的方式，酷似恶性肿瘤，同时多房棘球蚴可通过血行或者淋巴转移，在其他器官进行寄生，称之为恶性包虫病。

2. 肺棘球蚴病　以右肺中叶或下叶寄生多见。患者多无症状或出现胸部隐痛或咳嗽，寄生部位与气管连通时可以咳出大量液体，其中含有粉皮样囊壁或者囊沙。囊肿破入胸腔后可引发严重液气胸。继发感染后出现高热、胸痛、脓痰等表现。偶因大量囊液溢出堵塞支气管引起窒息。

3. 脑棘球蚴病　发病率较低（1% ～ 2%），较多见于儿童，以顶叶多见，临床表现为癫痫发作和头痛、恶心呕吐及视乳头水肿等颅内压增高症状。包囊多为单发，多数位于皮质下，病变广泛者可以累及侧脑室，并可压迫或侵蚀颅骨，出现颅骨隆突。

4. 骨棘球蚴病　罕见，以骨盆或脊椎发病率最高，其次可以累及四肢长骨、颅骨、肩胛骨、肋骨等。棘球蚴侵入长骨后，感染通常通过骨端开始，松质骨首先被侵蚀。由于骨皮质坚硬，骨髓腔狭小限制包虫病进展，因此病程进展缓慢。晚期可以出现病理性骨折、骨髓炎或者肢体功能障碍。

5. 其他部位棘球蚴病　心包、肾脏、脾脏、肌肉及胰腺均可出现棘球蚴寄生，酷似良性肿瘤。

（二）并发症

1. 囊肿破裂　棘球蚴囊壁因外伤或者穿刺破裂时囊液流入腹腔而出现急腹症表现，出现剧烈腹痛伴休克，继而出现过敏症状。包虫囊腔压力较高，穿刺后不仅出现囊液外漏、过敏性休克，亦可使原头蚴在腹腔内播散性种植。囊肿破入肝胆管可以导致胆绞痛、黄疸，严重者可以出现胆心综合征。

2. 继发感染　20% ～ 25% 的肝棘球蚴病患者合并继发感染，感染途径多来自胆道，以革兰氏阴性杆菌感染为主。

三、实验室与影像学特点

（一）血象

急性感染期患者血嗜酸性粒细胞可以增高，一般比例不超过 10%，囊肿破裂或者手术后血嗜酸性粒细胞可有增高现象。继发感染时可以出现白细胞总数和中性粒细胞总数升高。

（二）免疫学检查

1. Casoni 试验　操作简便、快速，阳性率在 90% 以上，亦可作为初筛试验，但由于与其他寄生虫感染后出现较高的交叉反应，目前临床上应用较少。

2. 血清学试验　包括琼脂扩散、对流免疫电泳、ELISA 等。其中 ELISA 临床应用广泛，其敏感性与特异性均较高。其中肺棘球蚴病血清免疫学阳性率低于肝棘球蚴病。

（三）影像学检查

X 线、B 超、CT、MRI 及放射性核素扫描等对棘球蚴病的诊断和定位也有帮助。特别是 CT 和 MRI，不仅可早期诊断无症状带虫者，且能准确地检测出各种病理形态影像。但确诊应以病原学结果为依据，即手术取出棘球蚴，或从痰、胸膜腔积液、腹水或尿等检获棘球蚴碎片或原头蚴等。

四、病理改变

由于棘球蚴不断生长，压迫周围组织、器官，引起组织细胞萎缩、坏死，致病机制主要包括直接侵蚀、毒性损害和机械压迫三个方面。由于细粒棘球蚴和多房泡球蚴在肝实质内芽生蔓延，直接破坏和取代肝组织，可形成巨块状的包囊，其中心常发生缺血性坏死、崩解液化而形成空腔或钙化，呈蜂窝状大小的囊泡内含胶状物或豆渣样碎屑，无原头蚴，故肉眼难以与肝癌鉴别。此过程中产生的毒素又进一步损害肝实质。四周组织则因受压迫而发生萎缩、变性甚至坏死，由此肝功能严重受损。若胆管受压迫和侵蚀，可引起黄疸。细粒棘球蚴和多房泡球蚴如侵入肝门静脉分支，则沿血流在肝内广泛播散，形成多发性寄生虫结节，出现肉芽肿反应，可诱发肝硬化和胆管细胞型肝癌；侵入肝静脉则可随血液循环转移到肺和脑，引起相应的呼吸和神经系统症状如咯血、气胸和癫痫、偏瘫等。

五、诊断与鉴别诊断

（一）诊断

棘球蚴病的诊断需要结合流行病学史、临床表现及实验室检查结果进行综合考虑。

1. 流行病学史　本病多在农牧区流行，患者大多与犬、羊等牲畜有密切接触史。

2. 临床表现　患者如有慢性无痛性肿块（坚韧、光滑、囊样）或伴有咳嗽、咯血均要怀疑本病。

3. 实验室检查　超声、X 线或者 CT 等影像学检查结合各种免疫学方法均有助于本病诊断。

（二）鉴别诊断

本病应与肝脏非寄生虫性良性囊肿、肝脓肿、肠系膜囊肿、肺脓肿、肺结核球、脑瘤、脑囊虫病、骨肿瘤等进行鉴别。

六、治　疗

（一）手术治疗

外科手术是治疗本病的首选方法。术中先以0.1%的西替溴铵杀灭原头蚴，然后将内囊完整剥离取出，严防囊液外溢。手术前2周口阿苯达唑以减少术中并发症及术后复发。

（二）药物治疗

药物治疗主要用于有手术禁忌证、术后复发且无法再行手术者。主要适应证：①继发腹腔或胸腔包虫病，多发生于原发性肝或肺包虫病并发破裂之后，亦可因包虫手术时保护不严，或因诊断性穿刺导致囊液外溢，继发种植扩散，病变遍及全腹腔或全胸腔，手术难以根除；②多发性或多脏器性包虫病，或者复发性包虫病，患者不愿意或难以承受再（多）次手术；③患者年迈体弱或合并重要脏器的器质性疾病，手术耐受性差；④经手术探查或不能根治的晚期肝棘球蚴病，或者继发肺、脑转移者，药物可缓解症状、延长存活期；⑤药物作为手术前后的辅助用药，可减少复发率，提高疗效[28]。

口服药物首选阿苯达唑，具体用法：按体重每日20mg/kg，分3次口服，疗程1个月，一般至少需6～12个疗程。疗程间隔为7天。治疗过程中严密监测患者肝脏功能、寄生囊肿大小等指标并进行治疗方案调整。目前有文献表明，阿苯达唑合并吡喹酮治疗也可以取得较满意的治疗效果[29,30]。

（三）对症治疗

对于肝、肺、脑、肾等实质器官出现相应功能损害时需要对症支持治疗，保护器官功能；继发感染时使用抗菌药物；过敏反应时需要对症处理等。

七、预　防

在流行区应采取综合性预防措施，主要包括以下几方面：

（1）加强健康教育，宣传、普及棘球蚴病知识，提高全民防病意识，在生产和生活中加强个人防护，避免感染。

（2）加强卫生法规建设和卫生检疫，强化群众的卫生行为规范，根除以病畜内脏喂犬和乱抛的陋习。加强对屠宰场和个体屠宰户的检疫，及时处理病畜内脏。

（3）定期为家犬、牧犬驱虫，以减少传染源。

（王　磊² 邹　洋）

第5节　肝毛细线虫病

肝毛细线虫病（hepatic capillariasis）是由肝毛细线虫（*Capillaria hepatica*）寄生在人体肝脏，引起肝脏损伤、肝功能严重紊乱、肝脏纤维化甚至死亡的疾病，人因误食感染期虫卵污染的食物或水而感染此病。肝毛细线虫广泛寄生于啮齿类、食虫类、犬、牛、兔、人和其他灵长类动物体内，人体相对感染率低。

一、流行病学

肝毛细线虫病是一种人畜共患寄生性线虫病，迄今为止全球共报道163例人体感染病例，主要分布在欧洲（德国、英国、瑞士、土耳其、意大利、南斯拉夫、匈牙利）、美洲（美国、加拿大、墨西哥、巴西）、非洲（南非）、亚洲（中国、韩国、日本、泰国）、大洋洲（新西兰、澳大利亚）等地区。迄今我国可查文献报道肝毛细线虫病3例，广东、河南和福建各1例[31-33]。但通过肝脏病理分子生物学研究表明，肝毛细线虫病比实际报道病例数明显增多。肝毛细线虫的主要宿主是啮齿类动物，我国的鼠类均有肝毛细线虫感染，其中云南、山东地区的感染率最高。当人居住环境周边有鼠出没时，人类极易感染肝毛细线虫。感染鼠类体内的成虫可产卵排出体外，或者感染的鼠类死亡后其肝脏内的虫卵释放到外界，污染了土壤、食物和水源，人通过误食这些虫卵而被感染。

二、生　活　史

肝毛细线虫的发育阶段主要介绍成虫与虫卵。成虫呈乳白色细线状，前端细小，后部膨大粗厚，末端钝圆，雌雄异体。雌虫长53～78mm，其中食管约占体长的1/3，食管前部呈毛细管状，在食管稍后方有膜状隆起的生殖孔。成熟的雌虫子宫内充满不同发育阶段的虫卵。雌虫排出的虫卵大部分滞留在肝实质内，很少随粪便排出体外。雄虫比雌虫短，长为24～37mm，食管约占体长的1/2。雄虫有交合刺，位于交合刺鞘内。肝毛细线虫的虫卵类似鞭虫卵，呈纺锤形，大小为（51～68μm）×（27～35μm），卵壳外层之间有许多放射状条纹，虫卵两端有透明塞状物，但不突出于膜外 [9, 10]。

肝毛细线虫属于土源性线虫，其生活史不需要中间宿主。雌虫排出的虫卵沉积在肝脏内并不发育，直至宿主死亡后尸体腐烂，虫卵释出污染土壤。排出的虫卵在土壤中于合适的温、湿度下发育为感染期虫卵，当人或动物误食后，感染期虫卵在消化道内发育，幼虫孵出后移行寄生于肝脏，进一步发育为雌、雄成虫。待其成熟后交配产卵，虫卵长期沉积于肝脏。目前有肝毛细线虫假性感染的病例，主要是指人摄入了未成熟虫卵，虫卵通过消化道随粪便排出，并不在人体内发育，故即使在人的粪便中查见虫卵，但人并未感染。

三、临床表现

由于肝毛细线虫的成虫寄生在肝脏，其产出的虫卵也沉积在肝脏，引起肝脏肉芽肿，对肝细胞造成持续的破坏。在肝组织病理上表现为肝肿大，肝表面有许多点状珍珠样白色颗粒或灰色小结节，也可有小结节融合的现象。肝实质内可有多发性脓肿样灶性坏死及肉芽肿，脓肿中心有成虫、虫卵和坏死组织组成，虫体可完整或崩解，或死亡、钙化。肉芽肿的外周有大量嗜酸性粒细胞、浆细胞核、巨噬细胞浸润。在一些患者的肝脏穿刺后的组织病理中虽未找到成虫、虫卵，但是却可见到肉芽肿及周边大量浸润的嗜酸性粒细胞 [34]。若是慢性感染者，则有肝纤维化、肝硬化，严重者导致肝衰竭。

基于以上致病机制及病理表现，患者可有发热，重度感染者可持续发热，体温达39～41℃，肝肿大，可伴有脾肿大，嗜酸性粒细胞显著增多。患者可出现异食癖及消化道症状，如厌食、恶心、呕吐、胃烧灼感、腹痛、腹泻等，还可有头痛、体重减轻、皮肤瘙痒等表现。轻度感染者可无明显症状，

而慢性重度感染者可发展为慢性肝纤维化。儿童感染者多表现为发热及消化道症状。2007年印度西部城市纳西克，一位14个月的男婴诊断为肝毛细线虫病，在其肝脏组织病理检查中发现了肝毛细线虫的虫卵，该男婴表现为持续高热、肝肿大及腹泻 [35]。一位2岁男孩感染肝毛细线虫后也是表现为持续3个月的高热及腹胀 [36]。

四、实验室特点

（一）病原学检测

病原学检测是肝毛细线虫病的确诊依据。

1. 粪便中虫卵检测 感染肝毛细线虫后，其虫卵主要沉积在肝脏，很少从粪便中排出，故在感染者的粪便中难以查见虫卵，给临床诊断带来很大的困难。也有一些人体假性病例的报道，虽然在粪便中找到了肝毛细线虫的虫卵，但均为食用了生或半生的感染鼠肝或兔肝，其虫卵随人体粪便排出，人并未感染该虫。

2. 组织中肝毛细线虫虫卵检测 由于肝脏内沉积大量虫卵，因此肝组织活检是有效的检测方法。肝组织活检包括肝脏细针穿刺活检或超声引导下经皮肝穿刺活检。肝组织病理学检查可发现肝毛细线虫成虫或虫卵沉积，虫卵周边有嗜酸性肉芽肿形成。此法为有创检查，有出血风险，对于凝血功能异常的患者应警惕。对很多无症状患者，大多在死亡后尸检时才发现肝脏内的肝毛细线虫感染。

（二）免疫学检测

对肝毛细线虫病的免疫诊断方法目前有间接免疫荧光抗体试验（indirect immunofluorescent antibody test，IIFT）和酶联免疫吸附试验（enzyme-linked immunosorbent assay，ELISA）[37, 38]。检测肝毛细线虫抗体的这些方法不仅应用于重度感染者，还可用于早期感染者、无或有轻度症状者，以及在流行病学调查中也可使用。虽然这些特异性、敏感性较高的方法可以用于肝毛细线虫病的诊断，但是目前为止，并没有成熟可靠的商品化试剂，所以血清的免疫学检测并没有在临床上开展。

（三）影像学检查

肝毛细线虫病的肝脏病变在CT上表现为肝肿

大，肝脏团块状或囊性占位。病灶多为低密度灶，边界显示不清，在肝动脉期结节病灶周边强化，在门静脉造影时病灶显示为边界清晰的低密度结节。超声也可用于肝毛细线虫病的诊断，超声可见低回声占位性病变，还可见到肝脏囊性或被膜下的结节病灶，大小为 6mm～2cm。据文献报道，肝毛细线虫病的肝脏肉芽肿在 MRI 上表现为低信号肿块，肝动脉血管造影术中，动脉期显示肿块周边无压迫、扩散或增强，但静脉期则在肿块周边信号聚集。

五、治　疗

（一）病原治疗

阿苯达唑、噻苯咪唑、伊维菌素等抗寄生虫药物均可用于本病的治疗，它们在体内保持较高的血药浓度，抑制雌性成虫在体内产卵。虫卵有卵壳保护，同时其周边有纤维化组织包绕，可抵抗药物损害，故噻苯咪唑可杀死成虫，但对虫卵无杀伤作用。药物推荐剂量为阿苯达唑 [10～20mg/（kg·d）] 20 天，噻苯咪唑 [25mg/（kg·d）] 27 天。以上杀虫药物服用后无明显副作用，少数可见头痛、恶心、呕吐、腹泻等。孕妇及哺乳期妇女禁用。

（二）对症治疗

在抗寄生虫药物使用的过程中可同时使用皮质类激素如泼尼松龙、泼尼松等减轻体内的炎症反应，控制发热。

（李小丽　邹　洋）

第 6 节　肝片吸虫病

肝片吸虫病（fasciola hepatica）是一种人畜共患寄生虫病，病原体是肝片形吸虫（*Fasciola hepatica*）和巨片形吸虫（*Fasciola gigantica*）两种，两者形态略有差别，但生活史、致病性较为一致，均可寄生于肝胆管中。牛、羊等反刍动物感染最常见，常引起大批死亡，造成严重的经济损失[39]。人群感染也屡有报道。

一、流行病学

肝片吸虫分布较为广泛，遍及欧、非、美等洲的 40 多个国家，在美国、英国、澳大利亚和一些热带地区，特别是那些以畜牧业为主的国家较为常见。据统计，全球有 240 万～1700 万人感染肝片吸虫病，严重影响了人们的健康。超过 2.5 亿～3.0 亿牛、羊感染肝片吸虫，大大降低畜产品的产量，造成了巨大经济损失[40]。

在我国，肝片吸虫的人群感染率为 0.002%～0.171%，平均为 0.011%。我国国内共报道 200 多例片吸虫病例，以甘肃省感染率最高。2011 年云南省宾川县大片形吸虫感染达 28 例，是近年来较为严重的暴发流行。虽然人群感染为散发，但是若有肝片吸虫病的自然疫源地，人们生食水生植物（水芹菜、菱角等），饮生水，生食或半生食牛、羊内脏，均有感染的风险，会出现当地群体性发病。肝片吸虫病的流行还有季节性，在多雨季节、湿度较高、温度适宜的条件下，尾蚴繁殖较快，有利于虫卵传播和感染宿主[41, 42]。

二、生　活　史

肝片吸虫的成虫体扁平，呈树叶形，长 30～40mm，宽 10～15mm。雌、雄同体，前端有明显突出部，称为头锥，有口吸盘和腹吸盘。睾丸高度分支，前后排列在虫体中部。卵巢分支，位于前睾丸的前方。虫卵呈金黄色，大小（13～15）μm×（63～90）μm。巨片形吸虫的虫体更窄长一些，头锥稍短，虫卵大一些[9, 10]。

肝片吸虫的生活史需经过成虫、虫卵、毛蚴、胞蚴、母雷蚴、子雷蚴、尾蚴及囊蚴等阶段，其中毛蚴钻入中间宿主——椎实螺类体内，经历胞蚴、母雷蚴、子雷蚴等阶段发育成尾蚴。该成虫寄生在终宿主的肝内胆管，产出的虫卵随着胆汁经胆道入肠腔，然后经粪便排出体外。虫卵在适宜温度的水中，经过数周或数月发育成毛蚴。毛蚴孵化后寻找到中间宿主——椎实螺类，发育成可自由游动的尾蚴，尾蚴从螺体中逸出，附着在多种水生植物表面形成囊蚴。囊蚴有三层囊壁包裹，可以在水中存活数月。牛、羊或人食用含有囊蚴的水生植物或生水而致病。囊蚴进入宿主体内后，囊壁经小肠的消化液所消化，逸出后尾蚴，钻透肠壁，穿过腹腔，到达肝脏。约 6 周后入胆管发育为成虫，4 周后开始产卵。肝片吸虫的成虫也可以寄居在脊椎动物终末宿主的肠道、胆管、肺脏、血管和其他器官[43, 44]。在适宜环境，肝片吸虫完成其生活史需要 3 个月或

4 个月。成虫可在人体内存活 12 年。

三、临床表现

肝片吸虫的虫体在人体内移行和寄生均可引起临床病症。自囊蚴进入胃肠道至幼虫在体内移行发育的过程中，主要症状为发热和腹痛，体温可波动在 38 ~ 40℃，也可超过 40℃，常为不规则热，持续 1 周，甚至长达 8 周以上。腹痛多固定于右上腹或剑突下，常放射至腰部和肩部。患者还可出现明显乏力、腹胀、食欲减退、呕吐、腹泻及便秘等消化道症状。有的患者可出现呼吸道症状，如咳嗽、胸痛等。常有肝肿大及血嗜酸性粒细胞升高。当虫体进入胆管，在胆道内寄生，则以胆管炎为主要临床表现，患者可有低蛋白血症、贫血和高免疫球蛋白血症等表现。虫体阻塞胆管、胆汁淤积，造成管腔扩张，可引起黄疸、贫血，肝脏损伤严重时会出现肝炎、肝硬化。肝片吸虫病可引起异位损害，如皮下、脑、肺、眼及膀胱等损害。王斌等[45] 报道一例患者脑、眼异位感染肝片吸虫，临床表现为反复脑出血、眼部症状。

四、实验室特点

（一）病原学检测

病原学检测是肝片吸虫病的确诊依据。

1. 粪便中虫卵检测 虽然感染肝片吸虫后，在粪便中找到肝片吸虫的虫卵是诊断金标准，但是这种方法的阳性率很低。究其原因较多，如肝片吸虫的成虫在胆管内发育产卵的过程较长，虫体感染的负荷较低、虫卵零散分布在粪便中，均可造成阴性检测结果，故此方法很难准确诊断肝片吸虫病。

2. 组织中肝片吸虫虫卵检测 由于肝片吸虫在胆管内发育、产卵，故可采用十二指肠引流液沉淀检查找虫卵。也可用内镜逆行胰胆管造影和括约肌切开术从胆管中提取寄生虫进行诊断，该方法安全、有效。

（二）免疫学检测

患者的血清、真皮组织及粪便中的抗原检测已经运用到肝片吸虫病的诊断中，血清中肝片吸虫的 IgG 抗体水平在感染后 2 周内即可升高。其中间接免疫荧光抗体试验不仅可用于疾病的各个阶段，也可以用于疗效的评估。酶联免疫吸附试验对肝片吸虫病任何阶段的诊断都是可靠和灵敏的[46-47]。

（三）影像学检查

影像学检查如超声、CT 及 MRI 都有助于肝片吸虫病的诊断[48]。

肝实质在感染早期，超声并无特异性表现，在感染后 8 周内，肝片吸虫的病灶在超声上有很大的变异，其中包括低回声病灶、高回声病灶或肝脏弥漫性病变。肝脏的高回声病灶可逐渐消失，而出现胆管病变时，胆管表现为扩张、壁增厚。有时超声检查可发现胆管或胆囊内的虫体移动。

肝脏病变在 CT 上表现为多发圆形或卵圆形低密度病灶，病灶周边可强化。被膜下低密度病灶在感染初期为结节样，感染 6 周后则变为迂曲的聚集样。感染后 8 周，肝脏实质病变可消退，胆管出现增宽，可有门静脉周边的轨道征。

在 MRI 上，病灶多位于肝实质外围、包膜下，聚集成簇状向深部延伸，病灶形态多为隧道样、结节样、囊样及片状。早期的隧道样病灶在 T_1WI 呈低信号，在 T_2WI 呈高信号。

五、治　疗

（一）病原治疗

1. 三氯苯咪唑 对于人体感染肝片吸虫，目前临床上主要应用三氯苯咪唑，它是咪唑类化学药物，不仅能杀死肝片吸虫的成虫，还能杀灭幼虫，故被认为是最有效的杀肝片吸虫药物。该药物的作用机制是药物可与虫体微管蛋白结合，阻止微管蛋白聚集成微管，导致有丝分裂的纺锤丝功能障碍，虫体内细胞的完整性和运动功能被破坏，致使其缓慢发生死亡[49]。

2. 阿苯达唑 阿苯达唑是广谱杀虫药物，杀虫作用较强。在肠道吸收后，经肝脏代谢的活性代谢产物丙硫苯咪唑—亚砜在血浆中保持较高浓度，对肝片吸虫具有良好的杀死效果。

（二）对症治疗

在使用抗寄生虫药物的过程中可同时使用皮质类固醇激素如泼尼松龙、泼尼松等减轻体内的炎症反应，控制发热。

（李小丽　邹　洋）

参考文献

[1] 王炎.阿米巴性肝脓肿.中外健康文摘 2011；8：199，200.

[2] Stanley SL Jr. Amoebiasis. Lancet 2003；361：1025-34.

[3] Rajagopalan S，Langer V. Hepatic abscesses. Med J Armed Forces India 2012；68：271-5.

[4] Lübbert C，Wiegand J，Karlas T. Therapy of liver abscesses. Viszeralmedizin 2014；30：334-41.

[5] Kasamatsu Y，Shirano M，Lida K，et al. Multiple medium amoebic liver abscesses successfully treated with medication and comprehensive percutaneous catheter drainage. Intern Med 2016；55：2307-10.

[6] Pritt BS，Clark CG. Amebiasis.Mayo Clin Proc 2008；83：1154-9.

[7] 张利娟，徐志敏，钱颖骏，等.2015 年全国血吸虫病疫情通报.中国血吸虫病防治杂志 2016；28：611-7.

[8] Gryseels B，Polman K，Clerinx J，et al. Human schistosomiasis. The Lancet 2006；368：1106-18.

[9] 贺联印.热带医学.北京：北京人民卫生出版社；2004：783-811.

[10] 俞守义，陈晓光，邹飞，等.现代热带医学.北京：军事医学科学出版社；2012：1338-83.

[11] 张利娟，徐志敏，杨帆，等.2020 年全国血吸虫病疫情通报.中国血吸虫病防治杂志 2021；33：225-33.

[12] 赵雷，杨东亮.血吸虫病肝纤维化发病机制研究.临床肝胆病杂志 2015；31：342-4.

[13] 向家进，李浩，蔡雨，等.急性血吸虫病肺部损害 X 线表现分型探讨.中国血吸虫病防治杂志 2006；18：F0003.

[14] 邓维成，杨镇，谢慧群，等.日本血吸虫病的诊治——湘鄂赣专家共识.中国血吸虫病防治杂志 2015；5：451-6.

[15] 高艳春，李爱菊，范小林，等.血吸虫的检测与血吸虫病的诊断.赣南师范学院学报 2005；26：7-11.

[16] Gomes LI，Enk MJ，Rabello A. Diagnosing schistosomiasis：where are we? Revista da Sociedade Brasileira de Medicina Tropical 2014；47：3-11.

[17] 张燕，董惠芬，蒋明森，等.血吸虫分子生物学检测技术研究进展.中国血吸虫病防治杂志 2017；29：798-801.

[18] 李航，鲁植艳.血吸虫病肝病影像学表现及研究进展.中国血吸虫病防治杂志 2017；29：656-9.

[19] Olveda DU，Olveda RM，Lam AK，et al. Utility of diagnostic imaging in the diagnosis and management of schistosomiasis. Clin Microbiol 2014；3（2）：142.

[20] Zhang XG，Li GX，Zhao SS，et al. A review of dihydroartemisinin as another gift from traditional Chinese medicine not only for malaria control but also for schistosomiasis control. Parasitology Research 2014；113：1769-73.

[21] 钱门宝，李石柱，周晓农.我国重要食源性寄生虫病的流行和控制.热带病与寄生虫学 2021；19：241-63.

[22] 许隆祺，陈颖丹，孙凤华，等.全国人体重要寄生虫病现状调查报告.中国寄生虫学与寄生虫病杂志 2005；（S1）：332-40.

[23] 诸欣平，苏川，吴忠道，等.人体寄生虫学.北京：人民卫生出版社；2013：145-8.

[24] Vuitton DA，Azizi A，Richou C，et al. Current interventional strategy for the treatment of hepatic alveolar echinococcosis. Expert Rev Anti Infect Ther 2016；14：1179-94.

[25] 欧阳榕.阿苯达唑和吡喹酮伍用与阿苯达唑单用对腹腔内细粒棘球蚴病的术前治疗效果比较.国外医学·寄生虫病分册 1999；2：89.

[26] Alvela-Suarez L，Velasco-Tirado V，Belhassen-Garcia M，et al. Safety of the combined use of praziquantel and albendazole in the treatment of human hydatid disease. Am J Trop Med Hyg 2014；90：819-22.

[27] Hong ST，Fang Y. Clonorchis sinensis and clonorchiasis，an update. Parasitol Int 2012；61：17-24.

[28] Prueksapanich P，Piyachaturawat P，Aumpansub P，et al. Liver fluke-associated biliary tract cancer. Gut Liver 2018；12：236-45.

[29] Ortega CD，Ogawa NY，Rocha MS，et al. Helminthic diseases in the abdomen：an epidemiologic and radiologic overview. Radiographics 2010；30：253-67.

[30] Qian MB，Utzinger J，Keiser J，et al. Clonorchiasis. Lancet 2016；387：800-10.

[31] Li C. Capillaria hepatica in China.World J Gastroenterol 2010；16：698-702.

[32] Wang Z，Lin X，Wang Y，et al. The emerging but neglected hepatic capillariasis in China. Asian Pac J Trop Biomed 2013；3：146-7.

[33] Fuehrer HP，Igel P，Auer H. Capillaria hepatica in man—an overview of hepatic capillariosis and spurious infections. Parasitol Res 2011；109：969-79.

[34] Sharma R，Dey AK，Mittal K，et al. Capillaria hepatica infection：a rare differential for peripheral eosinophilia and an imaging dilemma for abdominal lymphadenopathy. Ann Parasitol 2015；61：61-4.

[35] Nabi F，Palaha HK，Sekhsaria D，et al. Capillaria hepatica infestation.Indian Pediatr 2007；44：781-2.

[36] Yadav SC，Sathe PA，Ghodke RK. Hepatic capill-ariasis：a rare parasitic infection. Indian J Pathol Micr-obiol 2016；59：124-5.

[37] 郭艳梅，胡俊杰，杨艳芬，等 . 肝毛细线虫及肝毛细线虫病的研究概况 . 中国人兽共患病学报 2014；30：651-4.

[38] Kim MK，Kim CH，Yeom BW，et al. The first human case of hepatic dirofilariasis. J Korean Med Sci 2002；17：686-90.

[39] 李雍龙 . 人体寄生虫学 . 第 7 版 . 北京：人民卫生出版社；2008：99-101.

[40] Sarkari B，Khabisi SA. Immunodiagnosis of human fascioliasis：an update of concepts and performances of the serological assays. J Clin Diagn Res 2017；11：5-10.

[41] Cwiklinski K，O'Neill SM，Donnelly S，et al. A prospective view of animal and human fasciolosis. Parasite Immunol 2016；38：558-68.

[42] Dusak A，Onur MR，Cicek M，et al. Radiological imaging features of fasciola hepatica infection—a pictorial review. J Clin Imaging Sci 2012；2：2.

[43] 张吉丽，朱阵，李冰，等 . 肝片吸虫病的研究进展 . 黑龙江畜牧兽医 2016；（06 上）：58-61，65.

[44] 蒋国喜，蒋国成，刘焕凤 . 肝片形吸虫病的防控 . 畜牧与饲料科学 2010；31：196-7.

[45] 王斌，游潮，贺民，等 .肝外肝片吸虫病 1 例及文献复习 . 华西医学 2007；22：56-7.

[46] 张国丽，苏慧勇，周俊，等 . 片形吸虫病 11 例临床分析 . 传染病信息 2012；25：242-6.

[47] 张国丽，苏慧勇，周俊，等 . 云南省宾川县 28 例大片形吸虫病患者的临床分析 . 中华实验和临床感染病杂志 2014；8：667-70.

[48] 文亮，康绍磊，陆琳，等 . 9 例肝胆片形吸虫病的 MRI 表现 . 临床放射学杂志 2014；33：1022-6.

[49] Mas-Coma S，Bargues MD，Valero MA. Fascioliasis and other plant-borne trematode zoonoses. Int J Parasitol 2005；35：1255-78.

第 37 章　其他病原体感染

第 1 节　钩端螺旋体感染

钩端螺旋体（leptospira）简称钩体，包括致病性钩体及非致病性钩体。致病性钩体能引起人及动物的钩端螺旋体病（leptospirosis），简称钩体病，是一种在世界各地广泛流行的人畜共患病，热带及亚热带地区较为严重。我国除新疆、甘肃、宁夏、青海外，其他地区均有散发或流行，以西南和南方各省多见。钩体病可损害机体的多个脏器，表现形式多样，其中以肝脏损害为主要表现的称为 Weil 病（Weil disease），是 1886 年德国医生 Weil 首次报道的一种以发热伴黄疸、出血及急性肾损害为特征的疾病[1,2]。

一、病原学与流行病学

钩体由菌体、轴丝和外膜组成。菌体细长，由 12～18 个规则致密的螺旋组成，一端或两端弯曲、呈钩状。在暗视野显微镜或相差显微镜下，可见钩体沿长轴旋转运动。轴丝是钩体的运动器官，也是支持结构。外膜具有抗原性和免疫原性，钩体的抗原结构较复杂，有多个血清群和血清型。

有 100 多种哺乳动物能被钩体感染而成为储存宿主，其中鼠类、猪、犬是主要传染源，其他动物如牛、羊、马等也可以是传染源。这些被钩体感染的动物可经尿液排出活的钩体污染水、土壤及食物。人体接触到这些被污染的水、土壤后，钩体可经人的皮肤或黏膜侵入人体。进食被污染的食物或水后，钩体还可以侵入消化道黏膜。人群对钩体病普遍易感，病后对同型钩体产生特异性免疫，但对其他型钩体仍然易感，因此可出现多次感染。钩体病主要流行于夏秋季（6～10 月）。发病人群以青壮年为主，男性多于女性[1,2]。

二、发病机制与病理学

钩体经皮肤、黏膜侵入人体，经淋巴管或直接进入血液繁殖，并释放溶血素、细胞毒力因子及内毒素样物质等，引起全身毒血症状群，形成早期的钩体败血症。起病 3～7 天后钩体广泛侵入肝、肾、肺、脑等实质器官，造成中期多个器官损伤。起病数日或数月后钩体血症被清除，机体对钩体毒素产生迟发型变态反应，可出现后发热、眼后发症、反应性脑膜炎和闭塞性脑动脉膜炎。

钩体病的基本病理变化是全身毛细血管感染中毒性损伤。病理解剖特点是器官功能障碍的严重程度与组织形态变化轻微的不一致性。肝脏可有肿大，肝细胞变性、肿胀、坏死；炎症细胞浸润，以单核细胞和中性粒细胞为主；胆小管内胆汁淤积。肾脏肿大，肾小管退行性变及坏死；肾间质水肿，可见单核细胞、淋巴细胞浸润和小出血灶。肺肿胀并弥漫性出血，肺毛细血管广泛充血，支气管腔和肺泡充满红细胞。脑膜和脑实质也可以有血管损伤和炎症细胞浸润，表现为脑膜炎和脑炎[1,2]。

三、临　床　表　现

本病临床表现复杂，无特异性，病情严重程度差异较大，误诊及漏诊率较高。潜伏期 2～20 天，平均 10 天。典型的临床表现可分为早期、中期和后期。

早期：即钩体败血症期，病程 3～5 天，重者可达 10 天。患者突发高热，体温可升至 39～40℃，热程约为 1 周，伴畏寒、寒战、乏力。可出现全身肌肉酸痛，以腓肠肌、股四头肌、腰肌最为明显，但疼痛处无任何红肿表现。眼结膜充血，整个结膜呈红色或粉红色，但无疼痛、畏光等表现。中枢神经系统受累时可出现严重的头痛、神志模糊、脑膜刺激征等。

中期：即脏器损害期，发生于病程的 3～10 天。在病程的 4～5 天出现黄疸，伴肝脏肿大、肝区压痛，可伴有脾脏肿大。可有出血表现，包括鼻出血、皮肤瘀点或瘀斑、腹膜后出血、心包出血和脑出血等，甚至可出现消化道大出血、休克和死亡。可有肾脏损害，轻症患者尿中出现白细胞、红细胞、蛋白、管型；重者可出现急性肾衰竭，表现为高尿素氮血症、酸中毒、少尿甚至无尿。肾衰竭是 Weil 病死亡的主要原因，患者若能存活，肾功能可恢复。严重者可伴有低血压、心脏扩张、心律失常等。

后期：即恢复期。从病程的第 3 周开始，患者临床表现好转，神志清晰，黄疸消退，血压升高，尿量增加，肾功能好转，蛋白尿减轻或消失。部分患者可出现体温再次升高伴肌肉疼痛，此时机体内无钩体血症，无须使用抗生素治疗，热程为 1 ～ 3 天，然后自愈[3]。

四、诊断与鉴别诊断

结合流行病学资料、临床表现和实验室检查进行诊断。其中实验室检查包括：①一般实验室检查，血常规白细胞和中性粒细胞轻度增高或正常，尿常规可发现红细胞、白细胞、蛋白及管型，生化检查发现肝功能及肾功能异常，凝血酶原时间延长。②显微凝集试验或酶联免疫吸附试验检测血清中的特异性抗体。③取患者血液、脑脊液或尿液，PCR 检测钩体 DNA，或者进行钩体培养。

本病早期需与细菌性败血症、伤寒等疾病相鉴别，出现黄疸后需与病毒性肝炎相鉴别[1, 2]。

五、治　　疗

在控制体温、保持水及电解质平衡等一般治疗的基础上，强调针对钩体的抗感染治疗。一旦考虑钩体病，应尽早使用抗菌药物治疗。青霉素是首选药物，常用 40 万 U 肌内注射，6 ～ 8h 一次，疗程 7 天。青霉素治疗过程中应警惕赫氏反应的发生。三代头孢或四环素类也可以使用。此外，应加强对症支持治疗，予护肝、解毒、止血等治疗，出现肾衰竭时予透析治疗[4]。

六、预　　后

多数患者预后较好，病死率约为 5%。黄疸的程度、心肾受累情况与出血情况是影响预后的重要因素。肾衰竭是主要的死亡原因。30 岁以下患者预后较好。

第 2 节　肝放线菌病

放线菌感染好发于肠道，可由肠道扩散至肝脏，或原发于肝脏，引起肝放线菌病。

一、病原学与病理学

放线菌（actinomycete）是一种革兰氏阳性、非抗酸性厌氧丝状杆菌，是口腔内正常菌群，正常人的龋齿、扁桃体内均可有放线菌存在。当机体免疫功能下降，机体受到创伤时，放线菌可侵入组织，如外伤、口腔部手术等可引起放线菌感染。放线菌病为放线菌属中以色列放线菌引起的慢性化脓性及肉芽肿性疾病。放线菌病多呈慢性化，临床上根据感染的部位分为面颈型、胸型和腹型。腹型放线菌病好发于回盲部、阑尾，然后依次是结肠、胃、胆囊、肝、胰、小肠、直肠、盆腔和腹壁。肝放线菌病多继发于肠道的放线菌感染，特别是阑尾和大肠的放线菌感染后，病原菌可经门静脉侵入肝脏，或从肠道直接扩散至肝脏，极少数放线菌病可原发于肝脏。部分患者还可出现包括肺、肝脏、肠道等多个部位的放线菌感染。放线菌感染肝脏后可形成灰白色肿块，表面类似肿瘤转移，肿块可进一步软化形成脓液并被肝脏的纤维组织带分隔开，形成蜂窝样病灶。这些病灶含有典型的硫黄样颗粒，由分叉的细丝和嗜酸性棒端组成，呈放线状。肝脏的病灶还可以向腹壁、胸壁、肺和肠道扩散并形成窦道[2]。

二、临　床　表　现

肝放线菌病的临床表现缺乏特异性，多数患者有全身中毒症状，病程较长的患者可出现恶病质的表现：发热、出汗、消瘦、贫血貌、肝区疼痛。体格检查可发现肝脏及脾脏肿大，肝区触痛，右上腹压痛。当肝脏的脓肿扩散至腹壁时，腹壁的皮肤因脓肿快要穿破而绷紧，表面呈青紫暗黑色。当脓肿穿破腹壁或胸壁时可见多个不规则的窦道。实验室检查可出现白细胞和中性粒细胞升高，红细胞和血红蛋白下降，血沉及 C 反应蛋白等炎性指标上升[5]。

三、诊　　断

肝放线菌的临床诊断较困难，多需病理活检或术后病理检查才能诊断。在肝脏脓肿形成之前数月内超声、CT 或 MRI 检查均可发现肝脏占位性病变，因此在没有病原学检测结果之前极易被误诊为肝癌。根据患者发热、肝脾肿大、肝区疼痛、血常规及炎性指标的改变等，因警惕肝放线菌病的可能。对疑似患者，可经皮肝穿刺活检，如发现硫黄样颗粒及病原菌即可确诊。已形成窦道的患者，可直接从窦道的脓液中分离出病原菌进行确诊。厌氧菌血培养如能培养出阳性菌也可确诊 [6, 7]。

四、治　疗

首选青霉素治疗，且需要大剂量、长疗程才能见效，但目前尚无统一推荐剂量和疗程，多数使用 600～2000U/d，疗程为 1～6 个月。部分患者因脓肿形成厚壁，青霉素难以进入病灶，需要手术切除后再进行抗感染治疗。患者若能及时得到确诊并规范治疗，预后较好。

第 3 节　肝　梅　毒

梅毒（syphilis）是由梅毒螺旋体（*Treponema pallidum*，*Tp*）感染引起的一种全身慢性传染病。本病可侵犯全身各组织器官，当累及肝脏时可引起肝梅毒。

一、病原学与流行病学

Tp 属于螺旋体目、密螺旋体科、密螺旋体属，由 8～14 个整齐规则、固定不变、遮光性强的螺旋构成。梅毒患者是唯一的传染源，患者的皮损、血液、精液、乳液和唾液中均含有 *Tp*。主要通过性接触和血液传播，孕妇可通过胎盘和产道传播给胎儿。少数患者可通过接触分泌物、接吻、哺乳或接触被污染的衣物和用具被感染。部分患者可通过肝移植而感染。人群对 *Tp* 普遍易感。梅毒呈世界性流行，好发于年轻人群 [1, 2]。

二、临　床　表　现

根据梅毒的临床分型分期，可分为潜伏性梅毒、一期梅毒、二期梅毒、三期梅毒和先天性梅毒，累及肝脏的主要是后三种 [1, 2]。

1. 二期梅毒　*Tp* 感染人体后形成败血症，并侵犯全身各大系统。累及肝脏时可出现转氨酶升高

和胆汁淤积。肝组织内可见肝细胞排列紊乱，多形核淋巴细胞浸润，汇管区至中心区可见坏死带。肝组织内可检测到 *Tp*。

2. 三期梅毒　三期梅毒时可在肝脏内形成单发或多发的梅毒瘤，由干酪样团块和纤维包裹组成，肝穿刺活检表现为无菌性坏死或肉芽肿，肝组织内检测出 *Tp*。肝梅毒瘤多由影像学、手术或尸体解剖时意外发现。

3. 先天性梅毒　先天性梅毒是孕妇将体内的 *Tp* 传染给胎儿所致，患儿肝脏内可有大量的 *Tp*，使得肝脏肿大，表现为弥漫性肝炎；随着病程延长，纤维组织逐渐增加，导致肝脏质地变硬，表现为肝硬化。先天性梅毒的婴儿可能流产或产后很快死亡。如婴儿存活，可出现肝脾肿大和黄疸，但是以其他先天性梅毒的表现为主，如发育迟缓、皮肤黏膜损害、梅毒性鼻炎等。大龄儿童的肝脏内可能会出现梅毒瘤。

三、诊断与治疗

肝梅毒是梅毒全身系统性侵犯的局部表现，所以诊断时应强调对梅毒特点的整体分析，而不是仅仅关注肝脏损害 [8, 9]。根据患者的性接触史、临床表现和实验室检查尽早明确诊断。强调早期诊断、早期治疗、疗程规范、剂量足够，尽可能避免发生严重并发症。青霉素是首选治疗药物，头孢曲松钠、四环素和大环内酯类也可以使用 [10]。

第 4 节　回　归　热

回归热（relapsing fever）是由回归热螺旋体（*Borrelia recurrentis*，包柔螺旋体）感染引起的急性虫媒传染病。主要表现为阵发性高热伴全身疼痛，发热期与间歇期交替反复出现，故称回归热。回归热螺旋体可侵犯肝脏，引起肝脏肿大，重症患者可出现黄疸和出血倾向 [1, 2]。

一、病原学与流行病学

回归热螺旋体为疏螺旋体属，由 3～10 个粗而不规则的螺旋组成。根据传播媒介的不同，分为虱传回归热和蜱传回归热。患者是虱传回归热的唯一传染源，蜱传回归热的传染源包括患者和鼠。回归热螺旋体在体虱或蜱虫体内大量繁殖，人被体虱

或蜱虫叮咬后,回归热螺旋体随皮肤创面进入人体。人群对回归热螺旋体普遍易感,患病后免疫力不持久,约 1 年后可再被感染[11]。

二、临床表现

回归热螺旋体侵入人体后大量繁殖,引起毒血症症状,表现为突发高热。随后机体的免疫系统将外周血中螺旋体清除,高热骤退转入潜伏期。此时仍有螺旋体潜伏在肝、脾、脑和骨髓中。潜伏的螺旋体继续繁殖后再次入血,引起机体再次发热,如此多次反复。

潜伏期 7 ～ 8 天,突发高热、畏寒寒战、精神不振、乏力及眩晕等,头痛、肌肉关节酸痛为本病的突出表现,面部及眼结膜充血,甚至鼻出血。转氨酶升高,可有肝、脾、淋巴结肿大及触痛,严重患者可出现黄疸,类似于 Weil 病,胆红素可高达 170μmol/L。可伴有出血性皮疹及支气管炎。

发热持续 4 ～ 9 天后,患者体温下降,大量出汗,常有虚脱感,末梢循环衰竭,可导致患者死亡,但症状和体征多迅速减轻。无热间歇期约 1 周后,患者再次发热,但症状较前次减轻,可有 2 ～ 3 次轻型复发[12]。

三、诊　断

结合患者有野外作业或虱蜱等叮咬史,典型的临床表现,因考虑本病的诊断。确诊依赖于病原学依据。肿大淋巴结穿刺可发现螺旋体。厚血涂片罕见螺旋体,可做血清凝集试验和补体结合试验。

四、治　疗

四环素曾是治疗回归热的首选药物,成人每天 2g,分 4 次口服,热退后减量为每天 1.5g,疗程 7 ～ 10 天。目前临床上四环素已很少使用,可用多西环素替代,红霉素、氯霉素也可以使用。本病死亡率约 5%。

第 5 节　莱　姆　病

莱姆病(Lyme disease)是由伯氏疏螺旋体(*B. burgdorferi*)引起的自然疫源性疾病,本病由硬蜱虫叮咬人传播。1975 年美国东北部康涅狄格州莱姆(Lyme)镇发生本病流行,1980 年被命名为莱姆病。鼠类是本病的主要传染源和保存宿主,经蜱虫叮咬后引起病原体在宿主动物与人之间传播。人群对本病普遍易感,呈世界性流行。

一、病原学与流行病学

伯氏疏螺旋体属于螺旋体属,形态较小,长 10 ～ 35μm,直径 0.2 ～ 0.4μm,有 3 ～ 10 个或更多稀疏的螺旋,电镜下可见每端有 7 ～ 15 条鞭毛。鼠类是本病的主要传染源和保存宿主。患者仅在感染早期血液中存在伯氏疏螺旋体,作为传染源的意义不大。本病主要通过蜱虫叮咬在宿主动物与人之间传播,也可以因蜱粪中螺旋体污染皮肤伤口而传播。人群普遍易感,且可以反复感染。本病呈世界性分布,我国主要流行于东北林区、内蒙古林区和西北林区,夏秋季为高发期[1, 2]。

二、临床表现

本病是多器官、多系统受累的炎症综合征,累及肝脏时可引起肝脏炎症,常见轻度转氨酶升高,一般不引起永久性肝病。潜伏期 3 ～ 20 天。典型的临床表现分为三期:第一期,局部皮肤损害期,表现为游走性红斑、慢性萎缩性肢端皮炎和淋巴细胞瘤。第二期,播散感染期,可出现神经及心血管系统损害。其中神经系统损害包括脑膜炎、脑炎、神经根炎、局部脑神经炎,表现为头痛、呕吐、颈项强直、谵妄、神经麻痹等。心血管系统损害包括心动过速、房室传导阻滞等。第三期,持续感染期,出现关节损害,表现为关节肿胀、疼痛、活动受限等[13]。

三、诊　断

结合流行病学资料、临床表现和实验室检查可对本病进行诊断[14]。

(1)流行病学资料:患者近期曾到疫区或有被蜱虫叮咬史。

(2)临床表现:早期皮肤损害(游走性红斑)有诊断价值,晚期可出现神经、心脏和关节受累。

(3)实验室检查:从感染的组织或体液中可分离到伯氏螺旋体,或检测特异性抗体。

四、治　疗

在对症和支持治疗的基础上，应用抗生素抗螺旋体治疗是最主要的治疗措施，越早应用抗生素治疗效果越好，早期治疗还能预防后期的主要并发症。

第一期，成人常使用多西环素 0.1g，每日 2 次口服；或红霉素 0.25g，每日 4 次口服。儿童首选阿莫西林，每日 50mg/kg，分 4 次口服，也可以使用红霉素。疗程 10～21 天，需注意患者发生赫氏反应。

第二期，患者如出现脑膜炎，无论是否伴有其他神经系统病变，需静脉予以青霉素 G，每天 2000 万 U 以上，疗程 10 天。

第三期，患者可出现严重心脏、神经或关节损害，可应用青霉素 2000 万 U/d 静脉滴注，也可以应用头孢曲松 2g，每日一次，疗程 14～21 天。

此外，还需予以补液，高热者需予以物理降温或解热镇痛剂，症状特别严重者可给予糖皮质激素，伴发心肌炎并出现完全性房室传导阻滞时，可暂时应用起搏器。

（王俊忠　杨东亮）

参 考 文 献

[1] 杨东亮，唐红. 感染性疾病. 北京：人民卫生出版社；2016：87-93.

[2] Sheila Sherlock，James Dooley. 肝胆系统疾病. 牛俊奇等译. 天津：天津科技翻译出版有限公司；2013：451-3.

[3] Connor-Schuler R，Khan A，Goyal N，et al. Pressor support during a Jarisch Herxheimer reaction after initiation of treatment for Weil's disease. Am J Emerg Med 2017；35：1211.e3-e4.

[4] Kobayashi Y. Clinical observation and treatment of leptospirosis. J Infect Chemother 2001；7：59-68.

[5] Chou HH，Huang YT，Yang CJ. Actinomycosis resembling liver tumor with multiple metastasis. Int J Infect Dis 2016；45：98-9.

[6] Fazili T，Blair D，Riddell S，et al. Actinomyces meyeri infcction：case report and review of the literature. J Infect 2012；65：357-61.

[7] 赵玉元. 小儿肝放线菌病一例报告. 中华外科杂志 1996；12：743.

[8] Yoshikawa K，Aida Y，Seki N，et al. Early syphilitic hepatitis concomitant with nephrotic syndrome followed by acute kidney injury. Clin J Gastroenterol 2014；7：349-54.

[9] Adachi E，Koibuchi T，Okame M，et al. Liver dysfunction in patients with early syphilis：a retrospective study. J Infect Chemother 2013；19：180-2.

[10] Camara B，Kamar N，Bonafe JL，et al. Syphilis-related hepatitis in a liver transplant patient. Exp Clin Transplant 2007；5：724-6.

[11] Cutler SJ. Relapsing fever Borreliae：a global review. Clin Lab Med 2015；35：847-65.

[12] El-Bahnsawy MM，Labib NA，Abdel-Fattah MA，et al. Louse and tick borne relapsing fevers. J Egypt Soc Parasitol 2012；42：625-38.

[13] Applegren ND，Kraus CK. Lyme disease：emergency department considerations. J Emerg Med 2017；52：815-24.

[14] D'Alessandro M，Loy A，Castagnola E. Management of Lyme disease in European children：a review for practical purpose. Curr Infect Dis Rep 2017；19：27.

第 **6** 篇
酒精性、脂肪性与药物性肝脏疾病

第 38 章 酒精性肝病

酒精（乙醇）饮料是已知最古老的人类饮料之一，也是全世界社交场合消耗最普遍的饮料之一。酒精性肝病和慢性乙型肝炎、丙型肝炎、非酒精性（代谢相关性）脂肪性肝病共同构成了肝脏疾病的四大主要病因。主要包括酒精性脂肪肝、酒精性肝炎及酒精性肝硬化等疾病阶段，造成肝细胞功能障碍、门静脉高压症等并发症及肝细胞癌等严重后果。

第 1 节 流行病学

2018 年 WHO 发布的《酒精与健康全球状况报告》显示，2016 年全球共有 23 亿人饮酒，人均年酒精消耗量为 6.4 L，每年酒精导致 300 万人死亡，占全球总死亡人数的 5.3%，成为导致 15～49 岁人群死亡的首要原因[1]。根据 2019 年发表的一项模型推算，全球饮酒量有升高趋势：成人年均乙醇消耗量从 1990 年的 5.9 L 增至 2017 年的 6.5 L，预测到 2030 年将增至 7.6 L；现时饮酒（过去 12 个月内曾饮任何量的酒）率从 1990 年的 45% 上升到 2017 年的 47%，预计到 2030 年将上升到 50%；反复大量饮酒（过去 30 天内至少有一次摄入乙醇 60g 以上）率由 1990 年的 18.5% 上升到 2017 年的 20%，到 2030 年将上升到 23%[2]。

随着经济社会的发展和生活水平改善，我国酒产量和饮酒率逐年上升。1978～1996 年，我国白酒产量由年产 143.74 万 t 到 801.3 万 t，酒产量呈逐年递增趋势，2001 年高达 3069.87 万 t。目前尚缺乏全国性的系统流行病学资料，有研究显示

中国普通成年人中经常饮酒者的比例从 2000 年的 27.0% 上升到 2015 年的 66.2%，重度饮酒者的比例从 1982 年的 0.21% 上升到 2000 年的 14.8%，酒精性肝病的患病率从 2000 年的 2.27% 增加到 2015 年的 8.74%[3]。

全世界几乎有一半的人口在消耗酒精，嗜酒已经成为当今世界上日益严重的公共卫生问题。酒精是导致疾病负担的第三大危险因素，2012 年全球死亡原因中约 5.9% 归因于酒精，英国 2/3 的死亡是由于酒精相关疾病引起。酒精所致的年龄标准化死亡率最高的地区包括东欧（169.5/10 万）和撒哈拉沙漠以南非洲西部和南部（103/10 万，67.2/10 万），最低的地区包括北非和中东地区（9.6/10 万），北美（30.2/10 万）和东亚（26.4/10 万）属于中低地区。酒精导致的年龄标准化死亡率最高的国家是摩尔多瓦（224.1/10 万），其次是白俄罗斯（174.5/10 万）、俄罗斯（171.3/10 万）、尼日利亚（164.6/10 万）和立陶宛（163.7/10 万），中国为中低地区（26.3/10 万）[4]。酒精相关肿瘤患者中，男性占 77%；肿瘤种类主要是食管癌、肝癌和乳腺癌；酒精相关肿瘤人群归因分数（PAF）最低的地区是北非（0.3%）和西非（0.7%），最高的地区是东亚（5.7%）、中欧及东欧（5.6%）[5]。另有最新研究表明，全因死亡率最低的饮酒量为 100g 乙醇／周，而对于心血管系统而言，没有所谓安全的饮酒量，因为任何饮酒量都会增加心血管疾病（除心肌梗死以外）的发生率[6]。

肝脏是酒精代谢的主要器官，也是酒精所

损伤的主要靶器官。酒精性肝病（alcoholic liver disease，ALD）更是导致世界范围内进展性肝脏疾病最常见的原因。北美洲人群中有 1% 的人患有 ALD，在美国 ALD 已经成为肝移植的第二大适应证，而在拉美地区酒精所引起的急性或慢性疾病导致每年成千上万人的死亡和数以百万计人的健康受损，且女性的酒类消费增长速度已经超过了男性。在所有因肝硬化死亡的病因中大约有 48% 是由 ALD 所致，我国 ALD 的发生率为 8%～10%。ALD 已成为我国常见病和多发病之一，但我国缺乏 ALD 大规模流行病学调查资料。

ALD 包括多种疾病谱，从酒精性脂肪肝或单纯酒精性脂肪变性（alcoholic fatty liver，AFL）到酒精性肝炎（alcoholic hepatitis，AH）和酒精性肝硬化（alcoholic liver cirrhosis，ALC）。约 90% 的重度饮酒者（> 60g/d 酒精）有酒精性脂肪肝，只有 30%～35% 的酗酒者可能进展为严重肝纤维化和酒精性肝硬化。严重酗酒时可诱发广泛肝细胞坏死，导致酒精性肝炎甚至肝衰竭。为避免污名化，2018 年新版《欧洲肝脏研究学会临床实践指南：酒精相关性肝病管理》将"alcoholic liver disease"（酒精性肝病）更改为"alcohol-related liver disease"（酒精相关性肝病），但英文缩写仍为 ALD；将酒精性肝硬化（alcoholic cirrhosis）修改为酒精相关性肝病引起的肝硬化（cirrhosis due to alcohol related liver disease），将酒精性脂肪性肝炎（alcoholic steatohepatitis）修改为酒精相关性肝病引起的脂肪性肝炎（steatohepatitis due to alcohol-related liver disease）[7]。为使酒精相关终末期肝病患者得到平等的肝移植机会，2018 年欧洲肝脏研究学会临床实践指南和美国消化病学会的指南，均不再将戒酒 6 个月作为 ALD 患者肝移植的必需条件，而是应根据患者肝功能情况、精神疾病情况、社会支持情况及酒瘾控制情况综合评估[8, 9]。

受源远流长的所谓"酒文化"影响，并随着社会经济水平的提高和交往的增加，酒精滥用和酗酒对社会和健康的消极影响和不良后果（如失业、家庭破裂、器官受损、意外伤害或死亡），将成为重要的公共卫生和社会问题。但是，人们对酒精对健康影响的认识尚不充分，尤其是对 ALD 的预防和治疗的认识亟须提高。

第 2 节　酒精在体内的吸收、分布与排泄

酒精（分子式 C_2H_5OH，相对分子质量 46.07，比重为 0.8）是一种油 - 水分配系数为 0.037 的有机溶酶，水溶性极高。酒精没有特殊的蛋白结合能力，以单纯扩散、遵从 Fick 法则透过生物膜。可通过呼吸道、消化道黏膜吸收，很少一部分由皮肤和其他黏膜吸收。吸收的速度和程度取决于吸收部位的酒精浓度梯度、膜的通透性和局部血流量。

酒精极易在胃肠道内吸收，仅 2%～10% 由肾、肺排泄，余下的大部分在肝脏氧化（除肾脏之外在肝外代谢极少）。由于酒精作用的器官特异性（嗜肝性），使肝细胞在酒精代谢方面占据了极其重要的地位。酒精在体内的生化代谢首先是通过胃或肝细胞内的乙醇脱氢酶（alcohol dehydrogenase，ADH）、肝细胞内质网的微粒体细胞色素 P450 Ⅱ E1（CYP2E1）、过氧化氢酶系统的过氧化氢酶及非氧化代谢途径的作用转变为乙醛，后者在肝细胞内线粒体乙醛脱氢酶（aldehyde dehydrogenase，ALDH）的作用下转变为无毒性的乙酸，继而转变成乙酰辅酶 A 参与机体多种物质的代谢，最后氧化为二氧化碳和水。

90% 的酒精经过 ADH 和微粒体乙醇氧化系统（MEOS）代谢的同时，肝细胞内的线粒体氧化还原系统的中间代谢发生明显变化。经 ADH 的分解代谢产生 NADH，使 NADH/NAD 的比值升高，影响了肝细胞的氧化还原反应，最重要的是影响了柠檬酸和丙酮酸的还原反应和脂肪的氧化。酒精分解代谢反应需大量的氧，因而造成了细胞内低氧，尤其在血管周围区。氧的高消耗、NAD 的氧化系统失调、NADH/NAD 比值上升，以及大量乙醛的生成等，导致细胞内多种物质（维生素、激素、微量元素等）代谢失调。

第 3 节　危 险 因 素

持续或过量饮酒会导致严重 ALD，包括酒精性肝炎、酒精性肝硬化，甚至肝癌。然而，只有大约 35% 的大量饮酒者罹患肝病，提示酒精之外的因素可能参与了肝病的发生，例如性别（女性）、吸烟、肥胖和慢性丙型肝炎等均与 ALD 风险增加

相关。酒精相关的健康失调通常取决于饮酒量、酒的质量及饮酒模式等因素。

一、饮 酒 量

ALD 的发生与发展首先取决于酒精摄入的剂量和持续时间。与戒酒者相比，每天饮 10～20g 酒精的饮酒者患酒精性肝硬化的危险性增加。ALD 导致的死亡率与每年人均酒精消费量相关。整体消费或平均饮酒量是评价酒精损伤暴露的常用方法，而酒精消耗量和 ALD 风险之间存在剂量-反应关系。

美国和欧洲肝病研究协会定义显性饮酒为男性＞ 30g/d 和女性＞ 20g/d，每天超过这个量被认为是大量饮酒，可产生不良的健康和社会后果，酗酒的定义是每日 2h 内饮酒男性＞ 50g、女性＞ 40g。当受试者持续在 2～3 周过量饮酒（120～150g/d）时，就可以发生急性脂肪肝，但在戒酒后可以逆转；如果受试者持续饮酒，一些患者会出现酒精性肝炎，增加 ALD 的发病率和病死率。每天饮酒超过 30g 将显著增加酒精性肝硬化发生的风险，15%～20% 的过度饮酒者会发展至肝硬化。但饮酒的频度、饮酒量的计算和诊断通常基于患者（或家人）叙述或问卷调查，主观性较强，应密切结合临床症状和辅助检查进行验证。

二、酒的质量

ALD 的发生肯定与酒饮料中的酒精有关，即使所谓的无醇啤酒也仍然含有 0.5%～1% 的酒精，如果大量饮用仍有可能造成肝损害。

酒不仅是水和酒精的溶液，制造过程中还能产生很多物质。目前已知的物质超过 1000 种，比较重要的有 300 多种，特别是富含原花青素、白藜芦醇、酸类（单宁酸、酒石酸、苹果酸、琥珀酸、柠檬酸等）、糖类、酚类（如酚酸）、多种氨基酸、矿物质和芳香类的混合物等，虽然这些物质所占的比例不高，却是影响酒质优劣的重要因素。由于不同的酒含有不同的成分，特别是那些保护性的成分不同和量的差异，就造成"损伤"与"保护"的失衡，出现不同的饮酒结局。人类饮用的是酒，而不是酒精。

三、饮酒模式

饮酒模式的不同可能是另一个重要的风险因

素。虽然酒精暴露在世界区域之间有很大的不同，但平均饮酒量和饮酒模式是独立的。酗酒（太多、太快或太多、太频）是 ALD 发生的重要危险因素，与规律性饮酒者相比，狂饮或慢性酗酒者也有不同的健康结果。

丹麦一项研究通过调查 160 725 例 50～64 岁癌症患者的饮食及其在 1993～2011 年的健康状态来研究酒精性肝硬化的危险因素。结果显示，无论男女，每周饮酒量与酒精性肝硬化的发生成正比；与每周 2～4 天饮酒的患者相比，男性每天饮酒发生酒精性肝硬化的危险性为不饮酒者的 3.65 倍，空腹饮酒习惯与酒精性肝硬化发生的风险相关；饮酒量和酒精性肝硬化的发生呈明显的剂量-反应关系，早期终身戒酒者不存在酒精性肝硬化风险；每天饮酒者的酒精性肝硬化危险性明显高于不经常饮酒者，新近过量饮酒者比年轻时即开始饮酒者危险性更高；相比于啤酒和白酒，饮用同等酒精量的葡萄酒的男性患酒精性肝硬化的风险相对较低[10]。

四、年龄与性别

2010 年来自美国全国医院出院数据调查和全国住院样本的结果显示，大多数诊断 ALD 患者的年龄为 45～64 岁，平均 53 岁。英国 45～64 岁年龄组中 ALD 的病死率最高，1979～2005 年最大增幅出现在 25～34 岁年龄组。一个以上海人群为基础的研究结果显示[10]，不仅脂肪肝的患病率在过去的 20 年中增长了约 1 倍，而且初次诊断为 ALD 的平均年龄也低于西方国家（36～48 岁），对山东省 8186 人的研究显示，随着年龄的增加，ALD 的发病率有增加的趋势（直到 50 岁），ALD 最高患病率的年龄段是 40～49 岁[11]。值得注意的是，每个人口区域之间的年龄差异很可能是由于收集数据（人口与医院）、人口本身的年龄结构和酒精消费模式不同所致。事实上，在每个地域 ALD 住院患者平均年龄差异无统计学意义。

一般认为，男性的酒精性肝病患病率明显高于女性（男性 15.76%，女性 1.42%，$P < 0.05$），这可能是因为男性通常比女性喝得多，有更大比例的重度饮酒者和酗酒者。但在平均酒精消费量相同的情况下，女性比男性发生肝硬化的风险更高。西方国家长期饮酒的性别差异有所下降，例如英国女性 ALD 死亡率比男性增加更多，尤其是 30 岁以下的

女性增加了 7 倍。

五、种族和民族

在美国，年龄调整后黑种人酒精性肝硬化的发生率高于白种人，死亡率最高的是西班牙裔人。然而，这些结果不能完全归因于西班牙裔人和黑种人比白种人有较高的酒精消费，因为黑种人的饮酒量并不高于白种人，甚至低于白种人。肝硬化死亡率种族差异的原因尚不清楚，但可能与对黑种人和西班牙裔人酒精相关损伤的随访有限，或西班牙裔人群合并丙型肝炎病毒感染更常见有关。

六、遗传因素（基因多态性）

遗传因素对酒精代谢的差异有实质性的影响。肝脏酒精代谢酶活性的变化，特别是细胞内的 ADH 和 ALDH，是酒精依赖风险中最重要的酶类。尽管遗传因素可能是重要的，但目前仍不清楚为什么只有 15% ～ 20% 的慢性酗酒者同时或相继发展为酒精性肝炎或酒精性肝硬化。

ADH 活性水平的测定对酒精依赖和酒精引起的肝损伤风险敏感性具有重要意义。*ADH1C*1* 有很大的人种差异，*ADH1B*3* 主要见于非洲血统的人，*ADH1B*2* 常见于东北亚人和偶见于白种人。40% ～ 50% 的中国人是 *ALDH2 *2* 纯合子或杂合子的等位基因，且基因活性较低，这些人饮酒后血液中有高浓度的乙醛，可能更容易导致肝损伤。

*ALDH2*2* 的基因多态性几乎完全存在于东北亚人，*ALDH2* 基因型密切影响饮酒习惯。在习惯性饮酒者中，*ALDH2* 基因纯合子比杂合子能快速分解乙醛，*ALDH2* 基因型与个人的饮酒行为密切相关，*ALDH2* 基因纯合子缺陷者促进男性 ALD 的发展。

慢性高浓度的酒精摄入诱导微粒体 CYP2E1 的活性。CYP2E1 是一种可诱导酶，连续酒精消耗状态下，其催化活性可增加 20 倍以上。C2 等位基因与 ALD 患者饮酒累积风险水平增加有更高的相关性。在汉族、蒙古族和朝鲜族 ALD 人群中的发生频率分别为 50%、31.36% 和 45.87%，各民族之间差异无统计学意义，但均显著高于对照组。*CYP2E1*5*（C2）的等位基因比 C1 基因活性更高，可能导致更高的肝脏乙醛蓄积和活性氧暴露，增加饮酒相关的喉癌发生。CYP2E1 的另一种多态性

Taq I，与 ALD 的敏感性降低有关，尽管这一等位基因不直接影响酒精代谢，但是这可能是一个未知的保护因素。

此外，内毒素反应活性蛋白 Toll 样受体 4（TLR4）参与 ALD 发病机制中内毒素的应答。CD14 是 TLR4 的复合受体，其基因变异可能影响 ALD 的易感性。CD14 基因的 C/T 多态性在 159 位启动子区域，产生一个 TT 基因型，与 CD14 表达增加有关。芬兰的 442 例男性尸体检查结果显示，依据酒精消费量的数据，与没有 TT 基因型的男性相比，TT 基因型增加了近 2.48 倍 ALD 进展的风险和近 3.45 倍发生肝硬化的风险。

作为重要的抗炎细胞因子，白细胞介素 10（IL-10）的基因多态性与 ALD 的发生也有关。50% 的进展性 ALD 患者中至少有 1 个等位基因启动子 627 位存在 C/A 多态性表达减少，而对照组和无或轻微的肝脏疾病者分别仅为 33% 和 34%。

通过质子磁共振质谱分析，含 patatin 样磷脂酶域包含蛋白 3（PNPLA3）的一个变异 [rs738409（M148I）] 和肝脏脂肪含量有关，并能增加酒精性肝硬化 1.53 倍的风险，在年轻患者中的风险高达 3.03 倍 [12]。一项纳入 11 项研究共包括 3495 例 ALD 患者的荟萃分析也支持这一结果，它还可能同时增加白种人酒精性肝硬化的发生和 ALT 的异常。

七、营 养 失 衡

来自美国的一项流行病学研究结果显示，每日饮酒 20g 增加超重和肥胖者 ALT 异常的风险，高 BMI 和过量饮酒相互作用，增加苏格兰人肝脏疾病的死亡率。来自中国的一个前瞻性研究纳入了 1270 例患者，16% 的人群 BMI ≥ 25kg/m^2，这组患者虽然平均每日酒精摄入量低于 BMI ＜ 25kg/m^2 组，但 ALD 的发病率却高达 11.5%，明显高于正常 BMI 组（仅有约 5%），提示肥胖的存在是 ALD 的独立预测因素。BMI 还能独立预测酒精性肝炎的严重程度，酗酒和肥胖对 ALD 存在协同效应。

营养不良或营养缺乏既是 ALD 的原因，又是其结果，最终形成恶性循环。每克酒精提供 7.1cal 能量，足量的酒精似乎就能满足组织对能量的基本需求。但另一方面，酒精引起的胰腺功能不足和小肠黏膜损伤造成各种营养物质的消化不良和吸收障

碍。抗脂肪肝的物质胆碱、蛋氨酸缺乏，半胱氨酸、谷胱甘肽、维生素、电解质、微量元素异常，维生素 A 的耗竭及低维生素 E 水平，导致肝细胞膜上尤其是线粒体膜上磷脂和卵磷脂缺乏，有可能引起肝脏疾病的恶化。蛋白质缺乏性营养不良的存在及其程度，是决定 ALD 患者临床结局的重要因素，严重营养不良患者的病死率接近 80%（营养正常者小于 50%）。

八、社会经济地位和公共政策

社会经济地位最有可能影响发展中国家的人群过度饮酒而致 ALD 的发生，因为发展中国家人均收入的增加使他们更易获得酒精。然而，社会经济状况及其之间的复杂关系涉及多个因素，如市场自由化、广告的增加、日益富裕（特别是暴富）等，都可能使酒精消费出现在基层和社会经济地位较低的人群。一些研究结果显示，酒精性肝硬化相关的病死率往往发生在没有结婚或是城市底层自由职业居民，失业风险增加者，以及较低水平的受教育程度和低收入家庭。美国酒精性肝炎住院患者主要来自低收入家庭。中国 ALD 常见于社会经济因素复杂的人群，如中年男性、未婚（或离异）、文化程度低、家庭收入低，或职业地位高的未婚人群，也常见于重男轻女的家庭。

使用酒精的最主要的决定因素是价格，其次是容易获得和促销。针对这些因素的公共政策，既可以影响公众对酒精的消耗，又可以左右酒精导致的肝硬化和其他健康问题的增减。WHO 已经批准一项全球战略，减少酒精有害使用的 10 个国家优先行动和 4 个国际优先行动。国家公共政策的力量变化惊人。例如，在美国的禁酒时期，肝硬化死亡率降低约一半。英国建议制定含酒精饮料的最低价格（类似于烟草），提高税收，减少销售白酒类网点的数量，限制广告，加强筛选和对获取酒精相关问题的处理。然而，公共政策的实施似乎有阻力，主要来自酒精行业对政府的压力。

九、药物和毒物

酒精饮料中甲醇的不同含量及其对代谢的危害众所周知。除甲醇外，酒精饮料中还有不同含量的丁醇、丙醇和它们的衍生物，以及杂醇油、酯、酸、芳香族复合物、必需油脂、硫黄、苯酚、组胺类物质、人工色素、保鲜剂和稳定剂，可能还有杀虫剂。

除非有明确的证据，否则酒精与药物不能同服。值得注意的是，药酒不仅有药也有酒，其肝损害风险不容忽视。有 40 万～ 50 万德国人服用药物或在工作中、家庭中、休息期间、自娱活动中接触到化学试剂（包括酒精），由于个体酒精代谢的差异，很可能有肝毒性或引发潜在毒性。

十、合并其他慢性肝病

慢性病毒性肝炎和酒精有明显的协同作用，比单独作用更容易引起严重的肝病，更易出现黄疸、ALT 或 AST 升高及 ALP 升高。年轻的丙型肝炎病毒（HCV）感染者同时饮酒（伴随在疾病的初期），常常有更严重的组织学特征及更低的生存率，输血后 HCV 感染者大量酗酒发生肝硬化的风险提高了 30 倍。不能确定病毒性肝炎患者饮酒的最低阈值，但还是建议 HCV 感染者戒酒。

凡是导致肝脏损害的疾病都可影响（减弱）细胞内酒精的代谢反应，加重酒精及其代谢产物的毒性，如高脂血症、糖尿病、痛风、内分泌疾病等。在无慢性肝病存在的条件下，糖尿病不增加患肝癌的危险性；在 HBV、HCV 及酒精性肝硬化存在的条件下，糖尿病明显增加患肝癌的危险性。

第 4 节 发病机制

酒精对肝细胞的作用是形成 ALD 最基本的条件，无论是诱导细胞凋亡、内质网应激、线粒体损伤和 / 或调节肝脏炎症细胞应答等，为肠源性脂多糖（lipopolysaccharide，LPS）和 / 或其他病原体相关分子模式作用提供了环境，最终形成 ALD 的复杂病理过程。酒精对肠黏膜屏障的破坏，可能是 ALD 发生的先决条件。酒精对黏液的溶解和细胞屏障的破坏导致肠道通透性增加，门静脉循环中细菌内毒素、LPS 升高，这种起源于肠道微生物的炎性信号，通过激活 TLR4 引发肝脏炎症，后者逐渐被认为是形成 ALD 的一个主要因素。这种肠肝相互作用（肠 - 肝轴）的机制，使我们对 ALD 的发生和发展有了新的认识。发病机制中可能还存在一些其他因素，如营养不均衡、缺氧和病毒感染等。

一、酒精对肠黏膜的损伤（间接损伤）

肠道中的营养物质和众多微生物共同作用，形成健康的新陈代谢和维护肝脏各项功能的场所。肠源性营养物质及其他信号通过门静脉到达肝脏血窦的窗孔内皮，即触发了肠源性物质与肝细胞和其他肝实质细胞（包括免疫细胞）之间的密切接触，肝血窦的低流量血流又为这种密切接触创造了良好的微环境，从而开始了肠源性营养物质及其他信号在肝脏的"旅行"。肝脏作为机体最大的免疫器官，控制着免疫细胞组群的所有种类，并且具有募集及活化相关免疫细胞从而应答肠源性代谢及致病信号的能力。酒精改变肠道微生物的组成、削弱肠道的完整性和屏障功能，加重肠源性内毒素血症，这是ALD 发生的第一步，也是最重要的一步。

肠屏障是指肠道能够防止肠内的有害物质如细菌和毒素穿过肠黏膜进入人体其他组织、器官和血液循环的结构和功能的总和，包括肠黏膜上皮、肠黏液、肠道菌群、分泌性免疫球蛋白、肠道相关淋巴组织、胆盐、激素和胃酸等。肠道屏障功能是指肠道上皮具有分隔肠腔内物质，有效地阻挡肠道内寄生菌及其毒素向肠腔外组织、器官易位，防止机体受内源性微生物及其毒素的侵害。肠黏膜上皮(机械屏障)、肠黏液（化学屏障）、肠道菌群（生物屏障）、分泌性免疫球蛋白和肠道相关淋巴组织（免疫屏障）共同组成黏膜屏障，肠道除消化吸收功能外，其功能完整的黏膜屏障可防止细菌入侵，也可防止吸收毒素。

酒精兼有水溶性和脂溶性，大量快速饮酒可导致黏膜屏障的损伤。酒精可破坏由肠黏膜上皮细胞分泌的黏液、消化液及肠腔内正常寄生菌产生的抑菌物质组成的化学屏障，促进酒精的快速吸收和增加外来细菌的黏附。

血液循环中高浓度的酒精会使 mRNA 低表达，后者的翻译产物为形成结肠上皮细胞之间紧密连接的重要蛋白质，导致肠道上皮细胞保护层上的防御素、肠道上皮细胞之间的紧密连接蛋白和肠道免疫细胞决定肠道黏膜的完整性遭到破坏，引起肠上皮细胞的损伤和死亡，导致肠渗漏增加，进入肝脏的LPS 增多。酒精的高毒性代谢产物乙醛也可破坏紧密连接，从而增加肠道通透性，使细菌及内毒素等有害物质透过肠黏膜进入门静脉血液，促进酒精诱导的肝损伤和炎症形成。

肠道通透性增加还与氧化应激反应有关。LPS也能够诱导一氧化氮、H_2O_2 的产生并激活 TNF-α等，促进一氧化氮合酶（iNOS）的产生。LPS 和这些促炎细胞因子通过肝细胞诱导急性期反应物产生，包括血清淀粉样蛋白 A、脂多糖结合蛋白（LBP）、纤维蛋白原、C 反应蛋白和铜蓝蛋白，促使肠黏膜结构发生变化，最终导致肠道通透性增加，为正常定植在肠道内的细菌易位到其他组织提供机会。酒精性肝硬化患者血浆内的细菌 DNA 含量明显增加，为细菌易位提供有力的支持。进展期ALD，LBP 和可溶性 CD14 的水平增加与肠道渗透性增加相一致，酒精性肝硬化患者的肠道细菌数量发生变化，并且易位至肝脏和腹水中，促进细菌感染，常常表现为亚急性细菌性腹膜炎、肝性脑病或严重的全身性感染。

IL-22 由存在于肠壁的固有淋巴细胞（ILC）产生，是一种可调节肠道上皮细胞和免疫功能的细胞因子。酒精可使 IL-22 表达减少，肠道通透性增加。肠壁上各种免疫细胞的相互作用是维持宿主和微生物平衡的重要组成部分，微生物群可以决定巨噬细胞和 ILC 之间的交叉对话，从而促进肠道内稳态的平衡。ILC 能够平衡肠道的免疫、炎症、组织修复，同时调节 ALD 的肠 – 肝轴。酒精可选择性抑制肠道相关淋巴组织，使特异性分泌型免疫球蛋白（sIgA）分泌减少，增加细菌黏附机会，进而发生易位。

肠道微生物对于形成宿主免疫应答具有主要作用，共生细菌形成肠道黏膜的完整性（细菌屏障或生物屏障）。在健康人体中，肠道内微生物群处于共生平衡状态，但是长期习惯性摄入酒精会改变正常肠道菌群数量，进而引发肠道菌群失调，还能使胃肠蠕动减少、胃内 pH 增加，促进小肠细菌的过度生长。长期饮酒也会改变胃肠道中微生物的营养来源，直接和间接地改变肠道菌群的组成。主要表现在肠道优势菌被抑制，少数致病菌过度繁殖，导致肠道生理功能受损。

库普弗细胞的活化已经被认为是形成 ALD 的主要因素。大量饮酒后，门静脉及循环系统中的LPS 水平明显升高，后者通过 TLR4 活化肝脏中的库普弗细胞和聚集的巨噬细胞。提示门静脉血中微生物成分是酒精性脂肪性肝炎的主要炎症介导因子，有助于肝纤维化的进展和门静脉高压的发展。

二、酒精对肝脏的损伤（直接损伤）

肝脏是酒精代谢的主要器官，90% 的酒精由肝脏代谢。酒精可调节和活化肝脏脂肪代谢相关的转录因子，如脂联素、腺苷酸活化蛋白激酶、过氧化物酶体增殖物激活受体 α 等脂质代谢通路转录因子的调控作用。通过调控上述各类代谢通路可促进脂肪合成基因表达、抑制脂肪的氧化分解，导致肝细胞内脂质过度沉积。

乙醛具有高度反应性，可以形成各种蛋白质和 DNA 加合物，后者影响蛋白质功能，引起肝细胞内的酶失活、DNA 修复蛋白功能障碍、脂质过氧化及线粒体破坏等损害；加合物还可作为抗原，通过免疫反应产生相关抗体，引起肝脏组织细胞炎症、坏死及纤维组织增生。乙醛还通过增加肝星状细胞（hepatic stellate cell，HSC）中胶原的表达促进纤维化发生。

酒精及其代谢物通过线粒体损伤和内质网应激，诱导活性氧（ROS）的产生和肝细胞损伤。趋化因子的早期活化，特别是单核细胞趋化蛋白 -1，有助于召回巨噬细胞和白细胞介素 -8，从而聚集中性粒细胞于肝脏。乙醛及乙酸不仅可以直接诱导炎症反应，而且能够增强 LPS 介导的库普弗细胞 / 巨噬细胞的炎症因子产生，促进巨噬细胞对 LPS 的炎症反应，激活 NF-κB 信号通路，促进 TNF-α 产生。

此外，酒精及其代谢产物导致 NADH/NAD$^+$ 比例增加，促进丙酮酸转化为乳酸、磷酸二氢丙酮转化为 α- 磷酸甘油，依赖于 NAD（+）的生化反应如三羧酸循环、脂肪酸 β- 氧化、氧化磷酸化和糖原异生等受到抑制，肝内 3- 磷酸甘油水平升高，促进脂肪酸和甘油三酯合成，并抑制脂肪酸的线粒体 β- 氧化。

三、其他损伤（辅助损伤）

（一）营养不良

当酒精提供机体每日所需热量的 35% 以上时才能造成脂肪肝。蛋白质缺乏性营养不良的存在和程度是决定 ALD 患者临床结局的重要因素。微量元素异常、维生素 A 的耗竭、低维生素 E 水平，有可能引起肝脏疾病的恶化。肥胖和酒精滥用可发挥协同作用加重肝细胞损害，增加 ALD 发生的风险。

（二）缺氧

酒精能增加肝细胞的氧消耗，因为其代谢途径需要更多的氧。由于酒精主要在肝组织的小叶中心区域代谢，对氧气的需求增加使这些区域相对缺氧，导致小叶中心区的细胞坏死。组织缺氧通过降低蛋白酶体中的 HIF 降解来增加肝细胞中转录因子 HIF 的水平。许多参与肝脏炎症、脂肪变性、纤维化、血管生成和肿瘤发生的基因受 HIF 调节，并加速 ALD 的进展。

（三）病毒感染和基因异常

目前认为 HBV、HCV 与 ALD 发生呈协同关系。二者同时发生可加重肝脏损害的炎症反应，加速肝硬化和肝细胞癌的发生，对 ALD 患者预后产生不良影响。

酒精能降低沉默信息调控因子 1（silent mating type information regulation 1，SIRT1）基因和蛋白质表达水平，并抑制其脱乙酰酶活性，引起组蛋白和其他蛋白质（如 p53）的高度乙酰化，导致肝基因表达异常、脂肪变性、炎症和肿瘤的发生。

第 5 节　临床表现

尽管中国指南将 ALD 的疾病谱包括轻症 ALD、酒精性脂肪肝、酒精性肝炎、酒精性肝纤维化及酒精性肝硬化[13]，但国际上大部分学者仍将 ALD 的疾病谱分为 3 组：酒精性脂肪肝或单纯酒精性脂肪变性、酒精性肝炎、慢性肝炎伴肝纤维化或肝硬化，后者普遍称为酒精性肝硬化。疾病进展的阶段并不完全相同，同一个体可以同时存在多个阶段的表现。一般来说，引起 ALD 症状的主要因素有：肝细胞功能损害、门静脉高压和酒精的肝外损伤作用。

一、酒精性脂肪肝

酒精性脂肪肝通常缺乏特异性症状并具有自限性，大部分可于戒酒 4～6 周后逆转，其临床表现与肝脏脂肪浸润的程度成正比。酒精性脂肪肝的发生与日饮酒量有关，每日饮酒量的界定各国不一，英国最低（＞30g/d），其次为中国（＞40g/d）和日本（＞50g/d），美国最高（＞60g/d）。＞60g/d 的意大利人群 46.4% 发生脂肪肝，大量饮酒者中高达 94.5%。由于个体酒精代谢酶的差异，即使低剂量的酒精（＜ 40g/d）长期摄入，仍有 5% ～ 15% 的人可能会发展为肝纤维化和肝硬化。

短期内中等量或大量饮酒后即可导致在脂肪肝基础上发生的酒精性肝炎和酒精性肝硬化，此时症状比较明显，可能出现乏力、消瘦、肝区疼痛、腹泻（酒精性胰腺炎及酒精性肠黏膜屏障受损）等，住院患者中约有 15% 出现黄疸。

肝脏大小通常是正常的，有时肋下可触及肝下缘，也有至肋下数厘米甚至到达髂骨水平，表面光滑，质软或稍韧，边缘钝圆，常伴有肝区疼痛或压痛。可能出现腮腺肿大、掌挛缩、乳腺女性化，部分患者可以伴有维生素缺乏表现，如周围神经炎、舌炎、口角炎、皮肤瘀斑等，少数人可有轻度黄染，脾肿大少见，但都缺乏特异性和敏感性。

二、酒精性肝炎

在酒精依赖患者中，酒精性肝炎很少单独存在，可发生在 ALD 的不同阶段，甚至发生急性重度酒精性肝炎（severe acute alcoholic hepatitis，SAH）。组织学研究显示，酒精性肝炎出现在 10% ～ 35% 的 ALD 住院患者中。即使临床表现轻微的患者也很可能出现进行性肝损伤，并有约 50% 的患者会发展为肝硬化和急性肝衰竭。

轻度酒精性肝炎可无任何临床症状，仅有肝脏轻度肿大。最常见的症状为黄疸，可伴有全身乏力、食欲减退、恶心、呕吐、腹胀、腹痛、右上腹不适、体重减轻。重度酒精性肝炎常发生在长期过量饮酒所致的脂肪肝或肝硬化的基础上，出现病情急性加重，或发生于短期内大量酗酒的患者。多数患者起病急骤，以迅速出现发热、黄疸、腹水和皮肤黏膜出血等，以及肝性脑病、肺炎、急性肾衰竭、上消化道出血等多器官功能障碍为特征，短期病死率接近 40%。实际上患者在出现明显的肝炎症状之前，可能已经有数周至数月的亚急性发展过程。

以黄疸、肝肿大并伴有压痛为主要特点，皮肤、巩膜呈不同程度黄染，肝脏轻度到中度肿大，肝脏质地与肝病的发展阶段有关，脾脏大小多正常。30% ～ 60% 的患者出现腹水，部分患者有水肿。同时可有面部毛细血管扩张、蜘蛛痣、肝掌。重度酒精性肝炎患者出现重度黄疸，皮肤黏膜出血点、瘀斑，因酒精性中毒、肝性脑病可出现不同程度的神经系统症状。

三、酒精性肝硬化

酒精性肝纤维化被认为是从中央静脉周围区域开始，并受酒精摄入量影响。平均每天摄入 40 ～ 80g 酒精的 40% ～ 60% 的患者，平均 25 年发生中央静脉周围纤维化及纤维连接蛋白沉积。

肝脏具有很强的代偿能力，10% ～ 20% 的患者在肝硬化代偿期无明显症状，或呈渐进性发展或隐匿性发病，常在影像学和病理学检查时发现。患者出现乏力、食欲减退、右季肋部不适、隐性或显性黄疸、低热、恶心、腹胀、腹泻等非特异性症状，其中乏力和食欲减退出现早且相对突出，多由其他疾病或劳累等诱发，经休息和治疗后症状可缓解。有的仅表现为大便次数增多或糊状便。乏力、黄疸、蜘蛛痣和男性乳腺发育等均较常见，特别是前臂远端的蜘蛛痣对酒精性肝硬化的诊断更具特异性。

饮酒合并病毒感染时食管静脉曲张的发生率明显增加。如果出现明显的乏力、体重减轻、出血倾向、高度黄疸及腹水，且蜘蛛痣、肝掌等体征明显，提示可能合并重度酒精性肝炎。

在早期，肝脏多呈不同程度肿大，特点是肝裂增宽，肝脏变形，肝脏各叶失调，尾状叶相对增大（严重者可形成假性布 – 加综合征），肝脏肋下可触及，可有肝掌。脾脏大小正常或者轻度肿大。患者可呈慢性肝病面容，由于体内激素水平的改变，面部可见毛细血管扩张和蜘蛛痣，伴有酒精性肝炎时可出现皮肤、巩膜黄染，肝脏压痛。

慢性嗜酒者处于脂肪肝或肝硬化阶段时，肝脏组织学上残存的正常肝细胞仅能维持最低限度的肝功能。当短期内大量酗酒时，酒精的直接毒性、乙醛 – 蛋白加合物所致的变态反应，以及大量氧自由基的产生，可直接损伤细胞内的蛋白质、脂质、线粒体和 DNA，引起 β- 氧化、生物氧化和糖原异生障碍，导致重要能量来源丧失，极易诱发急性重度酒精性肝炎和急性肝衰竭。

第 6 节　辅 助 检 查

一、实验室检查

实验室检查有助于发现疾病严重程度、是否合并肝内炎症和纤维化，并可动态观察药物的治疗效果和疾病的转归预后。ALD患者可有不同程度的肝功能损害，戒酒后肝功能损害指标可明显下降，通常4周内基本恢复正常，但GGT恢复较慢。由于单一指标往往缺乏敏感性和特异性，应尽量避免依据某种单一的生物化学指标进行评价。

1. 血细胞 酒精性脂肪肝时白细胞可以正常或略高，酒精性肝炎时可明显升高（但$< 15 \times 10^9/L$）并伴随中性粒细胞升高，酒精性肝硬化时往往降低。平均红细胞容积（MCV）增大（$> 100fl$）具有一定的特异性，常反映ALD的严重程度。血小板显著减少，但很少有自发性出血。

2. 血液生化

（1）肝功酶学：血清AST和ALT轻度至中度升高，酒精性肝炎时AST可明显增高，ALT不增高或增高不显著，AST/ALT > 2者诊断意义更大。但AST很少超过500U/L或者ALT > 200U/L，一旦超过此水平常提示可能存在其他病因（如对乙酰氨基酚过量）。

GGT显著增高更具特征性，是最早、最明显而且恢复最晚的血清酶，戒酒后（一般为4周）开始迅速下降，再酗酒又上升，如与MCV增大相结合，可提高诊断酒精滥用的敏感性。

（2）其他：血清总蛋白和白蛋白均下降，凝血酶原时间延长，且与酒精性肝炎的严重程度相关。常见肝内胆汁淤积（以直接胆红素升高为主），程度不同的重度酒精性肝炎可以出现直接和间接胆红素双相升高。总胆红素 > 85.5μmol/L（5mg/dl）为中度酒精性肝炎，若同时凝血酶原时间延长4s以上则为重度酒精性肝炎。血清免疫球蛋白IgG和IgA升高，尤其是IgA升高明显，这与病毒性肝炎肝硬化不同，后者可能IgG水平更高。

由PT、GGT和载脂蛋白A1组成的PGA指数，有助于识别酒精性肝硬化。低蛋白血症、凝血酶原时间延长、高胆红素血症等明显高于病毒性肝炎肝硬化。如果出现三系血细胞均减少，应高度怀疑酒精性肝硬化。

3. 特殊检验指标 血清乏糖基转铁蛋白（carbohydrate deficient transferrin，CDT）是一种变异的转铁蛋白，被认为是诊断ALD比较理想的指标，但敏感性和特异性有限，其测试也受其他因素影响（如年龄、性别、BMI和其他慢性肝病），CDT与肝病的程度并不相关，目前临床CDT的检测开展得较少。

长期大量饮酒或酗酒也可以激活P450ⅡE1，进而导致糖脂代谢紊乱，主要表现为血糖、甘油三酯、胆固醇和尿酸升高，相关细胞因子（如TNF-α、TGF-β、INF-γ等）表达异常；电解质紊乱主要表现为低钾、低镁、低磷等，酒精戒断综合征（AWS）患者可出现严重低钠血症。

二、影像学检查

目前，影像学检查常用于诊断肝病存在与否，还不能确定肝脏疾病的具体病因。酗酒患者影像学检查的主要价值是排除其他病因导致的肝脏异常，如梗阻性胆道疾病、肝脏肿瘤性疾病和浸润性疾病，评估晚期肝病及其并发症。

1. 超声 超声检查是目前最常用的方法，对酒精性肝病诊断的正确率可达97%。具备以下三项中的两项者为弥漫性脂肪肝：①肝脏近场回声弥漫性增强，回声强于肾脏和脾脏；②肝脏远场回声逐渐衰减；③肝内管道结构显示不清。

2. CT 由于肝脏密度减低的程度与肝细胞内脂肪沉积量呈负相关，因此可根据肝脏CT值降低的程度来估算肝细胞脂肪变的严重程度。但目前国内外没有标准的测定部位和测定范围，限制了临床应用。

3. MRI MRI在局灶性脂肪肝与肝内占位性病变鉴别时价值较大。其中位相磁共振（phase-contrast MRI）对局灶性脂肪肝的诊断最可靠。应用钆-二乙烯五胺乙酸（gadolinium-DTPA，Gd-DTPA）增强可使肝血管结构（如门静脉）、肝实质及肝肿瘤对比增强，有利于显示肿瘤与血管的关系，对超声或CT鉴别困难的病灶有帮助。^{1}H-MRI可高度特异性地测定肝细胞内TG含量，由于^{1}H质子波谱在MRS期间可收集到较肝活检标本更大范围的共振峰，且在肝脏TG含量 > 5%时也可发现脂肪储积，用于肝脏脂肪的定量检测。

磁共振弹性成像（magnetic resonance elastography，MRE）是一种新型的无创成像方法，能直观显示和量化组织弹性，对肝纤维化也具有较高诊断价值。

4. 肝脏瞬时弹性成像（transient elastography，TE） 这是近年来新出现的一种肝纤维化无创检测方法，其基本原理是振动器产生机械波，测量通过肝实质的波速，评估肝脏纤维化程度，具有无创、快速、客观等优点，TE 对 F3 及 F4 期肝纤维化诊断临界值更明确，但因其难以对超重和肥胖者进行检查，使肝脏病变早期的诊断准确性欠佳。

受控衰减参数（controlled attenuation parameter，CAP）同样基于 TE（FibroScan）平台，与肝脂肪变程度显著相关，作为一种无创定量评价肝脂肪变的指标，能快速给出定量的肝脏纤维化程度和脂肪变的测定结果。

三、组织病理学

肝脏组织活检在 ALD 的诊断中并不是必需的，但有助于确定 ALD 的分期和严重程度，并有助于判断肝病的病因，因为超过 20% 有酒精滥用史的患者常存在次要的或共存的其他肝病病因。其组织学特征主要取决于损伤的程度和范围，依据病变肝组织是否伴有炎症反应和纤维化，可分为酒精性脂肪肝、酒精性肝炎、酒精性肝纤维化和酒精性肝硬化。

ALD 基本病理变化为大泡性或大泡性为主伴小泡性的混合性肝细胞脂肪变性、气球样变、小叶增生、汇管区纤维化、Mallory 小体、细胞核空泡变性、胆管增生及纤维化或硬化。这些在同一张切片中可能共存，然而都不能单独作为 ALD 的特征性改变。酒精性肝炎可能会有特异性组织学表现，包括融合结节坏死、脂肪变性、核周和细胞周围胶原沉积、气球样变、多形核白细胞浸润和 Mallory 小体，以及在早期即有静脉周围的炎症。

组织学特异性表现也有助于预后的判断。多形核白细胞浸润程度、胆汁淤积等提示 ALD 预后不良；巨大线粒体的出现可能提示为轻型酒精性肝炎，肝硬化和并发症的发生率较低，具有良好的长期生存率；静脉周围和细胞周围纤维化，预示酒精性肝炎可能会发展至肝硬化，尤其在继续饮酒或者合并 HCV 感染者；还可预测重度酒精性肝炎使用皮质类固醇治疗的反应。

静脉周围和窦周纤维化被认为是酒精性肝损伤发展到纤维化或者肝硬化的一个显著的独立危险因素。ALD 通常为小结节肝硬化，偶尔为大、小结节混合型肝硬化。后者可能伴随一些 ALD 特征性（不同程度的）组织学改变：大体肝切面可见无数比较整齐的圆形或近圆形的岛屿状结节（正常肝细胞团），结节间有纤细的灰白色结缔组织间隔，有时形成超过 5mm 的巨大肝硬化再生结节（regenerative nodule，RN），其中有不典型腺瘤样增生结节（dysplastic nodule，DN），后者被认为是肝细胞癌的癌前病变。

第 7 节　诊断与鉴别诊断

ALD 的诊断是综合性的，包括饮酒史、肝病的临床特征、重要的实验室检查和影像学诊断。由于 ALD 缺少特异性的临床特征和实验室特异性指标，轻度 ALD 和早期肝硬化容易漏诊。此外，临床常见部分患者否认酗酒及少报酒精摄入量，临床医生应注意降低阈值以避免漏诊。

一、诊　　断

（一）中国指南的诊断标准

2018 中华医学会肝病学分会脂肪肝和酒精性肝病学组组织制定了《酒精性肝病诊疗指南》，标准如下：

（1）有长期饮酒史，一般超过 5 年，折合乙醇量男性 ≥ 40g/d，女性 ≥ 20g/d；或 2 周内有大量饮酒史，折合乙醇量 > 80g/d。乙醇量（g）换算公式 = 饮酒量（ml）× 乙醇含量（%）×0.8。

（2）临床症状为非特异性，可无症状，或有右上腹胀痛、食欲减退、乏力、体重减轻、黄疸等；随着病情加重，可有神经精神症状、蜘蛛痣、肝掌等表现。

（3）AST、ALT、GGT、TBil、凝血酶原时间（PT）、MCV 和 CDT 等指标升高。其中 AST/ALT > 2、GGT 升高、MCV 升高为酒精性肝病的特点，而 CDT 测定虽然较特异但临床未常规开展。禁酒后这些指标可明显下降，通常 4 周内基本恢复正常（但 GGT 恢复至正常较慢），有助于诊断。

（4）肝脏 B 超、CT、MRI 或瞬时弹性成像检查有典型表现。

（5）排除嗜肝病毒现症感染、药物和中毒性肝损伤、自身免疫性肝病等。

（二）2018 年新版《欧洲肝脏研究学会临床实践指南：酒精相关性肝病管理》诊断推荐意见 [7]

2018 年新版《欧洲肝脏研究学会临床实践指

南：酒精相关性肝病管理》：ALD 的诊断标准包括女性长期摄入酒精＞ 20g/d，男性＞ 30g/d，合并临床和 / 或肝功能检测异常。排除或明确是否合并其他原因的肝损伤。肝活组织检查可用来诊断 ALD，主要组织学诊断包括脂肪变性、酒精性脂肪性肝炎、肝纤维化 / 肝硬化和肝癌。间接指标 GGT、ALT、AST、平均红细胞体积和缺糖转铁蛋白具有较低的敏感度和特异度。直接酒精标志物包括乙基葡糖醛酸乙酯（ethyl glucuronide，EtG）、硫酸乙酯（ethyl sulfate，EtS）、磷脂酰乙醇（phosphatidylethanol，PEth）和脂肪酸乙酯（fatty acid ethyl esters，FAEE）等，其中尿中乙醇结合 EtG 的测定、毛发中的 EtG 特异度和灵敏度较高。对于怀疑有进展期肝纤维化或肝硬化的患者，应评估肝功能和门静脉高压症。有肝硬化证据时，应行上消化道内镜检查。

二、鉴别诊断

ALD 有时需与 NAFLD、病毒性肝炎、药物性肝损伤、全胃肠外营养、肝豆状核变性等可导致脂肪肝的特定疾病进行鉴别，还要与肝硬化及其并发症鉴别，特别是酒精戒断综合征与肝性脑病的鉴别。

（一）NAFLD

鉴别诊断要点见 NAFLD 部分。对于肥胖患者出现肝炎，在无法区分是酒精性肝炎和非酒精性脂肪性肝炎时，采用酒精 - 非酒精指数（alcohol-non-alcohol index，ANI）可能有助于鉴别，通过相关链接可在线计算。

（二）病毒性肝炎

病毒性肝炎见于各年龄段，多无长期大量饮酒史，临床常伴慢性肾炎、慢性关节炎，血清转氨酶 AST/ALT 介于 1 ～ 2，血脂、血糖异常少见，病毒标志物阳性。超声检查可见血管直径和结构改变明显，肝活组织检查可见病变肝细胞多呈弥漫性气球样变，汇管区及汇管周围炎症较重，可有碎屑状坏死或桥接坏死，坏死灶内淋巴细胞和单核细胞浸润，纤维化以星状瘢痕和汇管区纤维化为主，且呈混杂灶状分布。

（三）慢性病毒性肝炎肝硬化

慢性乙型或丙型肝炎肝硬化在我国男性多于女性，以 20 ～ 50 岁多见，多有病毒性肝炎病史，相应血清学和病毒学检查阳性。肝脏大小正常或缩小，质地较硬，实验室检查可发现转氨酶轻中度升高，以 ALT 升高为主，可有免疫球蛋白 IgG 升高明显，也可见非特异性的自身抗体，肝活组织检查多呈大结节，中央区硬化及脂肪变性少见。晚期酒精性肝硬化仍可发生一般肝硬化常见的并发症，但更严重。

（四）梗阻性黄疸

ALD 伴有黄疸时应与梗阻性黄疸鉴别。梗阻性黄疸临床表现为皮肤、黏膜深黄色或黄绿色，皮肤瘙痒，查体有肝脏肿大、胆囊肿大，无压痛，超声、CT 或 MRI 等影像学检查可显示肝内外胆管扩张及胆道阻塞部位。

（六）其他

本病与药物性肝损伤、自身免疫性肝病等其他肝病的鉴别应根据病因及其诱因，结合肝脏大小、肝脏组织学等进行鉴别。

第 8 节　治　疗

一、行为修正治疗

（一）戒酒

完全戒酒是最主要和最基本的治疗措施，坚持戒酒或长时间禁酒是预后的决定性因素。戒酒可改善预后及肝损伤的组织学，降低门静脉压力，延缓纤维化进程，提高所有阶段 ALD 患者的生存率。2/3 的戒酒患者在 3 个月后症状即有明显的改善，但仍有 5% ～ 15% 的患者可能会发展为肝纤维化和肝硬化，极少数患者还会发生肝细胞癌，所以要动态监测。

任何时候再次饮酒都是 ALD 最主要的风险。随访超过 1 年，再次饮酒率波动在 67% ～ 81%，因此常常用药物来维持戒酒。戒酒硫增强戒酒的证据很少且有严重耐药性，基本被新的药物所代替。特异的阿片受体拮抗剂纳曲酮能控制对酒精的强烈欲望，短期治疗有更低的再饮酒风险，但能引起肝细胞受损。阿坎酸（乙酰牛磺酸）是一种与抑制性神经递质 γ- 氨基丁酸结构相似的药物，可以减轻戒断症状（包括酒精渴求），减少复发率，但仍然不清楚它对生存率的作用；巴氯芬可以降低患者的饮酒欲望，是美国指南推荐的戒酒药物之一。美他多辛可加速酒精从血液中清除，有助于改善酒精中毒症状和行为异常。

（二）心理治疗

停酒后情感障碍给家人及周围的人带来不便的情况并不少见。因此，应事先把这种出现停酒后情感障碍的情况告诉患者身边的人，这样就可能把它作为酒精依赖的一种表现而冷静地处理。停酒后情感障碍症状改善的程度，只有家属及患者身边的人才能察觉到，所以获取家属及患者身边的人提供的信息很重要。

心理治疗应该贯穿始终。尤其应加强对患者家属和周围朋友的教育，创造一个温馨和谐的氛围，增加患者对戒酒的信心。鼓励患者积极参加社会活动，建立融入社会的信心，提高生活质量。也可试用 S- 腺苷蛋氨酸改善患者的抑郁状态。

（三）营养支持

营养支持是 ALD 最主要的治疗方法之一。严重蛋白质 – 热量营养不良的表现在酒精性肝炎患者中很常见，常伴有多种维生素、微量元素的缺乏，包括维生素 A、维生素 D、硫胺素（维生素 B_1）、叶酸、吡多辛（维生素 B_6）及锌。而营养不良又可加剧酒精性肝损伤，营养不良的严重程度与疾病的严重程度及预后相关。

尽量保持各种营养物质间的平衡，必要时推荐使用日常量的替代疗法。有食欲者尽量经口摄入或给予肠内营养；有肠衰竭者采用肠外营养。单纯营养的补给，即可明显改善肝脏功能和临床症状。强调氨基酸（特别是能通过血脑屏障的氨基酸，如六合氨基酸）的补充来实现正氮平衡。对于酒精性肝硬化合并重度酒精性肝炎的患者还应考虑夜间加餐（约 700kcal/d），以防止肌肉萎缩，增加骨骼肌容量。肠黏膜屏障破坏是 ALD 发生的重要机制，除了基本的肠内营养支持外，还要适当补充益生菌（双歧杆菌为主的制剂）、益生元和合生元，以及盐酸小檗碱、利福昔明等抗生素，改善或调节肠道菌群紊乱。

二、抗炎保肝药物

（一）肝细胞膜修复剂

代表药物为多烯磷脂酰胆碱，是酒精性脂肪肝常用药物之一。多元不饱和磷脂酰胆碱是肝细胞膜的天然成分，进入肝细胞以完整的分子与肝细胞膜及细胞器膜相结合，增加膜的完整性、稳定性和流动性，使受损肝功能和酶活性恢复正常，调节肝脏的能量代谢，促进肝细胞的再生，并将中性脂肪和胆固醇转化成容易代谢的形式。相关基础研究和有限的临床研究显示，本类药物还具有减少氧应激与脂质过氧化，抑制肝细胞凋亡，降低炎症反应和抑制肝星状细胞活化、防治肝纤维化，防止组织学恶化的趋势等功能。

（二）甘草酸类制剂

甘草酸类制剂具有类似类固醇激素的非特异性抗炎作用而无抑制免疫功能的不良反应，可改善肝功能试验指标。目前的制剂包括复方甘草酸苷、甘草酸二铵、异甘草酸镁等。相关研究显示，该类药物可针对炎症通路，广泛抑制酒精和代谢产物乙醛所介导的相关炎症反应，以及由炎症刺激诱导的磷脂酶 A2 / 花生四烯酸（PLA2 /AA）、NF-κB 及 MAPK/AP-1 关键炎症反应信号在起始阶段的代谢水平，抑制三条炎症通路相关炎症反应信号的活性，下调炎症通路上游相关促炎细胞因子，从而发挥免疫调节功能，同时兼具抗过敏、抑制钙离子内流等作用。

（三）抗氧化类

代表药物主要为水飞蓟素类。水飞蓟素能增强细胞核仁内多聚酶 A 的活性，刺激细胞内的核糖体核糖核酸，增加蛋白质的合成，改善 ALD 患者蛋白质的热量不足，还可通过抗氧化和直接抑制各种细胞因子对肝星状细胞的激活，从而达到抗纤维化的作用。

（四）退黄利胆类药物

代表药物主要有 S- 腺苷蛋氨酸（SAMe）及熊去氧胆酸（UDCA）。SAMe 通过转甲基作用促进肝细胞功能恢复，促进肝内淤积胆汁的排泄，从而达到退黄、降酶及减轻症状的作用，多用于伴有胆汁代谢障碍及肝内胆汁淤积的 ALD 患者。UDCA

可促进内源性胆汁酸的代谢，抑制其重吸收，取代疏水性胆汁酸成为总胆汁酸的主要成分，提高胆汁中胆汁酸和磷脂的含量，改变胆盐成分，从而减轻疏水性胆汁酸的毒性，起到保护肝细胞膜和利胆作用，特别是 ALD 患者 GGT 或胆红素持续升高超过 4 周并排除肝外阻塞者，建议给予治疗，减轻毛细胆管损伤，改善肝内胆汁淤积性黄疸。

三、并发症的处理

（一）肝硬化相关并发症

积极处理酒精性肝硬化的并发症如门静脉高压症、食管胃底静脉曲张、自发性细菌性腹膜炎、肝性脑病和肝细胞癌等，具体方法参见本书相关章节。需要强调的是，酒精性肝硬化患者更易出现肝性脑病，要及时给予门冬氨酸鸟氨酸制剂（静脉或口服），不仅能够纠正患者的代谢紊乱，还有助于提高其生活质量。

（二）酒精相关并发症

酒精相关的并发症应按照相关专业疾病的处理原则，包括酒精性糖尿病（注意低血糖反应）、酒精性心肌病、酒精性骨病和酒精相关的痛风。

四、特殊状态的治疗

（一）急性重度酒精性肝炎

1. 肾上腺糖皮质激素　2009 年美国 ALD 指南推荐（Ⅰ 类 A 级）：伴有脑病，或 32 分 ≤ MDF < 54 分，且没有激素使用禁忌证的患者，应该考虑 4 周疗程的泼尼松龙（40mg/d，28 天，然后停药或 2 周内逐渐减量）。此时要排除各种原因导致的严重肝炎、胰腺炎、消化道出血、肾衰竭或活动性感染。

Lille 模型评分常用来评价肾上腺糖皮质激素的疗效。Lille ≥ 0.45 者中近 40% 肾上腺糖皮质激素治疗失败，6 个月生存率为 25%，建议停止激素治疗。治疗 7 天时胆红素较 1 天时降低，称为早期胆红素水平的改变（ECBL），出现 ECBL 的患者中 95% 在继续肾上腺糖皮质激素治疗中肝功能得到改善，6 个月生存率也显著高于无 ECBL 的患者。

国内学者推荐，当 MDF ≥ 32 分且没有肾上腺糖皮质激素使用禁忌证的患者，给予泼尼松龙（120mg/d，7 天），3 天胆红素下降 > 10% 或 7 天 > 30% 为有效，然后逐渐减量至 TBil 正常时停药，否则为不敏感，可直接停药[14]。

2. TNF-α 抑制剂　己酮可可碱是一种口服磷酸二酯酶抑制剂，在调节其他细胞因子的同时也抑制 TNF-α 的产生，作为重症 ASH 患者的一线用药优于肾上腺糖皮质激素。美国指南推荐（Ⅰ 类 B 级）：MDF ≥ 32 分，如果有肾上腺糖皮质激素治疗的禁忌证，可以考虑己酮可可碱治疗（400mg 每日 3 次口服，4 周）。一些 TNF 抑制剂（如英夫利昔单抗和依那西普）存在诸多不良临床后果，临床应用仍需要大量试验确认。

（二）酒精戒断综合征

酒精戒断综合征（alcohol withdrawal syndrome，AWS）是指长期大量摄取酒精，突然断酒后出现震颤、躁狂、抑郁、谵妄、幻觉、四肢抖动等一系列神经精神症状。治疗的目的主要是缓解症状、预防并发症，并逐步过渡到长期恢复的过程。最重要的是提高对本病的认识，给予患者精神上的保护和安慰，及时处理各阶段病情的变化。要耐心倾听患者诉说和进行详细的体格检查，必要时给予监护；要让患者明确和认可，酒精依赖治疗的最终目的是"无限期地戒酒"。

选择药理学上与酒精具有交叉耐药性，而且半衰期比酒精长者来缓和其缺乏而发生的病理生理学反应，在安全性方面考虑苯环类药物比较好，如苯并二氮杂䓬类（BZ），该药开始使用即可明显地抑制戒断期的癫痫发作及震颤、谵妄等表现。其他治疗药物还包括氯美噻唑、卡马西平、羟丁酸、双丙戊酸钠等。有人观察托吡酯 50mg，每日 2 次，连用 3 天，对抗阵挛发作有较强的作用。

五、肝　移　植

在经过仔细、谨慎的医学和社会心理学的正确评估（包括一个正式的戒酒可能性报告）候选资格后，符合条件的终末期酒精性肝硬化患者考虑进行肝移植。重度酒精性肝炎或叠加肝硬化的酒精性肝炎患者接受肝移植的总体生存率与非酒精相关的肝病患者相似，移植排斥率也与非 ALD 者相似，目前已逐渐淘汰"戒酒 6 个月"这个附加条件，主张积极地行肝移植来挽救重度酒精性肝炎患者的生命。

第9节 预后与预防

一、预 后

肝活检组织学研究发现酒精性脂肪肝、酒精性肝硬化伴酒精性肝炎患者 4～5 年生存率分别是 70%～80% 和 30%～50%，而单纯酒精性肝炎或酒精性肝硬化患者的预后介于两者之间（50%～75%）。将所有 ALD 患者合并统计，其 1 年和 5 年平均生存率分别是 80% 和 50%。

通常认为酒精性脂肪肝为良性病变，尽管急性脂肪肝可导致门静脉高压，但戒酒后其病变可逆转；已经发生酒精性肝硬化的患者即使成功戒酒，10 年后仍有部分患者发展至肝癌或肝衰竭；酒精性肝炎具有较高的独立死亡危险因素，较非活动性肝硬化更易导致死亡。所以 ALD 的任何阶段，戒酒后的持续抗炎保肝治疗仍然非常重要，将肝酶学降到最低水平并持续巩固 2 年以上，即达到肝细胞的结构和功能完全恢复，才有可能控制病进展。

除饮酒是影响 ALD 预后的重要因素外，性别对 ALD 的预后也有影响，女性较男性对酒精敏感，即使初期肝损害轻微且戒酒，但也难避免发生肝硬化，所以女性患者更要坚持戒酒和抗炎保肝治疗。酒精中毒者免疫功能降低，对感染的抵抗力可能下降，在预后判断中，还必须考虑到合并乙型和丙型肝炎病毒或其他病毒感染的问题。特别是中国乙型肝炎病毒感染率甚高，对 ALD 的影响可能更为显著，使肝硬化的发病年龄提前，肝癌的发生率增加等，所以要在戒酒的基础上规范抗病毒和抗炎保肝治疗。

二、预 防

（一）尽量减少有害的饮酒习惯

1. 禁忌空腹饮酒 与进餐时饮酒相比，空腹饮酒大大增加对身体的损伤，饮酒同时适当进食脂肪可减缓酒精的吸收速度。

2. 禁忌不同类型的酒先后饮用 饮酒种类（如葡萄酒、啤酒或烈性酒）对肝脏的影响还存在争论，但烈性酒对身体的损伤认识比较一致，各种酒混合饮用能够迅速出现醉酒，对身体的损伤更大。不同酒类添加剂（辅料）在内的混杂因素也有可能共同

（或分别）损伤肝脏。

3. 禁忌狂饮 每天喝 50 度白酒超过 3 两（约 150g）的人 5 年左右有 60% 发生脂肪肝，超过 6 两（约 300g）就有发生肝硬化的风险。值得注意的是，部分人由于分解酒精的酶缺陷，即使小剂量饮酒也会导致明显的肝损伤。

4. 女性要谨慎 女性胃内有较高的酒精脱氢酶，使得酒精的首过代谢比男性快，血中酒精的代谢产物乙醛（比酒精毒性更强的物质）含量高；女性的酒精分布容积比男性低，以及雌激素能加速肝脏氧化应激和炎症等。

5. 肥胖者要谨慎 75% 的肥胖者存在脂肪肝。脂肪变的肝细胞不仅无正常的代谢功能，还可产生大量的有害因子破坏残存的正常肝细胞。酒精同样可使肝细胞发生脂肪变，又可造成酒精性肝炎。两者叠加不仅使脂肪肝加重，还可加速炎症、肝纤维化的发生，加速肝硬化和肝癌的发生。

6. 肝炎患者要谨慎 慢性丙型肝炎感染者酗酒会加速肝脏损伤，肝纤维化的风险增加 30 倍。慢性乙型肝炎患者酗酒比单纯肝炎患者的寿命缩短 5～10 年，发生肝癌的风险增加 5 倍以上。

（二）行为、心理指导

（1）耐心向患者说明长期饮酒对身体、家庭和社会的危害，得到患者的认可；稳定和谐的家庭环境，家人、亲戚、朋友的支持和积极配合，真心地给患者倾注爱心，营造无酒生活的乐趣，才是患者巩固治疗、防止复发的关键。

（2）加强心理健康教育，正确认识和处理复杂的社会环境及人际关系，鼓励患者正视现实、树立信心，找到解决问题的对策，建立戒酒的程序，让患者快速形成积极的生活态度，具备健康的心理素质。

（3）鼓励患者增强克制能力，注意均衡饮食，坚持体育锻炼，改正不良生活习惯等，并且贯彻终身。

（三）加强患者管理

（1）掌握院外治疗或入院治疗的指征，防止病情进展或恶化。

（2）酒精依赖患者可能会发生肝脏以外的严重并发症，诱发或加重高血压、冠心病、动脉粥样硬化、脑病脂肪肝综合征、骨髓抑制、骨软化症、B 族维

生素缺乏性神经病变等。应该坚持每 3 个月随访一次，及时发现和处理这些并发症，同时监督患者的治疗依从性。

（王炳元）

参 考 文 献

[1] GBD 2016 Alcohol Collaborators. Alcohol use and burden for 195 countries and territories，1990-2016：a systematic analysis for the Global Burden of Disease Study 2016. Lancet 2018；392：1015-35.

[2] Manthey J，Shield KD，Rylett M，et al. Global alcohol exposure between 1990 and 2017 and forecasts until 2030：a modelling study. Lancet 2019；393：2493-502.

[3] Wang WJ，Xiao P，Xu HQ，et al. Growing burden of alcoholic liver disease in China：a review. World J Gastroenterol 2019；25：1445-56.

[4] Shield K，Manthey J，Rylett M，et al. National，regional，and global burdens of disease from 2000 to 2016 attributable to alcohol use：a comparative risk assessment study. Lancet Public Health 2020；5：e51-e61.

[5] Rumgay H，Shield K，Charvat H，et al. Global burden of cancer in 2020 attributable to alcohol consumption：a population-based study. Lancet Oncol 2021；22：1071-80.

[6] Wood AM，Kaptoge S，Butterworth AS，et al. Risk thresholds for alcohol consumption：combined analysis of individual-participant data for 599 912 current drinkers in 83 prospective studies. Lancet 2018；391：1513-23.

[7] European Association for the Study of the Liver. EASL Clinical Practice Guidelines：management of alcohol-related liver disease. J Hepatol 2018；69：154-81.

[8] Singal AK，Bataller R，Ahn J，et al. ACG clinical guideline：alcoholic liver disease. Am J Gastroenterol 2018；113：175-94.

[9] Askgaard G，Grønbæk M，Kjær MS，et al. Alcohol drinking pattern and risk of alcoholic liver cirrhosis：a prospective cohort study. J Hepatol 2015；62：1061-7.

[10] Fan JG. Epidemiology of alcoholic and nonalcoholic fatty liver disease in China. J Gastroenterol Hepatol 2013；28（Suppl 1）：11-7.

[11] Liu Y，Zhou LY，Meng XW. Genetic polymorphism of two enzymes with alcoholic liver disease in Northeast China. Hepatogastroenterology 2012；59：204-7.

[12] Burza MA，Molinaro A，Attilia ML，et al. PNPLA3 I148M（rs738409）genetic variant and age at onset of at-risk alcohol consumption are independent risk factors for alcoholic cirrhosis. Liver Int 2014；34：514-20.

[13] 中华医学会肝病学分会脂肪肝和酒精性肝病学组，中国医师协会脂肪性肝病专家委员会 . 酒精性肝病防治指南（2018 更新版）. 中华肝脏病杂志 2018；26：188-94.

[14] 王菲，王炳元 . 糖皮质激素治疗重症酒精性肝炎的进展 . 胃肠病学 2011；16：513-6.

第39章 非酒精性（代谢相关）脂肪性肝病

非酒精性脂肪性肝病（non-alcoholic fatty liver disease，NAFLD）是一种与胰岛素抵抗（insulin resistance，IR）和遗传易感密切相关的慢性代谢应激性肝病，疾病谱包括非酒精性肝脂肪变、非酒精性脂肪性肝炎（nonalcoholic steatohepatitis，NASH）及其相关肝硬化和肝细胞癌（hepatocellular carcinoma，HCC）。NAFLD 不仅是肝病残疾和死亡的重要原因，还与代谢综合征（metabolic syndrome，MetS）、2 型糖尿病（type 2 diabetes mellitus，T2DM）、动脉硬化性心脑肾血管疾病及结直肠肿瘤等的高发密切相关。随着肥胖、T2DM 和 MetS 的流行，NAFLD 已成为包括我国在内的全球第一大慢性肝脏疾病，并且是普通成人健康体检肝脏酶学异常的首要原因[1]。

NAFLD 最初来源于病理学家对有肝脏脂肪变性但无大量饮酒史这一临床 – 病理现象的描述，是一种排除性诊断，未反映其病因或病理生理特征。在逻辑上，无法在既有肥胖等 MetS 特点、同时又过量饮酒或伴有肝炎病毒感染的脂肪肝患者中使用这一诊断名词。鉴于本病的病因主要为肥胖 / 超重、T2DM、血脂紊乱等营养过剩及代谢异常，近年全球相关专家一致同意将 NAFLD 更名为代谢相关脂肪性肝病（metabolic associated fatty liver disease，MAFLD）[2]，亚太及欧洲为主的专家就其诊断标准也基本达成共识[3]。亚太地区肝病学会 2020 年发表的《代谢相关脂肪性肝病诊断与处理临床实践指南》[4] 和 2021 年中华医学会肝病学分会发表的立场文章均支持这一更名和诊断标准[5]。根据这一新定义和诊断标准，本病不再是排除性诊断，而是有其正面特征，而且可以与酒精性肝病（ALD）、慢性乙型肝炎（CHB）、慢性丙型肝炎（CHC）等其他病因或诊断共存，因此更符合临床实际情况。但目前国际疾病分类尚未正式更名并赋予代码，故本书仍以 NAFLD/NASH 为主描述本病，同时介绍 MAFLD 的概念和诊断要点，以便临床医生更好地理解和诊疗本病。

第 1 节 流行病学

NAFLD 是全球最常见的慢性肝病，普通成人 NAFLD 患病率介于 6.3% ～ 45%（中位数 25.2%，95% CI 22.1% ～ 28.7%），其中 10% ～ 30% 为 NASH。中东和南美洲 NAFLD 患病率最高，非洲最低，亚洲 NAFLD 患病率处于中上水平（＞ 25%）[6-8]。美国 NAFLD 患病率为 25%，其中 25% 为 NASH，后者又有 25% 并发肝纤维化，最终 1% ～ 2% 会发生肝硬化和 HCC。NASH 在 2020 年成为美国肝脏移植的首要原因，并逐渐成为 HCC 重要病因。NASH 已经成为美国危害公共健康的重要疾病，NASH 的医疗费用造成了沉重的经济负担。

来自上海、北京等地区的流行病学调查显示，普通成人 B 超诊断的 NAFLD 患病率 10 年间从 15% 增加到 31% 以上，50 ～ 55 岁以前男性患病率高于女性，其后女性 NAFLD 患病率增长迅速甚至高于男性，NAFLD 现也已成为我国慢性肝病的首要病因。1996 ～ 2002 年上海某企业职工健康查体血清丙氨酸氨基转移酶（ALT）增高者 NAFLD 检出率从 26% 增至 50% 以上，NAFLD 目前已成为健康查体血清 ALT 和 γ- 谷氨酰转肽酶（GGT）增高的主要原因。香港成年人在 3 ～ 5 年内 NAFLD 累计发生率为 13.5%，但是重度肝脂肪变和进展性肝纤维化相对少见。浙江省宁波市非肥胖成人 NAFLD 患病率和年发病率分别为 7.3% 和 1.8%。

中国 NAFLD 患病率变化与肥胖、T2DM 和 MetS 流行趋势相平行。目前我国成人总体肥胖、腹型肥胖、T2DM 患病率分别高达 7.5%、12.3% 和 11.6%。一方面，肥胖、高脂血症、T2DM 患者 NAFLD 患病率分别高达 60% ～ 90%、27% ～ 92% 和 28% ～ 70%；另一方面，NAFLD 患者通常合并肥胖症（51.3%，95% CI 41.4% ～ 61.2%）、高脂血症（69.2%，95%CI 49.9% ～ 83.5%）、高血压

（39.3%，95%CI 33.2% ～ 45.9%）、T2DM（22.5%，95%CI 17.9% ～ 27.9%）及 MetS（42.5%，95%CI 30.1% ～ 56.1%）。

与肥胖密切相关的富含饱和脂肪和果糖的高热量的膳食结构，以及久坐少动的生活方式同样也是 NAFLD 的危险因素。腰围增粗与 IR 和 NAFLD 的关联高于皮下脂肪增多及体重指数（BMI）增加。即使应用 2000 年 WHO 西太平洋地区标准诊断超重和肥胖症，BMI 正常成人（瘦人）NAFLD 患病率亦高达 10% 以上。瘦人 NAFLD 通常有近期体重和腰围增加的病史，高达 33.3% 的 BMI 正常的 NAFLD 患者存在 MetS，NAFLD 比 BMI 所反映的总体肥胖和腰围所提示的腹型肥胖更能预测 MetS。骨骼肌衰减综合征（肌少症）与 BMI 正常成人和肥胖症患者脂肪肝的发生都独立相关。

我国汉族居民 NAFLD 的遗传易感基因与国外报道基本相似，*PNPLA3* I148M 和 *TM6SF2* E167K 变异与 NAFLD 及其严重程度相关，这类患者 IR 特征不明显。*PNPLA3* 基因多态性 rs728409 GG 基因型在亚洲人群中占 13% ～ 19%，而在高加索人和非洲人中只占 4% 和 2%，拉美裔中占 25%。与国外报道相似，我国汉族居民遗传易感基因 *PNPLA3* 也与 NASH 及其严重程度密切相关。*PNPLA3* 基因多态性可能与亚洲及我国人群中存在较多的"瘦型 NAFLD"相关。*TM6SF2* 基因突变与 NAFLD 发生的相关性在亚洲已通过相关研究得到证实，但在中国人群中，仅有 0.4% 的 *TM6SF2* 变异。*APOC3* 的基因多态性与肝脏甘油三酯含量之间的关系已被报道，但有相反的发现；荟萃分析发现 *APOC3* 多态性与 NAFLD 风险无显著相关性。此外，高尿酸血症、红细胞增多症、甲状腺功能减退、腺垂体功能减退、睡眠呼吸暂停综合征、多囊卵巢综合征也是 NAFLD 发生和发展的独立危险因素。

NAFLD 同样也是儿童和青少年最常见的慢性肝病。随着肥胖症的全球化流行，儿童脂肪肝越来越常见，肥胖儿童脂肪肝患病率为 23% ～ 77%。10 岁以上儿童 NAFLD 患病率比低龄儿童高。日本的一项涉及 800 余名 4 ～ 12 岁儿童的肝脏 B 超检查显示，脂肪肝患病率为 2.6%，肥胖为其主要危险因素。中国上海 1180 名 9 ～ 14 岁学生 B 超检查发现，脂肪肝患病率为 2.1%，肥胖和超重学生脂肪肝患病率分别为 13.8% 和 2.9%。第 3 次美国健康与营养调查显示，2 ～ 19 岁儿童脂肪肝患病率为 9.6%，而肥胖儿童和青少年脂肪肝患病率高达 38%。

第 2 节　发病机制

营养过剩和 IR 是 NAFLD 发生发展的重要危险因素。长期久坐少动的生活方式，高热量、高脂肪及富含果糖饮料和食品的摄入，导致血液葡萄糖和游离脂肪酸水平增加，诱发高胰岛素血症和 IR，进而导致大量游离脂肪酸和胆固醇进入肝脏合成甘油三酯，肝细胞内脂肪异常增多形成脂肪肝。此外，IR 还可降低脂肪组织和骨骼肌对葡萄糖的摄取，诱发高血糖，进而促进葡萄糖在肝细胞内向脂肪酸和甘油三酯转化，增加肝脏脂肪的从头合成。脂肪肝时通过蓄积的甘油二酯和神经酰胺等脂质中间体导致胰岛素信号级联反应抑制，进而诱发 IR 和脂质沉积的恶性循环。IR 是 NAFLD 发病的"首次打击"，并可促进单纯性脂肪肝向 NASH 和肝纤维化进展。腰围增粗和内脏脂肪面积增加与脂肪肝和 IR 的关联性，远高于皮下脂肪和 BMI 所反映的总体肥胖。

内脏脂肪组织 IR 是导致肝脏脂肪异位的重要原因之一，并与肝细胞的脂毒性、氧化应激和细胞损伤有关，饱和脂肪、反式脂肪的脂毒性大于不饱和脂肪。继发于肝脏和全身白色脂肪组织释放的炎症细胞因子和脂肪因子，可导致肝脏炎症损伤和低度全身炎症反应。此外，长期热量摄入超标引起脂肪组织难以存放过多脂肪时会导致脂肪异位，而脂肪异位尽管以发生在肝脏最为常见和严重，但胰腺、心包、骨骼肌、动脉血管等组织和器官也可发生脂肪浸润，从而导致 NAFLD 患者 T2DM、MetS 及其相关心血管疾病危险性增加。与 1 型糖尿病相比，T2DM 患者更常合并 NAFLD；IR 而非高血糖与 NAFLD 发病密切相关，作为"内脏肥胖"的 NAFLD 又通过肝脏 IR、氧化应激和炎症损伤等机制诱发高血糖，后者与 IR 共同促进慢性肝病进展。肝脂肪变独立于 BMI 和腰围与肝脏和外周组织 IR 密切相关，NAFLD 比总体肥胖和腹型肥胖更能准确预测 MetS 和 T2DM。NAFLD 是连接 IR 与 T2DM 的桥梁。与无 NAFLD 相比，合并 NAFLD 的 T2DM 患者通常血糖控制不佳，并且慢性肾病和 CVD 的发病率增高伴全因死亡率增加，可能的原因包括炎症化的内脏脂肪组织增多和肝脏氧化应激。减少体脂特别是内脏脂肪含量和改善 IR 则可以兼顾防治代谢紊乱和 NAFLD。

遗传因素、表观遗传、日夜节律紊乱及肠道菌群紊乱会影响宿主对 NAFLD 和 NASH 的易感性。*PNPLA3* 和 *TM6SF2* 基因多态性等遗传因素促进 NAFLD 的发生，这类 NAFLD 患者虽然 IR 不明显且常无代谢紊乱，但是脂肪肝程度重，NASH、肝纤维化和 HCC 的发生率高。表观遗传修饰包括 DNA 甲基化、组蛋白修饰、miRNA 功能，通过参与脂质代谢、IR、内质网应激、线粒体损伤影响 NAFLD 发生和发展，它们可以被环境因素如饮食、药物、代谢应激、肠道菌群所调控。肠道菌群紊乱、小肠细菌过度生长、肠黏膜通透性增加，通过影响营养物质的吸收、代谢性内毒素血症、内生性乙醇、胆碱代谢、胆汁酸的肠肝循环等途径，促进肥胖、T2DM 和 NAFLD 的发病。某些特定肠道微生物群及其代谢产物变化参与了肝脂肪变、炎症损伤、肝纤维化和 HCC 的发病，但是目前还没有因果关系的定论。

NASH 在肝脂肪变的基础上发生，但通常与肝脂肪变的严重程度并不相关。因其肝脂肪变中的甘油三酯本身并不直接具有脂毒性，而是甘油三酯的前体及代谢产物，围绕这些脂毒性物质的致病机制是 NASH 的预防及治疗研究的焦点。NAFLD 相关 HCC 的发病机制涉及 NF-κB 等炎症通路、PTEN 等代谢异常及氧化应激等方面。固有免疫参与 NASH 的发生和发展，肠道菌群紊乱可启动炎症反应并激活固有免疫信号；脂肪组织等肝外组织可能是炎症介质的主要来源，而炎症网络可促进单纯性脂肪肝向 NASH 及肝纤维化和肝癌发展。

第 3 节　临床表现

本病起病隐匿，可无任何症状，或症状轻微且缺乏特异性，可以表现为肝区不适、隐痛、腹胀、乏力、睡眠障碍等。即使已发生 NASH 甚至肝硬化，有时症状仍可缺如，故多在评估其他疾病或健康体检做肝功能及影像学检查时偶然发现。

肝脏肿大为 NAFLD 的常见体征，发生率高达 75%，多为轻至中度肿大，表面光滑、边缘圆钝、质地正常或稍硬而无明显压痛。门静脉高压等慢性肝病体征相对少见，仅 25% 的 NASH 患者有脾脏肿大。像大多数其他慢性肝病一样，NAFLD 患者的临床表现与组织学改变相关性差。许多 NASH 甚至肝硬化患者在肝衰竭和门静脉高压并发症发生之前往往呈"良性"临床经过。

实验室检查可无明显异常，或仅有肝功能试验轻度异常，主要表现为 ALT 和 AST 轻度升高（一般 ALT ＞ AST）、GGT 轻到中度升高（常不伴 ALP 明显升高）。可有不同程度的血糖、血脂及血尿酸水平增高。

影像学检查包括超声、CT 及 MRI，可提示不同程度的脂肪肝，其中以超声最常用。其优点是无创、方便、费用低，其缺点是对发现轻度脂肪肝不够敏感，而且难以对脂肪肝程度进行分级。

NAFLD 的病理改变为不同程度的大泡性脂肪变，常始于中央静脉周围；如果伴有肝细胞气球样变、Mallory 小体、以淋巴细胞浸润为主的小叶内炎症及不同程度的窦周纤维化，则称为脂肪性肝炎。肝病预后主要取决于初次肝活检组织学类型。据估计，健康查体发现的 NAFLD 患者中 10% ～ 25% 为 NASH，合并 MetS 和 / 或血清 ALT 和细胞角蛋白（CK）-18 片段持续增高的 NAFLD 患者更有可能是 NASH。有研究发现，与肥胖型 NAFLD 患者相比，BMI ＜ 25kg/m² 的 NAFLD 患者肝脏炎症损伤和纤维化程度相对较轻；但亦有研究发现，非肥胖型 NAFLD 患者肝脏炎症和纤维化程度反而更重[9]。

第 4 节　临床后果

一、NAFLD 相关肝硬化

在我国肝活检证实的 NAFLD 患者中 NASH 占 40% 以上、肝硬化占 2% ～ 3%。NASH 是单纯性脂肪肝进展为肝纤维化的中间阶段，单纯性脂肪肝患者随访 10 ～ 20 年肝硬化发生率仅为 0.6% ～ 3%，而 NASH 患者 10 ～ 15 年肝硬化发生率为 15% ～ 25%。40.8%（95% CI 34.7% ～ 47.1%）的 NASH 患者随访中肝纤维化进展，NASH 患者平均每年纤维化进展等级（0.09，95%CI 0.06 ～ 0.12）大约是慢性丙型肝炎（CHC）患者的一半。年龄 ＞ 50 岁、BMI ＞ 30kg/m²、高血压、T2DM、MetS 是 NASH 患者进展性肝纤维化的独立危险因素[7]，50% 左右的合并 DM 的 NASH 患者存在进展性肝纤维化。

多项动态肝活检研究发现，NAFLD 患者脂肪变和炎症程度随着肝纤维化的进展逐渐减轻，发展至肝硬化后高达 70% 的患者脂肪性肝炎完全消退而呈现为"隐源性"肝硬化。高达 63.3% 的隐源性肝硬化与 NAFLD 相关，隐源性肝硬化如果合并 MetS 就可以确诊为 NAFLD 相关肝硬化。

二、NAFLD 相关 HCC

当前 NAFLD 相关 HCC 越来越多，NASH 是隐源性 HCC 患者最常见的原因。在 2004～2009 年美国 HCC 数据库 4929 例 HCC 患者中，基础肝病依次为 CHC（54.9%）、ALD（16.4%）、NAFLD（14.1%）、CHB（9.5%），研究期间 NAFLD 相关 HCC 以每年 9% 的速度递增；与 CHC 相关 HCC 相比，NAFLD 相关 HCC 患者年龄大、生存时间短、多合并心脏疾病、肿瘤体积大、接受肝移植比例低。在法国肝切除手术治疗的 HCC 患者中，NAFLD 相关 HCC 的比例也显著增高，从 1995～2000 年的 2.6% 增至 2010～2015 年的 19%。来自意大利的多中心前瞻性队列研究发现，与 611 例 CHC 相关 HCC 相比，145 例 NAFLD 相关 HCC 患者往往肿瘤体积大、浸润性强且通常不是因为筛查而发现；肝硬化几乎见于所有 CHC 患者，但仅见于 50% 的 NAFLD 患者；在排除可能的混杂因素后两组患者 HCC 根治术后生存时间并无显著差异。此外，NAFLD 相关 HCC 患者多数合并肥胖、DM、高血压和血脂紊乱，NAFLD 患者 HCC 的危险因素包括肝硬化、MetS、DM 及 *PNPLA3* I148M 和 *TM6SF2* E167K 基因变异。

NAFLD 患者 DM 和 CVD 的发病率升高。MetS 及其组分是 NAFLD 的重要危险因素。另一方面，无论是肝酶升高还是超声诊断的 NAFLD 都显著增加 MetS 和 DM 的发病率。多篇荟萃分析显示，NAFLD 患者中 DM 和 MetS 发病率升高可达 2～3 倍。最近一个大样本荟萃分析显示，在平均 6.9 年的随访期间，NAFLD 患者致死性和非致死性心血管事件较对照组增加 1.64 倍（95% CI 1.26～2.13）。我们的研究发现，NAFLD 与急性脑梗死可能有关，但脂肪肝的存在并不影响此类患者的预后转归；肝脂肪变虽然可以加重 DM 患者左心室舒张及收缩功能损伤，但是对左心室结构改变并不明显。

三、NAFLD 对预期寿命的影响

来自西方国家的前瞻性或回顾性队列研究发现，不明原因的血清 ALT 和 GGT 升高者及 NAFLD 患者全因死亡率都较对照人群显著升高，主要死亡原因为 CVD 和 MetS 相关恶性肿瘤，后者主要包括结直肠腺癌、乳腺癌、肺腺癌。与单纯性脂肪肝患者不同，NASH 患者肝病死亡率亦较无脂肪肝人群显著增加，肝硬化和 HCC 是 NASH 患者第三大死亡原因。据估计，NAFLD 和 NASH 患者每 1000 人·年全因死亡率分别为 15.44（95% CI 11.72～20.34）和 25.56（95%CI 6.29～103.80），NAFLD 和 NASH 患者每 1000 人·年肝病死亡率分别为 0.77（95%CI 0.33～1.77）和 11.77（95%CI 7.10～19.53）。在包括 1495 例 NAFLD 随访 17 452 人·年的系统综述和荟萃分析中，全因死亡特别是肝病死亡风险随着肝纤维化的出现及程度加重而显著增加。MetS 和 DM 独立于年龄和 CVD 病史，与 NAFLD 患者全因死亡率、CVD 死亡率和肝病死亡率升高密切相关。

第 5 节　评估与诊断

一、肝脏脂肪变的评估

病理学上的显著肝细胞脂肪变和影像学脂肪肝是诊断 NAFLD 的前提条件，肝脂肪变及其程度与肝脏炎症损伤和纤维化密切相关，并可预测 MetS 和 T2DM 的发病风险。

常规腹部影像学检查提示弥漫性脂肪肝、局灶性脂肪肝、不均质性脂肪肝的诊断。超声显像临床应用范围广泛，可根据肝脏前场回声增强、远场回声衰减，以及肝内管道结构显示不清楚等特征诊断脂肪肝。然而，超声对轻度脂肪肝诊断的敏感性低，特异性亦有待提高。受控衰减参数（CAP）是一项基于超声的肝脏瞬时弹性成像平台定量诊断脂肪肝的新技术，CAP 能够敏感检出轻度肝脂肪变，准确区分轻度与中重度肝脂肪变。然而，CAP 与 B 超相比容易高估肝脂肪变程度，当 BMI ＞ 30kg/m^2、皮肤至肝包膜距离 ＞ 25mm 及 CAP 的四分位间距 ≥ 40dB/m 时，CAP 诊断脂肪肝的准确性下降。

CT 和常规 MRI 检查诊断脂肪肝的准确性并不优于超声，目前主要用于弥漫性脂肪肝伴有正常肝岛及局灶性脂肪肝与肝脏占位性病变的鉴别诊断。磁共振波谱分析（MRS）能够检出 5% 以上的肝脂肪变，准确性较高；磁共振质子密度脂肪分数（MRI-PDFF）能够更准确地测定肝脏脂肪含量，并能敏感反映治疗前后的变化[10]。

应用基于 BMI、腰围、血清 TG 和 GGT 水平等指标建立的脂肪肝指数等，对脂肪肝的诊断性能存在年龄、种族群体等差异，可作为影像学诊断脂肪肝的替代工具用于流行病学调查和某些特殊的临床情况。

二、肝脏炎症坏死评估

对于初诊 NAFLD 患者，需要详细了解 BMI、腰围、代谢性危险因素、并存疾病和血液生化指标。MetS、血清 ALT 和细胞角蛋白 -18（CK-18 M30 和 M65）水平持续升高，提示 NAFLD 患者可能属于 NASH 而不是单纯性脂肪肝，通常需要进一步的肝活检证实或排除。血清 ALT 正常并不意味着无肝组织炎症损伤，ALT 升高亦未必都是 NASH。

尽管存在创伤和并发症，以及取样误差和病理观察者之间差异等缺点，肝活检可准确评估肝脂肪变、肝细胞损伤（包括气球样变）、小叶炎症坏死和纤维化程度。欧洲脂肪肝协作组提出的 SAF 积分（肝脂肪变、炎症活动和纤维化各自计分之和）比美国 NASH 临床研究协作网推荐的 NAFLD 活动性积分（NAS）更能提高病理医生诊断 NASH 的一致性。这些积分系统是基于半定量评估 NAFLD 的主要病理改变对 NAFLD 进行病理分型和分期，并可用于临床试验疗效评价。

三、肝纤维化评估

鉴于肝纤维化是预测肝脏不良结局唯一的肝脏病理学改变，评估 NAFLD 患者肝纤维化的有无及程度对预后判断的价值远大于明确有无 NASH[11, 12]。NAFLD 纤维化评分（NFS）等应用临床参数和血清纤维化标志物不同组合的预测模型，可粗略判断有无显著肝纤维化（≥ F2）和进展期肝纤维化（F3，F4）。

近年来影像学技术的进展显著提高了无创评估肝纤维化的能力，基于超声瞬时弹性成像（VCTE）检测的肝脏弹性值（LSM）对 NAFLD 患者肝纤维化的诊断效能优于 NFS、APRI、FIB-4 等预测模型，有助于区分无 / 轻度纤维化（F0，F1）与进展期肝纤维化（F3，F4），但是至今仍无公认的阈值用于确诊肝硬化。肥胖症会影响肝脏弹性检测成功率，高达 25% 的患者无法通过 M 探头成功获取准确的 LSM 值。此外，LSM 值判断各期纤维化的阈值需要与肝病病因相结合；重度肝脂肪变（CAP 值显著增高）、明显的肝脏炎症（血清转氨酶 > 5×ULN）、肝脏淤血和淤胆等都可能高估 LSM 值判断肝纤维化的程度。基于 MRI 的实时弹性成像（MRE）对 NAFLD 患者肝硬化诊断的阳性预测值与 VCTE 相似，但 MRE 阴性预测值更高。

当采用无创肝纤维化判断方法高度疑似存在进展期肝纤维化时需要肝活检验证，病理学检查需明确描述肝纤维化的部位、数量，以及有无肝实质的重建和假小叶。高度可疑或确诊肝硬化包括 NASH 肝硬化、NAFLD 肝硬化及隐源性肝硬化。

四、NAFLD/MAFLD 诊断

（一）NAFLD 诊断

根据其定义，NAFLD 的诊断需要有病理学上显著的大泡性肝细胞脂肪变（≥ 5% 肝细胞脂肪变）的证据和 / 或影像学上弥漫性脂肪肝的表现，并且要排除过量饮酒等可以导致脂肪肝的其他病因；对于诊断 NAFLD 的患者，进一步根据肝脏病理学或无创检查判断炎症损伤和纤维化以确定是否为 NASH[1]。

（二）MAFLD 诊断

目前国际专家建议 MAFLD 的诊断采用肯定性而非排他性标准[2]。对于肝活检组织学上有显著肝细胞脂肪变、影像学上有弥漫性脂肪肝或脂肪肝指数等判别模型提示有脂肪肝的患者，只要合并下列三个条件之一，即可诊断 MAFLD：

（1）超重 / 肥胖（白种人 BMI ≥ 25kg/m^2，亚洲人 BMI ≥ 23kg/m^2）。

（2）2 型糖尿病（符合国际普遍采用的诊断标准）。

（3）代谢失调危险因素（至少符合下列 2 条）：

1）腰围，白种人男性 ≥ 102cm，女性

≥ 88cm；亚洲男性≥ 90cm，女性≥ 80cm。

2）血压≥ 130/85mmHg 或正在服用降压药。

3）血浆甘油三酯≥ 1.7mmol/L 或正在服用降脂药物。

4）高密度脂蛋白，男性＜ 1.0mmol/L，女性＜ 1.3mmol/L 或正在接受调脂治疗。

5）糖尿病前期，空腹葡萄糖 5.6 ～ 6.9mmol/L，或餐后 2h 葡萄糖 7.8 ～ 11mmol/L，或糖化血红蛋白 5.7% ～ 6.4%。

6）HOMA 胰岛素抵抗指数≥ 2.5。

7）超敏 C 反应蛋白＞ 2mg/L。

MAFLD 的分级和分期，亚太和欧洲专家建议不再采用二分法将 MAFLD 区分为单纯脂肪肝和脂肪性肝炎，而是像对待慢性病毒性肝炎那样，根据肝脏炎症活动度和肝纤维化程度对 MAFLD 的严重程度进行评估。

MAFLD 相关肝硬化的诊断：对于病理学上无脂肪性肝炎典型征象的肝硬化患者，如果符合下列条件之一，即可诊断为 MAFLD 相关肝硬化：

（1）既往或现在有支持 MAFLD 诊断标准的代谢失调危险因素（2 条以上）。

（2）既往肝活检组织检查证实为 MAFLD 或既往影像学检查诊断为脂肪肝。

（三）NAFLD 与 MAFLD 诊断之间的关系

MAFLD 和 NAFLD 诊断的病例大致相同，但不完全重合。符合 NAFLD 的脂肪肝患者（有脂肪肝、无过量饮酒），如果无肥胖 / 超重、T2DM 或代谢失调危险因素，不一定符合 MAFLD。反之，符合 MAFLD 的患者（有脂肪肝和肥胖 / 超重、T2DM 或代谢失调危险因素），如果有过量饮酒、合并 HBV/HCV 感染等病因，则不符合 NAFLD。

五、鉴别诊断

导致脂肪肝的病因复杂，临床应注意鉴别。主要包括 ALD、基因 3 型 HCV 感染、自身免疫性肝炎、肝豆状核变性等可以导致脂肪肝的特定肝病，以及药物（他莫昔芬、乙胺碘呋酮、丙戊酸钠、氨甲蝶呤、糖皮质激素等）、全胃肠外营养、炎症性肠病、乳糜泻、库欣综合征、β 脂蛋白缺乏症、脂质萎缩性糖尿病、Mauriac 综合征等导致脂肪肝的特殊情况。

值得注意的是，MAFLD 的诊断并不需要排除

大量饮酒者或合并 HBV/HCV 感染者，如果存在这些因素，可诊断为双重或多重病因。事实上，脂肪性肝病可由 IR 和代谢紊乱与酒精滥用、基因 3 型 HCV 感染病因共同导致，慢性 HBV 感染亦常因 IR 和代谢紊乱并发 NAFLD/MAFLD，而 NAFLD/MAFLD 患者可能比普通人群更易发生药物性与中毒性肝损害，慢加急性肝衰竭可以发生在 NASH 背景上。另外，肥胖、T2DM、MetS 可促进其他原因肝病患者进展为肝硬化及 HCC[13, 14]。

第 6 节　治　疗

鉴于本病是肥胖和 MetS 累及肝脏的病理表现，大多数患者肝组织学改变处于单纯性脂肪肝阶段，其首要目标是减肥和改善 IR，预防和治疗 MetS、T2DM 及其相关并发症，从而减轻疾病负担、改善患者生活质量并延长寿命；次要目标为减少肝脏脂肪沉积，避免因"附加打击"而导致严重坏死和慢加急性肝衰竭；对于有炎症坏死和纤维化者，可考虑抗炎抗纤维化治疗，以阻止肝纤维化进展，减少肝硬化和 HCC 及其并发症的发生。

一、改变生活方式

1. 饮食和锻炼计划　节制饮食、增加运动和修正不良行为等生活方式干预在本病的治疗中至关重要。体重减少 7% 与 NASH 患者肝脏组织学改善相关。体育锻炼在没有体重减轻的情况下也能改善肝脂肪变程度，但是如果要逆转炎症性坏死和纤维化则必须有一定程度的体重减轻。有研究表明，一年内体重减轻 3% ～ 5% 可以逆转单纯性脂肪肝，减轻 7% ～ 10% 通常可以逆转炎症坏死，而减轻肝纤维化程度则至少需要减重 10% 且需维持一年[15-17]。饮食与锻炼计划联合较两者单独应用更能有效地减重和改善肝脂肪变，但对于炎症坏死和纤维化的治疗效果仍有待进一步研究证实。

2. 饮食治疗　饮食治疗应针对膳食成分不平衡的问题，从而有助于减肥和纠正代谢紊乱及减轻本病。应避免进食高能量、富含饱和脂肪、胆固醇及果糖的食物和饮料，增加新鲜水果、绿色蔬菜、纤维素、ω3- 多不饱和脂肪酸、微量元素、维生素 D 等摄入。饮食治疗的目标应该通过低热量饮食（每日减少 500 ～ 1000cal）和逐渐减轻体重来

实现。值得注意的是，极低热量饮食通常难以坚持，且有禁忌证，目前主要用于减肥手术前的准备。有研究发现，足量蛋白、低脂肪、低糖类饮食，更有助于有效、安全地降低体重[18]。但至今仍无证据支持任何特定的饮食可以用于治疗 NASH。

3. 运动治疗 运动治疗应注意运动强度、运动量和运动类型。建议患者每天进行 30min 中等强度的有氧运动，每周 5 次，达到每周中等强度有氧运动 150min 以上；或者每周进行至少 3 天高强度运动，每次 20min 以上，每周大于 75min。锻炼量与肝脏脂肪含量减少之间存在量–效关系，相比于每周锻炼总时长少于 150min 的患者，每周锻炼总时长超过 250min 的个体肝脏脂肪减少更为明显。阻抗训练和有氧运动改善肝脂肪变的效果类似，但是前者能量消耗较少，目前主要用于那些不能进行有氧运动的患者。高强度间歇训练同样能够减少肝脏脂肪含量，每周 75min 的高强度运动甚至可以改善 NASH 和进展期肝纤维化。

本病患者通常有久坐不动的生活方式，心肺适应性和肌力水平都较低。接近 1/3 的患者对与体重改变相关的行为方式不感兴趣，只有 20% 的患者能够在 18 个月内体重减轻超过 5%。因此，为了达到理想的减重目标，临床上还需要多学科的管理，其中包括营养师、心理学家及运动教练的指导。

鉴于本病患者偶尔过量饮酒也可导致急性肝损伤并促进肝纤维化进展，而合并肝纤维化的本病患者即使适量饮酒也会增加 HCC 发病风险，故需要限制饮酒并避免过量饮酒。多饮咖啡和饮茶可能有助于患者康复。

二、药物干预代谢综合征

对于有血压、血糖、血脂及血尿酸异常等 MetS 表现的 NAFLD/MAFLD 患者，应该按照有关指南或共识意见，积极给予相应的治疗[4, 19]。多数相关药物对肝脏脂肪变、炎症坏死及纤维化并无特殊疗效，部分药物还有可能导致肝脏损害。但是，为了降低心脑血管事件及肾脏并发症的风险，改善患者的总体预后和生活质量，肝病医生应和心血管、内分泌、临床营养等专科的医生密切沟通与合作，在积极给予相应治疗的同时，密切关注临床症状、定期监测肝功能试验的变化，以便及时发现并妥善处理可能出现的药物性肝损伤（包括减量、停用或换用另一种药物）。

除各种胰岛素制剂外，治疗糖尿病的药物还包括双胍类（主要是二甲双胍）、磺脲类（如格列本脲、格列美脲、格列齐特、格列吡嗪及格列喹酮）、格列奈类（如瑞格列奈、那格列奈及米格列奈）、α- 糖苷酶抑制剂（如阿卡波糖、伏格列波糖及米格列醇）、噻唑烷二酮类（如罗格列酮、吡格列酮及其与二甲双胍的复方制剂）、二肽基肽酶抑制剂（DPP-4i，如西格列汀、沙格列汀、维格列汀、利格列汀及阿格列汀）、钠离子葡萄糖共转运蛋白 2 抑制剂（SGLT-2i，如达格列净、恩格列净、卡格列净及艾托格列净）及胰高血糖素样肽 1 受体激动剂（GLP-R1a，如利拉鲁肽及司美格鲁肽）[20]。双胍类、GLP-1a 及 SGLT-2i 有降低体重的作用，胰岛素、磺脲类、噻唑烷二酮类和格列奈类药物有增加体重的作用，而 α- 糖苷酶抑制剂及 DPP-4i 对体重无明显影响。此外，有研究显示吡格列酮可改善合并糖尿病前期或 T2DM 的 NAFLD 患者的肝脂肪变、气球样变和小叶内炎症及纤维化[21, 22]，但长期应用此类药物所致的体重增加有可能对肝脂肪变产生不良影响。利拉鲁肽和司美格鲁肽在 2 期临床试验中显示可改善脂肪性肝炎[23, 24]。司美格鲁肽治疗 NASH 的 3 期全球多中心随机对照临床试验正在进行中。我国有关指南推荐 T2DM 合并 NAFLD 者优先选择吡格列酮或 GLP-1 受体激动剂，酌情选择 SGLT-2 抑制剂、二甲双胍，其他降糖药物不作优选[25]。

主要降低血胆固醇的药物包括他汀类（如洛伐他汀、辛伐他汀和普伐他汀等）、胆固醇吸收抑制剂（如依折麦布）、普罗布考、胆酸螯合剂等；主要降低甘油三酯的药物包括贝特类、烟酸类及高纯度鱼油制剂等[26]。总体来说，降脂药物的肝脏安全性良好，其中依折麦布和贝特类肝脏损害风险相对更低。对于他汀类药物，部分患者可有一过性肝酶升高，即使不停药也可恢复，属于肝脏对药物代谢的适应性反应。但在少部分患者，降脂药可产生明显甚至严重的肝脏损害，故在应用过程中应注意监测肝功能变化，以便及时发现并处理可能出现的严重肝损害[27]。

降低血尿酸的药物包括抑制尿酸合成（如别嘌呤醇和非布司他）和促进尿酸排泄（如苯溴马隆）的药物。应特别注意，在少数患者中别嘌呤醇可引起严重的超敏反应，包括中毒性表皮坏死松解症（Steven-Johnson 综合征）和药物反应伴嗜酸性粒细胞增多和全身症状（DRESS）；在 4～5 期慢性肾病患者，不能应用苯溴马隆。有些降糖药（如二甲双胍和 SGLT-2i）、降脂药（如他汀及贝特类）及降压药（如血管紧张素受体阻断剂和钙离子拮抗剂）也有助于降低血尿酸，而有些药物（如烟酸、袢利尿剂和噻嗪类利尿剂、他克莫司、环孢素、吡嗪酰胺、乙胺丁醇及肿瘤化疗药等）可升高血尿酸，应根据有关指南权衡利弊后合理选用 [27, 28]。

降压药主要包括钙离子拮抗剂、血管紧张素转换酶抑制剂、血管紧张素受体阻断剂、噻嗪类利尿剂四大类，可根据患者的具体情况选用单药或多药联合治疗 [29, 30]。降压药的肝脏安全性总体良好，但不能排除个别患者会对某种药物产生不可预测的特异质性药物性肝损伤。在临床上，应特别关注开始应用或换用某个药物 3 个月内的肝功能指标变化，因为药物性肝损伤多发生在此时间段内。

三、针对 NAFLD/MAFLD 的药物

鉴于改变生活方式和应用针对 MetS 的药物甚至减肥手术难以使 NASH 特别是肝纤维化逆转，为此人们积极探索通过应用保护肝细胞、抗氧化、抗炎、抗肝纤维化药物来治疗 NASH。来自美国的临床试验显示，维生素 E（α- 生育酚，800IU/d）口服 2 年可以使无糖尿病的 NASH 成人血清转氨酶恢复正常并显著改善肝脂肪变和炎症损伤。然而，我国药典并无大剂量维生素 E 治疗慢性肝炎的适应证，并且长期大剂量使用维生素 E 的安全性值得关注，尤其是可能导致全因死亡率升高及出血性卒中和前列腺癌发病风险增加。

多个以 NASH 为适应证的药物（包括调节糖脂代谢、抑制炎症坏死和抗纤维化药物）已经进入 Ⅱ～Ⅲ期临床试验 [4]。但到目前，美国食品药品管理局或者欧洲药品管理局尚未批准专门用于治疗 NASH 的药物。

我国广泛应用的水飞蓟素（宾）、双环醇、多烯磷脂酰胆碱、甘草酸二铵、还原型谷胱甘肽、S-腺苷甲硫氨酸、熊去氧胆酸等针对肝脏损伤的药物，其安全性良好，但这些药物对 NASH 和肝纤维化的治疗效果仍需进一步的临床试验证实。水飞蓟素、多烯磷脂酰胆碱还有一定的调节血脂紊乱的效

果。来自美国的临床试验显示，奥贝胆酸显著减轻 NASH 患者肝纤维化程度，但是该药对脂代谢有不良影响，可导致皮肤瘙痒，并且其在 NASH 治疗中的作用并未被日本的临床试验所证实。

在综合治疗的基础上，保肝药物可作为辅助药物用于以下类型 NAFLD 患者：①肝活检确诊的 NASH；②临床特征、实验室及影像学检查提示存在 NASH 或进展性肝纤维化，例如，合并 MetS 和 T2DM，血清转氨酶和 / 或 CK-18 片段持续升高，肝脏瞬时弹性检查 LSM 值显著升高；③应用相关药物治疗 MetS 和 T2DM 过程中出现肝酶升高；④合并药物性肝损伤、自身免疫性肝炎、慢性病毒性肝炎等其他肝病。

建议根据肝脏损害类型、程度及药物效能选择保肝药物。对于血清 ALT 高于正常值上限的患者，如果口服某种保肝药物 3～6 个月血清转氨酶仍无明显下降，则可改用其他保肝药物。至今尚无有效药物可推荐用于 NASH 患者预防肝硬化和 HCC，咖啡、阿司匹林、二甲双胍、他汀等对肝脏的有益作用仍需临床试验证实。

四、减 肥 手 术

目前减肥手术（Roux-en-Y 胃旁路术、袖状胃切除术、可调节胃束带术等）已被推荐用于内科保守治疗无效的合并肥胖的 T2DM 患者的替代治疗 [31]。对于亚洲患者，如果 BMI 超过 30kg/m^2 就应该考虑减肥手术，因为这可能是治疗其 MetS 和 T2DM 的最有效措施之一。进行减肥手术的患者中 65%～90% 存在 NAFLD，接近 3/4 的患者存在 NASH。几项回顾性和前瞻性观察队列研究显示，减肥手术可以改善甚至完全逆转 NASH。在减肥手术后＞ 75% 的患者肝脂肪变消失，伴肝细胞气球样变和小叶内炎症改善，89% 的患者肝纤维化程度减轻。然而，减肥手术作为 NASH 患者治疗方案的利弊尚需更多的临床研究来评估 [32]。

最近美国的一项关于 756 例接受减肥手术患者的系统综述和荟萃分析显示，减肥手术后总死亡率为 0.22%，术后 30 天并发症发生率 9.8%。腹腔镜 Roux-Y 胃旁路手术的并发症发生率和死亡率与腹腔镜下胆囊切除术相似。然而，减肥手术对于 NAFLD 肝硬化患者可能有更高的围手术期风险。肝硬化患者减肥手术后并发症发生率为 21%，其

中出现肝功能失代偿的风险为 6.6%，手术相关死亡率为 2.5%；这些患者大部分 Child-Pugh 分级为 A 级，而失代偿期肝硬化患者手术死亡率（16.3%）显著高于代偿期肝硬化患者（0.9%）。由此可见，没有门静脉高压并发症的代偿期肝硬化患者（Child-Pugh A 级）进行减肥手术时的并发症发生率和死亡率虽略有升高但仍可接受，此时成功的减肥手术可以延缓肝病进展至失代偿，并增加了将来能够接受肝移植手术的可能性。

五、肝移植手术

NASH 肝硬化及 HCC 患者肝移植指征和其他病因肝病患者肝移植指征相同。在美国，NASH 所致终末期肝病已经成为肝移植第二大常见的指征，也是 HCC 患者进行肝移植比例增长最迅速的指征[33]。NASH 患者肝移植后的总生存率和因其他指征行肝移植患者的总生存率相同，但是 NASH 患者却更可能在移植术后 10 年内死于 CVD 和慢性肾病，可能的原因包括 NASH 患者移植时年龄较大并且通常合并肥胖和 T2DM。鉴于动脉硬化性心脑肾血管疾病风险高，加上伤口愈合较差，原发性移植物功能丧失及感染性并发症发生的风险增加，合并重度肥胖的 NASH 肝硬化患者被认为不太适合进行肝移植治疗，除非患者在术前已通过改变生活方式减肥，但是特殊情况下也会对肥胖的 NASH 肝硬化患者同时进行减肥手术和肝移植手术。

此外，血糖控制不良的糖尿病患者肝移植手术后感染、CVD 和急性细胞排斥风险增加。因此，NASH 患者肝移植前需进行糖尿病及血糖控制的全面评估。此外，术前还需详细进行心血管风险评估，因为 NASH 肝硬化患者术中和术后心血管疾病死亡风险增加。尽管肝移植患者复发性 NASH 和严重的纤维化很少发生，但是 NASH 肝硬化患者肝移植手术后 5 年 NAFLD 复发率甚至可能高达 100%。在因其他病因进行肝移植的患者中也可以发生 NAFLD，可能与免疫抑制剂和其他多种因素所致移植术后 MetS 有关。为此，肝移植手术后需要保持良好的生活方式，慎用糖皮质激素和神经钙蛋白抑制剂，必要时对严重肥胖患者进行减肥手术。

六、疗效评估

在临床实践中，NAFLD 患者的疗效判断需综合评估人体学指标、血液生化指标及 B 超等肝胆影像学变化，并监测药物不良反应，从而及时调整诊疗方案。在治疗和随访过程中，建议密切观察患者的生活方式、体重、腰围和动脉血压变化，每隔 3～6 个月复查一次血液生化指标和糖化血红蛋白，6～12 个月复查一次上腹部超声和肝脏瞬时弹性成像。血清转氨酶恢复正常和肝脂肪变消退，可能提示 NASH 也有所改善，但不一定代表肝纤维化程度未加剧。

总之，NAFLD/MALFD 与 MetS 和 T2DM 互为因果关系。CVD 和恶性肿瘤相关死亡是单纯性脂肪肝和 NASH 患者的共同不良结局，肝病死亡显著增加主要见于 NASH 患者。NASH 目前在美国已成为肝硬化和 HCC 的重要病因，成为危害公共健康、消耗医疗资源的重大疾病。我国近 20 年 NAFLD 的患病率逐渐升高，几乎与西方国家持平。生活方式干预、长期随访、肝纤维化评估和高危人群并发症的筛查至关重要。针对 NASH 的药物正在临床试验中。

（范建高　曹海霞）

参 考 文 献

[1] 中华医学会肝病学分会脂肪肝和酒精性肝病学组，中国医师协会脂肪性肝病专家委员会.非酒精性脂肪性肝病防治指南（2018 更新版）.中华肝脏病杂志 2018；26：195-203.

[2] Eslam M，Sanyal AJ，George J；International Consensus Panel. MAFLD：a consensus-driven proposed nomenclature for metabolic associated fatty liver disease. Gastroenterology 2020；158：1999-2014.

[3] Eslam M，Newsome PN，Sarin SK，et al. A new definition for metabolic dysfunction-associated fatty liver disease：an international expert consensus statement. J Hepatol 2020；73：202-9.

[4] Eslam M，Sarin SK，Wong VW，et al. The Asian Pacific Association for the Study of the Liver clinical practice guidelines for the diagnosis and management of metabolic associated fatty liver disease. Hepatol Int 2020；14：889-919.

[5] Nan Y，An J，Bao J，et al. The Chinese Society of Hepatology position statement on the redefinition of fatty liver disease. J Hepatol 2021；75：454-61.

[6] Diehl AM，Day C. Cause，pathogenesis，and treatment of nonalcoholic steatohepatitis. N Engl J Med 2017；377：2063-73.

[7] Fan JG，Kim SU，Wong VW. New trends on obesity and NAFLD in Asia. J Hepatol 2017；67：862-73.

[8] Wong VW，Chan WK，Chitturi S，et al. The Asia-Pacific Working Party on nonalcoholic fatty liver disease guidelines 2017. Part 1：definition，risk factors and assessment. J Gastroenterol Hepatol 2018；33：70-85.

[9] Wang Q，You H，Ou X，et al. Non-obese histologically confirmed NASH patients with abnormal liver biochemistry have more advanced fibrosis. Hepatol Int 2019；13：766-76.

[10] Cheung A，Neuschwander-Tetri BA，Kleiner DE，et al. Defining improvement in nonalcoholic steatohepatitis for treatment trial endpoints：recommendations from the liver forum. Hepatology 2019；70：1841-55.

[11] Younossi ZM，Koenig AB，Abdelatif D，et al. Global epidemiology of nonalcoholic fatty liver disease-Meta-analytic assessment of prevalence，incidence，and outcomes. Hepatology 2016；64：73-84.

[12] Dulai PS，Singh S，Patel J，et al. Increased risk of mortality by fibrosis stage in nonalcoholic fatty liver disease：systematic review and meta-analysis. Hepatology 2017；65：1557-65.

[13] Chalasani N，Younossi Z，Lavine JE，et al. The diagnosis and management of nonalcoholic fatty liver disease：practice guidance from the American Association for the study of liver diseases. Hepatology 2018；67：328-57.

[14] European Association for the Study of the Liver，European Association for the Study of Diabetes，European Association for the Study of Obesity. Clinical practice guidelines for the management of non-alcoholic fatty liver disease. J Hepatol 2016；64：1388-402.

[15] Chitturi S，Wong VW，Chan WK，et al. The Asia-Pacific Working Party on nonalcoholic fatty liver disease guidelines 2017 Part 2：management and special groups. J Gastroenterol Hepatol 2018；33：86-98.

[16] Singh S，Muir AJ，Dieterich DT，et al. American Gastroenterological Association Institute technical review on the role of elastography in chronic liver diseases. Gastroenterology 2017；152：1544-77.

[17] Romero-Gómez M，Zelber-Sagi S，Trenell M. Treatment of NAFLD with diet，physical activity and exercise. J Hepatol 2017；67：829-46.

[18] Mardinoglu A，Wu H，Bjornson E，et al. An integrated understanding of the rapid metabolic benefits of a carbohydrate-restricted diet on hepatic steatosis in humans. Cell Metab 2018；27：559-71.

[19] 中华医学会肝病学分会脂肪肝和酒精性肝病学组，中国医师协会脂肪性肝病专家委员会.酒精性肝病防治指南（2018 更新版）.中华肝脏病杂志 2018；26：188-94.

[20] 中华医学会糖尿病学分会.中国 2 型糖尿病防治指南（2020 年版）.中华糖尿病杂志 2021；13：315-409.

[21] Belfort R，Harrison SA，Brown K，et al. A placebo-controlled trial of pioglitazone in subjects with nonalcoholic steatohepatitis. N Engl J Med 2006；355：2297-307.

[22] Cusi K，Orsak B，Bril F，et al. Long-term pioglitazone treatment for patients with nonalcoholic steatohepatitis and prediabetes or type 2 diabetes mellitus：a randomized trial. Ann Intern Med 2016；165：305-15.

[23] Armstrong MJ，Gaunt P，Aithal GP，et al. Liraglutide safety and efficacy in patients with non-alcoholic steatohepatitis（LEAN）：a multicentre，double-blind，randomised，placebo-controlled phase 2 study. Lancet 2016；387：679-90.

[24] Newsome PN，Buchholtz K，Cusi K，et al. A placebo-controlled trial of subcutaneous semaglutide in nonalcoholic steatohepatitis. N Engl J Med. 2021；384：1113-24.

[25] 中华医学会内分泌学分会，中华医学会糖尿病学分会.中国成人 2 型糖尿病合并非酒精性脂肪性肝病管理专家共识.中华内分泌代谢杂志 2021；37：589-98.

[26] 中国成人血脂异常防治指南修订联合委员会.中国成人血脂异常防治指南（2016 年修订版）.中华心血管病杂志 2016；44：833-53.

[27] 中华医学会内分泌学分会.中国高尿酸血症与痛风诊疗指南（2019）.中华内分泌代谢杂志 2020；36：1-13.

[28] Valsaraj R，Singh AK，Gangopadhyay KK，et al. Management of asymptomatic hyperuricemia：Integrated Diabetes & Endocrine Academy（IDEA）consensus statement. Diabetes Metab Syndr 2020；14：93-100.

[29] Taler SJ. Initial treatment of hypertension. N Engl J Med 2018；378：636-44.

[30] Brouwers S，Sudano I，Kokubo Y，et al. Arterial hypertension. Lancet 2021；398：249-61.

[31] Brito JP，Montori VM，Davis AM. Metabolic surgery in the treatment algorithm for type 2 diabetes：a joint statement by International Diabetes Organizations. JAMA 2017；317：635-6.

[32] Klebanoff MJ，Corey KE，Chhatwal J，et al. Bariatric surgery for nonalcoholic steatohepatitis：a clinical and cost-effectiveness analysis.Hepatology 2017；65（4）：1156-64.

[33] Pais R，Barritt AS，Calmus Y，et al. NAFLD and liver transplantation：current burden and expected challenges. J Hepatol 2016；65：1245-57.

第40章 药物与毒物引起的肝病

第1节 药物性肝病

药物的狭义概念是指供人类应用的各种处方或非处方的化学药物、生物制剂、传统中药（traditional Chinese medicine，TCM）和天然药物（natural medicine，NM），广义概念尚包括保健品（health product，HP）和膳食补充剂（dietary supplement，DS）[1-3]。后四类物质(TCM-NM-HP-DS)集合在一起大致相当于欧美国家所称的草药和膳食补充剂（herbal and dietary supplement，HDS）及相关文献所称的补充和替代药物（complementary and alternative medication，CAM）[2]。由各类处方或非处方的上述药物及其代谢产物乃至辅料等所诱发的肝损伤，就称为药物诱导性肝损伤（drug-induced liver injury，DILI）或药物诱导性肝病（drug-induced liver disease，DILD），通常简称为药物性肝损伤或药物性肝病[1, 2]。DILI是最常见和最严重的药物不良反应（adverse drug reaction，ADR）之一，重者可导致急性肝衰竭（acute liver failure，ALF）甚或致死，是药物研发中断、给予黑框警告、限制使用及上市后遭遇退市最常见的原因[4, 5]。DILI涉及的药物种类繁多，发生机制复杂，人群易感性差异大，临床类型多样，其诊治和预防面临诸多挑战。

一、流行病学

（一）引起DILI的药物

全球有1200余种上市药物具有潜在肝毒性[5]。不同药物可导致相同类型肝损伤，同一药物也可导致不同类型的肝损伤，详细信息参见我国HepaTox网站（http：//www.hepatox.org）[6]和美国LiverTox网站（http：//livertox.nih.gov）[7]。表40-1中列举了因肝毒性而遭遇撤市、黑框警告或限制使用的部

分药物名单。表40-2列出了主要肝损伤模式对应的部分药物。

表40-1 因肝毒性而遭遇撤市、黑框警告和限制使用的部分药物

A. 被撤市的药物

溴芬酸，氯美扎酮，美洛昔康，乙溴替丁，罗美昔布，奈法唑酮，尼匹鲁替丁，匹莫林（雅培公司2005年宣布其撤市），四硼酸盐，甲溴羟喹，托瑞司他，曲格列酮（曾引起至少90例肝衰竭和63例死亡），曲伐沙星，希美加群

B. 遭黑框警告的药物（仅限美国）

对乙酰氨基酚，阿维，安贝生坦，波生坦，阿糖胞苷，去铁斯若，伊屈泼帕，拉帕替尼，来氟米特，马拉维若，奈法唑酮，帕唑帕尼，丙基硫氧嘧啶，舒尼替尼，拉米夫定，替诺福韦，替拉那韦，托卡朋

C. 遭限制使用的药物（仅限美国）

非尔氨酯，匹莫林，曲伐沙星

表40-2 主要肝损伤模式对应的部分药物 [5-7]

肝损伤模式	致病药物
肝细胞损伤型	
急性肝炎	对乙酰氨基酚，异烟肼，吡嗪酰胺，氟烷，拉帕替尼 *，帕唑帕尼 *，托伐普坦 *，头孢类抗生素，克林霉素，四环素，卡莫司汀，吉西他滨，紫杉醇，顺铂，伊马替尼，更生霉素，氨甲蝶呤，咪唑硫嘌呤，非诺贝特，卡托普利，安非他酮，曲唑酮，他克林，曲格列酮，阿米替林，丙米嗪，帕罗西汀，异烟酰异丙肼，阿巴卡韦，地瑞那韦，膦沙那韦，马拉维诺等非核苷类逆转录酶抑制剂，奎尼丁，肼屈嗪；何首乌、雷公藤等植物药材
慢性肝炎 △	丹曲洛林，双氯芬酸，呋喃妥英，甲基多巴，二甲基四环素，他汀类
NASH	胺碘酮，他莫昔芬，拉米夫定，地达诺新，司他夫定、齐多夫定等核苷类逆转录酶抑制剂（可伴乳酸中毒）
微泡性脂肪肝	丙戊酸，噻奈普汀，阿司匹林（与感冒儿童Rye综合征的微泡性肝脂肪变性相关）

续表

肝损伤模式	致病药物
胆汁淤积型	
急性胆汁淤积	阿莫西林 – 克拉维酸，氟氯西林，红霉素，舒林酸，三乙酰竹桃霉素，环孢素，氯丙嗪，酚噻嗪类，安咪奈丁，噻奈普汀，阿米替林、丙米嗪等三环类抗抑郁药，氯磺丙脲及其他口服降血糖药，卡培他滨，吡柔比星，伊立替康，氟尿嘧啶，索拉菲尼，奈韦拉平，依非韦伦，普罗帕酮，肼屈嗪，卡托普利等血管紧张素转换酶抑制剂，乙炔雌二醇、19-去甲 –17α– 乙基睾酮等口服避孕药及同化雄性激素类药物，抗甲状腺功能亢进药物
慢性胆汁淤积	氯丙嗪；另有很多其他药物偶可引起慢性胆汁淤积
肝细胞损伤 / 胆汁淤积混合型	苯妥英，磺胺类药物，利福平，安咪奈丁，阿米替林，丙米嗪，帕罗西汀，厄洛替尼，阿糖胞苷，多西他赛，紫杉醇，奥沙利铂，肼屈嗪，地尔硫䓬，维拉帕米
血管损伤型	
SOS/VOD	白消安，环磷酰胺，硫唑嘌呤，硫鸟嘌呤；造血干细胞移植前放化疗后；土三七、千里光、天芥菜属等含有吡咯双烷生物碱的植物
BCS	某些避孕药或化疗药物
NRH	避孕药，巯基嘌呤（治疗炎症性肠病时），去羟肌苷和司他夫定（HIV 感染时持续应用），奥沙利铂等化疗药
紫癜性肝病	可能与避孕药、同化激素、硫唑嘌呤、巯基嘌呤、环孢素等相关
IPH	含砷药物、硫唑嘌呤、奥沙利铂等抗癌药、地达诺新
肝纤维化 / 肝硬化	氨甲蝶呤
腺瘤和肝细胞癌	激素类药物如口服避孕药和达那唑等雄性类固醇衍生物

* 能明显抑制胆盐外排泵（bile salt export pump，BSEP），有引起胆汁淤积的潜在风险，但目前的报道以肝细胞损伤型为主[7]。

△引起慢性 DILI 的药物更多是引起急性 DILI[5]。

注：BCS.Budd-Chiari syndrome，布 – 加综合征；IPH. idiopathic portal hypertension，特发性门静脉高压症；NASH.nonalcoholic steatohepatitis，非酒精性脂肪性肝炎；NRH.nodular regenerative hyperplasia，结节性再生性增生；SOS/VOD.hepatic sinusoidal obstruction syndrome / hepatic veno-occlusive disease，肝窦阻塞综合征 / 肝小静脉闭塞病。

（二）发病率和构成比

我国 DILI 学组对 2012 ～ 2014 年大陆地区 29 000 余例诊断为 DILI 的住院患者的大型回顾性调查显示，住院患者 DILI 发病率约为 175/10 万，以此估算大陆地区普通人群中 DILI 的最低发病率约为 25.06/10 万。2002 年法国报道 DILI 年发病率约为 13.9/10 万，2013 年冰岛报道 DILI 年发病率约为 19.1/10 万[8]。

我国 DILI 学组的上述调查显示，大陆住院患者 DILI 病因的构成比中，TCM-NM-HP-DS、抗结核药物、抗感染药物、抗肿瘤药物（含免疫调节剂）和精神神经用药分别约占 33%、19.8%、8.7%、8.2% 和 5.0%。Meta 分析[9] 显示，我国 1994 ～ 2011 年 265 篇文献报道的 21 789 例 DILI 中，抗结核药物、CAM、抗生素、非甾体抗炎药（non-steroidal antiinflammatory drug，NSAID）和抗肿瘤药分别约占 31.3%、18.6%、9.7%、7.6% 和 4.7%。各地报道 TCM-NM-HP-DS 占 DILI 病因的 20% ～ 65% 不等，主要为何首乌、土三七（菊三七）、雷公藤，以及治疗骨质疏松、关节炎、白癜风、银屑病、湿疹、痤疮、痔疮等疾病的复方制剂等[10-12]。

在美国及西欧等发达国家，NSAID、抗感染药物、HDS 是导致 DILI 的常见原因。对乙酰氨基酚（acetaminophen，APAP）是引起 ALF 最主要的原因。美国 ALF 研究小组前瞻性收集的 1998 ～ 2016 年的 2345 例 ALF 患者中，46% 由 APAP 引起，11% 由其他药物引起。冰岛和美国报道 HDS 约占 DILI 病因的 16% 和 20%。

美国 DILI 网络（DILI internet，DILIN）前瞻性研究截至 2015 年入组的病例中，62% 由单药引起，22% 由多药引起。多项临床研究报告显示，肝细胞损伤型 DILI 最多见，其次是胆汁淤积型 DILI，再次是混合型 DILI，血管损伤型 DILI 也有增多趋势。多数 DILI 呈急性过程，慢性 DILI 占 3.4% ～ 19%[13]（图 40-1）。

（三）危险因素

DILI 的危险因素总结于图 40-1。

1. 宿主因素　宿主遗传易感因素详见"发病机制"部分。非遗传性危险因素包括：

（1）年龄：高龄患者 DILI 发生风险可能增加。这可能与高龄患者药物代谢功能减退、需要治疗的疾病增多及处方量增加有关[8]。儿童 DILI 的常见病因主要是抗生素、阿司匹林和中枢神经系统药物，这与儿童的疾病谱和各种生物及免疫屏障的发育成熟度相关。

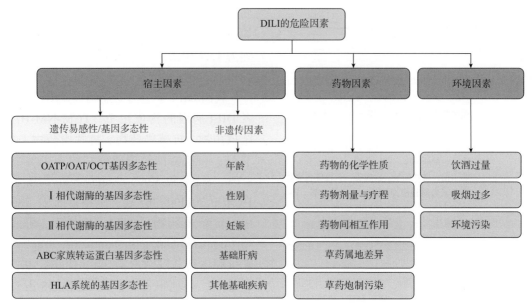

图 40-1　药物性肝损伤（DILI）的危险因素

注：ABC. ATP-binding-cassette，ATP 结合盒；HLA. human leukocyte antigen，人类白细胞抗原系统；OATP. organic anion transport polypeptide，有机阴离子转运多肽；OAT. organic anion transporter，有机阴离子转运蛋白；OCT. rganic cation transporter，有机阳离子转运蛋白

（2）性别：女性相对易于发生自身免疫，其 DILI 相对易有自身免疫性肝炎（autoimmune hepatitis，AIH）的特点。女性对 DILI 的易感性和应用 TCM-NM-HP-DS 的比例高于男性。

（3）妊娠：妊娠期病理生理和代谢状态改变，可能较非妊娠状态相对易于出现 DILI。例如，孕妇应用丙基硫氧嘧啶可致暴发性肝炎，美国 FDA 已给予黑框警示。

（4）基础肝病：有慢性肝病基础的患者，相对易于发生 DILI，且出现肝衰竭甚至死亡的风险更高 [1-3]。例如，乙型肝炎病毒（HBV）或丙型肝炎病毒（HCV，特别是基因 3 型）感染可增加高效抗逆转录病毒治疗（highly active anti-retroviral therapy，HAART）或抗结核药诱发 DILI 的风险。自身免疫性肝病也可能增加对 DILI 的易感性，特别是使慢性 DILI 发生风险增加。

（5）其他基础疾病：人类免疫缺陷病毒（HIV）感染是公认的 DILI 易感因素，HAART 本身也可导致肝损伤。糖尿病是 DILI 严重程度的独立影响因素，可增加 APAP、氨甲蝶呤、抗结核药及二甲双胍所致 DILI 的风险。肿瘤及心脏病也是慢性 DILI 的可能危险因素。严重营养不良可增加对 DILI 的易感性。

2. 药物因素　药物化学性质的活泼程度、日剂量大小、疗程长短、给药方式及药物相互作用常可影响 DILI 的潜伏期、临床表型、病程和结局。固有型 DILI 的发生往往与可疑药物的暴露剂量呈正相关。

药物 - 药物相互作用（drug-drug interactions，DDI）是指联合应用两种或更多药物时，药物本身及其代谢产物在人体内通过竞争转运、代谢和排泄通道，甚或药物间直接发生化学反应，从而使得一种药物可改变另一种药物的吸收、分布、代谢、排泄和药理作用，甚至干扰内源性生化物质的代谢和功能发挥。DDI 是临床上 DILI 风险增加的重要因素。例如，抗结核药与唑类抗真菌药、氨甲蝶呤或 APAP 等同时使用可使 DILI 发生率增加。

中药材种植和炮制等过程中的农药及重金属等各种污染也是增加 DILI 发生风险的重要因素。草药属地不同，其肝毒性可以相差很大。例如，痔血胶囊以往很少引起肝毒性，但自从其组方中的白鲜皮产地变更后，不断有导致肝损伤的病例报告（见 CFDA 药品评价和药物不良反应监测中心 2008 年第 17 期药物不良反应通报）。

3. 环境因素　长期过量饮酒、吸烟，以及环境中空气、土壤、水源和食品的各种污染，可能均会增加宿主对 DILI 的易感性 [3]。

二、发病机制

DILI 往往是多种发病机制先后或同时作用的结果。某些药物及其代谢产物具有直接肝毒性，这种直接肝毒性又可进一步引起免疫和炎症应答等肝损伤机制。更多的药物则是通过与宿主体质、遗传和免疫相关的各类特异质型机制引起肝损伤。此外，近年来免疫检查点抑制剂（ICI）、抗肿瘤坏死因子单克隆抗体、抗 CD20 单克隆抗体、糖皮质激素等引起的间接肝毒性，特别是 ICI 相关的免疫介导性肝炎，也越来越受到关注。

（一）直接肝毒性

某些药物或代谢产物对肝脏具有直接毒性，引起固有型 DILI，呈剂量依赖性，通常可预测。例如，APAP 小于 1g/d 时不引起肝损伤，服用约 10g/d 时少数患者可发生肝损伤，大于 10g/d 时肝损伤的发生风险明显增加，甚至导致 ALF[14]。吡嗪酰胺也具有直接肝毒性[5]。近半数药物性胆汁淤积是由肝细胞排泄到胆汁中的药物或代谢产物的直接毒性所引起。

（二）药物代谢酶和转运体的基因多态性

基因多态性（gene polymorphism，GPM）是决定患者对 DILI 易感性的遗传学因素，主要表现在以下几个方面：

1. 药物向肝细胞转运（也称药物 0 相代谢[4]）**相关转运体的 GPM**　脂溶性药物可通过单纯扩散进入肝细胞内，而各种离子型药物则需借助有机阴离子转运多肽（organic anion transport polypeptide，OATP）、有机阴离子转运蛋白（organic anion transporter，OAT）、有机阳离子转运蛋白（organic cation transporter，OCT）或钠依赖性牛磺酸盐协同转运多肽（sodium/taurocholate cotransporting polypeptide，NTCP）等溶质转运体（solute carrier，SLC）运送至肝细胞内（图 40-2）[4, 15, 16]。这些转运体位于肝细胞血窦面，具有多种 GPM，转运底物种类和能力各有不同[15]。

最为重要的 OATP 是 OATP1B1 和 OATP1B3[16]。通过 OATP 向肝细胞内转运往往是许多药物代谢过程的限速步骤[16]。竞争 OATP 是不同药物之间产生 DDI 的重要机制之一。OATP-GPM 可明显影响相关药物的代谢过程和对 DILI 的易感性。例如，SLCO1B1 c.388A > G 通常可降低肝细胞对相关药物的摄取，而 c.388A > G 倾向于轻度增加肝细胞对相关药物的摄取。SLCO1B1 与肝细胞摄取他汀类等药物相关，其 GPM 与这些药物引起的 DILI 相关。

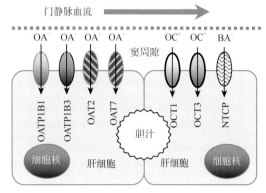

图 40-2　溶质转运载体家族成员示意图

注：OATP. organic anion transport polypeptide，有机阴离子转运多肽；OAT. organic anion transporter，有机阴离子转运蛋白；OCT. organic cation transporter，有机阳离子转运蛋白；NTCP. sodium/taurocholate cotransporting polypeptide，钠依赖性牛磺酸盐协同转运多肽；OA$^-$. organic anion，有机阴离子；OC$^+$. organic cation，有机阳离子；BA$^-$. bile acid，胆酸

2. Ⅰ 相药物代谢酶的 GPM　Ⅰ 相药物代谢通常是对非极性（脂溶性）药物进行氧化、还原或水解，从而暴露药物中的—OH、—COOH、—NH$_2$ 和—SH 等极性基团，或向药物分子中引入这些极性基团，使药物水溶性增加，以利于 Ⅱ 相结合反应进行。Ⅰ 相药物代谢主要有细胞色素 P450 酶（cytochrome P450，CYP）、单胺氧化酶（monoamine oxidase，MAO）、乙醛脱氢酶（aldehyde dehydrogenase，ALDH）等。

CYP 是最重要的肝脏 Ⅰ 相药物代谢酶系，几乎能代谢所有脂溶性药物，但同时也产生有毒活性代谢产物，目前在 DILI 的研究中最受重视。人类 CYP 基因组含有 57 种 CYP 基因。市售药物有 75% 通过 CYP 代谢，其中 95% 可归类于 5 种 CYP。CYP 具有显著的 GPM，以 CYP2C19 和 CYP2D6 的 GPM 最为典型。CYP 复杂的种类、亚型和多态性是导致药物反应存在个体差异的一大原因。CYP 还具有可诱导性和可抑制性，其表达量和活性受到药物等因素的影响，从而影响药物本身的代谢和/或引发 DDI。另外，在肠壁上皮细胞中也发现多种 CYP，以 CYP3A4 含量最高，其 GPM 与 DILI 的关系也需加以重视。

3. Ⅱ 相药物代谢酶的 GPM　Ⅱ 相药物代谢

通常是结合反应，将外源性极性化合物与内源性高极性化合物结合，从而生成水溶性高、易于排泄的代谢产物。Ⅱ相代谢酶主要有[1, 2, 4, 5]：①尿苷二磷酸葡萄糖醛酸转移酶（uridine diphosphate glucuronosyltransferase，UGT），UGT1主要与胆红素和酚类的代谢有关，UGT2主要与胆汁酸和类固醇物质的代谢有关。两种异构体均具有GPM，与多种代谢性黄疸和药物代谢障碍相关。UGT2B7与CYP2C8、ATP结合盒转运蛋白C2（ATP-binding-cassette transporter C2，ABCC2）一起，其基因变异与双氯酚酸引起的DILI有关。②硫酸转移酶（sulfotrasferase，ST），其活性低下可致APAP等的肝毒性增加。③N-乙酰基转移酶（N-acetyltransferase，NAT），NAT1的底物为对氨基安息香酸等，与致癌化学物质的代谢相关。NAT2主要参与异烟肼、磺胺、普鲁卡因胺、肼屈嗪、氨苯砜、硝西泮及咖啡因等20余种物质的代谢，其GPM与ADR密切相关。根据乙酰化能力的差异，NAT2可分为快乙酰化型、中间型和慢乙酰化型，慢乙酰化型患者在接受异烟肼等药物治疗时发生DILI的风险显著高于其他两型患者。④谷胱甘肽-S-转移酶（glutathione-S-transferase，GST），能催化有机卤化物和环氧化合物与还原型谷胱甘肽（reduced glutathione，GSH）结合，使多种化学物质由氧化型转为还原型。GST基因缺陷与APAP、曲格列酮、克拉维酸-阿莫西林及抗结核药物等引起的DILI风险增加有关。⑤硫代嘌呤-S-甲基转移酶（glucosinolates purines-S-methyl transferase，TPMT）的GPM与6-巯基嘌呤和硫唑嘌呤引起的DILI相关。⑥环氧化水解酶（epoxide hydrase，EH）的GPM与苯并吡喃等外源性强毒性物质和由CYP反应生成的环氧化物活性代谢产物的解毒密切相关。⑦超氧化物歧化酶（superoxide dismutase，SOD），包括含铜锌SOD（Cu.Zn-SOD）和含锰SOD（Mn-SOD）等，特别是Mn-SOD的GPM与个体的抗氧化能力密切相关。

4. 药物或其代谢产物自肝细胞外排相关转运体的GPM 经Ⅰ相和Ⅱ相过程产生的代谢产物，最终需要通过肝细胞膜中的多种跨膜转运蛋白转运至肝细胞外。有的排入胆管腔随胆汁外排（此过程也称Ⅲ相药物代谢[4]），有的自肝细胞转运至血液中并经肾脏排泄，有的同时通过两种途径外排。承担代谢产物外排功能的主要是肝细胞表面ABC家族的跨膜转运蛋白（图40-3）。ABCB11（胆盐外排泵，bile salt export pump，BSEP）、ABCB4（多药耐药蛋白3，mutidrug resistance 3，MDR3）和ABCC2（多药耐药蛋白2，MRP2）的GPM常与药物性胆汁淤积相关[17, 18]。

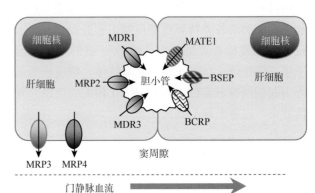

图40-3 ATP结合盒家族（ABC）转运蛋白成员示意图

注：BCRP. breast cancer resistance protein，乳腺癌抗性蛋白；BSEP. bile salt export pump，胆盐输出泵；MATE1. mutidrug and toxin extrusion 1，多药及毒素外排蛋白1；MDR. mutidrug resistance，多药耐药蛋白；MRP. multidrug resistance-associated protein，多药耐药相关蛋白

（三）线粒体损伤与氧化应激

线粒体损伤被认为是DILI发病机制的中心环节[19]。肝脏线粒体呼吸是活性氧（reactive oxygen species，ROS）和活性氮（reactive nitrogen species，RNS）的主要来源，线粒体受损时ROS和RNS大量增加；反之，ROS和RNS也是线粒体受损的重要因素。生理情况下，超氧化物酶体是肝细胞ROS的主要来源；CYP代谢也可产生高水平的氧化应激；在肝脏局部聚集的炎症细胞也可产生额外的ROS。

肝细胞对干扰线粒体功能的药物和毒物高度敏感[19]。药物引起线粒体损伤时，轻则诱导细胞凋亡，重则引起细胞坏死，释放损伤相关分子模式（damage-associated molecular pattern，DAMP）分子，激活Toll样受体（toll-like receptor，TLR），引发炎症反应，扩大组织损伤。ATP耗竭的肝细胞约在1h后便失去生存能力。

氧化应激可导致多种病理生理效应[1, 4, 5]，包括脂质过氧化反应、蛋白质和核酸的修饰及毁损、细胞死亡等。ROS可诱导线粒体通透性转变（mitochondrion permeability transition，MPT），氧化磷酸化解偶联，胶体渗透压增加，线粒体大幅膨胀，诱导细胞凋亡和坏死。氧化应激还能开启多种细胞死亡信号通路，并可引起肝细胞自噬增加。

（四）内质网应激

生理环境下，内质网（endop-lasmic reticulum，ER）在过客蛋白载荷增加、折叠不良或未折叠的蛋白堆积时，可产生自稳性适应性"非折叠蛋白反应"（unfolded protein response，UPR），从而缓解应激，保持细胞内环境稳定。内质网应激反应（ER stress response，ERSR）是与 ER 相关的一系列病理反应事件的统称。失控的 ERSR 常伴有线粒体功能障碍、ATP 耗竭、氧化应激及脂质堆积等，成为包括 DILI 在内的各类肝病的发病机制之一[20, 21]。

（五）适应性免疫攻击

形成适应性免疫攻击需符合两个基本条件：①存在免疫抗原；②存在适合提呈这种免疫原的人类白细胞抗原（human leukocyte antigen，HLA）。

许多药物或其代谢产物可作为半抗原，与体内的药物修饰蛋白形成具有免疫原性和免疫反应性的完整抗原。若 HLA/T 细胞受体（T cell receptor，TCR）识别药物修饰蛋白的药物部分，将导致抗药物免疫应答；若 HLA/TCR 识别药物修饰蛋白的蛋白部分，将导致自身免疫应答。肝内针对药物修饰蛋白的主要反应是免疫耐受；仅在极少数患者，免疫耐受被打破时才导致肝损伤。这种免疫反应可局限在肝脏或其他器官，也可能是全身性反应的一部分；这可能与活性代谢物的产生部位是局限在肝脏、肝外还是抗原提呈细胞（antigen presenting cell，APC）有关[22]。APC、CD4+ 辅助性 T 细胞、CD8+ 细胞毒性 T 细胞（cytotoxic T lymphocyte，CTL）、调节性 T 细胞、B 细胞等是参与 DILI 适应性免疫反应的主要免疫细胞。辅助性 T 细胞产生的白细胞介素 22 可能有助于判断 DILI 的预后[23]。

全基因组关联研究（genome-wide association study，GWAS）提示某些 DILI 与 HLA 多态性相关（表 40-3）。例如，HLA-B*5701 可使氟氯西林相关 DILI 的易感性增加 81 ～ 100 倍，HLA-DRB1*0701 可增加希美加群相关 DILI 的发生风险，HLA-DRB1*1501 变异与阿莫西林 – 克拉维酸肝损伤强相关，HLA-A*3303 与噻氯匹定所致的 DILI 相关，HLA-DQA1*0201 与拉帕替尼所致的 DILI 相关，HLA-DQA1*0102 与芦米考昔所致的 DILI 相关[1]。

表 40-3　人类白细胞抗原（HLA）系统基因多态性与某些 DILI 的相关性

相关药物	HLA 等位基因或单倍型	相关程度
阿莫西林 – 克拉维酸	HLA-A*0201	相关
	HLA-B*1801	相关
	HLA-DRB1*1501-DRB5*0101-DQB1*0602	强相关△
氟烷	HLA-DRB1*1501-DRB5*0101-DQB1*0602	强相关△
罗美昔布	HLA-DRB1*1501-DRB5*0101-DQB1*0602	强相关△
噻氯匹定	HLA-A*3303	相关
氟氯西林	HLA-B*5701	强相关▲
奈韦拉平	HLA-DRB1*0101	相关
拉帕替尼	HLA-DRB1*0701-DQB1*0202-DQA1*0201	相关
希美加群	HLA-DRB1*0701-DQB1*0202-DQA1*0201	相关
芦米考昔	HLA-DQA1*0102	相关

　△ HLA-DRB1*1501 与胆汁淤积性肝损伤强相关。

　▲ HLA-B*5701 可使氟氯西林诱导 DILI 的风险增加 81 ～ 100 倍甚至以上。

（六）炎症作用

炎症应激和药物暴露的相互作用，是 DILI 发病机制的重要假说之一。外源性炎症既是 DILI 的独立易感因素，也是促使 DILI 进展的因素。另一方面，药物或其代谢产物也可激发肝内炎症应答，促使 DILI 进展。

（七）恢复性肝组织修复对 DILI 转归的影响

药物或其代谢产物在启动肝损伤的同时，也激发以肝细胞再生和肝组织修复为特征的适应性反应，即恢复性组织修复（restorative tissue repair，RTR）。RTR 可能是许多情况下肝损伤进展或消退的内在决定性因素[24]。

以低剂量药物启动肝损伤，进而诱导 RTR，可保护动物抵御致死量同种药物的再攻击（同因防御，autoprotection）或其他药物的攻击（异因防御，heteroprotection）。多种鼠模型分裂活跃的肝细胞可超表达钙激活蛋白酶抑制蛋白（calpastatin，CAST），从而阻止钙激活中性蛋白酶（calpain）介导的肝损伤，表明及时而充分的 RTR 对肝损伤的顺利恢复至关重要。

近年基于 RTR 的存在提出 DILI 发病机制的两阶段模型（图 40-4）。阶段 I 是 DILI 的启动阶段。阶段 II 是肝损伤的进展或消退阶段，与 RTR 状态

密切相关。RTR 相对不足，则肝损伤进展；RTR 充分，则能限制乃至逆转肝损伤。RTR 受药物剂量、物种、年龄、营养、脂肪肝及其他基础疾病等的显著影响。

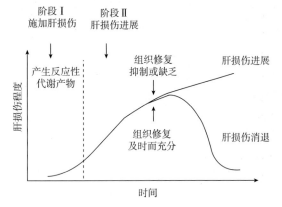

图 40-4　基于恢复性组织修复（RTR）的药物性肝损伤（DILI）发病机制的两阶段模型

三、病理改变

DILI 损伤的靶点主要是肝细胞、胆管上皮细胞及肝窦等血管内皮细胞，以前两种靶细胞损伤多见 [16, 25]。基于 DILI 时靶细胞的损伤类型，我国肝脏病理学家王泰龄教授将 DILI 病理分类与临床分型的对应关系总结于图 40-5。

（一）肝细胞损伤型

此型包括肝细胞炎症坏死（小叶性肝炎）、脂肪变性及肉芽肿性病变。

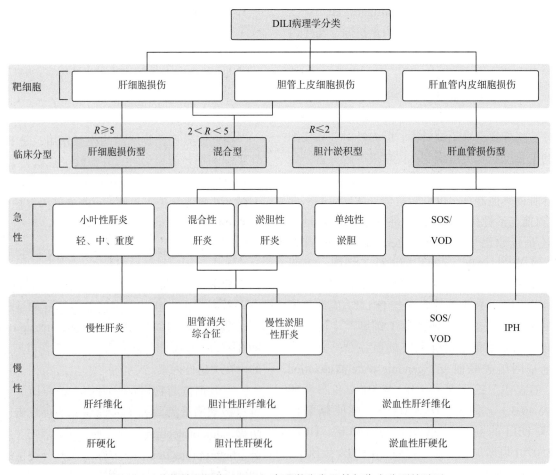

图 40-5　药物性肝损伤（DILI）病理学分类及其与临床分型的关系

注：SOS. sinusoidal obstruction syndrome，肝窦阻塞综合征；VOD. veno-occlusive disease，肝小静脉闭塞病；IPH. idiopathic portal hypertension，特发性门静脉高压症。R=（ALT 实测值 /ALT 正常值上限）/（ALP 实测值 /ALP 正常值上限）

1. **急性小叶性肝炎**　最常见，可分为轻、中、重度。有4个特点：①肝细胞坏死可呈点灶状、融合性、桥接或多小叶坏死。②肝细胞再生修复现象较明显。③汇管区炎症常波及汇管区小分支，汇管区边缘轻度细胆管反应性增生，伴细胆管性界面炎。④小叶内及汇管区炎症主要为混合性炎症细胞浸润，包括单个核细胞及中性粒细胞，伴或不伴少数嗜酸性粒细胞。

2. **慢性小叶性肝炎**　主要形态特点类似慢性病毒性肝炎或AIH，汇管区扩大，单个核细胞浸润，伴界面炎。由中或重度急性小叶性肝炎反复发作后形成的慢性肝炎，常见纤维间隔，甚至早期肝硬化。少数慢性肝炎汇管区间质及界面炎细胞内可见成簇浆细胞，与AIH难以区别，需进一步随访鉴别是否为AIH样DILI（AIH-like DILI，AL-DILI）或经典AIH。

3. **脂肪变性**　类固醇、布洛芬、氨甲蝶呤、非甾体抗炎药及化疗药等可致大泡性脂肪变。四环素、丙戊酸、核苷及核苷类似物（如非阿尿苷）等可致微泡性脂肪变，似泡沫样细胞，是比大泡性脂肪变更为严重的中毒性损伤模式，与线粒体损伤有关。胺碘达隆、他莫昔芬及HAART等可致药物性脂肪性肝炎（drug induced steatohepatitis，DISH）[26]，与非酒精性脂肪性肝炎（nonalcoholic steatohepatitis，NASH）病变类似。

（二）胆管损伤型

药物性胆管损伤包括：①毛细胆管损伤；②小胆管上皮损伤；③小叶间胆管消失，呈原发性胆汁性胆管炎（primary biliary cholangitis，PBC）样病变；④隔胆管以上大胆管损伤，呈原发性硬化性胆管炎（primary sclerosing cholangitis，PSC）样病变[27]。在病理上，不伴肝细胞损伤者称单纯性胆汁淤积，伴轻度肝细胞损伤者称淤胆性肝炎，伴较重肝细胞损伤者称混合性肝炎；后二者还常可见小胆管损伤。

1. **急性胆汁淤积**　可分为5种类型：①单纯性胆汁淤积，表现为小叶中心带毛细胆管胆汁淤积，形成胆栓，但不伴明显肝细胞损伤和汇管区炎症，停药后可完全恢复；②淤胆性肝炎，表现为小叶中心带淤胆，毛细胆管胆栓，伴轻度肝细胞损伤（局部肝细胞可因胆盐作用呈羽毛样变性）和明显汇管区炎症，可伴小胆管损伤；③混合性肝炎，表现为小叶中心带淤胆，伴明显肝细胞损伤和汇管区炎症，可伴小胆管损伤甚至PSC样改变；④细胆管胆汁淤积，表现为小叶周围带细胆管扩张，腔内充满浓缩胆汁，较少见，可伴淤胆性肝炎；⑤胆管消失综合征（vanishing bile duct syndrome，VBDS），表现为小叶间胆管损伤，50%以上汇管区未见小动脉伴行小胆管。

2. **慢性胆汁淤积**　核心病变是胆管慢性损伤，或小胆管消失，汇管区间质内单个核细胞伴中性及嗜酸性粒细胞浸润。汇管区周围细胆管反应性增生、界面炎及纤维化常较明显，致汇管区纤维化扩大、相连，形成胆汁性肝纤维化甚至肝硬化。最具特征的病变是汇管区周围肝细胞胆盐淤积，表现为细胞肿大、淡染，胞质内胆色素、铜及铜结合蛋白沉积，Mallory小体形成。此外，小叶内可见淤胆性菊形团，肝窦及汇管区间质内可见泡沫样细胞聚集。部分药物性小胆管消失综合征长期无黄疸，肝内亦无明显慢性淤胆改变，预后好。

（三）血管损伤型

肝窦阻塞综合征（hepatic sinusoidal obstruction syndrome，SOS）也称肝小静脉闭塞病（hepatic veno-occlusive disease，VOD），主要见于应用吡咯生物碱（如土三七）、硫唑嘌呤或硫鸟嘌呤等的患者。基本病变为肝窦内皮细胞或肝终末小静脉内皮细胞损伤。病变特点：①肝小静脉内膜水肿、纤维蛋白沉积，纤维增生，管腔闭塞；②小叶中心带肝窦淤血、扩张，肝板坏死、萎缩、消失；③淤血带纤维化相连称淤血性肝纤维化，长期可形成淤血性肝硬化。

特发性门静脉高压症（idiopathic portal hypertension，IPH）又称非硬化性门静脉高压症或肝门静脉纤维化/硬化，见于长期服用含砷药物、硫唑嘌呤、奥沙利铂等抗癌药。基本病变为门静脉小支内皮损伤和汇管区纤维化致窦前性门静脉高压。病变特点：①汇管区间质纤维化，部分门静脉终末小支管腔闭塞或减少；②另一些门静脉小支明显扩张，疝向邻近肝实质，稍大汇管区的门静脉分支管壁平滑肌及纤维增生增厚；③肝实质血供不均，可呈结节性再生性增生。

（四）药物相关肝脏肿瘤

口服避孕药、达那唑等合成代谢类固醇可导致肝腺瘤，也可致局灶性结节性增生及 HCC。造影剂胶质二氧化钍可致血管肉瘤、HCC 和肝内胆管癌，现已停用。氯乙烯可致血管肉瘤。

综上，DILI 的肝脏病理改变多样，几乎涵盖全部肝脏病变范畴。某些组织学改变相对多见于 DILI，包括真性微泡性脂肪变、重度血管损伤及不常见的炎症细胞浸润（尤其是嗜酸性粒细胞）等。混合性或多类型损伤共存时，如脂肪性肝炎或慢性肝炎伴胆汁淤积等，应高度怀疑 DILI。长期服用草药的患者若发现肝组织重金属沉积，则提示中草药引起的肝损伤可能。病理改变紧密结合临床，有助于 DILI 明确诊断。

四、临床表现

（一）耐受、适应和易感

具有潜在肝毒性的药物刺激机体后，临床上可观察到三种现象：①耐受，表现为在药物治疗期间未出现任何与肝损伤相关的生化学证据。②适应，表现为药物治疗期间出现了与肝损伤相关的生化学证据，但并不严重，继续用药生化学指标可自然恢复正常。③易感，表现为在药物治疗过程中甚至停药后出现肝损伤，且不能适应性缓解。例如，对于抗结核药物的肝毒性，多数患者表现为耐受，部分患者表现为适应，少数患者表现为易感。

（二）临床分型

1. 固有型 DILI 和特异质型 DILI　这是基于发病机制的分类。固有型 DILI（intrinsic DILI，InDILI）潜伏期短，可预测，个体差异不显著，剂量越高越易导致肝损伤，动物实验可复制。由于药物评审越来越严格，InDILI 已较少见。特异质型 DILI（idiosynchratic DILI，IDILI）临床上较常见，潜伏期和临床表现多样化，个体差异显著，与药物剂量关系相对不明显，难以预测和在动物模型中复制[10]。APAP 是引起 InDILI 的典型代表，阿莫西林 - 克拉维酸和异烟肼等是引起 IDILI 的典型代表。

免疫特异质型 DILI 可分为两种情况[1]。一种是超敏性，潜伏期短，起病急，再次用药可快速导致肝损伤，临床表现为发热、皮疹、嗜酸性粒细胞增多等，但很少出现自身抗体。另一种缓慢发生，体内可能出现多种自身抗体，可表现为 AIH 或类似 PBC 和 PSC 等自身免疫性肝病，多无发热、皮疹、

嗜酸性粒细胞增多等表现。常见于血管紧张素转换酶抑制剂、别嘌呤醇、苯妥英钠、双氯芬酸、阿莫西林 - 克拉维酸和三环类抗抑郁药等。

遗传特异质型 DILI 通常无免疫反应特征，起病缓慢（最晚可达 1 年左右），再次用药未必快速导致肝损伤[1]。

2. 急性 DILI 和慢性 DILI　是基于病程的分类。1990 年国际医学科学组织理事会（Council for International Organizations of Medical Sciences，CIOMS）将慢性 DILI 定义为肝脏生化指标升高超过 3 个月。2006 年欧洲将肝细胞型慢性 DILI 定义为停药后肝脏生化指标持续异常超过 3 个月，胆汁淤积型 / 混合型慢性 DILI 定义为超过 6 个月。2011 年国际严重不良反应协会（international Serious Adverse Event Consortium，iSAEC）建议将停药后肝细胞损伤型 / 混合型持续肝损伤超过 3 个月和胆汁淤积型超过 6 个月定义为迁延性 DILI（persistent DILI）；肝损伤持续存在超过 1 年时，任何类型的 DILI 均定义为慢性 DILI。2016 年西班牙 DILI 注册研究总结其 1994 ～ 2012 年入组并长期随访的 298 例患者显示，92% 的患者肝脏生化指标在 1 年内恢复正常，因此提出应以发病后 1 年肝脏生化指标是否恢复正常作为区分急慢性 DILI 的标准[28]。但目前多采用 2010 年美国药物性肝损伤网（DILI network，DILIN）提出的慢性 DILI 定义，指 DILI 发生 6 个月后，血清 ALT 和 / 或 ALP 等生化指标仍持续异常，或存在门静脉高压或慢性肝损伤的影像学和组织学证据[1-3]。

3. 肝细胞损伤型、胆汁淤积型、混合型和肝血管损伤型 DILI　这是基于受损靶细胞的分类。

肝细胞损伤型、胆汁淤积型和混合型 DILI 在临床上主要根据初次发病或初次就诊时的血清 ALT、ALP 和 R 值进行判断。$R=$（ALT 实测值 / ALT ULN）/（ALP 实测值 /ALP ULN）。新近有研究提出"新 R 值（new R，nR）"，乃是取 ALT/ULN 和 AST/ULN 两者中的高值计算 nR 值。2011 年以后，国际上推荐的这三种 DILI 的生化判断标准为：①肝细胞损伤型，ALT ≥ 5×ULN 且 R ≥ 5；②胆汁淤积型，ALP ≥ 2×ULN 且 R ≤ 2；③混合型，ALT ≥ 5×ULN，ALP ≥ 2×ULN，且 2 < R < 5。之所以将肝细胞损伤型 DILI 的判断标准由 ALT ≥ 3×ULN 提高至 ALT ≥ 5×ULN，主要是为了避免将一部分能对肝毒性产生"适应"的患者

诊断为典型 DILI。这一改动是否合理，尚需在临床研究中进一步论证。此外，有研究提示，这种生化学上的分类与病理学所见存在差异，提示基于靶细胞的 DILI 临床和病理分型有待优化和统一。

血管损伤型 DILI[6] 主要有肝窦阻塞综合征 / 肝小静脉闭塞病（SOS/VOD）、布 – 加综合征（BCS）、特发性门静脉高压症（IPH）、结节性再生性增生（NRH）、紫癜性肝病等。

（三）症状和体征

急性 DILI 的临床表现多无特异性。潜伏期差异大，1 天至数月不等。多数患者无明显症状，仅有血清 ALT 和 / 或 ALP 等肝脏生化指标的不同程度升高。部分患者有乏力、食欲减退、厌油、肝区胀痛及上腹不适等消化道症状。淤胆明显者可有全身皮肤黄染、大便颜色变浅和瘙痒等。少数患者可有发热、皮疹、嗜酸性粒细胞增多甚至关节酸痛等过敏表现，还可能伴有其他肝外器官损害的表现。病情严重者可出现肝衰竭。

慢性 DILI 可表现为慢性肝炎、肝纤维化、代偿性和失代偿性肝硬化、AIH 样 DILI、慢性肝内胆汁淤积和 VBDS 等。SOS/VOD 可呈急性，并有腹水、黄疸、肝脏肿大等表现。

五、实验室、影像和病理检查

（一）实验室检查

DILI 时血常规较基线多无明显改变，超敏性 IDILI 可有嗜酸性粒细胞增高（> 5%）。

血清 ALT 升高是判断肝损伤的敏感指标，但不具有 DILI 特异性，与肝损伤程度不成正比，须排除其他原因引起的 ALT 升高。血清 ALP 升高，应除外生长发育期儿童和骨病患者的非肝源性 ALP 升高。血清 GGT 对胆汁淤积型 / 混合型 DILI 的诊断灵敏性和特异性可能不低于 ALP。在排除酗酒等情况下，若 ALP 和 GGT 同时升高，能更可靠地提示存在胆管上皮细胞损伤。在除外营养不良、血液系统疾病及肾病等前提下，血清 TBil 升高、白蛋白水平降低和凝血功能下降提示肝损伤较重。国际标准化比值（international normalized ratio，INR）≥ 1.5 或凝血酶原活动度（prothrombin activity，PTA）低于 75% 提示凝血功能下降。

（二）影像检查

既往体健的急性 DILI 患者，肝脏超声多无明显改变或仅有轻度肿大。ALF 患者可出现肝脏体积缩小。少数慢性 DILI 患者可有肝硬化、脾肿大、门静脉内径扩大。肝内外胆道通常无明显扩张，除非合并胆管梗阻性病变。影像学对 SOS/VOD 有较大诊断价值，CT 平扫见肝肿大，增强门静脉期呈不均质斑片样地图状改变、肝静脉显示不清、腹水等。

（三）DILI 生物标志物

近年陆续报道多种新的与细胞损伤相关的生物标志物，主要有：①与凋亡相关的细胞角蛋白（CK）18 片段；②与细胞坏死相关的全长 CK18、高迁移率族蛋白 B1（high mobility group box B1，HMGB1）、miRNA 分子如 miR-122 等；③线粒体 DNA 及其降解片段；④针对 CYP 等药物代谢酶的循环自身抗体；⑤药物淋巴细胞刺激试验；⑥胆汁酸及其他各种 BSEP 抑制剂；⑦药物 – 蛋白加合物；⑧药物代谢酶、药物转运蛋白和 HLA 的 GPM。但目前除 APAP- 蛋白加合物、吡咯 – 蛋白加合物对诊断相关 DILI 具有特异性外，其他标志物对诊断 DILI 均缺乏特异性，临床应用价值尚待考证。

（四）病理组织学检查

下列情况应考虑肝组织活检[1]：①经临床和实验室检查仍不能确诊 DILI，特别是仍不能排除 AIH 时；②停用可疑药物后，仍出现肝功能恶化迹象；③停用可疑药物 1 ～ 3 个月，肝脏生化指标未降至峰值的 50% 或更低；④怀疑慢性 DILI 或伴有其他慢性肝病时；⑤长期使用氨甲蝶呤等可能导致肝纤维化的药物。

六、诊断和鉴别诊断

由于缺乏特异性诊断标志物，当前 DILI 诊断仍主要依赖排除法，需有明确的用药史且用药时机与肝损伤发生时间相关，并能排除其他原因所致的肝损伤。

（一）诊断评估方法概况

DILI 诊断评估方法有 Roussel Uclaf 因果关

系评估法（the Roussel Uclaf Causality Assessment Method，RUCAM）、Maria & Victorino 评估法、Naranjo 计分法、结构化专家观点程序（structured expert opinion process，SEOP）等。实践证明，RUCAM 仍是当前设计最合理、要素最全面、操作最方便、准确率相对较高的 DILI 诊断工具。SEOP 是 2003 年美国 DILIN 前瞻性研究专门设计的一种 DILI 因果关系评估法，因程序烦琐而不适合临床广泛应用。

RUCAM 量表的特点：①不受年龄、性别和种族影响，可重复性相对较好；②主次参数全面且相对合理客观；③半定量诊断分析构架较为完整；④对不同类型 DILI 的评分标准进行了区分。缺点：有些评分标准的界定较含糊或存在争议。

RUCAM 量表有 1993 版（见章末附表 40-1）[29] 和 2015 版 [30]，其评估要素、计分标准、分值范围、与诊断的对应关系都是一致的。主要区别：① 2015 版 RUCAM 分为肝细胞损伤型 DILI 专用 RUCAM 和胆汁淤积型/混合型 DILI 专用 RUCAM，操作界面相对友好；②将 DILI 生化判断标准由 ALT ≥ 3×ULN 提高至 ALT ≥ 5×ULN；③明确规定女性饮酒 ≥ 20g/d、男性饮酒 ≥ 30g/d 为饮酒风险因素；④排除诊断增加了 HEV 等多种疾病；⑤对药物再刺激试验（drug rechallenge test，DRT）的操作和结果判断标准进行了修订。由于 2015 版 RUCAM 问世不久，未经充分论证，对 DRT 的修订争议较大，故本节暂仍推荐 1993 版 RUCAM，同时建议参考 2015 版关于 DILI 生化诊断标准、饮酒量及排除诊断方面所做的改进。国际上对 RUCAM 量表的进一步优化正在进行中。

必须指出，DRT 阳性被认为是临床诊断 DILI 的金标准，但 DRT 阴性不能作为排除 DILI 诊断的依据。DRT 在临床上一般是非故意的，因为在明知某种药物可引起 DILI 而继续应用该药一般是不允许的。但肿瘤、结核等疾病往往有赖于特殊的药物治疗而无更好的替代疗法，这些情况下尝试故意 DRT 也是可取的策略，但必须征得患者知情同意、伦理审核通过和在治疗过程中加强监测 [7]。另一方面，1993 版、2015 版 RUCAM 和临床研究中的 DRT 判断标准并不一致。如何建立更符合实际、统一的 DRT 方法和标准，是以后研究的方向 [31]。

（二）RUCAM 量表评估要素及其诊断标准

RUCAM 量表有 7 项评估要素，反映了临床诊断 DILI 的思路：①从用药或停药至起病的时间；②停药后 ALT 和 ALP 等生化指标的变化趋势；③危险因素；④合并药物分析；⑤其他肝损伤因素的排查；⑥药物以往的肝毒性信息；⑦ DRT。

RUCAM 量表根据总评分结果将药物与肝损伤的因果关联分为 5 级：①≥ 9 分为高度可能（highly probable）；② 6～8 分为很可能（probable）；③ 3～5 分为可能（possible）；④ 1～2 分为不太可能（unlikely）；⑤≤ 0 分为可排除（excluded）。

（三）DILI 严重程度分级

DILI 严重程度分级见表 40-4。

表 40-4　DILI 严重程度的 5 级分类 [1]

分级	肝损伤程度	判断标准
0	无	患者对暴露药物可耐受，无肝毒性反应
1	轻度	血清 ALT 和/或 ALP 呈可恢复性升高，TBil < 2.5×ULN（2.5mg/dl 或 42.75μmol/L），且 INR < 1.5。多数患者可适应。可有或无乏力、虚弱、恶心、厌食、右上腹痛、黄疸、瘙痒、皮疹或体重减轻等表现
2	中度	血清 ALT 和/或 ALP 升高，TBil ≥ 2.5×ULN，或虽无 TBil 升高但 INR ≥ 1.5。上述症状可有加重
3	重度	血清 ALT 和/或 ALP 升高，TBil ≥ 5×ULN（5mg/dl 或 85.5μmol/L），伴或不伴 INR ≥ 1.5。患者症状进一步加重，需要住院治疗，或住院时间延长
4	急性肝衰竭	血清 ALT 和/或 ALP 水平升高，TBil ≥ 10×ULN（10mg/dl 或 171μmol/L）或每日上升 ≥ 1.0mg/dl（17.1μmol/L），INR ≥ 2.0 或 PTA < 40%，可同时出现腹水或肝性脑病；或与 DILI 相关的其他器官功能衰竭
5	致命	因 DILI 死亡，或需接受肝移植才能存活

（四）诊断流程和规范诊断格式

我国 2015 版《药物性肝损伤诊治指南》[1] 制定了关于 DILI 的诊断流程。此处将流程中的 R 值修订为 nR 值以与近年的观点保持一致（图 40-6）。完整的 DILI 诊断应包括诊断命名、临床类型、病程、RUCAM 评分结果、严重程度分级和可能的致病药物。诊断举例：药物性肝损伤，肝细胞损伤型，急性，RUCAM 9 分（极可能），严重程度 3 级，异烟肼引起。

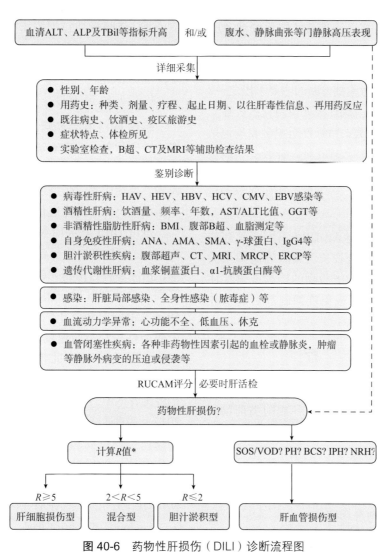

图 40-6　药物性肝损伤（DILI）诊断流程图

*R =（ALT 实测值 /ALT ULN）/（ALP 实测值 /ALP ULN）。注：BCS. 布 – 加综合征；IPH. 特发性门静脉高压症；
NRH. 结节性再生性增生；PH.. 紫癜性肝病；SOS/VOD. 肝窦阻塞综合征 / 肝小静脉闭塞病

（五）鉴别诊断

DILI 应与各型病毒性肝炎、酒精性肝病、NAFLD、AIH、PBC 及肝豆状核变性等各类肝胆疾病相鉴别。对于 HBV 或 HCV 标志物阳性的化疗或免疫抑制治疗患者，应注意鉴别是肝炎病毒再激活，还是化疗或免疫抑制所致的肝损伤，抑或兼而有之。对于 HBV 或 HCV 标志物阳性的接受 HAART 治疗的 HIV 感染者，应注意 HAART 药物所致肝损伤与肝炎病毒再激活之间的鉴别。还应排除感染、中毒、心力衰竭、低血压或休克、血管闭塞及肺功能不全等引起的全身组织器官缺氧性损伤。

DILI 与自身免疫性肝病的鉴别是一大难点，特别是下列三种情况：①在 AIH 基础上出现 DILI；②药物诱导的 AIH；③ AIH 样 DILI（AL-DILI），是伴有自身免疫特征的 DILI，最为多见[32]。AL-DILI 伴有血清免疫球蛋白升高，抗核抗体（ANA）、抗平滑肌抗体（SMA）、抗肝肾微粒体抗体 -1（抗 LKM-1）阳性，偶见抗线粒体抗体（AMA）阳性，因此易与 AIH 甚至其他自身免疫性肝病混淆。

虽然 AL-DILI 的临床特征与经典 AIH 相近，但由于通常仅出现在应用有害药物（如阿托伐他汀、双氯酚酸、肼苯达嗪、甲基多巴、米诺环素、呋喃妥因、普鲁卡因胺等）的情况下，在停用可疑药物后病情往往逐渐改善，自身免疫和急性肝损伤在应用糖皮质激素和其他免疫抑制剂治疗后应答往往很好，且多数病例在使用糖皮质激素 1～6 个月后停药并不致病情复发，这是其区别于经典 AIH 最主要的特征。

详尽的病史是鉴别 AL-DILI 和经典 AIH 的基础和前提。肝组织学仍为鉴别诊断的主要手段之一。经典 AIH 的界面性肝炎、局灶坏死及门管区炎症、纤维化程度往往更为显著；特征性组织学表现包括浆细胞浸润，肝细胞呈"玫瑰花环"样改变，以及淋巴细胞穿入（emperipolesis）现象。而汇管区中性粒细胞和嗜酸性粒细胞浸润及肝细胞胆汁淤积等更多见于 AL-DILI[33]。

药物诱导性 AIH 则与 AL-DILI 不同，其药物暴露与发生肝损伤的间隔较长，难以确定因果关系，肝内炎症活动不依赖于药物的持续或再次使用，停用糖皮质激素和 / 或免疫抑制剂后病情往往复发[34]。

七、治　疗

DILI 的基本治疗原则[1-3]：①首要措施是及时停用伤肝药物，避免再次使用同一或同类药物；②充分权衡停药引起原发病进展和继续用药导致肝损伤加重的风险；③根据 DILI 的临床类型选用适当的抗炎保肝等药物治疗；一般不推荐 2 种以上抗炎保肝药物联用，尤其是对于轻度 DILI；④ ALF 患者必要时可考虑紧急肝移植。

（一）停药

怀疑 DILI 诊断后及时停药，约 95% 的患者可自行改善或痊愈；仅少数发展为慢性，极少数进展为 ALF。急性肝细胞损伤型 DILI 恢复需 1 ～ 6 周；急性胆汁淤积型 DILI 恢复相对较慢，轻症患者需 2 ～ 12 周，重症患者需更长时间才能恢复。在原发疾病必须治疗而无其他更安全的有效替代治疗手段时，可在与患者充分沟通、伦理审核通过和严密监测的情况下，酌情减量治疗。

多数情况下血清 ALT 或 AST 升高 ≥ 3×ULN 而无症状者并非立即停药的指征，但目前临床上尚无统一的 DILI 停药标准。2013 年美国 FDA 建议在药物临床试验中出现下列情况之一者应考虑及时停用伤肝药物[35]：①血清 ALT 或 AST > 8×ULN；② ALT 或 AST > 5×ULN 且持续 2 周；③ ALT 或 AST > 3×ULN，且 TBil > 2×ULN 或 INR > 1.5；④ ALT 或 AST > 3×ULN，伴逐渐加重的疲劳、恶心、呕吐、右上腹疼痛或压痛、发热、皮疹和 / 或嗜酸性粒细胞增多（> 5%）。上述原则适用于药物临床受试者，且有待前瞻性系统评估，因此在真实临床实践中仅供参考。

（二）药物治疗

轻度 DILI 在停药后多可迅速康复。中重度患者应卧床休息，合理给予液体和能量等对症支持治疗。针对 DILI 多无特异性解毒药物，但针对氧化应激、炎症应答、免疫反应等共同的发病机制可选用相关抗炎保肝药物进行治疗。

重度 DILI 可选用 N-乙酰半胱氨酸（N-acetylcysteine，NAC）进行治疗。NAC 可有效提供巯基，清除多种自由基，越早应用效果越好，即使在肝损伤发生 48h 后应用仍有一定效果。成人一般 50 ～ 150mg/（kg·d），总疗程不低于 3 天。疗程中应严格控制给药速度，以防不良反应。NAC 是 2004 年被美国 FDA 批准治疗 APAP 所致 InDILI 的唯一解毒药物。2011 年美国肝病研究协会的 ALF 指南推荐 NAC 用于药物及毒蕈所致 ALF 的治疗。2012 年欧洲肝病学会酒精性肝病指南指出，NAC 和皮质类固醇联用可改善重度酒精性肝炎的 1 个月生存率。2014 年美国胃肠病学会的 IDILI 临床诊治指南推荐应用 NAC 治疗早期 ALF 患者。因 NAC 在治疗儿童非 APAP 所致 ALF 的随机对照研究（randomised control trial，RCT）结果不一致，故不建议用于儿童非 APAP 所致药物性 ALF 的治疗，尤其是 0 ～ 2 岁的患儿。

泼尼松龙、甲泼尼龙、地塞米松、氢化可的松等糖皮质激素对 DILI 的治疗作用均缺乏 RCT 证据，应严格掌握治疗适应证，充分权衡治疗收益和可能的不良反应[1]。目前认为宜用于超敏反应或自身免疫征象明显、停用肝损伤药物后生化指标改善不明显甚或继续恶化的免疫机制介导的 DILI。

异甘草酸镁在注册 RCT 研究中可较好地降低急性 DILI 患者的 ALT 水平，我国 CFDA 已批准其用于治疗 ALT 明显升高的急性肝细胞型或混合型 DILI。

以下药物目前尚缺乏严格的 RCT 数据支持[1]。低级别循证医学证据和临床经验表明，轻中度肝细胞损伤型和混合型 DILI，可试用双环醇、甘草酸制剂、水飞蓟素制剂等，其中双环醇和甘草酸制剂尤适用于血清 ALT 相对高者。胆汁淤积型 DILI 可选用熊去氧胆酸（ursodeoxycholic acid，UDCA）

和腺苷蛋氨酸（S-adenosylmethionine，SAMe）。早期应用低分子肝素等抗凝治疗对 SOS/VOD 等肝血管损伤型 DILI 有一定效果[6]。

对于妊娠期 DILI 的治疗，除了停用伤肝药物外，还应关注妊娠结局的改善，加强胎儿监护以把握终止妊娠时机。UDCA 和 SAMe 可用于治疗妊娠期肝内胆汁淤积症，理论上其亦可用于治疗妊娠期 DILI，但尚需积累循证医学证据。

（三）血液净化和肝移植

若血液和组织器官中仍有较多毒性药物或其代谢产物残留，以及合并肝肾等多脏器功能障碍的患者，采用血浆置换和血液滤过等血液净化疗法有助于缓解肝损伤等的快速进展，为顺利康复或肝移植创造时机。对出现肝性脑病和严重凝血功能障碍的 ALF，以及失代偿性肝硬化、肝脏恶性肿瘤，可考虑肝移植[1-3]。

八、预后和预测

急性 DILI 大多预后良好。慢性 DILI 的预后总体上好于组织学类型相似的非药物性慢性肝损伤。胆汁淤积型 DILI，病情相对较重者常在停药后 3 个月至 3 年恢复；少数患者病情迁延，最终可出现严重的胆管消失及胆汁淤积性肝硬化，预后不良。药物性 ALF 病死率高，满足 ALF 诊断标准且未接受肝移植治疗的患者，28 周死亡率可达 23%～52%。

Hy 法则（Hy's Law）对判断 DILI 预后有重要参考价值。其核心内容[3]：若一种药物在 III 期临床试验中有患者出现血清 ALT 或 AST > 3×ULN 和 TBil > 2×ULN 的肝细胞性黄疸，则约 10% 可发展为 ALF 并致死。基于 Hy 法则开发并被美国 FDA 推荐应用的 "药物严重肝毒性评估"（evaluation of Drug-Induced Serious Hepatotoxicity，eDISH）软件平台，已成为新药研发过程中评估肝毒性的重要工具。若在临床试验数据库中发现 Hy 法则案例，应高度重视其引起严重 DILI 的风险[1]。由于近年对肝细胞损伤型 DILI 的生化判断标准提高至 ALT ≥ 5×ULN，且倾向于以 nR 值取代 R 值，因此基于这两点的改良 Hy 法则正在探讨优化中。

基于药物亲脂性和日剂量的两参数模型（role-of-two model，RO2 模型）、在 RO2 基础上融入了代谢产物参数的 DILI 评分模型、3D 细胞模型及电子模拟药物代谢通路等新模型正在研发中，对未来预测药物的肝毒性和判断预后可能有一定价值。

九、预　　防

预防 DILI 应做好以下几点[1-3]：①加强安全用药的公众健康教育，消除 TCM-NM-HP-DS 无肝毒性的错误认识[36]；②遵循临床指南合理用药，控制处方量，避免滥用药物；③加强用药知情同意管理，促使患者对 DILI 保持警觉；④用药期间定期监测肝脏生化指标；⑤对药物肝毒性在说明书中给予警示；⑥上市后严密监测 ADR，在监测和评价过程中充分引入药物警戒理念。

一般不推荐预防性应用抗炎保肝药物[1,2]。临床上对于 DILI 的预防性处置，可把握以下原则：①避免使用有明确肝毒性的药物。②对于可能导致 DILI 的药物，如抗结核药物，应用时须动态监测肝脏生化指标，尤其是在抗结核治疗初期 3 个月，以便及时发现肝损伤并治疗[1,2,37]。③对于高概率出现急性 DILI 的情况，如肿瘤化疗时应用多种细胞毒性较强的药物，更应密切监测；对于首次化疗发生 DILI 者，再次以相同方案化疗时，可考虑适当的预防性抗炎保肝治疗。

第 2 节　毒物性肝病

毒物（poison）的含义很广泛，既包括供人类疾病诊疗所用的各种具有潜在毒性的药物，也包括种类繁多的生物源性毒素（toxin）和非生物来源的毒物。毒物引起的肝损伤简称毒物性肝损伤（poison-induced liver injury，PILI）或毒物性肝病（poison-induced liver disease，PILD）[5,38]。PILI 的临床表现除了肝损伤外，常伴有各种肝外表现。本节简要介绍肝毒性药物和乙醇以外的毒物引起的 PILI。

一、肝毒物的种类和中毒途径

肝毒物根据来源可分为两大类。其一是生物源性肝毒物，包括微生物源性毒素（如黄曲霉素 B1 等）、植物源性毒素（如毒蕈和吡咯双烷类生物碱等）和动物源性毒素（如某些蛇毒等）。其二是非生物来源的天然或合成化合物[5, 38]，包括有毒化工物质、化学战毒剂、除草剂、杀虫剂、灭鼠剂、科学研究和医用试剂、重金属及其化合物，如四氯化碳（CCl_4）、氯仿、N-二甲基亚硝胺、氯乙烯（可致血管肉瘤）、异丙醇、硼酸、无机砷（如砒霜）、有机砷农药、有机磷农药、百草枯（可致小叶间胆管严重破坏）、四亚甲基二砜四胺（毒鼠强）、杀鼠灵（华法林）、林丹（六氯苯）、苯胺-菜籽油、甲撑二苯胺（4, 4′-二氨基二苯基甲烷）、二甲基甲酰胺、油漆、可卡因、黄磷、过量铁盐、过量硫酸铜或醋酸铜、铊化合物等。

根据发病机制的差异，也可将肝毒物分为两类。其一是固有型肝毒物，毒物或其代谢产物直接引起肝损伤，以往也称为真性肝毒物或实质性肝毒物。其毒性呈明显的剂量-效应关系，多可预测，能在实验动物中复制。其二是特异质型肝毒物，肝损伤机制与宿主的特异体质（遗传代谢能力、免疫状态、基础疾病等）密切相关，肝毒性无明显剂量-效应关系，难以进行预测和复制[1, 2]。职业和环境相关的肝毒物多属于固有型肝毒物，特异质型肝毒物较少见。

肝毒物进入体内的途径主要有：①经口摄入，例如误食毒蕈和含有黄曲霉素等的食物；②经呼吸道吸收，主要见于气体或挥发性毒物中毒；③经皮肤、黏膜接触；④经注射途径。中毒可发生在家庭、社会、实验室和工农业生产场所，一种毒物可通过多种途径引起中毒。

二、病 理 改 变

PILI 的病理学特点随毒物性质、肝腺泡不同区带摄取毒物的先后、毒物在不同区带滞留的时间、局部血供和氧供，以及所含酶系等的差别而异。CCl_4、毒蕈、铜中毒引起的肝损伤主要在肝腺泡Ⅲ区带，黄磷和铁中毒引起的肝损伤主要在肝腺泡Ⅰ区带。

急性肝细胞损伤型 PILI 在光镜下主要表现有肝细胞肿胀，肝脂肪变性，点状、局灶、区带或大片坏死，可伴胆汁淤积和/或间质炎症细胞浸润。胆汁淤积型 PILI 可见肝内胆小管微绒毛损伤，肝细胞棕黄色胆色素沉着，伴不同程度门管区炎症细胞浸润及肝实质细胞损伤。慢性 PILI 病理学变化呈多样性，可见单核细胞浸润，轻微局灶性肝细

胞坏死或微泡性脂肪变性。肝脏处于反复变性、坏死、增生和修复过程时，可逐渐形成肝纤维化直至肝硬化。有些毒物可致肝组织大块或亚大块坏死，最终形成结节性肝硬化。可有各种肝血管病变和癌变等。

三、临 床 表 现

PILI 在临床上可表现为急性肝炎、急性或亚急性肝衰竭、慢性肝炎、胆汁淤积、肝硬化、肝血管病变等，可同时伴有相关肝外表现。

CCl_4、黄磷、毒蕈、APAP、铁盐、铜盐等可引起急性肝、肾功能障碍综合征，病情凶险，死亡率高。大致分为 3 个临床时相：第 1 相为早期的胃肠道表现（如恶性、呕吐、腹泻等）；第 2 相为其后的症状缓解期；第 3 相以肝、肾功能障碍甚至衰竭为主要临床特征。

硫酸亚铁、硫酸铜、无机砷等则引起全身多器官损伤，包括明显的肝损伤。杀虫剂、铊、维生素 A 过多、硼酸盐等以全身毒性为主，伴有一定程度的肝损伤。

四、实验室和影像学检查

PILI 的实验室和影像学检查参见 DILI 相关内容。检测职业场所和环境中相关毒物的种类和浓度，有助于初步判断引起肝损伤的毒物。从患者血液、骨髓、尿液、其他体液及肝组织中检测到相关毒物，可明确诊断。

五、诊断和鉴别诊断

存在毒物接触史，临床上有肝损伤表现，从患者相关标本中检测到毒物或其代谢产物，诊断 PILI 一般不难。但在无明显职业相关性的隐匿性中毒，常不易确诊 PILI，需详细询问病史和进行毒物检测才能最终确立诊断[38]。

急性 PILI 主要需与急性甲型肝炎和戊型肝炎、DILI、乙醇中毒、感染中毒等其他病因引起的急性肝损伤相鉴别。慢性 PILI 主要需与慢性乙型肝炎、慢性丙型肝炎、自身免疫性肝病、少数慢性 DILI、酒精性肝病、NAFLD、某些遗传代谢性肝病等相鉴别。

六、治　疗

PILI 的治疗原则：①及时脱离毒物富集的环境；②口服中毒时应采用催吐、清洗、导泻等手段尽可能排出胃肠道内尚未吸收的毒物；③针对某些毒物的理化性质及时应用特效解毒药物；④利尿有助于某些毒物或其代谢产物的排泄；⑤通过血液净化尽可能去除循环血流中的毒物；⑥适当应用抗炎保肝利胆药物；⑦不伴有毒物相关其他器官严重损伤的单纯性中晚期急性肝衰竭，若体内毒物已明显减少而肝功能仍持续恶化，可考虑紧急肝移植；⑧防治多器官功能障碍；⑨合理对症支持治疗。

七、预　后

PILI 的预后与摄入毒物的途径和剂量、毒物的化学性质、抢救的及时性和抢救措施的合理程度等多种因素相关。一般地，经消化道摄入较大剂量的强毒性毒物，若抢治晚、排毒不及时，则病死率往往较高。

八、预　防

PILI 的预防措施：①加强工农业安全生产，管理好毒物源，采取必要的个人安全防范措施；②加强环境卫生安全监测，及时清除环境中的毒物或搬离有毒环境；③加强实验研究时有毒试剂的安全管理；④加强生活水源和食品的安全监测；⑤倡导农作物虫害的生物学防治，控制和减少农药的使用；⑥培养豁达乐观和积极向上的精神，避免自杀企图；⑦加强培养公众（特别是儿童和青少年）识别毒物的能力和远离毒物的安全意识。

九、常见肝毒物引起的 PILI

（一）四氯化碳中毒

CCl$_4$ 具有直接肝脏毒性，能造成实验动物肝细胞坏死、脂肪性肝炎、肝硬化和肝癌，常被用于制作肝损伤动物模型。肝损伤机制之一是其代谢产物可共价结合到细胞蛋白，造成细胞功能障碍和坏死。特征性病理改变主要是Ⅲ区带肝细胞坏死；肾小管上皮细胞坏死；肺水肿、肺泡假膜、肺泡壁纤维化。

大量接触后的临床表现，第 1 相为立即出现短暂头昏、头痛、视物模糊等卤代烃麻醉症状，可因中枢神经系统极度抑制而致死；经消化道摄入时恶心、呕吐、腹痛、腹泻明显。第 2 相为其后 1 ～ 2 天的症状相对减轻期。继而进入第 3 相，肝细胞损伤、肝功能障碍甚至衰竭，常伴肾损伤和肾功能障碍。可有心功能不全、肺水肿、胰腺炎、贫血、外周血中性粒细胞明显升高。若不进行血液透析，病死率可达 25%。

主要采取对症支持治疗。NAC、多种抗氧化剂[39]、高压氧等可能有一定疗效。急性肾衰竭时应考虑血液透析治疗。

（二）毒蕈中毒

剧毒毒蕈包括纹缘盔孢伞（*Galerina marginata*）、浸渍鹿花菌（*Gyromitra infula*）、鹿花蕈（*Gyromitra esculenta*）、双孢鹅膏蕈（*Amanita bisporigera*）、鳞柄白毒伞蕈（*Amanita virosa*）、鬼笔鹅膏蕈（*Amanita phalloides*）和大理石死亡帽子蕈（*Amanita marmorata*）等。

鬼笔鹅膏蕈的肝毒性最有代表性，因可引起霍乱样腹泻而被称为类霍乱蕈中毒。幼嫩鹅膏蕈毒性最强，也最易被错认为食用蘑菇，其毒素加热不被破坏。鹅膏蕈碱（amanitine）是引起蕈中毒肝、肾功能障碍的主要毒性成分，鬼笔毒环肽(phalloidine）的毒性作用也不能忽视。鹅膏蕈中毒性肝损伤在病理上主要表现为Ⅲ区带肝细胞坏死和脂肪变性，伴胃肠道、肾脏、心脏和中枢神经系统退行性变。

从摄入毒蕈到首发症状需 6 ～ 20h。首先表现为剧烈的胃肠道症状，腹痛、腹泻、呕吐（可为血性），严重痉挛，伴精神异常乃至虚脱。随后发生肾功能障碍。可有溶血性贫血。鹅膏蕈中毒病死率可达 25% ～ 50%。早期死因多为严重脱水或中枢神经系统并发症，例如霍乱样腹泻者可在 48h 内死亡。4 ～ 8 天死亡者多由肝、肾衰竭引起。快速检测血浆或血清等标本中的毒素种类及含量[40]有助于诊断和指导施救。

主要是支持和对症疗法。若入院后 36h 内肾功能正常，应持续强制性利尿以尽快排出毒物。胃灌洗、催吐、导泻应在误食毒蕈后 3 ～ 4h 内进行。每小时口服 1 次活性炭以阻止毒素吸收和肠肝循环。可行十二指肠引流以排出重新分泌到胆汁中的毒素。及早行血浆置换或血液透析。大剂量青霉素（4000 万 U/d）可能有阻止肝细胞吸收毒素和抑制肠内细菌产生 γ- 氨基丁酸等脑神经毒素的作用。

水飞蓟素可缓解肝损伤[41]。必要时紧急肝移植。

（三）磷中毒

黄磷剧毒，红磷低毒，紫磷与黑磷罕有毒性。磷化合物和磷本身的毒性差别大。气态磷化氢引起以中枢神经系统为主的全身性中毒伴肝损伤，磷化锌在胃中释放磷化氢而产生毒性。

黄磷可经灼伤皮肤吸收引起急性黄磷中毒，抑制机体氧化过程，导致蛋白质和脂肪代谢障碍，肝糖原减少，血糖降低，乳酸增加。使体内磷酸含量增加，加速体内钙排出，导致骨骼脱钙。慢性磷中毒主要见于工业接触长期吸入磷化合物，引起磷毒性口腔病，严重时可致下颌骨坏死。肝脂肪变性多从Ⅰ区带开始，或在Ⅰ区带最显著，可累及整个小叶；常伴坏死，以Ⅰ区带更显著。脂肪小滴可充满于尚未坏死的肾小管内，也可见于心肌层。

临床表现第1相常持续8～24h，磷刺激胃肠道引起恶心、呕吐、腹痛，偶有腹泻，约30%的患者有呕血。呕吐物和排泄物有"磷光"，大便外观似"冒烟"且有强烈大蒜味，呼出的气体有大蒜味，这些特征性表现有助于诊断磷中毒。极度口渴、休克、躁动和昏迷。约1/4的患者在此阶段死亡，1/3的患者恢复，而其余患者经过或不经过第2相的无症状阶段（3～5天出现），进入第3相出现肝、肾衰竭和中枢神经系统受累表现。早期昏迷是由于磷的神经毒性，晚期昏迷是由于肝、肾衰竭。出现急性肝、肾衰竭者，死亡率可高达50%～90%。

对于口服中毒者应及早反复使用0.1%高锰酸钾溶液、1%硫酸铜溶液或2%过氧化氢溶液洗胃，直到灌洗液没有大蒜味为止。洗胃后可给予硫酸铜溶液口服，以进一步去除残留黄磷。早期禁食牛奶和油脂，以避免帮助黄磷吸收。及时处理磷灼伤，减少磷吸收。对肝损伤应予抗炎保肝等综合治疗，但糖皮质激素似无治疗价值。血浆置换可能有益。

（四）铁中毒

铁中毒特别多见于5岁以下儿童误服铁盐药片。铁剂静脉给药时毒性显著加大。铁中毒肝坏死通常发生在Ⅰ区带，可伴脂肪变性。实验室检查可发现显著的高铁血症，但一些致死病例肝内铁贮积并不增加。

临床上明显的肝损伤仅见于少数重症病例。可分为急性胃肠道刺激期（第1相）、症状缓解期（第2相）和伴有肾功能不全的明显肝损伤期（第3相）。

铁吸收后通过释放铁蛋白入血可致休克。铁中毒总体病死率约为1%，需要住院患者的病死率为5%，肝衰竭者的病死率可达50%，少数患者需要紧急肝移植。

治疗上应尽快采用5%碳酸氢钠溶液洗胃，口服去铁胺，以减少铁的吸收和促进其排出。静脉注射依地酸钙，以去除血液和组织中的铁。忌用二巯基丙醇，因其能在体内形成有毒铁盐而使病情加重。合理给予对症支持治疗。

（五）铜中毒

铜中毒主要是由摄入中毒量的硫酸铜或醋酸铜等引起，有时也可因生活或医疗活动中应用含铜器具而引起。硫酸铜口服有催吐作用，在一定程度上可减少误服中毒的机会和程度。病理组织学上可见铜盐对胃肠道的侵蚀，Ⅲ区带肝坏死，肾小管坏死，横纹肌溶解。

过量铜可致急性或慢性肝损伤，加剧慢性胆汁淤积综合征。临床过程类似于过量铁盐等其他毒物引起的急性肝、肾衰竭，伴严重恶心、呕吐、腹泻、腹痛，口中带有金属味。血清铜、血浆铜蓝蛋白升高。肌酸激酶浓度升高反映可能发生横纹肌溶解。可有溶血性贫血和血红蛋白尿。铜中毒死亡率约为15%。

口服铜中毒早期可给予0.1%亚铁氰化钾溶液洗胃，促使生成低毒的亚铁氰化铜沉淀物。也可用牛奶灌胃（这与磷中毒的救治相反），以减少铜吸收。可使用青霉胺、依地酸钙、二巯基丁二酸钠或二巯基丙醇等螯合剂。二巯基丁二酸钠治疗是我国首创，对锑中毒效果尤佳。二巯基丙醇是经典金属螯合剂，主要用于治疗砷和锑中毒。糖皮质激素可能有益。

（六）砷中毒

三价无机砷是强烈的肝毒物，而五价砷衍生物仅在进入体内变成三价砷后才具有毒性。肝损伤是砷中毒的固有特征，病理组织学可见肝脏严重脂肪变性和不同程度坏死，实验动物肝脏Ⅰ区带坏死，而临床上某些病例坏死集中在Ⅲ区带，可能是休克所致。

急性砷中毒的肝损伤表现常被胃肠道、神经和血管效应所遮盖。患者有严重恶心、呕吐、腹泻，中枢神经系统抑制，循环衰竭。毛细血管壁坏死引起胃肠黏膜出血性坏死。饮水砷污染可致非肝硬化性门静脉高压，也可引起肝硬化。职业性砷中毒常由接触亚砷酸盐、砷化氢等砷化合物引起。三氧化二砷（砒霜）也会产生肝毒性，长期使用有致癌作用。诊断有赖于明确的砷剂接触史、典型临床表现（如肝肾功能损伤、多发性神经炎、皮肤黏膜改变等）和血液及排泄物中检测到砷剂。

　　救治要点：①及时脱离相关职业场所；②经口中毒者迅速洗胃、催吐，洗胃后给予氢氧化铁、活性炭直至呕吐，同时导泻；③及时选用二巯基丙磺酸钠、二巯基丁二酸钠或二巯基丙醇等巯基络合剂进行治疗，但二巯基丙醇对砷化氢中毒无效；④积极防治肝肾功能不全。

附表 40-1　RUCAM 因果关系评估量表 *

药物：＿＿＿＿＿＿　　　初始 ALT：＿＿＿＿＿　　　初始 ALP：＿＿＿＿＿　　　R 值 = [ALT/ULN]÷[ALP/ULN] =＿＿＿＿

肝损伤类型：肝细胞型（$R \geqslant 5.0$），胆汁淤积型（$R \leqslant 2.0$），混合型（$2.0 < R < 5.0$）

	肝细胞损伤型		胆汁淤积型或混合型		计分
1. 用药至发病的时间	初次用药	再次用药	初次用药	再次用药	
○从用药开始					
●提示	5～90 天	1～15 天	5～90 天	1～90 天	+2
●可疑	＜5 天或＞90 天	＞15 天	＜5 天或＞90 天	＞90 天	+1
○从停药开始					
●可疑	≤ 15 天	≤ 15 天	≤ 30 天	≤ 30 天	+1
注：若肝损伤出现在开始服药前，或停药后＞15 天（肝细胞损伤型）或＞30 天（胆汁淤积型），应考虑肝损伤与药物无关，不应进行 RUCAM 评分。					
2. 病程	ALT 在峰值和 ULN 之间的变化		ALP（或 TBil）在峰值与 ULN 之间的变化		
○停药后					
●高度提示	8 天内下降≥50%		不适用		+3
●提示	30 天内下降≥50%		180 天内下降≥50%		+2
●可疑	不适用		180 天内下降＜50%		+1
●无结论	无资料或 30 天后下降≥50%		不变、上升或无资料		0
●与药物作用相反	30 天后下降＜50% 或再次升高		不适用		−2
○若继续用药					
●无结论	所有情况		所有情况		0
3. 危险因素	乙醇		乙醇或妊娠（任意 1 种）		
○饮酒△或妊娠	有		有		+1
	无		无		0
○年龄	≥ 55 岁		≥ 55 岁		+1
	＜ 55 岁		＜ 55 岁		0
4. 伴随用药					
○无伴随用药，或无资料，或伴随用药至发病时间不相合					0
○伴随用药至发病时间相合					−1
○伴随用药已知有肝毒性，且至发病时间提示或相合					−2
○伴随用药的肝损伤证据明确（再刺激反应呈阳性，或与肝损伤明确相关并有典型的警示标志）					−3
5. 除外其他肝损伤原因					
第Ⅰ组（6 种病因）†			●排除组Ⅰ和组Ⅱ中的所有病因		+2
○急性甲型肝炎（抗 -HAV-IgM+）或 　HBV 感染（HBsAg 和 / 或抗 -HBc-IgM+）或 　HCV 感染（抗 -HCV+ 和 / 或 HCV RNA+，伴有相应的临床病史）			●排除组Ⅰ中的所有病因		+1
○胆道梗阻（影像检查证实）			●排除组Ⅰ中的 5 或 4 种病因		0
○酒精中毒（有过量饮酒史且 AST/ALT ≥ 2）					
○近期有低血压、休克或肝脏缺血史（发作 2 周以内）			●排除组Ⅰ中的少于 4 种病因		−2
第Ⅱ组（2 类病因）‡			●非药物性因素高度可能		−3
○合并自身免疫性肝炎、脓毒症、慢性乙型或丙型肝炎、原发性胆汁性胆管炎（PBC）或原发性硬化性胆管炎（PSC）等基础疾病，或					
○临床特征及血清学和病毒学检测提示急性 CMV、EBV 或 HSV 感染					

续表

6. 药物既往肝损伤信息			
○肝损伤反应已在产品介绍中标明			+2
○肝损伤反应未在产品介绍中标明，但曾有报道			+1
○肝损伤反应未知			0
7. 再用药反应			
○阳性	●再次单用该药后 ALT 升高 2 倍	●再次单用该药后 ALP（或 TBil）升高 2 倍	+3
○可疑	●再次联用该药和曾同时应用的其他药物后，ALT 升高 2 倍	●再次联用该药和曾同时应用的其他药物后 ALP（或 TBil）升高 2 倍	+1
○阴性	●再次单用该药后 ALT 升高，但低于 ULN	●再次单用该药后 ALP（或 TBil）升高，但低于 ULN	−2
○未做或无法判断	●其他情况	●其他情况	0

注：总分≥9分，极可能；6～8分，很可能；3～5分，可能；1～2分，不太可能；≤0分，可排除。ALP. 碱性磷酸酶；ALT. 丙氨酸氨基转移酶；CMV. 巨细胞病毒；EBV. EB 病毒；HSV. 单纯疱疹病毒；TBil. 总胆红素；ULN. 正常值上限。

† 在我国应注意排除 HEV 感染。

‡ 也应注意排除 IgG4 胆管炎。

△ 女性饮酒≥20g/d、男性饮酒≥30g/d 为加分因素。

* 资料来源：参考文献 [30]、[31]。

（于乐成　陈成伟）

参 考 文 献

[1] 中华医学会肝病学分会药物性肝病学组. 药物性肝损伤诊治指南. 中华肝脏病杂志 2015；23：810-27.

[2] Yu YC，Mao YM，Chen CW，et al. CSH guideline for the diagnosis and treatment of drug-induced liver injury. Hepatol Int 2017；11：221-41.

[3] Chalasani NP，Hayashi PH，Bonkovsky HL，et al. ACG clinical guideline：the diagnosis and management of idiosyncratic drug-induced liver injury. Am J Gastroenterol 2014；109：950-66.

[4] 陈成伟. 药物与中毒性肝病. 第 2 版. 上海：上海科学技术出版社；2013：309-723.

[5] Kaplowitz N，Deleve LD. Drug-induced Liver Disease. 3rd ed. San Diego：Academic Press；2012：15-33，71-619.

[6] 中华医学会消化病学会肝胆病协作组. 吡咯生物碱相关肝窦阻塞综合征诊断和治疗专家共识意见. 临床肝胆病杂志 2017；33：1627-37.

[7] Hunt CM，Papay JI，Stanulovic V，et al. Drug rechallenge following drug-induced liver injury. Hepatology 2017；66：646-54.

[8] Hoofnagle JH，Navarro VJ. Drug-induced liver injury：Icelandic lessons. Gastroenterology 2013；144：1335-6.

[9] Zhou Y，Yang L，Liao Z，et al. Epidemiology of drug-induced liver injury in China：a systematic analysis of the Chinese literature including 21789 patients. Eur J Gastroenterol Hepatol 2013；25：825-9.

[10] 郝坤艳，于乐成，何长伦，等. 基于 RUCAM 因果关系评估量表的药物性肝损伤 140 例诊治分析. 中华肝脏病杂志 2014；22：938-41.

[11] 王晓今，陈成伟，刘光华，等. 231 例药物性肝损伤临床分析. 肝脏 2007；12：363-5.

[12] Li L，Jiang W，Wang JY. Clinical analysis of 275 cases of acute drug-induced liver disease. Front Med China 2007；1：58-61.

[13] Bjornsson ES. Epidemiology and risk factors for idiosyncratic drug-induced liver injury. Semin Liver Dis 2014；34：115-22.

[14] Khandelwal N，James LP，Sanders C，et al. Unrecognized acetaminophen toxicity as a cause of indeterminate acute liver failure. Hepatology 2011；53：567-76.

[15] Roth M，Obaidat A，Hagenbuch B. OATPs，OATs and OCTs：the organic anion and cation transporters of the SLCO and SLC22A gene superfamilies. Br J Pharmacol 2012；165：1260-87.

[16] Maeda K. Organic anion transporting polypeptide（OATP）1B1 and OATP1B3 as important regulators of the pharmacokinetics of substrate drugs. Biol Pharm Bull 2015；38：155-68.

[17] Cuperus FJ，Claudel T，Gautherot J，et al. The role of

canalicular ABC transporters in cholestasis. Drug Metab Dispos 2014；42：546-60.

[18] Daly AK，Day CP. Genetic association studies in drug-induced liver injury. Drug Metabolism Reviews 2012；44：116-26.

[19] Pessayre D，Fromenty B，Berson A，et al. Central role of mitochondria in drug-induced liver injury. Drug Metab Rev 2012；44：34-87.

[20] Janssens S，Pulendran B，Lambrecht BN. Emerging functions of the unfolded protein response in immunity. Nat Immunol 2014；15：910-19.

[21] Fredriksson L，Wink S，Herpers B，et al. Drug-induced endoplasmic reticulum and oxidative stress responses independently sensitize toward TNFα-mediated hepatotoxicity. Toxicol Sci 2014；140：144-59.

[22] Czaja AJ. Drug-induced autoimmune-like hepatitis. Dig Dis Sci 2011；56：958-76.

[23] Lai R，Xiang X，Mo R，et al. Protective effect of Th22 cells and intrahepatic IL-22 in drug induced hepatocellular injury. J Hepatol 2015；63：148-55.

[24] 于乐成，何长伦. 肝损伤转归与肝组织修复. 肝脏 2010；15：460-4.

[25] Odze RD，Goldblum JR. Surgical Pathology of the GI Tract，Liver，Biliary Tract，and Pancreas. 2nd ed. New York：Saunders；2009：1059-86.

[26] Patel V，Sanyal AJ. Drug-induced steatohepatitis. Clin Liver Dis 2013；17：533-46.

[27] Padda MS，Sanchez M，Akhtar AJ，et al. Drug-induced cholestasis. Hepatology 2011；53：1377-87.

[28] Medina-Caliz I，Robles-Diaz M，Garcia-Muñoz B，et al. Spanish DILI registry. Definition and risk factors for chronicity following acute idiosyncratic drug-induced liver injury. J Hepatol 2016；65：532-42.

[29] Danan G，Benichou C. Causality assessment of adverse reactions to drugs I. A novel method based on the conclusions of international consensus meetings：application to drug induced liver injuries. J Clin Epidemiol 1993；46：1323-30.

[30] Danan G，Teschke R. RUCAM in drug and herb induced liver injury：the update. Int J Mol Sci 2016；17.

[31] 侯俊兴，卜凡，于乐成. 药物性肝损伤的药物再刺激试验. 肝脏 2017；22：978-81.

[32] deLemos AS，Foureau DM，Jacobs C，et al. Drug-induced liver injury with autoimmune features. Semin Liver Dis 2014；34：194-204.

[33] Miao Q，Bian Z，Tang R，et al. Emperipolesis mediated by CD8 T cells is a characteristic histopathologic feature of autoimmune hepatitis. Clin Rev Allergy Immunol 2015；48：226-35.

[34] Weiler-Normann C，Schramm C. Drug induced liver injury and its relationship to autoimmune hepatitis. J Hepatol 2011；55：747-9.

[35] 茅益民，刘晓林，陈成伟. 2013 年美国 FDA 药物性肝损伤指南介绍. 肝脏 2013；18：325-30.

[36] 于乐成，范晔，陈成伟. 草药和膳食补充剂相关肝损伤的研究现状及展望. 肝脏 2017；22：296-300.

[37] Wu S，Xia Y，Lv X，et al. Preventive use of hepato-protectors yields limited efficacy on the liver toxicity of anti-tuberculosis agents in a large cohort of Chinese patients. J Gastroenterol Hepatol 2015；30：540-5.

[38] 陈成伟. 药物与中毒性肝病. 第 2 版. 上海：上海科学技术出版社；2013：9-259.

[39] Dai N，Zou Y，Zhu L，et al. Antioxidant properties of proanthocyanidins attenuate carbon tetrachloride（CCl_4）-induced steatosis and liver injury in rats via CYP2E1 regulation. J Med Food 2014；17：663-9.

[40] Zhang S，Zhao Y，Li H，et al. A simple and high-throughput analysis of amatoxins and phallotoxins in human plasma，serum and urine using UPLC-MS/MS combined with PRiME HLB μ elution platform. Toxins（Basel）2016；8（5）：128.

[41] Mengs U，Pohl RT，Mitchell T. Legalon® SIL：the antidote of choice in patients with acute hepatotoxicity from amatoxin poisoning. Curr Pharm Biotechnol 2012；13：1964-70.

第7篇
自身免疫性、遗传代谢性与肉芽肿性肝脏疾病

第41章 自身免疫性肝炎

自身免疫性肝炎（autoimmune hepatitis，AIH）是一种由针对肝细胞的自身免疫反应所介导的肝脏实质炎症，以血清自身抗体阳性、高免疫球蛋白 G（IgG）和 / 或 γ- 球蛋白血症、肝组织学上存在界面性肝炎为特点，如不治疗常可导致肝硬化、肝衰竭[1]。AIH 的临床表现多样，一般表现为慢性隐匿起病，但也可表现为急性发作，甚至引起急性肝衰竭[2]。20 世纪 60 ～ 80 年代，多项临床研究证实，免疫抑制剂治疗可显著改善 AIH 患者的生化指标和临床症状，甚至能逆转肝纤维化，从而显著改善患者预后和生存质量。随着自身抗体和肝活组织病理学检查的广泛开展，我国AIH患者检出率逐年增加。

一、流行病学和自然史

女性易患 AIH，男女比例约为 1 ： 4。AIH 呈全球性分布，可发生于任何年龄段，但大部分患者年龄 > 40 岁。最近，我国开展的一项全国范围内的回顾性调查（入选患者年龄 > 14 岁）发现，AIH 的峰值年龄为 51 岁（14 ～ 77 岁），89% 为女性患者。北欧白种人的平均年发病率为（1.07 ～ 1.9）/10 万，患病率为 16.9/10 万，而阿拉斯加居民的患病率可高达 42.9/10 万[3]。丹麦一项全国范围流行病学调查结果显示[4]，年发病率为 1.68/10 万，且有逐年增高趋势。最近一项荟萃分析显示，AIH 的全球年发病率为 1.37/10 万，亚洲 AIH 年发病率（1.31/10 万）与美国（1.00/ 万）和欧洲（1.37/10 万）相近。AIH 的全球发病率为 17.44/10 万，亚洲 AIH 发病率（12.99/10 万）低于美国（22.80/ 万）和欧洲（19.44/10 万）[5]。

二、发病机制

AIH 的发病机制尚不明确，目前认为遗传背景与环境因素在 AIH 的发病中起重要作用。机体免疫调控机制发生紊乱，进而发生针对肝细胞自身抗原的免疫应答是其主要的发病机制。

（一）遗传易感背景

HLA 是人类主要组织相容性复合物（major histocompatibility，MHC）位于 6 号染色体短臂（6p21.31）的基因簇。经典的 HLA Ⅰ类和Ⅱ类分子具有抗原提呈功能，能激活 T 细胞，从而参与适应性免疫反应的启动。HLA 和 AIH 的相关性在不同地区和人群中被广泛研究，是目前证据最确凿的 AIH 易感基因。HLA 参与抗原提呈细胞（APC）提呈抗原肽至 T 细胞表面的受体（TCR），进而启动适应性免疫反应。*HLA-DRB1* 是与 AIH 发病最显著相关的基因。在欧洲和北美人群，*HLA-DR3*（*DRB1*0301*）和 *DR4*（*DRB1*0401*）等位基因与 1 型 AIH 发病相关。携带 *HLA-DR3* 等位基因的患者病情发展更快，发病年龄更小，对治疗的应答也较差；而携带 *HLA-DR4* 等位基因的患者多为老年女性，血清丙球蛋白升高更明显，更容易合并肝外免疫疾病的表现，激素治疗应答较好。在日本和我国，遗传易感性与 *HLA-DR4* 等位基因有关，而 *HLA-DR3* 等位基因在亚洲人群中罕见。最近，来自荷兰的全基因组关联分析研究（GWAS）[6] 发现，HLA 区域的多态性位点 rs2187668 与 AIH 显著关联（$P=1.5 \times 10^{-78}$），并鉴定出两个独立的易感基因型 *HLA-DRB1*0301*（$P=5.3 \times 10^{-49}$）和

HLA-DRB1*0401（*P*=2.8×10⁻¹⁸）。

另外，该研究报道了两个非 HLA 区域的易感基因 *SH2B3*（*P*=7.7×10⁻⁸）和 *CARD10*（*P* = 3.0×10⁻⁶）[6]。这些发现支持 AIH 发病涉及复杂的遗传机制，同时提示 AIH 遗传易感位点与其他免疫性肝病（PBC 和 PSC 等）有较多重叠。其他与 AIH 发病有关的非 HLA 区域的易感基因包括细胞毒性 T 淋巴细胞抗原 -4（*CTLA4*）、肿瘤坏死因子 -α（*TNF-α*）和 *Fas* 等。

（二）诱发因素

外来抗原和自身抗原间的"分子模拟"被认为是自身免疫性疾病的启动机制之一。分子模拟学说认为，当病原体感染机体时，由于病原体上的某些抗原表位与人体组织蛋白的抗原表位相同或相似，导致病原体刺激机体产生的激活淋巴细胞或抗体与组织抗原发生交叉反应，从而损伤组织器官。研究表明，肝炎病毒如甲型肝炎病毒（HAV）、乙型肝炎病毒（HBV）、丙型肝炎病毒（HCV）、戊型肝炎病毒（HEV），以及非嗜肝病毒如巨细胞病毒、EB 病毒等可能是潜在的诱发因素。另外，某些药物可能诱发 AIH，如米诺环素、干扰素、英夫利昔单抗、他汀类药物、双氯芬酸、奥硝唑、甲基多巴、雷尼替丁等[7]。某些中草药制剂如大柴胡汤也有诱发 AIH 的可能。

（三）肝损伤机制

自身抗原肽由抗原提呈细胞（巨噬细胞、树突状细胞、肝窦内皮细胞和 B 细胞等）提呈至初始 T 细胞（Th0）的 TCR，从而启动肝内自身免疫反应。自身抗原的处理和提呈可发生在肝内局部。Th0 细胞激活并根据局部细胞因子环境而分化为特定辅助性 T 细胞亚群，如在 IL-12 或 IL-4 存在情况下可分别分化为 Th1 和 Th2 细胞，在 IL-1β 和 IL-6 占优势情况下分化为 Th17 细胞。研究显示，Th17 细胞可促进肝细胞分泌 IL-6，而后者可诱导 Th17 细胞分化，从而形成肝细胞和 Th17 细胞的正反馈机制[8]。Th1 细胞通过分泌 IL-2 激活 CD8⁺T 细胞发挥细胞毒作用，并通过分泌 IFN-γ 激活巨噬细胞。Th2 细胞分泌 IL-10、IL-4 和 IL-13 等诱导 B 细胞分化成熟为浆细胞，介导体液免疫[3]。

（四）免疫调节缺陷

天然 CD4⁺CD25⁺Foxp3⁺ 调节性 T 细胞（Treg）是主要由胸腺产生的 T 细胞亚群，在维持自身免疫耐受和多种生理、病理性免疫应答的负性调控方面发挥关键作用。在儿童和成人 AIH 患者中，Treg 细胞数量显著减少，虽然免疫抑制治疗可使 Treg 细胞有所恢复，但仍低于正常人水平。存在 CYP2D6 抗原表位刺激和半成熟树突状细胞的培养条件下，可产生抗原特异性 Treg 细胞，后者可有效调控自身免疫性 T 细胞，为 2 型 AIH 的免疫治疗提供了潜在的选择[9]。

髓源性抑制细胞（MDSC）由骨髓祖细胞和未成熟骨髓细胞组成。在病理状态如自身免疫性疾病时，未成熟骨髓细胞分化为成熟细胞的过程被部分阻断，从而导致 MDSC 的积聚和扩增。MDSC 表达高水平的精氨酸酶 1 和诱导型一氧化氮合酶，并通过多种机制发挥调控 T 细胞的功能。我们的研究表明，MDSC 在 AILD 患者外周血和肝组织中数量明显增加，且 AIH 患者和 PBC 患者肝内 MDSC 数量与肝脏的炎症活动分级及肝纤维化分期均存在正相关，提示 MDSC 在 AILD 的发病机制中可能起着重要的负调控作用。胆汁酸核受体（FXR）可通过扩增肝内 MDSC 数量和增强其免疫抑制功能而缓解免疫介导的肝损伤，这是维持肝内免疫稳态的重要负调控机制之一[10]。

三、常见临床表现

AIH 临床表现多样，大多数患者起病隐匿，一般表现为慢性肝病。最常见的症状包括嗜睡、乏力、全身不适等，少部分患者可伴发热。体检可发现肝脾肿大、腹水等体征，偶见周围性水肿。约 1/3 的患者诊断时已存在肝硬化表现，少数患者甚至以食管胃底静脉曲张破裂出血引起的呕血、黑便为首发症状。10% ～ 20% 的患者无明显症状，仅在体检时意外发现血清转氨酶水平升高。这些无症状患者进展至肝硬化的危险性与有症状患者相近。AIH 可在女性妊娠期或产后首次发病，早期诊断和及时处理对于母婴安全非常重要[11]。

约 25% 的 AIH 患者表现为急性发作，甚至可进展至急性肝衰竭。部分患者 AIH 病情可呈波动性或间歇性发作，临床和生化异常可自行缓解，甚至在一段时间内完全恢复，但之后又会复燃。这种情况需引起高度重视，因为这些患者的肝组织学仍表现为慢性炎症的持续活动，不及时处理可进展至肝纤维化。

AIH 常合并其他器官或系统性自身免疫性疾病如，桥本甲状腺炎（10% ～ 23%）、糖尿病

（7%～9%）、炎症性肠病（2%～8%）、类风湿关节炎（2%～5%）、干燥综合征（1%～4%）、银屑病（3%）及系统性红斑狼疮（1%～2%）等。AIH 和其他自身免疫性疾病如系统性红斑狼疮均为独立的疾病类型，若同时存在可按主要疾病类型处理，糖皮质激素剂量以能控制疾病活动为主。

四、实验室检查

（一）血清生化指标

AIH 的典型血清生化指标异常主要表现为肝细胞损伤性改变，血清天冬氨酸氨基转移酶（AST）和丙氨酸氨基转移酶（ALT）活性升高，而血清碱性磷酸酶（ALP）和 γ- 谷氨酰转肽酶（GGT）水平正常或轻微升高。应该注意的是，血清转氨酶水平并不能精确地反映肝内炎症情况。血清转氨酶水平正常或轻度异常不一定等同于肝内轻微或非活动性疾病，也不能完全排除 AIH 诊断。病情严重或急性发作时，血清总胆红素（TBil）水平可显著升高。

（二）免疫学检查

1. **血清免疫球蛋白**　IgG 和 / 或 γ- 球蛋白升高是 AIH 特征性的血清免疫学改变之一。血清 IgG 水平可反映肝内炎症活动程度，经免疫抑制治疗后可逐渐恢复正常。因此，该项指标不仅有助于 AIH 的诊断，而且对检测治疗应答具有重要的参考价值，在初诊和治疗随访过程中应常规检测。由于血清 IgG 水平的正常范围较宽，部分（5%～10%）患者基础 IgG 水平较低，疾病活动时即使 IgG 水平有所升高，但仍处于正常范围内，而治疗后检测可见 IgG 水平明显下降[12]。IgG4 是 IgG 的 4 个亚群之一，占正常人血清 IgG 的 5%，其抗原亲和力差，也缺乏结合 C1q 补体的能力。血清 IgG4 大于正常值（≥ 1350mg/L）可作为 IgG4- 相关疾病包括 IgG4 相关硬化性胆管炎的血清学诊断标准之一，但在 AIH 中的价值尚未明确[13]。AIH 患者血清 IgM 水平一般正常，血清 IgA 水平偶见升高。

2. **自身抗体与分型**　大多数 AIH 患者血清中存在一种或多种高滴度的自身抗体，但这些自身抗体大多缺乏疾病特异性。病程中抗体滴度可发生波动，但自身抗体滴度并不能可靠地反映疾病的严重程度。AIH 可根据自身抗体的不同

分为两型[11]：抗核抗体（antinuclear antibody，ANA）和 / 或抗平滑肌抗体（anti-smooth muscle antibody，ASMA），或抗可溶性肝抗原 / 肝胰抗原抗体（anti-soluble liver antigen/liver pancreas antigen，抗 SLA/LP）阳性者为 1 型 AIH；抗肝肾微粒体抗体 -1 型（anti-liver kidney microsome-1，抗 LKM-1）和 / 或抗肝细胞溶质抗原 -1 型（anti-liver cytosol-1，抗 LC-1）阳性者为 2 型 AIH。

临床上，70%～80% 的 AIH 患者呈 ANA 阳性，20%～30% 呈 ASMA 阳性（国内报道阳性率多低于欧美国家），ANA 和 / 或 ASMA 阳性者可达 80%～90%。ANA 和 ASMA 为非器官组织特异性自身抗体，在高滴度阳性时支持 AIH 诊断，低滴度阳性可见于各种肝病甚至正常人。ASMA 的主要靶抗原是微丝中的肌动蛋白，后者又可分为 G- 肌动蛋白和 F- 肌动蛋白。高滴度抗 F- 肌动蛋白对诊断 AIH 的特异度较高。研究显示，ASMA（> 1：80）和抗肌动蛋白抗体（> 1：40）与 1 型 AIH 患者的血清生化指标和组织学疾病活动度有关，并预示治疗失败概率较高[14]。

ANA 是一组自身抗体的总称，目前推荐间接免疫荧光法作为首选方法，检测结果推荐以滴度值表示。在我国，自身抗体检测主要有两种稀释体系，不同体系之间的结果不具有固定的对应关系。ANA 和 ASMA 滴度越高，与自身免疫性疾病的相关性越大。临床高度疑似自身免疫性肝病的患者，建议进一步检测 ANA 中的特异性抗体（如 dsDNA、SSA/SSB、gp210、sp100 等）以帮助临床诊断和鉴别诊断。

抗 SLA/LP 对 AIH 具有高度诊断特异性，国内外报道其特异性均接近 100%，但检出率较低。我国多中心回顾性调查显示，仅 6%（16/248）的 AIH 患者呈抗 SLA/LP 阳性，明显低于欧美常见报道（30% 左右）。抗 SLA/LP 阳性者往往同时存在 ANA。SLA/LP 可能具有一定程度的致病性，有研究认为该抗体阳性与炎症较重、进展较快、易复发等特性有关[15]。我国研究结果显示，AIH 患者对 SLA/LP 抗原表位存在特异性 T 细胞免疫应答，并与肝细胞损伤的严重程度相关[16]。

少数 AIH 患者（3%～4%）呈抗 LKM-1 和 / 或抗 LC-1 阳性，可诊断为 2 型 AIH。抗 LKM-1 阳性患者常呈 ANA 和 ASMA 阴性，因此抗 LKM-1 的检测可避免漏诊 AIH。在 10% 的 2 型

AIH患者中LC-1是唯一可检测到的自身抗体，且抗LC-1与AIH的疾病活动度和进展有关。

此外，对常规自身抗体阴性却仍疑诊AIH的患者，建议检测其他自身抗体如非典型核周型抗中性粒细胞胞质抗体（atypical perinuclear anti-neutrophilic cytoplasmic antibody，pANCA）和抗去唾液酸糖蛋白受体抗体（antibody against asialoglycoprotein receptor，ASGPR）等。

（三）肝组织学检查

肝组织学检查对AIH的诊断和治疗非常重要。肝组织学检查的临床意义包括：可明确诊断、精确评价肝病分级和分期；多数（10%～20%）自身抗体阴性患者的血清IgG和/或γ-球蛋白水平升高不明显，肝组织学检查可能是确诊的唯一依据；有助于与其他肝病（如药物性肝损伤、肝豆状核变性等）鉴别，明确有无与其他自身免疫性肝病，如原发性胆汁性胆管炎（primary biliary cholangitis，PBC）和原发性硬化性胆管炎（primary sclerosing cholangitis，PSC）重叠存在；可协助判断合适的停药时机。在肝组织学仍有轻度界面炎的患者，停用免疫抑制剂后80%以上会复发。因此，建议所有拟诊AIH的患者尽可能行肝组织学检查以明确诊断。

AIH特征性肝组织学表现包括界面性肝炎、淋巴-浆细胞浸润、肝细胞玫瑰花环样改变、淋巴细胞穿入现象和小叶中央坏死等。

1. 界面性肝炎（interface hepatitis） 由于门管区炎症导致与门管区或纤维间隔相邻的肝细胞坏死，称为界面性肝炎，表现为界面处肝细胞呈单个或小簇状坏死、脱落，导致小叶界面呈"虫蛀"状改变，旧称碎屑样坏死。炎症细胞沿破坏的界面向小叶内延伸，严重时可形成桥接坏死。按界面破坏范围和浸润深度，可分为轻、中、重度界面性肝炎：轻度，局部或少数门管区破坏；中度，<50%的门管区或纤维间隔破坏；重度，≥50%的门管区或纤维间隔破坏。中重度界面性肝炎支持AIH的诊断。界面性肝炎是AIH的组织学特征之一，但特异性并不高，轻度界面性肝炎也可存在于其他慢性肝病如病毒性肝炎、药物性肝损伤、肝豆状核变性等。

2. 淋巴-浆细胞浸润 AIH患者肝组织门管区及其周围浸润的炎症细胞主要为淋巴细胞和浆细胞。浆细胞浸润是AIH的另一特征性组织学改变，主要见于门管区和界面处，有时也可出现在小叶内。但浆细胞缺如并不能排除AIH的诊断，约1/3的AIH患者可表现为浆细胞稀少甚至缺如。AIH中的浆细胞主要呈胞质IgG阳性，少量为IgM阳性（PBC中浆细胞以IgM为主）。

3. 肝细胞呈玫瑰花环样改变（hepatic rosette formation） 指由数个水样变性的肝细胞形成的假腺样结构，中心有时可见扩张的毛细胆管，形似玫瑰花环，周围可见淋巴细胞包绕，一般见于界面炎周围。

4. 穿入现象（emperipolesis） 指淋巴细胞进入肝细胞胞质的组织学表现，多见于活动性界面炎区域。我国研究结果表明[17]，65%的AIH患者可见穿入现象，显著高于其他慢性肝病患者，并与AIH肝内炎症和纤维化程度相关。穿入的淋巴细胞主要为CD8$^+$T细胞，可导致肝细胞凋亡。

5. 小叶中央坏死 研究结果显示，17.5%的AIH患者在肝活组织检查中可出现小叶中央（第三区）坏死，可能是AIH急性发作的表现之一。其可单独出现，也可伴随界面性肝炎和较重的门管区炎症。患者往往伴有高TBil血症，及时的免疫抑制治疗缓解后小叶中央坏死可完全消失。

五、诊 断 标 准

临床上如遇到不明原因肝功能异常和/或肝硬化的任何年龄、性别患者，均应考虑AIH的可能。国际自身免疫性肝炎小组（International Autoimmune Hepatitis Group，IAIHG）于1993制定了AIH描述性诊断标准和诊断积分系统[18]，并于1999年进行了更新（表41-1和表41-2）[19]。1999年更新的积分系统根据患者是否已接受糖皮质激素治疗分为治疗前和治疗后评分。治疗前评分中临床特征占7分，实验室检查占14分，肝组织病理学占5分，确诊需评分≥16分，10～15分为可能诊断，低于10分可排除AIH诊断。治疗后评分除上述项目外，还包括患者对治疗反应（完全或复发）的评分，确诊需评分≥18分，12～17分为可能诊断。该系统主要适用于具有复杂表现患者的诊断，多用于临床研究。

表 41-1　AIH 描述性诊断标准[18]

特征	明确	可能
肝组织学	中度或重度界面性肝炎、小叶性肝炎或中央区 – 汇管区桥接坏死，但无胆管病变、明确的肉芽肿或其他提示特定病因的组织学特点	同"明确"栏
血清生化检查	血清转氨酶不同程度地升高，特别是（但不是排除性的）血清 ALP 升高不明显。血清 α1- 抗胰蛋白酶、血清铜和铜蓝蛋白浓度正常	同"明确"栏，但如果肝豆状核变性被排除后，可包括血清铜和铜蓝蛋白浓度异常的患者
血清免疫球蛋白	血清 γ- 球蛋白或 IgG 水平超过正常值上限的 1.5 倍	血清 γ- 球蛋白或 IgG 水平超过正常值上限的任何升高
血清抗体	血清 ANA、ASMA 或抗 LKM-1 抗体滴度大于 1：80。较低的滴度（特别是抗 LKM-1）在儿童中也有价值	同"明确"栏，抗体滴度为 1：40 或以上。这些血清抗体阴性，但也包括其他特定的抗体阳性者
病毒标志物	目前甲型、乙型或丙型肝炎的病毒标志物阴性	同"明确"栏
其他致病因素	平均乙醇消耗量少于 25g/d。最近无已知的肝毒性药物服用史	乙醇消耗量少于 50g/d，最近无肝毒性药物服用史。如果有确切的证据表明在戒酒和停用药物后持续存在肝损害，消耗较多乙醇的患者或最近服用肝毒性药物的患者也可包括在内

表 41-2　AIH 综合诊断积分系统（1999 年）[19]

参数 / 临床特征	计分	参数 / 临床特征	计分
女性	+2	药物史	
ALP（正常值上限倍数）与 AST（或 ALT）（正常值上限倍数）的比值		阳性	–4
		阴性	+1
< 1.5	+2	平均乙醇摄入量（g/d）	
1.5 ～ 3.0	0	< 25	+2
> 3.0	–2	> 60	–2
血清 γ- 球蛋白或 IgG 与正常值的比值		肝组织学检查	
> 2.0	+3	界面性肝炎	+3
1.5 ～ 2.0	+2	主要为淋巴 – 浆细胞浸润	+1
1.0 ～ 1.5	+1	肝细胞呈玫瑰花环样改变	+1
< 1.0	0	无上述表现	–5
ANA、ASMA 或抗 LKM-1 抗体滴度		胆管改变	–3
> 1：80	+3	其他改变	–3
1：80	+2	其他免疫性疾病	+2
1：40	+1	其他可用的参数	
< 1：40	0	其他特异性自身抗体（SLA/LP、LC-1、ASGPR、pANCA）阳性	+2
AMA 阳性	–4		
肝炎病毒标志物		HLA-DR3 或 DR4	+1
阳性	–3	对治疗的反应	
阴性	+3	完全	+2
		复发	+3
总积分的解释			
治疗前		治疗后	
明确的 AIH	≥ 16	明确的 AIH	≥ 18
可能的 AIH	10 ～ 15	可能的 AIH	12 ～ 17

虽然综合诊断积分系统诊断 AIH 时具有较高的敏感性和特异性，但较复杂，难以在临床实践中全面推广。有鉴于此，2008 年 IAIHG 提出了 AIH 简化诊断积分系统（表 41-3）[20]。简化诊断积分系统分为自身抗体、血清 IgG 水平、肝组织学改变和排除病毒性肝炎等四个部分，每个组分最高计 2 分，共计 8 分。积分 6 分者为"可能"的 AIH；积分 ≥ 7 分者可确诊 AIH。我国一项总数为 405 例慢性肝病患者（其中 1 型 AIH 患者 127 例）的多中心临床研究[21]结果显示，简化积分系统确诊 AIH 的敏感性为 90%，特异性为 95%。综合几项

规模较大的研究结果发现，AIH 简化积分系统在诊断"可能"的 AIH（即 6 分）时的中位敏感性为 91%（范围 65% ～ 95%），中位特异性为 94%（范围 90% ～ 98%）；而诊断"明确"的 AIH（即 ≥ 7 分）时，其中位敏感性和特异性分别是 75.5%（范围 15% ～ 87%）、100%（范围 100%）。但简化积分系统容易漏诊部分不典型患者，如自身抗体滴度低或阴性和 / 或血清 IgG 水平较低甚至正常的患者。因此，对于疑似 AIH 且采用简化诊断积分不能确诊的患者，建议再以综合诊断积分系统进行评估以免漏诊。

表 41-3　IAIHG 的 AIH 简化诊断标准[20]

变量	标准	分值	备注
ANA 或 ASMA	≥ 1：40	1	相当于我国常用的 ANA 1：100 的最低滴度
ANA 或 ASMA	≥ 1：80	2	多项同时出现时最多 2 分
LKM-1	≥ 1：40	2	
SLA/LP	阳性	2	
IgG	>正常值上限	1	
	> 1.10 倍正常值上限	2	
肝组织学	符合 AIH	1	界面性肝炎、汇管区和小叶内淋巴 – 浆细胞浸润、肝细胞呈玫瑰花环样改变及穿入现
	典型 AIH 表现	2	象被认为是特征性肝组织学改变，4 项中具备 3 项为典型表现
排除病毒性肝炎	是	2	

注：总分 6 分，AIH 可能；≥ 7 分，确诊 AIH。

六、鉴别诊断

ANA 和 ASMA 等自身抗体缺乏疾病特异性，低滴度的自身抗体也可见于其他多种肝内外疾病如病毒性肝炎、非酒精性（代谢相关性）脂肪性肝病、肝豆状核变性等肝病，以及系统性红斑狼疮、类风湿关节炎等自身免疫性疾病。因此，需进行仔细鉴别（表 41-4）。

表 41-4　AIH 的鉴别诊断

疾病	临床表现和实验室检查	病理学表现
HCV 感染	血清 ANA 可低滴度阳性或抗 LKM-1 抗体阳性，IgG 水平轻度升高；抗 -HCV 和 HCV RNA 阳性	肝细胞脂肪变性、淋巴滤泡形成、肉芽肿形成
药物性肝损伤	药物史明确，停用药物后好转；血清转氨酶水平升高和（或）胆汁淤积表现	汇管区中性粒细胞和嗜酸性粒细胞浸润、肝细胞大泡脂肪变性、肝细胞胆汁淤积，纤维化程度一般较轻（低于 S2）
非酒精性脂肪性肝病	1/3 患者血清 ANA 可低滴度阳性，血清转氨酶轻度升高，胰岛素抵抗表现	肝细胞呈大泡性脂肪变性、肝窦纤维化、汇管区炎症较轻
肝豆状核变性	血清 ANA 可阳性，血清铜蓝蛋白低，24h 尿铜升高，可有角膜色素环（K-F 环）阳性	存在肝细胞脂肪变性、空泡状核形成、汇管区炎症，可伴界面炎，可有大量铜沉着

七、治　疗

AIH 治疗的总体目标是获得肝组织学缓解、防止肝纤维化的发展和肝衰竭的发生，延长患者的生存期和提高患者的生存质量。临床上可行的治疗目标是获得完全生化指标缓解，即血清转氨酶（ALT 和 AST）和 IgG 水平均恢复正常[11]。研究结果[22]表明，肝组织学完全缓解者，即 Ishak 组织学活动

指数（histological activity index，HAI）＜ 3 分，较未获得组织学完全缓解者（HAI ≥ 4 分）肝纤维化逆转率较高（60% 比 32%，P ＜ 0.004），长期生存期也显著延长。因此，肝组织学缓解可能是治疗的重要目标。

（一）治疗指征

所有活动性 AIH 患者均应接受免疫抑制治疗，并可根据疾病活动度调整治疗方案和药物剂量。

（1）中度以上炎症活动的 AIH 患者，即血清转氨酶水平＞ 3×ULN、IgG ＞ 1.5×ULN、急性，即 ALT 和 / 或 AST ＞ 10×ULN 甚至重症 [伴凝血酶原时间国际标准化比值（INR）＞ 1.5] 应及时启动免疫抑制治疗，以免出现急性肝衰竭。

（2）对于轻微炎症活动（血清转氨酶水平＜ 3×ULN、IgG ＜ 1.5×ULN）的老年（＞ 65 岁）患者，需平衡免疫抑制治疗的益处和风险做个体化处理。对暂不启动免疫抑制治疗者需密切观察，如患者出现明显的临床症状，或出现明显炎症活动可进行治疗。

（3）从肝组织学角度判断，存在中度以上界面性肝炎是治疗的重要指征。桥接坏死、多小叶坏死或塌陷性坏死、中央静脉周围炎等特点提示急性或重症 AIH，需及时启动免疫抑制治疗。有轻度界面性肝炎的老年患者，可密切观察、暂缓用药，特别是存在免疫抑制剂禁忌证者。而存在轻度界面炎的年轻患者，仍有进展至肝硬化的风险，可酌情启动免疫抑制治疗。对非活动性肝硬化 AIH 患者则无须免疫抑制治疗，但应长期密切随访（如每隔 3 ～ 6 个月随访一次）。

（二）治疗方案

1. 泼尼松（龙）和硫唑嘌呤联合治疗　AIH 患者一般优先推荐泼尼松（龙）和硫唑嘌呤联合治疗方案，联合治疗可显著减少泼尼松（龙）剂量及其不良反应。泼尼松（龙）可快速诱导症状缓解、血清转氨酶和 IgG 水平恢复正常，用于诱导缓解，而硫唑嘌呤需 6 ～ 8 周才能发挥最佳免疫抑制效果，多用于维持缓解。2015 年欧洲肝病学会 AIH 指南建议在使用泼尼松（龙）2 周出现显著生化应答后再加用硫唑嘌呤，也是一个值得借鉴的治疗策略[11]。

联合治疗特别适用于同时存在下述情况的 AIH

患者，如绝经后妇女、骨质疏松、脆性糖尿病、肥胖、痤疮、情绪不稳及高血压患者。基于随机对照试验的荟萃分析表明，泼尼松（龙）单药治疗和联合治疗在初治和复发的诱导缓解中均有效，而维持治疗中联合治疗或硫唑嘌呤单药治疗组的疗效优于泼尼松（龙）单药治疗[23]。

2021 年亚太肝病学会 AIH 指南推荐的糖皮质激素初始剂量较美国和欧洲指南低、减量慢[11, 24, 25]。亚太指南建议的联合方案为：泼尼松（龙）初始剂量为 20mg/d×2 周，15mg/d×2 周，10mg/d×4 周，然后 5mg/d 维持；硫唑嘌呤以 50 ～ 150mg/d 的剂量维持治疗。维持治疗阶段甚至可将泼尼松（龙）完全停用，仅以硫唑嘌呤 50mg/d 单药维持。

需要强调的是，糖皮质激素的减量应遵循个体化原则，可根据血清生化指标和 IgG 水平改善情况进行适当调整，如患者改善明显可较快减量，而疗效不明显时可在原剂量上维持 2 ～ 4 周。伴发黄疸的 AIH 患者可先以糖皮质激素改善病情，待 TBil 显著下降后再考虑加用硫唑嘌呤联合治疗。

2. 泼尼松（龙）单药治疗　2021 年亚太肝病学会推荐的单用激素治疗方案：泼尼松（龙）初始剂量为 30 ～ 40mg/d×2 周，25 ～ 30mg/d×2 周，20 ～ 25mg/d×4 周，然后逐渐减量至 5mg/d 维持。初始剂量可结合患者症状、血清转氨酶和 IgG 水平特别是肝组织学炎症程度进行合理选择。

单药治疗适用于合并血细胞减少、巯基嘌呤甲基转移酶功能缺陷、妊娠或拟妊娠、并发恶性肿瘤的 AIH 患者。已有肝硬化表现者多选择泼尼松（龙）单药治疗并酌情减少药物剂量。AIH"可能"诊断患者也可以单剂泼尼松（龙）进行试验性治疗。泼尼松可在肝脏代谢为泼尼松龙后发挥作用，除非肝功能严重受损，两者作用相似。泼尼松龙可等剂量替代泼尼松，而 4mg 的甲泼尼龙相当于 5mg 泼尼松龙。

3. 其他替代药物　布地奈德（budesonide）是第二代糖皮质激素，其在肝脏的首过清除率较高（约 90%）。因此，布地奈德作用的主要部位为肠道和肝脏，而全身不良反应较少。来自欧洲的多中心临床研究结果表明，布地奈德和硫唑嘌呤联合治疗方案较传统联合治疗方案能更快诱导缓解，而糖皮质激素相关不良反应显著减轻，可作为 AIH 的一线治疗方案。目前多用于需长期应用泼尼松（龙）维持治疗的 AIH 患者，以期减少糖皮质激素的不良反应。由于布地奈德与泼尼松一样作用于激素受体，因此不推荐用于对传统激素无应答的患者。在肝硬化门静脉侧支循环开放患者中，布地奈德可通过侧支循环直接进入体循环而失去首过效应的优势，同时还可能有增加门静脉血栓形成的风险。因此，布地奈德不宜在肝硬化患者中应用。

对标准治疗无效或不能耐受标准治疗不良反应的患者，可以选择二线治疗方案，目前已有应用吗替麦考酚酯（MMF）、环孢素、他克莫司、6-巯基嘌呤、氨甲蝶呤、抗肿瘤坏死因子α等治疗难治性AIH的报道[26]。MMF是在标准治疗效果不佳患者中应用最多的替代免疫抑制剂。泼尼松联合MMF作为AIH的一线治疗，可使88%的患者出现完全生化应答（即血清生化指标和血清IgG水平恢复正常），而且生化应答往往在治疗开始后的3个月内；12%的患者出现部分生化应答[27]。临床上，MMF对不能耐受硫唑嘌呤治疗的患者具有补救治疗作用，而对硫唑嘌呤无应答的患者MMF的疗效也较差。此外，胆汁淤积性AIH患者如糖皮质激素疗效欠佳也可考虑加用小剂量MMF治疗，以避免硫唑嘌呤诱导胆汁淤积的不良反应。

4. 应答不完全的处理　应答不完全定义：经2～3年治疗后，临床表现、实验室指标，如血清转氨酶、TBil、IgG和/或γ-球蛋白和肝组织学等改善但未完全恢复正常[28]。对免疫抑制治疗应答不佳或无应答者，应首先考虑AIH诊断是否有误和患者对治疗的依从性如何。

少数AIH患者确实显示对免疫抑制治疗应答不佳或应答不完全，部分患者可能在激素减量过程中或在维持治疗过程中出现反跳。该类患者可酌情短期（1周）给予大剂量甲泼尼龙（40～60mg/d）静脉输注，病情缓解后改为口服泼尼松（龙）治疗（30～40mg/d），适当放缓减量速度，并加以免疫抑制剂维持治疗。

泼尼松（龙）和硫唑嘌呤联合治疗2年仍未达到缓解的患者，建议继续用泼尼松（龙）（5～10mg/d）+大剂量硫唑嘌呤[最高达2mg/（kg·d）]，12～18个月后重复肝活组织病理学检查。对于已接受至少36个月连续治疗但临床、实验室和组织学改善仍未达到治疗终点的不完全应答患者，建议将泼尼松或硫唑嘌呤调整至适合剂量以长期维持治疗，使此类患者处于无症状、实验室指标稳定的状态。

5. 疗程、停药指征和复发处理　免疫抑制治疗一般应维持3年以上，或获得生化缓解后至少2年。除完全生化应答外，停用免疫抑制剂的指征包括肝内组织学恢复正常、无任何炎症活动表现，因为轻度界面性肝炎的存在同样预示着停药后复发的可能。

复发可定义为血清转氨酶水平＞3×ULN，伴血清IgG和/或γ-球蛋白水平不同程度升高[29]。停药后复发是AIH的临床特点之一，临床缓解至少2年的患者在停药1年后59%的患者需要重新治疗，2年后为73%，3年后高达81%；复发的危险因素包括先前需使用联合治疗方案才能获得生化缓解者、并发自身免疫性疾病和较年轻者[30]。以单剂免疫抑制剂治疗即可获得长期完全生化缓解至少2年的患者获得持续缓解的可能性较高。即使均在正常范围内，较高的血清ALT和IgG水平仍与复发相关：持续缓解的患者在停药时的ALT水平低于ULN的一半，而IgG水平低于12g/L[31]。

停药后初次复发患者，建议再次以初始治疗剂量给予泼尼松（龙）和硫唑嘌呤联合治疗，逐渐减量甚至停药并以硫唑嘌呤（50～75mg/d）维持治疗；而对硫唑嘌呤不能耐受的患者可给予小剂量泼尼松（龙）（≤10mg/d）或与MMF联合长期维持治疗。2次以上复发者建议以最小剂量长期维持治疗。

（三）药物不良反应

无论是单用泼尼松（龙）或是与硫唑嘌呤联合治疗，所有患者须监测相关的药物不良反应。约10%的患者因药物不良反应中断治疗，可选择不良反应较小的免疫抑制方案进行治疗，如小剂量糖皮质激素、单用硫唑嘌呤或二线免疫抑制剂MMF等，且须尽量采用能控制疾病活动的最低剂量。

1. 糖皮质激素的不良反应　长期使用糖皮质激素可出现明显不良反应，其中除了常见的库欣体征（满月脸、痤疮、水牛背、向心性肥胖等）以外，糖皮质激素还可加重骨质疏松导致脊柱压缩性骨折和股骨头缺血性坏死等骨病，并与2型糖尿病、白内障、高血压、感染（包括已有的结核发生恶化）、精神疾病的发生有关。患者不能接受外貌上的变化或肥胖是造成治疗中断的最常见原因（占47%），其次为骨量减少造成的椎体压缩（占27%）和脆性糖尿病（占20%）等。应尽可能采用联合治疗方案，以尽量减少糖皮质激素剂量，并最终过渡至硫唑嘌呤单药维持治疗方案。

需长期接受糖皮质激素治疗的 AIH 患者，建议治疗前做基线骨密度检测并每年监测随访。骨病的辅助治疗包括：坚持规律的负重锻炼、补充维生素 D_3 和钙，适时给予抑制破骨细胞活性的制剂如双膦酸盐治疗。

2. 硫唑嘌呤的不良反应　硫唑嘌呤最常见的不良反应是血细胞减少，可能与红细胞内巯基嘌呤甲基转移酶（thiopurine methyltransferase，TPMT）活性低有关。因此，加用硫唑嘌呤的患者需密切监测血常规变化，特别是用药的开始 3 个月。如发生血白细胞快速下降或白细胞 $< 3.5 \times 10^9$/L，需紧急停用硫唑嘌呤。

硫唑嘌呤的其他不良反应包括肝内胆汁淤积、静脉闭塞性疾病、胰腺炎、严重恶心和呕吐、皮疹等。少于 10% 的患者在接受硫唑嘌呤（50mg/d）时会出现上述不良反应，一般均可在减量或停用后改善。

以下人群不推荐使用硫唑嘌呤：基础状态下已存在血细胞减少（白细胞 $< 3.5 \times 10^9$/L 或血小板 $< 50 \times 10^9$/L）、恶性肿瘤、已知 TPMT 功能缺陷等。对于硫唑嘌呤治疗前或治疗过程中出现血细胞减少的 AIH 患者，建议检测血 TPMT 活性。

（四）肝移植术

AIH 患者如出现终末期肝病或急性肝衰竭等情况需考虑肝移植术。重症 AIH 可导致急性或亚急性肝衰竭，如短期（常常 1 周）糖皮质激素治疗效果不明显，需及时与肝移植中心联系，以免失去紧急肝移植机会。

失代偿期肝硬化患者移植指征与其他病因导致的肝硬化相似，包括反复食管胃底静脉曲张出血、肝性脑病、顽固性腹水、自发性细菌性腹膜炎和肝肾综合征等并发症经内科处理疗效不佳，终末期肝病模型（MELD）评分 > 15 分或 Child-Pugh 积分 > 10 分，或符合肝移植标准的肝细胞癌。选择恰当的时间进行肝移植术十分关键，应尽早做好肝移植术准备，而不是出现终末期肝病严重并发症再开始评估，因为慢加急性肝衰竭导致多器官衰竭常常使患者失去进行肝移植术的机会。欧洲 991 例因 AIH 行肝移植术患者的 1 年生存率为 88%，移植物存活率为 84%；5 年患者生存率为 80%，移植物存活率为 72%，与 PBC 和 PSC 患者预后相似。

20% 的 AIH 患者在肝移植后会再次发病，中位诊断时间为肝移植术后 26 个月。美国研究表明，HLA-DR 位点不匹配是导致复发性 AIH 的主要危险因素。术前较高的血清 IgG 水平、移植肝的中重度炎症与 AIH 复发有关，提示术前未能完全抑制疾病活动是复发的危险因素之一。因此，AIH 患者肝移植术后的免疫抑制方案应兼顾抗排斥反应和防止 AIH 复发。可在标准抗排斥方案基础上以小剂量泼尼松（龙）长期维持，必要时加用硫唑嘌呤联合治疗[32]。

少数（6% ～ 10%）非 AIH 患者在肝移植后出现类似 AIH 的血清学和组织学表现，称为新发 AIH（de novo AIH）[33]。成人新发 AIH 在 HCV 相关肝硬化经肝移植术后接受干扰素和病毒唑抗 HCV 治疗后报道较多，但诊断相当困难[34]。我国学者曾报道过 1 例新发 AIH 患者，该患者因 HCV 和 HBV 相关肝硬化及肝细胞癌，在肝移植术后接受了 1 年的干扰素 -α-2b 和利巴韦林联合抗病毒治疗后出现 AIH 样特征。由于其血清 IgG4 显著增高，肝组织 IgG4 阳性浆细胞显著增加，因此将其定义为 IgG4 相关新发 AIH[35]。

八、AIH 特殊临床表型的处理

AIH 临床表现多样，大多表现为慢性肝病，但也可表现为急性发作、急性和慢性肝衰竭等[7]。特殊人群如儿童、老年人、孕妇也具有不同的临床特点。因此，需充分认识 AIH 的异质性和特殊性，并采取适当的治疗策略。

（一）急性起病和急性肝衰竭

急性起病的 AIH 包含两种形式：慢性疾病基础上的急性恶化和真正意义上的无慢性疾病表现的急性 AIH[11]。典型的 AIH 呈慢性病程，但高达 25% 的 AIH 患者可表现为急性起病，其中小部分可进展为自身免疫性急性肝衰竭。

急性起病的 AIH 通常表现为病程短（< 30 天）且无既往明确肝脏疾病史，临床症状（如黄疸、疲乏、发热、恶心、全身不适等）明显，血清学明显异常（如血清 ALT $> 5 \times$ ULN，TBil $> 34.2\mu$mol/L）。小叶中央坏死是急性起病 AIH 的肝组织学特征，及时发现有助于早期诊断和干预[36]。在 IAIHG 提出的综合和简化诊断积分系统中，自身抗体和血清

IgG 水平是诊断 AIH 的两个重要因素，而急性起病 AIH 常常缺少这两个重要特征。简化诊断积分系统只能诊断出 24% 的急性 AIH 患者，而综合诊断积分系统则可诊断出 40% 的急性 AIH 患者。美国急性肝衰竭协作网报告表明[37]，10% 的急性肝衰竭患者是由 AIH 引起，另有 30% 的急性肝衰竭患者表现为"血清阴性"，其中有一部分可能为 AIH。

来自日本的资料显示[38]，早期足量静脉使用甘草酸制剂可缓解急性发作性 AIH 的进展，提示在启动特异性治疗前，甘草酸制剂可作为初始治疗安全有效地用于不明原因的急性肝炎。短期大剂量糖皮质激素（60mg/d）治疗对 36% ～ 100% 的急性起病 AIH 患者有效，治疗应答的差异与开始治疗是否及时有关。肝组织学上有小叶中央坏死的急性起病 AIH 患者，倾向于对激素治疗应答良好，但有报道指出急性起病的 AIH 与普通 AIH 相比，更容易产生糖皮质激素抵抗。

急性起病 AIH 患者对激素的应答与预后密切相关。使用糖皮质激素治疗 2 周内实验室检查指标未出现改善且组织学上出现肝脏多小叶坏死的急性 AIH 患者，预后常常极差。如果患者高 TBil 血症无改善甚至加重，预示早期病死率极高，甚至达 100%。MELD 能有效评估风险和定量分析病情的改善或恶化。当 MELD 评分 ≥ 12 分时，有 97% 的敏感性和 68% 的特异性提示患者可能激素治疗失败[39]。因此，临床上可使用 1 ～ 2 周糖皮质激素疗法来判断是否需继续激素治疗，同时必须进行 MELD 评分，判断是否需要肝移植。

（二）胆汁淤积型 AIH

AIH 患者可出现肝内胆汁淤积表现，约 20% 的胆汁淤积型（血清 TBil ≥ 40μmol/L）AIH 患者对糖皮质激素治疗无应答，并与病死率和肝移植率显著增高相关。治疗失败的最佳预测因素是糖皮质激素治疗 1 周前后 MELD-Na 和英国终末期肝病模型（UKELD）评分的变化。早期识别无应答者有助于及时增加免疫抑制剂剂量以防止临床恶化或及时转入肝移植中心[40]。熊去氧胆酸（UDCA）可有效缓解患者胆汁淤积表现，可联合使用。胆汁淤积型 AIH 患者在初期应避免使用硫唑嘌呤以免加重胆汁淤积，可先使用大剂量糖皮质激素（如 40 ～ 60mg/d）缓解病情，可在血清 TBil 显著下降后再加用硫唑嘌呤联合治疗。

（三）自身抗体阴性 AIH

血清自身抗体是 AIH 的免疫学特征之一，但约 10% 的 AIH 患者常规自身抗体检测呈阴性，该类患者常表现为血清 IgG 水平升高幅度较小甚至正常，这给 AIH 的诊断带来很大困难，但其肝组织学仍可见界面性肝炎、淋巴 – 浆细胞浸润、玫瑰花环等 AIH 特征性改变[41]。因此，疑似自身抗体阴性 AIH 时，强烈建议行肝活组织检查以明确诊断，有时肝组织学表现是其唯一确诊依据。这类患者可予糖皮质激素单药治疗或联合治疗，对免疫抑制剂治疗应答常与典型 AIH 相似。

（四）AIH 相关肝硬化

约 1/3 的 AIH 患者在诊断时已存在肝硬化表现。活动性肝硬化患者仍有免疫抑制治疗的指征。治疗方案以选择糖皮质激素单药为宜，适当减少泼尼松（龙）初始剂量（20 ～ 30mg/d），同时注意消化道出血和 / 或感染等并发症的发生。AIH 相关肝硬化患者应每 6 个月随访一次血清甲胎蛋白和腹部超声检查以排除肝细胞癌的可能。

当 AIH 相关肝硬化出现腹水等并发症时，提示进入失代偿期。此阶段需仔细评估糖皮质激素可能的不良反应，如消化道出血、肺部感染和自发性细菌性腹膜炎的可能性。如疾病仍有明显活动如血清转氨酶和 TBil 水平升高、血清 IgG 水平显著升高，在预防并发症的基础上可谨慎使用小剂量糖皮质激素（15 ～ 20mg/d）口服，疾病好转后应快速减至维持量（5 ～ 7.5mg/d）。部分患者可获得生化应答，腹水等并发症好转而转入代偿期并获得长期缓解[42]。疗效不佳或无法耐受糖皮质激素治疗者，需尽早与肝移植中心联系进行肝移植治疗。

（五）重叠综合征

患者同时或在病程的不同阶段存在两种自身免疫性肝病的临床、血清学、组织学特征，称为自身免疫性肝病重叠综合征（简称重叠综合征），以 AIH-PBC 重叠综合征最为多见。IAIHG 提出，AIH 积分系统的最初目标是用于诊断 AIH，并不适用于重叠综合征的诊断，主张将自身免疫性肝病分为 AIH、PBC、PSC、小胆管 PSC，而重叠综合征并非独立疾病，目前缺乏明确的诊断标准和治疗方案。重叠综合征诊断和处理思路可参见图 41-1。

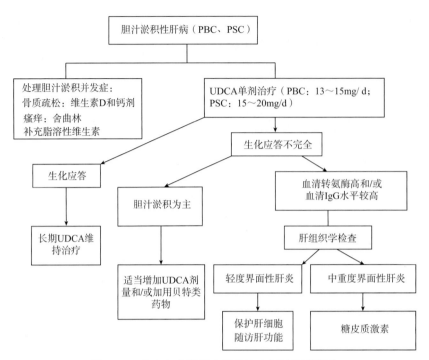

图 41-1　自身免疫性肝病重叠综合征的处理策略

1. AIH-PBC 重叠综合征　PBC 是一种以小叶间胆管非化脓性破坏性胆管炎为特征的自身免疫性肝病[43]。AIH-PBC 重叠综合征占所有 PBC 患者的 5%～15%[44]。1998 年 Chazouillères 等提出了 AIH-PBC 重叠综合征诊断标准（巴黎标准），即 AIH 和 PBC 三项诊断标准中的各两项同时或者相继出现[45]。AIH 诊断标准包括：①血清 ALT ＞ 5×ULN；②血清 IgG ≥ 2×ULN 或血清 ASMA 阳性；③肝组织学提示中重度界面性肝炎。PBC 诊断标准包括：①血清 ALP ≥ 2×ULN 或血清 GGT ≥ 5×ULN；②血清 AMA 阳性；③肝组织学表现为非化脓性破坏性胆管炎。来自欧美的研究结果[46]表明，巴黎标准用于诊断 AIH-PBC 重叠综合征的敏感性和特异性分别达到 92% 和 97%。我国研究结果表明[47]，血清 IgG ≥ 1.3×ULN 诊断激素敏感性 PBC 的敏感性为 60%，特异性为 97%。88% 激素敏感的 PBC 患者满足 AIH 简化积分系统的"确诊"标准（≥ 7 分）。

目前多数学者建议以泼尼松（龙）和 UDCA 进行联合治疗，可能有利于缓解病情，改善患者预后。泼尼松（龙）联合 UDCA 治疗不能缓解或泼尼松（龙）不良反应明显者，可加用免疫抑制剂如硫唑嘌呤[48]。

二线免疫抑制剂（环孢素、他克莫司和

MMF）可诱导 54% 的对初始免疫抑制无应答的患者获得生化缓解。我国研究结果[49]显示，糖皮质激素和 UDCA 联合治疗可显著改善重叠综合征患者的短期预后。

2. AIH-PSC 重叠综合征　PSC 是一种较为少见的慢性胆汁淤积性肝病，其特征为肝内外胆管弥漫性炎症和纤维化，引起胆管变形和节段性狭窄，病情呈进行性发展，最终导致胆汁性肝硬化及肝衰竭[50]。AIH-PSC 重叠综合征的诊断标准是相加性的，即在明确的 PSC 诊断基础上，同时存在 AIH 特征性临床表现（血清转氨酶和 IgG 水平显著升高）和肝组织学特征（中重度界面性肝炎等）。AIH-PSC 重叠综合征患者 UDCA（15～20mg/kg）联合糖皮质激素泼尼松（龙）治疗，可改善患者血清生化指标，但组织学和长期疗效未得到证实。

（六）AIH 合并病毒性肝病

AIH 合并慢性乙型肝炎、丙型肝炎常难以识别和确诊，容易延误诊断，大多数患者诊断时合并肝硬化[51]。我国 AIH 患者 HBsAg 阳性率仅为 0.83%，PBC 患者为 1.02%，显著低于非自身免疫性疾病患者（4.58%）[52]，但不能完全排除在 HBsAg 阳性患者中自身免疫性肝病被低估的可能性。肝组织学对于诊断和鉴别诊断显得非常重要，综合诊断积分系统显然优于简化标准。

AIH 合并 HBV 感染者先以核苷（酸）类似物口服抗病毒治疗，然后再开始免疫抑制治疗[53]。对于 AIH 合并 HCV 感染患者，小分子直接抗丙肝病毒药物和糖皮质激素可同时使用。

（七）妊娠期 AIH

AIH 患者妊娠过程中，可予小剂量泼尼松（龙）5 ~ 10mg/d 维持治疗。AIH 患者有较高的胎儿流产和早产的可能性，胎儿死亡率达 19%，大多发生在孕 20 周内，产妇死亡率约为 3%。妊娠过程中母体的免疫抑制可保护嵌合胎儿，在分娩后 AIH 可复燃或出现加重趋势。因此，应在分娩后加大糖皮质激素的用量，以防止复发或反跳。一项研究结果显示[54]，在 53 例 AIH 妇女的 81 次妊娠中，41% 的妊娠发生在肝硬化条件下，75% 的患者在维持治疗中；活产率为 73%，早产率为 20%，11% 的婴儿需进入特护病房。在妊娠前 AIH 控制较差或妊娠期不治疗与 AIH 复燃有关，而 AIH 复发与孕妇出现失代偿、婴儿进入特护病房的危险性有关。

目前尚没有关于因使用硫唑嘌呤治疗 AIH 而引起胎儿畸形的报道，但已证实硫唑嘌呤对小鼠有致畸作用，所以建议 AIH 患者在怀孕期间停用硫唑嘌呤。美国 FDA 将硫唑嘌呤定为妊娠 D 级，故建议尽量在妊娠期间停用。

（八）老年 AIH

20% 的成人 AIH 在 60 岁以后发病，发病常常更为隐匿，易被漏诊[55]。一项荟萃分析共纳入了 10 项回顾性研究，对 264 例老年（60 ~ 65 岁以上）AIH 患者和 592 例年轻患者进行了系统分析。老年患者中无症状者、诊断时已存在肝硬化、HLA-DR4 呈阳性的概率显著高于年轻患者。糖皮质激素可用于老年患者，应答相对较好且停药后复发率较低。布地奈德可考虑用于这一特殊人群。在老年 AIH 患者中，预防骨质疏松尤为重要，应鼓励常规锻炼，服用钙剂（1 ~ 1.5g/d）和维生素 D₃（400IU/d）。已经有骨质疏松的患者可考虑使用双膦酸盐制剂。应进行基线骨密度测定，并每年复查以观察严重程度和疗效[56]。

（九）儿童 AIH

1 型 AIH 常在青春期前后发病，而 2 型 AIH 发病较早，甚至可在婴儿期发病。15% 的 1 型 AIH 和 25% 的 2 型 AIH 可表现为血清 IgG 水平正常。1 型 AIH 易出现肝硬化表现，而 2 型 AIH 更易表现为急性肝衰竭。两种类型中抗 SLA/LP 阳性的患儿疾病较严重，并易复发。20% 的患儿合并其他自身免疫性疾病包括甲状腺炎、白癜风、1 型糖尿病、肾病综合征等。IAIHG 开发的综合和简化积分系统已广泛用于成人 AIH 的诊断，但并未考虑到儿童患者的特殊性，在儿童患者中自身抗体的滴度往往低于成人患者。而且这些积分系统也不能区分 AIH 和儿童中较常见的自身免疫性硬化性胆管炎[57]。

儿童 AIH 的治疗包括泼尼松（龙）1 ~ 2mg/（kg·d）（最大量不超过 40mg/d），随着转氨酶水平下降，在 4 ~ 8 周内减量至维持剂量（根据患儿的体重和年龄 2.5 ~ 5mg/d 维持）[11]。大多数患儿在最初 2 个月内血清转氨酶的降幅达 80% 以上，但获得完全生化缓解可能需数月。在治疗的最初 6 ~ 8 周，应经常检测肝功能以便每周进行糖皮质激素的剂量调整。英国国王学院医院一般在转氨酶停止下降或出现明显皮质激素不良反应时加用硫唑嘌呤，以 0.5mg/（kg·d）剂量开始，在无明显不良反应情况下逐渐增加至最大量 [2mg/（kg·d）][58]。应注意硫唑嘌呤的肝毒性，特别是在胆汁淤积的患儿中。

最佳疗程尚未确定，仅在肝组织炎症缓解后才能成功停药。因此，肝功能生化指标和 IgG 水平正常 1 ~ 2 年、自身抗体阴性或滴度低时可行肝组织学检查，如显示汇管区轻微炎症或无炎症时才能停药。20% 的 1 型 AIH 患儿可成功停药，而 2 型 AIH 极少停药成功。

在儿童期，监测 IgG 水平和自身抗体滴度非常关键，两项中任何一项的波动预示疾病活动。对于 IgG 水平高的患儿，其下降能可靠、客观地反映疾病控制情况。对免疫抑制治疗应答良好的患儿预后较好，大多数可长期生存且生存质量较好。约 8.5% 的患儿尽管接受治疗，在 8 ~ 14 年后仍出现终末期肝病，需行肝移植术。

九、预　　后

AIH 患者在获得生化缓解后一般预后较好，生存期接近正常人群。预后不佳的危险因素主要包括诊断时已有肝硬化和治疗后未能获得生化缓解。我国研究[59]结果显示，合并其他系统自身免疫性疾病、肝内胆管损伤和诊断时 MELD 分数较高者与治疗应答和预后不佳有关。日本 AIH 患者的 10 年生存率为 94.9%，肝病相关病死率为 3.4%。经历2 次以上复发的患者较获得持续缓解者生存期缩短[60]。新西兰患者 10 年生存期在不同年龄段分别为 80% ～ 100%，在 6 个月内未能获得 ALT 复常、血清白蛋白低于 36g/L、入选时年龄≤ 20 岁或≥ 60 岁是肝病相关死亡的危险因素[61]。英国患者的 10 年生存率为 84%，而 20 年生存率仅为48%。肝组织学证实肝硬化、入选时失代偿、在治疗后 1 年未能使 ALT 复常及每 10 年复发次数多于4 次是预后不良的危险因素[62]。丹麦全国 AIH 患者（1721 例）的 10 年生存率为 73.6%，肝脏相关病死率为 10.2%。德国的研究结果表明，年龄＜ 18 岁、初诊时已有肝硬化、抗 SLA/LP 阳性是短期和长期预后不佳的主要危险因素[22]。总之，诊断时的肝硬化和治疗应答是决定患者长期预后的两个最重要的危险因素。

男性和基线时肝硬化与病死率增加和肝细胞癌发生有关。在有肝组织学资料的患者（1318 例）中，28.3% 的患者存在肝硬化，肝细胞癌的 10 年累积发生率为 0.7%。在诊断后的 1 年内，AIH 患者病死率为普通人群的 6 倍，之后病死率仍为 2 倍。10 年累积病死率为 26.4%，其中 38.6% 的死亡与肝病相关，包括 3.6% 死于肝细胞癌[4]。

十、总结与展望

尽管近年来在 AIH 的诊断、治疗和发病机制方面取得了长足的进步，关于 AIH 仍面临诸多问题和挑战[40]。虽然 2 型 AIH 的自身抗原（CYP2D6）已被鉴定，1 型 AIH 的自身抗原仍未确定，大大阻碍了自身抗原特异性治疗的开发。目前尚缺乏与人类 AIH 相似的动物模型，发病机制研究进展较缓慢。AIH 的诊断较为复杂，是排除诊断基础上的综合诊断，尚缺乏特异性诊断标志物和诊断时预测高危患者的标志物。目前，AIH 的治疗仍为全身免疫抑制剂的应用，优化治疗方案或二线药物的选择有待临床验证。抗原特异性的免疫调控细胞如调节性 T 细胞[63]和髓系免疫抑制细胞[64]回输可能是具有前景的 AIH 治疗手段之一。最后，由于 AIH 病例数有限，开展我国多中心的临床合作

研究显得尤为重要。

（王绮夏 马 雄）

参考文献

[1] Manns MP，Lohse AW，Vergani D. Autoimmune hepatitis-update 2015. J Hepatol 2015；62：S100-11.

[2] Heneghan MA，Yeoman AD，Verma S，et al. Autoimmune hepatitis. Lancet 2013；382：1433-44.

[3] Liberal R，Grant CR，Mieli-Vergani G，et al. Autoimmune hepatitis：a comprehensive review. J Autoimmun 2013；41：126-39.

[4] Gronbaek L，Vilstrup H，Jepsen P. Autoimmune hepatitis in Denmark：incidence, prevalence, prognosis, and causes of death. A nationwide registry-based cohort study. J Hepatol 2014；60：612-7.

[5] Lv T，Li M，Zeng N，et al. Systematicreview and meta-analysis on the incidence and prevalence of autoimmune hepatitis in Asian，European，and American population.J Gastroenterol Hepatol 2019；34：1676-84.

[6] de Boer YS，van Gerven NM，Zwiers A，et al. Genome-wide association study identifies variants associated with autoimmune hepatitis type 1. Gastroenterology 2014；147：443-52.

[7] Wang Q，Yang F，Miao Q，et al. The clinical phenotypes of autoimmune hepatitis：a comprehensive review. J Auto-immun 2016；66：98-107.

[8] Zhao L，Tang Y，You Z，et al. Interleukin-17 contributes to the pathogenesis of autoimmune hepatitis through inducing hepatic interleukin-6 expression. PLoS One 2011；6：e18909.

[9] Holder BS，Grant CR，Liberal R，et al. Retinoic acid stabilizes antigen-specific regulatory T-cell function in autoimmune hepatitis type 2. J Autoimmun 2014；53：26-32.

[10] Zhang H，Liu Y，Bian Z，et al. The critical role of myeloid-derived suppressor cells and FXR activation in immune-mediated liver injury. J Autoimmun 2014；53：55-66.

[11] European Association for the Study of the Liver. EASL clinical practice guidelines：autoimmune hepatitis. J Hepatol 2015；63：971-1004.

[12] Lohse AW，Mieli-Vergani G. Autoimmune hepatitis. J Hepatol 2011；55：171-82.

[13] Okazaki K，Uchida K，Koyabu M，et al. IgG4 cholan-

giopathycurrent concept, diagnosis, and pathogenesis. J Hepatol 2014；61：690-5.

[14] Couto CA, Bittencourt PL, Porta G, et al. Antismooth muscle and antiactin antibodies are indirect markers of histological and biochemical activity of autoimmune hepatitis. Hepatology 2014；59：592-600.

[15] Kirstein MM, Metzler F, Geiger E, et al. Prediction of short- and long-term outcome in patients with autoimmune hepatitis. Hepatology 2015；62：1524-35.

[16] Zhao Y, Zhang Y, Liu YM, et al. Identification of T cell epitopes on soluble liver antigen in Chinese patients with auto-immune hepatitis. Liver Int 2011；31：721-9.

[17] Miao Q, Bian Z, Tang R, et al. Emperipolesis mediated by CD8 T cells is a characteristic histopathologic feature of autoimmune hepatitis. Clin Rev Allergy Immunol 2015；48：226-35.

[18] Johnson PJ, McFarlane IG. Meeting report：International Autoimmune Hepatitis Group. Hepatology 1993；18：998-1005.

[19] Alvarez F, Berg PA, Bianchi FB, et al. International Autoimmune Hepatitis Group report：review of criteria for diagnosis of autoimmune hepatitis .J Hepatol 1999；31（5）：929-38.

[20] Hennes EM, Zeniya M, Czaja AJ, et al. Simplified criteria for the diagnosis of autoimmune hepatitis. Hepatology 2008；48（1）：169-76.

[21] Qiu D, Wang Q, Wang H, et al. Validation of the simplified criteria for diagnosis of autoimmune hepatitis in Chinese patients. J Hepatol 2011；54：340-7.

[22] Dhaliwal HK, Hoeroldt BS, Dube AK, et al. Long-term prognostic significance of persisting histological activity despite biochemical remission in autoimmune hepatitis. Am J Gastroenterol 2015；110：993-9.

[23] Czaja AJ. Review article：the prevention and reversal of hepatic fibrosis in autoimmune hepatitis. Aliment Pharmacol Ther 2014；39：385-406.

[24] Wang G, Tanaka A, Zhao H, et al. The Asian Pacific Association for the Study of the Liver clinical practice guidance：the diagnosis and management of patients with autoimmune hepatitis. Hepatol Int 2021；15：223-57.

[25] Mack CL, Adams D, Assis DN, et al. Diagnosis and management of autoimmune hepatitis in adults and children：2019 practice guidance and guidelines from the American Association for the Study of Liver Diseases. Hepatology 2020；72：671-722.

[26] Efe C, Hagstrom H, Ytting H, et al. Efficacy and safety of mycophenolate mofetil and tacrolimus as second-line therapy for patients with autoimmune hepatitis. Clin Gastroenterol Hepatol 2017；15：1950-56.

[27] Zachou K, Gatselis N, Papadamou G, et al. Mycophenolate for the treatment of autoimmune hepatitis：prospective assessment of its efficacy and safety for induction and maintenance of remission in a large cohort of treatment-naive patients. J Hepatol 2011；55：636-46.

[28] Manns MP, Czaja AJ, Gorham JD, et al. Diagnosis and management of autoimmune hepatitis. Hepatology 2010；51：2193-213.

[29] Gleeson D, Heneghan MA, British Society of G. British Society of Gastroenterology（BSG）guidelines for management of autoimmune hepatitis. Gut 2011；60：1611-29.

[30] van Gerven NM, Verwer BJ, Witte BI, et al. Relapse is almost universal after withdrawal of immunosuppressive medication in patients with autoimmune hepatitis in remission. J Hepatol 2013；58：141-7.

[31] Hartl J, Ehlken H, Weiler-Normann C, et al. Patient selection based on treatment duration and liver biochemistry increases success rates after treatment withdrawal in autoimmune hepatitis. J Hepatol 2015；62：642-6.

[32] Carbone M, Neuberger JM. Autoimmune liver disease, autoimmunity and liver transplantation. J Hepatol 2014；60：210-23.

[33] Guido M, Burra P. De novo autoimmune hepatitis after liver transplantation. Semin Liver Dis 2011；31：71-81.

[34] Kerkar N, Yanni G. 'De novo' and 'recurrent' autoimmune hepatitis after liver transplantation：a comprehensive review. J Autoimmun 2016；66：17-24.

[35] Zhao XY, Rakhda MI, Wang TI, et al. Immuno-globulin G4-associated de novo autoimmune hepatitis after liver transplantation for chronic hepatitis B- and C-related cirrhosis and hepatocellular carcinoma：a case report with literature review. Transplant Proc 2013；45：824-7.

[36] Yeoman AD, Westbrook RH, Zen Y, et al. Prognosis of acute severe autoimmune hepatitis（AS-AIH）：the role of corticosteroids in modifying outcome. J Hepatol 2014；61：876-82.

[37] Stravitz RT, Lefkowitch JH, Fontana RJ, et al. Autoimmune acute liver failure：proposed clinical and

histological criteria. Hepatology 2011；53：517-26.

[38] Yasui S，Fujiwara K，Tawada A，et al. Efficacy of intravenous glycyrrhizin in the early stage of acute onset autoimmune hepatitis. Dig Dis Sci 2011；56：3638-47.

[39] Montano-Loza AJ，Carpenter HA，Czaja AJ. Features associated with treatment failure in type 1 autoimmune hepatitis and predictive value of the model of end-stage liver disease. Hepatology 2007；46：1138-45.

[40] Dyson JK，Webb G，Hirschfield GM，et al. Unmet clinical need in autoimmune liver diseases. J Hepatol 2015；62：208-18.

[41] Wang QX，Jiang WJ，Miao Q，et al. Clinical and histological features of autoantibody-negative autoimmune hepatitis in Chinese patients：a single center experience. J Dig Dis 2013；14：175-80.

[42] Wang Z，Sheng L，Yang Y，et al. The management of autoimmune hepatitis patients with decompensated cirrhosis：real-world experience and a comprehensive review. Clin Rev Allergy Immunol 2017；52：424-35.

[43] Beuers U，Gershwin ME，Gish RG，et al. Changing nomenclature for PBC：from cirrhosis to cholangitis. J Hepatol 2015；63：1285-7.

[44] Tanaka A，Ma X，Yokosuka O，et al. Autoimmune liver diseases in the Asia-Pacific region：proceedings of APASL symposium on AIH and PBC 2016. Hepatol Int 2016；10：909-15.

[45] Chazouilleres O，Wendum D，Serfaty L，et al. Primary biliary cirrhosis-autoimmune hepatitis overlap syndrome：clinical features and response to therapy. Hepatology 1998；28：296-301.

[46] Kuiper EM，Zondervan PE，van Buuren HR. Paris criteria are effective in diagnosis of primary biliary cirrhosis and autoimmune hepatitis overlap syndrome. Clin Gastroenterol Hepatol 2010；8：530-4.

[47] Wang Q，Selmi C，Zhou X，et al. Epigenetic considerations and the clinical reevaluation of the overlap syndrome between primary biliary cirrhosis and autoimmune hepatitis. J Autoimmun 2013；41：140-5.

[48] Ozaslan E，Efe C，Heurgue-Berlot A，et al. Factors associated with response to therapy and outcome of patients with primary biliary cirrhosis with features of autoimmune hepatitis. Clin Gastroenterol Hepatol 2014；12：863-9.

[49] Yang F，Wang Q，Wang Z，et al. The natural history and prognosis of primary biliary cirrhosis with clinical features of autoimmune hepatitis. Clin Rev Allergy Immunol 2016；50：114-23.

[50] Gregorio GV，Portmann B，Karani J，et al. Autoimmune hepatitis/sclerosing cholangitis overlap syndrome in childhood：a 16-year prospective study. Hepatology 2001；33：544-53.

[51] Sui M，Wu R，Hu X，et al. Low prevalence of hepatitis B virus infection in patients with autoimmune diseases in a Chinese patient population. J Viral Hepat 2014；21：925-9.

[52] Chen J，Eslick GD，Weltman M. Systematic review with meta-analysis：clinical manifestations and management of autoimmune hepatitis in the elderly. Aliment Pharmacol Ther 2014；39：117-24.

[53] Wang Q，Klenerman P，Semmo N. Significance of anti-HBc alone serological status in clinical practice. Lancet Gastroenterol Hepatol 2017；2：123-34.

[54] Westbrook RH，Yeoman AD，Kriese S，et al. Outcomes of pregnancy in women with autoimmune hepatitis. J Autoimmun 2012；38：J239-44.

[55] Czaja AJ，Carpenter HA. Distinctive clinical phenotype and treatment outcome of type 1 autoimmune hepatitis in the elderly. Hepatology 2006；43：532-8.

[56] Czaja AJ. Autoimmune hepatitis in special patient populations. Best Pract Res Clin Gastroenterol 2011；25：689-700.

[57] Mieli-Vergani G，Vergani D. Autoimmune hepatitis in children：what is different from adult AIH? Semin Liver Dis 2009；29：297-306.

[58] Floreani A，Liberal R，Vergani D，et al. Autoimmune hepatitis：contrasts and comparisons in children and adults—a comprehensive review. J Autoimmun 2013；46：7-16.

[59] Wang Q，Qiu D，Ma X. Early normalisation of aminotransferase predicts complete biochemical remission in autoimmune hepatitis patients. Aliment Pharmacol Ther 2011；34：107-9.

[60] Yoshizawa K，Matsumoto A，Ichijo T，et al. Long-term outcome of Japanese patients with type 1 autoimmune hepatitis. Hepatology 2012；56：668-76.

[61] Ngu JH，Gearry RB，Frampton CM，et al. Predictors of poor outcome in patients w ith autoimmune hepatitis：a population-based study. Hepatology 2013；57：2399-406.

[62] Hoeroldt B，McFarlane E，Dube A，et al. Long-term outcomes of patients with autoimmune hepatitis managed at a nontransplant center. Gastroenterology 2011；140：1980-9.

[63] Grant CR，Liberal R，Holder BS，et al. Dysfunctional CD39（POS）regulatory T cells and aberrant control

of T-helper type 17 cells in autoimmune hepatitis. Hepatology 2014；59：1007-15.

[64] Zhang H，Lian M，Zhang J，et al. The functional characteristics CCNI modulation of myeloid-derived suppressor cells in liver inflammation. Hepatology 2018；232-46.

第42章 原发性胆汁性胆管炎

原发性胆汁性胆管炎（primary biliary cholangitis，PBC）是以肝内小胆管进行性、非化脓性、破坏性炎症为特征的慢性胆汁淤积性疾病。如能在早期得到及时诊断且采用熊去氧胆酸（UDCA）规范治疗，则大部分患者不一定会发展至肝硬化。过去将本病称为"原发性胆汁性肝硬化"（primary biliary cirrhosis，PBC），往往给患者带来很大的精神负担及工作、生活和社交等方面的困扰。因此，有国内外专家联名发表文章建议将"原发性胆汁性肝硬化"更名为"原发性胆汁性胆管炎"[1]。

本病的病因和发生机制尚不完全清楚。一般认为，在有遗传易感性（HLA 及非 HLA 基因）的个体，环境因素（感染、环境毒物等）诱发免疫调节异常、打破免疫耐受，导致小叶间胆管上皮细胞凋亡、坏死和淋巴细胞浸润，如不及时治疗，可进展为肝纤维化和肝硬化[2]。本病多见于中年女性，其生化特点是血清碱性磷酸酶（ALP）和 γ- 谷氨酰转肽酶（GGT）明显升高，而抗线粒体抗体阳性是其特异性诊断指标。UDCA 是治疗本病的主要药物，但约有 40% 的患者对 UDCA 生化应答欠佳，可能需要尝试其他药物。

一、流行病学与自然史

（一）流行病学

PBC 呈全球性分布，可发生于所有的种族和民族。有荟萃分析报道本病在全球的年发病率为（0.23～5.31）/10 万，患病率为（1.91～40.2）/10 万，其中北美和北欧国家发病率最高，发病率和患病率在全球均呈上升趋势[3]。在欧洲，James 等对 200 万人进行了 PBC 流行病学调查，结果显示 1987 年发病率为 2.3/10 万，患病率为 14.9/10 万；而 1994 年发病率上升为 3.2/10 万，患病率上升为 25.0/10 万。Boberg 等报告，在挪威的 13 万人群中，1986～1995 年 PBC 平均发病率为 1.6（1.06～2.48）/10 万，但其中 1995 年高达 14.6（7.1～22.1）/10 万。

这些研究提示，PBC 的发病率在不断上升。

在亚洲，关于 PBC 的流行病学研究主要来源于日本和中国[4]。Sakugawa 等对 4048 名日本女性进行流行病学研究，共发现 241 人 GGT 升高；对其中 122 人进行了全面检查，最终 8 人（5.7%）被诊断为 PBC，其中 6 人（4.9%）抗线粒体抗体（AMA）阳性、2 人 AMA 阴性但组织学符合 PBC 诊断标准；进而推算该地区女性（主要是 40 岁以上）患病率为 340/10 万，整体人群中的患病率为 84/10 万。

以往认为 PBC 在我国较为少见，然而随着对本病认识的逐渐加深及 AMA 检测的不断普及，文献中报道的 PBC 病例呈明显上升趋势。2003 年上海的一项研究在 5011 例健康检查者中发现 8 例 AMA-M2 阳性者（阳性率为 0.16%），最终 3 例确诊为 PBC。2010 年广州学者报道，在 8126 名健康体检人群中 PBC 的患病率为 49.2/10 万，在 40 岁以上女性中的患病率为 155.8/10 万。最近，贵州省人民医院在 11 024 例健康体检人群中发现 94 例 AMA-M2 阳性，最终 11 例确诊为 PBC，据此推算 PBC 患病率为 99.78/10 万。最近一项荟萃分析根据现有研究估算出中国 PBC 的患病率为 20.5/10 万，在亚太地区位居第二，仅次于日本[5]。这些研究均提示，PBC 在我国并非罕见，需要引起广大临床医生的关注。

（二）自然史

PBC 的自然史大致分为四个阶段。第一阶段为临床前期：AMA 阳性，但血液生化指标无明显异常，亦无任何临床症状。第二阶段为无症状期：主要表现为 ALP 及 GGT 升高等血液生化指标异常，但仍无明显的临床症状。第三阶段为症状期：患者出现乏力、皮肤瘙痒等临床症状；从出现症状起，其平均生存时间为 5～8 年；在有症状的患者中，10 年内门静脉高压相关并发症的发生率为 10%～20%；当患者出现食管胃底静脉曲张后，其 3 年生存率仅为 59%，第一次出血后 3 年生存率约为 46%。第四阶段为失代偿期：患者出现腹水、消化道出血、肝性脑病等临床表现；此阶段以胆红素进行性升高为特点，当达到 2mg/dl 时其平均生存时间为 4 年，达到 6mg/dl 时，其平均生存时间仅为 2 年。

UDCA 的应用可显著改变 PBC 的自然史。对 UDCA 生化应答较好的患者的生存期，与年龄、性别相匹配的一般人群相似[6]。Parés 等[7] 对 192 例经 UDCA 治疗的患者随访 1.5 ～ 14.3 年（中位随访时间 7.5 年），其中 117 例生化应答良好患者的生存率与健康对照人群的生存率无明显差异；而应答欠佳者的远期生存率则低于健康对照人群。随后 Chopechot 等[8] 通过对 292 例 PBC 患者长期随访也发现，对 UDCA 有生化应答患者的生存率与健康对照人群无明显差异。此外，一项包含了 7 个随机临床研究、1038 例患者的荟萃分析也表明，UDCA 可降低死亡或肝移植的发生率[9]。

临床上有多种模型可用于协助判断 PBC 的预后，其中 Mayo 模型最为经典，采用年龄、血清总胆红素、白蛋白、凝血酶原时间和水肿进行积分，主要用于预测 PBC 群体的生存率及评价临床试验的疗效。该模型的优点是不需要肝活检，与 Child-Pugh 分级相关性好，并可用于接受 UDCA 治疗的患者，但难以精确预测患者尤其是早期患者的远期生存率。

终末期肝病模型（MELD），目前主要用于确定终末期肝病患者进行肝移植的时机，并非特异性地用于预测 PBC 的预后。国内对 PBC 预后的研究尚少，香港的一项研究表明，低白蛋白血症是 PBC 患者发生死亡的独立预测因素，其对 5 年生存率和发生死亡的预测价值与 Mayo 模型及终末期肝病模型相似。

二、临床表现

PBC 早期患者大多数无明显临床症状。有研究表明约 1/3 的患者可长期无任何临床症状，但是大多数无症状患者会在 5 年内出现症状，其中以乏力和皮肤瘙痒最常见。此外，随着疾病的进展及合并其他自身免疫性疾病，也可出现胆汁淤积症相关的表现和自身免疫性疾病相关的临床表现。

（一）常见临床表现

1. 乏力　乏力是 PBC 最常见的症状，可见于 40% ～ 80% 的患者，可发生于疾病的任何阶段，且与组织学分期及肝功能损害程度无相关性。可表现为嗜睡、倦怠、正常工作能力丧失、社会活动兴趣缺乏和注意力不集中等，从而导致生活质量降低。另有研究表明，乏力是 PBC 患者死亡的独立预测因素。需要强调的是乏力具有非特异性，可发生在除 PBC 外的很多疾病，如甲状腺功能减低、贫血等。对于乏力的患者需注意病因的鉴别。

2. 瘙痒　瘙痒是比乏力更为特异的症状，之前报道其发生率为 20% ～ 70%。而近年的报道中瘙痒发生率较前减少，可能与许多 PBC 患者在无症状时即被诊断有关。瘙痒可呈局部性或者弥漫性，通常夜间更为严重，且在接触羊毛及其他织物、受热或怀孕时加重。PBC 患者的皮肤瘙痒程度可能随着时间的推移而减轻甚至消失。PBC 患者瘙痒的原因不明。早期研究认为 PBC 患者的瘙痒可能是由于胆汁成分导致，也有研究认为胆汁淤积症的瘙痒（包括 PBC 所致的瘙痒）可能与阿片类神经递质有关。

3. 门静脉高压症　与其他肝脏疾病相似，多数 PBC 患者通常在病程晚期进展到肝硬化时才出现门静脉高压症。然而，与其他肝脏疾病不同的是，有些 PBC 患者在疾病的早期（出现肝硬化之前）就可能出现门静脉高压。这些患者可能已经发生食管胃底静脉曲张破裂出血或者门静脉高压性胃病，但肝脏合成功能正常或者接近正常。其发病机制可能与门静脉末支闭塞消失、导致结节再生性增生有关。在不进行肝移植的情况下，食管胃底静脉曲张破裂出血后患者仍可能存活数年。在肝硬化及组织损害较重的 PBC 患者，可能出现腹水和肝性脑病。

（二）胆汁淤积症相关表现

1. 骨病　PBC 患者骨代谢异常可导致骨软化症和骨质疏松。骨软化症很容易通过补充钙和维生素 D 而纠正。骨质疏松是 PBC 最常见的骨病，大约发生于 1/3 的患者。文献报道 PBC 患者骨质疏松的发生率在 14% ～ 52%，骨量减少发生率在 30% ～ 50%。骨质疏松发生率更高的危险因素包括：绝经后老年女性、体重指数低、肝纤维化程度严重、病程长、病情重。骨质疏松通常无明显症状，需要通过骨密度检查来发现。与年龄及性别配对的健康人群相比，PBC 患者发生骨质疏松的风险为其 4.4 倍，但 PBC 导致骨质疏松的机制仍不确定。由于早期诊断和有效治疗，数十年前所见的严重骨病如多发性骨折，现在已经很少见了。

2. 脂溶性维生素缺乏　PBC 患者胆汁酸分泌减少可导致脂质吸收不良的风险增加，但临床上较为严重的脂溶性维生素 A、D、E 和 K 缺乏并不常见。但是，在重度黄疸且可能存在骨质疏松的等待肝移植的患者中，维生素 A、D、E、K 的水平可能下降，可分别导致夜盲症、骨质减少、神经功能受损及凝血酶原活动度下降。

3. 高脂血症　PBC 患者常伴有高脂血症。血液胆固醇和甘油三酯均可升高，尚无证据表明这会导致动脉粥样硬化的危险性增加。通常并不需要降脂治疗，但当患者存在其他心血管危险因素时，在适当的监测下，应用他汀及贝特类药物也是安全的。

（三）合并其他自身免疫性疾病的表现

PBC 可合并其他自身免疫性疾病。PBC 合并干燥综合征的比例为 20%～75%，平均为 30%，部分患者口唇唾液腺活检显示有干燥综合征的组织学变化。约 10% 的 PBC 患者伴关节炎，常为双侧大小关节慢性疼痛，类风湿因子可阳性。10% 的 PBC 患者可出现硬皮病或 CREST 综合征即钙质沉着、雷诺现象、食管功能失常、指（趾）硬皮病和毛细血管扩张综合征中任何一种表现。在少数患者可检测到抗甲状腺抗体，但临床上不一定有淋巴细胞性甲状腺炎（桥本甲状腺炎）或甲状腺功能亢进症。半数患者伴有累及近曲或远曲小管的肾小管酸中毒，但一般无临床意义。偶有合并炎症性肠病和肺间质纤维化。有报道发现 PBC 女性乳腺癌的发病率增加，男性肝硬化 PBC 患者肝细胞癌的发病率增加。

三、实验室与影像学特点

（一）血液生化检查

PBC 患者的典型生化表现为胆汁淤积。血清 ALP 升高是本病最突出的生化异常，可见于 96% 的患者，通常较正常水平升高 2～10 倍，且可见于疾病的早期及无症状患者。血清 GGT 亦可升高，但易受酒精、药物及肥胖等因素影响。

血清丙氨酸氨基转移酶（ALT）和天冬氨酸氨基转移酶（AST）通常为正常或轻至中度升高，

一般不超过正常值上限的 5 倍，如果患者的血清转氨酶水平明显升高，则需进一步检查以除外其他病因。

值得注意的是，本病早期血清胆红素水平可正常，直到中晚期才有明显胆红素升高，以结合胆红素升高为主。

（二）血清免疫球蛋白 M 升高

血清免疫球蛋白 M（IgM）升高是 PBC 的实验室特征之一。IgM 可有 2～5 倍的升高，但可见于多种疾病，包括自身免疫性疾病、感染性疾病等，因此缺乏诊断特异性。

（三）自身抗体

AMA 是诊断 PBC 的特异性指标。PBC 患者中血清 AMA，尤其是 AMA-M2 亚型的阳性率为 90%～95%。临床上检查 AMA、AMA-M2 的常用方法包括间接免疫荧光法（ITF）及酶联免疫法（ELISA），其阳性率约 90%。一种新的酶联免疫法，采用纯化的丙酮酸脱氢酶复合体（PDC）及 MIT3（包括 PDC-E2、BCOADC-E2、OGDC-E2）作为靶抗原，其检测阳性率高于传统的 ELISA 及 ITF。

需要注意的是，尽管 AMA 是诊断 PBC 的特异性指标，但 AMA 阳性也可见于 PBC 以外的肝脏疾病，包括典型的自身免疫性肝炎和慢性丙型肝炎等，在不同病因所致急性肝衰竭患者中也可呈一过性阳性。此外，AMA 阳性也可见于系统性硬化症、特发性血小板减少性紫癜、肺结核、麻风病、淋巴瘤等疾病。

除 AMA 外，有研究证实抗核抗体（ANA）也是诊断 PBC 的重要标志物。约 50% 的 PBC 患者 ANA 阳性，尤其是在 AMA 呈阴性时可作为诊断的另一重要标志物。依据荧光核型表现，ANA 分为核膜型（gp210、P62）、核多点型（sp100、PML、SP140、NDP52）及均质型等，前二者对 PBC 具有较高的特异性。其中抗-gp210 抗体和抗-sp100 抗体对 PBC 诊断的敏感性为 20%～30%，但特异性均高达 95% 以上[10]。另外，ANA 对疾病进展的预测也可能有一定的帮助，例如有研究表明抗-gp210 抗体是发展为肝衰竭的危险因素，而抗着丝点抗体与门静脉高压的发生相关。

此外，关于抗-SOX13 抗体、抗-SUMO 抗体等在 PBC 诊断中的价值也有报道，但仍需进一步验证。

（四）影像学检查

本病为肝内胆汁淤积性疾病，影像学检查没有特殊改变。但应对所有伴胆汁淤积表现的患者进行超声检查，以除外肝外胆道和肝内大胆管梗阻。如果诊断不确定，尤其是 AMA 阴性、短期内胆红素明显升高或超声检查结果可疑者，应行磁共振胰胆管成像，以除外原发性硬化性胆管炎或者其他大胆管病变。

另外，肝脏瞬时弹性测定可作为评估 PBC 肝纤维化程度的无创性检查手段。

四、病理改变与病理分期

具有典型的临床表现和血液生化异常且 AMA 阳性者，肝活组织检查对诊断 PBC 并非必需。但是，对于 AMA 阴性者，或者转氨酶有明显升高者，需行肝穿刺活组织病理学检查，以除外自身免疫性肝炎、胆汁淤积型药物性肝损伤、非酒精性脂肪性肝炎等病因。此外，肝组织病理学检查有助于疾病的分期及预后的判断。

PBC 的基本病理改变为肝内小胆管的非化脓性、破坏性胆管炎，导致小胆管进行性减少，进而发生肝内胆汁淤积、肝纤维化，最终可发展至肝硬化。Ludwig 等将 PBC 分为 4 期：

Ⅰ期：胆管炎期。早期病变呈局灶性分布，胆管呈节段性受累，主要累及 40～80μm 的胆管，相当于较大的小叶间胆管，受累胆管周围可见密集的淋巴细胞浸润，致汇管区呈球形扩大，有时伴淋巴滤泡形成；浆细胞可较多，有时嗜酸性粒细胞浸润亦较明显，也可见中性粒细胞。免疫组化证实 PBC 炎症中的浆细胞多表达 IgM，而自身免疫性肝炎（AIH）中的浆细胞主要表达 IgG。胆管上皮细胞间可有淋巴细胞侵入、上皮细胞空泡变、凋亡，以至于胆管破坏消失。约 40% 的病例在损伤胆管周围可见上皮样细胞散在或聚集形成肉芽肿，肉芽肿无中心坏死，界限常不清楚。这种胆管周围淋巴细胞浸润且伴有肉芽肿形成者称为旺炽性胆管病变（florid duct lesion），是 PBC 的特征性病变之一。可见于各期，但以Ⅰ期、Ⅱ期多见，也是判断肝移植后 PBC 复发的重要形态学依据。

Ⅱ期：汇管区周围炎期。小叶间胆管数目减少，有的完全被淋巴细胞及肉芽肿所取代，这些炎症细胞常侵入邻近肝实质，形成局灶性界面炎。随着小胆管数目的不断减少，汇管区周围带细胆管反应性增生。增生细胆管周围水肿、中性粒细胞浸润伴间质细胞增生，常伸入邻近肝实质破坏肝细胞，形成细胆管性界面炎，这些改变使汇管区不断扩大。

Ⅲ期：进行性纤维化期。大部分小叶间胆管消失，导致扩大的汇管区内仅见小叶间动脉而看不到伴行胆管，间质纤维增生。汇管区及其周围有明显炎症、纤维化，使汇管区扩大相连，形成纤维间隔并不断增宽。此阶段肝实质慢性淤胆加重，汇管区及间隔周围肝细胞呈现明显的胆盐淤积改变，表现为肝细胞肿大、胞质透明、细胞内铜及铜结合蛋白沉积、Mallory 小体形成。随着这些细胞的坏死崩解，局部炎症水肿加重，纤维间隔进一步扩大。

Ⅳ期：肝硬化期。肝实质被纤维间隔分隔成拼图样结节，结节周围带肝细胞胆汁淤积，可见毛细胆管胆栓。

PBC 的组织学分期是相对的，有时同一病例可同时出现各期病变，如胆管损伤可见于各期。因此，有学者建议将 PBC 分为早期及进展期两个阶段。早期相当于Ⅰ期；进展期为Ⅱ～Ⅳ期，小叶间胆管破坏消失、数量减少，汇管区炎症扩展，细胆管反应性增生，界板破坏，出现纤维化，纤维间隔形成及肝结构改变，病变呈进展性。

五、诊断与鉴别诊断

（一）诊断

临床特点：以中年女性为主，其主要临床表现为乏力、皮肤瘙痒、黄疸、骨质疏松和脂溶性维生素缺乏，可伴有多种自身免疫性疾病，但也有很多患者没有明显的临床症状。

血液生物化学特点：ALP、GGT 升高最常见；ALT、AST 可轻度上升，通常为正常值上限的 2～4 倍。

免疫学特点：免疫球蛋白的升高以 IgM 为主。AMA 阳性是最具诊断价值的实验室检查；AMA 有 9 种类型，其中以第 2 型（AMA-M2）最具特异性。

影像学检查：本病肝胆系统影像学检查无特殊改变，但对所有胆汁淤积患者均应进行肝胆系统的超声检查，以除外肝外胆汁淤积性疾病。

肝脏病理学特点：其病理特征是肝内小胆管的非化脓性、破坏性胆管炎，表现为胆管上皮变性、淋巴细胞聚集，胆管周围淋巴滤泡形成、肉芽肿形成，小胆管进行性减少，以及纤维化和肝硬化。

根据美国、欧洲、亚太肝病学会PBC临床指南及我国PBC指南[11-14]，如果符合三项标准中的两项则可诊断PBC。

（二）鉴别诊断

首先，应通过临床症状及肝胆系影像学检查除外各种肝内大胆管及肝外胆汁淤积性疾病。

主要包括由肝胆胰系结石、炎症或原发、转移性肿瘤引起的肝内大胆管及肝外胆管内部狭窄及外部受压。一般肝胆超声、CT、MRI等常规影像检查即可发现或除外由胆管结石、炎症狭窄或肿瘤引起的肝外胆道梗阻，如仍不能确定，必要时可进行磁共振胰胆管成像（MRCP）、经内镜逆行胰胆管造影（ERCP）甚至经皮胆管造影（PTCP）等检查。

原发性硬化性胆管炎（PSC）也是一种自身免疫性胆汁淤积性疾病，可累及肝外胆管、肝内胆管或同时累及二者。多见于中青年男性（儿童也可发病），且多伴有溃疡性结肠炎，血清抗中性粒细胞胞质抗体（ANCA）阳性，在ERCP上呈现阶段性胆管狭窄及扩张而呈串珠状。如果PSC病变仅累及肝内小胆管，则诊断主要依据典型的病理学改变：胆管壁增厚、炎症细胞浸润及纤维化，呈"洋葱皮样"改变。晚期也可有小叶间胆管减少，但淋巴滤泡和肉芽肿不常见。

其次，应通过临床表现、生物化学、免疫学、病毒性及组织学检查与能够导致肝内胆汁淤积的其他肝脏疾病相鉴别。

这类疾病众多，常见者主要包括：胆汁淤积型药物性肝损伤、病毒性肝炎所致的淤胆型肝炎、AIH及AIH-PBC重叠综合征等。其他可以引起肝内胆汁淤积的少见病因包括结节病、肝脏淀粉样变性、特发性成人胆管缺乏症、血液系统肿瘤浸润肝脏等。

药物所致的胆汁淤积症，临床上可引起肝内胆汁淤积的药物主要包括吩噻嗪、氟哌啶醇、丙米嗪、阿莫西林、克拉维酸、磺胺类、雌激素或雄激素类等。一般在开始用药后6周内出现急性肝内胆汁淤积的临床表现，如血清ALP和GGT升高并可伴有皮肤瘙痒，但AMA阴性。通常在停药数周至数月后可完全恢复。在组织病理学上累及更小的胆管，如毛细胆管和赫令管，部分患者组织学上仅可见到毛细胆管淤胆及肝细胞内淤胆，而无PBC常见的小叶间胆管炎。

病毒性肝炎所致淤胆型肝炎多有流行病学资料，血清AMA为阴性，而通过检查相应的肝炎病毒学指标即可明确诊断。

AIH也多见于女性，主要表现为转氨酶明显升高，ANA、SMA阳性，或抗肝肾微粒体抗体-1（抗LKM-1）、可溶性肝脏抗原抗体（SLA）阳性。偶尔也可引起小胆管病变，但其更主要的病理特点为界面炎，淋巴细胞特别是浆细胞浸润。有些病例在临床及组织病理学上兼有PBC和AIH的双重特点，可诊断为PBC-AIH重叠综合征。

结节病是一种病因不明的全身性疾病，病理上表现为两个以上器官的肉芽肿性炎症。一般肺部及淋巴结受累最多见，表现为肺部浸润、发热、皮疹、淋巴结肿大和葡萄膜炎。肝脏受累也较常见，表现为汇管区境界清楚的结节样肉芽肿和小胆管的破坏。通常肝病的临床表现不常见，但也有表现为慢性肝炎和肝硬化者。一种少见的类型，患者表现为长时间的黄疸、皮肤瘙痒、ALP升高、高胆固醇血症及肝脾肿大，但无发热、皮疹或葡萄膜炎，因此酷似PBC，但这种患者多为青年男性而且AMA阴性。

淀粉样变性是一种少见的临床疾病，其病理特点是一些不溶性纤维结构沉积于细胞和/或血管壁内，造成组织器官结构和功能改变，因染色后显微镜下表现为淀粉样无定形基质而得名。淀粉样物质既可仅浸润单个器官，也可浸润全身多个部位（如心脏、肾脏、肝脏、消化道、神经系统等）。对于不明原因的肝脏肿大，而肝功能损害轻微，出现肝内胆汁淤积表现的患者需考虑肝脏淀粉样变性的可能。

成人特发性胆管减少症（idiopathic adulthood ductopenia，IAD）是一种极少见的疾病，其发生原因尚不清楚，可能与遗传因素相关。IAD的诊断包括以下几点：①成年后发病，含青春期后期；②血ALP水平增高；③组织学上大于50%的汇管区小叶间胆管缺失；④胆管造影和结肠气钡双重造影或结肠镜检查基本正常。排除标准包括：①有新生儿阻塞性胆道疾病史、某些药物和毒物接触史及炎症性肠病的证据；②血清 AMA 阳性；③有肉芽肿性胆管炎、化脓性或非化脓性胆管炎、组织细胞增多症、淋巴瘤或其他肿瘤等病理改变；④影像学检查有与小胆管病相关的大胆管异常和 / 或炎症性肠病征象。IAD 的预后差异较大，无症状的 IAD 患者病情多进展缓慢，组织学上胆管减少无明显加重，预后较好；而有些患者病情进展较快，致胆汁淤积性肝硬化，多伴严重黄疸及难治性瘙痒，肝移植是唯一有效的治疗方法。

朗格汉斯细胞组织细胞增生症（Langerhans cell histiocytosis，LCH）是一种罕见的树突状细胞和网状细胞系统增生性疾病，好发于儿童，主要特点是骨髓来源的朗格汉斯细胞异常增生。此病可累及肝脏、肺、脾、皮肤、骨骼等多个部位。肝脏受累主要表现为胆管损伤，出现血清 ALP、GGT 升高。由于此病较少见，临床医生对其认识不足，往往造成误诊和漏诊。LCH 诊断需有组织学依据，免疫表型 S-100 蛋白阳性，超微电镜下见到病灶内浸润的组织细胞中含有病理性的朗格汉斯细胞（LC）和 BirBeck 颗粒是确诊依据。

六、治　疗

（一）UDCA 治疗

UDCA 是治疗 PBC 的首选药物。最早从黑熊的胆汁中提取出来，它占黑熊总胆汁酸的近 60%，有较强的亲水性；人的胆汁中也含 UDCA，但仅占总胆汁酸的 3% 左右。口服 UDCA 后可使人体内的胆酸组成发生改变，使亲水性较强的 UDCA 上升到 50% 以上，从而对抗疏水性胆酸的毒性。目前认为 UDCA 治疗 PBC 的机制主要有以下三个方面：促进胆汁分泌、抗肝细胞及胆管上皮细胞凋亡及免疫调节作用。

国内外各大指南[11-14]的推荐剂量为 13 ～ 15mg/（kg·d），分次或一次顿服。有研究表明，小剂量 UDCA [≤ 10mg/（kg·d）] 对 PBC 疗效较差，而过大剂量 UDCA [≥ 20mg/（kg·d）] 并未显示出更好的疗效。

许多临床研究证实 UDCA 可以改善 PBC 患者的肝功能生化指标，且无明显副作用，但对于能否改善肝脏组织学病变及病死率仍然存在争议。目前 UDCA 仍是治疗原发性胆汁性胆管炎的主要药物。

UDCA 药物不良反应较少，主要包括腹泻、胃肠道不适、体重增加、皮疹和瘙痒加重等。皮肤瘙痒的发生率较低，且加重通常为一过性。

（二）对 UDCA 生化应答欠佳的评判标准

大多数患者对 UDCA 治疗效果较好，但是大约 40% 的患者对 UDCA 生化应答欠佳。目前国际上有多种评价 UDCA 治疗后生化应答的标准（表 42-1），包括巴塞罗那标准、巴黎 I 标准、巴黎 II 标准，以及近年提出的 Globe 评分和 UK 评分[15]。

表 42-1　评价 UDCA 治疗生化应答的常用标准

标准	定义	评估点
巴黎 I	ALP ≤ 3×ULN；AST ≤ 2×ULN；TBil ≤ 1mg/dl	1 年
巴黎 II	ALP ≤ 1.5×ULN；AST ≤ 1.5×ULN；TBil ≤ 1mg/dl	1 年
巴塞罗那	ALP 较基线下降 40% 或正常	1 年
鹿特丹	TBil < 1×ULN 且 ALB > 1×LLN	1 年
多伦多	ALP ≤ 1.67×ULN	2 年
罗切斯特 I	ALP 下降 2×ULN	6 个月
罗切斯特 II	ALP ≤ 2×ULN	6 个月

Globe 评分：2015 年 Lammers 等[16]基于欧美多中心大队列资料提出了基于诊断时年龄，以及 UDCA 治疗 1 年后的胆红素、白蛋白、ALP 和血小板计数 5 个变量的 Globe 评分。该模型具有以下优势：这是一项国际性、多中心、前瞻性队列研究，样本量大，具有代表性；通过该评分可准确计算 PBC 患者 5 年、10 年和 15 年无肝移植生存率，且具有明确的风险阈值，有利于简化临床策略；通过计算队列中有事件及无事件的 NRI 值，发现 Globe 评分与之前标准相比总体判别能力更好；尤其是经 UDCA 治疗 2 ～ 5 年后的实验室指标仍能通过 Globe 评分准确预测 PBC 患者生存率，这种动态改变更能反映 UDCA 在不同个体中的疗效及疾病的进展，且更利于临床操作。但 Globe 评分计算较复杂，需通过软件计算来简化临床操作。

UK-PBC 风险评分：Carbone 等在 2016 年提出的 UK-PBC 风险评分不仅包括评估 UDCA 治疗后生化应答的变量（UDCA 治疗 12 个月后的血清胆

红素、转氨酶、ALP），还包括评价肝纤维化（基线 PLT）和肝细胞储备功能（基线白蛋白）的指标。该模型不仅具有与 Globe 评分同样的优势，且其评价指标考虑了肝病的分期等其他因素，更具有说服力。但 UK-PBC 风险评分仍具有一定的局限性[17]：没有设定特定的风险阈值来简化临床策略；该模型是否能预测肝癌和上消化道出血等临床事件的发生尚待进一步研究。

（三）对 UDCA 生化应答欠佳的治疗

对于 UDCA 无生化应答或应答欠佳者，首先应检查患者的用药依从性、剂量是否足够及诊断是否有问题。对 UDCA 生化应答欠佳的患者，目前尚无统一治疗方案。已有多项研究探索了对应答欠佳患者的治疗方法，包括增加 UDCA 剂量，或加用氨甲蝶呤、吗替麦考酚酯、水飞蓟素等，但其疗效均未经大样本随机对照临床研究证实。布地奈德、贝特类降脂药及新药奥贝胆酸（obeticholic acid，OCA）在临床试验研究中显示出一定的疗效。

1. 奥贝胆酸（OCA） 是法尼酯 X 受体（farnesoid X receptor，FXR）激动剂，一项多中心随机对照临床试验显示，对 UDCA 应答不佳的患者，加用 OCA 治疗组 ALP、GGT、ALT 下降水平较加用安慰剂对照组有显著差异；随后的开放试验也证实 OCA 能改善 ALP 水平。另一项随机对照临床试验也显示，单用 OCA 治疗 PBC 也有效。但 OCA 可导致严重皮肤瘙痒和高密度胆固醇降低等不良反应，而高密度胆固醇的降低是否会增加心脑血管事件的风险需进一步验证。美国和欧洲已经批准 OCA 用于治疗 PBC，一般从 5mg/d 开始，3 ～ 6 个月逐渐增加到 10mg/d。应注意：肝硬化失代偿期禁用本药。

2. 贝特类药物 本类药物可以下调胆汁酸合成的限速酶胆固醇 7α- 羟化酶（CYP7A1）；上调 MDR3 表达，促进磷脂分泌入胆汁，防止疏水性胆汁酸对胆管上皮细胞的损害。此外，贝特类药物可通过激活 PPARα 抑制 NF-κB 的活化，导致 IL-1 和 IL-6 的表达降低，可减弱免疫反应。

对观察性临床研究的荟萃分析显示，苯扎贝特和非诺贝特均可有效降低对 UDCA 治疗应答不佳 PBC 患者的肝脏生化指标，表现为 ALP 和 GGT 降低[9, 18]。最近一项随机对照临床试验也证实了苯扎贝特对 UDCA 治疗应答不佳 PBC 患者的临床疗

效[19]。目前一般推荐剂量为苯扎贝特 400mg/d，或非诺贝特 200mg/d[13, 14]。非诺贝特总体来说具有较好的安全性，但是存在药物性肝损伤和肾功能损害的风险，尤其是在失代偿期肝硬化患者，因此使用前需获得患者充分的知情同意，在用药初期需密切监测患者的肝功能。

3. 免疫抑制剂 有研究显示，部分对 UDCA 应答不佳的 PBC 患者，加用免疫抑制剂治疗可能有一定效果。

（1）布地奈德（budesonide）：为第二代类固醇皮质激素，口服后 90% 的药物于肝内首过代谢，因而全身不良反应较轻。早期随机试验显示，对于组织学分期 I ～ II 的 PBC 患者，单用 UDCA 15mg/（kg·d）或联合布地奈德 6 ～ 9mg/d，两组患者的肝脏生化指标均有改善，但联合布地耐德组在生化及组织学的改善上更具优势。但最近的一项随机对照研究未能证实本药可以改善肝脏组织病理学[20]。值得注意的是，有研究表明，对于组织学分期IV期的患者，布地奈德可使血清中激素水平升高并可导致严重不良反应如门静脉血栓等，故不推荐用于有肝硬化或门静脉高压的患者。

（2）吗替麦考酚酯（mycophenolate mofetil，MMF）：是不良反应较少的免疫抑制剂，能够抑制 T 细胞和 B 细胞增殖，有研究认为 MMF 可以改善 PBC 的生化指标及延缓组织学进展，但尚缺乏随机对照临床试验确认。

（四）肝移植

肝脏移植是终末期 PBC 的唯一有效治疗手段。PBC 患者的一般肝移植指征与其他病因肝病相似，即若不施行肝移植预计存活时间少于 1 年者。其主要条件包括：顽固性腹水、自发性腹膜炎、反复食管胃底静脉曲张破裂出血、肝性脑病、肝细胞癌，或难以控制的乏力、瘙痒或其他症状造成生活质量严重下降等。但是，早期的横断面研究显示，肝移植并不能改善乏力症状，因此严重乏力是否能作为肝移植的主要指征尚存在争议。

PBC 患者若疾病进展至肝硬化失代偿期（腹腔积液、食管胃底静脉曲张破裂出血或肝性脑病），且终末期肝病模型（model for end-stage liver disease，MELD）评分 > 15 分，或 Mayo 风险评分 > 7.8 分，可考虑行肝移植[11, 21, 22]。

文献报道肝移植后 PBC 的复发率为 10% ～

40%，平均复发时间在 3 ～ 5.5 年。一项包括了 400 例患者的回顾性分析表明，PBC 肝移植术后 5 年及 10 年的复发率为分别为 18% 及 30%。对肝移植后 PBC 复发的诊断有一定困难，这是因为大多数患者肝移植后 AMA 仍然阳性，而且肝移植后 ALP 和 GGT 升高可见于多种原因，如急性或慢性排斥反应、病毒感染、药物损伤、移植物抗宿主病、胆管或肝动脉 / 静脉改变。肝移植后 PBC 复发的特征性病理表现是肉芽肿性胆管炎或旺炽性胆管炎。其综合诊断标准包括：①因 PBC 而行肝移植的患者；②组织学表现符合移植后复发 PBC；③除外其他病因。

PBC 患者肝移植术后预后较好。欧洲肝移植注册网（www.ELTR.org）报道，PBC 患者肝移植后 1、5、10 年生存率分别为 86%、80%、72%。日本和我国也有类似结果的报道。

（五）症状和伴发症的治疗

1. 皮肤瘙痒　考来烯胺（消胆胺）是治疗胆汁淤积性疾病所致皮肤瘙痒的一线药物。其推荐剂量为 4 ～ 16g/d，主要不良反应包括腹胀、便秘、影响其他药物（如 UDCA、地高辛、避孕药、甲状腺素）的吸收，与其他药物的服用时间需间隔 4h。

如果患者不能耐受考来烯胺的不良反应或治疗无效，利福平可作为二线用药。其推荐剂量为 150mg，每天 2 次，对治疗无效的患者可逐渐增加剂量至 600mg/d。两项荟萃分析显示，利福平可以缓解胆汁淤积导致的皮肤瘙痒。但是利福平的不良反应较多，可导致严重的药物性肝损伤、溶血性贫血、肾功能损害，并可能因药物相互作用而影响疗效。因此，在治疗过程中需密切监测药物不良反应。

阿片类拮抗剂可作为三线用药。两项随机对照试验发现静脉注射纳洛酮（naloxone）对顽固性皮肤瘙痒有效。此类药物的主要不良反应为阿片脱瘾的症状，因此需有经验的医生由小剂量开始，逐渐调整到最佳剂量。由于 5- 羟色胺系统可能与瘙痒有关，因此昂司丹琼（ondansetron）及舍曲林（sertraline）也被试用于皮肤瘙痒的治疗。对出现不能控制的顽固性瘙痒患者，可进行肝移植手术。

2. 乏力　目前对于乏力尚无特异性治疗药物。多种药物曾被尝试用于乏力的治疗，如 UDCA、氟西汀、秋水仙碱、氨甲蝶呤、昂丹司琼，但仅莫达非尼可能有效。

莫达非尼是一种用于治疗日夜班轮换所致白天嗜睡的药物。2007 年发表的一项研究证实莫达非尼能改善 PBC 患者因白天过度嗜睡导致的乏力，且可改善 Epworth 嗜睡量表和 PBC-40 生活质量量表。2009 年发表的一项更大样本的研究也证实了该药能改善 PBC 患者的乏力。其不良反应包括失眠、恶心、头痛、精神紧张。目前尚缺乏大样本、安慰剂对照试验来验证其疗效。

此外，乏力尚可由其他多种因素如贫血、甲状腺功能减退、抑郁及睡眠障碍等引起，应注意发现并给予相应的治疗。

3. 骨质疏松　PBC 患者发生代谢性骨病、骨量减少及骨质疏松的机制复杂，涉及脂溶性维生素吸收障碍、胆汁淤积对骨代谢的直接影响等诸多因素。PBC 患者骨折发生率比普通人群高大约 2 倍，因此对每位 PBC 患者均需考虑骨质疏松的预防及治疗。

美国肝病学会建议明确 PBC 诊断后即应检测骨密度，以后每 2 年随访一次。双能 X 线吸收法（dual energy X-ray absorptiometry，DXA）是目前国际公认的骨密度检查方法，参照 WHO 推荐的诊断标准，DXA 测定骨密度值低于同性别、同种族健康成人的骨峰值不足 1 个标准差属正常（T 值 $\geq -1.0s$）；降低 1 ～ 2.5 个标准差（s）为骨量低下或骨量减少（$-2.5s < T$ 值 $< -1.0s$）；降低程度等于或大于 2.5 个标准差为骨质疏松（T 值 $\leq -2.5s$）。

建议 PBC 患者补充钙及维生素 D 预防骨质疏松。国外推荐剂量为元素钙 1500mg/d，维生素 D 800IU/d。我国营养协会推荐成人每日钙摄入量 800mg（元素钙）；绝经后妇女和老年人每日钙摄入推荐量为 1000mg。目前的膳食营养调查显示我国老年人平均每日从饮食中获得钙 400mg，故平均每日应补充钙剂 500 ～ 600mg。维生素 D 的成年人推荐剂量为 200IU/d；老年人因缺乏日照及摄入和吸收障碍，故推荐剂量为 400 ～ 800IU/d。维生素 D 用于治疗骨质疏松时，剂量应为 800 ～ 1200IU/d。

目前尚无统一的方案用于治疗 PBC 引起的骨质疏松。一项随机对照试验显示，阿仑膦酸钠 70mg 每周一次与依班膦酸钠 150mg 每月一次，对骨量改善的效果相似，且药物安全性较好。此外，目前尚无足够的证据推荐激素替代治疗或降钙素治疗。

4. 脂溶性维生素缺乏 脂溶性维生素吸收障碍常见于进展期 PBC 患者。对于维生素 A、E、K 缺乏的患者，应根据病情及实验室指标给予适当的补充。

5. 干燥综合征 PBC 患者常合并干燥综合征，是自身免疫性疾病累及外分泌腺体的表现，主要表现为口干燥症、干燥性角膜炎及其他部位的干燥。对所有 PBC 患者均应询问是否有眼干、口干及吞咽困难等症状，女性患者还需询问有无性交困难。治疗措施包括：停止吸烟、饮酒和可引起口干的药物，勤漱口、避免口腔念珠菌感染。对于干眼症的患者首选人工泪液。环孢素眼膏是批准用于干眼症的处方药物，随机对照临床试验显示可明显增加泪液产生量。对于药物难治的病例，可行阻塞鼻泪管并联合应用人工泪液。

6. 甲状腺疾病 15%～25% 的 PBC 患者合并有甲状腺疾病，且通常在 PBC 起病前即可存在。建议在诊断 PBC 时，检测甲状腺功能并定期监测。

7. 门静脉高压症 门静脉高压症的处理同其他类型的肝硬化。建议确诊肝硬化时筛查有无食管胃底静脉曲张，如无静脉曲张，可每 2 年复查一次消化道内镜；如发现存在静脉曲张，应每年复查一次，并对中度以上静脉曲张采取药物或内镜下治疗措施以预防出血。PBC 患者可在发展为肝硬化前就出现窦前性门静脉高压，而且 β 受体阻滞剂对此种类型的门静脉高压的疗效有待证实。

七、特殊情况

（一）AMA 阴性 PBC

具有典型的肝内胆汁淤积生化改变，且肝脏组织病理学检查符合 PBC 特征，但 AMA 阴性的患者被称为 AMA 阴性 PBC。在西方文献报道仅有 5%～10% 的患者表现为 AMA 阴性，而在我国文献报道 AMA 阴性 PBC 患者占 15%～40%，这也为我国 PBC 诊断的准确率增加了难度。

AMA 阴性 PBC 患者在临床表现、自然病程、病理学特征、对 UDCA 的治疗应答，以及预后与 AMA 阳性 PBC 患者并无明显差异。我国学者对比了两者免疫状态，发现 AMA 阴性 PBC 患者血清 IgM 水平相对较低，而 ANA 和/或 ASMA 阳

性率较高，与国外相关研究一致。

抗 -gp210 抗体及抗 -sp100 抗体对 PBC 诊断同样具有高度特异性，但敏感性较低。有研究显示上述两种抗体在 AMA 阴性 PBC 患者的阳性率高于 AMA 阳性 PBC 患者，在临床中疑诊 PBC 但 AMA 阴性者可检测上述两种特异抗体以协助诊断。

到目前为止，对于临床高度怀疑 PBC 但 AMA 阴性者，行肝穿刺病理组织学检查仍是确诊的唯一手段。

（二）血生化正常的 AMA 阳性者

过去认为单纯 AMA 阳性者进展为 PBC 的概率很高。但近年观察性研究显示，在偶然发现 AMA 阳性的人群中，如果 ALP 和 GGT 均正常，长期随访后临床进展为 PBC 的概率很低[23]。也有研究显示，在所谓生化正常的 AMA 阳性者中，肝活检显示有 80% 为组织病理学符合 PBC[24]。

因此，目前指南多建议[13, 14]，对单纯 AMA 阳性者进行长期的规律随访。如果仍高度怀疑 PBC，应考虑行肝活检组织病理学检查，以便及时确诊需要治疗的 PBC。

（三）PBC-AIH 重叠综合征（又称"具有 AIH 特征的 PBC"）

PBC 和 AIH 均为自身免疫性肝病，两者在临床表现、血清学、病理学上各具特点，治疗和预后也各不相同。PBC-AIH 重叠综合征被定义为：一个患者同时或先后出现这两种疾病的主要特征。PBC-AIH 重叠综合征是一种独立的疾病还是 PBC 或 AIH 的变异形式仍然存在争议。文献报道在 PBC 患者中 PBC-AIH 重叠综合征的发生率为 2%～20%。不同研究中 PBC-AIH 重叠综合征的发生率波动范围较大，主要与缺乏统一的诊断标准有关。目前最常使用的诊断标准是巴黎标准，而国际主流专家认为 IAIHG 评分系统并不适用于 PBC-AIH 重叠综合征的诊断。

根据诊断 AIH-PBC 重叠综合征的巴黎标准，如果 AIH 和 PBC 3 条诊断标准中的各 2 条同时或者相继出现，即可做出诊断。AIH 诊断标准包括：①血清 ALT ≥ 5×ULN；②血清 IgG ≥ 2×ULN 或者血清 ASMA 阳性；③肝脏组织学提示中重度界面性肝炎。PBC 诊断标准包括：①血清 ALP ≥ 2×ULN 或者血清 GGT ≥ 5×ULN；②血清 AMA

阳性；③肝脏组织学表现为汇管区胆管损伤。IAIHG 不建议对 PBC 患者使用 AIH 评分标准，来判断是否存在重叠综合征。

我国学者发现血清 IgG 水平 ≥ 1.3×ULN 诊断对激素应答较好的 PBC（即 PBC-AIH 重叠综合征）的敏感性为 60%，特异性为 97%；88% 的对激素应答较好的 PBC 患者满足 AIH 简化积分系统的"确诊"标准（≥ 7 分）。2021 年版亚太地区肝病学会和中华医学会肝病学分会的 PBC 诊疗指南均推荐以下诊断标准[13, 14]：

PBC-AIH 重叠综合征的诊断，应在满足 PBC3 条诊断标准中 2 条的同时，满足 AIH 3 条诊断标准中的 2 条（①＋②或①＋③）：①中重度淋巴细胞、浆细胞性界面炎；② AST 或 ALT ≥ 5×ULN；③ IgG ≥ 1.3×ULN 或 ASMA 阳性。其中肝组织活检存在中重度淋巴细胞、浆细胞性界面炎，是诊断重叠综合征必备条件。

目前对于 PBC-AIH 尚无标准治疗方案，文献报道较多者包括：单用 UDCA 治疗、UDCA 联合免疫抑制剂（主要为泼尼松、泼尼松龙、硫唑嘌呤）治疗及 UDCA 单药治疗无效后加用免疫抑制剂治疗。推荐两种治疗方案供选择：①对有中度界面炎的 PBC-AIH 重叠综合征患者，可使用 UDCA 联合免疫抑制剂治疗；也可使用 UDCA 单药初始治疗，应答不佳时再加用免疫抑制剂治疗。②对有重度界面炎表现的 PBC-AIH 重叠综合征患者，在 UDCA 的基础上，应使用免疫抑制剂治疗，包括糖皮质激素单药治疗，或糖皮质激素联合硫唑嘌呤 50mg/d 或吗替麦考酚酯 0.5 ～ 1.0g/d。

（四）PBC 合并妊娠

部分 PBC 患者处于育龄期，但是关于妊娠期 PBC 病程的研究较少，早期研究以个案报道及小样本观察为主。近期的两项回顾性研究表明，大多数 PBC 患者在妊娠期间病情稳定，但是产后常有生化指标恶化。皮肤瘙痒是妊娠期间最大的问题。UDCA 在妊娠期及哺乳期似乎都有较好的安全性，因此建议在权衡利弊、知情同意的基础上，可以在妊娠期及哺乳期应用[13, 14]。

（五）筛查及随访

1. 家庭成员筛查　PBC 患者家庭成员发生本病的风险增加，其患病率为 4% ～ 6%。主要累及一级女性亲属，最常见的为姐妹和母女。尽管男性较少受累，但是母子、兄弟、姐弟、兄妹患病也有报道。通过检查 ALP 及 AMA 可协助早期诊断家庭成员的发病。

2. 长期随访　PBC 患者需长期服用 UDCA 治疗，建议每 3 ～ 6 个月监测一次肝脏生化指标，以评估生化应答情况，并发现少数在疾病进程中发展为 PBC-AIH 重叠综合征的患者。对于肝硬化患者应行胃镜检查，明确有无食管胃底静脉曲张，并根据胃镜结果及患者肝功能情况，每 1 ～ 3 年再行一次胃镜检查。对于肝硬化患者及老年男性患者，应每 6 个月进行一次肝脏超声及甲胎蛋白检查，以筛查肝细胞癌。

根据患者基线骨密度及胆汁淤积的严重程度，每 2 ～ 4 年评估一次骨密度。对于黄疸患者，如有条件可每年筛查脂溶性维生素水平。此外，应每年筛查甲状腺功能。

（段维佳　贾继东）

参 考 文 献

[1] Beuers U，Gershwin ME，Robert G，et al. Changing nomenclature for PBC：from cirrhosis to cholangitis. Gut 2015；64：1671-2.

[2] Gulamhusein AF，Hirschfield GM. Primary biliary cholangitis：pathogenesis and therapeutic opportunities. Nat Rev Gastroenterol Hepatol 2020；17：93-110.

[3] Lv T，Chen S，Li M，et al. Regional variation and temporal trend of primary biliary cholangitis epidemiology：a systematic review and meta-analysis. J Gastroenterol Hepatol 2020；36：1423-34.

[4] Hirschfield GM，Liu X，Xu C，et al. Primary biliary cirrhosis associated with HLA，IL-12A，and IL-12RB2 variants. N Engl J Med 2009；360：2544-55.

[5] Zeng N，Duan W，Chen S，et al. Epidemiology and clinical course of primary biliary cholangitis in the Asia-Pacific region：a systematic review and meta-analysis. Hepatol Int 2019；13：788-99.

[6] Cordell HJ，Han Y，Mells GF，et al. International genome-wide meta-analysis identifies new primary biliary cirrhosis risk loci and targetable pathogenic pathway. Nat Commun 2015；6：8019.

[7] Parés A，Caballería L，Rodés J. Excellent long-term survival in patients with primary biliary cirrhosis

and biochemical response to ursodeoxycholic acid. Gastroenterology 2006；130：715-20.

[8] Chopechot C，Chazouillères O，Poupon R，et al. Biochemical response to ursodeoxycholic acid and long-term prognosis in primary biliary cirrhosis. Hepatology 2008；48：871-7.

[9] Zhang Y，Li S，He L，et al. Combination therapy of fenofibrate and ursodeoxycholic acid in patients with primary biliary cirrhosis who respond incompletely to UDCA monotherapy：a meta-analysis. Drug Des Devel Ther 2015；9：2757-66.

[10] Zhang Q，Liu Z，Wu S，et al. Meta-analysis of antinuclear antibodies in the diagnosis of antimito-chondrial antibody-negative primary biliary cholangitis. Gastroenterol Res Pract 2019；2019：8959103.

[11] Lindor KD，Bowlus CL，Boyer J，et al. Primary biliary cholangitis：2018 practice guidance from the American Association for Study of Liver Diseases. Hepatology 2019；69：394-419.

[12] European Association for the Study of the Liver. EASL clinical practice guidelines：the diagnosis and management of patients with primary biliary cholangitis. J Hepatol 2017，67：145-72.

[13] You H，Ma X，Efe C，et al. APASL clinical practice guidance：the diagnosis and management of patients with primary biliary cholangitis. Hepatol Int 2021；in press.

[14] 中华医学会肝病学分会.原发性胆汁性胆管炎的诊断和治疗指南（2021）.中华内科杂志 2021；60：1024-37.

[15] Chen S，Duan W，You H，et al. A brief review on prognostic models of primary biliary cholangitis. Hepatol Int 2017；11：412-8.

[16] Lammers WJ，Hirschfield GM，Corpechot C，et al. Development and validation of a scoring system to predict outcomes of patients with primary biliary cirrhosis receiving ursodeoxycholic acid therapy. Gastroenterology 2015；149：1804-12.

[17] Carbone M，Sharp SJ，Flack S，et al. The UK-PBC risk scores：derivation and validation of a scoring system for long-term prediction of end-stage liver disease in primary biliary cholangitis. Hepatology 2016；63：930-50.

[18] Reig A，Sesé P，Parés A. Effects of bezafibrate on outcome and pruritus in primary biliary cholangitis with suboptimal ursodeoxycholic acid response. Am J Gastroenterol 2018；113：49-55.

[19] Corpechot C，Chazouilleres O，Rousseau A，et al. A placebo-controlled trial of bezafibrate in primary biliary cholangitis. N Engl J Med 2018；378：2171-81.

[20] Hirschfield GM，Beuers U，Kupcinskas L，et al. A placebo-controlled randomised trial of budesonide for PBC following an insufficient response to UDCA. J Hepatol 2021；74：321-9.

[21] Aguilar MT，Carey EJ. Current status of liver transplantation for primary biliary cholangitis. Clin Liver Dis 2018；22：613-24.

[22] Martin P，DiMartini A，Feng S，et al. Evaluation for liver transplantation in adults：2013 practice guideline by the American Association for the Study of Liver Diseases and the American Society of Transplantation. Hepatology 2014；59：1144-65.

[23] Dahlqvist G，Gaouar F，Carrat F，et al. Large-scale characterization study of patients with antimitochondrial antibodies but nonestablished primary biliary cholangitis. Hepatology 2017；65：152-63.

[24] Sun C，Xiao X，Yan L，et al. Histologically proven AMA positive primary biliary cholangitis but normal serum alkaline phosphatase：is alkaline phosphatase truly a surrogate marker? J Autoimmun 2019；99：33-8.

第 43 章　原发性硬化性胆管炎

一、概　　述

原发性硬化性胆管炎（primary sclerosing cholangitis，PSC）是一种免疫介导的肝内外胆管病变的自身免疫性肝病。本病主要累及大胆管，以肝内外胆管炎症和纤维化导致的多灶性胆管狭窄为影像学特点，以慢性胆汁淤积为主要临床表现，常伴发炎症性肠病特别是溃疡性结肠炎（ulcerative colitis，UC）。

PSC 发病隐匿，患者早期常无典型症状，可有反复胆道梗阻和胆管炎症致病情进行性加重，最终可发展为肝硬化和肝衰竭。目前，其诊断主要靠磁共振胆管成像及内镜逆行胰胆管造影检查，其典型的胆管造影改变包括胆管不规则、多发局部狭窄和扩张，胆道弥漫性狭窄伴节段性扩张形成串珠样改变。主要的并发症包括门静脉高压、脂溶性维生素缺乏症、代谢性骨疾病及可能发展为胆管癌或结肠癌的风险。对本病尚无特效药物，进展至终末期肝病时需要肝移植治疗。

二、流行病学和自然史

PSC 呈全球性分布，患病率和发病率存在区域差异性，但现有的流行病学资料主要来源于北美和欧洲等西方国家。研究显示 PSC 的发病率为（0.9～1.3）/10 万，患病率为（6～16.2）/10 万[1-4]，北美和北欧国家 PSC 的发病率接近，亚洲和南欧国家报道的发病率及患病率相对偏低。我国目前尚缺乏关于 PSC 的流行病学及自然史资料。

PSC 可于任何年龄发病，发病高峰约为 40 岁，且多数为男性患者，男女之比约为 2：1[2]。在同时存在 PSC 和 UC 的人群中，男性比例接近60%～70%，疾病诊断年龄一般为 30～40 岁，而在不伴有 UC 的患者中女性稍多于男性。

三、发 病 机 制

PSC 发病机制尚不清楚，目前认为与固有免疫和适应性免疫系统异常有关。几项大规模的全基因组相关性分析报道了多个与 PSC 易感性相关的HLA 及其他基因位点。PSC 与炎症性肠病（IBD）密切相关提示自身免疫在 PSC 发病中具有作用。另外，来自门静脉系统的细菌可能触发自身免疫反应，导致肝脏和胆管的炎症。胆管周围动脉的缺血性损伤也可能参与发病过程。

四、诊　　断

PSC 的诊断主要基于反映胆汁淤积的生化指标异常，伴有胆道造影显示肝内和 / 或肝外胆管多灶性狭窄，呈串珠样或枯树枝样改变，并且除外导致硬化性胆管炎的其他病因。而小胆管型 PSC 的诊断，主要依赖肝脏穿刺活检病理发现典型的胆管周围"洋葱皮样"纤维化。

（一）临床表现

PSC 患者临床表现多样。可起病隐匿，15%～55% 的患者诊断时无症状，仅在体检时因发现ALP 升高而诊断，或因 IBD 进行肝功能筛查时诊断；出现慢性胆汁淤积者大多数已有胆道狭窄或肝硬化。患者出现症状时，最常见者为乏力或瘙痒，但因无特异性而常被忽略，影响早期诊断[5]。其他可能出现的症状及体征包括右上腹疼痛、体重减轻、黄疸和肝脾肿大等。黄疸呈波动性、反复发作，可伴有中低热或高热及寒战。突然发作的瘙痒可能提示胆道梗阻。反复发作的右上腹痛，酷似胆石症和胆道感染。

PSC 的并发症包括门静脉高压、脂溶性维生素缺乏症、代谢性骨病等，还伴随免疫相关疾病，包括甲状腺炎、红斑狼疮、风湿性关节炎、麦胶性肠炎、胰岛素非依赖性糖尿病、腹膜后纤维化等。因此，患者也可出现上述疾病的临床症状。

PSC 的诊断主要基于胆汁淤积的血清学表现结合影像学或病理学表现。PSC 需要与各种继发性胆管炎和 IgG4 相关胆管炎进行鉴别。

（二）实验室检查

1. 血清生化学　PSC的血清生化异常主要表现为胆汁淤积，主要由于胆管狭窄或继发的小胆石造成，通常伴有ALP、GGT波动性升高。ALP波动范围可以很广，部分PSC患者在病程中ALP可以维持在正常水平。血清转氨酶一般正常，有些患者也可升高2～3倍正常值上限（一般小于300IU/L）。如有转氨酶水平明显升高，需考虑急性胆道梗阻或重叠有自身免疫性肝炎（AIH）的可能。在病程初期，胆红素和白蛋白常处于正常水平，但伴有活动期IBD者可出现低白蛋白血症；随着病情进展上述各个指标均可能出现异常，疾病晚期还可出现凝血功能障碍。

2. 免疫学

（1）血清免疫球蛋白：约30%的患者可出现高γ-球蛋白血症，约50%的患者可伴有IgG或IgM轻至中度升高，有9%～36%的PSC患者血清IgG4升高[6]，但免疫球蛋白的异常与其治疗过程中的转归及疾病预后并无明确的相关性。值得注意的是，当血清IgG4大于正常值（≥135mg/dl）时，可作为IgG4相关疾病包括IgG4相关硬化性胆管炎（IgG4-SC）的诊断标准之一。目前认为IgG4-SC是不同于PSC的疾病，但是二者在胆道影像学表现上有相似之处。与典型的PSC患者不同，IgG4-SC对皮质类固醇治疗有极好的疗效，因此需对二者认真鉴别。

（2）自身抗体：PSC患者血清中约80%可检测出多种自身抗体，包括抗核抗体（ANA）、抗中性粒细胞胞质抗体（pANCA）、抗平滑肌抗体（ASMA）、抗内皮细胞抗体、抗心磷脂抗体等，其中pANCA在30%～80%的PSC患者中阳性[7, 8]。但上述抗体对PSC均无特异性诊断价值，且与疾病的严重程度无关。对原发性胆汁性胆管炎（PBC）特异性很高的抗线粒体抗体（AMA）在PSC中很少见。目前尚未发现PSC特异性的自身抗体。

（三）影像学检查

1. 腹部超声　超声检查常作为肝胆道疾病首选方法，也可用于对PSC的初始筛查。在PSC患者可见肝内散在片状强回声及胆总管管壁增厚、胆管局部不规则狭窄等变化，并可显示胆囊壁增厚程度与胆系胆汁淤积情况及肝内三级胆管的扩张情况等。常规腹部超声检查结合病史，有助于鉴别肝内外胆管结石、胆管癌、继发性胆管炎及术后胆道狭窄等与PSC有相似临床症状的疾病；但对于不典型肝内胆管局限性PSC及肝外胆管下段局限性PSC难以做出诊断。

2. 磁共振胰胆管成像（MRCP）　MRCP属于非侵入性检查，具有经济、无放射性、无创等优势，为目前诊断PSC的主要检查方法。MRCP诊断PSC的敏感性和特异性分别为86%和94%。PSC的MRCP主要表现：局限或弥漫性胆管狭窄，其间胆管正常或继发性轻度扩张，典型者呈"串珠"状改变；显著狭窄的胆管在MRCP上显影不佳，表现为胆管多处不连续或呈"虚线"状，病变较重时可出现狭窄段融合；小胆管闭塞可导致肝内胆管分支减少，其余较大胆管狭窄、僵硬似枯树枝；肝外胆管病变主要表现为胆管粗细不均，边缘毛糙、欠光滑。

MRCP发现严重狭窄时提示可能存在胆管细胞癌。MRCP和ERCP对于诊断PSC及判断是否存在肝内胆管狭窄具有相似的诊断价值，但ERCP更有助于判断肝外胆管梗阻及严重程度[9]。

小胆管PSC诊断难度较大，因其病变仅小胆管受累，通常胆道影像学检查无明显异常，故其诊断主要依赖肝活检。尽管在生化和组织学方面，小胆管PSC与经典PSC相比表现相似，但其预后优于经典PSC。有研究表明，一部分小胆管PSC后期会发展为经典PSC。

3. 经内镜逆行胰胆管造影（ERCP）　PSC典型的ERCP表现：肝内外胆管多灶性、短节段性狭窄和扩张，胆管壁僵硬缺乏弹性、似铅管样，狭窄上段的胆管可扩张，呈串珠样改变；进展期患者可显示胆管长段狭窄和胆管囊状或憩室样扩张，当肝内胆管广泛受累时可表现为枯树枝样改变。ERCP为有创检查，有可能发生多种潜在的严重并发症如胰腺炎、细菌性胆管炎、穿孔、出血等，故现在主要用于经MRCP检查仍不能确诊的患者。另外，ERCP还可用于狭窄胆管的细胞刷检或活检取样从而有助于CCA的诊断，并能对机械性梗阻（如结石、狭窄或肿瘤）进行治疗性干预。

（四）肝脏病理

当患者具有典型的生化指标及胆道影像学表现时，肝脏活检对于诊断 PSC 并不是必需的。但当影像学检查无明显异常但仍疑诊小胆管 PSC 时，则需要考虑肝脏穿刺病理学检查。此外，肝活检有助于诊断 PSC-AIH 重叠综合征。

PSC 患者肝活检可表现为胆道系统的纤维化改变，累及整个肝内外胆道系统，少数仅累及肝外胆道系统，后期肝实质细胞可受损。组织学上肝内大胆管的改变与肝外胆管所见相似，胆管纤维化呈节段性分布，狭窄与扩张交替出现；肝内小胆管典型改变为胆管周围纤维组织增生，呈同心圆性"洋葱皮样"纤维化，但该典型组织学表现仅见于小于 25% 的 PSC 患者[10]。

在病理组织学上将 PSC 可分为 4 期。I 期，即门脉期，炎症改变仅仅局限在肝门区，包括淋巴细胞浸润，有时为中性粒细胞向胆管浸润，胆管上皮变性坏死等，可以有不同侧重的表现，还可以出现胆管上皮的血管化和胆管增生；Ⅱ 期，即门脉周围期，病变发展到肝门周围实质的炎症性改变，出现肝细胞坏死、胆管稀疏和门脉周围纤维化；Ⅲ 期，即纤维间隔形成期，纤维化及纤维间隔形成和 / 或桥接坏死，肝实质还表现为胆汁性或纤维化所致的碎屑样坏死，胆管严重受损或消失；Ⅳ 期，即肝硬化期，出现胆汁性肝硬化的所有表现。

五、诊断标准

由于 PSC 自然史的高度变异性及缺乏特异性诊断标志物，PSC 严格的诊断标准尚未建立。我国 PSC 共识推荐诊断标准：①患者存在胆汁淤积的临床表现及生化改变；②胆道成像具备 PSC 典型的影像学特征；③除外其他因素引起的胆汁淤积。若胆道成像未见明显异常，但有其他原因不能解释的胆汁淤积仍疑诊 PSC 者，须肝活检进一步确诊或除外小胆管型 PSC。

六、鉴别诊断

主要与其他胆汁淤积性疾病及各种病因的继发性硬化性胆管炎相鉴别。

（一）其他伴有胆汁淤积的疾病

PSC 需与其他胆汁淤积性疾病鉴别，如 PBC、AIH、药物性肝损伤、慢性活动性肝炎、酒精性肝病等。特别是有些不典型 PSC，血清 ALP 仅轻度升高，而转氨酶却明显升高，易误诊为 AIH。

（二）继发性硬化性胆管炎

继发性硬化性胆管炎是一组临床特征与 PSC 相似，但病因明确的疾病。常见病因包括胆总管结石、胆道手术创伤、反复发作的化脓性胆管炎、肿瘤性疾病（如胆总管癌、肝细胞癌侵及胆管、壶腹部癌、胆总管旁淋巴结转移压迫）、胰腺疾病（如胰腺癌、胰腺囊肿和慢性胰腺炎）、肝胆管寄生虫、IgG4 相关性胆管炎、缺血性胆管病（如遗传性出血性毛细血管扩张症、结节性多动脉炎和其他类型的脉管炎、肝移植相关缺血性胆管炎）、肝动脉插管化疗（主要为 5- 氟尿嘧啶）、腹部外伤等；少见原因有自身免疫性胰腺炎、胆总管囊肿、肝脏炎性假瘤、组织细胞增生症 X、与艾滋病和其他类型的免疫抑制疾病相关的感染性胆管炎、先天性胆管异常或胆道闭锁、囊性纤维化等。

（三）与 IgG4-SC 的鉴别诊断

特别需要注意的是，硬化性胆管炎患者中，越来越多的患者被确诊为 IgG4 相关性胆管炎。IgG4 相关性胆管炎的临床表现类似 PSC，也能引起梗阻性黄疸，以血清 IgG4 水平升高、组织学上胆管壁密集浸润 IgG4 阳性的浆细胞为特征。IgG4-SC 患者常伴发胰腺或其他脏器的改变且对激素治疗应答良好，早期诊断治疗对 IgG4-SC 患者极为重要，将决定整体治疗方案，避免过度治疗甚至不必要的手术。在临床上 IgG4-SC 患者的胆道影像学表现与 PSC、胰腺癌和胆管癌相近，故不能仅凭影像学表现鉴别 IgG4-SC 和上述预后不良的疾病[11]。需要注意的是，尽管血清 IgG4 升高是 IgG4-SC 的特征，但也不能单凭血清 IgG4 水平升高做出 IgG4-SC 的诊断。尽管 IgG4-SC 患者对激素治疗敏感，但应在激素治疗之前尽量排除恶性肿瘤的可能。对 IgG4-SC 的诊断需要结合组织学、影像学、血清学、其他器官累及的表现和对激素治疗的反应等多个方面的特征综合考虑[12, 13]。

七、治　　疗

目前尚无治疗可有效减缓或逆转 PSC 病程。疾病晚期行肝脏移植可明显改善预后。

（一）药物治疗

UDCA 是 PSC 治疗方面研究最广泛的药物[14]。UDCA[13 ～ 15mg/（kg·d）] 可以改善 PSC 患者的生化指标和肝脏组织学表现，但是不能改善 PSC 患者的死亡率、非肝移植生存率及胆管相关恶性肿瘤的发生率。而高剂量UDCA[超过 28mg/（kg·d）] 不能增加临床效果，反而增加不良事件发生率，使临床预后更差。

目前用于尝试治疗 PSC 的药物主要还有免疫抑制剂及抗炎药物，包括糖皮质激素、环孢素、氨甲蝶呤、硫唑嘌呤、他克莫司及万古霉素、D- 青霉胺。现有的临床研究结果提示，总体来说这些药物并不能改善症状、延长生存期，故不推荐用于 PSC 的常规治疗。

（二）内镜治疗

由于胆汁排出受阻和病原微生物的过度生长，PSC 患者易频发胆管狭窄和结石。明显的胆管狭窄可致胆道梗阻，造成急性肝功能损伤，甚至迅速发展至肝衰竭。PSC 所致胆道梗阻累及各级胆管树，内镜治疗仅能针对较大的胆管。ERCP 适用于肝外胆管及肝内大胆管的显性狭窄，可减轻皮肤瘙痒和胆管炎等并发症，并对胆管癌进行早期诊断，改善患者生存状况。

在胆道造影中，显性狭窄的定义为胆总管 ＜ 1.5mm 或肝管 ＜ 1.0mm 的狭窄。显性狭窄的发生率在 PSC 患者中为 10.4% ～ 60%，较为常见，不仅使诊断变得困难，且常很难区分是良性狭窄或是胆管癌[15-17]。PSC 患者主肝胆管狭窄的平均生存期显著短于无主肝胆管狭窄者，且前者罹患胆管癌的风险增高。内镜治疗能够延缓或减轻 PSC 主肝胆管狭窄，但是否可以改善 PSC 患者临床预后尚无病例对照研究。

1. 球囊扩张 球囊扩张是 PSC 胆管显著狭窄最重要的内镜治疗方法。研究显示，给予严重狭窄的 PSC 患者球囊扩张治疗，可减轻 PSC 患者的胆管狭窄、缓解临床症状、改善胆汁淤积引起的酶学改变、延长生存期，但其最常见的并发症为感染[18, 19]。

2. 支架置入 常规支架的置入及联合支架置入相比于单纯球囊扩张并无明显优势，反而可增加胆管炎等并发症发生的概率[18, 20]。因此，对于主胆管狭窄、伴有明显胆汁淤积或以胆管炎为主要症状的 PSC 患者，可行 ERCP 球囊扩张治疗，不建议明显胆管狭窄的 PSC 患者常规支架置入治疗；只有对于经球囊扩张治疗和胆汁引流效果欠佳者，才考虑胆管支架置入术。短期支架置入可以减少支架闭塞和胆管炎的风险，建议对于有严重狭窄的患者可以采用以改善症状。

（三）经皮治疗

如果 ERCP 操作失败或无法行 ERCP 时，可行经皮胆管造影治疗。经皮穿刺胆道造影、扩张胆管或放置支架可用于行空肠 Roux-en-Y 吻合或胃旁路术的 PSC 患者，也可用于肝内胆管狭窄或狭窄严重致不能进行内镜下放置导丝或扩张器时。当进行经皮治疗时，显性狭窄必须充分扩张，以防止胆汁逆流和经皮胆漏。该治疗易并发感染、肝动脉损伤、胆道出血及胆汁性腹膜炎等，经皮放置引流管也可引起患者不适感和不耐受，因此通常仅作为 ERCP 之后的二线方法。

（四）外科治疗

姑息性手术适用于尚未发展到肝硬化的 PSC 患者，以及肝门或肝外胆管显著狭窄、有明显胆汁淤积或复发性胆管炎、不能经内镜或经皮扩张者。通过胆道重建行胆肠内引流术，可较长时间改善临床症状，能够缓解黄疸和胆管炎，但也可能会导致胆管炎风险和病死率增加。如果考虑到患者最终仍需接受肝移植，而曾接受姑息性胆道手术的患者肝移植手术时间延长、失血较多、术后并发症增加，故对将来有肝移植需求的患者不提倡这种手术。

（五）肝移植

在 PSC 缺少有效治疗措施的情况下，疾病从诊断发展至死亡或进行肝移植的中位时间为 12 ～ 18 年 [21, 22]。有症状的 PSC 患者随访 6 年后合并肝衰竭、胆管癌等可高达 41%[23]。因此，对于进展至终末期的 PSC 患者，肝移植为唯一有效的治疗方法。

肝移植指征与其他病因导致的肝硬化相似，包括反复食管胃底静脉曲张出血、肝性脑病、顽固性腹水、自发性细菌性腹膜炎和肝肾综合征等并发症经内科处理疗效不佳，终末期肝病模型（MELD）评分 ＞ 15 分或 Child-Pugh 积分 ＞ 10 分，或符合肝移植标准的合并肝癌患者。目前国际上器官移植中心多应用 MELD 评分来决定供肝获得的优先等级，MELD 评分＞ 14 分者即可从肝移植中获益。

肝移植后累积 1 年生存率可达 90% ～ 97%，5 年生存率为 80% ～ 85%。20% ～ 25% 的患者在术后 5 ～ 10 年复发。有研究表明若不进行二次移植，移植术后复发的 PSC 平均生存时间为 9.1 个月[24]。复发与皮质激素抵抗排斥、使用 OKT3、ABO 不相容、巨细胞病毒感染等多因素相关。肝移植术后原发病复发、胆管癌发生及肝移植排斥，会影响患者的长期生存率。

（六）其他治疗

合并急性细菌性胆管炎的患者应给予针对革兰氏阴性杆菌、肠球菌、类杆菌和梭状芽孢杆菌的广谱抗生素，可选用对胆道有高度渗透性的药物，常用的抗生素如三代和四代头孢、硝基咪唑类及碳青霉烯类。

PSC 患者的皮肤瘙痒症状与其他胆汁淤积性肝病类似。瘙痒通常在夜间、潮湿的环境中更为严重，热水浴、接触化纤衣物等可诱发，搔抓可能引起皮肤并发症，有时可严重影响患者生活质量。轻度瘙痒可应用润肤剂及抗组胺药治疗；中重度瘙痒可应用胆汁酸螯合剂如消胆胺、阿片类药物拮抗剂纳曲酮治疗，上述药物作用不明显时还可酌情选用利福平、苯巴比妥、舍曲林等，血浆置换也可一定程度减轻皮肤瘙痒。

PSC 晚期常发生脂肪泻和维生素吸收不良综合征，以维生素 A、D、E 缺乏常见，维生素 K 缺乏罕见。可对患者进行脂溶性维生素水平的检测，如缺乏可予以相应补充。代谢性骨病是慢性胆汁淤积时常见的并发症，PSC 患者的骨密度显著低于正常同龄人群，骨质疏松发生率为 13% ～ 60%。年龄较大、BMI 较低及长期合并 IBD 时，骨质疏松的危险性增加。应依据经验给予补充维生素 D、钙及双膦酸盐等治疗，对骨痛明显者可给予降钙素治疗。

八、特殊类型的 PSC 及特殊考虑

1. 小胆管 PSC　5% ～ 10% 的 PSC 患者表现为孤立的小胆管病变。患者的胆道成像检查可无明显改变，但临床症状及生化指标提示胆汁淤积、疑诊小胆管 PSC 时，应进行肝活检。病理可具有典型 PSC 组织学改变，即胆管周围"洋葱皮样"向心性纤维组织增生。小胆管 PSC 患者对 UDCA 的疗效、生存期及肝移植后生存期均高于大胆管 PSC，提示其预后相对较好[25]。

2. 儿童 PSC　PSC 更常见于成人，而儿童患病率仅为成人的 20%，且很少具备肝移植指征。儿童 PSC 患者通常血清转氨酶水平更高，易同时伴有 AIH，这一现象被称为自身免疫性硬化性胆管炎（autoimmune sclerosing cholangitis）。由于儿童骨骼生长发育可以出现血清 ALP 升高，故应检测 GGT 以提示是否有胆汁淤积。由于该群体中胆管癌的发生罕见，故不必进行胆囊癌或胆管癌的常规监测。考虑到儿童 PSC 可具有与成人 PSC 不同的临床表现，应注意识别伴随发生的 AIH，以制定正确的治疗方案（如糖皮质激素或免疫抑制剂的应用）。

3. PSC-AIH 重叠综合征　PSC 可与其他自身免疫介导的肝脏疾病并存，主要为与 AIH 重叠。6% ～ 9% 的 PSC 患者合并 AIH[26, 27]，且多见于儿童及年轻人[28]，临床表现、生化及组织学表现同 AIH，胆管造影显示胆管改变与 PSC 相同。在 PSC-AIH 重叠综合征中，超过 75% 的患者可检测到 ANA 及 ASMA 阳性，高于 50% 的患者出现 IgM 和 IgG 升高，且通常伴有界面性肝炎[29]。

4. PSC 与 IBD　PSC 与 IBD 关系密切，并且以 UC 为主，PSC 患者合并 UC 可高达 70% ～ 86%。虽然有些患者内镜检查提示结肠黏膜外观正常，但病理学检查可见结肠炎，因此病理学家认为 PSC 患者 IBD 的发病率可能被低估，故建议对 PSC 患者常规进行结肠组织活检。

UC 患者中 PSC 的患病率为 2.4% ～ 7.4%[30]。因多数 PSC 患者合并有 IBD，PSC 患者出现结肠出血时，需鉴别是因 IBD 引起还是门静脉高压所致。PSC 患者中的 IBD 临床表现较为独特，常无明显肠道相关症状或症状轻微，好发于右侧结肠及横结肠，且反流性回肠炎较为常见；而直肠通常不受累，且直肠出血罕见[31, 32]。患者可能会长时间处于无症状期或相对静态过程。近期一项基于 579 例 PSC 患者的研究中发现约 2/3 有 IBD，其中 75% 为 UC，全结肠炎比左侧结肠炎或直肠炎更为常见[33]。

PSC 合并 IBD 患者出现结肠癌风险明显增加，因此建议此类患者每年复查结肠镜并做活检以监测肿瘤。近期有学者通过对 784 例诊断 PSC 合并

IBD 的 45 岁以下患者进行回顾性研究发现，仅有 10 例（1.3%）在随访期间发现结肠肿瘤，故认为对 PSC 合并 IBD 但年龄在 45 岁以下者，可能无须每年进行结肠镜检查[34]。

5. PSC 与胆系肿瘤　PSC 患者更易患各种肝胆恶性肿瘤，其中以胆管癌为主。与无 PSC 患者相比，其风险升高数百倍。3.3% ～ 36.4% 的 PSC 患者发展为胆管癌。患者进展为胆管癌的危险因素目前尚不明确[35]。CA19-9 常用于预测胆管癌，但价值有限。细胞刷检特异性高，但灵敏度低。PET-CT 检查因费用高，临床未得到广泛应用。PSC 患者胆囊癌的风险也明显升高，因此建议对所有 PSC 患者每 6 ～ 12 个月进行一次超声或 CT、MRI 及 CA19-9 检查，以筛查胆管癌及胆囊癌。

（韩　英）

参考文献

[1] Lindkvist B，Benito de Valle M，Gullberg B，et al. Incidence and prevalence of primary sclerosing cholangitis in a defined adult population in Sweden. Hepatology 2010；52：571-7.

[2] Bambha K，Kim WR，Talwalkar J，et al. Incidence, clinical spectrum，and outcomes of primary sclerosing cholangitis in a United States community. Gastroenterology 2003；125：1364-9.

[3] Kaplan GG，Laupland KB，Butzner D，et al. The burden of large and small duct primary sclerosing cholangitis in adults and children：a population-based analysis. Am J Gastroenterol 2007；102：1042-9.

[4] Boonstra K，Beuers U，Ponsioen CY. Epidemiology of primary sclerosing cholangitis and primary biliary cirrhosis：a systematic review. J Hepatol 2012；56：1181-8.

[5] Benito de Valle M，Rahman M，Lindkvist B，et al. Factors that reduce health-related quality of life in patients with primary sclerosing cholangitis. Clin Gastroenterol Hepatol 2012；10：769-75.

[6] Mendes FD，Jorgensen R，Keach J，et al. Elevated serum IgG4 concentration in patients with primary sclerosing cholangitis. Am J Gastroenterol 2006；101：2070-5.

[7] Schulte-Pelkum J，Radice A，Norman GL，et al. Novel clinical and diagnostic aspects of antineutrophil cytoplasmic antibodies. J Immunol Res 2014；2014：185416.

[8] Plevy S. Do serological markers and cytokines determine the indeterminate? J Clin Gastroenterol 2004；38：S51-6.

[9] Moff SL，Kamel IR，Eustace J，et al. Diagnosis of primary sclerosing cholangitis：a blinded comparative study using magnetic resonance cholangiography and endoscopic retrograde cholangiography. Gastrointest Endosc 2006；64：219-23

[10] Portmann B，Zen Y. Inflammatory disease of the bile ducts-cholangiopathies：liver biopsy challenge and clinicopathological correlation. Histopathology 2012；60：236-48.

[11] Hirotaka O，Kazuichi O，Hirohito T，et al. Clinical diagnostic criteria of IgG4-related sclerosing cholangitis 2012. J Japan Biliary Association 2012；26：59-63.

[12] Ghazale A，Chari ST，Zhang L，et al. Immunoglobulin G4-associated cholangitis：clinical profile and response to therapy. Gastroenterology 2008；134：706-15.

[13] Webster GJ，Pereira SP，Chapman RW，et al. Autoimmune pancreatitis/ IgG4-associated cholangitis and primary sclerosing cholangitis-overlapping or separate diseases? J Hepatol 2009；51：398-402.

[14] Tabibian JH，Lindor KD. Ursodeoxycholic acid in primary sclerosing cholangitis：if withdrawal is bad，then administration is good. Hepatology. 2014；60：785-8.

[15] Kaya M，Petersen BT，Angulo P，et al. Balloon dilation compared to stenting of dominant strictures in primary sclerosing cholangitis. Am J Gastroenterol 2001；96：1059-66.

[16] Aljiffry M，Renfrew PD，Walsh MJ，et al. Analytical review of diagnosis and treatment strategies for dominant bile duct strictures in patients with primary sclerosing cholangitis. HPB（Oxford）2011；13：79-90.

[17] Chapman MH，Webster GJ，Bannoo S，et al. Cholangiocarcinoma and dominant strictures in patients with primary sclerosing cholangitis：a 25-year single-centre experience. Eur J Gastroenterol Hepatol 2012；24：1051-8.

[18] Baluyut AR，Sherman S，Lehman GA，et al. Impact of endoscopic therapy on the survival of patients with primary sclerosing cholangitis. Gastrointest Endosc 2001；53：308-12.

[19] Stiehl A，Rudolph G，Kloters -Plachky P，et al.

Development of dominant bile duct stenoses in patients with primary sclerosing cholangitis treated with ursodeoxycholic acid: outcome after endoscopic treatment. J Hepatol 2002; 36: 151-6.

[20] van Milligen de Wit AW, van Bracht J, Rauws EA, et al. Endoscopic stent therapy for dominant extrahepatic bile duct strictures in primary sclerosing cholangitis. Gastroin test Endos 1996; 44: 293-9.

[21] Yimam KK, Bowlus CL. Diagnosis and classification of primary sclerosing cholangitis. Autoimmun Rev 2014; 13: 445-50.

[22] Ponsioen CY, Vrouenraets SM, Prawirodirdjo W, et al. Natural history of primary sclerosing cholangitis and prognostic value of cholangiography in a Dutch population. Gut 2002; 51: 562-6.

[23] Kingham JG, Kochar N, Gravenor MB. Incidence, clinical patterns and outcomes of primary sclerosing cholangitis in South Wales, United Kingdom. Gastroenterology 2004; 126: 1929-30.

[24] Campsen J, Zimmerman MA, Trotter JF, et al. Clinically recurrent primary sclerosing cholangitis following liver transplantation: a time course. Liver Transpl 2008; 14: 181-5.

[25] Boonstra K, Weersma RK, van Erpecum KJ, et al. Population-based epidemiology, malignancy risk, and outcome of primary sclerosing cholangitis. Hepatology 2013; 58: 2045-55.

[26] Kaya M, Angulo P, Lindor KD. Overlap of autoimmune hepatitis and primary sclerosing cholangitis: an evaluation of a modified scoring system. J Hepatol 2000; 33: 537-42.

[27] Vanbuuren HR, VanHoogstraten HJE, Terkivatan T, et al. High prevalence of autoimmune hepatitis among patients with primary sclerosing cholangitis. J Hepatol 2000; 33: 543-8.

[28] AlChalabi T, Portmann BC, Berna LW, et al. Autoimmune hepatitis overlap syndromes: an evaluation of treatment response, long -term outcome and survival. Aliment Pharmacol Ther 2008; 28: 209-20.

[29] Boberg KM, Fausa O, Haaland T, et al. Features of autoimmune hepatitis in primary sclerosing cholangitis: an evaluation of 114 primary sclerosing cholangitis patients according to a scoring system for the diagnosis of autoimmune hepatitis. Hepatology 1996; 23: 1369-76.

[30] Bernstein CN, Blanchard JF, Rawsthorne P, et al. The prevalence of extraintestinal diseases in inflammatory bowel disease: a population-based study. Am J Gastroenterol 2001; 96: 1116-22.

[31] Hirschfield GM, Karlsen TH, Lindor KD, et al. Primary sclerosing cholangitis. Lancet 2013; 382: 1587-99.

[32] Nakazawa T, Naitoh I, Hayashi K, et al. Inflammatory bowel disease of primary sclerosing cholangitis: a distinct entity? World J Gastroenterol 2014; 20: 3245-54.

[33] Boonstra K, van Erpecum KJ, van Nieuwkerk KM, et al. Primary sclerosing cholangitis is associated with a distinct phenotype of inflammatory bowel disease. Inflamm Bowel Dis 2012; 18: 2270-6.

[34] Imam MH, Thackeray EW, Lindor KD. Colonic neoplasia in young patienls with inflammatory bowel disease and primary sclerosing cholangitis. Colorectal Dis 2013; 15: 198-203.

[35] Burak K, Angulo P, Pasha TM, et al. Incidence and risk factors for cholangiocarcinoma in primary sclerosing cholangitis. Am J Gastroenterol 2004; 99: 523-6.

第 44 章　IgG4 相关疾病

IgG4 相关疾病（IgG4-related disease，IgG4-RD）是一类新定义的可引起多器官纤维化的全身性炎症性疾病，它以弥漫性或局灶性器官肿大为主要临床表现，伴或不伴血清 IgG4 水平升高，典型组织学特征为淋巴浆细胞浸润、席纹状纤维化、闭塞性静脉炎及 IgG4 阳性浆细胞增多[1]。此类疾病最早发现于胰腺，目前认为可同时或相继累及其他器官，如唾液腺、甲状腺及肝胆系统。大部分患者早期应用激素治疗有效，但因本类疾病表现多样，易被误诊为恶性肿瘤或其他器官原发疾病，故及时做出正确诊断非常重要。

一、概　　述

（一）IgG4 相关疾病的基本概念及临床特征

IgG4 是浆细胞分泌的免疫球蛋白 IgG 的一种亚型，常在过敏反应或慢性炎症刺激时升高，但它不能激活补体或效应细胞，因此被认为是一种抗炎免疫球蛋白[2]。对 IgG4 相关疾病的认识最早源于自身免疫性胰腺炎（autoimmune pancreatitis，AIP）。2003 年 Kamisawa 等提出 AIP 同 Riedel 甲状腺炎、Mikulicz 病和 Küttner 病等一样，实际是一类伴有血清 IgG4 升高和 / 或组织 IgG4 阳性浆细胞浸润的全身性硬化性疾病。2011 年举行的 IgG4 相关疾病国际座谈会将此类疾病统一命名为"IgG4 相关疾病"，各器官病变命名均以"IgG4 相关"开头。

IgG4 相关疾病可累及几乎所有器官，最常见的部位包括涎腺、胰腺、胆道、腹膜后及甲状腺，各器官病变可同时或相继出现，我国以胰腺、涎腺及胆道病变为主，多为多器官受累[3, 4]。此病好发于 50 岁以上的男性，起病隐匿，临床表现取决于疾病活动程度和累及器官，主要为局部压迫症状和相应器官功能障碍；血清 IgG4 水平升高可见于 60% 的患者，且与受累器官数目呈正相关，但这一指标并不特异。大部分患者早期应用激素治疗有

效，停药后易复发[5, 6]。

（二）流行病学

由于缺乏大规模的流行病学研究，IgG4 相关疾病的确切发病率尚不清楚。早期的病例报道多来自亚洲国家。与传统的风湿免疫性疾病不同，IgG4 相关疾病主要累及 50 岁以上的男性。一项来自日本的研究显示，AIP 的发病率为 1.4/10 万，患病率为 100/10 万，其中男女比例为 2.8∶1。我国尚缺乏该病的流行病学资料。

二、IgG4 相关疾病的发病机制

目前认为 IgG4 相关疾病是一类自身免疫性疾病，但发病机制尚不明确，可能为遗传易感因素、环境因素及免疫系统功能紊乱共同作用所致。

（一）IgG4 的结构与致病机制

IgG4 是 IgG 的一种亚型，占血清总 IgG 的 3%～6%，健康人群血清 IgG4 水平差异较大，但相对稳定。多数 IgG4 相关疾病患者的血清 IgG4 水平明显升高，因此推测 IgG4 在 IgG4 相关疾病的发病中起重要作用。IgG4 能够封闭抗体、减轻过敏反应。IgG4 通过结合循环过敏物质，抑制 IgE 与其结合，从而减少肥大细胞的激活，同时还能抑制 Th2 细胞相关的免疫反应。此外，半抗体交换反应（也称为 Fab 臂交换）也是 IgG4 的独特特征。IgG4 和 H 链之间有个不稳定的二硫化物连接，可导致半个分子脱落后与其他 IgG4 分子的一半进行重组，妨碍了 IgG4 与抗原的交联反应，抑制了免疫复合物沉积和中性细胞产生 IL-8，最终抑制固有免疫反应。

（二）遗传易感因素

针对 IgG4 相关疾病患者的遗传学研究结果显示，该病的发生可能与 HLA 基因多态性相关，来自日本的研究显示 HLA DRB1*0405 和 DQB1*0401 与该病的发生相关。除 HLA 外，有研究表明细胞

毒性 T 淋巴细胞相关抗原 4、肿瘤坏死因子 α 等单核苷酸多态性可能与该病的发生和发展相关。

（三）细菌感染和分子模拟

研究表明，幽门螺杆菌（*Hp*）与人碳酸酐酶 Ⅱ 和泛素 – 蛋白质连接酶 E3 组分均有同源性，相当一部分 AIP 患者具有抗幽门螺杆菌纤溶酶原结合蛋白的抗体，这些抗体可以表现为自身抗体，通过抗原模拟机制发挥致病作用。

（四）固有免疫

幽门螺杆菌等微生物抗原可激活单核细胞表面的 Toll 样受体（Toll-like receptor，TLR），后可通过 B 细胞激活因子（B cell activating factor）信号通路促进 IgG4 的产生。其中嗜碱性粒细胞在 TLR 介导的免疫反应中起重要作用，其作为 Th2 效应细胞或者抗原提呈细胞可启动 Th2 细胞相关的免疫反应，从而促进免疫球蛋白的产生。

（五）适应性免疫

调节性 T 细胞（Treg 细胞）的激活可能在该病的发生中起重要作用。研究表明，IgG4 相关疾病患者的血清中 FOXP3 mRNA 表达增加，同时伴 CD4$^+$CD25$^+$ Treg 细胞的显著增加。Treg 细胞可通过与效应细胞相互作用或分泌 IL-10 和 TGF-β 来调节免疫耐受和免疫稳态。其中，IL-10 能够协同 IL-4 促进 B 细胞产生 IgG4，并促进 Ig 的类别转换，使 IgE 减少、IgG4 增多。TGF-β 具有促进纤维化的作用，从而导致患者组织中的纤维化改变。

三、IgG4 相关疾病的临床表现

IgG4 相关疾病的两个主要表现为弥漫性或局灶性器官肿大和过敏性疾病。器官肿大多伴包块形成或结节状、增厚型病变，早期可仅累及一个器官，也可同时累及多个器官，起病相对缓慢，逐渐出现相应器官受累的症状，随病程进展可出现受累器官的功能障碍甚至衰竭。许多患者同时合并过敏性疾病，如遗传性过敏症、湿疹、哮喘、鼻窦炎等[7]。

该病的血清学特征是血清 IgG4 升高。多数患者血清 IgG4 升高，但波动范围较大。目前认为，血清 IgG4 大于 135mg/dl 提示 IgG 相关疾病的诊断。

值得注意的是，部分患者即使病理学疾病特征非常典型，但血清 IgG4 并未见升高；相反，部分恶性肿瘤或过敏性疾病患者血清 IgG4 可不同程度升高，因此不能仅凭血清 IgG4 水平诊断本病。

四、IgG4 相关疾病的诊断标准

（一）IgG4 相关疾病的病理学诊断标准

IgG4 相关疾病国际座谈会（2011）将组织病理定为诊断 IgG4 相关疾病的金标准，以形态学表现为主，免疫组化染色特点为辅。满足以下两种主要组织学特点即可认为组织学确诊：①弥漫性密集淋巴浆细胞浸润；②纤维化，至少局部形成席纹状（或车辐状）；③闭塞性静脉炎。除此之外，与该类疾病相关的病理学特征还包括：①非闭塞性静脉炎；②嗜酸性粒细胞数量增多。但这两个特征对于疾病诊断的敏感性和特异性均不强。在组织学表现不典型时，弥漫性 IgG4 阳性浆细胞浸润是强有力的辅助诊断证据。其中，IgG4/IgG 阳性浆细胞＞ 40% 是必备条件，而 IgG4 阳性浆细胞数量界值需依照器官及标本类型而定，如诊断肝胆胰病变需＞ 50 个 /HPF（手术切除组织），或＞ 10 个 /HPF（活检组织），而确诊唾液腺病变需＞ 100 个 /HPF[8, 9]。

（二）IgG4 相关疾病的临床诊断标准

由于部分器官组织活检较难，且纤维化期的组织学表现不典型，因此临床多采用结合临床特点、血清学、影像学、病理学及各器官特征的综合诊断标准。为此，2011 年日本研究组提出三项综合诊断基本要素：①单个或多个器官特征性弥漫性 / 局灶性器官肿大；②血清 IgG4 水平升高；③组织 IgG4 阳性浆细胞浸润。并建议将诊断强度分为确诊（definite）、拟诊（probable）和疑诊（possible）3 个级别。需要注意的是，不同器官的病变具有各自的特点，因此必须将上述基本要素与器官的特定诊断标准相结合才可明确诊断[10, 11]。

五、IgG4 相关疾病在肝胆胰系统的表现

（一）IgG4 相关 AIP（1 型 AIP）

1. 概念及临床特征　AIP 是一种慢性胰腺炎，临床多表现为无痛性梗阻性黄疸、乏力及体重减轻，

典型 CT 或 MRI 表现可见胰腺弥漫性肿大、表面光滑（即所谓腊肠样改变）伴延迟强化，有时可出现胰周低密度环，胆道造影示长段（＞1/3）主胰管不规则狭窄，不伴有远端扩张；但部分患者也可表现为节段/局灶性胰腺肿大或节段/局灶性胰管狭窄（远端管径＜5mm），此型患者需与胰腺癌鉴别。目前认为 AIP 可根据病理学特点分为两型：1 型 AIP 即 IgG4 相关 AIP，又称淋巴浆细胞硬化性胰腺炎，具有典型的 IgG4 相关疾病的组织学表现，是 IgG4 相关疾病的胰腺表现；而 2 型 AIP，即特发性导管中心性胰腺炎，多见胰腺小叶内中性粒细胞浸润及胰管上皮受损，与 IgG4 相关疾病无关。两种 AIP 经激素治疗均可缓解，2 型复发率较低，组织学检查是目前最重要的鉴别方法[12]。近期研究表明，中国患者与亚洲其他地区患者相似，均以 1 型 AIP 为主，且多合并硬化性胆管炎而非溃疡性结肠炎[13]。

2. 诊断标准　AIP 有多种诊断标准，其中亚洲地区将影像学检查放在首要地位，而美国更强调病理学检查的价值。参考既往 9 种 AIP 诊断标准，国际胰腺病协会于 2010 年制定了 AIP 诊断标准国际共识，以影像学表现为主要诊断及鉴别诊断依据，将血清 IgG4 列为唯一血清学指标，并首次分开提出了 1 型和 2 型 AIP 的独立诊断标准，同时将激素疗效外的其他诊断依据按强度分为两级，1 级更有利于 AIP 的诊断。

（1）1 型 AIP 的诊断依据：①胰腺实质影像（CT、MRI）表现为弥漫性增大伴延迟增强为 1 级，节段/局灶性增大伴延迟增强为 2 级；②胰管影像[内镜逆行胰胆管造影（ERCP）、磁共振胰胆管造影（MRCP）]显示不伴远端扩张的长段或多发主胰管狭窄为 1 级，不伴远端扩张的节段性/局灶性主胰管狭窄为 2 级；③血清 IgG4 大于 2 倍正常值上限为 1 级，1～2 倍正常值上限为 2 级；④其他器官受累（包括临床或组织学）；⑤胰腺组织学出现至少 3 条典型表现为 1 级，任意 2 条典型表现为 2 级；⑥激素疗效，胰腺/胰腺外病变的影像学表现在 2 周内缓解或消退[14]。

（2）判断标准：有 1 级影像学标准，加任意 1 条非影像学标准即可确诊 1 型 AIP；若仅有 2 级影像学表现，则需要 2 条及以上 1 级非影像学标准，或结合组织学/激素疗效才可确诊。由于胰腺活检操作难度大，也可选择内镜下十二指肠壶腹活检辅助诊断。需要强调的是，对于影像学表现为 2 级标准的患者，必须行细针抽吸活检除外恶性肿瘤后，方可进行激素试验性治疗。

2011 年日本的简化标准（JPS2011）取消了诊断依据分级，将血清 IgG4 界值统一定为 135mg/dl，但仍强调影像学表现为胰腺实质节段/局灶性肿大者应与胰腺癌相鉴别。由于胰腺活检在我国应用尚不广泛，因此上述两种以影像学为主的诊断标准在我国具有较好的可行性，但敏感性及特异性仍需进一步验证。

（二）IgG4 相关硬化性胆管炎

1. 概念及临床特征　IgG4 相关硬化性胆管炎（IgG4-related sclerosing cholangitis，IgG4-SC）是以胆管壁 IgG4 阳性浆细胞浸润和明显纤维化为特征的一种硬化性胆管炎，其中约 90% 的患者同时合并 1 型 AIP。IgG4-SC 多累及大胆管，临床主要表现为梗阻性黄疸，胆管造影可见局灶性或多发性胆管狭窄，与原发性硬化性胆管炎（PSC）、壶腹周围癌或胆管癌相似。超声内镜检查可见弥漫性、对称性胆管壁环形增厚，其内外壁光滑且回声均匀，同时非狭窄节段（近端扩张胆管或胆管造影无异常节段）胆管壁也有增厚（大于 0.8mm），且 IgG4-SC 应用激素治疗有效，此与胆管癌明显不同。

2. 诊断标准　对于合并 AIP 或其他 IgG4 相关疾病的患者，如有硬化性胆管炎影像学表现及血清 IgG4 升高，即可诊断 IgG4-SC；若临床表现不典型，可考虑行组织学检查。若无胰腺或其他器官病变，则必须通过组织学检查才可明确诊断。组织学检查可选择十二指肠壶腹部、胆管或肝脏，壶腹部活检造成的组织学损伤最小；内镜下经乳头胆管活检可协助除外胆管癌；肝活检对存在肝内胆管狭窄者有一定的意义[15]。

（三）IgG4 相关肝病

IgG4 相关疾病累及肝脏所导致的非胆管病变统称为 IgG4 相关肝病。主要表现为炎性肿块或汇管区炎症，前者以淋巴浆细胞型炎性假瘤为主，几乎均伴有硬化性胆管炎，需与其他肝脏良恶性肿瘤相鉴别；后者与自身免疫性肝炎（AIH）的临床及病理表现均相似。近期日本学者发现 3.3% 的 1 型 AIH 患者血清及组织中 IgG4 升高，且汇管区 IgG4 阳性浆细胞数＞5 个/HPF 的 AIH 患者对激素应答更快且维持缓解更久，因此认为这是一类特殊的

AIH，即 IgG4 相关 AIH。但目前报道的 IgG4 相关 AIH 病例缺乏其他 IgG4 相关疾病的主要影像学及组织学特点，仍需进一步研究才能确定此类疾病是否属于 IgG4 相关疾病的范畴。

六、IgG4 相关肝胆胰疾病的治疗

（一）治疗指征

IgG4 相关疾病可自行缓解，但也可导致永久性器官功能障碍。治疗时机主要取决于受累器官功能障碍程度（是否严重影响正常生理活动），而非疾病累及范围。对于 AIP，日本研究者将梗阻性黄疸、腹痛、腰背痛，或有症状的胰腺外病变列为治疗指征。对于 IgG4-SC，由于该病可在数月内进展至终末期肝病，因此一经确诊需及时给予治疗。

（二）治疗方案及疾病监测

激素为一线治疗用药，常用的初治方案为口服泼尼松或泼尼松龙 0.6mg/（kg·d）或 30～40mg/d 治疗 2～4 周，在 3～6 个月内减量至 5mg/d。90% 以上的患者应用激素后可出现临床症状缓解、血清 IgG4 降低及影像学改善。对于维持治疗方案目前尚存在争议，亚洲研究者多主张用泼尼松龙 2.5～5mg/d 维持治疗至少 3 年，部分欧美研究者则建议在激素治疗 3 个月内停药，但近期临床资料显示，经短期治疗者停药后复发率较高。除激素外，其他免疫抑制剂如硫唑嘌呤、吗替麦考酚酯及氨甲蝶呤等也可用于维持治疗，但其疗效尚缺乏足够的临床证据支持。

激素治疗效果多取决于受累器官纤维化程度。IgG4 相关疾病反应指数（IgG4-RD responder index）可用于评估和监测疾病活动度，但其效用需进一步证实。合并 IgG4-SC 是 1 型 AIP 的复发危险因素，而血清 IgG4 升高及合并近端胆管狭窄是 IgG4-SC 复发的危险因素。我国有研究显示，治疗前血清高 IgG4 水平、合并多个器官受累、高 IgG4 相关疾病反应指数、既往过敏史或嗜酸性粒细胞数目增多、治疗过程中 IgG4 复升、较低剂量的糖皮质激素维持治疗等是疾病复发的预测因素[16]。目前糖皮质激素仍是治疗复发病例的首选药物，95% 的患者再次应用激素治疗后可获得临床缓解。

（王倩怡　贾继东）

参 考 文 献

[1] Khosroshahi A，Wallace ZS，Crowe JL，et al. International consensus guidance statement on the management and treatment of IgG4-related disease. Arthritis Rheumatol 2015；67：1688-99.

[2] Stone JH，Zen Y，Deshpande V. IgG4-related disease. N Engl J Med 2012；366：539-51.

[3] Umehara H，Okazaki K，Nakamura T，et al. Current approach to the diagnosis of IgG4-related disease combination of comprehensive diagnostic and organ-specific criteria. Mod Rheumatol 2017；27：381-91.

[4] Okazaki K，Uchida K，Ikeura T，et al. Current concept and diagnosis of IgG4-related disease in the hepato-bilio-pancreatic system. J Gastroenterol 2013；48：303-14.

[5] Deshpande V，Zen Y，Chan JK，et al. Consensus statement on the pathology of IgG4-related disease. Mod Pathol 2012；25：1181-92.

[6] Fernández-Codina A，Martínez-Valle F，Pinilla B，et al. IgG4-related disease：results from a multicenter spanish registry. Medicine 2015；94：e1275.

[7] Sah RP，Chaff ST，Pannala R，et a1. Differences in clinical profile and relapse rate of type 1 versus type 2 autoimmune pancreatitis. Gastroenterology 2010；139：140-48.

[8] Liu W，Chen W，He X，et al. Poor response of initial steroid therapy for IgG4-related sclerosing cholangitis with multiple organs affected. Medicine 2017；96：e6400.

[9] Peng Y，Li JQ，Zhang PP，et al. Clinical outcomes and predictive relapse factors of IgG4-related disease following treatment：a long-term cohort study. J Intern Med 2019；286：542-52.

[10] Kamisawa T，Nakazawa T，Tazuma S，et al. Clinical practice guidelines for IgG4-related sclerosing cholangitis. J Hepatobiliary Pancreat Sci 2019；26：9-42.

[11] Brito-Zeron P，Ramos-Casals M，Bosch X，et al. The clinical spectrum of IgG4-related disease. Autoimmun Rev 2014；13：1203-10.

[12] Wallace ZS，Deshpande V，Mattoo H，et al. IgG4-related disease：clinical and laboratory features in one hundred twenty-five patients. Arthritis Rheumatol 2015；67：2466-75.

[13] Deng C，Li W，Chen S，et al. Histopathological diagnostic value of the IgG4$^+$/IgG$^+$ ratio of plasmacytic infiltration for IgG4-related diseases：a PRISMA-compliant systematic review and meta-analysis. Medicine

2015；94：e579.

[14] Zhang X，Zhang P，Li J，et al. Different clinical patterns of IgG4-RD patients with and without eosino-philia. Scientific Reports 2019；9：16483.

[15] Swensson J，Tirkes T，Tann M，et al. Differentiating IgG4-related sclerosing cholangiopathy from cholangio-carcinoma using CT and MRI：experience from a tertiary referring center. Abdom Radiol（NY）2019；44：2111-5.

[16] Iaccarino L，Talarico R，Scire CA，et al. IgG4-related diseases：state of the art on clinical practice guidelines. RMD Open 2018；4：e000787.

[17] Wallace ZS，Zhang Y，Perugino CA，et al. Clinical phenotypes of IgG4-related disease：an analysis of two international cross-sectional cohorts. Ann Rheum Dis 2019；78：406-12.

第45章　肝豆状核变性

肝豆状核变性（hepatolenticular degeneration）又称 Wilson 病（Wilson disease），是由基因突变导致的以原发性铜代谢障碍为特征的常染色体隐性遗传性疾病，主要表现为慢性肝脏损害（肝脏慢性炎症、脂肪变或肝硬化）和/或神经、精神症状，偶可引起急性肝衰竭、溶血性贫血。其主要特点为角膜 K-F 环（Kayser-Fleischer ring，凯 – 弗环）阳性、血清铜蓝蛋白降低和 24h 尿铜升高。临床表现复杂多样、轻重不一，容易误诊及漏诊。本病呈进行性发展，但是一种可治性的遗传性疾病。该病可发生于各个种族和地区的人群，在世界范围内的患病率为（0.5 ～ 3）/10 万[1]。在我国安徽省 2 个县的 15 万多 7 ～ 75 岁人群中进行的系统调查（通过裂隙灯检查 K-F 环作为筛查手段）显示，肝豆状核变性的患病率为（2 ～ 6）/10 万[2]。近 30 年来本病的诊断和治疗已取得很大进展。

一、病因与发病机制

（一）铜的代谢

肝脏是铜代谢的重要器官。正常人体含铜量为 100 ～ 150mg，分布和储存在不同组织的蛋白质和血液中，以肝脏和脑组织中含量最高。铜是多种酶的辅助因子，人体每天的需要量约 2.5mg，食物中的铜主要在十二指肠及近端小肠吸收，而未吸收的铜则随粪便排出。被吸收的铜主要与白蛋白、组氨酸结合经门脉系统被运输到肝脏；在肝细胞内，一部分铜离子被泵入内质网内，与铜蓝蛋白前体结合形成铜蓝蛋白并被释放到血液循环中；而多余的铜离子则通过溶酶体直接分泌入胆汁而排泄，可见肝细胞在维持体内铜的平衡中非常重要[1]。

（二）发病机制

肝豆状核变性的致病基因定位于第 13 号染色体长臂（13q14.3），因其与另一种铜代谢障碍性疾病 Menkes 病的基因 ATP7A 具有高度结构同源性，

故被命名为 ATP7B 基因。该基因编码的蛋白产物是一种铜转运 P 型 ATP 酶（ATP7B 酶），主要表达于肝细胞并参与肝细胞内铜的跨膜转运过程。据人类基因突变数据库（Human Gene Mutation Database）及肝豆状核变性突变数据库（Wilson Disease Mutation Database）的统计[3]，截至 2017 年 3 月，全世界已发现 ATP7B 基因上 886 个突变位点及单核苷酸多态性（SNP）位点，其中 300 余种突变在发病过程中有确定的作用。我国患者的主要突变模式是复合杂合子突变，纯合子突变少见[4]。

ATP7B 基因突变的类型和频率在各个地区及人种间有较大的差异。欧美人群最常见的突变位点是 p.H1069Q，其中以波兰和原民主德国的人群突变频率最高（30% ～ 70%）[5, 6]。亚洲人群最常见的突变位点是 p.R778L，我国人群中 p.R778L 位点的突变频率可达 17.3% ～ 36.9%[4, 7]；此外，p.P992L 及 p.T935M 也是中国人群中常见的热点突变，其突变频率分别达 15.5% 和 7.7%[7]。

ATP7B 基因突变可导致 ATP7B 酶功能降低或丧失，使肝细胞溶酶体膜铜转运障碍。其后果是铜由胆汁的排泄减少，因而沉积于肝细胞内并造成肝脏损害；同时，内质网膜铜转运障碍导致铜蓝蛋白合成减少。当铜含量超过肝脏对铜的储存能力，或肝细胞损伤导致细胞内铜释放时，血液循环中游离铜（非铜蓝蛋白结合铜）水平上升，导致肝外铜的过量贮积。过量的铜通过产生自由基，引起脂质过氧化、抗氧化物质耗损和铜 – 蛋白多聚体化而发挥毒性作用，包括破坏细胞膜的完整性、改变酶的空间结构、损伤线粒体膜上的呼吸链，最终导致组织坏死，引起脑、角膜、肾等全身脏器损伤。

随着基因检测手段的进步，更多的 ATP7B 基因突变被不断发现。然而，仍有部分研究报道在肝豆状核变性患者中仅发现单个 ATP7B 基因杂合突变，甚至也有未能检测到 ATP7B 基因任何突变的病例存在[8]。其可能的原因包括尚存在位于内含子中而未能被检测的突变，或是 SNP 位点对 ATP7B

功能存在影响等，但具体的分子机制需要进一步的实验证实。

铜代谢途径中的其他基因如 *ATOX-1*、*COMMD1*、*XIAP*、*PNPLA3* 等都曾作为修饰基因进行研究，但到目前为止，并无任何证据表明其突变与肝豆状核变性的发病直接相关[9]。

二、病理表现

（一）肝脏

肝脏是铜最先蓄积的器官，在生后最初几年，无症状者的肝脏之颜色、大小和大体外观正常。在儿童期，肝脏增大、颜色变浅并出现脂肪变性。随着向肝硬化的进展，肝脏缩小，表面出现结节。

肝豆状核变性患者肝活检标本早期的组织学改变包括肝细胞胞质内有小泡或大泡脂滴，常伴有汇管区周围肝细胞核呈气球样变，其胞核富含糖原性空泡核及局灶性肝细胞坏死（图 45-1）。过量铜弥漫分布在胞质内。表现为慢性肝炎的病理特征，如碎屑样坏死、桥接坏死、嗜酸性小体、中或重度脂肪变性等。

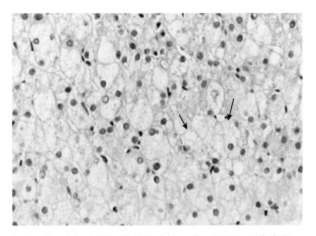

图 45-1   小叶内肝细胞普遍疏松水肿，部分肝细胞脂变，范围约 20%，为大泡及小泡性混合脂肪变性
（HE 染色，×400，箭头指示小泡脂滴）

随着病变进展，病理学改变由脂肪浸润转为汇管区周围纤维化，然后转为桥接纤维化，常伴有中度单核细胞浸润而无肝细胞坏死的表现。过量铜与脂肪变性可能是一种促纤维化的刺激因素，导致胶原沉积，这最终在没有坏死的情况下仍可进展至纤维化和肝硬化。十几岁的患儿大部分可见肝硬化，多为大结节性。有些患者以神经系统表现为主，发生肝硬化较晚，但其肝脏亦有不同程度的病理改变。发生肝衰竭的患者，可见大片肝细胞变性坏死和肝实质塌陷，而且这些改变往往发生在肝硬化的基础上。

罗丹宁（rhodanine）或地衣红（orcein）染色可显示肝细胞内富含铜颗粒（图 45-2），对诊断很有帮助，但阴性结果并不能排除铜过量。

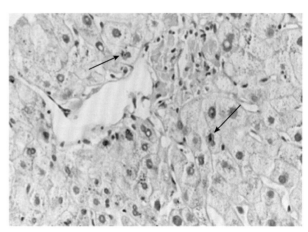

图 45-2   肝细胞内可见红色颗粒
（罗丹宁染色，×400）

（二）神经系统

整个神经系统均可受累，包括豆状核、尾状核、苍白球、丘脑。但病变主要集中于基底节的豆状核，表现为萎缩、变色、囊性变、色素沉着、空洞形成和退行性变。镜下表现为神经元变性坏死，星状胶质细胞增生、肥大、变性。

（三）眼部

主要表现为 K-F 环和向日葵样白内障。K-F 环为铜元素呈颗粒状沉积在角膜后弹性层周围而形成的棕绿色色素沉着。而向日葵样白内障与晶状体的前囊和后囊铜颗粒样沉积有关。

三、临床表现

本病任何年龄均可发病。虽然在出生时就存在肝豆状核变性，但大多到儿童期才出现临床症状。文献报道的发病年龄为 8 个月至 84 岁，但大多在 5 ~ 35 岁发病。多系统受累导致临床症状多样，由家系筛查发现的患者常无任何临床症状（即亚临床状态）。

（一）肝脏疾病表现

以肝脏症状起病者平均年龄较小，且临床表现无特异性，多表现为慢性肝炎、肝硬化，少部分表现为急性肝衰竭。

慢性肝炎年轻患者的临床特征、常规肝功能检查或组织学改变均无特异性，与病毒性或自身免疫性肝炎无明显区别。肝硬化早期可无或仅有轻微症状，肝功能检查接近正常，疾病可隐匿进展，出现疲劳、厌食、黄疸、腹水、消化道出血等，但并发肝细胞癌者较少见。

急性肝衰竭常见于女性患者，男女比例为 1 :（2～4），临床表现有以下特征：①血清转氨酶升高不显著（< 2000U/L）；②碱性磷酸酶水平相对较低（< 40U/L）；③胆红素显著升高，碱性磷酸酶（U/L）与胆红素（mg/dl）的比例 < 2；④凝血功能障碍，且不易被维生素 K 纠正；⑤ Coombs 试验阴性的血管内溶血性贫血；⑥迅速进展的肾衰竭[1]。

（二）神经、精神表现

神经系统症状可伴或不伴肝病表现，多于 10～30 岁发病，如果豆状核、小脑和黑质中铜达到毒性水平就会引起运动障碍。早期表现多不典型，以锥体外系症状为突出表现，可表现为动作协调能力下降、声音低沉、语速减慢、流涎等；随着疾病进展逐渐出现构音障碍、肢体震颤、肌强直状态、肌张力增加、共济失调、吞咽困难、不自主运动等典型症状，儿童患者初期可表现为书写和运动技能下降。

患者也可出现精神异常，肝豆状核变性患者出现的精神障碍可划分为四种：情感、行为、精神分裂症样和认知障碍。早期精神症状仅限于细微的行为变化和学习工作能力下降，轻者可表现为轻度人格和情感改变如性格改变、易激惹、行为古怪等，重者可出现严重偏执、精神分裂或抑郁等，精神症状可早发于神经或肝脏体征和症状，容易被误诊为精神心理疾病。

（三）眼部表现

K-F 环由 Kayser 和 Fleischer 首先描述，故名。其表现是在 Descemet 膜（角膜后弹力层）上可见铜沉积，最早出现在上下角膜缘，呈新月形，最终融合成环，为金黄或绿色。通过裂隙灯查见 K-F 环是本病的重要体征，具有诊断意义；可见于 95%～100% 的神经型患者，半数左右肝病型患者，

低于 6 岁的儿童很少发现[10]。因此，K-F 环阴性不能排除肝豆状核变性。少数患者可见向日葵样白内障。

如治疗有效，上述体征可消失，且不影响视力。如果药物治疗的患者原有 K-F 环消失后重新出现，则提示该患者的治疗依从性差。某些原发性胆汁性胆管炎、慢性肝炎肝硬化或隐源性肝硬化患者出现胆汁淤积，造成铜自胆汁中排泌障碍，在这些患者的眼部偶尔也可见到 K-F 环。通过临床表现和血清铜蓝蛋白水平测定可将这些疾病与肝豆状核变性加以鉴别。

（四）其他系统临床表现

肾脏病变主要包括近端或远端肾小管酸中毒、肾结石、氨基酸尿、高钙尿、血尿等。

骨骼关节系统病变包括早发性骨质疏松、骨关节病、关节炎等。心肌受累可引起心肌病、心律失常。皮肤改变可见新月形蓝影，虽不常见但具有特征性。此外，还包括内分泌系统紊乱，如女性闭经、习惯性流产、男性乳房发育等。

四、辅助检查

（一）实验室检查

1. 常规化验检查 肝功能检查可见血清转氨酶轻到中度升高，碱性磷酸酶相对较低，转氨酶水平与肝脏损伤的程度无相关性。在急性肝衰竭患者，血清尿酸可降低甚至检测不到。肾脏受损时可出现蛋白尿、氨基酸尿、血尿素氮、肌酐升高等。

2. 铜蓝蛋白 血清铜蓝蛋白正常为 20～40mg/dl。血清铜蓝蛋白降低（< 20mg/dl）可见于 95% 的肝豆状核变性患者，是本病的重要诊断依据之一，而该值 < 5mg/dl 是诊断肝豆状核变性的强有力证据。但血清铜蓝蛋白降低并非肝豆状核变性所特有，还可见于其他原因导致的严重肝损害、终末期肝病、肾病综合征、蛋白丢失性肠病、吸收不良和严重营养不良、先天性铜蓝蛋白缺乏症等。另外，该值在正常范围也不能排除肝豆状核变性。

3. 血清游离铜浓度 血清游离铜浓度（非铜蓝蛋白结合铜）在未经治疗的有症状患者常超过 25μg/dl，对于肝豆状核变性有一定的诊断意义，

但目前尚无公认的直接检测血清游离铜浓度的方法。在过度排铜治疗的患者，其 24h 尿铜和血清游离铜均很低；在未遵从医嘱而自行停药者（即治疗不足者），其 24h 尿铜可能不高，但血清游离铜很高。

4. 尿铜排泄 尿液中排泄的铜代表可滤过的非铜蓝蛋白结合铜，尿铜排泌的正常水平为 < 40μg/24h，在有症状的肝豆状核变性患者中，基础 24h 尿铜排泄量通常 > 100μg（1.6μmol），而 > 40μg（0.6μmol）即高度提示肝豆状核变性。该项检查对肝豆状核变性的诊断及疗效观察有重要意义。应注意假阳性结果可能见于收集尿液的容器被污染、大量蛋白尿带有铜蓝蛋白的丢失、其他有铜贮积增加的肝病或急性肝衰竭。接受排铜治疗的患者原则上应每 6 ～ 12 个月测定一次 24h 尿铜，对于剂量调整或对疗效有疑问时则应缩短检测间隔。

对于 24h 尿铜测定结果仍不能确定诊断的儿童患者，可进行青霉胺激发试验：在开始收集 24h 尿时服用 500mg 青霉胺（不考虑体重），过 12h 再服 500mg 青霉胺；如果 24h 尿铜 > 1600μg（25μmol），则可诊断为肝豆状核变性。这一激发试验对于成人肝豆状核变性的诊断价值尚待确定。

（二）影像学检查

腹部影像学检查（肝脏 CT、MRI）可提示肝脏有慢性损伤或肝硬化的改变。在有神经或精神症状的肝豆状核变性患者，头颅 CT 可见双侧豆状核低密度灶，部分患者可见基底节区高密度灶或钙化；头颅 MRI 可见基底节在 T_1 加权像多呈低信号，T_2 加权像多表现为对称性高信号。

（三）肝活检

对无神经系统异常或 K-F 环的患者，当怀疑有肝豆状核变性时，有必要做肝活检进行组织学检查和铜定量测定。肝组织铜染色有助于本病的诊断，而肝组织铜含量测定是诊断肝豆状核变性的重要指标。正常肝组织铜浓度为 15 ～ 55μg/g 肝脏干重。过去的诊断标准为肝组织铜含量超过 250μg/g 干重，未经驱铜治疗的患者，若肝铜含量正常（< 40 ～ 50μg/g 干重）可排除肝豆状核变性。我国学者通过前瞻性、多病种、大样本研究，提出

诊断肝豆状核变性的肝铜标准为 209μg/g 干重，诊断的敏感性、特异性分别为 99.2%、96.2%；肝型和儿童型的敏感性为 100%[11]。

但应注意的是，肝组织铜含量升高也可见于其他肝脏疾病，特别是慢性胆汁淤积性疾病如原发性胆汁性胆管炎和原发性硬化性胆管炎。

（四）基因检测

ATP7B 基因是该病目前已知唯一的致病基因。基因检测确认的 *ATP7B* 基因突变可作为该病诊断的直接证据。基因诊断可发现处于亚临床期的患者及杂合子携带者，因此，应对患者的家系成员，尤其是直系亲属尽早进行 *ATP7B* 基因的突变筛查，有助于确定症状前患者或轻症患者，及时干预和治疗。

目前国内外已建立多种方法进行 *ATP7B* 基因突变检测，包括变性高效液相色谱（DHPLC）分析技术、DNA 测序技术、DNA 微阵列及高分辨率熔解曲线分析（HRM）技术等，并已得到了广泛的应用。通过基因测序，临床诊断的患者 *ATP7B* 基因的突变检测阳性率可达 98%[12]。

五、诊断与鉴别诊断

（一）诊断

任何患者具有下列情况时均应考虑肝豆状核变性的可能：不明原因的肝功能异常、慢性活动性肝炎、肝硬化、急性肝衰竭、神经或精神异常、Coombs 试验阴性的溶血性贫血；常规眼科检查发现 K-F 环；同胞或双亲已诊断为肝豆状核变性。年龄不能作为排除肝豆状核变性的依据。

美国肝病学会 2008 年肝豆状核变性临床指南建议[1]，对疑诊肝豆状核变性者均应检查有无角膜 K-F 环（裂隙灯检查）、血清铜蓝蛋白和 24h 尿铜。若 3 项检查均阳性，可诊断为肝豆状核变性；若 3 项检查均阴性，可除外肝豆状核变性。若 3 项中只有 1 ～ 2 项阳性，则应行肝活检肝组织病理学检查、肝组织铜含量测定，必要时进一步行 *ATP7B* 基因检测。

此外，还可参考欧洲肝病学会肝豆状核变性临床指南推荐应用的肝豆状核变性诊断评分系统（表 45-1）[13]。

表45-1　第8届国际肝豆状核变性会议（莱比锡，2001年）发布的评分系统

指标	评分	指标	评分
K-F 环		肝铜定量（无胆汁淤积情况下）	
有	2	>5倍正常值上限（>4μmol/g）	2
无	0	0.8～4μmol/g	1
神经系统症状[**]		正常（<0.8μmol/g）	-1
重度	2	罗丹宁染色阳性颗粒[*]	1
轻度	1	尿铜定量（无急性肝炎情况下）	
无	0	正常	0
血清铜蓝蛋白		1～2倍正常值上限	1
正常（>0.2g/L）	0	>2倍正常值上限	2
0.1～0.2g/L	1	正常，但是青霉胺激发试验>5倍正常值上限	2
<0.1g/L	2	基因突变检测	
Coombs 试验阴性溶血性贫血		两条染色体均发现突变	4
有	1	单个染色体上发现突变	1
无	0	未检测到基因突变	0

总分	评价
≥4	确定诊断
3	疑诊，需要进行进一步检查
≤2	基本排除诊断

[*] 如果无条件做肝铜定量检测；[**] 或者头颅磁共振检查可见典型异常改变。

（二）鉴别诊断

本病临床表现复杂多样，从肝脏方面需重点鉴别其他原因引起的急、慢性肝炎及肝硬化如自身免疫性肝炎、非酒精性脂肪性肝炎及病毒性肝炎等。从神经系统需重点鉴别小舞蹈病、亨廷顿舞蹈病、扭转痉挛、帕金森病和精神病等[14]。

六、治　疗

（一）饮食治疗

肝豆状核变性患者应避免食用含铜量高的食物，如贝壳类、坚果类、巧克力、蘑菇类及动物内脏。

（二）药物治疗

1. **青霉胺**（penicillamine，PCA）　为青霉素的水解产物，其分子中含有巯基，可与组织中沉积的铜离子形成 Cu-PCA 复合体并从尿中排出，以解除体内铜的毒性作用。此外，PCA 还能够阻止细胞溶酶体内高铜颗粒的形成，并能促使其发生水解，从而迅速减轻铜对肝细胞的毒性作用。

目前 PCA 是治疗肝豆状核变性的一线药物。口服 PCA 初始剂量为 250～500mg/d，逐渐增加剂量至 1000～1500mg/d，分 2～4 次口服，由于食物干扰 D-PCA 的吸收，故应餐前 1h 或餐后 2h 口服。因 PCA 具有维生素 B_6 拮抗作用，故需同时给予维生素 B_6 25mg/d。治疗期间应定期检测血、尿常规及肝功能和 24h 尿铜排泄量；当患者临床症状和体征稳定，24h 尿铜排泄量低于 0.5mg 或血清游离铜浓度低于 10～15μg/dl 时，可减量至最小剂量（750～1500mg/d）维持治疗。

有神经系统异常表现的患者，在开始 PCA 治疗后 4 周内 20% 的患者出现神经系统功能急性恶化。推测由于 PCA 可动员肝内储存的铜，故在开始时会导致血和脑中铜水平的一过性升高。

PCA 不良反应较多，早期不良反应主要是过敏反应及消化系统症状，较严重的是出现神经系统症状的恶化；晚期不良反应包括维生素 B 缺乏症、神经炎、白细胞减少、骨髓抑制、肾脏损害、类风湿关节炎、系统性红斑狼疮、重症肌无力和皮肤损害等。如出现不良反应应立即停用 PCA，并考虑换用其他螯合剂药物。

2. **曲恩汀**（trientine）　该药为依地酸衍生物，是一种新型的金属类螯合剂，是治疗不能耐受青霉胺或对青霉胺耐药患者的最佳选择，亦可作为以神经系统症状为主要表现患者的首选药物，适用于各期患者。常用剂量为 750～1500mg/d，分 2～3 次口服，维持剂量为 750mg/d 或 1000mg/d。同青霉胺一样，曲恩汀应空腹服用，因为食物可减少其吸收。曲恩汀毒性很低，不良反应轻，主要是铁粒幼细胞性贫血。

3. **锌制剂**　其作用机制为促进肠黏膜细胞合成金属硫蛋白，后者对铜离子的亲和力大于锌离子，从而阻止外源性铜离子的吸收，增加粪铜排泄。与其他螯合剂相比，锌起效较慢。因此，锌不作为治疗有症状肝豆状核变性的一线药物，只用于对青霉胺和曲恩汀不能耐受者的三线治疗。可用于无症状患者或经螯合剂驱铜治疗后病情得到最大限度改善的患者。常用剂量为锌元素150mg/d（不同锌制剂每日的剂量应根据其分子量换算），分3次口服，儿童患者应适当减量。常见副作用包括头痛、胃肠道不适、血清淀粉酶和脂肪酶升高。

4. 四硫钼酸铵 该药在肠道内与铜离子形成难以吸收的复合物随粪便排出，阻止外源性铜离子吸收。且可与铜离子螯合，阻止其在细胞及组织中沉积；目前作为试验性药物治疗有神经症状的患者，其确切疗效尚需进一步行临床试验检测。

5. 妊娠期患者的治疗 在患者妊娠期间停止驱铜治疗可能导致急性肝衰竭，美国肝病学会肝豆状核变性临床指南推荐在妊娠期间应该继续服药。锌制剂可以不改变剂量，但青霉胺或曲恩汀应该比原来剂量降低 25% ~ 50%。据文献报道，妊娠期间继续驱铜治疗对于母亲和胎儿是安全的，自发流产率低于未治疗的肝豆状核变性患者，出生缺陷发生率和正常人群相似[15]。应该注意，服用青霉胺的母亲不可给婴儿哺乳，因为本药可分泌到乳汁，有可能对婴儿造成损害；乳汁中的曲恩汀及锌制剂对于婴儿是否有害尚不清楚。

（三）肝移植

肝移植治疗的适应证：①出现急性肝衰竭；②失代偿期肝硬化对药物治疗无效；③对神经精神症状严重但无严重肝功能不全者，肝移植对改善神经精神症状是否有效尚无一致意见。

七、预　后

肝豆状核变性是慢性进行性疾病，其预后取决于早期诊断和及时采取螯合剂进行治疗。即使患者伴有活动性肝炎、肝硬化或神经系统症状，若治疗得当，预后一般较好。未经治疗的患者多在症状发生后数年内死亡。有急性肝衰竭、门静脉高压伴食管静脉曲张破裂出血和进行性脑功能障碍者，预后不良。

（张　伟　黄　坚　欧晓娟）

参考文献

[1] Roberts EA，Schilsky ML. Diagnosis and treatment of Wilson disease：an update. Hepatology 2008；47：2089-111.

[2] Cheng N，Wang K，Hu W，et al. Wilson disease in the South Chinese han population. Can J Neurol Sci 2014；41：363-7.

[3] Cheng N，Wang H，Wu W，et al. Spectrum of ATP7B mutations and genotype-phenotype correlation in large-scale Chinese patients with Wilson disease. Clinical Genetics 2017；92：69-79.

[4] Li XJ，Zhang W，Zhou DH，et al. Complex ATP7B mutation patterns in Wilson disease and evaluation of a yeast model for functional analysis of variants. Hum Mutat 2019；40（5）：552-65.

[5] Lv T，Li X，Zhang W，et al. Recent advance in the molecular genetics of Wilson disease and hereditary hemochromatosis. Eur J Med Genet 2016；59：532-9.

[6] Bennett J，Hahn SH. Clinical molecular diagnosis of Wilson disease.Semin Liver Dis 2011；31：233-8.

[7] Xie JJ，Wu ZY. Wilson's disease in China. Neurosci Bull 2017；33：323-30.

[8] BaradaK，El HaddadA，Katerji M，et al. Wilson's disease in Lebanon and regional countries：homozygosity and hepatic phenotype predominance. World J Gastroenterol 2017；23：6715-25.

[9] Kieffer DA，Medici V. Wilson disease：at the crossroads between genetics and epigenetics—a review of the evidence. Liver Research 2017；1：121-30.

[10] Merle U，Schaefer M，Ferenci P，et al. Clinical presentation，diagnosis and long-term outcome of Wilson's disease：a cohort study. Gut 2007；56：115-20.

[11] Yang X，Tang XP，Zhang YH，et al. Prospective evaluation of the diagnostic accuracy of hepatic copper content，as determined using the entire core of a liver biopsy sample. Hepatology 2015；62：1731-4.

[12] Coffey AJ，Durkie M，Hague S，et al. A genetic study of Wilson's disease in the United Kingdom. Brain 2013；136：1476-87.

[13] European Association for the Study of the Liver. EASL clinical practice guidelines：Wilson's disease. J Hepatol 2012；56：671-85.

[14] Bandmann O，Weiss KH，Kaler SG. Wilson's disease and other neurological copper disorders. Lancet Neurol 2015；14：103-13.

[15] Pfeiffenberger J，Beinhardt S，Gotthardt DN，et al. Pregnancy in Wilson disease—management and outcome. Hepatology 2018；67：1261-9.

第46章　遗传性血色病

遗传性血色病（hereditary hemochromatosis, HH）是由于铁调节相关基因突变导致的铁累积性疾病。因饮食中铁吸收过多，并沉积在肝脏、心脏、胰腺、性腺等器官，引起肝功能异常、肝硬化、肝细胞癌、心力衰竭、糖尿病、性功能障碍等临床表现。其实验室检查特点是不同程度的肝功能异常，伴有血清铁蛋白、血清转铁蛋白饱和度明显升高，肝脏影像学及病理学显示过量铁沉积。

遗传性血色病全球皆有报道，但在北欧尤其是日耳曼族或者凯尔特族后裔最为常见，流行率可达1/（220～250）。1996年，遗传性血色病的主要致病基因突变 *HFE* p.C282Y 被发现；*HFE* 基因还存在另两个较常见的突变——p.H63D、p.S65C 突变，但通常与 p.C282Y 突变同时出现，组成复合杂合突变 p.C282Y/H63D 或 p.C282Y/S65C 才会致病。此后，其他影响铁代谢的基因突变相继被发现，如 *HAMP*、*HJV*、*TFR2*、*SLC40A1* 等基因突变，这些基因突变导致的血色病被称为非 *HFE* 基因突变相关血色病。亚洲地区 *HFE* 基因 p.C282Y 突变罕见，*HFE* 基因其他突变也仅见于个案报道；部分文献报道亚洲地区人群的血色病致病基因以非 *HFE* 基因为主[1]。

一、铁过载综合征

目前按照病因，将铁过载综合征分为三类（表46-1）：①基因突变导致的铁过载，即遗传性血色病；②继发于其他病因的铁过载，即继发性血色病；③其他少见病因。

表 46-1　铁过载综合征的分类

遗传性血色病
HFE 相关（1 型血色病）
p.C282Y/C282Y 纯合突变
p.C282Y/H63D 复合杂合突变
其他 *HFE* 突变

续表

非 *HFE* 相关
血幼素（*HJV*）突变（2A 型血色病）
铁调素（*HAMP*）突变（2B 型血色病）
转铁蛋白受体 2（*TFR2*）突变（3 型血色病）
膜铁转运蛋白（*SLC40A1*）突变（4 型血色病）
非洲铁过载
继发性铁过载
铁过载性贫血
重型地中海贫血
铁粒幼细胞性贫血
慢性溶血性贫血
再生障碍性贫血
丙酮酸激酶缺乏症
吡哆醇有效性贫血
肠道外铁过载
静脉输注红细胞
右旋糖酐铁输注
长期血液透析
慢性肝病
迟发性皮肤卟啉病
丙型病毒性肝炎
乙型病毒性肝炎
酒精性肝病
非酒精性脂肪性肝病
门体分流术后
代谢紊乱铁过载综合征
其他
新生儿铁过载
先天性无铜蓝蛋白血症
先天性无转铁蛋白血症

（一）遗传性血色病

85%～95% 的遗传性血色病是 *HFE* 相关的，为常染色体隐性遗传，绝大部分突变为 *HFE*

p.C282Y 纯合突变，小部分为复合杂合突变，如 p.C282Y/H63D 或 p.C282Y/S65C 突变；剩下的 5% ～ 15% 遗传性血色病为其他前文提及的影响铁代谢的基因突变[2]。继发性血色病的病因主要分为铁过载性贫血、慢性肝病相关铁过载、输血相关铁过载等；口服铁剂一般情况下不会导致铁过载，除非具有血色病基因突变或者无效造血。

非 HFE 相关遗传性血色病主要包括青少年型血色病，转铁蛋白受体 2（transferrin receptor-2）编码基因（TFR2）突变，以及膜铁转运蛋白（ferroportin，FPN）编码基因 SLC40A1 突变导致的血色病。

青少年型血色病，铁沉积进展迅速，由两种不同的基因突变导致，为常染色体隐性遗传性疾病，最常见的突变是位于染色体 1q 上的血幼素（hemojuvelin）基因 HJV，另一种是较为少见的铁调素（hepcidin）基因 HAMP 突变。铁调素是肝脏产生的由 25 个氨基酸组成的肽，可下调铁吸收。

TFR2 基因突变导致常染色隐性遗传形式的遗传性血色病，临床表现与 HFE 相关遗传性血色病类似，铁主要沉积在肝实质细胞内。

编码膜铁转运蛋白的 SLC40A1 基因突变所致遗传性血色病为常染色体显性遗传，较为少见。它主要有两类突变：一类是导致"功能丢失"的突变，减少膜铁转运蛋白在细胞表面的表达，从而引起降低胞内向胞外转运铁的能力，结果是铁主要沉积在巨噬细胞内，这一类被称作膜铁转运蛋白病（ferroportin disease）；另一类是导致功能获得的突变，可消除铁调素诱导的膜铁转运蛋白内化和降解，铁沉积的模式与 HFE 相关遗传性血色病类似，主要沉积在肝细胞内[3]。

非洲铁过载主要分布在撒哈拉以南非洲地区，目前认为是非 HFE 相关基因突变导致的疾病，可因进食富铁食物加重。非洲铁过载患者常饮用含铁丰富的发酵饮料，但也有部分患者未饮用这类饮料而出现铁过载[2]。

除了上述已知铁代谢相关基因突变引起的血色病，可能还存在其他未知的血色病相关致病基因，此外，修饰基因及环境等非遗传性因素的在遗传性血色病中的作用也越来越受到重视。

（二）继发性血色病

继发性铁过载最常见的病因是无效造血、肠道外铁过载和慢性肝病。输血相关或者肠道外铁过载与其他继发性铁过载应该区别开。肠道外铁过载通常为医源性，因输注红细胞或注射葡聚糖铁所致。某些因铁利用障碍、红细胞生成不足无效造血并导致继发性铁负荷过重的患者，在进行输血时也可能合并肠道外铁过载。

（三）其他少见病因血色病

近年来发现新生儿血色病实际上是因先天性同种免疫性肝炎导致的继发性铁过载。胎儿免疫介导的肝损伤导致铁过载发生。妊娠期静脉输注免疫球蛋白可延缓或预防这种情况发生[4]。其他罕见的疾病包括先天性无转铁蛋白血症和先天性无铜蓝蛋白血症[5]。

二、遗传性血色病的遗传学基础

遗传性血色病目前有 5 种不同的基因型[6]。

1 型：为人类白细胞抗原相关性遗传性疾病，系 HFE 基因突变造成细胞转铁功能障碍，使铁负荷加重，铁在脏器沉积引起疾病，最为常见。HFE 基因（或 HLA-H）于 1996 年被鉴定命名，位于 6 号染色体短臂，编码 HLA-A 区域。目前发现此基因突变有 20 多种，以 p.C282Y 最常见，其次为 p.H63D 或 p.S65C[7]。

2A 型：与血幼素功能障碍有关。血幼素蛋白由 426 个氨基酸组成，其基因含 4 个外显子和 3 个内含子。突变类型繁多，可影响血幼素各区，绝大多数是终止决定簇，最常见的突变形式是 p.G320V 纯合突变，此外还有 p.G320V/Q116X 复合杂合突变及 p.Q6H/p.C321X、p.C80R、p.S85P、p.G99R、p.G99V、p.L101P、p.I222N、p.I281T、p.C321X、p.C321W、p.R385X、p.S105L、p.E302K、p.N372D、p.R335Q 等突变[7]。

2B 型：与铁调素抗菌肽（hepcidin antimicrobial peptide，HAMP）功能障碍有关。该型与 19 号染色体铁调素编码基因 HAMP 突变有关，包含 3 个外显子和 2 个内含子，主要在肝脏表达，已发现众多突变，如 p.R56X、p.R59G、p.G71D 等[8]。

3型：与 TFR2 功能障碍有关。*TFR2* 基因定位于 7q22，长约 21 kb。基因突变类型有：纯合无义突变 p.Y250X 和 p.E60X、碱基置换 p.M172K 和 p.R455Q，以及缺失 AVA1294-297del[1]。

4型：与膜铁转运蛋白（FPN）功能障碍有关。4 型为常染色体显性遗传病。FPN 由 *SLC40A1* 基因编码，其突变导致多次跨膜蛋白异常，造成肠上皮细胞及巨噬细胞转运铁障碍。主要的突变为 p.V162del、p.D157N、p.D181V、p.G80V、p.Q182H 及 p.R489K 等[9]。

笔者所在课题组研究结果发现我国遗传性血色病的致病基因以非 *HFE* 基因突变为主，包括以 2 型血色病 *HJV* 基因信号肽区变异为特征的 HJV 复合杂合突变或 BMP/SMAD 通路相关基因突变组成的杂合突变组合；以及 4 型血色病 *SLC40A1* 基因 p.Y333H 突变[10,11]。

三、遗传性血色病的病理生理机制

（一）生理情况下机体铁稳态的维持

铁调素是调节人体铁代谢的重要激素，它作用于膜铁转运蛋白进而调节人体内铁水平。它是由肝细胞产生的含有 25 个氨基酸的小肽类物质。体内铁水平是调节铁调素合成的主要调节剂。生理情况下人体内铁调节过程（图 46-1）：血浆或肝细胞内铁水平升高，激活两条信号通路，细胞外信号调节激酶（ERK）/丝裂原活化蛋白激酶（MAPK）通路和 BMP/SMAD 通路。这两条通路之间可能也具有相互作用。HFE 蛋白与 BMP1型受体 ALK3 相互作用，激活 ERK-MAPK 通路，调节铁调素表达。血浆铁水平、肝细胞内铁水平，分别产生不同时间段的应答活性；血浆铁水平启动的应答持续数小时，而肝细胞内铁过量启动的应答持续数天。不管是何种病因，信号通路激活上调，可诱导铁调素 mRNA 表达，血浆铁调素增加，产生两方面作用：一是十二指肠铁吸收降低，二是脾脏中来源于正常红细胞降解（红细胞吞噬）的铁释放减少。通过上述调节过程，血浆铁水平下降，以抵消血浆和/或细胞内铁增加。如果血浆铁和/或细胞内铁降低，上述过程以相反的方向完成铁调节[5]。

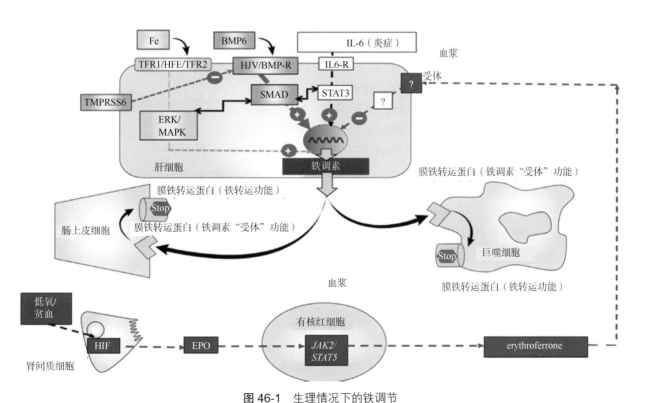

图 46-1　生理情况下的铁调节

（资料来源：Brissot P，Loreal O. J Hepatol 2016；64：505-15.）

膜铁转运蛋白是目前唯一已知的细胞膜铁转运蛋白，是铁调素的受体。铁调素作用于肠上皮细胞、巨噬细胞膜上的膜铁转运蛋白而发挥生物学效应，其结果是膜铁转运蛋白内化、降解，最终导致细胞内向血浆转运铁减少[3]。

除了铁过载以外，其他因素也可调节铁调素的合成。一是炎症，可通过白介素 -6（IL-6）信号途径和激活素 B 信号途径，刺激铁调素的生成[5]。二是异常红系造血，通过作用于骨髓激素 erythroferrone 下调铁调素的合成[12]。三是肝细胞衰竭，因为铁调素是由肝细胞生成的，肝衰竭时铁调素合成减少[13]。

（二）遗传性血色病发生铁过载的机制

遗传性血色病按照是否存在铁调素缺乏，可分为铁调素缺乏相关遗传性血色病和膜铁转运蛋白病（ferroportin disease）。铁调素缺乏是遗传性血色病最常见的特点，铁调素缺乏导致膜铁转运蛋白不能内化、降解，其转运铁的活性增加，进而血浆铁、转铁蛋白饱和度增加，肝细胞内铁负荷过重，导致血色病发生。相关血色病包括：① HFE 相关遗传性血色病，主要是 p.C282Y 纯合突变，少部分为 p.C282Y 复合杂合突变；②非 HFE 相关遗传性血色病，主要是编码影响铁调素合成蛋白的基因突变，如 HJV 或 HAMP，或者 TFR2 突变导致铁调素表达下调和 / 或活性下降。此外，铁调素抵抗的表现与铁调素缺乏一样，这种情况见于 SLC40A1 突变，改变了膜铁转运蛋白铁调素受体功能，这类疾病被称为膜铁转运蛋白病 B 型[5]。

经典的膜铁转运蛋白病，即膜铁转运蛋白病 A 型，是因 SLC40A1 突变，改变了膜铁转运蛋白输出铁的特性，导致细胞内铁贮留。其典型特点：①血清铁、转铁蛋白不升高，有时甚至会降低；②铁主要沉积在巨噬细胞，故肝活检时可见铁沉积在库普弗细胞内，腹部 MRI 显示脾脏铁过载，而肝脏没有铁过载；③血清铁蛋白明显升高，通常高于其他类型遗传性血色病，但并不能反映全身铁过载的情况；④铁对机体的损伤有限，此病预后相对较好；⑤患者大多不能耐受放血疗法，存在贫血风险[14]（图 46-2）。

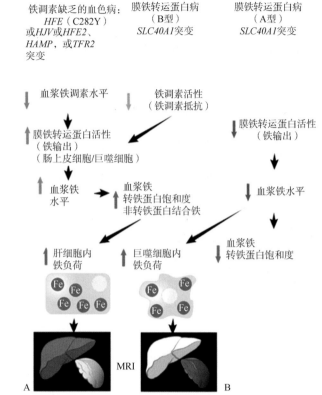

图 46-2　遗传性血色病发生铁过载的机制

A. 铁调素缺乏或铁调素抵抗 – 相关血色病：血浆铁增加导致非转铁蛋白结合铁增加，最终肝实质细胞内铁负荷增加；B. 膜铁转运蛋白病：巨噬细胞膜铁转运蛋白铁输出的功能受损，导致巨噬细胞内铁贮留，血浆铁水平降低。MRI. 磁共振成像（白色：无铁过载；浅灰色：中度铁过载；深灰色：重度铁过载）[资料来源：Brissot P, Loreal O. J Hepatol 2016；64：505–15.]

四、遗传性血色病的病理表现

（一）肝组织中的铁沉积及病理表现

肝脏中的铁沉积可有两种形式：一种是铁蛋白，为可溶性铁，苏木精 – 伊红（HE）染色中不能看见，普鲁士蓝染色后表现为颗粒状；另一种是含铁血红素，为不可溶铁，沉积在肝细胞膜结合的溶酶体中，HE 染色表现为金褐色的折光颗粒[15]。

肝脏铁沉积组织学模式有实质细胞型、间质细胞型、混合型（实质细胞间质细胞）。在血色病基因突变发现之前，肝组织铁沉积的模式是鉴别遗传性和继发性血色病的重要指标。遗传性血色病表现为实质细胞型，铁以肝细胞内沉积为主，铁沉积从 I 带至Ⅲ带逐渐减少（图 46-3）；胆管内铁沉积也是遗传性血色病的特点。继发性血色病表现为间质细胞型，铁以巨噬细胞内沉积为主（图

46-4）。而混合型铁沉积具有实质细胞型和间质细胞型的特点（图 46-5），常见于遗传性、继发性血色病并存或严重铁过载的情况。

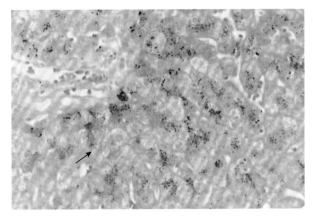

图 46-3　实质细胞铁沉积为主型
箭头指示肝细胞内铁沉积，普鲁士蓝染色，×400

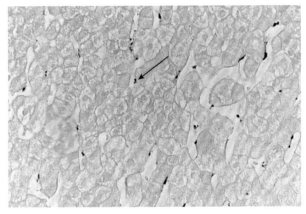

图 46-4　间质细胞铁沉积型
箭头指示巨噬细胞内铁沉积，普鲁士蓝染色，×400

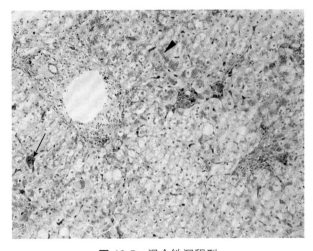

图 46-5　混合铁沉积型
三角形指示肝细胞内铁沉积，箭头指示巨噬细胞内铁沉积，普鲁士蓝染色，×100

铁沉积的严重程度组织学分级，目前较常用的是 Scheuer 分级系统，可分为 4 级：1 级，铁沉积在部分 Ⅰ 带而非全部肝小叶；2 级，铁沉积在 Ⅰ 带的全部肝小叶；3 级，铁沉积从 Ⅰ 带发展到 Ⅱ 带；4 级，铁沉积从 Ⅰ 带发展到 Ⅲ 带。此后，Searle 对 Scheuer 分级系统进行了修订，建立了 Searle 方法，分为 5 级：0 级，无铁沉积；1 级，放大 400 倍容易看见散在的铁颗粒；2 级，放大 100 倍容易看见散在的铁颗粒；3 级，放大 40 倍容易看见散在的铁颗粒；4 级，放大 10 倍或裸眼即可看见散在的铁颗粒[15]。

（二）肝外器官的病理表现[16]

肝外器官的铁沉积仅见于严重的铁过载。

胰腺：可能会表现为纤维化、胰腺实质的变性，铁沉积在胰腺腺泡细胞、巨噬细胞、朗格汉斯细胞和纤维组织中。

心脏：铁沉积在心肌细胞中，正常的心肌纤维被大量含铁物质所替代；心肌纤维变性少见。

皮肤：上皮萎缩可能导致皮肤扁平，毛囊及皮脂腺萎缩，特征性的表现是基底层的黑色素颗粒增加；铁一般不会在表皮沉积，多沉积于基底层。

内分泌腺体：包括肾上腺皮质、腺垂体、甲状腺，都可能出现不同程度的铁及纤维化。睾丸变小、质地变软，生殖上皮萎缩，无铁过载；可能存在间质纤维化，铁可能沉积在毛细血管壁内。

脾脏、骨髓和十二指肠黏膜上皮、脑、神经组织：一般不会有铁过载。

五、遗传性血色病的临床表现

遗传性血色病是少见病，其经典临床表现为肝硬化、糖尿病、皮肤色素沉着，曾称青铜糖尿病（bronze diabetes）。但是随着遗传性血色病基因的发现，早期诊断无症状遗传性血色病成为可能。据国外文献报道，白种人 *HFE* p.C282Y 纯合突变的流行率为 1/250；但是 *HFE* p.C282Y 纯合突变人群中仅有不到 10% 完全表现出血色病的临床表现。白种人中有 1/10 为 *HFE* p.C282Y 杂合突变，其血清铁指标升高，但是无组织器官铁过载及相关损害。

血色病发病存在性别差异，男性是女性的 10 倍。女性可通过月经、妊娠排出过多的铁。女性血色病患者多在停经或月经减少以后，或者行子宫切除术后或者在绝经后多年出现临床表现。发病高峰年龄是 40～60 岁，20 岁之前发病罕见；青少年型血色病可在 20 岁左右发病。

遗传性血色病的临床症状包括：

1. 皮肤表现 皮肤呈青灰色变化，最常见的部位是腋窝、腹股沟区、外阴部、陈旧瘢痕处及皮肤暴露部分。颜色改变也可发生在口腔内。因黑色素沉积在基底层，整个萎缩的表皮都有颜色改变。皮肤发亮、发干、变薄。

2. 肝脏表现 可表现为单纯性肝肿大和/或脾肿大。部分患者可有肝区钝痛，触诊可有触痛。食管静脉曲张出血少见，除非进展至肝硬化导致门静脉高压；肝衰竭亦少见。

15%～30% 的血色病肝硬化患者发生肝细胞癌，肝细胞癌有可能是首发症状，尤其是在老年人中。如果患者出现病情进展，如肝脏显著增大、腹痛、腹水，血清甲胎蛋白升高，需高度怀疑肝细胞癌。

3. 内分泌系统表现 虽然铁沉积主要发生在胰腺腺泡细胞而不是在胰岛 B 细胞，但是遗传性血色病患者的典型特征之一就是胰腺内分泌功能不全，发生糖尿病。但是，胰腺铁沉积只发生于遗传性血色病的严重病例中，近年来遗传性血色病得到早期诊断以后其相关糖尿病已经有所减少。

约 35% 的患者可能出现性欲缺失，15% 的女性患者会出现停经。性腺功能减退可能与下丘脑 – 垂体 – 性腺轴功能障碍有关。大约 2/3 的患者会出现垂体功能受损，与铁沉积在腺垂体有关，而且只影响产生促性腺激素的细胞。低促性腺激素导致睾丸萎缩、皮肤萎缩、第二性征消失。血浆睾酮水平低下。

骨质疏松在性腺功能减退患者中常见。同时出现甲状腺功能减退、肾上腺皮质功能不全、性腺功能减退的全垂体功能减退很少见。

4. 心脏表现 心肌细胞与肝细胞一样，对非转铁蛋白结合铁（nontransferrin bound iron，NTBI）具有高度亲和力。心脏的铁沉积主要发生在心室肌细胞，引起纤维化和心肌纤维改变。目前尚不清楚铁沉积到什么程度会显著累及心脏。

当铁沉积程度不断加重，首先发生左心室舒张功能不全，接着会出现心室收缩功能不全；心律失常也经常发生，甚至出现恶性心律失常；超声心动图可有异常发现，这些改变与铁沉积的程度相关，在静脉放血疗法治疗后可改善。少部分患者会发生心力衰竭，尤其常见于年轻患者，表现为进展性右心衰，还可出现心脏性猝死。

5. 关节病变 部分患者以关节病变为首发表现。大约 2/3 的患者会出现特异性的关节病变，最常见于第二、三掌指关节。腕部、髋部、踝部都可能受累及。X 线片显示肥大性骨关节炎，软骨钙质沉着症见于半月板和关节软骨。

45% 的患者会有关节疼痛。关节疼痛常常很难治疗，常用的非甾体抗炎药物治疗效果不佳。在去除体内过多的铁以后，30% 的患者关节疼痛得到改善，但也有 20% 的患者疼痛加重。

6. 临床分期 [17] 共分为三期。

1 期（遗传易感期）：携带遗传性血色病相关基因突变，但无铁指标异常，具有"遗传易感性"。

2 期（铁过载期）：携带遗传性血色病相关基因突变，伴铁指标异常（铁蛋白、转铁蛋白饱和度增高）。

3 期（器官损害期）：携带遗传性血色病相关基因突变，伴铁指标异常（铁蛋白、转铁蛋白饱和度增高），铁沉积达到一定程度出现组织、器官损伤。

六、遗传性血色病的辅助检查

（一）铁指标

1. 血清铁蛋白 血清铁蛋白是体内一种储存铁的可溶性组织蛋白，正常人血清中含有少量铁蛋白，铁蛋白可反映体内铁储存的情况，是目前最常用的评价铁过载的生化指标，可用于血色病的初筛，以及血色病治疗后疗效的随访观察。铁蛋白水平还可预测已确诊遗传性血色病患者是否会进展为肝纤维化和肝硬化；研究显示，铁蛋白 < 1000μg/L 提示遗传性血色病患者无肝硬化；对于 *HFE* p.C282Y 纯合突变患者，如果铁蛋白 > 1000μg/L 伴转氨酶升高、血小板 < 200×10⁹/L，80% 存在肝硬化。

血清铁蛋白升高，诊断铁过载高度敏感，故血清铁蛋白正常可排除铁过载；但是其诊断血色病的特异性差，因为铁蛋白升高见于其他多种情况：当肝细胞发生坏死时，铁蛋白从肝细胞内释放出来，血清铁蛋白升高；血清铁蛋白升高还见于全身炎症、各种病因的肝炎、过量饮酒、脂肪肝及部分恶性肿瘤。

不同的检测方法有不同的正常值，一般正常值：男性 20～200μg/L，女性 15～150μg/L。

2. **转铁蛋白饱和度**（transferrin saturation，TS）　TS 的计算公式为血清铁 / 总铁结合力（或转铁蛋白浓度）×100%，正常值范围：20% ～ 50%。*HFE* 相关血色病，血清铁增加，转铁蛋白浓度或总铁结合力下降，故 TS 增高。美国肝病学会和欧洲肝病学会血色病诊治指南均推荐 TS ≥ 45% 作为血色病筛查的标准[2, 17]。HH 患者的 TS 甚至可高达 100%。如果转铁蛋白饱和度正常，而血清铁蛋白升高，则需考虑以下引起铁蛋白升高的疾病，如肝脏坏死炎症（酒精性肝病、慢性乙型肝炎和慢性丙型肝炎、非酒精性脂肪性肝病）、其他非肝脏原因的慢性炎症状态、淋巴瘤、非 *HFE* 相关血色病（尤其是膜铁转运蛋白病）等。

（二）肝脏 MRI

对 MRI 检查而言，铁是一种天然顺磁性增强剂。如果存在铁过载，T_2 相信号显著降低。应用特殊的磁共振扫描序列及图像后处理软件，可完成肝铁含量的无创评估[18]。MRI 在遗传性血色病中的应用具有以下几个优势：①确定肝脏内铁分布的情况；②鉴别铁过载是实质细胞型（脾脏信号正常，肝脏、胰腺、心脏信号降低）还是间质细胞型（脾脏信号降低）；③检出小的无铁沉积的肿瘤病灶。

（三）肝活检

血色病基因检测开展以前，肝活检是诊断遗传性血色病的金标准。目前肝活检是判断遗传性血色病的预后、评价是否存在其他共存肝脏疾病的手段。

如果 *HFE* p.C282Y 纯合突变或复合杂合突变的遗传性血色病患者出现转氨酶升高或者铁蛋白＞1000μg/L，推荐进行肝活检以评价是否存在肝纤维化及其程度[17]。

对于非 *HFE* p.C282Y 纯合突变或复合杂合突变的铁过载患者，推荐进行肝活检以帮助明确诊断及判断预后[17]。对于非 *HFE* 相关遗传性血色病，肝铁含量及肝组织铁染色有助于明确铁过载的程度、铁沉积的分布模式[17]。

（四）基因检测

目前国内外已建立多种方法进行血色病相关基因的突变检测，包括变性高效液相色谱（DHPLC）分析技术、DNA 测序技术、DNA 芯片及高分辨率熔解曲线分析（HRM）技术等，并已得到广泛应用。

七、遗传性血色病的诊断与鉴别诊断

当中年患者出现无法解释的肝硬化、古铜色皮肤、糖尿病及其他内分泌功能障碍、关节炎症、心脏病时，需考虑 *HFE* 相关遗传性血色病。如果患者转铁蛋白饱和度、铁蛋白水平升高，应该进一步行 *HFE* 基因检测。当前由于临床医生对血色病的重视及相关筛查试验的普及，血色病的早期诊断成为可能。可参考血色病诊断和治疗的流程图（图 46-6），对血色病进行诊断并明确血色病类型。

HFE 基因检测的广泛开展提高了检出无症状 p.C282Y 纯合突变 HH 的机会。如果血清铁蛋白水平升高，即可疑诊血色病，并启动完整的诊断流程。血清铁蛋白＞ 1000ng/ml，应考虑行肝活检明确肝纤维化的阶段，除非临床已明确诊断肝硬化。如果铁蛋白正常，则每年随访一次。

如果出现任何血色病相关症状，TS 和血清铁蛋白都升高，需进行 *HFE* 基因检测。如果是 p.C282Y 纯合突变，则可明确诊断为 *HFE* 相关遗传性血色病。如果是其他 *HFE* 基因突变，需要首先考虑其他合并情况（如肥胖、慢性饮酒史等）。如果没有这些合并情况，或者如果这些合并情况在得到有效的治疗以后铁指标仍然异常，则需进行肝活检明确肝铁过载情况，肝铁含量也可以通过 MRI 检查进行评估，如有肝铁过载，考虑是否为非 *HFE* 相关遗传性血色病，可进行非 *HFE* 基因检测。对于复合杂合突变 p.C282Y/H63D 或者 p.H63D 纯合突变，其真正的致病因素通常是未被认识的合并症。如果没有这些合并症，放血以后铁指标及肝组织铁过载可逆转。

在有症状的患者，如果 TS 增高、铁蛋白正常，可排除遗传性血色病。相反，如果 TS 正常、铁蛋白升高，首先应排除引起铁蛋白升高的其他常见原因，如代谢综合征、炎症、肿瘤。如果没有这些病因，或者在去除这些病因后铁蛋白仍升高，则行 MRI 或肝活检明确肝铁含量是否增加，如果增加，则需考虑非 *HFE* 相关铁过载，如 FPN。

无血液系统疾病或进展期肝硬化的实质铁过载，是典型的 *TFR2* 相关血色病或 *HFE* 相关血色病的少见类型；基因检测有助于最终诊断。*TFR2*

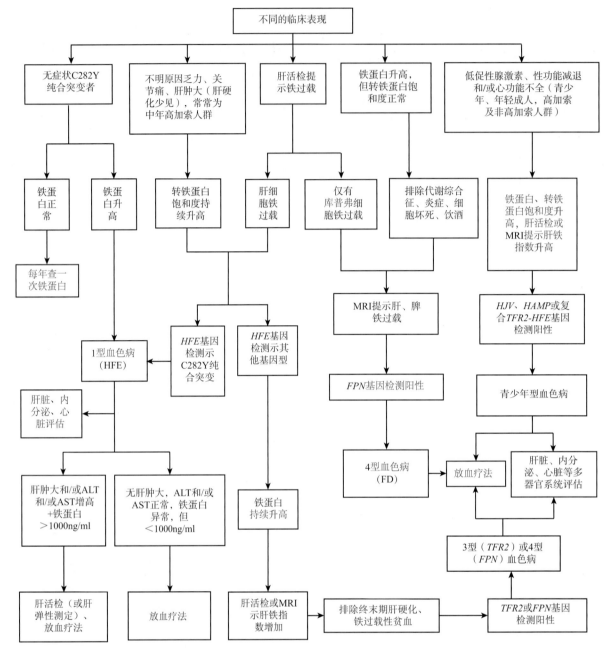

图 46-6　遗传性血色病的诊治流程

（资料来源：Gastroenterology 2015；149：1240－51）

相关血色病常表现为发病年龄早、临床表现更重。大多数患者在诊断时已有明显症状（如肝病、糖尿病、心肌病），这一类型的血色病在白种人及其他人群中均有发病。

单纯间质细胞（库普弗细胞）性铁沉积，最常见的遗传性血色病是膜铁转运蛋白病（FD）。与 HFE 及非 HFE 相关遗传性血色病不同，FD 是常染色体显性遗传病，患者父母一方携带 FPN 基因突变并表现出无法解释的铁蛋白升高。目前全球已

发现很多 FPN 突变，具有地区差异。FD 是由 FPN 基因突变导致膜铁转运蛋白功能丢失，铁外运功能受损，尤其是巨噬细胞，结果导致铁沉积在巨噬细胞内。铁也可沉积在实质细胞中，但组织学上很难发现，仅导致轻微损伤。血清铁降低，TS 降低或正常，而且在放血后容易出现缺铁性贫血。因此，FD 的特征是单核－吞噬细胞系统铁沉积（与经典遗传性血色病不同，其典型 MRI 图像特点为脾脏及骨髓铁沉积），铁蛋白升高，TS 正常。

青少年型血色病（*HJV*、*HAMP* 或复合 *TFR2-HFE* 基因检测阳性）与 *HFE* 相关遗传性血色病不同，发病年龄早，无性别差异，更容易发生心脏、内分泌功能障碍。其特点为 20 岁左右发病，性功能障碍（不孕不育），难治性扩张型心肌病是其常见并发症；未治疗的患者常在 30 岁左右死于心脏病。肝病表现不如其他类型血色病（*HFE*、*TFR2*、*FPN*）常见，可能是因为心力衰竭、内分泌功能障碍较为突出。肝脏病理可能比较严重，40% 的患者在青年期即发生肝硬化。

八、遗传性血色病的治疗

（一）去除体内过多的铁

目前有三种方法可以去除体内过多的铁。

1. 放血疗法　放血疗法是各种类型遗传性血色病的标准治疗方法。最早在 1950 年开始在遗传性血色病患者中应用放血疗法。放血疗法可以使过多的铁排出体外；促使组织中的铁以最高达 130mg/d 的速度转移到外周血中；促使血液再生能力加速，血红蛋白生成速度可增加至正常情况的 6 倍或 7 倍。

放血疗法的临床获益包括[2]：使组织内铁储存降至正常；如果在患者发展至肝硬化和糖尿病之前诊断，并开始治疗，可改善生存率、提高生活质量、改善心功能、有助于糖尿病的控制、减轻腹痛、逆转肝纤维化（大约 30%）、减轻皮肤色素沉着、使肝功能恢复正常。但是，放血疗法不能逆转已确诊的肝硬化，不能改善关节病（或可轻度改善），不能使睾丸萎缩逆转。

关于何时开始放血、初始治疗的终点、维持治疗的最佳目标，国际上各指南推荐有所不同（表 46-2）。但是，全世界都接受的共识是只要患者血清铁蛋白水平超过正常值上限，就应尽早开始治疗，旨在使血清铁蛋白水平降至 50 ～ 100μg/L。所有指南都推荐在每次放血疗法前检测血红蛋白，血清铁蛋白检测间隔时间可稍长一些，只要铁蛋白水平在正常值上限以上，每月检测一次，铁蛋白水平降至正常值上限以下后，每两次放血疗法检测一次。放血疗法的间隔时间或每次放血的量需要根据患者具体情况进行调整，以维持血红蛋白 11 ～ 12g/dl、血清铁蛋白 50 ～ 100μg/L 的水平。

表 46-2　国际指南对 *HFE* 相关血色病进行放血疗法的推荐[19]

研究国家/机构（年份）	初始治疗			维持治疗
	开始治疗的铁蛋白水平	放血间隔、每次放血量	治疗终点	治疗目标
法国（2005）	男性：SF > 300μg/L 女性：SF > 200μg/L	每次 5 ～ 7ml/kg（< 550ml），每周 1 次	SF < 50μg/L	SF < 50μg/L
荷兰（2007）	不确定	每次 500ml，每周 1 次	SF < 300μg/L	SF 在参考值内
EASL（2010）	SF 在正常值上限以上	每次 400 ～ 500ml，每周或每 2 周 1 次	SF < 50μg/L	SF < 50μg/L
AASLD（2011）	SF 升高伴或不伴临床症状	每次 500ml，每周 1 次或 2 次	SF 50 ～ 100μg/L	SF 50 ～ 100μg/L

注：EASL. 欧洲肝病学会；AASLD. 美国肝病学会。

当初始治疗结束，成功地去除了过量的铁储备后，大多数患者需维持放血疗法，每 2 ～ 3 个月去除 1U 全血。大多数血色病患者大约额外吸收铁 3mg/d，3 个月后，额外吸收铁积累至 270mg，这与放血疗法清除的 250mg 铁大致相当；因此，每 3 个月放血 1 次通常是适宜的。有些患者每天吸收铁多于 3mg/d，因而要求维持放血疗法每 2 个月 1 次以上。

少部分患者确诊为血色病后不再出现铁过多积累，其原因不明。可能的原因是有些患者口服质子泵抑制剂可减少铁吸收，从而降低放血疗法的需要，但质子泵抑制剂不推荐作为治疗遗传性血色病的常规方法。然而，对于老年患者，出现这种情况需警惕失血的情况，如消化性溃疡、结肠疾病、血尿，需进一步评估。

部分患者不耐受放血疗法，可应用以下方法帮助改善。采用局部麻醉预防穿刺点疼痛。手握并揉捏橡皮球，有助于增加静脉血流量。放血时饮用大量水可减少血容量下降的风险。维持治疗时不耐受，需考虑以下情况：限铁饮食、饮茶、服用质子泵抑制剂、失血。

妊娠期妇女每日丢失 1g 铁，因此妊娠期妇女需停止放血疗法，并监测血清铁蛋白水平。不常规补铁剂，除非存在铁缺乏。即使铁蛋白升高，也不进行放血疗法直至妊娠结束；但如果患者存在血色病相关的心脏疾病或肝脏疾病，需组织相关专业的医生会诊，共同讨论放血疗法的利弊，再决定是否进行放血疗法。

2. 祛铁药物　祛铁药物治疗可用于放血疗法不耐受或禁忌的患者。

（1）去铁胺（deferoxamine）：皮下注射，与铁螯合后通过尿液排泄，在继发性铁过载疾病中应用较多，但在遗传性血色病中应用少，对心肌中的铁去除不充分，费用高昂。副作用包括：注射反应，听力、视力异常，骨骼发育异常，锌缺乏，耶尔森菌感染[20]。

（2）地拉罗司（deferasirox）：口服制剂，与铁螯合后通过粪便排泄，目前在遗传性血色病中的应用较少，对血色病心肌病的治疗作用不确定，费用高昂。副作用包括胃肠道症状、转氨酶升高、血清肌酐升高、皮疹、听力及视力异常、严重肝肾功能损伤或骨髓毒性。[20]

3. 红细胞去除术（erythrocytophoresis）　目前有一些研究报道红细胞去除术可用于遗传性血色病的治疗，但尚未广泛开展。其可能的优点：快速排出体内过多的铁，达到目标铁蛋白需要的治疗次数更少，对于严重铁过载的患者可能更有效[21]。缺点：临床应用的经验有限，需要特殊的仪器和设备、专业培训的操作人员，费用高昂。

（二）饮食管理

目前尚无证据支持对遗传性血色病患者进行饮食干预；但是，一项系统回顾结果显示影响铁摄入或者生物利用的饮食调整可能会影响铁沉积，而且饮食调整有助于鼓励患者主动参与到血色病的管理中[22]。对遗传性血色病患者的饮食建议包括：①避免补充铁剂；②适当食用红肉；③适当饮酒（无肝功能损伤的患者可少量饮酒，转氨酶升高或肝肿大的患者禁止饮酒或极少量饮酒，肝硬化患者应戒酒）；④限制补充维生素C（每日500mg）；⑤因遗传性血色病患者容易感染嗜盐弧菌而导致严重的脓毒血症，故建议避免食用生贝，避免食用被海水污染的海鲜，开放性伤口或皮肤破损处避免接触海水[20]。

（三）肝移植

当患者发生肝细胞癌，或进展至失代偿期肝硬化，出现严重并发症，放血疗法或祛铁治疗难以使肝功能恢复正常时，患者具有肝移植治疗的指征。据国外文献报道，过去遗传性血色病患者肝移植后生存率低于因其他病因行肝移植的患者，大部分肝移植后死亡的遗传性血色病患者在围手术期发生心脏并发症或感染相关并发症；这些并发症发生可能与肝移植术前祛铁治疗不充分有关。现在，遗传性血色病患者肝移植后生存率与其他病因的患者几乎相同，部分原因是肝移植前即得到了早期诊断和治疗[2]。

（四）新型靶向药物

铁调素 – 膜铁转运蛋白轴（hepcidin-FPN axis）在调节体内铁摄取、分布中具有重要的作用，针对铁调素 – 膜铁转运蛋白轴的靶向药物治疗遗传性血色病具有很好的前景。目前临床前期动物实验显示调节铁调素活性是潜在治疗遗传性血色病的方法，这些实验基本以 *HFE* 基因敲除小鼠为遗传性血色病模型，采用过表达铁调素、外源性补充 BMP6、抑制 TMPRSS6 表达，或补充铁调素类似物 mini-hepcidin[23]。但是这些方法还需要临床试验进一步验证。

九、筛　查

1. 家庭成员筛查　遗传性血色病是一种遗传病，所以先证者的一级亲属应该进行筛查，以便对家族成员早期诊断和治疗，预防并发症发生。筛查内容包括铁指标（TS 和血清铁蛋白）和血色病基因检测（经济条件允许情况下）[2]。

2. 普通人群筛查　目前全球共识不推荐对普通人群进行筛查，主要基于以下三个方面考虑：①基因检测的费用问题；②可能产生的歧视问题；③TS 或铁蛋白作为筛查手段可能产生假阳性或假阴性[19]。

（张　伟　黄　坚　欧晓娟）

参 考 文 献

[1] McDonald CJ，Wallace DF，Crawford DH，et al.

Iron storage disease in Asia-Pacific populations：the importance of non-HFE mutations. J Gastroen Hepatol 2013；28：1087-94.

[2] Bacon BR，Adams PC，Kowdley KV，et al. Diagnosis and management of hemochromatosis：2011 practice guideline by the American Association for the Study of Liver Diseases. Hepatology 2011；54：328-43.

[3] Pietrangelo A. The ferroportin disease. Blood Cells Mol Dis 2004；32：131-8.

[4] Lopriore E，Mearin ML，Oepkes D，et al. Neonatal hemochromatosis：management, outcome, and prevention. Prenatal Diag 2013；33：1221-25.

[5] Brissot P，Loreal O. Iron metabolism and related genetic diseases：a cleared land, keeping mysteries. J Hepatol 2016；64：505-15.

[6] Lv T，Li X，Zhang W，et al. Recent advance in the molecular genetics of Wilson disease and hereditary hemochromatosis. Eur J Med Genet 2016；59：532-9.

[7] Pietrangelo A. Genetics，genetic testing，and management of hemochromatosis：15 years since hepcidin. Gastroenterology 2015；149：1240-51.

[8] Wallace DF，Subramaniam VN. Non-HFE haemochromatosis. World J Gastroenterol 2007；35：4690-8.

[9] Mayr R，Janecke AR，Schranz M，et al. Ferroportin disease：a systematic meta-analysis of clinical and molecular findings. J Hepatol 2010；53：941-9.

[10] Lv T，Zhang W，Xu A，et al. Non-HFE mutations in haemochromatosis in China：combination of heterozygous mutations involving HJV signal peptide variants. J Med Genet 2018；55：650-660.

[11] Zhang W，Xu A，Li Y，et al. A novel SLC40A1 p.Y333H mutation with gain of function of ferroportin：a recurrent cause of haemochromatosis in China. Liver Int 2019；39：1120-27.

[12] Kautz L，Jung G，Valore EV，et al. Identification of erythroferrone as an erythroid regulator of iron metab-

olism. Nat Genet 2014；7：678-84.

[13] Maras JS，Maiwall R，Harsha HC，et al. Dysregulated iron homeostasis is strongly associated with multiorgan failure and early mortality in acute-on-chronic liver failure. Hepatology 2015；61：1306-20.

[14] Pietrangelo A. Ferroportin disease：pathogenesis，diagnosis and treatment. Haematologica 2017；102：1972-84.

[15] Romil S. Practical Hepatic Pathology—A Diagnostic Approach. Amsterdam：Elsevier；2011：177-87.

[16] Dooley JS，Lok ASF，Garcia-Tsao G，et al. Sherlock's Diseases of the Liver and Biliary System. 13th ed. New Jersey：Wiley-Blackwell；2018.

[17] EASL. EASL clinical practice guidelines for HFE hemochromatosis. J Hepatol 2010；53：3-22.

[18] D Assignies G，Paisant A，Bardou-Jacquet E，et al. Non-invasive measurement of liver iron concentration using 3-Tesla magnetic resonance imaging：validation against biopsy. Eur Radiol 2018；28：2022-30.

[19] Powell LW，Seckington RC，Deugnier Y. Haemochromatosis. Lancet 2016；388：706-16.

[20] Adams PC，Barton JC. How I treat hemochromatosis. Blood 2010；116：317-25.

[21] Erythrocytapheresis versus phlebotomy in the initial treatment of HFE hemochromatosis patients：results from a randomized trial. Transfusion 2012；52（3）：470-7.

[22] Moretti D，van Doorn GM，Swinkels DW，et al. Relevance of dietary iron intake and bioavailability in the management of HFE hemochromatosis：a systematic review. Am J Clin Nutr 2013；98：468-79.

[23] Schmidt PJ，Fleming MD. Modulation of hepcidin as therapy for primary and secondary iron overload disorders：preclinical models and approaches. Hematol Oncol Clin North Am 2014；28：387-401.

第 47 章 α1- 抗胰蛋白酶缺乏症

α1- 抗胰蛋白酶缺乏症（alpha-1 antitrypsin deficiency，AATD）是一种常染色体共显性遗传性疾病，其常见临床表现为肺气肿和 / 或肝硬化，也可见脂膜炎、抗中性粒细胞胞质抗体阳性血管炎、炎症性肠病、颅内和腹内动脉瘤、纤维肌性发育不良及肾小球肾炎。血液循环中 α1- 抗胰蛋白酶（alpha-1 antitrypsin，AAT）缺乏及其功能异常是 AATD 的特征 [1]。对儿童来说，AATD 是相对常见的遗传性肝脏疾病之一，也是导致儿童肝移植的常见遗传性疾病。对成人来说，AATD 可引起慢性肝炎、肝硬化和肝细胞癌。

一、流行病学

北美和欧洲人群的发病率为 1/（1500 ～ 3500），且只有极少数受影响的个体被诊断。AAT 缺陷等位基因不限于白种人，在非洲、亚洲和中东人群中也已有描述。一项纳入 58 个国家的 373 个队列，共 44 亿人口的流行病学研究发现，至少有 1.16 亿人为 PiMS、PiMZ 缺陷等位基因携带者，340 万人携带 PiSS、PiSZ、PiZZ 缺陷等位基因 [2-4]。尽管如此，AAT 缺乏症仍然是一种以白种人为主的疾病，在欧洲人后裔中发病率最高。

二、编码 AAT 基因的变异

AATD 是一种常染色体共显性疾病，主要由编码 AAT 蛋白的 SERPINA1 基因突变导致血液中蛋白酶抑制剂 AAT 的缺乏引起。该基因定位于 14 号染色体长臂（14q32.13），含有 7 个外显子，包括 3 个 5′ 非编码外显子（Ⅰa、Ⅰb、Ⅰc）和 4 个编码外显子（Ⅱ、Ⅲ、Ⅳ和Ⅴ），其中外显子Ⅱ～Ⅴ被翻译成蛋白。新生的 AAT 由 418 个氨基酸组成，其中最初的 24 个氨基酸起到信号肽的作用，随后被去除，因此成熟的 AAT 为 394 个氨基酸组成的单链多肽，分子量为 52kDa，血浆浓度一般为 1 ～ 2g/L。

目前已发现 SERPINA1 基因存在 120 余种基因变异，常用蛋白酶抑制剂（Pi）系统来描述每个特定基因型 / 表型。PI*M 是正常的等位基因，其他形式的等位基因可对 AAT 无影响，也可导致表达降低或结构异常，常见的有缺陷的等位基因主要是 PI*S（p.E264V）和 PI*Z（p.E342K），PI*Z 导致 AAT 蛋白错误折叠变异体，ZZ 纯合子是严重 AAT 缺陷的最常见基因型，临床上约有 96% 的相关疾病与此有关，主要表现为在肝脏中蓄积导致慢性肝病、肝硬化，同时在肺中失去蛋白酶抑制剂功能，导致肺气肿 [6]。正常基因型 MM 存在于 90% ～ 95% 的人群中；MS、SS、MZ、SZ 和 ZZ 5 种不同程度缺陷基因型存在于其余的 5% ～ 10% 群体中 [5]。

三、发病机制

1963 年 Laurell 和 Eriksson 首次描述了 AATD，他们认为 AAT 血清水平低下同肺气肿发生相关。1969 年在婴儿肝硬化（基因型为 PiZ）患者的肝细胞中发现了 AAT 小体，此后才认识到 AAT 缺乏症可引起肝脏病变。

肝脏是合成 AAT 的主要部位，少量存在于巨噬细胞或肺、小肠及肾脏的细胞中 [7]。每天肝脏合成并分泌大量 AAT，其血清含量仅次于白蛋白。在急、慢性肝病时 AAT 水平常升高，在妊娠期和应用雌激素后其水平明显升高。在急性肝坏死和蛋白丢失状态偶见 AAT 明显下降。AAT 主要生理作用是抑制中性粒细胞弹性酶活性，近期研究表明，AAT 也可能参与免疫反应。

AAT 基因具有各种缺陷突变，多数为点突变。绝大多数肝脏疾病同 Z 基因型相关，在实验研究中，单体 Z 突变基因型分子保留在内质网中，持续约 1h 才会进入蛋白水解途径。在生物合成期间，Z 突变基因型 AAT 通过转录及翻译，无效折叠成最终构象，约 85% 保留在肝细胞中，这种积累导致 AATD 相关的肝损伤。也就是说只有那些与 AAT 在肝细胞内质网中病理性聚合相关的基因型（如 PiZZ 型 AATD）才会致病。但并非所有 ZZ 突变基因型个体会发生肝脏疾病，如有重度 AATD 但 AAT 没有在肝细胞内积聚的无效纯合子患者[8]。

在肝脏中，AAT 的异常积聚可导致肝细胞营养障碍、炎症性坏死，肝细胞损伤不受凋亡级联、氧化还原或其他机制抑制，刺激肝细胞补偿性再生维持肝脏功能，肝细胞死亡和再生的慢性循环导致肝纤维化、肝硬化及肝癌[12]。在肺中，AAT 浓度及活性降低甚至缺乏，导致无法对抗白细胞等所释放的蛋白酶的破坏作用，因而产生慢性炎症坏死及最终形成肺气肿。

此外，也有研究报道，肝细胞可能会通过多种蛋白水解途径，如泛素依赖性和泛素非依赖性蛋白酶体途径及内质网相关降解途径，减少细胞内突变 Z 蛋白聚集造成的肝脏损伤[9, 10]。研究表明，内质网中的钙联蛋白和 Erman I 可能是蛋白降解途径中的关键控制点。另一种蛋白水解途径可能是自噬系统，突变 Z 蛋白在细胞内的积聚诱导自噬反应，而自噬反应的增加可能减轻肝脏损伤[11]。如果蛋白酶体或自噬降解途径存在缺陷，会进一步促进 AAT 在肝内细胞积聚。

四、病理学改变

AATD 的特征性改变为肝细胞内球蛋白的沉积，这种球蛋白可抵抗淀粉酶的消化并呈 PAS 染色强阳性。它们在邻近汇管区和异常纤维组织周围的肝细胞内浓聚，可能为单个的大球蛋白，使胞质延伸，胞核被挤向一侧，或者为胞质内有多个小的球蛋白。一般说来，随着肝病严重性的增加，球蛋白的大小增加，受累肝细胞的数目也增加。在 PiMZ 患者的肝脏中也可见到球蛋白，但受累肝细胞通常较少。有时，即使经过适当的组织学染色也容易忽略小球蛋白的存在。从电镜超微结构看，球蛋白为扩张的内质网内无形态的电子致密物质，免疫电镜可证实此种絮状物为 AAT。

纯合子 PiZ 发生新生儿肝炎综合征时，肝脏增大且呈绿色，表面光滑或有细小颗粒。新生儿肝病的组织学表现各异，可有继发性胆汁性肝硬化或典型的新生儿巨细胞肝炎等各种表现。根据最重要的组织学改变，可将新生儿期肝脏病变划分为三个类型，即肝细胞坏死、胆管增生和胆管缺失型。肝细胞坏死是新生儿期 AATD 肝病最明显的改变；除了肝细胞坏死，还有大量的胆栓；在汇管区常见大量淋巴细胞和中性粒细胞浸润。胆管增生是婴儿期肝病第二种组织学类型的标志，此种表现伴以小叶内和小胆管内大量的胆栓，这与肝外胆管阻塞所导致的病理改变极为相似。婴儿期肝病的第三种类型与肝内胆管闭锁相似（肝内胆管闭锁样型），此型组织学改变的标志为汇管区胆管缺失，以致在汇管区很难发现胆管。一般认为，肝细胞坏死型预后难以预料，肝外胆管阻塞样型预后最差，而肝内胆管闭锁样型预后较好。

儿童 AATD 所导致的肝纤维化有三种不同形式：轻度汇管区纤维化、轻度肝纤维化伴汇管区之间桥接纤维和肝硬化。第一种形式即轻度汇管区纤维化，特征为汇管区胶原轻度增加；临床上，患儿可表现为肝脏酶活性轻度升高，在婴儿期后期酶活性趋于正常。第二种形式即桥接纤维化，特征为小叶内纤维化伴汇管区之间细长延伸的胶原条带，此型临床表现轻微。第三种纤维化形式为肝硬化，在婴儿具有胆汁性肝硬化伴小叶形状不规则和重度纤维化的表现；新生儿期发生严重急性肝炎（肝活检大多数有胆管增生）的儿童常形成肝硬化。

绝大多数 PiZ 成人肝功能正常。据估计，PiZ 携带者在成人期发生肝病者仅占 10%～20%。成人 AATD 的肝损害有三种形式：轻度汇管区纤维化伴小叶内肝细胞脂肪变性、慢性活动性肝炎和肝硬化。轻度汇管区纤维化患者，肝功能检查常正常，伴或不伴肺病。慢性活动性肝炎患者，汇管区有严重的炎症细胞浸润伴碎屑样坏死；基质中有胆管增生和淋巴细胞浸润，但中性粒细胞的浸润相对较轻；除了肝细胞胞质内有 AAT 球蛋白外，其组织学改变与其他病因所导致的慢性活动性肝炎没有明显差异。肝硬化是最常见的组织学改变，多为大结节性，常迅速进展至肝衰竭而导致死亡。到目前为止，尚无成人 AATD 患者出现小叶内胆管缺失的报道。

五、临床特征

肝脏疾病的严重程度在个体之间差异很大，这与基因突变类型、不完全外显率、修饰基因的存在及环境因素的影响等有关。

（一）儿童期肝病

黄疸是新生儿期 AATD 常见的表现，也可表现为新生儿肝炎、肝脾肿大、肝硬化甚至肝衰竭[13]。此种肝病的临床表现与其他病因所致肝病相似，通常的情形是在无症状的儿童偶然发现肝脾肿大。其他症状包括瘙痒、进行性肝衰竭或因食管静脉曲张破裂出血所致呕血。重症者可死于出血、肝昏迷或反复感染。

典型黄疸症状、大便颜色发白、尿色加深可在出生时即出现，或迟至生后 2～3 个月才出现。实验室检查可显示总胆固醇、血清胆红素水平升高伴转氨酶和谷氨酰转肽酶水平升高。在大多数婴儿，虽然可有肝脾肿大，但黄疸是暂时的，且其他肝功能检查也可恢复正常。对这些患儿长期随访发现，多数患儿在儿童期后期出现肝硬化和进行性肝衰竭。肝硬化发生的时间不一，有报道称在生后 2 周即可发生肝硬化和腹水，提示可能胎儿在子宫内即已发生肝损害。

瑞典对全国的新生儿进行了 AATD 筛查及随访 16～18 年的前瞻性研究表明，在 127 名纯合子 PiZ AATD 患儿中，22 人（17%）在婴儿期出现肝病的临床表现，其中 2 人死于肝硬化，1 人死于事故，另 1 人死于再生障碍性贫血，尸检发现有早期肝硬化[14]。随访至 18 岁，有 14 人存在胆汁淤积，8 人有轻微生化指标异常及肝脾肿大。

（二）成人肝硬化

多数患儿在无症状期被偶然发现，这表明疾病进展情况变化较大，许多患者有可能在成人期才被发现。发病年龄可迟至 83 岁，而且随着对此病重视程度的增加，发现的老年患者比例也在增加。成人肝病患者中男性明显多于女性，反映出新生儿肝炎发病中性别的差异。慢性活动性肝炎、肝纤维化、肝硬化、胆管增生和肝细胞癌的发生均有报道。

这些患者可有各种类型慢性肝病的临床表现。长期有肺部症状的患者出现肝病的表现，提示可能存在 AATD。年轻患者可能追溯到在儿童期出现过黄疸，但老年患者则很少能追溯到早年儿童期详细病史。另一种可能是，这些患者可能属于 PiZZ 婴儿的亚组，他们在新生儿期肝功能无异常或仅有轻微异常。一旦出现肝病的临床表现，预后相对较差。

AATD 患者的预后可能并不完全相同。肺气肿可与肝病同时存在，也可单独出现。死于肺气肿的平均年龄为 52 岁，而死于肝病的平均年龄为 63 岁。

（三）肝病和癌症

有报道显示出现肝病的 PiZ 患者易于发生肝细胞癌和胆管癌。原发性肝癌可发生在正常肝脏、肝纤维化、肝硬化的基础上。最初曾发现 8 名 PiZ 缺乏症所致肝硬化患者中有 2 人发生肝细胞癌、1 人发生胆管癌，因而认为纯合子 PiZ 缺乏症所致肝硬化与肝细胞癌的发生有关。在一项以人群为基础的尸检研究中，AATD 和纯合子 PiZ 患者发生肝硬化的机会比为 7.8，而发生原发性肝癌的机会比为 20。随后该组瑞典作者又发现，在 35 名表型为 PiZZ 的肝硬化患者中有 14 人发生肝细胞癌，提示这两种疾病间有某种重要的关联。也有报道认为杂合子 MZ 表型个体也可发生肝细胞癌。目前认为，在环境致病因素如乙型肝炎少见或不存在的地区，AAT 可能在肝脏肿瘤发生中起一定的作用。然而，来自希腊、法国、西非和南非的研究未发现在肝细胞癌与 PiZ 表型间有关系。

六、肝病患者中 AATD 的诊断

临床上对有新生儿肝炎病史或青年人出现肺气肿者应怀疑 AATD。有肝硬化或肺气肿家族史者也提示有 AATD 的可能性。许多病例可能不具备这些线索，但对病因不明的慢性肝病患者均应考虑到此病的诊断。

AATD 的诊断不需要肝脏活组织检查，但可以用来评估肝脏损伤程度。其金标准是分析患者血清中 AAT 表型或基因组学分析。确诊需通过等电聚焦电泳或酸性 pH 条件下琼脂糖电泳测定血清 AAT 表型。对所有新生儿肝炎或儿童、青少年和成人原因不明慢性肝病患者均应检查此表型。超过 95% 的严重 AAT 缺陷个体具有 ZZ 或 SZ 基因型。

对于被确定为 AAT 异常基因个体的一级亲属应进行基因检测，以便对风险进行监控。

对于有症状个体的诊断测试，需至少对 S 和 Z 等位基因进行基因分型，确定性检测应包括 Pi 型、AAT 水平和 / 或扩大的基因分型。在对 AATD 个体进行家系筛查时，建议血清 AAT 浓度与表型分析联合应用。AAT 水平不足以鉴别有风险的个体，因为 AAT 水平随炎症、妊娠及儿童而变化，容易给人以错误印象[15]。血清 AAT 浓度与表型分析联合应用，可能有助于区分 Z 等位基因纯合子和 SZ 杂合子，二者均可发生肝病。当 AAT 水平和基因型或 Pi 型之间存在不一致时，评估 α1- 抗胰蛋白酶基因（SERPINA1）突变是必要的，应考虑罕见的无效等位基因型（可导致无 AAT 蛋白或截短的 AAT 蛋白产生的基因型）。现在应用聚合酶链反应扩增基因组 DNA 可以检测特异的 AAT 变异型。这是一种快速而敏感的技术，仅需要少量的细胞，在确诊疾病、人群普查、产前诊断和研究方面大有用处。

纯合子 PiZZ AATD 具有独特的肝脏组织学特征，即在肝细胞内质网中有过碘酸 – 希夫染色阳性的包涵体，有此特征则支持本病的诊断。此包涵体为嗜酸性，呈圆形或卵圆形，在汇管区周围的肝细胞中最为显著，但在库普弗细胞和来源于胆管上皮的细胞中也可见到。同时可能伴有不同程度的肝细胞坏死、炎症细胞浸润、汇管区周围纤维化和 / 或肝硬化。常有胆管上皮破坏，偶有肝内胆管缺失。但是，肝细胞内质网中有此种球蛋白并不能完全确诊为 AATD。PiMM 个体发生其他肝病时有时也可观察到相似的结构。

七、治　疗

目前可从正常人血浆中大规模分离制备 AAT 用于治疗本病所导致的肺部疾病。应用供体来源的人 AAT 纯化制剂可增加血清和支气管肺泡灌洗液中 AAT 水平及 AAT 相关的抗弹力酶活性。目前美国 FDA 批准的静脉给药剂量为每周 60mg/kg[15]。一项随机、双盲、多中心研究发现，与每周 60mg/kg AAT（Prolastin-C）治疗相比，给予 120mg/kg 的 AAT 缺陷患者的 AAT 血清浓度更接近正常个体，其耐受性、安全性良好[6]。

AATD 相关的肺部疾病是由于循环中 AAT 缺乏所致，而 AATD 相关肝脏疾病是由于肝细胞内 AAT 蛋白过度聚集，因此增加 AAT 的血清水平似乎不太可能有益[15]。因此，该疗法可能在治疗血浆 AAT 缺乏所致肺损害方面是有效的，但不建议应用于肝脏疾病及肝移植患者。

对于肝脏疾病主要采用支持治疗。需要注意预防营养不良、软骨病、凝血异常或管理门静脉高压相关并发症。即使患者临床表现轻微，对于门静脉

高压患者建议戒酒、戒烟，避免剧烈运动所致脾损伤，根据需要补充脂溶性维生素，避免使用非甾体抗炎药等。

儿童和成人并发症的处理与其他肝病一样。由于肝脏是发生此种缺陷的主要器官，肝脏移植有可能治愈此病，而且能纠正酶的缺乏。美国匹兹堡大学对 39 名（其中 29 名为儿童）继发于 AATD 的重症肝病患者进行肝移植，大多数患者为 PiZZ，但包括 4 名 PiMZ 和 2 名 PiSZ 患者；平均随访 27 个月，儿童的 5 年生存率好于成人（83%：60%）；所有患者在肝移植后立即且持续出现血清 AAT 水平回升，伴受体向供体 AAT 表型的转换。

对于慢性肺部疾病伴肝硬化是否适于进行肝移植来治疗 AATD，仍是有待解决的问题。在匹兹堡肝移植患者中包括 4 名肺气肿儿童，这些患儿短期内情况良好，但有关其呼吸系统疾病严重性的情况无详细资料。相当一部分成人肝硬化患者有明确的慢性肺病。他们之中的许多人目前可能不适于肝移植，但是肺 / 肝联合移植从技术上讲是可行的。

目前针对 AATD 的肝脏疾病没有特异性治疗。但随着对其病理生理学发生机制的不断了解，目前几种新兴治疗方法正在试验中。如通过刺激自噬促进包涵体的清除，以减少肝内 AAT 累积；修饰蛋白质稳定网络，促进多聚 AAT 的分泌从而改善肝病理生理学；构建干扰 RNA 沉默肝细胞中 α1- 抗胰蛋白酶的产生；阻断肝细胞内 α1- 抗胰蛋白酶的聚合从而促进其分泌；人诱导的多能干细胞的应用等[16]。

八、随访与筛查

目前对于开始肝脏评估的年龄尚无明确意见，但建议对 AATD 患者每年（或根据临床情况）监测肝脏疾病，包括肝脏超声检查和天冬氨酸氨基转移酶、丙氨酸氨基转移酶、γ- 谷氨酰转肽酶、白蛋白、胆红素、国际标准化比值和血小板的检测。建议对肝硬化患者，或存在显著肝损伤、炎症、合并症的非肝硬化患者，每 6 个月进行一次肝脏超声检测[15]。

对于新生儿肝炎和青少年肝硬化患者，建议对其父母进行遗传学咨询。现在可以应用胎儿镜检查对 AATD 进行产前诊断，采用聚合酶链反应扩增来自绒膜绒毛活检组织的 DNA 可进行基因分型。

这些技术仅能决定基因分型，但不能决定发生肺病和肝病的可能性有多大。家系研究显示，重症 PiZ 患儿的同胞兄弟姐妹发生慢性肝病的倾向很难预计而且变化很大；有报道第二代 PiZZ 同胞兄弟姐妹相同肝病的发生率为 78%。相反，有报道发现 3 对单卵双胞胎中仅有 1 人受累。

（张冠华　黄　坚　欧晓娟）

参 考 文 献

[1] Stoller JK，Aboussouan LS. A review of alpha-1 antitrypsin deficiency. Am J RespirCrit Care Med 2012；185：246-59.

[2] de Serres FJ. Worldwide racial and ethnic distribution of α1-antitrypsin deficiency. Chest 2002；122：1818-29.

[3] de Serres FJ，Blanco I，Fernandez-Bustillo E. Genetic epidemiology of alpha-1 antitrypsin deficiency in North America and Australia/New Zealand：Australia，Canada，New Zealand and the United States of America. Clin Genet 2003；64：382-97.

[4] de Serres FJ. Alpha-1 antitrypsin deficiency is not a rare disease but a disease that is rarely diagnosed. Environ Health Perspect 2003；111：1851-4.

[5] American Thoracic Society/European Respiratory Society Statement Standards for the diagnosis and management of individuals with alpha-1 antitrypsin deficiency. Am J Respir Crit Care Med 2003；168：818-900.

[6] Zuo L，Pannell BK，Zhou T，et al. Historical role of alpha-1 antitrypsin deficiency in respiratory and hepatic complications. Gene 2016；589：118-22.

[7] Carlson JA，Rogers BB，Sifers RN，et al. Multiple tissues express alpha-1 antitrypsin in transgenic mice and man. J Clin Invest 1988；82：26-36.

[8] Teckman JH，Jain A. Advances in alpha-1 antitrypsin deficiency liver disease. Curr Gastroenterol Rep 2014；16：367.

[9] Teckman JH，Gilmore R，Perlmutter DH. Role of ubiquitin in proteasomal degradation of mutant alpha-1 antitrypsin Z in the endoplasmic reticulum. Am J Physiol Gastrointest Liver Physiol 2000；278：G39-48.

[10] Teckman JH，Blomenkamp KS. Pathophysiology of alpha-1 antitrypsin deficiency liver disease. Methods Mol Biol 2017；1639：1-8.

[11] Pastore N，Blomenkamp K，Annunziata F，et al. Gene transfer of master autophagy regulator TFEB results in clearance of toxic protein and correction of hepatic disease in alpha-1-antitrypsin deficiency. EMBO Mol Med 2013；5：397-412.

[12] Patel D，Teckman JH. Alpha-1 antitrypsin deficiency liver disease. Clin Liver Dis 2018；22：643-55.

[13] Psacharopoulos HT，Mowat AP，Cook PJ，et al. Outcome of liver disease associated with alpha-1 antitrypsin deficiency（PiZ）. Implications for genetic counselling and antenatal diagnosis. Arch Dis Child 1983；58：882-7.

[14] Sveger T. The natural history of liver disease in alpha-1 antitrypsin deficient children. Acta Paediatr Scand 1988；77：847-51.

[15] Sandhaus RA，Turino G，Brantly ML，et al. The diagnosis and management of alpha-1 antitrypsin deficiency in the adult. Chronic Obstr Pulm Dis 2016；3：668-82.

[16] Lomas DA，Hurst JR，Gooptu B. Update on alpha-1 antitrypsin deficiency：new therapies. J Hepatol 2016；65：413-24.

第 48 章　肝糖原累积病

糖原累积病（glycogen storage disease，GSD）是一组罕见的由先天性酶缺陷导致的糖代谢障碍疾病，由于糖原的合成或分解代谢异常，导致过量或异常的糖原在肝脏、肌肉、肾脏等组织器官中累积或利用障碍[1]。糖原是由很多个葡萄糖单体构成的带分支的多糖，是葡萄糖的储备形式，主要存在于肝脏和肌肉中，其合成及分解代谢至少需要8 种酶。

大多数糖原累积病为常染色体隐性遗传，个别类型为 X 染色体连锁遗传，发病率约为 1/25 000。

根据酶缺陷或转运体的不同可分为十几个类型，其中 V、Ⅶ 型主要累及肌肉，Ⅱ、Ⅳ 型可累及全身多系统，而 Ⅰ、Ⅲ、Ⅵ、Ⅸ、Ⅺ、0 型主要累及肝脏。主要累及肝脏的 GSD 临床表现为婴儿或儿童早期出现低血糖，肝脏弥漫性增大，生长发育迟缓，脂肪沉积增加（特别是面部）和生化异常，其简要特点见表 48-1。对于怀疑 GSD 者，应根据临床特征所提供的线索，通过有针对性的代谢及基因检查，明确各种酶的缺陷及基因变异，做出正确诊断。

表 48-1　各型糖原累积病的主要特点

类型	别名	酶缺陷	基因座位	累及组织/器官/细胞	病理
0		糖原合成酶	12p12	肝脏、肌肉	脂变
Ⅰa	von Gierke 病	葡萄糖 -6- 磷酸酶	17q21	肝脏、肾脏、肠	脂变，富含糖原的肝细胞膨胀，肝腺瘤，肝癌
Ⅰb		葡萄糖 -6- 磷酸酶转运体	11q23	肝脏	脂变，富含糖原的肝细胞膨胀，肝腺瘤，肝癌
Ⅱ	Pompe 病	溶酶体酸性 α-1, 4- 葡萄糖苷酶（酸性麦芽糖酶）	17q25	全身	细胞质空泡化
Ⅲ	Cori-Forbe 病	淀粉 -1, 6- 葡萄糖苷酶（脱支酶）	1p21	肝脏、肌肉、心脏、白细胞	脂变，富含糖原的肝细胞膨胀，肝纤维化，罕见肝硬化
Ⅳ	Andersen 病	淀粉 -1, 4 多糖 6- 转葡萄糖苷酶（分支酶）	3p12	全身	毛玻璃样变，不能被淀粉酶消化的包涵体
Ⅵ	Hers 病	肝磷酸化酶	14q21—q22	肝脏、白细胞	脂变，富含糖原的肝细胞膨胀，肝纤维化，罕见肝硬化
Ⅸa, Ⅸb		磷酸化酶激酶	Xp22, 16q12—q13, 16p11—p12	肝脏、肌肉、白细胞、红细胞	富含糖原的肝细胞膨胀不均一，脂变
Ⅺ	Fanconi-Bickel 综合征	葡萄糖转运子 2	3q26	肝脏、肾脏、胰腺	富含糖原的肝细胞膨胀

一、Ⅰ 型糖原累积病

1929 年 von Gierke 第一次描述该病，故又称 von Gierke 病。GSD Ⅰ 型是最常见的类型，发病率约为 1/10 万，属常染色体隐性遗传。GSD Ⅰ 型有两种亚型：GSD Ⅰa 和 GSD Ⅰb[2]。

（一）发病机制

GSD Ⅰa 型最常见，约占 GSD Ⅰ 型的 80%。本病与位于染色体 17q21 编码葡萄糖 -6- 磷酸酶（glucose-6-phosphatase，G6Pase）的 G6PC 基因突变有关[3]，目前已知突变超过 70 种。G6Pase 可

表达于肝脏、肾脏和小肠、胰腺，但不存在于白细胞中。由于 G6Pase 缺陷，6- 磷酸葡萄糖不能水解为葡萄糖，肝脏产生葡萄糖减少，导致糖原沉积于肝脏、肾脏和小肠。

GSD Ⅰb 型的发生与编码葡萄糖 -6- 磷酸转位酶（glucose-6-phosphate translocase，G6PT）的 SLC37A4 基因突变有关，该基因位于 11q23，目前已发现数个突变。G6PT 缺陷导致葡萄糖 -6- 磷酸不能被 G6PT 转运入微粒体膜，因而不能进一步被水解为葡萄糖。G6PT 可以表达于多个器官，并存在于中性粒细胞和单核细胞。由于中性粒细胞 G6PT 活性缺失，不能产生内源性葡萄糖，导致内质网应激、氧化应激和凋亡增强，因而出现中性粒细胞减少伴功能障碍[4]。

（二）临床表现

1. **低血糖** 低血糖是 GSD Ⅰ 型患者的首要临床表现。患儿出生后即出现低血糖，可表现为惊厥甚至昏迷。长期低血糖影响脑细胞发育，患儿智力低下，多于 1 岁内死亡。低血糖症状在婴幼儿期最明显，随着年龄的增长低血糖症状可以完全消失，因为内源性葡萄糖的生成率随年龄增长而增加，到成人时可达正常量的 2/3 或更多。如果出生后 1 年内未死亡，通常可以继续存活至成年。

2. **肝脏肿大** 所有成年 GSD Ⅰa 型患者都有肝脏肿大。随着疾病进展，约 75% 的患者会出现肝腺瘤，男性多见（男女之比为 2∶1），多发于 3 ～ 40 岁患者。肝腺瘤常为多发性，其发生与饮食、合并症或代谢异常均无关。大多数肝腺瘤在 2 ～ 7 年后可发展为肝细胞癌，后者的中位发病年龄为 23 岁。

3. **肾脏病变** 新生儿期即可出现肾脏增大，约 2 倍于正常大小。肾近曲小管上皮细胞大量糖原沉积，导致葡萄糖、磷酸盐、氨基酸重吸收减少而排出增多，临床上称范科尼综合征。治疗后血糖维持在 4.4 ～ 5mmol/L 或以上，上述异常可得以纠正。成人期可出现晚期并发症，约 67% 的患者有局灶节段性肾小球硬化而出现蛋白尿，肾衰竭的分期与间质纤维化的程度有关，65% 的患者存在肾结石，27% 的患者存在骨量减少和骨折。

4. **生长发育迟缓** 约 90% 的患者可出现身材矮小。生长发育迟缓虽然较早出现，但骨龄落后往往到 10 岁左右才开始出现，生长激素水平并不降低，经生玉米淀粉治疗 2 ～ 3 年后均可达到正常骨龄标准，但最终身高只能达同龄人的中下水平。

5. **其他代谢异常** 患者可同时伴有乳酸酸中毒、高脂血症、酮症、高尿酸血症等代谢异常。由于葡萄糖 -6- 磷酸不能转化为葡萄糖，以致糖酵解增强，乳酸生成过多，导致乳酸酸中毒。所有患者均有高甘油三酯血症，76% 的患者有高胆固醇血症；其机制为长期低血糖促使脂肪分解增多，脂肪酸在肝脏中形成甘油三酯增多，造成高甘油三酯血症和高脂肪酸血症，并可沉积于臀和四肢伸面形成黄色瘤。脂肪酸分解加速，形成酮症。大量乳酸及酮酸经肾排出可抑制尿酸排出，故 89% 的患者存在高尿酸血症，甚至是尿酸性肾病。81% 的患者存在铁缺乏。

（三）实验室检查

1. **生化检查** 转氨酶通常正常或仅有轻度升高，血乳酸升高（＞ 5mmol/L），空腹低血糖（＜ 1.5g/L），高脂血症（胆固醇＞ 6mmol/L 和甘油三酯＞ 3mmol/L），高尿酸血症。

2. **胰高血糖素或肾上腺素刺激试验阳性** 饥饿状态下，肌内注射胰高血糖素 0.5mg 后 10 ～ 20min，正常人空腹血糖可上升 3 ～ 4mmol/L，而 GSD 患者空腹血糖上升＜ 0.1mmol/L，且乳酸上升 3 ～ 6mmol/L，加重已有的乳酸酸中毒。饥饿状态下，皮下注射肾上腺素 0.02mg/kg，60min 内血糖升高不足 2.5mmol/L 为异常。

（四）病理组织学

肝脏增大、光滑，呈褐色。肝组织病理学提示肝细胞明显增大，胞质清亮，胞核居中，并压迫邻近的窦状隙。肝细胞胞质内可见大量的游离糖原及轻度脂肪变性。在肝腺泡 Ⅰ 带可见许多糖原核肝细胞。在甲醛固定的标本中，洗去糖原后留下清晰的植物样细胞，常常可见过量的脂肪。Ⅰa 型糖原生成中可见肝腺泡 Ⅲ 带纤维化及 Mallory 小体。该病不会发展为肝硬化，部分患者可进展为肝细胞腺瘤。

（五）基因检测

G6PC 基因位于常染色体 17q21，长约 12.5kb，包含 5 个外显子。G6Pase 蛋白含有 357 个氨基酸，是一种跨膜蛋白，为高度疏水性蛋白，含 9 个螺旋跨膜区。螺旋跨膜区构成 G6Pase 酶的活性中心，跨膜区的完整性是稳定酶活性的关键。研究表明，71%的螺旋跨膜区段及酶活性中心的突变可使 G6Pase 酶活性完全丧失，而 38%的非螺旋跨膜区段突变可使酶活性部分缺乏[5]。

SLC37A4 基因定位在常染色体 11q23，全长 5.3kb，有 9 个外显子，其作用是将葡萄糖 -6- 磷酸从细胞质转运到微粒体。

（六）治疗

1. 低血糖急性发作期治疗　立即快速静脉输入 25% 葡萄糖（0.5 ～ 1.0g/kg），症状控制后改为 5% ～ 10% 葡萄糖，并逐步减慢输入速度。此后根据血糖监测结果，调整给糖量，使血糖维持在 4 ～ 5mmol/L 为宜[6]。

2. 维持治疗　关键治疗为给予持续的外源性葡萄糖以维持正常的血糖水平。生玉米淀粉可缓慢释放葡萄糖，既能避免发生低血糖，亦能限制膳食中过剩的葡萄糖被合成为糖原。对于婴儿，白天频繁喂食生玉米淀粉，夜间持续进行鼻饲或静脉滴注葡萄糖。对于年长儿，每 2 ～ 3h 予生玉米淀粉进行热量补充通常有效。补充中链甘油三酯可改善代谢紊乱及生长发育[7]。如果饮食控制有效，生长发育可以改善；但肝肿大和高脂血症仍可能持续存在，仍可有青春期延迟，女性患者妇科超声可见多囊卵巢证据，也不能阻止一些长期并发症如肝腺瘤和肾衰竭的出现[8]。

3. 针对 GSD Ⅰb 型患者的治疗　针对粒细胞减少，可以使用粒细胞集落刺激因子或巨噬细胞集落刺激因子；针对炎症性肠病，可予相应的改善慢性炎症性肠病的治疗。

4. 针对尿酸血症及痛风的治疗　成年后可采用别嘌呤醇等治疗高尿酸血症及痛风，如肾功能无明显受损，可予促进尿酸排出的药物。

5. 肝移植　肝移植可以治疗 GSD Ⅰa 型患者，但无法改善肾脏疾病。肝腺瘤可进行局部切除或肝移植，肝腺瘤恶变也是 GSD Ⅰ 型患者接受肝移植手术的适应证[9]。

二、Ⅱ型糖原累积病

GSD Ⅱ 型又称酸性麦芽糖酶缺陷症（acid maltase deficiency），1932 年由 Pompe 发现，故也称为 Pompe 病。

（一）发病机制

GSD Ⅱ 型是一种常染色体隐性遗传性疾病。位于染色体 17q25 上的溶酶体酸性 α-1, 4- 葡萄糖苷酶（acid α-1, 4-glucosidase，GAA）即酸性麦芽糖酶（acid maltase）基因突变，可引起编码的 GAA 活性降低或缺失，导致糖原及麦芽糖不能在溶酶体内分解为葡萄糖，全身多组织器官包括肝脏均可有糖原沉积，以骨骼肌、心肌为著，表现为骨骼肌无力、心脏扩大和巨舌，精神发育正常。

（二）临床表现

GSD Ⅱ 型是肌病型 GSD 中比较常见的类型，国内已有数十例报道。根据发病年龄不同，疾病累及的组织范围和严重程度差异，可分为婴儿型、晚发型（包括儿童型和成人型）。其中婴儿型患病率为 1/10 万，儿童型患病率为 1/72 万，成人型患病率为 1/53 000。

1. 婴儿型　此型为致死性型，表现为"软婴儿"。出生后 6 个月内发病，表现为显著的心肌肥大、充血性心力衰竭、心律失常、巨舌、进行性肌无力、肌张力低下、呼吸困难，中位生存时间为 6 ～ 8 个月。肝脏肿大较轻，没有明显肝功能异常和低血糖发作。少数患儿病情进展较慢，心肌受累较轻，但常伴有巨舌、骨量减少和骨质疏松，生存期可超过 1 年，也有存活至 10 岁的病例，被称为非经典婴儿型。

2. 晚发型　患者表现为运动不耐受、肌痛、不同程度的乏力，伴或不伴横纹肌溶解和肌红蛋白尿，最终进展为肌挛缩。

儿童型：低龄儿童发病，常以动作发育迟滞或步态不稳起病，表现为进行性对称性四肢近端肌无力，可有腓肠肌假性肥大、巨舌，后期可出现呼吸肌麻痹。幼儿发病者通常病情进展快且严重，多在 3 ～ 24 岁死于呼吸衰竭。肝脏肿大和心肌肥大少见。

成人型：10 ～ 60 岁均可发病，多在青年期发病，起病隐匿、进展缓慢，仅表现为骨骼肌无力，心肌一般不受累。早期乏力、易疲劳症状常被忽视，逐渐出现四肢近端和躯干肌为主的无力、运动能力下降，少数伴有运动相关的肌痉挛和肌痛，个别伴有眼球部肌群无力，对称或非对称性上睑下垂，眼外肌活动多不受累。随着疾病进展，部分患者出现活动时心悸气短，睡眠中憋气，仰卧时症状更为明显，睡眠呼吸监测可发现睡眠低通气和低氧血症。疾病后期几乎所有患者均有呼吸困难、通气功能下降和低氧血症，可伴有肺动脉高压，易合并呼吸道感染、肺不张，严重的患者可出现呼吸衰竭，需要辅助机械通气支持。

值得注意的是有些青少年患者，可能因急性呼吸困难或呼吸衰竭而首诊于呼吸科，或因脊柱侧弯和胸廓畸形而首诊于骨科，检查发现患者体形消瘦，仰卧起坐和搬移重物困难，四肢肌力相对较好。少数 GSD Ⅱ型患者存在基底动脉瘤或动脉扩张、脑室内出血、脑内多发微小出血灶、脑梗死、一过性脑缺血发作。部分患者有不同程度的心肌病、心律失常等，个别患者肝损害明显，可有肝硬化。

（三）实验室检查

1. 各受累组织器官检查　糖代谢正常，胰高血糖素和肾上腺素刺激试验正常，不存在低血糖，但高脂血症显著。

超声检查可以发现肝脾肿大。多数血清肌酸激酶轻度或中度升高，少数成年患者（约 5%）正常。超声心动图和心电图检查可以发现心肌受累和肺动脉高压。肌电图提示有肌源性损害，可有纤颤电位、复合性重复放电（CRDs）及肌强直放电。X 线检查可以发现脊柱畸形和关节畸形。

肺功能检测、血气分析、睡眠呼吸监测可以发现呼吸肌受累，有些患者的立位通气量和血氧尚正常时，夜间睡眠呼吸监测已显示低通气和低氧血症。

2. 酶活性检测　GAA 酶活性减低程度与发病年龄和病情严重程度有一定的相关性，活性越低，发病年龄越早，临床表现越严重。GSD Ⅱ型不同亚型患者的 GAA 酶活性存在差异，婴儿型患者 GAA 酶活性多低于正常的 1% 或完全缺失，晚发型患者 GAA 酶活性处于 3% ～ 30%。因此，GAA 酶活性检测具有重要诊断价值。如果 GAA 酶活性在正常值的 10% 以下，则支持 GSD Ⅱ型的诊断；如果在正常值的 10% 以上，则需要结合临床、病理和 GAA 基因检查，进行综合评估后做出诊断。

干血滤纸片法（DBS）和白细胞法测定 GAA 活性是最常用的方法，而肌肉和皮肤成纤维细胞培养检测成纤维细胞 GAA 酶活性为诊断的金标准。

产前诊断进行 GAA 活性测定，应选取未分化的绒毛膜绒毛样本。GAA 酶活性测定可用于高危人群的筛查，有助于症状前诊断和新生儿筛查，但值得注意的是，个别 GAA 基因多态性 c.1726G ＞ A（p.G576S）和 c.2065G ＞ A（p.E689K），可能会导致非致病性的 GAA 活性明显降低，即假性缺陷。

（四）病理组织学

由于包含糖原的溶酶体扩大，所以细胞呈空泡状。外周血和骨髓中可见空泡状淋巴细胞，尤以肝细胞空泡化显著。苏木素－伊红（HE）和改良高莫瑞（MGT）染色可见部分肌纤维的胞质呈颗粒－空泡样改变。PAS 染色显示肌纤维及空泡深着色，并可被淀粉酶消化。酸性磷酸酶（ACP）染色显示肌纤维内酶活性明显增强，多发阳性颗粒或斑块。少数标本无明显颗粒－空泡改变，但 ACP 染色仍可见到肌纤维胞质内粗大阳性颗粒明显增多。电镜下观察可见肌纤维胞质内有程度不同的糖原颗粒增多，或游离的颗粒聚集形成糖原湖，或被膜包裹形成糖原囊、自噬空泡，肌原纤维变性，少数伴有线粒体增多。

（五）基因检测

GAA 基因全长约 28 kb，包含 20 个外显子，迄今已有 300 多种致病性突变报道。GAA 基因突变具有高度的遗传异质性，可通过影响 GAA 酶的合成、磷酸化修饰、转运和分泌等环节，其突变性质及不同突变的组合最终决定残留 GAA 酶的活性水平。因此，基因检测结果需结合临床表现、实验室检查及相关酶活性测定结果来解释。

（六）治疗

1. 酶替代治疗　重组 α- 葡萄糖苷酶（lumizyme，rhGAA）加入了能够使 GAA 定向进入溶酶体的关键性转运载体甘露醇 -6- 磷酸残基。重组 GAA 酶替代治疗可以不同程度地改善心肌和骨骼肌功能，同时改善呼吸功能，延长患者的生存期。此药尚未在我国上市[10]。

2. 呼吸支持治疗　应尽早对患者进行肺功能评估，必要时进行不同体位的肺功能评估或夜间睡眠呼吸监测。如果发现仰卧位低潮气量和低氧血症，建议酌情给予间断或持续使用连续气道正压通气或双相气道正压通气治疗。对于急性重度呼吸衰竭患者，需要给予机械通气，积极控制呼吸道感染等诱发病情加重的因素，患者症状可以得到部分缓解。

3.其他对症和支持治疗　包括心力衰竭纠正治疗；必要时行吞咽功能评估和鼻饲；低糖类、高蛋白饮食；鼓励患者进行力所能及的适当运动，但应避免剧烈运动；重视麻醉风险评估，尽量减少全身麻醉。

三、Ⅲ型糖原累积病

GSD Ⅲ型又称糖原脱支酶缺陷症（glycogen debrancher deficiency）、Cori-Forbe 病或界限糊精病（limit dextrinosis）。

（一）发病机制

GSD Ⅲ型是一种常染色体隐性遗传性疾病，由位于染色体 1p21 的淀粉 -1, 6- 葡萄糖苷酶（amylo-1, 6-glucosidase，AGL）1 基因突变所致。AGL 有两种催化活性，即淀粉 -1, 6- 葡萄糖苷酶活性和 4-α- 葡聚糖转移酶（4-α-glucanotransferase）活性。AGL 活性缺陷导致糖原支链不能被分解，使大量带短支链的形态结构异常的界限糊精（limit dextrin）在患者的肝脏和 / 或骨骼肌、心肌中堆积。根据受累组织和酶学分析结果，将 GSD Ⅲ型分为 a、b、c、d 4 个亚型，其中Ⅲa 型最常见，约占 80%，同时累及肝脏和肌肉；Ⅲb 型仅累及肝脏，为 *AGL* 基因 3 号外显子突变所致；Ⅲc 型仅缺失糖苷酶活性；Ⅲd 型仅缺失转移酶活性，后两型罕见。

（二）临床表现

1.婴儿期　表现为反复低血糖、易饥饿、低血糖抽搐发作或意识障碍，可有鼻出血，严重者有心脏增大、肝肿大、肌张力低，多在 4 岁内死亡。

2.儿童期　以肝病和低血糖为主，所有患儿均有肝功能异常和肝肿大，饥饿易诱发低血糖，严重者可伴抽搐；其他还可伴有高脂血症、酮症、生长发育迟滞，身材矮小或骨龄落后，体重偏低。半数患儿可有轻度肌病，表现为乏力和易疲劳、肌张力低、运动发育迟缓，心肌病表现轻或无症状。青春期后肝脏逐渐缩小，甚至恢复正常大小。

3.成人期　异质性较大，幼年期可以肝肿大和低血糖为主，随着年龄增长，肝脏症状和低血糖发作逐渐减轻，而逐渐出现肌病症状。也有患者无明显幼年肝损害表现，仅在成年期出现缓慢进展的

四肢远端或近端肌无力和萎缩，可累及躯干肌，少数可有肌肥大或假性肥大，一般无运动相关的易疲劳、肌痛、横纹肌溶解等症状。

多数成人患者心肌病的临床表现并不明显，但心电图和超声心动图存在异常，左心室肥厚比较常见，少数出现心房、心室扩大和心功能不全。部分患者可有肝硬化、肝腺瘤（25%）、肝细胞癌、肝衰竭，可出现门静脉高压。另外还可有轴索性周围神经病、多囊卵巢、骨密度减低等。

综上所述，GSD Ⅲ型具有以下临床特点[11]：

（1）GSD Ⅲa 型是儿童中比较常见的类型，发病率存在地域差异，临床表现随年龄增长而变化：自幼发现肝肿大，反复出现空腹低血糖，伴或不伴轻度无力；青春期后肝肿大减轻，低血糖发作减轻，肌病表现逐渐明显，骨骼肌病变进行性加重，在生命后期进展为严重的肌无力。由于残余糖原发生纤维化，患者可出现肝纤维化和肝硬化。

（2）GSD Ⅲ型患者临床表现与 GSD Ⅰ型相似，绝大多数患者存在肝脏受累，常有显著肝肿大、肝纤维化、脾肿大和低血糖，但Ⅲ型 GSD 患者糖异生的其他途径未受损，低血糖症状相对 GSD Ⅰ型患者较轻，生长发育迟缓没有 GSD Ⅰ型患者严重，青春期得到改善。肌肉 AGL 缺陷时可导致进行性肌病和心肌病，表现为肌肉痉挛性疼痛、运动不耐受、易于疲劳和进行性肌无力。心肌受累者表现为心脏增大和心电图异常，但心衰和心律失常少见。

（三）实验室检查

（1）患者可有肝功能异常、高脂血症、代谢性酸中毒。血乳酸和尿酸水平基本正常。血清肌酸激酶不同程度升高，多为轻至中度升高，少数呈重度升高，婴幼儿期肌酸激酶可正常。超声检查可发现肝肿大。多数患者心电图异常，提示左心室肥厚、ST-T 波低平、传导异常。部分患者超声心动图可发现心室壁均匀增厚、心室增大。多数患者肌电图可发现肌源性损害，可有自发电位和复合性重复放电，神经传导一般正常。

（2）胰高血糖素或肾上腺素刺激试验异常：低龄患儿常反复出现空腹低血糖，餐后血糖正常。刺激试验可分两阶段：第一阶段于清晨空腹期进行，应用胰高血糖素或肾上腺素刺激不能使血糖水平上升；第二阶段于餐后 2h 重复应用胰高血糖素或肾上腺素刺激，血糖升高 3 ～ 4mmol/L，属于正常反

应。在此两阶段试验中，血乳酸浓度一般不变。

（3）酶活性检测：肝脏和骨骼肌中 AGL 活性测定，但酶活性与临床严重程度无明显相关性。

（四）病理组织学

肌纤维浆膜下大片空泡，PAS 染色阳性，可被淀粉酶消化。电镜下肌纤维内大片糖原颗粒聚集，可见短支链状糖原颗粒。界限糊精试验：做肝或肌肉活检，若碘染色呈紫色反应，则提示有糊精存在。

（五）基因检测

AGL 基因全长 85kb，含 35 个外显子，已发现数十种 *AGL* 基因致病性突变，为纯合突变或复合杂合突变，突变异质性大，不同种族和地域人群突变类型存在差异。尚未发现基因突变类型与临床表型和酶活性有明确的相关性。因此，对基因检测结果的解释需结合临床表现及其他相关检查结果。

（六）治疗

（1）GSD Ⅲ型目前尚无酶替代治疗。

（2）饮食治疗：给予多餐富含糖类的饮食、生玉米淀粉加餐、昼夜胃管内滴入食物。由于 GSD Ⅲ型需要糖异生氨基酸，故推荐高蛋白饮食[12]。婴儿和儿童患者可通过采用小量多次喂食复合糖类和高蛋白食物预防饥饿诱发的低血糖，注意睡前喂食，对严重的患儿甚至需要持续泵入食物，从而避免低血糖导致的组织损害。婴幼儿尽早开始食用适量的生玉米淀粉，维持血糖尽量平稳，但不宜过量。青少年和成人养成规律的高蛋白 - 低复合糖类饮食习惯，避免单糖饮食，避免长时间禁食或饥饿，可以在睡前加餐高蛋白食品，如低脂牛奶或蛋白粉等。在青春期，多数代谢异常可减轻，肌病、心肌病和肝硬化的进展决定患者长期预后。

（3）调整生活方式：避免饮酒等容易诱发低血糖的因素；需要警惕使用 β 受体阻滞剂，因其可能诱发低血糖；他汀类等降脂药有可能诱发肌肉损害加重。适量的运动可能对患者有益，建议定期进行运动评估，根据运动后的血糖情况、心脏功能、骨关节情况等调整运动量和运动方式。

（4）随访和监测：定期复查心电图和超声心动图，及时发现心肌受累情况和进行必要的治疗。25% 的患者可出现肝腺瘤（低于 GSD Ⅰ型患者中的发病率）。当患者发展为晚期的肝硬化或肝细胞癌时，可考虑肝移植；但 GSD Ⅲa 型患者病变累及其他器官时，从肝移植获益有限[13]。

四、Ⅳ型糖原累积病

GSD Ⅳ型又称为糖原分支酶缺陷症（glycogen branching enzyme deficiency）、支链淀粉病、安德森（Anderson）病。

（一）发病机制

GSD Ⅳ型是一种罕见的常染色体隐性遗传性疾病，由位于 3p12 的编码 1,4-α- 葡聚糖分支酶（1,4-α-glucan branching enzyme，GBE）即淀粉 α-1,4- 多糖 6- 转葡萄糖苷酶基因突变所致。该酶的作用是将支链淀粉分子的 α-1,4- 糖苷键变为 α-1,6- 糖苷键，从而进行正常支链化。该酶基因突变时，葡萄糖只能通过 1,4- 糖苷酶聚合成较难溶解且有毒性的植物淀粉或支链淀粉样多糖，并在组织细胞如骨骼肌、心肌、肝脏、神经系统等中广泛聚集。进行性肝病是 GSD Ⅳ型的重要特点，在儿童早期即可出现门静脉高压和肝衰竭。

（二）临床表现

GSD Ⅳ型十分少见，国内仅有个别病例报道，可发生于任何年龄，但多见于出生后 2 ~ 3 个月的婴儿。可分为 3 个类型。

1. **婴儿型** 出生前可伴有羊水过多、胎动减少、扩张型心肌病。婴儿期肝脾肿大、呼吸衰竭，严重肌张力下降、下肢关节弯曲，生长障碍，可进展为肝硬化，常于 2 岁左右夭折。如婴儿期即有肝硬化，应怀疑本病。如果没有肝衰竭表现，则几乎不发生低血糖。约半数患者可同时有心肌、骨骼肌、中枢神经系统受累[14]。

2. **儿童型** 以肝病为主的患儿，出生时无明显异常，1 岁左右出现渐进性肝脾肿大，以及肝硬化、门静脉高压及肝衰竭，可伴有肌张力降低、肌无力和心肌病，多在 3 ~ 5 岁死亡。以肌病为主的患儿，多在 10 岁前发病，表现为运动能力下降、骨骼肌无力，可伴有肌萎缩及呼吸困难。常伴有心肌病及充血性心衰，可出现心源性猝死。

3. **成人型** 可以骨骼肌受累为主，表现为四肢近端为主的肌无力，下肢比上肢严重，可伴有肥厚型或扩张型心肌病，后期可出现肝硬化和脾肿大。也可以中枢和周围神经受累为主，称为成人葡聚糖小体病（adult polyglucosan body disease，APBD），临床表现多样，主要表现为四肢运动功能异常、肌无力及肌萎缩、感觉缺失、神经性膀胱、周围神经病、共济失调及痴呆。病程多为进展性，个别报道呈波动性病程。神经影像学显示脑白质多发异常信号及脑萎缩。

（三）实验室检查

（1）血清肌酸激酶正常或轻度升高。

（2）GBE 酶活性检测：肝脏、肌肉、成纤维细胞或白细胞中分支酶活性明显降低或缺失。

（四）病理组织学

肝组织学显示肝硬化，肝细胞内可见不能被淀粉酶完全消化的 PAS 阳性包涵体（葡聚糖小体），细胞膨大变形。电镜下可见无包膜的细丝和颗粒样结构聚集。肌肉组织、神经细胞、周围神经轴索内及上皮角质细胞中也可见到葡聚糖小体[15]。

（五）基因检测

GBE 基因检测：已报道的突变有 20 多种，包括纯合突变或复合杂合突变。

（六）治疗

（1）GSD Ⅳ型目前尚无酶替代治疗或其他药物治疗，预后较差。

（2）肝硬化快速进展，对于病变仅限于肝脏的患者需在 5 岁前进行肝移植。肝移植可以延长以肝硬化为主患者的寿命，但一般并不能缓解肝外其他组织器官的损害。

五、Ⅵ型糖原累积病

GSD Ⅵ型又称为肝磷酸化酶缺陷症或 Hers 病，属常染色体隐性遗传，由肝磷酸化酶缺陷所致。编码该酶的基因 *PYGL* 位于染色体 14q21—q22。该酶可以裂解 α-1, 4- 糖苷键，*PYGL* 基因突变使得肝磷酸化酶缺陷，无法将糖原降解为葡萄糖 -1- 磷酸。

GSD Ⅵ型的临床表现与 GSD Ⅲ型相似，但病情相对较轻。儿童表现为轻度低血糖、高脂血症和酮症，生长发育迟缓、肝肿大，转氨酶常有轻度升高，但进展为肝硬化不常见。无心肌和骨骼肌受累症状[16]。

空腹及餐后注射胰高血糖素均不能使血糖升高，提示缺少肝磷酸化酶。

肝组织或白细胞磷酸化酶活力减低。

肝组织学显示肝细胞膨胀，糖原含量增多，有小脂肪滴和纤维化。

一般病情较轻，预后较好，除了夜间口服生玉米淀粉，很少需要其他饮食治疗，在青春期其生长发育可追赶上同龄者，肝脏肿大也可减轻。

六、Ⅸ型糖原累积病

GSD Ⅸ型又称为磷酸化酶激酶缺陷症。此酶遗传系统比较复杂，由位于不同染色体（X 染色体和常染色体）的不同基因编码的 4 种组织特异性亚单位构成复合体，在不同的组织有不同的表达。其 α 亚单位基因位于 Xp22；β 亚单位基因位于 16q12—q13；γ 亚单位基因位于 16p11—p12，含有酶的催化部分，受到 α 和 β 亚单位调节；δ 亚单位是钙调蛋白的一种亚型，提示可以发生钙激活。此酶可以激活磷酸化酶，而它本身又需要 cAMP 依赖蛋白激活，糖原或肾上腺素可以刺激 cAMP 依赖蛋白产生。

该酶缺陷所致的 GSD 并非单一疾病，其临床和基因学的异质性较大，依据其病变累及的器官和遗传特征可分为：

（1）GSD Ⅸ a 型：75% 的 GSD Ⅸ型患者为 X 连锁遗传性肝磷酸化酶激酶缺陷，即位于 Xp22 的编码 α 亚单位基因突变所致，肝组织和红细胞、白细胞中酶活力缺陷，而肌细胞正常。多数患者 1 ～ 5 岁出现肝肿大（92%）、生长发育迟缓（68%）、高胆固醇血症（76%）、高甘油三酯血症（70%）和轻度转氨酶升高（56%），而低血糖罕见，乳酸、尿酸正常。到青春期时，生长发育迟缓和肝肿大逐步缓解。

（2）GSD Ⅸb 型及Ⅸc 型：为常染色体隐性遗传性肝磷酸化酶激酶缺陷，表现为更加严重的肝脏疾病，可进展为肝硬化，并可出现肾小管酸中毒、周围神经感觉神经元病等神经系统并发症[17]。

GSD Ⅸ型多数患者不需要特殊治疗，预后良好。有低血糖者，可少量多次进食和给予高糖类饮食，或者口服生玉米淀粉。仅心脏受累者，可行心脏移植术。

七、XI型糖原累积病

GSD XI型又称为 Fanconi-Bickel 综合征。本病因肝细胞、胰腺 B 细胞、肠细胞和肾小管细胞内葡萄糖转运子 2（GLUT2）功能缺陷引起，导致受累组织内葡萄糖和半乳糖转入和转出减少。从肝脏运输的葡萄糖及肾脏重吸收的葡萄糖和半乳糖均减少。*GLUT2* 基因位于染色体 3q26，目前已报道 30 余种突变。

因糖原累积于肝脏和肾脏，而导致肝、肾肿大。临床表现为空腹低血糖、餐后高血糖和高半乳糖血症，以及由于糖吸收不良所致的慢性腹泻。肝功能常仅有轻微异常，尚无肝腺瘤和恶性肿瘤报道。可发生肾小管酸中毒，表现为范科尼肾病，临床发生低磷酸血症性佝偻病和骨质疏松症，甚至病理性骨折。可有呕吐、发热、生长迟缓、身材矮小、腹部膨隆、满月脸及肩部和腹部周围脂肪沉积。DNA 突变分析可确诊，尚无产前诊断的报道。

治疗以对症支持为主，包括补充水和电解质，用碳酸氢盐碱化，补充维生素 D 和磷酸盐，限制半乳糖，少量多餐。因果糖的吸收不通过 GLUT2，因此可作为糖类替代来源。

本病预后良好，在成年期病情稳定；但即使肝脏肿大缓解，症状仍可持续。

八、0 型糖原累积病

糖原累积病 0 型又称为糖原合成酶缺陷症，该酶基因 *GYS2* 位于染色体 12p12。因糖原合成酶缺陷而糖原分解正常，故导致糖原储存不足、糖原匮乏而反复发生低血糖[18]。

多于出生后几小时即发病，表现为空腹低血糖、抽搐、酮症，伴有血丙氨酸和乳酸浓度降低，如不及时处理，婴儿可死于低血糖和酮症酸中毒。如及时予糖水，低血糖和酮症酸中毒可迅速纠正。由于葡萄糖不能被肝合成糖原而储存，故进食后易发生高血糖，喂养间隔延长又易发生低血糖。由于低血糖反复发作，患儿可有智力障碍。

空腹胰高血糖素刺激实验时，GSD 0 型患者血糖不升高；餐后胰高血糖素刺激实验时，GSD 0 型患者血糖升高至正常或出现高血糖（60%），同时血乳酸水平也在刺激后明显升高。

本病无特殊治疗，少量多次进食可减少低血糖发作。

（武丽娜　黄　坚　欧晓娟）

参 考 文 献

[1] Hendriksz CJ，Gissen P. Glycogen storage disease. Paediatrics and Child Health 2015；25：139-44.

[2] Burda P，Hochuli M. Hepatic glycogen storage disorders：what have we learned in recent years? Curr Opin Clin Nutr Metab Care 2015；18：415-21.

[3] Chou J，Jun H，Mansfield B. Glycogen storage disease type I and G6Pase-β deficiency：etiology and therapy. Nat Rev Endocrinol 2010；6：676-88.

[4] Chou J，Jun H，Mansfield B. Neutropenia in type Ib glycogen storage disease. Curr Opin Hematol 2010；17：36-42.

[5] Chou J，Mansfield B. Mutations in the glucose-6-phosphatase-alpha（G6PC）gene that cause type I a glycogen storage disease. Hum Mutat 2008；29：921-30.

[6] Koeberl D，Kishnani P，Bali D，et al. Emerging therapies for glycogen storage disease type I. Trends Endocrinol Metab 2009；20：252-8.

[7] Bhattacharya K. Dietary dilemmas in the management of glycogen storage disease type I . J Inherit Metab Dis 2011；34：621-9.

[8] Dambska M，Labrador E，Kuo C，et al. Prevention of complications in glycogen storage disease type Ia with optimization of metabolic control. Pediatr Diabetes 2017；18：327-31.

[9] Boers S，Visser G，Smit P，et al. Liver transplantation in glycogen storage disease type I . Orphanet J Rare Dis 2014；9：47.

[10] Schoser B，Hill V，Raben N. Therapeutic approaches in glycogen storage disease type II /Pompe disease. Neurotherapeutics 2008；5：569-78.

[11] Kishnani PS，Austin SL，Arn P，et al. Glycogen storage disease type III diagnosis and management guidelines. Genet Med 2010；12：446-63.

[12] Derks T，Smit G. Dietary management in glycogen storage disease type III：what is the evidence? J Inherit Metab Dis 2015；38：545-50.

[13] Demo E，Frush D，Gottfried M，et al. Glycogen storage disease type III -hepatocellular carcinoma a long-term complication? J Hepatol 2007；46：492-8.

[14] Escobar L，Wagner S，Tucker M，et al. Neonatal

presentation of lethal neuromuscular glycogen storage disease type Ⅳ. J Perinatol 2012；32：810-3.

[15] Burt A，Portmann B，Ferrell L. MacSween's Pathology of the Liver. 6th ed. Amsterdam：Elsevier；2012：161-6.

[16] Dooley JS，Lok ASF，Garcia-Tsao G，et al. Sherlock's Diseases of the Liver and Biliary System. 13th ed. New Jersey：Willey-Blackwell；2018.

[17] Schiff ER，Maddrey WC，Sorrell MF. Schiff's Diseases of the Liver. 10th ed. Philadelphia：Lippincott Williams & Wilkins；2006：1307-8.

[18] 陈灏珠，林果为，王吉耀，等. 实用内科学. 第 3 版：北京：人民卫生出版社；2009：1084-8.

第49章 卟 啉 病

卟啉病（porphyria）是指由于遗传性或获得性血红素（heme）生物代谢缺陷所致的一组疾病。卟啉（porphyrin）一词来源于希腊文 porphyra，意为紫红色，porphyrin 曾译为紫质，因此卟啉病曾称为紫质病或血紫质病。

一、卟啉代谢及卟啉病总论

（一）卟啉的化学结构和理化性质

卟啉是四个吡咯环的 N 原子邻位 C 相互以亚甲基桥连接的大环状化物（图 49-1）。由于整个分子的多个共轭双键结构，其水溶液呈淡红色，对 400nm 波长的光有强烈吸收，并发出较强的红色荧光。

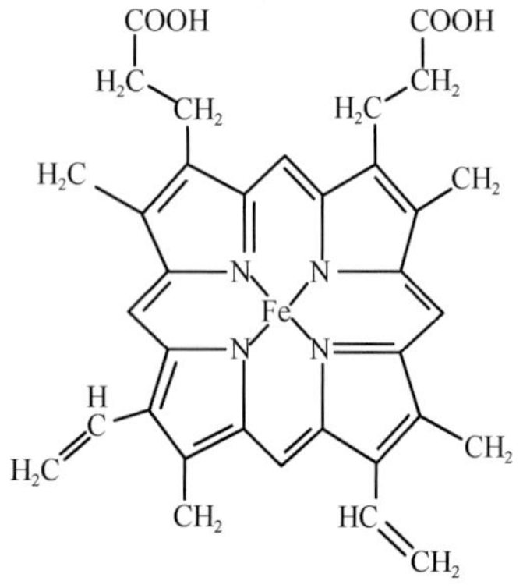

图 49-1 血红素的分子结构

在自然界，生物体内的卟啉主要有 3 种：含 8 个羧基的尿卟啉（uroporphyrin），侧链是 4 个乙酸基（A）和 4 个丙酸基（P）；含 4 个羧基的粪卟啉（coproporphyrin），4 个甲基（M）和 4 个丙酸基；含 2 个羧基的原卟啉（protoporphyrin），4 个甲基、2 个乙烯基（V）和 2 个丙酸基。卟啉的羧基数目决定各种卟啉的水溶性。体内过多的尿卟啉主要经肾由尿排出体外，而原卟啉难溶于水，只能经肝胆从肠道排出，粪卟啉则可同时出现在粪和尿中。卟啉 8 个侧链的排列结构顺序构成卟啉的同分异构体。在尿卟啉和粪卟啉的 4 种异构体中，只有 I 型 III 型两种存在于自然界。

在体内卟啉合成代谢途径中的真正中间产物是卟啉原（porphyrinogen），卟啉原的 4 个吡咯是以甲基桥（不是亚甲基）连接的，没有共轭双键结构，没有卟啉所特有的光谱特性。卟啉原在体外可自动氧化，脱去 6 个 H 原子，变为卟啉。

（二）血红素的生理功能

原卟啉IX分子中，4 个吡咯环上的 N 原子可以与亚铁螯合（2 个共价键，2 个配位键），形成血红素（见图 49-1）。血红素是脊椎动物体内许多重要蛋白质的辅基。在红细胞内主要与珠蛋白结合生成血红蛋白。在全身组织特别是肝细胞内，一半以上用来合成细胞色素 P450，其次为过氧化氢酶和过氧化物酶及细胞色素 b_5、b、cc_1、aa_3 等。另外，血红素也用来合成催化色氨酸分解代谢的色氨酸吡咯酶。

（三）血红素的合成途径

人体合成血红素的过程可分为 8 步[1]，合成的原料是甘氨酸和三羧酸循环中的一员琥珀酰辅酶A。其中第 1、6～8 步在线粒体中进行，其余在胞质中进行（图 49-2）。

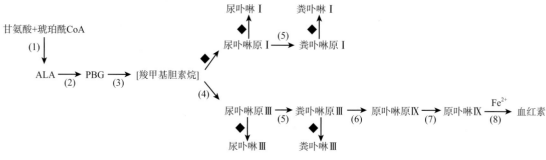

图 49-2 血红素的生物合成

（括号内表示参与的酶，见正文，◆表示自动进行）

（四）卟啉病的命名与分类

卟啉病是一组由于血红素合成代谢紊乱所致的疾病，可分为遗传性和获得性。遗传性卟啉病可根据临床表现分为急性、慢性，又可根据卟啉前体堆积的器官分为肝性和红细胞生成性两大类。基于受累器官及临床表现的遗传性卟啉病综合分类见表49-1。一组与 ALAS-2 基因突变有关的 X 连锁遗传性铁粒幼红细胞性贫血，也可导致红细胞内血红素合成障碍。但由于没有卟啉及其前体在体内蓄积，与其他卟啉病的临床表现又无共同之处，目前一般不再将该病列入卟啉病范畴。

表 49-1　基于受累器官及临床表现的遗传性卟啉病分类

分类及病名	酶缺陷	遗传方式	染色体定位	血浆光谱峰值（nm）	神经症状	皮肤对光敏感
肝性卟啉病						
急性肝性卟啉病						
急性间歇性卟啉病（AIP）	PBG 脱氨酶	常染色体显性	11q23.3	618～620	+++	0
遗传性粪卟啉病（HCP）	粪卟啉原氧化酶	常染色体显性	3q12	618～620	+++	+
变异性卟啉病（VP）	原卟啉原氧化酶	常染色体显性	1q22	624～627	++	+++
ALA 脱水酶缺乏症（ADP）	ALA 脱水酶	常染色体隐性	9q34	/	+++	0
慢性肝性卟啉病						
迟发型皮肤性卟啉病（PCT）	原卟啉原脱羧酶	家族性者呈显性	1p34.1	618～620	0	+++
肝红细胞生成性卟啉病（HEP）	原卟啉原脱羧酶	常染色体隐性	1p34.1	618～620	0	+++
红细胞生成性卟啉病						
先天性红细胞生成性卟啉病（CEP）	尿卟啉原Ⅲ合成酶	常染色体隐性	10q26.1—q26.2	615～620	0	+++
红细胞生成性原卟啉病（EPP）	亚铁螯合酶	常染色体共显性	18q21.31	630～634	0	+++
X 连锁卟啉病（XLPP）	ALA 合成酶 2	X 连锁	Xp11.21	630～634	0	+++

获得性卟啉病是指由于后天性或中毒性原因，使卟啉及其前体在体内蓄积和排出量增加者，或称症状性卟啉病，也可继发于其他疾病。

（五）卟啉病的发病机制

遗传性卟啉病绝大部分是由于基因突变使其合成的酶功能缺陷所致。酶的缺陷会造成卟啉代谢中间产物在体内堆积，以及终产物血红素供应不足，这是卟啉病的两个主要发病机制。

皮肤光敏感的发病机制，可能主要是由于卟啉的细胞毒作用。例如，在 CEP 患者，Ⅰ型尿卟啉和粪卟啉在细胞（特别是皮下的成纤维细胞、肥大细胞和毛细血管内皮细胞）内蓄积，由于卟啉对光的吸收特性，生成活性氧，对细胞产生自由基损伤，临床表现为皮肤对光敏感。

急性肝卟啉病为何会引起神经精神症状尚未完全阐明。一种观点认为是由于 ALA 在体内蓄积引起的。另一种观点认为是由于血红素供应不足导致细胞色素 P450 不足，进而影响细胞对毒物的清除作用。最近，有人提出另一种间接的机制，即由于肝细胞内色氨酸吡咯酶活性减低，使血浆色氨酸浓度增高，进入脑内后转变成 5-羟色胺增多，因而影响了神经系统的正常功能。

（六）卟啉病的遗传学基础 [2]

（1）ALA 合成酶（EC 2.3.1.37）：ALA 合成酶（aminolevulinic acid synthase，ALAS）酶分子在胞质合成后进入线粒体内组装成相同亚基的二聚体，相对分子质量约 140 000。人 ALA 合成酶的基因有两个，编码组织特异性的两种同工酶。一个位于染色体 3p21，是肝及全身组织细胞表达的看家基因 ALAS-1。另一个只在幼稚红细胞中表达，该基因位于染色体 Xp11—p21，称 ALAS-2，其启动子区有与 β 珠蛋白基因和红细胞系 PBG 脱氢酶基因相同的调节因子的结合部位。两个基因高度同源，各自表达相应的 ALA 合成酶，约 60% 的氨基酸序列是相同的。ALAS-1 所编码的肝 ALA 合成酶是卟啉合成的限速酶，并受终产物血红素的负反馈调节。另外，此酶明显受药物诱导，例如，能诱导细胞色素 P450 表达的药物苯巴比妥，也可使肝 ALA

合成酶明显增加，加速血红素的合成。但幼稚红细胞 *ALAS-2* 基因表达不受血红素调节，也不被药物诱导。*ALAS-2* 基因突变可引起一种 X 连锁的铁粒幼细胞性贫血。

（2）ALA 脱水酶（EC 4.2.1.24）：ALA 脱水酶（aminolevulinic acid ehydratase，ALA-D）是巯基酶，含锌，受铅抑制。基因位于染色体 9q34。遗传性 ALA 脱水酶缺陷病罕见，都是纯合子或双重杂合子，其父母可能分别是两种不同突变的杂合子。现已发现 ALA-D 5 种突变，ClinVar 数据库中仅收录 8 例致病性突变位点信息。

（3）PBG 脱氨酶（EC 4.3.1.8）：又称羟甲基胆素合成酶或尿卟啉原 I 合成酶（hydroxy-methylbilane synthase，HMBS），其基因位于染色体 11q23.3，长度 11kb，有 15 个外显子。此酶功能缺陷可导致急性间歇性卟啉病。目前已报道发现其存在超过 300 种突变[3] 而 ClinVar 数据库中也收录了 47 种较为明确的致病性突变。大约 85% 的 *HMBS* 基因突变体可使得其蛋白产物缺失或稳定性下降，导致酶活性下降超过 50%；另有部分突变体可能影响蛋白的折叠、辅助因子的装配或酶催化过程。*HMBS* 基因的突变造成卟啉及其前体物质生成增多，在肝脏或其他器官中过度累积。目前，尚无中国人群中该基因热点突变的报道，但在迄今最大规模的家系研究中共检测出 78 种不同类型的突变，突变重复率 < 6%[4]。

（4）尿卟啉原 III 合成酶（EC 4.2.1.75）：又称辅合成酶（cosynthase），尿卟啉原 III 合成酶（uroporphyrinogen III synthase，UROS）基因位于染色体 10q25.2—q26.3。此酶活性降低会导致体内尿卟啉 I 和粪卟啉 I 增加；此酶缺乏可引起先天性红细胞生成性卟啉病，属常染色体隐性遗传。

（5）尿卟啉原脱羧酶（EC 4.1.1.37）：尿卟啉原脱羧酶（uroporphyrinogen decarboxylase，UROD）基因位于染色体 1p34，长度 3kb，有 10 个外显子，已发现 40 种基因突变。获得性和遗传性尿卟啉原脱羧酶缺乏症是卟啉病中最常见的一种。*UROD* 基因的突变可引起两种形式的卟啉病：单个杂合突变即可能诱发迟发性皮肤卟啉病（PCT），而纯合突变可诱发肝红细胞生成性卟啉病（HEP）[5, 6]。

（6）粪卟啉原氧化酶（EC 1.3.3.3）：粪卟啉原氧化酶（coproporphyrinogen oxidase，CPOX）基因位于染色体 3q12，其功能缺陷可导致遗传性粪卟啉病，目前已报道至少 64 种基因突变。ClinVar 数据库中分别收录了 14 例（*CPOX* 基因）致病性突变位点信息。*CPOX* 基因上的突变可能改变蛋白的定位，从而影响粪卟啉原氧化酶的催化功能[7, 8]。

（7）原卟啉原氧化酶（EC 1.3.3.4）：原卟啉原氧化酶（protoporphyrinogen oxidase，Protox/PP）基因位于染色体 1q22，其功能缺陷可导致变异性卟啉病。该基因有超过 140 种基因突变，95% 的南非病例为 R59W 错义突变。

（8）铁螯合酶（EC 4.99.1.1）：铁螯合酶（ferro-chelatase，FECH）基因位于染色体 18q21.3，长约 45kb，有 11 个外显子，已发现 130 种基因突变。*FECH* 基因突变可导致红细胞生成性原卟啉病（EPP），绝大多数患者（95%）表现为常染色体显性遗传，但亦有少量文献报道为常染色体隐性遗传[9]。ClinVar 数据库收录了 16 种致病性突变，但目前仍无国内热点突变的报道。c.315-48T > C 突变可造成 *FECH* 基因 4 号外显子的错误剪接，生成的 mRNA 变体可被体内 NMD（nonsense-mediated decay）系统降解；该突变在大约为 10% 的欧洲正常人群中也可见到[10, 11]。

先天性红细胞生成性卟啉病（CEP）与尿卟啉原 III 合成酶（*UROS*）基因上的致病性突变相关，为常染色体隐性遗传。ClinVar 数据库中收录 24 例致病性突变，其中以 p.C73R 突变相对多见[12]，纯合突变所致的临床症状较为严重，而单一杂合突变者临床症状较轻。

相关基因的突变检测在各型卟啉病的鉴别诊断中具有重要意义，但目前对于突变本身的功能研究鲜有报道。对于急性卟啉病来说，在对患者进行突变筛查的同时，还应注意对其家系成员进行基因型分析，一旦发现相同突变的携带者，应建议其避免各种诱因，以减少卟啉病的急性发作。

（七）卟啉病的实验诊断

卟啉病主要依靠实验室检查确诊。

过去主要是根据尿、粪和血中各种卟啉及卟啉前体含量的增加来鉴别各种类型的卟啉病（表 49-2）。初筛试验并不敏感，可出现假阴性、假阳性现象；必要时应做定量测定。尿中 ALA 和 PBG 常用化学显色法，各种卟啉可在抽提后直接用紫外或荧光分光光度计测定；粪便经抽提后可用薄层层析来分析。更精确的测定需用高效液相色谱或毛细管电泳法。肝、血及骨髓细胞中卟啉含量明显增加时，可用荧光显微镜直接观察。

表 49-2　各种卟啉病的实验室生化检查

| | 尿 | | | | 粪 | | | 红细胞 | | |
| | (mg/g 肌酐) | | (µg/g 肌酐) | | (µg/g 干重) | | | (µg/100ml RBC) | | |
	ALA	PBG	尿卟啉	粪卟啉	尿卟啉	粪卟啉	原卟啉	尿卟啉	粪卟啉	原卟啉
正常参考值	<3	<2.5	10~60	50~150	0~5	Tr~50	Tr~120	0~1	0~20	15~60
AIP										
潜伏期	↑	↑	N(↑)	N(↑)	N	N	N(↑)	N	N	N
发作期	↑↑	↑↑	↑	↑	N(↑)	N(↑)	N(↑)	N	N	N(↑)
HCP										
潜伏期	N	N	N(↑)	↑↑	N	↑	N(↑)	N	N	N
发作期	↑↑	↑↑	↑	↑↑	N(↑)	↑↑	↑	N	N	N(↑)
VP										
潜伏期	N	N	N	↑	N	↑	↑↑	N	N	N
发作期	↑↑	↑↑	↑	↑↑	N(↑)	↑	↑↑	N	N	N(↑)

由于上述卟啉及卟啉前体定量有可能只在急性发作期才有明显增高，故目前多主张以酶活性测定为诊断依据。但酶活性测定也有局限性。例如，AIP 患者大多数红细胞中 PBG 脱氨酶活性降低约50%，但仍有少数病例与正常人交叉；且有的变异型只影响肝细胞中的酶活性，并不影响红细胞中的酶活性，需要分离淋巴细胞或培养成纤维细胞后再进行检测。

基因分析能查出潜在的遗传缺陷，检出杂合子，可进行家系调查及产前诊断。卟啉病相关基因突变位点可通过人类基因突变数据库（http://www.hgmd.org）查询。

（八）治疗原则

目前，卟啉病仍以预防及对症治疗为主。使用血红素对控制急性卟啉病有一定的效果。α- 黑素细胞刺激素（α-MSH）阿法诺肽（afamelanotide）可清除氧自由基、诱导皮肤色素沉着，减轻日光和紫外线对患者的皮肤伤害，对部分卟啉病患者有效。肝衰竭病例需肝移植。

基因治疗有很好的前景，已有基础研究利用病毒载体将正常羟甲胆色素合成酶基因导入肝细胞治疗 AIP 的报道，但人体试验效果不理想，有待进一步研究。同种异体骨髓细胞、脐血干细胞移植有成功的病例报道。

二、急性肝卟啉病

急性肝卟啉病包括 AIP、HCP、VP 及 ADP，其中以 AIP 最多见。临床表现以急性发作的神经症状为主。其诱因、临床表现和治疗有很多共同之处，鉴别流程见图 49-3[13]。

（一）急性间歇性卟啉病

1. 病因及发病率　急性间歇性卟啉病（acute intermittent porphyria，AIP）又称间歇性急性卟啉病、瑞典型卟啉病，由 PBG 脱氨酶基因突变所致，已发现突变 400 种，属常染色体显性遗传。

西方人群基因突变携带率约为 1/2 000，但其中实际发病不足 10%，说明环境、遗传修饰等可能在发病中有重要作用。女性多于男性，我国目前没有发病率的报道。

激素、饥饿和药物是常见的诱发因素。此外，应激状态、感染、酗酒、吸烟、外科手术或其他疾病也可诱发。登录美国卟啉病协会网站（www.porphyriafoundation.com）、欧洲卟啉病网站（www.porphyria-europe.com）、南非卟啉病网站（www.porphyria.uct.ac.za）等可查询能诱发急性卟啉病发作的药物。

2. 临床表现　本病育龄期女性多发，占 80%～90%。急性间歇性发作，临床表现多种多样，但以精神神经症状为主。典型表现为明显乏力、注意力不集中，继而出现腹痛、恶心、呕吐、轻微神经系统症状（如乏力、感觉迟钝等），阿片类镇痛剂不能缓解腹痛，严重时可误诊为急腹症。20% 的患者伴有癫痫发作，年轻女性出现癫痫、腹痛、低钠血症"三联征"，高度提示 AIP 可能。

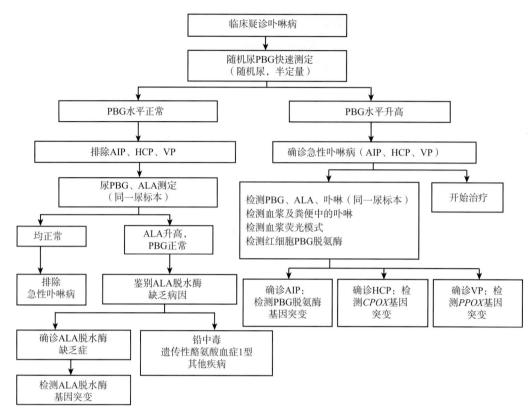

图 49-3　急性卟啉病诊断流程

神经精神方面可有焦虑不安、失眠、失语、抑郁，个别有幻觉、行为失常甚至自杀倾向，有时甚至被误认为癔病。

体征有心动过速和血压升高，偶有发热、出汗、躁动和震颤。四肢无力者腱反射减弱或消失，运动神经损害可以累及脑神经，有时会出现延髓麻痹。偶有因严重呼吸肌麻痹或心衰致死者。

病程长短不一，短则数小时或数日，长则几个月，严重运动障碍者可拖延几年。约 1/3 的患者可在 1～3 年内复发。

肝损害轻微，极个别表现为进行性肝病甚至肝癌。AIP 患者肝细胞癌、高血压、终末期肾病发病率增加。一般预后好，经适当处理后可缓解。

3. 实验室检查　实验室检查可出现转氨酶轻度升高、低钠血症，静脉输注葡萄糖后，血钠可进一步降低。该类患者尿 δ- 氨基 -γ- 酮戊酸或卟胆原增加，该两类物质均无色，因此患者新鲜尿液无色，但在室温、接触空气、光照条件下放置后，PBG 可降解成卟胆素而使尿液呈褐色。尿 ALA 和 PBG 排出量可分别高达 25～100mg/d、50～200mg/d（正常范围：0～4mg/d）。

4. 诊断　对于有上述发作性神经精神症状、消化道症状及运动障碍者应考虑本病，并做相应的实验室检查，以确定本病。

尿中 ALA 和 PBG 增加是诊断 AIP 的主要依据。患者红细胞 PBG 脱氨酶活性降低对 AIP，特别对于潜伏期患者是主要的诊断依据。此酶在室温亦不稳定，血标本应冷冻保存。

基因检测对诊断很有帮助，有助于发现家系中没有发病的基因突变携带者。

5. 治疗　及时给予大剂量葡萄糖氯化钠（10% 葡萄糖 +0.45% 氯化钠为宜）静脉滴注，注意水、电解质平衡，特别是低钠血症；有呕吐者给予止吐药（首选氯丙嗪或昂丹司琼）；剧烈腹痛可给麻醉性止痛剂，可用氯丙嗪 50～400mg/d，必要时加哌替啶。对血压升高者可用普萘洛尔。有癫痫发作者，避免使用可诱发此病发作的抗癫痫药物，使用加巴喷丁和氨己烯酸较为安全。鼓励尽早进食，建议每天进食糖类不低于 300g，以保证足够的热量供给。

高铁血红素（hematin）或精氨酸血红素（norm-osang）是 AIP 急性发作期最有效的治疗，静脉滴注 30 ～ 40min，按体重 3 ～ 4mg/kg，每日一次，可有效抑制卟啉前体的合成。用药 3 天，可使血浆及尿液 ALA 和 PBG 迅速减少，用药 4 天腹痛、恶心大多明显缓解，运动神经症状可能持续但不再进展。高铁血红素不稳定，且常会引起血栓性静脉炎、凝血障碍、溶血、诱发血小板聚集导致外周血血小板急剧减少，长期输注可能造成铁过载及相关器官损伤；用灭菌注射用水或人血白蛋白溶解，并通过中央静脉输注可减轻静脉炎。关于该药使用的问题，可登录美国卟啉病协会网站（www.porphyriafoundation.com）或欧洲卟啉病网站（www.porphyria-europe.com）查询。

目前已在研究替代静脉输注血红素的治疗方法——基因疗法，但尚不成熟。另一替代疗法是利用 siRNA 干扰 ALA 合成酶 1 的功能，从而降低 ALA 浓度。Ⅰ 期临床试验表明，皮下注射 siRNA 后，24h 内人体 ALA 合成酶 1 明显降低。

对高铁血红素应答不佳、神经系统受累持续进展的患者，需考虑肝移植。

（二）遗传性粪卟啉病

1. 病因及发病率　遗传性粪卟啉病（hereditary coproporphyria，HCP）是由于粪卟啉原氧化酶功能缺陷所致。

2. 临床表现　临床表现与 AIP 相似，但症状较 AIP 轻，反复发作频率较 AIP 低。女性多于男性，16 ～ 45 岁育龄期女性多见，与妊娠、月经、服用避孕药有关。最常见的诱因是服用巴比妥类药物。神经症状与 AIP 相似，常有腹痛、呕吐、便秘、精神症状。与 AIP 不同的是约 20% 有皮肤光敏现象（参见 PCT）。神经病变和乏力表现突出，早期表现为四肢无力，可出现膈肌、呼吸肌受累，造成呼吸衰竭。

3. 实验室检查与诊断　对于有上述临床表现而怀疑本病者，应做相关实验室检查。在急性发作期，尿中卟啉及其前体排出量明显增加。发作间期尿中 ALA、PBG 排出量可完全恢复正常，红细胞 PBG 脱氨酶活性正常。HCP 患者尿及粪中以 Ⅲ 型粪卟啉为主，并发现三羧基卟啉。

若无 AIP 临床表现，仅尿及粪中粪卟啉增多，应与获得性粪卟啉尿症鉴别。在专门实验室可检测成纤维细胞中粪卟啉原氧化酶活性，活性降低约 50%，纯合子酶活性几乎完全消失。编码粪卟啉原

Ⅲ 氧化酶的基因 *CPOX* 突变检测有助于确诊及家系筛查 [14, 15]。

4. 治疗　急性发作期的治疗与 AIP 相同。应避免皮肤暴露，放血及氯喹无效。

（三）变异性卟啉病

1. 病因及发病率　变异性卟啉病（variegate porphyria，VP）又称南非型卟啉病、混合型卟啉病，原卟啉原氧化酶功能缺陷，常染色体显性遗传，极个别为纯合子发病。临床严重程度变异很大，可表现为严重神经系统症状，也可仅表现为类似于 PCT 的皮肤损伤，因此称为变异性卟啉病。多数基因突变携带者不发病，发病率不详。南非裔人发病率为 1/300，芬兰发病率仅为 1.3/10 万，欧洲发病率为 0.3/10 万。

2. 临床表现　女性多于男性，神经系统症状及诱发因素都与 AIP 相同。皮肤对光敏感与 PCT 相似，但更为常见，约 85% 的南非患者、45% 的芬兰患者有皮肤损害。肝脏损害轻微。纯合子可自幼发病，影响发育。

3. 实验室检查与诊断　与 HCP 相似，发作期尿中卟啉及其前体排出量增加，而非发作期则可完全降至正常。红细胞 PBG 脱氨酶稍低于正常。粪及胆汁中原卟啉和 Ⅲ 型粪卟啉升高，若粪卟啉多于原卟啉应考虑为 HCP。较特殊的是可以直接测定血浆荧光，最大发射光谱为 626nm（PCT、CEP 和 HCP 在 619nm，EPP 在 634nm）。成纤维细胞或淋巴细胞中酶活性测定只能在极少数实验室进行。检测编码原卟啉原氧化酶的基因 *PPOX* 突变有助于确诊及家系筛查。

4. 治疗　治疗以预防为主。急性发作的神经系统症状可按 AIP 治疗。皮肤对光敏感重在预防，可试用 β- 胡萝卜素。

（四）ALA 脱水酶缺乏症

1. 病因及发病率　ALA 脱水酶缺乏症（ALA dehydratase deficiency porphyria，ADP）又称 Doss 病，属常染色体隐性遗传，至 2015 年仅报道 6 例。

2. 临床表现　目前报道的 6 例均为男性，神经系统症状与 AIP 相同，多有诱发因素。

3. 实验室检查与诊断　尿中 ALA 显著增加，但 PBG 无明显改变。尿中粪卟啉和红细胞中原卟啉（锌卟啉）比正常高 100 倍。红细胞 ALA 脱水

酶活性低于正常的 4%，其父母和亲属的酶活性约为正常的 50%。

4. 治疗　对急性发作，输注高铁血红素有效，静脉滴注葡萄糖液效果不佳。

三、慢性肝性卟啉病

（一）迟发性皮肤卟啉病

1. 病因及发病率　迟发性皮肤卟啉病（porphyria cutanea tarda，PCT）是卟啉病中最常见的类型，发病率为（5～10）/10 万，由尿卟啉原脱羧酶功能缺陷造成，肝脏铁过载在发病机制中起重要作用，约 50% 的 PCT 患者同时有遗传性血色病基因突变。PCT 可分为两类：一类为散发性（sporadic，Ⅰ型），无家族史，较多见；另一类为家族性（familial，Ⅱ型），常染色体显性遗传。由于尿卟啉原脱酸酶功能缺陷，红细胞生成的尿卟啉和 7、6、5 羧基卟啉在细胞内积聚，在 410nm 光照下变为激发态，由激发态转为稳态过程中，以荧光形式释放能量并引起一系列细胞组织损伤，表现为皮肤对光敏感。饮酒、口服避孕药、绝经后使用雌激素、铁摄取过多是常见的诱因。据报道，丙型肝炎病毒及人类免疫缺陷病毒感染与 PCT 相关。

2. 临床表现　常在 40 岁以后发病。本病的突出表现是在身体暴露部分的皮肤损害，多发生在手背、前臂、面部、女性的腿及足背等处；皮肤脆性增加，易受创伤，造成糜烂，愈合较慢，阳光照射后出现 2～3cm 的水疱或大疱，结痂后数周方愈，愈合后可出现粟粒疹、皮肤萎缩或瘢痕、色素沉着，变为紫褐色。反复发作可引起继发性感染。长期患病，特别是女性，面部多毛。受累的皮肤变厚、瘢痕、钙化、色素减退形成假性硬皮病。80% 的 PCT 患者有铁过载。30%～40% 的患者发展成肝硬化，肝细胞癌发生率明显增加。本病可完全缓解，几年后可再次发作。

3. 实验室检查与诊断　临床表现与 VP 相似，尿液在紫外线照射下有红色荧光。定量测定尿中各种卟啉的含量，本病以尿卟啉最高，而血清 ALA、卟胆素原正常或仅有轻度升高。Ⅱ型 PCT 红细胞中尿卟啉原脱羧酶活性减低。患者血清铁和铁蛋白常升高。肝脏活检有慢性炎症、坏死，约 80% 有不同程度的含铁血黄素沉着，荧光显微镜下可见红色荧光。

VP、HCP 表现均可与 PCT 类似，但鉴别诊断非常重要，因为放血及羟氯喹治疗 PCT 有效，而 VP 或 HCP 无效。VP 以血卟啉升高为主，HCP 以粪卟啉升高为主。

4. 治疗　治疗首先应去除诱因，包括忌酒、忌烟。国外采用放血疗法，1～2 周一次，每次 450ml，可减少体内铁的蓄积，平均放血 5.4 次病情可以得到缓解。亦可试用铁螯合剂地拉罗司（deferasirox）250～500mg/d。治疗初始目标为血清铁蛋白降至正常低限，约 20ng/ml。羟氯喹可动员肝细胞内卟啉，口服小剂量氯喹有效，每次 125mg，每周 2 次，持续给药 6～9 个月。

（二）肝红细胞生成性卟啉病

1. 病因及发病率　肝红细胞生成性卟啉病（hepatoerythropoietic porphyria，HEP）为遗传性尿卟啉原脱羧酶缺陷，常染色体隐性遗传，纯合子发病。HEP 罕见，全世界文献报道仅 34 例。与 PCT 不同，骨髓与肝细胞同时受累，光敏性皮肤损害严重。临床表现是基因突变类型决定的，杂合子无临床表现，不会引起 PCT。

2. 临床表现　临床表现类似 CEP，皮肤损害类似 PCT，但较严重，常有瘢痕、多毛及硬化。呈品红色尿、红色牙，贫血、肝脾肿大。婴幼儿即可发病，也可迟至成年发病。

3. 实验室检查与诊断　应与 CEP、EPP、PCT 鉴别。PCT 不会累及骨髓。与 CEP 不同的是，HEP 尿中尿卟啉和 7- 羧基卟啉增加。EPP 红细胞游离原卟啉增加但尿中卟啉正常，HEP 除了尿及粪中卟啉排出量明显增多外，肝脏及骨髓细胞在荧光显微镜下可见红色荧光。血清铁正常。

4. 治疗　避免阳光照射。放血和氯喹治疗无效。

四、红细胞生成性卟啉病

（一）先天性红细胞生成性卟啉病

1. 病因及发病率　先天性红细胞生成性卟啉病（congenital erythropoietic porphyria，CEP）又称 Gunther 病、红细胞生成性卟啉病、先天性卟啉病等，由尿卟啉原Ⅲ合成酶 UROS 缺陷所致，是一种罕见的常染色体隐性遗传性疾病，多由 UROS 复合杂合突变引起。英国患病率约 3/100 万。已知 19 种基因突变，欧美人以 p.Cys73Arg 多见，约占 40%。

2. 临床表现　常自婴儿期发病，偶有延至成年发病，常发现尿布上的尿渍呈红至暗褐色。日照后出现进行性大疱性皮肤损害、结痂、糜烂形成瘢痕，色素沉着（偶有色素减少），多毛、脱发、继发感染，最终导致皮肤萎缩，类似硬皮病。由于瘢痕形成，可造成四肢远端指趾挛缩，累及耳鼻软骨可引起面部畸形，眼睑外翻。紫外光照射下牙齿呈现红色荧光。可出现溶血性贫血、肝脾肿大。由于骨髓增生活跃，常导致病理性骨折，脊柱压缩，身长变短。寿命缩短。

3. 实验室检查与诊断　婴儿皮肤对光过敏及红色尿应首先考虑 CEP。尿中卟啉增高 20～60 倍，以Ⅰ型尿卟啉为主，一般 PBG 和 ALA 排出量正常。粪中Ⅰ型粪卟啉增加。血浆及红细胞中主要是Ⅰ型尿卟啉增加。贫血，可见多染性红细胞、异形红细胞、红细胞大小不均和点彩。可在家系调查和产前诊断中进行基因分析。

4. 治疗　以预防为主，避免日晒，保护皮肤免受创伤及继发感染。β- 胡萝卜素有一定的疗效。输入红细胞可减轻溶血，亦可降低卟啉排出量。脾切除有短期疗效；对中重度患者，异体造血干细胞移植是可行的治疗方法。基因治疗有一定的应用前景。

（二）红细胞生成性原卟啉病

1. 病因及发病率　红细胞生成性原卟啉病（erythropoietic protoporphyria，EPP）又称原卟啉病，由亚铁螯合酶缺陷所致。90% 的 EPP 病例是常染色体共显性遗传[11, 16]，如从父母一方遗传了亚铁螯合酶突变基因，从另一方遗传基因多态性。欧洲人群患病率为 1/（50 000～75 000）。EPP 是儿童期发病最多见的红细胞性卟啉病，也是平均误诊时间最长的一种类型，曾被称为"Ⅵ型日光性荨麻疹"。

2. 临床表现　儿童期发病，严重程度不一。早期父母可发现患儿暴露于日光时哭闹不止；日光照射 1h 内，暴露部位皮肤出现刺痛或灼烧痛，数小时后出现红斑、水肿，其后有瘀斑，甚至紫癜、水疱、结痂，维持数日。10%～20% 的患者合并胆石症，2% 的患者可出现快速进展的肝衰竭[13, 17-19]。

3. 实验室检查与诊断　皮肤对光敏感同时伴有红细胞中游离原卟啉增加。血浆、粪便中原卟啉亦增加，尿中卟啉正常。可见轻度小细胞性贫血。荧光显微镜下，周围血涂片可见网织红细胞有红色荧光。肝穿刺病理检查结果变化较大，可以完全正常，也可以有严重的肝硬化。

4. 治疗　避免日光照射。皮肤暴露部位涂防晒霜。口服 β- 胡萝卜素，120～180mg/d，连续服用 1～3 个月，其作用是淬灭活性氧自由基。尽管细胞内卟啉仍然很高，但保护皮肤对光敏感有一定效果。血浆 β- 胡萝卜素浓度达到 6～8g/L，皮肤会呈橘黄色。α- 黑素细胞刺激素（α-MSH）阿法诺肽可减少日光和紫外线对患者的皮肤伤害[20]，可以延长患者对日光暴露的耐受时间[21]。

（三）X- 连锁卟啉病

1. 病因及发病率　X- 连锁卟啉病（X-linked protoporphyria）是近期逐渐被人们认识的一种卟啉病，以前该类患者多被诊断为 EPP。与 EPP 不同的是该病亚铁螯合酶活性正常，但红细胞 ALA 合成酶 2 活性增加，造成原卟啉生成增加，从而引起症状。英国、法国约 2% 的 EPP 是 XLPP，美国这一比例为 10%[22, 23]。本病男性多见，杂合子女性可无症状，也可发病。

2. 临床表现　临床表现与 EPP 相似，婴幼儿及儿童期发病，日光照射数分钟，暴露部位皮肤刺痛、灼烧痛、瘙痒，出现红斑、水肿，疼痛可持续数数小时至数天。较少见有大疱、皮肤脆性增加、多毛、色素沉着、严重瘢痕、畸形等。

3. 实验室检查与诊断　红细胞原卟啉、锌卟啉明显升高是 XLPP 最敏感的生化指标，其中锌卟啉占总卟啉比例的 40%。亚铁螯合酶活性正常。红细胞 ALA 合成酶 2 活性增强有助于确诊。

4. 治疗　避免日光照射，β- 胡萝卜素有助于减轻皮肤光损害。严重肝损伤者需肝移植。

五、获得性卟啉病

获得性卟啉病是指除了以上参与血红素生物合成的 8 种酶基因突变所致的遗传性卟啉病以外，由于后天性或中毒性原因，使卟啉及其前体在体内蓄积和排出量增加者，或称症状性卟啉病，也可继发于其他疾病。

（一）获得性粪卟啉尿症

获得性卟啉尿症通常是尿中粪卟啉增加，但并无卟啉病的其他临床表现。继发性卟啉尿症主要见于再生障碍性、恶性及溶血性贫血、白血病、霍奇金病、肝炎、肝硬化、遗传性结合型高胆红素血症等。

化学和重金属中毒也可引起卟啉代谢紊乱。铅可以明显抑制 ALA 脱水酶和铁螯合酶活性，铅中毒患者尿中 ALA、粪卟啉明显增加，红细胞中游离原卟啉特别是锌卟啉增高。这些生化指标已成为诊断铅中毒的常规项目，也用来进行环境中铅污染的监测。

（二）获得性 PCT（化学中毒、病毒感染、肝癌、血色病所致）

化学中毒（特别是多氯环烃）可引起 PCT。著名的事例发生在土耳其，1956～1961 年，发现约 4000 例因食入六氯苯污染的小麦而导致的 PCT。其他化工产品（卤代烃类）污染所引起的 PCT 亦有报道。有人认为 PCT 是多发性化学敏感综合征的一种表现。

丙型病毒性肝炎患者尿中粪卟啉排出量可增加，但不足以引起卟啉病。研究表明约 80% 的 PCT 患者曾经感染丙型肝炎病毒，因此认为丙型肝炎病毒是 PCT 的诱发因素之一。PCT 与艾滋病（HIV 感染）也呈正相关。

已知 PCT 引起肝细胞癌变的概率增加。另一方面，有文献报道肝细胞癌也会导致症状性卟啉病，出现皮肤对光敏感及生化改变，而肿瘤切除后恢复正常。

铁摄取过多可能是 PCT 发病的诱因，放血疗法对 PCT 有肯定疗效。最近发现，散发性 PCT 虽与尿卟啉原脱羧酶基因突变无关，但与血色病相关基因突变呈明显正相关。

（王　艳　黄　坚　欧晓娟）

参考文献

[1] Puy H，Gouya L，Deybach JC. Porphyrias. Lancet 2010；375：924-37.

[2] Ramanujam VS，Anderson KE. Porphyria diagnostics—part 1：a brief overview of the porphyrias. Curr Protoc Hum Genet 2015；86：17.20.1-17.20.26.

[3] Yang J，Yang H，Chen Q，et al. Reversible MRI findings in a case of acute intermittent porphyria with a novel mutation in the porphobilinogen deaminase gene. Blood Cells Mol Dis 2017；63：21-4.

[4] Puy H，Deybach JC，Lamoril J，et al. Molecular epidemiology and diagnosis of PBG deaminase gene defects in acute intermittent porphyria. Am J Hum Genet 1997；60：1373-83.

[5] Aarsand AK，Boman H，Sandberg S. Familial and sporadic porphyria cutanea tarda：characterization and diagnostic strategies. Clin Chem 2009；55：795-803.

[6] Gomez-Abecia S，Moran-Jimenez MJ，Ruiz-Casares E，et al. Familial porphyria cutanea tarda in Spain：characterization of eight novel mutations in the UROD gene and haplotype analysis of the common p.G281E mutation. Gene 2013；522：89-95.

[7] Lee DS，Flachsova E，Bodnarova M，et al. Structural basis of hereditary coproporphyria. Proc Natl Acad Sci USA 2005；102：14232-7.

[8] Meissner PN，Dailey TA，Hift RJ，et al. A R59W mutation in human protoporphyrinogen oxidase results in decreased enzyme activity and is prevalent in South Africans with variegate porphyria. Nat Genet 1996；13：95-7.

[9] Schneider-Yin X，Gouya L，Meier-Weinand A，et al. New insights into the pathogenesis of erythropoietic protoporphyria and their impact on patient care. Eur J Pediatr 2000；159：719-25.

[10] Gouya L，Puy H，Lamoril J，et al. Inheritance in erythropoietic protoporphyria：a common wild-type ferrochelatase allelic variant with low expression accounts for clinical manifestation. Blood 1999；93：2105-10.

[11] Gouya L，Puy H，Robreau AM，et al. The penetrance of dominant erythropoietic protoporphyria is modulated by expression of wildtype FECH. Nat Genet 2002；30：27-8.

[12] Fortian A，Gonzalez E，Castano D，et al. Intracellular rescue of the uroporphyrinogen Ⅲ synthase activity in enzymes carrying the hotspot mutation C73R. J Biol Chem 2011；286：13127-33.

[13] Besur S，Schmeltzer P，Bonkovsky HL. Acute porphyrias. J Emerg Med 2015；49：305-12.

[14] Deacon AC，Peters TJ. Identification of acute porphyria：evaluation of a commercial screening test for urinary porphobilinogen. Ann Clin Biochem 1998；35（Pt 6）：726-32.

[15] Bissell DM，Wang B，Lai J. Hereditary Coproporphyria//
Adam MP，Ardinger HH，Pagon RA，et al. GeneR-
eviews. Seattle：University of Washington，1993.

[16] Gouya L，Martin-Schmitt C，Robreau AM，et al. Contribution
of a common single-nucleotide polymorphism to the
genetic predisposition for erythropoietic protoporphyria.
Am J Hum Genet 2006；78：2-14.

[17] Lyoumi S，Abitbol M，Rainteau D，et al. Protopor-
phyrin retention in hepatocytes and Kupffer cells prevents
sclerosing cholangitis in erythropoietic protoporphyria
mouse model. Gastroenterology 2011；141：1509-19.

[18] Park PJ，Hwang S，Choi YI，et al. Liver transplantation
for acute-on-chronic liver failure from erythropoietic
protoporphyria. Clin Mol Hepatol 2012；18：411-5.

[19] Anstey AV，Hift RJ. Liver disease in erythropoietic
protoporphyria：insights and implications for mana-
gement. Gut 2007；56：1009-18.

[20] Harms JH，Lautenschlager S，Minder CE，et al.
Mitigating photosensitivity of erythropoietic protopo-
rphyria patients by an agonistic analog of alpha-melan-
ocyte stimulating hormone. Photochem Photobiol 2009；
85：1434-9.

[21] Langendonk JG，Balwani M，Anderson KE，et al.
Afamelanotide for erythropoietic protoporphyria. N Engl
J Med 2015；373：48-59.

[22] Whatley SD，Ducamp S，Gouya L，et al. C-terminal
deletions in the ALAS2 gene lead to gain of function and
cause X-linked dominant protoporphyria without anemia
or iron overload. Am J Hum Genet 2008；83：408-14.

[23] Balwani M，Doheny D，Bishop DF，et al. Loss-of-function
ferrochelatase and gain-of-function erythroid-specific
5-aminolevulinate synthase mutations causing erythropoietic
protoporphyria and X-linked protoporphyria in North
American patients reveal novel mutations and a high
prevalence of X-linked protoporphyria. Mol Med 2013；
1926-35.

第50章　希特林蛋白缺乏病

希特林蛋白缺乏病（citrin deficiency）是一种少见的常染色体隐性遗传性疾病，由编码线粒体内膜上希特林蛋白（citrin）的 *SLC25A13* 基因突变所致[1]。按照发病年龄和临床表现可分为三种类型：希特林蛋白缺乏所致的新生儿肝内胆汁淤积症（neonatal intrahepatic cholestasis caused by citrin deficiency，NICCD）、希特林蛋白缺乏所致的生长发育落后和血脂异常（failure to thrive and dyslipidemia caused by citrin deficiency，FTTDCD）和成人期发病的高瓜氨酸血症 Ⅱ 型（adult-onset type Ⅱ citrullinemia，CTLN2）。希特林蛋白缺乏病患者通常有特殊的饮食偏好，喜爱富含蛋白质和 / 或脂类食物，而厌恶含糖类的食物。临床上，新生儿期主要表现为胆汁淤积、黄疸及生长受限等，成人期临床表现以反复发作的神经精神异常为特征。患 CTLN2 的个体可伴有或不伴有 NICCD 或 FTTDCD 既往史，而 NICCD 或 FTTDCD 患者发展为 CTLN2 的比例也尚不清楚。

此病的生化检查特征是血浆或血清中瓜氨酸和精氨酸增加、苏氨酸 / 丝氨酸比值升高，以及胰分泌性胰蛋白酶抑制剂（pancreatic secretory trypsin inhibitor，PSTI）升高。基因检测发现 *SLC25A13* 基因突变可以确诊本病。有严重肝衰竭者需要进行肝移植治疗。

一、分子流行病学与发病机制

（一）分子流行病学

日本学者 Kobayashi 等[1] 于 1999 年首次克隆定位了本病的致病基因 *SLC25A13*，该基因编码的蛋白为希特林蛋白。该病最初报道于日本，而后在世界各地相继报道，如中国、韩国、以色列、英国、泰国、土耳其等地均发现了 *SLC25A13* 基因突变[2-8]。目前希特林蛋白缺乏病已成为全球范围内的遗传代谢性疾病[9]，但仍以东亚地区报道较多。

分子流行病学研究发现，日本人群中 *SLC25A13* 基因突变的携带率为 1/65，NICCD 的患病率为 1/17 000，CTLN2 的患病率为 1/（10 万～ 23 万）。韩国人群中 *SLC25A13* 基因突变的携带率为 1/112，患病率为 1/5 万。我国人群中 *SLC25A13* 基因突变携带率为 1/65，但具有明显的地域差异，在南方人群中突变携带率高达 1/48，而在北方人群中仅为 1/940，患病率为 1/83 000[10]。迄今为止，已发现约 80 种 *SLC25A13* 基因突变类型，绝大多数为编码序列突变，其中 c.851_854de14、IVS16ins23、IVS6+5G ＞ A 和 c.1638_1660dup 为中国人常见突变类型，占致病等位基因的 80% 以上[11, 12]。一项遗传代谢病选择性筛查结果表明，在我国遗传代谢病高危患儿中，NICCD 的阳性率居第二位[13]，是导致我国婴儿肝内胆汁淤积症的重要原因之一[14]。

（二）发病机制

希特林蛋白缺乏病的致病基因 *SLC25A13* 位于染色体 7q21.3，包含 18 个外显子，长 200 kb。本基因所编码的希特林蛋白包含 675 个氨基酸，相对分子质量约为 74 000，其 N 末端包括用于结合钙离子的 4 个 EF 手结构域，C 末端包含 6 个线粒体跨膜域。希特林蛋白是一种位于线粒体内膜上的钙结合天冬氨酸 / 谷氨酸载体（aspartate glutamate carrier，AGC），主要分布于肝脏、肾脏、心脏和小肠。

位于线粒体内膜上的希特林蛋白的主要功能：①作为天冬氨酸转运载体，将天冬氨酸从线粒体内转运到细胞质内，促进尿素、蛋白质及核苷酸的合成；②作为苹果酸 / 天冬氨酸穿梭的关键环节，将胞质中还原型烟酰胺腺嘌呤二核苷酸（NADH）转运至线粒体内，参与糖的分解代谢过程；③降低胞质内的 NADH / NAD 比例，促进糖异生（图 50-1）。

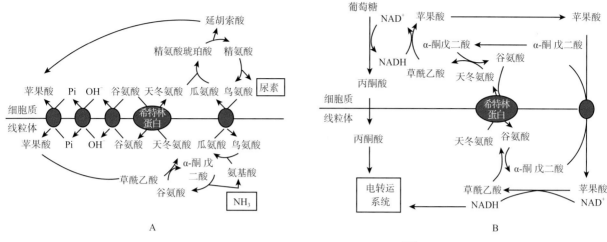

图 50-1　希特林蛋白的主要功能示意图 [15]
A. 氨生成尿素的过程；B. 苹果酸 – 天冬氨酸穿梭

当希特林蛋白缺乏时，会影响上述代谢通路的正常运转，导致一系列代谢紊乱 [16, 17]：①由于线粒体内天冬氨酸向胞质内转运减少，导致尿素合成障碍，瓜氨酸和血氨升高；②由于苹果酸 – 天冬氨酸 -NADH 穿梭障碍，导致胞质内 NADH 向线粒体内转运减少，糖酵解受阻；③胞质内 NADH/NAD 升高，导致糖异生受抑制；④由苹果酸 – 柠檬酸穿梭所导致的胞质中乙酰辅酶 A 堆积，促进脂肪酸合成过多；⑤PPARα 表达下调导致脂肪酸氧化障碍。

二、临床表现与实验室检查

（一）NICCD

多发生于 1 岁内，特别是 2 月龄内的新生儿或婴儿，男女比例无差异，平均出生体重低。其特征性表现为新生儿胆汁淤积、黄疸和肝功能异常，可伴有肝肿大、脂肪肝，以及低蛋白、低血糖及各种氨基酸血症等。其他非特异性症状包括发育迟滞、喂养困难、溶血性贫血、水样腹泻、嗜睡、惊厥等。有些患儿在就诊时可有满月脸的面容特征 [18]。散在病例报道显示，有的 NICCD 表现为急性肝衰竭 [19]。一些患者就诊原因主要是全身皮肤黄染，可无任何其他临床表现，可被误诊为胆道闭锁及溶血性贫血等。

实验室检查可见总胆汁酸和直接胆红素水平升高，胆管酶 ALP 和 GGT 轻度升高，低蛋白血症，凝血功能低下，低血糖，高乳酸，AFP 升高等。血氨基酸分析提示多种高氨基酸（如瓜氨酸、苏氨酸、丝氨酸、蛋氨酸、酪氨酸、苯丙氨酸和精氨酸等）血症。

肝活检病理改变包括大泡状和微泡状肝细胞内脂肪沉积、坏死性炎性病变、胆汁淤积、胆栓形成及纤维化等 [20]。

由于代偿机制的存在，大部分 NICCD 患者通常并不严重，症状常在 1 岁内缓解；少部分患者病情恶化，需要肝移植甚至死亡 [21, 22]。

（二）FTTDCD

FTTDCD 为希特林蛋白缺乏病患者儿童期的代偿状态，处于 NICCD 与 CTLN2 之间 [8]。其特征性临床表现：在出现 NICCD 之后、CTLN2 发病之前的阶段，表现为生长发育落后，可伴低血糖、高脂血症、胰腺炎和肝细胞癌等临床异常。

实验室异常主要为血糖降低及血脂代谢异常，甘油三酯、总胆固醇和 LDL 水平较高，HDL 水平较低等 [8, 23]。

与 NICCD 类似，十年或几十年后代偿机制受损，有可能发展为 CTLN2。

（三）CTLN2

发病年龄多在青春期以后，绝大多数是成年期发病，发病年龄为 11 ～ 79 岁，男：女为 1.5 ：1 [24]。

其临床主要特征为反复发作性脑病。童年期至成年期反复发作性高氨血症及相关的神经精神症状。临床表现为突发意识丧失、行为异常（如攻击倾向、易怒和多动）、定向力障碍、妄想、记忆力丧失、扑翼样震颤、谵妄、嗜睡和昏迷等。上述表现与其他肝病所致肝性脑病极为相似，极易混淆。病情严重者可反复发病，数年后死于脑水肿。脑病常因感染或饮酒、不当饮食（低蛋白/高糖类）、外科手术或药物（如对乙酰氨基酚、雷贝拉唑）等因素诱发。

另一临床特点为脂肪肝。与大多数非酒精性脂肪性肝病（NAFLD）患者不同，CTLN2患者的体重指数（BMI）通常都偏低（90%的患者BMI ≤ 20kg/m^2，40%的患者BMI ≤ 17kg/m^2），且常有高脂血症[25]。

部分患者可合并胰腺炎、高甘油三酯血症、肝细胞癌、心肌炎、脊髓病和十二指肠恶性生长抑素瘤等其他表现[26-28]。

回顾病史，CTLN2患者在童年期即可表现出特殊的饮食偏好，如喜食富含蛋白质和脂肪的食物，如花生、豆类、鸡蛋、牛奶、奶酪、鱼和肉等，而厌食富含糖类的食物，如大米、糖果、酒精、果汁等。这种特殊的饮食习惯与希特林蛋白缺乏病的病理生理学机制有关[29]：糖类的代谢导致天冬氨酸和草酰乙酸减少，不利于尿素循环，促进瓜氨酸血症和血氨升高；而豆类和花生等食物富含天冬氨酸和精氨酸，可刺激尿素循环，从而降低血氨。

实验室检查可见血氨升高，氨基酸代谢筛查提示高瓜氨酸血症。肝脏影像学检查多表现为脂肪肝。脑病发作时头颅CT也正常，脑电图显示弥漫性慢波。肝脏病理除了脂肪变性外，还可以存在纤维化和/或轻微炎症。

三、诊断与鉴别诊断

（一）诊断

希特林蛋白缺乏病主要根据病史、临床表现、实验室生化检查及分子遗传学检测等做出诊断。需要特别注意的是，特殊的饮食偏好对本病的诊断非常重要。日本学者Saheki教授等提出了希特林蛋白缺乏病的诊断流程[30]（图50-2）。

1. 可疑诊断　对于具有以下情况的患者，应怀疑本病：

（1）新生儿出现高瓜氨酸血症和/或黄疸期延长；但排除半乳糖血症、酪氨酸血症或高苯丙氨酸血症等疾病。

（2）超过1岁的儿童，出现生长受限和血脂异常。

（3）青少年和成人反复发作性意识障碍伴高氨血症，尤其是有厌恶进食糖类，而喜欢富含蛋白质和脂质食物的病史。

（4）儿童和成人原因不明的复发性慢性胰腺炎、高脂血症、脂肪肝或肝癌。

2. 确诊　对于疑诊本病者，需要进一步完善生化检测，最终通过分子遗传学发现*SLC25A13*基因突变和/或Western blot检测希特林蛋白异常（见图50-2）。

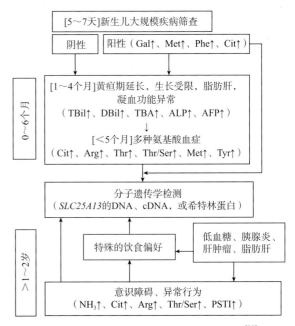

图50-2　希特林蛋白缺乏病的诊断流程[30]

注：Gal. 半乳糖；Met. 甲硫氨酸；Phe. 苯丙氨酸；Cit. 瓜氨酸；TBil. 总胆红素；DBil. 直接胆红素；TBA. 总胆汁酸；ALP. 碱性磷酸酶；AFP. 甲胎蛋白；PSTI. 胰分泌性胰蛋白酶抑制剂；Arg. 精氨酸；Thr/Ser. 苏氨酸/丝氨酸；Tyr. 酪氨酸

如果已明确家族中有*SLC25A13*致病基因，需要对先证者的一级亲属进行筛查及评估，包括父母、兄弟姐妹，以实现早期诊断、早期治疗。

（二）鉴别诊断

（1）血浆中瓜氨酸升高，也可见于1型瓜氨酸血症（CTLN1）、精氨酸琥珀酸尿症、赖氨酸蛋白不耐受（LPI）、丙酮酸羧化酶（PC）缺乏、肾功能不全、经典的半乳糖血症等。其中，CTLN1也是一种常染色体隐性遗传病，致病基因是精氨酸琥珀酸合成酶 1（ASS1）。CTLN1 患者也常有高氨血症，血浆中瓜氨酸浓度增加，但精氨酸水平降低。

（2）希特林蛋白缺乏病所致新生儿 / 婴儿期胆汁淤积，应与肝外胆道闭锁（EBA）、Alagille 综合征和进行性家族性肝内胆汁淤积症（PFIC）、特发性新生儿肝炎（INH）等相鉴别。

（3）希特林蛋白缺乏病引起的脑病，应与以下疾病相鉴别[31]：①各种原因肝硬化所致的肝性脑病，但 CTLN2 患者的肝脏合成功能障碍通常较轻；②一些中毒、感染等引起的脑病及器质性脑病；③CTLN1 亦可引起脑病，其血浆中瓜氨酸水平升高更为明显，最终基因诊断可以明确；④其他遗传代谢性疾病，如肝豆状核变性可有中枢神经系统的损害，临床上也需要特别注意鉴别。

（4）肝脏脂肪变性的鉴别诊断[27]：CTLN2 的肝脏影像和病理上常表现为脂肪变性，易误诊为非酒精性脂肪性肝病（NAFLD）。但与 NAFLD 多伴有糖尿病、肥胖和代谢综合征不同，希特林蛋白缺乏相关的脂肪肝，BMI 多 < 20kg/m²，但血清中胰分泌性胰蛋白酶抑制剂水平较高。因此，在临床上遇到低体重的脂肪肝患者，要考虑希特林蛋白缺乏病的可能。此外，对不饮酒的患者伴有 NAFLD，反复发作慢性胰腺炎，也应考虑到希特林蛋白缺乏病可能。

四、治　疗

希特林蛋白缺乏病的治疗包括饮食管理、药物治疗和肝移植等，其中以饮食控制为基础。目前对于该病患儿，推荐低糖和高脂肪、高蛋白饮食，可预防高氨血症，改善儿童期生长。

（一）饮食管理

饮食管理是主要的治疗手段之一。本病患者严禁低蛋白、高糖的饮食结构，尽量遵循患者本人的饮食偏好。

1. NICCD　乳糖对于 NICCD 患儿可能是一种毒性物质，因此应避免摄入乳糖。中链脂肪酸（MCT）的吸收不依赖胆汁酸，因此可以减轻肝脏合成胆汁酸的负担。目前推荐使用无乳糖的富含中链脂肪酸（MCT）配方奶粉，并补充多种脂溶性维生素[32-34]。NICCD 常伴有维生素 D 缺乏和锌缺乏。因此，建议 NICCD 患儿补充维生素 D 和锌剂。大多数 NICCD 患儿预后较好，通过饮食调整及对症治疗，可取得良好效果，患儿的临床症状和体征在 1 岁前多数能自然缓解，实验室生化指标逐渐恢复正常。少数严重肝衰竭的患者需要进行肝移植[21]。

2. FTTDCD　作为一种新近发现的临床表型，目前治疗经验较少。同样需要低糖和高脂肪、高蛋白的饮食管理，血脂异常可以逐渐改善[23]。

3. CTLN2　日本报道 CTLN2 病情控制良好的饮食结构，蛋白质、脂肪、糖类（PFC）摄入比例为 19%±2% ：44%±5% ：37%±7%[29]。有研究发现，在低糖基础上补充中链脂肪酸（MCT）可为肝细胞提供能量并促进肝脏脂肪生成，并通过苹果酸 / 天冬氨酸穿梭机制，降低细胞质 NADH/NAD⁺ 比例，从而改善实验室生化指标异常，减轻高氨血症[35]。

（二）药物治疗

丙酮酸钠可通过乳酸脱氢酶反应将细胞质内的 NADH 氧化为 NAD⁺，为三羧酸循环提供能量；此外还可以减轻氧化应激。初步临床观察发现，丙酮酸钠（4 ～ 9g/d）对 CTLN2 有一定效果，可改善临床症状、高氨血症和瓜氨酸血症等[15,36,37]。此外，丙酮酸钠通过降低肝细胞中的 NADH /NAD⁺ 比例，从而可能改善 FTTDCD 患儿生长受限的状况。

（三）脑病急性发作期治疗

CTLN2 虽然发病时有严重的高氨血症，但不能采取常规治疗一般肝性脑病的方法，如低蛋白和高糖饮食，因为这种饮食方式反而可导致更严重的高氨血症和高甘油三酯血症。应注意高糖（包括输注高糖溶液）可诱发或加重脑病症状，不能用于 CTLN2 治疗。有报道显示，若采用甘油果糖治疗高氨血症引发的脑水肿，可导致患者病情加重甚至死亡[38,39]。

精氨酸主要参与尿素生成过程，补充精氨酸（5 ～ 10g/d）可降低血氨水平，促进尿素循环，进而改善高氨血症和瓜氨酸血症，可能对治疗 CTLN2 有效[40]。

（四）肝移植

有研究表明，丙酮酸和精氨酸治疗配合饮食控制可维持患者正常生活状态，能减少或延迟肝移植的需求，但严重肝衰竭患者需要行肝移植。肝移植可有效治疗高氨血症危象，纠正代谢紊乱，被认为是目前最有效的治疗手段。

肝移植后 CTLN2 患者症状及代谢指标均可恢复正常，患者的社会生活进入正常状态，也不再需要特殊药物治疗和饮食控制。有日本学者[41]报道，77 例 CTLN2 患者中，21 例接受肝移植者预后较好，生存率为 100%；56 例未行肝移植者中有 29 例在发作数年后死亡，生存率为 48.2%。但肝移植的远期效果尚待进一步评估。

（王　民　欧晓娟）

参考文献

[1] Kobayashi K，Sinasac DS，Iijima M，et al. The gene mutated in adult-onset type Ⅱ citrullinaemia encodes a putative mitochondrial carrier protein. Nat Genet 1999；22：159-63.

[2] Seker-Yilmaz B，Kor D，Tumgor G，et al. p.Val452Ile mutation of the SLC25A13 gene in a Turkish patient with citrin deficiency. Turk J Pediatr 2017；59：311-4.

[3] Ben-Shalom E，Kobayashi K，Shaag A，et al. Infantile citrullinemia caused by citrin deficiency with increased dibasic amino acids. Mol Genet Metab 2002；77：202-8.

[4] Hutchin T，Preece MA，Hendriksz C，et al. Neonatal intrahepatic cholestasis caused by citrin deficiency （NICCD）as a cause of liver disease in infants in the UK. J Inherit Metab Dis 2009；32（Suppl 1）：S151-5.

[5] Wongkittichote P，Sukasem C，Kikuchi A，et al. Screening of SLC25A13 mutation in the Thai population. World J Gastroenterol 2013；19：7735-42.

[6] Fiermonte G，Soon D，Chaudhuri A，et al. An adult with type 2 citrullinemia presenting in Europe. N Engl J Med 2008；358：1408-9.

[7] Oh SH，Lee BH，Kim GH，et al. Biochemical and molecular characteristics of citrin deficiency in Korean children. J Hum Genet. 2017；62：305-7.

[8] Song YZ，Deng M，Chen FP，et al. Genotypic and phenotypic features of citrin deficiency：five-year experience in a Chinese pediatric center. Int J Mol Med 2011；28：33-40.

[9] Dimmock D，Maranda B，Dionisi-Vici C，et al. Citrin deficiency，a perplexing global disorder. Mol Genet Metab 2009；96：44-9.

[10] Lu YB，Kobayashi K，Ushikai M，et al. Frequency and distribution in East Asia of 12 mutations identified in the SLC25A13 gene of Japanese patients with citrin deficiency. J Hum Genet 2005；50：338-46.

[11] Song YZ，Zhang ZH，Lin WX，et al. SLC25A13 gene analysis in citrin deficiency：sixteen novel mutations in Asian patients，and the mutation distribution in a large pediatric cohort in China. PLoS One 2013；8：e74544.

[12] Lin WX，Zeng HS，Zhang ZH，et al. Molecular diagnosis of pediatric patients with citrin deficiency in China：SLC25A13 mutation spectrum and the geographic distribution. Sci Rep 2016；6：29732.

[13] Song YZ，Li BX，Hao H，et al. Selective screening for inborn errors of metabolism and secondary methyl-malonic aciduria in pregnancy at high risk district of neural tube defects：a human metabolome study by GC-MS in China. Clin Biochem 2008；41：616-20.

[14] Fu HY，Zhang SR，Yu H，et al. Most common SLC25A13 mutation in 400 Chinese infants with intrahepatic cholestasis World J Gastroenterol 2010；1：2278-82.

[15] Saheki T，Inoue K，Tushima A，et al. Citrin deficiency and current treatment concepts. Mol Genet Metab 2010；100（Suppl 1）：S59-64.

[16] Hayasaka K，Numakura C. Adult-onset type Ⅱ citrullinemia：current insights and therapy.Appl Clin Genet 2018；11：163-70.

[17] Okano Y，Ohura T，Sakamoto O，et al. Current treatment for citrin deficiency during NICCD and adaptation/compensation stages：strategy to prevent CTLN2. Mol Genet Metab 2019；127（3）：175-83.

[18] Chen HW，Chen HL，Ni YH，et al. Chubby face and the biochemical parameters for the early diagnosis of neonatal intrahepatic cholestasis caused by citrin deficiency. J Pediatr Gastroenterol Nutr 2008；47：187-92.

[19] Zhang MH，Gong JY，Wang JS. Citrin deficiency presenting as acute liver failure in an eight-month-old infant. World J Gastroenterol 2015；21：7331-4.

[20] Kimura A，Kage M，Nagata I，et al. Histological findings in the livers of patients with neonatal intrahepatic cholestasis caused by citrin deficiency. Hepatol Res 2010；40：295-303.

[21] Tamamori A，Okano Y，Ozaki H，et al. Neonatal intrahepatic cholestasis caused by citrin deficiency：severe hepatic dysfunction in an infant requiring liver transplantation. Eur J Pediatr 2002；161：609-613.

[22] Ohura T，Kobayashi K，Tazawa Y，et al. Clinical pictures of 75 patients with neonatal intrahepatic cholestasis caused by citrin deficiency（NICCD）. J Inherit Metab Dis 2007；30：139-44.

[23] Song YZ，Guo L，Yang YL，et al. Failure to thrive and dyslipidemia caused by citrin deficiency：a novel clinical phenotype. Zhongguo Dang Dai Er Ke Za Zhi 2009；11：328-32.

[24] Yasuda T，Yamaguchi N，Kobayashi K，et al. Identification of two novel mutations in the SLC25A13 gene and detection of seven mutations in 102 patients with adult-onset type Ⅱ citrullinemia. Hum Genet 2000；107：537-45.

[25] Kobayashi K，Iijima M，Ushikai M，et al. Citrin deficiency. J Jpn Pediatr Soc 2006；110：1047-59.

[26] Ikeda S，Kawa S，Takei Y，et al. Chronic pancreatitis associated with adult-onset type Ⅱ citrullinemia：clinical and pathologic findings. Ann Intern Med 2004；141：W109，110.

[27] Komatsu M，Yazaki M，Tanaka N，et al. Citrin deficiency as a cause of chronic liver disorder mimicking non-alcoholic fatty liver disease. J Hepatol 2008；49：810-20.

[28] Soeda J，Yazaki M，Nakata T，et al. Primary liver carcinoma exhibiting dual hepatocellular-biliary epithelial differentiations associated with citrin deficiency：a case report. J Clin Gastroenterol 2008；42：855-60.

[29] Saheki T，Kobayashi K，Terashi M，et al. Reduced carbohydrate intake in citrin-deficient subjects. J Inherit Metab Dis 2008；31：386-94.

[30] Saheki T，Song YZ. Citrin Deficiency//Adam MP，Ardinger HH，Pagon RA，et al. GeneReviews. Seattle：University of Washton；1993-2019.

[31] 范雪，贾继东.Citrin 缺乏所致成人期发病高瓜氨酸血症Ⅱ型诊疗进展. 中华肝脏病杂志 2015；23：317-20.

[32] Song YZ，Wen F，Chen FP，et al. Neonatal intrahepatic cholestasis caused by citrin deficiency：efficacy of therapeutic formulas and update of clinical outcomes. Jpn J Inherit Metab Dis 2010；26：57-69.

[33] Hayasaka K，Numakura C，Toyota K，et al. Treatment with lactose（galactose）-restricted and medium-chain triglyceride-supplemented formula for neonatal intrahepatic cholestasis caused by citrin deficiency. JIMD Rep 2012；2：37-44.

[34] Zhang ZH，Lin WX，Deng M，et al. Clinical，molecular and functional investigation on an infant with neonatal intrahepatic cholestasis caused by citrin deficiency（NICCD）. PLoS One 2014；9：e89267.

[35] Hayasaka K，Numakura C，Toyota K，et al. Medium-chain triglyceride supplementation under a low-carbohydrate formula is a promising therapy for adult-onset type Ⅱ citrullinemia. Mol Genet Metab Rep 2014；1：42-50.

[36] Mutoh K，Kurokawa K，Kobayashi K，et al. Treatment of a citrin-deficient patient at the early stage of adult-onset type Ⅱ citrullinaemia with arginine and sodium pyruvate. J Inherit Metab Dis 2008；31（Suppl 2）：S343-7.

[37] Yazaki M，Ikeda S，Kobayashi K，et al. Therapeutic approaches for patients with adult-onset type Ⅱ citrullinemia（CTLN2）：effectiveness of treatment with low-carbohydrate diet and sodium pyruvate. Rinsho Shinkeigaku 2010；50：844-7.

[38] Yazaki M，Takei Y，Kobayashi K，et al. Risk of worsened encephalopathy after intravenous glycerol therapy in patients with adult-onset type Ⅱ citrullinemia（CTLN2）. Intern Med 2005；44：188-95.

[39] Takahashi H，Kagawa T，Kobayashi K，et al. A case of adult-onset type Ⅱ citrullinemia—deterioration of clinical course after infusion of hyperosmotic and high sugar solutions. Med Sci Monit 2006；12：CS13-5.

[40] Imamura Y，Kobayashi K，Shibatou T，et al. Effectiveness of carbohydrate-restricted diet and arginine granules therapy for adult-onset type Ⅱ citrullinemia：a case report of siblings showing homozygous SLC25A13 mutation with and without the disease. Hepatol Res 2003；26：68-72.

[41] Kimura N，Kubo N，Narumi S，et al. Liver transplantation versus conservative treatment for adult-onset type Ⅱ citrullinemia：our experience and a review of the literature. Transplant Proc 2013；45：3432-7.

第51章　肉芽肿性肝病

第1节　概　述

肉芽肿（granuloma）属病理学概念，是指在感染、免疫、肿瘤、药物、金属和异物等多种已知或未知因素刺激下形成的巨噬细胞及其衍生细胞（如上皮样细胞、多核巨细胞）的聚集灶，可伴或不伴有其他炎症细胞、成纤维细胞的出现。病理学上可表现为上皮样肉芽肿（伴或不伴有干酪样坏死）、脂性肉芽肿、纤维蛋白环样肉芽肿、微小肉芽肿和泡沫样肉芽肿等[1]。其病因和发病率有地理和人群差异。因血流丰富、含大量网状内皮细胞（如库普弗细胞），并担负代谢、解毒、免疫及防御等重要生理功能，肝脏是肉芽肿发生的常见部位[1]。肝脏肉芽肿的出现可提示某些特定的病因，文献报道中相对常见的病因包括结核（在发展中国家约占20%）、结节病（在发达国家约占30%）、原发性胆汁性胆管炎（PBC）或其他特定感染、药物因素等[2]，但对其具体病因的鉴别诊断仍相对困难。随着诊断技术的发展，以前没有被认识到的病因也逐渐被认识，但仍有部分肉芽肿不能明确病因（故被称为特发性），其中一些常伴有不明原因的发热和其他症状（如关节痛、皮疹）。

一、病因及流行病学

不同地区、不同人群中肝脏肉芽肿的病因分布不同。总的来说，在发展中国家，结核是相对常见的病因；在发达国家，结节病和PBC是相对常见的病因；此外，需结合当地流行病学资料，考虑各种特定感染因素[3-6]。患者的旅行史、用药史、职业史、是否有家养宠物、是否接近或接触过农场驯养或野生动物等，可为病因诊断提供线索。随着诊断检测手段的进步，如血清学检测、病原学分析及组织学检查，真正的特发性肉芽肿的比例已经降低约为10%[6, 7]。肝脏肉芽肿的主要病因，以及

根据特定病史及临床资料需考虑的重点方向见表51-1和表51-2。

表51-1　肝脏肉芽肿的病因[7]

感染性	非感染性
细菌	**肿瘤**
布鲁菌病	淋巴瘤（如霍奇金病）
猫抓病（汉赛巴尔通体）	毛细胞白血病
小肠结肠炎耶尔森菌	肾细胞癌
类鼻疽	**药物**
诺卡菌病	别嘌呤醇
兔热病（土拉弗朗西斯菌）	阿莫西林 – 克拉维酸、磺胺类药物
沙门菌病	卡马西平、呋喃妥英、苯妥英
葡萄球菌病	
分枝杆菌	氯磺丙脲
结核分枝杆菌感染	
鸟分枝杆菌混合性感染	地尔硫䓬、肼屈嗪
麻风分枝杆菌感染（麻风、汉森病）	干扰素 -α
不典型分枝杆菌感染	甲苯咪唑
卡介苗接种	甲基多巴
真菌	保泰松
组织胞浆菌病（荚膜组织胞浆菌）	普鲁卡因胺、氟烷
球孢子菌病（粗球孢子菌）	奎尼丁
念珠菌病	**金属**
芽生菌病	铍、硫酸铜、金、铝、胶质二氧化钍
曲霉病	**异物**
肺毛霉菌病	
寄生虫	硅石
血吸虫病	滑石粉（静脉注射毒品、手套粉）
内脏幼虫移行症（犬弓蛔虫）	硅胶（散裂的透析管、球阀假肢）
	矿物油
	硫酸钡
	缝合材料

续表

感染性	非感染性
弓蛔虫病（幼虫移行症）	水泥、云母粉
内脏利什曼病	聚乙烯吡咯烷酮
类圆线虫属感染	**其他原因**
肝吸虫病	结节病
贾第鞭毛虫病	空肠回肠旁路术
衣原体	原发性胆汁性胆管炎
鹦鹉热	原发性硬化性胆管炎
立克次体	慢性胆道梗阻
Q 热	低丙球蛋白血症
南欧斑疹热	韦格纳肉芽肿
恙虫病	慢性肉芽肿性疾病
螺旋体	巨细胞动脉炎
梅毒	类风湿关节炎
病毒	克罗恩病
HAV、HBV、HCV	肝移植后排斥反应，疾病复发
巨细胞病毒	
EB 病毒	**人为因素**
水痘病毒	奎宁
	特发性（找不到特定病因）

表 51-2　特定临床病史对肝脏肉芽肿病因的提示作用[7]

临床病史	可能的病因
动物接触史	
羊、牛等	Q 热、布鲁菌病
猫（咬伤或抓伤）	巴尔通体感染
幼犬	内脏游走性幼虫病
野生啮齿动物、犬	立克次体病
犬（蜱）	斑疹伤寒
鹦鹉和其他鸟类	鹦鹉热
职业相关	
屠宰场工人，兽医	Q 热、布鲁菌病
矿工、原子能工厂或陶瓷厂工人	铍
葡萄园的工人	硫酸铜的毒性
游泳，在小溪中涉水	血吸虫病
HIV/AIDS，性传播疾病	鸟分枝杆菌感染、结核分枝杆菌感染、弓形体病、梅毒
静脉注射毒品	滑石粉
医疗操作	
血液透析用硅胶管或球阀假体	硅胶散裂

续表

临床病史	可能的病因
空肠旁路治疗肥胖	脂性肉芽肿
金疗法治疗类风湿关节炎	金制剂
卡介苗接种	卡介苗
食用矿物质油	脂性肉芽肿
皮损	麻风病、结节病、梅毒
发热	结核、结节病、各种感染、药物介导的超敏反应
居住在疾病流行地区	
墨西哥、中国和南美	麻风病
全球	结核、AIDS
美国东部和中西部	组织胞浆菌病
美国西南部	球孢子菌病
东南亚	类鼻疽病
热带地区；埃及	血吸虫病

　　肉芽肿主要见于系统性疾病累及肝脏（占70%～75%），但也可见于原发性肝脏疾病（约占5%）。在肝活检和手术标本中，约5%的病例可出现肉芽肿[7]。男女患病比例基本一致，当以PBC病种为主时，女性占多数。肉芽肿性肝病的患病年龄多在40～50岁，儿童也可受累。

二、肉芽肿性肝病的评估

（一）实验室检查

　　与肉芽肿性肝病相关的生化标志物通常不具有特异性。ALP 或 GGT 升高可提示肉芽肿性疾病的存在，但无诊断特异性；高球蛋白血症可见于结核病和结节病；胆红素升高可见于结节病所致慢性胆汁淤积，但在结核病和其他感染性疾病中不常见。

　　对可疑结节病患者可进行血管紧张素转换酶（ACE）检测，对可疑 PBC 患者应进行 AMA-M2、抗 -gp210、抗 -sp100 等自身抗体检测，对可疑梅毒者可进行快速血浆反应素检测。

　　病原学检测可用于确认或排除多种感染性疾病，如 Q 热、单核细胞增多症、巨细胞病毒感染、布鲁菌病、鹦鹉热、梅毒、甲型肝炎、乙型肝炎及丙型肝炎等。对粪便进行寄生虫卵或寄生虫检查，有助于发现血吸虫及弓形体等。

　　裂隙灯检查发现葡萄膜炎可为结节病的诊断提

供线索；诊断性骨髓穿刺活检或淋巴结活检，可用于鉴别与淋巴瘤、结核等相关的肉芽肿。

（二）影像学检查

大多数肝脏肉芽肿在影像学上无法观察到，但影像学可能为肉芽肿的病因诊断提供线索。干酪样肉芽肿在 T_1 加权像上表现为低信号，T_2 加权像上表现为中高信号；非干酪样肉芽肿在动脉期有增强，并持续到晚期。肉芽肿性肝炎在 MRI 上可表现为直径 0.5 ～ 4.5cm 的结节。诊断性腹腔镜检查，可见肝包膜有不同的表现特征，如结核时肝包膜呈颗粒状，而布鲁菌病时肝包膜有渗出 [7]。

（三）肝脏肉芽肿的组织学分类和诊断线索

1. 肝脏肉芽肿的组织学分类 [1, 7]　上皮样肉芽肿是最常见的肉芽肿表现，通常出现在 IV 型超敏反应中。上皮样肉芽肿可伴或不伴有坏死。坏死性（干酪样）肉芽肿往往破坏肝脏结构，并可能损伤邻近组织，通常较大（几百微米），其中心坏死呈现为嗜酸性颗粒状物质（因此有"干酪"一词），可能有钙化，周围有巨细胞及结缔组织包绕。即便没发现特定病原体，坏死性上皮样肉芽肿的出现通常提示感染性病因。非坏死性（非干酪样）肉芽肿可表现为致密细胞组成的边界清楚的肉芽肿，如结节病；也可表现为由巨噬细胞、混合淋巴细胞和其他炎症细胞聚集形成的边界不清的肉芽肿，如 PBC 中的肉芽肿性炎症，一般直径较小（100 ～ 300μm）。

脂质肉芽肿主要由脂滴周围的淋巴细胞和巨噬细胞松散聚集而成，主要继发于食物中矿物油或其他脂质物的摄入，通常临床意义有限。也可见于非酒精性脂肪性肝炎及 HCV 感染者。

纤维蛋白环样肉芽肿是脂质肉芽肿的特殊表现，其病变中央为脂质空泡，外周为纤维蛋白环包绕的上皮样肉芽肿。尽管该病变通常与 Q 热相关，但不具有特异性，也可见于其他疾病如利什曼病、立克次体斑疹伤寒、地中海热、霍奇金病、别嘌呤醇反应、弓形体病、巨细胞病毒感染、单核细胞增多症、鸟分枝杆菌混合性感染和伤寒等。

微小肉芽肿：有人将其定义为一个横断面上 3 ～ 7 个细胞的聚集体，通常伴有其他炎症细胞和 / 或凋亡的肝细胞，不具有特异性。

泡沫样肉芽肿：这种肉芽肿性炎症通常由感染引起，多见于免疫功能低下的患者。当患者免疫功能严重受损时，极少出现其他炎症反应。

2. 肝脏肉芽肿的诊断线索　肝脏肉芽肿的形态学表现和出现位置可为病因诊断提供重要线索（表 51-3、表 51-4）。此外，抗酸杆菌和真菌的特殊染色，偏振光下寻找滑石粉，以及免疫组织化学染色鉴定血液系统恶性肿瘤等，均可为诊断提供帮助。肝活检组织微生物培养对诊断结核分枝杆菌感染和其他感染性疾病的阳性率相对较低，但在不明原因发热患者中仍较常用。肝脏肉芽肿的诊断策略见图 51-1。

肝脏肉芽肿可以是肝外疾病或系统性疾病时的肝脏病理改变之一（如各种原因导致的继发性肝脏肉芽肿或结节病等），也可见于特发性肉芽肿性肝炎和慢性肉芽肿性疾病。偶然发现的肝脏肉芽肿通常无症状，如果仅累及肝脏，可能不需要治疗，但应及时筛查肉芽肿的常见病因（见表 51-1 ～表 51-4）。因篇幅所限，本章仅对结节病、特发性肉芽肿性肝炎和慢性肉芽肿性疾病进行简要介绍。

表 51-3　肝脏肉芽肿的组织学分类和相关病因 [8]

	上皮样肉芽肿	脂质肉芽肿	纤维蛋白环样肉芽肿	微小肉芽肿	泡沫样肉芽肿
感染性病因	结核杆菌、真菌感染，布鲁菌病，血吸虫病，结核样型麻风，衣原体感染，晚期梅毒，病毒感染（少见），Whipple 病（少见）等	HCV 感染	Q 热，弓形体病，沙门菌、CMV、EBV 感染，利什曼病	李斯特菌，其他（少见）	鸟分枝杆菌混合性感染，麻风病，Whipple 病
非感染性病因	PBC，结节病，异物反应，药物反应，霍奇金病，儿童慢性肉芽肿性疾病等	脂肪肝，矿物质油	药物反应	对肝损伤或系统性疾病的非特异性反应	/

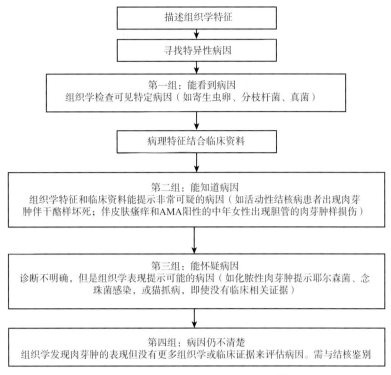

图51-1　肝脏肉芽肿的诊断策略[8]

表51-4　肝脏肉芽肿常见病因的鉴别诊断[8]

病因	肉芽肿特征	肉芽肿位置	纤维化	其他表现
结节病	非干酪样，圆形、紧密排列的上皮样肉芽肿，偶有多核巨细胞，可能含有Schaumann小体、星状小体或草酸钙晶体	多见于汇管区	可见，成熟肉芽肿周围有丰富的网状纤维和致密的胶原纤维同心层	同一肝脏可见不同发育阶段的肉芽肿
结核病	干酪样肉芽肿伴朗汉斯巨细胞，中央区坏死和干酪样坏死不一定存在。<10%的病例中抗酸杆菌染色阳性。在HIV感染者中，肉芽肿发育较差或完全不存在	汇管区和肝小叶	无	所有肉芽肿均在同一发育阶段。在HIV感染者中，库普弗细胞和汇管区巨噬细胞中可见抗酸杆菌
血吸虫病	嗜酸性粒细胞肉芽肿，多核巨细胞，纤维化；曼氏血吸虫虫卵、侧棘或日本血吸虫球形虫卵可能需要多次切片方可找到	汇管区，通常伴汇管区纤维化	可见	库普弗细胞和汇管区巨噬细胞可见细小、棕色或黑色、铁染色阴性的色素颗粒
丙肝相关肉芽肿	非干酪性、小圆形、致密样、上皮样肉芽肿，无多核巨细胞，通常为孤立性肉芽肿	肝小叶	无	没有诊断或预后价值，通常见于使用干扰素治疗的患者中
PBC	边界不清的非干酪性肉芽肿，通常无巨细胞	多位于汇管区，环绕或邻近胆管，伴上皮损伤	无	疾病早期更常见
药物反应	非干酪样肉芽肿，可见小叶性肝炎或胆汁淤积性肝炎	汇管区或肝小叶	无	与特定药物相关，如磺胺类、别嘌呤醇、卡马西平、奎宁和苯丁酮
脂性肉芽肿	通常没有上皮样细胞，不是真正的肉芽肿	肝小叶，通常在中央静脉周围及汇管区	可见，局灶性	诊断和预后价值有限

第2节 结 节 病

结节病是一种慢性系统性肉芽肿性疾病，组织学表现为非干酪样肉芽肿，可见于任何年龄和种族。北欧人群和非裔美国人群中结节病发病率较高[8, 9]。需要至少两个器官存在非干酪样肉芽肿，抗酸染色阴性，并排除其他原因，方可诊断结节病。肺脏、淋巴结、皮肤、眼睛、肝脏是最常见的受累部位。约90%的系统性结节病患者可出现肝脏肉芽肿，但通常无明显症状。肝脏结节病的诊断亦需仔细排除其他引起肝脏肉芽肿的病因，其常见血清学表现是ALP升高；少数患者可表现为进行性胆汁淤积、非肝硬化性窦前门静脉高压及肝硬化等[9]。

一、发现历史

1877年，结节病作为一种皮肤病变被首次描述；1899年，挪威医生Caesar Boeck首先命名了此种病变；1919年，欧洲多名医生认识到这些病变可能不是独立的，而是一个系统性良性病变。1951年，糖皮质激素首次应用于结节病的治疗，并取得良好效果。1975年在纽约举行的第七届国际会议上，明确了结节病与免疫异常相关，血清血管紧张素转换酶（ACE）首次被认定为活动性结节病的可能生化指标。

二、流行病学和发病机制

由于缺乏准确、一致的定义、诊断标准及系统性流行病学调查，目前结节病的实际发病率尚不明确。有学者对2015～2017年全球范围内发表的结节病流行率的文献进行分析，发现结节病的发病率为（2.3～17.8）/（10万人·年），患病率为（2.17～160）/（10万人·年）[10]。1946～1975年对美国明尼苏达州地区结节病的发病率估计是6.1/（10万人·年），其中男性发病率为5.9/（10万人·年），女性为每6.3/（10万人·年）[11]；而1976～2013年该地区结节病的发病率估计为10.0/（10万人·年），较前呈现增长趋势，且发病的高峰年龄较前有增加趋势[12]。非裔美国人罹患结节病的终身风险（约为2.4%）高于白种人（约为0.85%）[13]。近期韩国一项基于人群的调查显示，结节病的发病率为0.85/（10万人·年），患病率为9.37/（10万人·年），中年女性更多见[14]。日本、西班牙及东欧报道的发病率分别是1/（10万人·年）、1.3/（10万人·年）及3.7/（10万人·年）[15]。在任何年龄均可发病，平均发病年龄为48岁[15]。中国大陆尚无结节病发病率及患病率的资料。

在美国，年龄和性别调整后的结节病死亡率低于5/100万，但有上升趋势，大多数死亡由肺结节病发展为肺纤维化和/或肺动脉高压所致。肺结节病通常在发病后几十年内逐渐进展至死亡，相比之下，心脏结节病虽然较少见，但可表现为猝死，因此对所有结节病患者均应筛查心脏是否受累。在日本，结节病累及心脏较其他器官更常见，因此心脏是导致死亡的最常见的器官[16]。比起无结节病的患者，结节病患者合并其他慢性疾病比例明显增加，住院率也明显增加。

肝脏是结节病最常累及的器官之一，约90%的系统性结节病患者肝活检中可见到肉芽肿[9]。由于定义肉芽肿性肝病的标准不同，不同报道中的肝脏受累发生率不同（4%～88%）[8, 9]。

结节病发病的确切机制尚不清楚，目前研究认为，可能与遗传因素、环境因素及其导致的免疫异常有关。

1. 遗传因素 HLA可能与结节病的易感性、进展和预后相关。例如，HLA-DRB1位点的基因变异与遗传易感性相关，DR15、DR14与慢性化相关，而HLA-DR17与预后良好相关。此外，基因组学研究发现BTNL2（butyrophilin-like 2，嗜乳脂蛋白样2）和ANXA11（annexin A11，膜粘连蛋白11）与结节病的遗传易感性也有很强的相关性[9]。

2. 环境因素 环境暴露与结节病相关，例如，杀虫剂、农作、发霉的环境和生物气溶胶暴露与结节病发病风险呈正相关，而吸烟与结节病发病风险呈负相关。此外，结核分枝杆菌抗原在结节病中检出率较高，痤疮丙酸杆菌在结节病中也有检出的报道，然而，二者与结节病是否存在因果关系尚不清楚。另外，血清淀粉样蛋白A也可能在结节病的肉芽肿性炎症中发挥作用[9]。

3. 免疫异常 结节病的炎症部位可见Th1型$CD4^+$ T细胞和巨噬细胞聚集，这些细胞产生的细胞因子如IL-1、IL-6、TNF-α，可进一步促进巨噬细胞聚集导致肉芽肿形成。这些活化的巨噬细胞可分泌成纤维细胞生长因子，从而参与结节病患者纤维化的发生和进展[9, 17]。此外，近期也有研究发现，在结节病患者中，Th17 细胞、Treg 细胞的动态平衡在肉芽肿的形成、维持和消退中也发挥着重要作用[18-20]。

三、临床表现

结节病可表现为急性、亚急性或慢性起病[21]，在部分患者中也可完全无症状。

急性结节病患者一般预后良好，2 年内可完全缓解。急性起病结节病的典型表现之一是 Löfgren 综合征，即发热、疼痛性结节性皮肤红斑和 / 或伴随双侧肺门淋巴结肿大及迅速发展的踝关节炎。

亚急性结节病患者通常表现为非特异性全身症状，如发热、体重减轻、关节痛、疲乏和周围淋巴结病。慢性化的风险较大，发病时多器官受累、狼疮性冻疮、眼部和骨骼受累是发生慢性化的主要危险因素。

慢性结节病的特点是起病隐匿、进展缓慢、个体间变异大，通常有肺部受累，症状大多较轻微或呈非特异性（如咳嗽、呼吸困难、胸痛、低热），甚至无症状。

无症状的结节病患者可能在术前胸片检查时被偶然发现。结节病的肉芽肿性炎症可自行消退，也可经治疗后消退。少数情况下，结节病可导致受累器官纤维化及永久性器官损伤。纤维化通常决定了疾病和大多数严重并发症的预后[16]。结节病在黑种人中倾向于严重，白种人中则大多数没有明显临床症状。

结节病的非特异性表现包括发热、疲乏、体重减轻、全身不适，偶尔有夜汗。发热通常为低热，但也可见体温高达 39 ～ 40℃，是不明原因发热的重要但经常被忽略的原因。疲乏，严重者可能影响正常生活和工作。体重减轻通常为 3 个月内减轻 2 ～ 6kg。这些症状在非裔美国人和印度人中更常见。

结节病的具体临床表现因所累及的器官而异。淋巴结：约 30% 的结节病可表现为体表淋巴结肿大，可触及分散、可移动、无触痛的淋巴结。皮肤：25% 的结节病可累及皮肤，两个典型的表现为结节性红斑和冻疮样狼疮，分别是急性和慢性结节病的典型表现；还可有粟粒疹、皮下结节及色素异常沉着等表现。眼睛：11% 的结节病可累及眼睛，眼睛的任何部分均可受累，最常见的是葡萄膜炎。心脏：约 5%（尸检中该比例更高）的结节病可累

及心脏，临床表现多样，可表现为良性心律失常、高度传导阻滞或猝死[22]。神经系统：当结节病累及神经系统时最常见的是累及脑神经（尤其是面神经），也可表现为下丘脑和垂体的病变[16]。

约 90% 的结节病患者可累及肝脏。肝脏结节病可无明显临床表现，或主要表现为肝脾肿大、肝内胆汁淤积（ALP 和 / 或胆红素升高）或门静脉高压症[21]。脾肿大较少见，可伴有贫血、白细胞和血小板减少。肝脏受累既可以是结节病的首发表现，也可以在诊断结节病多年之后出现。有研究发现，从最初诊断结节病到发现肝脏受累的平均时间是 3.3 年[23]。肝脏结节病的临床表现及出现频率见表 51-5。

表 51-5　肝脏结节病的临床表现及出现频率[9]

临床表现	出现频率
无症状	50% ～ 80%
肝酶异常	30%
肝肿大或脾肿大	50%（影像学），< 15% ～ 20%（体格检查）
有症状	腹痛 15%，瘙痒、黄疸 < 5%
肝硬化	6% ～ 8%
门静脉高压	3% ～ 18%
严重肝功异常	很少见
食管静脉曲张	合并门静脉高压者中 78% 可见
疾病晚期需要肝移植	在美国占所有肝移植病因的 0.012%

四、影像学表现

因结节病常累及肺，胸部 X 线的典型表现在结节病的诊断中仍具有重要作用。1950 年 Scadding 教授根据结节病的胸部影像学表现提出的分期标准（表 51-6）[24]，对于指导治疗和判断预后仍有重要价值[25, 26]。CT 在疾病的早期诊断、发现非典型表现和缩小鉴别诊断范围方面具有较高的价值。对于胸外受累，CT 和 MRI 表现基本一致，但在神经结节病和心脏结节病的评估中，应首选 MRI[27]。气管镜检查等也可为结节病的诊断提供线索。然而，因肝脏结节病的影像学表现无特异性，目前尚无能够准确识别肝脏结节病的影像学手段。

PET/CT 不是结节病的常规检查方法，但能够较敏感地检测全身存在炎症的部位，有助于发现隐匿性病灶、确定最合适的活检部位、评估疾病累及器官（特别是心脏或骨性结节病），并可用于判断

肉芽肿的治疗应答[28]。

表 51-6　Scadding 胸部影像学分期标准[24]

Scadding 分期	影像学表现
0	正常
I	双侧肺门淋巴结病变，无肺实质改变
II	双侧肺门淋巴结病变，伴肺实质改变
III	肺实质改变，无肺门淋巴结病变
IV	肺纤维化，团块形成

五、组织学表现

肝脏结节病的病理学特征包括非干酪样肉芽肿、肝炎样炎症坏死、胆管病变及血管病变[8]。

结节样肉芽肿多见于汇管区及其周边，表现为边界清楚、致密的上皮样组织细胞聚集，偶有多核巨细胞，周边有淋巴细胞、巨噬细胞，偶见浆细胞和嗜酸性粒细胞环绕。常见于肺结节病的 Schaumann 小体和星状小体，在肝结节病中较少见。肉芽肿中央可以出现纤维素样坏死，但绝不会出现真正的干酪样坏死。同一肝脏中可见不同发育程度的肉芽肿，肉芽肿在逐渐老化的过程中，会经历纤维化，形成致密的透明胶原同心层（同心圆样纤维化）。多个肉芽肿可聚集成肉芽肿团块，形成广泛的不规则性纤维瘢痕，因此纤维化通常局限于汇管区（与肉芽肿的位置相关）。进展期纤维化不常见，但也可出现桥接纤维化甚至肝硬化。

肝炎样炎症坏死可表现为肝实质的点状坏死、凋亡小体、汇管区炎症和界面炎。汇管区周围可见慢性非特异性炎性浸润，肝小叶也可有不同程度的炎症细胞浸润。肝窦中偶尔可见多核巨细胞。

胆管病变包括汇管区胆管损伤和胆管减少，可见于 50% 的结节性肉芽肿患者，其表现类似于 PBC 的旺炽样胆管损伤。当肉芽肿累及胆管导致胆管闭塞时，可出现类似 PSC 的组织学表现。

肝脏结节病的血管病变相对少见，包括肝窦扩张、结节性再生性增生和布－加综合征。肝内静脉分支阻塞和肉芽肿肝窦浸润可导致肝窦扩张；门静脉不完全闭塞可导致肝细胞萎缩及肝实质代偿性增生，从而形成结节性再生性增生。结节病患者出现布－加综合征也有报道，其可能机制是肝静脉受压导致血管狭窄或血栓形成，或肉芽肿浸润血管壁。

美国武装部队病理学研究所（AFIP）报道了 100 例肝脏结节病临床病理特征[29]，其中 58% 的患者出现胆汁淤积（其中近半数患者的胆管病变类似于 PBC 或 PSC）；41% 的患者有坏死性炎症（伴有点性坏死和 / 或慢性汇管区炎症）；20% 的患者有血管病变（伴有窦扩张和结节性再生增生）。在 58 例慢性胆汁淤积症患者中，有 37 例出现胆管减少，另有 12 例有急性胆管炎的改变，但无胆管梗阻的临床证据。21 例患者出现纤维化（汇管区纤维化 13 例，桥接纤维化 2 例，肝硬化 6 例）。

六、诊　　断

肝脏结节病的诊断主要依据临床表现、生化指标、影像学检查和肝脏组织学特征，并排除其他可能导致肝脏肉芽肿病变的疾病[21]。

生化检查方面，除血清 ALP 和 GGT 升高外，因肝脏结节病肉芽肿上皮样细胞常分泌 ACE，约 75% 的患者可见血清 ACE 水平升高[30]。另外有学者认为，血清壳三糖酶的活性与结节病的病程和临床结局明显相关，可作为结节病的可靠指标[31]。在组织学上，肝脏结节病的病理特点是肉芽肿通常位于汇管区，不伴干酪样坏死。

七、治　　疗

有学者根据结节病的临床症状和肺部影像学表现（Scadding 分期，见表 51-6）提出了基于临床证据等级的一二三线药物治疗策略(图51-2)[25]。此外，近年也出现了一些新的治疗策略如 INF-γ 通路抑制剂、针对 M2 型巨噬细胞极化的药物、抗微生物制剂、烟碱制剂及 B 细胞治疗等[20]。

多数专家认为，除非有严重胆汁淤积或门静脉高压症的证据，在结节病仅累及肝脏时不需要治疗。通常仅在有肝外结节病证据时才使用糖皮质激素[20]。在开始糖皮质激素治疗前，须排除肺结核，并注意有无糖尿病、高血压、消化性溃疡及骨质疏松等需要特别关注的疾病。目前对激素的最佳剂量尚无明确共识，但多数专家建议，对病情严重者，初始剂量为泼尼松 20 ～ 40mg/d，4 ～ 6 周后可逐渐减量（每 4 ～ 8 周减少 5 ～ 10mg），以最低有效剂量长期维持。停药可能导致复发，需要密切监测[9]。

对于合并慢性肝内胆汁淤积者，可加用熊去氧胆酸经验性治疗；对于需要二线药物治疗的肝脏结节病患者，推荐硫唑嘌呤，但不推荐氨甲蝶呤[32]；终末期肝病患者需考虑肝移植治疗。目前对肝脏结节病的治疗策略建议如图51-3。

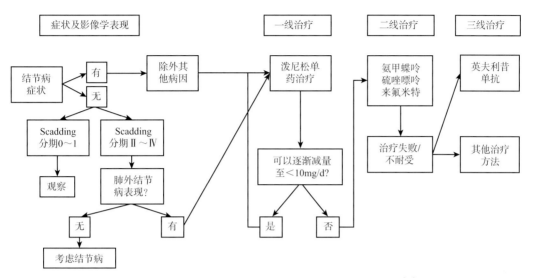

图 51-2　基于证据等级的结节病—二三线药物治疗策略 [25]

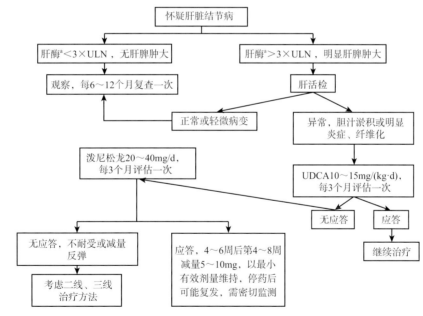

图 51-3　肝脏结节病的建议治疗策略
ᵃ 通常 ALP 升高的程度大于 ALT 和 AST 的升高程度 [9]

八、预　后

结节病的自然史和预后变异较大，约 2/3 的患者可自发缓解，10%～30% 的患者出现慢性化或逐渐进展。根据结节病的胸片 Scadding 分期（见表 51-6），55%～90% 的 I 期患者、40%～70% 的 II 期患者、10%～20% 的 III 期患者和 0% 的 IV 期患者可自发缓解。致死的主要原因是进行性呼吸功能不全、中枢神经系统受累、心脏受累未经治疗或出现心力衰竭；不良预后的影响因素包括狼疮、慢性葡萄膜炎、发病年龄 >40 岁、慢性高钙血症、肾钙质沉着、黑种人、进行性肺结节病、鼻黏膜受累、囊性骨病、神经结节病、心脏结节病和慢性呼吸功能不全 [26]。

肝脏结节病的预后总体良好，在非裔美国人、高龄患者和伴有晚期肺病的患者中预后不佳。糖皮质激素和 UDCA 可能改善肝脏结节病患者的症状和生化指标，但并未改善患者的长期预后。肝功能严重受损的晚期患者应考虑肝移植，但肝移植的成本 – 效益尚不明确。文献报道中，肝移植后患者存活率并不优于（差于或相当于）其他胆汁淤积性肝病的存活率，在移植后 8 个月到 5 年均可出现移植肝脏结节病的复发[9]。

第 3 节　特发性肉芽肿性肝炎

肝脏肉芽肿病变可由多种病因引起，但在进行各种病因筛查后，仍有相当一部分（3%～37%）肉芽肿性肝病患者找不到病因[33]。所谓特发性肉芽肿性肝炎（idiopathic granulomatous hepatitis）是指主要累及肝脏（也可累及其他器官），以反复发热、肝功能异常、肝脾肿大、腹痛、肌痛、关节痛等为临床特征，并除外其他病因的肉芽肿性疾病[33, 34]。

须注意，在诊断特发性肉芽肿性肝炎之前，必须对肝脏肉芽肿的常见病因进行彻底探究。有研究发现，在最初被认为是"特发性"肉芽肿的患者中，经过进一步深入细致的排查，有 31% 的患者可发现特定病因（如结节病或者感染性疾病）[7, 35]。例如，在对 88 名肉芽肿性肝炎患者的分析显示，平均发病年龄为 54.2 岁，44% 的患者以不明原因发热为首发表现；其中 50% 的患者表现为局限于肝脏的特发性肉芽肿性肝炎，而 22% 的患者为伴肝外表现的结节病，6% 为药物相关的肉芽肿性肝炎，3% 为结核病所致[35]。

一、临　床　表　现

特发性肉芽肿性肝炎的发病年龄通常在16～60 岁。发热作为最常见的症状，热型以回归热多见，也可表现为稽留热及弛张热。可伴有畏寒、盗汗、恶心、厌食、体重减轻、黄疸、腹痛、腹泻、腹胀、肌痛、关节痛等。最近有报道显示，本病也与克罗恩病、银屑病性关节炎相关，故对于炎症性肠病患者需重视筛查肠外表现，如果有肝酶异常，需考虑特发性肉芽肿性肝炎的可能性[36]。

二、实验室检查

可见血沉增快、C 反应蛋白升高，正细胞性贫血和中性粒细胞增多，高丙种球蛋白血症、低白蛋白血症；生化检查可见 ALP、GGT 明显升高，伴有不同程度的转氨酶及胆红素升高。

三、组织学表现

肝组织可见典型的由淋巴细胞、单核细胞或上皮样细胞局灶性聚集形成的肉芽肿，不伴干酪样坏死。大多数情况下肉芽肿随机分布于肝实质内，也可见于汇管区。肝外肉芽肿可见于肾脏、淋巴结、脾脏、骨髓、皮肤、肌肉和肺等其他部位。

四、诊　　　断

结合反复发热、肝功能异常、肝脾肿大、腹痛、肌痛、关节痛等临床特征，肝脏组织学发现不伴干酪样坏死的肉芽肿，并排除其他引起肝脏肉芽肿的疾病，方可诊断为特发性肉芽肿性肝炎。

五、治　　　疗

特发性肉芽肿性肝炎通常对糖皮质激素应答较好。在使用激素治疗之前，必须谨慎地排除肝脏结核。如果结核病不能排除，在使用激素治疗前，应考虑 4～8 周的经验性抗结核治疗；对结核菌素皮肤试验阳性的患者，也可考虑采取针对结核分枝杆菌的经验性抗菌治疗[33]。

有学者建议口服泼尼松的初始剂量为 0.75～1.0mg/（kg·d），3～4 周后可逐渐减量，直到完全停用糖皮质激素；如果减量过程中再次出现发热，且未见感染迹象，可增加激素剂量，维持数月后再考虑逐渐减少甚至停用；在治疗过程中需密切监测临床应答和激素副作用[37]。

非甾体抗炎药不常用，文献报道中，短期使用泼尼松或吲哚美辛即可控制症状的该病患者预后均较好[38]。然而从理论上讲，因吲哚美辛无免疫抑制作用，它可能比糖皮质激素更有优势。

对于糖皮质激素治疗无应答或者不能耐受激素副作用的患者，可采用低剂量糖皮质激素联合氨甲蝶呤[39]；对于二者联合治疗仍应答不佳的患者，有病例报道发现，加用抗 TNF-α 制剂可使患者症状、肝肿大及肝功能得到快速、持续缓解[40]。也有病例报道发现，对于糖皮质激素减量过程中反复发作的患者，加用环磷酰胺可使患者获得临床和生化应答[41]。

六、预　　后

该病的自然史较长，可表现为多次缓解和加重。偶尔发作的肾脏受累可能预后不佳，往往危及生命[34]。

第4节　慢性肉芽肿性疾病

慢性肉芽肿性疾病（chronic granulomatous disease，CGD）是一种罕见的遗传性免疫缺陷性疾病，可表现为 X 连锁隐性遗传或常染色体隐性遗传[42]。由于还原型烟酰胺腺嘌呤二核苷酸磷酸（nicotinamide adenine dinucleotide phosphate，NADPH，简称"还原型辅酶Ⅱ"）氧化酶复合物缺陷，导致巨噬细胞吞噬细菌、真菌的能力丧失[43]，临床上表现为致命性细菌和真菌感染，组织学最常见的是胃肠道和泌尿生殖道肉芽肿，其中 75% 的患者可表现为肝脏肉芽肿[44]。早期诊断、及时治疗对改善患者预后极其重要。CGD 患者应终身服用抗生素和抗真菌药物以预防感染。造血干细胞移植（hematopoietic stem cell transplantation，HSCT）是唯一能够治愈CGD 的方法。对于没有合适供体的 X 连锁隐性遗传 CGD 患者，基因治疗可能作为一种替代疗法。目前 CGD 的自然史已较前明显改善。

一、流行病学和遗传易感性

在美国、欧洲、亚洲的报道中，CGD 的患病率为（0.2 ～ 3）/（20 万 ～ 25 万）活婴[42, 45, 46]，而该病的实际患病率可能更高。不同地理、文化中近亲婚姻的频率影响该病的遗传方式：在欧洲、美国和日本，该病以 X 连锁隐性遗传多见（约60%），而在近亲婚姻概率较高的伊朗和土耳其，该病的主要遗传形式是常染色体隐性遗传[42]。X 连锁隐性遗传决定了男性比女性更易受到本病影响（约 2：1）[45]。编码 NADPH 氧化酶复合物的常见基因缺陷包括 X 连锁隐性遗传的 *CYBB* 基因突变，以及常染色体隐性遗传的 *CYBA*、*NCF1*、*NCF2* 和 *NCF4* 基因突变[42]。中国大陆一项对48 例 CGD 患者的遗传性分析显示，X 连锁隐性遗传的 *CYBB* 基因突变占 75%[47]。

二、临　床　表　现

CGD 可发生在从婴儿到成年期的任何年龄[46]，大多数儿童在 1 ～ 3 岁时就被诊断出该病[45]。多数患者以感染为首发表现，以反复细菌和真菌感染为特征，常见淋巴结、肺、肝脏、骨骼和皮肤感染。该病常见的易感菌为过氧化氢酶阳性微生物，如革兰氏阳性金黄色葡萄球菌、诺卡菌、以及革兰氏阴性沙雷菌、洋葱伯克菌和沙门菌[48]，胃肠道、肝脏和泌尿生殖道肉芽肿是常见的并发症[44]。

美国国立卫生院的一项对 194 例 CGD 患者的回顾性分析发现，35% 的患者出现肝脓肿，34%出现肝肿大，56% 出现脾肿大；15% 甚至更高比例的患者可发生药物性肝损伤[43]。中国大陆的一项大队列单中心研究（2005 ～ 2015 年）显示[47]，48 例 CGD 患者中男女比例为 11：1，平均发病年龄为 0.3 岁，平均诊断年龄为 2.2 岁，平均病死年龄为 2.9 岁。最常见的感染部位是肺部（77%），其次是胃肠道（54%）、淋巴结（50%）和皮肤（46%），半数以上的患者接种卡介苗后发病。

三、实验室检查

在平均 8.9 年的随访中，73% 的患者至少出现过一次肝酶升高：ALT 通常呈一过性升高；ALP 一过性升高也很常见，但 25% 的患者可表现为 ALP 持续升高，最长可达 17.6 年[43]。

四、影像学表现

CGD 患者影像学可表现为急慢性肺炎（最常见）、淋巴结炎、肝脾脓肿、软组织感染、骨髓炎、化脓性关节炎、脑脓肿、胃肠道感染和器官肿大等，在免疫功能正常的儿童不易感染的部位也可能发生感染。特定器官的严重感染可扩散到邻近组织，导致组织坏死或瘘管形成等并发症[49]。

五、肝脏组织学表现

75% 的患者表现为肉芽肿，90% 的患者表现为小叶性肝炎；80% 的患者出现门静脉病变，可能与脾肿大相关；63% 的患者出现中央静脉病变，这可能与肝脓肿发作次数有关；4.6% 的患者表现为结节性再生性增生[43]。

六、诊　　断

对于临床病史（遗传易感性，发病年龄，反复呼吸道、消化道、泌尿道感染，肝脏、胃肠道、泌尿道等器官肉芽肿）符合 CGD 的患者，可以通过评估受刺激中性粒细胞中 NADPH 氧化酶复合物的功能来诊断 CGD，四唑氮蓝（NBT）试验可用来检测超氧化物的产生。自 20 世纪 90 年代末以来，流式细胞仪二氢罗丹明（DHR）中性粒细胞呼吸爆发试验已在很大程度上取代 NBT 试验，成为诊断 CGD 的金标准。与 NBT 法相比，DHR 法简便、可靠、可定量，能灵敏地评估 NADPH 氧化酶功能[44]。

此外，可从外周血白细胞中提取 DNA 进行相关易感基因检测。如果不具备基因检测的条件，免疫印迹或流式细胞分析针对 NADPH 成分的特异性抗体，在多数情况下可识别缺陷蛋白。对已知的女性携带者进行产前检测，可以通过羊膜穿刺术或绒毛膜取样进行基因检测来实现；胎儿外周血中性粒细胞中 NADPH 氧化酶活性测定（NBT 法或 DHR 法）可作为替代方法，但只能在妊娠 16 ～ 18 周后进行[44]。

七、治　　疗

CGD 患者需终身预防性使用抗生素（如甲氧苄氨嘧啶 / 磺胺甲噁唑）和抗真菌药物（如伊曲康唑），以预防细菌和真菌感染。尽管如此，患者每 3 ～ 4 年仍会至少经历一次严重的细菌或真菌感染。对于急性感染需积极使用能够进入吞噬细胞并在其内聚集的药物治疗，初始经验性治疗应使用覆盖革兰氏阳性和阴性菌的广谱抗生素，一线推荐药物为美罗培南 60 ～ 100mg/（kg·d）联合环丙沙星 20mg/（kg·d）；如高度怀疑真菌侵入性感染，推荐伏立康唑 16mg/（kg·d）静脉注射治疗，长疗程伏立康唑治疗需警惕皮肤副作用（鳞状细胞癌和黑色素瘤的风险）。

明确病原后应进行针对性治疗，治疗应持续数周或数月，以彻底根除感染[42]。对于金黄色葡萄球菌导致的肝脓肿，除了超声引导下的细针穿刺，建议利奈唑胺 10mg/（kg·d）或利福平 20mg/（kg·d）联合替考拉宁 10mg/（kg·d）治疗；对于曲霉引起的肝脓肿，建议除了超声引导下的细针穿刺，应使用伏立康唑 16mg/（kg·d）抗真菌治疗[42]。尽管 CGD 患者存在免疫功能受损，为控制过度炎症反应，可考虑使用低剂量类固醇和 / 或非甾体

抗炎药[42, 50, 51]。

HSCT 是彻底治疗 CGD 的唯一方法，但对 HSCT 的适应证和最佳时机尚存争议。造血细胞基因治疗（如对中性粒细胞进行功能纠正）可作为无合适 HSCT 供体的 X 连锁隐性遗传 CGD 患者的替代治疗方案，然而执行难度较大，其安全性、有效性尚需大样本临床试验证实[42, 46, 51]。

八、预　　后

本病曾被认为是儿童期的致死性肉芽肿性疾病。有研究表明该病的临床严重程度与残留的 NADPH 氧化酶活性相关，文献报道中 X 连锁隐性遗传 CGD 的病死率高于常染色体隐性遗传者的病死率。感染是导致 CGD 患者死亡的最常见原因。在过去的 20 年间，随着对该病的认识不断提高，早期诊断、早期治疗和更有效的抗菌剂的应用，以及造血干细胞移植的开展，CGD 患者的总体预后得到了显著改善。20 世纪 70 年代，大多数患者在 10 岁以前死亡；20 世纪 80 年代，约 50% 的患者可活到 10 岁；目前大多数患者可活到成年[42, 45]。

（田秋菊　赵新颜　贾继东）

参考文献

[1] Lamps LW. Hepatic granulomas：a review with emphasis on infectious causes. Arch Pathol Lab Med 2015；139：867-75.

[2] Mert A，Ozaras R，Bilir M，et al. The etiology of hepatic granulomas. J Clin Gastroenterol 2001；32：275-6.

[3] Sahin M，Yilmaz G，Arhan M，et al. Hepatic granulomas in Turkey：a 6-year clinicopathological study of 35 cases. Turk J Gastroenterol 2014；25：524-528.

[4] Mert A，Yilmaz M，Ceylan B，et al. Hepatic granulomas：etiologic distribution. Turk J Gastroenterol 2014；25：529，530.

[5] Turhan N，Kurt M，Ozderin YO，et al. Hepatic granulomas：a clinicopathologic analysis of 86 cases. Pathol Res Pract 2011；207：359-65.

[6] Gaspar R，Andrade P，Silva M，et al. Hepatic granulomas：a 17-year single tertiary centre experience. Histopathology 2018；73：240-6.

[7] Schiff ER，Maddrey WC. Schiff's Diseases of the Liver. 12th ed. New York：John Wiley & Sons Ltd；2018：

1021-48.

[8] Saxena R. Practical Hepatic Pathology：A Diagnostic Approach. Amsterdam：Elsevier Saunders；2011：303-7.

[9] Kumar M，Herrera JL. Sarcoidosis and the liver. Clin Liver Dis 2019；23：331-43.

[10] Arkema EV，Cozier YC. Epidemiology of sarcoidosis：current findings and future directions. Ther Adv Chronic Dis 2018；9：227-40.

[11] Henke CE，Henke G，Elveback LR，et al. The epidemiology of sarcoidosis in Rochester，Minnesota：a population-based study of incidence and survival. Am J Epidemiol 1986；123：840-5.

[12] Ungprasert P，Carmona EM，Utz JP，et al. Epidemiology of sarcoidosis 1946-2013：a population-based study. Mayo Clin Proc 2016；91：183-8.

[13] Ungprasert P，Crowson CS，Matteson EL. Epidemiology and clinical characteristics of sarcoidosis：an update from a population-based cohort study from Olmsted County，Minnesota. Reumatismo 2017；69：16-22.

[14] Yoon HY，Kim HM，Kim YJ，et al. Prevalence and incidence of sarcoidosis in Korea：a nationwide population-based study. Respir Res 2018；19：158.

[15] Llanos O，Hamzeh N. Sarcoidosis. Med Clin North Am 2019；103：527-34.

[16] Judson MA. The clinical features of sarcoidosis：a comprehensive review. Clin Rev Allergy Immunol 2015；49：63-78.

[17] Ragusa F. Sarcoidosis and the Th1 chemokine MIG. Clin Ter 2018；169：e308-13.

[18] Crouser ED. Role of imbalance between Th17 and regulatory T-cells in sarcoidosis. Curr Opin Pulm Med 2018；24：521-6.

[19] Syed U，Alkhawam H，Bakhit M，et al. Hepatic sarcoidosis：pathogenesis, clinical context，and treatment options. Scand J Gastroenterol 2016；51：1025-30.

[20] Le V，Crouser ED. Potential immunotherapies for sarcoidosis. Expert Opin Biol Ther 2018；18：399-407.

[21] Bargagli E，Prasse A. Sarcoidosis：a review for the internist. Intern Emerg Med 2018；13：325-31.

[22] Okada DR，Smith J，Derakhshan A，et al. Ventricular arrhythmias in cardiac sarcoidosis. Circulation 2018；138：1253-64.

[23] Kahi CJ，Saxena R，Temkit M，et al. Hepatobiliary disease in sarcoidosis. Sarcoidosis Vasc Diffuse Lung Dis 2006；23：117-23.

[24] Scadding JG. Sarcoidosis，with special reference to lung changes. Br Med J 1950；1：745-53.

[25] James WE，Baughman R. Treatment of sarcoidosis：grading the evidence. Expert Rev Clin Pharmacol 2018；11：677-87.

[26] Hunninghake GW，Costabel U，Ando M，et al. ATS/ERS/WASOG statement on sarcoidosis. American Thoracic Society/European Respiratory Society/World Association of Sarcoidosis and other Granulomatous Disorders. Sarcoidosis Vasc Diffuse Lung Dis 1999；16：149-73.

[27] Larici AR，Glaudemans AW，Del CA，et al. Radiological and nuclear medicine imaging of sarcoidosis. Q J Nucl Med Mol Imaging 2018；62：14-33.

[28] Akaike G，Itani M，Shah H，et al. PET/CT in the Diagnosis and workup of sarcoidosis：focus on atypical manifestations. Radiographics 2018；38：1536-49.

[29] Devaney K，Goodman ZD，Epstein MS，et al. Hepatic sarcoidosis. Clinicopathologic features in 100 patients. Am J Surg Pathol 1993；17：1272-80.

[30] Flamm SL. Granulomatous liver disease. Clin Liver Dis 2012；16：387-96.

[31] Popevic S，Sumarac Z，Jovanovic D，et al. Verifying sarcoidosis activity：chitotriosidase versus ACE in sarcoidosis—a case-control study. J Med Biochem 2016；35：390-400.

[32] Modaresi EJ，Culver D，Plesec T，et al. Clinical presentation and protocol for management of hepatic sarcoidosis. Expert Rev Gastroenterol Hepatol 2015；9：349-58.

[33] Coash M，Forouhar F，Wu CH，et al. Granulomatous liver diseases：a review. J Formos Med Assoc 2012；111：3-13.

[34] Holla RG，Bagga A. Idiopathic granulomatous hepatitis. Indian Pediatr 2004；41：610-3.

[35] Sartin JS，Walker RC. Granulomatous hepatitis：a retrospective review of 88 cases at the Mayo Clinic. Mayo Clin Proc 1991；66：914-8.

[36] Tofteland ND，Nassif II. Abnormal liver enzymes in a patient with Crohn's disease，psoriatic arthritis，and recurrent pancreatitis. Answer to the clinical challenges and images in GI question：image 5：idiopathic granulomatous hepatitis. Gastroenterology 2010；139：e14，e15.

[37] Lee YH，Choi CH，Lee NS，et al. Idiopathic granul-

omatous hepatitis manifested with fever of unknown origin. Korean J Intern Med 1996；11：161-4.

[38] Zoutman DE，Ralph ED，Frei JV. Granulomatous hepatitis and fever of unknown origin. An 11-year experience of 23 cases with three years' follow-up. J Clin Gastroenterol 1991；13：69-75.

[39] Knox TA，Kaplan MM，Gelfand JA，et al. Methotrexate treatment of idiopathic granulomatous hepatitis. Ann Intern Med 1995；122：592-5.

[40] Kapoor SR，Snowden N. The use of infliximab in a patient with idiopathic granulomatous hepatitis. BMJ Case Rep 2009.

[41] Longstreth GF，Bender RA. Cyclophosphamide therapy of idiopathic hepatic granulomatosis. Dig Dis Sci 1989；34：1615-6.

[42] Chiriaco M，Salfa I，Di Matteo G，et al. Chronic granulomatous disease：clinical，molecular，and therapeutic aspects. Pediatr Allergy Immunol 2016；27：242-53.

[43] Hussain N，Feld JJ，Kleiner DE，et al. Hepatic abnormalities in patients with chronic granulomatous disease. Hepatology 2007；45：675-83.

[44] Yu JE，Azar AE，Chong HJ，et al. Considerations in the diagnosis of chronic granulomatous disease. J Pediatric Infect Dis Soc 2018；7：S6-S11.

[45] Rider NL，Jameson MB，Creech CB. Chronic granulomatous disease：epidemiology，pathophysiology，and genetic basis of disease. J Pediatric Infect Dis Soc 2018；7：S2-S5.

[46] Arnold DE，Heimall JR. A review of chronic granulomatous disease. Adv Ther 2017；34：2543-57.

[47] Wu J，Wang WF，Zhang YD，et al. Clinical features and genetic analysis of 48 patients with chronic granulomatous disease in a single center study from Shanghai，China（2005-2015）：new studies and a literature review. J Immunol Res 2017；2017：8745254.

[48] Ben-Ari J，Wolach O，Gavrieli R，et al. Infections associated with chronic granulomatous disease：linking genetics to phenotypic expression. Expert Rev Anti Infect Ther 2012；10：881-94.

[49] Lee M，Lee MS，Lee JS，et al. Spectrum of imaging findings of chronic granulomatous disease：a single center experience. Diagn Interv Radiol 2017；23：472-7.

[50] Gennery A. Recent advances in understanding and treating chronic granulomatous disease. F1000Res 2017；6：1427.

[51] Kanariou M，Spanou K，Tantou S. Long-term observational studies of chronic granulomatous disease. Curr Opin Hematol 2018；25：7-12.

第 **8** 篇
肝 衰 竭

第52章 肝衰竭总论

肝功能衰竭简称肝衰竭（liver failure，LF），是多种因素引起的严重肝脏损害，导致其合成、解毒、排泄和生物转化等功能发生严重障碍或失代偿，出现以凝血机制障碍、黄疸、肝性脑病、腹水等为主要表现的一组临床症候群。

2006年以前，肝衰竭在我国常被称为"重型肝炎"或"重症肝炎"，但在国外习惯上将不同病因引起的严重肝脏损害统称为"肝衰竭"，由于这两种概念之间不是简单的对应关系，使得我们在这一领域进行国际学术交流时存在较大障碍。

2006年中华医学会感染病学分会肝衰竭与人工肝学组、中华医学会肝病学分会重型肝病与人工肝学组组织国内专家，联合制定了我国第一部《肝衰竭诊疗指南》，规范了我国肝衰竭的概念、病因、分类、诊断及治疗，在与国际接轨的同时，体现了我国肝衰竭的特色，对我国该领域的相关研究起到了巨大推动作用。随着国内外肝衰竭研究的逐步深入，2012年、2018年对该指南又进行了更新[1]。

第1节 病因与流行病学

一、病 因

肝衰竭的病因颇为复杂，不同国家和地区之间存在很大差异。在我国，引起肝衰竭的主要病因是肝炎病毒（主要是乙型肝炎病毒），其次是药物及其他肝毒性物质（如酒精、化学药品等）。在欧美国家，药物是引起急性、亚急性肝衰竭的主要原因。酒精性肝损害常导致慢加急性肝衰竭或慢性肝

衰竭。儿童肝衰竭还可见于遗传代谢性疾病。肝衰竭的具体病因见表52-1。

表52-1 肝衰竭的病因

常见或较常见病因	少见或罕见病因
肝炎病毒	代谢异常
甲型、乙型、丙型、丁型、戊型肝炎病毒	肝豆状核变性、遗传性糖代谢障碍等
其他病毒	缺血缺氧休克、充血性心力衰竭等
巨细胞病毒、EB病毒、肠道病毒、疱疹病毒等	
药物及肝毒性物质	肝移植、部分肝切除、肝脏肿瘤
对乙酰氨基酚、抗结核病药物（异烟肼、利福平、吡嗪酰胺等）、抗代谢药、抗肿瘤化疗药物、部分中草药、抗风湿病药物、乙醇、毒蕈等	先天性胆道闭锁
	其他
细菌及寄生虫等病原体感染	胆汁淤积性肝病、创伤、辐射等
严重或持续感染（如败血症、血吸虫病等）	
妊娠急性脂肪肝	
自身免疫性肝病	

二、流行病学

在我国引起肝衰竭的主要病因是乙型肝炎病毒（HBV）感染，其次是药物及其他肝毒性物质（如乙醇、化学制剂等）导致的肝衰竭。根据卫生部2014年全国流行病学调查结果推算，我国慢性HBV感染者约7000万，其中慢性乙型肝炎患者约2000万，是我国最常见的肝脏疾病死亡原因。

HBV相关肝衰竭病情严重，并发症多，治疗困难，病死率高。发病人群以男性青壮年为主，这

可能与男性更容易发生重型肝炎有关，也可能与饮酒因素有关。患者人群以农民、工人所占比例为最多，可能与该人群的生活方式、工作环境、医疗条件及文化水平导致其对疾病认识不足或未能及时诊治有关。

在我国，因抗病毒治疗的逐渐普及，有效阻断了慢性乙型肝炎的重症化过程，急性肝衰竭和亚急性肝衰竭呈减少趋势。与此同时，慢性肝病患者常因各种诱因（重叠其他嗜肝病毒感染、饮酒、合并其他感染、不合理停药等）发生急慢性肝功能失代偿、慢加急性肝衰竭和慢性肝衰竭仍然较常见。

第2节 分　类

我国《肝衰竭诊疗指南》根据病理组织学特征和病情发展速度，将肝衰竭分为四类：急性肝衰竭（acute liver failure，ALF）、亚急性肝衰竭（subacute liver failure，SALF）、慢加急性（亚急性）肝衰竭（acute-on-chronic liver failure，ACLF）和慢性肝衰竭（chronic liver failure，CLF）（表52-2）。

表52-2　肝衰竭的分类

命名	定义
急性肝衰竭	急性起病，发病2周内出现以Ⅱ度及以上肝性脑病为特征的肝衰竭症候群
亚急性肝衰竭	起病较急，发病2～26周出现肝衰竭症候群
慢加急性（亚急性）肝衰竭	在慢性肝病基础上，出现的急性（亚急性）肝功能失代偿的临床表现
慢性肝衰竭	在肝硬化基础上，肝功能进行性减退导致的以腹水或门静脉高压、凝血功能障碍和肝性脑病等为主要表现的慢性肝功能失代偿

第3节 诊断标准

一、临床诊断

肝衰竭的临床诊断需要依据病史、临床表现和辅助检查等综合分析而确定。

1. **急性肝衰竭**　急性起病，2周内出现Ⅱ度及以上肝性脑病（按Ⅳ度分类法）并有以下表现者：①极度乏力，并有明显厌食、腹胀、恶心、呕吐等严重消化道症状；②短期内黄疸进行性加深；③出血倾向明显，血浆凝血酶原活动度（PTA）≤40%（或INR≥1.5），且排除其他原因；④肝脏进行

性缩小。

2. **亚急性肝衰竭**　起病较急，2～26周出现以下表现者：①极度乏力，有明显的消化道症状；②黄疸迅速加深，血清总胆红素（TBil）＞10×ULN或每日上升≥17.1μmol/L；③伴或不伴有肝性脑病；④出血倾向明显，PTA≤40%（或INR≥1.5），并排除其他原因者。

3. **慢加急性（亚急性）肝衰竭**　在慢性肝病基础上，由各种诱因引起以急性黄疸加深、凝血功能障碍为肝衰竭表现的综合征，可合并包括肝性脑病、腹水、电解质紊乱、感染、肝肾综合征、肝肺综合征等并发症，以及肝外器官衰竭。患者黄疸迅速加深，血清TBil≥10×ULN或每日上升≥17.1μmol/L；有出血表现，PTA≤40%（或INR≥1.5）。

4. **慢性肝衰竭**　在肝硬化基础上，肝功能进行性减退和失代偿：①血清TBil明显升高；②白蛋白明显降低；③出血倾向，PTA≤40%（或INR≥1.5），并排除其他原因者；④顽固性腹水或其他门静脉高压的表现；⑤肝性脑病。

二、组织病理学表现

组织病理学检查在肝衰竭的诊断、分类及预后判定中具有重要价值，但由于肝衰竭时患者凝血功能严重低下，肝穿刺具有一定的出血风险，在临床工作中应特别注意。

发生肝衰竭时（慢性肝衰竭除外），肝组织学可观察到广泛的肝细胞坏死，其部位和范围因病因和病程不同而异。根据坏死范围和程度，可分为大块性坏死（坏死范围超过肝实质的2/3）、亚大块坏死（占肝实质的1/2～2/3）、融合性坏死（相邻成片的肝细胞坏死）及桥接坏死（较广泛的融合性坏死并破坏肝实质结构）。在不同病程肝衰竭肝组织中，可观察到一次性或多次性新旧不一的肝细胞坏死病变。目前对肝衰竭的病因、分类及分期与肝组织学改变的关联性尚未取得共识。鉴于HBV感染所致肝衰竭在我国最为常见，现以HBV相关肝衰竭为例，介绍各类肝衰竭的典型病理表现。

1. **急性肝衰竭**　肝细胞呈一次性坏死，可呈大块或亚大块坏死，或桥接坏死，伴有存活肝细胞的严重变性，肝窦网状支架塌陷或部分塌陷。

2. **亚急性肝衰竭**　肝组织呈新旧不等的亚大块坏死或桥接坏死；较陈旧的坏死区网状纤维塌陷，或有胶原纤维沉积；残留肝细胞有程度不等的

再生，并可见细小胆管增生和胆汁淤积。

3. 慢加急性（亚急性）肝衰竭　在慢性肝脏损害的基础上，发生新的程度不等的肝细胞坏死。

4. 慢性肝衰竭　主要为弥漫性肝纤维化及再生结节形成，可伴有分布不均的肝细胞坏死。

三、分　期

根据临床表现的严重程度，亚急性肝衰竭和慢加急性（亚急性）肝衰竭可分为早期、中期和晚期。

早期　极度乏力，并有明显厌食、呕吐和腹胀等严重消化道症状；黄疸进行性加深（血清 TBil ≥ 171μmol/L 或每日上升 ≥ 17.1μmol/L）；有出血倾向，30% < PTA ≤ 40%，（或 1.5 < INR ≤ 1.9）；无并发症及其他肝外器官衰竭。

中期　在肝衰竭早期表现基础上，病情进一步发展，ALT 和 / 或 AST 快速下降，TBil 持续上升，出血表现明显（出血点或瘀斑），20% < PTA ≤ 30%（或 1.9 ≤ INR < 2.6），伴有 1 项并发症和 / 或 1 个肝外器官衰竭。

晚期　在肝衰竭中期表现基础上，病情进一步加重，有严重出血倾向（注射部位瘀斑等），PTA ≤ 20%（或 INR ≥ 2.6），并出现 2 个以上并发症和 / 或 2 个以上肝外器官衰竭。

考虑到一旦发生肝衰竭治疗极其困难，死亡率高，故对出现以下肝衰竭前期临床特征的患者应高度重视、及时给予有效处理：极度乏力，并有明显厌食、呕吐和腹胀等严重消化道症状；黄疸加深（血清 TBil ≥ 51μmol/L，但 ≤ 171μmol/L）；有出血倾向，40% < PTA ≤ 50%（或 1.5 < INR ≤ 1.6）。

四、诊断格式

肝衰竭不是一个独立的临床疾病，而是一种功能性诊断，在临床实际应用中，完整的诊断应包括病因、临床类型及分期，建议按照以下格式书写，例如：

（1）药物性肝炎

急性肝衰竭

（2）病毒性肝炎，急性，戊型

亚急性肝衰竭（中期）

（3）病毒性肝炎，慢性，乙型

病毒性肝炎，急性，戊型

慢加急性（亚急性）肝衰竭（早期）

（4）亚急性肝衰竭（早期）

原因待查（入院诊断）

原因未明（出院诊断）（对可疑原因写出并打问号）

第4节　治疗原则

肝衰竭属于临床危重症，病情凶险，并发症多，预后极差。肝衰竭的内科治疗尚缺乏特效药物及手段，目前仍强调综合治疗的重要性，主要包括内科综合治疗、人工肝支持治疗和肝移植手术。需掌握以下几个原则：①早期发现，早期诊断，早期治疗；②重视病因及基础治疗，抓住重点，精选药物；③积极防治肝性脑病、肝肾综合征、感染、出血等危及生命的并发症；④及时、动态评估病情及预后，不失时机地实施人工肝治疗和肝移植。

一、内科综合治疗

（一）一般支持治疗

（1）卧床休息，减少体力消耗，减轻肝脏负担。临床实践证明，肝衰竭早期严格休息十分重要，不少患者正是因为疾病初期没有得到及时休息而导致病情进一步发展。

（2）加强病情监测：患者入院后应进行基础生命体征监测，进行全面的实验室指标分析，完善 PTA/INR、血氨及血液生化的监测，动脉血乳酸、内毒素、嗜肝病毒标志物、铜蓝蛋白、自身免疫性肝病相关抗体等检测，以及腹部影像学（超声显像 / CT 等）、胸部影像（X 线片 /CT 等）及心电图等相关检查。如果存在低血压，需使用血管活性药物，建议监测中心静脉压、有创动脉压，必要时可置入肺动脉漂浮导管，或者选择脉搏轮廓连续心输出量监测（pulse indicator continuous cardiac output monitoring，PICCO）技术。如条件允许，可对 Ⅲ / Ⅳ 度肝性脑病患者放置颅内压监护仪，以早期发现脑水肿。

（3）积极纠正低蛋白血症，补充白蛋白或新鲜血浆，酌情补充凝血因子。

（4）注意纠正水电解质及酸碱平衡紊乱，尤其应注意低钠、低氯、低镁、低钾血症。

（5）注意消毒隔离，加强口腔护理及肠道管理，预防发生院内感染。

（二）营养支持治疗

肝衰竭患者由于营养物质摄入量减少、消化吸收不良、人为限制蛋白摄入、营养丢失过多，以及肝脏代谢异常、体内炎症反应导致高分解代谢等原因，多存在营养不良及代谢紊乱，而营养状况逐步恶化反过来又成为影响肝衰竭患者病情进展、生存率的重要危险因素。理想的营养支持不仅可以满足机体能量的需求、改善患者的营养状况，而且有助于肝细胞的修复再生，从而改善肝功能，减少并发症的发生。因此，对肝衰竭患者进行合理全面的营养支持至关重要，是治疗过程中不可缺少的部分。

营养支持途径首选肠内营养，从而在保证机体营养的同时，有助于保持肠道的生理功能、维持肠道黏膜的完整性，预防肠道菌群易位所致的感染，缓解肠胀气，进而维持肝功能的稳定。因此，对仍存在部分或全部胃肠道吸收功能的患者，肠内营养是首选营养支持方法。鼓励患者口服以保证营养支持，有误吸风险或胃排空欠佳者，可放置鼻胃管/鼻空肠管管饲。在肠内营养不能提供足够营养时，可选择胃肠外营养加以辅助。

肠内营养：成年肝衰竭患者，以高糖、低脂、适量蛋白质作为营养提供基础，建议以糖类供能占55%～70%、脂肪供能占20%～30%、蛋白质供能占10%～15%，提供20～35kcal/（kg·d）基础热量，根据患者自身状况，采用热量总量递增方式，更有利于满足肝衰竭患者病情需要。同时注意补给足够的维生素。对于肝性脑病患者，需适当限制肠道蛋白质摄入，但不主张过度限制，否则会引起蛋白质的分解增加、肌肉减少，反而更易出现肝性脑病，应制定个体化的蛋白质摄入方案[2]。进食差者可口服由营养师专门配制的要素膳、匀浆膳。考虑肝衰竭患者常存在腹胀、食欲减退等临床特点，并参考美国肠外肠内营养学会及欧洲肠外肠内营养学会的推荐[3, 4]，为保证热量的平稳供应，可建议患者改变饮食摄入模式，每日进食4～6餐，包括睡前进餐及夜间加餐。需要鼻饲的患者，应采取半卧位，主张连续输注法，开始25～50ml/h，以后每12～24h增加25ml，逐渐增加到最大125ml/h，注意监测胃内残留量，大于200ml时需暂停。

肠外营养：实施肠外营养应给予的营养物质共七大类，包括葡萄糖、脂肪乳、氨基酸、维生素、微量元素、电解质及水。应以葡萄糖作为患者糖类的主要来源（50%～60%非蛋白质需求），并严密监测血糖变化。目前，脂肪乳是较为理想的一种提供热量和必需脂肪酸的静脉制剂，推荐使用中长链脂肪乳。有研究表明，长期应用长链脂肪乳，可使肝巨噬细胞发生脂肪变性，影响网状内皮系统功能，从而导致胆汁淤积等，因此目前不主张给予患者单用长链脂肪乳。肠外营养唯一的氮源是复方氨基酸液，尽管理论上认为富含支链氨基酸的制剂更适于肝衰竭患者，但目前尚无确切临床研究证据表明支链氨基酸比普通氨基酸对肝衰竭患者更有利。对于需要实施肠外营养的肝衰竭患者，根据不同病程阶段，建议采取完全肠外营养、部分肠外营养加部分肠内营养，再逐步向完全肠内营养过渡的营养支持疗法。

欧洲肠外肠内营养学会关于肝病的肠外营养指南推荐[5]：肝衰竭患者每天能量需求总和是静息能量消耗的1.3倍。因此，对进行代谢监测的患者，推荐热量摄入目标是1.3×静息能量消耗。有条件的单位可通过间接能量测定仪（代谢车）测定患者的静息能量消耗，从而确定精确的能量需求，并根据患者营养状态进行个体化治疗。

（三）病因治疗

明确肝衰竭的病因（包括发病及诱因），对于指导治疗及判断预后具有重要价值。对于病因尚不明确者，也应积极寻找病因以期达到及时正确处理的目的。

（1）病毒性肝炎：病毒性肝炎肝衰竭的病因学治疗，对HBV DNA阳性的肝衰竭患者，不论所检测到的HBV DNA滴度高低，均建议立即抗病毒治疗。干扰素治疗肝衰竭会加重肝功能失代偿，属于禁忌用药。核苷（酸）类似物如恩替卡韦、替诺福韦酯等具有很强的抑制病毒作用和良好的安全性。使用核苷（酸）类似物应注意后续治疗中病毒出现变异和停药后病情加重的可能。

单纯丙型病毒性肝炎所致急性、亚急性、慢加急性肝衰竭不常见，甲型、戊型病毒性肝炎引起的急性肝衰竭，目前尚未证明抗病毒治疗有效。对确诊或疑似疱疹病毒或水痘－带状疱疹病毒引发的急性肝衰竭患者，可使用阿昔洛韦治疗。

（2）药物性肝损伤所致急性/亚急性肝衰竭：停用可能导致肝损害的药物是处理药物性肝衰竭的首要措施。追溯过去6个月应用的处方药、非处方药，包括中草药、营养保健品及膳食补充剂等的详细信息(包括服用时间、数量和最后一次服用时间)，并尽可能明确其成分。对乙酰氨基酚中毒所致肝衰竭患者，应早期给予 N- 乙酰半胱氨酸治疗[6]。

（3）除药物外，日常生活和职业性接触有毒物质（如酒精、染发剂、装修建材中的甲醛和苯等）也有可能导致肝衰竭，一经确诊或疑似，应严格避免再次接触。

（4）确诊或疑似毒蕈中毒（误食有毒菇类）的肝衰竭患者，可静脉注射青霉素 G 和水飞蓟素制剂。

（5）妊娠急性脂肪肝 /HELLP 综合征所导致的肝衰竭，建议立即终止妊娠，并严密监测病情变化，必要时考虑人工肝及肝移植治疗。

（四）其他治疗

1. 激素治疗　糖皮质激素治疗肝衰竭目前尚存在争议。非病毒感染性肝衰竭，如自身免疫性肝炎所致肝衰竭是其主要适应证；针对酒精性肝衰竭患者，我国酒精性肝病诊疗指南建议[7]：经评估凝血酶原时间 – 胆红素判别函数 [Maddrey 判别函数：$4.6 \times PT（s）差值 +TBil（mg/dl）] > 32$ 或存在肝性脑病，予激素治疗可改善患者生存率。有研究针对 HBV 相关肝衰竭早期患者，发现糖皮质激素联合核苷（酸）类似物治疗可能有助于改善预后。其他原因所致肝衰竭前期或早期，观察病情发展迅速且无严重感染、出血等并发症，也可酌情试用。但国内一项临床随机对照研究指出，地塞米松治疗并不能改善 HBV 相关 ACLF 患者的肝功能和 12 周存活率[8]。因该研究对象并非针对早期肝衰竭患者，故考虑此结论可能与治疗时机的选择不同有关。应注意激素使用过程中可出现一过性白细胞升高、感染（尤其是真菌感染）。部分专家的经验表明，早期、适量、勤评估、及时停是需要遵循的一般原则。

2. 肠道微生态调节治疗　肝衰竭与肠道微生态失衡、胃肠屏障功能障碍关系密切。肝衰竭患者肠道益生菌减少、有害菌增加，导致肠道有害物质不能有效分解代谢，以及内毒素、氨类、酚类等大量产生和吸收，甚至肠道菌群易位，这又反过来加重肝脏负荷，促进肝衰竭进展。有研究表明，应用肠道微生态调节剂可改善肝衰竭患者的预后。可应用肠道微生态调节剂、乳果糖或拉克替醇等，以降低内毒素血症，减少肠道细菌易位及肝性脑病的发生。

3. 粒细胞集落刺激因子（granulocytecolony-stimulating factor，G-CSF）**治疗**　近年来，有关 G-CSF 治疗肝衰竭的动物模型及临床研究，已成为肝衰竭临床及相关基础研究的热点之一。目前认为其可能机制为：① G-CSF 能动员并募集骨髓造血干细胞（hematopoietic stem cell，HSC）定植于损伤肝脏。一方面 HSC 可直接分化为肝细胞参与组织修复；另一方面 HSC 可能通过旁分泌作用提供某些因子或信号分子，改变肝脏微环境，刺激并强化内源性肝卵圆细胞（肝干细胞）的反应性增生，启动内源性修复程序。② G-CSF 可能通过抑制肝细胞凋亡 / 坏死及调节免疫，起到保护肝脏的作用。有研究观察结果显示，G-CSF 治疗能显著提高中晚期乙肝相关肝衰竭患者的生存率。2014 年亚太肝病研究协会发布的《慢加急性肝衰竭共识》指出：G-CSF 治疗慢加急性肝衰竭是一项具有前景的方法[9]。有必要开展多中心随机对照研究确认 G-CSF 治疗肝衰竭疗效及安全性，为其推广应用提供高级别的循证医学依据。另外，与激素类似，应用 G-CSF 可引起外周血白细胞升高，注意早期与并发感染相鉴别。

4. 干细胞移植治疗　肝衰竭的组织病理学表现为大量肝细胞坏死。正常情况下，如肝部分切除术后，肝内源性干细胞可主导肝组织的修复，但在肝衰竭状态下，肝细胞坏死与干细胞修复之间失衡。理论上，外源性干细胞的补充有助于肝细胞的再生，改善肝衰竭病情，且目前越来越多研究表明干细胞治疗肝衰竭具有一定的效果且安全性良好。

目前研究显示多种干细胞在肝损伤修复中发挥作用，可能用于治疗肝脏疾病。主要包括：肝干细胞、胚胎干细胞（embryonic stem cell，ESC）、诱导型多能干细胞（induced pluripotent stem cell，iPSC）、间充质干细胞（mesenchymal stem cell，MSC）及外周血干细胞（peripheral blood stem cell，PBSC）等。

在肝衰竭治疗中，干细胞移植治疗受到越来越多的关注。国内外学者报道，人肝干细胞、iPS-HLC 及 BM-MSC 对小鼠及大动物急性肝衰竭有一定的治疗作用[10-13]。在 ACLF 中干细胞治疗研究相对偏少，2012 年的一项研究评估了 HBV 相关 ACLF 患者的 UC-MSC 治疗安全性和初始疗效，以 4 周间隔给予 UC-MSC 治疗 3 次，在 48 周或 72 周评估发现 UC-MSC 可改善 ACLF 患者病情，显著增加生存率，并验证其治疗具有一定的安全性[14]。2017 年我国学者报道的随机对照研究显示，同种异体 BM-MSC 治疗可提高 HBV 相关 ACLF 患者的存活率[15]。总结目前研究，干细胞移植治疗肝衰竭主要机制在于免疫调节或产生相关细胞因子及生长因子抑制炎症，促进残存肝细胞增殖、组织修复等，但干细胞发育分化调控机制、在肝脏疾病治疗的临床转化及作用的具体机制尚不明确。其有效性及安全性得到初步证明，但有关远期疗效及安全性尚待确认。随着干细胞相关领域如干细胞分离、基因重组、培养、移植、示踪、构建生物人工肝、组织工程化肝脏等研究的不断突破，以及相关法规的不断完善，干细胞移植这一技术终会真正应用于肝衰竭的临床治疗。

（五）防治并发症

肝衰竭很容易出现一种或多种并发症，继发其他脏器功能损伤，相应脏器损伤又会促进肝衰竭病情进展，形成恶性循环。因此，及早识别、诊断及防治并发症尤为重要。

1. 感染　肝衰竭患者极易合并或并发感染，常见原因是机体免疫功能低下、肠道微生态失衡、肠黏膜屏障作用降低及侵袭性操作等。肝衰竭患者常见感染包括自发性腹膜炎、肺部感染和败血症等。感染的常见病原体为大肠埃希菌等革兰氏阴性杆菌、葡萄球菌、肺炎链球菌、厌氧菌、肠球菌等细菌，以及假丝酵母菌等真菌。一旦出现感染，应首先给予经验性治疗，选用强效抗生素或联合应用抗生素，同时加服微生态调节剂。尽可能在应用抗生素前进行病原体分离及药敏试验，并根据药敏结果调整用药。应避免长期、大量、重复使用抗生素，并注意防治二重感染。

2. 肝性脑病（hepatic encephalopathy，HE）　是一种由于急、慢性肝功能严重障碍或各种门静脉 – 体循环分流（简称门 – 体分流）异常所致的、以代谢紊乱为基础、轻重程度不同的神经精神异常综合征，是肝衰竭患者严重而常见的并发症之一，其严重程度与预后密切相关。为除外颅内病变，应酌情进行头颅 CT 检查。

治疗过程中应：①积极去除诱因如预防和控制各种感染、出血及电解质紊乱等，避免大量放腹水、过度利尿，适度限制蛋白质摄入。②减少来自肠道的有害物质如氨等的吸收：应用乳果糖或拉克替醇，口服或高位灌肠，可酸化肠道，促进氨的排出，减少肠源性毒素吸收；微生态制剂的使用，改善肠道菌群失衡，减少血氨生成；口服抗生素减少肠道产氨菌群，非氨基糖苷类抗生素利福昔明在肠道几乎不吸收，可广谱、强效地抑制肠道内细菌生长，具有一定的安全性及有效性。③视患者的电解质及酸碱平衡情况酌情选用精氨酸、天冬氨酸 – 鸟氨酸等降氨药物。④酌情使用支链氨基酸纠正氨基酸失衡。⑤对 Ⅲ 度以上肝性脑病患者要保持呼吸道畅通，必要时气管插管。⑥抽搐患者，在保证气道通畅的前提下，可酌情使用半衰期短的苯二氮䓬类镇静药物，但不推荐预防性用药。⑦持续低流量吸氧，改善肝脏及脑组织供氧。⑧酌情使用人工肝治疗技术，如血液透析滤过技术协助控制顽固性水钠潴留和脑水肿。

3. 脑水肿　急性肝衰竭所致肝性脑病常伴有颅内压增高，可给予高渗性脱水剂甘露醇 $0.5 \sim 1.0 g/kg$，但肝肾综合征患者慎用；襻利尿剂一般选用呋塞米，可与渗透性脱水剂交替使用；酌情使用人工肝和血液净化治疗；低温疗法有助于预防及治疗脑水肿，降低颅内压。

4. 低钠血症及顽固性腹水　是肝衰竭常见并发症，也是肝衰竭患者的独立预后因素。从源头上处理低钠血症是预防后续并发症的关键措施。水钠潴留所致稀释性低钠血症是其常见原因，而现有的利尿剂均导致血钠排出，且临床上传统的补钠方法易加重水钠潴留，甚至导致脑桥髓鞘溶解症。托伐普坦是精氨酸加压素 V_2 受体阻滞剂，可通过选择性阻断集合管主细胞 V_2 受体，促进自由水的排泄，为治疗低钠血症及顽固性腹水开辟了新途径。

5. 肝肾综合征（hepatorenal syndrome，HRS）是肝衰竭常见的特征性表现之一，主要发病机制为外周及内脏动脉舒张、心输出量下降及肾脏动脉收缩，导致肾小球滤过率下降。一旦发生 HRS，预后极差，做到早判断、早干预极为重要，积极预防感染及避免使用肾毒性药物等有助于减少 HRS 的发生。目前血管收缩剂联合白蛋白为标准治疗方案，国内外常用的血管收缩剂主要有特利加压素、去甲肾上腺素、奥曲肽、米多君、垂体后叶素和鸟氨加压素等。其中特利加压素、去甲肾上腺素疗效最为确切，但去甲肾上腺素需在 ICU 中严密监护下使用。肝移植或肝肾联合移植是目前彻底治愈 HRS 最有效的方法。等待移植治疗期间，可采用连续肾脏替代疗法（continuous renal replacement therapy，CRRT）作为过渡手段。

6. 出血　推荐使用 H₂ 受体阻滞剂或质子泵抑制剂作为预防消化道出血的常规用药；对门静脉高压性出血患者，为降低门静脉压力，首选生长抑素类似物，也可使用垂体后叶素；食管胃底静脉曲张出血者可用三腔二囊管压迫止血，或行内镜下硬化剂注射或套扎治疗止血，内科保守治疗无效时，可行急诊介入或手术治疗；对弥散性血管内凝血患者，可给予新鲜血浆、凝血酶原复合物和纤维蛋白原等补充凝血因子，血小板显著减少者可输注血小板，可酌情给予小剂量低分子肝素或普通肝素，对有纤溶亢进证据者可应用氨甲环酸或氨甲苯酸等抗纤溶药物。

7. 肝肺综合征（hepatopulmonary syndrome，HPS）　是因肝功能不全引起肺内血管异常扩张、气体交换障碍，导致严重低氧血症及一系列病理生理变化和临床表现。对于 HPS 需采取卧床休息，避免快速起床，以防直立性脱氧的发生；PaO₂ < 80mmHg 时应给予氧疗，必要时可行加压面罩给氧或行气管插管呼吸机辅助通气。必要时考虑肝移植治疗。

二、人工肝支持治疗

（一）治疗机制

目前所称的人工肝是指通过体外的机械、理化或生物装置，清除各种有害物质，补充必需物质，改善内环境，暂时替代衰竭肝脏部分功能的治疗方法。治疗目的是为肝细胞再生及肝功能自发恢复创造条件，从而提高患者的生存率。而对肝细胞再生不良的晚期肝病患者，人工肝治疗有助于改善短期生存率和内环境，作为等待肝移植的"桥梁"。目前人工肝已成为临床上治疗肝衰竭最常用和重要的治疗手段之一。

（二）治疗方法

人工肝支持系统分为非生物型、生物型和混合型三种。

（1）非生物型人工肝已在临床广泛应用，并被证明确有一定疗效。目前应用的主要包括血浆置换

（plasma exchange，PE）、血浆灌流（plasma perfusion，PP）、血液滤过（hemofiltration，HF）、血液透析（hemodialysis，HD）、胆红素吸附（bilirubin absorption，BA）等。近年来，将不同非生物人工肝进行有效组合，利用其各自优势取长补短已成为新趋势。如伴有肾功能不全，可选用 PE 联合 HD 或 HF；伴有高胆红素血症时，可选用 PE 联合 BA；合并肝性脑病时，可选用 PE 联合 PP 或 HF。而像分子吸附再循环系统（molecular adsorbent recirculating system，MARS）、普罗米修斯系统（Prometheus system）、连续白蛋白净化系统（continue albumin purification system，CAPS）、血浆滤过透析（plasma diafiltration，PDF）、双重免疫吸附系统（double plasma molecular absorption system，DPMAS）等非生物型人工肝，其本身就是组合型人工肝系统。

尽管人工肝在肝衰竭患者的治疗中取得了显著成绩，但以 PE 为代表的国内常用的非生物型人工肝技术面临着严峻的血浆来源受限问题，如何应对血浆紧缺情况日益受到重视，因此积极探索开展人工肝治疗新模式：①在 PE 治疗初始采用血浆代用品（如人血白蛋白、羟乙基淀粉、右旋糖酐及晶体液等），可节约血浆并一定程度提高疗效；②联合吸附、透析、滤过等不使用血浆的方法；③不同人工肝组合应用，如 PDF、半量血浆 PE 序贯 DPMAS 等；④开展无血浆模式 PE 治疗；⑤基于基线生化指标的可调节、个体化人工肝治疗组合等。这些新的人工肝治疗模式，在目前临床研究及实际应用中，均发现具有一定的节约血浆并保证疗效的优势，为解决血浆资源紧缺问题提供了切实可行的方法。

（2）生物型人工肝是指以人工培养的肝细胞为基础的体外生物反应装置，主要由肝细胞、生物反应器及体外循环装置三部分组成。其原理是通过体外循环装置将肝衰竭患者血液或血浆引入生物反应器内，与其中包含的肝细胞进行物质交换发挥解毒、合成、分泌及代谢等作用。目前临床研究显示生物人工肝在一定程度上可改善肝衰竭患者病情，但缺乏大样本临床研究，仍存在诸多需要解决的问题。

（3）混合型人工肝是指将非生物型人工肝与生物型人工肝相结合的系统，通过非生物型人工肝有效清除毒素，使生物型人工肝的肝细胞发挥更大的作用。目前尚处于研究探索中。

（三）治疗适应证

①各种原因引起的肝衰竭前、早、中期，PTA 介于 20% ～ 40% 的患者为宜；晚期肝衰竭患者也可进行治疗，但并发症多见，治疗风险大，临床医生应权衡利弊，慎重进行治疗，同时积极寻求肝移植机会。②终末期肝病肝移植术前等待肝源、肝移植术后排斥反应、移植肝无功能期的患者。

（四）治疗相对禁忌证

治疗相对禁忌证：严重活动性出血或弥散性血管内凝血；对治疗过程中所用血制品或药品如血浆、肝素和鱼精蛋白等高度过敏；循环衰竭；心脑梗死非稳定期；妊娠晚期。

（五）并发症

人工肝治疗的并发症有过敏反应、低血压、继发感染、出血、血栓、失衡综合征、溶血、空气栓塞、高枸橼酸盐血症、水电解质及酸碱平衡紊乱等。随着人工肝技术的发展，目前严重并发症发生率已经显著下降，一旦出现，可根据具体情况及时给予相应处理。

三、肝移植治疗

肝移植是治疗晚期肝衰竭唯一有效的手段。由于供肝短缺，手术费用高昂，应避免给那些有可能通过内科手段治愈的患者进行不必要的肝移植，因此选择手术时机非常重要。目前国际上较常用的肝衰竭肝移植选择标准包括：国王学院医院标准（King's College Hospital criteria，KCH criteria）、终末期肝病模型（model for end-stage liver disease，MELD）评分、MELD-Na 评分、Child-Turcotte-Pugh（CTP）评分、加拿大肝移植等待名单评分标准（Canadian wait listing algorithm in transplantation，CanWAIT）等。此外，序贯器官衰竭估计评分（sequential organ failure assessment，SOFA）、急性生理和慢性健康评分（acute physiology and chronic health evaluation，APACHE Ⅱ）等也被联合用于预测肝移植治疗肝衰竭的预后。但应注意，不同地区间导致肝衰竭的病因学因素有很大差异，而且现有评价标准主要用于评估 ALF 患者，故我国 2012 年版《肝衰竭诊疗指南》指出，目前尚不建议完全依赖当前这些预后评分标准在我国肝衰竭

患者中确定肝移植候选人。

适应证：各种原因所致的中晚期肝衰竭，经积极内科综合治疗和（或）人工肝治疗效果欠佳，不能通过上述方法治疗好转或恢复者。

禁忌证：① 4 个及以上器官系统（肝、肾、肺、循环、脑）衰竭；②脑水肿并发脑疝；③循环衰竭，需要 2 种及以上血管活性物质维持，且对血管活性物质剂量增加无明显反应；④肺动脉高压，平均肺动脉压力（mPAP）＞ 50mmHg；⑤严重的呼吸衰竭，需要最大程度的通气支持 [吸入氧浓度（FiO_2）≥ 0.8，高呼气末正压通气（PEEP）] 或者需要体外膜肺氧合（ECMO）支持；⑥持续严重的感染，细菌或真菌引起的败血症，感染性休克，严重的细菌或真菌性腹膜炎，组织侵袭性真菌感染，活动性肺结核；⑦持续的重症胰腺炎或坏死性胰腺炎；⑧营养不良及肌肉萎缩引起的严重的虚弱状态须谨慎评估肝移植。

第 5 节　预后与预防

一、预　　后

肝衰竭患者病情重、进展快、并发症多，预后差、病死率高，尽管目前诊治技术不断进步，但肝衰竭内科保守治疗病死率仍高达 50% ～ 70%。其中年龄较小、治疗及时、无并发症者病死率相对较低；急性肝衰竭存活者，远期预后较好，多不发展为慢性肝炎、肝硬化；亚急性肝衰竭和慢加急性肝衰竭存活者部分可完全恢复，部分患者发展为坏死后肝硬化；慢性肝衰竭患者病情易反复，最终需要肝移植治疗。

近年研究发现，外周血甲胎蛋白（AFP）、肝脏再生增强因子（augmenter of liver regeneration，ALR）分别与急性肝衰竭、慢加急性肝衰竭预后存在一定的相关性，提示肝脏再生在肝衰竭中的重要作用。

二、预　　防

肝衰竭治疗较为棘手，病死率高，因此应尽量避免其发生及发展。但迄今为止关于肝衰竭的发病机制尚未完全阐明，因此也难以完全预防。

Ⅰ级预防——病因预防。病毒性肝炎是我国肝衰竭的主要原因，因此第一道防线就是避免发生病

毒性肝炎。积极推广乙肝疫苗，规范实行乙肝母婴阻断，降低乙肝的发病率。避免不洁注射，避免不必要的输血，养成良好的行为习惯。注意饮食卫生习惯，推广甲肝和戊肝疫苗，防止患甲型和戊型肝炎。在应用可能导致肝损伤的药物如抗结核、抗甲状腺药物过程中，应密切监测肝功能。加强对中草药肝毒性的监测，避免滥用药物和保健品。避免长期大量饮酒或一次过量饮酒。

Ⅱ级预防——防止重症化。应该对病毒性肝炎患者进行定期检查，以便及时发现肝功能异常，及时选择合适的抗病毒药物和规范的疗程，并避免随意停药，从而预防肝炎发作或进展为肝硬化。肝硬化患者应避免或积极治疗感染和出血，加强肝功能及相关指标监测，防止发生肝衰竭。肝硬化患者只有在肝功能较好的情况下才能耐受手术，一般要求 Child-Pugh A 级肝功能。大多数肝细胞癌发生在肝硬化基础上，这类患者行肝部分切除术或者介入治疗时也应充分考虑肿瘤的大小和肝功能状态，避免因手术导致残余肝脏功能不全进而发生肝衰竭。失代偿期肝硬化患者应注意休息，避免劳累、饮酒、肝毒性药物、感染等诱发疾病重症化的因素。

Ⅲ级预防——防止终末化。早期诊断、早期治疗，以争取治疗时机、阻遏肝衰竭病情发展，同时应积极防治各种并发症。早期应用人工肝治疗，有可能促进肝脏自发恢复或为肝移植创造条件。

（段钟平　陈　煜）

参 考 文 献

[1] 中华医学会感染病学分会肝衰竭与人工肝学组，中华医学会肝病学分会重型肝病与人工肝学组 . 肝衰竭诊治指南（2018 年版）. 临床肝胆病杂志 2019；35：38-44.

[2] Córdoba J，López-Hellín J，Planas M，et al. Normal protein diet for episodic hepatic encephalopathy：results of a randomized study. J Hepatol 2004；41：38-43.

[3] ASPEN Board of Directors. Clinical guidelines for the use of parenteral and enteral nutrition in adult and pediatric patients. J Parenter Enteral Nutr 2009；33：255-9.

[4] Plauth M，Cabré E，Riggio O，et al. ESPEN guidelines on enteral nutrition：liver disease. Clin Nutr 2006；25：285-94.

[5] Plauth M，Cabré E，Campillo B，et al. ESPEN guidelines on parenteral nutrition：hepatology. Clin Nutr 2009；28：436-44.

[6] Flamm SL，Yang YX，Singh S，et al. American Gastroenterological Association Institute guidelines for the diagnosis and management of acute liver failure. Gastroenterology 2017；152：644-7.

[7] 中华医学会肝病学分会脂肪肝和酒精性肝病学组 . 酒精性肝病诊疗指南（2010 年修订版）. 中华肝脏病杂志 2010；18：167-70.

[8] Chen JF，Wang KW，Zhang SQ，et al. Dexamethasone in outcome of patients with hepatitis B virus-related acute-on-chronic liver failure. J Gastroenterol Hepatol 2014；29：800-6.

[9] Sarin SK，Kedarisetty CK，Abbas Z，et al. Acute-on-chronic liver failure：consensus recommendations of the Asian Pacific Association for the study of the liver（APASL）. Hepatol Int 2014；8：453-71.

[10] Herrera MB，Fonsato V，Bruno S，et al. Human liver stem cells improve liver injury in a model of fulminant liver failure. Hepatology 2013；57：311-9.

[11] 毕研贞，樊增，陈东风，等 . 人肝源性干细胞腹腔移植不同时间对刀豆蛋白 A 诱导小鼠急性肝损伤保护作用 . 中华肝脏病杂志 2017；25：205-10.

[12] Nagamoto Y，Takayama K，Ohashi K，et al. Transplantation of a human iPSC-derived hepatocyte sheet increases survival in mice with acute liver failure. J Hepatol 2016；64：1068-75.

[13] Shi D，Zhang J，Zhou Q，et al. Quantitative evaluation of human bone mesenchymal stem cells rescuing fulminant hepatic failure in pigs. Gut 2017；66：955-64.

[14] Shi M，Zhang Z，Xu R，et al. Human mesenchymal stem cell transfusion is safe and improves liver function in acute-on-chronic liver failure patients. Stem Cells Transl Med 2012；1：725-31.

[15] Lin BL，Chen JF，Qiu WH，et al. Allogeneic bone marrow-derived mesenchymal stromal cells for hepatitis B virus-related acute-on-chronic liver failure：a randomized controlled trial. Hepatology 2017；66：209-19.

第53章 急性肝衰竭与亚急性肝衰竭

第1节 急性肝衰竭

急性肝衰竭（acute liver failure，ALF）定义为无基础肝病史，急性起病，2周内出现Ⅱ度及以上肝性脑病等特征的肝衰竭临床症候群[1]。其发病及进展迅速、预后凶险，成为临床诊治的难点。早期对ALF进行病因判断、病情严重程度评估及选择针对性的治疗方案是降低病死率的关键。

一、病 因

在西方国家，药物性肝损伤如对乙酰氨基酚等是急性肝衰竭常见病因，在我国，乙型、甲型、戊型肝炎病毒感染则是主要的病因；其他可造成ALF的病毒还有单纯疱疹病毒、水痘带状疱疹病毒、巨细胞病毒和EB病毒。其他比较少见的病因有急性布-加综合征、肝豆状核变性、蕈类中毒、妊娠相关ALF、热射病等。美国肝病研究学会（American Association for the Study of Liver Diseases，AASLD）2011年《急性肝衰竭处理意见》及欧洲肝脏研究学会（European Association for the Study Of the Liver，EASL）2017年临床实践指南《急性（暴发性）肝功能衰竭的管理》均指出，ALF的病因可以为判断预后及确定治疗方案起到很好的参考作用，尤其是在确定是否需要进行紧急肝移植问题上很有帮助[2,3]。如肝脏恶性浸润、急性缺血性损伤及某些系统性疾病所引起的ALF不适宜进行肝移植，药物性肝损伤、病毒性肝炎、自身免疫性肝炎及部分不确定的病因引起的ALF可能需要进行紧急肝移植。

但针对病因的排查，美国胃肠病协会（American Gastroenterological Association，AGA）2017年发布的《急性肝衰竭诊断和管理指南》中有两项并不积极的意见，针对肝豆状核变性，考虑该病因在ALF中占比极低，对其所行的相关检查可能具有很高的阴性预测值及很低的阳性预测值，即使明确为本病，也大都需要肝移植；针对免疫功能正常的

ALF患者，不推荐常规检测带状疱疹病毒（varicella zoster virus，VZV）[4]。这两项意见的推荐强度均为"有条件推荐"，证据质量"极低"，故具体到临床实践中仍有待商榷。

二、临床特点与诊断

近年西方国家发表的临床诊疗指南中，即使有慢性肝病史也不一定排除ALF的诊断，而包括我国在内的亚太地区指南则认为有慢性肝病基础者应诊断为ACLF。对比我国的《肝衰竭诊治指南》（2018年版），西方国家的ALF除了包括我国的ALF、SALF，还包含了部分慢加急性肝衰竭（ACLF）患者，如肝豆状核变性患者、母婴垂直传播所致的慢性HBV感染者或自身免疫性肝炎患者，尽管其存在肝硬化的可能，但如果被诊断的时间少于26周，也可包括在ALF范畴内。对于脑病的严重程度，我国以Ⅱ度及以上肝性脑病为限定，而EASL、AGA指南则对其没有限定。后者的这种界定可能更有利于ALF的早期诊断和防治，有效降低ALF的病死率，值得借鉴。但是，从疗效判断方面看，我国指南仍有可取之处。

尽管不同原因导致的ALF具有一定的异质性，但此病源于肝细胞急性坏死，故具有共同的临床特点。对所有临床症状和实验室指标表现为中到重度的急性肝炎患者，应立即进行凝血功能检测，详细评估精神状态的细微改变，密切监测病情变化。ALF患者病情进展迅速，肝性脑病和脑水肿的发生是引起ALF患者死亡最重要的临床事件之一，故必须对ALF患者心理、精神状态仔细观察和评估，明确肝性脑病分期。肝脏体积缩小表现为查体时肝脏无法触到或肝浊音区缩小，提示大量肝细胞坏死，预后不良。具体见"肝衰竭总论"部分。

三、治 疗

国内外指南均强调，ALF的处理原则为"三早一就"（早期发现、早期诊断、早期治疗及就地

治疗）。在开始针对病因治疗的同时，需加强内科支持治疗，并给予重症监护，针对凝血机制紊乱、系统感染、脑水肿/颅内高压、循环不稳定、肾衰竭、呼吸衰竭等给予支持和治疗。

应及时评估和判断是否进行肝移植，并确定肝移植时机，其中 2017 年 AGA 指南推荐使用终末期肝病模型（MELD）评分对 ALF 进行预后评估，而不建议使用国王学院标准。人工肝治疗可能有助于促进肝脏自发恢复或过渡到肝移植。详见"肝衰竭总论"部分。

第 2 节　亚急性肝衰竭

亚急性肝衰竭（subacute liver failure，SALF）起病较急，2～26 周出现肝衰竭症候群。从发病到出现肝衰竭症候群的时间可界定 ALF 和 SALF，前者是 2 周以内，主要表现为肝性脑病；后者是 2 周以上，主要表现为乏力、消化道症状，血清总胆红素大于正常值上限 10 倍或每日上升 ≥ 17.1μmol/L 等[1]。本质上 ALF 和 SALF 均为既往无肝病史者发生急性肝脏坏死性病变，只是坏死程度不同导致起病缓急程度、临床特点及预后均不同，前者死亡率更高。慢性无症状乙型肝炎病毒携带者出现肝衰竭，若肝组织学检查无明显慢性病变或 Knodell 组织活动指数 < 4，根据其发病特点应归属于 ALF 或 SALF，而不是 ACLF[2,5]。

SALF 病理组织学表现：急性期（发病约 2 周）表现为肝脏亚大块坏死或桥接坏死，坏死局部改变与急性重型肝炎一致。可见坏死区肝窦扩张，内含红细胞；进展期（发病 4 周后）肝组织内同时存在新旧坏死灶，部分坏死区已塌陷，并有少量胶原纤维沉积，坏死范围大者肝组织内形成宽窄不一的纤维性间隔，部分或全部分割残存肝细胞，后者呈不同程度增生或形成结节状团块；可见单个核细胞浸润中央静脉周围及汇管区；新生或残留肝细胞团周缘带可见细小胆管增生，腔内有胆栓，胆管周围伴中性粒细胞浸润。再生结节形成和肝内明显淤胆是 SALF 的突出特点，同时可见强烈的再生反应。

SALF 的分期、诊断和治疗详见"肝衰竭总论"部分。

（段钟平　陈　煜）

参考文献

[1] 中华医学会感染病学分会肝衰竭与人工肝学组，中华医学会肝病学分会重型肝病与人工肝学组 . 肝衰竭诊治指南（2018 年版）. 临床肝胆病杂志 2019；35：38-44.

[2] Lee WM，Stravitz RT，Larson AM. Introduction to the revised American Association for the Study of Liver Diseases Position Paper on acute liver failure 2011. Hepatology 2012；55：965-7.

[3] European Association for the study of the Liver. EASL clinical practical guidelines on the management of acute（fulminant）liver failure. J Hepatol 2017；66：1047-81.

[4] Flamm SL，Yang YX，Singh S，et al. American Gastroenterological Association Institute guidelines for the diagnosis and management of acute liver failure. Gastroenterology 2017；152：644-7.

[5] Hadem J，Stiefel P，Bahr MJ，et al. Prognostic implications of lactate，bilirubin，and etiology in German patients with acute liver failure. Clin Gastroenterol Hepatol 2008；6：339-45.

第54章　慢加急性肝衰竭

慢加急性肝衰竭（acute-on-chronic liver failure，ACLF）是指在慢性肝病基础上，短期内发生急性或亚急性肝功能失代偿的临床症候群，是我国及其他亚太地区慢性肝病患者常见的急危重症。根据2018年中华医学会感染病分会及肝病学分会修订的《肝衰竭诊治指南》[1]，ACLF按从发病到出现肝衰竭的时间（以2周为界），ACLF可分为慢加急性肝衰竭和慢加亚急性肝衰竭，也可统称为ACLF。ACLF起病迅速，病死率高，尚缺乏特异性治疗手段，目前已成为肝病研究领域的热点问题之一。

一、定义与诊断标准

由于肝衰竭的病因、诱因、病程、并发症复杂多样，急性加重和慢性肝损害交互混杂，肝衰竭和肝外器官衰竭交互影响，各国学者对肝衰竭的定义、诊断仍存在一定的差异。

2014年亚太肝病学会（Asian Pacific Association for Study of the Liver，APASL）更新的指南[2]，将ACLF定义为"在既往已知或者未知慢性肝病/肝硬化基础上，出现以黄疸和凝血功能障碍为主要表现的急性肝功能损伤，并在4周内出现腹水和/或肝性脑病"。其诊断标准为：血清总胆红素≥5mg/dl（85μmol/L），并且有明显凝血功能障碍（INR≥1.5，或PTA＜40%）；伴有腹水和/或肝性脑病。

2011年美国肝病学会更新的ALF指南中未明确提及ACLF[3]，2017年欧洲肝病学会更新的ALF指南中将ACLF描述为"在既往存在的慢性肝病基础上出现急性肝功能恶化[4]"，但未给予具体定义。2013年欧洲肝病学会慢性肝衰竭协作组（European Association for the Study of the Liver-Chronic Liver Failure，EASL-CLIF）基于一项多中心、前瞻性、随机对照研究，根据器官衰竭的类型和数目提出慢性肝衰竭-序贯器官衰竭评分系统（Chronic Liver Failure-Sequential Organ Failure Assessment，

CLIF-SOFA）来定义ACLF：对存在急性失代偿肝硬化患者出现肝、肾、血液、神经、心血管及呼吸6个主要器官（或系统）中2个或2个以上衰竭、肾脏单器官衰竭或其他单器官衰竭合并肾脏/神经损害的患者即可诊断为ACLF。根据器官（或系统）衰竭的情况将ACLF分为I级（肾脏单器官衰竭、神经系统衰竭合并肾脏损害或其他单器官衰竭合并肾脏/神经损害）、II级[2个器官（或系统）衰竭]和III级[3个及以上器官（或系统）衰竭][5,6]。

总体看来，APASL共识强调慢性肝病基础不限于肝硬化，临床表现主要侧重于肝衰竭，强调早期诊断、及时治疗；而欧美标准强调有明确的肝硬化基础，且强调多器官衰竭，而并非侧重于肝衰竭，目的是尽早通过评分系统预测患者预后。而在2014年世界胃肠病大会（World Congress of Gastroenterology，WCOG）上Jalan等学者建议将ACLF根据患者有无肝硬化分为三型：I型，患者在发展为ACLF之前无肝硬化；II型，代偿期肝硬化患者在病毒、药物、酒精性、感染或手术等促发因素下出现肝功能急剧恶化；III型，失代偿期肝硬化患者出现肝衰竭[7]。这种分型将ACLF的慢性肝病基础定义得更为全面。

EASL-CLIF的ACLF定义与诊断标准基于多中心前瞻性酒精性肝硬化患者临床观察队列研究，其有效性也在HBV相关肝硬化患者中得到了初步验证。但是，其诊断标准也存在一些问题：①尽管最新的定义从酒精性肝硬化患者扩展至无肝硬化的慢性肝病患者，但是否适用于非肝硬化的慢性肝病患者，尤其是亚太地区的慢性乙型肝炎患者，尚需大样本临床研究验证。②将肝外器官衰竭也定义为ACLF，增加了疾病异质性。③EASL-CLIF的ACLF定义强调多器官衰竭，多发生于疾病中晚期，不利于疾病的早期识别及干预。

APASL的ACLF诊断标准更符合亚太地区肝衰竭患者的实际情况（分为腹水型和脑病型），立足于肝源性诱因和对肝衰竭本身进行定义，有利于

疾病的早期识别和早期干预。存在的问题：①主要基于专家共识，尚缺乏亚太地区大样本前瞻性多中心队列研究数据支持。②要求发病4周内的时间范围，可能会漏掉一部分急性发作的患者。③以前就存在肝硬化失代偿表现如肝性脑病、腹水者，被排除在本病以外，诊断偏于保守。

我国关于 ACLF 的定义是基于国内临床经验形成的共识，更贴近我国患者人群和临床实践，比较接近 APASL 定义的标准，但也存在一定的问题：①没有对"慢性肝病基础"进行具体阐述，比如 HBV 无症状携带者是否算慢性肝病？其实从病理上看部分患者更接近急性或亚急性肝衰竭，而非慢加急性肝衰竭。②尚缺乏前瞻性多中心临床队列的研究数据作为支撑。③受过去"慢性重型肝炎"概念的影响，常把"慢性重型肝炎"与"慢加急性肝衰竭"完全等同或完全割裂。

考虑到我国 ACLF 存在主要病因及诱因为 HBV 感染的特色，基于国内 13 个肝病中心 1322 例乙肝肝硬化急性失代偿和慢乙肝急性严重肝损伤住院患者的前瞻性大样本的研究，近期建立了 ACLF 中国诊断标准（Chinese Group on the Study of Severe Hepatitis B，COSSH），即 COSSH-ACLF，指出无论是否存在肝硬化，当患者合并慢性乙型肝炎、TBil ≥ 12mg/dl 及 INR ≥ 1.5 时均应被诊断为 ACLF，该定义标准可有效区分死亡率较高的 HBV-ACLF 患者，使其有机会得到及时救治，从而降低死亡率，完善了欧美标准对 HBV-ACLF 诊断的局限性，为 HBV-ACLF 能及时获得诊治提供了新的科学依据[8]。

针对 EASL-ACLF 分级标准是否适用于 APASL 标准定义的 HBV-ACLF 患者的问题，近期国内一项回顾性研究结果认为，EASL-CLIF 分级标准可准确预测 HBV 相关 APASL ACLF 患者的短期死亡率，并可以区分符合和不符合 EASL-CLIF 标准的 APASL ACLF 患者的不同临床特征及预后[9]。日本近期一项多中心的观察研究，通过对比 APASL、EASL-ACLF、中华医学会关于 ACLF 诊断标准，发现 APASL 标准更适用于筛查日本的 ACLF 患者，并据此提出日本 ACLF 诊断标准：肝硬化、Child-Pugh 评分为 5～9 分的患者，因酒精滥用、细菌感染、消化道出血或潜在肝脏疾病等导致严重肝损伤，并在 28 天内出现肝功能恶化时（血清胆红素水平 ≥ 5.0mg/dl 和凝血酶原时间 ≤ 40% 标准化值

和 / 或 INR ≥ 1.5），应诊断为 ACLF，并根据器官功能恶化的程度分为 4 级[10]。这些新标准的适用性应在未来的大规模队列研究中进行前瞻性验证。

二、病因与诱因

慢性肝病是 ACLF 形成的基础，在东方国家是指各种病因（如乙型肝炎病毒、药物性、酒精性、自身免疫性及代谢性肝病等，不包括单纯性脂肪肝）引起的慢性肝炎和肝硬化，欧美国家则是以酒精性和丙型肝炎病毒感染为主的肝硬化，同时强调包括失代偿期肝硬化。

ACLF 发病过程中急性损伤的诱因主要包括两个方面。

肝内诱因：① HBV 感染，包括慢性 HBV 感染所致慢性肝病基础上的 HBV 活化、其他原因慢性肝病基础上的急性 HBV 感染。②急性甲 / 戊型肝炎。③酒精和糖尿病，慢性肝病患者如果近期大量饮酒、合并肥胖和 2 型糖尿病可增加疾病的严重程度。④肝毒性药物，如抗结核药物、抗生素、中草药、抗癫痫药物等许多药物可引起肝损害。和正常人相比，肝硬化患者肝脏药物代谢和清除能力均下降，低白蛋白血症导致血循环的游离药物水平更高，更容易发生药物性肝损伤，并且发生药物性肝损伤后更难以恢复。

肝外诱因：①细菌感染，是 ACLF 最常见的肝外诱因，有研究认为约 30% 的 ACLF 患者，其系统性炎症反应及多器官衰竭的形成与细菌感染有关，即脓毒症性 ACLF，最常见引起脓毒症诱导 ACLF 的感染是自发性细菌性腹膜炎，常由肠道的革兰氏阴性菌易位至腹水中引起。细菌感染在东西方 ACLF 诱因中仍居高位，在我国是继 HBV 感染后的第二位诱因。②全身炎症反应。肝硬化患者出现 ACLF 是以急性失代偿、器官衰竭、高短期死亡率为特点，有研究指出全身炎症反应可能是失代偿肝硬化患者出现 ACLF 的主要诱因[11]。③急性食管胃底静脉曲张出血。④介入或手术治疗。在 Child-Pugh 评分为 B/C 级的肝硬化和肝癌患者中，局部抗肿瘤治疗（TACE 或 RFA）或肝切除术可能导致肝功能急性恶化并发展为 ACLF，术前完善肝储备功能评估可有效预测术后 ACLF 的发生风险。

目前，随着抗病毒治疗的不断普及和更加规范化，慢性 HBV 感染所致的肝炎发作次数和重症化趋势已得到有效遏制，但 HBV 耐药 / 停药反弹

所致的 ACLF 值得警惕。慢性 HCV 感染已经能被小分子直接抗病毒药物（DAA）快速清除。同时，对 HBV 引起的肝炎活动、失代偿、肝衰竭患者立即使用快速强效的抗病毒药物，也有效提高了 ACLF 患者的生存率。随着社会经济的发展，亚太地区的脂肪性肝病占比呈上升趋势，而 HAV/HEV 的发病占比进一步下降，这些因素将逐渐导致 ACLF 病因学的变迁。

三、临床特点

关于 ACLF 的临床特点，我国及 APASL 指南强调肝脏本身的功能衰竭表现，如黄疸、凝血功能障碍、腹水、肝性脑病等。而欧洲学者提出的 ACLF 诊断标准中未涉及具体胆红素水平，更强调肝外临床特点，即多器官（或系统）衰竭，如肾脏、血液、神经、循环及呼吸器官（或系统）衰竭；即使没有肝衰竭，只要存在 1 个器官衰竭并符合相应条件即可诊断为 ACLF。故有学者认为，我国及 APASL 的 ACLF 标准针对的是疾病初发阶段肝衰竭，而欧美的 ACLF 标准针对的是肝衰竭临床终末期。

四、治　疗

ACLF 预后差、病死率极高，目前仍强调综合治疗的重要性，主要包括病因治疗、内科综合治疗、人工肝支持治疗和肝移植手术（详见"肝衰竭总论"部分）。有关 ACLF 内科药物治疗方面的研究，近年来有一些新的认识。

控制感染，ACLF 合并感染及相应的控制方案一直是近年来相关研究的热点，诸多研究[12-14]反复强调 ACLF 病程中控制感染的重要性，ACLF 病程中极易发生细菌感染，如 SBP、肺部感染、脓毒症、医源性感染、耐药菌感染，与重症全身炎症反应、不良的临床结局和高死亡率密切相关，是关键的预后因素，临床中应注重对感染的控制，预防性抗菌药物的使用可以降低感染的风险，而不合理的经验性抗菌药物的使用会导致肝衰竭死亡率的增加。

粒细胞集落刺激因子（G-CSF）促进骨髓粒系母细胞增殖和分化的作用已被广泛应用于临床，在 ACLF 治疗中也逐渐受到重视。有研究证实，在肝损伤中，骨髓可衍生出多种功能细胞，分泌各种细胞因子、生长因子以促进肝再生。国际及国内临床研究表明[15, 16]，G-CSF 治疗可以改善酒精性肝病或 HBV 相关 ACLF 患者的肝脏生化指标及生存率，并且生存患者经 2 年观察未见血液系统肿瘤及其他恶性肿瘤发生，提示其临床应用安全性良好。近期一项前瞻性研究证实[17]：给予 ACLF 患者 G-CSF 在改善临床预后的同时可降低肝肾综合征和低钠血症的发生率。

我国学者最近通过一项随机对照临床试验发现，每周一次静脉输注同种异体骨髓间充质干细胞，共 4 周，可以改善肝功能、降低严重感染发生率，提高 HBV 相关性 ACLF 患者 24 周存活率[18]。非选择性 β 受体阻滞剂（non-selective β-blocker, NSBB）常用于静脉曲张出血的一、二级预防中。一项回顾性研究发现，NSBB 会影响肝硬化合并自发性腹膜炎患者的血液循环稳定性，增加发生肾衰竭的概率；故肝衰竭患者如出现血压偏低、血流动力学紊乱及肾功能损害时，建议停用此药[19]。但近期一项研究证实 ACLF 患者口服 NSBB 是安全的，可降低全身炎症反应的严重程度，从而改善 ACLF 患者 28 天死亡率[20]。

为预防胃肠急性应激事件，在 ACLF 患者治疗过程中常使用质子泵抑制剂（PPI），但对其利弊尚存争议。一项大样本回顾性研究发现，失代偿期肝硬化患者中长期使用 PPI 更容易并发严重的感染[21]；更有研究指出长期使用 PPI 是肝硬化患者出现感染的独立预测因子。因此，如果患者没有糜烂性胃炎、胃溃疡、静脉曲张出血等明确适应证，不建议对 ACLF 患者长期使用此类药物。

五、预后评估

ACLF 患者病情进展迅速，准确判断其预后对治疗决策尤为重要。目前临床上主要采用反映肝功能指标组成的评分系统来判断 ACLF 的预后，如 MELD、MELD-Na、Child-Pugh、APACHE Ⅱ、SOFA 评分等。CLIF-SOFA 评分是欧美定义器官衰竭、诊断 ACLF 的标准之一，能够较好区分 28 天内病死率明显不同的 ACLF 与肝硬化急性失代偿期，并被认为是判断 ACLF 患者病情进展和死亡的独立危险因素。但该标准与我国指南有较大差距，主要适用于欧洲以酒精性及脂肪肝为主的 ACLF 患者的预后判断。随后 EASL-CLIF 对 CLIF-SOFA 评分进行了简化，即慢性肝功能衰竭联盟器官功能衰竭评分标准（Chronic Liver Failure Consortium Organ

Failure score，CLIF-C OFs），研 究 发 现 CLIF-C OFs 评分在诊断 ACLF 方面优于 CLIF-SOFA 评分，但在 ACLF 患者预后评估方面两者并无明显差异，为了得出更好预测 ACLF 患者预后的模型，Jalan 等通过研究添加了年龄和白细胞计数两个 ACLF 预后不佳的独立风险指标，提出了新的评分：CLIF-C ACLF 评分 =10×[0.33×CLIF-C OFs+0.04× 年 龄 +0.63×ln（白细胞计数）–2]（其中白细胞计数单位为 $10^9/L$ ）[22]。该评分在确诊后的各个时间点（28、90、180、365 天）评估预后的准确性上要显著高于传统的 MELD、MELD-Na、CTP 评分。我们知道 ACLF 病情变化迅速，尽管诊断时 ACLF 分级及评分与预后相关，但是住院期间的临床变化才是影响短期病死率的关键因素，在确诊 ACLF 后 3～7 天评估 ACLF 对预测 28 天和 90 天病死率较确诊时的评估更为精确，据此，推荐用阶梯式算法评估预后以指导治疗：当患者因肝硬化急性失代偿收入院时，实施 CLIF-C OFs 评分判断患者有无 ACLF，如诊断成立，在诊断当时及入院 3～7 天计算 CLIF-C ACLF 评分进行预后评估。

有学者认为在无 ACLF 的急性失代偿（acute decompensation，AD）肝硬化患者中，有一组患者确实是低风险的，而另一组患者仍有 ACLF 发生可能，区分这两组患者有 5 个独立的变量：年龄、血清钠、白细胞计数、肌酐和 INR。根据这些变量建立了无 ACLF 肝硬化患者的 CLIF-C 急性失代偿评分系统（CLIF Consortium Acute Decompensation score，CLIF-CADs），与其他旧评分系统相比，该评分系统对非 ACLF 急性失代偿肝硬化患者 3 个月和 12 个月的死亡率预测更准确[23]。

2016 年 APASL 年会上 Choudhury 等基于亚太地区多中心临床研究发现基线总胆红素、肌酐、乳酸、肝性脑病是预测 ACLF 患者死亡的独立危险因素，建立了亚太肝病学会慢加急性肝衰竭协作组（APASL ACLF Research Consortium）AARC-ACLF 评分体系，共分为三级，其中 A 级 5～9 分、B 级 10～11 分、C 级 12～15 分，每增加 1 分，病死率增加 9.7%，该评分在预测 30 天预后方面优于 CLIF-SOFA 和 MELD 评分，且第 1 周即可判断是否需行肝移植治疗[24]。近期国内研究者提出的 COSSH-ACLF 标准中创建了新预后评分体系：（0.741×INR+0.523×HBV-SOFA +0.026× 年 龄 +0.003×TBil），指

出该评分预测 HBV-ACLF 28/90 天死亡率要优于 MELD-Na、SOFA、CLIF-C ACLF 等 5 个常见评分系统[8]。以上研究可以看出，这些新的评分系统均具有较好的预测前景，但具体到临床实践中仍需要进一步验证。笔者通过多中心队列研究将 ACLF 分成快速进展型、快速恢复型、缓慢进展型、缓慢恢复型、缓慢持续型。新的肝衰竭临床分型理论的提出，有助于比较各分型的临床特点及分类管理，制定合理的肝衰竭人工肝、肝移植治疗策略，优化医疗资源的利用[25, 26]。

总之，ACLF 是一个极为复杂的疾病过程，具有显著的临床多样性及个体化差异，且目前国内外对 ACLF 的认识并不完全相同。在我国，ACLF 主要发生于慢性 HBV 感染者，因此需要针对慢性 HBV 感染者，通过大样本、多中心、前瞻性临床队列研究，明确慢性乙型肝炎患者 ACLF 的诊断标准、自然病程并精准识别，促进 ACLF 在学界形成共识，提高 ACLF 的临床治疗效果。

（段钟平　陈　煜）

参 考 文 献

[1] 中华医学会感染病学分会肝衰竭与人工肝学组，中华医学会肝病学分会重型肝病与人工肝学组 . 肝衰竭诊治指南（2018 年版）. 临床肝胆病杂志 2019；35：38-44.

[2] Sarin SK, Kedarisetty CK, Abbas Z, et al. Acute-on-chronic liver failure：consensus recommendations of the Asian Pacific Association for the Study of the Liver （APASL）. Hepatol Int 2014；8：453-71.

[3] Lee WM, Stravitz RT, Larson AM. Introduction to the revised American Association for the Study of Liver Diseases Position Paper on acute liver failure 2011. Hepatology 2012；55：965-7.

[4] European Association for the study of the Liver. EASL clinical practical guidelines on the management of acute （fulminant）liver failure. J Hepatol 2017；66：1047-81.

[5] Moreau R, Jalan R, Gines P, et al. Acute-on-chronic liver failure is a distinct syndrome that develops in patients with acute decompensation of cirrhosis. Gastroenterology 2013；144：1426-37.

[6] Arroyo V, Jalan R. Acute-on-chronic liver failure：definition, diagnosis, and clinical characteristics. Semin Liver Dis 2016；36：109-16.

[7] Jalan R, Yurdaydin C, Bajaj JS, et al. Toward an im-

proved definition of acute-on-chronic liver failure. Gastroenterology 2014；147：4-10.

[8] Wu T，Li J，Shao L，et al. Development of diagnostic criteria and a prognostic score for hepatitis B virus-related acute-on-chronic liver failure. Gut 2018；67（12）：2181-91.

[9] Wu J，Li YY，Hu JH，et al. Differential characteristics and prognosis of patients with hepatitis B virus-related acute-on-chronic liver failure defined by European Association for the Study of the Liver—chronic liver failure criteria. Hepatol Res 2018；48：153-64.

[10] Mochida S，Nakayama N，Ido A，et al. Proposed diagnostic criteria for acute-on-chronic liver failure in Japan. Hepatol Res 2018；48（4）：219-24.

[11] Clària J，Stauber RE，Coenraad MJ，et al. Systemic inflammation in decompensated cirrhosis：characterization and role in acute-on-chronic liver failure. Hepatology 2016；64：1249-64.

[12] Bajaj JS，O'leary JG，Reddy KR，et al. Survival in infection-related acute-on-chronic liver failure is defined by extrahepatic organ failures. Hepatology 2014；60：250-6.

[13] Cai J，Zhang M，Han T，et al. Characteristics of infection and its impact on short-term outcome in patients with acute-on-chronic liver failure. Medicine 2017；96：e8057.

[14] Fernández J，Acevedo J，Weist R，et al. Bacterial and fungal infections in acute-on-chronic liver failure：prevalence，characteristics and impact on prognosis. Gut 2018；67（10）：1870-80.

[15] Garg V，Garg H，Khan A，et al. Granulocyte colony-stimulating factor mobilizes CD34（+）cells and improves survival of patients with acute-on-chronic liver failure. Gastroenterology 2012；142：505-12.

[16] 杨昊臻，段学章，刘晓燕，等. 皮下注射重组人粒细胞集落刺激因子治疗 HBV 相关慢加急性肝衰竭的安全性研究. 中华肝脏病杂志 2015；23：378-80.

[17] Saha BK，Mahtab MA，Akbar SMF，et al. Therapeutic implications of granulocyte colony stimulating factor in patients with acute-on-chronic liver failure：increased survival and containment of liver damage. Hepatol Int 2017；11：540-6.

[18] Lin BL，Chen JF，Qiu WH，et al. Allogeneic bone marrow-derived mesenchymal stromal cells for hepatitis B virus-related acute-on-chronic liver failure：a randomized controlled trial. Hepatology 2017；66：209-19.

[19] Mandorfer M，Bota S，Schwabl P，et al. Nonselective β blockers increase risk for hepatorenal syndrome and death in patients with cirrhosis and spontaneous bacterial peritonitis. Gastroenterology 2014；146：1680-90.

[20] Mookerjee RP，Pavesi M，Thomsen KL，et al. Treatment with non-selective beta blockers is associated with reduced severity of systemic inflammation and improved survival of patients with acute-on-chronic liver failure. J Hepatol 2016；64：574-82.

[21] Bajaj JS，Ratliff SM，Heuman DM，et al. Proton pump inhibitors are associated with a high rate of serious infections in veterans with decompensated cirrhosis. Aliment Pharmacol Ther 2012；36：866-74.

[22] Jalan R，Saliba F，Pavesi M，et al. Development and validation of a prognostic score to predict mortality in patients with acute-on-chronic liver failure. J Hepatol 2014；61：1038-47.

[23] Jalan R，Pavesi M，Saliba F，et al. The CLIF Consortium Acute Decompensation score（CLIF-C ADs）for prognosis of hospitalised cirrhotic patients without acute-on-chronic liver failure. J Hepatol 2015；62：831-40.

[24] Choudhury A，Jindal A，Maiwall R，et al. Liver failure determines the outcome in patients of acute-on-chronic liver failure（ACLF）：comparison of APASL ACLF research consortium（AARC）and CLIF-SOFA models. Hepatol Int 2017；11：461-71.

[25] 徐曼曼，孔明，曹影影，等. 慢加急性肝衰竭分型新视点：基于临床转归的动态分型新标准. 中华肝脏病杂志 2020；28：168-72.

[26] Xu MM，Kong M，Yu PF，et al. The clinical course and outcome patterns of acute-on-chronic liver failure：a multicenter retrospective cohort study. J Clin Transl Hepatol，2021；9：626-34.

第9篇

肝纤维化、肝硬化与门静脉高压症

第55章 肝 纤 维 化

肝纤维化（hepatic fibrosis）是指肝脏内弥漫性、过量的细胞外基质（特别是胶原）沉积，它不是一个独立的疾病，而是许多慢性肝病的共同病理过程。

肝脏的急性炎症坏死会导致肝实质细胞减少和纤维结缔组织增生，但是肝实质细胞的数量能够通过再生来恢复，而且过多的细胞外基质被降解，肝组织内细胞与基质成分均恢复正常，因而不发生纤维化。相反，在各种慢性肝脏疾病时，持续或反复的肝实质炎症坏死可导致机体发生修复反应，大量纤维增生同时伴有纤维降解相对或绝对不足，因而细胞外基质大量沉积，即发生肝纤维化。从病理组织学的角度来看，在肝纤维化的基础上，如果病变继续发展并导致肝小叶结构的破坏，则称为肝硬化。必须指出，慢性肝病由肝纤维化到肝硬化是一个连续发展的过程，因此在临床上难以将两者截然分开。近年的基础和临床研究表明，如果能给予有效的病因治疗，或能直接抑制细胞外基质的合成和/或促进其降解，已经形成的肝纤维化甚至肝硬化是可以逆转的[1, 2]。

在我国肝纤维化和肝硬化的最常见病因为慢性病毒性肝炎，特别是乙肝和丙肝，近年非酒精性脂肪性肝病和自身免疫性肝病引起的纤维化也逐渐增加（表 55-1），各相关疾病的详细信息请参见本书有关章节。本章将简要介绍细胞外基质的组成及其细胞来源、合成和降解的调节，重点讨论肝纤维化的细胞和分子生物学机制及其诊断和治疗进展。

表 55-1　肝纤维化的病因

感染性	自身免疫性
慢性乙型肝炎	自身免疫性肝炎
慢性丙型肝炎	胆汁淤积性
慢性丁型肝炎	原发性胆汁性胆管炎
血吸虫病	原发性硬化性胆管炎
脂肪代谢性	先天性胆道闭锁
非酒精性脂肪性肝炎	进行性肝内胆汁淤积
化学毒物性	遗传代谢性
酒精性肝病	肝豆状核变性（Wilson 病）
药物性肝损伤	血色病
其他化学毒物所致的肝损伤	α1- 抗胰蛋白酶缺乏症

一、细胞外基质的组成

细胞外基质（extracellular matrix，ECM）一般包括胶原、非胶原糖蛋白、蛋白多糖及弹性硬蛋白。广义的 ECM 还包括细胞间黏附分子、与 ECM 结合的细胞因子及基质金属蛋白酶（matrix metalloproteinase，MMP）和金属蛋白酶组织抑制因子（tissue inhibitor of metalloproteinase，TIMP）等。ECM 不是仅起支架作用的杂乱无章的静态堆积物质，而是组织有序、生物学活性多样的生物大分子。它们对细胞和组织的形态结构、新陈代谢、生长、分化都有重要影响，包括调节细胞的增殖、凋亡，结合、储存细胞因子并调节其活性或其信号转导通路。

（一）胶原

胶原（collagen）是细胞外基质的最重要成分，目前已发现 42 个胶原基因编码 28 型胶原，肝脏中含量较高者仅包括Ⅰ、Ⅲ、Ⅳ、Ⅴ、Ⅵ、ⅩⅧ型。正常人肝脏的胶原含量约为5mg/g肝湿重，Ⅰ/Ⅲ型胶原的比为1：1，各占33%左右。

肝纤维化时以Ⅰ、Ⅲ、Ⅳ型胶原为主，其中Ⅰ、Ⅲ型胶原位于细胞的间质中，而Ⅳ型胶原主要位于基底膜。各型胶原的种类、比例、位置、变化时间都在纤维化发生和消退中起重要作用[3]。肝纤维化和肝硬化时肝脏胶原，特别是Ⅰ型胶原含量可增加数倍。在纤维化消退时，Ⅰ型胶原明显降低，Ⅲ型胶原较稳定，Ⅳ型胶原呈现先升高后降低的趋势。

根据胶原的结构和功能可将其分为7类[3]：

1. 纤维性胶原（fibril forming collagen） 包括Ⅰ、Ⅱ、Ⅲ、Ⅴ、Ⅺ、ⅩⅩⅥ、ⅩⅩⅦ型胶原。这是最经典的胶原。其肽链长达1000个氨基酸，是结缔组织中含量最丰富的胶原。前胶原三螺旋的端肽被切除后纵向平行排列，其中每个胶原分子纵向稍偏移，相邻的肽链形成共价键交联从而形成微纤维。一般需经前胶原肽酶（procollagen propeptidase）将羧基端肽去除后才能形成胶原纤维，但是部分胶原可以带有氨基端肽而存在于胶原纤维的表面，以阻止胶原纤维继续增粗，从而继续起到调节胶原纤维直径的作用。

2. 网状胶原（network forming collagen） 包括Ⅳ、Ⅷ、Ⅹ型胶原，主要分布于基底膜中。与纤维性胶原不同，其端肽不被去除。两条Ⅳ型前胶原肽链的羧基端肽（NC1）端-端相连形成二聚体，四条前胶原肽链的氨基端肽（7S）端-端相连形成四聚体，从而相互交联成三维网状结构。在肝脏中，Ⅳ型胶原主要分布于血管和胆管的基底层，而且还分布于汇管区的成纤维细胞周围及正常肝血窦的窦周隙中。Ⅷ型胶原常与弹性纤维一起分布于肝脏的汇管区和包膜中，其功能尚不清楚。

3. 纤维相关性胶原（fibril associated collagen with interrupted triple helices，FACIT） 包括Ⅸ、Ⅻ、ⅩⅣ、ⅩⅥ、ⅩⅨ、ⅩⅩ、ⅩⅪ、ⅩⅫ、ⅩⅩⅣ型胶原。这类胶原本身不形成纤维，但与纤维性胶原纤维的表面相连。目前对这一组胶原的确切功能及组织、细胞分布尚不了解。ⅩⅣ曾被称为粗纤维调节素（undulin），但现在认为其特征性结构为胶原三螺旋，故名ⅩⅣ型胶原。

4. 锚膜胶原（membrane anchored collagen） 包括ⅩⅢ、ⅩⅦ、ⅩⅩⅢ、ⅩⅩⅤ型胶原。其肽链三螺旋长达1530个氨基酸，中间穿插许多非胶原序列。两条前胶原肽链的羧基端肽端-端重叠交联形成二聚体，多个二聚体以羧基端交联区为中心侧-侧聚集成锚丝状纤维。这一纤维的两个氨基端肽连接到基底膜的某种分子上起锚定作用。

5. 微丝状胶原（microfilament forming collagen） 包括Ⅵ、Ⅶ、ⅩⅤ型胶原。其肽链较短，仅为纤维性胶原的1/3左右。两条肽链反向平行排列，相互交联成二聚体，二聚体再端-端相连聚集成四聚体。许多四聚体端-端相连形成状如串珠的微丝长链。在肝脏中Ⅳ型胶原分布于汇管区基质和肝血窦的窦周隙。Ⅵ型胶原通常分布在Ⅰ型和Ⅲ型胶原纤维之间，推测其功能是将血管结构锚定到间质中。

6. 跨膜性胶原（transmembrane collagen） 包括ⅩⅢ、ⅩⅦ、ⅩⅩⅢ、ⅩⅩⅤ型胶原。它有一个细胞内非胶原区、一个跨膜区和细胞外胶原尾。这种胶原主要由皮肤基底角化细胞产生，在肝脏中未发现。

7. 内皮抑素前体胶原（endostatin precursor collagen） 包括ⅩⅤ和ⅩⅧ型胶原。ⅩⅤ型胶原mRNA表达于许多组织和器官的成纤维细胞和上皮细胞。ⅩⅧ型胶原主要分布于肝脏、肺脏和肾脏。其羧基末端为内皮抑素，具有抑制血管增生的作用。

（二）非胶原糖蛋白

非胶原糖蛋白（noncollagenous glycoprotein，GP）为细胞外基质的另一重要成分，是一组在侧链N或O位带有糖基的蛋白分子，其分子中的多个功能区可与其他细胞外基质及多种细胞的跨膜蛋白受体结合，从而影响细胞的生长、分化、代谢等各种生物学行为。随着对其生化组成和分子结构的研究不断深入，目前已经很难截然区分胶原和非胶原糖蛋白及其他细胞外基质分子。

1. 纤维连接蛋白（fibronectin） 纤维连接蛋白为二聚体，其两条链在羧基端有二硫键相连。其分子由多个功能区组成，可分别与细胞表面、细胞外基质分子（胶原、跨膜蛋白多糖、肝素及纤维蛋白原）及其受体整合素结合。它的分布十分广泛，几乎可见于所有的结缔组织。

细胞性纤维连接蛋白为不溶性多聚体，由间质细胞产生，其特点是带有一额外功能区A或B，前者的功能为促进与细胞的结合，后者的功能为松解细胞与间质的结合而促进细胞的移行。血浆性纤维连接蛋白为可溶性二聚体，主要由肝细胞产生，其血浆浓度可达 200～400mg/L。在组织损伤时，纤维连接蛋白与纤维蛋白结合并沉积于局部作为最早期的细胞外基质以促进修复。

2. 层连蛋白（laminin） 层连蛋白是上皮、内皮、肌肉、神经等细胞和组织基底膜的主要成分，其功能多样，包括维持细胞生长、分化和基因表达及细胞移行和肿瘤转移。它由 α（约 440kDa）、β（约 220kDa）和 γ（约 210kDa）3 个亚单位（以前分别称为 A、B1 和 B2）构成。

3. 巢蛋白（entactin） 为基底膜的成分之一，其分子量为 150kDa。可分为 3 个功能区，两端分别为呈球形的氨基末端 I 区（较大）和羧基末端 III 区（较小）及二者之间呈杆状的 II 区，因而整个分子呈不对称哑铃形。II 区主要由富含半胱氨酸的表皮生长因子样重复序列和甲状腺球蛋白样重复序列组成，它可结合钙离子并促进细胞黏合，但其主要功能是促进基底膜的装配。其羧基端球形 III 区可与层连蛋白 γ1 短臂之 III 区紧密结合，同时这一区还可与 IV 型胶原的羧基端肽 80nm 处结合，在层连蛋白和 IV 胶原之间起桥梁作用。

4. 腱生蛋白（tenascin） 腱生蛋白家族至少有 3 个成员，即 t-C、t-R、t-X，它们为不同的基因产物。t-R 主要分布于神经系统，t-X 主要分布于骨骼肌和心肌；而 t-C 最早被发现，也是通常所指的腱生蛋白，它分布于多种发育中的组织，包括神经组织，但不见于骨骼肌和心肌。腱生蛋白基因通过不同的 RNA 剪接而形成的 6 个亚单位，它们的氨基末端在中央由二硫键连接而形成六聚体。在正常肝脏中，仅少量腱生蛋白沿肝血窦断续分布，而肝纤维化时大量腱生蛋白沉积在结缔组织和肝实质细胞交界处；双重免疫组化技术显示肝星状细胞合成和分泌腱生蛋白，来自肝实质细胞的细胞系在体外培养中不产生腱生蛋白。

5. 富含半胱氨酸的酸性分泌性蛋白（secreted protein，acidic and rich in cysteine，SPARC） 曾因最早发现于骨组织中而又称骨粘连蛋白（osteonectin）；因其分子量为 40kDa 且可由小鼠分泌基底膜性肿瘤（basement membrane-secreting tumor）产生，故又名 BM40。SPARC 可分为 4 个功能区，I 和 IV 区具有结合钙的位点，II 区与丝氨酸蛋白酶抑制物（serpin）滤泡素抑制素（follistatin）有同源性，III 区为 α 螺旋结构。其含量在骨组织与血小

板及成纤维细胞中较高。在人、大鼠和小鼠肝硬化肝组织中 SPARC mRNA 水平较相应正常肝组织明显升高，且随肝纤维化的消长而同步变化，组织原位杂交及体外细胞培养研究发现肝星状细胞是 SPARC 的主要细胞来源。

6. 血小板反应蛋白（thrombospondin，TSP） 血小板反应蛋白为一基因家族，已发现至少 5 种 TSP，TSP1、2 由 3 条相同的链经二硫键连接而成，TSP3、4、5 由 5 条相同的链经二硫键连接而成，呈扁椭圆形的"流星锤"样。最早发现于血小板的 α 颗粒内，在血小板激活时释放。后发现许多增殖中的细胞也产生 TSP，包括成纤维细胞、内皮细胞和平滑肌细胞。

7. 玻连蛋白（vitronectin） 玻连蛋白也是一种细胞黏附和伸展因子，存在于血浆和 ECM 中，有单体和二聚体两种形式。它可以和整合素受体结合，也可以和补体及凝血过程后期的一些蛋白结合，抑制细胞溶解。在止血、细胞吞噬、组织修复及免疫应答中起保护作用。其主要由肝脏合成，血小板、巨噬细胞和平滑肌细胞也可合成。在正常肝脏中，仅在汇管区有少量玻连蛋白染色。而在慢性肝炎、肝硬化患者血清中玻连蛋白水平降低，但肝组织中玻连蛋白沉积增多，且主要分布于纤维间隔和灶状坏死区。

（三）蛋白多糖

蛋白多糖（proteoglycan）是一类由蛋白质做核心骨架，在 N 或 O 位上连有糖胺多糖（glycosa-minoglycan，GAG）侧链的大分子物质，它们与胶原一起分布于细胞外基质和基底膜上，同时也分布于细胞膜上。以前根据其糖胺多糖的不同分为硫酸乙酰肝素（heparan sulfate）、硫酸皮肤素（dermatan sulfate）、硫酸软骨素（chondroitin sulfate）及硫酸角质素（keratan sulfate）。正常肝脏中硫酸乙酰肝素含量最多，而肝纤维化时硫酸皮肤素和硫酸软骨素的含量增加。近年倾向于根据其糖核心蛋白不同进行分类：

（1）与细胞膜相关的蛋白多糖，其核心蛋白往往有跨膜功能区，有的则经其 GAG 侧链与细胞膜相连。它们含有大量的硫酸乙酰肝素和少量的硫酸软骨素，可与细胞外基质、生长因子、细胞黏附分子（CAM）及蛋白酶抑制物结合，能调节这些物质的活性。

粘连蛋白聚糖（syndecan）：是某些细胞外基质的受体，通过其GAG侧链可与Ⅰ、Ⅲ、Ⅴ型胶原及纤维连接蛋白和腱生蛋白结合；同时还是bFGF的辅助受体。其主要功能是信号传递，它可由肝组织及体外培养的肝细胞产生。

凝血调节蛋白聚糖（thrombomodulin）：由血管内皮细胞产生，其GAG侧链为硫酸软骨素。可与凝血酶结合，抑制纤维蛋白原和因子Ⅴ的激活，从而调节血液凝固过程。

β蛋白聚糖（betaglycan）：其GAG侧链为硫酸软骨素和硫酸乙酰肝素，是细胞膜受体，对TGF-β有高亲和力，是它的Ⅲ型受体。

（2）与细胞外基质相关的蛋白多糖，它们主要分布于细胞外基质中。

纤调蛋白聚糖（fibromodulin）：其GAG侧链为硫酸角质素，可以调节胶原微纤维的形成。在肝脏中尚未发现。

基底膜蛋白聚糖（perlecan）：由非实质细胞产生，分布于基底膜和胆管、血管，可与内皮细胞和肝细胞结合。

核心蛋白聚糖（decorin）：其GAG侧链为硫酸软骨素和硫酸皮肤素。可与Ⅰ、Ⅳ胶原及纤维连接蛋白结合，延缓胶原微纤维的形成。它对TGF-β的生物活性有较大的调节作用。首先TGF-β可使核心蛋白聚糖的表达增加，而核心蛋白聚糖又反过来可使TGF-β灭活。在正常情况下星状细胞富含视黄酸，其核心蛋白聚糖表达较高，TGF-β的活性受到抑制；而在激活的星状细胞中视黄酸含量减少，核心蛋白聚糖的表达亦降低，因而对TGF-β的抑制作用减弱，更有利于纤维增生。

双糖链蛋白聚糖（biglycan）：其GAG侧链为硫酸软骨素和硫酸皮肤素，由星状细胞和肌成纤维细胞合成。通过其核心蛋白与TGF-β结合，其GAG与bGFG结合。与核心蛋白聚糖相反，TGF-β可使其表达增高，而视黄酸可使其表达减低。

多功能蛋白聚糖（versican）：其侧链为硫酸软骨素，PDGF和TGF-β可使其表达增加。它可与透明质酸结合。至于肝脏细胞是否可产生多功能蛋白聚糖尚无定论。

（四）弹性蛋白

弹性蛋白由两种类型短肽段交替排列构成。一种是疏水短肽赋予分子以弹性，另一种短肽为富含丙氨酸及赖氨酸残基的α螺旋，负责在相邻分子间形成交联。弹性蛋白的氨基酸组成似胶原，也富含甘氨酸及脯氨酸，但很少含羟脯氨酸，不含羟赖氨酸，没有胶原特有的Gly-X-Y序列，故不形成规则的三股螺旋结构。弹性蛋白分子间的交联比胶原更复杂。通过赖氨酸残基参与的交联形成富含弹性的网状结构。

在弹性蛋白的外围包绕着一层由微原纤维构成的壳。微原纤维是由一些糖蛋白构成的。其中一种较大的糖蛋白是原纤蛋白，为保持弹性纤维的完整性所必需。在发育中的弹性组织内，糖蛋白微原纤维常先于弹性蛋白出现，似乎是弹性蛋白附着的框架，对于弹性蛋白分子组装成弹性纤维具有组织作用。在肝纤维化后期特别是肝硬化阶段，弹性蛋白含量明显增加，交联增加，难以降解。

二、细胞外基质的细胞来源

肝脏细胞可分为：①肝实质细胞，即肝细胞；②非实质细胞，如肝星状细胞（hepatic stellate cell，HSC）、血窦内皮细胞及库普弗细胞。细胞外基质的来源以星状细胞为主，其他各类细胞也可产生，见表55-2。

表 55-2　细胞外基质的细胞来源

细胞类型	所产生的细胞外基质
星状细胞	Ⅰ、Ⅲ、Ⅳ、Ⅴ型胶原，层连蛋白，腱生蛋白，副层连蛋白，蛋白多糖
血窦内皮细胞	Ⅳ型胶原，纤维连接蛋白，血小板反应蛋白
库普弗细胞	明胶酶/Ⅳ型胶原酶，TIMP
肝细胞	Ⅰ、Ⅲ、Ⅳ、Ⅴ、ⅩⅧ型胶原，纤维连接蛋白，VN，蛋白多糖

肝星状细胞占肝脏固有细胞总数的15%，占非实质细胞的30%多。它们存在于窦周隙中，呈梭形或多边形，胞质内有多个富含维生素A的脂滴，其细长的突起向外延伸环绕在血窦内皮细胞外面。在正常肝脏中，星状细胞（处于静止状态）不表达α-平滑肌肌动蛋白，增殖活性低，合成胶原能力低且合成Ⅳ型胶原＞Ⅲ型胶原＞Ⅰ型胶原，其主要功能是储存视黄醛类（体内40%～70%的视黄醛类存在于其中）。而在肝纤维化时，大

量活化增生，产生并分泌大量胶原及其他细胞外基质。

三、ECM 的合成与降解

（一）ECM 的合成

目前对胶原的合成途径比较清楚，以下为胶原合成的主要步骤：

第一步，转录：在细胞核内以前胶原基因 DNA 为模板转录成前胶原 mRNA。

第二步，翻译：经过剪切、拼接后的 mRNA 在细胞质粗面内质网核蛋白体上作为模板翻译出原始前 α 肽链（pre proα chain）。

第三步，翻译后修饰：①新合成的原始前 α 肽链在内质网中转运，并去除 N 端的信号肽成为前 α 肽链（proα chain）。②羟化，内质网中的脯氨酸 -4- 羟化酶、脯氨酸 -3- 羟化酶及赖氨酸羟化酶在辅助因子（Fe^{2+}、维生素 C、α- 酮戊二酸）存在的条件下，将前 α 肽链中的脯氨酸和赖氨酸残基羟化成羟脯氨酸和羟赖氨酸。羟化的作用是有利于形成稳定的三螺旋。③糖基化，羟赖氨酰半乳糖转移酶能将已被尿苷二磷酸活化的半乳糖转移到前 α 肽链中的羟赖氨酸残基上。糖基化的作用可能是有助于前胶原的分泌。

第四步，去除端肽及交联：经过羟化和糖基化的前 α 肽链可形成稳定的 α 三螺旋结构，即为前胶原（procollagen）。经微管排泌到细胞外，在内肽酶的作用下切除 N 端和 C 端肽，成为胶原（collagen）。但有些胶原可以不去除端肽而直接沉积。细胞外液中的赖氨酰氧化酶（一种单胺氧化酶）可将胶原中的赖氨酸或羟赖氨酸残基中的 ε 氨基脱氨变为醛基。一个胶原 α 肽链中的醛基可以和相邻胶原中 α 肽链中的类似醛基进行醇醛缩合反应，也可和相邻胶原 α 肽链中的氨基进行醛胺缩合反应，这种胶原分子之间的共价键结合使得它们相互交联成稳定的胶原纤维。

（二）ECM 的降解

1. 基质金属蛋白酶（matrix metalloproteinase，MMP）　据认为，约有 30% 的新合成的前胶原很快在细胞内被降解。而在细胞外降解的细胞外基质酶主要是 MMP，现编号已到 MMP-28，根据其底物不同可分为五大组 [4]（表 55-3）。

表 55-3　基质金属蛋白酶

分类与命名	已知底物
胶原酶	
MMP-1（间质性胶原酶）	Ⅰ、Ⅱ、Ⅲ、Ⅶ、Ⅷ、Ⅹ 型胶原，明胶，蛋白多糖，MMP-2、MMP-9
MMP-8（中性粒细胞胶原酶）	Ⅰ、Ⅱ、Ⅲ、Ⅶ、Ⅷ、Ⅹ 型胶原，明胶，蛋白多糖
MMP-13（胶原酶 -3）	Ⅰ、Ⅱ、Ⅲ、Ⅶ、Ⅷ、Ⅹ 型胶原，明胶
MMP-18（蛙胶原酶）	蛋白多糖
明胶酶 / Ⅳ 型胶原酶	
MMP-2（72kDa 明胶酶）	Ⅰ、Ⅳ、Ⅴ、Ⅶ、Ⅹ、Ⅺ、ⅩⅣ 型胶原，明胶，LN、MMP-9、MMP-13
MMP-9（92kDa 明胶酶）	Ⅰ、Ⅳ、Ⅴ、Ⅶ、Ⅹ、Ⅺ、ⅩⅣ 型胶原，明胶、LN
间质溶解酶	
MMP-3（间质溶解酶 -1）	Ⅲ、Ⅳ、Ⅸ、Ⅹ 型胶原，蛋白多糖，LN，酪蛋白 MMP-1、MMP-7、
MMP-10（间质溶解酶 -2）	MMP-8、MMP-9、MMp-13
MMP-11（间质溶解酶 -3）	同上
MMP-19	同上
MMP-20（釉基质分解素）	尚不清楚
	釉基质
基质溶解酶	
MMP-7（基质溶解酶）	Ⅳ、Ⅹ 型胶原，明胶，蛋白多糖，FN、弹性蛋白
MMP-12（巨噬细胞胶原酶）	Ⅳ 型胶原，明胶，弹性蛋白，FN、LN、
膜型胶原酶	
MMP-14（MT1-MMP）	Ⅰ、Ⅱ、Ⅲ 型胶原，明胶，酪蛋白，LN、FN、激活 MMP-2、MMP-13
MMP-15（MT2-MMP）	明胶，非胶原糖蛋白，蛋白多糖，激活 MMP-2
MMP-16（MT3-MMP）	Ⅲ 型胶原，FN
MMP-17（MT4-MMP）	纤维蛋白原，纤维蛋白，激活 TFN-α
MMP-24（MT5-MMP）	蛋白多糖，激活 MMP-2
MMP-25（MT6-MMP）	Ⅳ 型胶原，明胶，FN、纤维蛋白

2. 金属蛋白酶组织抑制因子（tissue inhibitor of metalloproteinase，TIMP）　已经激活的基质金属蛋白酶的活性在细胞外又受到 TIMP 特异性调节。TIMP 是一组低分子量的糖蛋白，已从多种组织中分离并克隆出 4 种，分子量都在 20kDa 左右，TIMP-1 为 28.5kDa，TIMP-2 为 21kDa，TIMP-3 为 22kDa，TIMP-4 为 22.6kDa。作为一个家族，TIMP 各成员间具有一些相同的结构特征，TIMP-1 和 TIMP-2 氨基酸序列有 40% 的同源性，两者都有相似的 3 个环状结构，这些环状结构由 12 个半胱氨酸残基形成 6 个二硫键而成。

TIMP 能与 MMP 进行 1：1 的结合，这种结合在生理条件下是不可逆的。然而因 TIMP 与

MMP 上的活性位点以非共价键结合，酶与抑制因子复合物能被分开，并恢复各自的活性。每个 TIMP 内有两个独立的功能区域，N 端为 TIMP 对活性 MMP 进行抑制的必需区，截短型的 TIMP 只要带有完整的 N 端则仍保持抑制活性；C 端是 TIMP 与金属蛋白酶原相互作用的关键部位。

总的来说，TIMP 能抑制所有 MMP 的活性，但有的 TIMP 有其特殊性质或者与个别金属蛋白酶有特定的关系。TIMP-1 主要抑制间质胶原酶（MMP-1、MMP-13）的活性，还抑制基质分解素和 MMP-9。TIMP-2 除能通过与 MMP-2 的活性位点结合而特异性抑制其活性外，过量的 TIMP-2 还能与 MMP-2 的 C 端结合而形成复合物并分泌到细胞外，再与 MT1-MMP 相互作用形成三分子复合物从而激活 MMP-2。TIMP-3 合成后即定位于细胞外基质组织内，从而发挥防止基质降解的作用。TIMP-4 只在脑、心脏、卵巢和骨骼肌等组织中少量表达，其生化性质尚未清楚。

MMP 与 TIMP 这两个作用相反的家族，在肝脏中维持平衡状态，当有过量的 ECM 产生时，会被 MMP 降解，同时 TIMP 又适当抑制着 MMP 的活性，使其不至于损伤正常肝脏组织，如此，两者共同维护着肝细胞微环境的稳态。一旦有各种致病因子打破这种稳态，则两者作用失衡。一些 MMP 的活性过高，如 IV 型胶原酶/明胶酶（MMP-2、MMP-9）能降解正常基底膜型胶原，则会破坏细胞与基质、细胞与细胞的正常相互关系，而促发或加剧肝纤维化形成；如果 TIMP 的作用过强，则过度抑制 MMP 降解作用，使 ECM 沉积增多，也会促进肝纤维化的发生和发展。

四、肝纤维化的发生机制

肝纤维化的发生机制一直是人们关注的焦点。近年的研究结果表明肝星状细胞激活是肝纤维化发生机制的中心环节。肝星状细胞的激活过程非常复杂，有多种细胞及因子参与[5]。

1. 起始阶段　当肝实质受损伤时，肝细胞、内皮细胞、库普弗细胞及血小板均可通过旁分泌作用激活星状细胞。受损肝细胞所产生的脂质过氧化产物可活化 c-Myb 和 NF-κB 从而激活星状细胞；受损的内皮细胞表达一种能够促进星状细胞激活的剪接变体性细胞性纤维连接蛋白，还可释放

PDGF、VEGF、bFGF、TGFβ、IGF 和内皮素等，并参与潜在型 TGF-β 的激活；库普弗细胞被激活后可产生许多细胞因子，包括能够活化 NF-κB 的 TNF-α；而血小板可以释放多种促进有丝分裂、促进纤维化的细胞因子，如 PDGF、TGF-β、EGF 和 IGF 等。近些年新发现的免疫调节信号 Toll 样受体 TLR4、TLR9 和 TLR2，神经化学信号大麻素样受体 CB1 和 CB2，以及细胞调控信号 Wnt/β-catenin 和 Hedgehog 等都可通过膜受体进行信号转导[5]。

所有旁分泌因子通过不同的细胞内信号转导通路，活化一系列核转录因子如 c-Myb、NF-κB、Sp1、c-Jun/AP1 和 STAT-1，以及近年研究较多的法尼酯 X 受体（farnesoid-X-receptor，FXR）和过氧化物酶体增殖物激活受体（peroxisome proliferator-activated receptor，PPAR）等。而间质的损伤破坏了血窦内皮下的功能性基底膜，亦可促进星状细胞的表型改变而使其激活。这些因素综合起来，诱导或激发肝星状细胞的基因和表型发生改变，例如表达一些受体并对细胞因子或其他刺激发生反应。

2. 扩展延伸阶段　经过激活的起始阶段，在正常状态下"静止"的肝星状细胞获得了一系列新的表型：增殖性、收缩性、趋化性、纤维增生、纤维降解、视黄酸类丢失、释放细胞因子等。这种已被激活的星状细胞即称为肌成纤维细胞样细胞（myofibroblast-like cell）。这时，已被激活的肝星状细胞（肌成纤维细胞样细胞）不仅继续受旁分泌途径的调控，而且能够通过自分泌效应维持和扩展其激活状态。其结果是肝星状细胞大量增殖、活化，并产生大量细胞外基质，而对细胞外基质的降解相对或绝对不足，最终导致纤维化。

肌成纤维细胞样细胞是各种慢性肝损伤过程中产生 ECM 的主要细胞。目前认为，HSC 仍是各种临床和实验性肝纤维化模型中 MF 的主要来源。其他已报道的 MF 可能来源包括：①汇管区成纤维细胞，主要见于胆汁淤积性肝纤维化；②纤维细胞；③骨髓来源的 MF；④上皮细胞–间充质细胞转化（EMT），近年通过谱系示踪技术发现肝纤维化时没有 EMT 参与。

最近研究表明，巨噬细胞/库普弗细胞、自然杀伤细胞（NK 细胞）、NKT 细胞、T 细胞和 B 细胞等经典免疫细胞，以及肝细胞、胆管上皮细胞、肝前体细胞和肝窦内皮细胞等非经典免疫细胞，均

可通过分泌不同的细胞因子对 HSC 的活化及纤维增生或降解起调控作用。值得重视的是，库普弗细胞在肝纤维化形成和逆转过程中具有双重作用，但尚不清楚这些不同功能的库普弗细胞是来源不同还是表型相互转化所致。此外，有研究发现 NK 细胞和 NKT 细胞在肝纤维化逆转过程中能够抑制 HSC 的活化、促进纤维溶解，从而发挥抗纤维化作用。

3. 失活化（inactive）和凋亡阶段 [6]

（1）由激活态回到静止态。近年发现，在纤维化阶段可逆转星状细胞。通过体内细胞谱系示踪技术发现 40% ～ 50% 的活化星状细胞可以回到静止状态，但对再次损伤刺激更敏感。而且，活化的星状细胞不能再分化为肝细胞或胆管细胞。

（2）发生细胞凋亡而死亡。体外培养试验表明，静止的肝星状细胞不发生凋亡，肝星状细胞在活化的同时出现自发性凋亡。近年来，有关肝星状细胞凋亡分子机制的研究进展较快，现已证明有多种基因产物参与肝星状细胞凋亡过程。其中包括死亡受体家族如 Fas 与 FasL 系统、天冬氨酸特异性半胱氨酸蛋白酶即 caspase 家族、Bcl-2 调节蛋白家族等。人们通过对这些蛋白家族成员生化特性、生物功能及上游下游分子作用机制的深入研究，提出了肝星状细胞凋亡主要的两条信号转导通路：细胞凋亡的线粒体依赖性途径和死亡受体途径。两条通路的结果都是引发 caspase 家族的级联反应，最终表现为凋亡的发生。

五、肝纤维化的诊断

肝纤维化并无特殊的临床症状和体征，因此其诊断主要靠组织病理学、血清标志物及影像学手段。

（一）组织病理学检查

1. 病理分期　肝活检组织病理学检查仍是诊断肝纤维化和肝硬化的"金标准"，1994 年国际慢性肝炎新的分级、分期标准建议将肝脏纤维增生作为病情分期的依据，与分级（主要是炎症、坏死的程度）分别评分。目前国际上常用的肝组织评分方法包括 Knodell、Scheuer、Ishak、Metavir、Chevallier 等系统。我国 1995 年和 2000 年病毒性肝炎防治方案也采用了相应的分级、分期标准，王泰龄教授改进了肝纤维化的半定量积分系统，在我国得到广泛应用。但肝活检技术也有一定的局限性。例如，难以避免取样误差（即一次取材不一定能反映

整个肝脏的全貌），患者不愿接受多次肝脏穿刺因而不便于观察肝纤维化的动态变化或治疗效果。

2. 定量分析　近年出现一些新的技术能够帮助全定量分析胶原等细胞外基质情况。胶原面积比例（collagen proportion area，CPA）能较为准确地评估肝纤维化程度，可评估进展期或晚期肝纤维化。主要是通过计算机辅助显像系统对经胶原蛋白特异性染色的肝组织进行成像，测量并分析特殊染色区域的面积大小，并与完整组织区域的面积相比，得到纤维化胶原量的信息。另外，还有双光子二次谐波技术对胶原识别具有更高的敏感性，可对上百个胶原指标进行位置、数量、物理性质等量化，实现对肝纤维化逆转 / 进展的细致评价。

3. 定性评价预后　近期首都医科大学附属北京友谊医院提出了评估肝纤维化 / 肝硬化逆转的病理新分类"北京标准"。该研究评估了抗病毒治疗前后慢乙肝患者肝脏穿刺样本，根据纤维间隔的特点及所占比例，将肝纤维化分为进展为主型（predominantly progressive，P）、逆转为主型（predominantly regressive，R）和不确定型（indeterminate，I），即 P-I-R 分类。有助于评估治疗前后分期无法精准反映的变化，也为评估肝纤维化的动态预后变化提供了依据，是对传统的肝纤维化分期分级系统的有益补充 [7]。

（二）肝纤维化的无创诊断

肝脏穿刺组织病理检查毕竟属于有创检查，人们一直致力于寻找无创指标来监测肝纤维化的发展过程和判断抗纤维化的疗效。近几年来欧洲肝病学会、亚太肝病学会和美国胃肠病学会相继更新无创诊断评价指南，对血清学标志物及肝脏弹性测定为代表的影像检查诊断肝纤维化和肝硬化给出了建议 [8-10]。此外，在 2015 年中国慢乙肝防治指南、丙肝防治指南和世界卫生组织相关指南中也首次提出了可以用无创方法评价纤维化的内容。血清学指标和影像学指标均可以帮助诊断或排除显著肝纤维化和肝硬化，二者联合应用能够提高诊断的准确性。

1. 血清学诊断指标

（1）直接血清学指标

1）Ⅲ型前胶原氨基端肽（PⅢNP）：是研究得最早的肝纤维化血清学指标之一，它是Ⅲ型前胶原分泌到细胞外后被肽酶切下的 N 端肽或 C 端肽（proC3），反映肝脏纤维增生活跃。

2）血清透明质酸（HA）：一方面反映星状细胞对其合成增加，另一方面反映肝血窦毛细血管化、肝血窦内皮细胞受损伤导致肝脏对血清中的 HA 摄取和降解减少。

3）血清层连蛋白：是基底膜的主要成分，反映基底膜损伤引起的纤维化程度。

4）血清Ⅳ胶原（CⅣ）及其羧基端肽（CⅣCP，NC1）和氨基端肽（CⅣNP，7S）：CⅣ在合成代谢过程中不需去除端肽而沉积于细胞外基质，故血中Ⅳ型胶原的含量升高可能反映了肝血窦基底膜的更新率加快。血清 CⅣCP 和 CⅣNP 亦与肝纤维化程度相关。因为Ⅳ型胶原在肝血窦、增生的胆管和界板周围基底膜沉积，故血中 CⅣCP 和 CⅣNP 升高反映了基底膜持续重建过程中的降解。在肝纤维化晚期纤维性胶原（Ⅰ、Ⅲ型胶原）增生不活跃时这些指标仍可升高。

5）血清Ⅵ型胶原（CⅥ）：CⅥ分布于大的胶原纤维之间。分子层析实验证明血清中检测到的抗原为 CⅥ 的降解产物，因而它是一项反映间质胶原降解的指标，若和反映间质胶原合成的指标 PⅢP 联合应用能更好地了解肝纤维增生和纤维分解的平衡情况。

6）基质金属蛋白酶（MMP）：可以不同程度地反映肝纤维化及肝硬化的进展情况，但是亦有人认为血清 MMP 与肝组织纤维化无明显相关性。目前临床上尚未常规应用这些指标。

7）金属蛋白酶组织抑制因子（TIMP-1）：血清 TIMP-1 水平和肝纤维化程度有较高的相关性，是一项反映肝脏细胞外基质降解活性低下的指标。

8）其他血清指标，包括单胺氧化酶（MAO）、赖氨酰氧化酶（lysyl oxidase）、免疫反应性脯氨酸羟化酶（ir-β-PH），N- 乙酰 -β- 氨基葡萄糖苷酶（NAG）、脯氨酸肽酶（prolidase，PLD）、P-Z 肽酶及胶原酶等多种，或因特异性、敏感性差，或因测定方法复杂、无商品化试剂盒等原因而应用较少。

（2）间接联合血清学指标：在常规血液及生化检查中，与肝纤维化相关好的指标包括血小板、AST、GGT、白蛋白、胆碱酯酶、α2- 巨球蛋白、凝血指标中的凝血酶原活动度和 INR 等。通常年龄、性别和体重指数也会影响各类指标对纤维化的综合

判断。

在众多肝纤维化指标中，APRI 和 FIB-4 是较简单且广泛应用的纤维化指标。APRI 是基于 AST 和血小板的无创血清学指标，FIB-4 是基于 ALT、AST、血小板及年龄的无创血清学指标。由于其简单易行，WHO 最新颁布的乙肝和丙肝指南推荐，在资源有限的国家和地区可将 APRI 和 FIB-4 用于显著肝纤维化和肝硬化的诊断。但也存在敏感性和特异性均不高的问题，一般仅用于初步判断和筛查。

其他综合指标还包括 FibroTest（指标包括 α2- 巨球蛋白、GGT、载脂蛋白 A1、结合珠蛋白、总胆红素、年龄及性别）、增强肝纤维化评分 ELF（指标包括年龄、透明质酸、MMP-3 及 TIMP-1）、Forns 指数（指标包括血小板、GGT、胆固醇及年龄）、适合乙肝纤维化的 Hui 评分和 Zeng 评分，适合 NAFLD 纤维化的 NFS 评分和 BARD 评分等。在临床研究中这些指标和肝组织病理学纤维化程度有一定的相关性，在表 55-4 中进行了较详细的概括。

但需要注意的是，由于纤维化病因不同，而且由慢性肝炎、肝纤维化到肝硬化是一个动态变化过程，难以凭一次检查结果做出准确的诊断。联合应用多项指标和动态测定可能更有助于判断肝脏纤维变化趋势和治疗效果。

2. 影像学诊断　各种传统的影像学手段如 B 超、CT、MRI 等可以发现肝包膜增厚、肝表面轮廓不规则或呈结节状、肝实质的回声不均匀增强或 CT 值增高、各叶比例改变、脾脏厚度增加及门静脉和脾静脉直径增宽等肝硬化和门静脉高压的征象。彩色多普勒超声检查或放射性核素扫描可以测定肝脏动脉和门静脉的血流量及功能性门体分流情况。尽管不少研究发现肝脏超声半定量打分与肝组织纤维化分级有良好的相关性，但是目前来说对早期肝硬化不够敏感，对于纤维化的诊断难以定量。

近年以瞬时弹性成像（transient elastography，TE）、声脉冲辐射弹性成像（acoustic radiation force impulse，ARFI）、剪切波弹性成像（2D-shear wave elastography，2D-SWE）、磁共振弹性成像（magnetic resonance elastography，MRE）等影像学检查为主的无创肝纤维化影像技术在肝纤维化诊断上有突破性进展。

表 55-4　肝纤维化血清学诊断指标

较简单且广泛应用的纤维化指标：

AST/ 血小板比值（APRI）=AST（/ULN）/ 血小板（$\times 10^9$/L）$\times$100

FIB-4= 年龄（岁）$\times$AST（U/L）/ 血小板（$\times 10^9$/L）$\times$ALT（U/L）$^{1/2}$

HBV 纤维化指标：

Hui 评分 =3.148+0.167$\times$BMI+0.088$\times$ 胆红素 –0.151$\times$ 白蛋白 –0.019$\times$ 血小板

Zeng 评分 = –13.995+3.220$\times$log（α2- 巨球蛋白）+3.096$\times$log（年龄）+2.254$\times$log（GGT）+2.437$\times$log（透明质酸）

友谊模型 = –6.29+1.678$\times$log（年龄）–1.786$\times$log（PLT）+1.177$\times$log（GGT）+1.019$\times$log（HA）

HCV 纤维化指标：

Fibrotest® 专利公式，指标包括 α2- 巨球蛋白、GGT、载脂蛋白 A1、结合珠蛋白、总胆红素、年龄及性别

Forns 指数 =7.811–3.131$\times$ln（血小板数）+0.781$\times$ln（GGT）+3.467$\times$ln（年龄）–0.014$\times$（胆固醇）

FibroSpectll® 专利公式，指标包括 α2- 巨球蛋白、透明质酸及 TIMP-1

MP3=0.5903$\times$log[PⅢNP（ng/ml）]–0.1749$\times$log[MMP-1（ng/ml）]

增强肝纤维化评分®（ELF）专利公式，指标包括年龄、透明质酸、MMP-3 及 TIMP-1

纤维化可能性指数（FPI）=10.929+[1.827$\times$ln（AST）]+（0.081$\times$ 年龄）+（0.768$\times$ 既往饮酒史）+（0.385$\times$HOMA-IR）–（0.447$\times$ 胆固醇）

Hepascore® 专利公式，指标包括胆红素、GGT、透明质酸、α2- 巨球蛋白、年龄及性别

Fibrometer® 专利公式，指标包括血小板数量、凝血酶原指数、AST、α2- 巨球蛋白、透明质酸、尿素及年龄

Lok 指数 = –5.56–0.0089$\times$ 血小板（10^3/mm^3）+1.26$\times$AST/ALT 比值 =5.27$\times$INR

Gotebörg 大学肝硬化指数（GUCI）=AST$\times$ 凝血酶原 –INR$\times$100/ 血小板

Virahep-C 模型 = –5.17+0.20$\times$ 种族 +0.07$\times$ 年龄（岁）+1.19$\times$ln[AST（IU/L）]–1.76$\times$ln[血小板（10^3/ml）]+1.38$\times$ln[碱性磷酸酶（IU/L）]

Fibroindex=1.738–0.064$\times$[血小板（10^4/mm^3）]+0.005$\times$[AST（IU/L）]+0.463$\times$[γ 球蛋白（g/dl）]

HALT-C 模型 = –3.66–0.00995$\times$ 血小板（10^3/ml）+0.008$\times$ 血清 TIMP-1+1.42$\times$log（透明质酸）

NAFLD 纤维化指标

NAFLD 纤维化评分（NFS）=–1.675+0.037$\times$ 年龄（岁）+0.094$\times$BMI（kg/m^2）+1.13$\times$IFG/ 糖尿病（有 =1，无 =0）+0.99$\times$AST/ALT 比值 –0.013$\times$ 血小板数（$\times 10^9$/L）–0.66$\times$ 白蛋白（g/dl）

BARD 评分（BMI $\geqslant$ 28kg/m^2=1；AST/ALT 比值 $\geqslant$ 0.8=2；糖尿病 =1；评分 $\geqslant$ 2，进展期纤维化 OR 值 =17）

（1）TE：TE 测定是利用肝脏组织对低频超声剪切波反射而来的弹性数值，来评估肝脏的硬度，单位以千帕（kPa）表示。TE 可较准确评估肝纤维化程度，可使接近 80% 的慢性肝病患者得以准确诊断进展性肝纤维及肝硬化。而且 TE 值与纤维化临床预后相关，动态变化对于疾病评估、监测具有应用前景。但应注意的是，不同病因引起的肝纤维化 / 肝硬化诊断界值存在差异，原发性胆汁性胆管炎患者的诊断界值就明显高于病毒性肝炎（表 55-5）。而且测定数值会受到炎症、胆红素升高、肝脏血流、肥胖、饮食等因素影响 [8-10]。

近年新的技术又发现受控衰减指数（controlled attenuation parameter，CAP）对脂肪程度的判断可帮助更准确诊断脂肪肝纤维化。单纯用 TE 诊断各级纤维化的假阳性率为 7.2% ～ 18.1%。CAP 对准确判断纤维化有较大帮助，可以避免高估

TE 值，因此建议在 NAFLD 患者中同时测定 TE 和 CAP。

表 55-5　TE 对不同病因肝纤维化的诊断界值

（单位：kPa）

病因	显著性纤维化 Metavir F2 Ishak 3	进展性纤维化 Metavir F3 Ishak 4	肝硬化 Metavir F4 Ishak 5-6
HBV	7.5 ～ 8.0		11.0 ～ 14.0
HCV	7.5 ～ 8.0		11.0 ～ 14.0
NAFLD		7.9	10.3
ALD		8.0	12.5
PBC/PSC	8.8	9.8 ～ 10.7	16.9 ～ 17.3

（2）ARFI、2D-SWE、MRE：以新技术为基础的无创诊断评价手段日益更新。与 TE 相似，

ARFI、2D-SWE、MRE 三种无创诊断技术亦可用于肝纤维化 / 肝硬化的评估，这几种诊断技术对不同肝纤维化 / 肝硬化分期诊断准确性、敏感性及特异性略有不同。

ARFI 可自主挑选合适的测量区域，测量失败率显著低于 TE，适用于腹水、肥胖患者，对肝硬化的诊断较肝纤维化敏感，预测显著肝纤维化、肝硬化的价值与 TE 相似。2D-SWE 是将传统超声成像与实时可视化剪切波超声结合，诊断严重肝纤维化（≥F3）的准确率高于 TE，尤其适用于肝硬化的诊断。MRE 可定量检测肝组织力学特征，可检测全肝弹性值，诊断肝纤维化 / 肝硬化的准确性高于 TE，在肝纤维化分级中具有较高的诊断价值。但由于采用该技术检测肝弹性时所用时间较长，且成本较高，因此推广受到一定程度的限制，目前多用于临床研究。

六、肝纤维化的治疗

抗纤维化治疗的目的是减轻纤维化的程度、延缓其进展，甚至逆转其病理过程。抗纤维化的治疗包括两个方面：针对原发病的病因治疗，如抗肝炎病毒、减轻体重、戒酒、抗血吸虫病、祛铁、祛铜等；针对抗肝纤维化本身的治疗，如抑制 HSC 激活、抑制胶原增生、促进胶原降解等。

从既往的抗纤维化临床研究中可以得到两个规律：①如果有效地抑制了致病因素，纤维化可以得到阻断或者好转。这种肝纤维化和肝硬化可以消退的观点分别在动物模型和临床实践中不断得到验证，也在近年来被大多数学者接受和支持。②抗纤维化治疗需要较长的疗程，如果致病因素不去除，短期治疗难以显示有效的作用，因此大多数临床试验的观察为 52 周甚至更长，而 24 周或以下的抗纤维化治疗往往难以取得满意的疗效。

根据肝纤维化的细胞学发生机制，从针对肝星状细胞进行的相应靶点治疗的思路可以通过抑制 HSC 活化、中和 HSC 增生及纤维形成和收缩反应、增加纤维基质的降解和刺激 HSC 的凋亡。近年来发现参与肝纤维化的细胞还包括肝细胞、胆管细胞、库普弗细胞、内皮细胞及各种干细胞 / 前体细胞等，相关的靶点也从 TGF-β 的经典途径，加入了血管紧张素受体、内皮素受体、法尼酯 X 受体及大麻素受体等新的分子靶点机制和进行干预的思

路。在 http：//www.clinicaltrials.gov/ 网站，以肝纤维化治疗为搜索，截至 2017 年底共有 287 个抗纤维化临床试验，在表 55-6 中根据药物作用靶点和临床试验阶段进行了总结。

表 55-6　正在进行临床试验的抗纤维化药物

根据药物靶点分类	肝纤维化病因	临床试验阶段
针对 HSC 活化、纤维增生和降解的治疗		
血管紧张素拮抗剂		
氯沙坦	HCV	Ⅳ
	NASH	Ⅲ
坎地沙坦	NAFLD	Ⅱ
	ALD	Ⅰ / Ⅱ
	HCV	Ⅱ
ACE 抑制剂（莫昔普利）	PBC	Ⅱ
PPARγ 激动剂		
吡格列酮	NASH，NAFLD	Ⅳ
	HCV	Ⅳ
PPARα/δ 激动剂		Ⅲ
elafibranor（GFT505）	NASH，PBC	Ⅱ
GI262570	HCV	Ⅱ
大麻素 CB1 受体激动剂		
利莫那班（SR141716）	NAFLD	Ⅲ
FXR 激动剂		
奥贝胆酸（OCA）	PBC	Ⅲ
	PSC	Ⅱ
	NASH	Ⅲ
	NAFLD，NASH	Ⅱ
TGF-β1 抗体		
吡非尼酮	HCV	Ⅱ
CTGF 抗体		
FG-3019	HBV	Ⅱ
LOX-L2 单抗	NASH，肝硬化	Ⅱ
辛妥珠单抗（GS-6624）		
针对保护肝细胞的治疗		
Pan-caspase 抑制剂（IDN 6556）	肝硬化，门静脉高压	Ⅱ
	NAFLD	Ⅱ
	HCV	Ⅱ
	肝硬化	Ⅱ
ASK1 抑制剂（emricasan，GS-4997）	NASH 失代偿肝硬化	Ⅱ
针对抑制炎症的治疗		
NOX/ROS 信号通路		
抗氧化剂（维生素 E）	NAFLD	Ⅱ / Ⅲ

续表

根据药物靶点分类	肝纤维化病因	临床试验阶段
NOX1/NOX4 抑制剂	PBC	II
GKT137831		
TNF-α 抑制剂		
己酮可可碱	PBC	II
	肝硬化	III
趋化因子受体 CCR2/5 拮抗剂	NASH	III
（cenicriviroc）	NAFLD	II
galectin-3 抑制剂		
GR-MD-02	NASH	II
HMG-CoA 还原酶抑制剂		
匹伐他汀	NAFLD	III
辛伐他汀	肝硬化, 门静脉高压	

（一）针对原发病的治疗

病毒性肝炎慢性乙肝和慢性丙肝肝纤维化：对慢性乙肝患者用替诺福韦酯（TDF）抗病毒治疗后，患者在基线和治疗5年时行两次肝脏穿刺活检，以治疗前后 Ishak 评分下降≥1分作为逆转的金标准，有74%的肝硬化患者发生逆转[1]。同样，在我们承担的国家"十二五"科技重大专项"逆转乙肝肝纤维化/肝硬化及阻断疾病进展的优化治疗"课题中，乙肝纤维化患者经过78周的恩替卡韦治疗后，也有40%～50%的患者发生逆转。对于代偿期肝硬化患者，经过较长期的抗病毒治疗，失代偿事件、HCC、肝病相关病死率及全因病死率也显著低于未抗病毒组。一项平均随访3.2年的研究结果显示，干扰素联合利巴韦林治疗慢性丙肝患者，获得持续性应答的患者中有88%同时获得肝组织学改善[11]。

脂肪性肝纤维化：NAFLD 患者经过52周的生活方式改善，25%的 NASH 患者有组织学改善，19%有纤维化逆转。其他疾病如酒精性肝病患者停止饮酒后也会发生组织学纤维化逆转甚至生存率改善。在一些体重指数过高的患者中，采用外科减重手术一年后，34%的患者有纤维化逆转[12]。因此近期的国内外指南均推荐减轻7%～10%的体重有助于改善 NASH 的纤维化。

其他病因引起的肝纤维化：如自身免疫性肝炎，可通过使用激素抑制肝脏炎症来改善患者的纤维化程度，甚至达到肝硬化消退的作用。酒精性肝病患者也可通过戒酒达到纤维化和肝硬化逆转。血吸虫性肝纤维化，早期抗血吸虫治疗可以有效控制

病情的发展。

（二）针对 HSC 活化、纤维增生和降解的治疗[13, 14]

1. 阻止 HSC 的活化及增殖 HSC 及胞核表达多种受体，因而其配体 – 受体结合及其信号转导通路有可能成为抗纤维化治疗的潜在靶点。文献报道血管紧张素转换酶抑制剂或血管紧张素 II 受体1拮抗剂、过氧化物酶体增殖物激活受体（PPAR）激动剂、大麻素受体 B1 拮抗剂、法尼酯 X 受体拮抗剂、内皮素1受体拮抗剂和酪氨酸激酶抑制剂，均可通过相关信号通路抑制 HSC 激活从而延缓纤维化进展。

PPARγ 拮抗剂类吡格列酮、血管紧张素 II 受体1拮抗剂类氯沙坦、大麻素受体 B1 拮抗剂类利莫那班等正在进行临床试验。值得一提的是奥贝胆酸在已经完成对 PBC 胆汁淤积改善的临床试验基础上，正在进行对 NASH 的 III 期临床研究。

2. 抑制纤维增生 TGF-β 是最重要的促纤维化细胞因子，因此抑制 TGF-β 的过表达及其活性已成为抗纤维化治疗的重要靶点。CTGF 是促纤维化形成的另一重要细胞因子，它可促进 HSC 增殖、迁移和黏附，并产生过量的 ECM。CTGF 单克隆抗体 FG-3019 在多种纤维化疾病中显示出了抗纤维化作用，目前已在进行抗慢性乙肝纤维化 II 期临床试验。

3. 促进肝纤维降解 提高基质金属蛋白酶的活性，或者中和其天然拮抗剂金属蛋白酶组织抑制剂的活性，可促进 ECM 降解。动物实验已证实金属蛋白酶组织抑制剂1通过促进 ECM 降解抑制肝纤维化形成。此外，赖氨酰氧化酶样蛋白2（LOX-L2）能够促进 I 型胶原和弹性蛋白交联，形成纤维化，因此 LOX-L2 单抗具有促进纤维化降解作用。单克隆抗体辛妥珠单抗已完成 II 期临床试验。

（三）针对保护肝细胞的治疗

肝细胞损伤和凋亡是肝纤维化进展的重要因素，因此针对凋亡途径的泛 caspase（pan-caspase）抑制剂已经在慢性丙肝、脂肪肝和各种病因肝硬化患者中应用，可以显著降低肝脏转氨酶水平。另外，凋亡信号通路中 MAPK 激酶家族中的 ASK1（apoptosis-signal-regulating kinase 1）可以刺激细

胞因子引起的氧化应激，导致肝细胞损伤和凋亡。ASK1抑制剂也正在进行NASH桥接纤维化和肝硬化的临床试验。

（四）针对抑制炎症的治疗

两个传统药物维生素E和己酮可可碱仍然在探索应用。针对NASH的临床研究对抗氧化药物维生素E是否能改善肝纤维化结果不一致，因此证据尚不充分。己酮可可碱可以抑制TNF-α和其他前炎症因子产生，可改善NASH纤维化，但是对酒精性纤维化作用不明显。

两个针对单核/巨噬系统炎症反应的新药。趋化因子CCR2和CCR5可以募集单核/巨噬细胞至肝脏，引起炎症反应和HSC活化，其拮抗剂cenicriviroc（CVC）已经用于NASH和PSC临床试验。其中，CENTAUR试验已经显示20%的患者治疗1年后纤维化改善。半乳糖凝集素galectin-3主要由巨噬细胞和其他炎症细胞分泌，在炎症时显著升高。动物试验中已经显示有良好的抗纤维化效果。其拮抗剂GR-MD-02正在进行Ⅱ期临床试验治疗NASH纤维化和肝硬化门静脉高压。

近期还有研究者用他汀类药物治疗肝硬化。他汀类通过抑制HMG-CoA还原酶降低胆固醇，多个研究提示他汀可以改善肝硬化门静脉高压，甚至减少失代偿发生、HCC发生和病死率，针对NASH和其他病因肝硬化的多个Ⅲ期临床试验正在进行。

（五）中医中药治疗[15]

肝纤维化和肝硬化在中医属血瘀症的范畴，因此对慢性肝炎及早期肝硬化的治则多以活血化瘀为主，兼以益气补虚、养血柔肝或滋补肝肾。国内研究发现，抗肝纤维化比较有效的单味中药有丹参、黄芪、柴胡、桃仁、当归、冬虫夏草、齐墩果酸、葫芦素B等；而各家根据中医理论、临床经验或动物实验研究结果拟定的抗肝纤维化中药方剂，如复方861合剂、扶正化瘀及鳖甲软肝片等均取得了较好的效果。

近年来，随着对肝纤维化发生机制认识的不断深入，特别是对ECM合成与降解的调控有了更多的了解，人们提出了在各环节进行治疗的方法，但目前多数仍处于临床研究阶段。抗纤维化治疗需要多长的疗程，直接抗纤维化治疗能否减少和延缓肝硬化或肝硬化并发症的发生，能否降低原发性肝癌的发生率和病死率，能否改善患者的生活质量？我们相信，随着对肝纤维化病因及发生机制认识的不断深入，有效预防和治疗肝纤维化及肝硬化的目标一定能够实现。

（尤　红　贾继东）

参考文献

[1] Marcellin P，Gane E，Buti M，et al. Regression of cirrhosis during treatment with tenofovir disoproxil fumarate for chronic hepatitis B：a 5-year open-label follow-up study. Lancet 2013；381：468-75.

[2] Bedossa P. Reversibility of hepatitis B virus cirrhosis after therapy：who and why? Liver Int 2015；35（Suppl 1）：78-81.

[3] Karsdal MA，Nielsen SH，Leeming DJ，et al.The good and the bad collagens of fibrosis—their role in signaling and organ function. Adv Drug Deliv Rev 2017；121：43-56.

[4] Naim A，Pan Q，Baig MS. Matrix metalloproteinases（MMPs）in liver diseases. J Clin Exp Hepatol 2017；7：367-72.

[5] Lee YA，Wallace MC，Friedman SL. Pathobiology of liver fibrosis：a translational success story. Gut 2015；64：830-41.

[6] Kisseleva T，Cong M，Paik Y，et al. Myofibroblasts revert to an inactive phenotype during regression of liver fibrosis. Proc Natl Acad Sci USA 2012；109：9448-53.

[7] Sun Y，Zhou J，Wang L，et al. New classification of liver biopsy assessment for fibrosis in chronic hepatitis B patients before and after treatment. Hepatology 2017；65：1438-50.

[8] European Association for Study of Liver，Asociacion Latinoamericana para el Estudio del Hiqado. EASL-ALEH clinical practice guidelines：non-invasive tests for evaluation of liver disease severity and prognosis. J Hepatol 2015；63：237-64.

[9] Shiha G，Ibrahim A，Helmy A，et al. Asian-Pacific Association for the Study of the Liver（APASL）consensus guidelines on invasive and non-invasive assessment of hepatic fibrosis. Hepatol Int 2017；11：1-30.

[10] Lim JK，Flamm SL，Singh S，et al. American gastroenterological association institute guideline on the role of elastography in the evaluation of liver fibrosis. Gastroenterology 2017；152：1536-43.

[11] Maylin S，Martinot-Peignoux M，Moucari R，et al.

Eradication of hepatitis C virus in patients successfully treated for chronic hepatitis C. Gastroenterology 2008；135：821-9.

[12] Vilar-Gomez E，Martinez-Perez Y，Calzadilla-Bertot L，et al. Weight loss through lifestyle modification significantly reduces features of nonalcoholic steatohepatitis. Gastroenterology 2015；149：367-78.

[13] Yoon YJ，Friedman SL，Lee YA. Antifibrotic thera-pies：where are we now? Semin Liver Dis 2016；36：87-98.

[14] Zoubek ME，Trautwein C，Strnad P. Reversal of liver fibrosis：from fiction to reality. Best Pract Res Clin Gastroenterol 2017；31：129-41.

[15] 中国中西医结合学会肝病专业委员会. 肝纤维化中西医结合诊疗指南. 中华肝脏病杂志 2006；14：866-70.

第56章 肝 硬 化

肝硬化（cirrhosis）是各种慢性肝病所导致的以肝细胞功能障碍和门静脉高压为主要特征的临床病理综合征。肝硬化的组织病理学定义是弥漫性肝纤维化伴再生结节形成，导致肝小叶结构（包括微血管结构）扭曲变形。肝硬化的典型影像学表现是肝脏缩小或各叶比例失调（如左叶增大、右叶缩小），边缘凹凸不平，肝实质呈颗粒样或结节样，门静脉内径增宽，脾脏肿大，侧支循环形成等[1]。

在临床上，早期肝硬化（代偿期）可无任何症状和体征；随后逐渐出现不同程度的肝细胞功能障碍（如血清白蛋白降低、胆红素升高、凝血酶原时间延长等）和门静脉高压症（脾肿大、脾功能亢进、食管胃静脉曲张等）；晚期（失代偿期）可出现多种严重并发症（如食管胃静脉曲张破裂出血、腹水及肝性脑病等）。

代偿期肝硬化可根据症状、体征，并结合影像学、内镜、生化学、血液学等检查做出临床诊断，确诊需要依靠组织病理学检查。完整的肝硬化诊断应包括病因、临床分期及肝功能分级。对肝硬化患者的治疗和管理强调规范性、系统性和连续性，包括病因治疗、营养支持、运动指导、心理疏导及针对各种并发症的治疗；还应对患者进行长期规律随访，以监测疾病进展（特别是早期发现肝细胞癌）、判断治疗效果、评估临床预后。

一、病　因

肝硬化病因多样，几乎任何慢性肝脏疾病均可引起肝纤维化和肝硬化（表56-1）。最常见的病因是 HBV 感染、HCV 感染、酒精性肝病和非酒精性（代谢相关性）脂肪性肝病，其中 HBV 感染、HCV 感染和酒精因素三者所占比例相近。在欧美国家，丙型肝炎、酒精性及非酒精性脂肪性肝病是肝硬化的主要病因，而在亚洲国家（除日本以外），慢性 HBV 感染是肝硬化的主要病因。在蒙古国，99% 的肝硬化与 HBV 和 HCV 感染相关[2]。非酒精性脂肪性肝病和酒精性肝病等的患病率在不少国

家和地区均有明显上升，这将对肝硬化和肝癌的疾病负担产生重要影响。有报道显示，在世界范围内，从 1990 年到 2017 年，由非酒精性脂肪性肝病引起的代偿性肝硬化和失代偿性肝硬化患者，分别增加了一倍多和两倍[3]。

表 56-1　肝硬化的常见病因分类

分类	病因
感染性	慢性病毒性肝炎（HBV/HDV、HCV）、寄生虫病（血吸虫病）等
代谢相关性	代谢相关性脂肪性肝病
化学损伤性	酒精、药物、毒物所导致的慢性肝病
自身免疫性	自身免疫性肝炎（AIH）、原发性胆汁性胆管炎（PBC）、原发性硬化性胆管炎（PSC）等
胆汁淤积性	先天性胆道闭锁、Allagile 综合征、进行性家族性肝内胆汁淤积等
遗传性	肝豆状核变性、遗传性血色病、α1-抗胰蛋白酶缺乏症、糖原累积病、希特林蛋白缺乏病等
血管性	肝外门静脉阻塞、遗传性出血性毛细血管扩张症、布-加综合征、充血性心力衰竭、缩窄性心包炎等

有研究报道，我国南方地区 8080 名住院肝硬化患者中，病毒性肝炎肝硬化占 80.62%（HBV 相关肝硬化占 77.22%，HCV 相关肝硬化占 2.8%），由酒精、混合因素、隐源性及自身免疫性肝病引起的肝硬化分别占 5.68%、4.95%、2.93% 和 2.03%。与 2001 ～ 2005 年相比，2006 ～ 2010 年，在所有肝硬化中，乙肝肝硬化所占比例由 81.9% 降至 74.6%，而丙肝肝硬化则由 2.3% 增加到 3.1%、酒精性肝硬化由 5.3% 增加到 5.9%[4]。

一项对 2006 ～ 2010 年北京地区 31 家医院的数据分析表明，在 230 余万住院患者中共有肝硬化 26 548 例，占所有住院患者的 11.60%，男性比例明显高于女性；在所有住院的肝硬化患者中，58% 为病毒性肝炎肝硬化，13.3% 为酒精性肝硬化，28.7% 为其他原因肝硬化；病毒性肝炎肝硬化在住院患者中所占比例率随着时间的推移而降低，而酒

精性肝硬化和其他原因肝硬化患者所占比例随着时间的推移而增加[5]。

二、流行病学

全球范围内开展的疾病负担研究显示，由于人口总数增加和年龄构成的变化，大多数国家肝硬化死亡人数增加，但年龄标准化死亡率下降，不同研究得出的具体数值不完全一致，但变化趋势相同。2017 年 GBD 数据分析显示，在 195 个国家和地区中，肝硬化死亡人数由 1990 年的约 89.9 万人增加到 2017 年的超过 132 万人，而年龄标准化肝硬化死亡率从 1990 年的 21.0/10 万下降到 2017 年的 16.5/10 万，但失代偿期肝硬化的年龄标准化患病率显著升高；2017 年，全球共有 1.12 亿代偿性肝硬化患者和 1060 万失代偿性肝硬化患者[2]。1990 ～ 2017 年期间，全世界大多数地区的肝硬化年龄标准化死亡率下降或保持不变；但在中亚和东欧地区，由于酒精性肝病患病率升高，导致其年龄标准化死亡率升高[6]。

在我国，1990 ～ 2016 年，肝硬化和慢性肝病患病人数从近 700 万（6 833 300）升高到近 1200 万（11 869 600），全年龄组患病率升高了 44%（由 601.5/10 万升高到 868.3/10 万），而年龄标准化患病率下降了 5.8%（由 744.6/10 万升下降到 701.7/10 万）；全年龄组死亡率下降了 17.6%（由 14.2/10 万下降到 11.7/10 万），而年龄标准化死亡率下降了 51.2%（由 20.7/10 万下降到 10.1/10 万）；男性的患病率、死亡率及标准化患病率、死亡率均高于女性[7]。

三、病 理 改 变

（一）大体病理分型

在大体形态上，肝脏早期肿大、晚期明显缩小、质地变硬、重量减轻、包膜增厚，肝表面有大小不等的弥漫性结节和塌陷区。肝硬化的大体形态学分类：

（1）小结节性肝硬化：结节大小均匀，直径一般小于 3mm，最大不超过 1cm；长期过量饮酒导致的酒精性肝硬化是典型的小结节性肝硬化。

（2）大结节性肝硬化：结节粗大，大小不均，直径一般大于 3mm，较大的可达数厘米；慢性病毒性肝炎导致的肝硬化常为大结节性肝硬化。

（3）大小结节性混合性肝硬化：即肝内同时存在大小结节两种病理形态；α1- 抗胰蛋白酶缺乏症、部分肝豆状核变性和病毒性肝炎可表现为此类，王泰龄教授报道的肝硬化尸检资料结果显示，大部分肝硬化呈大小结节混合性。

（二）组织病理学改变

肝硬化的组织病理学定义：纤维间隔分隔包绕肝小叶致小叶结构紊乱，肝细胞结节性再生，假小叶结构形成。不同病因所致的肝硬化可有不同的组织病理学特征。因此，可以根据肝脏组织病理学特征，大致判断或推断肝硬化的可能病因。

在慢性病毒性肝炎、自身免疫性肝炎所致肝硬化，炎症坏死和纤维化主要起始于汇管区，并逐渐形成汇管区 - 汇管区、汇管区 - 中央静脉桥接性坏死和纤维间隔，最终纤维间隔包绕残存的肝组织及再生结节形成假小叶。在酒精性和代谢相关性脂肪性肝病所致的肝硬化，炎症坏死相对较轻，纤维化主要起始于中央静脉周围，而且以肝细胞周围的窦周纤维化（或称鸡笼网样纤维化）为特点。在胆汁淤积性肝硬化，纤维化主要起始于汇管区，汇管区周围有明显的细胆管增生，在肝小叶周围可见由于胆盐淤积所致的肝组织淡染。在肝静脉或下腔静脉所致的淤血性肝硬化，可见肝中央静脉周围肝窦淤血明显、肝细胞萎缩死亡，并伴有明显的窦周纤维化（表 56-2）。

表 56-2　常见病因所致肝硬化的组织病理学特征

病因	病理改变
病毒性肝炎肝硬化	汇管区炎症，汇管区周围细胞损伤和炎症，肝细胞变性坏死，汇管区纤维化肝实质扩展
酒精性 / 代谢相关性脂肪性肝病所致肝硬化	脂肪变性、肝细胞气球样变、包涵体及 Mallory-Denk 小体，中央静脉周围纤维化及窦周纤维化突出，多为小结节
胆汁淤积性肝硬化	汇管区周围细胆管反应性增生，小叶周边带肝细胞胆盐淤积明显，而炎症反应不明显
血吸虫病性肝硬化	烟斗样纤维化，汇管区及小叶间可见慢性血吸虫虫卵结节
淤血性肝硬化	小叶中心带淤血，肝细胞萎缩坏死，反转小叶
肝豆状核变性所致肝硬化	肝组织铜含量升高，可见包涵体，多为大结节性肝硬化
血色病所致肝硬化	肝细胞铁沉积，还有围绕毛细胆管和胆管上皮的铁沉积；以汇管区为主的间质纤维化

四、主要发生机制及病理 生理特点

（一）主要发生机制

肝硬化的发生是慢性（持续或反复）肝细胞损伤（凋亡、坏死或炎症），导致纤维增生超过纤维降解、肝细胞再生不能代偿肝实质减少、微血管增生不能恢复正常血管结构等多个环节之间相互促进、动态演变的过程。

肝纤维化的发生机制涉及多种细胞和多个环节，目前认为其主要机制包括：肝细胞慢性凋亡、坏死及炎症刺激肝脏库普弗细胞等免疫细胞释放一系列促进炎症和促进纤维化的细胞因子（如 IL-6、TNF-α、PDGF、TGF-β 等），将处于静息状态、以储存维生素 A 为主要功能的肝星状细胞（HSC）激活转化为肌成纤维细胞样细胞，使后者发生增殖、产生过量胶原等细胞外基质，并分泌 PDGF、TGF-β 等细胞因子，维持自身的活化及纤维增生状态，同时抑制胶原等细胞外基质的降解，最终导致肝脏细胞外基质的过度沉积[8]。肝纤维化的详细发生机制请参阅本书"肝纤维化"一章。

关于肝小叶结构改建的机制目前有两种学说。多数学者认为，肝细胞炎症坏死导致纤维增生并不断加重，以致纤维间隔完全分割包绕残存的肝组织或再生的肝细胞，形成假小叶。另一种假说认为，肝细胞的炎症坏死导致肝实质缺损塌陷，被纤维结缔组织包绕，然后由其中残存的有增殖功能的肝细胞或双能肝细胞（如位于赫令管的卵圆细胞）通过出芽方式使肝细胞再生，试图恢复肝实质结构和功能。

上述各种改变导致肝实质细胞总数减少、胶原等细胞外基质过度沉积、正常肝小叶结构破坏、血液循环紊乱，最终导致肝脏质地变硬、功能减退及门静脉循环障碍。在临床上，相应表现为肝细胞功能障碍及门静脉高压症两大特征。

（二）主要病理生理特点

1. 肝细胞功能障碍　肝细胞大量坏死、纤维增生，肝实质总量减少，同时血管结构紊乱导致肝细胞营养障碍，肝细胞功能减退，因而合成血浆白蛋白和凝血因子减少，代谢氨及胆红素等有害物质的能力下降。

2. 门静脉高压症　肝小叶结构破坏，纤维组织增生，门静脉系统阻力增加（后向学说），同时高动力循环状态导致内脏血管扩张、门静脉回流量增加（前向学说），最终形成门静脉高压，出现腹水、脾肿大、脾功能亢进及侧支循环建立等表现。

3. 肝脏防御功能改变　肝脏库普弗细胞功能障碍，导致防御功能减弱，不能有效清除肠道经门静脉到达肝脏的细菌及毒素。

4. 肠道微生态改变　肠道微生物及代谢产物可通过肠－肝轴影响肝病患者代谢。肝硬化患者肠道菌群的多样性发生变化，尤其是肠道菌群中粪肠球菌和梭状芽孢杆菌显著增加[9]。微生态紊乱及相关的微生物易位、内毒素易位，导致免疫功能障碍，反过来而促进肝病进展。

五、临床表现

由慢性肝病经肝纤维化发展到肝硬化是一个渐进的连续过程，其临床表现也是从无到有、逐渐加重的过程。

慢性肝病伴轻度肝纤维化者，并无特殊症状和体征，在临床上主要表现为基础性肝脏病的症状、体征及相关检查异常。慢性肝病伴进展期肝纤维化者，可出现不同程度的血小板减少、脾脏肿大、门静脉增宽等表现。

慢性肝病进展为代偿期肝硬化后，临床上可能出现不同程度的肝细胞功能障碍（如血清白蛋白降低、凝血酶原时间延长）和门静脉高压症（如脾肿大、脾功能亢进及食管胃静脉曲张等）等表现。

肝硬化一旦进入失代偿期，则临床出现腹水、食管胃静脉曲张破裂出血及肝性脑病等各种并发症。终末期肝硬化患者则可出现慢性肝衰竭、顽固性腹水、肝肾综合征、自发性细菌性腹膜炎及脓毒症等严重并发症。

（一）常见症状和体征

早期肝硬化患者可只有原发性肝病的表现而无任何特殊症状和体征。随着病情发展，肝硬化患者可出现乏力、食欲减退、腹胀、腹泻、消瘦、低热及皮肤瘙痒等。男性可有性欲减退，女性可有原发性或继发性闭经，因而可导致不育不孕。

肝硬化患者的常见体征包括：面色晦暗、黄疸、肝掌、蜘蛛痣及腹壁静脉曲张。疾病早期可触及肿大的肝脏，质硬、边缘纯，晚期则因肝脏萎缩而触不到；多有不同程度的脾脏肿大。有腹水者则可出现双下肢（特别是踝部）可凹陷性水肿、腹部移动性浊音。男性患者可有睾丸萎缩、乳腺发育（乳房女性化），女性可有乳腺变小、阴毛稀少等第二性征减退的表现。

（二）主要并发症

失代偿期肝硬化可以有很多并发症，主要包括食管胃静脉曲张破裂出血、腹水、自发性细菌性腹膜炎、肝肾综合征、肝性脑病、肝性脊髓病、肝肺综合征、门脉性肺动脉高压症等主要并发症。其发生机制、诊断和治疗详见本书的有关章节。

1. 食管胃静脉曲张破裂出血　食管胃静脉曲张破裂出血（gastroesophageal variceal bleeding，GEVB）为肝硬化的常见并发症之一。决定是否发生出血的主要因素是门静脉压力、静脉曲张直径及其管壁厚度，而凝血机制障碍和血小板减少可能只是导致出血加重或难以控制的因素。严重消化道出血可引起出血性休克或诱发肝性脑病，如治疗不及时甚至可危及生命。

2. 腹水、自发性细菌性腹膜炎及肝肾综合征[10]　腹水是失代偿期肝硬化患者常见且严重的并发症之一。门静脉高压和低白蛋白血症是导致肝硬化腹水的主要原因。腹部超声可以确定有无腹水及腹水量。

自发性细菌性腹膜炎（spontaneous bacterial peritonitis，SBP）是在无明确腹腔内病变或创伤的情况下，细菌侵入腹腔导致的感染及炎症（多为革兰氏阴性需氧杆菌或球菌单一感染），是终末期肝病的常见并发症。仅部分患者有发热、腹痛或腹部压痛等较典型表现，多数患者无典型症状和体征。血常规可见中性粒细胞比例升高，诊断主要靠腹水穿刺发现中性粒细胞计数大于 $250/mm^3$ 和／或细菌培养阳性。

肝肾综合征（hepatorenal syndrome，HRS）是发生于严重肝功能障碍基础上的功能性肾衰竭，多伴有腹水，是一种特殊类型的急性肾损害。其病理生理基础是内脏动脉扩张引起肾灌注压降低，肾动脉继发性收缩导致肾脏灌注量进一步降低，因而肾小球滤过率降低。根据国内外最新指南，密切监测血清肌酐水平的动态变化是及时诊断肝肾综合征的关键。

3. 肝性脑病和肝性脊髓病　肝性脑病（hepatic encephalopathy，HE）是由于肝功能严重障碍／或门-体异常分流所致的神经精神异常综合征，其临床表现轻重不等。其诊断需结合病史，并排除原发性神经疾病（如脑血管病、颅内占位性疾病）、精神疾病、代谢性脑病和中毒性脑病等[11]。

肝性脊髓病（hepatic myelopathy，HM）是肝脏疾病少见的神经系统并发症，以上下肢痉挛性瘫痪为主要临床特征，起病前常有肝性脑病发作[12]。

4. 肝肺综合征和门脉性肺动脉高压[13]　肝肺综合征（hepatopulmonary syndrome，HPS）是因晚期肝病、门静脉高压或先天性门体静脉分流引起的肺内血管扩张，导致氧合异常。HPS主要见于肝硬化和门静脉高压患者。临床可见呼吸困难、杵状指，亦可无明显症状或体征，多数患者胸片正常。血气分析可见立位动脉氧分压降低，影像或核医学检查显示肺毛细血管扩张所致的右向左分流。

门脉性肺动脉高压（portopulmonary hypertension，POPH）是在门静脉高压基础上，肺动脉压力异常升高所引起的肺动脉血流受阻。临床可有劳力性呼吸困难、右心衰竭等表现，有创检查（如右心漂浮导管）和无创检查（如超声心动图）可见肺动脉压力升高。

5. 肝细胞癌　任何原因所致肝硬化都会增加肝细胞癌（HCC）发生风险，后者的年发生率为 $2\% \sim 4\%$。在全球范围内，HBV、HCV 感染及酒精性肝硬化是引起 HCC 的主要病因，但近年来 NAFLD 相关的 HCC 有增加趋势[14]。

消除或控制病因，可以明显降低但不能完全消除肝硬化患者发生 HCC 的风险。因此，对于肝硬化患者，即使病因被消除（例如，口服直接抗病毒药清除了 HCV）或已控制（例如，长期口服核苷或核苷酸类药物抑制 HBV），也应坚持长期定期监测是否发生 HCC。

（三）生理、心理及社会功能状态改变

肝硬化患者，特别是失代偿期肝硬化患者常存在营养不良、肌少症和衰弱。这三者相互关联，但又不完全相同，各自从不同的侧面反映了肝硬化患者全身生理机能减退情况。这些情况的存在，均可增加肝硬化并发症的发生率、降低生活质量和缩短生存期。

1. 营养不良　营养不良是指由于营养摄入或吸收不足所导致的去脂体重（fat-free mass）降低和身体细胞总量（body cell mass）减少。Child-Pugh A、B

和 C 级肝硬化患者营养不良的发生率分别为 16%、25% 和 44%[15]。

肝硬化患者发生营养不良的主要机制包括：食物摄入减少（食欲减退、恶心呕吐、味觉改变、限制蛋白和盐、意识改变等）、消化吸收障碍（门体分流、门静脉高压性肠病、胆盐和胰酶缺乏、细菌过度生长等）和代谢障碍（高代谢状态，糖、脂肪及蛋白质代谢障碍），感染、炎症、饮酒及服用非选择性受体阻滞剂（NSBB）等，因消化道出血或为准备检查操作而长时间禁食。

在肝硬化患者，因存在水肿、腹水及肝脏合成功能障碍，BMI、中臂肌肉周长（MAMC）、生物电阻抗分析（BIA），以及血清白蛋白、视黄醇结合蛋白水平等均不适用于评估其营养状态。超声测量股肌厚度可作为筛选营养不良的手段，双能 X 线吸收测量法（DEXA）和 CT 测定第三腰椎骨骼肌指数是确定营养不良的较准确方法，但其正常值和诊断界值的确定需要根据当地年龄匹配的正常人群的测定结果[16]。

2. 肌少症 肌少症是指骨骼肌总量和力量进行性、广泛性减少，包括由年龄增加所致的原发性肌少症和由急慢性疾病所致的继发性肌少症。据文献报道，30% ～ 70% 的肝硬化患者存在肌少症，在 CTP A、B 和 C 级肝硬化患者中的发生率分别为 10%、34% 和 54%，且在任何 BMI 的患者均可能发生，尤其多见于男性和酒精性肝病患者[17]。在伴有肥胖的肝硬化患者，可在体脂积累的同时伴有骨骼肌减少，即肌少性肥胖（sarcopenic obesity）。有研究发现，在肝硬化（主要为 CTP B 级）患者中，肌少症、肌少性肥胖及肌肉脂肪变（myostestosis）的发生率分别为 43%、20% 和 52%[18]。

肝硬化患者肌少症的发生机制主要包括：蛋白质营养不良、支链氨基酸不足，线粒体功能障碍，内毒素血症，系统性炎症，血氨升高导致的肌肉生成抑制素升高及哺乳动物雷帕霉素靶蛋白降低，睾酮和生长激素降低，维生素 D 降低，以及体力活动减少。

CT 测定第三腰椎骨骼肌指数（L_3-SMI）不仅可发现骨骼肌总量减少，而且可以发现骨骼肌脂肪变，后者表现为 CT 衰减值降低。最近有研究发现 MRI 同样可以准确测定 L_3-SMI，而且还能测定肌肉中的脂肪含量[19]。

3. 虚弱 虚弱是由于多系统生理紊乱导致的生理功能储备降低，以及对健康应激因子的脆弱性增加。其评价指标主要包括体能、功能和认知等方面，营养不良和肌少症也是其重要组成部分。虚弱主要用来识别发生不良健康结局、跌倒、活动受限、生活依赖、住院及死亡风险较高的患者。目前其定义和诊断标准并不统一，因而文献中报道的发生率也各异（在 18% ～ 43%）。虚弱的发生机制复杂，包括营养不良、肌少症、疾病状态等因素的影响。诊断虚弱的常用量表包括以下几种[19]：

Fried 虚弱指数（Fried frailty index，FFI）：如果有体重降低、自我报告疲倦、握力降低、步行缓慢及体力活动能力降低之中的 3 项以上，即可诊断虚弱，但其应用耗时较多。

临床虚弱量表（clinical frailty scale，CFS）：将生理机能和疾病状态分为 9 级，4 级及以上即为存在虚弱，但主要靠医生的主观判断。

肝脏虚弱指数（liver frailty index，LFI）：计算相对简单，将握力（优势手测试 3 次）、从椅子上站立起来 5 次所需时间及维持 3 个姿势的时间代入专门的公式，结果 > 4.5 为存在虚弱。

4. 心理状态和生活质量改变 肝硬化患者的健康相关生活质量降低，包括生理和心理方面的障碍。对肝硬化患者生活质量影响最明显的问题包括抑郁、焦虑、肌肉痉挛、失眠、跌倒、营养不良、虚弱、贫血和肝性脑病等[20]。

（四）实验室、影像、内镜及病理学检查

1. 血液学检查 白细胞、血小板、血红蛋白降低主要反映脾功能亢进。凝血酶原时间（PT）、凝血酶原活动度（PTA）和凝血酶原国际标准化比值（INR）是凝血功能的不同表达方式，均可反映肝细胞的合成功能。如 PT 明显延长、INR 明显升高或 PTA 明显降低，而且经注射维生素 K 3 ～ 5 天后仍不能纠正，则常提示严重肝功能障碍。

2. 血生化检查 反映肝细胞损害的 ALT、AST 可有不同程度的升高，且一般 AST > ALT；但在尚未发展为肝硬化的酒精性肝病、暴发性肝豆状核变性及服用联苯结构类降酶药物的患者，亦可出现 AST > ALT。

反映胆汁淤积的 ALP、GGT 升高程度主要取决于原发疾病的类型及严重程度：在病毒性肝炎及自身免疫性肝炎所致的肝硬化，二者多为轻度升高；在胆汁淤积性肝硬化（如 PBC、PSC）则二者

均显著升高；在酒精性肝硬化则 GGT 升高明显而 ALP 仅轻到中度升高。

血清胆红素既可反映肝细胞代谢功能障碍，也可以是胆汁淤积的表现，故在胆汁淤积性肝硬化升高非常明显。

血清白蛋白和胆碱酯酶主要反映肝脏合成和功能储备，在排除营养不良、急性发热、感染或消耗性疾病，以及排除肾脏或肠道蛋白丢失性疾病的前提下，血清白蛋白降低则对肝硬化诊断价值较大。

3. 影像学检查　超声、CT、MRI 检查可见肝脏缩小（酒精性和胆汁淤积性肝硬化早期可有肝脏增大）、表面轮廓不规则或呈结节状，各叶比例改变（左叶增大、右叶缩小）、肝裂增宽；肝实质呈颗粒样或结节样；脾脏增厚（> 40mm），门静脉和脾静脉增宽、食管胃静脉曲张、侧支循环等肝硬化和门静脉高压症的征象[21]。

4. 肝纤维化和肝硬化的无创检测

（1）基于血液指标的无创诊断技术：一类是反映 ECM 生成与降解相关的血清学指标。主要包括透明质酸、Ⅲ型前胶原氨基端肽、血清层连蛋白、基质金属蛋白酶及基质金属蛋白酶组织抑制物等。对于这类指标检测，目前国内尚无标准化试剂，其诊断界值受肝脏炎症活动等因素影响较大，且无肝脏特异性。另一类是基于临床常用生化和血液学指标构建的肝纤维化无创诊断模型。应用较多的是天冬氨酸氨基转移酶 / 血小板比率指数，APRI=[AST/ULN/ 血小板（×10^9/L）]×100；FIB-4，Fibrosis-4= 年龄（岁）×AST（U/L）/[血小板（10^9/L）×ALT（U/L）^{1/2}]。其价格低廉、简便易行，尽管准确性不高，但可用来初步筛查肝硬化。

（2）基于影像技术的无创诊断技术：主要包括基于超声的瞬时弹性成像（TE）技术、声学辐射力脉冲（ARFI）技术、二维剪切波弹力成像（2D-SWE）及磁共振弹性成像（MRE）。

TE 通过肝脏硬度测量值（liver stiffness measurement，LSM）来评估肝纤维化和肝硬化程度，目前临床应用最广泛。ARFI 技术可集成在传统超声显像系统中，并可自由选定感兴趣区检测。2D-SWE 是将传统超声成像与实时可视化剪切波超声结合，可能更适于肝硬化的诊断。MRE 能反映整个肝脏弹性信息，且不受肥胖及腹水的影响，但其成像易受肝内铁沉积的影响，且需要专门的硬件设备，检查耗时长、费用高。

这些无创检测技术均可有效区分轻度肝纤维化和重度肝纤维化，对于诊断肝硬化有较高的价值；但不能有效区分各期肝纤维化，且其诊断界值受肝脏炎症、胆汁淤积及充血的影响。

5. 消化内镜检查　胃镜可直接观察到食管胃静脉曲张的部位和严重程度，是诊断静脉曲张的金标准[22]，并可进行内镜下治疗如曲张静脉套扎术或硬化注射术。肠镜可观察到痔丛静脉曲张等。胶囊内镜可观察到胃肠镜无法观察部位的异位静脉曲张。超声内镜能提供更多消化道黏膜及管壁的细节信息，如内部解剖结构变化和黏膜血流的改变，可提高诊断准确性，并可辅助治疗，减少静脉曲张复发。

6. 腹腔镜检查　腹腔镜可直观显示肝脏外观，并可取肝脏组织供病理学检查，但因其有创性，目前主要用于原因不明腹水或腹膜病变的诊断。

7. 组织病理学检查　肝脏活组织病理学检查是诊断肝纤维化和肝硬化的“金标准”。目前国际上用于慢性病毒性肝炎的组织病理学评分体系包括 Knodell、Scheuer、Ishak 及 Metavir 等，我国学者也制定了更适用于慢性乙型肝炎的炎症分级和纤维化分期标准。用于 NASH 的评分体统主要包括美国 NASH 临床研究网络（NASH CRN）系统纤维化评分和 SAF（脂肪变性、纤维化、炎症活动）评分系统。

Laennec 肝硬化评分系统根据纤维间隔宽度、再生结节大小，进一步将 Metavir 4（肝硬化期）细分为 4A、4B 和 4C 三个亚期，与肝硬化临床分期及 HVPG 有较好的相关性[23]。

2017 年我国学者发表了评价肝纤维化逆转的“北京标准”，基于纤维间隔类型将 3 期以上纤维化分为进展为主型、未确定型及逆转为主型，实现了根据一次肝脏活组织病理学检查即可初步判断肝纤维化发展趋势，优化了现有肝纤维化病理评分体系，是对传统肝纤维化分期分级系统的有益补充[24]。

六、诊　断

对于病因明确的慢性肝病患者，需要判断肝纤维化程度及是否进展为肝硬化。对于病因未明确但有肝硬化征象者，需要确认是否为肝硬化，同时根据病史、体征，并结合病原学、免疫学、遗传学、影像学及病理学检查，尽可能做出病因学诊断。诊断为肝硬化后，还要对其进行临床分期、肝功能分级。

对于肝硬化,目前临床上尚无统一的诊断标准。根据文献并结合临床实践,提出以下参考标准。

(1)肝脏组织病理学显示弥漫性肝纤维化及假小叶形成,即可诊断为肝硬化。

(2)如果没有肝脏组织病理学,符合以下5条中2条以上,且除外非肝硬化性门静脉高压者,可临床诊断为肝硬化:

1)胃镜检查:显示食管胃静脉曲张。

2)影像学检查:超声、CT或MRI有肝硬化和/或门静脉高压特征。

3)脾功能亢进:血小板、白细胞或血红蛋白降低等。

4)肝脏弹性测定:肝脏硬度>13kPa。

5)肝脏合成功能减低:血清白蛋白降低、凝血酶原时间延长。

对于诊断为肝硬化的患者,应根据主要并发症的发生情况进行分期。同时,还应根据有关临床及实验室检查指标进行肝功能分级,以便为判断预后、选择治疗方法提供客观依据。

七、临床分期及功能分级

(一)肝硬化临床分期

1. 两期分类法

(1)代偿期肝硬化(compensated cirrhosis):组织病理学或临床综合诊断为肝硬化,但无腹水、食管胃静脉曲张破裂出血及肝性脑病等严重并发症者。

(2)失代偿期肝硬化(decompensated cirrhosis):组织病理学或临床综合诊断为肝硬化,且出现腹水、食管胃静脉曲张破裂出血、肝性脑病等严重并发症之一者。

代偿期肝硬化患者中位生存时间为12年,而发生失代偿肝硬化的中位生存时间仅为2年。近年来随着病因治疗的进步,许多失代偿期肝硬化患者可以"逆转"为代偿期肝硬化,故有学者提出了"再代偿期肝硬化"(recompensated cirrhosis)的概念,但目前尚无统一诊断标准。Baveno Ⅶ建议,需同时满足以下3条:①肝硬化原发病因的清除、抑制或治愈(如HCV清除、HBV持续抑制、持续戒酒);②未使用利尿剂的情况下腹水消退,未服用乳果糖/利福昔明的情况下无肝性脑病表现,无再发静脉

曲张出血(至少12个月);③肝功能(白蛋白、INR、胆红素)改善[25]。

2. 七期分类法[22]   意大利学者D'Amico等采用竞争风险模型(而不是传统的Kaplan-Meier风险评估和Cox回归模型),根据1年病死率将肝硬化细分为7期。

代偿期肝硬化为0~2期:

0期为无食管胃静脉曲张,HVPG为5~10mmHg;1年病死率为0。

1期为无食管胃静脉曲张,但HVPG≥10mmHg;1年病死率为0。

2期为存在食管胃底静脉曲张;1年病死率为0~5%。

失代偿肝硬化为3~5期。

3期为出现EVB;1年病死率为20%。

4期为第一次发生出血以外的失代偿事件;1年病死率为24%。

5期为再次发生失代偿事件;1年病死率为50%~78%。

6期为终末期,即为失代偿阶段的晚期,出现难治性腹水、肝性脑病、严重感染、肾衰竭和慢加急性肝衰竭;1年病死率为50%~97%。

(二)肝硬化肝功能分级

(1)Child-Turcotte-Pugh(CTP)评分(表56-3)。

表56-3   Child-Turcotte-Pugh评分

变量	1分	2分	3分
总胆红素(μmol/L)	<34	34~50	>50
白蛋白(g/L)	>35	28~35	<28
INR	<1.70	1.71~2.30	>2.30
腹水	无	少量	中至大量
肝性脑病	无	Ⅰ~Ⅱ度	Ⅲ~Ⅳ度

注:A级,5~6分;B级,7~9分;C级,10~15分。

(2)终末期肝病模型(Model for End-stage Liver Disease,MELD)评分。

MELD评分=$9.57 \times \ln[$肌酐(mg/dl)$]+3.78 \times \ln[$胆红素(mg/dl)$]+11.20 \times \ln($INR$)+6.43$

病因:胆汁性肝硬化或酒精性肝硬化为0,其他为1;评分越高,生存率越低。

八、鉴别诊断

（1）以门静脉高压症为主要表现者，应与非肝硬化性门静脉高压等相鉴别，包括先天性肝纤维化、特发性非肝硬化门静脉高压、布－加综合征、肝窦阻塞综合征等。肝硬化的临床特点是肝细胞功能障碍（白蛋白、PTA 等反映肝脏合成功能的指标降低）加上门静脉高压征象（如门静脉增宽、脾肿大、侧支循环形成及食管胃静脉曲张，白细胞及血小板减少），肝脏影像学表现为体积缩小（酒精性、胆汁淤积性及淤血性肝硬化早期可以有肝脏增大）、左叶增大伴右叶缩小、表面凹凸不平、实质呈结节样；而非肝硬化性门静脉高压主要表现为门静脉高压的征象，无明显肝实质受损的生化证据及影像学特征，病理学检查对鉴别诊断有很大帮助。

（2）以腹水为主要表现者，应与心功能不全、缩窄性心包炎、肾病综合征、结核性腹膜炎、胃肠道肿瘤、腹腔内原发或转移性肿瘤等其他良、恶性疾病所致的腹水或腹水样改变（如巨大卵巢囊肿）相鉴别。

（3）以神经、精神症状为主要表现，出现疑似肝性脑病者，应与脑血管病、颅内感染等神经系统疾病及精神疾病，以及低血糖、糖尿病酮症酸中毒、尿毒症全身疾病所致的意识障碍相鉴别。

九、治疗原则

对肝硬化患者的临床治疗和管理，应强调规范性、系统性和连续性。完整的治疗方案应包括病因治疗和针对各种并发症的预防和治疗，以及营养支持、生活指导和心理疏导；同时还应对患者进行长期规律随访，以监测疾病演变和各种并发症特别是 HCC 的发生。提供药物治疗、内镜治疗、放射介入治疗、外科治疗（包括肝移植）的相关科室，以及提供营养支持、康复指导及心理疏导的多学科团队，应该以患者为中心，高度协调和密切配合[26]。

2019 年美国肝病学会医疗实践测评委员会发表了包含 3 个维度的 46 项指标的肝硬化医疗质量评价系统[27]。其中，26 项医疗过程指标涵盖了肝硬化的病因治疗，上消化道内镜检查，食管胃静脉曲张出血的预防和处理（一级预防、急性出血的药物及内镜治疗、二级预防），腹水的治疗（首次出现腹水住院患者的腹水穿刺检查，腹水、肝性胸水及自发性细菌性腹膜炎的治疗），肝性脑病（寻找诱因、告知驾车的潜在危险性、发作期治疗及二级预防），外科手术风险利益评估、肝移植评估、HCC 的筛查、虚弱量表筛查及出院 4 周时门诊复查等。7 项临床结局指标包括患者生存情况，首次出血、再出血情况，HCC 早期诊断情况，住院、7 天再入院及 30 天再入院情况。13 项患者报告的结局指标包括水肿和腹水情况，瘙痒、肌肉痉挛、跌倒、虚弱，注意力和记忆力、抑郁、意识模糊，药物副作用，驾车能力、能否避免饮酒，是否被标签化、对家庭的负担等。这些指标从不同的维度评判对于肝硬化患者的治疗措施是否全面、合理、到位、有效。

（一）病因治疗

对于肝硬化患者，病因治疗是最重要也是最有效的治疗。大量研究表明，如果能去除或有效控制病因，在多数肝硬化患者可以实现肝功能指标的好转、肝纤维化／早期肝硬化的组织学逆转，而且还可获得临床结局的改善，包括肝硬化失代偿事件、HCC、肝移植及病死率的降低。

酒精性肝病患者戒酒、血吸虫性肝病抗血吸虫治疗、自身免疫性肝炎激素治疗、肝豆状核变性驱铜治疗、原发性血色病放血治疗等，均可有效阻断、延缓甚至逆转肝纤维化和早期肝硬化。根据国内外指南，对于有 HBV 复制的代偿期肝硬化患者，或 HBsAg 阳性的失代偿期肝硬化患者，不论 HBeAg 状态及转氨酶水平，均应给予恩替卡韦、替诺福韦酯或丙酚替诺福韦长期治疗。对于丙型肝炎肝硬化，通过口服直接抗病毒药物可使 95% 以上的患者清除 HCV，有效减缓疾病进展（包括降低 HCC 的发生）。各种常见肝病的病因治疗具体方案和方法请参见本书有关章节。

（二）生活方式改变[28]

1. 戒烟、戒酒和减重　有研究表明，对任何原因的肝硬化患者，饮酒、吸烟及肥胖均可加速疾病进展，甚至促进 HCC 的发生。因此，对所有肝硬化患者，均建议戒烟、戒酒或最大限度减少饮酒、减轻体重。

2. 营养支持疗法　肝硬化患者多处于高代谢状态（其发生率为 33.8% ～ 58%）。肝硬化时蛋白质合成、分解速度均明显加快，但分解速度大于合成速度，致蛋白质合成能力下降。肝硬化患者营养支持的三条基本原则：摄入足够的能量、足够的蛋白质和缩短进食间隔（缩短禁食时间）。

对于不伴肥胖的肝硬化患者，建议每日能量摄入量为 30～35kcal/（kg·d），蛋白质摄入量为 1.2～1.5g/（kg·d），包括动物蛋白、奶制品及植物蛋白。对于不能耐受口服蛋白食物者，可以口服支链氨基酸（BCAA）以补充氮源。失代偿期肝硬化患者，宜少量多餐，并提倡夜间／睡前进食 50g 吸收慢的复杂糖类（1～2 片全麦面包，或 7～8 片粗纤维饼干）和 15g 蛋白质（奶酪、酸奶或一杯牛奶），以减少夜间为维持能量需求而消耗机体脂肪和蛋白质。

进食不足的肝硬化患者，应在营养师指导下补充维生素和微量元素。对于伴有肥胖的代偿期肝硬化患者，可通过适当限制热量和增加运动将体重降低 10%，以有效延缓疾病进展。

3. 运动指导　鼓励肝硬化患者进行力所能及的体力活动和运动锻炼，以增强全身机能，并降低营养不良、肌少症和虚弱的发生率及其严重程度。

对于代偿期肝硬化患者，每周可进行 150min 的耐力运动（有氧运动，如慢跑、游泳、骑自行车等），再加上 2～3 天的阻力运动（如抬举哑铃等）。一般每次运动包括 5～10min 热身运动，20～40min 的主要运动，以及 5～10min 的放松及平衡练习。对于失代偿期功肝硬化患者，最好先处理好出血风险较高的食管胃静脉曲张等潜在问题，然后再开始运动计划。

4. 注意口腔卫生　良好的口腔卫生习惯，有助于保持或恢复肠道微生态平衡，对肝脏疾病的预防和治疗具有重要的作用。建议至少每天两次刷牙，鼓励使用牙线，最好每年进行一次牙龈洁治（洗牙）。

（三）各种并发症的治疗原则[29-32]

对于肝硬化的各种并发症，常需要序贯或联合应用药物、内镜、介入或手术治疗。因此，应通过多学科团队的密切配合，制订完善的总体规划和明晰的实施计划。有关肝硬化腹水、自发性细菌性腹膜炎、肝肾综合征、食管胃静脉曲张破裂出血、肝性脑病、肝性脊髓病、肝肺综合征、门脉性肺动脉高压、门静脉血栓形成及严重感染等主要并发症的预防、诊断和治疗措施，请参见本书相关章节。

（四）采用姑息疗法的原则进行对症治疗

现代姑息治疗并不完全等同于临终关怀，因而也越来越多地用于身体及心理痛苦明显的非恶性疾病患者。失代偿期肝硬化患者生活质量下降。有研究表明，肝硬化患者的躯体痛苦主要包括注意力不集中、睡眠障碍、倦怠疲劳、肌肉痉挛、性功能障碍和疼痛不适。在心理方面，超过 1/2 的肝硬化患者有抑郁，超过 1/4 的患者有焦虑。有研究表明，采用姑息治疗的理念和技术处理，针对患者身体、精神和社会心理上的痛苦，制订治疗计划、减轻患者身体症状，以及为患者和家人提供情感支持，能有效改善肝硬化患者的生活质量[33]。

（五）肝移植

肝移植是治疗终末期肝病最终和最有效的手段。失代偿期肝硬化 Child-Pugh C 级（＞10 分）或 MELD 评分＞12 分者应考虑肝移植[34]。成人肝移植 1 年生存率一般＞90%，5 年生存率＞80%[35]。

十、长 期 随 访

为评估疗效、监测疾病进展及早期发现 HCC，应该对肝硬化患者进行系统随访。对所有肝硬化患者，应每 3 个月检测一次肝功能、血常规和凝血功能；每 6 个月检测一次 AFP、肝弹性和腹部超声。对于代偿期肝硬化且无静脉曲张者，如持续存在肝损伤及相关因素，建议每 2 年复查一次胃镜；如相关因素得到控制或去除（如 HBV DNA 抑制、HCV RNA 清除、戒酒、体重降低等），建议每 3 年复查一次胃镜。对于已有轻度静脉曲张但尚无出血风险者，建议每年复查一次胃镜；如相关因素得到控制或去除，建议每 2 年复查一次胃镜。对于肝硬化失代偿期患者，即使无静脉曲张出血史，仍建议每半年或 1 年复查一次胃镜[36]。

（赵连晖　单　姗　贾继东）

参 考 文 献

[1] Tsochatzis EA，Bosch J，Burroughs AK. Liver cirrhosis. Lancet 2014；383：1749-61.

[2] Mokdad AA，Lopez AD，Shahraz S，et al. Liver cirrhosis mortality in 187 countries between 1980 and 2010：a

systematic analysis. BMC Med 2014；12：14-5.

[3] 2017 Cirrhosis Collaborators. The global，regional，and national burden of cirrhosis by cause in 195 countries and territories，1990-2017：a systematic analysis for the Global Burden of Disease Study 2017. Lancet Gastroenterol Hepatol 2020；5：245-66

[4] Wang X，Lin SX，Tao J，et al. Study of liver cirrhosis over ten consecutive years in Southern China. World J Gastroenterol 2014；20：13546-55.

[5] Bao XY，Xu BB，Fang K，et al. Changing trends of hospitalisation of liver cirrhosis in Beijing，China. BMJ Open Gastroenterol 2015；2：e000051.

[6] GBD 2017 Cirrhosis Collaborators. The global，regional，and national burden of cirrhosis by cause in 195 countries and territories，1990-2017：a systematic analysis for the Global Burden of Disease Study 2017. Lancet Gastroenterol Hepatol 2020；5：245-66.

[7] Li M，Wang ZQ，Zhang L，et al. Burden of cirrhosis and other chronic liver diseases caused by specific etiologies in China，1990-2016：findings from the global burden of disease study 2016. Biomed Environ Sci 2020；33：1-10.

[8] Tsuchida T，Friedman SL. Mechanisms of hepatic stellate cell activation. Nat Rev Gastroenterol Hepatol 2017；14：397-411.

[9] Qin N，Yang F，Li A，et al. Alterations of the human gut microbiome in liver cirrhosis. Nature 2014；513：59-64.

[10] Angeli P，Ginès P，Wong F，et al. Diagnosis and management of acute kidney injury in patients with cirrhosis：revised consensus recommendations of the International Club of Ascites. J Hepatol 2015；62：968-74.

[11] Vilstrup H，Amodio P，Bajaj J，et al. Hepatic encephalopathy in chronic liver disease：2014 practice guideline by the American Association for the Study of Liver Diseases and the European Association for the Study of the Liver. Hepatology 2014；60：715-35.

[12] Caldwell C，Werdiger N，Jakab S，et al. Use of model for end-stage liver disease exception points for early liver transplantation and successful reversal of hepatic myelopathy with a review of the literature. Liver Transpl 2010；16：818-26.

[13] Krowka MJ，Fallon MB，Kawut SM，et al. International Liver Transplant Society practice guidelines：diagnosis and management of hepatopulmonary syndrome and portopulmonary hypertension. Transplantation 2016；100：1440-52.

[14] Villanueva A. Hepatocellular carcinoma.N Engl J Med 2019；380：1450-62.

[15] Guglielmi FW，Panella C，Buda A，et al. Nutritional state and energy balance in cirrhotic patients with or without hypermetabolism. Multicentre prospective study by the Nutritional Problems in Gastroenterology Section of the Italian Society of Gastroenterology（SIGE）. Dig Liver Dis 2005；37：681-8.

[16] Bunchorntavakul C，Reddy KR. Review article：malnutrition/sarcopenia and frailty in patients with cirrhosis. Aliment Pharmacol Ther 2020；51：64-77.

[17] Bhanji RA，Montano-Loza AJ，Watt KD. Sarcopenia in cirrhosis：looking beyond the skeletal muscle loss to see the systemic disease. Hepatology 2019；70：2193-203.

[18] Montano-Loza AJ，Angulo P，Meza-Junco J，et al. Sarcopenic obesity and myosteatosis are associated with higher mortality in patients with cirrhosis. J Cachexia Sarcopenia Muscle 2016；7：126-35.

[19] Buchard B，Boirie Y，Cassagnes L，et al. Assessment of malnutrition，sarcopenia and frailty in patients with cirrhosis：which tools should we use in clinical practice? Nutrients 2020；12：186.

[20] Rabiee A，Ximenes RO，Nikayin S，et al. Factors associated with health-related quality of life in patients with cirrhosis：a systematic review. Liver Int 2021；41：6-15.

[21] Tapper EB，Lok AS. Use of liver imaging and biopsy in clinical practice. N Engl J Med 2017；377：756-68.

[22] D'Amico G，Morabito A，D'Amico M，et al. Clinical states of cirrhosis and competing risks. J Hepatol 2018；68：563-76.

[23] Kim MY，Cho MY，Baik SK，et al. Histological subclassification of cirrhosis using the Laennec fibrosis scoring system correlates with clinical stage and grade of portal hypertension. J Hepatol 2011；55：1004-9.

[24] Sun Y，Zhou J，Wang L，et al. New classification of liver biopsy assessment for fibrosis in chronic hepatitis B patients before and after treatment. Hepatology 2017；65：1438-50.

[25] de Franchis R，Bosch J，Garcia-Tsao G，et al. Baveno Ⅶ-renewing consensus in portal hypertension：report of the Baveno Ⅶ Consensus Workshop：personalized care in portal hypertension. J Hepatol 2022；76（4）：959-74.

[26] Ge PS，Runyon BA. Treatment of patients with cirrhosis. N Engl J Med. 2016；375：767-77.

[27] Kanwal F，Tapper EB，Ho C，et al. Development of

quality measures in cirrhosis by the practice metrics committee of the American Association for the Study of Liver Diseases. Hepatology 2019；69：1787-97.

[28] Tandon P，Berzigotti A. Management of lifestyle factors in individuals with cirrhosis：a pragmatic review. Semin Liver Dis 2020；40：20-8.

[29] European Association for the Study of the Liver. EASL clinical practice guidelines for the management of patients with decompensated cirrhosis. J Hepatol 2018；69：406-60.

[30] Yoshiji H，Nagoshi S，Akahane T，et al. Evidence-based clinical practice guidelines for liver cirrhosis 2020. Hepatol Res 2021；51：725-49.

[31] Biggins SW，Angeli P，Garcia-Tsao G，et al. Diagnosis，evaluation，and management of ascites，spontaneous bacterial peritonitis and hepatorenal syndrome：2021 practice guidance by the American Association for the Study of Liver Diseases. Hepatology 2021；74：

[32] 中华医学会肝病学分会 . 肝硬化诊治指南 . 中华肝脏病杂志 2019，27：846-65.

[33] Langberg KM，Kapo JM，Taddei TH. Palliative care in decompensated cirrhosis：a review. Liver Int 2018；38：768-75.

[34] European Association for the Study of the Liver. EASL clinical practice guidelines：liver transplantation. J Hepatol 2016；64：433-85.

[35] McCaughan GW，Crawford M，Sandroussi C，et al. Assessment of adult patients with chronic liver failure for liver transplantation in 2015：who and when? Intern Med J 2016；46：404-12.

[36] de Franchis R；Baveno Ⅵ Faculty. Expanding consensus in portal hypertension：report of the Baveno Ⅵ Consensus Workshop：stratifying risk and individualizing care for portal hypertension. J Hepatol 2015；63：743-52.

1014-48.

第 57 章　肝硬化与非肝硬化门静脉高压症

门静脉高压症是指各种原因导致肝静脉压力梯度（hepatic vein pressure gradient，HVPG）升高大于 5mmHg，或门静脉与下腔静脉的压力梯度，即门静脉压力梯度（portal pressure gradient，PPG）升高超过 6mmHg，或直接测压法门静脉压力 > 1.96kPa（约 14mmHg/20cmH$_2$O），门静脉系统血流受阻和 / 或血流量增加，导致门静脉及其属支血管内静力压升高，伴或不伴脾肿大、脾功能亢进、食管胃静脉曲张、腹水等并发症的临床综合征[1, 2]。经皮经肝门静脉穿刺直接测压法正常门静脉压力为 8 ～ 12mmHg（1.23 ～ 1.73kPa），球囊导管法测定 HVPG 正常值范围为 3 ～ 5mmHg，PPG 正常值小于 5mmHg。20 世纪 40 年代，Whipple 等根据发病部位将门静脉高压症分为肝内型和肝外型。20 世纪 60 年代以后，随着对布 – 加综合征等肝静脉主干或下腔静脉阻塞认识的提高，将门静脉高压症分为肝前型、肝内型和肝后型（表 57-1）。在门静脉高压的原因中，10% ～ 30% 可能由非肝硬化引起，故称为非硬化性门静脉高压症（non-cirrhotic portal hypertension，NCPH）[3]。NCPH 临床表现与肝硬化门静脉高压症相似，以脾肿大、贫血、食管胃静脉曲张为突出表现。在中国，尽管 NCPH 发病率低，但是病因多种多样（表 57-2）。特发性非肝硬化门静脉高压症（idiopathic noncirrhotic portal hypertension，INCPH）与 NCPH 临床表现相似，在印度及西方国家 INCPH

表 57-1　门静脉高压症分类

肝前型：流入肝脏血管主干闭塞或畸形，如肝动脉 – 门静脉瘘，门静脉或脾静脉血栓、门静脉海绵状血管瘤样畸形，门静脉或脾静脉受肿瘤（或假性胰腺囊肿等）压迫。Banti 综合征、热带性脾肿大、戈谢病等，大多数患者无肝硬化，归类为 NCPH

肝内型：各种原因导致的肝硬化、肝纤维化、肝窦阻塞综合征（肝小静脉阻塞综合征）、门静脉纤维化、肝豆状核变性、血色病、肝血吸虫病、先天性肝纤维化、肝脏结节性增生等

肝后型：流出肝脏血管（肝静脉）主干闭塞或畸形，如布 – 加综合征、下腔静脉先天畸形、缩窄性心包炎，大多数患者无肝硬化，也归类为 NCPH

表 57-2　门静脉高压症的病因

肝硬化
　各种原因导致的肝硬化、肝纤维化，包括肝豆状核变性、血色病（先天性肝纤维化、先天性常染色体隐性遗传多囊肾病、肝脏结节性增生归为 NCPH）
非肝硬化
　门静脉血流量增加
　　①非肝性脾肿大，如戈谢病、热带性脾肿大、真性红细胞增多症、白血病、淋巴瘤等
　　②动静脉瘘，如腹外伤或肿瘤继发肝 – 门动静脉瘘、脾动静脉瘘
　心血管系统病变
　　①肝脏出、入血管主干闭塞或畸形，肝动脉 – 门静脉瘘，如门静脉闭塞、脾静脉闭塞、肝窦（肝小静脉）阻塞、肝动脉闭塞、门静脉海绵状血管瘤样畸形、肿瘤压迫
　　②静脉回流障碍，如布 – 加综合征、下腔静脉先天畸形、缩窄性心包炎
　门脉系统栓子形成
　　如门静脉血栓形成、脾静脉血栓形成、门静脉癌栓及慢性胰腺疾病导致门静脉血栓等
　其他罕见的疾病所致门静脉高压症
　　如肝紫癜病、门静脉动脉瘤样扩张（ADPV）
特发性非肝硬化门静脉高压症
　病因及发病机制不清楚，包括感染及免疫紊乱导致的门静脉系统血管性疾病，无肝硬化及门脾静脉血栓形成

占门静脉高压症全部病因的 1/3 以上。我国 85% 以上的门静脉高压症是由肝硬化引起，虽然导致肝硬化的病因较多，慢性病毒性肝炎、酒精及自身免疫性肝病是我国肝硬化的常见原因，详见肝硬化章节。急性门静脉高压症临床极少见，多见急性肝衰竭、急性心衰、急性肝窦（静脉）闭塞、急性门静脉血栓形成等。

第 1 节　肝硬化门静脉高压症

肝硬化门静脉高压症是由一种或多种病因引起的，以肝细胞变性和坏死、肝脏纤维组织弥漫性增生、再生结节和假小叶形成，肝窦毛细血管化伴血管重建及侧支循环形成为特征的慢性肝病，属于肝内型门静脉高压症。近 30 年来，随着对门静脉高

压症病理生理机制的深入研究，内科药物、内镜等微创技术预防治疗肝硬化门静脉高压症取得了令人惊喜的成绩。

一、细胞分子生物学机制

迄今，肝硬化门静脉高压的形成机制仍不完全清楚[4,5]。门静脉压力（P）=门静脉血流量（Q）×门脉血管阻力（R），门静脉血流与肝内阻力对门静脉压力均有影响。肝内血管阻力增加，即后向学说，包括肝纤维化、再生结节及新生血管，血管活性物质与具有收缩功能的细胞（如肝星状细胞、肝窦内皮细胞及库普弗细胞）的

"交叉对话"，导致肝脏微循环及内皮细胞功能异常，是门静脉高压形成的基础和始动因素。高动力循环及肾素-血管紧张素-醛固酮水平等升高，导致门静脉血流量增加，即前向学说，是加重或维持门静脉高压的重要因素。启动以上血流动力学异常的"扳机"是多方面的，包括持续肝脏损伤、内毒素血症、氧化应激、内源性大麻素样物质、肝脏低血流灌注等。肝窦周细胞及其与血管活性物质间的"交叉对话"是维持肝硬化门静脉高压症及其进一步发展的重要因素，也是临床药物治疗的理论基础（图 57-1）。近年研究表明，活化肝星状细胞在调节肝内阻力及肝窦血流量中具有重要作用。

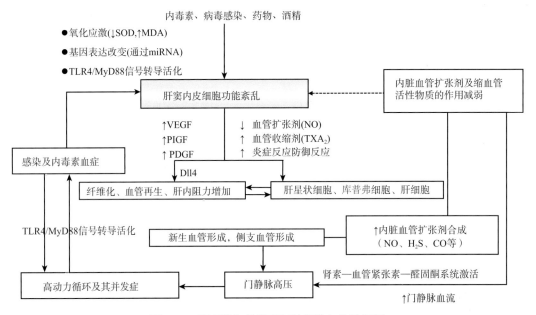

图 57-1 肝硬化门静脉高压的细胞与分子机制

VEGF. 血管内皮生长因子；PDGF. 血小板衍生生长因子；PIGF. 胎盘生长因子；Dll4. △样配体 4；NO. 一氧化氮；H_2S. 硫化氢；CO. 一氧化碳；TXA_2. 血栓素 A_2；SOD. 超氧化物歧化酶；MDA. 丙二醛；TLR4. Toll 样受体 4；MyD88. 髓样分化蛋白

（一）肝细胞与非实质细胞"交叉对话"

肝星状细胞（hepatic stellate cell，HSC）位于肝窦周隙，与肝细胞膜窦面及肝窦内皮细胞紧密相连。研究发现，HSC 沿肝窦规律分布，细胞核之间的距离为 40μm；HSC 占肝脏细胞总数的 5%～8%。三维结构研究发现，HSC 由细胞体和许多长的树突组成。HSC 具有平滑肌细胞样作用，其形态与功能变化受多种多肽生长因子、细胞因子及炎症介质的影响，其中 PDGF 是最重要的 HSC 促有丝分裂刺激物。目前认为，血小板衍生生长因子（platelet-derived growth factor，PDGF）

以 3 种二聚体形式存在：PDGF-AA、PDGF-AB、PDGF-BB。研究发现，PDGF-BB 在 HSC 生长及有关细胞内信号、HSC 膜 PDGF 受体（PDGF-R）B 的表达中具有重要作用。PDGF 诱导 HSC 活化是 PDGFR 与局部黏附分子激酶（FAK）相互作用，PDGF 通过 ras 及 FAK-P 依赖的细胞黏附，活化 PDGFR 及 ras-ERK（细胞外信号调节激酶），再激活 c-src，HSC 发生增殖、分化。静止状态的 HSC 尽管也有树突与邻近肝窦相连，但不表达 α-SMA，因此它对肝窦阻力及微循环的影响较小。当肝脏损伤时，HSC 活化并增殖，表达 α-SMA。研究表明，HSC 的收缩与舒张在调节肝窦阻力及微循环中具有重

要作用，与肝硬化门静脉高压症的发生发展有密切关系。HSC 的舒缩功能受自主神经与血管活性介质的调节，备受关注的是内皮素（endothelins，ET）、硫化氢（H_2S）和一氧化氮（NO）。

（二）赖氨酸氧化酶 -2 与肝纤维化血管重建

血管增生及侧支循环形成是肝硬化门静脉高压症特征性的病理生理变化，其机制尚未完全阐明[6]。赖氨酸氧化酶 -2（lysine oxidase 2，LOX2）及其同工酶 LOXL2（lysine oxidase-like 2）属于赖氨酸氧化酶家族，LOXL2 与 LOX 在细胞外作用方式相似，与新生血管形成及纤维组织形成密切相关。最近在肿瘤微环境研究中发现，抑制 LOXL2 表达可以显著减少活化的肌成纤维细胞及纤维结缔组织生成，并抑制 TGF-β 信号通路，从而抑制肿瘤细胞的转移与上皮细胞间质转化（epithelial-mesenchymal transition，EMT）。特异性 LOXL2 抑制剂（单克隆抗体 AB0023）通过抑制肿瘤新生血管形成，从而抑制 EMT。特异性 LOXL2 抑制剂也可能成为肝硬化门静脉高压新的治疗药物。近年来发现，Notch 家族拥有 5 个配体（Jagged1、Jagged2、Dll1、Dll3 和 Dll4）和 4 个受体（Notch1 ～ Notch4），它们通过相邻细胞的互相接触使配体和受体结合，参与血管增生、肝脏再生。Dll4（delta like ligand 4，△ 样配体 4）是 VEGF 信号途径最主要的下游调控蛋白，其转化应用值得重视。

二、病理生理

1. 高动力循环状态　高动力循环是肝硬化门静脉高压症特征性的病理生理变化[7]。随着肝脏疾病的进展，患者体内扩张血管的活性物质显著增加，扩张血管与收缩血管的活性物质平衡失调，导致肝硬化患者外周及内脏血管扩张，血管阻力降低，有效血浆容量减少，绝对血容量增加，心输出量增加，激活肾素 – 血管紧张素 – 醛固酮（RAS）系统及血管加压素系统，水钠潴留增加，形成肝硬化门静脉高压特征性的高动力循环状态。这种状态下，内脏及门静脉血流量也增加，导致门静脉压力进一步升高，加重肝硬化患者心肾功能障碍。因此，肝硬化性心肌病、自主神经功能障碍和肾功能障碍是肝硬化门静脉高压症进展的重要表现。

2. 肠肝轴变化　由于肠道和肝脏之间紧密的解剖和功能关系，在引起肝脏疾病进展的众多因素之中，肠道菌群起着重要作用。由于肠道微生态失调，肠屏障功能受损和免疫状态改变，细菌产物通过门静脉被肝脏特异性受体识别，激活免疫系统，导致促炎症反应、自发性细菌性腹膜炎。肠道微生物群也作为胆汁酸代谢的调节剂发挥关键作用，短链脂肪酸和继发性胆汁酸产生的细菌减少，促进肠道炎症、增加肠通透性。肠道微生物也通过法尼醇 X 受体（farnesoid X receptor，FXR）影响肠壁渗透性和门静脉高压。此外，肝硬化门静脉高压影响肠道微生物群并增加易位，导致肠肝轴如 "鸡和蛋" 关系，菌群易位增加门静脉压力，反之亦然[8]。针对肠道微生物群及其可能的血流动力学和代谢作用值得研究。

与肠道细菌易位密切相关的感染是肝硬化门静脉高压症较常见的并发症，具有较高的病死率。随着肝硬化门静脉高压症的进展，潜在的致病菌过度生长和原发性非致病菌减少为特征的粪便微生态失调更加突出。在肝硬化患者中，肠道屏障破坏引起肠道通透性过高、肠道运动障碍、微生态失调和小肠细菌过度生长，可诱发病理性细菌易位，最终增加肝硬化及其各种并发症的发生风险，如肝性脑病、食管胃静脉曲张出血、感染和急性肾损伤。在基于微生物组的粪便移植（fecal microbiota transplantation，FMT）研究中，结果令人满意。越来越多的证据表明，肠道微生物在促进肝病发展和肝细胞癌发展中起着关键作用[9, 10]。因此，肠道 – 微生物 – 肝脏轴可作为预防肝硬化门静脉高压症进展和肝细胞癌发生发展的新靶点。

三、临床表现及分期

HVPG 仍作为反映门静脉压力的金标准，HVPG 与肝纤维化、门静脉高压症严重程度具有很强的关联性，是临床转归的最佳预测因子[11-13]。根据 HVPG 及临床表现，肝硬化门静脉高压症临床可分三个阶段：

（1）轻度门脉高压症（mild portal hypertension）：HVPG 5 ～ 10mmHg，无显著门静脉侧支血管建立，也被定义为亚临床门静脉高压（subclinical portal hypertension，SCPH），随着病因的有效控制及肝纤维化的显著改善，绝大多数轻度门静脉高压是可逆转的，临床容易漏诊。在一项平均随访4年的研究中，HVPG < 10mmHg 的患者有 90% 不进展至失代偿期，且发生肝细胞癌及 EVB 的风险显著下降。因此，如何提高 SCPH 的早期诊断仍是临床亟待解决的难题之一。

（2）临床显著门静脉高压症（clinically significant portal hypertension）：10mmHg < HVPG < 12mmHg，门静脉侧支形成、脾肿大、血小板减少或不伴失代偿期肝硬化门静脉高压症表现，如腹水、食管胃静脉曲张出血等。肝癌发生率显著增加，是临床可控制的门静脉高压症的重要阶段，需要重点筛查。

（3）进展期门静脉高压症（advanced stage portal hypertension）：HVPG ≥ 12mmHg，是发生门静脉高压症主要并发症的高风险期，常伴失代偿期肝硬化门静脉高压症表现。根据对降门静脉压药物非选择性 β 受体拮抗剂的反应，HVPG 较基线下降至少 20% 者，认为是临床可控制门静脉高压症，1 年病死率较低，为 10% ～ 30%。否则，认为是临床难治性门静脉高压症，HVPG > 20mmHg，除了临床表现 EVB、腹水、肝肾综合征、低钠血症等多个难治性或复发性并发症外，肝功能严重障碍或肝衰竭容易发生，无肝移植 1 年病死率高达 60% ～ 100%。

四、诊断与鉴别诊断

肝硬化诊断详见有关章节，HVPG 是诊断门静脉高压的金标准。根据慢性肝病或肝硬化病史、症状、特征性体征，结合辅助检查，可诊断与鉴别肝硬化门静脉高压症及其病因。一般将电子胃镜和彩色多普勒超声作为首选检查方法，前者用于食管胃静脉曲张的诊断与筛查，后者用于肝脾实质性病变及脾、门静脉病变的诊断，CT 及 MRI 是诊断肝硬化及门静脉侧支形成最有效的方法。

（一）HVPG 有创测定

采用球囊导管法，经颈静脉通路到肝静脉，阻塞肝静脉后测定的压力即肝静脉楔压（wedged hepatic venous pressure，WHVP），减去肝静脉近下腔静脉处的压力即肝静脉自由压（free hepatic venous pressure，FHVP）的差值，是间接反映门静脉压力的指标（图 57-2），迄今尚无更可靠的替代方法。与直接测定门静脉压力比较，测定 HVPG 的创伤和风险均相对较低、可重复性强，故仍被认为是临床实践中评估 PHT 的金标准。国内外相关指南均推荐有条件的临床中心，应该将测量 HVPG 用于指导肝硬化门静脉高压症诊疗。

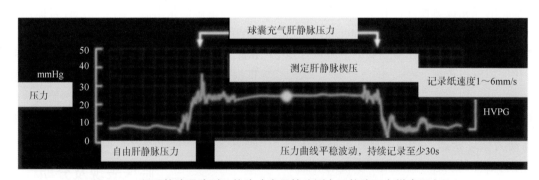

图 57-2　经颈静脉通路到肝静脉球囊导管法测定肝静脉压力梯度示意图

（二）HVPG 无创评估方法

1. 肝脏瞬时弹性成像（FibroScan）　肝脏瞬时弹性成像是目前临床上较为常用的无创肝纤维化诊断方法，其基本原理是基于肝脏硬度与肝纤维化程度直接相关。鉴于肝纤维化导致的门静脉阻力增加是门静脉高压症的重要病理生理基础，肝脏瞬时弹性成像用于辅助临床诊断门静脉高压症。一项纳入 18 项研究、3644 例患者的 Meta 分析显示，肝脏瞬时弹性成像诊断临床显著门静脉高压的敏感度和特异度分别为 90% 和 79%。尽管肝脏瞬时弹性成像测定肝脏和脾脏硬度快速、安全、无创，可提供具体数值、可重复、实时的结果，但目前尚不足以替代 HVPG 来准确评估肝硬化门静脉高压症的程度，还受患者肥胖、肋间隙狭窄、腹水等因素影响，约 10% 的患者亦无法获得可靠测量结果。

2. 腹部彩色多普勒超声　此项检查无创、易行、经济且重复性好，属于肝脏疾病诊断和随访的一线检查方法，尤其对门静脉血流动力学相关参数的检测更是具有不可替代的作用。一般认为，门静脉主干内径＞1.3cm、脾静脉（近脾门处）内径＞0.9cm、脾脏厚度＞4.0cm 时提示门静脉高压，但相关测量值与门静脉压力的相关性并不强。彩色多普勒超声检查可直接获得门静脉血流速度、方向等，进一步通过流速和门静脉横截面面积的乘积可计算门静脉血流量。包括：①根据公式，门静脉压力（mmHg）＝（0.066×脾动脉搏动指数 −0.044）×门静脉血流量，可粗略估算门静脉压力。②门静脉充血指数（congenital index，CI）是门静脉横截面面积与其血流速度的比值，有效反映门静脉内径与血流速度的综合变化情况，可相对准确地用于评估门静脉压力。③肝/脾动脉阻力指数（hepatic/splenic arterial resistive index，HARI）及搏动指数（hepatic/splenic arterial pulsatility index，HAPI）与门静脉压力呈正相关，能够在一定程度上反映门静脉压力变化，且具有不易受呼吸及腹压变化等因素的影响。

3. CT/MRI　多层螺旋计算机断层扫描门静脉成像（multislice spiral computed tomography portal venography，MSCTPV）是一种无创血管成像技术，通过静脉注射非离子型对比剂碘海醇等进行肝脏增强扫描，并对扫描所得原始图像数据进行血管三维重建。对原始及重建图像进行综合分析，可弥补横断面成像不足，对门静脉系统进行多角度、全方位观察，立体显示门静脉系统全貌和各血管间复杂的空间解剖关系，清晰准确地评价门静脉管径和侧支血管的开放及分布范围。MSCTPV 虽可提供相对准确的形态学参数，但无法检测门静脉血流方向、流速等血流动力学指标。Iranmanesh 等回顾性分析了 70 例肝癌患者的 HVPG 和 CT 资料，得出数学模型 HVPG（mmHg）=17.37−4.91×ln 肝脾体积比（有肝周腹水时 +3.8），并对另外 70 例肝病患者验证发现，预测 HVPG＞10mmHg 的 AUC 值为 0.820，表明该模型可较为准确地反映门静脉压力。近期，我国学者尝试采用基于门静脉 CT 血管造影建立三维有限元模型的方法进行无创门静脉压力检测，取得了较理想的效果。

五、治　疗

肝硬化门静脉高压症的治疗主要目的：①一级预防，预防食管胃静脉曲张首次出血及其他门静脉高压相关并发症；②控制急性食管胃静脉曲张破裂出血；③二级预防，预防食管胃静脉曲张再出血及其他门静脉高压相关并发症复发；④维持肝脏储备功能，改善生活质量，延长生存时间。

理论上讲，长期用药持续降低门静脉压力，可能减少门静脉高压症相关并发症的发生率 [10, 14]。对肝硬化门静脉高压症进行积极有效的病因治疗，可预防肝硬化门静脉高压症及其相关并发症，提高患者的生存质量，详见肝硬化病因及门静脉高压症相关并发症的治疗有关章节。目前针对肝硬化门静脉高压症可能转化应用的新治疗靶点 [4, 15]：

（1）他汀类药物：通过改善 LSEC 功能，降低门静脉压力。有趣的是，他汀类药物可以降低慢性肝炎发展为肝细胞癌风险。大麻素样物质、抗氧化剂、环氧化酶抑制剂，通过影响肝脏微环境中肝细胞、HSC、LSEC 及库普弗细胞的"交叉对话"功能，以减轻肝脏损伤及阻断门静脉高压形成中的"扳机"，对于早期防治非酒精脂肪性肝硬化门静脉高压可能有效。

（2）吡格列酮：为噻唑烷二酮类抗糖尿病药物，可降低外周组织和肝脏的胰岛素抵抗，增加依赖胰岛素的葡萄糖的利用。Schwabl 等研究报道，吡格列酮可显著减少肝硬化大鼠内脏血管 eNOS、PDGF、PIGF、TGF-β、VEGFR1 及血管紧张素 -2 等多种基因的表达。我们推测，吡格列酮对于早期防治非酒精脂肪性肝硬化门静脉高压可能有较好的应用前景。

（3）黑巧克力或咖啡：研究发现，黑巧克力或咖啡可显著下调肝硬化门静脉高压大鼠肠系膜血管 eNOS、VEGF、VEGF- 磷酸化受体 2 及磷酸化 Akt 蛋白表达，并且改善 LSEC 的功能，抑制血管生成。

（4）绿茶酚：绿茶可以通过抑制 HIF-1α、Akt 活化及 VEGF，从而抑制肝硬化大鼠门体侧支循环的形成及肠系膜血管增生，降低门静脉高压。

（5）微生态制剂：一项随机双盲安慰剂对照试验将 94 例食管静脉曲张无出血史的肝硬化患者随机分为三组，即普萘洛尔加安慰剂、普萘洛尔加抗生素（诺氟沙星 400mg/d）或普萘洛尔加益生菌。以 HVPG 下降≥20% 或≤12mmHg 作为治疗应答反应的指标。与单独应用普萘洛尔比较，益生菌提高了应答率（58% 比 31%，P=0.046），效果与抗生素相似（54%）。因此认为，辅助应用益生菌，减少肠源性内毒素的水平，也可以显著提高普萘洛尔的降压效果。

总之，药物是肝硬化门静脉高压症长期治疗的重要策略，从基础到临床转化研究，可能寻找肝硬化门静脉高压药物治疗的新靶点。

第2节　非肝硬化门静脉高压症

非肝硬化门静脉高压症（NCPH）是指没有肝硬化或不完全间隔性肝硬化（incomplete septal cirrhosis，ISC）时，PPG 明显升高，大多数患者 HVPG 正常或轻度升高，临床表现为门静脉高压症、肝功能基本正常，病因复杂或不清楚的主要以肝血管病变为特征的疾病[3]。肝外门静脉阻塞（extrahepatic portal vein occlusion，EHPVO）及区域性门静脉高压症（regional portal hypertension）属于 NCPH，其发病机制都以门静脉系统感染和血栓形成为核心，EHPVO 多见于儿童，其临床表现与 NCPH 有明显差异[3]。肝血吸虫病、先天性肝纤维化和肝脏结节性增生有其独特的病理特征，与 NCPH 的临床特征和预后相似，也归属 NCPH。虽然 NCPH 预后良好，后期出现严重门静脉高压症和肝功能减退，其病死率也显著升高。

一、先天性肝纤维化

（一）概述

先天性肝纤维化（congenital hepatic fibrosis，CHF）是一种编码纤维囊蛋白的常染色体显性多囊性肾病（polycystic kidney disease，PKHD）1 基因突变引起的遗传疾病，其以胆管发育不全、进行性肝脏纤维化、门静脉高压症为主要表现，大部分患者可伴卡罗利综合征（CS）或遗传性多囊肾病，即常染色体显性遗传性多囊肾病（autosomal dominant polycystic kidney disease，ADPKD）和常染色体隐性遗传性多囊肾病（autosomal recessive polycystic kidney disease，ARPKD），50% 的患者因门静脉高压症静脉曲张大出血死亡，肝衰竭罕见。

（二）病因与发病机制

CHF 本质是小叶间胆管发育障碍的常染色体隐性遗传病，其组织学特征为胆管板畸形及胆管系统结构重塑，肝内门静脉分支异常和门静脉进

行性纤维化。先天性肝纤维化与卡罗利综合征很少是孤立的，迄今，CFF/CS 分离的突变基因仍不清楚。CHF/CS 可伴有肾脏纤毛病（原发性纤毛紊乱），如多发性肾囊肿、慢性肾小管间质病（如 nephronophthisis，NHP）。由于编码纤维囊蛋白的基因缺陷，导致细胞纤维囊蛋白减少，细胞运动功能障碍。近来研究表明，在纤维囊蛋白缺陷的胆管细胞中，β- 连环蛋白和 IL-1β 负责 STAT3 依赖性 CXCL10 的分泌。体内实验显示，CXCL10/CXCR3 轴阻止巨噬细胞的募集，减少自身炎症并阻止疾病的进展[16]。但是，由于这些疾病之间存在巨大的遗传和表型重叠，目前还没有基于基因的分类。

（三）临床表现

CHF 主要临床表现为门静脉高压症，如脾肿大、脾功能亢进，食管胃静脉曲张，具体表现包括呕血、便血、腹部包块、贫血。合并卡罗利病时伴反复发作的上腹痛、黄疸、发热等；合并多囊肾者出现尿毒症；肝性脑病及肝衰竭非常少见。肺动脉高压和血管分流也很少见。患者肝脏肿大而质地坚硬，但肝功能代偿良好，常伴随肝肾囊性疾病。

约 50% 的 ARPKD 婴儿出现肝脏异常，包括肝肿大、肝内胆管扩张，1 年病死率超过 30%，主要死于呼吸功能不全或肺部感染。50% 以上的 ARPKD 儿童在 10 年左右进展为终末期肾病（end-stage renal disease，ESRD）。随着新生儿呼吸支持和肾替代治疗的应用，15 年生存率为 67% ～ 79%，但成年人非常少见。

Meckel 综合征（MKS）是一种以肾囊性发育不良、CHF、枕叶脑膨出或其他中枢神经系统异常为特征的围产期致死性遗传性疾病。MKS 常常与 Joubert 综合征及相关疾病和 Bardet-Biedl 综合征重叠。

（四）诊断与鉴别诊断

根据肝肾纤维囊性病病史、家族史、门静脉高压症，超声检查提示肝肾多发囊肿[17]，磁共振胰胆管成像（magnetic resonance cholangiopancreatography，MRCP）提示肝内胆管扩张，基因检测可明确诊断。

鉴别诊断：

（1）肝硬化：CHF 通常与肝硬化混淆，因为肝组织活检时见到肝脏广泛纤维化。可导致肝硬

化的胆管疾病，如原发性胆汁性胆管炎（PBC）和原发性硬化性胆管炎（PSC），这两种疾病在儿童期都不常见，ALP 和 GGT 显著升高，PBC 和 PSC 都与囊性疾病无关。但是，PSC 常见胆管狭窄和扩张，可能被误认为 CHF。肝炎病史、酒精相关性肝病、自身免疫性肝炎、α1-抗胰蛋白酶缺乏症、肝豆状核变性和 HFE 相关的遗传性血色素沉着症等肝硬化的其他原因，根据病史和实验室检查进行区分。

（2）其他非肝硬化门静脉高压症：与肝硬化相比，CHF 与其他非肝硬化门静脉高压症临床更难鉴别，通常需要肝活检病理诊断来鉴别。

（3）卡罗利病：是以无 CHF 的肝内胆管囊性扩张为特征的先天性肝病，卡罗利病诊断依赖于 MRCP 或经内镜逆行胰胆管造影（endoscopic retrograde cholangiopancreatography，ERCP）。但是，CS/CHF 可能共存于同一家族。

（4）Von Meyenburg 综合征：表现为多发性胆管错构瘤，可能被误诊为胆管囊腺瘤和囊腺癌。

（五）治疗与预后

CHF 无根治性方法，以对症治疗为主，终末期肾脏病患者需考虑行肾移植术。对症治疗门静脉高压症相关并发症。

二、特发性非肝硬化门静脉高压症

（一）概述

特发性非肝硬化门静脉高压症（INCPH）属于门脉肝窦血管性疾病 (porto-sinusoidal vascular disease，PSVD) 范畴[18]，其特点是肝内窦前性门静脉高压，影像学检查显示门脉系统及肝门静脉系统通畅，曾被称为非硬化性门静脉纤维化、肝内门静脉硬化、原发性门静脉高压症、闭塞性门静脉病等。INCPH 是一种原因不明的以中小分支门静脉周围闭塞性纤维化、硬化为病理特征的疾病。临床主要表现为脾肿大、门静脉高压症。由意大利病理学家 Banti 于 1882 年首先描述，后来也称为 Banti 综合征。1965 年，美国学者 Mikkelsen 称之为肝内门静脉硬化。1967 年，美国学者 Boyer 首次提出了特发性门静脉高压症的概念。1969 年，印度学者将之命名为非肝硬化性门静脉纤维化。INCPH 在印度及西方国家发病率较高，在印度称"非肝硬化性门静脉纤维化"，在美国称"肝门静脉硬化"，在日本称"特发性门静脉高压症"并被普遍接受。

（二）病因与发病机制

INCPH 的病因与发病机制尚不清楚。最早 Banti 认为原发性脾肿大，然后引起门静脉血流增加和门静脉高压。近年来的研究显示，肠道细菌引起门静脉系统的持续感染、免疫紊乱或自身免疫反应及遗传因素等可能与 INCPH 的发生相关。INCPH 病因可以分为五类：免疫紊乱（与免疫缺陷综合征、结缔组织疾病、克罗恩病等发病相关）；慢性感染；暴露于药物或毒素（如硫唑嘌呤、6-硫鸟嘌呤、砷）；遗传倾向（即家族聚集和 Adams-Oliver 综合征）；高凝状态。

（三）临床表现

INCPH 以门静脉高压症为主要临床表现，包括脾肿大、脾功能亢进、食管胃静脉曲张并反复上消化道出血，部分患者有腹水。患者肝脏合成功能基本正常，白蛋白、凝血酶原活动度基本正常，一般无肝掌、蜘蛛痣等慢性肝病体征，晚期可出现肝衰竭。

（四）影像表现

主要表现为门静脉高压征象如脾肿大、门静脉增宽及侧支循环形成，而门静脉及肝门静脉通畅。肝脏亦可表现为外形不规则，易误诊为肝硬化。

（五）病理特点

肝小叶结构基本正常，汇管区轻度纤维化，但无明显炎症坏死。原发性改变：汇管区残留，表现为汇管区变小（小于胆管直径的 2 倍，而胆管直径小于汇管区周围单个肝细胞的直径）；汇管区门静脉狭窄，表现为管壁增厚、管腔变小甚至闭塞（又称静脉硬化症），甚至门静脉消失。继发性改变：部分汇管区的门静脉管腔扩大（大于汇管区胆管或动脉直径的 3 倍）、管壁变薄，并向肝实质疝出；汇管区内及其附近肝实质出现壁薄、管腔扩大的异常分流血管；部分肝窦扩张；不完全纤维间隔形成；结节性再生。

（六）诊断与鉴别诊断

INCPH 诊断是基于临床特征和排除任何其他原因的门静脉高压症：①存在明确的门静脉高压征

象；②没有肝硬化或慢性肝病的其他原因；③无肝静脉或门静脉血栓形成。

主要与肝硬化门静脉高压（详见前述）、区域性门静脉高压相鉴别。

区域性门静脉高压症（regional portal hypertension，RPH）：亦称左侧门静脉高压、局限性门静脉高压、节段性门静脉高压或胰源性门静脉高压，是肝外型门静脉梗阻（EHPVO）的一种类型，大约占肝外型门静脉高压症的 5%，是唯一可治愈的门静脉高压症。根据病因 RPH 可分为胰源性、脾源性和腹膜后源性三类，其中以胰源性最为常见。胰源性 RPH 主要特点：常有胰腺病史（如慢性胰腺炎、胰腺肿瘤或假性囊肿）；门静脉高压症；肝功能正常，门静脉、肠系膜上静脉压力正常。

（七）防治

INCPH 治疗目的是预防门静脉高压相关并发症，遵循当前肝硬化门静脉高压的相关指南。少数病例在晚期出现肝衰竭可考虑肝移植。患者一般无肝硬化，肝功能受损不明显，预后明显好于肝硬化门静脉高压。在成功处理门静脉高压症食管胃静脉曲张后，2 年和 5 年存活率接近 100%。

（丁惠国）

参考文献

[1] Ge PS，Runyon BA. Treatment of patients with cirrhosis. N Engl J Med 2016；375：767-77.

[2] Leung JC，Loong TC，Pang J，et al. Invasive and non-invasive assessment of portal hypertension. Hepatol Int 2018；12：44-55.

[3] Oliver TI，Sharma B，John S. Portal Hypertension. In：StatPearls [Internet]. Treasure Island（FL）：StatPearls Publishing 2022；PMID：29939540.

[4] 张妍，丁惠国. 肝硬化门脉高压症的防治：新的细胞与分子靶点. 世界华人消化杂志 2016；24：2950-6.

[5] Gana JC，Serrano CA，Ling SC. Angiogenesis and portal-systemic collaterals in portal hypertension. Ann Hepatol 2016；15：303-13.

[6] Munker S，Wu YL，Ding HG，et al. Can a fibrotic liver afford epithelial-mesenchymal transition? World J Gastroenterol 2017；23：4661-8.

[7] Moller S，Bendtsen F. The pathophysiology of arterial vasodilatation and hyperdynamic circulation in cirrhosis. Liver Int 2018；38：570-80.

[8] Arab JP，Martin-Mateos RM，Shah VH. Gut-liver axis，cirrhosis and portal hypertension：the chicken and the egg. Hepatol Int 2018；12：24-33.

[9] Tandon P，Madsen K，Kao D. Fecal microbiota transplantation for hepatic encephalopathy：ready for prime time? Hepatology 2017；66：1713-15.

[10] D'Amico G，Morabito A，D'Amico M，et al. New concepts on the clinical course and stratification of compensated and decompensated cirrhosis. Hepatol Int 2018；12：34-43.

[11] Talakic E，Schaffellner S，Kniepeiss D，et al. CT perfusion imaging of the liver and the spleen in patients with cirrhosis：is there a correlation between perfusion and portal venous hypertension? Eur Radiol 2017；27：4173-80.

[12] Berzigotti A. Advances and challenges in cirrhosis and portal hypertension. BMC Medicine 2017；15：200.

[13] 徐航飞，丁惠国. 肝（窦）前型非肝硬化门静脉高压症的诊断与治疗及其面临的困境. 临床肝胆病杂志 2019；35（1）：13-7.

[14] 范春蕾，丁惠国. 非选择性 β 受体阻滞剂预防肝硬化食管胃静脉曲张出血研究进展. 中华医学杂志 2013；93：474-6.

[15] Huc T，Jurkowska H，Wrobel M，et al. Colonic hydrogen sulfide produces portal hypertension and systemic hypotension in rats. Exp Biol Med 2018；243：96-106.

[16] Kaffe E，Fiorotto R，Pellegrino F，et al. Beta-catenin and interleukin-1 beta-dependent chemokine（C-X-C motif）ligand 10 production drives progression of disease in a mouse model of congenital hepatic fibrosis. Hepatology 2018；67：1903-19.

[17] 吴燕京，丁惠国. 遗传性多囊肾病：被忽略的肝硬化病因. 中华肝脏病杂志 2016；24：728-32.

[18] Kmeid M，Liu XL，Ballentine S，et al. Idiopathic non-cirrhotic portal hypertension and porto-sinusoidal vascular disease：review of current data. Gastroenterology Res 2021；14（2）：49-65.

第58章 食管胃静脉曲张破裂出血

门静脉高压症（portal hypertension）是指由各种原因引起的门静脉压力升高所导致的一组临床综合征[1-6]。其最常见病因为各种原因所致的肝硬化，占90%以上，而非肝硬化性门静脉高压症仅占10%左右[7-9]。食管胃静脉曲张（gastroesophageal varices，GOV）及破裂出血（esophagogastric variceal，EVB）是门静脉高压症和肝硬化失代偿期最主要，也是最为致命的并发症之一。GOV年发生率为5%～9%，年进展率约为8%，EVB年发生率为5%～15%，6周内死亡率为15%～25%[1-5, 10]。对于肝硬化或者非硬化性门静脉高压症所致的GOV，及早诊断和治疗可有效改善预后。其完整的临床管理体系应包括食管胃静脉曲张的检测及监测、预防首次食管胃静脉曲张破裂出血（一级预防）、控制急性出血、预防再次出血（二级预防），主要的治疗方式包括药物治疗、内镜治疗、介入治疗及手术治疗等，应根据患者病情选择较为合理的治疗方式，以提高治疗成功率，改善患者预后。

目前主要通过内镜检查确诊有无食管胃静脉曲张并评估其严重程度，并可通过肝静脉压力梯度（hepatic venous pressure gradient，HVPG），以及腹部强化CT、MRI、肝脏瞬时弹性成像（TE）等微创或无创检查辅助食管胃静脉曲张诊断[2-5]。

目前，一般建议初次确诊肝硬化的患者均应常规行胃镜检查，以筛查是否存在GOV，并评价其严重程度[3, 6]。但最新国外指南指出，TE＜20kPa且血小板计数＞150×10⁹/L时，较少出现需治疗的静脉曲张，可不必行内镜筛查，但此类患者每年应监测TE和血小板计数；若TE值增加或血小板计数减低，则应及时行内镜筛查[2, 4, 11-13]。

代偿期肝硬化且无GOV者，如持续存在肝损伤及相关因素（如病毒性肝炎治疗后未达到应答、长期大量饮酒、持续药物或毒物接触等），建议每2年复查1次胃镜；如相关因素得到控制或去除（如HBV DNA抑制、HCV清除、停止饮酒、体重降低等），建议每3年复查1次胃镜[2, 4, 5]。对于已有轻度静脉曲张但尚无出血风险者，建议每年检查1次胃镜；如相关因素得到控制或去除，建议每2年复查1次胃镜[2, 4, 5]。对于肝硬化失代偿期患者，即使无静脉曲张出血史，仍建议每半年或1年进行1次胃镜检查[1, 5]。

食管胃静脉曲张出血的主要原因是门静脉高压，一般通过HVPG测定进行评估。HVPG测定对于判断门静脉高压症类型、发现病因具有一定的作用，而且是评价肝硬化患者门静脉压力（窦性门静脉高压）最可靠的方法[1-6, 9, 10, 14-16]。国内外指南一般定义HVPG＞5mmHg即存在门静脉高压；HVPG≥10mmHg为临床显著性门静脉高压（clinical significant portal hypertension，CSPH），此时提示出现GOV、肝硬化失代偿事件风险升高；HVPG≥12mmHg是EVB的高危因素；HVPG≥16mmHg提示肝硬化门静脉高压死亡风险升高；HVPG≥20mmHg提示EVB止血失败率和死亡风险升高[3, 4, 14, 15, 17]。一般认为，药物预防过程中，HVPG降至12mmHg以下或较基线下降10%即认为是有效应答，静脉曲张首次出血和再出血风险显著降低，较基线下降20%为理想应答[2, 15, 18]。

第1节 食管胃静脉曲张破裂出血的一级预防

食管胃静脉曲张破裂出血的一级预防目的是预防中重度曲张静脉破裂出血，提高生存率。不同程度GOV预防措施如下：

目前的研究表明，对于无食管静脉曲张者，非选择性β受体阻滞剂（non-selective β blocker，NSBB）并未改变静脉曲张及出血的发生率，且不良事件发生率较安慰剂组增加，故不建议进行一级预防。

NSBB是否用于较小的食管静脉曲张者仍存在争议，研究结果尚不统一[13]。轻度静脉曲张且无红色征或肝功能良好（Child-Pugh A/B级）者，无明显出血风险，使用 NSBB 能否获益，尚缺乏高级别证据，故国内指南也不推荐一级预防，但应定期复查胃镜。对于轻度食管静脉曲张，但有红色征或肝功能 Child-Pugh C 级者，出血风险较大，推荐使用 NSBB 预防首次静脉曲张出血。卡维地洛相较于传统的 NSBB 如普萘洛尔等，降低门静脉压力的效果更佳，而不良反应发生率相近。

对于有中重度食管胃静脉曲张者，推荐应用 NSBB 或内镜套扎治疗（endoscopic variceal ligation，EVL；或称 endoscopic band ligation，EBL），根据患者意愿及医疗条件进行选择；对于存在 NSBB 禁忌证、不耐受或者依从性差者，可选用 EVL；对于较为粗大的食管静脉曲张（直径≥ 1.5cm），可择期行内镜下硬化剂治疗（endoscopic injection sclerotherapy，EIS；或 endoscopic sclerotherapy，EST；或 endoscopic variceal sclerotherapy，EVS）+ 贲门部组织胶注射；对于胃静脉曲张，推荐 NSBB 用于其一级预防 [1,2]。对于非硬化性门静脉高压症所致的静脉曲张，其一级预防同肝硬化门静脉高压症 [4][8]。

另外，有研究证实 EVL 联合 NSBB 治疗可能不能有效改善生存率、降低再出血率，但会增加不良反应的发生率，因此 GOV 一级预防并无显著效果，国内外指南均不推荐 [1-5]。

国内外指南均推荐 [1-5]，传统 NSBB 普萘洛尔起始剂量为 10mg，每日 2 次，可逐渐增至最大耐受量，监测心率，使其降低基础心率的 20%～25%（心率不低于 55 次 / 分）；卡维地洛起始剂量为 6.25mg，每日 1 次，如可耐受（血压不低于 90/60mmHg），1 周后增至 12.5mg，每日 1 次；治疗应答定义为 HVPG 降至 12mmHg 以下或较基线水平下降≥ 10%[4,15,19]；目前研究发现卡维地洛较传统 NSBB 降低 HVPG 效果更好 [20-22]，但仍需大样本量的长期随机对照试验证实。

曾有研究报道，NSBB 联合硝酸酯类、他汀类、螺内酯等药物降低门静脉压力效果更好，但尚待进一步研究证实，因此目前不推荐这些药物单独应用于 GOV 一级预防 [3,23]。

值得注意的是，对于存在低血压、自发性腹膜炎、急慢性肾衰等禁忌证或者进展为终末期肝病（反复腹水、SBP）的患者，应禁用或停用 NSBB 进行一级预防 [1-5]。

目前不推荐 TIPS、曲张静脉逆行球囊栓塞术（BRTO）、经皮经肝曲张静脉栓塞术（PTVE）、部分脾栓塞术（PSE）等用于一级预防 [1-5]。

第 2 节　食管胃静脉曲张破裂急性出血的治疗

食管胃静脉曲张破裂急性出血治疗的目标在于控制出血、预防早期再出血（5 天内再出血）、肝功能恶化及其他出血并发症（主要包括感染、肝性脑病、急性肾衰竭、电解质及酸碱平衡紊乱等）。其一般治疗包括禁食、卧床休息，保持气道通畅，记录出血情况，定期复查红细胞计数、血红蛋白等，监测生命体征和尿量，必要时建议入住 ICU。

一、恢复血容量

建立两条以上有效的静脉通路，以便快速补液输血，恢复血容量和组织灌注。输血过程中应遵守输血管理规范，以维持血红蛋白 7 ～ 9g/dl 为目标，并应充分考虑患者其他因素，如心血管疾病、年龄、血流动力学状况和持续出血等，以决定输血量 [1-5]。值得注意的是，过量输血可能导致再出血，增加病死率。另外，应根据实际情况补充血浆或血小板 [3]。

二、血管活性药物的应用

一旦怀疑 EVB，应立即应用血管活性药物 [1-5]。应在急诊内镜治疗前开始使用血管活性药物，以降低内镜治疗期间再出血风险，改善出血的控制。目前国内外指南推荐的血管活性药物包括血管加压素及其类似物（特利加压素）、生长抑素及其类似物（奥曲肽），作为一线用药，目前认为在控制急性出血方面其疗效相近，应用时均需注意其适应证及禁忌证，合理选择用药。

特利加压素：推荐用法为 1mg，每 4h 1 次，静脉注射或持续滴注，首剂可加倍。维持治疗：特利加压素 1mg，每 12h 1 次，疗程 3 ～ 5天。临床发现，对于特利加压素控制出血失败者，可联合应用生长抑素及其类似物。特利加压素为人工合成的血管加压素缓释剂，其不良反应相对少而轻，但应特别注意其导致的低钠血症等。

生长抑素及奥曲肽：生长抑素推荐用量为 250 ～ 500μg/h，奥曲肽推荐用量为 25 ～ 50μg/h（如持续出血，可重复使用），持续静脉滴注，疗程 3 ～

5天。其控制首次出血率为 80% ～ 90%，副作用少。对于生长抑素及其类似物控制出血失败者，可换用或者联用特利加压素。

对于药物止血治疗失败者，应根据医院技术条件及医生经验，早期行内镜或介入治疗[1-5]。

三、其他药物的应用

1. 抗生素的应用　肝硬化 GOV 出血者发生细菌感染的风险高，推荐早期预防性应用抗生素降低感染率、再出血率及出血相关病死率。研究表明，行急诊内镜检查前预防性应用抗生素可减少菌血症和自发性腹膜炎的发生。国内外指南建议高风险的进展期肝硬化患者首选药物为头孢三代抗生素如头孢曲松钠（1g/24h），若过敏，则选择喹诺酮类抗生素如左氧氟沙星、莫西沙星等，一般疗程 5 ～ 7 天[1-3]。无论选择何种抗生素，都需要充分考虑患者的个体风险特征及当地的抗生素耐药情况。

2. 预防肝性脑病药物的应用　国外指南建议将乳果糖或利福昔明用于肝硬化 GOV 出血患者预防或治疗肝性脑病发生，但仍需进一步研究来评估其风险及获益。推荐乳果糖经鼻胃管给药（25mg，每 12h 1 次）保持肠蠕动，直至产生 2 ～ 3 次排便，随后确定剂量，维持每日 2 ～ 3 次排便[1,4]。

3. 质子泵抑制剂的应用　理论上，当胃液 pH > 5 时，可提高止血成功率。但有关质子泵抑制剂（proton pump inhibitor，PPI）用于难控制的 GOV 出血的研究表明，早期应用 PPI 并未提高患者生存率[24]；PPI 对内镜下组织胶治疗影响的研究表明，PPI 的应用并未减少再出血率，但未接受 PPI 的患者出血时间较长[25]，但也有研究表明，PPI 可减少内镜治疗后的溃疡[26]。另外，也有研究表明 PPI 可增加肝硬化 GOV 出血患者自发性腹膜炎和死亡的风险[27]，但尚存在争议。

国内指南建议可作为合并胃黏膜病变或内镜治疗后的辅助治疗，减少内镜治疗后溃疡[3]。但目前国外指南不推荐应用 PPI，除非合并溃疡[1]。

4. 凝血酶等止血药物的应用　目前没有足够的证据表明，局部使用凝血酶、冰盐水（8mg 去甲肾上腺素 /100ml 盐水）、云南白药，以及静脉应用凝血酶、凝血酶原复合物、维生素 K_1 等在 EVB 治疗中的确切疗效，国内外指南均未明确推荐这些

止血药物的应用[3]。

四、食管腔内压迫治疗

三腔二囊管压迫止血可作为药物或者内镜治疗失败或者无条件进行内镜 /TIPS 治疗的挽救方法。但该方法再出血率高达 50% 以上，且并发症多，如吸入性肺炎、气管阻塞等。另外，有内镜下自膨式覆膜食管金属支架用于此类患者的报道，但尚缺乏大样本临床研究[1,3-5]。

五、内镜治疗

国外指南均推荐，对于无明显禁忌证的患者，一旦出血稳定，入院 12h 内尽快行急诊内镜检查，并行内镜下治疗[1-5]。内镜治疗的目的是控制 EVB 及尽可能使静脉曲张消失或减轻，以防止其再出血。对于食管静脉曲张出血，国内外指南推荐 EVL 治疗，也可根据实际情况行 EIS 治疗[1-5]；对于胃静脉曲张出血，一般采用 EVO，选用的组织胶为 N-氰基丙烯酸乙酯、2- 氰基丙烯酸异丁酯等；内镜下治疗的选择应综合考虑其适应证、禁忌证及患者个体情况，选择最适合的术式，必要时可联合应用[2,3,10]。应注意选择 EVL 治疗 GOV 急性出血或者预防时，应每 2 ～ 4 周重复一次，直至静脉曲张完全消失，并在术后 1 个月、6 个月、12 个月定期复查胃镜，以预防和处理复发。

急诊内镜前早期应用血管活性药物如生长抑素、奥曲肽、特利加压素等，可提高内镜治疗的安全性和效果，降低内镜治疗后近期再出血率[1-5]。麻醉插管及 ICU 可提高急诊内镜治疗 GOV 出血的效果和安全性。

近年来，EUS 引导下止血应用越来越广泛。超声内镜（EUS）能以侧支静脉血管为目标进行硬化治疗并可评估治疗是否成功，EUS 检测胃静脉曲张比胃镜更敏感，其可视化程度高，操作更为安全[28]。有研究证实，超声内镜引导下组织黏合剂注射可用于高风险的胃底静脉曲张活动性出血和一级、二级预防[29]，并可以减少异位栓塞风险，但仍需更多研究来证实其作用。

对于药物或内镜治疗失败，以及内镜治疗再出血风险较高的患者，应考虑早期（一般为 72h 内，最好 24h 内）行 TIPS 或外科手术治疗，控制急性出血[1-5]。

六、放射介入治疗

经颈静脉肝内门体分流术（transjugular intrahepatic portosystemic stent shunt，TIPS）在 90% 以上的急性静脉曲张出血患者中有效。最新文献。对于 Child-Pugh B 级或 < 14 分的 C 级患者，在行最初的内镜或者药物治疗后 72h 内（最好 24h 内）可考虑行 TIPS 治疗，推荐使用聚四氟乙烯（PTFE）覆膜支架防止分流阻塞[1-5, 30-32]。TIPS 对于不同类型的静脉曲张出血均有效，早期 TIPS 能降低治疗失败的风险并提高 1 年内的生存率。当使用血管活性药物和内镜治疗仍不能控制出血或出血后 5 天内再次出血的患者，此时如果没有禁忌证，推荐急诊行 TIPS[30-32]。急诊 TIPS 控制出血较为有效，但仍有较高的死亡率（40%），可能是由于出血导致的肝功能恶化。

对于胃底静脉曲张出血及门静脉系统血栓形成者，也可考虑应用曲张静脉逆行球囊栓塞术（balloon occluded retrograde transvenous obliteration，BRTO）[2, 10]。BRTO 对于胃底静脉曲张及粗大的胃肾分流、脾肾分流较为有效，治疗后可有效消除胃静脉曲张，但仍需大量研究证实。另外，对于胃底静脉曲张出血及 TIPS 禁忌证患者，也可用经皮经肝胃冠状静脉栓塞术，但因其创伤性和技术难度，指南并未推荐，临床应用也较少。

七、外科治疗

对于药物或者内镜治疗不能控制的出血或再次出血，Child-Pugh A/B 级患者可行急诊手术，但尚缺乏外科手术作为 TIPS 治疗失败的挽救措施的研究；对于 Child-Pugh C 级患者可考虑行肝移植[1-5]。

第 3 节　食管胃静脉曲张破裂出血的二级预防

食管胃静脉曲张破裂出血患者首次出血后发生再出血的风险和死亡风险较高。未接受二级预防的患者，第一年内再出血率高达 60%，病死率高达 33%。EVB 二级预防的主要目标在于根除食管胃静脉曲张，减少再出血率及病死率。二级预防治疗包括药物治疗、内镜治疗、介入治疗或外科治疗等，与一级预防基本一致[1-5]。

患者既往有 EVB 史或急性 GOV 出血 5 天后应开始二级预防治疗，我国指南建议治疗前应常规行增强 CT/MRI 及门静脉系统血管重建，了解肝动脉血供及门静脉系统侧支循环情况及有无血栓形成[3]。如发现门静脉系统血栓形成，应根据患者实际情况，行抗凝治疗或者介入取栓[8, 33]。

国内指南推荐，未接受一级预防的患者，二级预防可选择非选择性 β 受体阻滞剂或内镜单独治疗或二者联合治疗。NSBB 的选择、用量、治疗应答及注意事项与前面内容一致[1-5]。

目前，国内外指南均推荐 NSBB 联合内镜治疗作为食管胃静脉曲张破裂出血二级预防的首选标准方案[1-5]。对于已应用 NSBB 进行预防的患者，可单独用药；对于已接受非选择性 β 受体阻滞剂一级预防应答差或不能耐受者，可改为内镜治疗；NSBB 单用效果优于 EVL 单独治疗[1-5]。已行内镜治疗者，推荐每 2 ～ 4 周复查一次胃镜，再次进行 EVL 治疗，直至静脉曲张消失；并每 3 个月复查一次胃镜，监测静脉曲张情况，之后每 6 个月进行一次，如发现出血或者出血风险较大，则再次行内镜下治疗。二级预防内镜治疗的术式包括 EVL、EIS、EVO，应根据医院条件及医生经验，合理选择治疗术式[2, 10]。

对于再出血风险较高的患者（Child-Pugh C 级或 Child-Pugh B 级活动性出血患者），建议早期行 TIPS，建议使用聚四氟乙烯覆膜支架防止分流阻塞，对于不同类型的静脉曲张出血均有效[1-5, 30-32]。此外，TIPS 可作为药物或内镜治疗失败患者的挽救治疗，当使用血管活性药物和内镜治疗仍不能控制出血或出血后 5 天内再次出血的患者，此时如果没有禁忌证，推荐急诊行 TIPS。

对于胃静脉曲张及异位静脉曲张、门静脉高压性胃病，预防措施同前，应根据患者情况进行个体化选择[1-5]。

Child-Pugh C 级者优先进入肝移植等待名单，根据医院条件和医生经验，选择合适的二级预防方法作为肝移植的"桥梁"。对经上述药物、介入及手术治疗无效且无相关禁忌证者，可考虑行肝移植[1-5]。

（王蔚莎　李　鹏）

参 考 文 献

[1] European Association for the Study of the Liver. EASL clinical practice guidelines for the management of patients with decompensated cirrhosis. J Hepatol 2018；69：406-60.

[2] Garcia-Tsao G，Abraldes JG，Berzigotti A，et al. Portal hypertensive bleeding in cirrhosis：risk stratification，diagnosis，and management：2016 practice guidance by the American Association for the study of liver diseases. Hepatology 2017；65：310-35.

[3] Chinese Society of Hepatology，Chinese Medical Association；Chinese Society of Endoscopy，Chinese Medical Association. Guidelines for the diagnosis and treatment of esophageal and gastric variceal bleeding in cirrhotic portal hypertension. J Clin Hepatol 2016；32：203-19.

[4] de Franchis. Expanding consensus in portal hypertension：report of the Baveno Ⅵ Consensus Workshop：stratifying risk and individualizing care for portal hypertension. J Hepatol 2015；63：743-52.

[5] Tripathi D. UK guidelines on the management of variceal haemorrhage in cirrhotic patients. Gut 2015；0：1-25.

[6] Peck-Radosavljevic M，Angermayr B，Datz C，et al. Austrian consensus on the definition and treatment of portal hypertension and its complications（Billroth Ⅱ）. Wien Klin Wochenschr 2013；125：200-19.

[7] Khanna R，Sarin SK. Idiopathic portal hypertension and extrahepatic portal venous obstruction. Hepatol Int 2018；12：148-67.

[8] European Association for the Study of the Liver. Vascular diseases of the liver. J Hepatol 2016；64：179-202.

[9] Bosch J，Iwakiri Y. The portal hypertension syndrome：etiology，classification，relevance，and animal models. Hepatol Int 2018；12：1-10.

[10] Brunner F，Berzigotti A，Bosch J. Prevention and treatment of variceal haemorrhage in 2017. Liver Int 2017；37：104-15.

[11] Perazzo H，Fernandes FF，Castro Filho EC，et al. Points to be considered when using transient elastography for diagnosis of portal hypertension according to the Baveno's Ⅵ consensus. J Hepatol 2015；63：1048-9.

[12] Berzigotti A，Boyer TD，Castéra L，et al. Reply to "points to be considered when using transient elastography for diagnosis of portal hypertension according to the Baveno's Ⅵ consensus". J Hepatol 2015；63：1049-50.

[13] Bosch J，Sauerbruch T. Esophageal varices：stage-dependent treatment algorithm. J Hepatol 2016；64：746-8.

[14] 中国门静脉高压诊断与监测研究组（CHESS），中华医学会消化病学分会微创介入协作组，中国医师协会介入医师分会急诊介入专委会等. 中国肝静脉压力梯度临床应用专家共识（2018 年版）. 实用肝脏病杂志 2019；22：24-35.

[15] Abraldes JG，Sarlieve P，Tandon P. Measurement of portal pressure. Clin Liver Dis 2014；18：779-92.

[16] Bosch J，Abraldes JG，Berzigotti A，et al. The clinical use of HVPG measurements in chronic liver disease. Nat Rev Gastroenterol Hepatol 2009；6：573-82.

[17] La Mura V，Nicolini A，Tosetti G，et al. Cirrhosis and portal hypertension：the importance of risk stratification，the role of hepatic venous pressure gradient measurement. World J Hepatol 2015；7：688-95.

[18] Qi X，Berzigotti A，Cardenas A，et al. Emerging non-invasive approaches for diagnosis and monitoring of portal hypertension. Lancet Gastroenterol Hepatol 2018；3：708-19.

[19] Chinese Portal Hypertension Diagnosis and Monitoring Study Group（CHESS），Minimally Invasive Intervention Collaborative Group. Consensus on clinical applictation of hepatic venous pressure gradient in China（2018）. J Clin Hepatol 2018；34：2526-36.

[20] Kim SG，Kim TY，Sohn JH，et al. A randomized，multi-center，open-label study to evaluate the efficacy of carvedilol vs. propranolol to reduce portal pressure in patients with liver cirrhosis. Am J Gastroenterol 2016；111：1582-90.

[21] Zacharias AP，Jeyaraj R，Hobolth L，et al. Carvedilol versus traditional，non-selective beta-blockers for adults with cirrhosis and gastroesophageal varices. Cochrane Database Syst Rev 2018；10：CD011510.

[22] Groszmann RJ，Garcia-Tsao G，Bosch J，et al. Beta-blockers to prevent gastroesophageal varices in patients with cirrhosis. N Engl J Med 2005；353：2254-61.

[23] Schwabl P，Laleman W. Novel treatment options for portal hypertension. Gastroenterol Rep（Oxf）2017；5：90-103.

[24] Shaheen N J，Stuart E，Schmitz SM，et al. Pantoprazole reduces the size of postbanding ulcers after variceal band ligation：a randomized，controlled trial. Hepatology 2005；41：588-94.

[25] Jang WS，Shin HP，Lee JI，et al. Proton pump inhibitor administration delays rebleeding after endoscopic gastric variceal obturation. World J Gastroenterol 2014；

20：17127-31.

[26] Sreedharan AM，Leontiadis GI，Dorward S，et al. Proton pump inhibitor treatment initiated prior to endoscopic diagnosis in upper gastrointestinal bleeding. Cochrane Database Syst Rev 2010；2010：CD005415.

[27] Dultz G，Piiper A，Zeuzem S，et al. Proton pump inhibitor treatment is associated with the severity of liver disease and increased mortality in patients with cirrhosis. Aliment Pharmacol Ther 2015；41：459-66.

[28] Younossi ZM，Stepanova M，Younossi I，et al. Validation of chronic liver disease questionnaire for non-alcoholic steatohepatitis in patients with biopsy-proven non-alcoholic steatohepatitis. Clin Gastroenterol Hepatol 2019；17：2093-100.

[29] Leung JC，Loong TC，Pang J，et al. Invasive and non-invasive assessment of portal hypertension. Hepatol Int 2018；12：44-55.

[30] Boyer TD，Haskal ZJ，American Association for the Study of Liver Disease. The role of transjugular intrahepatic portosystemic shunt（TIPS）in the management of portal hypertension：update 2009. Hepatology 2010；51：306.

[31] Lv Y，Zuo L，Zhu X，et al. Identifying optimal candidates for early TIPS among patients with cirrhosis and acute variceal bleeding：a multicentre observational study. Gut 2019；68：1297-310.

[32] García-Pagán JC，Caca K，Bureau C，et al. Early use of TIPS in patients with cirrhosis and variceal bleeding. N Engl J Med 2010；362：2370-9.

[33] Zhang M. Application of interventional techniques in patients with unknown etiologic portal hypertension. J Prac Hepatol 2018；3：329-31.

第 59 章　肝硬化腹水

腹水是失代偿期肝硬化患者常见且严重的并发症之一，也是导致肝硬化患者入院的最常见原因。腹水的出现是肝硬化自然病程进展的重要标志，一旦出现腹水，1 年病死率约 15%，5 年病死率约 44%[1]；在晚期大量腹水患者，如果出现肝肾综合征，则病死率更高、预后更差[2]。世界胃肠病学组织、美国肝病学会、欧洲肝病学会及国际腹水俱乐部先后发表并更新了有关腹水及相关并发症的指南[3-6]。中华医学会肝病学分会于 2017 年 9 月制定了《肝硬化腹水及相关并发症的诊疗指南》[7]。

任何病理状态下导致腹腔内液体量增加超过 200ml 时，称为腹水（ascites）。腹水是多种疾病的表现，根据引起腹水的原因可分为肝源性、血管性（静脉阻塞或狭窄）、心源性、肾源性、营养不良性、结核性及肿瘤性等[8]。本章主要介绍由肝硬化引起的肝源性腹水。

第 1 节　形成机制

肝硬化腹水的形成常是几个因素联合作用的结果。门静脉高压是腹水形成的始动因素及主要原因，肾素 - 血管紧张素 - 醛固酮系统（RAAS）失衡及低蛋白血症也在腹水的形成中发挥重要作用。

1. **门静脉高压**　门静脉高压是肝硬化发展到一定程度的必然结果。肝硬化导致肝内门静脉系统阻力增加，同时高动力循环状态导致门静脉血流增加，因此门静脉系统压力增高。当门静脉压力 < 12mmHg 时，很少形成腹水。随门静脉压力进一步增高，毛细血管静脉端静水压增高，水分漏入腹腔。

2. **RAAS 活性增强**　门静脉高压时的内脏高动力循环状态导致 RAAS 活性增强，引起和加重水钠潴留，是腹水形成与不易消退的主要原因。

3. **其他血管活性物质分泌增多或活性增强**　肝硬化时，其他血管活性物质如心房利尿钠肽、前列腺素、血管活性肽等分泌增多及活性增强，使脾脏小动脉广泛扩张，促使静脉流入量增加，同时引起小肠毛细血管压力增大和淋巴流量增加，并产生钠潴留效应。

4. **低白蛋白血症**　肝硬化时，白蛋白合成功能明显减低，引起血浆胶体渗透压降低，促使液体从血浆中漏入腹腔，形成腹水。

5. **淋巴回流受阻**　肝硬化时肝内血管阻塞，肝淋巴液生成增多，当回流的淋巴液超过胸导管的引流能力时，可引起腹水。如有乳糜管梗阻及破裂，形成乳糜性腹水。

第 2 节　诊　　断

1. **症状和体征**　肝硬化患者近期出现乏力、食欲减退等或原有症状加重，或新近出现腹胀、双下肢水肿、少尿等表现。体格检查见腹壁静脉曲张及腹部膨隆等，移动性浊音阳性提示患者腹腔内液体 > 1000ml[9]，但阴性不能排除腹水的存在。

2. **影像学检查**　最常用的是腹部超声，简单、无创、价廉。超声可以确定有无腹水及腹水量，初步判断位置（肠间隙、下腹部等）并为穿刺定位。腹部 CT 和 MR 检查也能发现很少量的腹水。

3. **腹水的评估**　诊断腹水后，还要对腹水的性质和量及是否合并自发性腹膜炎（SBP）进行评估，包括病史、体格检查、实验室检查、腹部影像学检查及诊断性腹腔穿刺。

（1）腹腔穿刺：腹腔穿刺抽取适量腹水是操作简单、安全的措施。通过腹水理化性质、微生物学和细胞学等分析，可明确腹水性质，早期发现潜在的感染。腹腔穿刺术的禁忌证较少，有凝血机制障碍及血小板减少的患者亦多能耐受本操作。腹腔穿刺术的并发症主要包括腹壁血肿、穿刺点液体漏出等，肠穿孔等严重并发症少见。

（2）腹水实验室检查和分析：腹水实验室检查内容见表 59-1。

表 59-1　腹水实验室检查内容

常规项目	选择性项目	偶尔检查项目
细胞计数及分类	细菌培养（需氧及厌氧菌）	结核菌涂片和培养
白蛋白	糖	细胞学
总蛋白	LDH	胆红素
	淀粉酶	甘油三酯
	革兰氏染色	

腹水外观可呈无色透明、浑浊、脓性、血性或乳糜样等。腹水实验室常规检查包括细胞计数、分类，白蛋白、总蛋白定量等。腹水细胞计数及分类是腹水检测的首要指标。无并发症的肝硬化腹水细胞总数 $< 500×10^6$/L；如腹水的中性粒细胞（PMN）计数 $> 250×10^6$/L，即使患者无任何症状也应考虑 SBP，此时 PMN $> 50\%$；并发结核性腹膜炎或肿瘤时，则以淋巴细胞增高为主。

如已明确是肝硬化腹水，且考虑为不伴有 SBP 的单纯性腹水，则只需对首次腹水样本进行常规检查。若患者有发热、腹部疼痛、不明原因的肝性脑病等，临床怀疑腹腔感染时可使用血培养瓶在床旁行腹水细菌培养和厌氧菌培养，应在使用抗菌药物治疗之前留取标本，立刻送检，严格无菌操作，以免污染。腹水细菌培养阳性率较低，一般在 $20\% \sim 40\%$。为了提高阳性率，应以血培养瓶在床旁取得腹水立即注入 $10 \sim 20$ml。不可先沉淀腹水，再以沉淀物做培养，这会增加 PMN 吞噬细菌的机会，反而不易得到阳性结果。

（3）腹水的常见病因：肝硬化是引起腹水的最主要原因，其他肝外疾病约占 15%，其中最常见的是恶性肿瘤、结核性腹膜炎、慢性心力衰竭或肾病综合征等；约 5% 的腹水患者有两个或以上的病因。传统上腹水常分为漏出液和渗出液，现在多采用血清腹水白蛋白梯度（serum-ascites albumin gradient，SAAG）将其分为门静脉高压性和非门静脉高压性腹水。

SAAG 即血清白蛋白与同日测得的腹水白蛋白之间的差值（SAAG= 血清白蛋白 – 腹水白蛋白）。腹水中的白蛋白含量可体现腹水的渗透压，其与血清白蛋白含量之差可间接反映血清与腹水的渗透压差，可间接判断腹水是否因为门静脉压力增高而引起[10]。SAAG 与门静脉压力呈正相关，SAAG 越高，门静脉压就越高[11]。

SAAG $\geq$ 11g/L 的腹水为门静脉高压性，常见于各种原因导致的门静脉高压所引起[12]。SAAG $<$ 11g/L 的腹水多为非门静脉高压性，病因包括腹腔恶性肿瘤（peritoneal malignancy）、结核性腹膜炎、胰源性腹水等[13]。SAAG 及腹水总蛋白有助于判断腹水的常见原因，见表 59-2[14]。

表 59-2　不同病因腹水的 SAAG 及腹水总蛋白（单位：g/L）

	SAAG	腹水总蛋白浓度
肝硬化	$\geq$ 11	$<$ 25
心力衰竭	$\geq$ 11	$\geq$ 25
腹腔恶性肿瘤	$<$ 11	$\geq$ 25
炎性腹水	$<$ 11	$\geq$ 25

4. 腹水的分级与分型　临床上根据腹水的量可分为 1 ～ 3 级。1 级或少量腹水：只有通过超声检查才能发现的腹水，患者一般无腹胀的表现，查体移动性浊音阴性；超声下腹水位于各个间隙，深度 $<$ 3cm。2 级或中量腹水：患者常有中度腹胀和对称性腹部隆起，查体移动性浊音阴/阳性；超声下腹水淹没肠管，但尚未跨过中腹，深度 3 ～ 10cm。3 级或大量腹水：患者腹胀明显，查体移动性浊音阳性，可有腹部膨隆甚至脐疝形成；超声下腹水占据全腹腔，中腹部被腹水填满，深度 $>$ 10cm。

根据腹水量、对利尿药物治疗应答、肾功能及伴随全身疾病的情况，临床上大致可将腹水分为普通型肝硬化腹水和顽固（难治）型肝硬化腹水。2021 年 AASLD 等推荐的顽固型腹水诊断标准[4]：①限盐（4 ～ 6g/d）及强化利尿药物（螺内酯 400mg/d、呋塞米 160mg/d）治疗至少 1 周或治疗性放腹水（每次 $>$ 5000ml），腹水无治疗应答反应（4 天内体重平均下降 $<$ 0.8kg/d，尿钠排泄少于 50mmol/d；或已经控制的腹水 4 周内复发，腹水增加至少 1 级）。②出现难控制的利尿药物相关并发症或不良反应，如急慢性肾损伤、难控制的电解质紊乱、男性乳房肿大胀痛等。

2014 年国内学者报道了肝硬化顽固型腹水的参考诊断标准[15]：①较大剂量利尿药物（螺内酯 160mg/d、呋塞米 80mg/d）治疗至少 1 周或间断治疗性放腹水（4000 ～ 5000ml/ 次）联合白蛋白 [20 ～ 40g/（次·天）] 治疗 2 周腹水无治疗应答反应；②出现难控制的利尿药物相关并发症或不良反应。

第 3 节　治　　疗

一般情况下，临床上根据腹水的量及伴随疾病确定患者是否需要住院治疗。1 级腹水：多数患者无症状，伴肝硬化其他并发症少，对利尿药物治疗敏感，可门诊治疗，并应督促患者定期门诊随访。2 级腹水：大多数患者有症状，常伴肝硬化其他并发症，可能需要住院治疗。3 级腹水：应住院治疗（图 59-1 ）。

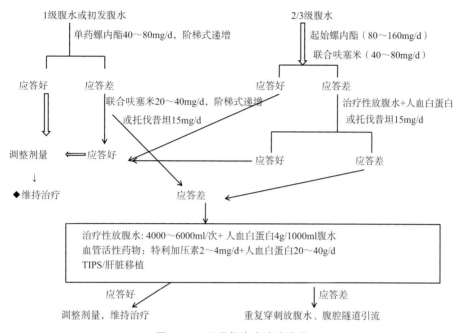

图 59-1　肝硬化腹水治疗流程

一、治 疗 原 则

1. **治疗目标**　腹水消失或基本控制，改善临床症状，提高生活质量，延长生存时间。

2. **一线治疗**　①病因治疗；②合理限盐（4～6g/d）及应用利尿药物（螺内酯和 / 或呋塞米）；③避免应用肾毒性药物。

3. **二线治疗**　①合理应用缩血管活性药物和其他利尿药物，如特利加压素、盐酸米多君及托伐普坦等；②大量放腹水及补充人血白蛋白；③经颈静脉肝内门体静脉分流术（TIPS）；④停用非甾体抗炎药（NSAID）及扩血管活性药物，如血管紧张素转换酶抑制剂（angiotensin converting enzyme inhibitor，ACEI）、血管紧张素受体拮抗剂（angiotensin receptor blocker，ARB）等。

4. **三线治疗**　①肝移植；②腹水浓缩回输或肾脏替代治疗；③腹腔 α- 引流泵或腹腔静脉 Denver 分流。

二、利尿剂和其他相关药物

利尿药物是治疗肝硬化腹水的主要方法，常用的利尿药物种类：醛固酮拮抗剂、袢利尿剂及血管加压素 V2 受体拮抗剂等。

1. **醛固酮拮抗剂**　螺内酯是临床应用最广泛的醛固酮拮抗剂，其次为依普利酮等。肝硬化腹水患者钠、水潴留的主要原因是肾脏近曲、远曲小管钠重吸收增加。螺内酯为醛固酮的竞争性抑制剂，作用于远曲小管和集合管，阻断 Na^+-K^+ 和 Na^+-H^+ 交换，导致水钠排泄增多。推荐螺内酯起始剂量 40 ～ 80mg/d，以 3 ～ 5 天阶梯式递增剂量，常规用量上限为 100mg/d。最大剂量不超过 400mg/d。不良反应：高钾血症，男性乳房发育胀痛，女性月经失调、行走不协调等。依普利酮临床主要用于治疗高血压，缺少治疗肝硬化腹水的临床疗效及安全性报道。

2. **袢利尿剂**　呋塞米是最常用的袢利尿剂，

其他有托拉塞米等。呋塞米存在明显的量-效关系，随着剂量加大，利尿效果明显增强，且药物剂量范围较大。主要通过抑制肾小管髓袢升支粗段与 Na^+、Cl^- 配对转运有关的 Na^+、K^+-ATP 酶，从而抑制 NaCl 的主动重吸收，导致水钠排泄增多。肝硬化患者口服呋塞米的生物利用度较好，静脉效果优于口服。对于肝硬化腹水复发及顽固型腹水患者，袢利尿剂联合螺内酯的疗效与安全性优于单用螺内酯。呋塞米推荐起始剂量 20~40mg/d，3~5 天可递增 20~40mg，呋塞米常规用量上限为 80mg/d，每日最大剂量可达 160mg[16]。不良反应：直立性低血压、低钾血症、低钠血症、心律失常等。

3. 高度选择性血管加压素 2 型（V2）受体拮抗剂 血管加压素 V2 主要介导血管加压素激活集合管水通道蛋白，导致水重吸收增加。V2 受体拮抗剂可以竞争性结合位于肾脏集合管主细胞上的V2 受体，减少集合管对水的重吸收，从而改善肝硬化腹水、稀释性低钠血症及周围组织水肿，且该药几乎不影响心脏、肾脏功能。V2 受体拮抗剂可能成为治疗肝硬化腹水特别是伴低钠血症者的新方法。

这类药物包括托伐普坦、利伐普坦等。托伐普坦对肝硬化腹水和 / 或伴低钠血症患者、终末期肝病患者合并腹水或顽固型腹水均有较好的疗效及安全性[15, 17]。短期（30 天内）应用托伐普坦治疗肝硬化腹水和 / 或伴低钠血症患者安全有效，且血钠纠正患者其生存率显著提高[18]。开始一般 15mg/d，根据服药后 8h、24h 的血钠浓度与尿量调整剂量，最大剂量 60mg/d，最低剂量 3.75mg/d，一般连续应用不超过 30 天。禁忌证为低血容量低钠血症。不良反应：口渴、高钠血症、肾衰竭等，需密切监测血钠及肝肾功能[19]。

4. 其他类利尿药物

（1）噻嗪类利尿药：氢氯噻嗪是最常用的噻嗪类利尿药，通过抑制远曲小管、肾小管髓袢升支对钠、氯离子的重吸收，促进钠、氯、钾离子的排泄。常用量口服每次 25~50mg，每日 1~2 次。噻嗪类利尿剂可引起糖代谢紊乱与胰岛素抵抗，可增加糖尿病的发生，因此不建议肝硬化腹水患者长期应用。不良反应与呋塞米相似。

（2）盐酸阿米洛利和氨苯蝶啶：系保钾利尿药，与噻嗪类或袢利尿剂合用有协同作用。如果对螺内酯不能耐受，可用阿米洛利替代治疗，10~40mg/d。

5. 收缩血管活性药物

（1）特利加压素：内脏血管扩张是肝硬化腹水，特别是顽固型腹水或大量放腹水后发生循环功能障碍（post-paracentesis circulatory dysfunction，PICD）的关键因素[20]。在大量腹腔放液后给予特利加压素（6~12mg/d）联合人血白蛋白 [1g/（kg·d）] 可以有效预防大量放腹水后循环功能障碍及肝肾综合征（hepatorenal syndrome，HRS）[21]。特利加压素联合人血白蛋白与单用人血白蛋白比较，1 型HRS 及全身炎症反应综合征患者的肾功能有明显改善，可用于肝硬化患者顽固型腹水和 HRS 的治疗[22]。特利加压素禁忌证为孕妇及未控制的高血压；相对禁忌证包括缺血性心血管疾病等。不良反应为腹部绞痛、大便次数增多、头痛和动脉压升高等。特利加压素不良反应与剂量及静脉滴注速度有关。

用法：1~2mg/ 次，每 12h 一次静脉缓慢推注（至少 15min）或持续静脉滴注，有治疗应答反应则持续应用 5~7 天；如果无反应，1~2mg/次，每 6h 一次静脉缓慢推注或持续静脉滴注，有反应则持续应用 5~7 天。停药后病情反复，可再重复同样剂量。如果无反应，可增加剂量，最大剂量 12mg/d。

（2）盐酸米多君：为 α1- 受体激动剂，常用于预防和治疗自发性或利尿剂所引起的低血压，可增加肝硬化顽固型腹水患者 24h 尿量和钠排泄，对非氮质血症肝硬化腹水患者有较好疗效[23]。用法：12.5mg，每日 3 次，口服。

血管活性药物治疗应答指标[24]：①完全应答，72h 内血肌酐（SCr）降至基线值 0.3mg/dl（26.5μmol/L）以下或较用药前下降 50% 以上。②部分应答，72h 内急性肾损伤（acute kidney injury，AKI）分期下降及 SCr 降至 ≥ 基线值 0.3mg/dl或较用药前下降 > 25%。③无应答，AKI 无恢复。

三、利尿药物及剂量选择

肝硬化腹水患者呋塞米、螺内酯的应用剂量及疗程均缺乏随机对照研究[25]。因此，临床如何选择利尿药物及剂量仍以经验性为主。

1.1 级腹水或初发腹水 单独给予螺内酯，推荐起始剂量 40~80mg/d，1~2 次 / 天口服，若疗效不佳时，3~5 天递增 40mg 或联合呋塞米。

螺内酯常规用量上限为 100mg/d，最大剂量 400mg/d。呋塞米推荐起始剂量 20 ～ 40mg/d，3 ～ 5 天可递增 20 ～ 40mg，呋塞米常规用量上限为 80mg/d，最大剂量 160mg/d。

2. 2/3 级腹水或复发性腹水　螺内酯联合呋塞米疗效明显高于螺内酯序贯或剂量递增，且高钾血症发生率显著降低[26]。因此，推荐螺内酯与呋塞米起始联合使用，初始剂量螺内酯 80mg/d，呋塞米 40mg/d，3 ～ 5 天可递增螺内酯与呋塞米的剂量，至最大剂量。

3. 何时应用 V2 受体拮抗剂　对于 1 级腹水患者不推荐托伐普坦，对于 2/3 级腹水、复发性腹水患者，常规利尿药物（呋塞米 40mg/d、螺内酯 80mg/d）治疗应答差者，可应用托伐普坦[27]。

利尿药物相关并发症大多出现在治疗 1 周内，因此建议在用药 3 天内监测 sCr、血钠和血钾离子浓度。监测随机尿钠 / 钾，可评估利尿药物的治疗应答反应[28]，如果尿钠 / 钾 > 1 或尿钠排泄 > 50mmol/d，提示利尿药物治疗有应答反应。

四、利尿药物的配伍禁忌

肝硬化腹水患者的慎用药物包括：NSAID，如布洛芬、阿司匹林等，可致肾脏前列腺素合成从而减少肾血流灌注，增加出现急性肾衰竭、低钠血症等风险，多个指南均建议这些药物慎用于肝硬化腹水患者[4, 5, 29]；ACEI 和 ARB 类药物，可引起血压降低，肾功能损伤[30]；氨基糖苷类抗菌药物，单用或与氨苄西林、美洛西林、头孢类等抗菌药物联用均可增加肾毒性；造影剂，有可能加重肾功能异常患者肾脏损害的风险[31]。

五、利尿药物治疗应答评估和停药时机

1. 利尿药物治疗应答评估[15, 32]　利尿药物治疗应答（显效、有效及无效）包括 24h 尿量、下肢水肿及腹围 3 个主要指标综合评估。

（1）24h 尿量：显效，较治疗前增加 > 1000ml；有效，较治疗前增加 500 ～ 1000ml；无效，较治疗前增加 < 500ml。

（2）下肢水肿：选择双足中水肿程度较重一侧，检查部位选择胫骨嵴或足背。显效，完全看不到压痕为无水肿；有效，可见压痕为轻度水肿；无效，明显压痕为重度水肿。

（3）腹围：平卧以脐的位置水平绕腹一周测定腹围。显效，治疗后腹围减少 2cm 以上；有效，腹围减少 0 ～ 2cm；无效，无减少或增加。

2. 腹水治疗无应答　①4 天内体重平均下降 < 0.8kg/d，尿钠排泄少于 50mmol/d；或已经控制的腹水 4 周内复发，腹水增加至少 1 级；②出现难控制的利尿药物相关并发症或不良反应。

3. 利尿药物何时停药　理论上肝硬化腹水患者利尿药物需要长期维持治疗，以避免腹水反复发生，特别是 Child-Pugh B/C 级肝硬化患者。一般国际指南多建议 HRS 时停用利尿药物，但对 1 型 HRS 应用呋塞米有助于维持一定的尿量[33]，但对其安全性仍有争议。

六、营养支持治疗与限盐

1. 合理限盐　限盐一般指饮食中钠摄入量控制在 80 ～ 120mmol/d（4 ～ 6g/d）[4, 5]。更严格地限制钠的摄入，有利于消退腹水、减少腹水复发风险，但长期严格限钠有可能会导致患者食欲下降及低钠血症，加重营养不良。有研究表明，在短期给予大剂量利尿药物的情况下，维持适当的盐摄入，对治疗肝硬化腹水安全有效[34]。因此，多数学者认为肝硬化腹水不必严格限制钠的摄入。

肝硬化患者每天摄入热量应在 2000cal 以上[35, 36]，以补充糖类为主，肝硬化低蛋白血症时应补充优质蛋白质及维生素，蛋白质 1 ～ 1.2g/（kg·d）；明显肝性脑病时蛋白质应短期内限制在 0.5g/（kg·d）内，补给的营养成分可参考相关指南[37]。有研究发现，肝硬化患者夜间加餐有助于恢复和维持血清白蛋白水平和氮平衡。

2. 低钠血症及处理　绝大多数肝硬化腹水患者不必限水，但如果血钠 < 125mmol/L 应适当限水。临床发现，60% 左右肝硬化腹水患者存在不同程度的等容量或高容量低钠血症。由于多数肝硬化低钠血症发生缓慢，常常被肝硬化其他症状所掩盖，高渗盐水可快速纠正低钠血症，但本身会导致更多的水钠潴留，故一般不推荐使用高渗盐水溶液纠正低钠血症。肝硬化腹水患者如有重度低钠血症（血钠 < 110mmol/L）或出现低钠性脑病，可适当静脉补充 3% ～ 5%NaCl 溶液 50 ～ 100ml。利水剂托伐普坦能够纠正低钠血症，但在使用过程中应严密监测患者尿量、体征和电解质，24h 血钠上升

不应超过 12mmol/L，以免加重循环负荷或导致神经系统脱髓鞘损害。

3. 人血白蛋白及新鲜血浆 人血白蛋白具有十分重要的生理功能[38]。在肝硬化腹水，特别是顽固型腹水、HRS 患者的治疗中，补充人血白蛋白对于改善肝硬化患者预后及提高利尿药物、抗菌药物的治疗效果都十分重要[38]。国外指南建议[4,5]，每放 1000ml 腹水，补充 6～8g 白蛋白，可以防治大量放腹水后循环功能障碍，提高生存率。临床试验发现，在腹腔穿刺放腹水即将结束或刚结束时，补充人血白蛋白 8g/1000ml 或减半剂量 4g/1000ml，大量放腹水后循环功能障碍的发生率相似[39]。对于肝硬化腹水伴 SBP 患者，首日应用人血白蛋白 1.5g/kg，第 2～5 天人血白蛋白 1g/kg，可明显降低肝硬化 SBP 患者肾衰竭发生率、在院期间病死率和 3 个月病死率（分别为 4.7%、3.1% 和 7% 比 25.6%、38.2% 和 47%）[40]。

人血白蛋白的疗效及安全性均优于右旋糖酐、聚明胶肽等其他扩容剂[41]。我国肝硬化住院患者多数病情较重，对于一次性放腹水不超过 5L 或伴 SBP 患者，补充人血白蛋白具体剂量缺乏临床循证医学的依据，值得进一步研究。

七、腹腔穿刺放腹水

腹腔穿刺放腹水仍然是顽固型腹水的有效治疗方法，也是快速、有效缓解患者腹胀的方法[42]。大量腹腔穿刺放液后的常见并发症是低血容量、肾损伤及大量放腹水后循环功能障碍。研究证实，连续大量放腹水（4～6L/d）同时补充人血白蛋白（8g/1000ml 腹水）较单用利尿剂更有效，并发症更少。对于伴大量或张力性腹水患者，大量放腹水联合人血白蛋白治疗，可明显缓解患者的临床症状。肝硬化顽固型腹水患者早期大量放腹水可显著降低 30 天再住院率及 90 天病死率[43]。

目前有关放置腹腔引流管放腹水的报道，大多数为癌症相关腹水。比较腹腔放置引流管与反复腹腔穿刺大量放腹水（间隔 10 天，每次 5000ml）的效果及安全性，放腹水次数＞ 9 次或存活时间＜ 90 天的患者，放置引流管的优势仅为节省费用[44]。因此，即使为癌症相关腹水，如果患者预期生存超过 90 天，一般也不推荐放置腹腔引流管放腹水[45]。

八、TIPS

TIPS 是治疗顽固性腹水的有效方法之一[46]，可以作为需要频繁进行腹穿放腹水或频繁住院患者（≥ 3 次 / 月）或肝移植的过渡措施。TIPS 也可以缓解 60%～ 70% 难治型肝性胸腔积液患者的症状[47]。研究显示，TIPS 不仅降低门静脉压力，缓解腹水，而且能改善尿钠排泄和肾脏功能。但 TIPS 后肝性脑病发生率可高达 25%～ 50%，60 岁以上者风险更高。TIPS 还会增加心脏前负荷，既往有心脏病的患者容易诱发心衰。因此，肝性脑病、心肺疾病、肝衰竭（胆红素 5.8mg/dl 以上）、脓毒血症被认为是 TIPS 的绝对禁忌证，2012 年 AASLD 治疗指南中，还将 70 岁以上高龄 Child-Pugh 评分 12 分以上作为 TIPS 的禁忌证。

九、腹水超滤浓缩回输及肾脏替代治疗

1. 无细胞腹水浓缩回输 无细胞腹水浓缩回输（cell-free and concentrated ascites reinfusion therapy，CART）也是临床治疗顽固型腹水的方法之一。CART 可提高药物治疗无反应的失代偿期肝硬化顽固型腹水患者的生活质量，改善部分患者的症状，对肾功能无明显影响，也可作为一种有效的姑息性治疗方法。其常见并发症主要为发热[48]。

2. 腹腔 α- 引流泵 一种自动化腹水引流泵系统，通过腹腔隧道 PleurX 引流导管将腹水回输至膀胱，可通过正常排尿来消除腹水。对恶性腹水具有一定的效果，对肝硬化顽固型腹水患者的应用经验尚少[45]。

3. 腹腔 – 静脉分流 20 世纪 70 年代腹腔静脉分流（Denver）是常见的外科治疗腹水方法[49]。然而，与内科治疗比较，腹腔静脉分流并发症多、生存期无延长，临床不推荐使用。

4. 肾脏替代治疗 有报道通过床旁血液透析或持续静脉血液滤过治疗肝硬化顽固型腹水及 HRS，并无对照研究显示肾脏替代治疗优于其他治疗方法（如血管收缩药物）。

十、肝 移 植

对于 Child-Pugh C 级肝硬化合并顽固型腹水患者应优先考虑肝移植。肝移植前尽可能控制急慢性

肾损伤及感染[20]。

十一、病因治疗与随访

引起肝硬化腹水的病因包括病毒、酒精、胆汁淤积、免疫、遗传代谢、药物及寄生虫等，应重视对原发疾病的治疗。对可进行病因治疗的肝硬化要积极进行病因治疗，病因治疗可减轻肝纤维化，降低门静脉压力，阻止或逆转肝纤维化、肝硬化的进展[50, 51]。

对于失代偿期肝硬化患者可通过病因治疗达到病情稳定或逆转为再代偿期甚至是无肝硬化的状态；乙肝、丙肝相关肝硬化失代偿期患者给予及时抗病毒、抗炎保肝等治疗，多数患者肝功能可明显改善，减少腹水等并发症的发生，甚至达到肝硬化再代偿。对于尚未出现腹水的代偿期肝硬化患者，治疗原发疾病同样会明显改善肝功能，逆转肝纤维化和肝硬化，是预防肝硬化失代偿及腹水发生的关键。研究显示，一些中药具有抗肝纤维化和肝硬化的作用，能够逆转 CCl_4 诱导的大鼠肝纤维化，可通过影响 TGF-β1 产生，抑制肝星状细胞激活而发挥抗肝纤维化的作用[52-54]。

病情稳定的肝硬化合并腹水患者每 3 个月复查一次生化、血常规、凝血功能、甲胎蛋白及腹部超声等。每 12 个月复查一次胃镜以了解有无食管静脉曲张及其程度。对失代偿期肝硬化患者需制定长期，甚至是终身的临床管理方案。

十二、预　　后

如果腹水出现较为迅速，且有明显诱因，则预后相对较好。如主要由门静脉高压引起，则对治疗应答较好。如腹水发生主要由肝衰竭所致，临床表现为黄疸及肝性脑病，则预后较差。如出现肾衰竭、少尿或氮质血症，3 个月病死率可高达 50% ～ 70%。

（徐小元）

参 考 文 献

[1] Planas R，Montoliu S，Balleste B，et al. Natural history of patients hospitalized for management of cirrhotic ascites. Clin Gastroenterol Hepatol 2006；4：1385-94.

[2] Krag A，Bendtsen F，Henriksen JH，et al. Low cardiac output predicts development of hepatorenal syndrome and survival in patients with cirrhosis and ascites. Gut 2010；59：105-10.

[3] EASL Clinical Practice Guidelines for the management of patients with decompensated cirrhosis. J Hepatol 2018；69：406-60.

[4] Biggins SW，Angeli P，Garcia-Tsao G，et al. Diagnosis, evaluation，and management of ascites，spontaneous bacterial peritonitis and hepatorenal syndrome：2021 practice guidance by the American Association for the Study of Liver Diseases. Hepatology 2021；74：1014-48.

[5] Runyon BA. Management of adult patients with ascites due to cirrhosis：an update. Hepatology 2009；49：2087-107.

[6] Moore KP，Aithal GP. Guidelines on the management of ascites in cirrhosis. Gut 2006；55（Suppl 6）：vi1-12.

[7] 中华医学会肝病学分会. 肝硬化腹水及相关并发症的诊疗指南. 中华肝脏病杂志 2017；25：664-77.

[8] Huang LL，Xia HH，Zhu SL. Ascitic fluid analysis in the differential diagnosis of ascites：focus on cirrhotic ascites. J Clin Transl Hepatol 2014；2：58-64.

[9] Wardeh R，Lee JG，Gu M. Endoscopic ultrasound-guided paracentesis of ascitic fluid：a morphologic study with ultrasonographic correlation. Cancer Cytopathol 2011；25（119）：27-36.

[10] Rodriguez Vargas BO，Monge Salgado E，Montes Teves P，et al. Diagnostic of ascites due to portal hypertension：accuracy of the serum-ascites albumin gradient and protein analises in ascitic fluid. Rev Gastroenterol Peru 2014；34：23-8.

[11] Demirel U，Karincaoglu M，Harputluoglu M，et al. Two findings of portal hypertension：evaluation of correlation between serum-ascites albumin gradient and esophageal varices in non-alcoholic cirrhosis. Turk J Gastroenterol 2003；14：219-22.

[12] Dittrich S，Yordi LM，de Mattos AA. The value of serum-ascites albumin gradient for the determination of portal hypertension in the diagnosis of ascites. Hepatogastroenterology 2001；48：166-8.

[13] Hou W，Sanyal AJ. Ascites：diagnosis and management. Med Clin North Am 2009；93：801-17，vii.

[14] Patel YA，Muir AJ. Evaluation of new-onset ascites. JAMA 2016 19；316：340-1.

[15] Zhang X，Wang SZ，Zheng JF，et al. Clinical efficacy of tolvaptan for treatment of refractory ascites in liver cirrhosis patients. World J Gastroenterol 2014；28（20）：

11400-5.

[16] Spahr L，Villeneuve JP，Tran HK，et al. Furosemide-induced natriuresis as a test to identify cirrhotic patients with refractory ascites. Hepatology 2001；33：28-31.

[17] Akiyama S，Ikeda K，Sezaki H，et al. Therapeutic effects of short- and intermediate-term tolvaptan administration for refractory ascites in patients with advanced liver cirrhosis. Hepatol Res 2015；45：1062-70.

[18] Jia JD，Xie W，Ding HG，et al. Utility and safety of tolvaptan in cirrhotic patients with hyponatremia：a prospective cohort study. Ann Hepatol 2017；16：123-32.

[19] Watkins PB，Lewis JH，Kaplowitz N，et al. Clinical pattern of tolvaptan-associated liver injury in subjects with autosomal dominant polycystic kidney disease：analysis of clinical trials database. Drug Saf 2015；38：1103-13.

[20] Salerno F，Guevara M，Bernardi M，et al. Refractory ascites：pathogenesis，definition and therapy of a severe complication in patients with cirrhosis. Liver Int 2010；30：937-47.

[21] Boyer TD，Sanyal AJ，Wong F，et al. Terlipressin plus albumin is more effective than albumin alone in improving renal function in patients with cirrhosis and hepatorenal syndrome type 1. Gastroenterology. 2016；150：1579-89.

[22] Wong F，Pappas SC，Boyer TD，et al. Terlipressin improves renal function and reverses hepatorenal syndrome in patients with systemic inflammatory response syndrome. Clin Gastroenterol Hepatol 2017；15：266-72.

[23] Ali A，Farid S，Amin M，et al. Clinical study on the therapeutic role of midodrine in non azotemic cirrhotic patients with tense ascites：a double-blind，placebo-controlled，randomized trial. Hepatogastroenterology 2014；61：1915-24.

[24] Angeli P，Gines P，Wong F，et al. Diagnosis and management of acute kidney injury in patients with cirrhosis：revised consensus recommendations of the International Club of Ascites. J Hepatol 2015；62：968-74.

[25] Bernardi M. Optimum use of diuretics in managing ascites in patients with cirrhosis. Gut 2010；59：10-11.

[26] Angeli P，Fasolato S，Mazza E，et al. Combined versus sequential diuretic treatment of ascites in non-azotaemic patients with cirrhosis：results of an open randomised clinical trial. Gut 2010；59：98-104.

[27] Fukui H，Saito H，Ueno Y，et al. Evidence-based clinical practice guidelines for liver cirrhosis 2015. J Gastroenterol 2016；51：629-50.

[28] Uojima H，Kinbara T，Hidaka H，et al. Close correlation between urinary sodium excretion and response to tolvaptan in liver cirrhosis patients with ascites. Hepatol Res 2017；47：e14-21.

[29] Lenz K，Buder R，Kapun L，et al. Treatment and management of ascites and hepatorenal syndrome：an update. Therap Adv Gastroenterol 2015；8：83-100.

[30] Hansson L，Lindholm LH，Niskanen L，et al. Effect of angiotensin-converting-enzyme inhibition compared with conventional therapy on cardiovascular morbidity and mortality in hypertension：the Captopril Prevention Project（CAPPP）randomised trial. Lancet 1999 20；353：611-6.

[31] Guevara M，Fernandez-Esparrach G，Alessandria C，et al. Effects of contrast media on renal function in patients with cirrhosis：a prospective study. Hepatology 2004；40：646-51.

[32] Sakaida I，Kawazoe S，Kajimura K，et al. Tolvaptan for improvement of hepatic edema：a phase 3，multicenter，randomized，double-blind，placebo-controlled trial. Hepatol Res 2014；44：73-82.

[33] Le S，Spelman T，Chong CP，et al. Could adherence to quality of care indicators for hospitalized patients with cirrhosis-related ascites improve clinical outcomes? Am J Gastroenterol 2016；111：87-92.

[34] Yakar T，Demir M，Dogan O，et al. High dose oral furosemide with salt ingestion in the treatment of refractory ascites of liver cirrhosis. Clin Invest Med 2016；39：27502.

[35] Tandon P，Raman M，Mourtzakis M，et al. A practical approach to nutritional screening and assessment in cirrhosis. Hepatology 2017；65：1044-1057.

[36] 范春蕾，吴燕京，丁惠国，等 . 慢性重型病毒性肝炎的能量代谢及糖、蛋白质、脂肪氧化 . 中国临床营养杂志 2006；14：110-4.

[37] 曹海霞，范建高 . 肝硬化患者营养评估及营养支持治疗 . 实用肝脏病杂志 . 2014：459-62.

[38] Vincent JL，De Backer D，Wiedermann CJ. Fluid management in sepsis：the potential beneficial effects of albumin. J Crit Care 2016；35：161-7.

[39] Alessandria C，Elia C，Mezzabotta L，et al. Prevention of paracentesis-induced circulatory dysfunction in cirrhosis：standard vs half albumin doses. A prospective，ran-

domized，unblinded pilot study. Dig Liver Dis 2011；43：881-6.

[40] Abd Elaal MM，Zaghloul SG，Bakr HG，et al. Evaluation of different therapeutic approaches for spontaneous bacterial peritonitis. Arab J Gastroenterol 2012；13：65-70.

[41] Bernardi M，Caraceni P，Navickis RJ. Albumin infusion in patients undergoing large-volume paracentesis：a meta-analysis of randomized trials. Hepatology 2012；55：1172-81.

[42] Gaetano JN，Micic D，Aronsohn A，et al. The benefit of paracentesis on hospitalized adults with cirrhosis and ascites. J Gastroenterol Hepatol 2016；31：1025-30.

[43] Gaba RC，Parvinian A，Casadaban LC，et al. Survival benefit of TIPS versus serial paracentesis in patients with refractory ascites：a single institution case-control propensity score analysis. Clin Radiol 2015；70：e51-7.

[44] Bohn KA，Ray CE，Jr. Repeat large-volume paracentesis versus tunneled peritoneal catheter placement for malignant ascites：A cost-minimization study. Am J Roentgenol 2015；205：1126-34.

[45] Lungren MP，Kim CY，Stewart JK，et al. Tunneled peritoneal drainage catheter placement for refractory ascites：single-center experience in 188 patients. J Vasc Interv Radiol 2013；24：1303-8.

[46] Bureau C，Thabut D，Oberti F，et al Transjugular intrahepatic portosystemic shunts with covered stents increase transplant-free survival of patients with cirrhosis and recurrent ascites. Gastroenterology 2017；152：157-63.

[47] Porcel JM. Management of refractory hepatic hydrothorax. Curr Opin Pulm Med 2014；20：352-7.

[48] Kozaki K，Ilnuma M，Takagi T，et al. Cell-free and concentrated ascites reinfusion therapy for decompensated liver cirrhosis. Ther Apher Dial 2016；20：376-82.

[49] Tapping CR，Ling L，Razack A. PleurX drain use in the management of malignant ascites：safety，complications，long-term patency and factors predictive of success. Br J Radiol 2012；85：623-8.

[50] 中华医学会肝病学分会，中华医学会感染病学分会. 慢性乙型肝炎防治指南（2015 更新版）. 中华肝脏病杂志 2015；23：888-905.

[51] 中华医学会肝病学分会，中华医学会感染病学分会. 丙型肝炎防治指南（2015 更新版）. 中华肝脏病杂志 2015；23：906-23.

[52] 卢玮，高玉华，王珍子，等. 安络化纤丸对肝纤维化大鼠转化生长因子 β1 及相应信号通路的影响. 中华肝脏病杂志 2017；25：257-62.

[53] 肖定洪，顾杰，蔡虹，等. 扶正化瘀胶囊预防肝硬化患者食管静脉曲张破裂出血的随机对照多中心临床研究. 中华肝脏病杂志 2014；22：594-9.

[54] 董佳佳，陈永平，王晓东，等. 复方鳖甲软肝片联合恩替卡韦治疗慢性乙型肝炎伴脾功能亢进患者的临床疗效. 中华肝脏病杂志 2016；34：501-3.

第60章 自发性细菌性腹膜炎

肝硬化患者常合并细菌感染[1]，是其进展为肝衰竭、肝病相关并发症及死亡的重要原因之一。细菌感染可促发消化道出血、稀释性低钠血症、肝性脑病、肾衰竭及慢加急性肝衰竭[2]。有25%～35%的肝硬化患者在入院时或住院期间发生细菌感染，较其他住院人群高4～5倍。自发性细菌性腹膜炎（spontaneous bacterial peritonitis，SBP）和尿路感染最为常见，其次是肺炎、皮肤软组织感染和菌血症。肝硬化并发细菌感染的住院患者SBP占10%～30%[3]，无症状的门诊患者约占3.5%[4]，病死率10%～46%[5, 6]。

SBP是肝硬化腹水患者常见且严重的并发症，其定义是腹水多形核白细胞（polymorphonuclear leukocyte，PMN）计数升高（$\geq 250/mm^3$），并且腹腔内没有外科可治疗的感染来源（如空腔脏器穿孔、局灶脓肿）的腹膜急性炎症[7, 8]。SBP还可见于其他原因所致腹水，如充血性心力衰竭、系统性红斑狼疮、肾病综合征等。

第1节 病 原 菌

一、病原菌种类

成人SBP的病原菌多来自肠道细菌，绝大多数是单一细菌感染。由于腹水中氧浓度高，故厌氧菌和微需氧菌感染少见。革兰氏阴性杆菌占60%～80%，以大肠埃希菌为主，其次是肺炎克雷伯菌、铜绿假单胞菌、鲍曼不动杆菌等；革兰氏阳性菌占18%～29%，在院内获得感染、接受侵袭性操作及接受喹诺酮类药物预防性治疗的肝硬化患者中较常见，以肺炎链球菌最为常见，其次是粪肠球菌、其他链球菌、金黄色葡萄球菌等，其他细菌少见。

国内研究提示近年来我国腹腔感染仍以肠杆菌科特别是大肠埃希菌和肺炎克雷伯菌为主；革兰氏阳性菌所占比例增加，包括粪肠球菌和屎肠球菌的比例较前升高；细菌耐药仍呈上升趋势。常见的病原菌见表60-1[9-11]。

表 60-1　SBP 常见的病原菌分布

病原菌	CARES*[9]（2006～2007）		Mohnarin[10]（2008）		CARES*[11]（2009）	
	菌株数	构成比（%）	菌株数	构成比（%）	菌株数	构成比（%）
革兰氏阴性菌	550	74.0	823	58.6	454	68.3
大肠埃希菌	288	38.8	323	23.0	206	31.0
肺炎克雷伯菌	76	10.2	93	6.6	75	11.3
铜绿假单胞菌	68	9.2	102	7.3	63	9.5
鲍曼不动杆菌	31	4.2	67	4.8	46	6.9
革兰氏阳性菌	193	26.0	582	41.4	211	31.7
金黄色葡萄球菌	33	4.4	100	7.1	29	4.4
凝固酶阴性葡萄球菌	35	4.7	129	9.2	37	5.6
粪肠球菌	27	3.6	94	6.7	49	7.4
屎肠球菌	61	8.2	107	7.6	72	10.8
链球菌	–	–	36	2.6	3	0.5

* 为院内感染。

注：CARES. 中国医院内感染的抗生素耐药监测计划；Mohnarin. 卫生部全国细菌耐药性监测网；"–"为未提供。

二、多重耐药菌感染

随着 β- 内酰胺类和喹诺酮类抗菌药物的广泛应用，加之肝硬化患者侵袭性检查与治疗手段的增加，SBP 的流行病学特征已发生变化，非常见病原体或多重耐药菌感染增加。在欧洲，越来越多的SBP 由多重耐药菌感染引起。曾预防性接受喹诺酮类药物的肝硬化人群的 SBP，18% 由多重耐药菌引起；社区获得 SBP 的多重耐药菌感染占 4%～16%；院内感染者更是高达 20%～35%；导致三代头孢菌素经验性治疗失败率达 33%～75%。在不同地域，多重耐药菌感染的流行病学差别很大，在南欧和亚洲主要是产 ESBL 肠杆菌。

多重耐药菌感染和敏感菌感染相比，预后更差：更高的治疗失败率，更高比例的脓毒症休克和死亡率。

第 2 节　发病机制

肝硬化并发 SBP 的发生机制，一般认为由肠道细菌过度生长、肠黏膜通透性改变、细菌易位和机体免疫功能变化这四个重要部分组成 [2, 12, 13]，它们相互联系、相互影响。

一、发病机制

（一）细菌易位

细菌易位（bacterial translocation，BT）是 SBP 最常见的原因。有限的细菌易位至肠系膜淋巴结属生理现象；一旦细菌易位增加并造成危害则属病理性。仅部分肠道细菌可易位至肠系膜淋巴结，如大肠埃希菌、肺炎克雷伯菌及其他肠杆菌，这也是SBP 的常见病原菌，并且在大部分病例的基因序列测定显示肠系膜淋巴结细菌及腹水感染的细菌基因序列相同。肠道细菌病理性易位是肝硬化患者 SBP 的来源，并且主要是淋巴来源。肝硬化患者肠道菌群失调、肠道黏膜屏障功能障碍及机体免疫防御功能低下，是促使细菌易位发生的重要原因。

1. 肠道菌群失调　肝硬化与粪便微生物组成的显著变化相关，包括潜在致病菌如肠杆菌的增加。此外，小肠细菌过度生长（small intestinal bacterial overgrowth，SIBO）常出现在进展性肝硬化，并与病理性细菌易位、SBP 和内毒素血症相关。潘氏细胞产生防御素的缺陷、肠道动力减弱、胰腺及胆汁分泌减少和门静脉高压性肠病，促进了以上变化。

2. 肠道屏障功能受损　肝硬化与肠黏膜的结构和功能改变有关，细菌和细菌产物（如内毒素、细菌 DNA）的渗透性增加。肠细胞线粒体功能的改变和肠道黏膜的氧化应激增加。

3. 宿主免疫功能障碍　局部和全身的免疫缺陷是细菌易位导致SBP 或菌血症最重要的先决条件。

（二）腹膜炎时宿主的局部腹水 – 腹膜防御

腹水本身是腹膜炎发生的危险因素。在健康状态下，宿主腹腔防御机制非常有效。肝硬化时由于局部防御机制的缺陷（细胞免疫和体液免疫功能缺陷），腹膜不能有效清除细菌。

肝硬化的动物及患者腹水中的调理素、免疫球蛋白、补体及趋化因子等各种抗菌物质活性低下，不能有效清除腹水中的细菌，易于发生 SBP。有研究表明，肝硬化腹水低补体 C3 与调理素的活性高度相关，促进 SBP 的发生。而腹水总蛋白含量能反映调理素活性，反映机体内生性抗微生物活性，可作为判定 SBP 发生危险性的简易指标。腹水总蛋白＞ 15g/L 时，SBP 发生率＜ 1%；与之相反，腹水总蛋白＜ 15g/L 者，SBP 的风险增加，当腹水总蛋白＜ 10g/L 时，SBP 发生率达 27%～ 41%。其他因素包括通过凝血系统激活或大网膜（称为"腹部警察"）和内脏脂肪形成的生物隔离安全区。内脏脂肪是已知的调节炎症反应的脂肪因子的来源。

（三）肝功能不全和全身危险因素

肝硬化患者存在肝脏、肠道和全身的固有免疫和适应性免疫缺陷。网状内皮系统活性下降的肝硬化患者更容易发生 SBP。因此，进展性肝功能不全是 SBP 的独立危险因素，血清总胆红素＞ 54.7μmol/L 和血小板计数＜ 98×10^9/L 者 SBP 发生的风险显著增加，每一种终末期肝病模型评分的增加，SBP 的风险增加。影响宿主防御机制的基因变异，如 CARD15、NOD2 和 TLR2 变异，增加了 SBP 的发生。这些基因的多态性与肝硬化患者 SBP 及其他感染风险增加相关。

此外，某些药物影响 SBP 的发生。质子泵抑制剂（proton pump inhibitor，PPI）促进SIBO，从而促进病理性细菌易位。回顾性病例对照研究证实了 PPI 使用和 SBP 发生之间的潜在联系。

二、感 染 途 径

SBP 的发生涉及 3 种途径：

（1）淋巴途径：肠道细菌－肠淋巴循环－体循环，即细菌从肠腔转移到肠系膜淋巴结中，然后发生菌血症和腹水感染，这是主要途径。

（2）门脉系统：肠道细菌－肠壁毛细血管－门静脉系统－体循环。

（3）腹膜：肠道细菌－肠黏膜－腹膜。

三、SBP 发生的危险因素

肝硬化并发 SBP 的危险因素主要有以下几点：

（1）血清总胆红素 > 42.75μmol/L 是肝硬化并发 SBP 的独立危险因素。

（2）腹水总蛋白 < 10g/L 是肝硬化并发 SBP 的独立危险因素。

（3）Child-Pugh 分级亦是肝硬化并发 SBP 的独立危险因素；Child-Pugh C 级或 MELD > 15 分的肝硬化患者更易发生 SBP。

（4）食管胃静脉曲张破裂出血，这类患者在入院时 20% 存在感染，住院期间超过 50% 发生感染。

（5）既往发生过 SBP，6 个月 SBP 复发率约 43%，1 年内复发率 69%。

（6）其他因素如高龄、腹泻、呼吸道感染、内镜治疗、服用激素或免疫抑制剂、电解质紊乱、肾损害、肝性脑病等可增加肝硬化并发 SBP 的危险性。

第 3 节 临 床 表 现

肝硬化并发 SBP 的临床表现多种多样，轻重不一，甚至部分患者缺乏临床症状和体征，所以临床表现并非诊断所必需。SBP 主要的临床症状、体征[14]：

1. **发热** 是本病的主要症状。除极度虚弱、休克和少数无症状患者外，约 69% 的 SBP 患者有不同程度的发热，多为不规则发热，其次为弛张热或稽留热。约 1/3 的病例发热可能是唯一的症状，另有 17% 的患者为低体温（定义为低于 36.5℃）。

2. **腹痛** 多有轻重不等的腹痛症状，发生率约 59%。起病隐匿者可仅有全腹不适，急性起病者可表现为突发腹部剧痛或胀痛，常伴有食欲减退、

恶心、呕吐、腹泻。腹泻可见于 32% 的 SBP 患者。需要注意的是，严重肝脏疾病、年老体弱、休克或大量腹水患者可能没有腹痛症状。

3. **腹膜刺激征** 腹部压痛、反跳痛、肌紧张，可以是全腹压痛甚至拒按，也可以是局部压痛或深压痛，反跳痛的程度轻重不等。腹部压痛见于约 49% 的患者。

4. **腹水征** 发生 SBP 后，腹水迅速增加，而出现不断加剧的腹胀、进食少、尿量减少、不能平卧，甚至呼吸困难。

5. **神志改变** SBP 作为重要的感染诱因，患者在早期即可出现程度不等的肝性脑病，发生率可高达 54%。

6. **其他表现** 约 30% 的 SBP 患者表现为麻痹性肠梗阻，17% 的患者出现低血压。重症 SBP 常可并发脓毒症休克，短期内出现肝功能恶化、肝肾综合征、肝性脑病，甚至慢加急性肝衰竭。

以下表现可能是部分 SBP 患者唯一的临床表现：腹水量增加；消化道出血；食管胃静脉曲张破裂出血；肾衰竭；神志改变；电解质紊乱（低钠血症）。

第 4 节 实验室检查

1. **血常规** 肝硬化患者多伴有脾功能亢进，外周血白细胞计数偏低，并发 SBP 时，白细胞计数在原有基础上升高，但大多不超过 10×10^9/L，但中性粒细胞比例升高。

2. **腹水检查** 是诊断 SBP 最主要的依据之一。没有进行腹水穿刺而做出腹水感染的临床诊断是不充分的；同样，没有进行腹水穿刺而做出排除腹水感染的诊断是不可靠的。

（1）腹水常规：SBP 的定义腹水 PMN ≥ 250/mm³，也是抗菌药物经验性治疗的指征。中性粒细胞由于其半衰期短，受腹水的容量及利尿剂影响小。对血性腹水，应对 PMN 进行校正，每 250 个红细胞减去 1 个 PMN。继发性腹膜炎 PMN 计数往往超过 500/mm³ 甚至更高。

（2）腹水生化

1）血清腹水白蛋白梯度（serum-ascites albumin gradient，SAAG）：SAAG ≥ 11g/L，提示门静脉高压性腹水，特异性 97%。

2）腹水总蛋白：作为诊断工具鉴别渗漏液的准确性仅为 55.6%，但仍旧是重要的病因鉴别工具。

SBP往往发生在腹水总蛋白低者，继发性腹膜炎腹水总蛋白往往高于10g/L。

3）乳酸脱氢酶（lactatedehydrogenase，LDH）：LDH分子量较大，不易向腹水弥散，多由PMN释放。单纯肝硬化腹水，腹水LDH/血清LDH比值为0.4～0.5；SBP时可＞1；消化道穿孔时可数倍于血清水平。因此，LDH可作为SBP与继发性腹膜炎的鉴别。

4）葡萄糖：消化道穿孔时，大量细菌利用腹水中的葡萄糖，腹水中浓度显著下降。

（3）腹水病原学检查

1）腹水涂片革兰氏染色：革兰氏染色对SBP不敏感，但对可疑消化道穿孔有诊断价值，可见多种病原菌（包括肠球菌、真菌）。

2）腹水细菌培养：腹水培养可为SBP的诊断、获得病原学证据，并提供药物敏感性依据、指导治疗，具有重要价值。既往腹水培养的阳性率约40%，通过床旁接种至血培养瓶，阳性率超过72%，在抗菌药物使用前进行腹水培养则阳性率可达90%。研究提示，首剂头孢噻肟使用后6h复查腹水，86%的腹水细菌培养转为阴性。所以标本的留取应尽可能在抗感染治疗前。SBP往往培养到一种细菌，而穿孔病例往往培养到多种病原菌（包括肠球菌、厌氧菌、真菌）。

3.炎症指标

（1）C反应蛋白（c-reactive protein，CRP）：CRP的cut-off值≥10ng/ml对不伴感染症状的肝硬化患者，是提示临床存在细菌感染的有效指标。肝硬化患者脓毒症的cut-off值为24.7ng/ml，曲线下面积为0.811。

（2）降钙素原（procalcitonin，PCT）：肝硬化患者PCT的cut-off值为0.49预测脓毒症，曲线下面积为0.89。

肝硬化患者联合检测CRP和PCT，提高感染诊断的敏感性和阴性预测价值；治疗过程中进行监测，评价疗效。

第5节 诊断与鉴别诊断

一、诊 断

（一）诊断SBP

根据典型临床表现和实验室检查，尤其是腹水检查，SBP的诊断并不困难。但是由于本病往往不典型，或以严重并发症为首发表现者（如肝性脑病、肝肾综合征、脓毒症休克）容易被漏诊和误诊。

美国肝病学会及欧洲肝病学会均建议住院的肝硬化腹水患者应行腹腔穿刺，筛查SBP；有腹水感染症状、体征或实验室检查异常（如腹痛或肌紧张、发热、肝性脑病、肝功能恶化、肾衰竭、酸中毒或外周血白细胞增多）的患者，不论住院与否，应筛查SBP。

SBP的定义是腹水中性粒细胞计数升高（PMN≥250/mm^3），并且腹腔内没有外科来源的感染灶。细菌培养阳性者往往是一种细菌。培养阳性并非诊断所必需。根据腹水PMN计数（是否≥250/mm^3）、细菌培养（阳性或阴性，单菌或多菌）及有无外科感染灶，可将腹水感染分为三类：自发性腹水感染，包括自发性细菌性腹膜炎、单菌非中性粒细胞的细菌性腹水、培养阴性的中性粒细胞腹水；继发性细菌性腹膜炎；多菌的细菌性腹水。

单菌非中性粒细胞细菌性腹水（monomicrobial nonneutrocytic bacteriascites，MNB）是SBP的早期阶段，约60%自发缓解，40%发展为SBP。对存在感染证据的MNB，按SBP治疗。无感染证据的MNB，密切观察病情变化，及时复查腹水。

培养阴性中性粒细胞腹水（culture negative neutrocytic ascites，CNNA），其临床表现和预后与SBP相同，按SBP治疗。诊断条件：①多次腹水培养阴性；②腹水PMN≥250/mm^3；③7天内未用过抗菌药物；④腹腔内无外科感染灶；⑤排除其他导致腹水PMN升高的原因，如胰腺炎、腹腔出血、腹膜癌。

（二）评价感染的严重程度

通过是否存在全身炎症反应综合征（systemic inflammatory response syndrome，SIRS）、重要脏器是否存在功能障碍评价感染的严重程度；危重肝硬化患者预后评估模型（如APACHE、SOFA、OFS、MELD、CLIF-C ACLF和qSOFA），预测感染预后。

1.SIRS 在肝硬化人群SIRS标准的运用存在局限性：肝硬化患者循环高动力导致非感染患者心动过速；接受β-受体拮抗剂的患者心率减慢；肝性脑病患者呼吸频率加快；脾功能亢进者白细胞减少。这些因素限制了SIRS标准在肝硬化并发感染患者的运用。SIRS 出现在 10% ～ 30% 的非感染的失代偿肝硬化患者和 57% ～ 70% 的感染患者。但它仍旧是一个有用的预后指标，它与门静脉高压相关的并发症和死亡高度相关。

2. 重要脏器是否存在功能障碍　明确是否存在心血管系统、肾脏、肝脏、脑、凝血功能障碍。

3. 快速 SOFA 评分（qSOFA，≥ 2 分）　与其他筛查工具相比，qSOFA 更简单，可以更快速地完成，而且无须实验室检查或有创监测结果。评分包括收缩压 ≤ 100mmHg（1 分）；呼吸频率 ≥ 22 次 / 分（1 分）；意识障碍（1 分）。

二、鉴 别 诊 断

本病需要和结核性腹膜炎、恶性肿瘤腹膜转移、继发性腹膜炎等相鉴别。

肝硬化患者的腹膜炎约 4.5% 是继发性，病死率很高。早期诊断、及时外科治疗对改善预后非常重要。鉴别点包括：

（1）继发性腹膜炎对抗感染治疗无应答。

（2）腹水常规、生化：腹水总蛋白 > 10g/L、LDH > 血清正常值上限、葡萄糖 < 2.8mmol/L。100% 的胃肠道穿孔病例满足以上生化标准中至少 2 项；穿孔无关的继发性腹膜炎中 50% 的病例满足以上生化标准中至少 2 项；而 SBP 患者不足 5%。腹水 PMN 计数更高。提示消化道穿孔的其他指标，腹水癌胚抗原 > 5ng/ml，碱性磷酸酶 > 240IU/L。

（3）腹水涂片或培养检出至少两种病原菌（尤其是厌氧菌、真菌和肠球菌）。

（4）尽早安排影像学检查如 CT，是重要的诊断、鉴别诊断依据。

第 6 节　治　疗

SBP 是严重、致命性疾病，应尽早诊断，早期给予包括经验性抗感染治疗在内的综合治疗。肝硬化腹水患者，若有感染征象（如发热、腹痛、不能解释的肝性脑病），不论腹水 PMN 计数多少，均应经验性抗感染治疗。腹水 PMN ≥ 250/mm³，无论有无感染征象，也应经验性治疗，并根据药敏结果及治疗反应调整治疗方案。

一、治疗细菌感染

早期静脉给予抗感染治疗，抗菌药物的选择需考虑以下因素：感染的严重程度；感染是社区获得还是院内获得；近期是否有耐药菌定植或感染；近期是否接受过抗菌药物治疗；评价患者的肝肾功能；遵循当地细菌流行趋势和药敏数据；遵循药物的 PK/PD 特点优化抗菌药物治疗方案，保证腹水抗菌药物浓度 > 致病微生物的 MIC_{90}；三代头孢菌素（如头孢噻肟或头孢曲松）作为 SBP 的一线选择，备选药物包括阿莫西林 / 克拉维酸和喹诺酮类药物（如环丙沙星或氧氟沙星），能覆盖 95% 的常见致病菌。每日评价治疗方案，有无降阶可能。对重症感染，初始的经验性治疗[1, 2, 7, 8, 12-15] 应包括一种或多种对所有可能病原菌具有抗菌活性的药物，感染部位要有足够的药物浓度。

因为肝脏疾病与耐药风险升高相关，必须考虑患者有无多重耐药菌感染风险。肠杆菌是 SBP 的主要病原菌，应对肠杆菌作为可能的病原菌，进行产 ESBL 危险因素判断。

1. 社区获得 SBP 的抗感染治疗　社区获得感染，近期无 β- 内酰胺类抗菌药物使用史的 SBP 患者，在药敏结果未出前，经验性给予相对广谱的抗菌药物治疗。可选择静脉用三代头孢菌素，如头孢噻肟钠 2g，每 8h 一次静脉滴注，该方案可覆盖 95% 的敏感细菌的感染，包括最常见的大肠埃希菌、肺炎克雷伯菌和肺炎链球菌。

社区获得 SBP，三代头孢菌素是经验性治疗的推荐药物；因其良好的抗菌活性及良好的耐受性，多年来作为肝硬化患者多数感染的经验性治疗的金标准。阿莫西林 / 克拉维酸、环丙沙星也有相似的疗效。这些药物的缺点是日益增长的细菌耐药。传统推荐的治疗药物对院内感染疗效有限。头孢菌素在重症感染，尤其作为单药治疗，在大的前瞻性研究中并不做推荐。产 ESBL 肠杆菌感染，推荐碳青霉烯或替加环素。治疗方案见表 60-2。

美国肝病学会对既往无喹诺酮类药物使用史，无呕吐，无休克，1 级或没有肝性脑病，血肌酐 < 265.2μmol/L 的住院患者，口服氧氟沙星（400mg，每日 2 次）治疗 SBP，以替代静脉给予头孢噻肟，

在一项随机对照研究中证实两者疗效相似。但是，对曾经使用喹诺酮作为 SBP 预防用药及院内获得 SBP 患者，由于喹诺酮耐药的可能性大，不宜选择该类药物治疗 SBP。

表 60-2　社区获得 SBP 的抗感染治疗方案

	抗菌药物	用法	缓解率（%）
一线药物	头孢噻肟*	2g/8h iv	79
	头孢曲松	首剂 2g，1g/24h iv	67～80
	阿莫西林 / 克拉维酸	1.0/0.2g/8h/6h iv	83
二线药物	环丙沙星	200mg/12h iv	76
	氧氟沙星	400mg/12h po	84
	美罗培南	1.0g/8h iv	
	哌拉西林 / 他唑巴坦	4.5g/8h iv	
	亚胺培南联合万古霉素或替考拉宁	1.0g/8h iv 0.5g/6h 或 1.0g/12h iv	

* 并非头孢噻肟优于其他三代头孢菌素。

头孢噻肟的治疗方案，与更长疗程相比，5 天的治疗效果与 10 天是相似的，故欧美指南推荐的 SBP 疗程为 5～10 天。但该研究统计的中位时间是 8 天，故应至少 8 天。国内多认为至少 2 周。因此，应根据治疗应答确定具体的治疗疗程。

2. 院内获得 SBP 的抗感染治疗　院内获得感染，近期有或无 β- 内酰胺类抗菌药物使用史的腹水患者，应基于当地的细菌药敏试验，接受经验性抗感染治疗。

头孢噻肟、头孢曲松、阿莫西林 / 克拉维酸等是 SBP 的一线治疗药物。近期的一些研究提示这些药物的治疗应答率低，无应答者多分离到多重耐药菌。SBP 高危人群喹诺酮类药物广泛预防性使用、经常住院和暴露于广谱抗菌药物，导致革兰氏阳性菌感染、产 ESBL 肠杆菌感染增加。

对存在多重耐药菌感染风险的院内感染，初始治疗应使用广谱抗菌药物，如碳青霉烯联合 / 或不联合糖肽类、哌拉西林 / 他唑巴坦。Piano 等近期研究发现，院内获得 SBP，美罗培南联合达托霉素的疗效明显优于头孢他啶（分别为 86.7% 和 25%，$P < 0.001$）。

院内获得 SBP 的抗感染治疗方案，包括美罗培南（1.0g，每 8h 一次）联合或不联合达托霉素（6mg/kg，每日一次）；亚胺培南（1.0g，每 8h 一次）联合万古霉素（0.5g，每 6h 一次或 1.0g，每 12h 一次），或联合替考拉宁；哌拉西林 / 他唑巴坦（4.5g，每 8h 一次）联合万古霉素（0.5g，每 6h 一次或 1.0g，每 12h 一次），或联合替考拉宁。

3. SBP 疗效评估　在抗菌治疗后 48h 再次行腹腔穿刺，好转的征象包括腹水 PMN 下降至 $250/mm^3$ 以下（或下降超过 25%），腹水培养由诊断时的阳性转为阴性。治疗失败的征象包括临床体征及症状进行性恶化；腹水 PMN 计数比诊断时没有显著下降或继续增长。失败的原因通常是耐药菌感染或者是继发性细菌性腹膜炎。一旦排除继发性细菌性腹膜炎，应根据体外药敏试验调整抗菌药物或者改用经验用药中的广谱抗菌药物。

产 ESBL 或 AmpC 细菌的感染，可用碳青霉烯或替加环素（怀疑或明确的菌血症应避免用替加环素）。次选哌拉西林 / 他唑巴坦，尤其是 MIC ≤ 4mg/L 者。头孢菌素初始治疗失败者，推荐碳青霉烯联合糖肽类或替考拉宁。

分离到耐甲氧西林金黄色葡萄球菌或耐药肠球菌，推荐糖肽类、替考拉宁或利奈唑胺。

我们需要思考目前的抗菌药物策略。治疗 SBP 的一线经验性抗菌药物，应覆盖最常见的引起 SBP 的细菌，同时应降低选择性耐药菌的风险，对能明确病原微生物的病例，应选用窄谱抗菌药物，从而减少耐药的可能性。由于进展性肝病日益增长的细菌耐药问题，需要强调适宜的、与时俱进的经验性治疗。

自发性真菌性腹膜炎常见于长期应用广谱抗菌药物或免疫力低下的患者，医院感染发生率高于非医院感染。白念珠菌是最常见的病原体，其次是新生隐球菌和曲霉菌属。尽早开始抗真菌治疗可改善预后。

二、保护肾脏功能

（1）输注白蛋白：血肌酐 > 88.4μmol/L、尿素氮 > 10.7mmol/L 或总胆红素 > 68.4μmol/L 的 SBP 患者，在诊断后 6h 内给予白蛋白 1.5g/kg，第 3 天给予白蛋白 1.0g/kg 静脉输注。一项随机对照研究发现，头孢噻肟联合白蛋白治疗，较单独头孢噻肟治疗，可减少肾衰竭的发生，病死率从 29% 降至 10%。原因是白蛋白改善了有效循环血容量及免疫调节、抗氧化、稳定内皮细胞的作用。在低死亡风险的患者(胆红素＜68.4μmol/L或肌酐＜88.4μmol/L)并不能观察到此效应。输注白蛋白，进展性肝硬化的并发症的控制多有报道，但生存改善鲜有报道。

（2）避免大量放腹水。

（3）禁用肾损害药物，如非甾体抗炎药、氨基糖苷类药物。停用利尿剂。

三、并发症的预防和治疗

重视肝硬化其他并发症的预防和治疗，如肝性脑病、消化道出血的预防和治疗。

四、肝移植

欧美指南均认为SBP治愈者的远期生存率较低，建议行肝移植。

第7节 预防

一、一级预防

1. **消化道出血患者** 消化道出血的肝硬化患者在出血期间或出血后短期内存在SBP的风险；并且由于感染，血流动力学改变及门静脉压力增加，形成恶性循环。大量研究证实肝硬化消化道出血患者口服或静脉给予抗菌药物能让患者获益。多个指南、共识推荐此类患者在住院时应立即开始预防性抗菌药物治疗。药物包括阿莫西林、阿莫西林/克拉维酸、头孢曲松、头孢他啶、头孢噻肟、环丙沙星、诺氟沙星和氧氟沙星，能将这类患者的感染率从45%～66%降至10%～20%。感染风险的下降，改善了患者的生存、止血，减少了再出血风险。来自法国的研究表明，肝硬化消化道出血的病死率从20年前的43%降至20%，其中最大的贡献就是这类患者抗菌药物的预防性使用。短程（7天）预防性使用抗菌药物是所有肝硬化消化道出血患者的标准治疗。

肝病相对较轻者，口服诺氟沙星400mg，每日2次，共7天；或其他喹诺酮类药物；或出血期间静脉给予抗菌药物，然后改口服共7天。但在进展性肝硬化者（至少存在2条：腹水、黄疸、肝性脑病、重度营养不良）静脉滴注头孢曲松（1g，每日1次，7天）较口服诺氟沙星是更好的选择，两组中被证实的感染（分别为11%和33%，$P=0.003$）、SBP（分别为11%和26%，$P=0.03$）和菌血症（分别为3%和12%，$P=0.03$）均有显著差异。

喹诺酮是推荐预防药物，但需要重视耐药问题。消化道出血患者有效的一线预防性治疗应考虑是否存在耐药菌感染风险，以及当地细菌耐药情况。对大多数患者，可以头孢曲松1.0g每日1次静脉滴注。

2. **无消化道出血、既往无SBP的低腹水总蛋白患者** 另一个需要抗菌药物预防性治疗的人群是低腹水总蛋白（低于10～15g/L）患者，这类患者是SBP的高危人群，一年内达20%。接受预防性治疗的患者还需要符合以下条件：进展性肝硬化或肾功能损害者（CTP≥9分且总胆红素≥51.3μmol/L；或血肌酐≥106μmol/L、尿素氮≥8.9mmol/L或血钠＜130mmol/L）。此类患者需接受长程预防性治疗。Fernandez等的研究表明，符合上述条件者随机接受诺氟沙星（400mg，每日1次口服）或安慰剂治疗1年，SBP（分别为7%和61%）和肝肾综合征（分别为28%和41%）的发生率诺氟沙星组均明显下降，并且治疗组短期生存率得到改善（分别为94%和62%）。

其他方案：环丙沙星500mg，每日1次口服，或750mg，每周1次口服。

每日给药优于间断给药，减少了耐药发生。

二、二级预防

SBP的复发率极高，一年内达69%。长疗程的诺氟沙星预防性治疗将SBP复发的风险降至20%～25%；将革兰氏阴性菌所致的SBP降至3%（而对照组为60%）。预防方案包括：①诺氟沙星400mg，每日1次口服；②环丙沙星500mg，每日1次口服，或750mg，每周1次口服，每日给药优于间断给药，不建议胃肠外给药预防肝硬化相关感染。

在特定人群，抗菌药物的预防性使用使患者获益，但是耐药不可避免。在接受喹诺酮预防SBP复发的患者，革兰氏阳性菌感染的比例升高，并且喹诺酮耐药的革兰氏阴性菌所致SBP、尿路感染的比例增加。研究中26%～38%的SBP由喹诺酮耐药菌引起。这些研究还显示利福昔明可以作为二级预防的药物。

为了减少耐药风险，应严格掌握适应证，仅用于存在 SBP 或其他细菌感染高风险患者。

三、长疗程预防的问题

SBP 的二级预防，由于研究用药在 6 个月时停用，因而不能明确长期生存获益。

疗程不确定，预防治疗至腹水消退、肝移植还是死亡，考虑这些问题的同时还需要考虑患者的治疗依从性。对革兰氏阳性菌或喹诺酮耐药的革兰氏阴性菌所致 SBP，诺氟沙星预防的有效性是可疑的。到目前为止，其他药物的预防作用没有相关数据支持。

四、规范 PPI 使用

PPI 会增加 SBP 发生率，限制该类药物的使用有助于预防 SBP 的发生。肝硬化患者使用 PPI，应予警示，应仅对存在适应证的患者使用。

五、预　　后

SBP 预后不良的相关因素包括：初始干预延迟（＞ 24h）；病情严重（APACHE Ⅱ 评分＞ 15 分）；高龄（＞ 70 岁）；存在基础疾病和 / 或发生器官功能不全；低白蛋白血症；营养状况差。通过有效的一线治疗控制感染，对减少病死率很重要。

SBP 发生后，1 年病死率达 31% ～ 93%。

（李　俊　王贵强）

参 考 文 献

[1] Fernández J，Gustot T. Management of bacterial infections in cirrhosis. J Hepatol 2012；56：S1-12.

[2] Jalan R，Fernandez J，Wiest R，et al. Bacterial infections in cirrhosis：a position statement based on the EASL Special Conference 2013. J Hepatol 2014；60：1310-24.

[3] Caly WR，Strauss E. A prospective study of bacterial infections in patients with cirrhosis. J Hepatol 1993；18：353-8.

[4] Evans LT，Kim WR，Poterucha JJ，et al. Spontaneous bacterial peritonitis in asymptomatic outpatients with cirrhotic ascites. Hepatology 2003；37：897-901.

[5] Rimola A，Garcia-Tsao G，Navasa M，et al. Diagnosis，treatment and prophylaxis of spon taneous bacterial peritonitis：a consensus document. J Hepatol 2000；32：142-53.

[6] Guarner C，Runyon BA. Spontaneous bacterial peritonitis：pathogenesis，diagnosis，and management. Gastroenterologist 1995；3：311-28.

[7] Runyon BA. Management of adult patients with ascites due to cirrhosis：an update. Hepatology，2009；49：2087-107.

[8] European Association for the Study of the Liver. EASL clinical practice guidelines on the management of ascites，spontaneous bacterial peritonitis，and hepatorenal syndrome in cirrhosis. J Hepatol 2010；53：397-417.

[9] 杨启文，王辉，徐英春，等 . 中国 14 家教学医院院内菌血症与肺炎和腹腔感染病原菌的抗生素耐药监测 . 中华检验医学杂志 2009；32：1367-75.

[10] 胡巧娟，胡志东，李金，等 . Mohnarin 2008 年度报告：腹腔感染病原菌分布及耐药监测 . 中国抗生素杂志 2010；35：622-4.

[11] 杨启文，王辉，徐英春，等 . 2009 年中国 13 家教学医院院内感染病原菌的抗生素耐药性监测 . 中华检验医学杂志 2011；34：422-30.

[12] Berg RD，Garlington AW. Translocation of certain indigenous bacteria from the gastrointestinal tract to the mesenteric lymph nodes and other organs in a gnotobiotic mouse model. Infect Immun 1979；23：403-11.

[13] Wiest R，Krag A，Gerbes A. Spontaneous bacterial peritonitis：recent guidelines and beyond. Gut 2012；61：297-310.

[14] 斯崇文，贾辅忠，李家泰 . 感染病学 . 北京：人民卫生出版社；2004：1125-31.

[15] Piotrowski D，Boron-Kaczmarska A. Bacterial infections and hepatic encephalopathy in liver cirrhosis prophylaxis and treatment. Adv Med Sci 2017；62：345-56.

第61章　肝肾综合征

肝肾综合征（hepatorenal syndrome，HRS）是一种短期内病死率很高的晚期肝硬化并发症，可以表现为急性肾损伤（acute kidney injury，AKI）或慢性肾脏疾病（chronic kidney disease，CKD）。尽管可表现为这两种形式，但并非所有肝病患者出现的肾脏损伤均为肝肾综合征。一般认为，急性肝衰竭肾功能损伤属于多脏器功能损伤的范畴，而这里所说的肝肾综合征均为肝硬化失代偿的表现。因此，各个肝病学会也往往将肝肾综合征放在肝硬化腹水指南之内，其根本原因是与肝硬化门静脉高压引起的血管扩张后内环境紊乱有关，且常常伴随腹水。但还有其他的原因，本章将对肝肾综合征的发病机制、临床诊断和观察及治疗方法进行较详细的叙述。

第1节　发病机制与流行病学

肝肾综合征的发病机制比较复杂，主要与肝硬化的高血流动力学状态及患者内环境相关，最终导致肾脏血流量下降而发生肾脏滤过功能下降。

一、发病机制

（一）肝硬化门静脉高压对血流动力学的影响

肝纤维化是一种肝脏损伤修复过程中细胞外基质过度沉积的表现（详见本书相关章节），其细胞外基质主要由激活的肝星状细胞产生，在此过程中，激活的肝星状细胞及肝细胞会分泌较多的扩血管物质，包括一氧化氮及大麻素等。这些物质会在局部作用导致脾动脉扩张，脾动脉扩张后会导致血压下降，机体为了适应这一改变，交感神经系统会被激活，因此循环中表现较高水平的去甲肾上腺素，从而刺激心脏通过增加心率等方式增加心输出量，以维持机体的平均动脉压。此外，机体也会通过内分泌变化协同维持血压以保证重要脏器的灌注。由于血管扩张程度决定了血流动力学紊乱程度，因此肝肾综合征患者可能会有更多的扩血管分子的合成和分泌。最近的研究表明，根据基因多态性，一氧化氮合酶的变异可能会导致肝肾综合征的发生，这也提示了扩血管分子在肝肾综合征中的重要地位[1]。

假如机体的这种代偿功能可以稳定血压，则患者处于一种相对稳定的状态。尽管有高循环血量和低阻力循环的变化，但常常不伴有腹水及肝肾综合征的发生。此时也被称为肝硬化代偿期，或肝硬化血流动力学异常的早期。

（二）肝硬化失代偿后内环境变化的一般规律

当肝硬化进一步加重，脾动脉进一步扩张时，平均动脉压进一步下降后会激活肾素－血管紧张素－醛固酮系统（RAAS）和抗利尿激素增加。当醛固酮增多时，肾脏重吸收水和钠的能力明显增强，从而导致腹水的发生。抗利尿激素能增加肾脏对水的重吸收，从而导致低钠血症。此外，其还被称为血管加压素，具有收缩血管的功能，和血管紧张素一样具备收缩动脉血管的能力。但脾脏动脉血管床对这些缩血管物质并不敏感，这可能与局部扩血管物质增多相关。同时，体内其他脏器的动脉对这些缩血管物质还是比较敏感的，如四肢动脉血管、脑动脉血管和肾动脉血管。由于这些血管收缩可能会导致相关的疾病，尤其是肾脏动脉血管收缩是导致肝肾综合征的直接病理生理原因[2]。

这一阶段体内内环境发生适应性变化，主要表现为腹水发生，低钠血症的出现，肾脏血管收缩导致肾脏灌注不足，但尚不一定导致肾功能指标中肌酐升高，这一阶段已经具备了肝肾综合征的病理生理学基础，此时患者临床表现为反复出现的腹水和低钠血症。

（三）肝硬化对肾血管收缩的影响

除了肾素－血管紧张素－醛固酮系统及抗利尿激素对肾血管具有收缩作用外，肝硬化门静脉高压可直接通过肝肾反射来调节肾脏血流量。一个比较极端的例子是当门静脉有新的血栓形成导致门静脉高压时，肾脏血流量同时会明显减少。随着经颈静脉肝内门体分流术（TIPS）的临床应用，由于其快速降低了门静脉压力，则肾脏血流量也会立刻有所改善。具体的内环境一些主要因子的变化见表 61-1。此表列举了肝脏血清及肾脏内各种重要缩血管物质等的变化情况，但这种变化并非一成不变，机体也有拮抗这种缩血管效应的因素存在，如局部内皮细胞分泌的 NO 等。假如患者这些因素发生障碍，则更容易出现肝肾综合征。

肝肾综合征的肾脏病理常常是基本正常或轻度异常，在去除了肝硬化因素（如肝移植）后，这种肾脏缺血的情况会很快得到改善。尽管在少部分患者会有肾小管坏死的表现，但往往也比较轻微且不影响其肾脏用于移植。此外，肝肾综合征的发生常常有诱因，至少 70% 的肝肾综合征患者有前期感染存在，因此肝硬化感染后需要积极预防肝肾综合征的发生，图 61-1 简单说明了肝肾综合征的发病机制，但还有很多因素可能参与其中，如机体遗传因素、假神经递质、血小板激活因子、内皮素 1 和 3 等都可能与肝肾综合征发生相关，因此还需要进一步研究[3]。

表 61-1　肝肾综合征时各种缩血管主要物质的变化

	肝脏	血浆	肾脏 / 尿液
血管紧张素原	合成下降		
激肽原	合成下降		
肾素	分解下降		
血管紧张素 II	降解下降		
醛固酮	降解下降		
内毒素	清除下降		
血管加压素	降解下降		
肾素		升高	升高
血管紧张素 II		升高	升高
醛固酮		升高	升高
内毒素		升高	升高
去甲肾上腺素		升高	
血管加压素		升高	
白细胞三烯 C4 和 D4		升高	
降钙素原		升高	
抗利尿激素		升高	
激肽释放酶		下降	
缓激肽		下降	升高
心房利尿钠肽		下降	
血栓素 A_2			升高
白细胞三烯 E4			升高
前列腺素 E_2			升高
环前列腺素			升高

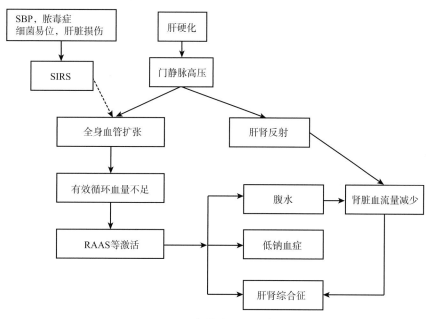

图 61-1　肝肾综合征的发病机制

二、流行病学及特点

肝硬化患者常会出现肾功能受损,特别是晚期肝硬化合并腹水的患者。据统计,对于住院的肝硬化患者有1%伴随慢性肾脏疾病,而对于无论何种原因住院的肝硬化患者,AKI的发生率高达19%以上。肝肾综合征在肝硬化失代偿期住院患者的患病率为4%,1年累计达到18%,5年达到39%。回顾性分析显示,因腹水住院的患者中17%有HRS,死于肝衰竭的肝硬化患者中50%以上有HRS,其最常见原因是自发性细菌性腹膜炎(SBP),约30%的SBP患者发生肾衰竭。然而,也有很多患者自发肾衰竭而无诱发事件[4]。

第2节 临床表现

肝肾综合征是在严重肝病基础上发生的急性肾损伤,肾脏本身并无器质性损伤。肝肾综合征无特异的临床表现,也没有特定的临床特征可以鉴别是否正在发展为功能性肾衰竭(functional renal failure,FRF)。患者通常会出现自发性少尿、无尿;氮质血症和血肌酐升高;稀释性低钠血症;低尿钠。严重者会出现肝、肾衰竭的症状和体征。当肝脏功能下降时会出现低蛋白血症、凝血机制障碍、胆红素升高,即出现腹水、黄疸等临床表现。而肾损害是一种功能性损害,无器质性变化,且患者既往无慢性肾脏病病史,主要表现为进行性少尿或无尿、腹胀加重及氮质血症,并有低钠血症、低钾血症、代谢性酸中毒,严重少尿、无尿者可诱发高钾血症,甚至会导致死亡。实验室检查通常会显示高胆红素血症、低白蛋白血症、贫血、凝血障碍和血小板减少症。由于晚期肝硬化发生进行性血流动力学改变,肾功能可能会缓慢恶化数周至数月。因此,定期监测肝硬化腹水患者的肾功能是非常重要的,临床医生对这些患者必须警惕可能会出现的引起急性肾功能恶化的临床事件。当患者出现临床症状改变时,无论是出现黄疸还是过度青紫或肝性脑病,应尽一切努力控制急性肾衰竭和/或感染的发展[5]。

根据肝功能、氮质血症严重程度及病程可分为三期:

1. 氮质血症前期 出现进行性少尿,对利尿剂反应慢,出现利尿剂抗性腹水,内生肌酐清除率已降低,但血尿素氮和血肌酐在正常范围,尿钠明显减少。

2. 氮质血症期 由于感染、消化道出血等诱因,肝功能进一步恶化,出现低钠血症,血尿素氮和血肌酐升高,尿量进一步减少,甚至无尿,腹水增多;黄疸加深,皮肤及舌干燥,有出血倾向,出现烦躁不安、乏力、嗜睡、脉搏细快、血压偏低、脉压小等表现,伴有全身消瘦。后期上述症状更趋严重,几天内氮质血症加重,血尿素氮和血肌酐明显升高,肾小球滤过率显著降低,出现少尿甚至无尿。消化道症状明显,出现恶心、呕吐,精神淡漠和昏睡。

3. 氮质血症末期 肝、肾功能明显恶化,多数患者出现肝性脑病及昏迷。患者最后常死于肝、肾功能不全相关并发症,如感染、消化道出血、严重电解质紊乱、呼吸及循环衰竭。

第3节 诊 断

肝肾综合征是一种潜在的可逆性综合征,是严重肝功能障碍引起的功能性肾衰竭,多见于慢性肝衰竭伴有门静脉高压的患者。肝肾综合征的诊断一直以肌酐升高为主。在肝硬化患者中,由于肝脏功能异常,利尿剂大量使用,肌肉组织减少,胆红素升高等原因,造成肝硬化的肌酐水平常常不能正确反映肾小球滤过率的变化,因此肝肾综合征的诊断标准在不断修正,以避免肝肾综合征的诊断由于此原因导致诊断治疗过晚而造成疗效不佳。最早的肝肾综合征分为1型和2型,甚至包括了急性肝衰竭所导致的多脏器功能损伤,而且其诊断标准较高。随着研究的深入,国际腹水俱乐部分别于1996年、2007年和2015年对肝肾综合征的诊断标准做了修正,对早期诊断有如下改变,使HRS的诊断更加明了:

(1)肌酐清除率在临床上比血清肌酐检测更为复杂,且不能提高对肾功能估测的准确性,因而被弃用。

(2)患者受到感染,但还没进展到感染性休克,此时患者出现的肾功能不全也被认为是HRS,需及时治疗。

(3)白蛋白替代生理盐水作为血浆扩容剂。

(4)删减一些次要诊断。

特别应注意的是在2015年新诊断标准中(表61-2),AKI的诊断(表61-3)要优先于HRS。

而且一旦确诊 AKI，应及时确定患者分级。然后通过扩容治疗来确定是否确实为 HRS。这个新标准是目前临床应用最广泛的 HRS 标准，用于 HRS 临床和基础研究[6]。

表 61-2　肝肾综合征诊断标准

年份	发布机构	主要诊断标准	其他诊断标准
2015 年	国际腹水俱乐部	肝硬化腹水 符合国际腹水俱乐部的急性肾损伤定义 经过连续 2 天白蛋白扩容［建议剂量为 1g/（kg·d），最大剂量为 100g］并停用利 　尿剂后肾脏功能无改善 没有休克 没有近期应用肾脏毒性药物史（NSAID、氨基糖苷类抗生素、对比增强剂等） 没有肾实质疾病，符合以下条件： 　尿蛋白小于 500mg/dl 　尿红细胞小于 50/ 高倍镜视野 　超声检查没有肾脏实质病变	

表 61-3　国际腹水俱乐部关于 AKI 的分级和定义

分级	定义
1 级	sCr 在 48h 内上升超过 0.3mg/dl 或比基线高 0.5 ～ 1 倍
2 级	sCr 在 48h 内比基线高 1 ～ 2 倍
3 级	sCr 在 48h 内比基线高 2 倍以上，或 sCr > 4mg/dl 且急性升高超过 0.5mg/dl，或 需要透析治疗

第 4 节　治　疗

一、对肾衰竭患者的总体治疗

对这些患者进行初步治疗需要排除可逆或可治疗的病症。应该对诱发因素（如感染、消化道出血）进行辅助检查，并进行相应的治疗。同样，应该排除肾毒性药物。急性胃肠道出血、肝功能不良和肾衰竭的肝硬化患者最好在重症监护室进行管理，以保护有效的循环血量和肾脏灌注。由于消化道出血导致血容量不足而发展成肾衰竭者应以血液或血液制品进行容量替代，且应尽早安排进行内镜检查。

二、对肝肾综合征患者的治疗

（一）血管收缩剂联合白蛋白

使用血管收缩剂的基本原理是减少全身血管舒张的程度，而白蛋白用于增加有效血容量。血管收缩剂使用导致全身动脉血压升高，有效动脉血容量的改善将导致各种血管收缩剂的活性降低，其中也包括肾血管的收缩，进而肾血流量和肾小球滤过率也将全面改善，肾灌注压趋向于平稳。肝硬化患者血浆白蛋白降低，白蛋白联合用药可以提高胶体渗透压，改善血流动力学，维持肾脏灌注[7]。

1. 特利加压素（三甘氨酰赖氨酸加压素）　特利加压素是一种合成的血管加压素类似物，本质上是一种血管收缩剂，是抗利尿激素的衍生物，具有与加压素类似的作用模式，潜在的缺血性副作用相对较少。其通过作用于 V_1 受体加强血管收缩，增加内脏血管阻力而使血流重新分布，进而增加肾脏灌注，改善肾功能。作为血管收缩剂，它对于全身和内脏循环都有效。实验表明，与未使用特利加压素的对照组相比，特利加压素的使用对逆转肝肾综合征 1 型有一定效果，且在特利加压素对肝肾综合征 1 型逆转的患者亚组中，患者存活率显著增加。但目前关于特利加压素的最新荟萃分析未能显示其可以提高肝肾综合征患者的生存率。特利加压素停用后，罕见肝肾综合征复发，对再复发患者使用相同剂量的特利加压素重复治疗，可以有效控制其病情发展。特利加压素与白蛋白联合用药可以有效改善肾功能，因而特利加压素和白蛋白被推荐为肝肾综合征 1 型的一线用药，但对于肝肾综合征 2 型治疗效果还有待进一步研究。虽然特利加压素缺血性副作用相对较少，但大剂量特利加压素仍可引起缺血性不良反应，故缺血性心血管疾病是其禁忌证。使用时应密切监测内脏及肢端缺血、液体超负荷及心律失常等状况。特利加压素推荐剂量：每 4 ～ 6h 1mg 静脉输入；如果 sCr 没有改善（改善的定义为 3 天下降 25%）则加量至每 4 ～ 6h 2mg 静脉输入。如果没有副作用则每天最大量为 12mg，最多治疗 14 天。白蛋白推荐剂量：第 1 天 1g/kg，最多 100g/d，其余 20 ～ 40g/d。应用时应监测心肺功能，防治肺水肿 [8, 9]。

2. 去甲肾上腺素 去甲肾上腺素是一种 α 肾上腺素受体激动剂，收缩心肌效果显著，能纠正肝肾综合征引起的低体循环阻力。比较去甲肾上腺素和特利加压素治疗肝肾综合征 1 型和 2 型的疗效，去甲肾上腺素导致 70% 的完全缓解率，而特利加压素 ≥ 80%。但相比特利加压素，接受去甲肾上腺素的患者没有显著的缺血导致心脏等副作用。所以去甲肾上腺素是特利加压素有效且安全的替代方案，其不良反应少，且更为经济。常用剂量：持续输入剂量为 0.5 ～ 3mg/h，调节剂量至平均动脉压升高 10mmHg。需注意的是去甲肾上腺素需要深静脉注射，在 ICU 监护下使用，一般在其他治疗失败后再使用 [10]。

3. 米多君联合奥曲肽 米多君是一种能够改善全身血压，从而改善肾灌注压的 α- 肾上腺素受体激动剂，通常用于治疗直立性低血压，禁用于严重器质性心脏病、急性肾脏实质性疾病等。奥曲肽是生长抑素的长效类似物，具有拮抗各种内脏血管扩张剂的作用，并可潜在地减少内脏血管扩张的程度，主要用于肝硬化所致的食管胃静脉曲张出血和预防胰腺癌术后并发症等，对肝肾综合征患者并无禁忌。但两种药物分别单独使用时，对肝肾综合征的治疗并没有被证实有效。当米多君联合奥曲肽合并白蛋白用药时，血肌酐显著降低，但肾功能并未恢复 [11]。肝肾综合征 1 型患者的全身和肾脏血流动力学指标及尿钠排泄均有所改善，但仍维持在低于正常水平。常用剂量为米多君 7.5 ～ 12.5mg 口服，每日 3 次，调节剂量至平均动脉压升高 10mmHg；奥曲肽 0.1 ～ 0.2mg 皮下注射，每日 3 次。以上常用药物应用方法见表 61-4。

表 61-4 缩血管药物在肝肾综合征中的应用方法

药物	作用机制	用量	注意事项
特利加压素	血管加压素类似物	每 4 ～ 6h 1mg 静脉输入；如果 sCr 没有改善（定义为 3 天下降 25%）则加量至每 4 ～ 6h 2mg 静脉输入，如果没有副作用则每天最大量为 12mg，最多治疗 14 天	价格高昂，有心肌缺血者慎用，是肝肾综合征一线治疗方案
去甲肾上腺素	α- 肾上腺素受体激动剂	持续输入剂量为 0.5 ～ 3mg/h，调节剂量至平均动脉压升高 10mmHg	需要深静脉注射，在 ICU 监护使用，一般在其他治疗失败后使用
米多君联合奥曲肽	α- 肾上腺素受体激动剂（米多君）及生长抑素类似物（奥曲肽）	米多君：7.5 ～ 12.5mg 口服，每日 3 次，调节剂量至平均动脉压升高 10mmHg。奥曲肽：0.1 ～ 0.2mg 皮下注射，每日 3 次	

注：以上疗法均需要联合白蛋白输入。

三种治疗方法中，首先推荐特利加压素治疗，因为根据荟萃分析及对照研究，其治疗肝肾综合征的效果最好 [12, 13]。

（二）经颈静脉肝内门 - 体支架分流

TIPS 是一种门静脉高压减压术，在 X 线透视引导下，经颈静脉入路，建立肝内的位于肝静脉及门静脉主要分支之间的人工分流通道，并以金属内支架维持其永久性通畅，达到降低门静脉高压后控制和预防食管胃静脉曲张破裂出血，促进腹水吸收的目的。由于窦性心律不齐的门静脉高压症是导致相对肾缺血进而引起肾功能下降的血流动力学变化的主要原因，因此使用 TIPS 来降低窦状门静脉压力是有生理意义的。而且，TIPS 能将大部分体液回归全身循环，从而抑制各种血管活性神经激素，形成更好的肾灌注。

研究表明，TIPS 均可使肾功能得到改善，这与内源性血管活性系统的显著抑制有关。尽管肾功能得到改善，但在系统研究中，肾小球滤过率（glomerular filtration rate，GFR）和肾血浆流量都没有恢复正常，但腹水量明显减少。TIPS 似乎比传统的药物治疗更具有生存优势，但在最近的关于 HRS 治疗的出版物中没有被引用，所以对于肝功能相对较好的或内科治疗无应答的患者可以尝试进行 TIPS 治疗 [14]。

（三）肾脏替代治疗

肾脏替代治疗并不能改善 HRS，主要是因血液透析会引起全身性低血压，其常常会导致患者特别是 HRS 1 型的血流动力学更加不稳定。但当针对 HRS 药物应答差且不适合 TIPS 治疗 [胆红素 > 15mg/dl（256.5μmol/L），Child-Pugh C 级] 的患者，或由于毒素或败血症而引起具有可逆性肝损伤的患者可考虑肾脏替代治疗。

透析是常用的肾脏替代方法，包括血液透析和腹膜透析，但腹膜透析是腹水患者的禁忌证，故不应用。对于等待肝移植的患者，透析可能是挽救生命的桥梁。需要明确的是，肾脏替代治疗仅能延长生存时间，并不能逆转最终结果，也不会改善肝肾综合征指标[15]。

（四）肝移植及肝肾联合移植

肝移植是肝肾综合征的明确治疗方法，其可纠正肝功能不全，消除门静脉高压。主要限制因素是供体器官的缺乏，许多患者在等待时死亡。终末期肝病（MELD）器官分配评分系统显示肝功能异常和肾衰竭的肝硬化患者更倾向于早期移植。对于肝肾综合征 1 型等待肝移植的患者，在使用血管收缩剂联合白蛋白治疗时就需要开始进行肾脏替代治疗。一旦列入肝移植名单，则最好在 2 周内进行肝移植，否则肝移植后肾功能恢复较慢，可能后续还需进行肾脏移植。然而，高达 40% 的患者在肝移植后仍依赖透析，这可能与肝移植术后高心输出量和高内脏血流量的高动力循环持续有关。

研究表明，在肝移植术前进行肾脏替代治疗的患者如果在移植术后存活，则大部分在肝移植术后 6 个月肾功能恢复正常。但由于并非所有的肝肾综合征患者都能够在移植后恢复肾功能，因此对于肝移植术后早期发现肾功能较差的患者，可以为他们提供肝肾联合移植（CLKT）。然而尽管制定了指南，但在临床上仍难以将结构性肾病患者与 HRS 患者很好地区分开，特别是当肾衰竭持续存在，HRS 很可能演变成急性肾小管坏死，因而对于肝肾联合移植的指标需要慎之又慎，同时也会随着研究深入有一定的更改（表 61-5）。

研究表明，肝移植后肾脏恢复不良的预测因子可能包括酒精性肝炎，移植前透析的需求，以及移植前透析时间超过 8 周。因此，有人建议移植前透析超过 8 ~ 12 周的患者应考虑 CLKT。不过，最近的数据显示，由于患者和移植物存活时间比单独使用肝脏移植时短，所以最好采用等待观察的方法。因此，如果首次肝移植后肾功能没有恢复，首先应考虑再次进行肝移植，然后再考虑进行肾移植[16]。

表 61-5　肝肾联合移植的指征

AKI 患者持续大于 4 周且符合以下条件之一者：
（1）3 期 AKI（sCr 较基线升高至 3 倍以上或行透析治疗）
（2）eGFR < 35ml/（min·1.73m²）（通过 6 参数的 MDRD 公式计算）或 mGFR < 25ml/min（通过碘酞酸盐清除试验测得）
CKD 患者符合以下条件之一者：
（1）eGFR < 40ml/（min·1.73m²）（通过 6 参数的 MDRD 公式计算）或 mGFR < 30ml/min（通过碘酞酸盐清除试验测得）
（2）每天尿蛋白 > 2g
（3）肾脏活检显示肾脏实质中 > 30% 的肾小球坏死或间质纤维化
（4）合并代谢性疾病

注：AKI. 急性肾功能损伤；CKD. 慢性肾脏疾病；eGFR. 估算肾小球滤过率；mGFR. 实测肾小球滤过率。

第 5 节　预　　后

肝硬化和 FRF 患者的预后较差，这可能与肝衰竭有关。80% 晚期肝硬化但无 FRF 的患者生存率为 8 年，而 50% 有 FRF 的患者生存期缩短至 40 个月。当发展成肝肾综合征时，未经治疗的患者生存率进一步降低，1 型肝肾综合征的中位生存期仅仅为 10 天。预测肝硬化患者发展成 FRF 的因素包括年龄增长，血清肌酐升高和较高的 Child-Pugh 评分。一旦患者发生了 FRF，不良预后的独立预测因子包括年龄增长、MELD 评分较高、Child-Pugh 评分较高、低钠血症和肝肾综合征的存在。如果确定患者为 1 型肝肾综合征，患者 Child-Pugh 评分 > 10 分，MELD 评分 > 20 分，且治疗无效，则预测预后不佳。

因此，为了改善患者的总体预后，临床医生需要警惕可能出现的肝衰竭和 / 或肾衰竭的迹象，并及时纠正任何临床或实验室检查出现的异常表现，以防止 FRF 发展。FRF 曾经几乎可以肯定会导致患者死亡，但现在由于新的药物出现，正成为一种可被治疗的肝硬化并发症，但其治疗效果尚不满意[17]。

（李　海）

参考文献

[1] Mindikoglu AL，Pappas SC. New developments in hepatorenal syndrome. Clin Gastroenterol Hepatol 2018；16：162-77.

[2] Acevedo JG，Cramp ME. Hepatorenal syndrome：update on diagnosis and therapy. World J Hepatol 2017；9：293-9.

[3] Durand F，Graupera I，Gines P，et al. Pathogenesis of hepatorenal syndrome：implications for therapy. Am J Kidney Dis 2016；67：318-28.

[4] Lenz K，Buder R，Kapun L，et al. Treatment and management of ascites and hepatorenal syndrome：an update. Therap Adv Gastroenterol 2015；8：83-100.

[5] de Mattos AZ，de Mattos AA，Mendez-Sanchez N. Hepatorenal syndrome：current concepts related to diagnosis and management. Ann Hepatol 2016；15：474-81.

[6] Low G，Alexander GJ，Lomas DJ. Hepatorenal syndrome：aetiology, diagnosis, and treatment. Gastroenterol Res Pract 2015；2015：207012.

[7] Wong F，Pappas SC，Boyer TD，et al. Terlipressin improves renal function and reverses hepatorenal syndrome in patients with systemic inflammatory response syndrome. Clin Gastroenterol Hepatol 2017；15：266-72.

[8] Boyer TD，Sanyal AJ，Wong F，et al. Terlipressin plus albumin is more effective than albumin alone in improving renal function in patients with cirrhosis and hepatorenal syndrome type 1. Gastroenterology 2016；150：1579-89.

[9] Cavallin M，Piano S，Romano A，et al. Terlipressin given by continuous intravenous infusion versus intravenous boluses in the treatment of hepatorenal syndrome：a randomized controlled study. Hepatology 2016；63：983-92.

[10] Salerno F，Navickis RJ，Wilkes MM. Albumin treatment regimen for type 1 hepatorenal syndrome：a dose-response meta-analysis. BMC Gastroenterol 2015；15：167.

[11] Rice JB，White AG，Galebach P，et al. The burden of hepatorenal syndrome among commercially insured and medicare patients in the United States. Curr Med Res Opin 2017；33：1473-80.

[12] Cavallin M，Kamath PS，Merli M，et al. Terlipressin plus albumin versus midodrine and octreotide plus albumin in the treatment of hepatorenal syndrome：a randomized trial. Hepatology 2015；62：567-74.

[13] Sanyal AJ，Boyer TD，Frederick RT，et al. Reversal of hepatorenal syndrome type 1 with terlipressin plus albumin vs. placebo plus albumin in a pooled analysis of the OT-0401 and REVERSE randomised clinical studies. Aliment Pharmacol Ther 2017；45（11）：1390-402.

[14] Gines P. Management of hepatorenal syndrome in the era of acute-on-chronic liver failure：terlipressin and beyond. Gastroenterology 2016；150：1525-7.

[15] Zhang Z，Maddukuri G，Jaipaul N，et al. Role of renal replacement therapy in patients with type 1 hepatorenal syndrome receiving combination treatment of vasoconstrictor plus albumin. J Crit Care 2015；30：969-74.

[16] Wong F，Leung W，Al Beshir M，et al. Outcomes of patients with cirrhosis and hepatorenal syndrome type 1 treated with liver transplantation. Liver Transpl 2015；21（13）：300-7.

[17] Heidemann J，Bartels C，Berssenbrügge C，et al. Hepatorenal syndrome：outcome of response to therapy and predictors of survival. Gastroenterol Res Pract 2015；2015：457613.

第 62 章　肝肺综合征与门脉性肺动脉高压

慢性肝病合并肺部功能改变最早在 1884 年报道，临床发现肝硬化患者出现发绀和杵状指。随后报道肝硬化患者出现动脉血氧不足，目前慢性肝病与呼吸系统间的相互作用理念已被广泛接纳。肝硬化的肺部并发症主要包括肝肺综合征、门脉性肺动脉高压、肝性胸水。门静脉高压是所有肺部并发症发生的基础。

肝肺综合征作为肝硬化的并发症病理理念的认识是在 1997 年当肺内血管扩张引起低氧血症这一概念被认可，并类似于肝肾综合征存在[1]。肝肺综合征是最常见的肝硬化肺部并发症，主要由于肺内血管扩张影响动脉的氧合功能，在肝硬化患者中发病率为 5% ～ 32%，可反过来加重门静脉高压的并发症，直接增加肝硬化患者的病死率。近年来肺血管并发症的发病率逐年上升，其直接影响患者生存率，需引起高度重视，但肝移植可逆转[2]。门脉性肺动脉高压的发病率为 5% ～ 10%，建议早期筛查、早期治疗。肝性胸水作为渗出性胸腔积液，在无心肺疾病的肝硬化患者中发生率为 5% ～ 10%，诊断成立后应及时行肝移植。本章主要介绍前两种并发症[3]。

第 1 节　肝肺综合征

一、定　　义

肝肺综合征（hepatopulmonary syndrome，HPS）是指在排除原发性心肺疾病后，发生于具有基础慢性肝病患者，临床特征为严重肝病、肺内血管扩张、低氧血症 / 肺泡 – 动脉氧梯度增加三联征。HPS 常见于各种病因所致的肝硬化，如病毒性肝炎肝硬化、酒精性肝硬化、非酒精性脂肪肝性肝硬化、免疫相关性肝硬化及其他原因所致的肝硬化。也可发生于非硬化性门静脉高压症（如门静脉血栓形成、肝结节性再生性增生、先天性肝纤维化和布 – 加综合征），甚至无肝硬化、无门静脉高压的急、

慢性病毒性肝炎，偶发于其他急、慢性肝病，如慢性活动性肝炎、急性暴发性肝炎、胆汁淤积、α1-抗胰蛋白酶缺乏症、肝豆状核变性、酪氨酸血症等。肝硬化患者中 HPS 的发病率为 5% ～ 32%[4]。HPS 的诊断依据：立位呼吸室内空气时动脉氧分压 < 70mmHg 或肺泡 – 动脉氧梯度 > 20mmHg，特殊影像学检查（如超声心动图气泡造影、肺扫描及肺血管造影）提示肺内血管扩张。

二、病理生理机制

HPS 发病的关键机制是肺内血管扩张，特别是肺内前毛细血管和毛细血管扩张；毛细血管、小静脉、小动脉壁增厚等，导致通气功能低下、通气 / 血流比例失调、肺泡 – 毛细血管弥散功能受限、肺内动静脉分流、氧合血红蛋白亲和力失常，最终引起低氧血症[4]。肺内血管扩张发生的机制未明，涉及一系列血管活性因子，其中肺内一氧化氮（NO）增加可能起到重要作用。晚期肝硬化患者常有轻度低氧血症，主要与大量腹水导致膈肌抬高所引起的呼吸障碍有关，但当动脉氧分压明显下降而排除了相关心肺疾病时，应考虑到 HPS。

（一）动物模型 HPS 发病机制

目前主要使用的动物模型是小鼠慢性胆总管结扎（common bile duct ligation，CBDL）模型以模拟人类 HPS 的病理生理特征[5]。单纯应激导致肺血管内皮素 B 受体（endothelin B receptor，ETBR）上调，并与肝脏产生和分泌的内皮素 -1（ET-1）结合，通过内皮一氧化氮合酶（eNOS）增加肺一氧化氮（NO）含量。另外，肺内 NO 升高和细菌定植增加了肺血管内单核细胞数量，进而引起血液中肿瘤坏死因子（TNF-α）升高，血管内皮生长因子（vascular endothelial growth factor，VEGF）也相应升高。ET-1、肺血管内单核细胞、VEGF 不仅引起肺血管扩张，同时促进肺血管生成，进一步加重缺氧[6]。另外，在 CBDL 模型中研究

发现，应用选择性 ETBR 拮抗剂可有效降低肺内皮性 eNOS 和 ETB 受体水平，从而显著改善 HPS。

（二）人类 HPS 发病机制

目前人类 HPS 的病理生理学研究还存在一定的局限性。HPS 表现为严重低氧血症的原因主要是肺通气 / 血流不匹配、肺泡 – 毛细血管弥散功能受限、肺内动静脉分流、氧合血红蛋白亲和力失常。目前认为，NO 在肝硬化并发 HPS 时是介导肺内血管扩张的主要因素，但通过使用抑制 NO 产生的药物并没有显著治疗效果[7]。研究表明，在人体中肺血管的生成与单核苷酸多态性具有一定的相关性，是多因素导致肝硬化患者发生 HPS。有研究显示，ET-1 与 HPS 时的肺内血管扩张有一定的相关性，但其与 HPS 所致的低氧血症无明显的因果关系[2]。

1. 肺毛细血管扩张和肺内分流的产生　肝功能受损时，肝细胞灭活作用减弱，肠源性肺血管扩张物质增多，如胰高血糖素、血管活性肠肽、前列腺素、血管紧张素 -2、5- 羟色胺等；非肠源性肺血管扩张物质也增多，如心房利钠肽、P 物质、肿瘤坏死因子、血小板活化因子等；同时肺血管内皮细胞对肠源性扩血管物质敏感性增加；肺内 NO 生成增多目前被认为是 HPS 时肺毛细血管扩张的主要原因。HPS 患者毛细血管及前毛细血管直径从正常的 $8 \sim 15\mu m$ 扩张至 $15 \sim 160\mu m$（最大达 $500\mu m$），引起毛细血管前交通支开放，形成生理性肺内动 – 静脉分流。

肺毛细血管扩张时，邻近肺泡的氧不能弥散入扩张的毛细血管血流中央与血红蛋白结合，且扩张的毛细血管使得红细胞更快地通过肺实质，缩短了红细胞氧合的时间。肝硬化患者同时伴有血容量增多和血流量增加，致使肺泡弥散的容积普遍下降。异常的动静脉交通支形成，肺气体交换障碍导致动脉血液氧合作用异常，肺泡 – 动脉血氧分压差（$P_{A-a}O_2$）上升，导致低氧血症，这是 HPS 重要的病理生理学基础。

2. 通气 / 血流不匹配　慢性肝病时，扩张的毛细血管缺乏平滑肌细胞，进而对外界刺激的反应性减弱，肺微循环丧失自我调节功能，造成通气 / 血流不匹配。

3. 肺外分流　门静脉和肺静脉分流的形成是肝硬化患者氧合能力下降的重要原因。肝硬化患者

的门静脉血进入食管静脉，至纵隔静脉，到达肺静脉。氧含量低的门静脉血与已氧合的肺静脉血相混合导致动脉性低氧血症，造成心输出量增加和外周阻力降低。同时，肝硬化患者胸膜表面的肺动静脉之间存在扩张的交通支，有时这些交通支比肺内扩张的毛细血管更多，成为肝硬化时肺部血绕过肺脏的主要原因。

4. 肺内动脉高压　肺内动静脉分流及肺外分流引起肺内动脉高压。肝硬化形成间质性纤维性肺泡炎系因免疫介导，致使血管活性分子直接进入肺循环引起血管收缩，导致压力升高（> 40mmHg）。

5. 腹水的机械效应　肝硬化患者往往伴有腹水，进一步加重呼吸综合征与低氧血症症状，腹水可经扩张的淋巴管进入胸腔，腹内压与胸腔内压升高使胸腔容量改变，肺容量与功能性肺泡面积失调产生低氧血症。但 HPS 患者气体交换的异常主要由于肺内血管扩张所致肺内分流产生。

三、临 床 表 现

HPS 的主要临床表现：有明确的慢性肝病病史及相应的症状、体征，PaO_2 下降或者 $P_{A-a}O_2$ 增大，以及肺血管扩张的证据。肝硬化患者 HPS 临床特征缺乏特异性，其中呼吸困难是最常见的症状，占肝硬化患者的 70%。

肝硬化患者除存在肝病相关的临床表现外，逐渐出现呼吸系统症状如呼吸困难、发绀、杵状指（趾）。肺血管扩张常在有皮肤蜘蛛痣的肝病患者中发现，更易发生低氧血症，皮肤蜘蛛痣被认为是肝外侵犯的标志。因过度通气和呼吸性碱中毒出现头痛、头晕、手足发麻症状。部分患者伴随肺性骨关节病，如杵状指（趾）、关节肿大疼痛、长骨远端进行性对称性骨膜增生和新骨形成。

直立性低氧血症是 HPS 最重要的特征性表现，胸部体检一般无明显异常。重症红细胞增多症常为 HPS 患者首先出现的表现，但由于进展期肝病常伴有贫血，红细胞增多与贫血的作用相互抵消，此症状并不明显。此外，体循环栓塞、肺出血、脑栓塞等在 HPS 患者中也可发生。

肝硬化患者出现进行性乏力及呼吸困难，测定静止状态及活动状态的氧饱和度有助于早期发现 HPS，动脉血气分析：$PaO_2 < 75mmHg$；$SaO_2 < 90\%$（表 62-1）。

表 62-1　呼吸困难鉴别诊断

心肺原发病	肝硬化 / 门静脉高压并发症	其他病因肺部并发症	肝硬化肺血管并发症
充血性心力衰竭	腹水	α1- 抗胰蛋白酶缺乏症：弥漫性阻塞性肺气肿	肝肺综合征
COPD/ 哮喘 / 限制性肺疾病	胸水	囊性纤维化：支气管扩张	门脉性肺动脉高压
	肌肉萎缩	PBC：纤维化肺泡炎、肺出血、肺内肉芽肿	
	贫血	结节病：肺间质病变、肺动脉高压	

四、诊　　断

HPS 的诊断流程见图 62-1。

（1）肝脏基础病：肝硬化和 / 或门静脉高压。

（2）氧饱和度受损：$PaO_2 < 80mmHg$，或 $P_{A-a}O_2$ 升高（＞ 15mmHg，或者年龄＞ 64 岁时＞ 20mmHg）。

（3）肺内血管扩张：超声心动图或肺灌注检查（脑分流＞ 6%）。

根据氧分压进行严重程度分级：轻度，$\geq 80mmHg$；中度，$60 \sim 80mmHg$；重度，$50 \sim 60mmHg$；极重度，$< 50mmHg$ 或吸入高浓度氧（100%）时＜ 300mmHg。

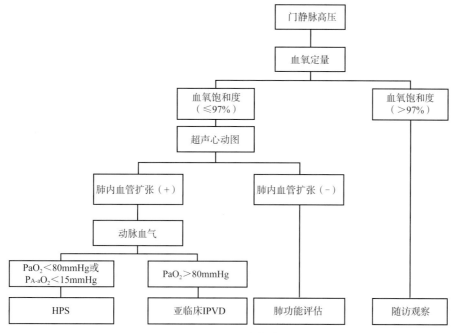

图 62-1　HPS 诊断流程

五、治　　疗

HPS 治疗成功的关键是使肝脏基础病逆转。大多数慢性肝病晚期是不可逆的，目前肝移植是 HPS 的有效治疗方法，可以逆转肺血管扩张，使氧分压、氧饱和度及肺血管阻力均明显改善。

1. 原发病治疗　针对肝脏基础疾病提供有效治疗，目的是尽可能改善肝脏功能或延缓肝硬化的进程，降低门静脉压力；存在腹水者可给予利尿剂或放腹水，以改善肺容量及功能性肺泡面积。

2. 药物治疗　目前 HPS 内科治疗效果总体欠佳。奥曲肽为强效的血管扩张神经肽抑制物，通过阻断神经肽、血管活性肽，抑制胰高血糖素等，减少 HPS 患者的肺内动静脉分流，但临床效果不明显。烯丙哌三嗪可使缺氧肺血管收缩，改善肺通气 / 血流比例，但目前无推荐使用剂量；亚甲蓝可增加全身血管阻力，改善低氧血症和高动力循环，但临床研究结果不一致。其他药物如一氧化氮酶抑制剂、生长抑素、普萘洛尔、雌激素、环氧化酶抑制剂、阿司匹林、糖皮质激素、抗生素等，都有个别报道治疗 HPS 见效或缓解症状，但其疗效均未得到确认。

3. 吸氧及高压氧舱治疗 吸氧及高压氧舱适用于早期轻型患者，可增加肺泡内氧浓度和压力，有助于氧弥散。对于存在肺动静脉分流的重症患者，单纯氧疗效果欠佳，低氧血症不能完全纠正。

4. 肺血管栓塞 肺血管栓塞术仅适用于有较大的局限的肺血管扩张或动-静脉交通支的 HPS 患者，尤其是针对严重缺氧且吸氧后不能纠正和肝移植后缺氧无明显改善的患者。

5. 经颈静脉肝内门体分流术（TIPS） 通过降低门静脉压力，改善动脉氧合和肺内分流，改善患者 PaO_2 和 $P_{A-a}O_2$，纠正低氧血症，减轻呼吸困难症状，但持续时间较短，且有报道其无效。

6. 肝移植 目前认为肝移植是治疗 HPS 的根本方法。肝移植后肺内分流和杵状指（趾）减轻，甚至可使肺内分流逆转，改善低氧血症。临床上对进行性难治性低氧血症患者应考虑肝移植，肝硬化患者肝移植后 HPS 也可缓解，低氧血症得到纠正。但严重低氧血症患者肝移植后死亡率显著升高。建议在综合评估肝功能、吸氧治疗效果、动脉氧合等相关指标后，再决定是否可行肝移植治疗。

第 2 节 门脉性肺动脉高压

一、定 义

门脉性肺动脉高压（portopulmonary hypertension，POPH）是由于慢性肝脏疾病引起的肺血管异常重建及阻力增加引起的肺动脉压异常升高的一种病理生理状态。如肝硬化、门静脉高压症的诊断成立，已除外肺源性、心源性肺动脉高压，结缔组织相关性肺动脉高压及家族性肺动脉高压，患者重度肺动脉高压的原因应考虑门脉性肺动脉高压。血流动力学诊断：在海平面，静息状态下，右心导管测量平均肺动脉压（mean pulmonary artery pressure，mPAP）$\geq 25mmHg$（$1mmHg=0.133kPa$），肺动脉楔压（pulmonary artery wedge pressure，PAWP）$\leq 25mmHg$，肺血管阻力（pulmonary vascular resistance，PVR）$> 3WU$ 或肝静脉压力梯度（hepatic venous pressure gradient，HVPG）$> 5mmHg$ 或存

在脾肿大、血小板减少、食管静脉曲张、肝内门体分流征象[8]。POPH 是肝硬化门静脉高压的严重并发症，直接影响患者的预后。

二、流 行 病 学

各国患病率不同，美国研究数据报道，3900 例肺动脉高压（pulmonary arterial hypertension，PAH）患者发生 POPH 者占 4.9%，法国人群为 15%，我国有 5%～8% 的肝硬化患者出现肺动脉高压。发生 POPH 的高危因素是门静脉高压，是否与肝硬化进展的程度相关尚无明确证据。有研究表明，女性和自身免疫性肝炎是其高危因素，前者可能与雌激素信号通路的调控相关[9]。

三、病理生理机制

门脉性肺动脉高压是在门静脉高压的基础上，以肺动脉压升高、肺血管阻力增加而肺毛细血管楔压正常为特征的疾病。目前称之为肝病或门静脉高压相关的肺动脉高压。门静脉高压时肺血流量的增加导致肺循环血管重新塑形，使肺血管阻力增加，产生肺动脉高压。肝脏作为沟通门静脉和腔静脉间的桥梁，将门静脉内的血经毛细血管交换入腔静脉后进入肺部进行气体交换。肝脏和门静脉系统在调节肺血管的活性及重建方面起重要作用。近来研究表明，肺血管收缩和舒张由肺血管内皮分泌的收缩和舒张因子共同调控，前者主要为血栓素 A_2（TXA_2）和内皮素 -1（ET-1），后者主要是前列环素和一氧化氮（NO）。由于上述因子表达的不平衡，这些活性介质的失衡可引起平滑肌细胞的增生和血管腔的狭窄，导致肺血管处于收缩状态，从而引起肺动脉高压，是 POPH 形成的关键因素。

目前主要有两种假说：一种是胃肠道分泌的有毒物质经门静脉分流系统绕过肝脏直接进入肺血管内皮细胞。另一种是肝功能异常导致血管舒张和抗血管生成因子合成，或通过激活多种细胞产生和释放血管活性物质，引起肺小动脉血管重建和阻力增加[10]。

50% 的肝硬化患者存在心输出量增加和全身血管阻力下降，主要由于交感神经兴奋和循环儿茶酚胺增加及全身促炎介质和细胞因子分泌促进血管舒张导致。在肝硬化患者中高心输出量是血管内皮损伤的标志，部分患者肺血管重建导致肺动脉高压

最终引起右心室功能异常。同时，研究表明基因、表观遗传和环境因素参与疾病进程，包括雌激素通路、细胞生长周期、细胞凋亡、氧化应激等通路的多基因打击学说。但肺动脉高压的严重程度与门静脉压力升高值、肝功能不全等级无明显相关性。

四、临床表现

POPH 早期通常无症状，仅在剧烈活动时感到不适，随着肺动脉压力的升高，可逐渐出现全身症状。

（1）呼吸困难：呼吸困难是 POPH 发生的最常见症状，但不具有特异性，在没有肺部疾病的慢性肝病患者也可出现该症状。

（2）胸闷：胸闷不适，活动后明显加重，由于右心负荷增加、耗氧量增多及冠状动脉供血减少等引起心肌缺血所致，常于活动或情绪激动时发生。

（3）头晕或晕厥：由于心输出量减少，脑组织供血突然减少所致。常在活动时出现，休息时也可发生。

（4）咯血：通常少见，有时也可因大咯血而死亡。

（5）右心衰竭：严重门静脉高压的患者存在右心衰竭的体征，如水肿、颈静脉反流征阳性等。

五、辅助检查

（1）血液学检查：包括肝功能检测，评估肝功能。

（2）腹部超声显像：显示肝硬化（肝右叶体积缩小）、脾肿大、腹腔积液，提示存在门静脉高压症。

（3）心脏超声显像：重度肺动脉高压，提示右心室增大、三尖瓣大量反流。

（4）超声心动图和多普勒超声检查：是目前慢性肝病患者筛查肺动脉高压的主要检查，可反映肺动脉高压及相关表现。

（5）心电图检查：心电图不能直接反映肺动脉压力，只能提示右心室增大或肥厚。

（6）胸部 X 线检查：除了肺、胸基础疾病及急性肺部感染的特征外，尚有肺动脉高压症，肺动脉干扩张≥15mm；其横径与气管横径比值≥1.07；肺动脉段明显突出或其高度≥3mm；中央动脉扩张，外周血管纤细，形成"残根"征。

（7）右心导管检查：是能够准确测定肺血管血流动力学状态的唯一方法，可用于确诊肺动脉高压患者；考虑可能口服钙通道阻滞剂（CCB）治疗的患者还应行急性肺血管扩张试验。

六、治　　疗

首先明确肝病病因，针对原发性肝病进行有效治疗，POPH 的治疗主要针对血管收缩、内膜损伤、血栓形成及心功能不全等，目标是恢复肺血管张力、阻力和压力，改善心功能，增加心输出量，减少死亡率，提高生活质量。当单个药物无法有效改善症状和 / 或血流动力学时，建议加用另一种药物，即启动联合治疗。初始联合治疗是指一开始就使用一种以上的血管扩张剂，以获得最大的效应，但要注意血压下降等不良反应。

1. 基础治疗　包括针对肝脏原发疾病的治疗，以及一般措施如限制爬山、跑步等类似高强度活动。女性须避孕，因妊娠可增加病死率。

2. 血管舒张药物

（1）钙拮抗剂：钙拮抗剂可诱导内脏血管舒张，增加肝静脉压力梯度。急性血管扩张药物试验阳性是应用钙拮抗剂治疗的指征，但在 POPH 患者中很少观察到此现象（1.7%），因此钙拮抗剂很少用于 POPH 的治疗。

（2）前列环素类药物：不仅能扩张血管、降低肺动脉压，长期应用可改善肺血管重建，是目前最有效的药物。但本药需要通过中心静脉持续输注，故需特别护理，且价格高。最新研发的 NS-304、PCI2 受体激动剂已完成临床研究，有望近期应用于临床。

（3）内皮素受体拮抗剂：研究表明，波生坦可有效改善肺动脉高压患者的运动耐量和预后，常见不良反应有肝功能异常、白细胞和血小板减少等。安立生坦为选择性内皮素受体 A 拮抗剂，不良反应较少，偶可引起水肿或间质性肺炎加重。

（4）5 型磷酸二酯酶抑制剂：可减少一氧化氮（NO）的分解，改善活动耐量、血流动力学指标及其预后，除分布于睾丸血管外，肺血管分布也非常丰富。利奥西呱是最新研发的一类鸟苷酸环化酶激动剂，相关临床试验已完成，在西方国家已上市，有望不久在我国上市[11]。

3. 抗凝治疗　在 POPH 患者中不推荐常规抗凝治疗，尤其在肝功能失代偿期出现血小板减少及食管胃静脉曲张时。但美国专家共识推荐门脉性肺动脉高压晚期阶段可进行抗凝治疗，将国际标准化比值（INR）目标值设定为 1.5～2.5，但目前认为与肺血管扩张剂同时使用可能有害，属于相对禁忌。

4. 其他治疗　出现右心衰竭时可加用利尿剂和／或强心药，如地高辛、多巴酚丁胺；出现明显缺氧时（$PO_2 < 60mmHg$）需长期吸氧。

5. 手术治疗　肝移植：与肝肺综合征相反，POPH 本身存在严重血流动力学问题，围手术期死亡风险高，不是肝移植的良好指征。有研究尝试对 POPH 晚期患者进行肝移植治疗，但有报道认为肝移植后 POPH 的远期预后并不乐观。目前国际肝脏移植学会实践指南建议，对于 mPAP > 35mmHg 的患者，在肝移植前必须通过药物治疗来降低 mPAP 和 PVR，同时改善右心室功能。目前建议，在有效控制肺动脉压力的情况下及肝脏满足移植条件下，可进行综合评估决定是否进行肝移植。肝移植对 POPH 患者的长期潜在获益，需进一步扩大样本量进行验证。

（张霞霞　徐有青）

参 考 文 献

[1] Kennedy TC，Knudson RJ. Exercise-aggravated hypoxemia and orthodeoxia in cirrhosis. Chest 1977；72：305-9.

[2] Roberts KE，Kawut SM，Krowka MJ，et al. Genetic risk factors for hepatopulmonary syndrome in patients with advanced liver disease. Gastroenterology 2010；139：130-9.

[3] Machicao VI，Balakrishnan M，Fallon MB. Pulmonary complications in chronic liver disease. Hepatology 2014；59：1627-37.

[4] Zhang J，Fallon MB. Hepatopulmonary syndrome：update on pathogenesis and clinical features. Nat Rev Gastroenterol Hepatol 2012；9：539-49.

[5] Zhang XJ，Katsuta Y，Akimoto T，et al. Intrapulmonary vascular dilatation and nitric oxide in hypoxemic rats with chronic bile duct ligation. J Hepatol. 2003；39：724-30.

[6] Mejias M，Garcia-Pras E，Tiani C，et al. Beneficial effects of sorafenib on splanchnic，intrahepatic，and portocollateral circulations in portal hypertensive and cirrhotic rats. Hepatology 2009；49：1245-56.

[7] Brussino L，Bucca C，Morello M，et al. Effect on dyspnoea and hypoxaemia of inhaled N（G）-nitro-L-arginine methyl ester in hepatopulmonary syndrome. Lancet 2003；362：43-4.

[8] Krowka MJ，Fallon MB，Kawut SM，et al. International Liver Transplant Society practice guidelines：diagnosis and management of hepatopulmonary syndrome and portopulmonary hypertension. Transplantation 2016；100：1440-52.

[9] Kawut SM，Krowka MJ，Trotter JF，et al. Clinical risk factors for portopulmonary hypertension. Hepatology 2008；48：196-203.

[10] Herve P，Le Pavec J，Sztrymf B，et al. Pulmonary vascular abnormalities in cirrhosis. Best Pract Res Clin Gastroenterol 2007；21：141-59.

[11] Hoeper MM，Krowka MJ，Strassburg CP. Portopulmonary hypertension and hepatopulmonary syndrome. Lancet 2004；363：1461-8.

第63章 肝性脑病

肝性脑病（hepatic encephalopathy）是一种由于急性或慢性肝功能不全和/或门体分流导致的脑功能障碍，表现为从亚临床改变到昏迷的广谱的神经功能或精神活动异常[1-3]。

古希腊时代，希波克拉底就描述了黄疸和急性行为改变的相关性，但直到19世纪末才借助生理实验逐渐揭开其致病机制。1893年，M. Hahn等发现肉食可使门体分流术后的犬精神异常。1932年，C. van Caulaert等证实血氨水平升高可致昏迷，但同时也发现相同的氨负荷不一定导致类似的精神异常。1954年Sheila Sherlock等提出并定义了"门体性脑病（portal-systemic encephalopathy）"。1957年，Joseph F. Fazekas等提出了"肝性脑病"一词。此后概念逐渐扩充，被1998年世界胃肠病大会（WCG）采用并标准化定义和分类。

近数十年来，对肝性脑病的研究逐渐深入，提出了多种学说和一些有效的干预方式，2014年美国肝病研究学会（AASLD）、欧洲肝病研究学会（EASL）联合制定的慢性肝病相关肝性脑病实践指南基本上体现了目前人们对这一疾病的认识，但临床表现与病理生理学理论之间仍有许多不一致，体现了肝性脑病的复杂性[4,5]。

我国是肝病大国，国内近年数据显示，轻微型肝性脑病发病率在Child-Pugh A级肝硬化中为25%，在B级、C级中分别为39%和56%；肝硬化患者合并隐匿性肝性脑病在1年内有18%进展至显性肝性脑病、11%死亡；TIPS术后2年内24%发生肝性脑病，肝性脑病在慢加急性肝衰竭中发生率达37%，在急性肝衰竭中为100%，后者发作3级或4级肝性脑病死亡率高达91%。肝性脑病仍是一个难题，在定义、分类、发病机制、诊断及治疗方面，仍有很多问题需要探索和攻克。

第1节 分 类

肝性脑病是一大类精神神经功能异常综合征，其临床表现、基础疾病差异涉及不同的致病机制和处理方式。根据1998年第11届WCG共识，肝性脑病有4种分类方式对患者进行综合评估，中华医学会肝病学分会2018年制定的《肝硬化肝性脑病诊疗指南》（以下简称"中国2018年指南"），以及EASL、AASLD在2014年联合制定的慢性肝病相关肝性脑病实践指南（以下简称"EASL-AASLD 2014年指南"）都采用了这套分类体系并加以适当修订[3,4]。

1. 依据基础疾病分类

A型肝性脑病：由急性肝衰竭所致。

B型肝性脑病：主要由门体旁路或门体分流所致，没有显著肝病。

C型肝性脑病：在肝硬化基础上发生。

慢加急性肝衰竭发生的肝性脑病，似乎机制和表现与以上不同，有学者称之为"D型肝性脑病"，未获广泛采纳。

2. 依据临床表现严重程度分类 参照West-Haven分级标准可分为0级、1级、2级、3级和4级肝性脑病。级别越高，越严重。0级肝性脑病即"轻微型肝性脑病（minimal hepatic encephalopathy，MHE）"，旧称"亚临床型肝性脑病"；4级肝性脑病又称"肝昏迷（hepatic coma）"。

West-Haven标准由Harold O. Conn等在1978年基于Parsons-Smith标准提出的描述性分级标准，对肝性脑病严重程度进行半定量评估，21世纪初Marsha Y. Morgan等补充了可操作性定义。2010年，国际肝性脑病和氮代谢协会（ISHEN）对部分定义进行修订，同时制定了SONIC（Spectrum of Neuro-cognitive Impairment in Cirrhosis，肝硬化的神经认知损伤谱）分级标准，将MHE、部分1级肝性脑病归类为隐匿性肝性脑病（covert hepatic encephalopathy，CHE），定义为有神经心理学和/或神经生理学异常但无定向力障碍、无扑翼样震颤，部分1级、2~4级肝性脑病则归类为显性肝性脑病（overt hepatic encephalopathy，OHE），1级肝性脑病若引出扑翼样震颤划分为 OHE。SONIC 分级标准将肝性脑病视为由轻到重的连续的疾病谱。CHE 中 MHE 和 1 级之间还是有病理生理学和预后差异的，不同等级 OHE 之间差异更明显[6]。

EASL-AASLD 2014 年指南吸收了上述定义并适当修改，见表 63-1。

表 63-1　肝性脑病的分类体系（基于 EASL-AASLD 2014 年指南）

基础疾病	严重程度		病程	诱因
A 型——急性肝衰竭相关	MHE	隐匿性	偶发性	自发性
B 型——门体旁路或分流相关	1 级		复发性	
	2 级			
C 型——肝硬化相关	3 级	显性	持续性	诱发性
	4 级			

3. 依据病程分类

（1）偶发性肝性脑病：发作间隔超过 6 个月。

（2）复发性肝性脑病：发作间隔为 6 个月或小于 6 个月。

（3）持续性肝性脑病：经常发作并表现为显性肝性脑病。

4. 依据诱因分类

（1）有诱因的肝性脑病。

（2）无诱因的肝性脑病，又称"自发性肝性脑病"。

第 2 节　发病机制

肝性脑病的发病机制与病理生理较复杂，不同肝病基础的肝性脑病病因并不一致，迄今未完全阐明。既往认为氨毒性和炎症是两大主要病因，随着研究的不断深入，目前更倾向于肝性脑病是多因素共同作用的结果[7]。

一、以肝硬化为背景的肝性脑病[8]

肝硬化患者发生肝性脑病有两个病理生理学基础：肝功能下降和门体分流。因为没有肝脏基础疾病的门体分流通常很少发生 OHE。肝脏对肠源性的神经毒性物质（如氨）清除能力下降，中枢神经系统受到冲击，星形胶质细胞功能受到直接或间接影响，协同脑内神经炎症、环境失衡、氧化应激/亚硝基化应激、神经递质和调质异常等因素，进展至肝性脑病。

肠源性毒素最主要的是氨，其他有可能起作用的还包括吲哚、硫醇、酚类、中短链脂肪酸等，可能与氨相互协同。人体细胞正常的氨基酸代谢脱氨基或胺类分解形成氨，很快合成丙氨酸和谷氨酰胺并以这两种形式运送至肝脏代谢，如骨骼肌就合成了体内 90% 的谷氨酰胺。而食物中的蛋白质在肠道细菌的作用下分解形成氨，通过自由扩散方式被肠道吸收。肠道每日产氨约 4g，是血氨的主要来源。此外还有肾小管上皮细胞水解谷氨酰胺产生的氨（主要用于中和 H^+）部分自由扩散进入肾静脉。门静脉中的氨浓度比动脉血高 10 倍，一部分被肝腺泡 I 区的肝细胞吸收并通过鸟氨酸循环生成尿素由肾脏排泄，一部分在肝腺泡 III 区经谷氨酰胺合成酶生成谷氨酰胺。少部分氨还直接以铵盐的形式从肾脏排泄，这部分只占 10% ~ 20%。多种因素可使肝硬化患者血氨浓度升高：①肝硬化患者肠道菌群紊乱，小肠菌群过度生长，含尿素酶细菌增加；②门静脉高压使消化道淤血，从而增加氨的吸收；③门体分流；④肝细胞生物转化功能下降；⑤骨骼肌消耗和萎缩，氨在肌肉中的代谢减少；⑥肾脏产氨增加，常见于碱中毒。

高血氨可对大脑产生影响。虽有似乎未被破坏的血脑屏障，但 $^{13}NH_3$ 标记的 PET 显示血脑屏障氨透过性表面积增加。大脑中主要以星形胶质细胞利用谷氨酰胺合成酶消耗氨而"解毒"。氨本身有致炎作用（如激活小胶质细胞），但谷氨酰胺的大量产生对神经细胞产生了更主要的毒性作用，对星形胶质细胞——大脑中主要的胶质细胞，有重要的支持、营养、隔离、免疫应答等作用，同时参与形成血脑屏障、参与某些神经活性物质的代谢——作用尤大。对神经元的直接作用是影响突触后抑制和柠檬酸循环。不过虽然氨在肝性脑病发展中有重要作用，但精神症状改变和血氨浓度之间并无相关性，可能与多种因素如氨和谷氨酰胺在脑局部高浓度有关。

谷氨酰胺在星形胶质细胞内的积聚——神经元内积聚相对较少，这种分布差异可能由谷氨酰胺合成酶表达差异等多因素造成——使星形胶质细胞功能和形态改变，如形态上细胞核扩大、染色质边集稀疏、糖原积聚、细胞肿胀，形成"阿尔茨海默 II 型星形胶质细胞"，常见于大脑灰质、基底神经节和小脑。低钠血症、炎症因子（非感染性或/和感染性）等因素与谷氨酰胺毒性作用协同促进星形胶质细胞改变，激发的由 N- 甲基 -D- 天冬氨酸（NMDA）受体介导的氧化 / 亚硝基化应激反应正性促进了这些因素的毒性作用，炎症因子破坏及星形胶质细胞形态功能改变使血脑屏障失去了对毒素的屏障功能，神经细胞进一步被破坏。大脑会存在轻度水肿，但并非由星形胶质细胞肿胀所致，功能MR 显示表面扩散系数增加，提示这是血管源性水肿。氨 / 谷氨酰胺和炎症因子可能是触发物质。而在功能上，例如：①氧化 / 亚硝基化应激及一系列连续作用，部分基因表达、受体装配、信号转导、酶催化等受到影响；②氨和 / 或谷氨酰胺也能影响基因表达、细胞信号转导、神经递质加工，促进神经甾体合成；③锰离子也可促进神经甾体的合成；④损伤胶质细胞和神经元之间的联系，影响突触可塑性，最终影响神经元；⑤脑部神经递质和调质及其受体的改变，影响神经传导系统。

神经元受到的影响主要是神经传导和环路功能被改变，以在基底节区、丘脑、大脑皮质为著。其中一方面就是因星形胶质细胞功能失调改变了神经递质和神经调质使神经兴奋和抑制失衡，总体向抑制性倾斜。当然，微环境的长期改变也会引起神经元丢失。

谷氨酸是脑部主导兴奋的神经递质，在突触前膜合成，完成信号转导后被星形胶质细胞摄取清除。然而星形胶质细胞受损使胞外谷氨酸浓度升高，促进 NMDA 受体活化，产生了一系列兴奋性作用，导致认知功能减退。

γ- 氨基丁酸（GABA）是脑部主要的抑制性神经递质，在突触前膜合成，作用于后膜的 GABA-A受体复合体（存在巴比妥类、苄基哌嗪、苯二氮䓬类、神经类固醇结合位点），触发超极化和神经抑制。星形胶质细胞异常使神经类固醇如别孕烯醇酮合成增加，增加了神经传导的抑制作用。神经甾体也可在肾脏肾上腺和性腺中合成，肝硬化使得灭活作用减弱，神经甾体可以透过血脑屏障作用于突触。肝性脑病患者对苯二氮䓬类药物敏感，运用苯二氮䓬类拮抗剂如氟马西尼可短期改善患者精神症状。

此外，5- 羟色胺系统、多巴胺系统、乙酰胆碱系统也会受到影响，这一点体现在：使用 5- 羟色胺受体阻滞剂酮色林治疗门静脉高压时会出现肝性脑病表现，而一些肝性脑病患者对多巴胺受体激动剂溴麦角环肽有良好的治疗反应，选择性胆碱酯酶抑制剂卡巴拉汀与乳果糖合用可以提升患者的心

理测试表现。还有一些如腺苷、组胺、内阿片肽等神经调质或递质，也在疾病进展中发挥作用。

然而，不同个体、不同大脑区域的神经传导和环路受损程度、正性或负性改变并不一致，体现了肝性脑病的复杂性。

这只是诸多基于动物实验假说中的一种：在以氨为主要肠源性毒性物质、炎症因子及氧化应激、内环境紊乱等多因素作用下，星形胶质细胞形态和功能受到影响，进而影响神经元传导和环路功能，最终进展至肝性脑病。目前并不清楚各种因素起到的作用有多大、病程进展过程中的激发顺序如何。

二、以急性肝衰竭为背景的肝性脑病 [9]

急性肝衰竭病程中可快速发生肝性脑病、脑水肿、颅内压增高而致脑疝，提示与肝硬化为背景的肝性脑病有着不一样的病理生理过程。

氨依然是使颅内压升高的主要触发因素之一。如果中枢神经系统细胞内环境的氨浓度迅速上升（如注射铵溶液），过度激活 NMDA 受体，可以产生神经兴奋性毒性。然而在急性肝衰竭的大鼠模型中，氨浓度上升缓慢且局部浓度并不非常高。其他因素如全身炎症反应综合征（SIRS）使肿瘤坏死因子等多种炎症因子浓度增加，协同增加氨 / 谷氨酰胺的毒性作用，而氨本身也有促神经炎症作用。炎性损伤改变了血脑屏障通透性，在某些区域导致了血管性水肿，如小脑。

急性肝衰竭早期，脑水肿主要是血管性水肿，使颅内压上升，这一时期，星形胶质细胞肿胀并非首要因素。随着脑内氨 / 谷氨酰胺浓度进行性升高，神经兴奋性毒性发挥作用，大脑多部位星形胶质细胞肿胀导致细胞性水肿，颅内压进一步升高。晚期，NMDA 受体活性增加、乳酸浓度增加、脑血流量改变（大脑皮质增加、小脑减少）及其他炎症因子、毒性物质等联合作用使大脑代偿机制失控，颅内压进行性升高，直至死亡。

三、慢加急性肝衰竭中的肝性脑病

在慢加急性肝衰竭中，肝性脑病通常发生于较年轻、肝衰竭严重、有全身炎症反应的患者，提示与上述两种肝性脑病有不一样的病致病机制，但目前尚未明确。肝硬化或长期门体分流导致的脑萎缩，可以部分代偿急性肝衰竭过程中的脑水肿，但细胞

间水肿程度似乎与肝性脑病严重程度平行。氨/谷氨酰胺和神经炎症/SIRS的作用，于慢加急性肝衰竭中并不清晰，可能是这些因素同样影响了星形胶质细胞使其肿胀。低钠血症也值得注意，因为这可以改变渗透压差，可能是一个重要的促进或协同促进细胞肿胀的因素，甚至可能是病情恶化最重要的危险因素。另一个原因是多种因素使血脑屏障通透性增加，毒性物质持续刺激神经系统，形成恶性循环。肝性脑病发作时大脑血流灌注似乎是增加的。多重打击之下演变成肝性脑病。

第3节　神经病理学

肝性脑病的神经病理学研究较少，其中大部分病理资料来自动物模型。总体而言，急性肝衰竭或者以肝硬化为基础的肝性脑病，组织学上存在表现不一的星形胶质细胞改变、伴或不伴神经元显著改变[10]。

急性肝衰竭时，动物模型显示大脑脑回变平、脑沟变窄、脑室受压、白质灰质边界模糊。光镜下见星形胶质细胞肿胀，毛细血管及神经元轴突、树突周围的星形胶质细胞足突明显肿胀，轻度袖套样改变，细胞核结构正常，而神经元基本无异常，可见少量嗜神经细胞现象。这种表现通常只发生在灰质，白质肿胀改变不明显。虽然电镜下可见灰质、白质都存在神经元、星形胶质细胞、少突胶质细胞的形态学改变，但程度不一，以灰质区域星形胶质细胞为重，细胞囊泡化、液泡化、线粒体肿胀，内质网扩张，昏迷程度越重，肿胀改变就越明显，甚至进展为核固缩、核消失的坏死表现。这种分布差异机制目前未明确。病理改变会随时间进展而动态变化，可惜目前没有类似的动态研究[11]。

在肝硬化肝昏迷的死亡患者大脑皮质深层、豆状核、丘脑、黑质、红核、脑桥核、小脑皮质及齿状核等可见特征性阿尔茨海默Ⅱ型星形胶质细胞增生。阿尔茨海默Ⅱ型星形胶质细胞的形态学特征是足突肿胀、胞质液泡化（粗面内质网形成膨胀性囊）、胞核大而圆、染色质稀疏，毛细血管基底膜褶皱形成，分解氨的线粒体和酶的数量增加，PAS染色阳性。这种细胞在婴儿海绵状变性中也能见到，而在A型肝性脑病中散见或呈灶性退变。星形胶质细胞胞核的大小、空泡面积与血氨水平有一定的相关性。此外，还可见到神经纤维网的有髓神经纤维变性、少突胶质细胞增生。慢性患者中，大脑皮质、小脑皮质深层及豆状核，可见神经元丢失，某些细胞（可能是星形胶质细胞）空泡化，严重者基底膜细胞内充满液泡。

门体分流所致肝性脑病的病理资料很少。日本报道1例先天性门脉分流性肝性脑病的尸检报告，脑组织病理提示：阿尔茨海默Ⅱ型星形胶质细胞部分见于大脑皮质、苍白球、丘脑，散见于壳核、尾状核和屏状核；浅层皮质多呈灶性稀疏、深部皮质弥漫性稀疏，弥漫性脱髓鞘改变以深部白质最严重，内囊、脑干锥体束、小脑白质改变相对较少[12]。

第4节　临床表现

一、症状和体征

肝性脑病的临床表现因基础肝病、严重程度、起病缓急及诱因不同而有不同，主要可归为脑病和肝病两大方面，可出现多种临床表现。这里着重描述神经精神系统的症状：早期常无明显临床表现，只有通过神经心理测试才能发现，即MHE，进一步可发展为显性肝性脑病。

MHE临床症状较轻，多见于肝硬化患者，可被观察到的是睡眠节律和情绪改变，没有固定的改变模式，频繁日间嗜睡是早期的特征，夜间不一定会失眠，有的患者易欣快甚至易怒，有的偏向抑郁，而对周围环境和刺激的注意力下降也是一个表现。但这些作业能力如驾驶能力轻度下降、易疲劳、易跌倒、兴趣缺乏、注意力分散等非特异表现，可能无法与肝病本身所致的全身不适、虚弱乏力和饮酒后不适等区分。

OHE表现形式多样。情绪上可明显察觉出嗜睡或淡漠；会有行为改变，表现出一些不恰当的奇怪行为，比如做一些无意义的动作，作业能力明显下降；还会有时间定向障碍，不清楚此刻的时间；还可引出扑翼样震颤；常见的神经体征还有反射亢进、眼球震颤、手指鼻动作不协调、跟膝胫动作不协调等[13,14]。

意识障碍是3级或4级肝性脑病的特征。注意力明显下降，对刺激反应缓慢，记忆力下降，对数字的短期记忆力明显下降。在3级肝性脑病中，可以有过度兴奋、妄想、帕金森样表现、舞蹈症、手足徐动症、痴呆和对空间的定位错误。最严重的是进入昏迷状态。

依严重程度不同，肝性脑病的表现又可总结为表63-2。

表 63-2　经 EASL-AASLD 2014 年指南修订的肝性脑病严重程度分级及临床表现

West-Haven 分级	临床表现	EASL-AASLD 2014 年指南建议的操作标准	神经体征及 EEG 表现
无损害	完全无脑病表现，无肝性脑病病史	经检验并证实为正常	生理反射存在 病理反射未引出 EEG 正常
MHE	检测心理运动速度 / 执行功能的心理测量学或神经心理性改变，或神经生理学改变，无精神改变的临床证据	公认的心理测量学或神经心理测验结果异常，无临床表现	生理反射存在 病理反射未引出 EEG 正常
1 级	细微的认知障碍 欣快或焦虑 注意广度缩小 加减法计算能力下降 睡眠节律改变	尽管患者时间和空间定向正常，经临床检查或者看护者发现患者存在一些认知或行为衰退	生理反射存在 病理反射未引出 EEG 正常或接近正常，无有意义结果
2 级	嗜睡或情感淡漠 时间定向障碍 明显的人格改变 不恰当的行为 运用障碍 扑翼样震颤	时间定向障碍（以下至少三点错误：几号、星期几、哪一个月、哪一年）± 提及的其他症状	生理反射存在 扑翼样震颤 病理反射阳性，常见膝反射亢进，踝阵挛阳性 肌张力可增加 EEG 异常
3 级	嗜睡至半昏迷 对刺激有反应 神志不清 完全定向障碍 异常行为	空间定向障碍 [至少以下三点错误：国家、省、市、地点] ± 提及的其他症状	生理反射存在 扑翼样震颤 病理反射阳性 肌张力明显增加 EEG 异常
4 级	昏迷	对疼痛刺激也无反应	生理反射消失 病理反射可阳性 EEG 异常

上述过程是 C 型肝性脑病的典型病程变化。在 A 型肝性脑病中，则呈现一个"浓缩"过程，可无易于察觉的前驱症状，短时间内（平均为 10 天）由轻度的意识障碍迅速陷入深昏迷，甚至死亡。神经体征可见肌张力亢进。在 4 级肝性脑病中还会出现去大脑强直姿势，提示结构性脑损伤累及中脑，血氨纠正后可能会恢复。还可出现强握反射等多种病理征。需要注意的是，如果有头痛、呕吐，要考虑颅内高压，若有条件行眼底镜检查视乳头，但广泛脑水肿可以在数分钟内出现，此时视乳头不一定水肿；如果突发意识障碍或原有意识改变加重、剧烈头痛、烦躁不安、频繁呕吐、呼吸加速加深、脉搏增快、血压上升、体温升高等，需要考虑脑疝前驱期，而意识障碍加深、呼吸加深而缓慢、脉搏变缓、体温和血压继续上升、肌张力增高等，提示脑疝形成、脑干受压处于代偿状态；注意瞳孔变化，如果对光反射迟钝，可能脑干已受压。然而不得不承认，瞳孔扩大、对光反射迟钝或固定、持续高血压对颅内压力变化并不敏感。

B 型肝性脑病与 C 型肝性脑病表现类似。慢加急性肝衰竭基础上发作肝性脑病表现与 C 型肝性脑病类似，可能有诱因，像 A 型肝性脑病那样的脑水肿罕见，但 3 ～ 4 级肝性脑病死亡率高，与 A 型肝性脑病相似[15]。

肝性脑病的一个重要体征是扑翼样震颤（asterixis），由 R. D. Adams 和 J. M. Foley 在 1949 年首先描述并命名。检查时嘱患者伸展前臂、展开五指，观察至少 30s，可见掌指关节及腕关节出现不规则的或每分钟数次至数十次的快速上下摆动，状如飞鸟扑翼，双侧肢体都可引出。有时更好的引出方式是嘱患者将手掌平放于桌面、举起食指。足部也可引出。该体征示中枢神经系统受损，影响对固定姿势的协调功能而使肢体受到重力和肌肉固有弹性的相互作用出现不规则运动，如果患者试图矫正，往往会矫枉过正。这在生理机制上与震颤、肌阵挛不同，有时需鉴别。伸舌或闭眼也可在舌或眼睑看到类似颤动。可根据频率进行严重程度分级，Ⅰ级为 1 ～ 2 次 /30s，Ⅱ级为 3 ～ 4 次 /30s，Ⅲ级为 5 ～ 30 次 /30s，与肝性脑病严重程度相关。然而震动幅度和频率是波动变化的，静止和睡眠时可消失，激动时可加重。扑翼样震颤在 2 级以上肝性脑病即容易引出，完全昏迷后无法引出。双侧扑翼样震颤提示代谢性或中毒性脑病，除了肝性脑病也可见于高碳酸血症、尿毒症、低钠血症、高钙血症等，苯妥英和其他抗惊厥药会加重。正常人"打盹"时头或手也可出现类似的肢体摆动表现。单侧肢体"扑翼样震颤"提示对侧前丘脑病变，或偶见于中脑、大脑额叶、小脑病变。

二、辅 助 检 查

目前无特异性检查，诊断是建立在排除其他精神行为异常疾病的基础上。辅助检查的主要目的：①明确是否存在肝病及评估肝病严重程度；②排除其他代谢性、中毒性脑病；③明确肝性脑病严重程度分级、分类；④尽可能寻找诱因。

1. 肝功能及其他常规检测　评估肝功能及整体情况。

2. 血氨　常测的是空腹静脉血氨，就目前的检测条件下，患者血氨水平升高或正常，与肝性脑病严重程度之间无确切关系，与肝硬化患者的 Child-Pugh 分级可呈正相关，单独水平升高并不推荐用于诊断肝性脑病特别是早期肝性脑病，在 OHE 中 1/3 患者血氨水平正常，但对病情监测还是会有一定帮助的。血氨检测结果影响因素较多，采集血氨标本应该注意：止血带压迫时间不可过长，采血时不能紧握拳头，标本需要在 30min 内检测（或离心后 4℃ 冷藏，2h 内检测），避免采血前剧烈活动、溶血。

3. 神经生理学检查　包括脑电图（electroencephalogram，EEG）和诱发电位检测。EEG 反映大脑皮质功能，既往认为只有在 2 级肝性脑病中才能检测出特征性三相波，不能作为肝性脑病早期诊断的指标；随着 EEG 定量方法的引入，也可用来诊断 MHE，其检出率为 35%，此外，随着 EEG 光谱分析技术的发展，修正后的阈值已能在很大程度上提高对 MHE 的诊断率，不过开展的医院不多。常规的 EEG 不推荐用于早期肝性脑病诊断，但如果针对肝性脑病治疗反应不佳，则建议完善 EEG 检查以排除其他疾病。诱发电位检测以内源性时间相关诱发电位 P300 诊断的灵敏性最好，MHE 患者可表现为潜伏期延长、振幅降低。

4. 影像学检查　头颅 CT 及 MRI 并不能用于诊断及严重程度分级，主要用于排除脑血管意外、颅内肿瘤等疾病，在 A 型肝性脑病患者可发现脑水肿。功能 MRI 可能会发现一些 MHE 的特征性改变，DWI 白质病变可能与血氨水平相关，目前

开展不多。首次诊断肝性脑病时需完善头颅影像学（首选 MRI）的评估，若有必要随访时也应行影像学检查。

5. 神经心理学测试　主要用于对隐性肝性脑病的诊断及评估，这部分国内开展不多[16]。

（1）肝性脑病心理学评分（psychometric hepatic encephalopathy score，PHES）：也叫"门体脑病综合征测试（portosystemic encephalopathy syndrome test）"，由数字连接试验（NCT）A 和 B、数字符号试验（DST）、轨迹描绘试验（LTT）和系列打点试验（SDT）共 5 套笔试组成。1998 年 WGC 上被推荐用于诊断 MHE。目前被大多数研究采用。结果受年龄和教育程度影响。

（2）连续反应时间试验（the continuous reaction time test，CRT）：用计算机设备和软件记录患者对听觉刺激的反应时间来评价肝性脑病程度。

（3）控制抑制试验（the inhibitory control test，ICT）：用计算机技术检测患者反应抑制和工作记忆。

（4）扫描测试（scan test）：同样使用计算机辅助，检测患者对逐渐增加复杂性的数字识别记忆任务的速度和精确性，可用来评价受试者的认知、注意力、思维速度、记忆。SACN 测试一般用于评估肝硬化后整体的神经精神病理改变，对单纯轻微型肝性脑病的诊断有效性还缺乏足够的证据评价，但对于评价疾病的预后和生存期具有应用价值。

（5）Stroop 测试：基于 1935 年 John R. Stroop 发现的色词的词义对书写色词的墨水颜色的命名产生了干涉的一种心理现象，Stroop 测试能体现被试者心理控制能力及冲突解决的能力。国内研究显示，> 233.8s 诊断 MHE 的敏感性为 83.3%、特异性为 71.7%。近年来开发出一种手机应用，测试时间 > 195.9s 可诊断 MHE，不同中心研究的诊断切值不一，可相差 50%，主要用于筛查。该应用操作简便，值得临床推广。2016 年发表的一项美国多中心研究显示，与 PHES 相比，使用此手机应用诊断 MHE 的敏感性为 72%、特异性为 88%，对于 OHE 的进展有较好的预测作用。国内目前没有相应报道。

（6）临界闪烁频率测试（critical flicker frequency test，CFF）：2002 年由 Kircheis 等针对轻微型 HE 诊断而开发的神经生理学测试，如今已发展成较成熟的测试肝性视网膜病变的工具。肝性脑病时视网膜米勒细胞与脑内星形胶质细胞变化类似，故

视网膜的感光频率受到影响。诊断 MHE 的敏感性为 39%、特异性为 70.6%。本测试需要专门的设备。

（7）可重复性成套神经心理状态检测（repeatable battery for the assessment of neuropsychological status，RBANS）：是 ISHEN 指南推荐的两个神经心理检测工具之一（另一为 PHES）。检测内容包括即时记忆、延迟记忆、注意、视觉空间能力和语言能力，已用于阿尔茨海默病、精神分裂症和创伤性脑损伤，并有部分研究用于等待肝移植患者，但不是专门用于肝性脑病的检测工具，且需要由精神科医生来评判结果。

第 5 节　诊断与鉴别诊断

一、诊　断

根据中国 2018 年指南：①肝性脑病的诊断主要依据急性肝衰竭、肝硬化和/或广泛门体分流病史、神经精神异常的表现及血氨测定等辅助检查，并排除其他疾病所致的神经精神异常；②可以采用 West-Haven 分级法对肝性脑病分级，对 3 级以上者可进一步采用格拉斯哥昏迷量表（Glasgow coma scale，GCS）评估昏迷程度；③注意寻找诱因；④ MHE 的诊断，PHES 至少 2 项异常（通常采用 NCT-A、DST），或新的神经心理学测试方法（ANT、姿势控制及稳定性测试、多感官整合测试）中至少 1 项异常，或 CFF 检测异常，或 EEG、视觉诱发电位、脑干听觉诱发电位异常，或功能 MRI 异常。

根据 EASL-AASLD 2014 年指南的推荐意见：①对肝性脑病的诊断要排除大脑功能障碍的其他原因；②应该将肝性脑病分为不同的严重度；③ OHE 通过临床标准诊断（表 63-2 的可操作定义），可根据 West-Haven 分级标准和 GCS 评分进行分级；④由有经验的检查人员，应用 2 种神经生理和心理测试（PHES+CRT/ICT/SCAN/Stroop/CFF/EEG），对 MHE 和 CHE 做出诊断和分级。

总体而言，肝脏病史是肝性脑病的诊断基础，而对已知或怀疑肝硬化、急性肝衰竭或门体分流的患者，出现任何精神、行为或智力异常，应考虑肝性脑病，并排除其他病因，同时积极寻找可能的诱因[17, 18]。

值得补充的是，对于 3 级以上或有意识障碍的患者，需要行意识障碍程度评估。可以采用 GCS

或无反应性全面量表（full outline of unresponsiveness score，FOUR）（表 63-3），GCS 评分≤ 5 分或 FOUR 评分≤ 7 分提示中枢神经系统损伤严重。

表 63-3　格拉斯哥昏迷量表和无反应性全面量表

评估指标	GCS		FOUR	
	状态	分值	表现	分值
睁眼反应	自动睁眼	4	可自发睁眼，能示踪或根据命令眨眼	4
	呼之睁眼	3	可睁眼但不能示踪	3
	疼痛引起睁眼	2	闭眼，大声呼唤能睁眼	2
	不睁眼	1	闭眼，疼痛刺激睁眼	1
			疼痛刺激仍闭眼	0
运动反应	能按指令动作	6	拇指可伸直，握拳或做和平手势（"V"形手势）	4
	对刺痛能定位	5	对疼痛可定位	3
	对刺痛能躲避	4	对疼痛呈屈曲反应	2
	刺痛肢体屈曲反应（去皮质僵直）	3	对疼痛呈伸展反应	1
	刺痛肢体过伸反应（去大脑强直）	2	对疼痛无反应或呈肌阵挛状态	0
	无动作	1		
言语反应	定向正常	5		
	应答错误	4		
	语音错乱	3		
	言语难辨	2		
	不语	1		
脑干反射			瞳孔和角膜反射存在	4
			单侧瞳孔扩大或缩小	3
			瞳孔或角膜反射消失	2
			瞳孔和角膜反射消失	1
			瞳孔、角膜及咳嗽反射消失	0
呼吸运动			未插管，正常呼吸模式	4
			未插管，潮式呼吸	3
			未插管，不规则呼吸	2
			呼吸频率快于呼吸机频率	1
			依靠呼吸机呼吸，或无呼吸	0

二、鉴别诊断

需要鉴别诊断的主要疾病见表 63-4。由于不同类型的肝性脑病起病有差异，需要鉴别的疾病不一样。A/B 型需要考虑：脑炎或脑膜炎、糖尿病酮症酸中毒或高渗性昏迷、药物（苯二氮䓬类、阿片类、抗精神病药物、丙戊酸钠、抗癫痫药或喹诺酮类）或酒精中毒、颅外伤、高钙血症、高碳酸血症、低血糖（昏迷）、非惊厥性癫痫（昏迷）、精神病发作、脓毒血症、严重急性低钠血症、脑卒中、韦尼克脑病（意识错乱）及诈病。C 型需要考虑：酒精性痴呆、阿尔茨海默病和其他神经退行性痴呆、颅内占位、高钙血症、低钠血症、甲状腺功能减退症、科萨科夫痴呆和其他微量元素缺乏表现（如维生素 B_{12}）、创伤后神经系统后遗症、阻塞性睡眠呼吸暂停低通气综合征、肾功能不全（尿毒症脑病/透析失衡综合征）、血管性痴呆（宾斯旺格病、脑灌注不足、脑卒中）、慢性获得性肝脑变性。慢加急性肝衰竭型肝性脑病需要考虑：脑卒中、痴呆合并帕金森病、正常压力脑积水、锥体外系综合征、维生素 B_{12} 缺乏、肝豆状核变性。

表 63-4 肝性脑病的鉴别诊断

代谢性疾病	苯二氮䓬类药物
糖尿病酮症酸中毒	感染
低血糖	脑炎/脑膜炎
糖尿病高渗状态	脓毒症相关性脑病
糖尿病乳酸酸中毒	脑血管性疾病
内分泌性疾病	缺血性卒中
甲状腺功能减退症	颅内出血
电解质紊乱	脑灌注不足
低钠血症	脑损伤
高钙血症	外伤
高钠血症（> 160mmol/L）	占位性病变
高镁血症（> 4mmol/L）	正常压力脑积水
低镁血症（< 0.4mmol/L）	精神疾病
酒精性脑病	其他
酒精中毒或戒断反应	非惊厥性癫痫持续状态
韦尼克脑病	痴呆（原发或继发）
药物性脑病	阻塞性睡眠呼吸暂停低通气综合征
抗精神病药物	
阿片类药物	慢性获得性肝脑变性

有一种临床少见的与慢性肝病相关的神经系统疾病需要鉴别：慢性获得性肝脑变性。这是因慢性肝衰竭、门体分流导致锰、氨、神经炎症等多因素协同引起中枢神经系统不可逆损害，以持续、渐进、不可逆的锥体外系及认知和精神受累为主要临床特点，有帕金森综合征或共济失调综合征、轻度认知和精神障碍等表现，扑翼样震颤少见，曲恩汀、支链氨基酸、阻塞门体分流或有效 [19]。

第 6 节 治 疗

一、治 疗 原 则

早期识别、及时治疗是改善预后的关键 [20, 21]。

MHE 常引起生活质量和工作效率下降，应积极筛查。但并非所有 MHE 都需要积极治疗，除非影响到驾驶技能、作业能力、生活质量或认知功能，需要权衡利弊，也可尝试性治疗。

而针对 OHE，需要积极治疗。一次发作后，积极进行二级预防。而除非有发生肝性脑病高危风险，通常不需要一级预防，或者也可以使用益生菌等做尝试性治疗。

反复发作的难治性 OHE 伴肝衰竭，是肝移植的指征。

肝性脑病的发病是多种因素综合作用的结果，应从多个环节采取综合性治疗措施。EASL-AASLD 2014 年指南强调：加强照护（对意识改变的患者）、排除其他原因（其他导致精神行为改变的原因）、纠正诱因、经验性治疗。如果无法找到主要矛盾，则采用系统控制论的理念，回顾肝性脑病发生发展过程中可能的重要因素，针对这些因素积极综合干预。

主要有以下原则：①寻找和去除诱因；②减少肠道有害物质如氨等的产生和吸收；③适当给予营养支持及维持水、电解质平衡；④根据临床类型、不同诱因及疾病的严重程度制定个体化的治疗方案。

C 型肝性脑病是临床常见类型，以慢性肝硬化为基础的肝性脑病管理流程见图 63-1，GCS 评分 ≤ 8 分应注意保护气道，做好气管插管准备。B 型肝性脑病一般预后较好，闭塞分流通道通常能解决问题，紧急处理可以参考 C 型肝性脑病给予综合管理，TIPS 术后发生肝性脑病临时管理方法同样与此类似。A 型肝性脑病进展迅速，肝脏及多器官支持（详见急性肝衰竭相关章节）、控制颅内压、维持大脑及全身血流动力学稳定显得尤为重要，3 级和 4 级患者做好气管插管准备，针对高氨血症，药物治疗证据不足，肾脏替代和液体复苏可以有效降血氨（表 63-5）。慢加急性肝衰竭基础上的肝性脑病管理策略可以参考图 63-1，少部分患者可有脑水肿。MHE 是否需要治疗仍有争议，因为一些药物可以改善神经心理学测试结果和生活质量，但是否可以延缓 OHE 发作或改善长期结局尚未明确。复发性、难治性肝性脑病，需要排除用药不当、自发性门体分流、深部脓肿、尿素代谢障碍。

表 63-5　A 型肝性脑病 / 脑水肿的管理概要

1. 对因治疗急性肝衰竭

2. 识别脑疝和死亡危险因素，若符合指征，及早考虑肝移植

　　颅内高压危险因素：超急性或急性临床表现、年轻、肾功能不全、需要强心药支持、持续高血氨水平（＞200μmol/L）

3. 多器官支持（详见急性肝衰竭章节）；3 级肝性脑病需保护气道，做好气管插管准备，若有条件及早呼吸支持；若需要多器官支持特别是呼吸支持、有创监测，及早转入 ICU

4. 营养支持

　　肠内营养时监测血氨水平

　　3 ～ 4 级肝性脑病避免鼻胃管鼻饲（避免反流误吸）

5. 神经系统监测

（1）有创：颅内压监测设备

3 ～ 4 级肝性脑病患者，已行气管插管、机械通气，若符合以下情况 2 个或以上，考虑有创颅内压监测：①年轻，有超急性或急性临床表现；②血氨浓度＞150 ～ 200μmol/L 且初始治疗（肾脏替代或液体疗法）无改善；③肾功能不全；④血管升压药支持 [＞ 0.1μg/（kg·min）]

（2）无创：GCS/FOUR、神经体征、瞳孔、CT（排除脑出血和评估脑疝）、经颅多普勒超声、颈内静脉血氧饱和度、视神经超声、脑电图（有癫痫发作风险时）

（3）经常评估神经系统（间隔不超过 2h），特别对于轻度脑病患者及早识别恶化征象

6. 2 级肝性脑病

　　支持治疗，识别高危因素，经常评估，早期识别恶化征象

　　若加重至 3 ～ 4 级肝性脑病，及早干预，见下

7. 初始中枢神经系统保护措施

（1）床头抬高 30°

（2）制定合理的渗透治疗方案

　　甘露醇（20%）和高渗氯化钠溶液（2.7% 静脉滴注 /30% 20ml 静脉注射）

　　若有必要，连续肾脏替代治疗

　　目标血钠浓度 145 ～ 150mmol/L

（3）初始降氨措施

　　若有必要，及早启动连续肾脏替代

　　适宜的液体复苏

　　尝试降氨药物，参考图 63-1 中③，避免口服乳果糖，避免过量输注氨基酸（监测血氨水平），但没有证据显示有治疗效果

（4）避免发热

（5）避免高钾血症、代谢性碱中毒

（6）避免低血糖和高血糖，可以使用葡萄糖溶液及胰岛素维持血糖平稳

8. 若颅内高压顽固 / 病情恶化

（1）保持颅内灌注

　　休克时使用升压药，目标平均动脉压 ≥ 80mmHg 或脑灌注压为 50 ～ 60mmHg/ 颅内压 ＜ 20 ～ 25mmHg（有创监测颅内压时），中心静脉压＜ 20mmH₂O

（2）使用镇静剂降低代谢率

　　左乙拉西坦、苯妥英、丙泊酚、芬太尼也安全，硫喷妥钠、戊巴比妥只能作为最后手段

（3）最大限度的高渗治疗

　　高渗氯化钠溶液，目标血钠浓度 150 ～ 155mmol/L

　　20% 甘露醇溶液，目标血浆渗透压＜ 320mOsm/L

9. 以上仍无法控制颅内高压

（1）短暂过度通气，动脉血 $PaCO_2$ 降至 25 ～ 30mmHg

（2）考虑有脑充血，吲哚美辛 0.5mg/kg 弹丸注射

（3）针对高中心静脉压（＞ 20mmH₂O）或难治性颅内高压，考虑尝试持续输注神经肌肉阻滞剂

（4）轻度低体温治疗，目标温度 35℃

（5）若符合指征，肝移植

10. 症状好转或肝移植后控制性调整至正常治疗

（1）颅内高压恢复通常落后于肝脏恢复

（2）缓慢恢复正常血钠浓度（每天下降 3 ～ 5mmol/L）

（3）严密监测脑水肿反弹或出现透析失衡综合征

（4）如果采用低温治疗，缓慢恢复正常体温

注：改编自 Kandiah PA，Kumar G. Crit Care Clin，2016；参考 Wendon J，Cordoba J，Dhawan A，et al. J Hepatol，2017。

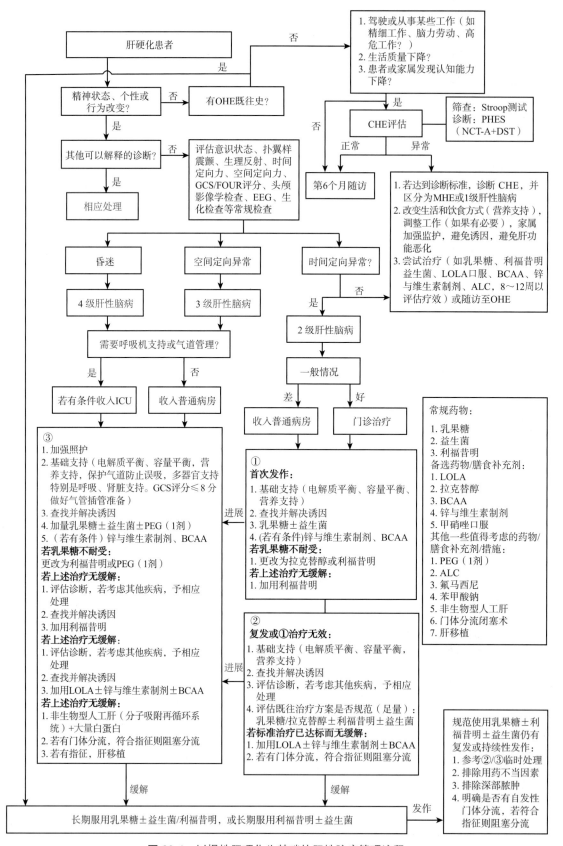

图 63-1　以慢性肝硬化为基础的肝性脑病管理流程

二、加强照护

对有意识障碍的患者，加强照护，有时特别需要患者家属和医务护理人员的配合。

镇静药并非绝对禁忌，意识严重障碍的患者若有明显烦躁，可考虑适当镇静。中国 2018 年指南强调：对于有躁狂、危及他人安全及不能配合诊疗等严重精神异常，向患者家属告知风险后，可使用苯二氮䓬类(有诱发或加重肝性脑病风险)或丙泊酚控制，应减量静脉缓慢注射。苯二氮䓬类首先考虑短效药物（如咪达唑仑，氯硝西泮、阿普唑仑等为长效药物），全麻药丙泊酚不增加 OHE 发生风险，丁酰苯类药物氟哌啶醇也可考虑。左乙拉西坦、苯妥英被指南推荐用于 A 型肝性脑病镇静，丙泊酚也是安全的。目前有多种镇静、安眠的药物可供选择，可请心理科或精神科会诊。

三、去除诱因

大部分 C 型肝性脑病都有诱因，常见诱因见表 63-6。此外，还有高蛋白饮食、使用苯妥英钠等抗惊厥药物、苯二氮䓬类及阿片类药物、呕吐 / 腹泻、外科手术、TIPS 术、肠梗阻、尿毒症、肝癌进展等。部分肝性脑病患者合并肝癌，癌痛需要控制，但阿片类药物（用于内脏和肌肉骨骼疼痛）和三环类抗抑郁药（用于神经性疼痛）有诱发或者加重肝性脑病风险；内脏和肌肉骨骼疼痛可首选非阿片类药物（如曲马多），若疼痛控制不佳，阿片类中可能氢吗啡酮、芬太尼较安全，但要注意减少用量或延长给药间隔；神经性疼痛选用加巴喷丁、普瑞巴林[23]。

四、基础支持

基础支持主要包括维持电解质平衡、容量平衡和营养支持。

容量平衡需要保持肾脏灌注，但也要避免容量过多出现一系列肝衰竭并发症。3 ～ 4 级肝性脑病，积极控制脑水肿（20% 甘露醇 250 ～ 1000ml/d，分 2 ～ 6 次，或联合呋塞米 40 ～ 80mg/d）。

营养支持主要维持氮平衡，在肝性脑病中影响重大，应制定个体化的蛋白质营养支持方案。营养治疗的前提是营养风险筛查和营养评定，如果有条件，请营养科会诊评估并指导饮食方案。

既往认为低蛋白饮食有利于控制病情，但 2004 年 Juan Cordoba 等研究发现正常蛋白饮食对发作型肝性脑病是安全的，而且低蛋白饮食增加患者蛋白分解，似乎没有任何益处。肝硬化患者整体能量的消耗是基础代谢率的 130%，65% ～ 90% 的患者存在营养不良或糖代谢紊乱、肌肉萎缩的问题。不宜长时间过度限制蛋白质饮食，否则会造成肌肉群减少，更易出现肝性脑病，目前推荐正常蛋白饮食，减少动物蛋白而增加植物蛋白（含甲硫氨酸和半胱氨酸少，不易诱发肝性脑病；含鸟氨酸和精氨酸较多，可通过尿素循环促进氨的清除）。而由于肝硬化患者糖代谢功能紊乱，血糖波动大，避免长时间空腹，白天食物中断时间不超过 3 ～ 6h，所以通常推荐少量多餐（每日 4 ～ 6 餐，包括睡前加餐）；但如果因上消化道出血需要短期（24 ～ 36h）禁食对患者无害，禁食解除后酌量逐渐恢复正常蛋白饮食。

表 63-6　显性肝性脑病的诱因

偶发性发作	复发性发作
感染	电解质紊乱
消化道出血	感染
利尿剂过量	不明原因
电解质紊乱	便秘
便秘	利尿剂过量
不明原因	消化道出血

注：按发生概率排序，改编自 EASL-AASLD 2014 年指南。

关于营养处方，不同指南的推荐并不一样，除了中国、EASL-AASLD 指南，国际肝性脑病和氮代谢协会（ISHEN）2013 年也制定了肝病的营养指南。2017 年北京市医学会等制定《慢性肝病患者肠外肠内营养支持与膳食干预专家共识》，基本上沿用各大指南的推荐（表 63-7）。

表 63-7 肝性脑病患者营养处方

	中国 2018 年指南	EASL-AASLD 2014 年指南	ISHEN 2013 年营养指南	北京 2017 年营养共识
总能量 [kCal/(kg·d)]	35～40	35～40（以 IBW 计）	BMI*18～30：35～40（以 IBW** 计） BMI30～40：25～35（以 IBW 计） BMI＞40：20～25（以 IBW 计）	35～40
蛋白能量 [g/(kg·d)]	1.2～1.5 是安全的。MHE、1～2 级肝性脑病：开始数日限制在 20g/d 内，随着症状改善，每 2～3 天可增加 10～20g 蛋白，植物蛋白优于动物蛋白；3～4 级肝性脑病：禁止从肠道补充蛋白；复发性/持续性肝性脑病：每天 30～40g 植物蛋白	1.2～1.5	通常：1.2～1.5（以 IBW 计） 营养状况正常的肥胖患者（BMI＞30）：1.0～1.5（以 IBW 计）	0.5～1.2
非蛋白能量 [kCal/(kg·d)]	/	/	若有肝衰竭，葡萄糖供给量 2～3g/（kg·d）	/
膳食纤维（g/d）	/		25～45	/
维生素	/	/	对肝硬化失代偿或有营养不良风险的患者，口服复合维生素制剂 2 周；若有明显的维生素缺乏症状应予特殊治疗	/
矿物质	/	/	避免服用含锰制剂；缓慢纠正低钠血症	/
备注	（1）少食多餐，每日均匀分配小餐，避免不食早餐，睡前加餐（至少包括复合碳水化合物 50g），白天禁食不超过 3～6h （2）适当补充锌和水溶脂溶性复合维生素（尤其是维生素 B₁），3～4 级肝性脑病应补充富含支链氨基酸的肠外营养制剂	（1）少食多餐或使用液态营养补充剂，使进食均匀分布至整天，保证睡前夜宵 （2）若不能耐受膳食蛋白，口服支链氨基酸维持推荐的氮摄入量	（1）少食多餐，睡前进食 50g 复合糖类 （2）鼓励多食用素菜、乳制品 （3）若不能耐受膳食蛋白，口服支链氨基酸维持推荐的氮摄入量 （4）若 HE 控制不佳，使用益生元和支链氨基酸	（1）少食多餐，每日 4～6 餐，包括睡前加餐，睡前加餐以富含糖类食物为主 （2）经口摄入能量不达标或不全面时，建议肠内营养，若肠内营养无法接受、不到目标量的 60%，给予补充性肠外营养

* BMI（体重指数，kg/m²）=体重（kg）/[身高（m）]²。

** IBW（标准体重，kg）=身高（cm）-105，在 ±10% 范围内正常。

注：《中国居民膳食营养素参考摄入量》2017 年版，对 18～64 岁健康中国人群的推荐营养摄入：男性，轻度活动 2100～2250kcal/d，中度活动 2450～2600kcal/d，重度活动 2800～3000kcal/d，蛋白质 65g/d；女性，轻度活动 1750～1800kcal/d，中度活动 2050～2100kcal/d，重度活动 2350～2400kcal/d，蛋白质 55g/d。

五、常用治疗药物

这些药物主要针对氨与尿素代谢。肝性脑病由多因素引起，但目前缺少针对其他因素的有效治疗药物。

1. 非吸收双糖（non-absorbable disaccharides）包括乳果糖（lactulose）和拉克替醇（lactitol），可被肠道菌群分解成乙酸和乳酸，酸化肠道，减少氨的吸收，同时有通便作用。EASL-AASLD 2014 年指南推荐乳果糖为显性肝性脑病发作后的首选治疗，也可以作为肝性脑病首次发作后预防复发的药物。最近一项纳入 38 项 RCT 共 1828 名患者的荟萃分析显示，可降低死亡率（RR 0.59，95%CI 0.40 ～ 0.87）、对肝性脑病有良好治疗作用（RR 0.58，95%CI 0.50 ～ 0.69），有助于减少与肝衰竭、肝肾综合征和静脉曲张性出血相关的严重不良事件（RR 0.47，95%CI 0.36 ～ 0.60），以上都为中等质量证据，然而亚组分析未见这类药物对 CHE 或 OHE 有预防作用，但对生活质量有潜在获益。长期服用乳果糖（每日 3 次，每次 30 ～ 45ml）对 MHE 也有益处，可改善认知功能。乳果糖使用剂量是每次口服 15 ～ 30ml，每日 2 ～ 3 次，可逐渐增量或减量、增加次数或减少次数，可用至 50mg/ 次，以每日产生 2 ～ 3 次 pH ＜ 6 的软便为宜；如果患者不能口服，可以考虑相同的剂量配入 300ml 生理盐水灌肠。文献报道，对于重症患者，乳果糖可用至每 2 ～ 4h 一次、每次 30ml，昏迷患者甚至可用至每小时一次、每次 45ml，意识恢复后再减量。拉克替醇耐受性较乳果糖好，初始剂量为每日 0.6g/kg，分 3 次于餐时服用，可逐渐增量，保证每日产生 2 次软便。乳果糖作为一线治疗药物优先使用，但在 A 型肝性脑病中，常规疗法（与利福昔明联合口服）对预后没有改善，且可增加肠梗阻、肠扩张、腹内压增高等风险，但可以考虑用于灌肠。非吸收双糖的剂量可以动态调整，避免严重腹泻，但更要避免剂量不足无法发挥显著治疗作用。

2. 利福昔明（rifaximin） 口服肠道不吸收的广谱抗生素，可减少肠道中产氨细菌的数量，由于肠道不吸收，系统性抗生素不良反应少。EASL-AASLD 2014 年指南推荐可用于预防 OHE 复发。一项纳入 12 项 RCT 共 565 名患者的荟萃分析显示，在治疗上利福昔明与非吸收双糖效果无差异，但

安全性更好（OR 0.27，95%CI 0.12 ～ 0.59），对 MHE 有改善作用。8 周疗程的研究显示治疗 MHE 效果不亚于乳果糖。在预防 OHE 再次发作方面有效且能降低死亡率。与乳果糖联用优于单独使用乳果糖或利福昔明。国外推荐剂量是每 12h 一次，每次 550mg；国内批准的剂量为每 8h 一次，每次 400mg。疗程至少 10 天。一项随访半年的回顾性研究显示，两种剂量效果一样，差别在于 550mg 用法经济学效益更好。中国 2018 年指南强调，不推荐用于 B 型肝性脑病。

3. 门冬氨酸 – 鸟氨酸（L-omithine-L-aspartate，LOLA） 可增加氨基甲酰磷酸合成酶及鸟氨酸氨基甲酰转移酶的活性，促进脑、肝、肾利用氨合成尿素和谷氨酰胺，降低血氨，并能促进肌肉对氮的利用，减少肌少症的发生风险。停用时血氨水平会轻微反弹。很多研究局限于慢性 2 级 OHE 的治疗，最近一项纳入 36 项 RCT 至少 2377 名患者的荟萃分析显示，LOLA 可减少死亡率（RR 0.42，95%CI 0.24 ～ 0.72），减少严重不良事件发生率（RR 0.63，95%CI 0.45 ～ 0.90），对肝性脑病的治疗有益（RR 0.70，95%CI 0.59 ～ 0.83），可降低血氨浓度，与乳果糖、利福昔明相比，疗效、不良反应发生率无明显差异，以上证据质量都很低。最近一项纳入 193 名急性 OHE 发作（2 ～ 4 级）患者的 RCT 研究显示，在乳果糖治疗基础上给予 30g/d LOLA 静脉注射 5 天，2 级 OHE 中优于安慰剂（OR 2.98，95%CI 1.02 ～ 8.69），而在 3 ～ 4 级 OHE 中与安慰剂无明显差异，但加快症状缓解 [（1.9±0.93）天比（2.5±1.03）天，P=0.002]。EASL-AASLD 2014 年指南推荐作为备选药物或联合用药。口服 LOLA 的疗效并不确切，但可尝试用于 MHE。口服制剂每日 3 次，每次 3g，可增加剂量，溶于足够的液体中餐后服用。静脉制剂常规用量为每日 1 次，每次 10 ～ 20g，如果是肝昏迷或肝昏迷早期，24h 内至少使用 40g。在 A 型肝性脑病中，LOLA 不能降低血氨或改善预后。

4. 益生菌 理论上可以促进宿主肠道内有益细菌群如乳酸杆菌的生长，并抑制有害菌群如产脲酶菌的生长，改善肠上皮细胞微生态，减少细菌易位和内毒素血症的发生。研究数据主要来源于 OHE 复发的预防而非急性 OHE 发作的治疗，最近一项纳入 1420 名患者的荟萃分析显示，益生菌对死亡率没有影响，不增加脓毒血症发生风险，对肝

性脑病有治疗作用（RR 0.67，95%CI 0.56～0.79，中等质量证据），可以降低不良事件的发生风险（RR 0.29，95%CI 0.16～0.51）、略微改善生活质量、降低血氨浓度（平均 –8.29μmol/L，RR 0.29，95%CI 0.16～0.51，与 LOLA 无差别，RR –2.30，95%CI –6.08～1.48），效果与乳果糖相似，但证据质量极低。针对 CHE，效果不亚于乳果糖，而与乳果糖联用则优于单独使用乳果糖。一项持续 3 个月的研究显示 VSL# 用于一级预防可以降低 OHE 发生风险（HR2.1，95% CI 1.31～6.53）。但由于益生菌种类较多，如 VLS#3、乳酸杆菌，目前不确定这些菌种的疗效差异。2017 年世界胃肠病学组织（WGO）发布指南推荐 VSL#3 用于一级预防和二级预防，每日 12 盎司的酸奶用于治疗 MHE。

5. 支链氨基酸（branched-chain amino acid，BCAA） 尿素循环依赖 BCAA，包括缬氨酸、亮氨酸和异亮氨酸，除了用于补充蛋白质还可用于治疗肝性脑病。口服或静脉输注可纠正血浆中支链氨基酸和芳香氨基酸的不平衡，促进骨骼肌利用氨。最近一项纳入 16 项 RCT 实验共 827 名患者的荟萃分析显示，BCAA 对患者死亡率没有影响，对肝性脑病有治疗作用（RR 0.76，95%CI 0.63～0.92），治疗效果与乳果糖或新霉素没有差异（RR 0.66，95%CI 0.34～1.30），以上是中高质量证据。一些研究显示针对 OHE 只有口服有效。针对 CHE 仅发现可改善神经生理学评分。EASL-AASLD 2014 年指南推荐作为备选药物或联合用药。常用量为 0.25g/kg，根据实际营养摄入情况调整。

六、其他药物／膳食补充剂

1. 调节神经递质的药物 肝性脑病与部分神经递质、神经调质信号失衡有关。理论上应用氟马西尼、纳洛酮、溴隐亭、左旋多巴和乙酰胆碱酯酶抑制剂均是可行的。由于这些药物未有大规模临床试验证实有显著的临床益处，所以不推荐常规使用。氟马西尼是苯二氮䓬类受体拮抗剂，最近一项纳入 9 项 RCT 试验共 824 名 OHE 患者的荟萃分析显示，对患者死亡率没有影响，不增加严重事件发生风险，可改善神经生理学或神经心理学测试结果（RR 0.75，95%CI 0.71～0.80），然而证据质量较低。而对于有苯二氮䓬类或阿片类药物诱因的肝性脑病昏迷患者，尤可试用氟马西尼或纳洛酮。溴隐亭、

左旋多巴可试用于治疗伴有共济失调的肝性脑病患者，荟萃分析显示并不增加或减少肝性脑病患者的死亡率、增加不良事件发生率，然而没有证据推荐或拒绝使用这类药物。

2. 锌 80% 以上的慢性肝病患者锌缺乏，特别是失代偿期肝硬化患者，尿素代谢过程中需要很多锌依赖的酶，可以适当补充锌。有研究予醋酸锌 600mg/d 治疗慢性 1～2 级肝性脑病 1 周，神经心理学评分显著上升，连续服用 6 个月未见不良反应。一项纳入 12 名高血氨、低血锌的肝硬化患者的 RCT 研究，给予 Nobelzin 胶囊每日 3 粒（含锌 150mg），持续 3 个月，血氨水平约下降 1/4 且未见不良反应；一项纳入 58 名 MHE 的 RCT 研究显示，给予 175mg 葡萄糖酸锌 +50 000IU 维生素 A+500mg 维生素 C+100mg 维生素 E 的复方制剂，每日 1 次，持续 3 个月，在神经心理学评分、肝功能改善、Child-Pugh 评分改善方面优于乳果糖。

3. 聚乙二醇（polyethylene glycol，PEG） 在急性 OHE 发作治疗中用于快速清理肠道。一项纳入 50 人的 RCT 研究显示，给予 4L 聚乙二醇 3350 电解质溶液口服（4h 内服完）、24h 后启动乳果糖治疗，与标准治疗（乳果糖，每日 3 次或更多，每次 30～45ml）相比，中位起效时间（1 天比 2 天，$P=0.01$）、有效率（91% 比 52%，$P < 0.01$）优于后者，两者未发生与治疗相关的不良事件，耐受性类似，除中度低钾血症、腹泻之外，PEG 无乳果糖的腹胀不良反应。另外一项纳入 40 人的 RCT 研究也有类似结论。如果要使用 PEG 治疗 OHE 急性发作，应作为初始药物使用 1 剂，其后接替常规的乳果糖方案。

4. 其他口服抗生素 口服新霉素和甲硝唑可减少肠道中部分产氨细菌的数量，对 OHE 急性发作有一定的治疗作用，但由于长期使用副作用相对较大，EASL-AASLD 2014 年指南推荐作为 OHE 的备选药物。可以短期使用。

5. 白蛋白 首先强调，肝性脑病静脉使用白蛋白是安全的。最近一项 RCT 研究显示，白蛋白 [1.5g/（kg·d）静脉滴注，最长 10 天] 与乳果糖联用治疗急性 OHE 发作较乳果糖单用可以改善症状（75% 比 53%，$P=0.03$）、降低死亡率（18.3% 比 31.6%，$P < 0.05$），特别是感染导致的死亡，没有进一步分析对不同严重程度 OHE 的疗效差异。

也有研究显示，白蛋白对 OHE 没有改善作用。还有研究显示，分子吸附再循环系统治疗时联用白蛋白在 3 ～ 4 级 OHE 中有显著获益优势。可能白蛋白在减少死亡率上的优势大于治疗急性 OHE 发作。由于在这里蛋白用量大，并非常规使用。

6. 左旋肉毒碱（L-carnitine）　一种膳食补充剂，通过促进尿素形成有降血氨的作用。研究显示，给予 90 天的左旋肉毒碱（每日 2 次，每次 2g，口服）可以改善 CHE/MHE 患者的神经心理学评分。乙酰左旋肉毒碱（acetyl-L-carnitine，ALC）也有类似作用。

7. 其他　包括精氨酸、阿卡波糖等，有待进一步研究；苯丁酸甘油酯（glycerol phenylbutyrate）是一种氨结合剂，口服溶液（Ravicti^R）被国外批准用于成人和儿童（2 个月及以上的患者）慢性 6 个亚型尿素循环代谢障碍，对慢性 OHE 有一定作用，目前没有用于急性 OHE 发作和 CHE 的资料，国内未上市；苯甲酸钠（sodium benzoate）溶液口服（每日 2 次，每次 5g，溶于 30ml 饮用水）治疗各级急性 OHE 发作也有报道，疗效和不良反应发生率与乳果糖类似，这是一种常用的药品添加剂，临床使用经验不多。

七、其 他 措 施

其他措施包括门体分流闭塞术、人工肝和肝移植。持续性 OHE 中 70% 可有自发性门体分流，一些非对照研究显示采用介入手段如球囊阻断逆行经静脉闭塞术（balloon-occluded retrograde transvenous obliteration，BRTO）闭塞大的分流可解除肝性脑病，术后门脉系统血流增加，肝功能得到改善，但要根据血流动力学等情况选择优势患者，并由有经验的介入医生充分评估利弊、患者及家属充分知晓风险并配合后予以操作。非生物性人工肝如分子吸附再循环系统对 OHE 有治疗作用，反复发作的难治性 OHE 伴肝衰竭是肝移植的指征，具体指征见其他章节。

八、预　　防

一级预防：EASL-AASLD 2014 年指南认为，如肝硬化患者无发生 HE 高危风险（上消化道出血、感染），无须对 OHE 发作进行一级预防。同样，针对 TIPS 术后患者进行一级预防证据有限，预防药物如乳果糖和利福昔明，并不能降低术后 30 天内的 OHE 发作风险，最近一项 RCT 研究显示，自术前 2 周开始持续服用利福昔明可使半年内 OHE 发生率减少 36%[22]。但考虑到益生菌的潜在获益及不良反应少，如果有条件可予长期服用益生菌，特别是足量的酸奶。最重要的一级预防是避免诱因，其次是避免肝功能恶化和肌少症，也需要注意加强患者及家属宣教、改善生活方式、合理饮食、适当运动、避免从事高危工作和驾驶。

二级预防：一次 OHE 发作后积极进行二级预防，首选乳果糖，或联合利福昔明。不推荐常规性使用乳果糖和利福昔明预防 TIPS 术后肝性脑病发作。逆转 OHE 后通常需要继续长期预防性治疗，但是如果患者发作是由某些诱因（如感染、消化道出血）导致的，解除诱因后及肝功能明显好转后可以考虑停止预防性治疗。

（陈立畅　谢　青）

参 考 文 献

[1] 希夫，马德里 . 希夫肝脏病学 . 第 11 版 . 王福生主译 . 北京：北京大学医学出版社；2015：385-405.

[2] 多丽 . Sherlock 肝胆病学 . 第 12 版 . 郑明华译 . 北京：人民卫生出版社；2013：111-37.

[3] 中华医学会肝病学分会 . 肝硬化肝性脑病诊疗指南 . 中华内科杂志 2018；34：705-18.

[4] Vilstrup H，Amodio P，Bajaj J，et al. Hepatic encephalopathy in chronic liver disease：2014 practice guideline by the European Association for the Study of the Liver and the American Association for the Study of Liver Diseases. J Hepatol 2014；61：642-59.

[5] Wijdicks EF. Hepatic encephalopathy. N Engl J Med 2016；375：1660-70.

[6] Felipo V. Hepatic encephalopathy：effects of liver failure on brain function. Nat Rev Neurosci 2013；14：851-8.

[7] Liere V，Sandhu G，DeMorrow S. Recent advances in hepatic encephalopathy. F1000Res 2017；6：1637.

[8] Ellul MA，Gholkar SA，Cross TJ. Hepatic encephalopathy due to liver cirrhosis. BMJ 2015；351：h4187.

[9] Sarin SK，Kedarisetty CK，Abbas Z，et al. Acute-on-chronic liver failure：consensus recommendations of the Asian Pacific Association for the Study of the Liver（APASL）. Hepatol Int 2014；8：453-71.

[10] Amodio P. Hepatic encephalopathy：historical remarks. J

Clin Exp Hepatol 2015；5（Suppl 1）：S4-6.

[11] Wendon J，Cordoba J，Dhawan A，et al. EASL Clinical Practical Guidelines on the management of acute（fulminant）liver failure. J Hepatol 2017；66：1047-81.

[12] Kimura N，Kumamoto T，Hanaoka T，et al. Portal-systemic shunt encephalopathy presenting with diffuse cerebral white matter lesion：an autopsy case. Neuropathology 2008；28：627-32.

[13] Patidar KR，Bajaj JS. Covert and overt hepatic encephalopathy：diagnosis and management. Clin Gastroenterol Hepatol 2015；13：2048-2061.

[14] 谭炜，谢渭芬 . 隐匿性肝性脑病诊治目前存在的问题及对策 . 第二军医大学学报 2017；9：1119-27.

[15]Romero-Gómez M，Montagnese S，Jalan R. Hepatic encephalopathy in patients with acute decompensation of cirrhosis and acute-on-chronic liver failure. J Hepatol 2015；62：437-47.

[16] 黄海英，李素文，许晓勇，等 . 隐匿性肝性脑病常用诊断方法的比较研究 . 中华消化杂志 2016；10：692-7.

[17] Amodio P. Hepatic encephalopathy：diagnosis and management. Liver Int 2018；38：966-75.

[18] Kandiah PA，Kumar G. Hepatic encephalopathy—the old and the new. Crit Care Clin 2016，32（3）：311-29

[19] 李雪嫣，卢利霞，于晓辉 . 获得性肝脑变性、肝性脊髓病与肝性脑病鉴别诊断分析 . 肝脏 2016；10：890-2.

[20] Acharya C，Bajaj JS. Current management of hepatic encephalopathy. Am J Gastroenterol 2018；113：1600-12.

[21] Leise MD，Poterucha JJ，Kamath PS，et al. Management of hepatic encephalopathy in the hospital. Mayo Clin Proc 2014；89：241-53.

[22] Bureau C，Thabut D，Jezequel C，et al. The use of rifaximin in the prevention of overt hepatic encephalopathy after transjugular intrahepatic portosystemic shunt：a randomized controlled trial. Ann Intern Med 2021；174：633-40.

[23] Chandok N，Watt KD. Pain management in the cirrhotic patient：the clinical challenge. Mayo Clin Proc 2010；85：451-8.

第 64 章　肝脏良性占位与肿瘤

　　肝脏良性占位是临床常见疾病。近年来，随着影像技术的不断提高，尤其是超声、CT、MRI、血管造影、核素显像及 PET 等在临床的广泛应用，以及肝脏病理学技术的发展，其发现率逐渐提高。但肝脏良性占位中真正属于肿瘤者（即肝脏良性肿瘤）较少，占肝脏原发性肿瘤的 5% ～ 10%。其分类方法有多种，从组织学上可分为：①肝细胞源性，如肝细胞腺瘤、局灶性结节增生及结节再生性增生；②胆管细胞源性，如胆管乳头状瘤、胆管错构瘤、肝内胆管囊腺瘤；③血管源性，如血管内皮细胞瘤、淋巴管瘤；④间叶性，如血管平滑肌脂肪瘤、脂肪瘤、纤维内皮瘤；⑤间叶 - 上皮源性，如良性畸胎瘤、间叶错构瘤；⑥其他类型，如炎性假瘤、局灶性脂肪变等。正确鉴别肝脏肿瘤的良恶性并给予恰当的个体化治疗，是临床工作者的主要任务。以下就临床上较为常见或较为重要的肝脏良性肿瘤做简要介绍。

第 1 节　肝　囊　肿

　　肝囊肿（hepatic cyst）是一种比较常见的肝脏良性病变。肝囊肿可分为寄生虫性和非寄生虫性，前者以肝棘球蚴病为多见；后者包括先天性、创伤性、炎症性、肿瘤性，其中以先天性肝囊肿最常见，通常所称肝囊肿就是指先天性肝囊肿。临床上可分为单纯性肝囊肿和多囊肝病，前者包括单发、多发性肝囊肿；后者为染色体显性遗传性病变，常合并多囊肾。

一、病因与发病机制

　　先天性肝囊肿为真性囊肿，其病因及发病机制尚不完全清楚。有人认为肝囊肿起源于肝内迷走的胆管，是胚胎时期肝内迷走胆管或淋巴管因炎症或增生，引起阻塞、管腔内容物潴留及发育障碍所致 [1]。近年来也有人提出后天性肝组织退行性改变学说。

二、病理改变与病理分期

　　肝囊肿位于肝实质内，来源于胆管上皮。囊肿内壁被覆一层矮圆柱状立方上皮细胞，具有一定的分泌功能，囊液多为透明浆液，比重在 1.010 ～ 1.022，含有微量蛋白、胆红素、葡萄糖、胆固醇及酶（LDH 等），特殊情况下，如出血或感染也可以为咖啡色或脓性液体，若与微细胆管沟通，则囊内液体可混有胆汁。囊壁上皮层和外侧的肝实质之间可见一薄层纤维包膜 [2]。伴有囊内陈旧性出血者，囊液呈咖啡色样浑浊。继发感染者，囊液浑浊，内含大量白细胞。

三、临床表现

　　肝囊肿一般生长缓慢、病程长，可长期或终身无症状，常由体检时偶然发现。女性多于男性，男女之比为 1 ∶ 4。其主要临床表现随囊肿位置、大小、数目、有无压迫邻近器官和有无并发症而异。约20% 的患者有症状，最常见的首发症状为腹围增大；其初发症状可始于任何年龄，但多发生在 20 ～ 50 岁。

常见临床表现：

1. 胃肠道症状 当囊肿增大并压迫胃、十二指肠和横结肠时，可引起餐后饱胀、食欲减退、恶心和呕吐等症状。

2. 腹痛 大的囊肿可引起上腹部膨胀不适、隐痛或轻度钝痛。突发剧痛或出现腹膜炎症状、体征时，提示囊肿出血或破裂等并发症发生，可伴有畏寒、发热。

3. 腹部包块 腹部可触及随呼吸移动的包块，包块表面光滑，通常质硬，仅部分呈囊性，有波动感。有些患者以此为首发体征而就诊。

4. 黄疸 囊肿压迫肝门附近的肝管或胆总管可引起轻度黄疸，其发生率较低，约在 5% 的病例中出现。

四、实验室与影像学特点

（一）血液生化检查

本病为一种肝内良性病变，实验室血液生化检查一般无特殊异常。

（二）影像学检查

1. 超声 通常肝脏形态没有明显变化，当囊肿较大时可引起肝脏体积相应增大，肝内血管、肝胆管受压迫或推移。肝囊肿常表现为圆形或椭圆形无回声，包膜光滑完整，境界清晰，可有两侧壁回声脱落，后方回声增强。病程长、囊肿较大者或囊内有过出血、感染者，无回声腔内可见少量絮状回声漂浮。如果肝内出现多个囊肿，则诊断为多发性肝囊肿。超声对肝囊肿的诊断准确而灵敏，且方法简便、无创、费用低、可重复性高而常常被作为首选。

2. CT 典型肝囊肿表现为肝内单发或多发圆形或椭圆形水样密度影，边缘光滑锐利，境界清晰，囊壁极薄（呈无壁样改变），不易显示。平扫 CT 值为 0 ～ 20HU，增强扫描显示其内容物及囊壁均无强化，部分囊壁呈片状或弧形钙化。囊肿巨大时，肝脏体积增大，形态改变，囊肿边缘可见轻度分叶，囊内可有分隔；当压迫肝内胆管时，可出现局限性胆管扩张。

囊肿合并感染时，囊内显示稍高密度影，囊壁增厚，增强扫描时囊壁可有强化。合并出血时，囊内密度不均匀，出现高 – 低密度影形成的液平面，CT 值为 40 ～ 80HU，增强扫描病灶无强化。

3. MRI T_1WI 为低信号，T_2WI 为高信号，增强扫描病灶无强化。

4. 选择性血管造影 肝动脉造影见囊肿呈圆形、边界清晰的无血管区，其周围血管被推移呈弓形。一般很少需要此检查来诊断肝囊肿。

五、诊断与鉴别诊断

（一）诊断

临床特点：女性多于男性，可长期无症状，部分患者囊肿较大可引起压迫症状，如餐后饱胀、食欲减退、恶心呕吐、黄疸等。

血液生化特点：无特殊异常变化。

影像学检查：本病影像学表现通常比较典型，但肝脏多发性囊肿时需注意与多囊肝相鉴别。

（二）鉴别诊断

单纯性肝囊肿影像学表现通常较典型，故大多容易确诊。有时需要与以下疾病相鉴别：

1. 肝脓肿 患者可有感染史，临床上表现为畏寒发热、肝区疼痛、白细胞增高及肝功能异常。超声检查常表现为囊实混合型占位性病变，边界不清，液化后囊壁较厚，外壁不规则，内壁呈虫食样，囊腔透声差，与周围肝组织间形成环形回声带。超声造影可显示特征性蜂窝样增强表现。CT 表现为低密度灶，边缘多数不清；增强扫描可见病灶周边不同程度强化，呈不规则的厚壁环形影。经抗感染治疗后，病灶多有吸收、缩小。

2. 肝包虫囊肿 患者多数有牧区居住史，有与犬、羊接触史；包虫囊肿壁较厚，腹部触诊有震颤感。腹部超声、CT 典型表现为大囊套小囊，囊壁可见钙化，囊内容物呈条索状。超声造影可显示病灶始终无造影剂进入。最具诊断意义的是患者皮内过敏试验（Casoni 试验）阳性。

3. 卡罗利病 即先天性肝内胆管囊状扩张症，常伴有胆道感染。超声检查可见肝内多个大小不等的无回声区与胆管相通，囊壁回声高而欠规整。

4. 腹内肝外囊肿 胰腺囊肿、肠系膜囊肿、巨大卵巢囊肿等囊性病变，根据其各自的疾病特征，并辅以超声、CT、MRI 等影像学检查可资鉴别。

六、治　疗

多发性肝囊肿及小而无症状的肝囊肿多无须特殊治疗，但需长期随访观察病灶生长变化和恶变的可能性。当囊肿巨大引起压迫症状，或发生破裂出血、感染或疑有恶变时，则需要及时治疗。近年来肝囊肿的治疗方式逐渐由外科手术治疗转变为穿刺抽液硬化治疗。

（一）囊肿穿刺抽液硬化治疗

适应证：直径＞5cm者；囊肿引起明显临床症状者；囊肿合并感染者。

禁忌证：有严重出血倾向及凝血机制障碍者；乙醇过敏者；囊肿与胆道相通者；肿瘤性囊肿；穿刺路径不能避开大血管、胆管等重要脏器者；一般状态差，不能配合完成穿刺过程者。

经皮肝穿刺行囊肿抽液，注入硬化剂（无水乙醇、聚桂醇等）进行硬化治疗，是一种创伤小、简单易行的操作，症状可在短期内消失或减轻，患者痛苦小、容易接受，也是目前最为常用的方法。但经本方法治疗后，囊肿易复发。

（二）腹腔镜或开腹囊肿开窗去顶术

主要适用于穿刺抽液硬化治疗不彻底、囊肿巨大、多次反复及乙醇过敏者。

适应证：单发、单发多房型或多发单个体积较大，有明显症状，囊肿位置较浅，距被膜不超过1cm为宜；或腹腔镜手术中发现的囊肿。

禁忌证：交通性和肿瘤性肝囊肿；囊肿位于右后叶或与膈肌之间、广泛致密粘连；肝实质内囊肿，腹腔镜无法暴露；重要脏器功能障碍。

无癌变、出血及严重感染的囊肿预后较好。

第2节　多囊肝病

多囊肝病（polycystic liver disease，PLD）通常指肝内弥漫分布多个大小不等的囊性肿物，其囊肿由胆道上皮细胞分化形成，随后逐渐与胆道系统隔离[3]。多囊肝病多与常染色体显性遗传性多囊肝病（autosomal dominant polycystic liver disease，ADPLD）相关，也可与常染色体显性遗传性多囊肾病（autosomal dominant polycystic kidney disease，ADPKD）相关[4, 5]。其发病机制尚不完全清楚，但已发现与相关的基因突变有关。本病多见于中年女性，早期无临床症状。传统的治疗主要为穿刺抽吸硬化、部分肝切除、肝移植等，随着对生长抑素类药物作用机制的深入研究，以及新的更适用于临床的生长抑素类药物的出现，多囊肝病的药物治疗也将成为可能。

一、病因与发病机制

随着多囊肝病因研究深入到分子基因水平，目前已发现4种基因突变与多囊肝病相关，其中PRKCSH和SEC63与常染色体显性遗传性多囊肝病相关，PKD1和PKD2与常染色体显性遗传性多囊肾病有关。常染色体显性遗传性多囊肝病仅发生在肝脏，其中20%～40%与PRKCSH和SEC63突变有关；常染色体显性遗传性多囊肾病发病率约为0.2%，其中85%～90%与PKD1突变有关，而多囊肝病是其最常见的肾外表现[6-8]。

多囊肝病的发病机制尚不清楚，有报道指出胆管上皮细胞异常增殖和细胞凋亡是多囊肝病的重要发病因素，多条信号转导通路的激活可导致其过度增殖和过多分泌。另外，血管内啡肽、雌激素、胰岛素样生长因子在肝囊肿上皮中呈高表达，通过自分泌方式促进胆管细胞增生。随着研究的深入，这些信号通路将来有可能被用作治疗本病的靶点[8]。

二、病理改变与病理分期

大体观可有肝脏质地变硬，表面可见大小不等灰白色囊肿，囊液为清澈浆液，部分可见灰白色液体。病理切片上可见蜂窝状囊腔，囊壁由上皮细胞组成，囊肿之间的肝组织受压迫产生纤维化。有人提出毛细胆管或赫令管上皮的遗传性增生是本病的病理基础[2]。

三、临　床　表　现

尽管这两种疾病（ADPLD和ADPKD）有截然不同的突变基因，但自然病程却极其相似。多囊肝病具有家族遗传性特点，青春期之前一般不发病，多见于40岁以上的中老年女性，发病率随年龄的增长而增加。妊娠、口服避孕药及雌激素替代治疗会加速病情进展[9]。

多囊肝病是以肝脏多发性囊肿为特征、进行性发展的疾病，肝脏的体积以每年 0.9% ～ 3.2% 的速度增加[10-12]。早期患者可长时间无症状，肝功能不受影响，随时间推移，患者因肝脏肿大压迫周围器官而产生饱腹感、胃食管反流、腰背部疼痛，甚至呼吸困难；若肝脏进一步增大压迫肝门部可出现布 - 加综合征、下腔静脉综合征、门静脉或胆管的压迫；若囊内出血、感染和破裂，可引起剧烈腹痛、寒战、发热及白细胞增高，肝功能检查多为正常。尸检多囊肝的检出率为 0.15% ～ 0.53%，半数以上合并有多囊肾，合并胰、脾、卵巢、肺、脑等部位囊肿者约占 5%[13]。周永贵等[14] 的研究表明，凋亡相关蛋白 Fas 的表达对多囊肝病患者是否合并有肝外囊肿具有重要意义。

Gigot 等[15] 根据囊肿的大小、数量、肝实质体积，将其分为三型：Ⅰ型，数目＜ 10 个，最大囊肿直径＞ 10cm；Ⅱ型，肝实质内弥漫分布中等大小的囊肿，肝实质体积大于囊肿总体积；Ⅲ型，肝实质内弥漫分布小的或中等大小的囊肿，肝实质体积小于囊肿总体积。

四、实验室与影像学特点

（一）血液生化检查

γ- 谷氨酰转肽酶、碱性磷酸酶和血清转氨酶可能正常或轻度升高，CA19-9 可能升高，但通常没有恶性肿瘤的其他证据。如合并多囊肾，则肾功能会有相应变化。

（二）影像学检查

二维超声多表现为肝脏体积增大，失去正常形态；轮廓不清，肝内弥漫分布多个大小不等的无回声区，内径数毫米至数厘米，边界清晰，有时彼此融合成团，可见少量正常肝实质；严重者不能探及正常肝实质回声，囊壁间呈线形回声。肝内管道结构由于受压迫而显示不清。

CT 平扫显示肝实质内多发圆形低密度区，边界锐利，境界清楚，囊内密度均匀，CT 值为 0 ～ 20HU。对比增强检查后囊内无强化，在周围强化肝实质的衬托下，囊肿境界更清楚。囊壁菲薄，一般不能显示，若合并感染则囊壁可发生强化；若囊内有出血，囊肿密度增高，CT 值超过 20HU。

MRI 表现为边缘光滑锐利、信号均匀的圆形或类圆形病灶，T_1WI 呈低信号，T_2WI 呈高信号，

MRCP 示薄壁，内为高信号囊液的囊状病灶。

超声常作为诊断多囊肝的首选方法。而 CT、MRI 检查能更清晰地显示肝脏的轮廓及其与周围脏器的毗邻关系，同时可分辨出囊内是否存在出血或感染，因而也被临床广泛应用。

五、诊断与鉴别诊断

（一）诊断

临床特点：以中年女性为主，早期可长时间无症状，随着病情进展可出现呼吸困难、饱腹感、胃食管反流等压迫症状，常合并多囊肾，具有家族遗传性特点。根据临床特点及影像学表现，比较容易诊断本病，分子诊断可以为进一步确诊本病提供遗传学证据。

血液生化特点：γ- 谷氨酰转肽酶、碱性磷酸酶和血清转氨酶可能正常或轻度升高，但均无特异性。

影像学诊断：本病肝胆系统影像学特征突出，一般诊断并不困难，有时需与肝脏多发性肝囊肿相鉴别。

分子诊断：有研究表明多囊肝的发生与 PKD1、PKD2、PRKCSH 和 SEC63 基因突变有关，随着分子诊断日渐成熟，症状前诊断甚至产前诊断成为可能。常用的分子诊断方法：①基因连锁；②单链构象多态性分析；③变性高效液相色谱分析。此外还有 RNAse 酶切保护法、荧光素原位杂交（floresence in situ hybridization，FISH）技术等。

（二）鉴别诊断

本病的影像学表现一般比较典型，容易确诊。有时需与卡罗利病鉴别，后者为先天性肝内胆管扩张，与肝内胆管交通，常伴有胆道感染症状与体征。另外，还需与多发性肝囊肿鉴别，有时仅通过影像学检查难以区分二者，而基因检测可提供较大帮助。

六、治 疗

大部分多囊肝病患者早期无症状，无须特殊治疗。仅约 20% 的患者因肝肿大压迫周围器官或囊肿并发症而产生明显的临床症状，需要临床干预。目前针对多囊肝病治疗的目的主要是减小肝脏体积，从而缓解临床症状、提高生存质量。

常用的治疗手段包括：

（一）囊肿抽吸及硬化治疗

经皮肝穿刺行囊肿抽液，注入硬化剂（无水乙醇、聚桂醇等）进行硬化治疗，是一种创伤小、简单易行的操作，患者症状可在短期内消失或减轻，痛苦小，患者容易接受，也是目前最为常用的方法。

适应证：多囊肝囊肿较大，压迫或影响其他脏器功能，针对较大囊肿（直径＞ 5cm）可行抽吸减压及硬化治疗；囊肿合并感染；囊肿开窗或肝部分切除术后复发及有器质性疾病不适合手术。

禁忌证：有严重出血倾向，凝血机制障碍；酒精过敏；囊肿与胆道交通；一般状况差，不能配合完成穿刺过程。

疗效评估：术后可分别于 1 周、1 个月、3 个月、6 个月、12 个月随访复查超声，观察囊肿的缩小甚至闭合程度。囊腔闭合或复查囊腔直径减至 5cm 以下、随访不再增大者，可认为临床治愈。

缺点：仅行单纯性囊肿抽液治疗，复发率极高，故目前常在囊肿穿刺抽液基础上进行硬化治疗，但仍有较高的复发率。

（二）腹腔镜或开腹囊肿开窗去顶术

该方法适用于有临床症状、无手术禁忌的 Gigot Ⅰ型和部分Ⅱ型患者。其并发症和囊肿复发率明显低于穿刺抽液方法，Arnold 等[16] 通过 20 年的随访，症状复发率为 11% ～ 26%。

适应证：单发、单发多房型或多发单个体积较大，有症状的肝囊肿，囊肿位置较浅，距肝组织表面的厚度以不超过 1cm 为宜；腹腔镜手术中发现的囊肿。

禁忌证：交通性和肿瘤性肝囊肿；囊肿位于右后叶或与膈肌之间、广泛致密粘连；肝实质内囊肿，腹腔镜无法暴露；重要脏器功能障碍。

腹腔镜手术与开腹手术的疗效相似，并发症的发生率和囊肿的复发率也相近。但腹腔镜下囊肿开窗去顶术既可以达到彻底开窗引流的目的，又可避免开腹手术和反复穿刺带来的并发症，且具有手术创伤小、出血少、恢复快、住院时间短及对肝功能影响小等优点，已成为目前国内外治疗肝囊肿的常用手术方式。

（三）腹腔镜及开腹肝叶（或段）切除术合并囊肿开窗去顶术

针对肝实质深部及肝脏Ⅵ、Ⅶ、Ⅷ段的囊肿，因解剖位置关系通常暴露困难，单纯开窗治疗操作困难，且治疗不彻底、易复发，故常联合肝部分切除术。

适应证：临床症状显著，严重影响患者生活质量，单纯穿刺或开窗引流无法解决；肝功能正常，且影像学证实有 3 段以上的正常肝实质。

禁忌证：肝功能 C 级（Child-Pugh 分级），有黄疸、门静脉高压等表现。

（四）选择性肝动脉栓塞术

有研究报道[17, 18]，正常肝实质由肝动脉和门静脉双重供血，而囊肿区仅由肝动脉供血，其门静脉缺如或闭塞；囊肿内皮细胞的增殖、分泌功能依赖于肝动脉供血[18]，这就为肝动脉栓塞治疗提供了生理基础。

选择性动脉栓塞术治疗多囊肝是一种新尝试，是对传统治疗技术的补充，应严格把握适应证。目前为止，因临床观察和实践经验均较少，此项治疗技术的远期疗效及不良反应仍有待进一步研究。

（五）肝移植

适应证：外科手术及介入无法解决的复发性多囊肝；伴严重肝功能损害或肝衰竭的多囊肝；布 - 加综合征；有囊肿破裂引起感染、出血、顽固性腹水及严重影响生存质量的多囊肝；对于合并慢性肾功能不全的多囊肝患者，可以考虑肝肾联合移植。

肝移植是唯一能改变多囊肝病的自然病程而达到治愈的方法，有研究报道 89% 的患者术后可生存 1 年以上。但由于供肝缺乏、技术要求高、费用高昂、围手术期风险高等客观条件的限制，难以广泛开展，故需严格掌握手术适应证。

（六）药物治疗

迄今为止，临床上针对多囊肝病尚无有效的内科治疗方法，有研究报道生长抑素类似物可以减少细胞数量，缩小肝脏体积，但对于多囊肝病治疗的剂量及效果仍不清楚。哺乳动物雷帕霉素（mTOR）抑制剂对多囊肝病的治疗作用仍在研究中[6]。

多囊肾基因 PKD1、PKD2 和独立型多囊肝基因 PRKCSH、SEC63 的发现，为多囊肝病的非手术治疗提供了新的思路和方法，但目前仍以外科手术为主。

本病预后常取决于同时存在的肾囊肿病的严重程度，发生肝衰竭者较少。癌变亦非常少见。

第 3 节 卡罗利病

卡罗利病（Caroli 病）又称先天性肝内胆管囊状扩张症，是一种罕见的以肝内胆管多节段性囊状扩张为主要特征的先天性肝脏疾病。发病率约 $1/10^{6[19]}$，由 Caroli 于 1958 年首先报道[20]，后 Todani 将其归类为胆管囊肿 V 型[21]。

一、病因与发病机制

其病因和发病机制尚不明确，可能与胚胎发育过程中胆管发育异常或常染色体隐性遗传有关[22]。

二、病理改变与病理分期

卡罗利病 I 型：病变仅侵犯肝叶段内的胆管，扩张的胆管及其近端引流的胆管纤维组织浸润，胆管壁增厚，内含多条扩张的毛细胆管，胆管可呈乳头瘤样上皮增生，胆管周围可见淋巴细胞、浆细胞为主的混合性炎症细胞浸润，偶可见中性粒细胞[23]。

卡罗利病 II 型：肝内胆管广泛扩张，小胆管增生，肝小叶周围及汇管区均有广泛的纤维增生，可形成肝硬化及门静脉高压。

卡罗利病被视为癌前病变，7% ～ 14%[24] 的病例可并发胆管细胞癌，可能与胆管炎症反复发作、扩张胆管内缺乏保护性黏蛋白，产生致癌物质，引起胆管上皮异常增生有关。

三、临 床 表 现

该病可发生于任何年龄，由于绝大多数患者早期几乎无任何症状，故早期诊断率低，多数在儿童或青年时被发现，10 岁以下开始发病而出现症状者约占全部病例的 60%。

根据卡罗利病诊断标准[22]，临床上将其分为两型。卡罗利病 I 型指单纯性肝内胆管节段性囊状扩张，此型一般不发生肝硬化、肝纤维化或门静脉高压。在扩张胆管的周围为正常的肝实质，但由于胆汁排泄不畅易发生胆管炎、结石及肝内感染等，临床常表现为食欲减退、体重下降、右上腹疼痛、寒战、高热，有时可伴有黄疸。60% ～ 80% 的患者合并有多囊肾或海绵状肾[13]。卡罗利病 II 型指卡罗利病合并先天性肝纤维化和门静脉高压，即卡罗利综合征，此型常伴有先天性肝纤维化，影像学上表现为肝硬化，常合并呕血、黑便、脾肿大、食管静脉曲张、腹水等门静脉高压症状。

四、实验室与影像学特点

（一）血液生化检查

ALT、AST、碱性磷酸酶、胆红素可明显升高，随着病情反复发作，肝损害程度不断加重。

（二）影像学检查

二维超声：表现为与肝内胆管走行一致的梭形或柱状无回声区，与胆管相通，囊壁不规整、欠光滑。

CT：CT 增强扫描可发现典型的中央斑点征，即囊状扩张的中央点状影，有助于诊断。

磁共振胰胆管造影（MRCP）：无须造影剂即能清晰显示肝内胆管扩张程度、部位及是否存在结石等。文献报道[13] MRCP 对胆道扩张或狭窄的敏感性为 90% ～ 95%，对正常肝外胆管的显示率近100%，且无造影剂的禁忌证，可较好地诊断卡罗利病。

经内镜逆行胰胆管造影（ERCP）：能清晰显示肝内胆管扩张的大小、数目等，可以弥补其他影像学检查的不足，但是它属于侵入性检查，可诱发胆道感染，加重病情，故需慎重选择。

五、诊断与鉴别诊断

（一）诊断

临床特点：以儿童或青少年为主，其主要临床表现为食欲减退、体重下降、反复发作的右上腹疼痛、发热，可同时伴有黄疸、肝内胆管结石，部分患者可以合并门静脉高压、脾肿大及上消化道出血。对于原因不明的寒战、高热、反复发作性黄疸者应考虑是否存在本病的可能。

血液生化特点：ALT、AST、碱性磷酸酶、胆红素可明显上升，随着病情反复发作，肝损害程度不断加重。

影像学检查：肝胆超声、CT、MRCP、ERCP、肝胆核素扫描及经皮肝穿刺造影等都有助于帮助诊断卡罗利病。本病肝胆系统影像学有其特点，对所有胆汁淤积患者均应进行肝胆系统的超声检查，以除外其他肝内大胆管及肝外胆汁淤积性疾病。

肝脏病理学特点：卡罗利病Ⅰ型——扩张的胆管及其近端引流的胆管纤维组织浸润，胆管可呈乳头瘤样上皮增生，胆管周围可见淋巴细胞、浆细胞为主的混合性炎症细胞浸润，偶可见中性粒细胞；卡罗利病Ⅱ型——肝组织活检可见汇管区周围广泛的纤维化，胆管有大小不同的扩张。

（二）鉴别诊断

1. 多囊肝　超声表现为大小不等、互不相通的圆形或椭圆形无回声区，与胆管不相通。多无肝脏及胆道的临床症状，常合并多囊肾、多囊脾等，具有家族遗传特点。

2. 继发性肝内胆管扩张症　长期反复发作的胆管炎、结石或狭窄可导致胆道梗阻，引起其上游胆管扩展。其影像学特点是扩张胆管的下游必定可以找到明确的梗阻点，并可见梗阻本身的影像学表现。

3. 硬化性胆管炎　呈不同程度的局部胆管狭窄，伴或不伴近端胆管轻度扩张，但其管壁明显增厚、回声增强，胆管成像呈串珠状或枯树枝状改变（僵硬感）。

六、治　疗

目前为止，针对卡罗利病的最佳治疗方案仍存在争议。对于无胆道梗阻或胆管炎的患者可暂不治疗，观察随访；对于症状较轻者可先采用保守治疗，口服广谱抗生素同时给予利胆剂和保肝药；若合并门静脉高压、脾肿大、食管静脉曲张出血等可对症处理，必要时可行脾切除或断流术。

由于反复的炎症刺激可导致胆管上皮发生不典型增生，甚至癌变，所以针对保守治疗效果不满意，胆管炎反复发作难以控制者，应尽早采取手术治疗从而有效降低癌变发生的风险。对于病变弥漫累及全肝和无法单纯手术的患者可以考虑肝移植治疗。

第 4 节　肝血管瘤

肝血管瘤是肝脏最常见的良性肿瘤，发病率为 0.4% ～ 20%[25]。多被认为是一种血管畸形。任何年龄均可发生，发病男女比例为 1 ∶ 5。

一、病因与发病机制

肝血管瘤通常被认为是胚胎发育过程中血管过度发育或分化异常所导致的血管畸形，但其确切发病机制尚不清楚。目前认为瘤体的形成是血窦扩张或内皮细胞增殖所致。也有研究提示，本病的发生与激素刺激有关，因为妇女孕期或外源性性激素治疗期间肝血管瘤有增大趋势[26]，这可能与女性发病率较高相关。

二、病理改变与病理分期

肝血管瘤由许多扩张的大小不等的血窦组成，为肝动脉分支的畸形表现，血供几乎全部来自肝动脉[13]，部分患者伴有动静脉瘘。根据纤维成分多少分为海绵状血管瘤、硬化性血管瘤、血管内皮细胞瘤和毛细血管瘤四种类型。

（一）海绵状血管瘤

海绵状血管瘤最为常见，多为单发；一般为圆形、椭圆形，少数为不规则分叶状；瘤体大小不一，界限清楚，可无明显纤维包膜。≤ 3cm 的海绵状血管瘤多为实性，> 3cm 的海绵状血管瘤可出现囊性变。瘤体中央常出现灰白色纤维瘢痕，偶可见钙化。质地柔软、有弹性，亦可较硬。

显微镜下显示肿瘤由海绵状血管腔隙构成，并被厚薄不一的纤维结缔组织分隔包绕，腔内含有血液。内衬覆单层扁平上皮，免疫组化显示胞质内 FⅧ Rag 阳性。血窦腔间隔一般无血管及胆管和肝细胞，但大的纤维间隔内可有小血管和小胆管。纤维分隔和管腔内可发生钙化。巨大血管瘤中央部分血栓形成，并逐渐纤维化，这些部分在影像检查中（CT/MRI 增强、血管造影、肝血池显像）造影剂和核素不被充填。

（二）硬化性血管瘤

硬化性血管瘤是肝血管瘤中较少见的类型，肿瘤切面肉眼所见呈灰白色、淡黄色或暗红色，为均质性肿块，边界清楚。显微镜下见肿瘤大部分由相互连接、不规则扩张的厚壁血管网构成，血管内皮细胞分化成熟，部分区域纤维组织增生，部分呈玻璃样变性，夹杂少量成纤维细胞及少量大小不等的血窦，汇管区少量炎症细胞浸润。

（三）血管内皮细胞瘤

血管内皮细胞瘤是出现于肝脏和其他器官（皮肤、肺、淋巴结、骨）的先天性血管性肿瘤，属于良性间叶细胞瘤，颇少见。多数为累及肝左、右叶的多结节病变，少数为位于肝右叶的单发病变。结节为圆形、无包膜，境界清楚，呈暗红色。瘤组织中心可有出血、坏死、纤维化和钙化。

显微镜下，肿瘤边缘部分由增生、互相吻合的毛细血管样血管构成。血管壁衬以肥大的内皮细胞，呈单层、多层排列或簇状突起，可分为两型。Ⅰ型占绝大部分，其血管腔较小，衬以单层排列的内皮细胞，基质内含近似正常的胆管成分。Ⅱ型占少部分，其内皮细胞较大、功能活跃，具有异型性；血管腔不规则，内皮细胞增生明显，不形成管腔或管腔结构不清楚，部分可形成乳头样结构，基质内无胆管成分；与恶性血管内皮细胞瘤难以鉴别，偶有转移的报道。

婴儿血管内皮细胞瘤富含血管，免疫组化染色CD34（＋），凝血因子Ⅷ（＋）。瘤内可发生动静脉瘘，导致充血性心力衰竭及死亡。半数以上合并肝肿大，90% 合并皮肤血管瘤。

（四）毛细血管瘤

毛细血管瘤多见于婴儿颜面部及口腔黏膜，由扩张和增生的毛细血管网构成，成人肝脏内毛细血管瘤罕见。发病机制及病理表现均不十分明确。部分报道显示，肿瘤内毛细血管增生，但细胞核无明显异型性。

三、临床表现

患者大多无明显症状，多因体检或其他原因行影像检查时发现，或者腹部手术时发现。肿瘤大小、部位等不同，决定了是否出现症状或症状出现的迟早。

（一）非特异症状

表现为右上腹不适或隐痛、饱胀、嗳气及恶心等，一般不伴有肝硬化。腹部膨隆、肝肿大及包块是婴儿血管内皮瘤的常见表现。

（二）特异症状

血管瘤压迫胃肠道可致恶心、呕吐。血管瘤生长迅速者可有牵拉感。少数巨大血管瘤或肝门部血管瘤可压迫胆道引起胆道梗阻和黄疸。极少数可自发破裂或外伤导致破裂，并发腹腔内出血，出现腹痛、发热，甚至血性腹膜炎、失血性休克等严重腹部症状，严重者可危及生命。部分患者会出现焦虑症状，主要表现为对肿瘤生长的担心、手术风险的恐惧及治疗费用的顾虑等。

（三）相关并发症的表现

主要并发症包括自发或外伤性破裂、梗阻性黄疸、门静脉高压及卡－梅综合征（Kasabach-Merritt syndrome）等。

卡－梅综合征是血管内皮瘤的严重并发症，也称为血管瘤血小板减少综合征，极少见，常在新生儿期发病。目前认为其发病机制是血管瘤内异常增生的内皮细胞及激活血小板，激发凝血因子消耗、纤溶增加，导致肿瘤内及全身出血。病变血管内血小板聚集和激活，引起血管内凝血、循环系统内血小板减少，同时消耗大量凝血因子。血管病变内血小板的激活，同时也激发血管病变的生长。临床表现为血管瘤迅速增大、黄疸及弥散性血管内凝血、出血性紫癜。

四、实验室与影像学特点

（一）实验室检查

本病实验室检查多无明显异常，部分巨大肝海绵状血管瘤患者可发生贫血、白细胞和血小板计数或纤维蛋白原减少。肝功能试验一般正常。

（二）超声

常规超声最常用，方便、无创，可反复多次观察，便于了解病变有无、大小、部位、数目，但缺乏诊断特异性。超声造影检查诊断血管瘤的敏感性、特异性均较高。

肝海绵状血管瘤直径＜5cm 者多呈强回声，＞5cm 者可为强回声或低回声。一般其境界清楚，无包膜回声，有时可见周边血管壁的中等回声环绕。内部回声分布尚均匀。一般肝脏大小无变化，肝内胆管无扩张。病变直径＞4cm 时，肝脏可有局限性增大、增厚，轮廓不规则；病变可呈圆形、类圆形或不规则形；病变内部回声强弱不一，分布多欠规则、尚均匀，呈条索状或蜂窝状，为囊状血窦，呈低回声区域，类似液性暗区，范围可大可小。如病变位于肋缘下或剑突下，加压探头，可观察到病变区域前后径缩小，内部无回声区亦可缩小，去除压力后，亦可恢复原来的图像。

肝脏毛细血管瘤直径一般在 1cm 左右，呈中等回声，形态欠规则，境界清楚，无包膜回声，内部回声欠均匀，靠近肝脏边缘或肝表面处。

超声多普勒检查肝血管瘤一般无血流信号显示，偶可见细线状及粗点状血流信号。超声造影检查肝血管瘤的典型表现是动脉期周边结节状增强，随后向心性填充，填充持续数秒至数分钟，较小的病灶则更快；如肝血管瘤较大，病灶可不完全填充，病灶中央呈不规则的无回声区，门静脉期或延迟期持续增强呈高回声或等回声。

（三）CT

平扫表现为均匀一致的圆形或类圆形低密度区，边界清晰。少数情况下可因脂肪肝的存在，使得其表现为等密度或高密度。小的海绵状血管瘤密度均匀，体积较大者可表现为不规则低密度区。增强扫描动脉期，肿瘤周围出现散在斑点状、结节状明显强化灶，接近于同层大血管密度，呈纤维"环形征"或"半环征"并逐渐向中央扩展。延迟增强扫描，整个肿瘤强化，密度高于或等于周围正常肝实质。整个对比增强过程表现为"早出晚归"的特殊征象。很小的血管瘤，早期整个病灶可均匀增强。部分海绵状血管瘤，延迟扫描肿瘤中心可有无强化的不规则低密度区，为纤维化或血栓部分。

（四）MRI

MRI 对肝血管瘤有特殊诊断意义，最准确。海绵状血管瘤内的血窦和血窦内缓慢流动的血液，形成 MRI 特征性的改变。T_1 加权像肿瘤表现为圆形或边缘分叶的类圆形均匀低信号肿块；T_2 加权像肿瘤表现为均匀的高信号，随着回波时间延迟，信号强度增高，在肝实质低信号背景的衬托下，肿瘤表现为边缘锐利的明显高信号灶，临床上称为"灯泡征"，瘤周无异常信号。动态增强扫描，较小瘤体为一致性强化且持续时间长；较大瘤体则呈边缘结节状强化并逐步向中央扩展，直至整个瘤体完全强化，形成高信号的肿块影。肝海绵状血管瘤的 T_2 值比肝癌高，比囊肿低。瘤内发生钙化、纤维化或血栓形成时，T_1、T_2 加权像局部信号强度可减低。

（五）肝动脉造影

肝动脉造影属有创性检查手段。动脉早期造影剂充填表现为大小不等的斑点、棉花团状致密结节，密度高而均匀，似金属样或钙化样，边界清晰但不规则，多位于病灶周围，形容为树上"挂果征"。静脉期肿瘤显影逐渐向中央扩散，表现为密度均匀、轮廓清楚的肿瘤染色。肿瘤染色持续到肝实质后期不退，表现为"早出晚归"征象。肿瘤中心若有血栓形成或纤维化区域，则表现为非显影低密度区。显示肿瘤供血动脉增粗，末梢细如鞭鞘状，不扩张。此外，巨大肿瘤压迫周围血管呈弧形移位，呈"抱球征"。

另外，ECT 检查亦可用于肝血管瘤诊断。目前国内外公认 ^{99m}Tc-RBC 肝血流血池动态显像时，肝血管瘤具有很强的特异性，可用于部分对经超声、CT、MRI 等检查难以定性的病灶。但由于受 γ 相机分辨率限制，ECT 检查难以发现 < 1cm 的肝血管瘤。

五、诊断与鉴别诊断

（一）诊断

临床特点：以中年女性为主，多无症状，有症状者多为非特异性轻微腹胀、隐痛等。一般对健康无明显影响，一般无肝硬化。位于肝表面的大血管瘤可出现随呼吸运动的腹部肿块，与肝脏关系密切。肿瘤表面光滑，质软或中等硬度，有弹性感或轻压痛，偶可听到肿瘤血管杂音。

血液生化：对本病诊断无帮助，一般肝功能正常。

影像学检查：超声造影、增强 CT、增强 MRI 可明确诊断，但对于特殊类型血管瘤或不典型血管瘤尚需病理学检查以明确诊断。

肝脏病理学特点：一般可明确诊断，Ⅱ型血管内皮细胞瘤与恶性血管内皮细胞瘤难以鉴别。

肝血管瘤是经皮肝穿刺活检的禁忌证。

（二）鉴别诊断

肝血管瘤主要与原发性肝癌、肝转移癌等肝脏恶性肿瘤相鉴别。

首先，应通过临床症状及肝胆系统影像学检查与原发性肝癌、肝转移癌及肝脏非占位性病变相鉴别。

肝细胞癌内可见点状和不规则细条状流动血流，有时可见周围进入瘤体血流。肝癌常继发于肝硬化，常伴有胆囊继发性改变，壁增厚、毛糙、双影或有结石。肝癌边界多不规则，可表现为多个小结节融合状，有明显的占位效应等。

肝转移癌边缘可见低回声带，为晕圈，影像学表现为典型的"牛眼征"。

其次，要通过临床表现、肝功能、病毒定量、肿瘤标志物进一步明确良恶性。

再次，通过超声引导下穿刺活检与其他肝内占位性病变鉴别。

六、治　疗

肝血管瘤直径大小不应作为预防性切除的指征。大多数无症状肝血管瘤生长缓慢，并发症发生率低，恶变概率很小，可选择临床动态观察，对于诊断不明确、明显疼痛、瘤体生长迅速、瘤体破裂出血、压迫邻近器官及合并相应并发症的肝血管瘤患者可以选择手术或介入治疗，对于瘤体生长于肝边缘，突出肝外、运动量大、高度恐癌、担心瘤体破裂，亦可放宽治疗指征[27]。

手术绝对适应证：自发或外伤性破裂、瘤体迅速增大、卡 - 梅综合征。

手术相对适应证：梗阻性黄疸、门静脉高压、布 - 加综合征等及诊断不确定的血管瘤，特别是具有肝炎、肝癌或其他恶性肿瘤背景者。

预防性治疗：口服类固醇激素、避孕药、雌激素药物，青春期、妊娠等情况可加速瘤体增长。

（一）临床观察及药物治疗

临床观察及随访适用于无持续临床症状及严重合并症的患者。药物治疗是一种主要针对婴幼儿肝血管瘤的治疗方法，适用于血管瘤较大及合并贫血、心衰等严重并发症者。

（二）肝动脉结扎及肝动脉栓塞治疗

临床证实单纯肝动脉结扎术无效，已弃用。肝动脉栓塞术主要适用于无恶变、生长缓慢、生物学特征为易自发破裂出血者，影像学已证实肝动脉供血、无动 - 静脉瘘者。栓塞治疗是利用栓塞剂使血管窦内皮细胞受到物理、化学刺激，使其破坏，并造成血窦腔广泛血栓形成，致纤维化闭塞，使瘤体终止生长并萎缩，达到治疗目的。适用于拒绝手术、无法切除或有心肺等疾病不能耐受手术者。

（三）射频消融及微波消融治疗

本治疗适用于性质待定、难以与恶性肿瘤鉴别者或全身症状差、难以耐受手术或不愿意手术治疗者或治疗积极者。一般出血少，尤其适合多发肝血管瘤者。

（四）血管瘤缝扎、手术切除及血管瘤剥离治疗

1. 血管瘤缝扎术　适用于阻断肝动脉后或压迫瘤体能缩小者，更适用于分布于肝左右叶的多发性血管瘤剥离或切除有困难者。

2. 血管瘤剥离术　肝海绵状血管瘤剥离术已成为临床医生乐于采用的术式。手术简单、安全，出血少，还可以达到保留肝实质的最佳效果。该术式适用范围广，可用于切除瘤体需损失过多肝实质者。

3. 手术切除　手术肝切除效果佳，是较常用的方法，但应严格掌握适应证。应全面考虑手术风险和安全，权衡利弊。在巨大血管瘤或在特殊部位的血管瘤，手术切除有一定的难度，对技术和条件的要求应有充分保证。

（五）肝移植治疗

此为仅当合并肝功能失代偿或伴卡 - 梅综合征时才考虑的治疗方式。

（六）其他治疗

术中发现除主瘤体以外还有直径不足 4cm 的小瘤体，可采用剥离术、捆扎术，或者用无水乙醇注射。

冷冻治疗：采用插入式冷冻，有造成大出血危险；对于中心部位血管瘤，有发生胆瘘并发症的，应慎用。

（七）婴儿血管内皮瘤治疗

婴儿血管内皮瘤有大量的肝内血管分流，死亡率高，因此一旦确诊应积极治疗[13]。手术切除是主要治疗方法，可考虑行部分肝切除。但大部分病例是多发性病变，完全切除亦不可能。也可选择类固醇皮质激素治疗、放疗、肝动脉结扎、选择性肝动脉栓塞治疗。有肝功能严重损害者可行肝移植术。

对于肝血管瘤破裂者，术前应积极纠正患者血容量，给予纤维蛋白原、凝血酶原复合物纠正凝血，

可先行血管栓塞治疗，待一般情况改善后再行手术治疗。手术多选择肝动脉结扎、缝合、填塞，一般情况好的患者可选用病灶切除。

第 5 节　肝脏增生结节

肝细胞结节定义种类繁多，目前仍沿用世界胃肠病大会于 1995 年制定的肝细胞结节的分类标准及术语（表 64-1）该指南将肝细胞结节分为两类：增生性病变、非典型增生或肿瘤性病变。

表 64-1　肝细胞结节分类标准及术语
（1995 年世界胃肠病大会制定）

再生性结节	非典型（异型）增生或肿瘤性结节
单小叶性再生性结节	肝细胞腺瘤
无纤维分隔的弥漫性结节性增生	非典型（异型）增生灶（直径＜1cm）
有纤维分隔的或肝硬化的弥漫性结节增生	非典型（异型）增生结节（直径≥1cm）
多小叶性再生性结节	非典型（异型）增生结节，低度非典型（异型）增生
肝叶或肝段性增生	
硬化性结节	非典型（异型）增生结节，高度非典型（异型）增生
单小叶性硬化结节	
多小叶性硬化结节	肝细胞癌
局灶性结节增生	
局灶性结节性增生，实体型	
局灶性结节性增生，毛细血管扩张性	

一、病因与发病机制

肝硬化是以肝细胞变性和坏死、纤维组织增生、结节样增生及肝组织结构紊乱为特征的一种病理过程，最终表现为肝脏弥漫性纤维化与结节形成。组织学上将肝脏结节分为增生性病变（如再生结节、非典型增生结节）及肿瘤性病变（如非典型增生结节、肝细胞癌）。再生结节为良性病变，而非典型增生结节为癌前病变，肿瘤性病变为恶性病变，因此对肝脏结节性质的准确判断至关重要。

二、临床表现

肝脏增生结节多发生在肝硬化背景下，结节本身无特异性症状或体征，患者的临床表现主要由基础肝病引起。

三、实验室检查

由于增生结节多发生在肝硬化基础上，肝功能检查多存在异常。又因肝细胞的破坏与再生，血清甲胎蛋白（AFP）会出现不同程度的升高，当高于 200ng/ml 时，应警惕增生结节癌变；当肝炎病毒被抑制或清除时，提示增生结节癌变的 AFP 临界值应调低[28]。

四、病理进展与影像学对照

肝脏再生结节常发生在肝细胞破坏等病理因素基础上，仅存在低度结构异型性，而无细胞异型性，血供特征亦与正常肝细胞相似，属肝脏良性结节。再生结节在 MRI 的 T_1WI 与 T_2WI 多数呈等信号，因其多数仍由门静脉供血，因此增强扫描不会出现动脉期强化，肝细胞特异期也表现为等信号。超声造影连续扫查，各个时相结节均呈等增强。

非典型增生结节在结构异型性基础上，出现细胞异型性，如核/质比增大、核染色加深、核外形不规则、胞质嗜酸性等，但尚无病理性核分裂相等恶性征象。在肝脏增生结节的进展过程中，除了细胞形态的改变，血供的改变也十分显著：再生结节与低级别不典型增生结节的血供主要来自门静脉；而在由低级别不典型增生结节向高级别不典型增生结节演化的过程中，正常的门静脉和肝动脉血管减少或消失，同时由于肿瘤新生血管形成，肝动脉血供逐渐增加，最终形成肝细胞癌。非典型增生结节在 T_1WI 多呈低信号或等信号、T_2WI 呈低信号，增强扫描动脉期可以出现强化，而在肝细胞特异期由于异型性差异，可以表现为等信号或低信号。

当不典型增生结节内含有肝细胞癌灶时，如果不典型增生结节在 T_2WI 呈低信号，其内较易见高信号的肝细胞癌灶；但如果不典型增生结节在 T_2WI 呈等信号，那么其中的高信号癌灶则易被遗漏。增强扫描在动脉期可见强化，在肝细胞特异期不典型增生结节内的癌灶呈低信号。在超声造影连续扫查时，应注意动脉期是否出现高增强，延迟期是否出现早廓清，以判断结节进展程度[29]。

对于影像诊断有困难的结节，一般先采取穿刺病理诊断。不典型增生结节尤其是高级别不典型增生结节与分化较好的肝细胞癌的病理形态学鉴别也较为困难，此时可以通过免疫组化染色提高诊断准确性。常用的免疫组化染色包括 AFP、DCP、CD34、p53、PCNA、GPC3、HSP70、GS、agrin、EZ2H 等，这些肿瘤标志物单独使用的敏感性和特异性低于联合使用。例如，在 GPC、HSP70 与 GS 组合中，有两项表现为阳性时对诊断恶性结节的敏感性和特异性分别为 72% 和 100%[30]，在穿刺标本中应用上述三种组合，虽然敏感性降至 50%，而特异性仍为 100%[31]，故 AASLD 与 EASL 指南均提倡三重免疫组化组合，但三重免疫组化组合中应除外 CD34。

五、治　疗

针对不典型增生结节的治疗目前尚存争议。高级别不典型增生结节的恶性潜质已被广泛接受，同时关于针对不典型增生结节过度治疗的问题又引人担忧，原因之一为不典型增生结节的癌变过程可能要耗费数年之久，预防性治疗的意义不大[32]。有肝炎肝硬化的患者首选肝移植，因为该治疗方法不仅能够消除肝脏增生结节，同时也是治疗终末期肝病的有效手段[33]。

六、预　后

在肝硬化背景下，肝脏增生结节尤其是不典型增生结节属癌前病变，有发展为肝细胞癌的潜质。因此，应定期进行影像学与血清肿瘤标志物随访，以尽早发现恶变的增生结节，早期治疗，改善预后。

第 6 节　局灶性结节性增生

局灶性结节性增生（focal nodular hyperplasia，FNH）定义：肝脏内良性肝细胞组成的增生结节，其组织学表现正常或接近正常。FNH 常单发，通常位于肝被膜下，大小为 1 ～ 15cm，一般多在 5cm 以下，通常无包膜。本病曾被称为局灶性肝硬化。1958 年 Edmonson 等系统描述了该病变的大体解剖及组织学等特征，将其命名为局灶性结节性增生。

一、流　行　病　学

FNH 是继血管瘤后第二常见的肝脏良性实性病变，占所有肝脏肿瘤的 8%，成年人群中报道的患病率约为 0.9%[34]。大多数病例为年轻患者，男女均可发病，最常见于 20 ～ 40 岁的女性。国外报道 FNH 患者的男女比例为 1 :（8 ～ 12）[35]，而我国文献报道的男女比例约为 1.22 : 1.00[36]。

二、病因与发病机制

FNH 的病因和发病机制目前尚不清楚，目前有以下几种学说：

1. 血管异常学说　FNH 病灶存在异常的血管畸形改变，包括小血管瘤、动静脉畸形、扩张的毛细血管，目前认为是由于肝局部血液灌注增多、肝窦状隙内压力升高，从而导致肝实质的反应性增生[37]。肝星状细胞的激活和增生，可能是中央纤维瘢痕形成的基础[38]。

FNH 常与其他血管畸形并存，而且与正常肝组织、肝硬化组织和其他肝肿瘤相比，FNH 中 ANGPT1 和 ANGPT2 比例升高，这些证据也支持血管改变在其发病中发挥重要作用。有研究对 FNH 克隆特性检测显示，50% 以上的肝细胞为多克隆性，与多数学者认为 FNH 是肝细胞对局部血管异常的反应性增生的结论相符[35]。

2. 口服避孕药学说　西方国家的 FNH 患者多见于育龄期女性，有不少文献提出 FNH 可能与长期服用口服避孕药有关[39-41]。其后有研究认为，有无长期口服避孕药史仅能作为诊断本病的参考，FNH 病灶大小及数目均不受使用口服避孕药或妊娠的影响，且随访期间较少发生病灶大小的变化[42, 43]。而且，儿童及男性均可发生 FNH。有报道[36]显示我国 FNH 患者男性所占比例大于女性，这些都无法用口服避孕药来解释。故现在多数学者认为 FNH 是肝组织对局部血管异常所产生的反应性增生，与口服避孕药关系不大。

3. 其他炎症、外伤因素学说　有报道化疗药物及异烟肼、利福平等血管损伤性药物与 FNH 的形成有关，但为个案报道[44, 45]。此外，亦有学者认为 FNH 是肝脏对外伤的一种局部反应性增生。

三、病　理　改　变

肿块与周围肝组织分界清楚，病变区正常肝小叶结构消失。根据镜下表现分为经典型 FNH 和非经典型 FNH。

经典型 FNH：占 90% 以上。以结节结构异常、畸形血管、胆管细胞增生为特征。肿块与周围肝组织分界清楚，病变区正常肝小叶结构消失，有多个结节构成实质，边缘呈分叶状；从含有畸形血管的中央瘢痕发出的放射状纤维分隔包绕结节。病灶内肝细胞与正常肝细胞相似，无异型性、排列成条索状，一般在2层以内。在纤维组织和肝细胞交界处可见到增生小胆管，呈簇状排列，有的管腔形成不佳。典型的FNH具有中央瘢痕，是由纤维结缔组织及伴有炎症细胞浸润的胆管增生和畸形血管组成，包括迂曲的动脉、毛细血管和静脉。

非经典型FNH：较少见，其特点是缺乏结节状异常结构和血管畸形，但有胆管增生。以往将非经典型FNH分为毛细血管扩张型FNH、混合性增生及腺瘤型FNH、不典型FNH。有文献报道毛细血管扩张型FNH为单克隆性病变，分子变异特点类似肝细胞腺瘤，且常发生破裂出血等临床表现，与经典FNH明显不同，故有人将其划归为肝细胞腺瘤的一种特殊亚型。其他两种亚型文献报道较少[46]。

多发FNH：发生率低，文献报道常合并血管瘤或先天性门静脉缺失。病灶可达20个以上，术后有复发风险[46]。

四、临床表现

在大多数情况下FNH患者无症状，多数患者是在体检时发现病灶。部分患者可有右上腹部不适等非特异性症状，或可触及腹部包块，症状与病灶大小关系不大。

五、实验室与影像学特点

（一）血液生化检查

肝功能等生化指标一般均正常。肝炎病毒标志物多为阴性，AFP常在正常范围内。

（二）影像学检查

1. 超声　多表现为界限清楚的低回声或等回声，少数为高回声；典型的FNH可见中央瘢痕，但多数并不明显。某些病变周围可有环状低回声晕，可能为受压的肝实质或结节周围的脂肪浸润所致。

FNH的血流动力学特点：一条或多条滋养动脉由病灶中央呈轮辐状分布，不含门静脉血液，引流途径为直接通过引流静脉到肝组织中心静脉或肝静脉，或FNH内血窦直接流入肝血窦。因此，彩

色多普勒检查的特征性表现为中央粗大的动脉向四周呈放射状，动脉血流呈高速低阻表现。

2. 超声造影　在动态增强动脉期，病变内血管通常呈星芒状或轮辐状，从中央向病灶周边呈离心性增强，表现为均匀的高回声。在门静脉期FNH仍为稍高回声，随后逐渐变为等回声。相反，中央瘢痕在动脉期和门静脉期表现为低回声，后期因摄取对比剂而强化。

3. CT　典型的FNH平扫呈等密度或稍低密度，1/3以上可见中心低密度瘢痕。增强扫描动脉期呈显著的快速、均匀强化，在门静脉期及延迟期多为等密度。有时可见中心或周边粗大、扭曲的供血动脉呈明显强化。中心瘢痕的密度常低于其他肝组织，但在延迟期，由于对比剂滞留而呈等密度或者更常见的高密度[47, 48]。中心瘢痕能否被检出取决于病变的大小，有文献认为直径大于3cm的病灶较易检出[49]。

非典型FNH，可多发或具有卫星灶，病灶内可出血坏死及钙化[2]，中央瘢痕不典型或无中央瘢痕，动态增强扫描动脉期病灶可不完全强化，门静脉期和延迟期持续强化。

4. MRI　典型FNH的MRI平扫表现为T_1WI呈等信号或稍低信号，T_2WI为稍高或等信号；而中央瘢痕T_1WI呈低信号，T_2WI呈高信号。动态增强扫描见病灶动脉期显著均匀增强，门静脉期快速而均匀的对比剂减退，延迟期为等信号。典型的中央瘢痕在动脉期和门静脉期均表现为低信号，而在延迟期为稍高信号。中心和周围有时可见流空的血管影。在注入Gd-BOPTA、Gd-EOB-DTPA或Mn-DPDP后的延迟期，FNH可表现为高信号或等信号，表示胆汁异常排入病变内[2]。

一般而言，FNH的不典型表现包括T_1WI不均匀高信号，T_2WI极高信号，在增强门静脉期和平衡期为低信号。T_1WI高信号可能由于病理改变不同，包括铜蓄积、脂肪沉积、蛋白浓度高、血液降解产物或者窦状隙扩大引起。毛细血管扩张亚型FNH能持久摄取对比剂可能与窦状隙扩大有关。极少病例可见出血、钙化或坏死等。

六、诊断与鉴别诊断

（一）诊断

临床特点：男女均可发病，多数患者无明显临

床症状，一般无肝炎、肝硬化病史。血液生化无特殊改变。

影像学检查：超声可见界限清楚的低回声或等回声结节。CT 和 MRI 典型表现为多血供、均质性、无包膜肿块，典型者可有中央星状瘢痕[50]。增强扫描动脉期呈显著、均匀高增强，中央瘢痕呈延迟增强。

肝脏病理学特点：结节结构异常、畸形血管、胆管细胞增生。

目前尚无明确的临床诊断标准。FNH 的发病率低，临床诊断与肝癌鉴别困难。影像学检查具有一定的特征，但确诊仍需病理学证据。

（二）鉴别诊断

1. 肝细胞腺瘤 肝细胞腺瘤和 FNH 的发病年龄及临床特征相似，但肝腺瘤肿块常较大，平均直径超过 5cm，质地较软，一般无中央星状瘢痕及结节状外观。镜下肝细胞腺瘤成分单一，主要由形态一致的肝细胞构成，无胆管结构是肝细胞腺瘤与 FNH 重要的鉴别点。肝脏特异性对比剂 Gd-BOPTA，肝细胞腺瘤表现为低信号，可与 FNH 鉴别。

2. 纤维板层型肝癌 纤维板层型肝癌罕见，发生率占肝细胞癌的 0.6% ~ 5.8%，多见于青少年及青壮年，大体直径常超过 10cm，境界清楚。镜下见肿瘤细胞排列成巢团状、束状或条索状，其间穿插宽窄不一、呈平行或层状分布的胶原纤维束。纤维板层型肝癌在 MRI 常表现为 T_1WI 及 T_2WI 均呈低信号，增强各期均无明显强化，有助于鉴别。

3. 肝血管瘤 肝血管瘤是一种较为常见的肝脏良性肿瘤，肝血管瘤的超声检查常表现为高回声、形态规则、界限清晰。典型的血管瘤超声造影表现为动脉期于周边出现结节状或环状强化，随时间延长逐渐向中心扩展，呈向心性增强，门静脉期及延迟期呈等或稍高回声。

七、治 疗

目前认为 FNH 偶有破裂出血，无潜在恶变。因此，对于无症状确诊的 FNH 可随访观察，定期行影像学检查。服用口服避孕药的患者应停用相关药物。对于无法排除肝癌及肝细胞腺瘤可能的，或有明显症状、病灶迅速增大或持续性增大的患者，

尤其对于合并肝炎或有肝硬化病史的患者，应积极采取手术治疗。

第 7 节 肝细胞腺瘤

肝细胞腺瘤（hepatocellular adenoma，HCA）定义：组织学上正常或接近正常的分化较好的肝细胞组成的良性新生物。病理表现为无汇管区和中心静脉，胆管明显变少，没有中央纤维化，有破裂出血及恶变的风险。

一、病因与发病机制

HCA 是一种少见的肝脏良性肿瘤，约占所有肝脏肿瘤的 0.6%，占肝脏良性肿瘤的 10%。HCA 病变多呈球形，大小不等，直径 1 ~ 10cm，最大可达 30cm，通常表面光滑，有包膜或部分包膜；常单发（约 70.0%），多位于肝右叶。本病大多数患者为年轻女性，年龄在 20 ~ 39 岁，偶见于儿童和老年男性。有文献报道，男女 HCA 的发病比例约为 1：9，绝经妇女极少发生 HCA[51]。

HCA 的病因与发病机制尚不清楚，主要见于以下情况：

1. 特发性 HCA 大多数病例属特发性 HCA，患者多为儿童及成年男性，女性病例亦无长期口服避孕药史。婴幼儿型 HCA 可能起源于胚胎发育期，为孤立的肝胚胎细胞团，在组织与功能上与正常肝组织几乎完全隔离。

2. 与雌激素相关的 HCA 在口服避孕药问世之前，本病罕见。1973 年 Baum 等首次报道口服避孕药与 HCA 发病有关。因为肝细胞腺瘤主要见于生育期妇女，其中 60% ~ 80% 及以上的患者有口服避孕药史，并发现停药后部分 HCA 可以自然消退，故认为肝细胞腺瘤可能与长期口服避孕药有密切关系[52]。但也有研究发现，长期口服避孕药并未增加 HCA 的发病率，而且国内 HCA 的相关报道将近 50% 为男性，女性多数无长期服用避孕药病史，因此口服避孕药与肝细胞腺瘤的关系尚待研究。

3. 与代谢性疾病及肝损伤相关的 HCA Ⅰ型糖原贮积症患者常合并有 HCA。此外，半乳糖血症、血色病、合成类固醇激素、巴比妥类药物、雄激素等，造成广泛性肝损害及血管扩张时，也可导致 HCA 的发生[53]。肝硬化或梅毒、病毒感染、静

脉充血等其他肝损伤，也可导致代偿性肝细胞结节增生，并与 HCA 相关。

近年根据基因突变、组织学及影像学表现将 HCA 分为：*IL-6ST* 基因突变的炎症性 HCA、*TCF-1* 基因突变的 HCA、*CTNNB1* 基因突变导致的 β-catenin 激活型 HCA，以及其他未分类型[51, 54]，它们各自具有特征性的组织形态、影像表现和生物行为。

二、病理改变

1. **大体特点** HCA 多为单发，肿瘤与周围肝组织界限清楚，常有不完整的纤维包膜。直径从 1cm 至 30cm 不等，近包膜处常可见供血血管，肿块切面灰红色、质软、相对均匀一致，可出现纤维化、淤胆、淤血、出血、坏死等改变；周围肝组织通常无明显病变，有时可出现脂肪变性、糖原贮积症等改变[13]。

2. **显微镜下特点** 镜下肝腺瘤细胞与正常肝细胞相似，体积略大，无明显异型性，核分裂象少见，瘤细胞可发生脂肪变性、透明变性，细胞内可含有脂褐素和胆汁颗粒；肿瘤细胞常呈索状排列，厚度在 1～2 个肝细胞范围内，偶可见孤行小动脉，不与胆管伴行[46]。

三、临床表现

HCA 由于生长缓慢，常无特征性症状。临床表现主要因肿瘤部位、大小及有无并发症而不同。随着肿瘤逐渐增大，可出现进食后饱胀、恶心等症状，在部分患者可触及上腹部肿块。HCA 自发性破裂出血是其常见的并发症（瘤内出血或腹腔内出血），其发生率约30%[55, 56]。发生瘤内出血时，常表现为右上腹疼痛，伴有恶心、呕吐、发热等症状。有文献报道 HCA 肿瘤破裂致腹腔内出血、休克的病死率可高达90%[57]。目前，国外已有多例 HCA 癌变的报道，癌变率可达 6%，肿瘤发生恶变时肿块呈大的分叶状或可见大的坏死区，偶尔见钙化。AFP 水平对于诊断 HCA 癌变有重要价值[58]。

四、实验室与影像学特点

（一）血液生化检查

肝功能多正常或表现为 GGT 或 ALP 轻度升高，AFP 多为阴性。

（二）影像学检查

1. **超声** HCA 超声检查常为低回声团块，如果内有出血和坏死则呈混合回声，常有包膜，可见边缘低回声环，与周围组织界限清楚；彩色多普勒超声常可见病灶周边的动脉和静脉。HCA 瘤内供血程度不一，可呈富血供或乏血供。典型的超声造影动脉期表现为坏死出血区以外的病灶呈均匀高增强，随后造影剂迅速廓清呈等信号或略低增强。

2. **CT** HCA 的 CT 表现和肿瘤组织内脂肪的含量、出血程度和血管分布相关。平扫呈等密度或略低密度，圆形或类圆形，边缘清楚，病灶内的脂肪、陈旧性出血或坏死常为低密度，而新鲜出血、钙化则表现为高密度斑块。HCA 边缘呈低密度环，一般认为被挤压的瘤周肝细胞脂肪空泡样变所致。

增强扫描，对比剂"快进慢出"是本病的特征。富血供肿瘤在动脉期均匀强化呈高密度，随后减退；门静脉期表现和正常肝组织相比呈等密度或略高密度；延迟期表现相对肝实质呈等密度或略低密度。这种增强表现与 HCA 仅有周围肝动脉供血、缺乏门静脉和胆管的病理特征相关。出血坏死区表现为无强化的低密度区[2]。

3. **MRI** MRI 平扫 T_2WI 常表现为不均匀高信号；T_1WI 表现为不均匀低信号。其中，高信号代表含有脂肪或出血，而低信号代表坏死区。有时 HCA 也可有周围低信号环，代表纤维化包膜。大多数情况下，纤维化包膜在 T_1WI 和 T_2WI 中均表现为低信号。

动态增强 MRI 显示早期动脉强化呈高信号，在门静脉期和平衡期，HCA 一般表现为等信号或稍低信号。有的假包膜较薄，在延迟相时出现强化。

注入 Gd-BOPTA 后的肝胆特异期，病变的实性、无出血部分的信号通常较强化的正常肝实质信号低。原因可能是 HCA 缺乏小胆管导致肝细胞转运方式的改变[59]。而在局灶性结节性增生，则表现为高信号或等信号，这是鉴别 HCA 与局灶性结节性增生的主要特征之一。

4. **放射性核素扫描** ^{67}Ga 扫描表现为冷结节，^{99m}Tc-PMT 表现为早期的摄入，排泄延迟及放射性稀疏，但因肝腺瘤无胆管排泄 PMT，故延迟扫描可有浓聚现象，而肝细胞癌一般不凝聚 PMT。

五、诊断与鉴别诊断

（一）诊断

临床特点：本病绝大多数患者为年轻女性，可有长期口服避孕药病史，不合并肝炎、肝硬化等其他肝脏病史。临床上常无任何症状，部分患者可发现上腹部肿块，肿瘤增大可出现上腹胀闷、进食后饱胀、恶心等症状。伴发瘤内出血时，右上腹疼痛明显。

影像学检查：HCA 超声检查与周围组织界限清楚，常可见边缘低回声环。典型的超声造影，在动脉期呈早期和均匀增强，门静脉期及延迟期呈等信号或略低增强。CT 检查增强扫描表现为"快进慢出"，具有一定的特征性。MRI 扫描注入 Gd-BOPTA 对比剂的肝胆特异期，病变的实性、无出血部分通常呈低信号。

肝脏病理学特点：镜下肿瘤细胞与正常肝细胞相似，体积略大，无明显异型，肿瘤细胞常呈索状排列，厚度在 1～2 个肝细胞范围内。

诊断主要依据影像学检查，确诊仍需病理学证实。

（二）鉴别诊断

HCA 主要与原发性和继发性肝癌、肝局灶性结节增生、肝血管瘤等肝脏恶性及良性肿瘤相鉴别。

原发性肝癌：一般有慢性肝炎、肝硬化病史，肝功能异常，AFP 常升高；CT 增强扫描常为"快进快出"。有时需反复取材行病理切片相鉴别。

肝局灶性结节增生：患者也一般无乙肝病史，影像学强化方式和腺瘤相似，但典型的局灶性结节增生病理多见中央星状瘢痕。注入 Gd-BOPTA 对比剂的肝胆特异期，可提供较好的鉴别依据，确诊则必须依靠病理学检查。

肝血管瘤：肝血管瘤较为常见，超声检查常表现为高回声，形态规则，界限清晰。典型的血管瘤超声造影表现为动脉期于周边出现结节状或环状强化，随时间延长逐渐向中心扩展，呈"向心性"增强。

六、治　疗

肿瘤破裂出血和恶性转化是 HCA 主要的并发症。破裂出血与肿瘤大小直接相关。直径＞5cm 的腺瘤出血风险增大。另外，肝腺瘤恶性转化的风险约 6%，据报道伴有糖原贮积病的患者癌变风险增加[60]。因此，现在多主张凡发现肝脏占位病变疑为 HCA 者，不论其有无症状，均应争取手术治疗。也有研究认为，对于直径＜5cm 病灶的无症状患者，应停用避孕药物后，密切进行临床观察及影像随访，密切观察肿瘤的变化，若肿瘤继续增大，则应争取手术治疗[61]。

手术方法根据肿瘤的大小、数量和位置，施行相应肝叶、肝段或局部切除。肝细胞腺瘤与低度恶性肝癌肉眼难以区别，一般应争取做完整切除。若肿瘤因位于肝门或邻近较大血管及胆管而不能切除时，也可结扎或栓塞肝固有动脉或一侧肝动脉，这样可以减少肿瘤血供，控制腺瘤进一步生长或预防腺瘤破裂出血[62]。

肿瘤破裂时必须急诊手术，手术时可先夹闭肝动脉以止血，应结扎或栓塞肝固有动脉或一侧肝动脉。对于进行性肝衰竭或恶变病例应采取肝移植治疗。肝细胞腺瘤手术切除后，一般预后良好，但少数文献报道有术后复发者。

第 8 节　肝血管平滑肌脂肪瘤

肝血管平滑肌脂肪瘤（hepatic angiomyolipoma，HAML）是较为少见的来自间叶组织的肝脏良性肿瘤，由 Ishak 于 1976 年首次报道[63]。本病无特异性症状及体征，多数是由体检偶尔发现。HAML 与肾脏 AML 一样，是由血管、脂肪细胞及平滑肌细胞以不同比例混合构成。该病缺乏特异性实验室检查及影像学表现，因此术前诊断困难。

一、流行病学与病因

HAML 在男性与女性均可发病，女性多于男性。AML 最常见于肾脏，与结节性硬化症的相关性已被证实，然而在结节性硬化症患者中 HAML 的发病率远不如肾脏 AML[64]，同时 HAML 的发病与病毒性肝炎、肝硬化也无直接联系。

二、病理改变与病理分型

目前认为 AML 起源于血管周围上皮样细胞，

由弯曲厚壁血管、平滑肌细胞及脂肪细胞以不同比例构成，由于各种成分在肿瘤内所占比重不同或肿瘤内不同部位，病理表现亦存在很大差异，按照各成分比重不同将 AML 分为 4 种类型：

1. **经典型**　3 种成分所占比重相近，光镜下见脂肪细胞与平滑肌细胞相间分布并可见厚壁血管穿行其间。

2. **肌细胞为主型**　肿瘤的实性成分以肌细胞为主，因肌细胞形态多样，有学者根据形态将肌细胞分为 5 型，即上皮样细胞、中间细胞型、梭形细胞型、单形性细胞型 / 嗜酸细胞型、多形细胞型。在 HAML 中以上皮样血管平滑肌脂肪瘤高发。

3. **脂肪细胞为主型**　肿瘤主要由成熟的脂肪细胞构成，其间有肌细胞交错成网。

4. **血管瘤样型**　血管成分由弯曲的厚壁血管构成，常无弹力层，上皮样细胞和梭形肌样细胞常围绕血管周围形成血管套，以肿瘤周边最为明显，而弥漫于肿瘤实性区域的是许多薄壁血管。

肿瘤无包膜，与肝脏界限清楚，虽可见浸润性边界形成，但不代表恶性转化[46]。

免疫组化：HMB45 于上皮样细胞高表达，因此 HMB45 染色呈阳性，SMA 及 CD34 在 HAML 中高表达，而肌球蛋白及 MUC-1 等几乎不表达[65, 66]。

三、临 床 表 现

HAML 患者常无特异性症状与体征。肿瘤体积较大时，患者可出现上腹部不适或胀痛，体格检查可出现上腹部压痛或右季肋区叩击痛。

四、实验室与影像学特点

无肝炎、肝硬化背景的 HAML 患者实验室检查多数正常，肿瘤标志物 AFP、CA19-9、CEA 等均在正常范围。

HAML 各种组织成分多样性导致其影像表现的多样性，因此 HAML 影像诊断准确率较低[66,67]，尤其是在有肝硬化背景的患者中。

HAML 的灰阶超声表现大多数呈不均值高回声，形态光整，边界清晰，无低回声晕环。彩色多普勒超声在病灶内部可以探及点状或条状血流信号。Li 等[68]的研究证明，灰阶超声联合超声造影，有助于对于甲胎蛋白正常的非肝硬化背景下的 HAML 做出正确诊断。他们依据强化模式将 HAML 分为 4 种类型：1 型，持续强化型——动脉期呈高增强，门静脉期及延迟期呈持续高增强或低增强，超声造影以此型多见；2 型，边缘环形强化型——动脉期边缘呈环形强化，门静脉期及延迟期边缘仍呈高增强或等增强，而病灶中央三期均呈无增强；3 型，早廓清型——动脉期呈高增强，延迟期强化低于肝实质，此型与 HCC 较难鉴别；4 型，低强化型——三期均呈低增强，此型较少见。

HAML 在 CT 平扫多呈不均匀低密度，在增强后常表现为动脉期不规则高增强，门静脉期及延迟期对比剂廓清，与肝细胞癌（HCC）的"快进快出"相似，因此难以鉴别，常将 HAML 误诊为 HCC。增强 CT 的诊断准确率仅 11.30%（13/115）[65]。

在 MRI 上，HAML 通常具有清晰锐利的边缘，T_2 加权像多数表现为高信号，T_1 加权像多数表现为低信号，增强扫描时多数表现为动脉期强化或显著强化，而门静脉期及延迟期一部分呈持续强化，而另一部分因血管成分丰富表现为早廓清，这导致一部分 HAML 与发生脂肪变性的 HCC 极难鉴别。

五、治疗与预后

HAML 多无明显症状，常由体检偶然发现，实验室及影像学检查缺乏特异性，缺乏明确相关的病史，术前诊断比较困难。由于其影像表现与肝脏恶性肿瘤有交叉，同时有文献报道 HAML 恶性转化，所以首选根治性方案，手术切除是可供选择的治疗手段之一[5]。

若穿刺病理能够确诊，同时影像上表现为富血供，可以尝试经导管动脉栓塞术，使用单纯栓塞剂或者含有抗血管生成药物的栓塞剂，以抑制肿瘤生长，缩小肿瘤体积，减轻症状。但该方法国内外文献鲜有报道，其可行性、安全性及有效性均有待进一步研究。

HAML 属良性病变，大多数预后好，个别文献报道有恶性转化和术后复发。

第 9 节　肝脏孤立性坏死结节

肝脏孤立性坏死结节（solitary necrotic nodule of the liver，SNN）是一种罕见的肝脏非恶性肿瘤病变，1983 年由 Shepherd 和 Lee[69] 首先提出。迄今为止，该病发病机制尚不明确，文献中仅见该病的病例报道。近年来，随着人们健康意识的增强、影像学技术的发展及外科手术治疗各类肝脏良性肿瘤的普遍开展，通过术后病理得以诊断该病的患者越来越多，使得医生对该疾病的认识进一步加深。

一、病因与发病机制

该病的病因与发病机制尚不明确，一些研究[70, 71] 认为可能与创伤、寄生虫感染、小的海绵状血管瘤发生纤维硬化等相关。

二、病理改变与病理分期

结节切面呈质地均匀的淡黄色或灰黄色，无出血坏死，常能见到表浅的小液化腔。病灶边界清楚，可有纤维包膜。

显微镜下病理表现：标本 HE 染色病理切片光镜下显示组织条分为三个区，即中心为大片凝固坏死区，坏死区内无肝组织或少量肝细胞残存；向外一层为增生的纤维组织，内有丰富的嗜酸性粒细胞、淋巴细胞、浆细胞及少数中性粒细胞浸润；最外层为正常肝组织，无硬化表现[70, 72, 73]。SNN 有时也可以呈多灶性融合状，边界清楚，周边肝细胞形态和肝小叶结构基本正常。

三、临 床 表 现

SNN 起病隐匿，多数患者无肝炎、肝硬化病史，一般无明显临床症状，常在体检时通过超声、CT、MRI 等影像学检查发现。偶有患者出现上腹痛、肝区隐痛或不适感，但均无特异性。

四、实验室与影像学特点

（一）血液生化检查

大部分患者病毒性肝炎标志物及抗酸染色均呈阴性，AFP、CEA、CA19-9 均在正常范围内，肝功能、血常规、C 反应蛋白、血沉等均正常。

（二）影像学检查

影像学检查是诊断 SNN 的主要手段。病变大多位于肝右叶表面，少数位于肝叶深部或肝左叶[4]。二维超声常表现为不均质低回声结节，形态不规则，多呈葫芦状或融合成分叶状，边界清楚，内部无血流；超声造影具有相对特异性表现，可表现为病变内部三期均无增强，周边可伴或不伴动脉期、门静脉期环状增强[72]。

CT 显示为低密度圆形结节，边界清楚、无浸润。MRI 平扫加动态增强对 SNN 有较高的诊断准确性。

五、诊断与鉴别诊断

（一）诊断

临床特点：起病隐匿，多数患者无肝炎、肝硬化病史，一般无明显临床症状，偶有患者表现为上腹痛、肝区隐痛或不适感，但均无特异性，常在体检时发现。

血液生化特点：大部分患者病毒性肝炎标志物及抗酸染色均呈阴性，AFP、CEA、CA19-9 均在正常范围内，肝功能、血常规、C 反应蛋白、血沉等均正常。

影像学检查：CT 和 MRI 动态扫描对于诊断典型 SNN 具有较高的特异性。超声造影有助于诊断本病。

病理学检查：作为诊断本病的金标准，但仅行穿刺活检诊断仍有难度，需增加取材量，并避免取坏死组织。其病理特征是纤维层包裹的结节状凝固坏死灶，内有丰富的嗜酸性粒细胞、淋巴细胞、浆细胞及少数中性粒细胞浸润。

（二）鉴别诊断

首先，应通过临床症状、实验室检查及影像学检查除外恶性肿瘤。针对一些非典型的病例需要与以下疾病相鉴别：

1. 肝转移癌　尤其需要与乏血供的肝转移癌相鉴别。转移癌患者有明确的原发肿瘤病史及消瘦、乏力等临床表现，相应的肿瘤标志物升高，影像学可表现为典型的"牛眼征"。

2. 炎性假瘤　该病为一种少见的良性病变，由纤维组织和增生的肌成纤维细胞构成，伴炎症细胞浸润。临床和影像学与恶性肿瘤相似，炎性假瘤与 SNN 在二维超声上均表现为边界清晰的低回声病灶，故不易鉴别；可通过超声造影进行鉴别，但部分患者可表现为三期无增强，常需要穿刺活检才能确诊。

3. 肝内胆管细胞癌　肝内胆管细胞癌超声造影也可有周围环状增强的表现，但肝内胆管细胞癌周边增强带较厚，形态不规则，且病灶内部多有程度不等的增强，实验室检查肿瘤标志物常有异常。

六、治　疗

SNN 是一种良性病变，预后良好，至今未见有潜在严重并发症报道[74]。针对影像学明确诊断的患者可以选择定期随访观察，针对影像学不典型或临床高度怀疑为肝转移癌的患者可以选择外科手术切除治疗。

总之，提高诊断水平是选择治疗的前提，既要避免盲目手术，又要避免漏诊而导致延误病情。

第 10 节　肝脏炎性假瘤

肝脏炎性假瘤（inflammatory pseudotumor，IPT）由 Pack 和 Baker 于 1953 年首先描述，约占肺外IPT 的 8%，肝脏是继肺之后第二常见好发部位，以肝脏局部纤维结缔组织增生伴炎症细胞浸润，呈结节样改变为基本病理特征，以儿童及青少年多发。2010 版 WHO 肝胆肿瘤分类将 IPT 定义为良性、非肿瘤性和不转移性肿块，由纤维组织和增生的肌成纤维细胞构成，伴有显著的炎症细胞浸润，尤以浆细胞明显。

一、病因与发病机制

（一）病因

本病目前确切病因不明，可能与感染（细菌、寄生虫、EBV）、胆道阻塞、慢性胆管炎、自身免疫性疾病或放疗或化疗等有关。此外，克罗恩病、胃肠道间质肿瘤、先天性中性粒细胞减少症、妊娠等也可合并肝脏炎性假瘤。

（二）发病机制

本病发病机制不明，可能原因是病原微生物通过胆管或门静脉侵入肝组织，产生感染性渗出性炎症，并有胆管上皮不典型增生，形成肝实质内混合有胆管上皮、肝细胞或伴静脉内膜炎的急性渗出性病灶，然后逐渐纤维化形成炎性假瘤样慢性肉芽肿。临床病例观察发现肝脏炎性假瘤与结石引起的胆汁淤积、复发性化脓性胆管炎及闭塞性门静脉炎关系密切，结石和化脓性胆管炎反复发作引起胆管壁变性坏死，继发胆管周围脓肿或慢性肉芽肿的形成。但在许多病例的活检标本组织学培养和特异染色中未发现病原微生物[75]。

另一种重要病因可能与机体免疫反应有关，部分已报道的病例常与自身免疫性疾病如硬化性胆管炎、溃疡性结肠炎等并存，同时非甾体抗炎药治疗有效[76]，提示免疫因素可能与该病的发生相关。

二、临床表现

多数患者无临床症状，少数临床表现可类似于恶性肿瘤，表现为右上腹隐痛不适、间歇性发热、乏力、食欲减退、体重减轻、腰背酸痛等。约 10%的患者有黄疸。

三、实验室与影像学特点

（一）血液生化检查

AFP、HBsAg 检测阴性，肝功能正常或轻度异常，部分患者出现外周血白细胞计数增高、贫血或血沉快等现象。

（二）影像学检查

B 超检查多表现为边界清晰、内部回声不均匀的低回声或略低回声肿块，有的可见门静脉血管穿过病灶，血管管壁较厚，管腔变细。

CT 平扫多呈形态各异的低密度区，边界可清晰或不清晰，少数可出现点状钙化，增强后不强化；增强扫描因病灶内病理成分不同，表现复杂多样，肝动脉期病灶往往无强化表现，门静脉期和延迟期病灶可有轻至中度强化，以周边强化和偏心的结节样强化为主。

在 MRI T_1 加权像病灶为低信号或等信号，T_2加权像病灶多数呈等信号或低信号，给予 Gd-DI-PA 增强后，病灶中央为低强度，边缘强化。

另外，在超声或 CT 引导下穿刺活检，病理组织学检查见大量纤维组织和慢性炎症细胞，无肿瘤细胞，可明确诊断。

四、病理改变与病理分期

本病多单发，以肝右叶多见，多位于肝脏表面，在膈面与膈肌、腹壁或网膜有粘连，少数位于肝脏实质。

病灶大小多为 2～3cm，呈圆形或椭圆形、灰白色或土黄色，有完整包膜，无真性纤维包膜，质地较硬，与肝组织分界清楚。切面光滑，呈灰白色或土黄色，可见黄色的坏死组织区、出血区和呈放射状或地图状排列的纤维瘢痕区。

镜下见病灶内多为大片凝固性坏死，伴有多量的浆细胞、淋巴细胞、泡沫样组织细胞、巨核细胞、嗜酸性粒细胞等慢性炎症细胞浸润，周边有纤维组织增生，形成较厚的纤维组织包膜，邻近肝组织有炎性坏死或小灶性坏死。少数病灶由炎症细胞及纤维组织构成，或为不规则分布凝固性坏死，其内夹杂残存的肝组织及增生胆管，被炎性肉芽组织包绕。Somerren 根据其细胞成分不同分将肝脏炎性假瘤分为 3 种类型：黄色肉芽肿型，以组织细胞浸润为主；浆细胞肉芽肿型，以浆细胞浸润为主；玻璃样变硬化型，以纤维组织细胞浸润增生为主。Zen 等于 2007 年将肝脏炎性假瘤简要分为两种组织学类型：纤维组织细胞型，该型包括所谓的黄色肉芽肿型；淋巴浆细胞型，以浆细胞和淋巴细胞为主的慢性炎症细胞弥漫性浸润为特征。IgG4阳性浆细胞可呈弥漫性分布，可能属于 IgG4 相关疾病中的特殊类型。该型类似所谓的浆细胞肉芽肿型。

大的炎性假瘤由于成熟程度不同而呈现不同的镜下表现。典型病变仅有少量浆细胞。周围常见到静脉周围炎和阻塞性静脉炎。IgG4 相关的炎性假瘤较一般的显微组织细胞增生有更丰富的 IgG4 阳性浆细胞[77]。

有的炎性假瘤中见静脉管壁炎症和细胞增生，甚至管腔闭塞，呈闭塞性静脉内膜炎的表现，可累及门静脉中等甚至较大的分支。

五、诊断与鉴别诊断

（一）诊断

临床特点：可发生于任何年龄，儿童及青少年多发。多数患者无临床症状，少数出现发热、右上腹部疼痛、消瘦等。

血液生化特点：AFP、HBsAg 检测阴性，肝功能正常或轻度异常。部分患者出现外周血白细胞计数升高、贫血或血沉快等现象。

影像学检查：为肝占位性病变，有血管穿过或包绕病灶，其管壁增厚、管腔狭窄。

肝脏病理学特点：其基本病理特征是肝脏局部纤维结缔组织增生伴炎症细胞浸润的结节样改变。

根据临床诊断及上述影像学特征可考虑炎性假瘤的诊断。如果仍有困难，可在超声或 CT 引导下穿刺活检，根据炎性假瘤较典型的病理组织学特征，多数可确诊。

（二）鉴别诊断

肝脏炎性假瘤主要应与肝癌相鉴别，可根据以下特征鉴别：①病程较长，症状较轻，全身状况好，或有不明原因的肝脏占位性病变；② AFP、HBsAg 阴性，肝功能多正常或轻度异常；③结合临床无其他部位原发或转移性恶性肿瘤表现，B 超、CT 等影像学检查为无典型"快进快出"、"牛眼征"或"厚环征"，以及病灶内无纤维化分隔和中心结节强化，穿刺活检无肿瘤细胞。

六、治　　疗

对于肝脏炎性假瘤的治疗，目前尚有争议。临床上对于诊断不明的病例，或瘤体较大且患者出现明显症状时，可采取外科手术切除。手术的目的是明确诊断，切除病灶。不能被切除的炎性假瘤，应行活检以明确诊断，术后可行激素等内科治疗。伴有黄疸的炎性假瘤，病灶多位于肝门内，难以切除，可行胆总管引流或重建旁路手术，必要时可行全肝移植术。其他肿瘤如胃癌、肠癌可伴发炎性假瘤，易误诊为肝脏转移癌，应酌情行切除或活检术[78]。

七、预　　后

肝脏炎性假瘤通常预后好，病变可能会自然消退。IgG4 相关炎性假瘤可能对类固醇治疗有效。

（朱玉鹏　张德智　牛俊奇）

参 考 文 献

[1] 何德华，詹镕洲. 肝胆病理学. 世界华人消化杂志 2000；8：660.

[2] 梁长虹. 肝脏疾病 CT 诊断. 北京：人民卫生出版社；2009

[3] Everson GT，Helmke SM，Doctor B. Advances in management of polycystic liver disease. Expert Rev Gastroenterol Hepatol 2008；2：563-76.

[4] Candok N. Polycystic liver disease：a clinical review. Ann Hepatol 2012；11：819-26.

[5] Van Keimpema L，De Koning DB，Van Hoek B，et al. Patients with isolated polycystic liver disease referred to liver centres：clinical characterization of 137 cases. Liver Int 2011；31：92-8.

[6] Temmerman F，Missiean L，Bammens B，et al. Systematic review：the pathophysiology and management of polycystic liver disease. Aliment Pharmacol Ther 2011；34：702-13.

[7] Fedeles SV，Tian X，Gallagher AR，et al. A genetic interaction network of five genes for human polycystic kidney and liver diseases defines polycystin-1 as the central determinant of cyst formation. Nat Genet 2011；43：639-47.

[8] Masyuk T，Masyuk A，Laursso N. Cholangiociliopathies：genetics，molecular mechanisms and potential therapies. Curr Opin Gastroenterol 2009；25：265-71.

[9] Gabow PA，Johnson AM，Kaehny WD，et al. Risk factors for the development of hepatic cysts in autosomal dominant polycystic kidney disease. Hepatology（Baltimore，Md）1990；11：1033-7.

[10] Drenth JP，Chrispijn M，Nagorney DM，et al. Medical and surgical treatment options for polycystic liver disease. Hepatology（Baltimore，Md）2010；52：2223-30.

[11] Van Keimpema L，Nevens F，Vanslembrouck R，et al. Lanreotide reduces the volume of polycystic liver：a randomized，double-blind，placebo-controlled trial. Gastroenterology 2009；137：1661-8.

[12] Caroli A，Antiga L，Cafaro M，et al. Reducing polycystic liver volume in ADPKD：effects of somatostatin analogue octreotide. Clin J Am Soc Nephrol 2010；5：783-9.

[13] 陈孝平. 肝胆外科学. 北京：人民卫生出版社；2005.

[14] 周永贵，肖亮. 细胞凋亡和凋亡相关蛋白 Fas 在多囊肝病发病中的临床意义. 现代中西医结合杂志 2010；19：915-7.

[15] Gigot JF，Jadoul P，Que F，et al. Adult polycystic liver disease：is fenestration the most adequate operation for long-term management? Ann Surg 1997；225：286-94.

[16] Arnold HL，Harrison SA. New advances in evaluation and management of patients with polycystic liver disease. Am J Gastroenterol 2005；100：2569-82.

[17] Wang MQ，Duan F，Liu FY，et al. Treatment of symptomatic polycystic liver disease：transcatheter super-selective hepatic arterial embolization using a mixture of NBCA and iodized oil. Abdom Imaging 2013；38：465-73.

[18] 阎洁羽，段峰，王茂强，等. 超选择性肝动脉栓塞术治疗多囊肝的初步临床经验. 中华放射学杂志 2012；46：1014-8.

[19] Acevedo E，Laínez SS，Cáceres Cano PA，et al. Caroli's syndrome：an early presentation. Cureus 2020；12：e11029.

[20] Ananthakrishnan AN，Saeian K. Caroli's disease：identification and treatment strategy. Curr Gastroenterol Rep 2007；9：151-5.

[21] 胥楠，严律南，陈哲宇，等. 肝移植治疗 Caroli 病七例报道. 中华器官移植杂志 2010；31：538-40.

[22] Yonem O，Bayraktar Y. Clinical characteristics of Caroli's syndrome. World J Gastroenterol 2007；13：1934-7.

[23] 吴欣，吴孟晋，罗生强，等. Caroli 病 Ⅰ、Ⅱ 型的临床特征——78 例分析. 胃肠病学 2016；21：424-8.

[24] 石怀银，韦立新. 肝内胆管病变的诊断与鉴别诊断. 中华病理学杂志 2011；40：56-9.

[25] Hoekstra LT，Bieze M，Erdogan D，et al. Management of giant liver hemangiomas：an update. Expert Rev Gastroenterol Hepatol 2013；7：263-8.

[26] Saegusa T，Ito K，Oba N，et al. Enlargement of multiple cavernous hemangioma of the liver in association with pregnancy. Intern Med 1995；34：207-11.

[27] 王开阳，付华群. 肝血管瘤的外科治疗现状及手术指征. 中华肝胆外科杂志 2011；11：2.

[28] Omata M，Cheng AL，Kokudo N，et al. Asia-Pacific clinical practice guidelines on the management of hepatocellular carcinoma：a 2017 update. Hepatol Int 2017；11：317-70.

[29] Claudon M，Dietrich CF，Choi BI，et al. Guidelines and good clinical practice recommendations for contrast enhanced ultrasound（CEUS）in the liver—update 2012：A WFUMB-EFSUMB initiative in cooperation with representatives of AFSUMB，AIUM，ASUM，FLAUS and ICUS. Ultrasound Med Biol 2013；39：187-210.

[30] Di Tommaso L，Destro A，Seok JY，et al. The application of markers（HSP70 GPC3 and GS）in liver biopsies is useful for detection of hepatocellular carcinoma. J Hepatol 2009；50：746-54.

[31] Di Tommaso L，Franchi G，Park YN，et al. Diagnostic value of HSP70, glypican 3，and glutamine synthetase in hepatocellular nodules in cirrhosis. Hepatology （Baltimore，Md）2009；45：725-34.

[32] Di Tommaso L，Sangiovanni A，Borzio M，et al. Advanced precancerous lesions in the liver. Best Pract Res Clin Gastroenterol 2013；27：269-84.

[33] Miller CM，Quintini C，Dhawan A，Durand F，et al. The International Liver Transplantation Society living donor liver transplant recipient guideline. Transplantation 2017；101：938-44.

[34] Vilgrain V. Focal nodular hyperplasia. Eur J Radiol 2006；58：236-45.

[35] Luciani A，Kobeither H，Maison P，et al. Focal nodular hyperplasia of the liver in men：is presentation the same in men and women? Gut 2002；50：8

[36] 梁锋，施宝民，孙晓刚，等 . 我国肝内局灶性增生结节 1275 例分析并文献复习 . 中国普通外科杂志 2009；18：4.77-80.

[37] Wasif N，Sasu S，Conway WC，et al. Focal nodular hyperplasia：report of an unusual case and review of the literature. Am Surg 2008；74：1100-3.

[38] Sato Y，Harada K，Ikeda H，et al. Hepatic stellate cells are activated around central scars of focal nodular hyperplasia of the liver—a potential mechanism of central scar formation. Hum Pathol 2009；40：181-8.

[39] Herman P，Pugliese V，Machado MA，et al. Hepatic adenoma and focal nodular hyperplasia：differential diagnosis and treatment. World J Surg 2000；24：372-6.

[40] Nahm CB，NG K，Lockie P，et al. Focal nodular hyperplasia—a review of myths and truths. J Gastrointest Surg 2011；15：2275-83.

[41] Kapp N，Curtis KM. Hormonal contraceptive use among women with liver tumors：a systematic review. Contraception 2009；80：387-90.

[42] Nissen ED，Kent DR，Nissen SE. Etiologic factors in the pathogenesis of liver tumors associated with oral contraceptives. Am J Obstet Gynecol 1977；127：61-6.

[43] Mathieu D，Kobeiter H，Maison P，et al. Oral contraceptive use and focal nodular hyperplasia of the liver. Gastroenterology 2000；118：560-4.

[44] Joyner BL Jr，Levin TL，Goyal RK，et al. Focal nodular hyperplasia of the liver：a sequela of tumor therapy. Pediatr Radiol 2005；35：1234-9.

[45] Bazlul Karim AS，Hoque MS，Kamal M. Drug induced hepatic focal nodular hyperplasia. Indian J Pediatr 2004；71：1025-7.

[46] 丛文铭 . 肝胆肿瘤外科病理学 . 北京：人民卫生出版社；2015：179-82

[47] Li R，Guo Y，Hua X，et al. Characterization of focal liver lesions：comparison of pulse-inversion harmonic contrast-enhanced sonography with contrast-enhanced CT. J Clin Ultrasound 2007；35：109-17.

[48] Seitz K，Bernatik T，Strobel D，et al. Contrast-enhanced ultrasound（CEUS）for the characterization of focal liver lesions in clinical practice（DEGUM Multicenter Trial）：CEUS vs. MRI—a prospective comparison in 269 patients. Ultraschall Med（Stuttgart，Germany：1980）2010；31：492-9.

[49] Lin MC，Tsay PK，KO SF，et al. Triphasic dynamic CT findings of 63 hepatic focal nodular hyperplasia in 46 patients：correlation with size and pathological findings. Abdom Imaging 2008；33：301-7.

[50] Fabre A，Audet P，Vilgrain V，et al. Histologic scoring of liver biopsy in focal nodular hyperplasia with atypical presentation. Hepatology（Baltimore，Md）2002；35：414-20.

[51] Shanbhogue AK，Prasad SR，Takahashi N，et al. Recent advances in cytogenetics and molecular biology of adult hepatocellular tumors：implications for imaging and management. Radiology 2011；258：673-93.

[52] Seo JM，Lee SJ，Kim SH，et al. Hepatocellular carcinoma arising from hepatocellular adenoma in a hepatitis B virus-associated cirrhotic liver. Clin Radiol 2012；67：329-33.

[53] Bioulac-Sage P，Balabaud C，Bedossa P，et al. Pathological diagnosis of liver cell adenoma and focal nodular hyperplasia：bordeaux update. J Hepatol 2007；46：521-7.

[54] Bioulac-Sage P，Laumonier H，Couchy G，et al. Hepatocellular adenoma management and phenotypic classification：the Bordeaux experience. Hepatology （Baltimore，Md）2009；50：481-9.

[55] 杨甲梅，沈伟峰 . 肝腺瘤和肝腺瘤病的诊断和治疗 . 中华肝胆外科杂志 2007；13：647.

[56] Toso C，Majno P，Andres A，et al. Management of hepatocellular adenoma：solitary-uncomplicated，

multiple and ruptured tumors. World J Gastroenterol 2005；11：5691-5.

[57] Erdogan D，Busch OR，van Delden OM，et al. Management of spontaneous haemorrhage and rupture of hepatocellular adenomas. A single centre experience. Liver Int 2006；26：433-8.

[58] Katsuramaki T，Nagayama M，Kimura Y，et al. Hepatocellular adenoma presenting as a giant multicystic tumor of the liver. J Gastroenterol 2003；38：516-8.

[59] Ohtomo K，Baron RL，Dodd GD，et al. Confluent hepatic fibrosis in advanced cirrhosis：evaluation with MR imaging. Radiology 1993；189：871-4.

[60] Labrune P，Trioche P，Duvaltier I，et al. Hepatocellular adenomas in glycogen storage disease type Ⅰ and Ⅲ：a series of 43 patients and review of the literature. J Pediatr Gastroenterol Nutr 1997；24：276-9.

[61] Farges O，Ferreira N，Dokmak S，et al. Changing trends in malignant transformation of hepatocellular adenoma. Gut 2011；60：85-9.

[62] van der Sluis FJ，Bosch JL，Terkivatan T，et al. Hepatocellular adenoma：cost-effectiveness of different treatment strategies. Radiology 2009；252：737-46.

[63] Ishak KG. Mesenchymal tumors of the liver. Hepatocellular Carcinoma 1976：247-307.

[64] Hu S，Hu DY，Zhu WZ，et al. Tuberous sclerosis complex：imaging characteristics in 11 cases and review of the literature. J Huazhong Univ Sci Technolog Med Sci 2016；36：601-6.

[65] Yang X，Li A，Wu M. Hepatic angiomyolipoma：clinical，imaging and pathological features in 178 cases. Med Oncol 2013；30：416.

[66] Chang Z1，Zhang JM，Ying JQ，et al. Characteristics and treatment strategy of hepatic angiomyolipoma：a series of 94 patients collected from four institutions. J Gastrointestin Liver Dis 2011；20：65-9.

[67] Zhou YM，Li B，Xu F，et al. Clinical features of hepatic angiomyolipoma. Hepatobiliary Pancreat Dis Int 2008；7：284-7.

[68] Li R，Tang CL，Zhang Y，et al. Diagnosis of hepatic angiomyolipoma by combination of baseline and contrast-enhanced ultrasound—a prospective study in non-cirrhotic patients. PLoS One 2015；10：e0132290.

[69] Shepherd NA，Lee G. Solitary necrotic nodules of the liver simulating hepatic metastases. J Clin Pathol 1983；36：1181-3.

[70] Deniz K，Artış T，Tekelioğlu F，et al. Solitary necrotic nodule of the liver. J Gastrointestin Liver Dis 2011；20：346.

[71] Geng L，Lin C，Huang B，et al. Solitary necrotic nodule of the liver：MR findings in 33 pathologically proved lesions. Eur J Radiol 2012；81：623-9.

[72] 李华，于晓玲，刘利平，等 . 肝脏孤立性坏死结节超声造影表现 . 中国医学影像技术 2006；22：1697-9.

[73] Colagrande S，Politi LS，Messerini L，et al. Solitary necrotic nodule of the liver：imaging and correlation with pathologic features. Abdom Imaging，2003；28：41-4.

[74] 耿利，林川，王义，等 . 肝脏孤立性坏死结节的诊断与治疗附 76 例报告 . 中华肝胆外科杂志 2007；13：594-6.

[75] Fukuya T，Honda H，Matsumata T，et al. Diagnosis of inflammatory pseudotumor of the liver：value of CT. Am J Roentgenol 1994；163：1087-91.

[76] Hakozaki Y，Katou M，Nakagawa K，et al. Improvement of inflammatory pseudotumor of the liver after nonsteroidal anti-inflammatory agent therapy. Am J Gastroenterol 1993；88：1121-2.

[77] 张怡安，沈锡中，刘韬韬 . IgG4 相关肝脏炎性假瘤合并肝癌 . 中华消化杂志 2013；33：281-2.

[78] 严律南 . 肝胆外科 . 北京：人民卫生出版社；2002.

第65章 肝 细 胞 癌

原发性肝癌（primary liver cancer）主要包括肝细胞癌（hepatocellular carcinoma，HCC）、肝内胆管细胞癌（intrahepatic cholangiocarcinoma，ICC）及 HCC-ICC 混合型三大类型。其中 HCC 是肝脏最主要的原发性恶性肿瘤，占所有原发性肝癌的 80% ～ 90%。本章主要介绍 HCC 的流行病学、病因学、临床表现及诊断和治疗。

一、流 行 病 学

据 2020 年全球癌症负担报道[1]，全球肝癌新发病例 90.6 万例，年龄标化发病率 9.5/10 万，居恶性肿瘤第 6 位；死亡病例 83 万例，年龄标化死亡率 8.7/10 万，居恶性肿瘤第 3 位。肝癌发病率最高的地区包括东亚、东南亚及非洲。

我国自 1992 年开始实行新生儿乙肝疫苗普遍接种，人群中乙型肝炎病毒的感染率不断下降，同时对黄曲霉毒素等危险因素暴露减少，因此年龄标准化肝癌发病率及死亡率均有所下降。但是，由于我国人口基数较大及老龄化进程加快，肝癌发病人数及粗发病率仍然呈上升趋势，因此目前仍然是我国最常见的恶性肿瘤之一。2020 年我国肝癌发病率居恶性肿瘤第 5 位，新发病例 41 万，年龄标化发病率 18.2/10 万；死亡病例 39 万，年龄标化死亡率 17.2/10 万。

二、病 因 学

在全球范围内，慢性乙型肝炎（CHB）、慢性丙型肝炎（CHC）、酒精性肝硬化及非酒精性（代谢相关性）脂肪性肝病所致肝硬化是导致 HCC 的主要病因。

（一）慢性病毒性肝炎

HCC 的高发地区往往和慢性肝炎的高发区重合，说明了二者的密切关系。乙型肝炎病毒（HBV）和丙型肝炎病毒（HCV）是引起 HCC 的主要病因。

在亚洲（日本除外）HBV 感染是 HCC 的主要发病因素。在 HCC 患者中，有 HBV 感染背景者占 80% 以上。前瞻性队列研究结果显示，HBV 感染人群发生 HCC 的危险性较普通人群高 5 ～ 100 倍；HBeAg 阳性者较阴性者危险性更高；病毒载量和患肝癌的危险性呈正相关。HBV 引起肝癌的机制，除与慢性肝炎及肝硬化有关外，HBV 基因与人体基因组整合及 HBx 表达可影响肝细胞基因组的稳定性，从而导致癌基因激活、抑癌基因失活有关。

在欧洲、北美及亚洲的日本，HCV 感染是 HCC 的主要发病因素。HCV 在日本 HCC 患者中的阳性率为 80% ～ 90%；在意大利为 44% ～ 66%；在美国为 30% ～ 50%。有研究显示，HCV 抗体阳性的人群较阴性的人群发生 HCC 的危险性高 15 ～ 20 倍[2]。HCV 为 RNA 病毒，不会发生肝细胞基因组整合，其致癌机制与 HCV 引起的慢性炎症及肝硬化有关。

（二）黄曲霉毒素及蓝藻毒素

在流行病学上，黄曲霉毒素（aflatoxin B1，AFB1）与 HCC 有密切的关系。在我国东南沿海，气候温暖、潮湿，适宜黄曲霉生长，谷物中 AFB1 的污染曾经较为普遍，这些地区也是 HCC 高发地区。有研究表明，AFB1 的摄入量与 HCC 死亡率呈正相关。迄今为止，AFB1 是已知最强的致癌物，可使多种动物发生肝癌，但尚缺乏导致人 HCC 的直接证据。一般认为，AFB1 污染进一步增加了 HBV 感染人群发生 HCC 的危险性。

水体富营养化后蓝藻水华可产生次生污染物蓝藻毒素，其中主要是微囊藻毒素（microcystin）。我国流行病学研究显示，长期饮用被蓝藻污染的水与 HCC 的发生有相关性，而且最近有研究发现血液中微囊藻毒素水平与发生 HCC 的风险呈正相关[3]。有研究显示，微囊藻毒素不仅具有强烈的急性肝、肾毒性，还具有多种形式的慢性毒性。近年来细胞和动物实验也提示该毒素具有致癌效应，可能是促进 HCC 发生的重要危险因素。

（三）饮酒、吸烟

酒精性肝病可增加发生 HCC 的危险性，在西方是仅次于 HCV 感染的 HCC 发病因素，有慢性肝炎且长期饮酒者发生 HCC 的风险更高。多项研究表明，吸烟也是 HCC 的危险因素，且可增加 HBV 和 HCV 的致癌作用。一项在台湾地区进行的前瞻性研究显示，HBsAg 阳性患者发生 HCC 的相对危险性为 13.1～19.2，而 HBsAg 阳性且有长期饮酒和吸烟习惯者发生 HCC 的相对危险性为 17.9～26.9。

（四）肥胖、糖尿病、饮食及营养因素

随着生活方式的改变，代谢因素与 HCC 的关系受到关注。营养过剩、肥胖、高血压、血脂异常、血糖异常/糖尿病、高尿酸血症等代谢综合征表现，以及与其相关的非酒精性脂肪性肝病已成为西方国家肝硬化及 HCC 的主要原因，其发生率在我国也快速升高。

三、病　理　学

（一）病理学表现

HCC 大体病理表现为结节型、巨块型或弥漫浸润型。结节型大多为直径 ≤ 5cm 的单发或多发结节，多有假性包膜，边界清楚；巨块型为直径 > 5cm 的结节，可伴有卫星结节；弥漫浸润型肝癌表现为多发小结节，肿瘤边界不清楚。

通常将小肝癌定义为单个直径 ≤ 3cm 的结节，通常具有较好的生物学行为，预后好，常可获得根治。

HCC 晚期多伴有门静脉癌栓，不同的系列报道发生率在 10%～60%，可累及肝脏门静脉的各级分支或主干，也可累及肠系膜上静脉。HCC 门静脉癌栓根据累及程度分为：VP0，无癌栓；VP1，累及门静脉二级以上的分支；VP2，累及门静脉的二级分支；VP3，累及门静脉的一级分支；VP4，累及门静脉的主干或对侧分支。门静脉癌栓形成是晚期 HCC 的常见表现，预后较差。肝癌也可以伴有肝静脉（下腔静脉）或胆管癌栓。

显微镜下，HCC 细胞呈多角形，胞核大，核仁明显，胞质丰富。细胞可排列成细梁型、粗梁型、假腺管型和团块型等。部分肝癌细胞可表现为透明细胞型、富脂型、梭形细胞型和未分化型等。周围肝组织可见有肝硬化的表现，癌周微血管可见微癌栓，表现为内皮细胞衬覆的脉管腔内见到癌细胞巢团，以门静脉分支为主（含包膜内血管）。对 HCC 肝移植的标本检查发现，微癌栓发生率为 16.6%～50.2%[4]。微癌栓形成与 HCC 的预后有密切关系，术后容易复发和转移。

（二）转移途径

HCC 是高转移潜能的恶性肿瘤。研究显示，即使直径 < 2cm 的小肝癌，也发现有 20% 发生微血管的侵犯。HCC 的转移包括肝内转移和肝外远处转移。

1. 肝内转移　肝内血行转移发生最早，也最常见，是 HCC 切除术后早期复发的主要原因。HCC 容易侵犯门静脉而形成癌栓；肝静脉发生癌栓后，也可进一步侵犯下腔静脉，甚至达右心腔。

2. 远处转移　①血行转移：以肺转移最常见，其他常见的转移部位包括骨、肾上腺、肾、脑和软组织。②淋巴转移：肝门淋巴结转移最常见（占 12.6%），也可转移至主动脉旁、胰周、锁骨上淋巴结。③种植或直接浸润：腹腔种植可形成腹腔肿块，种植于腹膜可形成血性腹水。HCC 也可直接浸润邻近的器官如膈肌、胃、十二指肠和结肠等。

四、临床表现

（一）症状

早期大多无症状，当肿瘤进展至晚期，肝脏肿瘤负荷增大，侵犯肝脏包膜、血管、胆道系统或出现肝外转移时，可出现以下临床症状：

（1）肝区疼痛：多为肝区间歇或持续性钝痛或胀痛，由于癌肿迅速生长使包膜绷紧所致。如肿瘤侵犯膈肌，疼痛可放射至右肩；左叶 HCC 可出现上腹疼痛，可被误诊为溃疡病、胃炎等。肿瘤侵犯肾上腺或腹腔（后腹膜）淋巴结转移，可出现明显腰背部疼痛。突然发生的剧烈肝区疼痛或腹痛，常提示有癌结节破裂出血，可出现腹水、腹膜刺激征和休克的体征。

（2）消化道症状：食欲减退、恶心、呕吐，常因缺乏特异性而易被忽视。门静脉癌栓可加重门静脉高压，导致腹水增多，出现腹胀、腹泻等症状。

（3）恶病质状态：晚期患者可出现乏力、消瘦及全身衰弱。

（4）发热：一般为低热，偶尔达 39℃ 以上，呈持续性或午后低热，或弛张型高热。

（5）转移灶症状：有时可为肝癌的首发症状。如转移至肺可引起咳嗽咯血，转移至胸膜可引起胸痛和血性胸水。如果肺动脉及其分支被癌栓栓塞，严重者可突然发生严重呼吸困难、胸痛和低氧血症。癌栓阻塞肝静脉和 / 或下腔静脉，可出现腹水、下肢严重水肿等布 – 加综合征表现。骨转移可引起局部疼痛或病理性骨折。转移至脊柱或压迫脊髓神经可引起局部疼痛，甚至截瘫。颅内转移可出现相应的神经系统症状和体征，甚至发生脑疝而突然死亡。

（6）伴癌综合征：有时可先于肝癌本身的症状出现。①自发性低血糖：见于 10% ～ 30% 的患者，与肝癌组织糖原酵解增强、消耗葡萄糖过多有关，或因肝癌细胞异位产生和分泌胰岛素或类胰岛素样物质所致。严重时可引起昏迷、休克而导致死亡。②红细胞增多症：2% ～ 10% 的患者可发生，与肿瘤组织合成和分泌红细胞生成素增多有关。③高钙血症：表现为高钙血症，多伴有低磷血症，与肝癌组织异位分泌甲状旁腺激素，促进骨钙游离，或肿瘤产生具有溶骨作用的破骨细胞激活因子，导致血钙升高等因素有关。④类白血病样反应：多见于晚期，其机制可能与肝癌细胞分泌某些因子刺激骨髓有关。⑤其他如高脂血症、血小板增多症、异常纤维蛋白原血症等。

（二）体征

（1）肝肿大：HCC 患者可有进行性肝肿大，有时可在右侧肋缘下或剑突下触及。肝质地坚硬，表面及边缘不规则，常呈结节状。少数肿瘤深埋于肝实质内者则肝脏表面光滑，伴或不伴明显的压痛。肝右叶膈面癌肿可使右侧膈肌明显抬高，肝上界上移。部分患者在肝区肿瘤部位可闻及吹风样血管杂音。

（2）脾肿大：多见于合并肝硬化门静脉高压的病例。门静脉或下腔静脉癌栓或肝癌压迫门静脉或下腔静脉也可引起充血性脾肿大。

（3）腹水：量多时移动性浊音阳性。多因为合并肝硬化、门静脉高压、门静脉或下腔静脉癌栓所致。腹腔内种植可引起血性腹水，肝癌破裂时可从腹腔内抽出不凝血。

（4）黄疸：慢性肝炎肝硬化可伴有不同程度的黄疸，当肿瘤广泛浸润肝脏时也可引起肝细胞性黄疸，如侵犯或压迫肝内胆管或肝门淋巴结压迫肝管可引起梗阻性黄疸。

（5）转移灶相关体征：可有锁骨上淋巴结肿大，胸膜转移可出现胸腔积液或血胸。骨转移可有局部压痛，有时可出现病理性骨折。脊髓转移压迫脊髓神经可表现为截瘫，颅内转移可出现偏瘫等神经病理性体征。

（三）并发症

HCC 并发症可由 HCC 本身或并存的肝硬化引起，常见于病程的晚期，是 HCC 的主要致死原因。

（1）肝性脑病：常为终末期 HCC 的并发症。常于肝癌进展、肝功能失代偿后发生，消化道出血、过度利尿或高蛋白饮食等是常见诱因。

（2）消化道出血：多数因合并肝硬化或门静脉高压而引起食管胃静脉曲张破裂出血，也可因胃肠黏膜糜烂、凝血机制障碍而出血。合并门静脉癌栓可进一步加剧门静脉高压，增加上消化道出血的风险。

（3）肝癌结节破裂出血：肝癌组织坏死、液化可致自发破裂或因外力而破裂。多见于巨块型的晚期肝癌，但也可发生于包膜下或外生型小肝癌。如限于包膜下，可有急骤疼痛，肝脏体积迅速增大；若破入腹腔，可引起腹痛、出血性休克或死亡。腹部穿刺抽出不凝固血液可诊断。

（4）血性胸腹水：膈面肝癌可直接浸润膈肌或胸膜引起血性胸水，多见于右侧。血性腹水多因腹腔种植转移或肝硬化凝血障碍而致。

（5）继发感染：因癌肿长期消耗，机体抵抗力减弱，尤其在放疗或化疗后血白细胞下降者，易并发各种感染，如肺炎、肠道感染、自发性细菌性腹膜炎等。

五、血清学分子标志物

血清甲胎蛋白（alpha-fetoprotein，AFP）是当前诊断 HCC 常用而又重要的血清标志物。作为诊断指标，当 AFP ＞ 20ng/ml 时敏感性好、特异性差；当 AFP ＞ 200ng/ml 时特异性明显升高，但敏感性降至 22%，因此不推荐 AFP 作为小肝癌的首选诊断方法。但当 AFP ＞ 400ng/ml，在排除肝细胞大量坏死或活动性炎症、睾丸或卵巢胚胎源性肿瘤、肝样腺癌及妊娠等情况后，对 HCC 的诊断具有重要价值。我国学者发现 AFP 升高对乙型肝炎相关的 HCC 诊断价值较其他病因所致 HCC 诊断价值高[5]。对于 AFP 轻度升高者，应进行动态观察，并与肝功能变化对比分析，有助于诊断。约 30% 的肝癌患者 AFP 水平正常，检测 AFP 异质体（AFPL3）有助于提高诊断率。

目前发现或正在研究的其他 HCC 早期血清诊断指标还包括：异常凝血酶原（DCP/PIVKA-Ⅱ）及 α- 岩藻糖苷酶（AFU）等，其中 DCP/PIV-KA-Ⅱ对诊断有较高的敏感性和特异性，且 AFP 阴性的 HCC 患者也可阳性，但应注意除外维生素 K 缺乏所导致的本指标升高。

六、影像学表现

（一）超声显像

超声显像是临床上最常用的肝脏影像学检查方法，常规超声筛查可以早期、敏感地检出肝内可疑占位性病变，准确鉴别是囊性或实质性占位，并观察肝内或腹部有无其他相关转移灶。超声检查具有实时多切面显像的灵活特性，彩色多普勒血流成像可以观察病灶内血供，帮助明确病灶与肝内重要血管的毗邻关系。超声造影技术还可以揭示血流动力学改变，通过早期强化、后期快速减退的特征用于 HCC 的鉴别诊断。有研究认为，其诊断 HCC 的敏感性与动态 CT/MRI 相近。

超声检查对于 HCC 的检出率与操作者经验和患者超声条件密切相关，有经验的医生可以准确检出 1～2.0cm 的病灶。但超声检查存在一定的盲区，如肝脏膈顶部位等，肥胖、严重的肝硬化或重度脂肪肝等均可影响超声诊断的效力。常规超声检查对鉴别肝硬化异型增生结节和小肝癌较为困难。

（二）CT 和 MRI

CT 和 MRI 是诊断 HCC 的常用影像学方法，常规采用平扫 + 增强扫描方式，分别使用碘和 Gd - DTPA 作为对比剂。HCC 一般在 CT 平扫呈低信号，在 MRI 平扫 T_1WI 呈低信号，T_2WI 呈高信号。HCC 是富血供实体瘤，以动脉供血为主，而肝脏组织以门静脉供血为主，静脉注射对比剂后形成了"快进快出"的典型影像学特征：动脉期明显强化，门静脉期减退。

除此之外，MRI 还具有更多的影像序列可以帮助诊断，如 T_2 加权序列、弥散加权序列（DWI）。使用肝细胞特异性对比剂如 Gd-EOB-DTPA（普美显）可提高≤1.0cm 肝癌的检出率，有助于检出极早期 HCC，鉴别高度异型增生结节（HGDN）和早期 HCC。

CT 扫描速度更快，屏气时间较短，不易产生伪影；MRI 无辐射影响，组织分辨率高，可以多方位、多序列参数成像，对判断肿瘤分化程度、微血管侵犯等有一定的价值。美国肝脏病研究协会指南认为，CT 和 MRI 增强扫描在 HCC 诊断中具有同样的价值[6]，但对于直径＜1.0cm 的肿瘤，MRI 敏感性较高。

（三）数字减影血管造影（DSA）

DSA 可以明确显示肿瘤数目、大小及其血供情况。作为一种侵入性创伤性检查，DSA 通常用于常规影像学检查不能确诊而高度怀疑肝癌者。经选择性或超选择性肝动脉进行检查，可显示微小的肿瘤染色灶，检出直径＜1.0cm 的结节。

（四）核医学影像检查

肿瘤组织的重要特点之一是生长迅速、代谢旺盛，特别是葡萄糖酵解速度加快，因此代谢显像是早期诊断恶性肿瘤的灵敏方法之一。

正电子发射计算机断层成像（PET-CT）利用正电子核素标记葡萄糖等人体代谢物作为显像剂，通过病灶对显像剂的摄取反映其代谢变化，从而为临床提供疾病的生物代谢信息。目前最常用的显像剂为 ^{18}F 标记的氟化脱氧葡萄糖（^{18}F-FDG），一次性全身显像能够对初发肿瘤进行分期，对复发肿瘤或治疗后肿瘤进行再分期和疗效评估，并评估肿瘤的恶性程度和预后。PET-CT 在评估肿瘤的活性方面有独特的优势，特别适用于靶向治疗或化疗后的疗效评估。但由于肿瘤糖代谢的差别，对于高分化、低代谢率的 HCC 检出率降低，而对于高代谢率的炎症病灶可呈假阳性。

单光子发射计算机断层成像（SPECT-CT）骨骼显像是早期诊断 HCC 骨转移的首选方法，选择全身平面显像所发现的病灶，再进行局部 SPECT-CT 融合影像检查，可同时获得病灶部位的 SPECT 和诊断 CT 图像，诊断准确性得到了显著提高，而且对诊断骨转移有重要价值。

七、筛查与诊断

（一）常规筛查与动态监测

早期 HCC 大多无症状和体征，如在患者出现症状和体征时做出诊断，则大多已经处于中晚期，治疗效果不佳。因此，提高 HCC 的早期诊断率是改善预后、降低死亡率的关键。筛查是发现早期肝癌的有效途径，我国早在 20 世纪 80 年代即在肝癌高发地区江苏启东开展了基于人群的肝癌筛查工作。当时由于影像学技术落后，主要依靠 AFP 进行筛查，发现了不少早期肝癌，手术切除后 5 年生存率得到了显著提高，筛查的重要性得到了充分体现[7]。有研究发现高危人群监测能够使 HCC 相关死亡率降低约 37%。

HCC 的筛查和监测主要针对高危人群，我国原发性肝癌诊疗规范（2019）对高危人群的定义为：①慢性乙肝，乙肝后肝硬化及 HBV 携带者；②合并或存在 HCV 感染；③长期酗酒；④非酒精性脂肪性肝炎；⑤食用被黄曲霉毒素污染的食物；⑥各种原因引起的肝硬化；⑦有肝癌家族史；⑧年龄 40 岁以上的男性[8]。

常规超声检查是一种非侵入性无创检查，灵活方便、费用低，易被患者接受。超声诊断敏感性为 58% ～ 89%，特异性 > 90%。但超声检查也存在某些盲区，如膈顶的病灶可能遗漏，尤其是在肝硬化或者伴有严重脂肪肝的患者中，超声诊断早期肝癌的有效性降低。对这些患者可选用增强 CT 或 MRI 检查，但因存在放射性或高费用的问题，一般不作为长期常规监测手段。

多数国内指南所推荐的 HCC 高危人群监测方法：每 6 个月一次超声 +AFP 检测。基于瘤体倍增时间和筛查效益，目前认为 6 个月监测间隔比较合理。3 个月一次的筛查并不能显著提高早期肝癌的检出率；但对于已经检测到 < 1cm 的结节，或者根治性手术（切除或局部消融）后的患者，监测间隔可缩短至 3 个月。

（二）诊断

HCC 可以根据影像学做出临床诊断。HCC 在 CT 或 MRI 检查中表现为特征性的动脉早期强化及静脉期快速减退，因而美国肝病学会及欧洲肝病学会制定的肝癌诊断标准均主要建立在影像学基础上。

根据 2019 年版我国原发性肝癌诊疗规范，对有乙型肝炎或丙型肝炎，或者有任何原因引起肝硬化者，至少每隔 6 个月进行一次超声及 AFP 检测，并根据结节大小，采取以下监测和诊断程序：

（1）对于肝内直径 > 2cm 的结节，增强 MRI、增强 CT、超声造影及钆塞酸二钠增强 MRI 等 4 种动态影像检查中，只要一项检查有动脉期病灶明显强化、门静脉期或延迟期强化下降的"快进快出"典型肝癌特征，即可临床诊断为肝癌；如均无 4 项影像学典型表现，需要进行肝活检病理学诊断。

（2）对于肝内直径 ≤ 2cm 的结节，若上述 4 种影像学检查中至少有 2 种显示肝癌典型特征，则可做出肝癌的临床诊断；若上述 4 种影像学检查中无或只有 1 种检查有典型的肝癌特征，可进行肝穿刺活检或密切进行影像学随访（每 2 ～ 3 个月一次）。

（3）如 AFP 升高，特别是持续增高，应该进行上述影像学检查，如未发现肝内结节，在排除妊娠、活动性肝病、生殖胚胎源性肿瘤及上消化道癌的前提下，应该密切监测 AFP 水平及行影像学检查（每 2 ～ 3 个月进行一次）。如随访中发现肝内结节，则按上述程序进行诊断（图 65-1）。

根据 2018 年美国肝病学会（AASLD）指南，有肝硬化背景的患者，肝脏内新发生的结节直径 > 1.0cm，CT 或 MRI 检查具有肝癌特征性改变（即动脉期快速增强，静脉期造影剂消退）的患者即可诊断为肝细胞癌；对于直径 < 1.0cm 的结节，指南建议每 3 个月进行一次随访，如果结节增大超过 1.0cm，则可用上述影像学方法确定肝癌的诊断。本版指南中改变了既往对于"高危人群中的原因未明肝占位必须即刻进行活检病理学检查"的观点，建议对于直径 < 2cm 诊断未明确（不符合非侵入性影像诊断标准）或直径 < 1.0cm 的结节，在不影响治疗选择的前提下，可考虑以影像学随访代替常规活检病理学检查[9]。

因此，具有典型 HCC 影像学特征的占位性病变、符合 HCC 临床诊断标准者，通常不需要为确诊而进行肝穿刺活检。对于可手术切除的患者不主张进行肝穿刺活检，宜取手术切除后的组织进行病理诊断。

但是对于缺乏典型 HCC 影像学特征的占位性病变，肝穿刺活检可获得病理诊断。以下情况应考虑行活组织病理学检查：① 增强 CT/MRI 高度怀疑为恶性结节但不符合 HCC 影像学标准；② 虽然结节符合 HCC 影像学标准，但患者非 HCC 高危人群（如无肝硬化、无慢性乙型肝炎、无 HCC 其他证据者），或有心源性肝硬化、先天性肝纤维化、布 – 加综合征、遗传性出血性毛细血管扩张症、结节性再生性增生等疾病；③ CEA 或 CA19-9 升高，怀疑肝内胆管细胞癌或继发性肝癌可能；④临床需要进行组织学分级或分子标志物表达特征鉴定时；⑤初次活检结果与临床影像学、生物标志物或其他证据不符时应考虑重复活检。

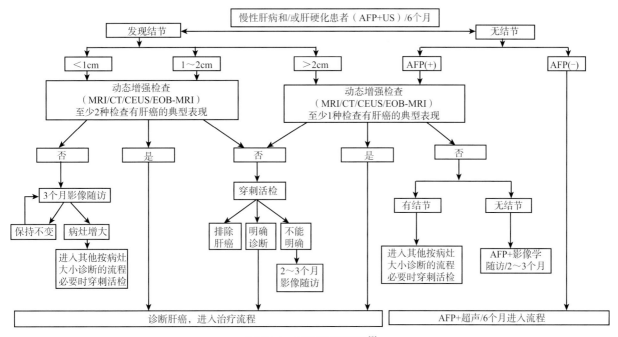

图 65-1　肝癌诊断流程[8]

值得注意的是，肝穿刺的病理诊断存在一定的假阴性率，因此阴性结果也不能完全排除肝癌的可能。

（三）鉴别诊断

HCC 需与下列疾病相鉴别。

（1）转移性肝癌：转移性肝癌大多为多发性结节，影像学上多无肝硬化的表现。血清 AFP 多呈阴性，但其他血清标志物如癌胚抗原、CA19-9 可阳性。胸腹部 CT、胃镜、肠镜等检查可能发现原发肿瘤；必要时可行 PET-CT 检查以发现原发癌灶。肝穿刺活检有助于鉴别原发性肝癌和转移性肝癌。

（2）肝脏其他恶性肿瘤或相邻器官的恶性肿瘤：主要包括肝内胆管细胞癌、肝外胆管细胞癌；邻近肝脏的肿瘤如胆囊癌、结肠肝曲癌、胃癌、肾上腺肿瘤等。鉴别主要依赖影像学，如超声造影、增强 CT 或 MRI 检查，以及胃肠内镜检查等。

（3）肝脏良性占位：如肝海绵状血管瘤、肝细胞腺瘤、炎性假瘤、局灶性结节性增生等良性病变，鉴别主要依赖影像学，如超声造影、增强 CT 或 MRI 检查，有时需要穿刺活检方能确诊。

（4）肝脓肿：临床表现为发热、肝区疼痛和压痛明显，白细胞总数及中性粒细胞增高，超声检查常可发现脓肿的液性暗区，四周多有较厚的炎症反应区，增强 CT 可见到肿块周边的炎症反应带。在超声引导下诊断性肝穿刺或抗菌药物试验性治疗有助于确诊。

（5）慢性肝炎、肝硬化：一是慢性肝炎活动引起的 AFP 升高，多伴有血清转氨酶升高，一般随着肝脏炎症的消退，转氨酶下降，AFP 也可逐渐下降，甚至恢复正常；而 HCC 引起的 AFP 升高，血清 AFP 会逐步升高，不随肝功能的恢复而下降。二是肝硬化结节。在超声检查时可表现为肝内低回声结节或高回声结节，CT 表现为低密度占位，有时和小肝癌难以鉴别。但通过增强 CT、MRI 或超声造影，根据结节的血供特征大多可鉴别。

八、分　　期

国内外有多个 HCC 分期系统，文献报道较多的包括 Okuda 分期、肿瘤 – 区域淋巴结 – 转移（TNM）分期（2006 年第 6 版）、日本综合分期系统（JISS）、意大利肝癌评分系统（CLIP）、巴塞罗那临床分期（BCLC）、香港中文大学预后指数（CUPI）和中国分期（CS）等。

BCLC 是目前在欧美临床应用最广泛的 HCC 分期系统。该分期系统依据肿瘤负荷（肿瘤大小和数量、血管侵犯、淋巴结转移、远处转移）、肝功能评估（Child- Pugh 分级）和体能状态（ECOG-PS 评分）及影响治疗效果的指标（胆红素、门静脉高压），并将肿瘤分期与治疗策略相结合，将 HCC 分为五期：极早期（BCLC 0 期）、早期（BCLC A 期）、中期（BCLC B 期）、晚期（BCLC C 期）和终末期（BCLC D 期）（图 65-2）。

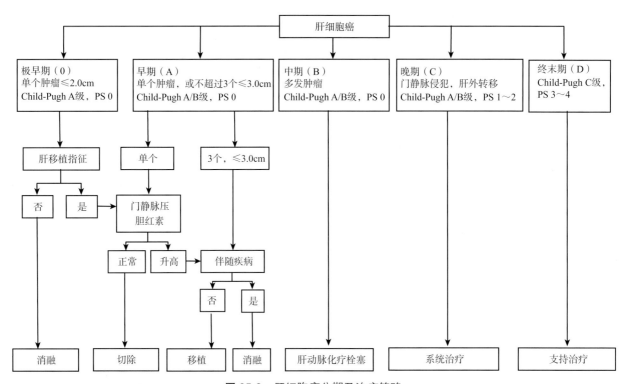

图 65-2　肝细胞癌分期及治疗策略

我国 2019 年版原发性肝癌诊治规范将 HCC 分为Ⅰa 期、Ⅰb 期、Ⅱa 期、Ⅱb 期、Ⅲa 期、Ⅲb 期、Ⅳ期。Ⅰa 期和Ⅰb 期相当于早期肝癌、Ⅱa 期和Ⅱb 期相当于中期肝癌、Ⅲa 期和Ⅲb 期相当于晚期肝癌、Ⅳ期相当于终末期肝癌（图 65-3）。

九、治　　疗

早期发现和早期治疗是改善肝癌预后的最主要因素，而规范化的治疗是获得最佳治疗效果的保证。对于肝癌的规范化治疗，国际上有 BCLC 指南（同 AASLD 指南）、日本的 J-HCC 指南、亚洲肝癌诊治共识等。2011 年在卫生部指导下，我国也制定了肝癌诊治规范，并且于 2017 年和 2019 年进行了更新，对不同分期肝癌提出了规范性的治疗方案。

其总体治疗原则是，根据患者肿瘤情况（部位、大小、数目）、肝脏功能储备及体能状态，针对不同分期，根据当地的医疗资源和患方的意愿，选择一种最适于患者的治疗方案。早期 HCC 一般采用根治性方法，如手术切除、局部消融等；中晚期 HCC 多采用肝动脉栓塞化疗（TACE）、放疗、系统性化疗、分子靶向治疗、免疫治疗等，对于终末期 HCC，则以支持和对症治疗为主。

（一）外科治疗

1. 肝切除术　对于早期 HCC，首选手术切除。对于直径≤3cm 的肝癌，从疗效和成本 – 效益考虑，也可选择消融治疗。但一些大样本的数据显示外科切除的远期疗效更好、术后复发率较低。虽然中期肝癌（BCLC B 期，或Ⅱ b 期）多采用 TACE 的方法，但对于术前评估可能获得根治性切除者，也可选择手术切除，其效果优于 TACE。对于肝癌合并门静脉癌栓的患者（Ⅲ a），西方的指南如 BCLC 指南或 AASLD 指南，主张给予姑息性系统治疗。但我国

指南主张，对肿瘤局限于半肝且预期术中癌栓可完整切除或取出者，也可考虑手术切除肿瘤并经门静脉取栓，术后再结合 TACE、门静脉化疗或其他全身治疗措施；对于伴有肝门部淋巴结转移者，切除肿瘤的同时应进行淋巴结清扫或术后外放射治疗。

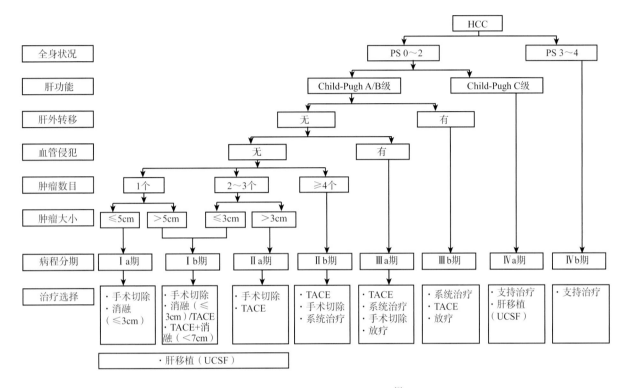

图 65-3　HCC 分期及治疗策略 [8]

应在术前对患者全身情况及肝功能储备进行全面评价。常采用美国东部肿瘤协作组提出的功能状态评分（ECOG 评分）评估患者的全身情况；采用 Child-Pugh 评分、吲哚菁绿（ICG）清除试验或瞬时弹性成像测定肝脏硬度评价肝功能储备情况。如预期保留肝组织体积较小，则采用 CT 和 / 或 MRI 测定剩余肝的体积，并计算剩余肝体积占标准化肝体积的百分比。一般认为 Child-Pugh A 级、$ICG_{15} < 20\% \sim 30\%$ 是实施手术切除的必要条件；剩余肝体积应占标准肝体积的 40% 以上（肝硬化患者），或 30% 以上（无肝硬化患者）也是实施手术切除的必要条件 [8]。

肝癌术后复发率高，5 年累计复发率超过 50%。肝癌切除术后应密切随访，包括影像学检查和肿瘤标志物检查。对于根治性手术，术后是否给予辅助性化疗或 TACE 存在争议，有限的高级别的循证医学证据显示不能降低肝癌术后复发率。但临床实践提示，对于高复发风险的患者，术后给予

适当的 TACE 似有助于及早治疗肝内微小的残癌，从而使患者生存获益。有研究显示，分子靶向治疗如索拉非尼不能降低根治性手术切除或消融术后 HCC 复发率 [10]。另有报道提示，术后给予细胞因子诱导的杀伤细胞可降低根治性手术后的复发率 [11]。

2. 肝移植　肝移植是 HCC 根治性治疗手段之一，除了可完全切除癌变组织，还可治疗所合并的肝硬化，特别适用于有失代偿肝硬化背景、不适合切除的小肝癌患者。但是，由于 HCC 容易发生肝内和远处转移，再加上移植术后免疫抑制剂的应用，如果适应证选择不严格，术后复发率会较高。为提高 HCC 肝移植术后的长期效果和合理分配供肝资源，应严格掌握适应证。

对于 HCC 的肝移植适应证，国际上主要采用米兰（Milan）标准（单个肿瘤、直径不超过 5cm，或不超过 3 个肿瘤、直径不超过 3cm）。符合米兰标准的患者，术后 5 年生存率达到 72%。也有一些肝移植中心采用美国加州大学旧金山分校（UCSF）

标准（单个肿瘤直径≤ 6.5cm，或多发肿瘤数目≤ 3 个且每个肿瘤直径均≤ 4.5cm、所有肿瘤直径总和≤ 8cm），其远期疗效和复发率也类似于符合米兰标准。对于超出上述标准的患者，如果经过局部消融或放射介入等治疗将 HCC 降期后又符合上述标准者，也可进行肝移植。

我国学者也根据国情和临床经验，提出了 HCC 肝移植的复旦标准、杭州标准等。其中杭州标准推荐符合其 A 类标准（肿瘤直径≤ 8cm，或肿瘤直径＞ 8cm 但 AFP ≤ 100ng/ml）的患者优先接受肝移植[12]。

（二）局部消融

局部消融治疗早期 HCC 可获得类似于手术切除的远期疗效。消融的方式主要包括热消融为主的射频消融和微波消融、激光消融，电化学消融如不可逆电穿孔，以及经皮无水乙醇注射等，可根据病灶的位置、大小等特征选择适合的消融方式。微波消融效率比射频消融高，但可控性不如射频消融；激光消融和瘤内无水乙醇注射比较适合不宜行射频或微波消融的高风险部位，如肝门区、邻近胃肠脏面的肿瘤。

消融的引导方法主要包括超声引导和 CT 引导，其中超声引导方便、可实时监测，是最常用的引导方式，而 CT 则对于超声显示不佳部位的病灶具有优势。对于靠近肝脏包膜，甚至突出肝脏表面的病灶，经皮消融风险大，容易出现肿瘤破裂、出血或种植，而采用经腹腔镜或开腹直视下消融较为安全。

局部消融主要适用于肿瘤直径≤ 5cm 的单发肿瘤或直径≤ 3cm 的 3 个以内多发结节，无血管、胆管侵犯或远处转移且 Child-Pugh A/B 级者，以及 BCLC A 期，或我国分期Ⅰ期、Ⅱ a 期的患者。直径≤ 3cm 的肿瘤是局部消融的最佳适应证。多项随机对照研究比较了局部消融和手术切除的远期生存率和复发率，其结果因病例选择差异及各个中心消融的经验不同而不同。不过，日本的大样本回顾性研究显示，手术切除、射频消融及瘤内无水乙醇注射的 3 年生存率分别为 85.3%、81.0% 和 78.9%，5 年生存率分别为 71.1%、61.1% 和 56.3%；3 年复发率分别为 43.3%、57.2% 和 64.3%，5 年复发率分别为 63.8%、71.7% 和 76.9%；提示手术切除效果优于射频消融和瘤内无水乙醇注射[13]。

（三）肝动脉栓塞化疗或肝动脉栓塞放疗（TARE）

AASLD 指南认为肝动脉栓塞化疗（TACE）是无血管侵犯和肝外转移的多发肿瘤（BCLC B 期）的有效治疗。随机对照研究和荟萃分析显示，TACE 与支持治疗对于肝功能代偿期的患者能够显著延长生存期。根据不同系列的报道，TACE 治疗 BCLC 中期的肝癌 3 年生存率为 26.0% ~ 66.0%。生存期的差异主要在于病例选择的不同，肝功能状态（Child-Pugh 分级）、肿瘤负荷等是影响疗效的主要因素。传统的方法是在局部应用化疗药物的基础上，给予碘化油或明胶海绵进行肝动脉栓塞。近年来，有将载药缓释微球应用于 HCC 的栓塞化疗，其远期疗效与传统的 TACE 类似，但术后肝功能损害等副作用小于传统的 TACE。近年来也有用放射性铱 -90 微球进行肝动脉栓塞放疗（TARE）的报道。

对于 BCLC 分期为 C 期的 HCC，国外指南推荐应用索拉非尼等系统治疗，而国内仍普遍应用 TACE，但确切疗效需要更多高级别证据支持。TACE 最主要的并发症是肝衰竭，故应强调术中超选择肿瘤血管，以利于肿瘤控制和肝功能保护。其他严重并发症包括上消化道出血、溶瘤综合征、异位栓塞、胆汁瘤继发胆道感染、血管损伤、假性动脉瘤形成等。

（四）外放射治疗

由于 HCC 对放射治疗敏感程度与肝硬化组织类似，因而传统放射治疗一般不用于早期 HCC 的治疗，而主要用于肝癌转移病灶的姑息性治疗，以缓解症状，如骨转移引起的疼痛。但近年来随着放射技术的提高，适形放射治疗或立体定向放射治疗使放射野更准确、剂量更集中，因而也尝试应用于小肝癌的治疗。

有研究放射治疗可作为早期肝癌的替代治疗，但尚有争议。一般认为，对于不适合消融治疗或手术切除的肝门区肝癌，可采用放射治疗以缓解症状[10, 14, 15]。另有系统综述及荟萃分析显示，立体定向放射治疗联合 TACE 治疗合并门静脉癌栓 HCC 患者的生存获益及客观缓解率方面均优于单纯的 TACE[16]。

放射治疗的副作用包括胃肠道反应、严重肝功能损害、骨髓抑制、放射性胃肠炎和肺炎，严重的放射后期损伤为放射诱导肝病（RILD）。因此，严重肝功能失代偿（Child-PughC 级）或全身情况差（KPS 评分 < 50 分）的患者不宜接受放射治疗。

（五）系统治疗

1. 系统化疗　早期的临床研究显示系统化疗用于 HCC 几乎无临床获益，即便有一定的客观缓解率，但无生存获益。主要原因是肝癌对化疗不敏感，且大多伴有肝硬化，难以耐受多个周期的化疗。近年来以新的化疗药物如奥沙利铂为主的化疗方案显示具有一定的生存获益。一项亚太多中心试验比较了以奥沙利铂为基础的 FOLFOX4 方案和多柔比星治疗晚期肝癌的随机对照研究，中位生存期分别为 6.40 个月和 4.97 个月，虽然试验结束时统计结果未显示出差异，但继续的随访数据显示出统计学差异[17]。我国 2020 年肝癌诊疗规范也推荐 FOLFOX4 方案用于晚期肝癌的治疗。

2. 分子靶向治疗　针对 HCC 的分子靶向药物主要是酪氨酸激酶抑制剂（tyrosine kinase inhibitor，TKI），通过抑制与肝癌细胞增殖或血管生成相关的基因或信号通路，导致肿瘤缩小、延长生存期。主要包括索拉非尼、仑伐替尼、瑞戈非尼及多纳非尼片等。基于西方的 SHARP 研究及亚太的 ORIENT 研究证实索拉非尼能够显著延长晚期肝癌患者的生存期，批准为晚期肝癌的一线治疗。另一分子靶向药物仑伐替尼的Ⅲ期临床试验数据显示生存获益不劣于索拉非尼，也已获批用于治疗 HCC。瑞戈非尼作用靶点类似于索拉非尼，目前已经批准用于索拉非尼治疗肝癌失败的二线治疗[18]。

肝癌分子靶向治疗可延长生存期，但客观缓解率低，而且目前尚缺乏预测疗效的分子靶标，因而不能确定治疗的优势人群。今后，利用高通量分析技术对 HCC 发生发展过程中的关键信号网络进行整合分析、深度挖掘、临床验证，建立合适的分子亚型系统，从而确定各种分子靶向治疗的适宜人群，有望实现分子靶向治疗个体化，提高疗效。

3. 抗血管药物　包括针对 VEGF 的贝伐珠单抗和针对 VEGF-2 受体的雷莫芦单抗。前者可直接结合循环中血管内皮生长因子并阻止其作用于受体，后者是一种靶向抑制 VEGF-2 受体的 IgG-1 重组单克隆抗，二者均可阻断肿瘤血管的新生而抑制肿瘤生长。

4. 免疫治疗　肝癌的免疫逃逸机制复杂，包括：肿瘤细胞产生的具有免疫抑制作用的细胞因子增多，如 IL-6、IL-10、血管内皮细胞生长因子（VEGF）；树突状细胞数目及功能障碍；Treg 细胞、髓源性抑制细胞（MDSC）及肿瘤相关的中性粒细胞募集增多；以及免疫检查点分子表达增多等[19, 20]。

目前研究较多的免疫检查点抑制剂（immune checkpoint inhibitor，ICI）主要包括针对程序性死亡受体 1（PD-1）的纳武利尤单抗、帕博利珠单抗和卡瑞利珠单抗等，针对其配体 PD-L1 的阿替利珠单抗、德瓦鲁单抗；以及针对细胞毒性 T 淋巴细胞相关蛋白 4（cytotoxic T-lymphocyte-associated protein 4，CTLA-4）的伊匹单抗和替西木单抗等。

从目前的临床试验数据来看，以 PD-1 抗体为代表的免疫治疗，客观缓解率和缓解持续时间优于以往的系统治疗。2017 年 9 月纳武利尤单抗已被美国 FDA 批准，并推荐作为 HCC 的二线治疗，2017 年 5 月帕博利珠单抗也被 FDA 批准用于所有高表达微卫星不稳定性或缺失错配修复的实体瘤治疗。采用不同的免疫检查点抑制剂进行联合治疗，有望提高疗效[21]。目前已有联合免疫治疗试验研究，包括 PD-1/L1 抗体联合贝伐单抗或联合 CTLA-4 抗体，已经获得阳性结果，部分联合方案已经获批用于 HCC 的一线治疗。免疫检查点抑制剂的特点是疗效出现在用药后 3 个月左右，且与肿瘤的负荷关系较大，因此与其他的抗肿瘤治疗联合应用可能有协同作用。

中国临床肿瘤学会（CSCO）《原发性肝癌诊疗指南（2020）》推荐：对于肝功能较好（Child-Pugh 评分 ≤ 7 分）的晚期 HCC 患者，一线系统治疗方案包括索拉非尼、仑伐替尼、多纳非尼、阿替利珠单抗联合贝伐珠单抗，以及以奥沙利铂为主的系统化疗；二线系统治疗方案包括瑞戈非尼、PD-1 单抗（纳武利尤单抗、帕博利珠单抗和卡瑞利珠单抗等）和阿帕替尼[22]。

免疫治疗的主要不良反应包括皮肤反应、肝损伤、腹泻、结肠炎等消化道不良反应[23]。免疫治疗主要面临的问题是如何发现预测性生物标志物以提高治疗应答率，并探索更有效的组合或序贯治疗方案[22]。

5. 针对基础肝脏疾病的治疗　肝癌多发生在慢性乙肝或丙肝的基础上，有大量研究显示与

HCC 的发生、复发及预后相关。因此，针对乙肝或丙肝的抗病毒治疗对改善肝癌患者的预后有重要意义。肝癌在手术切除或其他抗肿瘤治疗过程中有可能激活 HBV，从而引起肝功能恶化，促进肝癌进展[24]。肝癌切除术后或消融术后给予核苷类抗病毒药物可降低术后复发率[25, 26]。肝癌患者检测到 HBV DNA 阳性，需要给予核苷类药物抗病毒治疗；对于 HBV DNA 阴性的患者，建议在接受TACE、放射治疗或全身化疗者前，口服核苷类似物抗病毒治疗。大规模队列研究显示，DAA 治疗并不会促进 HCC 的发生及根治术后的复发，但能否预防丙肝相关 HCC 根治术后的复发尚需更多的证据[27]。

总之，由于 HCC 绝大多数发生在慢性肝病甚至肝硬化的基础上，其治疗不仅要考虑肿瘤负荷，而且要考虑肝脏储备功能及全身功能状态。因此，目前提倡采取多学科团队（MDT）模式诊疗HCC。在该模式下，肝脏外科、肝脏内科、肿瘤内科、介入科、放疗科、影像科及病理科等多学科联合，以临床研究证据为基础，根据患者的具体病情和自身意愿，以及当地的医疗资源和技术特长，权衡利弊，在规范化基础上为患者提供适宜的个体化治疗，从而实现患者利益的最大化、医疗和社会资源利用的合理化。

（任正刚　谢晓莺）

参 考 文 献

[1] Sung H，Ferlay J，Siegel RL，et al. Global Cancer Statistics 2020：GLOBOCAN estimates of incidence and mortality worldwide for 36 cancers in 185 countries. CA Cancer J Clin 2021；71：209-49.

[2] El-Serag HB. Epidemiology of viral hepatitis and hepatocellular carcinoma. Gastroenterology 2012；142：1264-73.

[3] 中华预防医学会肿瘤预防与控制专业委员会感染相关肿瘤防控学组，中华预防医学会慢病预防与控制分会，中华预防医学会健康传播分会 . 中国肝癌一级预防专家共识（2018）. 中华预防医学杂志 2019；53：36-44.

[4] Mazzaferro V，Llovet JM，Miceli R，et al. Predicting survival after liver transplantation in patients with hepatocellular carcinoma beyond the Milan criteria：a retrospective，exploratory analysis. Lancet Oncol 2009；10：35-43.

[5] Yao M，Zhao J，Lu F. Alpha-fetoprotein still is a valuable diagnostic and prognosis predicting biomarker in hepatitis B virus infection-related hepatocellular carcinoma. Oncotarget 2016；7：3702-8.

[6] Heimbach JK，Kulik LM，Finn RS，et al. AASLD guidelines for the treatment of hepatocellular carcinoma. Hepatology 2018；67：358-80.

[7] 陈建国，陈陶阳，朱源荣，等 . 启东肝癌防控策略的研究及现场干预的效果 . 肿瘤 2014；34：1052-7.

[8] 中华人民共和国国家卫生健康委员会医政医管局 . 原发性肝癌诊疗规范（2019 年版）. 中华肝脏病杂志 2020；28：112-28.

[9] Heimbach JK，Kulik LM，Finn RS，et al. AASLD guidelines for the treatment of hepatocellular carcinoma. Hepatology 2018；67：358-80.

[10] Bruix J，Takayama T，Mazzaferro V，et al. Adjuvant sorafenib for hepatocellular carcinoma after resection or ablation（STORM）：a phase 3，randomised，double-blind，placebo-controlled trial. Lancet Oncol 2015；16：1344-54.

[11] Lee JH，Lee JH，Lim YS，et al. Adjuvant immunotherapy with autologous cytokine-induced killer cells for hepatocellular carcinoma. Gastroenterology 2015；148：1383-91.

[12] 中国医师协会器官移植医师分会，中华医学会器官移植学分会 . 中国肝癌肝移植临床实践指南（2018 版）. 临床肝胆病杂志 2019；35：275-80.

[13] Hasegawa K，Kokudo N，Makuuchi M，et al. Comparison of resection and ablation for hepatocellular carcinoma：a cohort study based on a Japanese nationwide survey. J Hepatol 2013；58：724-9.

[14] Wahl DR，Stenmark MH，Tao Y，et al. Outcomes after stereotactic body radiotherapy or radiofrequency ablation for hepatocellular carcinoma. J ClinOncol 2016；34：452-9.

[15] Rajyaguru DJ，Borgert AJ，Smith AL，et al. Radiofrequency ablation versus stereotactic body radiotherapy for localized hepatocellular carcinoma in nonsurgically managed patients：analysis of the national cancer database. J ClinOncol 2018；36：600-8.

[16] Huo YR and Eslick GD. Transcatheter arterial chemoembolization plus radiotherapy compared with chemoembolization alone for hepatocellular carcinoma：a systematic review and meta-analysis. JAMA Oncol 2015；1：756-65.

[17] Qin S，Bai Y，Lim HY，et al. Randomized，multicenter，open-label study of oxaliplatin plus fluorouracil/leucovorin versus doxorubicin as palliative chemotherapy

in patients with advanced hepatocellular carcinoma from Asia. J Clin Oncol 2013；31：3501-8.

[18] Bruix J，Qin S，Merle P，et al. Regorafenib for patients with hepatocellular carcinoma who progressed on sorafenib treatment（RESORCE）：a randomised，double-blind，placebo-controlled，phase 3 trial. Lancet 2017；389：56-66.

[19] Kim HY，Park JW. Current immunotherapeutic strategies in hepatocellular carcinoma：recent advances and future directions. Therap Adv Gastroenterol 2017；10：805-14.

[20] Greten TF，Wang XW，Korangy F，et al. Current concepts of immune based treatments for patients with HCC：from basic science to novel treatment approaches. Gut 2015；64：842-8.

[21] Sangro B，Sarobe P，Hervás-Stubbs S，et al. Advances in immunotherapy for hepatocellular carcinoma. Nat Rev Gastroenterol Hepatol 2021；18：525-43.

[22] 中国临床肿瘤学会指南工作委员会 . 原发性肝癌诊疗指南 2020. 北京：人民卫生出版社；2020.

[23] 李中晨，任正刚 . 免疫检查点抑制剂治疗肝细胞癌相关不良反应及管理 . 中华肝脏病杂志 2021；29：600-3.

[24] Lao XM，Luo G，Ye LT，et al. Effects of antiviral therapy on hepatitis B virus reactivation and liver function after resection or chemoembolization for hepatocellular carcinoma. Liver Int 2013；33：595-604.

[25] Lee TY，Lin JT，Zeng YS，et al. Association between nucleos（t）ide analog and tumor recurrence in hepatitis B virus-related hepatocellular carcinoma after radiofrequency ablation. Hepatology 2016；63：1517-27.

[26] Wong GL，Tse YK，Chan HL，et al. Oral nucleos（t）ide analogues reduce recurrence and death in chronic hepatitis B-related hepatocellular carcinoma. Aliment Pharmacol Ther 2016；43：802-13.

[27] 肝细胞癌抗病毒治疗专家组 . HBV/HCV 相关性肝细胞癌抗病毒治疗专家共识 . 中华肝脏病杂志 2014；22：321-6.

第66章　肝内胆管细胞癌

肝内胆管细胞癌（intrahepatic cholangiocarcinoma，ICC）起源于肝内胆管及其分支至小叶间细胆管树的任何部位的衬覆上皮，发病率占原发性肝脏恶性肿瘤的10%～20%[1]。虽然ICC发病率低于肝细胞癌（HCC），但其预后更差，治疗手段也很有限。2010年美国癌症联合委员会（the American Joint Committee on Cancer，AJCC）发布的第七版TNM分期系统，正式将ICC从肝癌中分出来单独分期。虽然部分指南和共识将ICC和肝外胆管癌（extrahepatic cholangiocarcinoma，ECC）一起归为胆管癌进行诊断和治疗，但ICC无论是在流行病学还是临床表现上都与包括肝门部胆管癌（hilar cholangiocarcinoma，h-CCA）和远端胆管癌（distal cholangiocarcinoma，d-CCA）在内的ECC有较大的差异。肝硬化是导致HCC和ICC的共同危险因素，有研究认为ICC和HCC可能共同起源于肝脏前体细胞（hepatic progenitor cell，HPC），不同微环境导致不同细胞表型分化，肝细胞癌-肝内胆管细胞癌这一特殊类型的混合性肝癌的存在，也是支持这种推断的有力证据。

一、流行病学

ICC发病率有明显的地区差异，东南亚发病率最高，年发病率为（0.1～71.3）/10万。ICC在欧洲的年发病率为（0.4～1.8）/10万，美国为（0.6～1.0）/10万。其发病高峰是55～75岁，不到10%的病例发生在45岁之前。与HCC男性高发不同，男女比例为1：（1.2～1.5）。在美国，西班牙裔发病率最高，非洲裔发病率最低，提示种族基因、生活习惯或社会经济差异也是影响ICC发病率的重要因素[2]。

二、病因学

ICC的确切病因仍不明确，目前所知的发病危险因素包括：

1. **化学致癌物**　如氯化丙烯、二氯甲烷和亚硝胺等暴露。

2. **寄生虫感染**　肝吸虫（如华支睾吸虫等）感染可导致胆管慢性炎症，8%～10%的慢性感染人群可发展为ICC，多见于东南亚地区如泰国等。

3. **胆道疾病**　①原发性硬化性胆管炎（PSC）导致的非特异性胆管炎症可促进肝脏前体细胞增殖，进而促进ICC的发生。PSC被诊断2年内，可有5%～10%的患者发生ICC，随着病程的延长，发病率更高。②胆石症可伴随胆道炎症反复发生，从而增加癌变概率。肝内胆管结石患者ICC的发病率为7%，西方国家ICC发生风险比高达4.0，亚洲研究发现ICC标本中合并肝内胆管结石高达70%。③先天性胆道疾病如先天性肝内胆管囊状扩张症（卡罗利病）和纤维囊性肝有15%可发展成ICC。这些疾病导致的胆管扩张、非特异性胆管炎和慢性胆道炎症，可能是导致ICC发生的机制。

4. **肝硬化**　是ICC发生的极高危险因素，风险比高达27.2。前述致病因素有很多最终可导致肝纤维化和肝硬化。值得注意的是，肝硬化是HCC和ICC的共同致病因子，部分HCC标本表达ICC蛋白标志物（双表型肝癌）及特殊类型HCC-ICC混合性肝癌的存在均提示两者可能有共同的发病机制。

5. **病毒性肝炎**　近期研究发现肝炎病毒（HBV/HCV）与ICC的发生密切相关。HCV相关肝硬化患者中有2.3%发生ICC。有研究发现在亚洲ICC患者，HCV和HBV的感染率分别为13.8%和23.1%，在欧洲ICC患者，HCV和HBV的感染率分别为12.5%和11.5%，均显著高于该地区正常人群。美国的两项研究也发现在HCV感染人群中ICC发病率增加，但在HBV感染人群中未发现明显的ICC发病率变化。

6. **代谢因素**　代谢综合征是指包括肥胖、脂代谢异常、高血压或糖耐量异常在内的一系列代谢紊乱综合征，有代谢综合征者多伴有NAFLD（包括 NASH），可进一步导致肝纤维化和肝硬化。代谢综合征和 ICC 发生密切相关，其发病风险比为1.56。其中，NASH 是 ICC 发生、发展的独立危险因素，尤其是已经合并肝纤维化的患者。这解释了ICC 发病率在西方国家呈明显升高的趋势。

7. 其他危险因素　吸烟和酒精性肝病也是 ICC的危险因素，其发病的风险比分别为 1.8 和 2.81。

三、临床表现

早期患者症状隐匿，即使肿瘤已达 5 ～ 7cm，仍可有约 1/3 的患者无任何临床症状。患者常在体检或发现肝功能异常时，通过影像学检查偶然发现肝脏肿块。较晚期患者可出现消瘦、乏力、腹部不适、恶心、呕吐、上腹部肿块、发热等非特异性症状；与肝外胆管癌不同，仅 10% ～ 15% 的患者出现梗阻性黄疸，多因胆道侵犯、胆道癌栓、肿瘤或转移淋巴结肿大压迫胆管引起；此时可伴有尿色加深、陶土样大便、皮肤瘙痒等症状。如果发热伴有畏寒、寒战及右上腹痛，则提示合并胆道感染。有锁骨上淋巴结转移者，可于体表触及。

四、实验室检查

ICC 缺乏特异性的血清肿瘤标志物，因而血清标志物不能作为确诊或除外 ICC 的唯一标准。常用的血清标志物是糖类抗原 19-9（CA19-9），约85% 的 ICC 患者 CA19-9 升高，其诊断敏感性为40% ～ 70%，特异性为 5% ～ 80%[2]。其他如胰腺癌、胃肠道肿瘤、妇科肿瘤及良性胆道疾病也会导致 CA19-9 升高，因此用于诊断 ICC 时需要排除其他原因；但 CA19-9 对于 ICC 的预后判断及疗效评估具有一定的意义。而癌胚抗原（carcinoembryonic antigen，CEA）在 ICC 中的阳性率较低；甲胎蛋白（AFP）是 HCC 的常用血清标志物，但在 ICC 时阳性率不高。血清 DKK1（Dickkopf-related protein 1）在 ICC 中显著升高，有报道其敏感性和特异性分别达到 75.7% 和 100%，但需要更多研究验证其诊断价值[7]。

五、影像学表现

影像学检查是诊断 ICC 的重要手段。其主要表现为肝内肿块、胆管狭窄或扩张、淋巴结侵犯及远处转移征象。然而，在影像学上，ICC 与其他肝脏恶性肿瘤，特别是转移性肝癌的鉴别诊断较为困难[3,4]。

超声显像：典型 ICC 多表现为形态不规则、边界不清的低回声不均质肿块，病灶内多能测及高阻动脉血流，外周可能伴有胆道扩张，彩色多普勒超声下多显示为乏血供型。ICC 的超声表现具有多样性，超声造影有助于诊断，但较难与 HCC 鉴别。超声检查的优势在于能够显示肿瘤、胆管内及胆管周围病变，根据肝内外胆管扩张情况初步确定胆管梗阻部位，评价门静脉受侵程度，并引导 PTCD 或肿瘤消融治疗，但其诊断准确率较低。

高分辨率螺旋 CT：平扫一般表现为无包膜的低密度肝内肿块，其边缘不清、密度不均，局部可见被膜皱缩。动脉增强期有轻度不均匀的薄环形边缘增强。门静脉期呈渐进性厚环状或不完整的厚环状增强，但仍呈相对低密度表现，该期肿瘤边界较动脉期显示得更为清楚，有利于病变范围的观察。延迟期肿块呈轻度增强或完全增强，此期病变检出敏感性最高。CT 还能显示肿块周围扩张的胆管和肿大的淋巴结。

磁共振成像（MRI）：是诊断 ICC 的最佳影像学方法。与正常肝脏组织相比，T_1 加权像肿瘤组织表现为低信号病灶；T_2 加权像肿瘤组织表现为外周高信号、中央低信号的异质性团块。动态增强扫描时病灶增强程度因局部的血供、坏死、纤维化程度的不同而异。由于 ICC 常为少血供、富含纤维组织的肿瘤，故其最常见的特征为早期增强不明显或部分边缘轻度增强，延迟期向心性增强。病灶周围可存在肝内胆管轻度扩张，局部肝被膜可有回缩。MRI 能显示肝脏和胆管的解剖与肿瘤范围、肝内播散灶，结合磁共振胰胆管造影（MRCP）能完整且直观地显示肝内外胆管树图像。对于浸润型及管内型肝门部胆管细胞癌，MRCP 可直观显示胆管狭窄及管内的充盈缺损，较断层图像清晰明了，有助于对肿瘤定位、定性、分型及合并结石的显示与手术计划的制订。MRCP 还能显示肿瘤与胆管的关系及胆管受累范围，显示肿瘤的来源，对判断胆道梗阻具有较高的敏感性（80% ～ 95%）。

正电子发射计算机断层扫描（PET-CT）：与CT 相比，PET-CT 对 ICC 和局部淋巴结转移的诊断有一定的优势。PET-CT 对于原发病灶的诊断敏感性和特异性可达 95% 和 83%，尤其对淋巴结转移显著优于 CT。PET-CT 对远处转移具有诊断优势，因此 PET-CT 对 ICC 的准确分期及治疗策略有重要指导价值[5, 6]。

六、病理学特征与分型

ICC 的大体形态分为肿块型、管周浸润型和管内生长型三种类型[3]。最为常见的为肿块型，占 60% ~ 80%；管周浸润型占 15% ~ 35%，可沿胆管系统和门静脉系统弥漫性浸润，从而导致胆管狭窄和周围胆管扩张；管内生长型占 8% ~ 29%，多表现为乳头状、息肉状或颗粒状生长，沿胆管蔓延。通常管内生长型预后相对较好。

肿瘤组织学类型最常表现为腺癌，伴有丰富的间质组织，甚至出现局部钙化，多数肿瘤可见多少不等的黏液。癌细胞常侵及汇管区、汇管区血管或神经，可循淋巴引流途径形成肝内转移或转移至局部淋巴结。其他组织学类型偶可见腺鳞癌、鳞癌、印戒细胞癌、神经内分泌癌及未分化癌等类型。细胆管细胞癌（cholangiolocellular carcinoma, CLC）较少见，是一类以规则性细小管腔样结构为特点的腺癌，可能来自肝内胆管树末端小分支赫令管内的肝脏前体细胞。

部分病例可从组织学形态与胃肠道或胰腺来源转移性腺癌相鉴别，但是大多数需要通过免疫组化与转移性腺癌鉴别，结果表现为转移性腺癌相关标志物（如肺 TTF1、结肠 CDX2、胰腺 DPC4）表达阴性；而胆管上皮标志物（如 AE1/AE3、CK7、CK19、CK20、黏蛋白，部分表达膜上皮抗原、CEA 等）表达阳性。如果要与混合性肝癌鉴别，需要进一步检测 HCC 和 HPC 表达标志物（如 Hep-Par-1、GPC3、HSP70、EpCAM 等）。但是由于取材有限，对于混合型肝癌，肝穿刺活检标本较难准确判断。

肝内 ICC 癌前病变的主要类型包括：①胆管上皮内瘤变（biliary intraepithelial neoplasia, BilIN），根据胆管上皮的异型程度分为 BilIN-1（低级别）、BilIN-2（中级别）和 BilIN-3（高级别或原位癌）；②胆管内乳头状肿瘤，限于胆管腔内生长的管状-乳头状肿瘤，可伴有不同级别的 BilIN；③胆管黏液性囊性肿瘤和胆管错构瘤等也可有不同程度的恶性风险，需结合 BilIN 程度考虑。

七、诊断与分期

ICC 诊断最终需要组织病理学证实。除了考虑手术治疗的患者，都需要组织活检明确病理学诊断，为系统化疗或放疗提供依据。应通过影像学和血清标志物初步做出 ICC 的诊断，然后通过肝穿刺活检病理学确诊 ICC。但肝穿刺活检存在一定的假阴性概率，因此活检病理"阴性"不能完全除外 ICC 诊断。

病理学诊断需要结合免疫组化染色相关分子标志物，以排除转移性腺癌和 HCC。当肝穿刺活检病理提示腺癌组织但无法判断来源，且影像学也不能确定 ICC 诊断时，应密切结合患者临床特征，进行胸腹盆腔 CT、胃肠镜、乳腺钼靶和妇科等检查，着重排除肝外原发肿瘤病灶如肺、胰腺、胃、泌尿系统或妇科肿瘤。CT 或 MRI 检查有助于判断有无血管侵犯或肝外转移，而 PET-CT 检查有助于术前的准确分期[3, 4]。

ICC 的分期在 2010 年之前主要参照 HCC 的 TNM 分期标准。AJCC/UICC 第七版首次对 ICC 进行单独 TNM 分期（表 66-1），肿瘤分期主要依据以下条件：①肿瘤直径 ≤ 2cm；②单结节或多结节；③有无血管或腹膜侵犯。根据此标准，有区域淋巴结转移（肝门部、十二指肠和胰周淋巴结）属 N1。除区域淋巴结之外的远处淋巴结转移或其他器官转移均属 M1。新的 TNM 分期较既往的分期系统能更好地预测肿瘤预后，并且弥补了其他分期可能遗漏的临床情况[8]。

八、鉴别诊断

1. HCC　是原发性肝癌最常见的肿瘤类型，发病率远高于 ICC，绝大多数病例有 HBV 或 HCV 感染证据（90% 左右）及肝硬化表现（80% 左右），可伴有 AFP 升高。CT 或 MRI 多表现为"快进快出"的特征，即动脉期明显强化，门静脉期消退，延迟期可见包膜强化，边界较清，病灶内钙化极少见。而 ICC 多无肝炎病史和肝硬化表现，AFP 多为阴性，病灶左叶多见，边界不清，动脉期以周边强化为主，部分病灶内出现不规则钙化。

表 66-1　肝内胆管细胞癌的 TNM 分期（第七版）[7]

原发肿瘤（T）

Tx	原发肿瘤无法评估
T0	无原发肿瘤
Tis	原位癌（胆管内癌）
T1	单个肿瘤，无血管侵犯
T2a	单个肿瘤，有血管侵犯
T2b	多发肿瘤，有或无血管侵犯
T3	肿瘤穿透脏层腹膜，或侵犯肝外组织结构
T4	肿瘤侵犯胆管周围组织

区域淋巴结（N）

Nx	区域淋巴结无法评估
N0	无区域淋巴结转移
N1	有区域淋巴结转移

远处转移（M）

M0	无远处转移
M1	有远处转移

分期	T	N	M
0	Tis	N0	M0
I	T1	N0	M0
II	T2	N0	M0
III	T3	N0	M0
IV A	T4	N0	M0
	任何 T	N1	M0
IV B	任何 T	任何 N	M1

2. 肝脏转移性恶性肿瘤　患者常有肝外原发肿瘤病史，特别是消化道肿瘤，常为多发病灶，CT 或 MRI 多表现为轮廓光整的肿块，中央常见坏死区域，增厚后周边强化表现出"牛眼征"或"靶环征"。消化道内镜等检查有助于鉴别诊断来自消化道的肿瘤。

3. 肝脓肿　临床上常有发热、畏寒等感染症状和体征，实验室检查可见白细胞及中性粒细胞明显升高，CT 可表现出脓肿壁强化，呈"簇征"或"靶环征"，界限清楚、密度不均，但有时两者鉴别需依赖 B 超或 CT 引导下穿刺诊断。有效抗感染治疗后病灶可缩小。

4. 肝血管瘤　肝脏常见良性肿瘤，生长缓慢、病程长，超声多表现为高回声，呈低回声者多有网状结构，密度均匀、形态规则、界限清楚，CT 或 MRI 早期强化病灶周边呈典型条片、斑片状明显

增强，其增强处密度与腹主动脉大致相同，延迟后呈等密度充填，MRI T_2 加权像病灶信号极高，可出现"灯泡征"，此为血管瘤的典型表现。而 ICC 平扫边缘不清，早期为边缘环形增强，延迟后病灶往往大部分未被充填。

5. 原发性硬化性胆管炎　为慢性胆汁淤积性疾病，其特征为肝内外胆管进行性炎症和纤维化，进而导致多灶性胆管狭窄。肝内胆管壁浸润型 ICC 表现为胆管壁增厚者需与原发性硬化性胆管炎相鉴别，后者影像学上表现为胆管串珠样扩张与狭窄相间，在动脉期和门静脉期扩张的胆管也可表现为周边环样强化，延迟扫描可以鉴别扩张的胆管和 ICC，后者表现为延迟强化。值得注意的是，大多数患者最终发展为肝硬化，可合并 ICC，因而 PSC 与 ICC 这两种诊断不是相互排斥的。

九、治　　疗

（一）手术治疗

应在术前判断切除的可能性，需要根据影像学评估病灶累及范围，保证手术能够获得阴性的切缘和足够的余肝。

1. 手术切除　是目前 ICC 唯一可能获得根治的手段，在适当选择符合适应证的患者，手术切除后的 5 年生存率为 30%～40%[3]。但由于早期 ICC 无明显临床表现，在做出诊断时大多无法切除。

（1）手术适应证：ICC 患者应尽量争取手术根治。可能获得根治的肿瘤是指可以在术中完整切除、切缘阴性的病灶，且能在术后保留足够的肝脏。存在肝外转移灶或非区域淋巴结转移（如腹腔淋巴结、主动脉旁淋巴结等）者，不适合接受根治性手术切除治疗。在 T_2 期多发肿瘤中，包括了多中心发生病灶、主灶旁多发卫星灶或累及左右两叶肝内多发转移灶，这三种情况临床上较难区分，但预后完全不同。两叶多发转移灶通过血行转移，预后最差，一般不建议首选手术切除治疗。

（2）手术方式：根治性手术切除范围取决于癌肿的部位与大小，包括左、右半肝切除，左、右肝大部切除，肝叶楔形切除，肝段切除等。为了达到切缘阴性的"R0"根治，手术方式更倾向于肝大部切除术或扩大切除术（约 70%），同时切除伴随的胆道或血管（5%～20%）。术前考虑手术范围较大，可能要进行血管或胆道重建的 ICC 患者，

应慎重考虑其手术获益和风险。伴有淋巴结转移的 ICC 患者，其中位生存期只有 7 ~ 14 个月。一旦影像学检查提示存在明显的淋巴结转移，应首选系统化疗，而非姑息性手术切除。

（3）预后影响因素：影响术后长期生存的预后因素包括是否完整切除肿瘤（R0）、肿瘤数目（单个或多个），以及是否存在血管侵犯和淋巴结转移。ICC 具有淋巴侵袭性，较易发生淋巴结转移。多项研究认为，存在淋巴结转移是影响术后生存时间最重要的独立预后因子。

（4）淋巴结清扫术：术中是否进行常规淋巴结清扫仍有争议。鉴于 ICC 高淋巴结转移率，许多专家建议将淋巴结清扫作为 ICC 切除术的标准组成部分。标准的淋巴结清扫术应包括所有区域淋巴结站。临床和病理学统计数据提示，肝十二指肠韧带和肝动脉淋巴结是最先转移的淋巴结站，必须首先切除。右叶病灶可能累及胰后淋巴结，左叶病灶可能累及贲门和胃小弯淋巴结，上述淋巴结站也应在术中行相应清扫。

（5）术前腹腔镜分期检查：有 27% ~ 38% 的患者在术前接受腹腔镜检查，以明确分期。有两项前瞻性研究发现术前腹腔镜检查能够在 25% ~ 36% 的患者中发现隐匿的转移病灶，从而重新判断这些患者是否适合进行手术切除治疗。对于有潜在无法手术切除高危因素的患者（如多中心病灶、血清 CA19-9 明显升高、可疑血管侵犯或腹腔转移），可考虑先行腹腔镜检查，以排除隐匿性转移灶，明确术前分期。术中经腹腔镜超声检查可进一步确认是否存在肝内转移或血管侵犯，故推荐在高危患者的腹腔镜分期检查中应用。

2. 肝移植 既往观点认为 ICC 不是肝移植的适应证。近期有小样本的回顾性研究表明，对于 TNM 早期的肝内 ICC 术后 5 年生存率可达 77.8%[9]。肝移植术前配合放化疗，有可能提高移植后患者长期存活率。接受新辅助放化疗者肝移植术后的 5 年无瘤存活率可达到 65%，但肿瘤直径＞ 3cm、伴有远处转移、经腹肿瘤穿刺活检史及既往有恶性肿瘤病史者，则长期存活率显著降低。这些结果尚需要多中心研究进一步证实。

（二）术后辅助治疗

ICC 术后有 50% ~ 60% 的患者出现肝内复发，20% 出现腹膜转移，20% ~ 30% 出现肝门淋巴结转移。局部治疗联合系统治疗是 ICC 术后辅助治疗的策略。局部肝内病灶控制是评价 ICC 术后辅助治疗疗效的首要指标，全身肿瘤的控制情况是次要指标。目前，尚无有力的前瞻性随机对照 III 期临床研究证据推荐辅助治疗方案。对于切缘阴性且无淋巴结转移的 ICC，术后辅助治疗无明显益处。具有高危因素的患者（淋巴血管侵犯、多发病灶或卫星灶、大肿瘤）应考虑入组临床研究。对于证实累及切缘或存在淋巴结转移的 ICC 患者，术后应考虑接受吉西他滨或 5- 氟尿嘧啶（5-FU）单药化疗，或 5-FU 单药联合放疗的辅助治疗。具有高危因素的术后患者（卫星灶或多发肿瘤、分化差的肿瘤）也应考虑性术后辅助治疗。吉西他滨、卡培他滨和 Geomox 方案的辅助化疗，将继续通过随机对照研究证实其有效性。建议所有 ICC 术后患者，都能够积极进入临床研究，提供更多循证学证据。

（三）进展期 ICC 的治疗

III 期临床研究证实吉西他滨 + 顺铂（GP）方案系统化疗是转移性 ICC 的有效治疗方案。早期数据提示局部治疗在无法切除局限于肝脏的 ICC 中可能有效。局部治疗选择包括化疗栓塞、选择性内照射治疗和经肝动脉灌注化疗。目前尚无前瞻性对照试验证实哪种方法更具有优势，治疗选择大多取决于研究者的经验。在治疗转移灶的同时要重视肝内原发灶的复发情况，原发灶的组织学特征是肿瘤预后的重要指标，也是决定后期治疗方案的重要因素之一。

1. 系统化疗 一项涵盖 1985 ~ 2006 年 104 项临床试验、3000 名患者的荟萃分析提示，GP 联合化疗方案有效。随机对照研究也证实了 GP 方案较吉西他滨单药治疗能显著延长 ICC 患者的 OS（11.7 个月比 8.1 个月）和 PFS（8.0 个月比 5.0 个月）[10]。以上研究结果支持 GP 方案化疗可以作为转移性 ICC 或局部进展 ICC 的一线治疗方案。还有一些 II 期临床研究提示以吉西他滨或 5-FU 为主的联合化疗方案都是有效的，但是这些研究均没有将 GP 方案作为对照。

2. 分子靶向治疗 基因检测和分子生物学筛选发现 ICC 中存在 *IDH1* 基因突变，因此希望通过抗血管治疗及针对肿瘤关键靶点的分子靶向治疗取得疗效。厄洛替尼是表皮生长因子受体（epidermal growth factor receptor，EGFR）通路阻断剂。在韩国的一项Ⅲ期临床研究证实厄洛替尼联合系统化疗（Geomox 方案）可稍延长 PFS，但未延长 OS。其他正在进行临床研究的 EGFR 酪氨酸激酶抑制剂和单克隆抗体包括阿法替尼、吉非替尼、西妥昔单抗、帕尼单抗；Raf 激酶抑制剂索拉非尼；Her-2 抑制剂曲妥珠单抗和拉帕替尼；VEGF 单抗贝伐珠单抗，其疗效有待大样本前瞻性随机对照试验证实[11]。

3. 局部治疗　包括经肝动脉灌注化疗、肝动脉化疗栓塞、^{90}Y 微球选择性内照射治疗等。据报道其治疗 ICC 患者的中位生存期在 9～30 个月，但是超过 20% 的患者有显著不良反应。另外，HAI 联合系统治疗进行术后辅助治疗的有关临床研究也在进行中。目前局部治疗仅限于病灶局限于肝内且无法手术的 ICC 患者，其适应证和有效性需要更多前瞻性临床研究数据支持。

（四）外照射治疗

外照射治疗疗效非常有限，目前仅针对局限性转移灶或控制病灶出血，用于减轻症状，改善生活质量。对于切缘阳性和淋巴结转移的 ICC 术后患者，放疗联合 5-FU 化疗可作为术后辅助治疗方案。

（五）姑息治疗

对于已经出现胆道梗阻但不能手术切除的进展期患者，选择放置胆道支架使胆管充分引流，缓解症状，提高生存率。我国 2018 年版 ERCP 指南建议，一般初始放置塑料支架或自膨式覆膜金属支架，以便将来取出或置换支架，而不要轻易放置难以取出的非覆膜式金属支架；如果初始的塑料支架堵塞，预计生存期 > 6 个月的患者可考虑更换为金属支架。肝门部肿瘤引起梗阻者，可使用经内镜鼻胆管引流（endoscopic nasobiliary drainage，ENBD）或经皮胆道引流（percutaneous transhepatic cholangial drainage，PTCD）。

十、预　　后

本病恶性程度高，总体预后较差。ICC 的大体分型与预后相关：管周浸润型预后最差，肿块型次之，管内生长型最好。手术治疗后患者的 3 年生存率仅为 40%～50%，且超过 65% 的患者在诊断时已经处于晚期而无法切除。未行手术治疗者预后极差，几乎没有生存期超过 3 年者。

（任正刚　谢晓莺）

参 考 文 献

[1] Shaib Y，El-Serag HB. The epidemiology of cholangio-carcinoma. Semin Liver Dis 2004；24：115-25.

[2] Blechacz B. Cholangiocarcinoma：current knowledge and new developments. Gut Liver 2017；11：13-26.

[3] Khan SA，Davidson BR，Goldin RD，et al. Guidelines for the diagnosis and treatment of cholangiocarcinoma：an update. Gut 2012；61：1657-69.

[4] Weber SM，Ribero D，O'Reilly EM，et al. Intrahepatic cholangiocarcinoma：expert consensus statement. HPB （Oxford）2015；17：669-80.

[5] Annunziata S，Caldarella C，Pizzuto DA，et al. Diagnostic accuracy of fluorine-18-fluorodeoxyglucose positron emission tomography in the evaluation of the primary tumor in patients with cholangiocarcinoma：a meta-analysis. Biomed Res Int 2014；2014：247693.

[6] Park TG，Yu YD，Park BJ，et al. Implication of lymph node metastasis detected on ^{18}F-FDG PET/CT for surgical planning in patients with peripheral intrahepatic cholangio-carcinoma. Clin Nucl Med 2014；39：1-7.

[7] Rahnemai-Azar AA，Weisbrod A，Dillhoff M，et al. Intrahepatic cholangiocarcinoma：molecular markers for diagnosis and prognosis. Surg Oncol 2017；26：125-37.

[8] Farges O，Fuks D，Le Treut YP，et al. AJCC 7th edition of TNM staging accurately discriminates outcomes of patients with resectable intrahepatic cholangiocarcinoma：by the AFC-IHCC-2009 study group. Cancer 2011；117：2170-7.

[9] Ma KW，Chok KSH，She WH，et al. Hepatocholan-giocarcinoma/intrahepatic cholangiocarcinoma：are they contraindication or indication for liver transplantation? A propensity score-matched analysis. Hepatol Int 2018；12：167-73.

[10] Valle J，Wasan H，Palmer DH，et al. Cisplatin plus gemcitabine versus gemcitabine for biliary tract cancer. N Engl J Med 2010；362：1273-81.

[11] 国际肝胆胰学会中国分会，中华医学会外科学会分会肝脏外科学组. 胆管癌诊断与治疗——外科专家共识. 临床肝胆病杂志 2015；31：12-6.

第 67 章 肝脏其他原发性恶性肿瘤

肝细胞癌和胆管细胞癌是肝脏主要的原发性恶性肿瘤。根据世界卫生组织的分类，肝脏其他原发性恶性肿瘤还包括：①上皮性肿瘤如胆管囊腺癌、肝母细胞瘤、肝鳞状细胞癌和肝鳞腺癌、未分化癌；②非上皮性肿瘤如肝上皮样血管内皮瘤、肝血管肉瘤、未分化肉瘤、肝横纹肌肉瘤及其他来源于间叶组织的恶性肿瘤；③其他类如肝癌肉瘤等；④造血和淋巴样肿瘤如肝淋巴瘤等。这些肿瘤虽然少见，但容易在临床诊断上混淆，造成误诊，需通过病理检查才能明确诊断。以下将介绍部分具有代表性的原发性肝脏恶性肿瘤。

一、肝母细胞瘤

肝母细胞瘤（hepatoblastoma）是儿童最常见的肝脏恶性肿瘤，约占儿童原发性肝脏恶性肿瘤的62%。本病多见于5岁以下的儿童，常在3岁前发病确诊，男女之比为2.5：1，少数患儿合并 Beckwith-Wiedemann 综合征或家族性腺瘤息肉病。肝母细胞瘤是胚胎源性恶性肿瘤，组织类型主要分为上皮型及上皮与间叶混合型，其中上皮型包括胎儿型、胚胎型、小细胞未分化型（small cell undifferentiated，SCU）、粗大小梁型及胆管母细胞型；混合型包括伴畸胎样特征的混合型和间质来源（不伴畸胎样特征）的混合型。其中分化良好的胎儿上皮型（well differentiated fetal，WDF）预后较好，而小细胞未分化上皮型预后最差。

肝母细胞瘤起病隐匿，早期多无症状，约20%的患儿在诊断时已经发生远处转移。症状多为腹部膨隆和巨大包块，以及由此引起的腹胀、食欲减退、体重降低、乏力、继发性贫血和血小板升高，偶可伴有恶心、呕吐及腹痛，出现急腹症时应注意肿瘤破裂可能；晚期可出现黄疸、腹水；少见情况下肿瘤细胞分泌 HCG（2.3%），导致青春期早熟、第二性征提早出现，多发生于男孩。CT检查可见肝脏低密度巨块肿瘤，单个及位于右叶者多见，边缘不均匀强化，约50%在病灶内可见钙

化。多数患儿血清 AFP 升高，有利于诊断与判断复发和预后，AFP 表达低水平或过高均提示预后较差。

手术切除是肝母细胞瘤的重要治疗手段，可否完整切除肿瘤是影响预后的关键因素。术前化疗（顺铂为主方案）对提高外科手术的完整切除率及降低复发率起重要作用，术后化疗则可进一步消除原位残留及远处转移病灶。目前以手术联合化疗为主的多学科诊治，已成为肝母细胞瘤治疗的标准模式。

肝母细胞瘤的临床分期：

（1）治疗前分期系统（PRETEXT）：根据治疗前肿瘤累及肝脏的范围，分为四期。累及肝脏一叶（右后叶、右前叶、左内叶、左外叶）为Ⅰ期，两叶为Ⅱ期，三叶为Ⅲ期，四叶为Ⅳ期。此外还需要注明是否累及尾状叶（C），有无大的静脉血管侵犯（V）、门静脉侵犯（P）及远处转移（M）。根据治疗前分期评估初诊手术完整切除的可能性。

（2）化疗后术前分期系统（POST-TEXT）：指新辅助化疗后的分期，分期方法类似于 PRETEXT，主要用于评估延期手术完整切除的可能性。

（3）术后分期系统（COG Evans）：用于肿瘤的预后与术后化疗周期及其他治疗的选择[1]。

肝移植适应证：①新辅助化疗后评估为 POST-TEXT Ⅳ期，或 POST-TEXT Ⅲ期伴有肝静脉或下腔静脉等重要血管受累，手术会影响残存肝脏血供者；②手术切除或化疗后，无肝外病灶和远处转移病灶；③诊断时存在肝外病变的患儿，如果肝外病灶完全清除，也可行肝移植术。

二、纤维板层样肝细胞癌

纤维板层样肝细胞癌（fibrolamellar carcinoma of liver，FLC）是肝细胞癌的一种特殊类型，发病率低，占所有肝细胞癌的0.85%～16%，其流行病学特征、临床、病理、预后均区别于普通型肝细胞癌（conventional hepatocellular carcinoma， cHCC）。多见于无肝硬化的 35 岁以下年轻患者，男女之比为 1 ：1.07。在我国、日本及 cHCC 高发的地区罕见。患者起病缓慢、病程长，临床表现不典型，可有腹部不适、腹痛、腹胀、乏力、厌食、体重减轻，多因触及腹部包块就诊或体检时发现，黄疸较少见。

实验室检查：ALT、ALP 及血清胆红素可有轻度异常，只有 10% 的 FLC 患者可见 AFP 升高，约 14% 合并 HBsAg 阳性，血清不饱和维生素 B_{12} 结合力（serum unsaturated vitamin B_{12}-binding capacity，UBBC）增强，维生素 B_{12} 及 CEA 等常升高。

影像学特点：超声可见肿瘤内均质的强回声团块和由钙化导致的强回声后方影；CT 平扫可见肿瘤内钙化灶，增强扫描显示 FLC 密度显著增强，MRI 更有助于鉴别诊断；血管造影检查显示为多血管团，着色显著，在毛细血管期常可见间隔；核素显像示放射性缺损。

典型组织学病理表现：HE 染色见癌细胞胞质内有丰富的强嗜酸性颗粒；胶原纤维和成纤维细胞平行排列成板层状，包绕成巢状、索状或片状。

因为其缺乏临床特征，需结合病史、影像学表现和组织学病理特点明确诊断，并与 cHCC、转移性肝癌、肝脏局灶性结节增生（FNH）、肝腺瘤等鉴别。FLC 多位于左肝，边界清晰，门静脉癌栓和梗阻性黄疸少见（5% ～ 10%），影像学诊断的远处转移（肺、腹膜、肾上腺）率在 20% ～ 30%。

FLC 恶性程度较低且病灶多局限，因此获得手术根治的机会较大，预后较好。手术切除或肝移植是 FLC 的首选治疗，术后患者的 5 年生存率高达 80%，5 年无复发率 18% ～ 50%。由于病例数量有限，术后复发高危因素和预后相关因素尚不明确[2]。然而，无法手术切除的 FLC 患者，中位生存时间只有 12 个月，5 年生存率为 0。新辅助治疗包括系统化疗和放疗，效果有限。

三、肝上皮样血管内皮瘤

上皮样血管内皮瘤（epithelioid haemangioendothelioma，EHE）是一种少见的间叶细胞来源的低度恶性血管肿瘤，系由上皮样或梭形细胞沿既有脉管生长而形成，1982 年由 Weiss 和 Enzinger 首先描述。EHE 多发生于软组织或肺、骨、脑和小肠等脏器，具有多中心起源特点。肝上皮样血管内皮瘤（hepatic epithelioid haemangioendothelioma，HEH）少见，人群中发病率约为百万分之一，其病因尚不明确。女性较男性略多，好发年龄 30 ～ 50 岁，临床表现隐匿（40%），多因体检或右上腹痛不适就诊发现。

实验室检查可见 ALP、GGT、AST、ALT 或胆红素升高，血清肿瘤标志物如 AFP、CEA 或 CA19-9 等多为阴性。

影像表现：可为单结节型、多结节型（66.6% ～ 87%）和弥漫型。超声表现为边界清晰的低回声结节，多位于右叶周边区域，部分可延伸至肝包膜，伴有包膜皱缩，有些病例可见钙化、中心坏死或"晕征"；CEUS 多表现为缓慢增强、快速减退。典型的 CT 表现为增强后的"靶环征"或"晕征"，门静脉期更加明显。MRI 在诊断中较 CT 更有优势，增强扫描时特别是门静脉期可见病灶内有血管小分支穿行其中，形成"瘤内血管征"；正常肝静脉或门静脉分支进入病灶边缘，并终止于病灶，形成"棒棒糖征"。肝动脉造影及 PET-CT 表现不一，无特异性。

由于 HEH 罕见，临床上易发生误诊，需与肝血管瘤、肝血管肉瘤、肝细胞癌、肝内胆管细胞癌和继发性肝癌等鉴别。无法手术患者应考虑肝穿刺活检明确病理诊断。

组织病理学：可见肿瘤以少细胞纤维硬化区为中心，外周为肿瘤细胞活跃的富细胞区，部分见特征性形成含红细胞的胞质内腔隙，肿瘤细胞向肝窦和终末肝静脉内呈舌状浸润生长，终末肝静脉和小叶间静脉分支内可见瘤栓形成，发生纤维化和玻璃样变，导致血管狭窄闭塞，超微结构可见特征性 Weibel-Palade 小体。免疫组化能够提供瘤细胞呈内皮细胞分化的证据，至少表达 CD34、CD31、FⅧ-Rag 中的一种。

在未治疗的病例中，54% 生存超过 2 年。有研究认为肿瘤组织中高表达 VEGF 是重要的预后不良因素，应积极争取手术治疗[3, 4]。手术切除是无肝外转移患者的首选治疗，单发病灶切除术后预后良好，但因 HEH 多中心起源、多结节生长的特点，仅 9.4% 的患者有手术机会。其他非手术治疗包括 TACE、消融、系统化疗或放疗等，但疗效缺乏有力证据支持。

四、肝血管肉瘤

原发性肝血管肉瘤（primary hepatic angiosarcoma，PHA）又称血管内皮细胞肉瘤或恶性血管内皮瘤，起源于血管或淋巴管内皮细胞，是由肝窦细胞异形增生所造成的高度恶性的原发性肝肿瘤。PHA 是血管源性恶性肿瘤中最常见的一种，但与其他肝脏肿瘤相比，仍属少见，发病率在（0.075 ～ 0.260）/100 万。其病因尚不明确，一般认为与肝炎病毒无关。75% 的病例无明确的暴露因素，部分病例可能与曾用造影剂二氧化钍、雄激素、避孕药、氯乙烯或摄入砷有关。

本病患者中，60 岁以上男女患者比例为（3 ～ 4）：1，而幼年发病患者中，女孩多见。65% 的患者有临床症状和体征，主要为腹痛、肝肿大、腹腔积液、脾肿大等，肝区可闻及血管杂音。可合并肿瘤破裂出血（15%），部分患者还可发生弥散性血管内凝血（DIC）。最常见的转移部位为肺，其次为脾和骨等，远处转移发生率约 9%。肝脾同时发生血管肉瘤有报道，难以判断其原发灶。

本病的诊断应依据病史、临床表现、影像学及病理学检查。对于不明原因的肝肿大，伴有消化道症状，特别是有氯乙烯接触史者，应怀疑本病。PHA 缺乏可靠的肿瘤标志物，X 线、CT、肝核素扫描等检查有助于诊断；其确诊有依赖于病理检查，但一般不主张肝穿刺活检，主要原因是假阴性率较高，而且容易发生出血等并发症。

实验室检查：可见白细胞总数增多或减少、血小板减少及贫血。多数患者有肝功能异常如 ALP 及胆红素升高、凝血酶原时间延长，磺溴酞钠潴留试验（BSP）可阳性。

影像学表现：肝内肿瘤病灶多发，可同时累及左右叶。CEUS 可见病灶周边在动脉期及门静脉期呈不规则强化，延迟期消退。二氧化钍诱导的 PHA 在腹部平片中可见二氧化钍在肝脏边缘沉积。CT 可发现不均质低密度占位病变及肿瘤破裂影像；肝血管造影显示异常血管形态，肿瘤周边持续染色和中央放射透光区。

组织病理学检查：可见肝脏有大小不等、充血的血窦，并衬有大小不等、核染色过深的内皮瘤细胞，腔内可见血栓形成，免疫组化显示血管内皮标志物 CD34、CD31、FⅧ-Rag 阳性。氯乙烯诱导的 PHA 可发现 *TP53* 突变，二氧化钍诱导或无明显暴露因素的 HAS 可见 *KRAS-2* 突变。

PHA 恶性程度高，病情发展快，就诊时只有 20% 的患者能够接受手术治疗，预后差，多数患者在 6 ～ 12 个月死亡。死亡原因主要为脏器出血、肝衰竭或腹腔内出血。病灶局限无转移者，应争取早期诊断、早期手术切除。不能手术切除的患者，也可应用系统化疗或 TACE，但疗效不确定[5, 6]。肝移植术后无瘤生存期只有 6 个月，因此本病不是肝移植的适应证。

（任正刚　谢晓莺）

参考文献

[1] 中国抗癌协会小儿肿瘤专业委员会，中华医学会小儿外科分会肿瘤专业组. 儿童肝母细胞瘤多学科诊疗专家共识（CCCG-HB-2016）. 中华小儿外科杂志 2017；38：733-9.

[2] Kassahun WT. Contemporary management of fibrolamellar hepatocellular hepatocellular carcinoma：diagnosis，treatment，outcome，prognostic factors，and recent developments. World J Surg Oncol 2016；14：151.

[3] Sardaro A，Bardoscial L，Petruzzelli MF，et al. Epithelioid hemangioendothelioma：an overview and update on a rare vascular tumor. Oncol Rev 2014；8：259.

[4] Emamaullee JA，Edgar R，Toso C，et al. Vascular endothelial growth factor expression in hepatic epitheliond hemangioendothelioma：implications for treatment and surgical management. Liver Tanspl 2010；16：191-7.

[5] Chaudhary P，Bhadana U，Singh RA，et al. Primary hepatic angiosarcoma. EurJ Surg Oncol 2015；41：1137-43.

[6] Zheng YW，Zhang XW，Zhang JL，et al. Primary hepatic angiosarcoma and potential treatment options. J Gastroenterol Hepatol 2014；29：906-11.

第68章　继发性肝癌

继发性肝癌是指全身其他部位发生恶性肿瘤，通过血液系统或淋巴系统转移至肝脏，或者邻近器官肿瘤直接侵犯肝脏，在肝脏形成单个或多个病灶。肝脏血流丰富，是其他部位恶性肿瘤发生播散、转移常见器官之一。转移到肝脏的原发肿瘤主要包括：①腹腔内癌肿，如结直肠癌、胃癌、胰腺癌、胆囊癌、肾癌等；②腹腔外癌肿，如乳腺癌、肺癌、鼻咽癌、卵巢癌、前列腺癌、皮肤癌、甲状腺癌等。转移的方式主要有：

（1）直接扩散、浸润转移，常见于胆囊、胆管、胃、肾上腺等与肝脏毗邻器官发生的癌肿。

（2）血行转移：①门静脉转移。肝脏的门静脉系统接受腹腔内所有的器官包括食管下段、胃、小肠、结直肠、胰腺、脾脏的静脉血液回流，因此肝脏也是这些器官癌肿最易发生转移的靶器官。其他如子宫、卵巢、前列腺、膀胱和腹膜后组织等部位的癌肿，可通过体静脉或门静脉的吻合支转移至肝脏。②肝动脉转移。循环肿瘤细胞（circulating tumor cell，CTC）可通过血行播散，循肝动脉转移到肝脏，或先由体静脉转移至肺，然后再由肺经全身循环转移至肝脏。

（3）淋巴道转移：盆腔或腹膜后癌肿可经淋巴管至主动脉旁和腹膜后淋巴结，然后倒流至肝脏；消化道癌肿也可经肝门淋巴结循淋巴管逆行转移到肝脏；胆囊癌沿着胆囊窝的淋巴管转移到肝脏；乳腺癌或肺癌也可通过纵隔淋巴结而逆行转移到肝脏，但此转移方式较少见。

一、诊　　断

1. 临床表现　多数患者表现为原发性癌肿所引起的症状，而肝脏症状隐匿，仅在确诊原发肿瘤或在治疗随访过程中发现肝转移灶。但也有部分患者以肝区疼痛、上腹部肿块，甚至黄疸、腹水等继发性肝癌症状起病。少数仅发现肝占位，原发病灶来源不明。

2. 实验室检查

（1）肝功能试验：多数肝转移癌患者无肝病背景，故肝功能检查多正常。晚期肿瘤负荷增大，可出现黄疸、腹水等肝功能失代偿表现，或肿瘤压迫胆道出现梗阻性黄疸，表现为血清胆红素、ALP、LDH、GGT升高等。凝血异常和白蛋白降低提示广泛性肝转移。当血清胆红素不高或者排除骨转移时，ALP升高对诊断肝转移癌具有一定的参考价值。

（2）血清肿瘤标志物：有助于寻找原发病灶，并与原发性肝癌鉴别，但不能作为确诊依据。血清CEA检测对消化道肿瘤，尤其是结直肠癌的诊断及监测术后肝转移的发生十分重要，敏感性可以达到84%～93%。其他肿瘤标志物，如糖类抗原CA19-9、CA-125、CA-153及神经元特异性烯醇化酶等也有助于胆胰及肺部等原发癌的诊断。

3. 影像学检查

（1）超声检查：是目前筛查、随访肝转移癌的首选方法，可以检查出直径1～2cm的病灶。对于结直肠癌等肝转移高发的肿瘤，初诊、治疗和随访可应用超声检查及时诊断肝转移灶。根据原发灶不同，肝转移癌可有不同的影像学表现。一般为多发性结节，其大小不一、边界清晰，肿瘤中心部为低回声或无回声，边缘为较宽低回声带（＞3mm），呈特征性"靶环征"表现。肠癌、卵巢癌、甲状腺癌病灶内部分可见钙化灶。超声造影（CEUS）诊断肝转移癌敏感性较高[1]，表现多样，主要有整体增强和环状增强，但增强程度不如肝细胞癌明显，廓清也更快，静脉期减退持续时间较长。

（2）CT扫描：是目前肝转移灶诊断和判断疗效的主要影像学方法，敏感性高于超声显像。CT多无肝硬化征象，病灶表现为单发或多发的圆形或类圆形低密度影，增强扫描后门静脉期呈现"靶环征"，即中间低密度、边缘强化、周围可有水肿带，经有效治疗后病灶可缩小、密度减低。CT 的缺点是检查具有放射性、特异性较差，对于小结节、弥漫性或微小癌灶等敏感性欠佳，可能漏诊部分病例。

（3）MRI 检查：优点是软组织对比度高，没有放射线照射，且能提供更多的诊断信息。其诊断转移性肝癌的敏感性为 64%～100%，能分辨直径 < 1cm 的病灶，且对明确肿瘤和相邻血管的结构更佳，GD-EOB-DTPA（普美显）增强 MRI 敏感性较高，在诊断和鉴别结节直径 < 2cm 的转移灶时有优势[2]。

（4）PET-CT 扫描：诊断肝转移的敏感性和特异性高于增强 CT，而且有助于发现其他器官的原发癌或转移癌[3]。PET-CT 还有助于预测和判断肝转移治疗的效果及进行疗效评估[4]。

4. 原发癌的诊断 继发性肝癌的诊断关键在于明确原发病灶。大多数患者有原发癌病史。首次发现继发性肝癌而原发灶尚未明确的患者可以通过以下方法协助原发灶的诊断：

（1）血清肿瘤标志物：如癌胚抗原（CEA）升高，多见于胃肠道来源肿瘤；糖类抗原 CA19-9 升高，可能来源于胰腺、胆道等。继发性肝癌甲胎蛋白（AFP）多为阴性，但部分胃肠道癌、胰腺癌、生殖腺癌肿肝转移也可伴有 AFP 升高。

（2）影像学检查和消化道内镜检查多可帮助明确原发灶。胃肠道癌是肝转移灶最多见的原发灶来源，胃肠镜是首选检查。

（3）对影像学及内镜检查后原发灶不明的患者，可行 PET-CT 全身扫描，提供原发癌的线索，并协助肿瘤分期。

（4）肝转移灶活检：可通过经皮穿刺、腹腔镜或术中活检等途径进行。活检病理有助于发现原发癌肿的来源，明确诊断，并可通过检测其基因靶点表达和突变情况指导治疗。

二、治　疗

一旦确诊肝转移灶，其原发癌即归为肿瘤晚期。但是随着医学技术的发展，尤其是外科技术进步及局部消融、新化疗方案、靶向治疗、免疫治疗的进展，肿瘤的治疗正向多学科联合诊治转变，继发性肝癌患者预后较以前已大为改善。对此阶段患者的主要治疗策略和目标是全面评估病情，提供最佳治疗，改善患者生活质量及延长生存期。

1. 外科手术 对于外科手术切除治疗肝转移癌一直存在争议，但近年来由于多学科治疗方法的进展及手术技术的进步，手术切除较过去更多用于肝转移癌的治疗。对于只发生于肝脏的转移灶，在能够达到根治性切除的患者应该首选手术切除，因其能改善预后。例如，结肠癌肝转移获得完全性切除后 5 年生存率可达到 50%～80%，无瘤生存率达到 10%～20%。对于不能进行根治性切除肝转移灶的患者，在化疗后转化为可切除的肝转移病灶，可争取手术切除，特别是对于结肠癌，肝脏是主要转移器官，也是导致死亡的主要原因[5]。肝转移灶切除术后可给予必要的辅助性化疗，以获得更长的生存期[6]。肝切除的目的在于获得切缘无癌细胞的完全切除（R0），且能有足够的剩余肝体积和功能代偿。能够获得 R0 切除者，可争取同期进行肝转移灶的切除，未接受化疗患者的剩余肝脏较接受过化疗的患者更少发生术后肝功能不全。手术切除后可给予辅助性的系统化疗。对于不能切除者，可给予新辅助化疗，如果在化疗后转化为能切除者，应及时给予手术切除治疗。

2. 肝脏移植 肝脏移植可用于不适合根治性切除的局限于肝内转移的患者，在部分病例中可获较好的远期生存。特别是胃肠道内分泌癌肝转移，其肝脏移植后 1、3 和 5 年生存率可达到 89%、69% 和 63%；转移灶的负荷、分化程度、增殖指数等是影响疗效的主要因素[7,8]。神经内分泌瘤肝转移实施肝移植可依据下列指征：①高分化肿瘤 G1 或 G2；②较低的 Ki-67 增殖指数；③原发病灶已切除；④PET-CT 未检出肝外转移灶；⑤年龄不超过 50 岁；⑥估计手术死亡率在 10% 以内。

3. 射频消融治疗 射频消融治疗目前作为化疗无效后的治疗选择或肝转移灶术后复发的治疗，建议应用于最大直径 < 3cm 的肿瘤，且一次最多消融 5 个病灶。其适应证为：①肝转移灶可切除，但患者全身情况不适宜或不愿接受手术治疗；②预期术后残余肝脏体积过小，可先切除部分较大肝转移灶，对剩余的直径 < 3cm 的转移病灶进行射频消融。

4. 肝动脉灌注化疗及化疗栓塞 对于不能手

术切除的肝转移，肝动脉化疗栓塞具有一定的效果。经肝动脉灌注化疗药物如氟脲苷（FUDR）、奥沙利铂等具有显著的药理学优势，肝脏局部血药浓度显著高于外周血液循环[9]。DEB 伊立替康缓释微球（DEBIRI）联合系统化疗的肿瘤缩小率及中位无进展生存期显著高于单用系统化疗[10]。

5. 放射治疗　传统上放射治疗主要用于姑息治疗，且肝脏组织对放射剂量耐受性较低，容易发生放射性肝炎。近年来由于放射技术的进步及经验的成熟，肝转移放射治疗的效果较过去有了较大的提高，特别是立体定向放射治疗（stereotactic body radiotherapy，SBRT）可将肿瘤放射野的剂量提高、周围组织放射剂量降低，在选择性的病例，SBRT 治疗肝转移的 1、2 年局部控制率可达 70% 和 100%。肝转移的放射治疗用于不适合手术切除、病灶数目不超过 3 个且肿瘤最大直径在 6cm 以内的患者，可获得较好的局部控制率。放射治疗的常见副作用为放射性肝炎，邻近器官如胃、十二指肠、小肠等部位的放射性炎症、溃疡等[11]。

6. 系统性治疗　包括系统性化疗和分子靶向治疗，是肝转移癌的重要治疗方法。例如，新辅助化疗能够使部分不能切除的结直肠癌肝转移者转化为可切除，使切除率提高到 30% ～ 40%。化疗的方案 5- 氟尿嘧啶（5-FU）及亚叶酸（LV）治疗客观反应率约为 20%，而 5-FU 联合奥沙利铂或伊立替康可使客观缓解率提高到 40%。针对血管内皮生长因子的分子靶向治疗联合系统化疗，可进一步提高客观缓解率，特别适合于 *K-RAS* 基因为野生型的肿瘤患者[12]。

7. 多学科综合治疗模式（MTD）　肝转移癌的治疗应该采取多学科综合治疗模式，例如，结肠癌肝转移的治疗成员包括结直肠外科、肝外科、肿瘤内科、放疗科、影像科、介入科及病理科等其他相关科室有一定资质的医生。其重要作用体现在更精准的疾病分期、较少的治疗混乱和延误、更个性化的评估体系、更好的治疗衔接、提高生活质量和最佳的临床生存获益。MDT 应根据患者的年龄、肿瘤负荷、功能状况、既往治疗及合并症等情况，针对不同治疗目标，尽可能给予最合理的检查和最恰当的治疗。全身情况较差的患者，应先给予最佳支持治疗；功能状况较好的患者，应依据肝转移的具体情况和是否伴有其他部位转移，制定不同治疗

目标和个体化治疗方案[13, 14]。

（任正刚　谢晓莺）

参考文献

[1] Arita J，Ono Y，Takahashi M，et al. Routine preoperative liver-specific magnetic resonance imaging does not exclude the necessity of contrast-enhanced intraoperative ultrasound in hepatic resection for colorectal liver metastasis. Ann Surg 2015；262：1086-91.

[2] Oh JW，Oh SN，Choi JI，et al. Does the gadoxetic acid-enhanced liver MRI impact on the treatment of patients with colorectal cancer? Comparison study with ^{18}F-FDG PET/CT. Biomed Res Int 2016；2016：8412071.

[3] Tawakol A，Abdelhafez YG，Osama A，et al. Diagnostic performance of ^{18}F-FDG PET/contrast-enhanced CT versus contrast-enhanced CT alone for post-treatment detection of ovarian malignancy. Nucl Med Commun 2016；37：453-60.

[4] Kim DH，Kim SH，Im SA，et al. Intermodality comparison between 3D perfusion CT and ^{18}F-FDG PET/CT imaging for predicting early tumor response in patients with liver metastasis after chemotherapy：preliminary results of a prospective study. Eur J Radiol 2012；81：3542-50.

[5] Little K. Is a surgical CURE in the future for colorectal cancer liver metastasis? Int J Surg Oncol（N Y）2017；2：e34.

[6] Al-Batran SE，Homann N，Pauligk C，et al. Effect of neoadjuvant chemotherapy followed by surgical resection on survival in patients with limited metastatic gastric or gastroesophageal junction cancer：the AIO-FLOT3 trial. JAMA Oncol 2017；3：1237-44.

[7] Moris D，Tsilimigras DI，Ntanasis-Stathopoulos I，et al. Liver transplantation in patients with liver metastases from neuroendocrine tumors：a systematic review. Surgery 2017；162：525-36.

[8] Eguchi S，Hara T，Takatsuki M. Liver transplantation for metastatic liver tumors. Hepatol Res 2017；47：616-21.

[9] Chapelle N，Matysiak-Budnik T. Hepatic arterial infusion in the management of colorectal cancer liver metastasis：current and future perspectives. Dig Liver Dis 2018；50：220-5.

[10] Martin RC，Scoggins CR，Schreeder M，et al. Randomized controlled trial of irinotecan drug-eluting beads with simultaneous FOLFOX and bevacizumab for patients with unresectable colorectal liver-limited metasta-

sis. Cancer 2015；121：3649-58.

[11] Zhang SY，Zhu GY，Li G，et al. Application of stereo-tactic body radiation therapy to cancer liver metastasis. Cancer Lett 2016；379：225-9.

[12] Al Bandar MH，Kim NK. Current status and future perspectives on treatment of liver metastasis in colorectal cancer. Oncol Rep 2017；37：2553-64.

[13] 中华人民共和国卫生和计划生育委员会医政医管局，中华医学会肿瘤学分会 . 中国结直肠癌诊疗规范（2017 年版）. 中华外科杂志 2018；56：241-58.

[14] 中华医学会外科学会胃肠外科学组 . 结直肠癌肝转移诊断和综合治疗指南（V2016）. 中华胃肠外科杂志 2016；19：721-30.

第 69 章　肝动脉发育异常

　　肝脏的血管供应比较复杂，从胚胎形成到长大成人，经历了一系列演变和发展。关于肝动脉发育的假说认为，胎儿期肝脏的主要动脉有胃左动脉（左）、肝总动脉（中）和肠系膜上动脉（右），随后三者在肝门相互吻合最终形成肝总动脉供血[1]。在肝脏及门脉血管的发育过程中，基因变异、胚胎生长期间血栓形成、血管发育不良、萎缩等，均可能引起肝动脉及其他门脉血管的发育异常[2]。后天因素如肿瘤、创伤及医源性等因素亦可造成肝动脉的异常。肝动脉与门静脉及胆管周围血管丛之间存在广泛的吻合支，当肝动脉与门静脉系统间有血液异常分流时，即为肝动脉－门静脉瘘（hepatic arterio portal fistula，HAPF），是一种少见的肝前性门静脉高压疾病[3]。此时，由于肝动脉与门静脉之间发生分流，大量高压力的动脉血流入门静脉，可能导致腹水、食管胃静脉曲张等门静脉高压症的表现，临床症状的严重程度与分流程度成正比。

一、肝动脉－门静脉瘘

　　引起 HAPF 的原因分为良性和恶性两类。良性病因主要为先天性畸形、肝血管瘤、肝脏外伤、肝脏相关的有创操作及介入治疗（活检、射频消融、胆汁引流等）、肝硬化等；恶性病因包括肝细胞癌、胆管细胞癌和转移癌等。

　　根据发生分流的位置不同，HAPF 可以分为肝动脉－脾静脉瘘、肝动脉－肠系膜上下静脉瘘、肝动脉－门静脉主干瘘、肝内动脉－门静脉分支瘘[5]。其中肝动脉－脾静脉相关瘘文献报道较多，

大多为外伤引起[6]。

　　先天性 HAPF 是由于胚胎期的肝血管发育异常所致，罕见。大部分患者可在 2 岁前被发现，通常多普勒超声较容易发现这种异常分流[3]。但在临床上，有些发现时间较晚但无明显诱因的病例，也被归为先天性发育不良[4]。先天性 HAPF 常为肝内型，瘘道一般位于格利森鞘内，肝动脉中的血流通过窦道流入门静脉，当分流量少时，病变部位可有反向血流分支，随着分流量的增大，不仅引起肝前性门静脉高压表现，而且肝脏血液将完全由肝动脉提供[4]。

（一）临床表现

　　HAPF 的临床表现主要取决于瘘口的位置和大小、分流量多少、起病的急缓，以及其对门静脉、肝动脉和体循环的影响。HAPF 可发病隐匿，症状不明显；但当有显著血流动力学改变时，可出现明显临床表现：

　　1. 门静脉高压症　由于肝动脉和门静脉形成异常血流通道，尤其是先天性 HAPF，肝动脉分支血管增多、增粗，远端与门静脉广泛交通，大量动脉血流入门静脉，使得门静脉压力升高，造成肝前性门静脉高压[5]。与常见的肝硬化性门静脉高压的临床表现类似，可出现腹水、食管胃底静脉曲张甚至破裂出血等。但肝脏组织学上无假小叶形成，瘘口位于肝内的，肝脏组织学上可见血管改变，门静脉周围少量纤维化，而小叶结构基本不变；瘘口位于肝外的，肝脏病理也可表现为门静脉末梢分支血管壁增厚、轻度纤维化、淋巴细胞浸润，而肝小叶

结构尚存在 [4]；

2. 右心功能衰竭　因回心血量增多、右心室排血量明显增多，进而可能出现右心衰竭及肺动脉高压表现 [6]。多见于后天发生的肝外瘘口较大的患者，先天性者瘘口小而广泛，故较少发生右心衰竭。

3. 胃肠局部缺血　在肝外瘘型，窃血现象导致由腹腔干发出的肝动脉血流更早进入门静脉，因而对远端肠系膜的供血减少，故可引起小肠缺血性疼痛及缺血坏死性肠炎。

4. 孤立性胃底静脉曲张　肝动脉 - 脾静脉瘘造成脾静脉压力明显增大，血液逆流入胃底静脉，造成孤立性胃底静脉曲张。此外，先天性血管发育异常所致肠系膜动静脉瘘，可能在肠系膜血管存在多个动脉静脉瘘，因而出现顽固性消化道出血，且导管栓塞和手术治疗效果差 [3]。

（二）诊断

对于可疑门静脉高压症者，特别是肝前性门静脉高压症者，应详细询问病史，注意有无后天性因素（如肝炎、肝癌、外伤、手术史等）。体格检查可发现腹部或肝区连续性血管杂音。实验室检查可有血小板减少等脾功能亢进的表现，但反映肝脏合成功能的血清白蛋白、凝血酶原活动度等指标基本正常。

影像学检查对本病的诊断很关键。多普勒超声可在一定程度上反映肝动脉及门静脉血管内径、血流方向及速度，可能提示 HAPF 的存在。增强 CT 上有特殊表现：在动脉期，肝动脉和门静脉同时显影，或门静脉主干未显影但分支已显影；在静脉期，门静脉主干显影密度大于脾静脉或肠系膜上静脉。MRI 有更好的软组织成像特征，能看到血流模式和血栓情况 [2]。

部分 HAPF 诊断困难，一些病例报道中患者通常因门静脉高压症状就诊，经腹部多普勒超声甚至 CT 及 MRI 检查后，仍不能明确瘘口从而延误诊断，对于此类有门静脉高压但无确切肝病患者，应通过肝血管造影等影像学检查协助诊断。肝动脉造影能了解瘘口的部位、数量及周围血管病变，能看清窃血情况、明确侧支，不仅是诊断 HAPF 的金标准，而且能够指导治疗。

（三）治疗

针对 HAPF 的治疗目的在于闭塞动静脉瘘，恢复门静脉的正常血流 [3]。目前认为，经导管动脉栓塞术（transcatheter arterial embolization，TAE）具有创伤性小、可重复进行、病死率低、花费低等优点，是该病的首选治疗方案 [7]。

应注意，栓塞术后血流动力学的突然变化可导致门静脉血流停滞，血栓形成的风险增加，一般建议立即进行术后抗凝。栓塞的材料众多，金属线圈仍被认为是首选栓塞材料，尤其在广泛肝动脉 - 门静脉瘘者，因血栓风险高，不宜使用液态或颗粒型栓塞剂 [3]。

当瘘口较大、侧支较多时，因栓塞难度大且易形成门静脉血栓，不建议行栓塞术。对于不适合此方法的患者，可通过外科手术切除 HAPF 病灶或行肝动脉结扎。

另外，目前对于经颈静脉肝内门体分流术（TIPS）治疗本病的利弊仍存在争议，尚无充足证据表明 TIPS 可以改善其病情。

二、肝动脉 - 肝静脉瘘

肝动脉 - 肝静脉瘘（hepatic arterial venous fistula）是指肝动脉与肝静脉之间发生分流，与 HAPF 类似，肝动脉血直接流入肝静脉和体循环，并可经肝窦逆向汇入门静脉，因而可能引起门静脉高压和心脏负荷增加。在临床上，肝动脉 - 肝静脉瘘的产生常基于多各种医源性因素（如肝活检、经肝胆管造影和肝胆手术）或外伤形成的瘘道，或在肝血管瘤、局灶性结节性增生及肝细胞癌的基础上形成。而先天性肝动脉 - 肝静脉瘘大多为肝内型动静脉瘘，与遗传性出血性毛细血管扩张症相关 [8, 9]。其临床表现取决于瘘口的大小及位置，部分患者临床表现较轻，可无明显症状。腹部超声检查可能提示肝动脉 - 肝静脉瘘的存在，CT 血管成像及三维血管重建是诊断的金标准 [10]。下面将主要介绍遗传性出血性毛细血管扩张症。

三、遗传性出血性毛细血管扩张症与肝内动静脉瘘

遗传性出血性毛细血管扩张症（hereditary hemorrhagic telangiectasia，HHT）又称为 Rendu-Osler-Weber 病，是一种少见的常染色体显性遗传性疾病，文献报道其总体发病率为（1 ~ 2）/1 万，男女比例相当 [11]。根据致病基因位置不同主要分为 HHT1

型（致病基因为 ENG，位于 9 号染色体）和 HHT2 型（致病基因为 ACVRL，位于 12 号染色体）；二者均可破坏 TGF-β 信号通路[12, 13]，约占总患者群的 85%，其他类型的 HHT 有不同的致病基因。这些基因突变可致全身任何部位的血管壁缺乏弹性组织和平滑肌支持，进而可能形成毛细血管扩张或大血管的动静脉瘘。病变部位可存在于肝、脑、肺及胃肠道，临床表现多样，通常可分为三类：毛细血管扩张、动静脉畸形及假性动脉瘤[14]。总体来看，HHT1 型的相关表现比 HHT2 出现得更早、临床表型更重及外显率更高[15]。

（一）临床表现

HHT 患者常有家族史，外显率随着年龄增长而增加，大部分在 40 岁前症状外显[12]。临床上 HHT 最常见的表现是鼻出血，可呈反复性、顽固性大量鼻腔出血。鼻出血的平均发病年龄为 12 岁，据报道大部分患者在出现鼻出血后 5～30 年，会出现口腔、面部、手部的毛细血管扩张。HHT 继发的血管畸形可发生于肺、肝、脑等全身任何部位。约有 30% 的动静脉畸形为肝动静脉畸形[15]。不同类型的肝内分流（肝动脉–门静脉、肝动脉–肝静脉、门静脉–肝静脉）可导致全身及肝脏受累的表现，包括高输出性心力衰竭（high-output cardiac failure，HOCF）、肺动脉高压[16, 17]、门静脉高压、肝性脑病、胆道缺血和肠系膜缺血[18]。

另外，由于存在肝脏灌注异常，局灶性结节性增生的患病率比正常人高 100 倍。肝脏长期缺血、缺氧可导致肝纤维化和肝硬化[19]，肝动静脉瘘血流量增多，继而出现肝肿大，可能表现为肝区疼痛及不同程度的压痛。合并肺动静脉畸形者，可有活动后发绀、咯血、反复肺部感染等相关表现；合并脑动静脉血管畸形者，常伴 HOCF、游走性头痛、微动脉瘤及扩张毛细血管破裂出血等。

（二）诊断

HHT 的临床诊断可参照 2000 年 HHT 国际标准，具备下列表现中 3 项可明确诊断，具备 2 项为可疑，少于 2 项则排除：①有反复、自发性鼻出血；②皮肤、黏膜（面颊、指尖、唇部、舌及口腔黏膜）毛细血管扩张；③内脏器官（胃肠道、肝、脑、肺）受累；④阳性家族史。

基因诊断对 HHT 确诊有重要意义。通过对 ENG、ACVRL 和 SMAD4 基因的检测可明确致病基因并指导分型。

HHT 肝脏受累可通过多普勒超声、CT 等影像学方法得到诊断。其中多普勒超声检查简便易行、成本低，并且能对肝脏血管畸形进行严重程度评估，被认为是评估肝脏血管畸形的一线方案。肝脏活组织病理检查可能会增加出血风险，也不是诊断所必需[20]。

（三）治疗

对于无症状的 HHT 及肝脏血管畸形，不建议进行治疗。有 HOCF、门静脉高压、肝性脑病等表现的患者，治疗目的在于控制并发症。HOCF 是最常见的并发症，应给予相应的限盐、利尿、强心并纠正贫血措施，维持心功能稳定。针对有食管胃静脉曲张、腹水等门静脉高压表现及肝性脑病的患者，考虑到术后会增加分流并加重高动力循环状态和心功能不全，不建议行 TIPS 治疗。

对于难治性 HOCF 及严重门静脉高压推荐行肝移植治疗，因其可提高患者的总体生存率。但有研究及综述性文献[21]显示，在 HHT 患者肝移植术后的长期随访中，部分患者可能出现症状复发。

贝伐珠单抗是一种针对血管内皮生长因子（VEGF）的单克隆抗体，可全身性地抑制 VEGF。有个案报道显示，贝伐珠单抗能改善 HHT 患者症状，避免肝移植，甚至用于肝移植术后症状复发[22]。

（王　宇　冯丽娟）

参考文献

[1] Natsis K，Piagkou M，Lazaridis N，et al. The coexistence of both replaced proper hepatic and gastroduodenal arteries due to the common hepatic artery absence. Surg Radiol Anat 2017；39：1293-6.

[2] Elsayes KM，Shaaban AM，Rothan SM，et al. A comprehensive approach to hepatic vascular disease. Radiographics 2017；37：813-36.

[3] Chaudry G，Lillis AP，Shaikh R，et al. Endovascular treatment of congenital arterioportal fistulas. Cardiovasc Intervent Radiol 2018；41：1021-8.

[4] Zhang DY，Weng SQ，Dong L，et al. Portal hypertension induced by congenital hepatic arterioportal fistula：report of four clinical cases and review of the literature. World J Gastroenterol 2015；21：2229-35.

[5] 王丹丹，桑学金，林志雄 . 先天性肝动脉 – 门静脉瘘致上消化道出血 1 例 . 中国肝脏病杂志（电子版）2017；9：85-8.

[6] Anand RR，Cherian PM，Mehta P，et al. Endovascular treatment of psuedoaneurysm arising from common hepatic artery bifurcation with complete disruption of gastroduodenal artery and high flow arterioportal fistula. Ann Hepatobiliary Pancreat Surg 2019；23：187-91.

[7] 吴小磊 . 肝动脉 – 门静脉瘘引起门脉高压 1 例 . 世界最新医学信息文摘 2017；17：203-4.

[8] Kuhnel T，Wirsching K，Wohlgemuth W，et al. Hereditary hemorrhagic telangiectasia. Otolaryngol Clin North Am 2018；51：237-54.

[9] Martinez-Lopez A，Salvador-Rodriguez L，Montero-Vilchez T，et al. Vascular malformations syndromes：an update. Curr Opin Pediatr 2019；31：747-53.

[10] 王贤明，董昌元，严定芳，等 . 超声诊断肝内动脉瘤样门静脉 – 肝静脉瘘 1 例 . 中华超声影像学杂志 2013；22：373.

[11] Major T，Gindele R，Szabo Z，et al. The stratified population screening of hereditary hemorrhagic telangiectasia. Pathol Oncol Res 2020；26：2783-8.

[12] Vorselaars VM，Hosman AE，Westermann CJ，et al. Pulmonary arterial hypertension and hereditary haemorrhagic telangiectasia. Int J Mol Sci 2018；19：3203.

[13] Kritharis A，Al-Samkari H，Kuter DJ，et al. Hereditary hemorrhagic telangiectasia：diagnosis and management from the hematologist's perspective. Haematologica 2018；103：1433-43.

[14] Riera-Mestre A，Ribas J，Castellote J，et al. Medical management of haemorrhagic hereditary telangiectasia in adult patients. Med Clin（Barc）2019；152：274-80.

[15] Jackson SB，Villano NP，Benhammou JN，et al. Gastrointestinal manifestations of hereditary hemorrhagic telangiectasia（HHT）：a systematic review of the literature. Dig Dis Sci 2017；62：2623-30.

[16] 步睿，贾静，吴建军，等 . 遗传性出血性毛细血管扩张症合并肺动脉高压研究进展 . 医学研究杂志 2016；45：159-61.

[17] 袁朝汉，张焕基，郭攸胜，等 . 遗传性出血性毛细血管扩张症致重度肺动脉高压一例 . 中国循环杂志 2017；32：1124-5.

[18] 连佳，向慧玲，李岩，等 . 遗传性出血性毛细血管扩张症致消化道出血 2 例 . 中国现代医学杂志 2018；28：125-6.

[19] 傅琪琳，黄甫，唐颖慧，等 . 遗传性出血性毛细血管扩张症合并肝硬化 1 例报告 . 临床肝胆病杂志 2017；33：940-2.

[20] Grigg C，Anderson D，Earnshaw J. Diagnosis and treatment of hereditary hemorrhagic telangiectasia. Ochsner J 2017；17：157-61.

[21] Dumortier J，Dupuis-Girod S，Valette PJ，et al. Recurrence of hereditary hemorrhagic telangiectasia after liver transplantation：clinical implications and physiopathological insights. Hepatology 2019；69：2232-40.

[22] Flower M，Chern B. A case report of successful treatment of high-output heart failure secondary to hereditary haemorrhagic telangiectasia with bevacizumab. Oxf Med Case Reports 2019；2019：omz046.

第70章　缺血性胆管病

缺血性胆管病（ischemic cholangiopathy）是由于多种原因造成的肝动脉血供受损所致的弥漫性或局灶性大胆管损伤[1-3]。人的肝脏和胆道中，由于丰富的侧支循环开放，肝动脉主干的结扎或阻塞并不会引起缺血性胆管病。只有在供应胆管的动脉微循环受到严重损伤的情况下，才会发生缺血性胆管病。

一、胆管血供与血流特点

肝内胆管主要分为毛细胆管、细胆管、小叶间胆管及大胆管（包括左、右肝管及肝总管）。其中大胆管为胆管损伤的好发部位。肝内胆管的血供主要来自肝动脉，依次分级，最后形成胆管特殊的血供系统——胆管周围毛细血管丛（peribiliary capillary plexus，PBCP），即在胆管周围分别位于胆管上皮的下方及外周的双层毛细血管。肝门部胆管血供主要来自左、右肝动脉的分支及吻合支，少部分由胃十二指肠动脉通过吻合支供血。胆总管的血管较为丰富，其血供主要来自胃十二指肠动脉，亦有部分来自肝动脉，因此胆总管发生缺血性损伤的概率较小。

二、病　　因

各种病因所致缺血性胆管病的共同发病机制：供应胆管的动脉微循环受到疾病或医源性损伤，直接或间接引起 PBCP 收缩等[1]。

常见原因包括：①肝移植术后；②肝动脉化疗栓塞；③肝动脉小颗粒栓塞；④肝动脉药物输注；⑤胆囊切除术并发肝动脉损伤；⑥大胆管的放射治疗等。肝移植时对 PBCP 的损伤、肝动脉血栓形成、移植物抑制动脉交通支的形成、巨细胞病毒感染和排斥反应等因素均可以促进肝动脉缺血，进而导致缺血性胆管炎发生[4-6]。

其他少见的病因[7-9]：一些系统性血管炎或微血管病可损伤胆管微循环的灌注。遗传性出血性毛细血管扩张症可能通过动静脉或动脉-门静脉瘘，使PBCP 血流减少，亦可导致缺血性胆管病的发生；另外，脓毒血症患者，以及并发巨细胞病毒感染或微孢子虫相关血管炎的晚期艾滋病患者，亦可发生缺血性胆管病。

三、临床表现与实验室检查

缺血性胆管病发病隐匿，临床表现多样，缺乏特异性。部分患者可无任何症状和体征，有症状者可表现为黄疸、发热、腹部不适、肝功能异常和胆管炎。

实验室检查常显示血清胆红素、碱性磷酸酶及转氨酶水平升高，以及不同程度的系统性炎症综合征，通常伴有败血症。

影像学评估：缺血性胆管病的诊断主要依靠胆管造影。它能够准确显示胆管管腔的大小、形态、分布及病变类型、部位、程度。缺血性胆管病早期/急性期可出现胆道铸型、肝内或肝外胆管破裂出现胆汁瘘；而晚期主要表现为类似于原发性硬化性胆管炎的胆管不规则的串珠样改变。MRCP 可发现上述异常改变，胆管树中央部分的狭窄对本病具有提示性意义，但不具有特异性。在非肝移植情况下，缺血性胆管病主要是由于 PBCP 受到损害，而肝动脉及较大分支受累较少，因此多普勒超声或 CT 扫描检查提供的信息较少。肝移植术后，多普勒超声是评估肝门部肝动脉情况的有效手段。肝动脉阻力指数下降常提示狭窄或闭塞，需通过 CT 扫描动脉三维重建予以明确[10-11]。

病理学表现：缺血性胆管损伤的组织学变化主要为胆管上皮细胞萎缩，病变常局限于胆管壁周径的一部分，呈局灶性分布。严重时可累及整个胆管周径，呈环形分布，引起胆管狭窄，并伴有近端胆管扩张。小胆管、叶间胆管可出现上皮萎缩。汇管区胆管出现纤维性胆管炎和胆管周围纤维化，胆管消失或仅残存小纤维索，毛细胆管增生。

四、诊断与鉴别诊断

1. **诊断**　根据病史、临床表现、实验室检查和影像学等做出诊断。已知干预手段或系统性疾病可能损伤供应胆管的动脉时，一旦大胆管出现异常改变，需要考虑缺血性胆管病（图 70-1）。

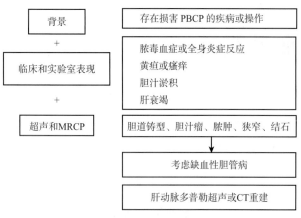

图 70-1 缺血性胆管病的诊断[12]

2. 鉴别诊断 需要根据病史、生化、肿瘤标志物、免疫学、影像学及组织学检查，与原发性硬化性胆管炎（PSC）、IgG4 相关胆管炎、胆管癌等相鉴别。

五、治疗与预后

根据有无临床症状、动脉损伤时间、急性或慢性期、主胆管损伤的位置和程度，强调个体化治疗。

首选经皮或内镜下干预，用于胆汁淤积的引流，以及肝总管或左、右肝管狭窄的扩张及支架置入[1, 2, 13, 14]。存在弥漫性胆道受累，并伴有长期黄疸、肝衰竭或复发性细菌性胆管炎时，应考虑肝移植[15]。在移植术后，如早期发现肝动脉闭塞或狭窄，可进行紧急干预和动脉重建；晚期肝动脉阻塞可经皮扩张和支架置入（表 70-1）。

表 70-1 缺血性胆管病的治疗方案

病因	治疗措施
肝动脉狭窄或血栓形成	溶栓、支架、重建
系统性血管炎	抗凝/抗血小板药物、免疫抑制治疗
胆汁淤积	经皮引流
铸型和结石	括约肌切开术、鼻胆管或经皮引流
胆管狭窄	球囊扩张、支架置入、重建
肝衰竭、复发性细菌性胆管炎	考虑肝移植

本病的预后很大程度上取决于病因。移植后缺血性胆管病是一种非常严重的并发症，50% 的患者可死亡或需要再次肝移植。

（王 宇 冯丽娟）

参考文献

[1] Louvet A，Texier F，Dharancy S，et al. Anticoagulation therapy may reverse biliary abnormalities due to acute portal thrombosis. Dig Dis Sci 2006；51：11-7.

[2] Deltenre P，Valla DC. Ischemic cholangiopathy. Semin Liver Dis 2008；28：235-46.

[3] Ludwig J，Kim CH，Wiesner RH，et al. Floxuridine-induced sclerosing cholangitis：an ischemic cholangiopathy? Hepatology 1989；9：215-8.

[4] Cameron AM，Busuttil RW. Ischemic cholangiopathy after liver transplantation. Hepatobiliary Pancreat Dis Int 2005；4：495-501.

[5] Pascher A，Neuhaus P. Bile duct complications after liver transplantation. Transpl Int 2005；18：627-42.

[6] Jiang T，Li C，Duan B，et al. Risk factors for and management of ischemic-type biliary lesions following orthotopic liver transplantation：A single center experience. Ann Hepatol 2016；15：41-6.

[7] Garcia-Tsao G. Liver involvement in hereditary hemorrhagic telangiectasia（HHT）. J Hepatol 2007；46：499-507.

[8] Chelbi F，Boutin-Le Thi Huong D，Frigui M，et al. Portal thrombosis complicating an acute cytomegalovirus infection in an immunocompetent patient. Rev Med Interne 2006；27：54-8.

[9] Engler S，Elsing C，Flechtenmacher C，et al. Progressive sclerosing cholangitis after septic shock：a new variant of vanishing bile duct disorders. Gut 2003；52：688-93.

[10] Bekker J，Ploem S，de Jong KP. Early hepatic artery thrombosis after liver transplantation：a systematic review of the incidence，outcome and risk factors. Am J Transplant 2009；9：746-57.

[11] Horrow MM，Blumenthal BM，Reich DJ，et al. Sonographic diagnosis and outcome of hepatic artery thrombosis after orthotopic liver transplantation in adults. Am J Roentgenol 2007；189：346-51.

[12] Plessier A，Rautou PE，Valla DC，et al. Management of hepatic vascular diseases. J Hepatol 2012；56：25-38.

[13] Crismale JF，Ahmad J. Endoscopic management of biliary issues in the liver transplant patient. Gastrointest Endosc Clin N Am 2019；29：237-56.

[14] Larghi A，Tringali A，Rimbas M，et al. Endoscopic management of benign biliary strictures after liver transplantation. Liver Transpl 2019；25：323-35.

[15] Romine MM，White J. Role of transplant in biliary disease. Surg Clin North Am 2019；99：387-401.

第71章　门脉发育异常

先天性门静脉异常临床罕见，多由于胚胎期卵黄静脉发育异常所致，主要包括动脉-门静脉分流、门静脉狭窄及门体分流等。

先天性动脉-门静脉分流多伴发于遗传性出血性毛细血管扩张症或先天性动脉血管畸形。常见的临床表现有心力衰竭、呼吸困难、门静脉高压、胆道缺血等。对于有症状的患者可针对心力衰竭及门静脉高压进行相应治疗，必要时行动脉栓塞或肝脏移植。

门静脉狭窄可导致肝前性门静脉高压，出现门静脉周围交通支、脾肿大等。由于门静脉狭窄，门静脉血流灌注不足，可能会出现肝脏功能损害，但因为有肝动脉血供代偿，一般程度较轻微。其治疗主要包括门静脉高压的对症治疗及肝脏移植。

先天性门体分流（congenital portosystemic shunt，CPS）根据解剖学特征可分为肝外型和肝内型。先天性肝外门体分流（congenital extrahepatic portosystemic shunt，CEPS）由外科医生 Abernethy 于 1793 年首次报道；先天性肝内门体分流由 Raskin 于 1964 年首次报道，是在肝内门静脉分支与肝静脉或下腔静脉之间异常连接。本病主要引起肝性脑病、肝脏缺血改变等，因存在分流道，故一般不引起门静脉高压症状。

先天性肝外门体分流（CEPS）又称为 Abernethy 畸形，主要为门静脉发育异常致其回流血液直接进入体循环。根据是否存在肝内门静脉系统及分流部位，可将其分为 Ⅰ 型和 Ⅱ 型[1, 2]。Abernethy 畸形 Ⅰ 型为先天性肝内门静脉缺失（congenital absence of the portal vein，CAPV），其中 Ⅰa 型为肠系膜上静脉与脾静脉分别汇入下腔静脉，Ⅰb 型为肠系膜上静脉与脾静脉汇合后进入下腔静脉。Abernethy 畸形 Ⅱ 型尚可见肝内门静脉，但肝外门静脉形成分流直接汇入下腔静脉中。目前关于 Abernethy 畸形发病率的报道很少，一项瑞士新生儿筛查研究[3] 显示 Abernethy 畸形发病率为 1/3 万，但该研究人群为接受新生儿半乳糖血症筛查者，可能低估真实患病率。该病青少年多见，Ⅰ 型多见于女性（61% ～ 65%），Ⅱ 型多见于男性（50% ～ 70%）[1, 4-6]。文献中对该病的描述主要见于国内外病例报道。

一、临床表现

无症状性先天性门体分流多于体格检查或因其他疾病进行常规检查时被发现。症状性先天性门体分流，多因门静脉血流不通过肝脏代谢而致乏力、黄疸、食欲减退、呼吸困难、意识障碍等症状后被发现[1, 6]。

CEPS 可伴随其他先天性疾病的临床表现，如先天性心脏病、先天性胆道闭锁、唐氏综合征、泌尿系统发育异常、骨骼发育异常等。也可出现因分流异常导致的继发临床表现[5, 7-9]，如肝肺综合征、肺动脉高压、肝性脑病及肝脏结节等。因存在分流道，一般不存在门静脉高压的表现，但少部分患者也可分流至髂静脉、肾静脉或右心房，可能出现心脏异常或下消化道出血。CEPS 患者实验室检查可见胆红素、胆汁酸、谷氨酰胺转肽酶、碱性磷酸酶及血氨升高。

肝肺综合征主要表现为呼吸困难、面色发绀或杵状指等。其发生机制主要为血管活性物质、内毒素等未经肝脏灭活直接入血导致肺血管扩张，进一步出现右心排血量增加，进一步可发生动静脉分流，从而造成氧合不足。血气分析可见氧分压 < 80mmHg，肺泡-动脉血氧分压差 > 15mmHg，增强超声心动提示左心室出现延迟微气泡显影。

肺动脉高压的发生机制为肺内血管生成拮抗因素失衡，导致肺动脉压力增高、阻力增大。白细胞介素、血管活性肠肽、5-羟色胺、内毒素等直接进入体循环而不在肝脏代谢，从而引起肺部血管痉挛、微血栓形成；回流血量增加使得肺血管床血流量增加，继而损伤肺血管内皮，肺动脉壁增厚，最终导致肺动脉高压。但患者通常不存在高动力循环状态，与肝硬化门脉性肺动脉高压有所不同。患者可表现为呼吸困难、胸痛、咯血等，一般通过超声心动图、肺灌注显像、右心导管等检查发现并评估肺动脉压力。

肝性脑病主要因为门体分流造成，其临床表现与肝硬化无异。可出现认知障碍、嗜睡、谵妄、癫痫及精神发育迟缓，实验室检查可发现血氨升高。头颅MRI检查可发现苍白球高信号和轻度脑萎缩，在分流关闭治疗后，症状及影像学改变可消失[8]。

二、影像学检查

超声显像、CT、MRI及血管造影等影像学检查可发现门静脉缺失或发育异常，部分患者肝内可见门静脉，同时肝外存在门静脉与下腔静脉异常分流；部分患者肝内无门静脉，可见肠系膜上静脉和脾静脉分别或汇合后汇入下腔静脉[10]。

除血管系统异常外，部分患者影像学检查可发现肝脏结节[1]，这是由于门静脉异常回流、肝脏变为主要由动脉供血，影响了肝脏的发育、功能、再生能力所致。多数为良性病变，如局灶性结节增生、结节再生性增生等；也可出现恶性病变，如肝母细胞瘤、肝细胞癌等[8, 11-15]。其中，局灶性结节增生病例报道中更为多见，其特点是病灶中心有星状瘢痕及辐射状纤维分隔，瘢痕内有厚壁供血动脉；在CT平扫期呈等密度或略低密度肿块，边界清楚，密度均匀，中央可见低密度瘢痕，增强动脉期显著均质强化，瘢痕延时强化，病灶周边可见畸形血管。

三、病理学改变

Lemoine等[16]报道了18例Abernethy畸形患儿的肝脏活检组织学改变，在所有肝组织均可发现门静脉细小或不存在，其中6例患者存在肝脏结节。

血管异常（如门静脉缺失或较小、孤立毛细血管、动脉增厚及肝窦充血），实质结构异常（如汇管区聚集、中央静脉聚集），炎症变化，纤维化（汇管区纤维化等），胆道改变（胆管增生、胆管阻塞），坏死性肉芽肿，脂肪变性及胆汁淤积等是该病的主要病理特征。

在出现结节的肝脏组织中，肝活检多可见孤立毛细血管形成，提示肝脏结节形成依赖于动脉供血的增加；在未发现结节的肝脏组织中，则多可见汇管区紊乱、聚集现象。

四、诊 断

在出生前，主要通过超声检查提示静脉系统发育异常而发现该病。在新生儿期，主要在筛查半乳糖血症、先天性心脏病或新生儿胆汁淤积等疾病时发现该病[6]。在新生儿期之后，多因出现肝脏结节病变、门体性脑病、肺动脉高压等表现才发现该病。

本病主要通过影像学检查做出诊断，同时需要除外影响门脉系统异常的继发因素，如肿瘤压迫、门脉动脉或门静脉下腔静脉瘘、血栓形成等。超声检查可发现肝脏血管及血流问题，操作者对腹部血管及门静脉异常解剖情况的了解有助于产前筛查和疾病诊断。腹部CT、腹部MRI及血管造影等检查可更精确地显示是否存在肝内门静脉，还可发现是否有其他血管畸形或肿瘤[17]。

对于肝内残留门静脉发育不全者，可能需通过球囊闭塞静脉造影检查诊断，仅行CT或MRI检查可能造成误诊[1, 8]。

五、治 疗

治疗的选择取决于分流的类型及临床症状。对于无症状CEPS可进行长期随访监测，尤其是恶性肿瘤的监测。但考虑到将来可能会出现肺动脉高压等并发症的风险，也可对无症状CEPS进行治疗，目前尚无有关治疗时机的共识意见。肺动脉高压可能会增加CEPS患者死亡率，一项综述对265例儿童患者进行研究显示[6]，265例CEPS有19例死亡，其中7例与肺动脉高压相关。因此，当CEPS患者出现肺部并发症时，治疗可能已经延迟。

对于症状性CEPS，Abernethy畸形 I 型患者需进行肝脏移植术。对于Abernethy畸形 II 型患者，可在球囊闭塞试验及门静脉压力评估后进行分流结扎或栓塞术；若临床症状无明显改善，可进行肝脏移植术[5, 7, 18, 19]。有学者通过血管造影和分流阻塞试验对肝内门脉系统发育不全严重程度进行分类，并提出了治疗选择建议[20]。

对于Abernethy畸形 I 型患者，由于不能完全除外肝脏结节发展成恶性肿瘤的可能，故应考虑切除或进行肝脏移植[1]。Abernethy畸形 II 型患者的肝脏结节多为良性，故可对分流进行结扎或栓塞，良性结节可能会缩小或消失；如果在治疗后增大或多发，建议手术切除或肝移植并对所获取结节组织进行病理检查[21]。若未进行结节切除等治疗，应进行长期影像学监测评估结节性质变化，以除外恶性病变。

（王　宇　张冠华）

参考文献

[1] Sanada Y，Mizuta K. Congenital absence of the portal vein：translated version. J Hepatobiliary Pancreat Sci 2018；25：359-69.

[2] Valla DC，Cazals-Hatem D. Vascular liver diseases on the clinical side：definitions and diagnosis，new concepts. Virchows Arch 2018；473：3-13.

[3] Gitzelmann R，Forster I，Willi UV，et al. Hypergalactosaemia in a newborn：self-limiting intrahepatic portosystemic venous shunt. Eur J Pediatr 1997；156：719-22.

[4] Mesquita RD，Sousa M，Vilaverde F，et al. Abernethy malformation：beware in cases of unexplained hepatic encephalopathy in adults-case report and review of the relevant literature. BJR Case Rep 2018；4：20170054.

[5] Kim ES，Lee KW，Choe YH. The characteristics and outcomes of Abernethy syndrome in Korean children：a single center study. Pediatr Gastroenterol Hepatol Nutr 2019；22：80-5.

[6] Bernard O，Franchi-Abella S，Branchereau S，et al. Congenital portosystemic shunts in children：recognition，evaluation，and management. Semin Liver Dis 2012；32：273-87.

[7] Sharma S，Bobhate PR，Sable S，et al. Abernethy malformation：single-center experience from India with review of literature. Indian J Gastroenterol 2018；37：359-64.

[8] Baiges A，Turon F，Simon-Talero M，et al. Congenital extrahepatic portosystemic shunts（Abernethy malformation）：an international observational study. Hepatology 2019；71：658-69.

[9] Hao Y，Hong XU，Zhao X，et al. Congenital absence of the portal vein associated with focal nodular hyperplasia of the liver and congenital heart disease（Abernethy malformation）：a case report and literature review. Oncology Letters 2015；9：695-700.

[10] Guerra A，De Gaetano AM，Infante A，et al. Imaging assessment of portal venous system：pictorial essay of normal anatomy，anatomic variants and congenital anomalies. Eur Rev Med Pharmacl Sci 2017；21：4477-86.

[11] Benedict M，Rodriguez-Davalos M，Emre S，et al. Congenital extrahepatic portosystemic shunt（Abernethy malformation type Ⅰb）with associated hepatocellular carcinoma：case report and literature review. Pediatr Dev Pathol 2017；20：354-62.

[12] Nacif LS，Paranagua-Vezozzo DC，Galvao FH，et al. Significance of CT scan and color Doppler duplex ultrasound in the assessment of Abernethy malformation. BMC Med Imaging 2015；15：37.

[13] De Vito C，Tyraskis A，Davenport M，et al. Histopathology of livers in patients with congenital portosystemic shunts（Abernethy malformation）：a case series of 22 patients. Virchows Arch 2019；474：47-57.

[14] Tyraskis A，Deganello A，Sellars M，et al. Portal venous deprivation in patients with portosystemic shunts and its effect on liver tumors. J Pediatr Surg 2019；55：651-4.

[15] Virdis M，Monteleone M，Sposito C，et al. Hepatocellular carcinoma in Abernethy malformation：a rare occurrence of congenital complete portosystemic shunt. J Vasc Interv Radiol 2018；29：1775-8.

[16] Lemoine C，Nilsen A，Brandt K，et al. Liver histopathology in patients with hepatic masses and the Abernethy malformation. J Pediatr Surg 2019；54：266-71.

[17] Taydas O，Danisan G，Ogul H，et al. A rare cause of congenital portosystemic shunt：type 2 abernethy malformation. Folia Morphol（Warsz）2020；79：172-5.

[18] Timpanaro T，Passanisi S，Sauna A，et al. Congenital portosystemic shunt：our experience. Case Rep Pediatr 2015；2015：691618.

[19] Jain V，Sangdup T，Agarwala S，et al. Abernethy malformation type 2：varied presentation，management and outcome. J Pediatr Surg 2019；54：760-5.

[20] Kanazawa H，Nosaka S，Miyazaki O，et al. The classification based on intrahepatic portal system for congenital portosystemic shunts. J Pediatr Surg 2015；50：688-95.

[21] Sanada Y，Mizuta K，Niki T，et al. Hepatocellular nodules resulting from congenital extrahepatic portosystemic shunts can differentiate into potentially malignant hepatocellular adenomas. J Hepatobiliary Pancreat Sci 2015；22：746-56.

第72章　肝外门静脉阻塞

肝外门静脉阻塞（extrahepatic portal vein obstruction，EHPVO）是指由于门静脉腔内存在血栓、瘤栓等或门静脉受到浸润、压迫等导致门脉血管部分或完全阻塞。门静脉血栓（portal vein thrombosis，PVT）形成是其最常见的病因，其病变范围包括门静脉肝外段及肠系膜上静脉、脾静脉的血栓及海绵样变。PVT 的发生率随疾病不同而变化，肝移植术后发生率为 2.1%～26.0%，肝硬化门静脉高压症患者中发生率为 0.6%～16.0%，肝细胞癌患者中 PVT 的发生率为 44%，因门静脉高压行脾切除术治疗后 1 个月内 PVT 发生率高达 16%～40%[1]。

一、病　因

EHPVO 的病因可分为局部和系统性危险因素。局部因素包括肝硬化、肝胆恶性肿瘤、腹腔内感染、腹部手术（如脾切除术）等。系统性危险因素主要包括遗传性或获得性易栓因素。在成人中，肝硬化和肝胆恶性肿瘤是最常见的相关疾病，但近年来，骨髓增生性疾病、易栓综合征越来越常见。在儿童中，最常见的原因包括局部感染，如脐炎和脐源性败血症。

在 PVT 患者中，约 30% 的患者存在局部危险因素，70% 存在系统性危险因素。局部因素包括实体器官恶性肿瘤；感染性疾病，如憩室炎、阑尾炎、胰腺炎、胆囊炎和克罗恩病；医源性病因，如外科手术或血管内手术和肝硬化手术。系统性因素最常见的有骨髓增生性疾病、因子 Ⅱ 和因子 Ⅴ 突变、蛋白 C 和 S 缺乏、抗凝血酶 Ⅲ 缺乏、抗磷脂抗体综合征、高同型半胱氨酸血症和阵发性睡眠性血红蛋白尿等。目前，在非肝硬化、非恶性肿瘤病例中，血栓性疾病仍然是成人 EHPVO 最常见的原因。

在肝硬化患者中，门静脉血栓形成的独立危险因素为门静脉血栓流速 < 15cm/s、静脉曲张程度和凝血酶原时间，与潜在的基因突变无关[2, 3]。

二、发生机制

EHPVO 的发生有以下三种机制：恶性肿瘤侵袭、恶性肿瘤包绕导致门静脉狭窄及血栓形成。下文主要对血栓形成进行介绍。急性血栓形成后，如果未能再通，则门静脉腔消失并在邻近门静脉部位形成侧支循环。此过程被称为门静脉海绵样变，进而在急性血栓形成数月后可形成门静脉海绵状血管瘤。在婴幼儿门静脉海绵状血管瘤患者中，无局部或全身血栓形成因素时，不能排除先天性畸形的可能[4]。

三、病理学表现

EHPVO 在病理上主要表现为门静脉主干及其分支硬化，门静脉内膜显著增厚及纤维化、门静脉动脉化，可合并门静脉肝内分支的狭窄及闭塞[5-8]。炎性浸润物（以中性粒细胞为主）可在门静脉积聚并侵入门静脉壁，通常伴有血栓形成，称为门静脉炎（pylephlebitis）或化脓性血栓性静脉炎（suppurative thrombophlebitis）。静脉内血栓形成，较小的远端门静脉可被血栓湮没并被纤维组织取代。未受血栓累及的门静脉小分支扩张、管壁变薄。有时可见纤维闭塞组织内有多个纤细的新生再通血管。门静脉血栓再通可导致肝门周围海绵状血管形成，门静脉可形成瘤样扩张。可见胆管系统异常，为门静脉海绵样变压迫胆管系统所致，即门静脉性胆管病（portal biliopathy）。部分肝动脉扩张、管壁变薄，部分肝动脉壁增厚、管腔狭窄。可见肝窦扩张、窦周纤维化。肝脏小叶结构通常保存完好，无纤维化或有轻度门静脉周围纤维化。当同时存在动脉灌注不足时，可见明显的肝细胞萎缩区。持续性闭塞可导致肝脏全部或节段性萎缩，左叶尤其容易累及。可见结节再生性增生，为肝外门静脉血栓形成的结果。

四、分　类

在 Baveno Ⅵ 共识中，EHPVO 分类是基于血栓位置（主干／分支）、症状（急性／慢性）、肝脏疾病（肝硬化／非肝硬化／肝癌和其他局部肿瘤／肝移植术后／无肝脏疾病）、阻塞程度（不完全／完全）和受累门静脉（脾静脉和／或肠系膜静脉）等因素[9]（表72-1）。

表72-1　EHPVO分类

PVT的部位（分型：1型、2a型、2b型、3型）

　1型：仅在主干

　2型：仅有分支

　2a型：一条分支

　2b型：两条分支

　3型：主干及分支

症状（R、Ch）

　R：急性

　Ch：慢性（有门静脉海绵样血管瘤和门静脉高压）

肝脏疾病：（C、N、H、L、A）

　C：肝硬化

　N：非肝硬化

　H：原发性肝癌和其他局部恶性肿瘤

　L：肝移植术后

　A：无肝脏疾病

阻塞程度（I、T）

　I：不完全性：影像学可见门脉血流

　T：完全性：影像学上不可见门脉血流

受累门静脉（S、M）

　S：脾静脉；

　M：肠系膜静脉；

　S+M：脾静脉+肠系膜静脉

由于门静脉血栓形成、肝脏血液供应减少，肝动脉供血增加以维持肝血流量，并且通常在3～5周建立门静脉侧支循环。目前，急性EHPVO被认为是在诊断前2～3个月形成血栓，而当发生门静脉海绵样变或出现门静脉高压症（静脉曲张出血、腹水、脾功能亢进）时，则通常认为已经成为慢性EHPVO。值得注意的是，在有些急性完全性门静脉阻塞的患者中，可在几天内即出现门静脉海绵状血管瘤，因此门静脉海绵状血管瘤的存在并不一定都是慢性EHPVO。另一方面，在一些患者中[10]，即使经过2个月的时间，也不一定发生海绵样变。此外，海绵状血管瘤形成后，门静脉高压症的进展也有很大差异，并不是所有的患者都出现门静脉高压。而在无症状的慢性PVT患者中，一旦血栓蔓延至肠系膜系统，就会有明显的症状，在这种情况下，容易误诊为急性PVT。

五、临 床 表 现

1. 急性EHPVO　患者通常无症状，尤其是在门静脉部分血栓形成时。随着血栓的发展和延伸，临床可出现肠出血和缺血的表现，可有腹痛、发热、恶心、腹泻、食欲下降和全身炎症反应等。症状的出现与血栓形成的快慢和分布范围有关。

（1）急性腹痛：急性PVT可造成肠道缺血、水肿，从而导致腹痛，特别是病变累及肠系膜静脉，血管被完全阻塞时。有研究显示[11-13]，90%的急性PVT患者会出现急性腹痛，同时可伴有发热、恶心、腹泻、食欲下降和全身炎症反应等。相反，如果仅有门静脉主干部分血栓或肝内门静脉血栓形成，多数患者仅表现为轻度的非特异性症状。

（2）肠梗死：肠梗死是急性PVT的直接并发症，相关死亡率高达60%，其临床表现、生化检查和放射学表现缺乏特异性。可表现为持续性剧烈腹痛、器官衰竭、休克、代谢性酸中毒、大量腹水和消化道出血等。

（3）肠梗阻：停止排便、排气伴明显腹胀。如果梗阻不能解除，可能出现肠穿孔、休克、腹膜炎等并发症。

（4）腹水：50%的患者可出现少量腹水[11]。

2. 慢性EHPVO/PVT　主要表现为门静脉高压征象，如腹水、静脉曲张性出血、脾功能亢进。与肝硬化相比，EHPVO患者发生更为广泛的食管胃静脉曲张，且常伴有十二指肠、肛肠、胆管和胆囊异位静脉曲张。如果血栓蔓延至肠系膜静脉系统，在慢性阶段的EHPVO患者也可能表现为急腹症，有时伴有肠出血、腹膜出血或休克。7%～10%的患者可表现为胆汁淤积和梗阻性黄疸，尤其是存在门静脉性胆道病时。EHPVO是发展中国家门静脉高压和儿童上消化道出血的主要原因，占比分别为54%和68%～84%[14]。

六、诊 　 断

EHPVO或其并发症的诊断主要依赖于影像学检查。超声多普勒成像是诊断血栓最有效的非侵入性方法。CT扫描和MRI可确诊并评估血栓的范围。内镜检查有助于寻找门静脉高压的证据，如无静脉曲张。在急性PVT，通常无明显静脉曲张，但可能有门静脉高压性胃病的证据。在慢性EHPVO/

PVT 中，门静脉高压性胃病很少见，但静脉曲张很常见。门静脉性胆道病的诊断可采用 MRCP 或 ERCP。

七、治 疗

急性 PVT 的治疗目标：①防止血栓形成扩大到肠系膜静脉及由此造成的肠系膜静脉栓塞；②实现门静脉再通[15, 16]。目前认为，抗凝是实现门静脉再通的有效治疗方法，其效果不佳时可考虑其他方法。

1. 抗凝治疗 抗凝时间越早，门静脉的再通率越高，再通主要发生在抗凝治疗后 6 个月内。目前，常用的抗凝方法为开始采用低分子肝素（LMWH）然后转换为华法林治疗 6 个月，治疗期间 INR 维持在 2.0 ～ 3.0。如果存在血栓形成的危险因素，建议长期抗凝[11, 13]。有多项非肝硬化 PVT 患者回顾性队列研究显示，长期抗凝可以降低复发性血栓形成的风险，未增加出血的风险[12, 17, 18]。但是，抗凝治疗的获益 / 风险比证据等级较低，尚需更多前瞻性研究证实。在有食管胃底静脉曲张的患者，应该在药物预防或内镜治疗的基础上进行抗凝治疗。

（1）肝素类药物及华法林治疗：肝素类药物通过增加抗凝血酶Ⅲ与凝血酶的结合，促进凝血酶失活，从而拮抗凝血过程。有研究表明，低分子肝素可有效促进门静脉再通，但需要注射给药，因此不便于长期应用。而口服抗凝药华法林通过拮抗凝血因子Ⅱ、Ⅶ、Ⅸ、Ⅹ从而阻断凝血过程，但受食物及其他药物影响较大，需定期监测 INR 以调整剂量。

（2）新型口服直接抗凝药物治疗：新型口服直接抗凝药物如利伐沙班、达比加群，治疗期间不需要监测凝血功能，但肝病患者特别是肝硬化患者的安全性尚待进一步研究。最近的荟萃分析表明，利伐沙班和达比加群等口服直接抗凝药治疗肝硬化门静脉血栓形成的疗效及安全性与华法林相似[19]。应当注意，利伐沙班经肝、肾代谢，因此肾功能不全患者需调整剂量。

2. 针对 EHPVO 门静脉高压的治疗

（1）非选择性的 β- 肾上腺素能受体阻滞剂：研究显示，非选择性的 β- 肾上腺素能受体阻滞剂对非肝硬化门静脉高压患者内脏血流动力学改善有益。非选择性的 β- 肾上腺素能受体阻滞剂降低了静脉曲张患者的出血风险[17]，并提高了慢性 EHPVO 患者的存活率[20]。

（2）内镜治疗：硬化疗法降低了初治患者的出血发生率。根据在儿童中进行的短期随机对照试验，内镜曲张静脉套扎术优于硬化疗法[21]。在儿童中，联合应用套扎和硬化疗法的效果优于单独使用套扎或硬化疗法。在成人中，接受普萘洛尔或套扎方法治疗非肝硬化性门静脉高压患者（包括绝大多数 EHPVO 患者）的出血复发率并无差异[22]。

（3）TIPS 治疗：在 PVT 患者中，TIPS 治疗可以显著和持续地减少血栓及主要并发症的风险。一项包括 18 项研究的荟萃分析显示[23]，TIPS 成功率为 86.7%，门静脉再通率为 84.4%，完全再通率为 73.7%；门脉压力梯度平均下降 14.5mmHg；术后肝性脑病的发生率为 25.3%。目前，TIPS 与抗凝等其他治疗方案的随机比较研究有限，需要进行更多的试验来评估 TIPS（特别是采用新型覆膜支架）作为 PVT 治疗方式的安全性和有效性。此外，还应注意术后肝性脑病发生的可能。

八、预 后

即使经过抗凝治疗，仍有超过一半的患者不能实现再通，以后仍可能发生食管胃底静脉曲张，2 年内有 12% 的静脉曲张患者发生破裂出血，16% 的患者出现腹水[13]。通过影像学检查，30% 的急性 PVT 患者可在 1 年内发生严重门静脉性胆道病[24]。与门静脉高压相关的最常见并发症为消化道出血，其次为复发性血栓形成，较少见的是胆管并发症。儿童可能出现发育障碍[25]。

（王 宇 王 民）

参 考 文 献

[1] Rajani R，Bjornsson E，Bergquist A，et al. The epidemiology and clinical features of portal vein thrombosis：a multicentre study. Aliment Pharmacol Ther 2010；32：1154-62.

[2] Cheng D，Xu H，Lu ZJ，et al. Clinical features and etiology of Budd-Chiari syndrome in Chinese patients：a single-center study. J Gastroenterol Hepatol 2013；28：

1061-7.

[3] Zhou P，Ren J，Han X，et al. Initial imaging analysis of Budd-Chiari syndrome in Henan province of China：most cases have combined inferior vena cava and hepatic veins involvement. PLoS One 2014；9：e85135.

[4] Abd El-Hamid N，Taylor RM，Marinello D，et al. Aetiology and management of extrahepatic portal vein obstruction inchildren：King's College Hospital experience. J Pediatr Gastroenterol Nutr 2008；47：630-4.

[5] Saxena R. Practical hepatic pathology：a diagnostic approach. Philadelphia：Saunders 2011：443-54.

[6] Rush N，Sun H，Nakanishi Y，et al. Hepatic arterial buffer response：pathologic evidence in non-cirrhotic human liver with extrahepatic portal vein thrombosis. Mod Pathol 2016；29：489-99.

[7] Knockaert DC，Robaeys GK，Cox EJ，et al. Suppurative pylethrombosis：a changing clinical picture.Gastroenterology 1989；97：1028-30.

[8] Sarin SK，Kapoor D. Non-cirrhotic portal fibrosis：current concepts and management. J Gastroenterol Hepatol 2002；17：526-34.

[9] de Franchis R，Baveno Ⅵ Faculty. Expanding consensus in portal hypertension：report of the Baveno Ⅵ Consensus Workshop：stratifying risk and individualizing care for portal hypertension.J Hepatol 2015；63：743-52.

[10] Senzolo M，Tibbals J，Cholongitas E，et al. Transjugular intrahepatic portosystemic shunt for portal vein thrombosis with and without cavernous transformation. Aliment Pharmacol Ther 2006；23：767-75.

[11] Plessier A，Darwish MS，Hernandez-Guerra M，et al. Acute portal vein thrombosis unrelated to cirrhosis：a prospective multicenter follow-up study. Hepatology 2010；51：210-8.

[12] Amitrano L，Guardascione MA，Scaglione M，et al. Prognostic factors in noncirrhotic patients with splanchnic vein thromboses. Am J Gastroenterol 2007；102：2464-70.

[13] Turnes J，Garcia-Pagan JC，Gonzalez M，et al. Portal hypertension-related complications after acute portal vein thrombosis：impact of early anticoagulation. Clin Gastroenterol Hepatol 2008；6：1412-7.

[14] Sarin SK，Khanna R. Non-cirrhotic portal hypertension. Clin Liver Dis 2014；18：451-76.

[15] Plessier A，Rautou PE，Valla DC，et al. Management of hepatic vascular diseases. J Hepatol 2012；56：S25-38.

[16] Senzolo M，Riggio O，Primignani M，et al. Vascular disorders of the liver：recommendations from the Italian Association for the Study of the Liver（AISF）ad hoc committee. Dig Liver Dis 2011；43：503-14.

[17] Condat B，Pessione F，Hillaire S，et al. Current outcome of portal vein thrombosis in adults：risk and benefit ofanticoagulant therapy. Gastroenterology 2001；120：490-7.

[18] Spaander MC，Hoekstra J，Hansen BE，et al. Anticoagulant therapy in patients with non-cirrhotic portal veinthrombosis：effect on new thrombotic events and gastrointestinal bleeding. J Thromb Haemost 2013；11：452-9.

[19] Hoolwerf EW，Kraaijpoel N，Büller HR，et al. Direct oral anticoagulants in patients with liver cirrhosis：a systematic review. Thromb Res 2018；170：102-8.

[20] Orr DW，Harrison PM，Devlin J，et al. Chronic mesenteric venous thrombosis：evaluation and determinants of survivalduring long-term follow-up. Clin Gastroenterol Hepatol 2007；5：80-6.

[21] Zargar SA，Javid G，Khan BA，et al. Endoscopic ligation compared with sclerotherapy for bleeding esophagealvarices in children with extrahepatic portal venous obstruction. Hepatology 2002；36：666-72.

[22] Sarin SK，Gupta N，Jha SK，et al. Equalefficacy of endoscopic variceal ligation and propranolol in preventingvariceal bleeding in patients with noncirrhotic portal hypertension. Gastroenterology 2010；139：1238-45.

[23] Valentin N，Korrapati P，Constantino J，et al. The role of transjugular intrahepatic portosystemic shunt in the management of portal vein thrombosis：a systematic review and meta-analysis. Eur J Gastroenterol Hepatol 2018；30：1187-93.

[24] Llop E，de Juan C，Seijo S，et al. Portalcholangiopathy：radiological classification and natural history. Gut 2011；60：853-60.

[25] Lautz TB，Sundaram SS，Whitington PF，et al. Growthimpairment in children with extrahepatic portal vein obstruction isimproved by mesenterico-left portal vein bypass. J Pediatr Surg 2009；44：2067-70.

第73章　肝静脉血栓形成

肝静脉血栓形成（hepatic vein thrombosis，HVT）可按照布 – 加综合征（Budd-Chiari syndrome，BCS）的症状分类方法分为暴发性、急性、亚急性和慢性。急性肝静脉血栓形成，起病急、病程短，往往症状出现距离诊断小于 6 个月[1]，由于尚未形成静脉侧支循环，临床常表现为肝坏死和难治性腹水。当肝静脉主干内形成急性血栓，但侧支循环尚未形成时，患者临床表现比较严重，但如能及时发现并给予治疗，可获得较高的血栓再通率，避免血栓进一步蔓延及肝脏坏死加重。因此，早诊断、早治疗对于急性肝静脉血栓形成至关重要。

一、病　因

肝静脉血栓形成的患者常常有一种或多种血栓形成的高危因素[2]，包括遗传性和获得性两类。遗传性高危因素包括 Leiden V 因子突变、凝血酶原基因 G20210A 突变、蛋白 C 或蛋白 S 缺乏、抗凝血酶缺乏。获得性因素包括多发性骨髓瘤、抗心磷脂抗体综合征、高同型半胱氨酸血症、阵发性睡眠性血红蛋白尿症及女性口服避孕药等[3, 4]。此外，肝静脉血栓形成还与系统性炎症性疾病，如白塞病、结节病、血管炎或其他结缔组织疾病有关[5]。其中多发性骨髓瘤是欧洲最常见的病因，可出现在35% ~ 50% 的肝静脉血栓患者中[6]。

二、临床表现

暴发性 HVT 出现在血栓形成后 8 周内，此型较少见；急性 HVT 通常在血栓形成 6 个月内；亚急性 HVT 血栓形成最常见，其起病隐匿，多有门静脉或者肝静脉侧支循环形成，肝窦压力减小，所以腹水和肝坏死较轻，只有 1/3 的患者血栓累及肝静脉主干；慢性 HVT 症状表现类似肝硬化并发症。HVT 具体症状取决于肝静脉血栓形成的范围、管腔阻塞程度和速度，以及是否形成侧支循环缓解肝

窦阻力[7]。

急性 HVT 可表现为恶心、呕吐、轻度黄疸，部分患者可有腹痛、腹水、肝肿大、发热、脚部水肿等；如合并下腔静脉栓塞，可出现躯干静脉扩张（腹壁静脉曲张）[8]。然而对于有急性症状的患者，只有不到10% 在临床和病理上均表现为急性损伤，而大部分患者临床表现为急性损伤，但病理表现为广泛纤维化或肝硬化等慢性损伤，且这类患者的结局往往较单纯急性损伤或者慢性损伤型 BCS 患者更差。

三、诊　断

当患者出现急性或者慢性上腹痛、腹水或者脾肿大，或无明显临床表现但存在血栓形成危险因素的患者出现肝病时，均需考虑 HVT 的可能[9]。在暴发性和急性 HVT 中，除以上临床表现外，实验室检查血清转氨酶水平可大于 5 倍正常值上限，亚急性 HVT 则血清转氨酶轻度升高。血清碱性磷酸酶及胆红素水平可有不同程度升高，常伴有低蛋白血症[7]。

通过无创影像学检查（包括彩色多普勒超声及CT/MRI）发现肝静脉流出道狭窄（伴或不伴侧支循环形成）是诊断 HVT 的可靠证据[2]，并且可以发现占位性病变如恶性肿瘤侵犯或者压迫[10]。其中，MRI 检查可以更好地评估肝静脉血栓的范围，并且可以更好地区分急性、亚急性或慢性 HVT。

肝静脉造影可以精确描述血栓阻塞的位置、范围及程度，是诊断 HVT 的金标准。但是，作为需要应用造影剂的有创检查，需考虑对肾功能的不良影响及患者是否正在接受抗凝治疗等因素。

肝穿刺活检不是诊断 HVT 的常规方法，只有当无创检查无法确定 HVT，又排除了其他肝脏疾病时，才考虑行肝穿刺活检。病理检查主要表现为小叶中心淤血、肝细胞坏死缺失等，慢性者可见不

同程度纤维化。

四、治　疗

HVT 的治疗包括控制腹水进展、抗凝治疗以防止静脉血栓进一步扩展，或消除血栓及针对危险因素的治疗。腹水的控制一般包括限制盐的摄入、给予螺内酯及呋塞米等利尿剂，以及腹腔穿刺术放腹水治疗。应尽可能找出 HVT 的潜在危险因素并予以纠正，因为这是最根本的病因治疗。但是，除了能针对多发性骨髓瘤、真性红细胞增多症、阵发性睡眠性血红蛋白尿症等进行病因治疗外，对于大部分其他血栓高危因素者，唯一的治疗就是抗凝。

1. 抗凝治疗　约 84% 的 HVT 患者至少有一种血栓形成的高危因素，46% 的患者有一种以上血栓形成的高危因素。HVT 患者肝内形成微血栓，可促进肝纤维化进展[11]。因此推荐对 HVT 患者进行早期抗凝治疗[7, 9, 12]。美国肝病学会的指南建议，当 HVT 诊断明确后，无论是急性或者慢性，均应立即开始抗凝治疗。

可首先使用低分子肝素，数日后改为口服抗凝药华法林，将 INR 维持在 2.0～3.0。在没有进展性肝细胞坏死、临床症状较轻、肝功能正常、腹水容易控制的患者，可考虑抗凝剂、利尿剂并联合营养支持等单纯药物治疗。在我国单纯的 HVT 较少，多合并下腔静脉及门静脉血栓形成，一旦发现这种情况，尤其是急性血栓形成者，建议首先抗凝治疗 3 个月，以获得较好的再通率；除非有抗凝的绝对禁忌证，或者出现抗凝治疗严重并发症，一般推荐维持性抗凝治疗。对于需要行血管成形术、TIPS、外科分流术及肝移植术者，可在术后预防性使用抗凝剂以预防血栓复发，而且可以明显提高生存率[13]。

越来越多的研究显示，与标准的低分子肝素及华法林治疗比较，口服直接抗凝药物在治疗门静脉血栓中具有更好的疗效和安全性[14-16]。但口服直接抗凝药治疗急性 HVT 的研究较少，且多为个案报道。最近，一项来自美国梅奥诊所的研究评价了直接抗凝药物（利伐沙班和阿哌沙班）治疗急性非典型部位静脉血栓（门静脉、脾静脉、肠系膜静脉、肝静脉及肾静脉、卵巢静脉和脑静脉窦，均为肝细胞癌患者）的有效性和安全性，并与低分子肝素进行了比较（在直接抗凝药物组中没有急性肝静脉血栓的患者，但在低分子肝素治疗组中有 1 例）。

最终结果显示，口服直接抗凝药物组再通率达到 92.7%，低分子肝素治疗组再通率为 76.3%，两组严重出血事件的发生率分别为 7.2% 和 22.4%[17]。

抗凝治疗的主要并发症是出血。有报道表明接受抗凝治疗的布 – 加综合征患者大出血很常见，血管成形术、TIPS 和肝移植等侵入性操作和门静脉高压是主要危险因素，过度抗凝是次要因素。因此，降低侵入性治疗时的抗凝强度和加强门静脉高压的预防，可提高抗凝的安全性。另外，在抗凝治疗中还需要注意肝素诱导的血小板减少症等并发症的发生。但即使有这些并发症，腹腔穿刺术放腹水仍相对安全[18]。

2. 溶栓治疗　对于急性 HVT 导致的肝静脉闭塞，也可采取抗凝结合置管溶栓开通肝静脉。但目前溶栓治疗的临床效果尚缺乏高级别临床证据。以往的报道显示，急性 HVT 患者，特别是罕见情况下在血管造影检查显示新血栓形成时，才考虑溶栓治疗。可将尿激酶（24 万 U/h，持续 2h，随后 6 万 U/h）或组织纤溶酶原激活剂（0.5～1.0mg/h）直接经股静脉或颈静脉途径注入有血栓形成的肝静脉，约 24h。早期溶栓的效果最佳，但即使在症状出现后 2～3 周进行溶栓也可以获得较好的结果。然而溶栓治疗的总成功率较低，而且存在出血风险。目前有关指南并未明确推荐溶栓治疗，一般只在有经验的中心，对于不能通过常规抗凝治疗或放置支架恢复静脉血流的急性或亚急性肝静脉血栓患者才考虑溶栓治疗。

3. 经皮血管成形术和放置支架　对所有出现症状的患者，需评估是否有行经皮血管成形术及放置支架的适应证。对于有局部肝静脉狭窄的有症状患者，可行经皮血管成形术，必要时放置支架。经皮血管成形术有较高的成功率（89%～100%）及 5 年生存率（70%～92%）[19-22]，还可以作为肝移植的桥接治疗。应定期行多普勒超声随访，以确定肝静脉的通畅性。术后有再狭窄的风险，但因侧支循环形成而往往不出现新的临床表现。另外，对于合并下腔静脉狭窄的患者，行支架置入前应与肝移植外科医生沟通，因为如果支架延伸到下腔静脉肝上段或门静脉主干，可导致移植手术过程中切除病肝困难。

4. 经颈静脉肝内门体分流术（transcaval intrahepatic portacaval shunt，TIPS）　对于经溶栓及

经皮血管成形术失败的急性 HVT，以及长期抗凝治疗改善不明显者，可考虑行 TIPS 治疗。大部分患者可以获得技术上的成功，可显著降低门静脉压力，且并发症较少[23, 24]。一项研究表明，在有3 支肝静脉血栓阻塞、肝功能恶化、难治性腹水和静脉曲张出血的情况下，与先给予其他治疗再进行TIPS 治疗相比，早期即行 TIPS 治疗的患者再通率反而更低，因此建议对于经皮肝静脉再通术操作失败或者未获得疗效的患者，再行 TIPS 治疗[22]。TIPS 可作为肝移植之前的桥接治疗，尽管可能出现再次狭窄，但这部分患者很少出现新的症状，因为分流给侧支循环的建立提供了充足的时间。

5. 肝移植 肝移植是目前对于伴有肝衰竭者及肝静脉广泛闭塞者的最佳选择。10%～20% 的患者在接受药物治疗、血管成形术及 TIPS 后仍出现进行性肝衰竭，这时肝移植被视为一种挽救性治疗[10]。肝移植术后 1 年、5 年和 10 年生存率分别为 76%、71% 和 68%。77% 的死亡发生在术后1 个月，18% 是由于移植物衰竭或肝动脉血栓形成。因此，无论布－加综合征的潜在原因如何，肝移植是一种有效的治疗方法，应在肾衰竭发生前予以考虑。

肝移植术后并发症包括动脉或静脉血栓形成、抗凝相关出血等。因为肝移植可以纠正很多患者潜在的易栓性疾病，故不是所有术后患者都需要长期抗凝治疗。骨髓增生性疾病在肝移植后主要应用羟基脲和阿司匹林治疗。但是大部分患者由于可能存在不止一种易栓因素，故常建议肝移植后接受长期抗凝治疗。

（王 宇 王 民）

参考文献

[1] Cheng D，Xu H，Hua R，et al. Comparative study of MRI manifestations of acute and chronic Budd-Chiari syndrome. Abdom Imaging 2015；40：76-84.

[2] Valla DC. Budd-Chiari syndrome/hepatic venous outflow tract obstruction. Hepatol Int 2018；12：168-80.

[3] Ollivier-Hourmand I，Allaire M，Goutte N，et al. The epidemiology of Budd-Chiari syndrome in France. Dig Liver Dis 2018；50：931-7.

[4] Qi X，Han G，Guo X，et al. Review article：the aetiology of primary Budd-Chiari syndrome—differences between the West and China. Aliment Pharmacol Ther 2016；44：1152-67.

[5] MacNicholas R，Olliff S，Elias E，et al. An update on the diagnosis and management of Budd-Chiari syndrome. Expert Rev Gastroenterol Hepatol 2012；6：731-44.

[6] Khan F，Armstrong MJ，Mehrzad H，et al. Review article：a multidisciplinary approach to the diagnosis and management of Budd-Chiari syndrome. Aliment Pharmacol Ther 2019；49：840-63.

[7] European Association for the Study of the Liver，Electronic address eee. EASL clinical practice guidelines：vascular diseases of the liver. J Hepatol 2016；64：179-202.

[8] Qi X，Han G. Images in clinical medicine. Abdominal-wall varices in the Budd-Chiari syndrome. N Engl J Med 2014；370：1829.

[9] Shatzel JJ，O'Donnell M，Olson SR，et al. Venous thrombosis in unusual sites：a practical review for the hematologist. Eur J Haematol 2019；102：53-62.

[10] Hernandez-Gea V，De Gottardi A，Leebeek FWG，et al. Current knowledge in pathophysiology and management of Budd-Chiari syndrome and non-cirrhotic non-tumoral splanchnic vein thrombosis. J Hepatol 2019；71：175-99.

[11] Mancuso A. The ischemic liver cirrhosis theory and its clinical implications. Med Hypotheses 2016；94：4-6.

[12] de Franchis R，Baveno VIF. Expanding consensus in portal hypertension：report of the Baveno VI Consensus Workshop：stratifying risk and individualizing care for portal hypertension. J Hepatol 2015；63：743-52.

[13] Raza SM，Zainab S，Shamsaeefar AR，et al. Experience of liver transplant in patients diagnosed with Budd-Chiari syndrome. Exp Clin Transplant 2018；16：177-81.

[14] Cosmi B. An update on the pharmaceutical management of thrombosis. Expert Opin Pharmacother 2016；17：2149-64.

[15] De Gottardi A，Trebicka J，et al. Antithrombotic treatment with direct-acting oral anticoagulants in patients with splanchnic vein thrombosis and cirrhosis. Liver Int 2017；37：694-9.

[16] Weinberg EM，Palecki J，Reddy KR，et al. Direct-acting oral anticoagulants（DOACs）in cirrhosis and cirrhosis-associated portal vein thrombosis. Semin Liver Dis 2019；39：195-208.

[17] Janczak DT，Mimier MK，McBane RD，et al. Rivaroxaban and apixaban for initial treatment of acute venous

thromboembolism of atypical location. Mayo Clin Proc 2018；93：40-7.

[18] Devarbhavi H，Murali AR. Safety of ascitic paracentesis in patients with Budd-Chiari syndrome on oral anticoagulation and elevated international normalized ratio. J Clin Exp Hepatol 2015；5：310-3.

[19] Cui YF，Fu YF，Li DC，et al. Percutaneous recanalization for hepatic vein-type Budd-Chiari syndrome：long-term patency and survival. Hepatol Int 2016；10：363-9.

[20] Shalimar，Kumar A，Kedia S，et al. Hepatic venous outflow tract obstruction：treatment outcomes and development of a new prognostic score. Aliment Pharmacol Ther 2016；43：1154-67.

[21] Qi X，Ren W，Wang Y，et al. Survival and prognostic indicators of Budd-Chiari syndrome：a systematic review of 79 studies. Expert Rev Gastroenterol Hepatol 2015；9：865-75.

[22] Tripathi D，Sunderraj L，Vemala V，et al. Long-term outcomes following percutaneous hepatic vein recanalization for Budd-Chiari syndrome. Liver Int 2017；37：111-20.

[23] Rathod K，Deshmukh H，Shukla A，et al. Endovascular treatment of Budd-Chiari syndrome：single center experience. J Gastroenterol Hepatol 2017；32：237-43.

[24] Sonavane AD，Amarapurkar DN，Rathod KR，et al. Long term survival of patients undergoing TIPS in Budd-Chiari syndrome. J Clin Exp Hepatol 2019；9：56-61.

第74章 布-加综合征

布-加综合征（Budd-Chiari syndrome，BCS，又称巴德-基亚里综合征）是指肝静脉流出道狭窄或阻塞，使肝静脉或/和下腔静脉血液回流障碍而导致门静脉高压或/和下腔静脉高压症候群。1842年Lambroan最早对此病进行了描述。1845年内科医生Budd首次描述了3例肝静脉血栓形成病例，1899年病理学家Chiari首次对BCS的病理进行了描述。其病因主要包括各种原因引起的肝静脉分支到下腔静脉入心口处的狭窄或阻塞，而由心脏疾病、心包疾病或肝窦阻塞引起的肝静脉回流受阻不属于BCS。其主要临床表现为肝脾肿大，腹水，胸腹壁、腰背部、精索、食管静脉曲张，以及下肢肿胀、静脉曲张等。

一、流 行 病 学

从全球范围来看，BCS为少见病。但相对多见于中国、印度、南非、尼泊尔等发展中国家，西方国家发病率较低，基本为肝静脉阻塞类型[1]，其余地区只有少量散发病例报道。日本与法国进行的20年全国新增病例调查显示，年发病率分别为0.13/100万、0.36/100万。而本病在我国并不罕见，多见于黄河中下游黄河两岸的县、市，以山东、河南、河北、安徽、山西为多见。本病可发生于任何年龄，最小年龄75天，最大年龄89岁，多发于20～40岁，男女发病率大致相同。

二、病因与发病机制

BCS的病因有明显的地域差异。在西方国家以肝静脉血栓性阻塞为主，大多数患者有明确的基础病因，常与口服避孕药、妊娠、红细胞增多症和骨髓异常增多和阵发性睡眠性血红蛋白尿症、白塞病等有关，50%～80%的患者有至少一项危险因素。因此，美国肝病学会颁布的临床实践指南推荐，一旦患者确诊为BCS和门静脉栓塞，需筛查以上病因。我国患者则以肝静脉和下腔静脉阻塞多见。

综合已发表文献，BCS的病因可归为以下几方面。

1. **先天性血管发育异常** 1970年日本学者Hirooka等率先提出了此观点。认为在胚胎发育早期，肝静脉与下腔静脉的异常融合导致下腔静脉膜性梗阻（membranous obstruction of the inferior vena cava，MOVC），且肝静脉和下腔静脉早期的发育异常会导致不同类型的BCS发生。但这一研究也存在一定的局限性，不能解释为何BCS主要集中于年轻人，而儿童罕见，新生儿中几乎没有发现[2-4]。

2. **血栓机化** 日本学者Okuda认为隔膜由血栓机化形成MOVC。对于短小的血栓而言，机化后可回缩，且沿管腔伸展，边缘呈环状，最后形成膜；较长的血栓，机化后形成节段性纤维组织。各种原因引起血管内膜的损伤，血管内血栓的形成，机化后导致隔膜组织的形成。在西方国家，血液高凝状态如骨髓组织增生疾病、口服避孕药、狼疮抗凝剂、系统性红斑狼疮、白塞病、干燥综合征和内脏血栓性静脉炎等，继发下腔静脉、肝静脉血栓，导致隔膜形成。我国BCS患者血液高凝状态较少见，此为中西方BCS患病特点的一大差异。

3. **机械性损伤** 机械性损伤造成各种血管壁损伤在BCS形成过程中尤为重要。由于膈肌的持续运动及血流量的影响，加上肝静脉和下腔静脉汇入处几乎为直角，血管壁结构最为薄弱，淤血可造成静脉管腔增大、管壁变薄，而薄弱的内膜裂伤，可使血小板黏附并有纤维蛋白沉着，血液发生湍流而促进血栓形成，机化后导致MOVC的发生。有学者对肝静脉阻塞型BCS患者的病变组织进行了病理检查，发现肝静脉内膜出现不规则的平滑肌细胞，这是由于胸腔和腹腔之间的压差及膈肌运动导致肝静脉和下腔静脉内膜的损伤[5,6]。隔膜的运动、肝脏的牵引力、胸腔和腹腔的压力差、深快呼吸、体力劳动等因素造成血流变化，从而导致内膜的连续损伤，这似乎可解释为何我国的BCS病例主要集中于体力劳动者。

4. **血管感染炎症**　目前认为血管壁的炎症反应在 BCS 的发病过程中起重要作用。肝静脉和下腔静脉周围组织的炎症或感染常引起管壁周围粘连、管壁增厚缩窄。有学者对损伤血管内膜进行组织学检查，发现下腔静脉和肝静脉中可见不同程度的炎症细胞浸润，可能促进了隔膜的闭锁，最终导致 MOVC 的发生。

5. **生活环境因素**　我国的 BCS 病例主要集中在河南、山东、江苏、安徽等黄河中下游及淮河流域，这种地理分布的差异提示环境因素与 BCS 的发病有关。国内流行病学调查发现，患者的地域分布与当地水碘浓度有较高的相关性；随着饮水中的碘含量增加，BCS 的发病率有所上升；而血碘浓度增高可以刺激成纤维细胞和血管内皮细胞的增殖，促进静脉隔膜的形成，但其确切机制有待进一步研究。也有文献报道，BCS 与维生素 E、硒、硫胺素摄入过少，以及锰、维生素 A 摄入过多有关。有研究表明，吸烟也是 BCS 发病的危险性因素。此外，BCS 可能与某些中草药中的毒性物质损伤血管有关[7]。

三、病理特点

BCS 的诊断主要依据影像学，当影像学不能确定诊断并且需排除其他疾病时，活组织病理学检查有一定的帮助。但 BCS 的大部分组织学特征也可见于充血性心力衰竭、缩窄性心包炎、SOS，因此需结合其他临床资料及相应检查加以鉴别。

（一）肉眼表现

肉眼可见肝静脉或下腔静脉肝段受压、血栓形成、炎症瘢痕或新生物闭塞、膜性梗阻、狭窄或缺损等。其中膜性闭塞最常见，多位于膈肌水平及低于左肝静脉出口处（即下腔静脉入右心房下方 3～5cm 范围内），隔膜呈僧帽状，其血管壁附着处较厚（2～4mm），突入腔内部分相对较薄（0.5～2mm），直径 1～1.5cm，隔膜中央有空隙者为膜狭窄，无孔者为膜闭锁。在肝静脉及下腔静脉肝段也可见到血栓或栓子，可为无菌性、脓性或癌性。无菌性血栓可分为红血栓和白血栓。红血栓多见于早期，形成时间较短、体积较大、脆、易脱落；白血栓形成时间久、体积小、质韧稍厚、不易脱落[8]。

急性期可见肝脏高度淤血肿大，呈紫蓝色，表面光滑；局限于肝静脉一支梗阻时肝呈楔形充血。

切面呈"槟榔肝"，肝小叶中央静脉严重扩张充血、出血、坏死。慢性型则为慢性充血性肝肿大及淤血性肝硬化。

（二）病理学特点

在急性期，小叶中心区肝窦明显充血、扩张，肝窦内皮破坏，红细胞外渗到窦周隙和肝板，可见不同程度的肝细胞坏死。在不同大小的肝静脉分支中均可见新鲜血栓。相邻中央静脉间可见出血坏死桥接带。小叶周边区域受影响较小或不受影响，并且表现出再生的特征，如肝板增厚。门静脉一般无明显病理改变。有时可见全小叶坏死和出血，特别是在门静脉也发生血栓叠加的区域。

在慢性期，随着时间推移，静脉血栓可再通，遗留内膜纤维化、网状结构或多个厚壁管腔。受累的肝实质区域可见纤维化和中央静脉、小静脉闭塞，小叶中心纤维化，肝窦充血、扩张和窦周纤维化。大多数缺血区域的肝细胞萎缩和／或脱落。形成的纤维间隔把邻近的小叶中心区域连接起来，即中央静脉－中央静脉纤维间隔（C-C 纤维化）。这些结节由排列在门静脉周围的增厚细胞板中的肝细胞组成，门静脉分支可能起到流出道的作用。继发性门静脉血栓形成，可能导致中央静脉－门脉纤维间隔（P-C 纤维化）形成。

在静脉引流相对较少的区域，肝实质的再生可能导致弥漫性节段性或小叶性增生，也可出现结节性再生性增生的特征。BCS 中也常见各种大小的再生结节形成，其中一部分可能有中央瘢痕并且类似于局灶性结节性增生的特点。

四、临床分型

2016 年中国医师协会腔内血管学专业委员会腔静脉阻塞专家委员会提出以下分型：①肝静脉阻塞型，包括肝静脉／副肝静脉膜性阻塞、肝静脉节段性阻塞、肝静脉广泛性阻塞、肝静脉阻塞伴血栓形成；②下腔静脉阻塞型，包括下腔静脉膜性带孔阻塞、下腔静脉膜性阻塞、下腔静脉节段性阻塞、下腔静脉阻塞伴血栓形成；③混合型，包括肝静脉和下腔静脉阻塞、肝静脉和下腔静脉阻塞伴血栓形成[9]。

按病程长短可分为 4 种类型：①暴发性，数日内发病，表现为急性肝肿大、持续腹水、严重肝衰竭、肝性脑病和肾衰竭。②急性，1 个月内发病，包括肝肿大、腹痛、顽固性腹水、肾衰竭。③亚急性,最常见,起病隐匿,发病 3 个月内通常无症状,表现为腹水和门静脉侧支循环形成。④慢性,常见,门静脉高压形成,常有腹水,肝功能指标可轻度异常。

五、临床表现

BCS 可发生于任何年龄,以 20～40 岁多见,下腔静脉肝段膜性梗阻以 20 岁最多见,非膜性梗阻以壮年多见。本病临床表现多样,轻者或慢性可以无症状,重者或急性可以表现为肝衰竭。一项多中心大规模前瞻性研究显示,83% 的患者表现为腹水,67% 表现为肝肿大,61% 表现为腹痛,58%表现为食管静脉曲张,5% 出现胃肠道出血。15%的 BCS 可出现门静脉血栓,这时治疗效果及预后不佳。60%～80% 的患者影像学可表现为肝实质结节形成,大部分为良性结节,主要因为肝异常血流灌注引起。BCS 患者中肝癌的累计 5 年发生率约为 4%。

根据其发生的快慢,临床表现可分急性和慢性。

急性起病者主要表现为上腹剧烈疼痛、腹胀,迅速出现大量顽固性腹水、肝肿大、触痛,早期轻度黄疸和休克,完全阻塞时可迅速发生急性肾衰竭、肝衰竭、昏迷,处理不及时或不当,可于数小时或数日内死亡。肝静脉完全闭塞时常出现肝功能不全的症状,多死于肝性脑病。该型多见于下腔静脉肝段膜性梗阻并发肝静脉血栓形成或栓塞。

慢性起病占病例总数的 95%,多见于膜性狭窄或膜性闭锁、下腔静脉肝段炎性狭窄或闭塞、血栓形成和外压性改变。原发性肝静脉阻塞常表现为门静脉高压和下腔静脉高压两大综合征。

门静脉高压综合征:主要表现为上腹痛、肝肿大、大量顽固性腹水、脾肿大、消化道出血和食管静脉曲张及上行性腹壁浅静脉曲张。

下腔静脉高压综合征:首先出现下肢静脉曲张、水肿、色素沉着或慢性溃疡形成,继而出现会阴部、下腹部和躯干浅静脉上行性显著静脉怒张,可伴肾静脉回流障碍性少尿。

根据疾病严重程度,可表现为不同程度的肝功能受损,急性者可有血清转氨酶及胆红素升高、白蛋白降低及凝血酶原时间延长。慢性者肝功能变化类似肝硬化。内镜检查常见上消化道静脉曲张,偶见门静脉高压性胃病,十二指肠、胆管周围和下消化道异位静脉曲张。

六、影像学检查

目前 BCS 的诊断主要依靠影像学检查,如超声显像、CT、磁共振、放射性核素扫描、经皮肝穿刺肝静脉造影、下腔静脉造影等。超声为首选的诊断工具,诊断正确率 75%～90%,且使用方便、费用低,可以用于患者随访。CT 和 MRI 作为重要的补充诊断方法,对确定治疗方案具有重要指导意义。静脉造影是目前 BCS 诊断的金标准,但因其有创性而难以广泛应用。

1. **超声检查** 是诊断 BCS 最有效、最可靠的无创性检查方法,其诊断符合率可达 94.4%。超声可显示肝静脉阻塞情况及下腔静脉阻塞情况,亦可同时明确腹腔内其他脏器有无病变,以利于寻找病因及鉴别诊断。彩色多普勒可准确判断有无血流信号、血流方向、侧支通路和门静脉系统的血流方向,以及下腔静脉和门静脉的开放状态与血流方向。可见淤血性肝脾肿大,肝肿大以尾状叶为著。进展至肝硬化时可出现肝脏萎缩。

2. **CT 和 CT 血管成像**(computed tomography angiography,CTA) BCS 的 CTA 冠状位、矢状位重建可显示下腔静脉膜状或节段性狭窄或闭塞、肝脾肿大、腹水及侧支静脉开放。18%～53% 的病例肝静脉或下腔静脉内可见血栓形成。急性病例肝肿大伴密度减低。慢性病例表现为斑片状不均匀增强,因动脉 - 门脉分流,动脉期结节性病灶强化明显,或表现为斑片状强化。门静脉显示不清,门静脉期近下腔静脉的中心部位斑片状或点状强化更明显,而外周强化不明显或不强化,仍可见密度相对减低楔形区;延迟期肝脏密度相对更均匀一致。以下腔静脉受累为主者,肝静脉在各期均可显影;如以肝静脉狭窄或闭塞为主,则可伴有肝内迂曲的侧支循环。可见代偿性尾状叶肥大并压迫下腔静脉,导致其狭窄。慢性病例所见肝内多发再生结节,一般直径为 0.5～2cm,CT 平扫为高密度或等密度;此与 CT 平扫多为低密度、以动脉期增强为主的肝细胞癌不同。

3. **MRI 与 MR 血管成像**(magnetic resonance angiography,MRA) MRA 为一种无创伤性检查,可显示血管和血流信号特征。在急性期,MRI 显示肝肿大、T_1WI 为低信号、T_2WI 为不均等高信号,以肝脏外周部分明显。在慢性期，可见肝脏萎缩、纤维化，信号强度不等，T_2WI 信号强度取决于血管及侧支循环。肝脏再生结节在 T_1WI 为高信号、T_2WI 为等信号或低信号。肝特异性对比剂钆塞酸二钠（Gd-EOB-DTPA）与钆贝葡胺（Gd-BOPTA）在延迟期有助于区分良恶性病变：良性病变者，在延迟期对比剂摄入均匀，与正常肝实质相似；而肝细胞癌在 T_1WI 为低信号、T_2WI 为高信号，在延迟期不摄取或低摄取造影剂。MRI 亦有助于鉴别尾状叶代偿性肥大与下腔静脉病变所致下腔静脉阻塞。CT、MRI 是较为准确的诊断方法。尤其 MRA 可以观察门静脉系统和下腔静脉、肝静脉主干和肝段下腔静脉阻塞或狭窄[10]。

4. 下腔静脉和肝静脉造影及压力测定　是目前进行血管介入诊断治疗的主要手段，也是 BCS 诊断的金标准。经颈静脉、股静脉造影可清晰显示下腔静脉病变的位置、长度、程度及侧支循环。选择性肠系膜上动脉造影，静脉期可以显示门静脉和肠系膜上静脉扩张情况，对明确能否经肠系膜上静脉施行减压术很有帮助。经皮肝穿刺肝静脉造影可以显示肝静脉有无扩张、阻塞，与下腔静脉的关系。脾门静脉造影则有助于了解门静脉，尤其是脾静脉状况。压力测定显示，肝段下腔静脉压力升高，肝静脉自由压和肝静脉楔压也可升高。测量病变两端下腔静脉的压力，对诊断和治疗具有指导意义。

七、诊　　断

本病早期诊断困难，主要是由于对本病的认识不足，若能认识本病，结合超声、CT、MRI、DSA 等检查，则可提高诊断率。

临床上对于有血栓形成倾向、口服避孕药或妊娠、肝内或肝附近有恶性肿瘤或腹腔炎症疾病者，如果出现肝区痛、肝肿大、明显腹水和下肢水肿等，应高度怀疑本病。结合影像检查，一般可明确狭窄和阻塞部位。如果仍不能明确，可行血管造影，或进一步行肝穿刺检查。

临床表现同时具备门静脉高压和下腔静脉高压者可确诊。诊断时须与肝硬化门静脉高压、门静脉血栓形成、肝小静脉闭塞病/肝窦阻塞综合征、右心衰及缩窄性心包炎等鉴别。

八、治　　疗

1. 抗凝治疗　对于急性血栓形成患者，应尽可能去除静脉血栓形成的危险因素，并立即开始抗凝治疗。首先应用低分子肝素抗凝 5～7 天，在病情允许的情况下，改为口服抗凝药物，监测 INR，使其维持在 2.0～3.0。在无抗凝治疗重要禁忌证或严重并发症的情况下，BCS 患者应维持长期抗凝治疗。对于肝静脉和/或下腔静脉急性血栓形成而言，全身性或导管溶栓也可能有一定的疗效，但需更多的临床研究确认。

2. 介入治疗　肝静脉球囊扩成形术创伤小、恢复快、可反复操作，因而广泛用于治疗 BCS，也可将支架置入下腔静脉治疗 BCS。经颈静脉行肝内门体分流术（TIPS）可有效减轻 BCS 患者的肝脏充血肿胀及门静脉压力，控制腹水，改善肝功能，且其疗效不受尾状叶肥大的影响。但传统 TIPS 需具备两个条件，即通畅的肝静脉与恰当的门静脉通路。对于有肝静脉闭塞病变者，则需在门静脉与肝静脉残端间建立通路或行肝静脉重建，在腹部超声引导下经皮经肝直接穿刺门静脉，并配合 X 线透视，行直接肝内门体静脉分流术（direct intrahepatic portosystemic shunt，DIPS），6 个月一期通畅率为 100%，对无法进行 TIPS 的患者，这是一种良好的介入疗法。

3. 外科分流及血管成形术　可根据患者的一般情况、肝功能状态、病变性质、阻塞部位和范围及程度，综合考虑后选择手术方法。

（1）下腔静脉隔膜碎裂术：适用于下腔静脉隔膜型患者，无血栓形成，肝静脉通畅者。有直接破膜、经右心耳手指破膜、联合破膜等不同术式，亦可在破膜的同时置入支架，以防止血栓形成及再度狭窄阻塞。

（2）根治术：又称下腔静脉切开直视下隔膜切除术，适用于下腔静脉隔膜伴血栓形成，肝静脉通畅。在体外循环下施术较为安全，术中切除隔膜，去除血栓，并可同时行腔静脉成形术。

（3）腔房分流术：适用于肝段下腔静脉阻塞较长、下腔静脉阻塞明显、无明显腹水，而且肝静脉通畅者。在右心房下腔静脉阻塞远侧，以人工血管搭桥分流。术后可明显缓解下腔静脉阻塞症状。

（4）门腔分流术：适用于肝静脉阻塞，而下腔静脉完全通畅者，可有效降低肝窦压力和改善门静脉系统淤血。

（5）门－房、肠－房、脾－房分流术：适用于肝静脉阻塞，伴顽固性腹水及食管静脉曲张，而下腔静脉阻塞不明显或不通畅者。以人造血管搭桥，肠－房多为首选，当肠系膜上静脉条件不好时，可用门－房和脾－房分流术。这些手术可直接降低门静脉系统压力，也可间接缓解下腔静脉压力。术后肝昏迷的发生率明显低于肝硬化门静脉高压行分流术后。

（6）腔肠－房分流术或髂－肠－房分流术：适用于肝静脉和下腔静脉均有较明显阻塞者。下腔静脉或髂静脉、肠系膜上静脉与右心房行"Y"形分流。可同时缓解下腔静脉与肝静脉阻塞。

（7）脾－颈、肠－颈分流术：适用于肝静脉阻塞，但下腔静脉阻塞不明显，伴大量腹水，而全身条件差者。人工血管搭桥于脾静脉或肠系膜上静脉与颈内静脉间，经胸骨后搭桥，因此术不需要开胸，术后并发症较少[11-14]。

4. 肝移植 对于行 TIPS 失败，或症状未改善者，以及发生急性肝衰竭者，应考虑肝移植。

九、预 后

急性患者多于数小时至数日内死于肝昏迷，预后不良。在慢性病例，手术及对症治疗可延长患者生存期。其预后与血管阻塞的部位、范围及病情进展的速度相关。一般慢性型或良性疾病所致和能手术根治者预后良好。慢性良性疾病和侧支循环代偿后可存活 10 年以上甚至数十年，能手术解除病因，则疗效优良；若不能解除病因，行转流减压术可缓解症状与延长寿命。肝静脉闭塞平均生存期 3 年。肝段下腔静脉闭塞平均生存期可达 10 年。合并恶性肿瘤、门静脉或肠系膜静脉血栓形成、消化道出血者，则预后不良。本病患者多死于肝衰竭、消化道出血、肾衰竭和感染。

（王晓明）

参 考 文 献

[1] 中国医师协会腔内血管学专业委员会腔静脉阻塞专家委员会. 布－加综合征亚型分型的专家共识. 临床肝胆病杂志 2017；33：1229-35.

[2] 汪忠镐. 汪忠镐血管外科学. 杭州：浙江科学技术出版社；2010：629-30.

[3] Deleve LD, Valla DC. Vascular disorders of the liver. Hepatology 2009；49：1729-63.

[4] European Association for the study of the Liver. EASL clinical practice guidelines：vascular diseases of the liver. J Hepatol 2015；64：179-202.

[5] Zhou HG, Xu H, Zu MH, et al. Relationship between the impact of blood flow, diaphragm movement and the pathogenesis of membranous obstruction of inferior vena cava. J Interv Radio 2008；17：729-31.

[6] Wang CX, Huang ZQ, Liang FQ, et al. Apoptosis of pathological tissuesand expression of apoptosis-related genes in hepatic venous stricture Budd-Chiari syndrome. Zhonghua Yi Xue Za Zhi 2005；85：912-5.

[7] Tian ZL, Zhao SY. Investigation of causes of hepatic venous stricture Budd-Chiari syndrome. J Jining Med Colle 2008；31：131-2.

[8] Okuda K. Membranous obstruction of the inferior vena cava（obliterative hepatocavopathy, Okuda）. J Gastroenterol Hepatol 2001；16：1179-83.

[9] Senzolo M, Cholongitas EC, Patch D, et al. Update on the classification, assessment of prognosis and therapy of Budd-Chiari syndrome. Nat Clin Pract Gastroenterol Hepatol 2005；2：182-90.

[10] Faraoun SA, Boudjella-Mel A, Derzi N, et al. Budd-Chiari syndrome：a prospective analysis of hepatic vein obstruction on ultrasonography, multidetector-row computed tomography and MR imaging. Abdom Imaging 2015；40：1500-9.

[11] Wang ZG, Zhang FJ, Meng QY, et al. Evolution of management of Budd-Chiari syndrome：a teams view from 2564 patients. ANZ J Surg 2005；75：55-63.

[12] Zhang W, Qi X, Zhang X, et al. Budd-Chiari syndrome in China：a systematic analysis of epidemiological features based on the Chinese literature survey. Gastroenterol Res Pract 2015；2015：738548.

[13] Shin N, Kim YH, Xu H. Redefining Budd-Chiari syndrome：a systematic review. World J Hepatol 2016；8：691-702.

[14] Expert Committee on Vena Cava Obstruction, Specialized Committee of Endovascology, Chinese Medical Doctor Association. Expert consensus on the definition of "membranous obstruction" and "segmental obstruction of the inferior vena cava and hepatic vein in Budd-Chiari syndrome. J Intervent Radiol 2016；25：559-61.

第75章　肝窦阻塞综合征

肝窦阻塞综合征（hepatic sinusoidal obstruction syndrome，HSOS）又称肝小静脉闭塞病（hepatic veno-occlusive disease，HVOD），是由于各种原因导致的肝窦、肝小静脉和小叶间静脉内皮细胞损伤、水肿、坏死、脱落，进而形成微血栓，致肝窦流出道阻塞所引起的肝内淤血、肝损伤和窦性门静脉高压症。临床通常表现为疼痛性肝肿大、高胆红素血症和腹水 [1, 2]。

国外报道 HSOS 病因多与造血干细胞移植（hematopoietic stem cell transplantation，HSCT）使用化疗药物预处理有关，在国内口服土三七等含有吡咯烷生物碱的中草药致 HSOS 的报道最为常见。目前，HSOS 发病率不断增加，但发病机制尚不十分清楚，治疗手段也有限，已引起临床广泛关注 [3]。

该病最早于 1920 年由 Willmot 和 Robertson 在南非报道 80 例，与饮用含千里光次碱的茶有关。1953 年牙买加医生 Hill 分析患者病理改变后认为该病是由于肝内毛细血管阻塞所致，随着疾病的进展最终发展成淤血性肝纤维化，推测病因可能是营养不良或摄入蛋白质少，故称为浆液性肝病。在 1954 年，Bras 等报道了 5 例儿童因食用狗舌草而导致肝肿大、腹水、黄疸等急性门静脉高压表现的临床病例，并发现了与 Hill 等研究相同的病理改变，采用 "HVOD" 对该病进行命名，此后 HVOD 被世界各地的医生广为接受。1999 年 DeLeve 等用野百合碱喂食大鼠后发现，该病肝损伤的最早期表现是肝窦内皮细胞损伤、脱落（红细胞进入窦周隙），后续才出现一系列的继发性损伤。有鉴于此，DeLeve 等 2002 年提出以 "HSOS" 替代 HVOD 作为该病的诊断名称 [4-6]。

一、流行病学与病因

西方国家的 HSOS 患者绝大多数发生在 HSCT 后，与大剂量化疗药物预处理等因素有关；其次也有实体瘤化疗、肝移植术后应用免疫抑制剂相关报道。我国也有骨髓 HSCT 相关 HSOS 的报道，但以吡咯烷生物碱相关的 HSOS 为主，其中因为服用土三七导致的 HSOS 占 50% ~ 88.6%。

1. 食用含吡咯烷生物碱（pyrrolizidine alkaloids，PA）的中草药或野生植物　在多个国家和地区均有报道因食用含有 PA 的植物而导致 HSOS 的病例。含有 PA 的植物还有猪屎豆、天芥菜、土三七、西门肺草、琉璃草、毛束草、款冬叶、聚合草等。在我国主要由土三七中毒引起，1980 年侯景贵最先报道了因服用土三七引起的 HVOD（现称为 HSOS）。

2. 造血干细胞移植　HSOS 是 HSCT 的常见并发症，据报道发病率为 5% ~ 60%，通常发生在 HSCT 后 30 天内，是导致移植相关死亡的主要原因之一。移植前应用大剂量细胞毒性药物（如环磷酰胺、二甲磺酸丁酯 + 环磷酰胺等）及放疗是导致 HSOS 的直接原因。另外，年龄、移植类型、二次移植等也是相对危险因素。2015 年欧洲骨髓移植协作组总结报道了 HSCT 相关 HSOS 的危险因素，主要包括异体反应强度、骨髓抑制预处理方案强度及术后免疫抑制剂方案：异体反应越强，本病的发生风险也越高；传统骨髓抑制预处理方案比低强度预处理方案后发病风险更高；与氨甲蝶呤（MTX）联合应用时，西罗莫司也可能会增加本病的发生风险。临床前研究发现，CSA 较西罗莫司对内皮细胞有更为严重的破坏作用。

3. 肝移植　肝移植术后可并发 HSOS，但罕见，发生率约为 1.9%，可能与急性排斥反应和免疫抑制药物的使用有关。

4. 免疫抑制剂或化疗药物　免疫抑制剂如硫唑嘌呤、他克莫司和西罗莫司等与 HSOS 发病有关。化疗药物如奥沙利铂、硫鸟嘌呤和环磷酰胺等也可以导致 HSOS。

5. 遗传因素　研究发现 HSOS 发病有一定的遗传易感性。据报道 HPSE（rs4693608 和 rs4364254）基因多态性与儿童异基因干细胞移植 HSOS 发生显著相关，MTHFR 单体型 677CC/1298CC、GSTM1

空白基因型均是 HSOS 的危险因素。铁负荷也是 HSOS 的危险因素，血色病 C282Y 等位基因杂合子可加重肝脏铁负荷，且增加 HSOS 的发病风险。有学者认为器官移植供者白细胞介素（IL）1β-511 基因多态性与移植后的肝损伤和微血管疾病有一定的相关性，并可预测发生重症 HSOS 的风险。

6. 其他因素　最近报道毛霉菌侵入肝脏可引起肝静脉阻塞综合征，提示 HSOS 也可能与某些感染有关。另外，HSOS 也可发生于伴有免疫缺陷的静脉阻塞性疾病患者。

二、病理表现

早期 / 急性期可见肝脏体积增大、表面光滑，似槟榔肝。镜下可见以肝腺泡Ⅲ区为主的血窦内皮细胞损伤，窗孔消失，白细胞、红细胞、细胞碎片外渗入窦周隙。肝窦扩张，窦内红细胞淤滞，淤血严重者可形成小叶中心 - 小叶中心的桥接淤血坏死带。肝窦、中央静脉和小叶下静脉内皮水肿、内膜增厚，引起小静脉管腔变窄，伴微血栓形成及纤维蛋白凝集，导致肝小静脉闭塞。由肝窦阻塞引起的低流量、低灌注，导致肝窦微循环重新分布，肝细胞缺血缺氧、肝板萎缩或肝细胞坏死。

晚期肝脏表面呈区域状收缩，可见窦周隙内星状细胞活化增加，血窦内和窦周围胶原蛋白沉积、纤维组织增生，可形成中央静脉 - 中央静脉间桥接纤维化，肝小叶结构破坏[4]、假小叶形成，呈类似心源性肝硬化病理改变。

在 HSOS 中，由于广泛的肝窦损伤，可出现继发性血栓形成，引起静脉流出道阻塞，因此需与充血性心力衰竭、缩窄性心包炎鉴别。另外，继发肝静脉血栓形成等，也可累及较大的肝静脉，易误诊为布 - 加综合征。

三、发病机制

关于 HSOS 的发病机制目前尚不清楚。国内对于吡咯烷生物碱相关的 HSOS 研究较多。吡咯烷生物碱属于双环氨基醇衍生物，其饱和型无明显毒性或具有低毒性，而不饱和型具有极强的肝毒性。不饱和型吡咯烷生物碱进入肝脏后，在细胞色素 P450 酶（CYP）3A 的催化下，生成有反应活性的中间代谢物脱氢吡咯蛋白加合物，后者再被分解为脱氢倒千里光裂碱（6，7-dihydro-7-hydroxy-1-

hydroxymethyl-5H pyrrolizidine，DHR），易与蛋白结合形成吡咯蛋白加合物（pyrrole protein adduct，PPA），从而损伤肝窦内皮细胞。CYP3A 的基因多态性、诱导剂和抑制剂均会影响吡咯烷生物碱的细胞毒性。此外，部分种类吡咯烷生物碱还可导致肺损害，引起肺动脉高压。

肝窦内皮细胞谷胱甘肽耗竭在吡咯烷生物碱相关的 HSOS 发病中也起重要作用。野百合碱、脱氢吡咯和脱氢倒千里光裂碱对体外培养的肝窦内皮细胞均具有毒性作用，其机制是下调谷胱甘肽和形成吡咯蛋白加合物。动物模型中肝窦内皮细胞谷胱甘肽的降低与内皮细胞死亡相关，经门静脉补充谷胱甘肽具有预防作用。吡咯烷生物碱相关的 HSOS 以腺泡Ⅲ区病变为主，可能与该区富含 CYP3A 和谷胱甘肽 S 转移酶，而谷胱甘肽水平较低相关。另外，基质金属蛋白酶（MMP）-9 和 MMP-2 表达上调，一氧化氮减少，以及凝血相关信号通路激活等也参与本病的发生。有研究发现，骨髓来源的祖细胞能够替代肝窦和中央静脉内皮细胞从而修复损伤，而野百合碱能够抑制骨髓和循环中的内皮祖细胞从而影响损伤的修复。由此可见，吡咯烷生物碱相关 HSOS 的发病机制至少包括两方面：一是对肝窦和中央静脉内皮细胞的直接损伤，二是损伤骨髓祖细胞从而阻止内皮细胞的修复[7]。

国外对造血干细胞移植后发生的 HSOS 研究较多。有学者认为 HSCT 后 HSOS 的病理生理机制就是肝窦内皮细胞被各种因素所激活并导致其损伤。这些因素包括：预处理方案所采用的化疗和放疗、受损组织产生的细胞因子、通过受损黏膜屏障易位的内源性微生物、手术前后所用的药物（如粒细胞集落刺激因子和钙调磷酸酶抑制剂），以及复杂的移植过程所引起的内皮细胞生理性激活。如果这些因素过度密集且持续存在，将造成内皮损伤，即肝窦内皮细胞聚集，形成血窦屏障缺口。这些改变促使红细胞、白细胞和细胞碎片外流到内皮细胞下的窦周隙，并且使内皮层脱落。最终，脱落的血窦内皮细胞阻碍血窦内血液流动。这将导致小静脉管腔狭窄及血流阻力增加，引起窦性或窦后性门静脉高压、肝功能恶化和腹水，最终导致多器官衰竭（包括肺和肾脏功能障碍及脑病）和死亡。

虽然 HSOS 的形态变化首先发生在肝窦内皮细胞，但肝细胞功能障碍也会参与 HSOS 的发生及发展。例如，肝细胞通过谷胱甘肽酶系统参与环磷酰胺等药物的代谢。既往肝脏疾病、二甲磺酸丁酯（白消安）、全身照射（TBI）均能影响谷胱甘肽酶系统，导致环磷酰胺代谢产物积聚，从而损害肝窦内皮细胞和肝细胞。

四、临床表现

主要临床表现包括腹胀、肝区疼痛、食欲减退、乏力、腹水、黄疸、肝肿大等。吡咯烷生物碱相关患者多数在服用含吡咯烷生物碱植物后 1 个月内发生，也可经过较长时间后才出现临床。造血干细胞移植后 HSOS 多发生于移植后 30 天左右。

吡咯烷生物碱相关的 HSOS 临床特点：根据病程，大体可分为急性期、亚急性期和慢性期。急性期、亚急性期：一般指起病 3 天至 4 周，有腹胀、肝区疼痛、腹水，肝脏迅速肿大、叩击痛，可伴有食欲降低、恶心、呕吐等症状，绝大部分患者可有黄疸。慢性期：病程一般在发病数月后，以腹水和/或食管胃静脉曲张等门静脉高压并发症为主要表现，与失代偿肝硬化的临床表现相似。

HSCT 相关的 HSOS 临床特点：环磷酰胺引的 HSOS 通常发生于术后 20 天内，其他免疫抑制剂所导致的 HSOS 发生稍晚。按疾病程度分为轻度、中度和重度。轻度 HSOS 为自限性，不需要治疗；中度 HSOS 经积极对症支持治疗尚可恢复；重度 HSOS 治疗 100 天后仍无好转，多合并多脏器衰竭，可导致死亡。体格检查有不同程度的皮肤巩膜黄染、肝区叩击痛、移动性浊音阳性，严重者合并胸水和下肢水肿。一些重度和治疗无效、病情进行性加重的患者可以合并感染（以呼吸系统为主）和/或肝、肾衰竭，并导致死亡。

五、实验室检查

大多数患者的血常规无明显异常，合并感染时可有白细胞升高，一些重症患者可有血小板进行性降低。肝功能试验异常主要表现为血清总胆红素升高，多为 $18.1 \sim 85.5\mu mol/L$，还可有 ALT、AST 和/或 ALP、GGT 的不同程度升高。少部分重症患者或并发门静脉血栓导致肝功能恶化时，血清胆红素可显著升高。凝血功能大多正常或仅有凝血酶原时间及活化的部分凝血酶原时间轻度延长，但 D-二聚体升高较常见。腹水性质符合典型的门静脉高压性腹水，血清 - 腹水白蛋白梯度（serum-ascites albumin gradient，SAAG）＞ 11g/L。

有文献报道，吡咯烷生物碱相关的 HSOS 患者外周血均能检测到一定浓度的吡咯蛋白加合物，有助于判断患者是否服用含吡咯烷生物碱的植物或药物，其敏感性为 100%，特异性为 94.1%，阳性预测值为 95.8%，阴性预测值为 100%，但目前这项检查在临床尚未普遍开展。

六、影像学表现

影像学检查是诊断 HSOS 的重要手段，包括多普勒超声、增强 CT 和增强 MRI 检查。

1. **超声**　肝脏弥漫性肿大，肝实质回声增粗、增密，分布不均匀，可见沿肝静脉分布的"斑片状"回声减低区及腹腔积液。多普勒超声显示门静脉、脾静脉内径正常，血流速度减慢（＜ 25cm/s）。超声造影表现为动脉期呈"花斑样"不均匀增强，门静脉充盈速度缓慢，肝动脉 – 肝静脉渡越时间延长。

2. **腹部 CT**　肝脏弥漫性肿大，平扫可见肝实质密度不均匀减低，肝静脉和平衡期肝实质呈"地图状""花斑状"不均匀强化，门静脉周围出现的低密度水肿带称为"晕征"。尾状叶、肝左外叶受累稍轻，肝静脉周围肝实质强化程度较高，呈现特征性"三叶草征"，肝静脉管腔狭窄或显示不清，下腔静脉肝段受压变细；通常合并腹水、胸水、胆囊壁水肿和胃肠壁水肿等征象。急性期患者较少合并脾肿大、食管胃静脉曲张等征象，而在慢性期较常见。

3. **腹部 MRI**　平扫可见肝脏体积增大、腹水、肝脏信号不均，三支肝静脉纤细或显示不清；T_2 加权像表现为片状高信号，呈"云絮"状。MRI 动态增强扫描表现为动脉期不均匀强化，呈"花斑状"，延迟期强化更明显。

七、诊断与鉴别诊断

临床表现以腹胀、肝区疼痛、腹水、黄疸、肝肿大等为主，有明确服用含吡咯烷生物碱植物或药物史，或 HSCT 后。超声检查可作为该病的初筛，所有可疑者均应行腹部增强 CT 和/或 MRI 检查，有典型影像学表现者可确诊此病。

对于临床表现不典型的可疑者，可进一步行肝组织活检。对于有明显凝血机制障碍、血小板减少及腹水等经皮肝组织穿刺禁忌者，可行经颈静脉肝组织穿刺术，同时行肝静脉压力梯度测定，评估门静脉高压情况。在 HSCT-HSOS 的诊断中，国外报道 HVPG > 10mmHg 敏感性为 52%，特异性为 91%。HVPG 也有一定的预后判断价值，HVPG 越高者预后越差。

目前国际上针对 HSCT-HSOS 的临床诊断标准主要包括改良 Seattle 标准和 Baltimore 标准。对于

吡咯烷生物碱相关的 HSOS 目前尚无统一标准，大多借鉴上述两种标准。对于临床怀疑吡咯烷生物碱相关的 HSOS，但无明确的吡咯烷生物碱服用史的患者，可行血清吡咯加合物检测。2017 年中华医学会消化病学分会肝胆疾病协助组的共识推荐了南京标准，是否完全适用还需进一步研究。HSOS 的诊断标准具体见表 75-1。

表 75-1　HSOS 的诊断标准 [8, 9]

标准名称	适用范围	诊断项目			
		1	2	3	4
改良 Seattle 标准	HSCT-HSOS	骨髓造血干细胞移植后 20 天内出现 3 项中的 2 项	肝肿大和 / 或肝区疼痛	血清总胆红素 ≥ 34.2μmol/L	腹水或体重增加超过原体重 2%
Baltimore 标准	HSCT-HSOS	骨髓造血干细胞移植后 21 天内血清总胆红素 ≥ 34.2μmol/L，且有以下 3 项中的 2 项	肝肿大伴肝区疼痛	腹水	体重增加超过原体重 5%
南京标准	PA-HSOS	有明确服用含 PA 植物史，且符合以下 3 项或通过病理确诊，同时排除其他已知病因所致肝损伤	腹胀和 / 或肝区疼痛、肝肿大和腹水	血清总胆红素升高或其他肝功能异常	典型的增强 CT 或 MRI 表现

注：通过病理确诊需要有典型的病理表现，包括肝腺泡Ⅲ区肝窦内皮细胞肿胀、损伤、脱落，肝窦显著扩张、充血。

八、鉴别诊断

本病主要应与布 – 加综合征鉴别，尤其是单纯的肝静脉阻塞型布 – 加综合征，两者容易混淆；另外，慢性期吡咯烷生物碱相关的 HSOS 也较容易被误诊为肝硬化并发腹水、急性重型肝炎等。与这些疾病的鉴别，主要依赖于详细的病史、体格检查、影像学或肝脏病理学检查。

九、治　疗

所有疑诊患者均应停止服用含吡咯烷生物碱的植物。对症支持治疗是吡咯烷生物碱相关 HSOS 的基础治疗方案，包括保肝、利尿、改善微循环等。腹水严重且药物治疗无效时，可考虑腹腔置管引流；当液体潴留和严重肾功能下降时，需要进行血液透析或血液滤过。合并多脏器衰竭的患者应转入监护病房。急性期 / 亚急性期在排除禁忌证情况下，可给予抗凝治疗。内科治疗效果不佳者，可行经颈静脉肝内门体分流术（TIPS）控制顽固性腹水和门静脉高压。对于合并肝衰竭内科治疗不佳的患者，可考虑行肝移植。

1. 对症支持治疗　对症支持治疗对于急性期、亚急性期患者尤为重要。从理论上说，保肝治疗有

可能改善肝脏淤血缺氧对肝细胞造成的损伤，为肝细胞的再生及肝功能的恢复提供有利的内环境，但临床证据并不充分。目前临床常用的保肝药物主要有多烯磷脂酰胆碱、甘草酸制剂、还原型谷胱甘肽等药物；合并肝内胆汁淤积或高胆红素血症时，可以选用熊去氧胆酸和 / 或 S- 腺苷蛋氨酸治疗。利尿治疗首选口服呋塞米和螺内酯联合应用。利尿无效时可以在超声定位下行腹腔穿刺放液，同时配合大量白蛋白输注。对于改善微循环的药物如前列腺素 E_1、活血化瘀类中药等在 PA-HSOS 治疗中的作用尚不确切。

2. 糖皮质激素治疗　糖皮质激素对吡咯烷生物碱相关 HSOS 的疗效仍存在争议。国外在 HSCT-HSOS 中的相关激素应用研究提示其可能有效，但需要关注感染的风险。糖皮质激素在吡咯烷生物碱相关 HSOS 中的证据主要来自国内几个单位的基础研究和小样本临床病例报道，疗效尚不确定。

3. 抗凝治疗　存在腹水、黄疸等表现的急性期 / 亚急性期患者，是抗凝治疗的主要人群，应尽早开始。禁忌证主要是合并严重出血疾病和出血倾向。首选低分子肝素，亦可联合或序贯口服维生素 K 拮抗剂（华法林）。低分子肝素安全性较普通肝素高，出血不良反应少，大多数患者使用时无须监

测凝血指标。建议剂量为 100IU/kg 体重，每 12h 一次，皮下注射，肾功能不全者慎用。华法林是长期抗凝治疗的主要口服药物，疗效评估需要监测凝血酶原国际标准化比值（INR）。其治疗剂量范围窄，个体差异大，药效易受多种食物和药物影响。抗凝强度：建议 INR 为 2.0 ～ 3.0，这一强度既可满足较佳的抗凝强度，也有较好的安全性。初始剂量：建议口服起始剂量为 1.25 ～ 3mg/d，高龄、肝功能严重受损等患者初始剂量可适当减少。剂量调整：口服 2 ～ 3 天后开始测定 INR，并定期检测，剂量调整应慎重，如连续 2 次测得的 INR 不达标，再考虑调整剂量（一般为加或减 1/4 片），待剂量稳定后可监测一次。抗凝治疗的主要不良反应是出血，包括轻微出血和严重出血。抗凝治疗 2 周后通过临床表现、肝功能、影像学检查结果评估效果，如果治疗有效，继续抗凝 3 个月以上；如治疗无效，停止抗凝，考虑其他治疗措施。对其他抗凝药物的效果尚缺乏临床证据支持。

4. 去纤苷（defibrotide，DF）　是从猪肠黏膜 DNA 中提取的单链寡脱氧核糖核酸混合物，具有多重抗血栓、促进纤维蛋白溶解及促进血管生成的特性。本药是唯一经随机对照试验证明有效的预防和治疗 HSCT-HSOS 的药物，欧洲药品管理局在 2014 年批准 DF 用于治疗重症 HSCT-HSOS。但由于我国 DF 尚未上市，故对 PA-HSOS 的疗效尚待研究。

5. TIPS　目前国外报道的 TIPS 治疗急性 HSCT-HSOS 的效果各异。国外报道 HSCT-HSOS 行 TIPS 治疗，存活率仅为 20%，可能是由于这类患者大多合并严重的血液系统疾病，影响了疗效。对于吡咯烷生物碱相关 HSOS 患者，TIPS 能够明显改善患者的腹水及门静脉高压。但 TIPS 是否能够改善远期预后还需要更长期的临床观察。

6. 肝移植术　肝移植是治疗多种终末期肝病的有效方法。对于合并肝衰竭经过内科治疗无效的 PA-HSOS 患者，可考虑行肝移植，而 HSCT-HSOS 患者疗效尚待研究。

（王晓明）

参考文献

[1] 中华医学会消化病学分会肝胆疾病协作组 . 吡咯生物碱相关肝窦阻塞综合征诊断和治疗专家共识意见（2017 年，南京）. 临床肝胆病杂志 2017；33：1627-37.

[2] Working Subgroup for Clinical Practice Guideline for Aberrant Portal Hemodynamics. Diagnosis and treatment guidelines for aberrant portal hemodynamics. Hepatol Res 2017；47：373-86.

[3] Mohty M，Malard F，Abecasis M，et al. Sinusoidal obstruction syndrome/veno-occlusive disease：current situation and perspectives—a position statement from the European Society for Blood and Marrow Transplantation. Bone Marrow Transplant 2015；50：781-9.

[4] Working Subgroup for Clinical Practice Guideline for Aberrant Portal Hemodynamics. Diagnosis and treatment guidelines for aberrant portal hemodynamics：the Aberrant Portal Hemodynamics Study Group supported by the Ministry of Health，Labor and Welfare of Japan. Hepatol Res 2017；47：373-86.

[5] European Association for the Study of the Liver. EASL clinical practice guidelines：vascular diseases of the liver. J Hepatol 2016；64：179-202.

[6] American Association for the Study of Liver Disease. AASLD clinical practice guidelines：vascular disorders of the liver. Hepatology 2009；49：1729-64.

[7] DeLeve LD，Wang X，Kuhlenkamp JF，et al. Toxicity of azathioprine and monocrotaline in murine sinusoidal endothelial cells and hepatocytes：the role of glutathione and relevance to hepatic veno-oclusive disease. Hepatology 1996；23：589-99.

[8] Blostein MD，Paltiel OB，Thibault A. A comparison of clinical criteria for the diagnosis of veno-occlusive disease of the liver after bone marrow transplantation. Bone Marrow Transplant 1992；10：439-43.

[9] Delevel LD，Valla DC. Vascular disorders of the liver. Hepatology 2009；49：1729-64.

第76章 肝紫癜病

肝紫癜病（peliosis hepatis）为罕见的肝脏血管病变，文献大部分为个案报道。该病于1861年由Wagner首次应用"pelios"描述了肝脏病变切面肉眼所见，1916年由Schoenlank对肝脏进行活检后命名为肝紫癜病。该病主要表现为肝实质内多发的充血囊腔，还可累及肺和网状内皮系统，如脾脏、淋巴结和骨髓等，罕见累及的部位包括胃肠、甲状旁腺、胰腺、脑垂体和肾脏等[1]。

该病可发生于任何年龄，但以成人多见，无性别趋向。其发病原因不明，可能与肝窦屏障破坏有关，即各种因素破坏肝血窦内皮细胞，血管压力增加使肝血窦破裂扩大形成腔隙，其内充满血液。

一、病　　因

该病的发生与许多因素相关，可能与细菌或病毒感染、结核、恶性肿瘤、肾移植、长期应用某些药物（包括类固醇类药物、免疫抑制剂、避孕药、硫唑嘌呤等）及溶血性贫血等相关，但确切病因仍然未明。

1. **感染**　细菌性感染如结核、麻风、细菌性败血症、脓肿、细菌性心内膜炎、巴通体感染；病毒性感染多见巨细胞、腺病毒和人类免疫缺陷病毒感染。

2. **血液系统疾病**　如范科尼贫血、镰状细胞贫血、铁粒幼细胞贫血、真红细胞增多症、毛细胞白血病、单克隆丙种球蛋白病（如多发性骨髓瘤及巨球蛋白血症等）。

3. **恶性肿瘤**　多为全身性恶性肿瘤，如恶性淋巴瘤、多发性骨髓瘤及其他全身性恶性肿瘤。

4. **激素及化学药品**　性激素如雄激素、雌激素、促雄激素、避孕药物等；雌激素受体拮抗剂如他莫昔芬；免疫抑制剂如皮质激素、硫唑嘌呤等；某些药物及化学物质如砷剂、氯化乙烯和硫化铜等。

5. **其他**　如AIDS、肾移植、长期血透、糖尿病、坏死性胰腺炎、多发性浆膜炎、坏死性脉管炎等均与本病有关。

6. **特发性**　有20%～50%的病例病因不明。

二、发病机制

有关该病的发病机制有多种理论，但近年来各项研究多集中归因于肝窦屏障缺陷与破坏。即各种因素损伤肝窦内皮细胞，使其不能保持肝窦的结构与功能，通透性增加，红细胞可由肝窦进入窦周隙，最后形成充满红细胞的腔隙。其中包括：血管先天发育畸形，肝窦与中央静脉连接部梗阻导致肝窦扩张，肝细胞灶性坏死导致囊腔形成，毒性物质对肝窦壁的破坏，以及网状支架破坏导致肝窦损伤等，但本病的确切机制仍需进一步研究。

三、临床表现

肝紫癜病进展隐匿，开始可以无症状，以后逐渐恶化。常因其他疾病就诊而被发现，有的在尸检时被发现。发病症状不典型，常常无症状，临床上可见发热、上腹痛、黄疸，可有腹水、肝脾肿大。严重者可以出现肝衰竭的表现[2,3]。

多见于成年人，男性多于女性，药物性者常在用药3个月以上发病。有文献报道，停止激素治疗后或继发感染控制后，病灶可以回缩。

内出血是该病最重要的并发症，肿大的肝脏在外力作用下易发生破裂，也可发生自发性破裂，致腹腔内出血，突发急性腹痛，失血性休克而死亡。文献报道，肝右叶病变更易发生破裂出血，肝右叶病变出血比例可达75%，而左叶为11%，肝左右叶病变为14%。

实验室检查无特异表现，可见贫血、血小板下降，血清转氨酶、碱性磷酸酶轻度至中度升高等。

四、影像检查

总体来说，肝紫癜病的影像学表现无特异性，临床需与原发性肝癌、转移性肝癌、肝血管瘤、肝炎性假瘤、肝局灶结节性增生等鉴别。目前肝紫癜病最终的诊断仍需依靠肝脏病理检查。

1. **超声检查**　肝脏回声不均，有多发低回声区，血供丰富。部分合并肝脾肿大及门静脉高压表现。

2. **核素扫描**　肝密度不均，有局灶性摄取核素减低区或增加区。

3. **CT 和 MRI 检查**　肝脏可见多发低密度区。弥漫性肝紫癜病 CT 表现为肝内弥漫性分布的斑片状密度减低影，动脉期病灶强化不明显或边缘环状强化，静脉期病灶继续环状强化，延迟期病灶进一步向心性强化。MRI 表现为肝内弥漫性大小不等的长 T_1、长 T_2 囊状信号影，增强同 CT，易与肝硬化、布－加综合征导致的继发性肝充血相混淆。

局灶性肝紫癜病在 CT 平扫上常表现为低密度灶，增强后呈现轻度不均匀强化，多为中心低密度，呈"靶环征"；门静脉期病灶呈"向心性"或"离心性"强化，延迟期病灶密度逐渐均匀，密度高于或低于周围组织。如病灶较大，可出现周围脏器或血管受压的表现。在 MRI 检查中，多可见病灶 T_1WI 呈低信号，T_2WI 呈高信号。MRI 表现主要取决于病变内出血所处的时期，不同时期血液成分不同导致 MRI 表现不同。

4. **血管造影**　肝动脉造影可见造影剂积聚，可持续至实质期及静脉期。

5. **腹腔镜检查**　肝肿大、表面不平，可见蓝黑色斑点。

6. **肝活检**　可见到特征性组织学改变，由于肝紫癜病血供丰富，经皮肝穿刺出血风险大，一般不推荐，以免引发内出血。

五、病 理 表 现

病理检查是肝紫癜病的唯一确诊方法。目前报道的病理组织大多为肝叶切除术、肝移植时获得。

1. **肉眼观**　肝脏肿大，表面高低不平，可见蓝紫色或蓝黑色小结节，切面可呈蜂窝状，为大小不一的出血性腔隙组成，直径小至不到 1mm、大到数厘米，似"瑞士奶酪样"。病灶分布没有规律。

2. **组织学**　为充满红细胞的腔隙，可有或无内衬上皮细胞，可与正常肝窦或中央静脉沟通。窦周隙不规则扩张，可以与布－加综合征引起的血管阻塞所致肝静脉淤血相鉴别。此外，还可见到肝实质的灶性坏死、胆汁淤积及小胆管增生等征象。

六、治 疗

肝紫癜病无特效治疗。首先应去除相关可能因素。若考虑本病，病灶局限者，可考虑择期行肝切除术；如果病灶破裂风险大，应考虑尽早手术治疗，以预防破裂出血。对于发生肝破裂出血者，应紧急行外科手术治疗。也有文献报道，可以采用介入栓塞治疗本病。病变广泛、严重且除外恶性肿瘤者，可行肝移植治疗。

（王晓明）

参 考 文 献

[1] Pan W，Hong HJ，Chen YL，et al. Surgical treatment of a patient with peliosis hepatis：a case report. World J Gastroenterol 2013；19：2578-82.

[2] Crocetti D，Palmieri A，Pedullà G，et al. Peliosis hepatis：personal experience and literature review. World J Gastroenterol 2015；21：13188-94.

[3] 陆旭，刘沛 . 国内肝紫癜病临床特点分析 . 肝脏 2013；18：725-7.

第77章 遗传性出血性毛细血管扩张症

遗传性出血性毛细血管扩张症（hereditary hemorrhagic telangiectasia，HHT）又称 Osler-Weber-Rendu 综合征，是一种以出血和血管畸形为特征的常染色体显性遗传病。大多数患者是由位于 9 号染色体的 endolin（ENG，又称为 HHT1）基因突变或 12 号染色体的 activin A Ⅱ型受体样 1（ACVRL1，又称为 HHT2）基因突变所致。其特点为广泛的皮肤、黏膜、内脏动静脉畸形，受累的部位包括肺、脑和 / 或肝脏、胃肠道等。据报道，HHT 在普通人群中的患病率为（1～2）/10 000。HHT 患者中有 44%～74% 存在肝脏血管畸形，据此推测 HHT 肝脏受累在普通（非 HHT）人群的患病率在 1/（7000～12 500）[1, 2]。肝脏血管异常的患病率差异取决于 HHT 的基因型，携带 HHT2 基因者比 HHT1 基因者肝脏血管异常患病率更高 [3]。患者的平均年龄在 52 岁，女性更多见。

一、发病机制

HHT 的肝脏畸形血管呈弥漫性分布，从小毛细血管扩张到大动静脉畸形等，各级血管畸形均可发生。肝脏血管受累形式多种多样，其中动静脉分流主要分为三种类型：肝动脉 – 门静脉分流、肝动脉 – 肝静脉分流及门静脉 – 肝静脉分流，这三种畸形常常伴随存在。由于肝内血流分布异常及其所致的肝细胞再生异常，进而导致局灶性结节增生（FNH）。因此，HHT 患者中 FNH 的发生率比普通人群高 100 多倍 [1]。

二、病理学特点

肉眼所见：肝脏可出现结节和纤维化，表面可见蜘蛛状的微小血管排列 [3]。

组织学特点 [3-5]：血窦、肝静脉、肝动脉均扩张，为局灶性或广泛性扩张。扩张血窦衬覆内皮细胞，其周围可见纤维组织增生。因存在动静脉分流，故可见局灶性结节增生的表现，即再生与萎缩区交替。

有时可见缺血性胆管病变伴胆管坏死。

三、临床表现

大多数患者无临床症状，仅 8% 的患者因肝脏血管畸形而出现相应的临床症状。临床表现主要取决于肝内分流的类型：

1. 肝动脉 – 肝静脉分流 高输出量心衰（high-output cardiac failure，HOCF）是最常见的并发症之一，表现为气短、劳力性呼吸困难、腹水、水肿、心律失常等。

缺血性胆管病比较少见，表现为胆管狭窄 / 扩张、腹痛、胆汁淤积伴或不伴胆管炎。肝脏合成功能大多正常。

肠系膜缺血也比较少见，表现为上腹部或脐周痛、腹胀等。

2. 肝动脉 – 门静脉分流 常引起门静脉高压症，也是最常见的并发症之一，表现为腹水、消化道出血（常由食管胃底静脉曲张破裂出血所致）等。但亦有研究显示，肝脏血管畸形消化道出血常常是由于胃肠道毛细血管扩张引起，而并非由食管胃底静脉曲张破裂所致 [6]。

3. 门静脉 – 肝静脉分流 可引起肝性脑病，比较少见，可出现相应的神经精神症状。

这些症状可能同时发生或序贯发生，也可能自发缓解或加重。肝脏血管畸形严重者可有肝坏死。

四、诊 断

HHT 主要依靠影像学诊断。肝活检可能增加出血风险，而且组织学检查对诊断并无特殊帮助，故一般不进行肝活检。目前推荐参照 Curacao 诊断标准（表 77-1），或检测到相关的突变基因。Curacao 诊断 HHT 的标准包括 4 项，当符合 ≥ 3 项时可明确诊断；当符合 2 项时为疑诊；当符合 ≤ 1 项标准时，则可能性不大 [7]。

表 77-1　HTT 的 Curacao 诊断标准

临床标准	描述
鼻出血	自发和反复
毛细血管扩张	多处，特征性部位：唇、口腔、手指、鼻
内脏受损	胃肠道毛细血管扩张，肺、肝、脑或脊髓的动静脉畸形
家族史	一级亲属罹患符合上述标准的 HHT

肝脏血管受累主要通过影像学诊断，包括超声多普勒显像、腹部增强 CT、增强 MRI 或侵入性血管造影。影像学表现为肝动脉扩张，肝实质动脉期花斑样强化，肝静脉早显等[8]。在 HHT 患者中，肝脏肿块最可能是局灶性结节增生，增强影像检查可明确诊断。超声多普勒显像是肝脏血管畸形的首选诊断及分期方法，可用于无症状患者的筛查，能够对与临床结果相关的肝脏血管畸形进行严重度分级（表 77-2），并能用于对患者进行个体化管理和随访[6]。CT 和 MRI 的优势包括能够见到类似于有创血管造影的肝脏病变形态，并直接观察肝内分流的解剖类型。对于肝脏血管畸形患者，尤其是严重的肝脏血管畸形（3~4 级），应考虑在基线及随访期间采用超声心动图评估心脏的形态和功能变化（尤其是心指数和肺动脉收缩压），以及对血流动力学的影响。

表 77-2　HHT 中肝脏血管畸形的超声多普勒显像分级

分级	描述
0+	肝动脉直径＞5mm 且＜6mm，和／或 血流峰值速度＞80cm/s，且／或 电阻率指数＜0.55，且／或 外周肝血流灌注
1	只有肝外肝动脉扩张＞6mm，且 血流峰值速度＞80cm/s，且／或 电阻率指数＜0.55
2	肝内外肝动脉扩张，血流峰值速度＞80cm/s 可能伴有中度肝静脉和／或门静脉血流异常
3	肝动脉及其分支有复杂改变，有显著血流异常 肝静脉和／或门静脉血流异常
4	动静脉分流失代偿征象： 　肝静脉和／或门静脉扩张 　动脉和静脉都有显著血流异常

根据肝脏有局灶性病变和肝脏血管畸形的严重

程度及其血流动力学影响，有针对性地行进一步检查，如电子胃镜、肠镜、血管造影、心导管术，以及通过测量肝静脉压力梯度了解门静脉压力等。由于 HHT 中肝脏血管畸形的患病率较高，且经皮穿刺活组织检查的出血风险较高，一般不推荐对此类患者进行肝活组织检查[1, 8]。

五、治　疗

HHT 中大多数肝血管畸形患者无明显临床症状，无须治疗。有症状的患者可根据临床表现类型采取相应的治疗措施[7, 9]：

1. 高心输出量心衰　可采用限盐、利尿剂、β 受体阻滞剂、地高辛、血管紧张素受体阻滞剂、抗心律失常药、复律和射频导管消融术等治疗措施。

2. 门静脉高压相关并发症　推荐按照肝硬化门静脉高压（一线治疗为口服 β 受体阻滞剂和内镜治疗）和肝性脑病的治疗原则处理。但应注意，TIPS 不适用于本病伴门静脉高压症的患者，因为有可能使循环血容量增加，从而加重心力衰竭和肝性脑病。

3. 胆管炎　可予抗生素抗感染治疗。

4. 支持疗法　如对活动性出血患者进行输血或补铁以纠正贫血及积极控制出血来源（如鼻出血或胃肠道出血）。

5. 肝脏血管畸形　63% 的患者经上述对症和支持治疗可完全缓解。对于疗效不佳或治疗无效者可考虑侵入性治疗，包括经肝动脉栓塞术和肝移植。但在采取这些治疗方案之前，需请心内科医生评估并治疗高输出量心衰。

肝动脉栓塞治疗后胆道和／或肝组织坏死的发病率较高，致死率也较高，因此一般不建议肝动脉栓塞治疗；胆管病是肝动脉栓塞治疗的禁忌证。仅对于顽固性心力衰竭并且不进行肝移植的患者，以及有肝动脉窃血综合征表现的患者，才考虑行肝动脉栓塞治疗[10]。

有研究显示，对于继发于肝动静脉畸形严重症状的患者，静脉注射贝伐珠单抗可降低其心输出量并缓解心力衰竭症状[11, 12]。但其长期疗效、药物毒性、血运重建等问题还不明确。

对于伴难治性高输出量心衰或门静脉高压、肝衰竭、缺血性胆管坏死的患者，原位肝移植是根治

HHT 肝脏血管畸形的唯一手段，术后长期生存率高达 82% ～ 92%[13, 14]。

（王　宇　张冠华）

参 考 文 献

[1] European Association for the Study of the Liver. EASL clinical practice guidelines：vascular diseases of the liver. J Hepatol 2016；64：179-202.

[2] Govani FS，Shovlin CL. Hereditary haemorrhagic telangiectasia：a clinical and scientific review. Eur J Hum Genet 2009；17：860-71.

[3] Burt AD，Ferrell LD，Hubscher SG. MacSween's Pathology of the Liver. 7th ed .Philadelphia：Elsevier；2018：653-89.

[4] Lisovsky M，Konstas AA，Misdraji J. Congenital extrahepatic portosystemic shunts（Abernethy malformation）：a histopathologic evaluation. Am J Surg Pathol 2011；35：1381-90.

[5] Khalid SK，Garcia-Tsao G. Hepatic vascular malformations in hereditary hemorrhagic telangiectasia. Semin Liver Dis 2008；28：247-58.

[6] Buscarini E，Leandro G，Conte D，et al. Natural history and outcome of hepatic vascular malformations in a large cohort of patients with hereditary hemorrhagic teleangiectasia. Dig Dis Sci 2011；56：2166-78.

[7] Faughnan ME，Palda VA，Garcia-Tsao G，et al. International guidelines for the diagnosis and management of hereditary haemorrhagic telangiectasia. J Med Genet 2011；48：73-87.

[8] DeLeve LD，Valla DC，Garcia-Tsao G. Vascular disorders of the liver. Hepatology 2009；49：1729-64.

[9] Buscarini E，Plauchu H，Garcia TG，et al. Liver involvement in hereditary hemorrhagic telangiectasia：consensus recom mendations. Liver Int 2006；26：1040-6.

[10] 段维佳，贾继东. 常见肝脏血管疾病诊治进展. 肝脏 2012；4：225-8.

[11] Mitchell A，Adams LA，MacQuillan G，et al. Bevacizumab reverses need for liver transplantation in hereditary hemorrhagic telangiectasia. Liver Transpl 2008；14：210-3.

[12] Dupuis-Girod S，Ginon I，Saurin JC，et al. Bevacizumab in patients with HHT and severe hepatic vascular malformations and high cardiac output. JAMA 2012；307：948-55.

[13] Lerut J，Orlando G，Adam R，et al. Liver transplantation for hereditary hemorrhagic telangiectasia：report of the European liver transplant registry. Ann Surg 2006；244：854-62.

[14] Dupuis-Girod S，Chesnais AL，Ginon I，et al. Long-term outcome of patients with hereditary hemorrhagic telangiectasia and severe hepatic involvement after orthotopic liver transplantation：a single-center study. Liver Transpl 2010；16：340-7.

第12篇
常见胆系疾病

第78章 胆 石 症

一、概 述

胆石症是胆道系统，包括胆囊和肝内外胆管原发和／或继发性结石的统称，是一类临床常见的疾病。

（一）流行病学

胆石的形成与患者的饮食习惯、地理环境、营养条件、胆道本身病理改变，以及人体的代谢特点等因素有密切的关系。我国胆石症的发病情况在南方与北方、沿海与内地、城市与农村人群中，存在着一定的差别。在西方国家，胆石症主要为胆囊结石和由于结石迁移形成的继发性胆总管结石，但在东亚、南亚地区，原发于胆管系统的色素性结石很常见[1]。

西方文献报道，胆囊结石可见于约 10% 的尸检报告[2]。我国尚未有确切的流行病学数据。中华医学会外科学分会组织的全国胆石症流行病学调查（1983 ～ 1985 年）显示，11 342 例胆石症手术患者中胆囊结石约占 52.8%，胆囊合并胆管结石占 11%，肝内胆管结石占 16.1%。近年来，随着我国居民卫生条件的改善、饮食结构的改变，以及健康体检的逐步普及和 B 超的普遍应用，诊断胆囊结石的患者日趋增加，而且有逐步年轻化的趋势。

（二）结石的分类[3]

1. 按结石在胆道系统的解剖位置分类 解剖位置相同的结石，无论其化学成分如何，其临床表现和诊断处理原则均相同。①胆囊结石：原发于胆囊内的结石，70% 以上为胆固醇结石；胆囊壁间结石亦属于胆囊结石。②肝外胆管结石：结石位于肝外胆管系统，由胆囊结石迁移而来者称继发性胆管结石。③肝内胆管结石：此类结石产生于肝内胆管，属原发性胆管结石，90% 以上为胆色素结石，在我国南方地区常见。以上三种结石也可同时存在。

2. 按结石的化学成分分类 结石的主要成分是胆固醇、胆红素、钙，其他成分还包括糖蛋白、脂肪酸、甘油三酯等。化学成分分类在了解结石成因和采取预防和溶石措施方面有实用价值。绝大多数结石是由胆固醇、胆红素和钙等组成的混合结石。但根据结石的主要成分，可分为：①胆固醇结石，胆固醇含量 ＞ 45%，甚至可 ＞ 90%。②胆色素结石，胆固醇含量在 45% 以下，其余为"胆红素钙"及其和糖蛋白形成的高分子聚合物。棕色胆色素结石质地松脆，成石与胆道感染关系密切；黑色胆色素结石质地坚硬，其原因为肝硬化或溶血性贫血等代谢障碍。③复合结石，指核心为一种结石而外壳则由另外的成分构成，常见的核心为胆固醇结石，外周包绕一层胆红素钙。

（三）结石的成因

1. 胆固醇结石的形成机制 成石胆汁和胆囊功能异常是胆固醇结石形成的两个必要条件，成石胆汁的特征：一是胆汁中胆固醇过饱和，二是胆汁的成核时间缩短。胆固醇不溶于水，胆汁中的胆汁酸盐和卵磷脂组成三种胆固醇载体助其溶于胆汁：①简单微胶粒，由胆汁酸盐加胆固醇组成；②混合微胶粒，由胆汁酸盐、卵磷脂加胆固醇组成；③泡，由卵磷脂加胆固醇组成。在过饱和胆汁中，因胆汁酸盐充足，胆固醇全部借微胶粒助溶不会析出胆固醇结晶；在过饱和胆汁中，因胆汁酸盐不足，一部分胆固醇便从微胶粒中转移到泡中。泡不如微胶粒稳定，静置一定时间后，胆固醇结晶便从泡中析出。

以胆汁酸盐、卵磷脂、胆固醇三种脂类在胆汁中摩尔浓度（mol/L）之和为 100%，每一脂类的摩尔浓度所占有的百分比称为该脂类的摩尔百分数（mol%）。用等边三角形的三个边分别表示三种脂类的摩尔百分数，便构成了 Small-Admirand 三角形坐标（图 78-1）。任何一份胆汁都能根据其中三种脂类的摩尔百分数在三角形坐标中找到一个相应的点。曲线 ABC 称为胆固醇的饱和曲线，是根据实验结果绘制而成的。落在曲线下方的胆汁没有胆固醇结晶析出，称为不饱和胆汁。落在曲线上方的胆汁有胆固醇结晶析出，称为过饱和胆汁。用胆固醇饱和指数（cholesterol saturation index，CSI）可定量地描述胆汁的胆固醇饱和程度。

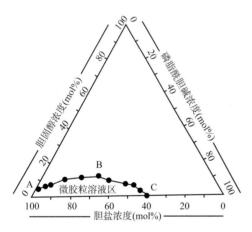

图 78-1 Small-Admirand 三角形坐标

静置的胆汁从均质状态到出现胆固醇结晶所需的时间称为成核时间。正常人胆汁也有过饱和者，但其成核时间为 10～20 天；胆固醇结石患者的胆汁不仅过饱和，而且成核时间只有 1～4 天。现已查明胆汁中的某些蛋白质有延长成核时间的作用，称抗成核因子；另一些蛋白质、钙离子等有缩短成核时间的作用，称促成核因子。新的抗成核因子和促成核因子还在探索中。

从胆汁中析出的胆固醇结晶在胆囊功能异常时易于形成结石：①胆囊收缩功能减弱，胆汁滞留于胆囊内，形成沉淀物，为胆固醇结晶析出和聚集成

石提供必要的场所和时间。②胆囊分泌的糖蛋白中含促成核因子，糖蛋白又是将胆固醇结晶凝集成石必不可少的基质。③沉淀微粒带有相同的电荷而互相排斥，胆汁以射流方式进入胆囊所形成的旋涡运动提供了克服这种排斥力所必需的动能，使沉淀微粒凝聚成石。

此外，胆固醇结石的形成还受多种神经内分泌因素的影响。胆囊结石在女性多见，可能与雌激素促进胆汁中胆固醇过饱和，促进胆固醇结石形成有关。

2. 胆色素结石的形成机制 胆色素结石的主要成分是非结合胆红素（unconjugated bilirubin，UCB）与钙等金属离子共同形成的螯合型高分子聚合物，统称为胆红素钙。糖蛋白作为基质将胆红素钙的沉淀微粒凝聚在一起而成石。胆红素钙沉淀 - 溶解平衡学说认为：胆红素钙的沉淀和溶解为一动态平衡。一旦 UCB 负离子浓度与钙离子浓度的乘积 [离子浓度积（ion product，IP）] 超过"胆红素钙"的条件溶度积常数就会生成胆红素钙沉淀，进而成石。反之，已有的沉淀可再溶解胆汁中的胆汁酸盐，与 UCB 负离子和钙离子都能结合成可溶物而降低二者的离子浓度，降低 IP，是阻止胆红素钙沉淀生成的生理成分。临床观察到胆色素结石形成有四大诱因，即胆管狭窄、胆道感染、胆道异物和代谢因素，它们都是通过干扰胆红素钙沉淀溶解平衡而诱发胆色素结石的[4]。

（1）胆管狭窄：胆管狭窄导致胆汁排泄障碍，①引起胆汁中 UCB 和钙离子浓度升高，从而使二者的 IP 升高。②使胆汁中自由基活性增强，自由基使胆红素钙的 K_{sp} 降低；还诱发胆红素钙聚合，聚合物难以再溶解。③使胆道上皮分泌更多的糖蛋白，糖蛋白将胆红素钙包裹而凝集成石，能阻止其再溶解。

（2）胆道感染：多在胆管狭窄的基础上发生。除了胆管狭窄所引起的胆汁成分变化外，发生感染的胆汁中的细菌还产生大量葡糖醛酸苷酶（β-G），β-G 将胆汁中的结合胆红素（胆红素 - 葡萄糖醛酸苷）水解为 UCB，使 IP 升高。

（3）胆道异物：最常见的是胆道蛔虫。活虫和虫尸既可引起不完全梗阻，又可引起感染，虫尸还可以成为胆红素钙沉积的核心。

（4）代谢因素：肝硬化患者胆汁中的胆汁酸盐和胆固醇浓度都低，因此很少形成胆固醇结石。另

一方面，肝硬化和溶血性贫血患者红细胞破坏增多，经胆汁排出的 UCB 增多，胆汁酸盐浓度却降低，削弱了胆汁中抑制胆红素钙 IP 升高的生理机制，便在胆囊中生成黑色胆色素结石。

用手术造成豚鼠胆总管不完全狭窄后，1 周内胆汁成分出现上述变化并生成胆色素结石，成石率 ＞ 95%。根据平衡学说选择两组预防结石的药物：①复方胆汁酸盐，可提高胆汁中胆汁酸盐浓度；葡醛内酯，可抑制胆汁中 β-G 活性；阿司匹林，可减少胆道黏膜分泌的糖蛋白。三种药物同时口服。②注射维生素 C 与维生素 E 用以抑制胆汁中自由基活性。两组药物都能在胆管狭窄后 3 周内阻止胆汁成分的成石性变化，并将成石率降到 50%，但 3 周后成石率回升至 90% 以上。这些结果虽然在成石和防石的动物实验中证实了平衡学说，但也表明，如果有胆管狭窄存在，结石终将生成，现有药物防石无效。因此，手术不能单纯强调取石，更要解除胆管狭窄。

二、胆囊结石

胆囊结石（cholecystolithiasis）是原发于胆囊的结石病，多见于女性，男∶女为 1∶（2 ～ 3），以 40 ～ 50 岁人群高发，肥胖与胆囊结石发病密切相关[4]。此外，妊娠次数也与胆囊结石发病呈正相关，可能与妊娠期雌激素水平升高，导致胆汁中胆固醇过饱和有关。因此，国际上认为胆囊结石具有"5F"的特点：female（女性）、forty（40 岁）、fat（肥胖）、fertile（多产）、family（家族性）。

（一）临床表现

患者早期常无明显症状，易被误认为胃部疾病而未能及时确诊。少数单发较大的结石，可在胆囊内自由存在，不易发生嵌顿，很少产生症状。

1. 特异性症状　由胆囊结石的急性并发症引起。

（1）胆绞痛（biliary colic）：典型发作是在饱餐、进食油腻食物后或睡眠中体位改变时，由于胆囊收缩或结石移位加上迷走神经兴奋，结石嵌顿于胆囊壶腹或颈部，胆囊排空受阻，胆囊内压力升高，胆囊强力收缩引起的绞痛。疼痛位于右上腹或上腹部，呈阵发性或持续性，可向右肩背部放射，部分患者因剧痛而不能准确说出疼痛部位，可伴有恶心、呕吐。持续十几分钟至数小时后常可自然缓解，或用解痉药后缓解。

（2）急性胆囊炎：胆绞痛不缓解，胆囊扩张、水肿，炎症细胞浸润，合并感染时可发展为急性胆囊炎。

（3）急性化脓性胆管炎、急性胰腺炎或梗阻性黄疸：病情进一步进展，有些小的结石可以经胆囊管进入胆总管，引起胆总管阻塞，继而诱发急性胆管炎或急性胰腺炎。

2. 非特异性症状　表现为右上腹或心前区隐痛，饱胀、嗳气、消化不良等不适，但没有急性并发症发作的历史。除胆囊结石和慢性胆囊炎外，胃、肠、肝、胰等许多器官的疾病也可引起这些症状，被统称为慢性消化系统疾病症状。

3. 无症状　有的患者虽有胆囊结石，但从未出现过胆囊结石的特异性症状或非特异性症状，这类结石称为无症状胆囊结石。

（二）诊断与鉴别诊断

典型的胆绞痛症状是诊断胆囊结石的重要依据。影像学检查以 B 超为首选，其准确率可达 95% 以上，必要时辅以 CT、MRI 检查。非特异性症状患者要与各种急腹症相鉴别，尤其是胆绞痛与心绞痛的鉴别；因梗阻性黄疸就诊者主要与胆道肿瘤和病毒性肝炎鉴别；就诊时无症状者应注意区分是无症状胆囊结石患者还是处于急性发作间歇期的患者，二者治疗方案不同。

（三）治疗

1. 胆固醇结石的溶石治疗　鹅去氧胆酸和熊去氧胆酸可以扩大身体的胆汁酸池，有促进胆固醇结石溶解的作用。这一溶石疗法在 20 世纪 80 年代较为流行。大样本的临床试验结果显示，口服大剂量鹅去氧胆酸（750mg/d）2 年后，约有 14% 的患者胆囊结石完全溶解。但是停药以后，2 年和 5 年的复发率高达 50% 和 75%，而且约 3% 的患者出现肝毒性，10% 的患者血清胆固醇和低密度脂蛋白升高，40% 出现腹泻。

此法对胆色素结石无用。选择患者的条件：① X 线检查结石不显影；②口服胆囊造影剂胆囊显影；③结石直径 ＜ 1cm；④结石的 CT 值 ≤ 50HU（CT 值 ＜ 40HU 者，93% 为胆固醇结石）。剂量与用法：CDCA13 ～ 15mg/（kg・d）；或 UDCA 8 ～ 13mg/（kg・d）；或两药各取半量合用。全日量睡前顿服或分 3 次口服。连续服药半年至

3 年，半年不见溶石迹象者，继续用药也无用。

2. 体外碎石治疗 体外碎石是采用体外震波碎石机将胆囊结石击碎，然后通过口服溶石和排石药物促进胆囊结石的溶解，并经胆管排出。这一方法现在已经很少采用，原因在于：①胆囊结石不同于泌尿系统结石，胆囊结石可在胆囊内移动，并且随呼吸运动而移动，碎石定位困难；②胆囊邻近诸多重要脏器，碎石过程中易于造成误伤；③碎石后必须辅以溶石治疗，因此仅对胆固醇结石有效；④击碎以后的小结石经胆总管排出，一旦嵌顿于胆总管内易诱发急性胆管炎或急性胰腺炎，诱发更危险的病症。

3. 手术治疗 胆囊结石对患者的危害主要有：①出现特异性症状时带来痛苦甚至生命危险；②诱发胆囊癌。胆囊切除术可彻底消除这两方面的危害。

胆囊切除术（cholecystectomy）：有急性胆囊炎反复发作史，或者合并胆总管结石，或者有急性胰腺炎病史者，应切除胆囊。开腹胆囊切除术（open cholecystectomy，OC）或腹腔镜胆囊切除术（laparoscopic cholecystectomy，LC）都能取得满意的效果。首选手术方式为腹腔镜胆囊切除术，创伤小、痛苦小、术后恢复快，已成为胆囊结石治疗的金标准。

对于无症状胆囊结石患者，可采取等待和随访观察的办法，可不急于切除胆囊，如果出现急性并发症或检查显示胆囊浓缩功能丧失再切除胆囊不迟。但即使无症状，也要每半年复查一次。一旦胆囊结石的最大径达到或超过 2cm，或影像学检查发现胆囊壁局限性增厚、合并胆囊息肉样病变（polypoid lesion of gallbladder，PLG）或瓷化胆囊（porcelain gallbladder），都应切除胆囊以防癌变。充满型胆囊结石，虽无明显临床症状，但胆囊已无功能，长期炎症刺激可导致胆囊癌变，也应切除胆囊[9]。

仅有慢性胃病症状而无并发症发作的患者，其自然病程与无症状胆囊结石者相似，可采取与之相同的处理原则，再辅以对症治疗。

拟行胆囊切除术的患者如遇下列情况应探查胆总管：①有黄疸或黄疸病史者；②影像学检查或手术探查怀疑胆总管内有结石或其他异物者；③胆总管直径达 1cm 以上者；④胆总管壁明显增厚者；⑤胆囊结石为多发小结石，有可能通过胆囊管进入胆总管者；⑥胆囊结石为棕色胆色素结石者，常合并肝内胆管结石；⑦胆总管胆汁呈脓性或肝肿胀、充血、表面有脓性纤维素渗出物附着者；⑧有胆源性胰腺炎病史者；⑨有肝功能损害，肝转氨酶、转肽酶、碱性磷酸酶增高病史者。如果在探查中发现胆总管或肝内总管有结石或狭窄等病变，分别按肝外或肝内胆管结石进一步处理。

三、肝外胆管结石

位于胆总管和肝总管内的胆石统称肝外胆管结石（extrahepatic cholangiolithiasis，choledocholithiasis），在我国和东南亚各国较多见。近年来，随着生活水平提高、卫生条件改善，我国的原发性胆总管结石有明显减少趋势，而绝大部分胆总管结石是由胆囊结石经过胆囊管落入胆总管中，这种结石亦称为继发性胆总管结石。约 15% 的胆囊结石合并有继发性胆总管结石。继发性胆总管结石停留在胆总管内时，结石的外层可因胆红素钙沉积而增大，形成复合型结石，其外观有别于胆囊内的结石。

肝外胆管结石无论其为原发性或继发性，临床表现和处理原则都相同。

（一）临床表现

典型临床表现为 Charcot 三联征：反复发作腹痛（上腹绞痛和对穿性背痛）、寒战高热及黄疸。结石阻塞胆总管时，导致胆管内压力升高，并刺激奥迪括约肌痉挛，引起剧烈的胆绞痛及梗阻性黄疸。如果梗阻不能及时解除，则造成急性胆管炎，引起寒战高热。胆总管内压力升高还可以引起胆囊肿大、积水，诱发急性胆囊炎。较小的胆总管结石如果通过胆总管开口排入十二指肠，可在排石过程中阻塞法特壶腹，或因奥迪括约肌痉挛导致胰管梗阻，从而诱发急性胰腺炎。

有些胆总管结石不引起胆总管急性梗阻，患者可表现为间断黄疸、发热，每次急性发作症状均不剧烈，亦可无症状或仅有"慢性胃病症状"。

（二）诊断与鉴别诊断

据临床表现应考虑肝外胆管结石的可能性。B超发现胆总管内结石回声可证实诊断，但未发现胆总管内结石回声不能否定诊断。因为位于十二指肠后方的胆总管结石，因受肠内气体的干扰而难以通过超声发现。ERCP 或 MRCP 可确定诊断。部分患者是在胆囊切除术中行胆总管探查时发现并确诊。

（三）治疗

1. 非急性期的治疗　非急性期胆总管结石的治疗应根据具体情况选择不同的治疗方案[5]。目前治疗胆总管结石的方法主要有内镜下括约肌切开术（endoscopic sphincterotomy，EST）、腹腔镜下胆总管切开探查术（laparoscopic common bile duct exploration，LCBDE）和腹腔镜下经胆囊管胆道探查术（laparoscopic transcystic common bile duct exploration，LTCBDE）。

EST 适用于胆囊切除术后胆总管结石。如果患者合并有胆囊结石和胆总管结石，则应在 EST 后行 LC 切除胆囊。其优势在于能够通过微创的手段治愈胆囊结石和继发的胆总管结石；其缺点在于破坏了奥迪括约肌功能，术后易致反流性胆管炎，而且治疗分两个阶段进行，患者需要经历两次有创治疗，痛苦较大，住院时间较长，医疗费用较高。

LCBDE 是在术中切开胆总管进行胆管探查并取出结石。而后根据胆总管的具体情况决定是否一期缝合胆总管或者留置 T 形管。LCBDE 的优势在于能够保留奥迪括约肌功能，并且通过微创手术一次性治愈胆囊结石和继发的胆总管结石，患者痛苦较小；其缺点在于术中切开胆总管，需要较长的术后观察期，患者住院时间较长。

LTCBDE 是近年来出现的临床新技术，主要用于继发性胆总管结石的治疗。该技术不需要切开胆总管，而是部分切开胆囊管，经过胆囊管开口插入胆道镜，完成胆道探查。胆道探查结束后夹闭胆囊管。1994 年，美国胃肠内镜外科医师学会（Society of American Gastrointestinal Endoscopic Surgeons，SAGES）报道了一项针对胆总管结石治疗的多中心临床研究结果[6]。该研究入组了来自 19 家医疗中心的 226 例病例，其中 83% 的胆道探查术是通过胆囊管完成的，约 17% 中转为胆总管切开探查。这是有关 LTCBDE 的最早期的多中心大宗病例报告。LTCBDE 具有更微创、康复更快、住院时间更短、医疗费用更低的优点[7]，但是技术要求较高，必须严格掌握手术适应证[8]。

更为传统的方法是采用开腹胆总管切开取石 T 形管引流术，术中切开胆总管并取出结石，留置 T 形管。在术后 2 周经 T 形管行胆道造影，确认胆道无结石残留方可拔管。如果 T 形管为硅胶管，或患者长期使用激素，或年老、营养不良者，T 形管周围瘘管形成可能延迟，应推迟拔除 T 形管的时间，以免拔管后出现胆汁性腹膜炎。如果 T 形管造影发现有结石残留，可于手术 6 周后，用纤维胆道镜经 T 形管瘘管取石。

2. 急性期的治疗　急性胆管炎发作时治疗的首要原则是解除梗阻，多采用十二指肠镜下置入鼻胆管引流胆汁，减轻胆道及全身炎症反应，再择期手术。一般应尽量避免急诊手术。采用非手术措施，控制急性期炎症，待症状缓解后择期手术，为后期的确定性手术创造条件。

四、肝内胆管结石

位于左、右肝管汇合部以上胆管内的结石称为肝内胆管结石（intrahepatic cholangiolithiasis）[9, 10]，是原发性胆管结石的一部分。早在 16 世纪就已经有对肝内胆管结石的记载。最早对肝内胆管结石进行描述的是 Vachell 和 Stevens，他们从一位胆石症患者的肝内外胆道中共取出 600 多枚结石，其中最大的重达 270g。

肝内胆管结石在西方国家的发病率较低，在东南亚却较为常见。1978 年日本全国肝胆胰疾病学术会议总结的资料认为，日本不同地区的相对发病率不同，最高的是九州（8.9%），其次是本州（3.6%），冲绳较低（3.1%）。马来西亚的相对发病率为 10.2% ～ 11.7%。

我国也属于肝内胆管结石的相对高发地区。长沙马王堆汉墓女尸即有肝内胆管结石，距今已有 2000 多年。20 世纪 80 年代以前台湾报道的相对发病率为 31% ～ 51%，1982 年全岛的调查结果为 20.3%。香港的数据也在 10% 左右。根据 50 年代梁树芳、兰锡纯、高洪深、李建业等的报道，肝内胆管结石占全部胆石症的 38% ～ 56%。1983 ～ 1985 年中华外科学会胆道外科学组对全国 146 所医院 11 307 例胆石症手术病例的调查，胆囊结石的相对发病率为 52.8%，胆囊与胆管结石为 10.9%，肝外胆管结石为 20.1%，肝内胆管结石为 16.2%。由此可见，原发性胆管结石（包括肝内、外胆管结石）约占 36.3%。

（一）病理生理

基本病理改变是由于结石引起胆管系统的梗阻、感染，导致胆管狭窄、扩张，肝纤维组织增生，肝硬化、萎缩，甚至癌变等。即肝内胆管结石的病理变化皆源于反复发作的急性化脓性胆管炎，而肝内胆管狭窄和结石局限者，病变的肝叶或肝段因纤维化而萎缩，正常的肝叶或肝段则增生肥大。如此周而复始的恶性循环导致复杂的病理改变，胆道变形、肝叶萎缩，形成肥大 - 萎缩复合征（hypertrophy-atrophy complex），肝功能严重受损。

（二）临床表现

肝内胆管结石的临床表现是胆管炎的急性发作期与间歇期反复交替。大多数患者的急性发作由肝内胆管结石降入胆总管引起，表现为胆总管梗阻型急性化脓性胆管炎，可伴有急性胰腺炎或胆绞痛。少数患者表现为肝内胆管梗阻型急性化脓性胆管炎。间歇期可无症状或仅有"慢性胃病"症状。晚期可有肝硬化、门静脉高压、肝功能不全等临床表现。

（三）诊断与鉴别诊断

反复发作的急性化脓性胆管炎病史是怀疑肝内胆管结石的线索。确定诊断需要借助于各种影像学检查，包括 B 超、CT、各种胆道直接造影（T 形管造影、ERCP、PTC）、MRCP 等。有时肝内胆管结石的诊断是在对肝外胆管结石或胆囊结石的手术探查中发现和确定的。B 超疑为肝内结石的强回声应与肝内血管钙化（回声呈"等号"状）、胆管内气体（有胆道 - 胃肠道瘘或吻合的病史），或肝内海绵状血管瘤的回声鉴别。无急性胆管炎的梗阻性黄疸应与病毒性肝炎和胆道肿瘤鉴别。

（四）治疗

肝内胆管结石患者的死亡原因都与急性化脓性胆管炎反复发作有直接或间接的关系，因此各种治疗手段都应以消除，至少是减少胆管炎的复发为目的，而不能满足于手术取出，或用中药等手段排出若干结石。目前学界公认肝内胆管结石的治疗应遵循去除病灶、取尽结石、解除梗阻、通畅引流为原则。

手术主要包括以下几种术式。

1. 胆管切开取石、引流术　胆总管或肝内胆管切开取石、引流术是诊治肝内胆管结石的基本手术，而且是急性化脓性胆管炎发作时十分有效的急救手术。但因没有清除肝内胆管的狭窄和结石，该手术多须留置 T 形管。待急性炎症消退后，经过 T 形管的瘘管采用胆道镜进一步取净结石，并可做一些胆道镜下治疗，以便扩张肝内狭窄的胆管，确保胆管引流通畅。

2. 肝部分切除术

（1）对于病变局限于半肝、一叶或一段的肝内胆管结石病例，规则的肝段或肝叶切除术能将肝内胆管的狭窄连同结石彻底清除，达到"去除病灶"的目的，是肝部分切除术的适应证，应作为首选手术，手术后胆管炎复发率最低。

（2）至少有 45% 的肝内胆管结石患者，胆石广泛分布于左、右两肝，只能切除毁损严重的部分肝以除去主要的病灶。必须保留毁损较轻的肝叶以维持肝功能。这是减少病灶的肝部分切除术。对保留下来的肝脏还需要附加其他手术，用来处理肝胆管狭窄和结石，例如肝胆管切开取石术、肝内胆管肠吻合术或肝内胆管狭窄整形术等。术后胆管炎的复发率取决于附加的手术。

3. 胆管肠吻合术

（1）胆总管十二指肠吻合术：这一术式由 Riedel 于 1888 年首先应用，但术后 9h 患者死亡，原因是一枚被忽视的胆总管远端结石引起吻合口破裂。1891 年 Sprengel 首次成功地实施了这一手术。1912 年 Sasse 对该术式进行了系统的总结和阐述。但是这一术式在欧洲引起了广泛的讨论。直至美国的 Sanders、Madden 和 Hurwitz 医生用此术式取得了良好的临床疗效后，这一手术才开始在欧洲被广泛接受。20 世纪 50 年代和 60 年代该手术在我国被广泛用于临床，并在当时拥有较高的评价。裘法祖和黄志强于 20 世纪 50 年代分别报告了 12 例病例和 19 例病例，经短期随访，疗效满意。他们认为严格掌握手术适应证可取得较好的疗效，并强调大口吻合（> 2.5cm）可以通畅引流并减少反流性胆管炎。20 世纪 70 年代报道这种手术的远期结果：术后胆管炎的复发率并不低于胆总管切开取石引流术，而且术后胆管炎的发作比术前更频繁、更严重。原因是该手术对肝内胆管狭窄和结石未做处理，而且增加了术后肠内容物反流入胆道的概率。目前这一术式已经很少采用。

（2）胆管空肠 Y 形吻合术：Cecar Roux 于 1893 年发表 Roux-en-Y 胃空肠吻合术，其目的是为了防止胃空肠吻合术后胆汁反流和呕吐胆汁。该术式最大的特点是通过空肠与空肠吻合使胆汁流入空肠而不再经过胃空肠吻合口。1896 年，他第一次将该术式用于胆道手术。1907 年 Roux 又发表了 Roux-en-Y 食管胃间置术，以治疗食管梗阻。此后，Roux-en-Y 的手术原则被广泛应用于治疗上消化道、胆道、胰腺等的多种疾病。Roux-en-Y 手术是利用空肠的一些基本解剖生理特点：①生理学上空肠是一排空通道，不断地向远端排送内容物，常保持在排空状态，故名"空肠"；② Roux-en-Y 肠袢呈顺蠕动方向，凭借肠袢的一定长度，可以达到抗反流作用；③空肠有完整的边缘血管弓，血供丰富，允许做较长距离的转移；④空肠有足够的长度，部分转移到其他部位后，仍能完成消化功能，不致造成严重的生理紊乱。目前，Roux-en-Y 胆管空肠吻合术是临床上应用最为广泛的一种胆肠吻合术。

4. **间置空肠胆总管十二指肠吻合术** 以上两种术式在临床应用中均出现了一些问题，如胆总管十二指肠吻合术后逆行性胆道感染和 Roux-en-Y 吻合术后易发生消化性溃疡，于是 Grassi 于 1969 年设计了间置空肠胆总管十二指肠吻合术（interposed jejunal choledochoduodenostomy）。该手术的特点：①利用顺蠕动肠袢抗反流；②将胆汁引流入十二指肠，符合生理状况。最初 Grassi 所发表的空肠段的长度为 20 ～ 30cm，取自距 Treitz 韧带 20cm 处，但是这一长度并未能按他预想的那样有效地控制反流和上行感染。1975 年，羽生富士夫报告的间置空肠的长度也是 20cm，疗效亦不甚理想。Moreno Gonzalez 在 1980 年使用 30cm 的间置空肠，术后仍然发现有反流和胆管炎发生。1976 年，黄志强用该术式治疗了因右肝管狭窄和胆道感染曾施行多次手术并做过胃大部切除的患者，手术将右肝管狭窄切开整形，行肝管游离空肠段吻合并放置 U 形管，游离空肠段的远端与原十二指肠残端吻合。术后随访 5 年，无明显复发症状。1980 年，施维锦在国内推广了间置空肠胆总管十二指肠吻合术，并将间置空肠段延长至 30 ～ 40cm。根据临床与实验室观察，肠袢长度大于 40cm 时便可有效地防止反流。目前一般认为间置空肠应该为 40 ～ 50cm。因为间置空肠手术操作复杂，目前在临床上尚不如 Roux-en-Y 吻合术常用。

5. **保留奥迪括约肌的肝胆管狭窄整形术**（皮下通道型空肠肝门胆管成形术） 针对上述肝内胆管空肠 Y 形吻合术后仍有胆管炎复发的原因，能清除其病理基础固然最好，但目前做不到。只能设计本手术来制止肠内容反流以消除诱因。先形成肝胆管盆，再取长 12 ～ 15cm 的带系膜的游离空肠段，肛侧端与肝胆管盆吻合，用以修复狭窄胆管前壁的缺损，矫正胆管狭窄；口侧端缝闭成盲端后留置皮下并在皮肤上做标记。以此恢复胆汁奥迪括约肌入肠的正常途径，避免肠内容物反流入胆，术后胆管炎的复发率进一步减低，低于 15%。本手术构建一个皮下至胆管的空肠通道，是因为吻合口上游还留下了未能处理的肝内胆管狭窄和结石。术后因残留或再发结石引起胆管炎复发的病例，可在局部麻醉下切开皮下的空肠，用作引流或胆道镜取石的通路，避免了再次开腹的大手术。如果胆囊尚未切除，也可用胆囊代替游离空肠修复狭窄胆管的前壁并构建皮下 – 胆管通道。

6. **各种术式的疗效评价** 尽管用于治疗肝内胆管结石的手术方式很多，但是没有一种手术方式能够很好地解决肝内胆管结石的治疗问题。主要原因是无法解决结石复发和吻合口狭窄问题。因此，具体采用哪种术式，需要根据患者的具体情况加以选择。郭伟、邹声泉等对不同术式治疗肝内胆管结石的效果进行了综合分析，认为肝内胆管结石的手术治疗方法必须多样化，以适应患者的具体情况[11, 12]。由于肝内胆管结石的治疗复杂，因此研究何种患者适合哪一种术式比单纯研究手术本身对临床治疗更具指导意义。

（郭 伟 张忠涛）

参 考 文 献

[1] 吴孟超，吴在德. 黄家驷外科学. 第 7 版. 北京：人民卫生出版社；2008；1287-90.

[2] Townsend CM. Text Book of Surgery. Philadelphia：WB Saunders Company；2007.

[3] 黄志强. 当代胆道外科学. 上海：上海科学技术文献出版社；1998；462-87.

[4] Swarne E，Srikanth MS，Shreyas A，et al. Recent advances，novel targets and treatments for cholelithiasis：a narrative review. Eur J Pharmacol 2021；908；174376.

[5] 王宇，姜洪池. 外科学. 北京：北京大学医学出版社；2013；391-404.

[6] 郭伟，张忠涛. 微创时代复杂胆道结石的处理. 中国实用外科杂志 2009；29；563-5.

[7] Lee HM，Min SK，Lee HK. Long-term results of laparoscopic common bile duct exploration by choledochotomy

for choledocholithiasis：15-year experience from a single center. Ann Surg Treat Res 2014；86：1-6.

[8] 郭伟，韩威，金岚，等 . 腹腔镜联合术中经胆囊管胆道镜辅助胆管探查取石术——546 例报告 . 外科理论与实践 2011；16：359-61.

[9] Gutt C，Schläfer S，Lammert F. The treatment of gallstone disease. Dtsch Arztebl Int 2020；117：148-58.

[10] 郭伟，张忠涛 . 腹腔镜经胆囊管胆总管探查术的临床应用 . 中国实用外科杂志 2017；37：920-2.

[11] 邹声泉 . 胆道病学 . 北京：人民卫生出版社；2010：535-46.

[12] 邹声泉，郭伟，秦仁义，等 . 肝内胆管结石外科手术治疗疗效的分析 . 中华外科杂志 2003；41：509-12.

第79章　胆　囊　炎

一、急性胆囊炎

急性胆囊炎是外科常见的急腹症，发病率居炎性急腹症的第二位，仅次于急性阑尾炎。根据病因可分为急性结石性胆囊炎（acute calculous cholecystitis）和急性非结石性胆囊炎（acute acalculous cholecystitis），前者约占95%。

（一）急性结石性胆囊炎

1. 病因　结石性胆囊炎是由于胆囊结石嵌顿于胆囊管或胆囊壶腹部，或是由于胆囊管过长、扭曲或慢性炎症导致胆汁排出受阻所致。炎症早期结石嵌顿于胆囊颈部，直接损伤胆囊黏膜，使胆汁排出受阻、淤滞、浓缩，高浓度的胆汁酸盐（bile salts）、胰酶和溶血磷脂等刺激胆囊黏膜加重黏膜的炎症、水肿甚至坏死。同时胆囊张力升高，致胆囊壁血供障碍，继发细菌感染。致病菌多从胆道逆行进入胆囊，或循血液循环或淋巴途径进入胆囊，在胆汁流出不畅时造成感染。致病菌多为革兰氏阴性菌，以大肠杆菌最为常见，其他还包括粪肠球菌、铜绿假单胞菌、克雷伯杆菌、变形杆菌等[1]。

2. 病理　根据病情的不同发展阶段，胆囊炎症程度不同，分为四种类型。

（1）急性单纯性胆囊炎：病变开始时胆囊管梗阻，黏膜水肿、充血，胆囊内渗出增加，胆囊肿大，胆汁外观正常或略呈浑浊。此时如果采取措施解除梗阻，炎症消退后胆囊可恢复原来的结构。

（2）急性化脓性胆囊炎：病情进一步加重，炎症波及胆囊壁全层，囊壁增厚，大量中性粒细胞浸润，可出现壁内小脓肿，胆囊腔内渗出物呈脓性；浆膜面附着脓性纤维素性渗出物，与周围的脏器或网膜粘连，已继发细菌感染。

（3）急性坏疽性胆囊炎：胆囊内压继续升高，囊壁内血管受压致胆囊壁血供障碍，出现局限的或广泛的坏死灶，胆囊壁坏疽变为紫色或黑色。

（4）胆囊穿孔：穿孔多发生在胆囊底部或结石嵌顿处的坏死胆囊壁，如果胆囊粘连包裹不完全，便形成弥漫性胆汁性腹膜炎；如果粘连包裹完全，则形成胆囊周围炎性浸润或局限性脓肿；如果胆囊穿孔破入与之粘连的肠道（胃、十二指肠或结肠），则形成胆囊肠道瘘。急性炎症消退后，遗留纤维组织增生，囊壁增厚，浓缩功能丧失，胆囊与周围粘连。

3. 临床表现

（1）症状：腹痛位于心前区或右肋缘下，可向右肩背部或右肩胛下角放射。腹痛呈持续性、阵发性加重。腹痛的程度因人而异，可为剧烈绞痛，也可呈钝性胀痛。起病多在夜间，或在进油腻食物后，伴有发热，可伴有恶心、呕吐。病情严重时可出现寒战、高热等全身中毒症状，老年患者多见。10% ~ 20%的患者可出现轻度黄疸，可能是胆红素通过损伤的胆囊黏膜进入血液循环，也可以因为胆囊水肿压迫胆总管，导致轻度黄疸。如果黄疸持续且进行性加重，需考虑继发胆总管结石或者Mirizzi综合征的可能。

（2）体格检查：胆囊区压痛，在单纯性胆囊炎阶段即可出现。压痛局限于右上腹，有时还可触到胀大的胆囊，墨菲（Murphy）征阳性。到化脓性胆囊炎阶段，右上腹除压痛外，还出现肌紧张，这是炎性渗出物刺激壁腹膜的结果。到了胆囊周围炎症浸润或胆囊脓肿阶段，由于大网膜和周围组织的包裹，可在右上腹触到边界不清的包块。胆囊穿孔引起弥漫性腹膜炎后可出现全腹压痛和肌紧张，严重者可出现休克。

（3）实验室检查：白细胞升高，血清丙氨酸氨基转移酶（ALT）和天冬氨酸氨基转移酶（AST）升高。胆总管梗阻时可出现血清胆红素升高。约1/3的患者可出现血清淀粉酶升高。

（4）影像学检查：①B超检查可见胆囊增大、囊壁增厚，明显水肿时可见"双边征"，结石表现为强回声，其后伴声影。②CT和MRI对急性结石性胆囊炎，尤其对合并胆管结石、急性胰腺炎时的诊断鉴别更有价值。③放射性核素 ^{99m}Tc-HI-DA 可用于急性期，如果胆管显影佳而胆囊内不能检出放射性，表明胆囊管阻塞，支持本病的诊断。

4. 诊断与鉴别诊断　根据临床表现即可做出诊断。其中，腹痛的特点和右上腹局限性压痛是诊断急性胆囊炎的必要条件，出现右上腹肌紧张、其他的体征和特殊检查结果，更支持诊断，但非必需。鉴别诊断除考虑各种急腹症情况，如胃十二指肠溃疡急性穿孔、急性胰腺炎、肠梗阻、高位阑尾炎等，还要与右侧肺炎、胸膜炎和急性肝炎相鉴别。

5. 治疗　急性结石性胆囊炎最终多需手术治疗，但应争取采用择期手术。

（1）非手术治疗：包括对患者的全身支持，维持水和电解质平衡，进流食或禁食，解痉止痛，使用抗生素和严密的临床观察。经过上述治疗，多数患者的急性胆囊炎可以消退，如果治疗中腹部压痛和肌紧张的范围扩大、体温进行性升高，应行手术治疗。此时，上述措施是必要的术前准备。

单纯性胆囊炎患者采用非手术治疗或手术治疗均可。伴有寒战、高热、明显腹肌紧张者，或触到张力很高的胆囊者，多为化脓性胆囊炎，应尽早手术以防穿孔 [2]。

（2）手术治疗：急诊手术的适应证包括三个方面。①发作 48～72h 内；②经非手术治疗无效或病情持续恶化；③合并有胆囊穿孔、弥漫性腹膜炎、急性化脓性胆管炎者。

首选腹腔镜胆囊切除术（laparoscopic cholecystectomy，LC）。如果患者全身情况不能耐受胆囊切除术，或局部充血、水肿、粘连致解剖不清，可行胆囊造口术（cholecystostomy）或经皮经肝胆囊穿刺引流（percutaneous transhepatic gallbladder drainage，PTGD）作为急救措施。待急性炎症消退 3 个月后再切除胆囊。

（二）急性非结石性胆囊炎

1. 病因和病理　急性非结石性胆囊炎占急性胆囊炎的 5%～10%，胆囊内无结石。病因尚不清楚，通常发生在严重创伤、烧伤、腹部重大手术、感染中毒性休克、长期肠外营养的患者。约 70%的患者有动脉粥样硬化病史，也有部分是艾滋病的并发症。非结石性胆囊炎与结石性胆囊炎的病理变化相似，但病情进展迅速。由于致病因素主要是胆

汁淤滞和缺血，导致血供减少和细菌繁殖，因此更容易出现胆囊坏疽和穿孔。

2. 临床表现　本病多见于老年男性患者。临床表现与急性结石性胆囊炎相似，腹痛症状可因患者伴有其他严重疾病而被掩盖，易造成误诊和延误治疗。

对于病情危重、严重创伤和长期肠外营养的患者，出现右上腹痛并伴有发热时应警惕本病。若右上腹压痛、反跳痛阳性，或触及肿大的胆囊，应行进一步检查。CT 较 B 超检查更有帮助。

3. 治疗　因本病发展迅速，易并发胆囊坏疽、穿孔，一经诊断应及早手术治疗。可根据具体情况行胆囊切除或者胆囊造口术。如果患者原发疾病危重，手术危险性高，也可行 PTGD 治疗。若患者病情较轻，可在严密观察下积极行非手术治疗，病情进展时及时行手术治疗。

二、慢性胆囊炎

慢性胆囊炎（chronic cholecystitis）是指胆囊的慢性炎症性病变，可分为慢性结石性胆囊炎和慢性非结石性胆囊炎，前者占 70%～80%，后者占 20%～30%。长期炎症刺激可导致胆囊壁异常增生，可发展为胆囊癌，因此必须积极加以防治。

1. 病因和病理　急性胆囊炎发作经保守治疗缓解后，若未彻底治愈或由于炎症反复发作，淋巴细胞和单核细胞浸润、纤维组织增生、胆囊壁增厚而形成慢性胆囊炎 [3]。慢性非结石性胆囊炎多有胆囊发育异常，如胆囊分隔、胆囊壶腹悬垂、胆囊管过长等，导致胆囊排空障碍、胆汁淤积，浓缩胆汁对黏膜造成持续刺激形成慢性非结石性胆囊炎。

个别病例胆囊出口长期梗阻但无感染，胆囊内黏液潴留使之胀大，称为胆囊积液（hydrops of gallbladder）。积液中的胆色素被吸收，留下无色的黏液，称为"白胆汁"。

2. 临床表现　慢性胆囊炎典型的临床表现为右上腹或上腹部剑突下隐痛、饱胀，在油腻饮食和饱餐后更明显，并向右肩背部放射 [4]。部分患者表现不典型，可表现为嗳气、厌食、食欲减退和消化不良等消化道症状。

体格检查一般仅有胆囊区压痛，部分患者墨菲征弱阳性。有胆囊积水者可触到增大的胆囊。

3. 诊断与鉴别诊断　慢性胆囊炎无特异性临

床表现，一般根据消化系统症状结合影像学检查进行临床诊断。

B超是慢性胆囊炎首选的辅助检查方法，可显示胆囊的大小、胆囊壁情况和有无结石。其主要声像特征：胆囊壁毛糙不平，可均匀或不均匀增厚，厚度多超过3mm；脂肪餐试验可发现胆囊收缩功能降低；慢性萎缩性胆囊炎可见胆囊壁明显增厚，多有充满型结石。

CT和MRI可以更清晰地显示胆囊的结构，更有助于鉴别慢性胆囊炎和胆囊癌[5]。

慢性胆囊炎需与下列疾病相鉴别：胆囊胆固醇沉积症，胆囊腺肌增生症，胃十二指肠、肝、胰等相邻脏器的慢性病，右上腹腹肌劳损等。

4. 治疗　对于无症状的慢性结石性胆囊炎，多不必立即行手术治疗，但应定期随诊。非手术治疗包括服用消炎利胆的中、西药以缓解症状，同时注意合理饮食和限制脂肪摄入。但下列情况需要行胆囊切除术：①胆囊炎反复发作；②脂肪餐试验提示胆囊收缩功能极度降低或无功能；③胆囊萎缩或胆囊壁钙化；④胆囊结石直径＞2cm；⑤既往有急性胰腺炎发作；⑥怀疑Mirizzi综合征者。

尽管慢性胆囊炎的临床症状多不严重，但是应注意定期随访，如果出现上述胆囊切除的适应证，应及时手术治疗，以免发展为胆囊癌。

（郭　伟　张忠涛）

参 考 文 献

[1] Kimura Y，Takada T，Strasberg SM，et al. TG13 current terminology，etiology，and epidemiology of acute cholangitis and cholecystitis. J Hepatobiliary Pancreat Sci 2013；20：8-23.

[2] Gutt CN，Encke J，Köninger J，et al. Acute cholecystitis：early versus delayed cholecystectomy，a multicenter randomized trial（ACDC study，NCT00447304）. Ann Surg 2013；258：385-93.

[3] 中华消化杂志编辑委员会. 中国慢性胆囊炎、胆囊结石内科诊疗共识意见（2014年，上海）. 临床肝胆病杂志 2015；31：7-11.

[4] Knab LM，Boller AM，Mahvi DM. Cholecystitis. Surg Clin North Am 2014；94：455-70.

[5] Kaura SH，Haghighi M，Matza BW，et al. Comparison of CT and MRI findings in the differentiation of acute from chronic cholecystitis. Clin Imaging 2013；37：687-91.

第 80 章　急性梗阻性化脓性胆管炎

急性梗阻性化脓性胆管炎（acute obstructive suppurative cholangitis，AOSC）是在胆道梗阻基础上发生胆道系统的严重感染。本病在东南亚各国及我国南方各省的发病率较高。

一、病因与病理

急性梗阻性化脓性胆管炎的发病与以下因素有关：

1. **胆道梗阻**　胆道梗阻最多见的原因为胆道结石性梗阻[1]。此时，胆盐不能进入肠道，易造成细菌易位，其中以大肠杆菌、变形杆菌、克雷伯杆菌、铜绿假单胞菌为常见。近年来厌氧菌感染增加，达 41%～45%，其中以脆弱拟杆菌、产气荚膜杆菌和梭状芽孢杆菌多见。另外，革兰氏阳性球菌中肠球菌在胆道感染中的比例也有增高的趋势。这是发生急性梗阻性化脓性胆管炎的细菌学基础。另外，奥迪括约肌纤维化、狭窄、调节功能失调，胆道肿瘤，胰头肿瘤，十二指肠憩室，先天性胆道疾病（如卡罗利病），胆道蛔虫和华支睾吸虫病等亦可出现急性梗阻性化脓性胆管炎的症状。本病 90% 以上合并肝内、外胆管结石，结石中 80% 发现含有蛔虫角皮或蛔虫卵。

2. **胆道感染**　多为上行性感染，肠道细菌可经十二指肠逆行进入胆道，正常胆道内有一定数量的细菌，只要奥迪括约肌功能正常，胆汁引流通畅，细菌可被库普弗细胞吞噬，或随胆汁排出胆道。

3. **血行感染**　主要来源于门静脉系统，小肠内有炎症时，细菌可经门静脉入肝到达胆道。

急性重症胆管炎的基本病理改变是肝实质及胆道系统的胆汁淤积和化脓性改变。毛细胆管是由两个相邻的肝细胞表面凹陷对合而形成的管道。毛细胆管除肝细胞平整的对合外，还有桥粒相连，这样的结构可以有效地防止胆汁逆流入血液。胆道梗阻形成后，加上随之而来的胆道感染导致局部胆道黏膜肿胀，使胆道梗阻更趋完全，胆管内压力上升，胆管壁充血、水肿、炎症细胞浸润、组织增厚、黏

膜溃疡形成，管腔内逐渐充满脓性胆汁或脓液，胆管内压力升高。正常肝细胞分泌胆汁的压力为 3～3.2kPa（30～32cmH$_2$O）。当压力增高至 3.92kPa（40cmH$_2$O）时，肝细胞完全停止分泌胆汁，胆管内脓性胆汁和细菌可向上逆流，造成肝内胆管及肝细胞的化脓性感染。在胆道高压的作用下囊性扩张的胆管壁可发生坏死和穿孔；肝实质充血、水肿、淤胆，细胞浊肿、坏死，严重者可并发细菌性肝脓肿。当肝细胞的阻隔作用遭到破坏后，大量脓性胆汁和细菌就可进入肝窦，并沿肝静脉汇入门静脉，进一步发展成革兰氏阴性杆菌脓毒血症。通常梗阻部位越低，病变范围越大，肝内破坏越重。

胆道严重感染产生的大量内毒素经淋巴管或直接进入血液，以及肠源性内毒素产生和吸收的增加而形成内毒素血症。

二、临床表现

急性梗阻性化脓性胆管炎的发病与患者的年龄和原发病相关。由胆道蛔虫和先天性胆道疾病导致的本病多见于儿童和青少年；原发性胆管结石多见于青壮年；继发性胆管结石多见于中老年人，而且女性多见，胆道肿瘤则多见于 45～65 岁患者。多数急性梗阻性化脓性胆管炎患者有胆道疾病发作或胆道手术史。多种原发性胆管疾病主要临床表现为急性胆管炎发作。本病发病急骤，病情发展迅速，出现典型的腹痛、畏寒和发热、黄疸，即为 Charcot 三联征，若出现休克和神经系统症状，即为 Reynold 五联征[2]。

胆总管结石导致的本病多表现为全身皮肤、巩膜明显黄染，尿黄、尿色加深，大便颜色变浅，甚至出现白陶土样大便。腹痛常表现为突发性剑突下或右上腹部持续性疼痛，可阵发性加重。腹痛可向右肩胛下或腰背部放射，伴寒战、高热，体温可达 39～40℃。随着梗阻、黄疸和感染的加重，可出现感染性休克，表现为全身发绀、四肢湿冷、呼吸浅快、脉搏细速、尿量减少、血压下降、嗜睡、表

情淡漠或烦躁、谵妄、昏迷等。体格检查可发现患者的皮肤和巩膜黄染，右上腹、剑突下可有压痛、肌紧张，亦可触及对称性肿大的肝脏，肝区叩击痛，可以触及肿大的胆囊。血白细胞计数和中性粒细胞比例显著增高。尿常规检查可发现蛋白和颗粒管型；血清学检查常提示肝功能损害、电解质紊乱、代谢性酸中毒、尿素氮增高，血气分析发现血氧分压下降。部分患者血培养可有细菌生长。B 超检查可发现肝脏和胆囊肿大，肝内外胆管扩张，可显示结石光团，后伴有声影。

胆道蛔虫引起的本病发病较突然，腹痛多位于剑突下，呈钻顶样阵发性绞痛。大便中可发现蛔虫卵。由胆道肿瘤引起的多为在渐进性黄疸的基础上发生发热和腹痛。

本病的临床表现因梗阻的部位不同而有所差异。梗阻的部位越低，发生黄疸的概率越高，肝功能损害也越重。在肝门部梗阻的基础上发生的本病，与胆总管远端结石相近，但体检和 B 超探查多提示胆囊不肿大。若为部分肝内胆管梗阻，患者可能黄疸不明显或无黄疸。但是胆道梗阻并发感染后，炎症可迅速向胆管外周发展，引起胆管周围化脓性炎症，肝组织炎性坏死、液化，并可形成肝脓肿。开始多为 0.2～0.6cm 的小脓肿，随着病情发展，可形成大小不等的多房性肝脓肿或多个脓肿。此时患者出现寒战、高热，如果由此而造成肝功能损害，患者同样可出现黄疸。甚至也可出现休克或不同程度的中枢神经系统中毒表现。查体肝区肋间隙饱满、凹陷性水肿或有明显的触痛，右肋下可触及肿大的肝脏，有压痛或叩击痛，胆囊多无肿大。B 超可发现肝脏不对称性肿大、肝内胆管扩张和肝内局限性感染灶。X 线腹部平片可发现膈肌上抬、活动受限，横结肠充气下移。

由于 B 超有时对胆总管远端的显像不十分清晰，此时可选用 CT、MRCP 检查，它们对肝内外胆管显示的图像优于 B 超，磁共振胰胆管成像（MRCP）还可重建胆道的三维图像[3]。目前随着经内镜逆行胰胆管造影（ERCP）术及相应碎石技术的不断完善和成熟，其既有利于诊断也可用于胆总管取石，解除胆道梗阻。

三、诊　断

根据肝内或肝外胆道结石或胆管炎反复发作病史，Charcot 三联症或 Reynold 五联症，以及右上腹压痛、腹肌紧张、肝肿大、肝区叩击痛，再结合以上实验室检查和影像学检查，诊断本病并无困难。

四、鉴 别 诊 断

1. **血源性细菌性肝脓肿**　患者可出现右上腹部持续性疼痛，寒战、高热，右上腹压痛，腹肌紧张，肝肿大，肝区可有叩击痛，右季肋部饱满，皮肤出现凹陷性水肿。一般无黄疸，胆囊不大，早期不发生休克。B 超和 CT 检查，肝内外胆管无扩张、无结石，在肝内可发现一个或多个密度减低区。

2. **胆源性急性重症胰腺炎**　上腹部持续性疼痛，可出现黄疸，早期可发生休克及多器官衰竭。腹部膨隆，可呈弥漫性腹膜炎表现。腹腔穿刺可抽出血性腹水。血、尿淀粉酶含量升高；B 超和 CT 检查可提示胰腺肿大、密度不均、边界毛糙、胰周积液。

3. **胃十二指肠溃疡穿孔**　早期应与本病鉴别。可有溃疡病史，突发性上腹部持续性剧痛，很快遍及全腹。查体呈弥漫性腹膜炎表现，腹肌紧张，硬如"板状"，肝浊音界消失，肠鸣音减弱或消失。腹腔穿刺可抽出黄绿色混浊液体。腹部 X 线平片可见膈下游离气体。

4. **急性化脓性胆囊炎**　右上腹持续性疼痛，阵发性加重。可出现黄疸和右上腹局限性腹膜炎。一般不出现休克和精神症状，右上腹可触及肿大的胆囊，压痛明显，墨菲征阳性。B 超和 CT 检查提示胆囊肿大，内有结石，周围积液，肝内外胆管无明显扩张。

五、治　疗

急性梗阻性化脓性胆管炎十分凶险，尤其是老年患者，常因病情急剧发展而突然死亡。因此，整个治疗过程都应密切关注患者的生命体征和呼吸循环功能。

1. **非手术治疗**

（1）严密监护，禁止饮食，持续胃肠减压，解痉止痛。

（2）抗休克治疗：针对感染性休克给予补液扩容，纠正水、电解质、酸碱平衡紊乱；及时给予肾上腺皮质激素；输新鲜血或血浆；必要时应用以扩张血管为主的升压药。

（3）抗感染治疗：应给予足量有效、有针对性的抗生素[4]。胆道梗阻时，许多抗生素不能进入胆汁而影响疗效，因此只有及时解除胆道梗阻，才能充分发挥抗生素的效用。由于重症胆管炎患者多有不同程度的肝、肾功能损害，应尽可能选用对肝脏和肾脏毒性较小的抗生素。

（4）对重要脏器的保护治疗：急性化脓性胆管炎导致的感染性休克容易对肝、肾功能造成损伤，治疗中应重点注意维持肝脏、肺脏、肾脏、心脏等重要脏器的功能，给予能量合剂、大剂量维生素 C/B/K、低分子右旋糖酐、利尿剂，以维持尿量，排出毒素，防止胆色素在肾小管内形成胆栓。

在急性重症胆管炎的非手术治疗期间，必须严密观察生命体征和神志改变、每小时尿量、血常规、血清电解质、血气分析、心电图及腹部体征。如果在严密的观察下进行非手术治疗，腹痛不缓解、持续寒战、高热或体温＜ 36℃、神志淡漠、血压下降，应立即进行手术治疗。

2. 手术治疗　手术治疗的主要目的是解除梗阻、胆道减压、引流胆汁，挽救患者生命。因此，手术应力求简单有效。胆总管探查是急性梗阻性化脓性胆管炎手术治疗的基本步骤，在患者病情平稳、生理状况允许的条件下，应尽量仔细探查肝内外胆管，尽量清除胆总管下端及左右肝管内的结石，在梗阻的近端引流胆汁。但对难以取净的肝内胆管结石，可待日后经 T 形管窦道纤维胆道镜取石。

对于明确为胆总管结石引起的急性梗阻性化脓性胆管炎，可选用 ERCP+ 内镜下括约肌切开术（EST）、经十二指肠侧视镜切开十二指肠乳头后取石，还可行内镜下鼻胆管引流术（endoscopic nasobiliary drainage，ENBD）[5]。此项技术已日趋成熟，成为 AOSC 的首选治疗措施。

（郭　伟　张忠涛）

参 考 文 献

[1] Qin YS，Li QY，Yang FC，et al. Risk factors and incidence of acute pyogenic cholangitis. Hepatobiliary Pancreat Dis Int 2012；11：650-4.

[2] Miura F，Okamoto K，Takada T，et al. Tokyo Guidelines 2018：initial management of acute biliary infection and flowchart for acute cholangitis. J Hepatobiliary Pancreat Sci 2018；25：31-40.

[3] Mukai S，Itoi T，Baron TH，et al. Indications and techniques of biliary drainage for acute cholangitis in updated Tokyo Guidelines 2018. J Hepatobiliary Pancreat Sci 2017；24：537-49.

[4] Solomkin JS，Mazuski J. Intra-abdominal sepsis：newer interventional and antimicrobial therapies. Infect Dis Clin North Am 2009；23：593-608.

[5] Buxbaum JL，Buitrago C，Lee A，et al. ASGE guideline on the management of cholangitis. Gastrointest Endosc 2021；94：207-21.

第13篇
妊娠与肝脏疾病

第81章　正常妊娠时肝脏生理性变化

一、肝脏组织学改变与代谢改变

妊娠时肝脏大小及外形通常无变化。随着子宫的增大，肝脏的位置略上移并被推向右后方。肝细胞大小及形态略不一致，胞质内呈颗粒状，有脂肪空泡，库普弗细胞增大；电镜下可见肝细胞内滑面内质网及粗面内质网增生、肥大，线粒体亦明显肥大。

妊娠时全身血流量明显增加，到妊娠晚期全身血流量增加高达 40%。由于胎儿的分流，肝血流量却无明显增加。同时由于妊娠晚期基础代谢率可增加 15% ~ 20%，因而肝脏的血流反而相对减少，肝脏营养相对缺乏[1]；由于妊娠呕吐反应，可进一步影响肝脏的营养供应。妊娠期血脂水平也有增高，肝脏可有脂肪沉积。妊娠期间胆囊扩张，胆汁中胆固醇水平升高，故孕妇易患胆结石。妊娠期间由于雌、孕激素及胎盘生乳素的作用，胰岛 B 细胞增生、肥大及过度分泌，胰岛素分泌增加，致使孕妇的空腹血糖稍低；糖耐量试验可发现孕妇有高血糖及高胰岛素血症时期延长，胰高血糖素抑制现象，导致肝细胞糖原的合成和储备减低。

二、肝脏功能改变

肝脏是人体最大的实质性脏器，它不仅是人体最大的腺体，也是最重要的代谢和防御器官，具有重要的功能，主要包括三个方面。①代谢功能：糖、脂肪、蛋白质的合成转化大部分在肝脏进行，还可以产生需要的凝血因子等。②解毒功能：外来的毒物、药物、体内的代谢产物通过肝脏的转化和解毒功能，转化成毒性或活性较低的水溶性物质，从胆道或肾脏排出。③生成胆汁[2]。

妊娠期血容量增加、血液稀释，胎盘合成大量激素和酶，使妊娠期肝脏功能发生明显的生理性变化，分娩后可恢复正常。了解妊娠期间肝功能正常改变后，能更好地分析病理妊娠时出现的肝功能异常情况，为临床诊治提供依据。

1. **血清蛋白**　妊娠期对蛋白质的需要量增加，血容量增加，血液稀释，肝脏合成白蛋白减少，因而血清总蛋白和白蛋白下降。由于肝脏网状内皮系统功能亢进，使血浆球蛋白增加（主要是 α 和 β 球蛋白稍增加，γ 球蛋白不变），白蛋白和球蛋白的比值下降。其他如抗凝血酶Ⅲ、珠蛋白亦有所下降，凝血酶原时间则多属正常。

2. **血清丙氨酸氨基转移酶（ALT）及天冬氨酸氨基转移酶（AST）**　ALT 和 AST 是临床常用且敏感的反映肝脏炎症活动的检测指标。孕妇血清 ALT 和 AST 多在正常范围内，少数妊娠晚期轻度升高，产后恢复正常。

3. **血清碱性磷酸酶（ALP）和 γ- 谷氨酰转肽酶（GGT）**　ALP 在肝脏中主要分布于肝细胞膜和毛细胆管的微绒毛上，当胆汁排泄障碍、毛细胆管内压增高时，即可出现 ALP 升高。此外，来自骨、肾、胎盘等处的 ALP 也随胆汁一起排泄。在妊娠 3 周时，ALP 即可增高，至妊娠末期可高达正常的两倍，主要由于胎盘 ALP 释放入血所致，在产后即可恢复正常。GGT 主要存在于肝细胞质线粒体和毛细胆管内皮细胞中，在妊娠中晚期其水平较非妊娠时显著降低。

4. 血清胆红素和胆汁酸 血清胆红素值正常或略增加，通常在正常值的上限。正常妊娠时可能存在生理性胆汁淤积，血清胆汁酸随孕周而逐渐增高，但多在正常范围内，提示正常妊娠肝脏胆汁分泌可能受到影响。

5. 血清胆固醇及脂类 [3, 4] 血清胆固醇及脂类自妊娠 4 个月时开始升高，至妊娠 8 个月时达最高水平，血清胆固醇增加 25%～50%，甘油三酯增加 150%，分娩后迅速下降，但到产后 6～7 周仍处于较高水平。低密度脂蛋白胆固醇在妊娠 36 周时达到峰值，可能与雌、孕激素作用有关；足月时下降，可能与胎盘产生孕酮增加对低密度脂蛋白胆固醇的需要有关。高密度脂蛋白胆固醇在妊娠期升高，主要是与雌激素有关，在妊娠 30 周时达峰值，然后维持在此水平。

6. 甲胎蛋白（AFP） AFP 在妊娠期逐渐升高，产后恢复正常，这是由于胎儿肝脏和卵黄囊生成 AFP 增加所致。

7. 凝血功能 妊娠晚期，血浆纤维蛋白原较非妊娠时增加 50%，凝血因子 Ⅱ、Ⅴ、Ⅶ、Ⅷ、Ⅸ、Ⅹ增加，但凝血酶原时间正常 [5]。

8. 雌激素 妊娠期产生多量内源性雌激素，均须在肝脏灭活。妊娠期间可见肝掌和蜘蛛痣。

（丁 洋 窦晓光）

参考文献

[1] 沈铿，马丁. 妇产科学. 北京：人民卫生出版社；2015：34-47.

[2] 冯作化，药立波. 生物化学与分子生物学. 北京：人民卫生出版社；2015：298-300.

[3] Emet T, Ustüner I, Güven SG, et al. Plasma lipids and lipoproteins during pregnancy and related pregnancy outcomes. Arch Gynecol Obstet 2013；288：49-55.

[4] 杨怡珂，丁新. 妊娠期女性血脂变化特点. 中国医刊 2018；53：420-4.

[5] Kristoffersen AH，Petersen PH，Bjørge L，et al. Within-subject biological variation of activated partial thromboplastin time，prothrombin time，fibrinogen，factor Ⅷ and von Willebrand factor in pregnant women. Clin Chem Lab Med 2018；56：1297-308.

第82章　妊娠期特有的肝脏疾病

第1节　妊娠期肝内胆汁淤积症

妊娠期肝内胆汁淤积症（intrahepatic cholestasis of pregnancy，ICP）也称产科胆汁淤积症（obstetric cholestasis，OC），是指在妊娠期所特有的肝内胆汁淤积，是妊娠中晚期常见的并发症，也是导致围产儿死亡的主要原因之一[1, 2]。病程经过比较良好，常随妊娠终止而迅速恢复，但再次妊娠时复发率较高。皮肤瘙痒及黄疸为 ICP 常见临床特征；对于不少 ICP 患者主要表现为皮肤瘙痒、无可见黄疸者，可称为妊娠瘙痒症（pruritus gravidum）。

一、发病率和危险因素

ICP 发病有明显的地域性和种族差异。南美智利、亚马孙河流域玻利维亚是全球 ICP 发病率最高的地区，达 9.2%～15.6%，尤以南美印第安混血儿的 ICP 发病率为高。在欧洲本病发病率为 0.5%～1.5%，北欧波罗的海尼亚湾以瑞典为代表的斯堪的纳维亚为欧洲高发区。中国长江流域 ICP 的发病率为 2.3%～6.0%，为亚洲高发区。

在具有 ICP 危险因素的人群中，其发病率明显升高。加强识别 ICP 危险因素对提高该病的诊断具有临床价值：①有慢性肝胆基础疾病，如丙型肝炎、非酒精性肝硬化、胆结石或胆囊炎、非酒精性胰腺炎，以及有口服避孕药诱导的肝内胆汁淤积症病史；②有 ICP 家族史者；③前次妊娠有 ICP 病史，再次妊娠其 ICP 复发率在 40%～70%；④双胎妊娠孕妇 ICP 发病率较单胎妊娠显著升高，ICP 患者中多胎妊娠高达 35%；⑤人工授精妊娠的孕妇，ICP 发病危险度也相对增加。

二、发病机制

1. 遗传因素　ICP 发病呈现一定的复发性和家族聚集性。ICP 与 *ATP8B1*、*ABCB11*、*ABCB4*、*ABCC2*、*NR1H4* 等很多基因关系密切，这些基因主要是通过调节胆汁酸转运而影响肝内胆汁淤积。*HLA-DR6* 等位基因可能是 ICP 发病的易感基因之一；雌激素受体 2 和雌激素受体、*CYP1A1* 和 *CYP1B1* 基因多态性与 ICP 的发生均有一定的关系。在不同的个体可能发现一个或几个致病基因，且不同的人群中基因突变呈现的形式也不一致，可能与种族和地域差异引起的基因突变热点不同相关，无特定的遗传方式，且具有一定的遗传异质性。

2. 激素因素　性激素在 ICP 发病机制中发挥重要的作用，具体作用表现如下：ICP 主要发生在妊娠晚期，此时是机体生理性激素产生最高的时期；与单胎妊娠相比，双胎妊娠孕妇 ICP 的发生率显著增高，且患者妊娠性激素水平也较正常孕妇增加；给孕妇应用孕激素、雌激素，可导致孕妇发生类似于 ICP 临床症状的相关症状；分娩结束后，性激素水平显著下降，且 ICP 症状也随之消失；对于曾经有 ICP 病史的患者其再次妊娠疾病复发率＞50%。

雌激素主要通过影响胆汁酸盐载体表达和定位而引起胆汁淤积：可下调肝细胞毛细胆管膜上的有机阴离子载体多药耐药相关蛋白 2 和胆汁酸载体；降低肝细胞窦膜上 Na^+-K^+-ATP 酶活性，抑制窦膜载体 Na^+ 依赖性牛磺酸共转运蛋白活性，下调 Na^+-牛磺胆酸共转运多肽和有机阴离子转运多肽。雌激素代谢产物 D- 环葡萄糖醛酸雌激素与胆汁酸结构相似，可能存在载体竞争，胆汁酸载体数量和活性下降，导致胆汁排泄障碍。ICP 患者体内孕酮硫酸代谢产物 3α/3β 增高，可能偶联胆汁酸信号通路，影响胆固醇表型；竞争性抑制牛磺胆酸输入泵和胆盐输出泵，从而影响胆汁酸摄取和排泄。

3. 免疫功能失调学说　免疫功能失调可能是 ICP 发病的一个重要原因。ICP 孕妇体内细胞免疫平衡由 Th0 向 Th1 偏移，Th1 相关和 Th17 相关的细胞因子明显升高，Th2 相关细胞因子则下降；$CD4^+$/$CD8^+$ 比值升高；黏附因子如细胞内黏附因子-1 和血管细胞黏附因子 -1 表达升高；巨噬细胞、中性粒细胞、人白细胞抗原及凋亡细胞表达亦有改变。

4. **硒缺乏**　血浆中硒水平与 ICP 发病率有密切关系，ICP 患者体内低硒水平可使得谷胱氨酸活性下降，使得自由基的形成增加，从而破坏肝细胞，导致胆汁排泄能力下降。

三、病 理 变 化

光镜检查：肝结构完整，肝细胞无明显炎症或变性表现，仅在肝小叶中央区部分胆小管内可见胆栓，胆小管直径正常或有轻度扩张；小叶中央区的肝细胞含有色素，并可见嗜碱性颗粒聚集。

电镜检查：肝细胞一般结构完整，线粒体大小、电子密度及其分布均正常，粗面内质网、核糖体及糖原的外形和分布亦属正常；滑面内质网轻度扩张，其主要病理表现在肝细胞的胆管极，溶酶体数量轻度增加，围绕毛细胆管的外胞质区增宽，毛细胆管有不同程度的扩张，微绒毛扭曲、水肿或消失，管腔内充满颗粒状的致密电子物质。

四、临 床 表 现

皮肤瘙痒及黄疸为 ICP 常见的临床表现，在妊娠中晚期出现瘙痒，或瘙痒与黄疸共存，分娩后迅速消失。

1. **皮肤瘙痒**　为主要的首发症状，初起为手掌、脚掌或脐周瘙痒，可逐渐加剧而延及四肢、躯干、颜面部；瘙痒程度各有不同，可以从轻度偶尔的瘙痒直到严重的全身瘙痒，夜间加重，个别甚至发展到无法入眠而需终止妊娠。70% 以上发生在妊娠晚期，平均发病孕周为 30 周，也有少数在孕中期出现瘙痒。瘙痒大多在分娩后 24 ～ 48h 缓解，少数在 48h 以上。

2. **黄疸**　出现瘙痒后 2 ～ 4 周部分患者可出现黄疸，黄疸发生率较低，且多数仅出现轻度黄疸，于分娩后 1 ～ 2 周消退。

3. **皮肤抓痕**　ICP 不存在原发皮损，但因瘙痒抓挠皮肤可出现条状抓痕，皮肤组织活检无异常发现。但由于该病的特殊性和对胎儿造成的风险，ICP 的皮肤表现归于妊娠期皮肤病的一种。

4. **其他表现**　少数孕妇可有恶心、呕吐、食欲减退、腹痛、腹泻等非特异性症状，极少数孕妇出现体重下降及维生素 K 相关凝血因子缺乏，而后者可能增加产后出血的风险。

五、辅 助 检 查

1. **血清胆汁酸**　ICP 孕妇胆汁酸水平较健康孕妇显著上升，总胆汁酸水平升高，伴或不伴 ALT 和 AST 升高，就足以支持 ICP 的诊断和严重程度的判断。

2. **肝功能试验**　血清 ALT、AST、GGT 在 ICP 表现为轻度升高。部分 ICP 患者 GGT 水平升高，且更常见于存在编码胆汁转运的 *ABCB4* 基因突变的 ICP 患者中。不明原因的 ALT、GGT 和 / 或胆汁酸水平异常，足以支持 ICP 的诊断。血清总胆红素水平正常或轻度升高，以直接胆红素水平升高为主。

3. **病毒学检查**　诊断单纯性 ICP 应首先排除肝炎病毒、EB 病毒、巨细胞病毒感染。

4. **肝胆超声检查**　虽然 ICP 肝脏无特征性改变，但建议常规进行肝胆超声检查，以排除孕妇肝胆系统基础性疾病。

六、诊断要点和严重程度判断

1. 诊断要点

（1）出现其他原因无法解释的皮肤瘙痒：瘙痒涉及手掌和脚掌具有 ICP 提示性。尤其需鉴别 ICP 皮肤瘙痒严重导致的皮肤抓痕与其他妊娠期皮肤疾病。

（2）空腹血总胆汁酸水平升高：总胆汁酸水平 ≥ 10μmol/L 可诊断为 ICP。

（3）胆汁酸水平正常者：即使胆汁酸水平正常，但有其他原因无法解释的肝功能异常，主要是血清 ALT 和 AST 水平轻中度升高，也可诊断为 ICP。GGT 水平也可升高，可伴血清总胆红素水平升高，以直接胆红素为主。

（4）皮肤瘙痒和肝功能异常在产后恢复正常：皮肤瘙痒多在产后 24 ～ 48h 消退，肝功能在分娩后 4 ～ 6 周恢复正常。

2. 严重程度判断　ICP 的分度有助于临床监护和管理，常用的指标包括瘙痒程度和起病时间，血清总胆汁酸，血清 ALT、AST、GGT 和总胆红素水平，总胆汁酸水平与围产结局密切相关。

轻度：①血清总胆汁酸为 10 ～ 40μmol/L；②临床症状以皮肤瘙痒为主，无明显其他症状。

重度：①血清总胆汁酸 ≥ 40μmol/L；②瘙痒严重；③伴有其他情况，如多胎妊娠、妊娠期高血压、复发性 ICP、曾因 ICP 致围产儿死亡者；④早发型 ICP，国际上尚无基于发病时间的 ICP 分度，但早期发病者其围产儿结局更差，也应该归入重度 ICP[3-5]。

七、治　　疗

ICP 的治疗目标：缓解瘙痒症状，降低血胆汁酸水平，改善肝功能；延长孕周，改善妊娠结局。孕妇筛查肝功能和胆汁酸，通过胎动、胎儿电子监护及超声密切监测胎儿宫内情况，判断 ICP 胎儿宫内安危情况。

对于妊娠 < 39 周、轻度 ICP，且无规律宫缩者，可以门诊治疗，口服降胆酸药物，7 ～ 10 天为 1 个疗程。根据症状是否缓解及实验室检查结果综合评估，如果治疗有效，则继续服药治疗直至总胆汁酸水平接近正常。

对于妊娠 ≥ 39 周的轻度 ICP、妊娠 > 36 周的重度 ICP、ICP 伴有先兆早产、伴有产科并发症或有其他情况，需立即终止妊娠者。

1. 一般处理 包括：①低脂、易消化饮食；②适当休息，以左侧卧位为主，从而增加胎盘血流量，计数胎动；③重视对其他不良产科因素的治疗，如妊娠期高血压、妊娠期糖尿病的治疗。

2. 药物治疗 尽可能遵循安全、有效、经济和简便的原则。至今尚无一种药物能治愈 ICP，故临床以合理延长孕周为目的。无论选用何种治疗方案，治疗前必须检查胆汁酸、肝酶、胆红素及凝血功能，治疗中及治疗后需密切监测治疗效果、观察药物不良反应，以及时调整用药。

（1）熊去氧胆酸（UD-CA）：推荐作为 ICP 治疗的一线药物。在缓解皮肤瘙痒、改善血清学指标、延长孕周、改善母儿预后方面有效，但停药后可出现反跳。建议按照 15mg/（kg·d）的剂量分 3 ～ 4 次口服；当常规剂量疗效不佳且未出现明显不良反应时，可将剂量增至每日 1.5 ～ 2.0g。尚无 UDCA 对胎儿的毒副作用和造成围产儿远期不良影响的报道，妊娠中晚期使用安全性良好[6]。

（2）S-腺苷蛋氨酸：可以改善某些妊娠结局，如降低剖宫产率、延长孕周等，停药后可出现反跳，建议作为 ICP 临床二线用药或联合治疗。静脉滴注每日 1g，疗程 12 ～ 14 天；口服 500mg、每日 2 次。尚未发现 S-腺苷蛋氨酸存在对胎儿的毒副作用和

对新生儿远期的不良影响。

3. 产科处理 ICP 孕妇会发生无任何临床先兆的胎儿死亡，对 ICP 孕期管理的最终目的是选择最佳的分娩时机和方式，获得良好的围产结局。终止妊娠的时机及方法需综合考虑孕周、病情严重程度及治疗后的变化趋势，遵循个体化评估的原则而实施。孕 37 周前终止妊娠未能改善 ICP 孕妇的不良围产结局，故不建议过早终止妊娠。但对于早期发病、病程迁延的重度病例期待治疗不宜过久，终止妊娠的孕周应适当提早。轻度 ICP 可在孕 38 ～ 39 周终止妊娠；重度 ICP 可在孕 34 ～ 37 周终止妊娠，根据治疗应答、有无胎儿宫内窘迫、双胎或合并其他母体并发症等因素综合考虑。轻度 ICP、无其他产科剖宫产指征、孕周 < 40 周者可考虑阴道分娩。重度 ICP，既往有 ICP 病史并存在与之相关的死胎、死产、新生儿窒息或死亡史，胎盘功能严重下降或高度怀疑胎儿窘迫，合并双胎或多胎，重度子痫前期等，存在其他阴道分娩禁忌者，可考虑剖宫产[7-10]。

第 2 节　妊娠期急性脂肪肝

妊娠期急性脂肪肝（acute fatty liver of pregnancy，AFLP）是发生于妊娠晚期的严重并发症，主要特点为短时间内肝细胞大量脂肪变性，以黄疸、凝血功能障碍等肝衰竭表现为主要临床特征。该病起病急骤、病情凶险，可伴有多器官衰竭。AFLP 以往致孕产妇病死率高达 70% ～ 80%，随着医疗技术的不断提高，其致死率明显降低，但仍在 30% 以上；围产儿死亡率已从 85% 下降至 7% ～ 23%[11, 12]。AFLP 的早期诊断、及时终止妊娠对改善母儿预后有重大意义。

一、发病率和危险因素

AFLP 发病率较低，为 1/（7000 ～ 16 000），占合并严重妊娠期肝病的 16% ～ 43%。近年来由于轻症病例不断被发现，发病率可能上升。AFLP 的危险因素包括初产妇、先兆子痫、多胎妊娠、男性胎儿和低身高体重指数。

二、发病机制和病理改变

AFLP 的发生与遗传因素、脂类代谢和蛋白质

合成代谢障碍、妊娠期母体的激素水平变化、妊娠期高血压综合征、微生物感染、脂酶缺陷及药物应用等因素有关。发生 AFLP 时，脂肪酸氧化、甘油三酯合成及脂蛋白的合成和释放受阻，其中脂肪酸有毒性，可影响线粒体功能，减少肝内蛋白质的合成，从而影响脂蛋白的合成和脂肪的运转。妊娠时由于雌激素、生长激素、肾上腺素均增加，常使组织中脂肪被动员进入肝脏。肝细胞大量凋亡及肝细胞再生能力低下，Fas 系统免疫调控紊乱也是妊娠急性脂肪肝的重要发病机制。

肝内存在大量脂肪，占肝重的 10% ～ 20%。脂肪呈微囊泡状充满肝细胞，肝细胞增大。脂肪浸润尤以小叶中心明显，小叶结构多正常，多无明显炎症细胞浸润或坏死，肝窦有受压现象。电镜下，脂肪微滴可见于肝细胞质、溶酶体、滑面及粗面内质网及高尔基体内；滑面内质网增生；高尔基体内的肝糖原及脂蛋白明显减少；线粒体增大、变形。

三、临床表现

本病主要发生于妊娠晚期，绝大多数发生于初产妇，但亦可见于经产妇。起病急，80% 的患者突然出现恶心、呕吐、厌油，伴明显乏力、上腹部疼痛、腹胀。继消化道症状后，出现黄疸并迅速加深，表现为巩膜、皮肤黄染，尿色加深，通常不伴有瘙痒是 AFLP 的典型临床特征。

重症 AFLP 患者发病前或发病过程中可出现高血压、蛋白尿及水肿等妊高征表现，两者互相影响，使病情加重；继发弥散性血管内凝血（disseminated intravascular coagulation，DIC）时可出现皮肤、黏膜等多部位出血，特别是产后大出血、上消化道出血；常伴不同程度意识障碍，继黄疸加深后，出现性格和神志的改变，如情绪激动、精神错乱、狂躁、嗜睡、昏迷等；常出现低血糖，重度低血糖有时也成为昏迷的原因，故必须严密观察血糖变化，警惕低血糖性昏迷；肝肾综合征，表现为少尿、无尿及急性氮质血症；AFLP 时可出现早产、死胎。

体格检查可发现巩膜、皮肤黄染，肝浊音界缩小，肝区轻度叩痛，移动性浊音阳性、扑翼样震颤阳性等。

四、辅助检查

1. **血常规** 白细胞计数均明显升高，常在 20×10^9/L 以上，以中性粒细胞为主，合并细菌感染时则更明显。合并 DIC 时，血小板降低。

2. **肝功能试验** 血清胆红素升高，30 ～ 615μmol/L；血清 ALT 和 AST 轻或中度升高，通常为 300 ～ 500U/L，超过 1000U/L 者少见。血清 ALP 轻中度升高。

3. **凝血功能** 凝血酶原时间延长，可能与肝合成功能下降及 DIC 均有关。血中抗凝血酶Ⅲ常下降，可能为 DIC 的诱因之一。其他凝血因子如纤维蛋白原及凝血因子Ⅴ、Ⅶ、Ⅷ均降低，3P 试验可阳性。

4. **血糖** 血糖常低于正常。

5. **血氨** 血氨明显升高。

6. **肾功能** 血尿酸较早期即升高，提示肾小管功能失常；晚期则血尿素氮及肌酐明显升高，提示肾衰竭。

7. **淀粉酶和脂肪酶** 合并胰腺炎者血淀粉酶和脂肪酶升高。

8. **超声和 CT** 超声可显示肝脏弥漫性密度增高区，呈雪花状，强弱不均。CT 检查肝实质呈均匀一致的密度降低。

9. **肝组织病理学** AFLP 的确诊则依赖于组织病理学检查，活检标本应做脂肪染色，以油红"O"染色最好，可识别微囊泡脂肪滴。其典型病理变化为肝细胞弥漫性微滴性脂肪变性，肝小叶结构完整，炎症性坏死不明显。

五、诊　断

AFLP 的诊断主要依据病史、临床特点，对于妊娠晚期突然出现的恶心呕吐、食欲减退、上腹疼痛和进行性黄疸，且排除其他肝病引起者，应高度怀疑 AFLP 的可能。在实验室检查中，肝功能试验显示 ALT、AST 及胆红素升高，血糖持续性严重下降、凝血酶原时间延长是 AFLP 的显著特征。超声和 CT 检查有助于诊断，AFLP 的确诊则依赖于组织病理学检查。

六、治　疗

近年来，AFLP 的早期诊断和及时终止妊娠明显改善了 AFLP 孕产妇和围产儿的预后。AFLP 患者最好在重症监护室监护并给予及时的生命支持疗法。

1. 终止妊娠　一旦 AFLP 诊断明确，不论病情轻重、病期早晚，都应尽快终止妊娠[13-15]。从 AFLP 发病至分娩的时间间隔不应超过 1 周，因此 AFLP 的及时诊断至关重要。AFLP 患者如果不能经阴道迅速分娩，则首选剖宫产。

2. 一般治疗　卧床休息，给予低脂肪、低蛋白、高糖饮食，保证足够的热量。静脉滴注葡萄糖纠正低血糖，注意水、电解质平衡，纠正酸中毒。

3. 血浆置换和成分输血　血浆置换和输注大量冰冻新鲜血浆，可根据情况给予红细胞、血小板、白蛋白、新鲜全血等。

4. 对症治疗　包括保护肝脏，预防消化道出血，及时纠正 DIC、肝性脑病、低血糖等。

5. 肝移植　辅助或原位肝移植可用于治疗 AFLP[16]。

第 3 节　HELLP 综合征

HELLP 综合征（hemolysis with elevated liver enzymes and low platelete syndrome，HELLP syndrome）以溶血、肝酶水平升高及低血小板计数为特征，可以是妊娠期高血压的严重并发症，也可以发生在无血压升高或血压升高不明显，或者没有蛋白尿的情况下。HELLP 综合征对母婴的预后有严重影响，围产儿病死率为 6%～70%，而孕产妇病死率为 1%，HELLP 综合征的早期诊断和治疗对于改善预后至关重要。

一、发病率和危险因素

0.2%～0.8% 的妊娠可能发生 HELLP 综合征，可以发生在子痫前期临床症状出现之前，而在子痫前期的发生率为 4%～20%。多数发生在产前，也可以发生在产后。HELLP 综合征的危险因素包括产妇高龄、产次及白种人。

二、发病机制

本病是多种因素综合作用的结果，主要包括：血管内皮损伤、前列环素与血栓素 A_2 比例失常，

导致血管痉挛、血小板聚集而消耗减少；血流缓慢、血液黏度增加，红细胞变形破碎发生溶血，妊娠期脂质代谢异常导致红细胞膜成分发生改变，更易发生溶血；肝脏血管痉挛，肝细胞肿胀、灶性坏死，肝梗死导致肝酶升高；凝血因子 V 基因突变所引起的蛋白 C 的激活导致妊娠期血栓形成；母胎免疫耐受机制的破坏导致母体对胎儿的免疫排斥；隐性遗传性脂肪酸氧化障碍；凝血因子 VR506Q 基因的突变[17]。

三、临床表现

HELLP 综合征的临床表现无特异性，与先兆子痫相似，部分患者可有乏力，因为肝梗死也可有右上腹部疼痛、恶心、呕吐[18]，体重骤增、高血压、脉压增大。严重者可并发呼吸衰竭、肾衰竭、心力衰竭等多脏器衰竭。因很多 HELLP 综合征患者可无明显症状，故对于所有妊娠期高血压的孕妇，尤其是重度子痫前期者，均应高度警惕 HELLP 综合征的发生。常见并发症包括 DIC、肺水肿和胎盘早剥。

四、辅助检查

高达 85% 的病例有蛋白尿，溶血可导致血清间接胆红素和乳酸脱氢酶升高，ALT 和 AST 中度上升。在后期常发生 DIC，伴有纤维蛋白降解产物、D- 二聚体和凝血酶 – 抗凝血酶复合物升高。

五、诊断标准和诊断注意点

1. 诊断标准[19]

（1）血管内溶血：外周血涂片见破碎红细胞、球形红细胞；总胆红素 ≥ 20.5μmol/L；血红蛋白轻度下降；乳酸脱氢酶水平升高。

（2）肝酶水平升高：ALT ≥ 40U/L 或 AST ≥ 70U/L。

（3）血小板计数减少：血小板计数 < $100×10^9$/L。

2. 诊断注意点

（1）血小板计数 < $100×10^9$/L 是目前较普遍采用的疾病诊断标准；但要注意孕期血小板计数下降趋势，对存在血小板计数下降趋势且 < $150×10^9$/L 的孕妇应进行严密监测。根据血小板进行分类，血小板 ≤ $50×10^9$/L 为重度减少，孕产妇严重并发

症发生率 40% ～ 60%；$50×10^9/L$ ～ $100×10^9/L$ 为中度血小板减少，严重并发症发生率达 20% ～ 40%；$100×10^9/L$ ～ $150×10^9/L$ 为轻度血小板减少，孕产妇严重并发症发生率约 20%。根据血小板进行分类有利于评估孕产妇严重并发症的发生风险；注意进展性变化，有利于对疾病严重程度分层和给予积极的监管处理，避免病情加重。对于重度子痫前期和部分 HELLP 综合征，动态实验室指标的监测非常重要。

（2）乳酸脱氢酶升高是诊断 HELLP 综合征微血管内溶血的敏感指标，常在血清间接胆红素升高和血红蛋白降低前即可出现。

（3）在考虑 HELLP 综合征的诊断时，应注意与血栓性疾病、血栓性血小板减少性紫癜、溶血性尿毒症综合征、妊娠期急性脂肪肝、抗磷脂抗体综合征、系统性红斑狼疮等鉴别。注意 HELLP 综合征伴有抗磷脂抗体综合征时，易发展为灾难性抗磷脂抗体综合征，需要多学科管理和积极抗凝治疗。当针对 HELLP 综合征的处理和终止妊娠后仍无明显效果时，应注意再次仔细排查上述可能情况。

（4）HELLP 综合征孕产妇的严重并发症与重度子痫前期的严重并发症有重叠，包括：心肺并发症，如肺水肿、胸腔积液或心包积液、充血性心力衰竭、心肌梗死或心脏停搏；血液系统并发症，如 DIC；中枢神经系统并发症，如卒中、脑水肿、高血压性脑病、视力丧失、后部可逆性脑病综合征；肝脏并发症，如肝包膜下血肿或破裂；肾脏并发症，如急性肾小管坏死或急性肾衰竭；胎盘早剥等。在诊断 HELLP 综合征的同时应注意评估有无严重并发症发生。

六、治　疗

（1）HELLP 综合征的孕产妇严重并发症与重度子痫前期严重并发症有重叠者，必须住院治疗，在做出诊断的同时应注意评估有无严重并发症发生。

（2）当出现母胎并发症时，孕 24 周前或孕 32 周后的 HELLP 综合征的一线治疗是娩出胎儿。在孕 24 ～ 32 周的 HELLP 综合征，应给予糖皮质激素促胎肺成熟，且在使用类固醇皮质激素 24h 后再考虑分娩。

（3）在按照重度子痫前期对重要器官监测和保护及治疗的基础上，其他治疗措施包括有指征地输注血小板和使用肾上腺皮质激素。

1）$> 50×10^9/L$ 且不存在过度失血或血小板功能异常时，不建议预防性输注血小板或剖宫产术前输注血小板。

2）$< 50×10^9/L$ 时可考虑肾上腺皮质激素治疗。

3）$< 50×10^9/L$ 且血小板计数迅速下降或者存在凝血功能障碍时，应考虑备血，包括血小板。

4）$< 20×10^9/L$ 时，阴道分娩前强烈建议输注血小板，剖宫产前建议输注血小板。

（4）HELLP 综合征伴有抗磷脂抗体综合征时，易发展为灾难性抗磷脂抗体综合征，需要多学科管理和积极的抗凝治疗。

（5）在 HELLP 综合征治疗中，必要时需进行血浆置换或血液透析，关键是注意母体状况整体评估和病因鉴别，给予合理的对症治疗和多学科管理，存在严重并发症时，应注意强化危重症管理。

（丁　洋　窦晓光）

参 考 文 献

[1] 葛星，徐叶清，黄三唤，等 . 妊娠期肝内胆汁淤积症对分娩结局影响的出生队列研究 . 中华流行病学杂志 2016；37：187-91.

[2] 杨海艳，胡敏，陈江鸿 . 妊娠期肝内胆汁淤积症孕妇的母儿结局及其影响因素分析 . 中华妇产科杂志 2016；51：535-7.

[3] 中华医学会妇产科学分会产科学组 . 妊娠期肝内胆汁淤积症诊疗指南（2015）. 中华妇产科杂志 2015；50：481-5.

[4] Williamson C，Geenes V. Intrahepatic cholestasis of pregnancy. Obstet Gynecol 2014；124：120-33.

[5] Geenes V，Chappell LC，Seed PT，et al. Association of severe intrahepatic cholestasis of pregnancy with adverse pregnancy outcomes：a prospective population-based case-control study. Hepatology 2014；59：1482-91.

[6] 肝内胆汁淤积症诊治专家委员会 . 肝内胆汁淤积症诊治专家共识 . 中华临床感染病杂志 2015；8：402-6.

[7] Joshi D，James A，Quaglia A，et al. Liver disease in pregnancy. Lancet 2010；375：594-5.

[8] Westbrook RH，Dusheiko G，Williamson C. Pregnancy and liver disease. J Hepatol 2016；64：933-45.

[9] Tran TT，Ahn J，Reau NS. ACG clinical guideline：liver

disease and pregnancy. Am J Gastroenterol 2016；111：176-94.

[10] Italian Association for the Study of the Liver（AISF）. AISF position paper on liver disease and pregnancy. Dig Liver Dis 2016；48：120-37.

[11] Wang HY，Jiang Q，Shi H，et al. Effect of caesarean section on maternal and foetal outcomes in acute fatty liver of pregnancy：a systematic review and meta-analysis. Sci Rep 2016；6：28826-34.

[12] Zhang YP，Kong WQ，Zhou SP，et al. Acute fatty liver of pregnancy：a retrospective analysis of 56 cases. Chin Med J 2016；129：1208-14.

[13] Liu G，Shang X，Yuan B，et al. Acute fatty liver of pregnancy：analysis on the diagnosis and treatment of 15 cases. J Reprod Med 2016；61：282-6.

[14] 潘华，张丽娟，夏爱斌 . 影响妊娠期急性脂肪肝预后的危险因素分析 . 国际妇产科学杂志 2017；44：225-7.

[15] 曾雅畅，唐卉，陈悦 . 妊娠期急性脂肪肝预后因素的 Logistic 回归分析 . 中国妇幼保健 2013；28：3242-4.

[16] Ringers J，Bloemenkamp K，Francisco N，et al. Auxiliary or orthotopic liver transplantation for acute fatty liver of pregnancy：case series and review of the literature. BJOG 2016；123：1394-8.

[17] Abildgaard U，Heimdal K. Pathogenesis of the syndrome of hemolysis，elevated liver enzymes，and low platelet count（HELLP）：a review. Eur J Obstet Gynecol Reprod Biol 2013；166：117-23.

[18] Mikolajczyk AE，Renz J，Diaz G，et al. Massive hepatic infarction caused by HELLP syndrome. ACG Case Rep J 2017；21：e81.

[19] 中华医学会妇产科学分会妊娠期高血压疾病学组 . 妊娠期高血压疾病诊治指南（2015）. 中华妇产科杂志 2015；50：721-9.

第 83 章　妊娠合并的常见急、慢性肝病

妊娠期肝脏在大小、形态、血流、代谢等方面较正常人群均有所不同。妊娠期出现黄疸或肝功能损害者，称为妊娠期肝病，包括妊娠期特有的肝病与妊娠期合并的肝病。后者是既往就存在的或妊娠期出现的与妊娠无关的肝脏疾病，如各型病毒性肝炎、肝豆状核变性等。

第 1 节　病毒性肝炎

病毒性肝炎是一种常见的妊娠合并症，造成病毒性肝炎的病原体主要有 HAV、HBV、HCV、HDV 及 HEV 等。病毒性肝炎可发生于妊娠早、中、晚各期。妊娠与肝炎互为不利因素，肝炎可影响妊娠过程，对母婴产生不良后果，导致流产、早产、妊娠期高血压综合征、产后出血等，以及胎儿畸形、胎儿宫内窘迫、胎儿生长发育受限、死胎、死产的发生率增高。妊娠并不增加对肝炎病毒的易感性，但由于其生理变化特点，肝脏负担加重，一旦感染肝炎病毒则容易导致病情加重，使妊娠期重症肝炎及肝性脑病的发生率显著增高，治疗难度增加。

一、妊娠期 HBV 感染

妊娠期间急性 HBV 感染通常为良性过程，并未导致死亡或致畸风险明显增加，但导致新生儿、低出生体重儿和早产儿的风险升高。慢性 HBV 感染通常不会影响妊娠结局，但如果母亲患有肝硬化或晚期肝病，则会影响预后。在妊娠期间，应定期监测母亲血清 HBV DNA 和肝功能。

对于妊娠期间有 HBV DNA 复制及转氨酶升高者，在充分解释沟通利弊并签署知情同意书的情况下，可按慢性乙型肝炎临床指南中的抗病毒治疗适应证和疗程给予抗病毒治疗。应首选替诺福韦酯（TDF），也可应用替比夫定（LdT）或拉米夫定（LAM）等妊娠期安全性较好的药物予以治疗。

对于妊娠期间仍处于免疫耐受状态（高 HBV 病毒载量，但转氨酶正常）者，主要目标是预防母婴传播。母婴传播可发生于产前、产时（分娩期间）和产后，但最常发生于分娩期间。当急性 HBV 感染发生在妊娠早期时，围产期传播率约为 10%；如果发生在接近分娩期，则传播率增加至 60%。如果母亲 HBeAg 阳性并且病毒载量大于 10^6IU/ml，则母婴传播的风险可高达 90%[1]。

乙型肝炎疫苗加乙型肝炎免疫球蛋白联合免疫是目前公认的阻断乙型肝炎母婴传播最主要、最有效的措施，已被我国《慢性乙型肝炎防治指南》推荐。对于 HBsAg 阳性母亲所生新生儿，应按照 0、1、6 个月程序全程接种 3 针乙型肝炎疫苗，剂量为 10μg（其中第 1 针应在出生后 24h 内接种，且越早越好）；同时应在出生后 24h 内尽早（最好在出生后 12h）注射乙肝免疫球蛋白，剂量应≥ 100IU。

对于血液 HBV DNA > 10^6IU/ml 的孕妇，在妊娠中晚期（妊娠 24 周以后）开始服用 TDF、LdT 可进一步降低母亲血清 HBV DNA 水平、提高 HBV 母婴阻断成功率，使母婴阻断失败率下降到 1%～5%，且未增加母婴风险及出生缺陷。因此，可在充分沟通、权衡利弊并签署知情同意书的情况下，在妊娠中晚期（妊娠 24 周）开始使用 TDF、LdT 治疗。对于妊娠期仍处于免疫耐受状态者，可在产后 1～3 个月酌情停药，并加强随访和监测；对于有肝脏疾病活动者，可按慢性乙型肝炎防治指南推荐的疗程执行。

二、妊娠期 HCV 感染

丙型肝炎病毒（HCV）感染的全球流行率为 2%～3%，妊娠期间发生急性 HCV 感染的报道很少，大多数为慢性 HCV 感染者妊娠。HCV 感染通常无症状，多在筛选高危患者或评估持续升高的转氨酶水平时发现。抗 -HCV 阳性母亲若分娩时 HCV RNA 阳性，HCV 传播给新生儿的危险性为 4%～7%；合并 HIV 感染时，传播的危险性可增至 7%～15%[2]。近年来随着抗逆转录病毒药物的使用，HIV-HCV 感染者的 HCV 母婴传播率已降

至 4% ~ 8.5%。一些研究显示 HCV 高载量与高传播风险相关，但另一些研究并未发现类似相关性，因此，HCV 载量与垂直传播风险的相关性仍有待进一步研究[3]。

母亲的抗 -HCV 可以通过胎盘传递给胎儿，即使新生儿没有感染 HCV，也会呈抗 -HCV 阳性，因此新生儿时期血清抗 -HCV 检测对于诊断 HCV 感染并无意义。一项前瞻性研究显示，235 例未感染 HCV 的婴儿出生时抗 -HCV 阳性率达 96.8%、12 个月时为 15.3%，18 个月时为 1.6%，24 个月时仍有 1.0%。因此，美国儿科学会与美国疾病预防控制中心（CDC）建议 HCV RNA 检测应在婴儿满月后进行，并且需做 2 次检测；而抗 -HCV 的检测应在出生 18 个月后。

目前尚无有效的丙型肝炎疫苗用于预防 HCV 感染。为了降低母婴传播的风险，对 HCV RNA 阳性的孕妇应尽量缩短分娩时间，保证胎盘的完整性，减少新生儿暴露于母血的机会。Cottrell 等[4]2013 年发表的系统性综述分析了 14 个观察性研究，结果显示经阴道分娩与剖宫产（包括择期与急诊）的 HCV 垂直传播风险无差异。

HCV 感染不应是母乳喂养的禁忌证。Cottrell 等的系统性综述中 14 个队列研究均未发现母乳喂养与 HCV 传播的相关性。因此，美国妇产科学会与 CDC 声明，HCV 感染者给予其婴儿母乳喂养是安全的。但 CDC 建议如果产妇乳头出血或皲裂，即应放弃母乳喂养。

关于妊娠期能否抗病毒治疗，目前所有指南推荐的治疗方案均不适用于妊娠期患者。索磷布韦、达拉他韦、雷迪帕韦及韦帕他韦等均未在动物试验中显示出胎儿毒性，但由于缺乏人类相关数据，故美国 FDA 仍未批准其用于妊娠期患者。因此，如果患者服用直接抗病毒药物（DAA）期间意外怀孕，应该告知患者尽管动物试验未显示这些药物有致畸危险，但尚缺乏人类相关数据，故不推荐用于妊娠期患者。

三、妊娠期 HDV 感染

丁型肝炎病毒（HDV）感染是在 HBV 感染的基础上发生，其传播途径与 HBV 相同，但母婴传播较少见。HDV 和 HBV 联合感染与严重急性肝炎相关，且死亡风险升高 10 倍。

主要通过预防 HBV 感染来预防 HDV。针对慢性 HDV 感染患者，可采用聚乙二醇干扰素，但妊娠期间是禁忌的。在急性肝衰竭和终末期肝病患者中，肝移植可以挽救生命。妊娠期 HDV 感染主要是支持性治疗。

四、妊娠期 HAV 感染

甲型肝炎病毒（HAV）是一种急性、自限性疾病，主要经粪 - 口途径传播。HAV 感染的妊娠结局一般较好，不会导致慢性感染。妊娠期发生率极低，急性甲肝引起的暴发性肝衰竭发生率小于 1%，暴发性肝衰竭导致死亡罕见。妊娠中期和妊娠晚期感染 HAV 会导致早产，与新生儿胆汁淤积症也可能有关。HAV 一般不会致胎儿畸形。妊娠期接种甲肝疫苗非常安全。暴露后 2 周内接种甲肝疫苗与注射免疫球蛋白（0.02ml/kg）效果相同。HAV 感染并非阴道分娩禁忌证。虽然 HAV RNA 存在于母乳中，目前尚无有关经母乳传播的病例报道，因此母乳喂养并非禁忌证。不推荐新生儿进行甲肝疫苗预防接种。

五、妊娠期 HEV 感染

戊型肝炎是由戊型肝炎病毒（HEV）感染引起、主要通过食物或水源传播的疾病。戊型肝炎暴发时期孕妇最易感染[5]，孕妇一旦感染 HEV，病情往往危重，可导致肝衰竭和死亡，妊娠晚期孕妇的病死率可高达 20% ~ 25%[6]。妊娠期感染 HEV，除了导致肝脏病变、肝衰竭外，还会发生流产、早产、死胎、死产及胎儿宫内窘迫、新生儿窒息，围产儿的患病率及死亡率也明显增加。孕妇感染 HEV 后，可能会导致新生儿感染 HEV。因此，对于妊娠期 HEV 感染应高度关注，有急性肝炎表现的孕妇均应接受抗 -HEV IgM 检测，以提高预见性，警惕进展为肝衰竭。

戊型肝炎是急性自限性疾病，在健康人群中尚无 HEV 持续感染发生。然而，2008 年法国 Kamar 等[6]首次报道在器官移植者中发生慢性戊型肝炎，后续报道亦主要在免疫抑制人群，孕妇感染 HEV 后是否容易出现慢性倾向目前尚无相关报道。

目前尚无针对孕妇感染 HEV 的特殊治疗方法。应定期复查肝脏生化和凝血功能，如病情严重，应及时终止妊娠。对于 HEV 感染高危人群，孕前最好接受戊肝疫苗接种。

第 2 节　其他肝脏疾病

一、妊娠合并药物性肝损害

由于担心药物对胎儿的影响，妊娠期用药一般比较谨慎，故妊娠期药物性肝损害较为少见。妊娠期一旦诊断为药物性肝损害，原则上立即停止使用有潜在肝脏损害的药物，并采取保肝、降酶、退黄为主的治疗措施。可选用抗氧化剂还原型谷胱甘肽，本药可与某些药物的肝毒性中间代谢产物结合，使其失去活性并排出体外，从而保护肝细胞。由于妊娠期甾体类激素的水平升高，所发生的药物性肝损害常为胆汁淤积型，可选用 S- 腺苷甲硫氨酸以减轻肝内胆汁淤积。妊娠中后期黄疸症状严重者，可用熊去氧胆酸治疗。

妊娠期还需注意药物超敏反应综合征。此类变态反应性肝损害的患者往往症状严重，可使用糖皮质激素治疗，其作用机制包括：非特异性抗炎作用，促进汇管区和胆小管炎症水肿消退，增加胆汁排泄；改善与胆汁生成有关的肝细胞内亚微结构的功能，增加胆汁流的生成；抗过敏和抑制免疫反应，减轻药物及其代谢产物对肝脏的免疫损害。

二、妊娠合并自身免疫性肝炎

自身免疫性肝炎（AIH）是以自身免疫反应为基础的慢性进行性肝脏炎症性疾病，可引起女性患者月经减少及闭经，因而妊娠概率降低。然而，接受免疫抑制治疗后病情缓解的女性患者可恢复正常的月经周期，因此 AIH 患者合并妊娠不再罕见。妊娠可导致自身免疫性肝炎加重，主要表现为转氨酶和免疫球蛋白水平升高或症状复发。

针对 AIH 的标准治疗方案是糖皮质激素和 / 或硫唑嘌呤（AZA）。AIH 患者妊娠期间的用药安全资料匮乏，当前尚无关于妊娠期 AIH 治疗的系统综述。糖皮质激素多属于妊娠 C 类药物（其中泼尼松属于 B 类），硫唑嘌呤被美国 FDA 划归为妊娠 D 类，因此一般只采用糖皮质激素单药治疗妊娠期 AIH。

2010 年美国肝病学会自身免疫性肝炎诊治指南建议：硫唑嘌呤对妊娠的风险尚不明确，如果可能，应在妊娠期间停用硫唑嘌呤，可单用泼尼松治疗[7]。对于 AIH 的维持治疗，应考虑到妊娠期 AIH 发作比 AIH 治疗药物对胎儿的潜在损伤可能更大。对于妊娠期或产后发生疾病恶化的患者，可通过加用免疫抑制剂或增加其剂量来治疗。对于大多数病情加重的患者，增加免疫抑制剂的剂量可控制疾病活动；但是一小部分患者妊娠期自身免疫性肝炎的加重将会导致肝功能失代偿和其他严重并发症，甚至导致孕妇和 / 或胎儿死亡。

三、妊娠合并原发性胆汁性胆管炎

原发性胆汁性胆管炎（PBC）患者发病年龄较大，通常是在育龄之后发病，且既往文献提示 PBC 患者妊娠结局不良，故以往并不鼓励 PBC 患者妊娠，因而关于妊娠合并 PBC 病程的研究较少。然而新近 Trivedi 等报道[8]，PBC 患者妊娠也可获得母体和胎儿的良好结局。部分 PBC 患者处于育龄期，孕妇在生产后可有 PBC 发作，通常推荐的治疗药物熊去氧胆酸（UDCA），是妊娠 B 类药物。

与 AIH 相似，与母体和胎儿所获得的潜在积极效应相比，孕期应用 UDCA 治疗 PBC 所带来的风险似乎很低。但在妊娠期（尤其是妊娠第 1 阶段）应用 UDCA 治疗 PBC 的研究有限。鉴于动物研究发现，妊娠早期使用 UDCA 有胚胎毒性，且目前尚缺乏人类妊娠开始 3 个月的数据，为了安全起见，不建议在妊娠期早期（前 3 个月内）服用 UDCA。随着 UDCA 应用于妊娠期肝内胆汁淤积症等其他妊娠期疾病的安全性证据增多，目前谨慎建议，可在妊娠中晚期应用 UDCA 治疗 PBC。

四、妊娠合并肝豆状核变性

肝豆状核变性又称 Wilson 病（Wilson's disease, WD），是一种常染色体隐性遗传性铜代谢障碍引起的全身性疾病。发病年龄多在 10 ～ 25 岁，患此病的女性常合并排卵异常、月经失调、闭经，导致生育能力下降、流产，甚至不孕，而且妊娠后流产率和死产率也较高[9]。

肝豆状核变性一经确诊需终身服药，以促进体内铜的排泄及减少铜的吸收。妊娠期停止服药可能使病情恶化，导致急性肝衰竭，故妊娠期须继续驱铜治疗。但妊娠期驱铜治疗既要考虑对孕妇的治疗效果，又要避免对胎儿的致畸作用[10]。

目前临床上主要有三种驱铜药物：螯合剂青霉胺、三乙烯羟化四甲胺和锌制剂。在动物实验中发现青霉胺和三乙烯羟化四甲胺对胎儿有致畸作用，而锌剂无致畸作用，亦未发现锌剂对肝脏和神经系统有副作用。临床研究显示妊娠期应用驱铜药者，胎儿自发流产率低于未接受治疗者[11]，最新的诊治指南推荐[12]：妊娠前3个月致畸风险最高，建议青霉胺减量至维持剂量以下，约10mg/（kg·d）；接受锌剂治疗的患者无须调整剂量。妊娠晚期，青霉胺应进一步降低为300～600mg/d，以防止胎儿铜供应不足，或影响剖腹产切口或会阴切开术伤口的愈合[12]。

肝豆状核变性是一种可以治疗的遗传病，越来越多的肝豆状核变性女性患者面临生育的需要及遗传咨询，应充分告知其下一代子女纯合子的概率为0.5%，可行单倍体分析确定[13]。

（林潮双　高志良）

参 考 文 献

[1] Rac MW，Sheffield JS. Prevention and management of viral hepatitis in pregnancy. Obstet Gynecol Clin North Am 2014；41：573-92.

[2] Benova L，Mohamoud YA，Calvert C，et al. Vertical transmission of hepatitis C virus：systematic review and meta-analysis. Clin Infect Dis 2014；59：765-73.

[3] Goyal LD，Kaur S，Jindal N，et al. HCV and pregnancy：prevalence，risk factors，and pregnancy outcome in north Indian population：a case-control study. J Obstet Gynaecol India 2014；64：332-6.

[4] Cottrell EB，Chou R，Wasson N，et al. Reducing risk for mother-to-infant transmission of hepatitis C virus：a systematic review for the U.S. Preventive Services Task Force. Ann Intern Med 2013；158：109-13.

[5] Pelosi E，Clarke I. Hepatitis E：a complex and global disease. Emerg Health Threats J 2008；1：e8.

[6] Kamar N，Selves J，Mansuy JM，et al. Hepatitis E virus and chronic hepatitis in organ-transplant recipients. N Engl J Med 2008；358：811-7.

[7] Manns MP，Czaja AJ，Gorham JD，et al. Diagnosis and management of autoimmune hepatitis. Hepatology 2010；51：2193-213.

[8] Trivedi PJ，Hirschfield GM，Gershwin ME. Obeticholic acid for the treatment of primary biliary cirrhosis. Expert Rev Clin Pharmacol 2016；9：13-26.

[9] Tarnacka B，Rodo M，Cichy S，et al. Procreation ability in Wilson's disease. Acta Neurol Scand 2000；101：395-8.

[10] Brewer GJ，Johnson VD，Dick RD，et al. Treatment of Wilson's disease with zinc XVII: treatment during pregnancy. Hepatology 2000；31：364-70.

[11] Pfeiffenberger J，Beinhardt S，Gotthardt DN，et al. Pregnancy in Wilson's disease：management and outcome. Hepatology 2018；67：1261-9.

[12] Harada M. Wilson disease and its current problems. Intern Med 2010；49：807-8.

[13] European Association for the Study of the Liver. EASL clinical practice guidelines：Wilson's disease. J Hepatol 2012；56：671-85.

第14篇

小儿肝胆系统疾病特点

第84章　小儿肝胆系统疾病的病因、流行病学与临床特点

第1节　小儿肝脏生理功能特点

自人胚第6周起，肝脏造血干细胞开始造血；足月儿出生后肝脏造血干细胞逐渐减少，出生后2个月已无造血功能。出生后肝脏的重量较体重增加慢，出生时肝脏重量占体重的4%～5%，5岁时占体重的3.3%，成年后占2%～3%。婴幼儿肝下缘在锁骨中线右肋缘下约2cm，剑突下可触及肝脏；4岁时一般不能触及肝脏。

肝脏具有生物转化功能，即通过氧化、还原、水解、合成等反应，使脂溶性较强而极性较低的物质转化为水溶性而极性较强的物质，易于细胞外液运送，便于经肾脏或胆汁排出。经肠道吸收的有毒物质、体内代谢产生的各种生物活性物质、代谢终产物及由外界进入体内的各种物质，包括药物、毒物等，均由肝脏的生物转化作用解毒排出体外，但也有经生物转化后毒性增加的。肝脏进行生物转化的酶位于内质网膜上，第一阶段的生物转化为氧化反应，第二阶段为结合反应。小儿肝细胞内质网膜上的酶活性低，尤以早产儿和新生儿药物代谢酶的活性低，出生后1个月酶活性显著增高。苯巴比妥可促进新生儿和早产儿肝细胞内质网发育增生，使酶增多，增强相关代谢。

肝脏参与糖类、蛋白质、脂肪等能量物质的代谢。糖类是人体的重要热能物质。血糖高时，肝脏将其合成肝糖原；血糖低时，肝脏通过水解肝糖原或者糖异生，释放葡萄糖维持血糖稳定。小儿肝糖原储存相对较少，容易发生低血糖。肝细胞能合成多种蛋白质，也能通过转氨作用，调节氨基酸的种类以适应蛋白质合成，满足小儿生长发育对蛋白质的高需求。肝脏合成的各种蛋白质在血清中清除速度不同，凝血因子较快，其次为纤维蛋白原，白蛋白存留较久。在严重肝病时，凝血障碍较早出现，而白蛋白下降较迟。脂肪代谢过程中产生的热能为婴儿重要的能量来源。

肝脏参与多种维生素、激素的代谢。胡萝卜素经肝内胡萝卜素酶的作用转化为维生素A，人体95%的维生素A储存于肝脏。维生素B_{12}、B_6、K主要储存于肝脏，糖类在肝内代谢时需要维生素B作为辅酶，肝脏合成凝血酶原必须有维生素K参与。雌激素在肝内进行代谢和灭活，其产物经胆汁排出；肝脏疾病时，雌激素代谢和灭活功能障碍，机体雌激素水平升高，出现蜘蛛痣、肝掌等表现。皮质激素的中间代谢大部分在肝脏进行。肝脏损害时，皮质醇及醛固酮有所增加，致使体内水、钠潴留，是腹水和水肿的原因之一。此外，肝脏是铁、铜的主要储存和代谢器官，肝脏损害时，铜蓝蛋白合成减少或障碍，铜储存于肝脏；运铁蛋白合成减少时，则铁蓄积。

肝脏具有胆汁分泌和排泄功能。胆汁具有防腐作用，可抑制肠道内细菌生长。胆汁对消化脂类食物起重要作用，有利于脂类物质及脂溶性维生素的吸收和利用。胆汁可促进胰酶、肠酶的消化作用，增强肠的活动。胆汁中的重要有机物是胆汁酸，由

胆固醇在肝细胞内合成。肝细胞合成胆汁酸需要多种酶的共同作用，酶的缺陷可导致胆汁酸合成或酰化障碍。胆汁酸是胆汁流形成的主要动力，参与胆汁酸分泌的转运体功能障碍可造成严重的胆汁淤积。胆汁的其他成分包括胆固醇、磷脂、胆红素及盐类等。

第 2 节　小儿肝胆系统疾病的病因特点

在过去的 10 余年中，由于甲肝、乙肝疫苗的应用及血源筛查丙肝病毒，儿童病毒性肝炎的发病率已显著下降，而其他许多原因引起的肝损害，特别是先天性或获得性的代谢缺陷及自身免疫紊乱引起的肝损害等有上升趋势。

一、感染性疾病

（一）病毒感染所引起的肝脏疾病

嗜肝病毒如甲肝病毒及戊肝病毒通常引起急性肝炎，乙肝病毒及丙肝病毒是引起慢性肝炎的主要原因。其他病毒引起全身感染有时也可导致肝损害，如疱疹病毒家族的疱疹病毒 I 型、疱疹病毒 II 型、带状疱疹病毒、巨细胞病毒、EB 病毒及人类疱疹病毒潜伏感染在免疫缺陷状态被激活后可表现为肝炎。其他儿童常见的腺病毒、肠道病毒、麻疹病毒、风疹病毒及微小病毒 B19 感染等，均可能与肝炎有关。

（二）非病毒感染所引起的肝脏疾病

严重的全身性细菌感染通常累及肝脏，表现为肝炎或胆管炎。所感染病原体种类及肝脏损害类型与程度，均取决于宿主免疫状态及肝脏原发疾病。分枝杆菌等慢性细菌感染累及肝脏，可引起肉芽肿病变，需要较长时间治疗；肝脏寄生虫感染，可导致肝囊肿或脓肿。免疫缺陷病患者容易出现肝脓肿，如未及时诊治，病死率较高。免疫缺陷或移植后儿童，可能会出现系统性真菌感染累及肝脏。

二、遗传及代谢性疾病

影响肝脏的遗传及代谢性疾病可分为胆汁淤积表现为主或肝细胞损害为主两大类。

以胆汁淤积为主要表现的遗传及代谢性肝脏疾病主要包括 Alagille 综合征、希特林蛋白缺乏引起的新生儿肝内胆汁淤积症（NICCD）、进行性家族性肝内胆汁淤积症、先天性胆汁酸合成缺陷（congenital bile acid synthesis defect，CBAS）等。

以肝细胞损害为主的遗传及代谢性肝病种类较多，麸质性肠病、囊性纤维化及 α1- 抗胰蛋白酶缺乏症是西方国家儿童肝细胞损害常见原因，但亚洲人群中报道不多。糖原贮积症和肝豆状核变性均为国内儿童较常见的以肝细胞损害为主的疾病。儿童非酒精性脂肪性肝病是发达地区儿童转氨酶升高的主要病因。

1. 肝豆状核变性　又称 Wilson 病，任何年龄均可发病，症状性肝病出现平均年龄为 12 岁，青少年期可能出现神经系统症状，有 1 岁以内转氨酶升高、5 岁出现肝衰竭的报道。近期欧美儿童肝豆状核变性共识建议用 Ferenci 评分诊断儿童肝豆状核变性，锌制剂治疗症状前期儿童[1]。锌制剂按元素锌含量用量为 16 岁以上或体重 > 50kg 的患儿 50mg，每日 3 次，6 ～ 16 岁且体重 < 50kg 者 25mg，每日 3 次，< 6 岁的患儿 25mg，每日 2 次。锌制剂治疗目标为 24h 尿铜 30 ～ 75μg，血清锌水平 > 125μg/dl[2]。肝衰竭或肝功能失代偿的患儿可采用英国国王学院医院 Wilson 指数评分评估是否需要肝移植（表 84-1），评分 ≥ 11 分应考虑肝移植治疗。然而，部分患儿可能通过保守治疗缓慢好转，从而免于接受肝移植[3]。

表 84-1　英国国王学院医院 Wilson 指数评分

评分	胆红素（μmol/L）	INR	AST（IU/L）	白细胞（×10⁹/L）	白蛋白（g/L）
0	0 ～ 100	0 ～ 1.29	0 ～ 100	0 ～ 6.7	> 45
1	101 ～ 150	1.3 ～ 1.6	101 ～ 150	6.8 ～ 8.3	34 ～ 44
2	151 ～ 200	1.7 ～ 1.9	151 ～ 200	8.4 ～ 10.3	25 ～ 33
3	201 ～ 300	2.0 ～ 2.4	201 ～ 300	10.4 ～ 15.3	21 ～ 24
4	> 300	> 2.5	> 300	> 15.3	0 ～ 20

注：用于评估肝功能失代偿的肝豆状核变性儿童预后，评分 ≥ 11 分应考虑肝移植治疗。

2. 糖原贮积症（glycogen storage disease，GSD）又称糖原累积症，是一组由于先天性酶缺陷所导致的糖原合成或分解等代谢障碍，多数疾病可见糖原在肝脏、肌肉或肾脏等组织中贮积增加，引起受累组织功能障碍及代谢异常，导致肝肿大、生长发育迟缓、转氨酶升高、低血糖和高脂血症等。根据缺陷酶的不同，临床至少有12个类型。糖原贮积病发病率约为1/20 000。累及肝脏的类型包括Ⅰa、Ⅰb、Ⅲ、Ⅳ、Ⅵ、Ⅸ型等。糖原贮积症Ⅰa、Ⅰb、Ⅲ、Ⅳ型以往有较多的报道，糖原贮积症Ⅰa型是最常见的类型，由葡萄糖-6-磷酸酶（G6PC）基因缺陷所致，迄今为止该基因上已发现100余种突变。不同种族和不同地区的人群有不同的热点突变，活产儿发病率为1/100 000；Ⅲ型发病率和Ⅰ型相当。随着二代测序技术（NGS）的广泛使用，明确诊断的糖原贮积症Ⅵ和Ⅸ型病例也逐渐增多。糖原贮积症Ⅸ型大约占全部糖原贮积症病例的25%，而PHKA2的突变占糖原贮积症Ⅸ型的75%。除此型是X连锁遗传外，其余类型的糖原贮积症均为常染色体隐性遗传病[4]。

3. 非酒精性脂肪性肝病 随着生活水平提高，儿童超重及肥胖症逐渐增多，非酒精性脂肪性肝病（NAFLD）可能成为发达地区儿童最常见的慢性肝病。肥胖症是儿童NAFLD的高危因素，但是肥胖症与NAFLD不能相互替代，因为大部分肥胖儿童无NAFLD。国外研究发现仅1/3肥胖儿童存在NAFLD，而60%～90%的NAFLD儿童是肥胖症患者[5]。

肥胖或超重儿童筛查肝脏病变，国外推荐1～12岁男性、女性ALT正常值上限均为25IU/L，13～18岁男性24IU/L、女性22IU/L。超声显像发现脂肪肝的平均阳性预测值为47%～62%，但对脂肪肝严重程度分级的准确率为32%，尚达不到脂肪肝的临床诊断、分级及监测等要求。MRI可更准确地反映肝脏实际脂肪含量，但目前多用于科研。

肝活检是诊断NAFLD的金标准，AASLD关于NAFLD的临床指南中声明：疑似NAFLD的儿童如诊断不明确、存在多种诊断的可能性或用潜在肝毒性药物治疗前均应进行肝活检，NASH药物治疗前需要肝活检确诊。儿童NAFLD是异质性疾病，病理表现至少可分为3种：①脂肪变性，其他病变轻微；②门静脉受累为主；③具有典型的成人NASH特征；与成人Ⅲ区病变为主的特点相比，儿童更倾向于出现Ⅰ区脂肪变性、炎症及纤维化，而且脂肪变性程度更为严重。

在儿童期，心血管疾病和NAFLD有相关性。NAFLD儿童血糖、胰岛素、甘油三酯及高密度脂蛋白胆固醇异常的发生率高于年龄、性别及BMI相匹配的超重儿童。NAFLD儿童约50%合并有血脂异常，高血压患病率为36%。无论肥胖轻重度，儿童期肝脏脂肪变性均会显著增加心功能不全的发病率。

对于儿童NAFLD，目前为止尚无被证明有效及安全的治疗药物，对其疗效指标及判断标准尚无一致意见。但有证据表明调整营养、运动或减肥等生活方式改变均可能改善脂肪肝。合并严重肥胖症的儿童NAFLD尚无规范治疗措施，欧洲儿童胃肠病肝病及营养协会于2015年发布关于青少年减重手术的声明，其适应证包括NAFLD[5]。虽然青少年减重手术后体重显著下降，目前尚无关于严重肥胖的青少年减重对NAFLD治疗效果的研究数据。NAFLD青少年的减重手术应该在具备多学科团队的中心认真评估NAFLD基线病理学特点后进行，而且应进行长期随访。

三、需要外科诊治的常见儿童肝胆疾病

先天性胆道闭锁为婴儿胆汁淤积症的最常见病因，也是儿童肝移植的主要指征。胆总管囊肿又称胆总管发育不良，可在胎儿期及生后任何时期发病，亚洲人群及女性多见。接下来的章节将重点介绍胆道闭锁及胆总管囊肿[6]。

胆汁黏稠综合征可由多种疾病或状态引起，其常见病因包括：全身性感染、溶血、静脉营养、减重术后体重快速下降、胆总管囊肿引起的胆流受阻、进行性家族性肝内胆汁淤积症（progressive familial intrahepatic cholestasis，PFIC）、希特林蛋白缺乏引起的新生儿肝内胆汁淤积症（neonatal cholestasis caused by citrin deficiency，NICCD）、药物性肝损害。多数患儿通过利胆治疗后好转，部分患儿继发胆管扩张，需要介入或手术干预。

自发性胆管穿孔多于出生后2～20周发病，为罕见病，其原因不明。表现为肝总管及胆囊交界处穿孔、胆汁性腹水、胆汁性腹膜炎、胆汁淤积症、腹胀、呕吐及白陶土样大便。超声显像、核素肝胆显像、MRCP、ERCP及术中胆道造影有助于确诊，手术可治愈本病。

第 3 节　小儿肝胆系统疾病的流行病学特点

从新生儿到婴儿，从儿童到青少年，小儿肝脏疾病谱非常广泛，而且许多疾病仅限于儿童。随着卫生经济状况的改善，甲肝疫苗和乙肝疫苗被纳入计划免疫，以及对献血人员的严格筛查和对所采集血液进行乙肝病毒、丙肝病毒等病原体的核酸检测，使得病毒性肝炎、尤其是甲肝、乙肝和丙肝的发病率大幅降低。目前，15 岁以下青少年儿童 HBsAg 阳性率已降至 1% 以下；随着母婴阻断措施的不断加强，婴幼儿 HBsAg 阳性率将进一步下降。近年来小儿肝病领域的慢性乙肝和丙肝的抗病毒治疗取得了一定的效果，且抗病毒治疗的适应证也在不断拓展。但仍有一部分慢性乙肝和丙肝患儿无应答或复发。因此，在不同情况下抗病毒治疗的最佳方案，如序贯治疗、联合治疗的时机、联合应用的药物等，尚需进一步研究[7-9]。

胆道闭锁为目前国内外小儿肝脏移植手术的首要指征，发病率在欧美国家为 1/（15 000 ～ 19 000），东亚地区发病率明显高于欧美，中国台湾地区有流行病学资料提示发病率为 1/5000。

近年来随着生活水平及诊断技术的提高，NAFLD 患者迅速增多，遗传性肝病、自身免疫性肝炎等占比也快速上升。慢性肝胆疾病不仅影响患儿的生活质量及寿命，也给家庭及社会带来了沉重的精神和经济负担。许多肝病如能在儿童期就被发现并得到及时治疗，可预防在成人期发展为失代偿性肝病，从而减少肝移植的需求。

第 4 节　小儿肝胆系统疾病的临床特点

一、小儿肝脏疾病的实验室检查特点

儿科临床实践中经常会遇到肝损害。由于肝脏储备功能强大，许多肝脏疾病常在发展到晚期时才有临床症状。部分常用酶学检查、合成功能指标和特异性血清学指标有儿科的特点[10]。

（1）肝细胞损害的检测指标以转氨酶最常用。丙氨酸氨基转移酶（ALT）和天冬氨酸氨基转移酶（AST）是肝损害和肝细胞坏死的敏感标志。只要有 1% 的肝细胞坏死，血清中 ALT 活性即可增高 1 倍。ALT 正常值随年龄而变化，除出生后数天明显升高外，儿童期常仅为成人的 50% 左右。需注意的是，ALT 和 AST 均为非特异性指标。其他许多器官受累，尤其是肌肉损伤时也可明显升高。可影响转氨酶检测值的其他因素包括采血的时间、标本溶血、运动、体重指数（BMI）等应予注意[11]。

（2）反映淤胆及胆道阻塞的检测指标包括碱性磷酸酶（ALP）、γ- 谷氨酰转肽酶（GGT）、胆红素和胆汁酸等。血清中的 ALP 来自肝脏、骨骼及妊娠时的胎盘，某些肿瘤（如支气管肺癌）时其值亦升高。在儿童期，其正常值由于骨骼的生长而呈现年龄依赖性。同时，儿童期骨病引起的 ALP 升高远较肝病引起的升高常见，且其增高常难以区分是肝病还是骨病所致，因此 ALP 在儿童的应用受到一定的局限。近年来，GGT 在儿科肝病的临床意义受到关注。GGT 在预示肝胆疾病的最敏感指标之列，多达 90% 的原发性肝病可有 GGT 升高。胆道阻塞所引起的 GGT 水平最高，肝内胆汁淤积性疾病（如 Alagille 综合征）所致的 GGT 水平也很高[12]。最近研究发现，GGT 水平和特发性婴儿肝炎综合征的预后有关，GGT 水平正常者反而预后较差。现已明确，其中部分病例是因为胆盐合成缺陷所致，部分病例属于家族性胆汁淤积综合征。与 ALP 不同，血清 GGT 水平在骨病或骨生长活跃期的儿童不升高，同时由于儿童期较少用药，即使用药往往病史清楚，儿童也较少饮酒，故影响 GGT 的因素在儿童较成人明显少，所以其在诊断儿童肝胆系疾病时较 ALP 更有意义。但需注意新生儿 GGT 水平也可以很高，有时可达正常成人上限值的 5 ～ 8 倍。GGT 在 6 ～ 9 月龄达成人水平。该酶在体内分布广泛，其升高也并非一定意味着肝脏疾病，但当怀疑有胆道疾病时，GGT 是一个非常有意义的指标。

（3）血清胆红素可能不是反映肝病严重程度或其预后的特别敏感的指标，但仍是必要的检查项目。当出现孤立性胆红素增高时（其他常规的肝功能检查正常）或新生儿黄疸时，须分别测定总胆红素和直接胆红素。值得注意的是，婴儿期肝脏功能处于成熟过程之中，结合胆红素从肝细胞分泌入胆管的功能发育不完善，胆红素的排泌形成了其代谢的限速步骤。因此，婴儿肝炎患者主要是血清直接胆红素升高，肝前因素如溶血等引起的胆红素产生增加也可表现为双相反应。血胆汁酸检测近年开始应用于临床，但应注意在新生儿和早期婴儿有生理性胆汁淤积而使其基线水平升高，使得对新生儿和早期婴儿肝病时胆汁酸升高的解释复杂化。

（4）血清中的蛋白大多数是在肝脏中合成的，如 α/β 球蛋白、白蛋白和凝血因子。血清白蛋白是决定血浆胶体渗透压的主要因素，新生儿为 28～44g/L，1 周龄达成人水平 37～50g/L，至 6 岁时上升到 45～54g/L，并保持此浓度至成人期，然后下降至典型的成人水平。男女无显著区别。白蛋白只在肝细胞的粗面内质网合成，正常肝脏每日合成 150mg/kg，其生物半衰期为 19～21 天，是多种物质（如非结合胆红素）的转运体。显著的肝脏实质病变可影响白蛋白的合成，从而使血清白蛋白水平降低，因此血清白蛋白浓度是反映受损肝脏残存的合成功能的主要指标。因为白蛋白的半衰期长，故其降低常作为慢性肝病而非急性肝病的征象。然而代偿期慢性肝病可因急性疾病如败血症或仅仅是轻微的疾病表现出血清白蛋白浓度的突然下降。在有腹水时，血清白蛋白降低可能主要因为分布容量扩大的缘故。其他非肝脏的原因包括营养不良或经肾脏（肾病综合征）、肠道（蛋白丢失性胃肠病）和皮肤（烧伤等）的丢失也可导致低蛋白血症。

（5）肝脏在凝血机制中发挥重要作用。常用的指标有凝血酶原时间（PT）和部分凝血活酶时间（APTT）。PT 涉及肝脏合成的纤维蛋白原（Ⅰ）、凝血酶原（Ⅱ）、Ⅴ、Ⅶ和Ⅹ因子的相互作用，对任何单个凝血因子缺乏不敏感，直到低于正常 10% 时才会有 PT 的显著延长；APTT 涉及更多的凝血因子，包括因子Ⅸ和Ⅷ，但不包括因子Ⅶ。PT 可以用绝对时间（秒）表示，也可以与正常对照的比例表示，后者称为国际标准化比值（INR）。在排除维生素 K 缺乏后，凝血功能试验是检测肝脏合成功能的合适指标。因为有几种凝血因子的血浆半衰期很短（如Ⅶ因子只有 3～5h），PT 可及时反映肝脏合成功能的变化，是判定预后的较好指标。慢性肝病出现 PT 延长也提示预后不良，PT 延长的同时血清白蛋白降低是决定肝移植的最重要的指标。任何晚期的肝实质疾病都可有 PT 延长。在一些新生儿期遗传性代谢疾病，可出现 PT 显著延长，和肝功能失常的其他指标不成比例。

（6）氨是氨基酸代谢产物，主要通过尿素循环清除。在肝脏疾病时，血氨升高是肝衰竭的典型表现。尿素循环中酶的缺陷、Reye 综合征及急性和慢性肝性脑病时血氨明显升高。影响血氨的肝外因素包括年龄、运动、检测时间等。和正常成人比较，新生儿期可高 4～8 倍，其他 3 岁以下儿童可高 2～3 倍，青春期达到成人水平；静脉血氨水平低于动脉；运动后可增高 3 倍；如果血标本未能及时检测，延迟 1h 后可使标本中血氨升高 20%，2h 后升高 100%。

（7）肝炎血清学指标检测应特别注意以下问题：①注射乙肝疫苗可引起血液 HBsAg 检测短暂阳性，阳性率可达 50% 以上，但持续多不超过注射后 2 周。②病毒感染指标的母婴传播。HBsAg 作为颗粒，虽不能通过胎盘，但分娩时可有微量母血进入胎儿体内，引起短暂的极低滴度的 HBsAg 阳性，此时并不代表新生儿已受到感染，而高滴度 HBsAg 的存在或 HBsAg 持续阳性则说明已发生感染。HBeAg 由于分子量很小，可通过胎盘，但滴度明显低于母体，常在 4 月龄前消失，因此在 HBeAg 阳性母亲所生婴儿中检测到 HBeAg 阳性要结合婴儿年龄等综合判断。③抗 -HBs、抗 -HBe、抗 -HBc 作为 IgG 抗体都可自由通过胎盘，母亲传递的抗 -HBs 对婴儿有保护力，抗 -HBe 常在 1 岁内消失，而抗 -HBc 在部分儿童可持续阳性至生后 18 个月，在 2 岁前消失。④丙肝病毒（HCV）筛查试验最常用的是酶免疫分析法（EIA）检测抗 -HCV。抗 -HCV 可由母亲通过胎盘传给胎儿，因此小于 15～18 月龄的婴幼儿中，抗 -HCV 的存在不能作为评价 HCV 母亲垂直传播感染婴幼儿的证据。只有在 18 月龄后抗 -HCV 仍阳性，才能认为是 HCV 母婴传播所致，表示丙肝呈活动性或曾感染 HCV。出生后 3 个月内的 HCV PCR 检测假阳性率和假阴性率相对较高，6 月龄时 HCV RNA PCR 检测阳性的敏感性和特异性分别为 81% 和 93%。

二、以转氨酶升高为主的小儿肝脏疾病的特点

随着对表现为转氨酶异常的疾病病因认识逐渐深入，新的治疗方法不断问世。既往认为转氨酶异常多由嗜肝病毒感染引起，鉴别诊断时还会考虑肝豆状核变性和糖原贮积症等其他少数疾病。而现在鉴别诊断的范围则需包括感染性、遗传性、代谢性、自身免疫性、中毒性等各个方面。以往诊

断肝豆状核变性和糖原贮积症的手段非常有限，仅基于临床和一些常规的实验室检查，一些不典型的病例诊断很困难。随着基因诊断逐步普及，肝豆状核变性的多样临床和生化表现及各种不同类型的糖原贮积症被认识，包括铜蓝蛋白正常的肝豆状核变性，8 月龄即表现为肝功能异常的肝豆状核变性等[13, 14]。

三、以胆汁淤积为主的小儿肝脏疾病的特点

2003 年以前，国内儿科界将多数婴儿胆汁淤积症归因于感染因素，尤其是巨细胞病毒感染，称为婴儿肝炎综合征。之后非感染病因的重要性逐渐被认识，2004 年的诊治方案开始称为"婴儿肝病综合征"。如今在明确诊断前，多使用"婴儿胆汁淤积症"，取代了以往"婴儿肝炎综合征"的称谓。此名称的变化，反映了对疾病病因认识的深化，即不再局限于感染性疾病，而从全疾病谱来考虑病因诊断。

近年来对儿童肝病病因的认识取得了长足进步。尤其在遗传性病因方面，国内先后认识了定位于染色体 18q21 的 ATP8B1 基因突变引起的 PFIC1（又称 FIC1 缺陷病，既往称为 Byler 病）、定位于染色体 2q24 的 ABCB11 基因突变引起的 PFIC2（又称 BSEP 缺陷病）、定位于染色体 7q21.1 的 ABCB4 基因缺陷引起的 PFIC3、定位于染色体 7q21.3 的 SLC25A13 基因编码的希特林蛋白缺乏病（又称 NICCD，希特林蛋白缺乏引起的新生儿肝内胆汁淤积症，既往称特发性伴肝脏脂肪变性的新生儿肝内胆汁淤积症）、定位于染色体 20p12 的 Jagged1 基因突变的 Alagille 综合征、定位于染色体 16p11.2—p12 的 HSD3B7 基因编码的 3β- 羟基 -C₂₇- 类固醇脱氢酶缺乏症（又称先天性胆汁酸合成障碍 1 型）、定位于染色体 7q32—q33 的 AKR1D1 基因编码的 Δ4-3- 氧固醇 -5β- 还原酶缺陷病（又称为先天性胆汁酸合成障碍 2 型）、ARC 综合征、Smith-Lemli-Opitz 综合征、尼曼 – 皮克 C 型等众多遗传性胆汁淤积症病因[15, 16]。

遗传缺陷已经成为仅次于胆道闭锁的婴儿胆汁淤积症的第二大类原因。以婴儿胆汁淤积症为例，目前已知的小儿肝内胆汁淤积症病因包括膜转运蛋白异常、胚胎发育异常、胆汁酸合成障碍及获得性

胆汁淤积症等，但仍然有相当多的患儿无法明确诊断或分类（表 84-2）。

表 84-2　目前已知的肝内胆汁淤积症分类

分类	疾病
膜转运蛋白异常	ATP8B1 基因缺陷病（PFIC Ⅰ 型、BRIC Ⅰ 型）
	ABCB11 基因缺陷病（PFIC Ⅱ 型、BRIC Ⅱ 型）
	ABCB4 基因缺陷病（PFIC Ⅲ 型、BRIC Ⅲ 型）.
胚胎发育异常	Alagille 综合征
	ARC 综合征（关节弯曲、肾病、胆汁淤积综合征）
胆汁酸合成障碍	3β- 羟基 -C₂₇- 类固醇脱氢酶缺乏症
	Δ4-3- 氧固醇 -5β- 还原酶缺陷病
	氧固醇 7α- 羟化酶缺陷病
	27- 羟化酶缺陷病
	2- 甲酰基辅酶 A 消旋酶缺陷病
	过氧化物缺陷（单酶缺陷）
	酰胺化缺陷
获得性胆汁淤积症	感染相关性胆汁淤积症
	药物性胆汁淤积症
	妊娠期肝内胆汁淤积症
未分类或原因不明	

四、小儿肝脏疾病预防及治疗

疫苗的普及和新抗病毒治疗方案的应用使乙肝和丙肝可防可治，随着个性化治疗水平的提高，肝豆状核变性患者得以长期无病生存[17, 18]。

某些胆汁淤积性疾病进展较快，需要优先考虑通过内外科手段进行早期干预，从而预防终末期肝病（表 84-3）[19]。

肝移植的普遍开展是国际上儿童肝病亚专科形成的另一强大推动力。国内儿童肝移植近年也正在飞速发展。中国大陆接受肝移植患儿数量从 2010 年的 39 例迅速增长至 2014 年的 350 例，其中 3 岁以内接受肝移植的患儿比例达到 75% 左右。目前，适合肝移植的儿科疾病谱不断扩大，对肝移植的需求更多，包括尚无有效治疗药物、药物治疗无效或不能耐受药物治疗的终末期肝病，如胆道闭锁、肝豆状核变性、糖原贮积症、自身免疫性肝病、Alagille 综合征、家族性肝内胆汁淤积症、卡罗利病、半乳糖血症、酪氨酸血症等，以及受累器官虽然不是肝脏，但通过肝移植可纠正的代谢缺陷，如甲基

丙二酸血症、Ⅰ型高草酸盐尿症及高氨血症等。

表 84-3　需要及时用内外科手段干预的胆汁淤积症

胆汁淤积症病因	干预措施
感染（细菌性/病毒性）	抗生素或抗病毒治疗
半乳糖血症	无半乳糖饮食
酪氨酸血症	低酪氨酸/苯丙氨酸饮食，尼替西农
遗传性果糖不耐受	无多糖及蔗糖饮食
甲状腺功能低下	甲状腺激素替代治疗
垂体功能减退症	甲状腺激素、生长激素及皮质醇替代治疗
囊性纤维化病	胰酶，熊去氧胆酸
胆汁酸合成缺陷病	鹅去氧胆酸或胆酸
胆道闭锁	肝门–空肠吻合术（Kasai 手术）
胆总管囊肿	胆–肠吻合术
胆总管自发性穿孔	手术引流
胆总管内胆汁浓缩	胆道冲洗
希特林蛋白缺乏病	饮食调整，脂溶性维生素

（库尔班江·阿布都西库尔　王建设）

参考文献

[1] Socha P，Janczyk W，Dhawan A，et al. Wilson's disease in children：a position paper by the Hepatology Committee of the European Society for Paediatric Gastroenterology，Hepatology and Nutrition. J Pediatr Gastroenterol Nutr 2018；66：334-44.

[2] Abuduxikuer K，Wang JS. Zinc mono-therapy in pre-symptomatic Chinese children with Wilson disease：a single center，retrospective study. PLoS One 2014；9：e86168.

[3] 李春霞，龚敬宇，张梅虹，等. 药物治疗儿童肝豆状核变性肝功能失代偿的效果观察. 临床肝胆病杂志 2017；33：1543-7.

[4] 刘杰，张梅红，龚敬宇，等. 糖原累积病Ⅵ型和Ⅸa型7例病例报告并文献复习. 中国循证儿科杂志 2017；12：284-8.

[5] 库尔班江·阿布都西库尔，王建设. 儿童非酒精性脂肪性肝病临床进展. 肝脏 2016；21：975-7.

[6] Diedre A Kelly. Disease of the Liver and Biliary System in Children. 4th ed. NewYork：Wiley Blackwell；2017.

[7] 王建设，库尔班江·阿布都西库尔. 加强培训，迎接儿童肝病新挑战. 临床肝胆病杂志 2015；31：1181-4.

[8] 王建设. 发展儿科肝脏病学，提高儿童肝病诊治水平. 临床肝胆病杂志 2012；28：881-3.

[9] 王建设. 儿童肝脏疾病. 中国继续医学教育 2010；2：75-80，88.

[10] 王建设. 儿科肝病实验室常用检查的特点. 中国肝脏病杂志（电子版）2009；1：1-3.

[11] Vajro P，Maddaluno S，Veropalumbo C. Persistent hypertransaminasemia in asymptomatic children：a stepwise approach. World J Gastroenterol 2013；19：2740-51.

[12] 王建设. Alagille 综合征. 中国实用儿科杂志，2008，23（1）：3-6.

[13] 陆怡，王建设，俞蕙，等. 儿童肝豆状核变性临床表型及 ATP7B 基因突变关联性分析. 中国循证儿科杂志 2013；8：346-51.

[14] Abuduxikuer K，Li LT，Qiu YL，et al. Wilson disease with hepatic presentation in an eight-month-old boy. World J Gastroenterol 2015；21：8981-4.

[15] Li LT，Zhao J，Chen R. Two novel VPS33B mutations in a patient with arthrogryposis，renal dysfunction and cholestasis syndrome in mainland China. World J Gastroenterol 2014；20：326-9.

[16] Wang JS，Zhao J，Li LT. ARC syndrome with high GGT cholestasis caused by VPS33B mutations. World J Gastroenterol 2014；20：4830-4.

[17] 陆怡，王建设. 儿童肝豆状核变性的诊断. 临床肝胆病杂志 2012；28：907-10.

[18] Li XH，Lu Y，Ling Y，et al. Clinical and molecular characterization of Wilson's disease in China：identification of 14 novel mutations. BMC Med Genet 2011；12：6.

[19] Dhawan A，王建设. 婴儿胆汁淤积症的热点问题. 中国循证儿科杂志 2009；4：81-4.

第85章　主要见于小儿的肝胆系统疾病

第1节　婴儿胆汁淤积症

既往在国内称为婴儿肝炎综合征或婴儿肝病综合征，而在西方多称为新生儿肝炎综合征，近年逐步称为新生儿胆汁淤积症。本病指在 3 月龄内出现的以血中直接胆红素升高为主要表现，伴或不伴肝脾肿大的疾病。之所以冠以"新生儿"是因为多数专家认为这类疾病起源于新生儿期，可以在新生儿期后才出现临床表现。国外文献报道活产婴儿发病率为 1/（2500～5000）。国内缺乏相应的流行病学资料，但普遍认为其发病率明显高于西方国家。应该指出，胆汁淤积只是一个症状诊断，不同病因的治疗和预后不同。因此，及早明确胆汁淤积的病因，对于疾病的治疗和预后有重要意义。[1-3]

一、病　　因

根据病变部位的不同，胆汁淤积可分为肝内性、肝外性，或肝内及肝外性。肝外病变主要包括胆总管囊肿、胆总管穿孔、胆管狭窄、胆汁黏稠综合征、胆石症等；同时累及肝内和肝外的疾病主要是先天性胆道闭锁（详见本章第二节）。

肝内胆汁淤积是一种遗传性或获得性的病理状态，指肝细胞或胆管水平的胆汁生成、分泌和 / 或流动发生障碍，正常通过胆汁流入十二指肠而排出体外的一些物质（如胆汁酸、胆红素等）滞留体内，从而导致一系列临床表现。遗传性胆汁淤积症包括进行性家族性肝内胆汁淤积症、良性再发性肝内胆汁淤积症（benign recurrent intrahepatic cholestasis，BRIC）、先天性胆汁酸合成缺陷、希特林蛋白缺乏引起的新生儿胆汁淤积症、Alagille 综合征、关节挛缩 - 肾功能障碍 - 胆汁淤积综合征（arthrogryposis，renal tubular dysfunction and cholestasis　syndrome，又称 ARC 综合征）等；获得性胆汁淤积常见于感染、药物、激素、妊娠、肿瘤等引起[4-7]。

（1）感染性疾病：巨细胞病毒、弓形体等先天性感染，败血症、尿路感染等细菌性感染。

（2）希特林蛋白缺乏引起的新生儿肝内胆汁淤积症（neonatal intrahepatic cholestasis caused by citrin deficiency，NICCD）是近年来认识的一种常染色体隐性遗传病，由 SLC25A13 基因突变引起，在我国属于最常见的遗传性疾病之一，南方地区基因携带率高达约 1/30。SLC25A13 基因编码希特林蛋白，位于线粒体内膜上。希特林蛋白功能缺陷可导致线粒体功能障碍，影响氨基酸、葡萄糖、脂肪酸代谢，引起新生儿肝内胆汁淤积症。

NICCD 表现为生后数月内出现黄疸，伴有尿黄、肝肿大或肝功能异常，也可有低出生体重、低蛋白血症、凝血障碍等。早期明确诊断后，通过无乳糖、强化中链甘油三酯的饮食干预，绝大多数患儿的黄疸和有关表现很快消失。如果未能明确诊断，少部分可在婴儿期死亡。希特林蛋白缺乏病另一主要危害是可能在青春期或成年后发展为由同一基因突变引起的瓜氨酸血症 II 型（CTLN2），表现为反复高氨血症和有关的神经精神症状。对这种病引起的高氨血症与其他原因引起的高氨血症的治疗措施有很大不同，甚至有些治疗措施是相反的。此外，希特林蛋白缺乏病还和生长发育迟缓、胰腺炎、脂肪肝等有关。通过血液和尿质谱检查可提示诊断，确诊依赖于基因诊断。通过适当的干预措施，有可能避免发展为严重的 CTLN2[8-15]。

（3）进行性家族性肝内胆汁淤积症（progressive familiar intranepatic cholestasis，PFIC）是一组常染色体隐性遗传病，以肝内胆汁淤积为主要表现，通常在婴儿或儿童期起病，最终进展至肝衰竭。根据致病基因不同，PFIC 主要分为 3 型。PFIC1 以往称为 Byler 病，由 ATP8B1 基因突变引起，该基因编码 FIC1 蛋白。FIC1 蛋白是一种氨基磷脂的内转位酶，参与维持膜的不对称脂质分布。PFIC2 以往称为 Byler 综合征，由 ABCB11 突变引起，该基因编码胆盐外运泵（bail salt export pump，BSEP）；BSEP 位于肝细胞毛细胆管膜，其功能缺陷会影响胆盐的分泌，进而影响胆汁流的形成，导致胆汁淤积。PFIC3 由 *ABCB4* 基因突变引起，该基因编码 3 型多药耐药 P 糖蛋白（class Ⅲ multidrug resistance P-glycoprotein，MDR3），主要分布于肝细胞的毛细胆管面。MDR3 功能为磷脂酰胆碱外转位酶，负责将肝细胞内的磷脂酰胆碱转运至胆汁中，乳化胆盐。MDR3 缺陷导致磷脂分泌障碍，胆汁中的磷脂与胆盐比例失衡，胆盐的去垢毒性增强，损伤肝细胞和胆管上皮细胞，进而引起胆汁淤积[16-23]。

（4）先天性胆汁酸合成缺陷（congenital bile acid synthetic defect，CBAS）是近年认识的引起婴儿胆汁淤积的一类重要原因，指一类从胆固醇合成胆汁酸过程中的酶缺陷所致的遗传性疾病，多属于常染色体隐性遗传。其共同的机制是初级胆汁酸的缺乏和 / 或非典型毒性胆汁酸的蓄积，可在新生儿期引起致命性的胆汁淤积性肝病，在儿童期和成人期引起进行性神经系统疾病。目前已发现 11 种酶缺陷可引起相关疾病，从儿童到成人，可出现不同的疾病谱，如表 85-1 所示。多数 CBAS 患者可通过口服补充初级胆汁酸及脂溶性维生素等治疗获得良好疗效，因此早期识别和明确诊断尤为重要[24, 25]。

表 85-1　胆汁酸合成过程中酶缺陷引起的疾病

反应类型	酶	基因名称（缩写）	染色体定位	临床、代谢特征	OMIM 编号
固醇核修饰	氧固醇 7α- 羟化酶	cytochrome P450，subfamily 7A，polypeptide 1（*CYP7A1*）	8q12.1	高胆固醇血症	118455
	3β- 羟基 -C₂₇- 类固醇脱氢酶	3-beta-hydroxy-delta-5-C27-steroid oxidoreductase（*HSD3B7*）	16p11.2	肝内胆汁淤积症（CBAS-1）	607765
	Δ4-3- 氧固醇 -5β- 还原酶	aldo-keto reductase family 1，member D1（*AKR1D1*）	7q33	新生儿肝衰竭（CBAS-2）	235555
	氧固醇 7α- 羟化酶	cytochrome P450，family 7，subfamily B，polypeptide 1（*CYP7B1*）	8q21.3	高氧固醇血症、新生儿肝衰竭、CBAS-3；痉挛性截瘫 5A	613812 270800 603711
	固醇 12α- 羟化酶	cytochrome P450，subfamily 8B，polypeptide 1（*CYP8B1*）	3p22.1	顽固性便秘	602172
侧链修饰	固醇 27- 羟化酶	cytochrome P450，subfamily 27A，polypeptide 1（*CYP27A1*）	2q35	脑腱黄瘤病、进行性中枢神经系统病变	213700 606530
	胆固醇 25- 羟化酶	cholesterol 25-hydroxylase（*CH25H*）	10q23.31	肝内胆汁淤积症	604551
	2- 甲酰基辅酶 A 消旋酶	alpha-methylacyl-CoA racemase（*AMACR*）	5p13.2	成人进行性感觉神经病变、CBAS-4	214950
	D- 双功能蛋白	anoyl-coa hydratase/3-hydroxyacyl CoA dehydrogenase（*EHHADH*）	3q27	神经功能缺陷	607037
酰化作用	胆汁酸辅酶 A 连接酶	solute carrier family 27（fatty acid transporter），member 5（*SLC27A5*）	19q12.43	肝内胆汁淤积症	603314
	胆汁酸辅酶 A：氨基酸 *N*-酰基转移酶	bile acid–CoA：amino acid *N*-acyltransferase（*BAAT*）	9q22.3	家族性高胆烷血症	607748

（5）Alagille 综合征（Alagille syndrome）曾称综合征性小叶间胆管缺乏，是具有表型特征的慢性胆汁淤积的最常见原因，可累及身体多个部位，包括肝脏、心脏、骨骼、眼睛和面部等。Alagille 综合征由 *JAG1* 或 *NOTCH2* 基因突变引起，属于常染色体显性遗传病，已证实哺乳动物大多数组织都有此基因表达，其对心脏、肝脏、骨骼、眼睛和面部等的生长发育起着很重要的调节作用。肝活检病理发现小叶间胆管减少或缺乏曾被认为是 Alagille 综合征最重要的恒定特征，但少部分 Alagille 综合征患者在疾病早期可有小胆管增生，此时和胆道闭锁鉴别非常困难[26-28]。

二、临床表现

1. 感染性疾病　甲型及戊型肝炎可表现为无症状感染或暴发性肝炎，前驱症状可包括发热、食欲减退、恶心、呕吐及腹泻，数天后可出现黄疸、深色尿及浅色大便。乙型及丙型肝炎可表现为慢性肝炎或急性肝炎。其他肠道病毒、细菌、真菌及寄生虫等感染除了原发感染及肝炎表现之外可有发热、肝脾及淋巴结肿大。

2. NICCD　表现为婴儿期肝内胆汁淤积、弥漫性肝脂肪变，可伴有低出生体重、低蛋白血症、凝血障碍、肝肿大或肝功能异常，通过无乳糖、强化中链甘油三酯的饮食干预多数在 1 岁前症状消失，进入大体正常的适应期。此期可有明显挑食、偏食，偏爱高蛋白饮食，部分病例可有生长发育迟缓、胰腺炎、脂肪肝等。该病除少部分患者在婴儿期死亡外，其危害主要是在青春期或成年后发展为由同一基因突变引起的瓜氨酸血症Ⅱ型（citrullinemia type Ⅱ，CTLN2），表现为反复高氨血症和相关神经精神症状，并常于发病数年后因脑水肿而死亡。

3. CBAS　不同的酶缺陷引起的 CBAS，可出现不同严重程度的临床表现。最常见的临床表现为婴儿期进行性肝内胆汁淤积，也可以是其他的临床表现，如出生时即为严重肝脏疾病、新生儿肝炎及儿童晚发型肝病。其中，固醇核环结构修饰作用中的酶缺陷，多数表现为进行性胆汁淤积性肝病，临床出现血清肝酶升高、高结合胆红素血症及脂溶性维生素吸收不良；侧链修饰作用中的酶缺陷则常表现为神经系统功能紊乱症状，如感觉神经障碍、痴呆等，而近年也有严重肝病的报道；另外一些患者为胆汁酸合成过程中的酰化作用缺陷，虽也可表现为胆汁淤积症状，但其最主要的临床表现是严重的脂溶性维生素吸收不良。临床若出现明显胆汁淤积，血清总胆汁酸不升高，GGT 水平不升高，应高度怀疑 CBAS，行胆汁酸谱精细分析和 / 或基因诊断确诊。

4. PFIC　PFIC 主要临床表现包括进行性肝内胆汁淤积、黄疸、皮肤瘙痒，通常在成年前发展为肝硬化、终末期肝病。PFIC1 通常在 1 岁之前发病，平均发病年龄是 3 月龄，腹泻、营养物质吸收障碍及生长发育障碍较常见，可出现肝外临床表现，包括复发性胰腺炎、腹泻、感音神经性听力损失、慢性咳嗽或喘息等。PFIC2 通常在新生儿期起病，病情进展较快，大多在 10 岁前进展为肝硬化而发生肝衰竭；脂溶性维生素缺乏和生长迟缓更明显，通常无肝外表现。PFIC3 表现多样，可从婴儿期胆汁淤积到成年肝硬化患者。不同于 PFIC1 和 PFIC2，PFIC3 患儿多有 GGT 升高（表 85-2）。

表 85-2　进行性家族性肝内胆汁淤积症（PFIC）1 ～ 3 型的特征

	PFIC1	PFIC2	PFIC3
遗传模式	常染色体隐性	常染色体隐性	常染色体隐性
染色体定位	18q21—q22	2q24	7q21
基因	*ATP8B1*	*ABCB11*	*ABCB4*
蛋白	FIC1	BSEP	MDR3
主要表达部位	肝毛细胆管、胆管细胞、肠道、胰腺	肝毛细胆管	肝毛细胆管
蛋白功能	氨基磷脂内转位	胆盐外运	磷脂酰胆碱外转位
瘙痒	严重	非常严重	严重
其他表现	腹泻、胰腺炎、听力丧失、生长发育障碍	胆结石	胆结石
血 γ- 谷氨酰转肽酶	正常	正常	升高
血丙氨酸氨基转移酶	轻度升高	显著升高	轻度升高
血甲胎蛋白	正常	升高	正常
血总胆汁酸	升高	非常高	升高
血总胆固醇	正常	正常	正常
肝脏活检	毛细胆管胆汁淤积、炎症不明显，无胆管增生；免疫组化 GGT 消失或减少	毛细胆管胆汁淤积、小叶纤维化、肝巨细胞样变，无胆管增生；免疫组化 BSEP 消失或减少	胆管增生、汇管区纤维化；免疫组化 MDR3 消失或减少，起病晚者可正常

5. Alagille 综合征 常表现为不同程度的胆汁淤积，多数在婴儿早期出现；瘙痒是 Alagille 综合征的突出表现；肝肿大见于绝大部分 Alagille 综合征患者，脾肿大开始时少见，但随病情进展，可见于约 70% 的患者；可有严重的高脂血症，尤其以血中胆固醇升高明显，严重者可见多发性黄瘤。肝病严重程度是影响 Alagille 综合征患者预后的主要因素。其他表现包括：肺动脉流出道或外周肺动脉狭窄（可合并其他心内畸形）、蝶状椎骨、角膜后胚胎环、特殊面容等。

三、诊　断

黄疸是婴儿特别是新生儿的常见临床表现。由于新生儿或婴儿胆汁淤积的病因中，许多疾病属于急症，需要及时处理，因此对于有黄疸的婴儿或新生儿首先应明确是否为胆汁淤积引起的黄疸。尿色加深和 / 或大便颜色变浅提示结合胆红素升高的黄疸，尿液胆红素阳性要进一步进行血液检测。对于足月儿大于 2 周龄，早产儿大于 3 周龄，黄疸仍持续，或黄疸退而复现，一定要进行血总胆红素和结合胆红素 / 直接胆红素检测。北美儿童胃肠肝病和营养学会及欧洲儿童胃肠肝病和营养学会联合推荐结合胆红素或直接胆红素超过 17.1μmol/L 定义为结合胆红素升高，应按胆汁淤积性黄疸鉴别诊断。

详细的病史询问和体格检查可为鉴别诊断提供帮助。辅助检查首先评估疾病的严重程度及损伤性质，包括血清总胆红素和结合胆红素、ALT、AST、ALP、GGT、白蛋白、凝血酶原时间、血糖等。结合胆红素升高病例要进一步区分是因为胆汁淤积还是肝功能不全或肝衰竭。此时要结合凝血酶原时间来判断。对凝血酶原时间延长者，要注射维生素 K 以后再进行复查，以除外维生素 K 缺乏的影响。结合胆红素升高，伴维生素 K 不能纠正的凝血酶原时间延长归类为肝功能不全或肝衰竭引起，按照肝衰竭鉴别诊断和处理。注射维生素 K 以后凝血酶原时间正常者，按胆汁淤积鉴别诊断和处理。

引起婴儿胆汁淤积的原因众多，超声等影像学检查有助于发现大多数的肝外胆道疾病。超声显像发现异常的患者，或虽然超声显像未发现胆道异常，但其他临床和化验检查高度提示胆道系统损伤时，需进一步行 CT 或 MRI 检查。MRCP（磁共振胆道造影）对诊断结石和其他胆管系统的病变具有较高

的敏感性，少数患者需经皮或经内镜胆道造影来明确诊断。

胆道闭锁的鉴别要放在最重要的位置。脓毒症、尿路感染及酪氨酸血症、希特林蛋白缺乏病、甲状腺功能低下、先天性胆汁酸合成障碍等遗传代谢和内分泌疾病引起的肝内胆汁淤积症，也必须优先考虑；因为这些疾病经过适当的抗生素治疗，或饮食干预，或药物替代多能取得良好的结局，而延误治疗会引起不可逆的并发症，甚至死亡。需要注意的是，许多情况下胆汁淤积可存在多种致病因素，因此胆汁淤积症患儿的病因即使已明确，仍然有存在其他疾病的可能性。如果按照初步诊断经适当治疗后黄疸仍不缓解，应考虑进一步评估。

对于常规检查仍不能明确病因的肝内胆汁淤积者，可考虑肝活检。肝外胆道梗阻可引起胆管扩张，活检可能引起继发性胆汁性腹膜炎，因此是肝活检的禁忌证。

其他鉴别胆汁淤积病因的辅助检查还包括针对病毒、细菌和寄生虫等感染因素的检查，如巨细胞病毒、单纯疱疹病毒、风疹病毒、呼肠病毒 3 型、腺病毒、肠道病毒、微小病毒 B19、各种嗜肝病毒、人类免疫缺陷病毒、梅毒螺旋体、李斯特菌、结核分枝杆菌等的病原学、免疫学或分子生物学指标；针对血液系统疾病、染色体异常、尼曼 – 皮克病 C 型、药物等的检查指标。

四、鉴 别 诊 断

1. 非结合胆红素升高的黄疸 因为未结合的胆红素不能通过肾脏进入尿液，因此非结合胆红素升高时，尿色和大便颜色正常。非结合胆红素升高除生理性黄疸外，母乳性黄疸、溶血、其他原因胆红素产生增多、感染、甲状腺功能低下和 Gilbert 综合征、Crigler-Najjar 综合征等均可引起。非结合胆红素升高对光疗有效，如果可能应针对病因治疗[29]。

2. Dubin-Johnson 综合征 是一种常染色体隐性遗传的胆红素代谢缺陷病，由于编码多药耐药相关蛋白 2（MRP2）的 *ABCC2* 基因突变，引起结合胆红素不能排入毛细胆管，从而反流入血。口服胆囊造影时胆囊常不显影，但超声检查胆囊正常。核素显像肝脏显影强化，持续时间延长，胆囊显影延迟。肝穿刺活检可见肝细胞内紫褐质颗粒，免疫

组化 MRP2 染色及 *ABCC2* 基因分析可明确诊断。该病不引起肝损伤或死亡，不需要治疗。

3. Rotor 综合征 是一种罕见的常染色体隐性遗传的胆红素代谢缺陷病。由于 *OATP1B1/3* 基因突变，引起血窦中的结合胆红素不能被肝细胞重吸收，从而表现为高结合胆红素血症。除总胆红素和结合胆红素升高外，其他肝功能试验指标，包括胆汁酸水平正常。口服造影剂胆囊造影时胆囊常显影，但核素显像时肝脏和胆囊常不显影或显影差。肝穿刺活检肝细胞内无紫褐质颗粒，免疫组化 OATP1B1/3 染色及基因分析可明确诊断。该病不引起肝损伤或死亡，不需要治疗。

五、治疗原则及方案

伴有凝血酶原时间延长、发热、一般情况差的患者应入院治疗。怀疑肝外胆道梗阻或胆道闭锁，或不能除外上述情况的患者，肝内胆汁淤积，经过常规检查仍不能明确病因，或针对性治疗效果不理想者，应及时转往有条件的医院给予针对性的检查和处理。

1. 病因治疗 婴儿（新生儿）胆汁淤积症最重要的是尽快明确病因。确定为肝外胆管疾病者，及时请外科手术处理。经过一系列常规检查，胆道闭锁仍不能除外者，应及时行造影检查，并根据小儿状况决定进行葛西（Kasai）手术，或继续随访，必要时进行肝移植手术。

对于肝内胆汁淤积症、脓毒血症和尿路感染者需要抗生素治疗。甲状腺功能低下或全垂体功能低下者需要补充甲状腺激素或其他相应激素。考虑为希特林蛋白缺乏病者，及时更换无乳糖和 / 或添加中链甘油三酯的配方奶。诊断为胆汁酸合成缺陷者，3 型应尽快肝移植，1 型、2 型可使用鹅去氧胆酸或胆酸治疗，起始剂量 8 ～ 12mg/（kg·d），分 2 次服用，根据患者临床表现和尿胆汁酸谱检测结果调整剂量。家族性进行性肝内胆汁淤积症 1 型或 2 型可根据基因突变情况，选择进行胆汁分流术。一些全身性疾病的对因治疗请参见相关疾病章节。

2. 对症处理 利胆治疗可选用熊去氧胆酸，一般剂量为 15 ～ 20mg/（kg·d），分 2 次服用，可根据具体病因和治疗应答调整剂量。胆汁淤积患儿多有脂溶性维生素吸收障碍，需常规补充维生素 D、E 和 K，并根据血中维生素浓度及凝血酶原时间测定结果调整维生素的剂量和补充方式。瘙痒严重者可试用考来烯胺，成人剂量通常为每次 4g，可使用橙汁等送服，每日 3 次；儿童剂量根据体重折算，考来烯胺需要和其他药物分开服用，其他药物至少在服用本药前 1h 服用。本药副作用主要是便秘或腹泻，以及脂溶性维生素缺乏。

3. 支持治疗 注意营养补充，多数胆汁淤积患儿长链脂肪酸吸收不良，因此可使用强化中链甘油三酯的配方奶；纠正水、电解质紊乱，维持机体内环境稳定。

4. 合并症处理 合并肝衰竭者，按肝衰竭常规处理；对发展为急性肝衰竭或失代偿终末期肝病者，可考虑肝移植。

第 2 节 胆 道 闭 锁

胆道闭锁（biliary atresia，BA）占婴儿（新生儿）胆汁淤积症的 1/4 ～ 1/3，是胆汁淤积症最常见的原因。胆道闭锁是同时累及肝外及肝内的坏死性炎症性胆管病变，新生儿期起病，在年长儿和成人无类似疾病存在。胆道闭锁如果不治疗，患儿多在 2 岁前进展为肝硬化而死亡，是小儿外科领域中最重要的消化外科疾病之一，也是目前儿童肝移植的最主要原因。东亚国家胆道闭锁的发生率高于西方国家，在欧美黑种人儿童的发病率为白种人儿童的 2 倍，在亚洲中国儿童的发病率可能高于日本。欧美国家发病率在 1/（15 000 ～ 19 000），我国台湾地区的发病率在 1/6000，男女之比为 1：2。葛西手术的效果和手术时的日龄直接相关，手术越早，效果越好，45 日龄内进行葛西手术能取得最好的胆汁流恢复率和长期存活率。因此，临床上对胆道闭锁必须保持足够高的警觉，以期早日明确诊断，早日进行手术。

一、病因与分型

胆道闭锁病因不明，至今有诸多学说（先天性发育不良、血供异常、病毒感染、胰胆管连接畸形、胆汁酸代谢异常及免疫异常等）。临床可分三型：1 型胆总管闭锁，近端胆管通畅，约占 8% 病例；2 型肝总管闭锁，肝门区可能有囊性结构，约占 2% 病例；3 型最常见，约占 90% 病例，肝门区左右肝管均闭锁（图 85-1）。

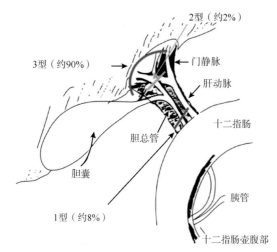

图 85-1 胆道闭锁分型

（资料来源：Diedre A Kelly. Diseases of the Liver and Biliary System in Children. 4th ed. 2017. ）

二、临床表现

典型的胆道闭锁见于足月产正常出生体重儿，出生时大便颜色正常，表现为生后不久出现黄疸、大便颜色变淡和尿色加深。腹部 B 超常显示肝脏增大，无胆管扩张，禁食 4h 未见胆囊或胆囊缩小，但是胆囊正常也不能排除胆道闭锁。超声显示肝门纤维块（三角征）是胆道闭锁的特异性表现，但依赖于操作者的经验，敏感性在 49% ～ 75%。核素肝胆显像、十二指肠液引流、肝活检病理、逆行胰胆管造影等也有助于鉴别诊断。如果经过上述检查仍不能除外胆道闭锁，应及时转外科进行腹腔镜检查或开腹胆道造影。

三、辅助检查

1. **肝功能检查** 胆道闭锁患儿肝功能检查特异性差，血清总胆红素不同程度升高，γ- 谷氨酰胺转肽酶（GGT）显著升高（通常高于 200IU/L），转氨酶轻度到中度升高。

2. **超声检查** 多数可见空腹胆囊萎缩，餐后未见胆囊缩小。有人提出 80% 的胆道闭锁患儿可见肝门区三角征，但特异性及敏感性不高。

3. **核素肝胆显像** 在胆道闭锁早期，肝细胞功能良好，5min 显现肝影，但以后未见胆道显影，甚至 24h 后亦未见肠道显影；当新生儿肝炎时，如果肝细胞功能较差，即使肝外胆道通畅，肠道也可不显影，因此该检查如有肠道显影可作为胆道闭锁的排除诊断，但肠道不显影不能肯定本病。

4. **胆道造影检查** 腹腔镜胆道探查术及 ERCP 可应用于鉴别诊断。胆道闭锁时，ERCP 造影可发现以下表现：①仅胰管显影；②有时可发现胰胆管合流异常，胰管与胆管均能显影，但左右肝管不显影。新生儿肝炎综合征有下列征象：①胰胆管均显影正常；②胆总管及左右肝管显影，但可能较细。

5. **肝穿刺病理组织学检查** 欧洲及北美地区常用肝活检诊断胆道闭锁，准确率可达 90%，但需要由经验丰富的病理科医生读片。胆道闭锁的主要表现为胆小管明显增生和胆栓形成、汇管区水肿、门脉区周围纤维化，但有的标本亦可见到多核巨细胞。肝内胆汁淤积症的特征性表现为小叶结构紊乱、肝细胞坏死、巨细胞性变和门管区炎症。

四、诊断与鉴别诊断

胆道闭锁和其他原因引起的胆汁淤积症鉴别诊断困难，陶土色大便、无其他原因的 GGT 增高的胆汁淤积症、超声显示小胆囊或胆囊缺如常高度提示胆道闭锁，但淡黄色大便、胆囊正常也不能除外胆道闭锁。

肝胆核素显像、十二指肠液引流、肝活检、MRCP 及 ERCP 等检查可为胆道闭锁诊断提供线索。确诊胆道闭锁的金标准是腹腔镜检查或开腹胆道造影，以及切除组织的病理检查。造影发现胆道不通，并且切除的肝门纤维块解剖没有发现通畅的胆管才能明确诊断。

胆道闭锁应与胆总管囊肿、卡罗列病、Alagille 综合征、NICCD、进行性家族性肝内胆汁淤积症、先天性胆汁酸合成障碍、半乳糖血症及宫内感染（巨细胞病毒、单纯疱疹病毒、弓形体、梅毒等）等疾病鉴别。

五、治 疗

（一）葛西手术

手术方法包括三部分：①肝门纤维块的剥离；②空肠回路重建；③肝－空肠吻合。葛西手术的基本思路在于即使肝外胆管已经闭锁，在肝门附近仍可能有残存的微小胆管。如果能将肝门纤维块适度切除，则胆汁有可能顺利排出，患者得以存活。

如果术后胆汁流动改善，服用熊去氧胆酸可能会促进胆汁流动，帮助毒性内源性胆汁酸排泄，保护肝细胞，改善肝功能指标。术后是否应用糖皮质激素治疗存在争议。现有资料显示，虽然糖皮质激素能够减轻胆管免疫性损伤，提高术后3个月退黄率，但并未能改善存活率，也未能减少肝移植比例。

葛西术后并发症包括胆管炎、营养不良、门静脉高压、腹水、肝肺综合征及肝胆恶性病变。葛西术后肠道菌群反流至胆管引起胆管炎，建议术后1个月内抗生素预防胆管炎发生，以后是否继续预防性使用抗生素存在争议。葛西术后2年内胆管炎比较常见，2年后明显减少。胆道闭锁常合并营养不良及脂溶性维生素吸收障碍，术后黄疸消退缓慢者尤为如此，往往提示预后不良。必要时夜间持续鼻饲喂养保证热量及蛋白质摄入，补充脂溶性维生素的同时适当增加中链甘油三酯摄入。

约70%的患儿葛西手术时即有门静脉压力升高，而且与手术年龄、黄疸程度及脾脏大小成正比。但手术时门静脉压力不能准确判断预后，更不能预测食管胃底静脉曲张。多数消化道出血发生在2～3岁，术后自体肝生存至2岁以后的50%的患儿内镜检查可发现不同程度的静脉曲张，约20%的患儿术后至少出现一次消化道出血。曾有报道葛西术后出现胆管上皮细胞及肝细胞癌性病变，其中也有黄疸消退的患者。英国国王学院医院报道恶性病变发生率为1%，提示定期随访肝胆影像学及甲胎蛋白水平的必要性。

（二）肝移植

肝移植是胆道闭锁发展至终末期唯一有效的治疗手段。在儿童（年龄小于18岁）肝移植中，胆道闭锁所占比例接近一半，其中1岁以内肝移植中，胆道闭锁所占比例约90%。葛西手术后约67%的儿童在成年之前仍需要肝移植救治，因此，葛西手术是进行肝移植前的一种过渡性治疗[1]。

第3节　先天性胆总管囊肿

先天性胆总管囊肿（congenital choledochal cyst）又称胆总管扩张症，多属先天性发育畸形，是以胆总管囊性或梭形扩张，伴或不伴肝内胆管扩张为特点的胆道畸形，是一种常见的先天性异常，也为先天性肝胆系统囊肿中最多见的一种疾病，可同时存在其他病变。Vater最早于1723年就做过描述，至1852年Douglas才对此病的病理和症状做了详细报道，Swain于1894年报道过治疗成功的病例。伴

有梗阻表现的胆总管囊肿发病率约为1/100 000，一般认为亚洲人群的发病率明显高于欧美人群，多在婴儿和儿童期发现。女性发病率高于男性，男女比例为1∶4。

一、病因与分型

1. 病因　先天性胆总管囊肿的病因尚存争议，多数学者认为本病与先天性胆胰管合流异常、胆总管远端梗阻有关。

（1）先天性胰胆管交界部发育畸形形成合流异常：所谓合流异常是指胰胆管汇合部位不在十二指肠乳头，而在十二指肠壁外或汇合部形态和解剖的先天性畸形。如胚胎期胆总管、胰管未能正常分离，导致胰管和胆总管远端异常连接，结果使胰液反流入胆总管，引起胆总管反复发生炎症，破坏其管壁的弹力纤维，使管壁失去张力而扩张，部分患儿因胰管内压升高引起复发性急性或慢性胰腺炎。

（2）胆道发育不良：在胚胎期原始胆管上皮细胞增殖不平衡，如远端过度增生，则在贯通空泡化时，远端出现狭窄近端扩张而形成此病。胆总管壁先天性弹力纤维缺乏，在胆管内压增高时即逐渐扩张，其远端并无阻塞存在。

（3）病毒感染：近年来，通过组织病理的改变，发现乙型肝炎病毒、巨细胞病毒、腺病毒等均可引起胆管腔阻塞或管壁变薄弱，产生胆管畸形。

（4）神经分布异常：有些学者通过检测婴儿、胎儿胆总管的神经分布，与胆总管扩张症患儿远端狭窄段神经节细胞分布进行比较，患儿狭窄段神经纤维束与神经节细胞数均较对照组明显减少，故认为胆总管扩张发生与胆总管远端神经丛及神经节细胞分布异常有关。

2. 分型　1型为经典的胆总管扩张，其中1C型为囊性扩张，1F型为梭形扩张；2型为胆总管憩室；3型为十二指肠壁内远端胆总管囊性扩张，也就是所谓的胆总管囊肿；4型为肝内外胆管扩张，此型可能为1C和1F型未经治疗后的表现；5型为单个肝内胆管囊肿，可能与卡罗利病（肝内胆管多发性囊性扩张）或卡罗利综合征（肝内胆管多发性囊性扩张合并先天性肝纤维化）不同，不合并胆管阻塞的情况下也可能出现肝纤维化。1型最为常见，约占总病例的80%；其次4型相对多见，占总病例的10%～20%（图85-2）。

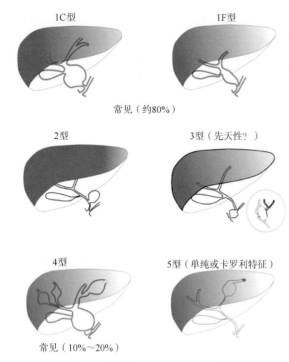

常见（约 80%）

2型　　　　　　3型（先天性？）

4型　　　　　　5型（单纯或卡罗利特征）

常见（10%～20%）

图 85-2　胆总管囊肿分型

（资料来源：Diseases of the Liver and Biliary System in Children. 4th ed. 2017.）

二、临 床 表 现

1. **腹痛**　再发性右上腹或上腹中部疼痛，性质和程度不同，有时是绞痛、牵拉痛或轻微胀痛。继发感染时可伴有发热，时有恶心。

2. **腹部包块**　位于右上腹肋缘下，上界为肝边缘所覆盖。巨大者可超越腹中线，包块表面平滑，呈球状囊性感；小的胆总管囊肿，由于位置深，不易扪到。在感染、疼痛、黄疸发作时，包块增大，好转后又可缩小。以右上腹包块就诊者约占 70%。

3. **黄疸**　半数病例有黄疸，黄疸的程度与胆道梗阻的程度有直接关系。黄疸一般为再发性，多合并感染及发热。以上症状多为间歇性发作，由于胆总管远端出口不通畅，内容物滞留，出现胆道感染，使症状发作，经过数天治疗后，内容物顺利引流，症状减轻或消失，有的患儿发作频繁，有些可几个月发作一次。

三、辅 助 检 查

1. **生化检查**　大多数患儿血生化检查指标异常，包括血清胆红素，主要是直接胆红素明显升高，碱性磷酸酶和 γ- 谷氨酰转肽酶也升高。合并囊肿内感染者可见外周血象白细胞计数增高和中性粒细胞增高等炎症改变。合并胆道梗阻者大便颜色变浅，甚至出现白陶土样大便，尿色加深；合并胆汁淤积症者可有黄疸或瘙痒。

2. **超声显像**　是常用的检查手段，可见肝下方界限清楚的低回声区，可确定囊肿的大小、胆管远端的狭窄程度，并可知肝内胆管扩张的程度和范围及是否合并胆管内结石。

3. **CT 扫描**　可明确肝内外胆管有无扩张、扩张的部位、程度及形态、位置，胆总管远端狭窄的程度及有无肝内胆管扩张，扩张的形态及部位等，有助于术式的选择。

4. **磁共振胰胆管成像（MRCP）**　可较清楚地显示胆管和胰管的立体结构影像。

5. **肝胆核素显像**　用 ^{99m}Tc 可直接动态观察肝胆系统的形态和功能，也可观察胆管囊肿的位置、大小、形态及排泄情况。

6. **经内镜逆行胰胆管造影（ERCP）**　用小儿十二指肠纤维内镜经十二指肠乳头插入导管造影，可显示胰胆管全貌，尤其对胰胆管合流异常更能清晰显影，对治疗方法的选择可提供可靠依据。

四、诊　　断

根据腹痛、黄疸及右上腹囊性包块 3 个主要临床表现，进行初步临床诊断，部分病例不具有"三主症"，应进行实验室和辅助检查以助确诊。

五、鉴 别 诊 断

1. **先天性胆道闭锁和婴儿胆汁淤积症**　对出生 2～3 个月出现黄疸进行性加重、白陶土样大便和肝肿大的婴儿，应首先考虑胆道闭锁或新生儿肝炎。仔细触摸肝下有无肿块，超声显像、CT 或磁共振检查有助于鉴别诊断。

2. **腹部肿瘤**　右侧肾母细胞瘤和神经母细胞瘤都是恶性肿瘤，病情发展快，且无黄疸、腹痛。肝癌到晚期有黄疸，血清甲胎蛋白测定阳性。胰腺假性囊肿多有外伤史，影像学检查可提示囊肿与胰腺的关系。此外，右侧肾积水、大网膜囊肿和肠系膜囊肿等，需要结合辅助检查明确诊断。

3. **肝包虫病**　肝包虫囊肿在肝脏部位有肿块，局部可有轻度疼痛与不适，感染时可出现黄疸。包虫囊肿多见于畜牧区，病情发展缓慢，囊肿呈进行性增大，做包虫囊液皮内试验和血清补体结合试验可确定诊断。

六、治　　疗

1. 炎症发作期治疗

（1）禁食及胃肠减压可减少胆汁和胰液分泌，减轻胆管内压力。

（2）应用抗生素控制感染，胆道感染常见菌为革兰氏阴性肠道需氧菌和厌氧菌，以杆菌为主，可选用头孢菌素和甲硝唑等。

（3）腹痛明显者可适当用抗胆碱能药解痉。

（4）合并急性化脓性胆管炎、严重阻塞性黄疸、早期肝衰竭的重症患者可先行经十二指肠镜鼻胆管引流或经皮肝穿刺胆管引流，初步减黄和控制感染后再选择手术治疗。

（5）血清淀粉酶升高者按胰腺炎处理。

（6）积极防治休克，包括输血补液，纠正水、电解质和酸碱失衡，监测生命体征等。

（7）加强护肝营养支持治疗，熊去氧胆酸利胆，补充各种脂溶性维生素（A、D、E、K等），以维持良好的营养状况。

2. 手术治疗

①手术的主要目的是恢复胆汁向肠道内引流，以免发生上行性胆管炎；②切除扩张的胆总管，以防日后癌变；③要预防日后吻合口狭窄。

手术方法包括引流和切除术。憩室型与十二指肠内胆总管膨出型原则上应尽量采用切除术；只有普通型因囊肿太大，切除有困难，可能损伤周围重要组织，或在急性感染阶段，采取引流术。

引流术分外引流与内引流两种。外引流容易引起低张性失水、酸中毒和电解质紊乱，故除非在不得已的情况下如感染严重或全身情况太差才在紧急手术时经胆囊插管或做囊肿袋形缝合，待全身情况好转后再建立胆肠通路。内引流术有囊肿十二指肠吻合术、囊肿胃吻合术和囊肿空肠吻合术，但容易引起胃肠内容物逆流，导致反流性胆管炎。普遍是做 Roux 囊肿空肠 Y 形吻合术，利用一段长 30cm、去功能的肠管与囊肿做端对边吻合，70%～80% 的病例能获得满意疗效。

囊肿肠吻合后，如果发生上行性胆管炎，可引起吻合口狭窄，并容易发生结石，还可因炎症刺激而继发恶性变，常需再次手术，这说明行囊肿初期切除术是比较理想的，但切除术的死亡率高，故有的作者主张在重要结构部位只切除囊壁的内层，而

保留囊壁一层薄的外膜做囊肿全切除，再将囊肿近端的胆管与空肠 Y 形吻合，或做胆管对端吻合加做奥迪括约肌成形术。即使不能做到囊肿全切除，至少应争取尽量切除大部分囊壁，以减少术后并发症 [1]。

第 4 节　主要见于小儿的其他肝脏疾病

一、儿童及青少年胆汁淤积症

引起婴儿胆汁淤积症的许多病因也可以引起儿童和青少年的慢性胆汁淤积。除此之外，儿童和青少年起病的胆汁淤积症常见原因包括急性病毒性肝炎或药物性肝损伤。因此，儿童和青少年起病的胆汁淤积症诊断和鉴别诊断应包括急性或慢性病毒性肝炎、肝豆状核变性、自身免疫性肝炎，以及胆汁淤积综合征。其他原因包括胆石症、腹部肿瘤、肿大淋巴结等引起的梗阻。

肝内胆汁淤积可发生在不同水平：细胞内（比如肝炎）、毛细胆管（雌激素引起）、胆小管（吩噻嗪）、汇管区胆管（原发性胆汁性肝硬化）、小叶内胆管（胆管癌）。黄疸发生缓慢，常见瘙痒。肝脏肿大但光滑、无触痛；也可表现为质韧，但不会像石头样硬。除了原发性胆汁性肝硬化，通常脾脏不大。大便变白，严重病例可有脂肪泻。血中胆红素以结合胆红素升高为主，伴有 ALP 显著升高，轻度转氨酶升高，白蛋白正常。尿胆红素阳性。PT 可延长，但注射维生素 K_1 可纠正。

肝外阻塞包括肝外胆道结石、狭窄、肿瘤等，需注意胆结石、胆道手术或先前肿瘤病史。有时可触及胆囊。结石堵塞胆总管可突然引起疼痛，之后很快出现发热，提示胆管炎。

腹痛常提示阻塞性疾病，但缓慢发生的阻塞，如肿瘤、原发性硬化性胆管炎等引起者可无腹痛；肝炎接触史、输血史、流感样症状、肝毒性药物提示肝细胞性黄疸。胆结石病史、先前胆道手术史、高热提示阻塞 [1]。

二、近期发现的其他进行性家族性肝内胆汁淤积症

TJP2 基因严重突变可引起进行性家族性肝内

胆汁淤积症 4 型（PFIC4），属常染色体隐性遗传，可在出生 1 周至 4 个月内出现胆汁淤积症，进行性加重，多数出现肝硬化或门静脉高压，需要肝移植治疗。PFIC4 肝外表现包括硬膜下血肿（凝血功能正常时也可出现）及慢性呼吸道疾病。*TJP2* 错义突变还可引起高胆汁酸血症、严重脂溶性维生素吸收障碍及瘙痒，但不伴有胆汁淤积及进行性肝病。*FXR* 基因突变引起的 PFIC5 型及 *MYO5B* 基因引起的 PFIC6 型均可引起肝内胆汁淤积症，前者早期出现肝衰竭 [30, 31]。

三、儿童 α1- 抗胰蛋白酶缺陷相关肝病

α1- 抗胰蛋白酶（AAT）缺陷引起的肝脏病变在婴儿期可表现为黄疸，或在年长儿表现为肝酶升高、门静脉高压或肝硬化。在临床上，大部分婴儿表现为胆汁淤积性黄疸、肝脾肿大、喂养困难、体重增长不满意。黄疸通常在 1 岁左右消退，然后肝病可持续进展，发展至肝硬化，或肝功能恢复正常。年长儿可表现为无症状慢性肝炎、喂养困难、生长迟缓、肝脾肿大，或门静脉高压、肝硬化等并发症。

体格检查可有黄疸、肝脾肿大、腹胀相关体征，以及慢性肝病的其他特征。实验室检查总胆红素和结合胆红素升高、血清转氨酶升高、低白蛋白血症、凝血功能障碍。腹部多普勒超声可有效进行门静脉高压情况评估和 / 或对终末期肝病者进行移植前评估。依据血清蛋白电泳的 AAT 表型做出诊断。

肝活检并不是诊断必需的，但可以支持诊断。婴儿肝活检的病理表现多种多样，包括巨细胞样变、小叶肝炎、脂肪变性、纤维化、肝细胞坏死，胆管缺乏或胆管增生。H&E 染色可见部分肝细胞中存在球状嗜酸性包涵体，即附着突变蛋白聚合体并扩张的内质网。淀粉酶消化后 PAS 染色标记糖蛋白，可突出显示球状包涵体。这些病理表现也可出现在其他种类肝病中，且并非患者所有肝细胞中都可见；婴儿病例活检标本中甚至可能观察不到这些病理表现。

鉴别诊断根据患者年龄及临床表现而有所变化。婴儿通常表现为黄疸。婴儿期患者的鉴别诊断包括胆道闭锁、胆道结构异常、先天性感染、半乳糖血症、酪氨酸血症。年长儿应考虑与病毒（肝炎病毒、EBV、CMV）感染、毒物（酒精、对乙酰

氨基酚）、代谢因素（肝豆状核变性）及其他梗阻性因素鉴别。

AAT 缺陷相关肝病没有针对性的治疗方法。支持治疗旨在预防慢性肝病并发症的发生。进展期肝病患者应避免酒精和其他肝毒性物质。终末期肝病可考虑肝移植。肝移植后，移植肝可正常分泌 AAT，并且可以阻止肺部疾病继续进展。由于此类患者肝细胞癌发生风险增高，应考虑进行影像学和甲胎蛋白水平监测。患者应避免吸烟、二手烟雾及其他吸入性损伤。酶替代疗法可阻止成人患者肺部疾病进展，但对其肝脏疾病无改善。患者应接种甲肝和乙肝疫苗。

药物治疗：熊去氧胆酸可用于控制肝病患者的胆汁淤积和瘙痒。混合血浆来源的 AAT 是增加肺和循环中 AAT 最有效的方法。研究表明，该治疗可以减缓 1 秒用力呼气量（FEV_1）的减少速率，研究期间死亡率降低 [32]。

四、纤毛病（肝脏纤维囊性病变）

纤毛病是纤毛功能异常导致的众多疾病的总称，累及身体多器官系统，最容易导致肝脏和肾脏病变，也叫肝肾纤维囊性病变。在肝脏导致胆管上皮细胞异常，出现胆管扩张、胆管囊性病变（卡罗利病 / 综合征、黄疸、胆结石、胆管扩张）及肝纤维化（先天性肝纤维化、肝硬化、门静脉高压、食管胃底静脉曲张、消化道出血）；而在肾脏导致肾小管上皮细胞异常，引起肾囊肿及肾病。

此外，呼吸道上皮、输卵管上皮、脑室管膜上皮、精子及眼感光细胞均有纤毛结构，纤毛病可伴有相关病变（支气管扩张、不孕症、内脏左右转位、多指 / 趾、智力障碍、神经系统异常、视网膜病变、心脏 / 胰腺 / 骨骼疾病）。

至今发现的纤毛病、发病率、相关基因、累及器官及遗传模式如下：

（1）常染色体隐性遗传多囊肾病：发病率 1/（10 000～40 000）。相关基因：*PKHD1* 基因。累及部位：肝脏及肾脏。遗传模式：常染色体隐性遗传。

（2）常染色体显性遗传多囊肾病：发病率 1/1000。相关基因：*PKD1*、*PKD2*。累及部位：肝脏及肾脏。遗传模式：常染色体显性遗传。

（3）肾单位萎缩症：发病率 1/100 000。相关

基因：*NPHP1*、*INVS*、*NPHP3*、*NPHP4*、*IQCB1*、*CEP290*、*GLIS2*、*RPGRIP1L*、*NEK*、*SDCCAG8*、*TMEM67*、*TTC21B*、*WDR19*、*ZNF423*、*CEP164*、*ANKS6*、*XPNPEP3* 等基因。累及部位：肝脏、肾脏、视网膜、心血管、肺、胰腺，可出现智力障碍、脏器转位。遗传模式：常染色体隐性遗传。

（4）Meckel-Gruber 综合征：发病率 1/140 000。相关基因：*MKS1*、*TMEM67*、*CEP290*、*TMEM216*、*TCTN2* 等基因。累及部位：肝脏、肾脏、视网膜、神经系统、肺，可出现多指 / 趾、不孕、脏器转位。遗传模式：常染色体隐性遗传。

（5）Bardet-Biedl 综合征：发病率 1/100 000。相关基因：*BBS1*、*BBS2*、*ARL6*、*BBS4*、*BBS5*、*MKKS*、*BBS7*、*TTC8*、*BBS9*、*BBS10*、*TRIM32*、*BBS12*、*MKS1*、*CEP290* 等基因。累及部位：肝脏、视网膜、心肺，可出现智力障碍、多指 / 趾、不孕、脏器转位。遗传模式：常染色体隐性遗传。诊断至少需要以下表现中 4 项：进行性视网膜退行性病变伴有视锥细胞营养不良、肥胖症、多指 / 趾、生殖器异常、学习障碍、肾脏异常（包括肾囊性病变及终末期肾病）。

（6）Jeune 综合征：罕见。相关基因：*IFT80*、*DYNC2H1*、*TTC21B*、*WDR19* 等基因。累及部位：肝脏、肾脏，可出现多指 / 趾、盆骨及胸廓畸形。遗传模式：常染色体隐性遗传。

（7）COACH 综合征：发病率小于 1/1 000 000。相关基因：*CC2D2A*、*TMEM67*、*RPGRIP1L* 等基因。累及部位：肝脏、视网膜、神经系统。遗传模式：常染色体隐性遗传。

（8）Joubert 综合征：发病率暂无相关数据。相关基因：*JBTS1* ～ *JBTS13* 基因。累及部位：肾脏、视网膜、神经系统，可出现智力障碍、多指 / 趾、不孕、脏器转位。遗传模式：暂无。

（9）口面指 / 趾综合征：发病率 1/100 000。相关基因：*OFD1* 基因。累及部位：肝脏、肾脏、神经系统，可出现多指 / 趾、头面部缺陷。遗传模式：X 连锁显性遗传。

（10）Ivemark 综合征（肾 - 肝 - 胰腺发育异常）：罕见。相关基因：*GDF1* 基因。累及部位：肝脏、肾脏、胰腺、心脏。遗传模式：常染色体隐性遗传。

（11）Ellis van Creveld 综合征：罕见。相关基因：*LBN*、*EVC* 等基因。累及部位：心脏，可出现多指 / 趾、胸廓畸形。遗传模式：常染色体隐性遗传。

（12）Alstrom 综合征：罕见。相关基因：*ALMS1* 基因。累及部位：肝脏、肾脏、视网膜、心脏。遗传模式：常染色体隐性遗传。通常表现为视网膜退行性病变、肥胖症、感觉神经型听力障碍、2 型糖尿病及心肌病。肝脏表现主要是肝肿大、转氨酶升高及脂肪肝，也有肝纤维化报道。出生时即可有视网膜病变，表现为眼球震颤及怕光，儿童期可进展为视力障碍或失明。约 2/3 的患者出现扩张型心肌病，可能增加心脏相关的猝死风险。早期出现肥胖症及 2 型糖尿病，血糖及饮食控制不佳可能会加重肝脏损害及脂肪肝。

（13）Leber 先天性黑矇：罕见。相关基因：*CEP 290*、*NPHP6*、*LCA5*、*TULP 1*、*REGRIP 1* 等基因。累及部位：视网膜，可出现智力障碍。遗传模式：常染色体隐性遗传。

（14）Senior Loken 综合征：罕见。相关基因：*CEP 29*、*NPH1*、*NPHP*、*NPHP4*、*NPHP5* 等基因。累及部位：肝脏、肾脏、视网膜，可出现脏器转位。遗传模式：常染色体隐性遗传。

（15）Mainzer-Saldino 综合征：罕见。相关基因：*IFT140* 基因。累及部位：肝脏、肾脏、视网膜、神经系统、骨骼。遗传模式：常染色体隐性遗传。

目前纤毛病无特效治疗，临床以对症支持治疗为主，需要肝病科、肾病科、外科、神经科、康复科、骨科、眼科、生殖医学科、呼吸科等多学科参与。胆管扩张或形成囊肿时熊去氧胆酸利胆可促进胆汁流动，降低胆管炎及胆管结石发生率，延缓病情进展。胆汁淤积时除了熊去氧胆酸利胆，适当补充脂溶性维生素及中链甘油三酯可能改善营养状况。严重肝脏及肾脏病变可能需要肝移植、肾移植或肝肾联合移植[1, 33]。

五、儿童急性肝衰竭

儿童急性肝衰竭在儿童肝移植中占的比例为 10% ～ 15%，在新生儿和婴儿中代谢性疾病可能是主要原因，而较大儿童中病毒性肝炎、药物性肝损及自身免疫性肝炎占的比例比较大。然而，相当一部分患儿急性肝衰竭病因不能明确。

儿童肝衰竭的病因及临床表现等与成人都有较大差别，肝性脑病在肝衰竭患儿中出现晚，部分婴儿和年龄较小的儿童甚至不出现肝性脑病而直接进入终末期，仅 51% 的急性肝衰竭患儿出现肝性脑病。儿童肝性脑病诊断困难，尤其是在年幼儿童或婴儿。因此，目前对儿童急性肝衰竭比较公认的定义为无已知慢性肝病的患儿出现严重急性肝功能受损的多系统紊乱，伴或不伴与肝细胞坏死有关的脑病。根据这个定义，脑病不是儿童急性肝衰竭的必备条件，无已知的慢性肝病意味着急性起病的肝豆状核变性、自身免疫性肝炎或感染时间未知的乙型肝炎均可包括在内。

（一）儿童肝衰竭的定义

急性肝衰竭最初的定义为无慢性肝病的患者在起病 8 周内出现大块肝坏死伴肝性脑病。之后有学者认为，一些先前无症状的慢性肝病，包括肝豆状核变性、垂直获得性 HBV 感染或自身免疫性肝炎患者可能已存在肝硬化，其中呈急性起病者仍应纳入急性肝衰竭的范畴。此外，也有学者不以最早出现症状的时间，而以出现黄疸到进展为肝性脑病的时间进行分类。2005 年，美国肝病学会将急性肝衰竭定义为无肝硬化的患者在发病 26 周内出现凝血功能障碍（INR ≥ 1.5）和不同程度的神志障碍（肝性脑病），或无肝性脑病表现但 INR ≥ 2.0，包括急性起病表现的肝豆状核变性等。既往我国将肝衰竭称为重型肝炎，但命名、分类和定义等和国际上所称的肝衰竭并不一致。

目前，我国《肝衰竭诊疗指南》将肝衰竭定义为由多种因素引起肝细胞严重损害，导致其合成、解毒和生物转化等功能障碍，出现以黄疸、凝血功能障碍、肝性脑病和腹水等为主要临床表现的一种临床综合征。临床上可将其分为急性肝衰竭、亚急性肝衰竭、慢加急性肝衰竭和慢性肝衰竭 4 种。急性肝衰竭指起病 2 周内出现肝衰竭表现，亚急性肝衰竭指起病 15 天至 24 周出现肝衰竭，分别相当于既往的急性或亚急性重症肝炎。慢加急性肝衰竭为在慢性肝病基础上出现急性或亚急性肝衰竭，是本次肝衰竭标准中新提出的。慢性肝衰竭是指在慢性肝病基础上出现肝功能进行性减退或造成失代偿，是慢性肝硬化的结果，与国际上的定义相同。

（二）儿童急性肝衰竭的病因和病因诊断的重要性

成人急性肝衰竭与儿童急性肝衰竭在病因学上有较大区别。英国有资料显示，约 53% 的成人患者由对乙酰氨基酚（APAP）过量所致，而由乙型

肝炎和非甲非戊型肝炎引起的仅占 9% 和 17%；在儿童中，APAP 过量所致所占的比例较小。一项欧洲和美洲多中心研究显示，在 331 名急性肝衰竭患儿中，由 APAP 过量引起的不到 20%，50% 的患儿病因未明，其他较为常见的原因包括代谢性疾病、自身免疫性疾病、感染性肝炎和婴儿原发性疱疹病毒感染等。

明确急性肝衰竭的病因非常重要，整个病程可能因此而改变。儿童尤其是婴幼儿急性肝衰竭的临床表现不如成人典型，诊断有一定的困难，应进行综合评价。病史询问包括发病症状（如黄疸、精神改变、出血倾向、呕吐和发热等）、肝炎接触史、输血史、使用处方药和非处方药的情况、静脉用药史，以及肝豆状核变性、α1- 抗胰蛋白酶缺乏症、感染性肝炎、婴儿死亡、自身免疫性疾病家族史。如果有生长迟缓或癫痫发作的证据，应及早进行代谢病评估。伴有瘙痒、腹水或生长迟滞者应考虑慢性肝病的可能。

实验室检查应包括全血常规、电解质、肾功能、血糖、血钙、血磷、氨基酸、凝血情况、总胆红素、直接胆红素及血培养等。肝移植是急性肝衰竭最重要的治疗手段，但由某些病因引起的急性肝衰竭患儿则不宜进行肝移植，如噬血细胞性淋巴组织细胞增生症、白血病、淋巴瘤、某些类型的贮积性疾病、线粒体病等，这些疾病都必须针对原发病进行治疗，而非肝移植。

（三）肝活检在急性肝衰竭病因诊断中的价值

有学者认为肝活检对明确急性肝衰竭的病因并无帮助，理由是急性肝衰竭时患者的肝脏出现块状坏死，在大体标本上某些部位为结节，某些部位塌陷，肝活检不能观其全貌，根据活组织取材部位的不同，显微镜下可表现为不同的特征。肝移植时切除的肝脏组织较肝脏活组织病理能提供更多的信息。既然这样大块肝脏组织的病理检查也不能对急性肝衰竭的病因诊断提供更多信息，那么对急性肝衰竭病例的肝活检对诊断和处理提供的帮助会更少。考虑到肝活检会增加出血的风险，因此目前许多儿科肝病专家不建议对急性肝衰竭患儿进行肝活检。

（四）儿童急性肝衰竭的治疗

1. 一般处理和病因治疗　在一般治疗方面，

应将患儿收入儿童重症监护室，保证环境安静，避免不必要的刺激。严密监测入量和出量，避免低血糖和电解质紊乱。

护理人员必须持续观察患儿，以评估精神状态的改变或者肝性脑病的证据，如呼吸、心率加快，血压改变，可能是感染、脑水肿加重或电解质紊乱的表现。对心肺功能和氧饱和度进行监测。如果$SO_2 < 95\%$、G3～4昏迷、G1～2昏迷伴躁动或考虑长距离转运时需进行辅助通气。

患儿的营养也非常重要。传统的观点认为肝衰竭患儿应少给蛋白质，但数日的无蛋白饮食将使患儿出现负氮平衡，造成机体衰竭，因此目前的观点是至少应保证每日1g/kg体重的优质蛋白质供给。如患儿出现便秘，可使用乳果糖治疗（用含果糖的食物或药物之前需要除外遗传性果糖不耐受症和希特林蛋白缺乏引起的肝衰竭）。使用减少胃酸分泌的药物可以预防应激性溃疡和消化道出血。

部分明确病因的病例可针对病因进行治疗：APAP急性中毒可使用N-乙酰半胱氨酸（NAC）；明确或怀疑蘑菇中毒导致的急性肝衰竭可给予青霉素G和水飞蓟素；酪氨酸血症可用2-（2-硝基-4-三氟-苯甲基）-1，3-环己烷酮（NTBC）；半乳糖血症可使用无乳糖饮食；遗传性果糖不耐引起的肝衰竭患儿应避免使用含果糖及蔗糖的食物或药物（如乳果糖、甘油果糖、果糖二磷酸钠等）；疱疹病毒感染可使用阿昔洛韦；自身免疫性肝炎导致的急性肝衰竭可使用糖皮质激素及免疫抑制剂治疗。

2. 凝血功能障碍的处理　急性肝衰竭儿童存在凝血机制障碍，促凝血蛋白和抗凝血蛋白均减少。然而，如果没有感染或肝门静脉压力升高等激发因素，促凝血和抗凝血蛋白均衡减少很少导致严重出血。研究发现PT/INR虽能反映肝源性凝血因子的减少，但与出血的风险无关。患者如存在活动性出血或者准备实施侵入性外科手术，应输入血浆或其他促凝制品如重组凝血因子Ⅶ以纠正血浆PT/INR。

不推荐预防性使用新鲜冷冻血浆（FFP）或重组凝血因子Ⅶ纠正凝血障碍。预防性使用FFP的益处是可以减少出血和感染，然而对照研究显示其并未提高患者的生存率。由于PT/INR是反映肝脏合成功能的重要指标，预防性使用FFP会干扰对肝脏功能的监测，同时使用FFP还可引起液体过量和高黏综合征。

肝衰竭时，凝血酶原复合物的使用也应避免。凝血酶原复合物制剂中含有少部分活化的凝血酶，由于肝功能障碍不能将其及时有效清除，因此可诱发弥散性血管内凝血（DIC）。

3. 颅内压升高的处理　颅内压增高在急性肝衰竭患者中常见，也是导致死亡的主要原因。80%死于急性肝衰竭的患者存在脑水肿。由于患者存在严重的凝血功能障碍，放置颅内压检测仪有较大风险，可进行血浆置换纠正凝血功能障碍后再放置颅内压检测仪。患儿出现颅内压增高时要降颅压并保持脑灌流。动物实验证实，亚低温对于降低颅内压升高一定的益处，目前已开始在儿童试用。

4. 人工肝支持治疗　非生物型人工肝技术儿童应用已成熟，包括血液灌注、血浆吸附、血浆置换等。选择性血浆置换可减少血浆用量，避免低蛋白血症。非生物型人工肝可去除毒性物质，补充生物活性物质，在成人肝衰竭患者中已普遍应用，但在儿童肝衰竭者中的应用则需要进一步研究。连续性血液滤过透析（CHDF）与分子吸附再循环系统（MARS）是近年先后用于急性肝衰竭治疗的新型血液净化技术，它们能全面清除蛋白结合毒素及水溶性毒素、降低颅内压、改善肾功能，有助于脑水肿、肝肾综合征及多器官衰竭的防治。CHDF已在儿童中应用，而MARS技术应用于儿童的资料非常有限。

5. 肝移植　肝移植技术在儿童急性肝衰竭治疗中发挥了重要作用。近年来，活体肝移植、劈离式肝移植和部分辅助肝移植等技术的发展有效缓解了肝源短缺问题，使可以接受肝移植患者的数量增多。急性肝衰竭儿童肝移植后存活率的高低取决于3个因素：一是受者的年龄，二是手术技术，三是移植物的大小合适度。目前国内大的儿童肝移植中心肝移植存活率接近西方发达国家水平。

（五）预后

急性肝衰竭患儿的近期预后取决于病因、年龄和脑病的程度等。在未进行肝移植的患者中，APAP引起的急性肝衰竭患儿的生存率最高，为94%，其他药物导致者为41%，代谢性疾病引起者为44%，未明原因者为43%。随着脑病程度的加重，死亡率升高。另有研究发现，在未出现脑病的患儿中，有20%的患儿死亡或最终接受肝移植。

总之，儿童急性肝衰竭的病因谱和临床特征与成人不同，治疗时须在病因学的指导下采用多学科的综合治疗方法，并对多系统并发症进行监控、预测和治疗。总的来说，儿童急性肝衰竭的短期效果优于成人，但这也取决于正确及时的诊断和脑病的严重程度[34, 35]。

（库尔班江·阿布都西库尔　王建设）

参 考 文 献

[1] Diedre A Kelly. Disease of the Liver and Biliary System in Children. 4th ed. NewYork：Wiley Blackwell；2017.

[2] 付海燕，王建设. 婴儿胆汁淤积症的诊断. 肝脏 2009；14：422-5.

[3] 李晓峰，龚敬宇，王建设. 胆汁酸的肠肝循环与胆汁淤积性肝病. 临床肝胆病杂志 2017；33：1922-7.

[4] 王建设，王晓红，朱启镕. 1 月龄婴儿黄疸持续不退. 中国循证儿科杂志 2008：388-96.

[5] 王建设，库尔班江·阿布都西库尔，李丽婷. 婴儿胆汁淤积性肝病基因诊断. 中国实用儿科杂志 2013；28：254-7.

[6] 朱启镕，王建设. 婴儿胆汁淤积症的鉴别诊断思路. 临床肝胆病杂志 2011；27：679-81，693.

[7] Wang JS，Tan N，Dhawan A. Significance of low or normal serum gamma glutamyl transferase level in infants with idiopathic neonatal hepatitis. Eur J Pediatr 2006；165：795-801.

[8] Zhang MH，Gong JY，Wang JS. Citrin deficiency presenting as acute liver failure in an eight-month-old infant. World J Gastroenterol 2015；21：7331-4.

[9] Chen R，Wang XH，Fu HY，et al. Different regional distribution of SLC25A13 mutations in Chinese patients with neonatal intrahepatic cholestasis. World J Gastroenterol 2013；19：4545-51.

[10] Wang JS，Wang XH，Zheng YJ，et al. Biochemical characteristics of neonatal cholestasis induced by citrin deficiency. World J Gastroenterol 2012；18：5601-7.

[11] Fu HY，Zhang SR，Wang XH，et al. The mutation spectrum of the SLC25A13 gene in Chinese infants with intrahepatic cholestasis and aminoacidemia. J Gastroenterol 2011；46：510-8.

[12] 王建设，朱启镕. Citrin 缺陷病的诊治. 临床肝胆病杂志 2011；27：700-2.

[13] 张绍仁，王晓红，朱启镕，等. 婴儿肝内胆汁淤积症 SLC25A13 基因突变分析. 中国循证儿科杂志 2008：190-5.

[14] 佐伯武赖，小林圭子，张春花，等. Citrin 缺陷病及其研究带来的启示. 中国循证儿科杂志 2010，5（6）：401-3.

[15] Abuduxikuer K，Chen R，Wang ZL，et al. Risk factors associated with mortality in neonatal intrahepatic cholestasis caused by citrin deficiency（NICCD）and clinical implications. BMC Pediatr 2019；19（1）：18.

[16] Liu LY，Wang XH，Wang ZL. Characterization of ATP8B1 gene mutations and a hot-linked mutation found in Chinese children with progressive intrahepatic cholestasis and low GGT. J Pediatr Gastroenterol Nutr 2010；50：179-83.

[17] Wang NL，Li LT，Wu BB，et al. The features of GGT in patients with ATP8B1 or ABCB11 deficiency improve the diagnostic efficiency. PLoS One 2016；11：e0153114.

[18] 李丽婷，王建设. ABCB11 缺陷病. 肝脏 2012；17：507-9.

[19] Liu LY，Wang XH，Lu Y，et al. Association of variants of ABCB11 with transient neonatal cholestasis. Pediatr Int 2013；55：138-44.

[20] Liu LY，Wang ZL，Wang XH. ABCB11 gene mutations in Chinese children with progressive intrahepatic cholestasis and low gamma glutamyltransferase. Liver Int 2010；30：809-15.

[21] 丘倚灵，王建设. ABCB4 基因突变及相关疾病. 肝脏 2012；17：509-11.

[22] Fang LJ，Wang XH，Knisely AS，et al. Chinese children with chronic intrahepatic cholestasis and high γ-glutamyl transpeptidase：clinical features and association with ABCB4 mutations. J Pediatr Gastroenterol Nutr 2012；55：150-6.

[23] Wang NL，Lu YL，Zhang P，et al. A specially designed multi-gene panel facilitates genetic diagnosis in children with intrahepatic cholestasis：simultaneous test of known large Insertions/deletions. PLoS One 2016；11：e0164058.

[24] Zhao J，Fang LJ，Setchell KD，et al. Primary Δ 4-3-oxosteroid 5β-reductase deficiency：two cases in China. World J Gastroenterol 2012；18：7113-7.

[25] 方玲娟，王建设. 先天性胆汁酸合成障碍与胆汁淤积性肝病. 临床肝胆病杂志 2010；26（6）：585-8.

[26] Wang JS，Wang XH，Zhu QR，et al. Clinical and pathological characteristics of Alagille syndrome in Chinese children. World J Pediatr 2008；4：283-8.

[27] 王建设 . Alagille 综合征 . 中国实用儿科杂志 2008；23
（1）：3-6.

[28] 王建设，王晓红，王中林，等 . Alagille 综合征五例临
床和病理特点 . 中华儿科杂志 2007；45：308-9.

[29] Abuduxikuer K，Fang LJ，Li LT，et al. UGT1A1 geno-
types and unconjugated hyperbilirubinemia phenotypes in
post-neonatal Chinese children：a retrospective analysis
and quantitative correlation. Medicine（Baltimore）
2018；97（49）：e13576.

[30] Qiu YL，Gong JY，Feng JY，et al. Defects in myosin
VB are associated with a spectrum of previously undiag-
nosed low γ-glutamyltransferase cholestasis. Hepatology
2017；65：1655-69.

[31] 丘倚灵，王建设 . MYO5B 缺陷可导致全谱系低 GGT
胆汁淤积症 . 临床肝胆病杂志 2017；33：1390.

[32] 刘丽艳，陆怡，王建设 . 儿童期 α1- 抗胰蛋白酶缺乏症 .
肝脏 2008；13（1）：66-8.

[33] 颜艳燕，龚敬宇，施莺燕，等 . PKHD1 突变致儿童
门静脉高压 4 例病例报告 . 中国循证儿科杂志 2016；
11：455-9.

[34] Devictor D，Tissieres P，Afanetti M，et al. Acute liv-
er failure in children. Clin Res Hepatol Gastroenterol
2011；35：430-7.

[35] D'Agostino D，Diaz S，Sanchez MC，et al. Manage-
ment and prognosis of acute liver failure in children. Curr
Gastroenterol Rep 2012；14：262-9.

第86章　儿童慢性乙型肝炎

在全球范围内，HBV 感染是儿童和青少年感染性肝病的主要病因之一，而我国作为 HBV 高流行地区，90% 以上成人慢性乙型肝炎同样始于婴幼儿期的 HBV 感染 [1]。儿童慢性乙型肝炎，少部分可在感染早期即发生严重的肝损害，包括肝硬化、肝衰竭等，极少部分甚至发展为肝细胞癌；大部分病情较轻，但易迁延发展为成人期的慢性乙型肝炎，潜在发生肝硬化、肝细胞癌等严重并发症的风险增加 [1-3]。因此，建议慢性乙型肝炎儿童在免疫活动期即应开始抗病毒治疗，药物首选干扰素，若有禁忌证则可选用核苷（酸）类似物。

一、流行病学和自然史

急性乙型肝炎是一种自限性疾病，大多数患者可以完全康复，预后良好。慢性 HBV 感染定义：乙型肝炎表面抗原（HBsAg）血清学阳性持续 6 个月以上。在我国，在围生期和婴幼儿期感染 HBV 者，约 90% 发展成慢性感染；在 5 岁以前感染的人群，约 30% 转为慢性；在青少年和成人期感染 HBV 者，仅 5% ～ 10% 发展成慢性 [4]。乙型肝炎慢性化的机制可能与年龄有关。初次感染 HBV 的年龄越小，由于其宿主免疫系统发育未成熟，其识别和清除 HBV 的功能不健全，不发生免疫应答。1992 年始我国推行新生儿乙肝疫苗免疫，且随后积极开展阻断乙肝母婴传播项目，我国人群 HBsAg 阳性率已明显下降。2014 年据中国 CDC 统计，0 ～ 4 岁儿童 HBsAg 阳性率已降至 0.32%，5 ～ 14 岁儿童 HBsAg 阳性率已降到 0.94% [1]。但我国幅员辽阔、人口众多，估计目前 15 岁以下慢性乙型肝炎儿童仍在 160 万以上。

儿童 HBV 感染自然史可分为 5 个阶段 [1-3, 5]：HBeAg 阳性慢性感染（免疫耐受期），HBeAg 阳性慢性肝炎（免疫清除期），HBeAg 阴性慢性感染（非活动携带期），HBeAg 阴性慢性肝炎（再活动期），HBsAg 阴性患者（隐匿性 HBV 感染）。儿童慢性 HBV 感染初期为免疫耐受期，其特点

是 HBV 复制活跃，血清 HBsAg 和 HBeAg 阳性，HBV DNA 滴度高，ALT 水平正常，肝组织学炎症轻微或正常，患者临床表现无症状，此期一般不予抗病毒治疗。因病毒和宿主持续相互作用导致肝损害，表现为 HBV DNA 滴度下降，伴随 ALT 升高和肝组织学有坏死、炎症，临床表现无症状或轻度乏力和食欲减退，此期即免疫清除期。非活动的 HBsAg 携带状态，其特点是 HBeAg 阴性，抗 -HB 阳性，HBV DNA 检测不到或低于检测下限，ALT 水平持续正常，儿童在此阶段可能有非特异的或者轻微的纤维化。由于 HBV 选择性前 C 区变异致复制再活跃和 ALT 再次升高，非活动期患者进入再活动期，出现 HBeAg 阴性慢性乙型肝炎或再次出现 HBeAg 阳转。HBsAg 阴性患者过去称为隐匿性 HBV 感染，这部分患者血清中不能检测出 HBsAg，且在大部分情况下，血清 HBV DNA 阴性，但肝组织中可以检测出 HBV DNA 或 HBV cccDNA。若患者 HBsAg 清除发生在肝硬化之后，仍有肝硬化持续进展甚至发生肝癌的风险。在机体处于免疫抑制状态下，HBV 可能出现重新活跃，此时需进行抗病毒治疗。一般来说儿童 HBeAg 阳性和阴性的慢性乙型肝炎需启动抗病毒治疗。

二、监测和随访

儿童一旦确诊慢性乙型肝炎，则需接受常规及终身监测，监测的目的：及时发现治疗时机，即何时进行干预治疗。监测过程中，详尽的体格检查极其重要，除肝和脾的大小及性状，且要关注肝外表现（包括杵状指、蜘蛛痣、组织缺氧和 / 或与心肺有关的发现），可能提示肝病进展、肝硬化及门静脉高压等。监测指标包括血常规（白细胞、血小板等）、肝功能（ALT 等）、AFP、HBV 血清学标志物、血清 HBV DNA 载量及肝脏 B 超，必要时需进行肝脏活检病理检查等。

当儿童表现为高病毒载量，高水平 HBeAg、HBsAg，持续 ALT 正常，提示免疫耐受，大多数

儿童处于该期，暂时不需要治疗，定期随访。在临床中发现，慢性乙型肝炎儿童即使 ALT 正常，仍有小部分患者出现不同程度的肝组织学损害。一项纳入 1230 例临床与病理对比的研究[6]结果显示：儿童乙型肝炎绝大多数缺乏典型的临床症状；292 例 ALT 正常 HBsAg 携带者中 261 例（89.4%）根据病理结果修正诊断为慢性活动性乙型肝炎（炎症分级 G＞1）；在 ALT 水平正常或轻度升高者中，有 G1～4 级轻重不等的肝脏活动性炎症损害，其中≥G2 病变者高达 18.1%（55/292），重度病变（G3～4）为 0.7%（2/292）。慢性乙型肝炎患者中，肝功能正常但存在肝纤维化者占 74.6%（47/63）。研究结果表明该类患者实际上已进入免疫活动期，是抗病毒治疗的最佳时机，需行抗病毒治疗。因此，对一些 ALT 正常的慢性乙型肝炎儿童除定期监测肝功能和肝胆脾 B 超等外，必要时可行肝组织学检查以明确肝脏病变，判断是否启动抗病毒治疗。此外，还需根据患儿的年龄、肝病家族史（尤其是肝硬化和肝癌家族史）决定是否给予抗病毒治疗，以免延误治疗使病情隐匿进展。

若 ALT 持续异常，排除了如因超重和肥胖导致的非酒精性脂肪性肝病、遗传代谢性肝病（如肝豆状核变性等）、自身免疫性肝炎、重叠 HCV、重叠 HDV、重叠 HIV、中毒性肝损害、药物性肝损害、合并其他感染（如肺炎等）等，且无大量饮酒史，则可确定患儿已进入免疫活动期，需启动抗病毒治疗[1-3]。

三、临床表现与诊断

儿童慢性乙型肝炎大多数没有典型的临床症状，多在查体时发现。血清 HBsAg 阳性超过半年，可有或无乏力、食欲减退、恶心、尿黄等肝炎症状，查体可有或无肝掌、蜘蛛痣、黄疸、肝脾肿大，ALT 可正常，或有波动，临床即可诊断。可出现自身抗体（抗核抗体、抗平滑肌抗体、抗肝细胞膜脂蛋白抗体）、类风湿因子阳性。极少数可伴有肝外损害，如肾炎、皮疹等；但关节炎、脉管炎或干燥综合征等肝外损伤在儿童中极其少见。

四、治　　疗

儿童慢性乙型肝炎除采取支持和抗肝细胞损伤的对症治疗外主要是抗病毒治疗。支持治疗包括补充各种维生素、微量元素和能量等，在婴幼儿注意防治肝性佝偻病、营养不良及贫血。抗肝细胞损伤治疗的药物主要为降酶药，如五味子、山豆根、垂盆草、猪苓多糖、齐墩果酸、联苯双酯、双环醇、水飞蓟素和甘草酸制剂等，利胆作用的如熊去氧胆酸（UDCA）及腺苷蛋氨酸等。

（一）慢性乙型肝炎儿童抗病毒治疗的目标

慢性乙型肝炎儿童抗病毒治疗的首要目标：抑制病毒复制，血清 HBV DNA 水平检测不到，ALT 复常；满意的治疗终点是 HBeAg 阳性患儿达到持续的 HBeAg 血清学转换，肝脏炎症坏死纤维化程度改善。仅有一小部分患者最终能达到 HBsAg 清除和/或血清学转换，实现理想治疗终点：临床治愈；未来实现肝脏中 cccDNA 完全清除。有数据表明，在慢性乙型肝炎患者中，3%～5% 的儿童和0.01%～0.03% 的青少年在成人期前即进可展为肝硬化甚至肝细胞癌[6]。因此，慢性乙型肝炎儿童和青少年通过有效抗病毒治疗，达到减少肝脏炎症坏死、逆转肝脏纤维化，从而减少肝病进展至肝硬化、肝细胞癌和成人期肝硬化、肝细胞癌的风险[1-3]。

（二）慢性乙型肝炎儿童抗病毒治疗的时机

监测慢性乙型肝炎儿童，一旦发现肝脏病情活动则需启动抗病毒治疗。目前绝大多数专家不支持免疫耐受期儿童开始抗病毒治疗。但欧洲两个小样本的临床研究[7, 8]却发现：通过对免疫耐受期（病毒复制但 ALT 正常）的慢性乙型肝炎儿童先予口服 8 周的拉米夫定后予拉米夫定联合干扰素治疗 44 周，最终分别取得了 17% 和 21.4% 的 HBsAg 血清学转换。国内一项 97 例免疫耐受期慢性乙型肝炎儿童（肝活检证实）经过 IFN+NA 联合治疗 72～144 周，HBsAg 血清学转换率达到37.11%[9]。以上三个小样本儿童免疫耐受期治疗的临床研究均取得了较好的疗效，而基础研究[10]表明，慢性乙型肝炎免疫耐受期的儿童和年轻的成年人并不处于 T 细胞免疫耐受状态，为上述临床研究提供了理论基础。国内单中心随机对照前瞻性研究证实免疫耐受期慢性乙型肝炎儿童经抗病毒治疗 HBsAg 清除率达 21.7%[11]。但全球多中心研究仅取得 3% 的 HBsAg 清除率[12]。因此，目前需进行更多关于免疫耐受期的基础和临床研究，以便提供更多的循证医学证据。

特别强调的是，对于肝脏功能迅速恶化、急性肝衰竭、失代偿肝硬化的乙型肝炎儿童必须给予抗病毒治疗；对于接受免疫抑制治疗或细胞毒性化疗的 HBV 感染的儿童，都必须优先抗病毒治疗以抑制病毒复制及延缓乙型肝炎病情的进展。

（三）慢性乙型肝炎儿童抗病毒治疗策略

目前中国 FDA 批准 2 种干扰素（IFN）和 6 种核苷（酸）类似物（NA）治疗成人慢性乙型肝炎。2 种 IFN 为 α- 干扰素（IFN-α）及聚乙二醇干扰素（Peg-IFN），IFN 通过免疫调节和抗病毒两种作用模式抑制病毒，停药后疗效持久，无耐药性突变，且 HBsAg 清除率较高；6 种 NA 包括拉米夫定（LAM）、阿德福韦酯（ADV）、恩替卡韦（ETV）、替比夫定（LdT）、替诺福韦（TDF）和替诺福韦艾拉酚胺富马酸（TAF）。NA 需持续使用以抑制 HBV 复制从而取得维持应答，但可能发生 HBV 耐药突变。中国慢性乙型肝炎指南建议（2019 更新版）：IFN-α 可用于 1 岁以上，Peg-IFN 可用于 5 岁以上，LAM 可用于 2 岁以上，ADV 可用于 12 岁以上，ETV 可用于 2 岁以上，TDF 可用于 2 岁以上和 TAF 可用于 12 岁以上儿童。

1. IFN-α/Peg-IFN 单药治疗　慢性乙型肝炎儿童首选 IFN 抗病毒治疗。荟萃分析显示，儿童 HBV 感染后应用 IFN-α 抗病毒治疗可使 20%～40% 的患儿达到 HBeAg 血清学转换和 ALT 复常。IFN-α 剂量推荐标准为 5～10MU/m^2 体表面积，隔日 1 次，IFN-α 疗程一般为 48 周，延长疗程可提高 HBeAg 和 HBsAg 清除率。Peg-IFNα-2a 对全球 3 岁以上 HBeAg 阳性慢性乙型肝炎患者进行的 Ⅲ b 期临床试验已完成，美国 FDA 批准用于治疗 5 岁以上儿童慢性乙型肝炎。2010 年在亚太肝病年会上报告[13]了 Peg-IFNα-2a 延长疗程（96 周）治疗 45 例 HBeAg 阳性慢性乙型肝炎儿童，结果显示疗程 48 周 HBeAg 转换率为 23.8%，96 周则高达 91.9%。48 周 HBsAg 无一例阴转，96 周达 18.9%，而不良反应与标准 IFN-α 相似。值得注意的是，IFN 治疗个体差异较大，应根据患儿年龄、体重、基础肝脏疾病、耐受性、血液学及甲状腺功能等不良反应调节用量，强调个体化用药。

IFN 在慢性乙型肝炎儿童抗病毒治疗应答的主要预测因素有 ALT 高水平、HBV DNA 低载量及年龄较小。研究表明 5 岁以前进行抗病毒治疗能取得更好的疗效[14]。国内一项回顾性研究报告指出，1～7 岁慢性乙型肝炎 HBeAg 阳性儿童抗病毒治疗 HBsAg 清除率与年龄和性别相关[15]，与治疗前 ALT、HBV DNA 载量、病毒基因型、肝脏炎症及纤维化程度和单用 IFN 治疗及先单用 IFN 再联合 LAM 抗病毒治疗策略无显著相关性。因此，慢性乙型肝炎儿童 5 岁前接受抗病毒治疗能获得更高的 HBsAg 清除率；1～7 岁 HBeAg 阴性慢性乙型肝炎儿童抗病毒治疗 HBsAg 清除率与年龄相关[16]，与性别、治疗前 ALT 和 HBV DNA 载量、病毒基因型及肝脏纤维化程度不相关，若 3 岁前接受抗病毒治疗能取得更高的 HBsAg 清除率。总之，在治疗前要根据患者的基线情况制定治疗策略（BGT），治疗过程中应根据应答指导治疗策略（RGT）、调整治疗才能取得更满意或理想的疗效。

IFN 治疗可导致一些不良反应，虽然大多数不良反应为轻度、一过性，但治疗期间仍需定期监测。常规监测项目包括血常规（血红蛋白、中性粒细胞计数和血小板计数），凝血酶原时间，血生化（血糖、肌酐、尿酸、AST/ALT、胆红素和碱性磷酸酶等），甲状腺功能及精神症状的评估。轻至中度不良反应经积极对症处理后患者可以继续治疗；出现重度不良反应时 IFN 应酌情减量甚至停药。及时恰当处理不良反应，可以提高患者的依从性，从而保证抗病毒治疗的效果。

对于肝功能迅速恶化、活动性肝硬化、失代偿期肝硬化、肝衰竭、接受免疫抑制或细胞毒素化疗和合并自身免疫现象的慢性乙型肝炎儿童则不适合采用 IFN 治疗，在这些情况下只能选择目前可用的 NA。因此，对这些特殊人群必须在有经验的临床医生指导下进行个体化治疗。

2. 核苷或核苷类似物（NA）　一项 LAM 治疗儿童慢性乙型肝炎的研究表明[18]，应用 52 周及延长至 3 年的治疗对 LAM 耐受良好，且有一定的疗效；但 LAM 治疗 1～3 年耐药率分别为 19%、49% 与 64%，LAM 的高耐药率严重影响其作为儿童抗病毒的首选药或长期用药，因此全球把 LAM 作为儿童乙型肝炎的二线用药。而在 ADV 的相关研究中，Ⅲ 期临床试验结束后延长治疗至 5 年[19]，共完成了 101 例研究，其中 54 例 HBeAg 血清学转换，5 例 HBsAg 阴转，1 例 ADV 相关耐药，可见延长治疗安全有效。但其抗病毒效力低，只能作为二线用药。ETV 治疗儿童慢性乙型肝炎的 Ⅲ 期临床试验显示该药安全有效[20]，2014 年美国 FDA 批准其可用于 2 岁以上儿童。而 TDF 在 2 岁和 12 岁以上儿童临床试验中亦显示其安全有效性[21]，已批准在 2 岁以上儿童中使用。

到目前为止，无论是成人还是儿童慢性乙型肝炎，NA 抗病毒治疗的最佳治疗时间仍不是非常明确[1-3]。2015 年亚太肝病年会建议 HBeAg 阳性慢性 HBV 感染成人若实现了病毒抑制和 HBeAg 血清学转换，还应巩固治疗至少 3 年。HBeAg 阴性慢性乙型肝炎儿童可能需要更长期的治疗，因成人在停药 1～2 年内的复发率为 70%～90%。

所有 NA 均可发生耐药变异，单药治疗耐药发生率高于与 IFN-α 或 Peg-IFN 联合治疗。耐药导致 HBeAg 血清学转换降低、病毒学和组织学改善逆转、疾病继续进展、原有肝病恶化、肝移植患者可能出现移植失败及死亡的风险，因此接受 NA 治疗的儿童必须每 3 个月测定一次血清 HBV DNA 水平，以便及早发现耐药情况。发生病毒耐药后应及时给予挽救治疗，根据病毒变异和肝组织学严重程度调整抗病毒治疗策略。

NA 治疗通常较安全，如 ETV 引起的乳酸酸中毒等严重并发症极少见，在儿童中尚未见报道。有研究发现 TDF 在治疗 HBV 和 HIV 感染儿童中与骨矿物质密度下降和肾近曲小管损害有关[22]。而 ETV 和 TDF 在国内儿童中使用时间还不长，更应注意监测其不良反应。

3. 联合或序贯治疗 近年来，国内外对 IFN 联合 / 序贯 NA 治疗成人慢性乙型肝炎的策略不断进行研究，大多数研究结果显示 IFN 联合 / 序贯 NA 治疗，可克服单用 IFN 对高病毒载量、低 ALT 水平慢性乙型肝炎患者疗效欠佳及单用 NA 容易耐药且停药易复发的缺点，明显提高了治疗期间病毒学及生化学应答率，且长期随访亦提示有较好的疗效。儿童慢性乙型肝炎联合抗病毒治疗的最佳方案也在积极探索中，IFN-α 和 LAM 的联合治疗研究结果表明，联合治疗较单一治疗有更高的应答率和病毒清除率[22, 23]，研究结果提示 IFN-α 抗病毒的免疫调节对病毒的持续清除与 LAM 对病毒的抑制作用互补，但这些研究都是小样本试验，在儿童患者中联合治疗的疗效、联合治疗的时机、联合哪种 NA、何时停药及怎么停药等尚需多中心大样本随

机对照试验进一步探究。

总之，儿童慢性乙型肝炎通过抗病毒治疗可以阻止肝病的活动性进展，从而降低儿童期发生肝硬化及肝细胞癌和进入成人期后出现进展型肝病、晚期重症肝病和肝细胞癌的发生率[1-4]。但目前儿童抗病毒治疗效果尚不尽如人意，因此要注意选择合适的儿童患者，在合适的治疗时机采用合适的抗病毒治疗方案，从而取得最佳的治疗效果。

（朱世殊）

参 考 文 献

[1] 中华医学会肝病学分会，中华医学会感染病学分会 . 慢性乙型肝炎防治指南（2019 更新版）. 中华肝脏病杂志 2019，27（12）：938-961.

[2] Jonas MM，Block JM，Haber BA，et al. Treatment of children with chronic hepatitis B virus infection in the United states：patient selection and therapeutic options. Hepatology 2010；52：2192-205.

[3] Sokall EM，Paganellil M，Wirth S，et al. Management of chronic hepatitis B in childhood：ESPGHAN clinical practice guidelines consensus of an expert panel on behalf of the European Society of Pediatric Gastroenterology，Hepatology and Nutrition. J Hepatol 2013；59：814-29.

[4] Chang MH. Natural history and clinical management of chronic hepatitis B virus infection in children. Hepatol Int 2008；2（Suppl 1）：28-36.

[5] European Association for the Study of the Liver. EASL 2017 Clinical Practice Guidelines on the management of hepatitis B virus infection. J Hepatol 2017；67（2）：370-98.

[6] 张鸿飞，朱世殊，杨晓晋，等 . 小儿乙、丙型肝炎临床与病理研究 . 传染病信息 2006；19：130-41.

[7] D'Antiga L，Aw M，Atkins M，et al. Combined lamivudine/interferon-alpha treatment in "immunotolerant" children perinatally infected with hepatitis B：a pilot study. J Pediatr 2006；148：228-33.

[8] Poddar U，Yachha SK，Agarwal J，et al. Cure for immune-tolerant hepatitis B in children：is it an achievable target with sequential combo therapy with lamivudine and interferon? J Viral Hepat 2013；20：311-6.

[9] Zhang HF，Zhu SS，Dong Y，et al. Interferon treatment to pediatric patients with chronic hepatitis B in immune-tolerant phaseproved by liver biopsy：a pilot study 2015；EASL poster .

[10] Kennedy PT，Sandalova E，Jo J，et al. Preserved T-cell

function in children and young adults with immune-tolerant chronic hepatitis B. Gastroenterology 2012；143：637-45.

[11] Zhu SS，Zhang HF，Dong Y，et al. Antiviral therapy in hepatitis B virus-infected children with immune-toerant characters：a pilot open-lable randomized study. J Hepatol 2018；68：1123-8.

[12] Rosenthal P，Ling SC，Belle SH，et al. Combination of entecavir/peginterferon alfa-2a in children with hepatitis B e antigen-positive immune tolerant chronic hepatitis B virus infection. Hepatology 2019；69（6）：2623-37.

[13] Zhu SS，Zhang HF，Dong Y，et al. Evaluation of safety and efficacy of extended pegnterferon-α-2a therapy in children with HBeAg-positive chronic hepatitis B. Hepatol Int 2010；163.

[14] Kobak GE，MacKenzie T，Sokol RJ，et al. Interferon treatment for chronic hepatitis B：enhanced response in children 5 years old or younger. J Pediatr 2004；145：340-45.

[15] 朱世殊，董漪，徐志强，等 . 1～7 岁慢性乙型肝炎 E 抗原阳性儿童经抗病毒治疗乙型肝炎表面抗原清除率的回顾性研究 . 中华肝脏病杂志 2016；24：738-43.

[16] 朱世殊，董漪，王丽旻，等 . 1～7 岁 E 抗原阴性慢性乙型肝炎儿童肝脏病理特征及抗病毒治疗乙型肝炎表面抗原的清除率 . 中华儿科杂志 2016；54：587-91.

[17] 张鸿飞，朱世殊 . 慢性乙型肝炎患儿抗病毒治疗进展 . 中华实用儿科临床杂志 2017；32：724-7.

[18] Sokal EM，Kelly DA，Mizerski J，et al. Long-term lamivudine treatment in children with HBeAg-positive chronic hepatitis B. Hepatology 2006；43：225-32.

[19] Jonas MM，Kelly D，Pollack H，et al. Safety, efficacy，and pharmacokinetics of adefovir dipivoxil in children and adolescents（age 2 to ＜ 18 years）with chronic hepatitis B. Hepatology 2008；47：1863-71.

[20] Jonas MM，Chang MH，Sokal E，et al. Randomized controlled trial of entecavir versus placebo in children with HBeAg-positive chronic hepatitis B. Hepatology 2015；62：2018-26.

[21] Purdy JB，Gafni RI，Reynolds JC，et al. Decreased bone mineral density with off-label use of tenofovir in children and adolescents infected with human immunodeficiency virus. J Pediatr 2008；152：582-4.

[22] Al-Mahtab M，Rahman S，Akbar SM，et al. Combination therapy of lamivudine and interferon-alpha in pediatric patients with chronic hepatitis B in Bangladesh：a safe and effective therapeutic approach for pediatric CHB patients in developing countries. Int J Immunopathol Pharmacol 2010；23：659-64.

[23] Yilmaz A，Akcam M，Gelen T，et al. Lamivudine and high-dose interferon alpha 2a combination treatment in navie HBeAg-positive immunoactive chronic hepatiits B in children：an East Mediterranean center's experience. Eur J Pediatr 2007；166：195-9.

第 87 章　儿童慢性丙型肝炎

成人丙型肝炎病毒（hepatitis C virus，HCV）感染的流行病学特征、自然史、临床诊断及新的治疗方法和转归都比较明确[1-3]。与成人相比，儿童 HCV 感染在很多方面如传播途径、病毒的自发清除率、肝脏的炎症损伤、纤维化进展及抗病毒治疗药物和不良反应等有其自身特征[4, 5]。儿童慢性丙型肝炎（chronic hepatitis C，CHC），大多数肝脏损害较轻，但不治疗可发展至成人 CHC，甚至发展为肝硬化、肝衰竭和肝细胞癌。CHC 治疗的关键是抗病毒治疗，近年来成人 CHC 抗病毒治疗由干扰素（IFN）时代迅速发展到了直接作用抗病毒药物（direct-acting antiviral agent，DAA）时代[1-3]，但儿童 CHC 的 DAA 抗病毒治疗研究进展明显落后于成人[1, 5]。

一、流行病学和自然史

丙型肝炎全球流行，全球 HCV 感染率约为 2.8%，儿童约为 0.4%。2006 年我国血清流行病学资料提示 1 ～ 59 岁 HCV 感染率为 0.43%；儿童期血清抗 -HCV 阳性率随着年龄的增长而逐渐上升，1 ～ 4 岁组为 0.09%，11 ～ 20 岁组为 0.2%[6]。因此推测我国＜ 15 岁的儿童 HCV 血症阳性患者不超过 40 万。

HCV 必须通过血液和体液传播，无皮肤破损及血液暴露的接触一般不传播 HCV。

儿童 HCV 感染常见的传播途径如下[4, 5]：

（1）通过含 HCV 的血液或体液进入机体而获得感染，但目前在严格的血液和血制品管理下这种风险已很小。

（2）母婴传播，如仅抗 -HCV 阳性的母亲传播给新生儿的危险约为 2%；若母亲 HCV RNA 阳性且为高载量，危险性则可增加至 4% ～ 7%；合并 HIV 感染时可升高至 20%。HCV 母婴传播风险增加的因素有：①产妇高 HCV RNA 载量（＞ 600 000IU/ml）；②胎儿头皮静脉监测；③长时间破膜；④生产时胎儿宫内缺氧；⑤脐血 pH 降低；⑥对羊膜腔穿刺增

加感染风险的可能性未被证实，但大多数专家认为如有 HCV 感染的风险一定要权衡利弊[7]。仅 HCV 单一感染的孕妇没有必要剖宫产，因为剖宫产并不能减少母婴传播率，但自然分娩时应尽量避免阴道撕裂。母乳喂养不会增加 HCV 母婴传播率，但若乳头有出血、乳腺炎及母亲产后肝功能异常时应避免哺乳。总的来说，HCV 母婴传播率相对较低，尤其是相比 HBV 母婴传播率则低得多，可能是因为婴儿体内存在年龄依赖的防御机制。如何阻断 HCV 母婴传播，有效减少儿童 CHC 病例仍亟待进一步探究。

（3）通过共用受污染的针头或器具传播是儿童 HCV 感染的一个重要途径。在农村常造成 HCV 暴发感染；在城市则与注射吸毒有关。

（4）通过患有 CHC 的家庭成员间传播，但风险较低（＜ 2%）。这种风险在世界不同地区可能会有所不同，但感染的人群中大部分小于 20 岁，特别多见于小于 10 岁的儿童。儿童作为易感人群，应减少接触此类患者以避免传播风险。

（5）通过性生活传播，固定伴侣的性生活传播风险低，但绝不能低估忽视安全性行为的性活跃青少年 HCV 传播的风险。

（6）目前仍有小部分 HCV 感染的传播途径不明。

儿童感染 HCV 后出现急性发作，如过去 6 个月 HCV 阴性且无肝炎病史者考虑为急性丙型肝炎。如大于 6 个月的 HCV 持续感染，且伴随肝脏损伤则称为慢性丙型肝炎。出生后 1 ～ 6 个月内血清 HCV RNA 检测阳性，且具备母婴传播的可能性，称之为新生儿 HCV 感染。如果 HCV 感染者在未接受任何治疗的情况下血清 HCV RNA 自发转阴，间隔至少 6 个月连续 2 次 HCV RNA 检测结果均呈阴性则可明确为自愈，新生儿 HCV 感染通常可自愈。婴儿感染 HCV 后 25% ～ 40% 可自发清除病毒，而且大部分在 24 月龄内自发清除。那些没有自发清除病毒的婴儿转氨酶正常或接近正常，肝脏

病理损害较轻[8]。年龄较大的儿童中有 6% ～ 12% 可自发清除病毒，基因 3 型自发清除病毒的可能性更大。肥胖、癌症幸存者、先天性血液疾病需要长期输血、合并 HBV 感染或 HIV 感染、不洁注射和饮酒等可能会增加儿童和青少年 CHC 进展的风险。总的来说，母婴传播所致婴幼儿慢性丙型肝炎在自然史方面表现与大龄儿童和成人感染 HCV 不一致。

二、临床、病理和肝外表现

儿童 CHC 大部分无临床症状，在我国 90% 以上为查体时发现。但儿童 CHC 是渐进性肝功能损害，尽管有一定比例可自发清除病毒，但高病毒载量造成持续感染，导致 2% ～ 4% 的儿童发生肝硬化，终末期肝病同样需进行肝移植。儿童 CHC 肝脏组织学改变相比成人较轻，绝大部分 CHC 儿童肝活检显示轻度炎症和纤维化；不过仍可能发生显著纤维化或肝硬化[4-5, 9-10]。儿童 CHC 亦可导致肝癌。一项对 154 例儿童丙型肝炎临床、生化和病理进行研究[11] 的结果为：肝功能正常的儿童丙型肝炎存在中度以上肝脏炎症损害者占 8.8%（3/34 例），同时存在肝纤维化者为 32.4%（11/34 例），还发现肝功能基本正常的小儿丙型肝炎导致的肝硬化。1 例合并 CHC 相关性肾炎。

成人 CHC 可导致一些肝外疾病，如肾小球肾炎和冷球蛋白血症等，甚至发生淋巴瘤，但儿童与成人不一致，有报告发生肾小球肾炎和典型的膜性增生性肾小球肾炎的病例，但无冷球蛋白血症、淋巴瘤的报道。HCV 感染中枢神经系统已明确会导致一些 CHC 成人认知功能障碍，但 CHC 儿童是否可能导致学习障碍、多动症等问题，目前尚无明确证据。

三、监测和随访

抗 -HCV 一般在感染后 6 ～ 8 周呈阳性，抗 -HCV IgG 抗体可以通过胎盘，如果要确定婴儿是否为 HCV 感染，应检测血清 HCV RNA。超过 18 个月龄抗 -HCV 阳性说明感染，应检查血清 HCV RNA 以确定是否为活动性感染。如果父母担心婴儿潜在的感染风险，应进行 HCV RNA 筛查早期排除 HCV 感染，但一般婴儿至少 2 个月大时才进行血清 HCV RNA 检测。婴儿早期如发现血清 HCV RNA 阳性，应定期监测 HCV RNA，因为

婴幼儿期可能会自发清除病毒，特别是感染 HCV RNA 基因 3 型的患儿。如果不是通过母婴传播，而是通过污染的针头或血液制品等其他途径感染的丙型肝炎儿童则需要定期监测肝功能和 HCV RNA 定量。

接触病毒 1 ～ 2 周后在抗体阳性前或肝酶升高前几周就可检出 HCV RNA。如抗体检测和 HCV RNA 检测阳性，判断急性或慢性则依据临床而定。如果抗体阳性，HCV RNA 检测为阴性，表明清除病毒或急性丙型肝炎在一个低水平的病毒血症期。如果抗体阴性，但 HCV RNA 阳性，可能为：①急性丙型肝炎早期；②HCV 感染免疫功能低下状态；③ HCV RNA 检测假阳性。如果 HCV RNA 阴性，6 个月内重复仍是阴性，可以确认没有 HCV 感染。

HCV RNA 基因分为 6 型，基因分型可预测抗病毒药物的应答，并决定最佳用药（DAA）和最佳疗程，与成人一致。儿童开始干扰素治疗之前可以考虑检测宿主白细胞介素 28B（*IL28B*）基因型，研究表明 *IL28B* 可以预测干扰素对抗病毒治疗的应答。

未接受抗病毒治疗的 CHC 儿童应定期评估，并提供持续的专科咨询。实验室检查包括血清转氨酶、胆红素、白蛋白、HCV RNA 水平、全血细胞计数（血小板计数）和凝血酶原时间 / 国际标准化比值（如肝硬化）。肝病程度较重（如肝硬化）的 CHC 儿童，每年应考虑检查腹部超声及监测血清甲胎蛋白。

四、治　疗

（一）抗病毒治疗的目标及时机

儿童 CHC 治疗目标与成人一致[1-5]，主要是清除 HCV RNA，获得治愈；清除或减轻 HCV 相关肝损伤，阻止进展为肝硬化、失代偿期肝硬化、肝衰竭或肝细胞癌，改善患儿的长期生存率，提高生活质量。消除家庭的病耻感也是儿童 CHC 治疗的目标之一。成人 CHC 治疗适应证为所有 HCV RNA 阳性者，只要有治疗意愿、无治疗禁忌证，均应接受抗病毒治疗。儿童 CHC 治疗指征是出现持续的丙氨酸氨基转移酶（ALT）升高和 / 或 HCV RNA 阳性和 / 或肝脏出现进展性纤维化即开始抗病毒治疗[4, 5]。目前的临床研究证实儿童抗病毒治疗安全有效，而青少年忙于学业或工作反而导致不

能遵医嘱治疗及随访；幼儿较青少年可能更容易接受治疗并完成全疗程，故倾向于儿童早期即抗病毒治疗。但也有极少数专家认为儿童与成人比较并未提高应答率，且不良反应多见，可以暂时不治疗。总之，儿童CHC是否启动抗病毒治疗要权衡多个方面，包括年龄、病情、治疗方案、疗效、不良反应、依从性及治疗意愿等，在治疗之前须与家长或者患儿进行充分沟通。

（二）抗病毒治疗方案及疗效

1. 聚乙二醇-IFN-α（Peg-IFN-α）或IFN-α联合利巴韦林治疗 目前儿童CHC可选择的抗病毒治疗是IFN-α或Peg-IFN-α联合利巴韦林（RBV，标准PR治疗）[4-5]。美国FDA和欧洲共同体药物评审委员会（EMEA）已批准IFN-α或Peg-IFN-α联合RBV治疗3岁以上儿童CHC，美国肝病研究协会（AASLD）年会推荐Peg-IFN联合RBV是成人和3～17岁儿童CHC的一线治疗。推荐剂量分别为Peg-IFNα-2b 60μg/（m²·周）或Peg-IFNα-2a 104μg/（m²·周），RBV 15mg/（kg·d），分2次服用。推荐疗程HCV基因1、4型48周，2、3型低病毒载量（< 6×10⁵IU/L）24周，高病毒载量（> 6×10⁵IU/L）48周。国外一项多中心关于Peg-IFNα-2b联合RBV治疗107例3～17岁儿童初次治疗的代偿性肝病的疗效和安全性评估研究表明[12]，基因2、3型持续病毒应答率（sustain virology response，SVR）高达90%，基因1和4型SVR为53%，基因1型12%复发。Peg-IFNα-2a联合或未联合RBV治疗114例5～17岁CHC患儿的研究结果提示[13]，联合治疗53%实现SVR，未联合治疗为21%。基因1型的患儿联合治疗应答率为47%，单用Peg-IFN的应答率为17%。国内一项[14]对151例5～18岁儿童CHC采用Peg-IFN-α联合RBV抗病毒治疗，HCV RNA 2a型10例，90%取得SVR；非HCV RNA 2a型141例，SVR为86.2%。国内另一项[15]对162例1～5岁儿童进行IFN-α联合RBV治疗，取得了98%的SVR率，基因1b SVR为94.6%（53/56例），基因2a SVR为98.7%（76/77例），未检测出基因型的SVR为100%（29/29例）。

儿童CHC抗病毒治疗取得SVR的预测因素包括：快速病毒学应答（rapid virology response，RVR），HCV基因2、3型和基因1型的低病毒载量[4, 12-15]。RVR是SVR最强的预测因子，取得了RVR的患者可能需要更短的疗程来实现SVR。年龄、体重、纤维化评分和治疗依从性均可影响SVR。目前已经发现至少有2个*IL28B*基因多态性位点对Peg-IFN-α/RBV治疗成人CHC应答有预测价值[1, 2]，但一项[15]对162例1～5岁患儿进行IFN-α联合RBV治疗研究未发现上述结论，但该研究与既往研究表明*IL28B*基因多态性位点CC与儿童HCV自发清除有关。

2. DAA治疗 CHC抗病毒治疗的标准方案为PR治疗，但疗程长、不良反应较多，SVR难以达到90%以上，HCV基因1型的患者在欧洲和美国SVR仅为41%～66%。为进一步提高SVR、缩短疗程和降低药物的不良反应，针对HCV生活周期中病毒蛋白靶向特异性治疗的许多小分子化合物得到了迅速发展，提高了抗病毒疗效。抗HCV的直接抗病毒药物包括非结构蛋白NS3/4A蛋白酶抑制剂、NA5A抑制剂和NS5B聚合酶抑制剂等。2011年以来在临床广泛应用，DAA治疗12～24周，使HCV基因1型患者的SVR率达到98%以上，抗HCV治疗进入DAA时代。目前国外雷迪帕韦（ledipasvir）/索非布韦（sofosbuvir，SOF）固定剂量±RBV[16]及SOF + RBV[17]已注册在基因1型及基因2、3型儿童和青少年中（3～17岁）进行安全性和疗效的临床试验，其中雷迪帕韦/SOF（90mg/400mg）治疗12～18岁基因1型100例青少年12周的研究结果：随访12周SVR12为97%，主要的不良事件有头痛（27%）、腹泻（14%）、乏力（13%）、恶心（12%）、咳嗽（10%）和呕吐（10%），未发生严重不良事件。随后发现3～11岁雷迪帕韦/SOF固定剂量在基因1型CHC中同样有较好的安全性和疗效[18]。因此，美国FDA已批准雷迪帕韦/SOF治疗3～17岁基因1型丙型肝炎患者，索非布韦+RBV治疗基因2、3型3～17岁丙型肝炎患者。2019年美国肝病年会上[19]报告索磷布韦/维帕他韦（velpatasvir，VEL）治疗基因1～4型6～17岁CHC儿童，12～17岁用SOF/VEL（400/100mg），SVR12为95%；6～11岁用SOF/VEL（200/50mg），SVR12为93%。后续研究中3～5岁依据体重用SOF/VEL治疗的SVR12为83%。一项研究[20]用格卡瑞韦和哌仑他韦治疗基因1～4型6～17岁CHC儿童，其中12～17岁用格卡瑞韦300mg和哌仑他韦120mg，SVR12为

100%。上述研究中 DAA 治疗有较好的安全性，常见的不良反应为头痛、乏力、恶心及腹泻等，未见严重不良反应。

2020 年 EASL 指南推荐[21]：12 ～ 17 岁，初治、经治，无肝硬化或代偿期肝硬化青少年患者的治疗应根据成人普通人群的推荐选择其中 1 种，疗程 12 周。① SOF（400mg）/VEL（100mg），每天口服 1 次；②格卡瑞韦（300mg）和哌仑他韦（120mg），每天 1 次，与食物同服。3 ～ 11 岁，初治、经治，无肝硬化或代偿期肝硬化患儿，应根据体重应用 SOF/VEL 12 周，每天 1 次：①体重 ≥ 17kg，每天 SOF 200mg 和 VEL 50mg（该方案目前已批准）；②体重 < 17kg，SOF 150mg 和 VEL 37.5mg（该方案有待批准）。3 ～ 11 岁，初治、经治，无肝硬化或代偿期肝硬化患儿也可根据体重采用格卡瑞韦和哌仑他韦 12 周，每天 1 次（该方案有待批准）。

（三）儿童 CHC 标准 PR 抗病毒治疗的不良反应

Peg-IFN 或 IFN 治疗儿童 CHC 可引起一些不良反应[1-5]，常见的有：①引起流感样症候群和皮肤反应等，如发热、乏力及全身肌肉关节痛、皮疹、脱发等，这些症状均可对症处理。②外周血象异常，IFN 可引起外周血白细胞和血小板下降，中性粒细胞减少是引起 CHC 患儿 IFN-α 或 Peg-IFN-α 剂量下调最常见的原因（高达 25%）。因此，提高外周血白细胞、血小板可保证 IFN 治疗的依从性，提高 SVR。对症治疗包括加用口服升白细胞药物，如利可君等，注射可用重组粒细胞刺激因子（G-CSF）和 / 或重组巨噬细胞刺激因子（G-MSF）。③诱发甲状腺疾病是最常见的内分泌不良反应之一，可发生在治疗的任何时间段，所以需定期监测甲状腺功能，必要时请内分泌科医生会诊，如甲状腺功能亢进药物治疗控制不佳则需暂停 IFN 治疗。④诱发或加重心理或精神类疾病，治疗前和治疗中需对患者的神经精神状态进行评估，治疗中一旦出现抑郁或其他精神疾病，应请精神科医生会诊，必要时进行心理或药物干预或暂停 IFN 治疗，尤其值得注意的是在青少年 CHC 的标准 PR 治疗中。⑤治疗中需监控患儿的生长发育。Peg-IFN 或 IFN 和 RBV 可导致厌食、恶心、体重下降。有研究[22]

发现，体重下降是常见的，大部分患者在治疗后恢复。就身高来说，治疗期间 70% 的患儿生长速度受抑制，在治疗结束和随访 24 周时生长发育速度回升至中位数水平占 44.3%，稍低于基线的占 50.9%。对参加儿童丙型肝炎临床试验（PEDS-C）的患儿在治疗结束后随访 6 年的研究结果[23]提示，Peg-IFN-α 联合 RBV 治疗可引起患儿身高及体重发育延迟，但在停止治疗后，药物对儿童生长发育的影响是可逆的；同时也提示应尽量避开儿童生长发育较快的青春期进行治疗，将对儿童发育的影响降至最低。⑥其他：IFN 可引起或诱发其他少见的不良反应，如糖尿病、肾脏损害、视网膜疾病和间质性肺炎等。少数病例治疗过程中出现自身抗体阳性。

RBV 主要导致上消化道反应，如恶心、食欲减退，可对症处理。另一不良反应是导致血红蛋白下降。成人 20% ～ 25% 的患者因贫血或贫血相应的症状需要减少剂量，同时发现贫血与 SVR 升高相关，红细胞生成素可改善临床贫血，提高生活质量，但儿童剂量尚未批准。

总之，通过必要的治疗、护理及与监护人的有效沟通可缓解部分不良反应。儿童对标准 PR 治疗比成人耐受性好、依从性好，儿童因不良反应停止治疗者少见。

（四）特殊人群的抗病毒治疗

在儿童 CHC 中还涉及一些特殊人群的抗病毒治疗，如合并血液系统疾病需要反复输血的患儿。一项研究[24]显示：对血友病合并 CHC 的 31 例儿童及 62 例成人给予 Peg-IFN+RBV 治疗，两组 SVR 分别为 83.9% 和 62.9%，结果提示儿童抗病毒疗效高于成人。这些特殊人群还包括：HBV/HCV 及 HCV/HIV 双重感染的患儿；或病情已进展至肝硬化的患儿；移植（肾脏或肝脏）和肾脏疾病（包括透析）患儿；应用化疗及免疫抑制剂治疗的患儿；合并精神神经疾病的患儿等。这些特殊人群的抗病毒疗效和安全性数据有限，既往均是参考成人推荐的标准 PR 治疗方案，目前随着 DAA 在儿童 CHC 的临床研究进展，这些特殊人群的治疗要比目前的 PR 标准治疗简单和容易一些，但可能会带来一些新的问题。

（朱世殊）

参 考 文 献

[1] 中华医学会肝病学分会，中华医学会感染病学分会. 丙型肝炎防治指南（2019更新版）. 中华肝脏病杂志 2019；27（12）：962-79.

[2] WHO. Guidelines for the screening，care and treatment of persons with hepatitis C infection. Geneva：Wold Health Organization 2014；PMID：25535634.

[3] Ghany MG，Strader DB，Thomas DL，et al. Diagnosis，management，and treatment of hepatitis C：an update. Hepatology 2009；49：1340-1.

[4] 魏来. 丙型肝炎临床诊断与治疗手册. 北京：科学出版社；2012：23-8，120-4.

[5] Mack CL，Gonzalez-Peralta RP，Gupta N，et al. NASPGHAN practice guidelines：diagnosis and management of hepatitis C infection in infants，children，and adolescents. J Pediatr Gastroenterol Nutr 2012；54：838-55.

[6] 陈园生、李黎、崔富强，等. 中国丙型肝炎血清流行病学研究. 中华流行病学杂志 2011；32：888-91.

[7] Pembrey L，Newell ML，Tovo PA. The management of HCV infected pregnant women and their children European paediatric HCV network. J Hepatol 2005；43：515-25.

[8] Rerksuppaphol S，Hardikar W，Dore GJ. Long-term outcome of vertically acquired and post-transfusion hepatitis C infection in children. Gastroenterol Hepatol 2004；19：1357-62.

[9] Bortolotti F. Chronic hepatitis C in children：natural history and prognosis. Recenti Prog Med 2009；100：97-102.

[10] D'Souza R，Glynn MJ，Ushiro-Lumb I，et al. Prevalence of hepatitis C-related cirrhosis in elderly Asian patients infected in childhood. Clin Gastroenterol Hepatol 2005；3：910-7.

[11] 张鸿飞、朱世殊、杨晓晋，等. 小儿乙、丙型肝炎临床与病理研究. 传染病信息 2006；19：130-2.

[12] Wirth S，Pieper-Boustani H，Lang T，et al. Peginterferon alfa-2b plus ribavirin treatment in children and adolescents with chronic hepatitis C. J Hepatology 2005；41：1013-8.

[13] Sokal EM，Bourgois A，Stéphenne X，et al. Peginterferon alfa-2a plus ribavirin for chronic hepatitis C virus infection in children and adolescents. J Hepatol 2010；52：827-31.

[14] Zhang HF. Preliminary observational study on efficacy and tolerability of Peg-IFN on 151 pediatric and adolescent chronic hepatitis C patients. J Hepatol 2009；50：759A-60A.

[15] Zhu SS，Zeng QL，Dong Y，et al. Interferon-α plus ribavirin yields 98% sustained virologic response in children aged 1-5 years with iatrogenic chronic hepatitis C. Hepatol Int 2015；9：578-85.

[16] A phase 2，open-label，multicenter，multi-cohort study to investigate the safety and efficacy of ledipasvir/sofosbuvir fixed dose combination in adolescents and children with chronic HCV-infection[EB/OL].[2014-09-01]. http：//ichgcp.net/clinical-trials-registry/NCT02249182.

[17] A Phase 2，open-label，multicenter，multi-cohort，single-Arm study to investigate the safety and efficacy of sofosbuvir + ribavirin in adolescents and children with genotype 2 or 3 chronic HCV infection[EB/OL]. [2014-06-01]. http：//ichgcp.net/clinical-trials-registry/ NCT02175758.

[18] Schwarz KB，Rosenthal P，Murray KF，et al. Ledipasvir-sofosbuvir for 12 weeks in children 3 to ＜ 6 years old with chronic hepatitis C. Hepatology 2020；71（2）：422-30.

[19] Jonas MM，Romero R，Sokal EM，et al. Safety and efficacy of sofosbuvir/velpatasvir in pediatric patients 6 to ＜ 18 years old with chronic hepatitis C infection. Hepatology 2019；70（Suppl）：465A.

[20] Jonas MM，Squires RH，Rhee SM，et al. Pharmacokinetics，safety，and efficacy of glecaprevir/pibrentasvir in adolescents with chronic hepatitis C virus：part 1 of the DORA study. Hepatology 2020；71：456-62.

[21] European Association for the Study of the Liver. EASL recommendations on treatment of hepatitis C-Final update of the series. J Hepatol 2020；73：1170-218.

[22] Abdel-Aziz DH，Sabry NA，El-Sayed MH，et al. Efficacy and safety of pegylated interferon in children and adolescents infected with chronic hepatitis C：a preliminary study. J Pharm Pract 2011；24：203-10.

[23] Jonas MM，Schwarz KB，Gonzalez-Peralta R，et al. Long-term growth outcomes in children treated for chronic hepatitis C. J Pediatr 2014；165：1252-4.

[24] Mehrnoush L，Alavian SM，Sharafi H，et al. High response rate to pegylated interferon alpha and ribavirin combination therapy in hemophilic children with chronic hepatitis C：a case-control study. Pediatr Hematol Oncol 2015；32：399-405.

第15篇

老年肝胆系统疾病特点

第88章　老年肝胆系统疾病的病因与流行病学特点

中国是世界上老年人口最多的国家，同时也是世界上人口老化速度最快的国家之一。2010年全国第六次人口普查显示，我国60岁及以上老年人口1.8亿，占总人口的13.3%；65岁及以上人口1.2亿，占总人口的8.9%。根据预测，2050年老龄化水平将达30%以上。人体在衰老过程中，肝脏的结构和功能也会发生一系列衰老与退化改变。此外，衰老过程中免疫系统的变化也会影响肝脏疾病的发生、发展、临床表现及诊断和治疗。了解这些变化对于理解老年人肝脏疾病的临床特点和管理要点非常重要。

第1节　老年人肝脏结构、功能与免疫学改变

一、老年人肝脏形态学变化

（1）肝脏体积可减少20%～40%，而在老年女性其降幅可达44%，较男性更为显著[1]。与此同时，肝脏的血流量也可减少35%～50%。

（2）肝细胞排列疏松、紊乱，细胞体积增大、数目减少，实质/间质比例降低[2]。

（3）肝细胞的衰老还表现为肝细胞核体积增大、空泡变性，还可出现双核、多核、染色体变性、胞体固缩等老化现象。肝细胞核体积增大与端粒缩短、p21上调有关。在糖尿病和非酒精性脂肪性肝病患者，衰老肝细胞表达p21或γH（2）AX，胞核空泡变性更明显[3,4]。

（4）老年人肝细胞线粒体数目减少、体积增大[5]；滑面内质网密度降低；端粒缩短；多种微粒体酶减少，从而导致老年人肝细胞中脂褐素逐渐堆积[6]。

二、老年人肝脏功能变化

（1）传统肝功能试验指标如血清转氨酶、碱性磷酸酶、γ-谷氨酰转肽酶水平，并不随着年龄变化而发生明显变化[7]。随着年龄增长，胆红素水平可因肌肉质量和血红蛋白浓度的降低而下降[18]。血清白蛋白随年龄增长略有下降，但通常处于正常范围。凝血因子水平亦无明显变化。随年龄增长，由于肝脏对低密度脂蛋白胆固醇的代谢能力逐步下降，血清胆固醇和甘油三酯水平会有所升高。

（2）衰老过程可影响肝脏对某些药物的代谢。药物的Ⅰ相代谢主要通过微粒体酶对药物进行氧化、还原、去甲基化和水解来完成，而这些代谢主要由肝细胞滑面内质网上的P450色素还原酶系统完成。老年人肝脏体积和血流减少，药物的Ⅰ相代谢效率可下降30%[9]。

（3）衰老时肝脏的修复与再生能力明显下降。肝脏再生能力下降的原因有多种。首先，随年龄增长，循环中表皮生长因子（EGF）浓度降低，EGF受体减少、EGF与其受体结合后的信号转导缺陷，故肝细胞对EGF的反应性也降低[10]。其次，老化肝细胞中表达的染色质重塑蛋白Bim与抑制性细胞周期蛋白依赖性激酶相互作用，导致肝细胞增殖能力降低[11]。另外，随着再生能力的降低，老年

人肝脏的端粒长度已经缩短，特别是肝病患者[12]。在临床上可以发现，活体供肝后供体的肝再生速度随着年龄的增长而减慢，在老年患者中对乙酰氨基酚、异烟肼等药物的毒性反应更强。

三、老年人免疫功能的变化

1. **固有免疫** 随着年龄的增长，单核/巨噬细胞和自然杀伤（NK）细胞功能呈下降趋势。CD56$^+$ NK 细胞数量逐渐下降，而 CD56$^-$ NK 细胞的数量及百分比逐渐增加。在增龄过程中，体内功能最强大的抗原提呈细胞树突状细胞的功能亦发生明显变化。在青壮年期，未成熟的树突状细胞通过诱导调节性 T 细胞（Treg）促进免疫耐受性，而成熟树突状细胞则刺激效应 T 细胞促进免疫应答。在老年人，可能会因感染和损伤等因素，导致树突状细胞免疫耐受性和免疫原性之间的平衡发生改变，从而引发自身免疫性疾病的发生和发展。

2. **适应性免疫** 随着年龄的增长，T 细胞数量和多样性减少，T 细胞扩增、分化和信号转导强度受损。CD4$^+$T 细胞数量减少，而 CD8$^+$ T 细胞数量增加；T 细胞上表达的共刺激分子 CD28 减少，损害其增殖和分泌 IL-2 的能力；同时调节性 T 细胞功能则呈下降趋势。骨髓中的前体 B 细胞及外周 B 细胞数量呈下降趋势，特异性抗体的数量和 B 细胞库的多样性减少，但免疫球蛋白浓度反而可能随年龄增长而增加。

总之，随年龄增加，大多数免疫活性细胞的数量和功能呈下降趋势，针对外来抗原和恶性细胞的免疫应答受损。同时，调节性 T 细胞和树突状细胞功能障碍可能促进自身免疫性疾病的发生和发展。

第 2 节　老年肝脏疾病的一般临床特点

1. **表现不典型** 老年人发生肝脏疾病时多起病隐匿，除食欲减退、乏力、黄疸、腹胀、肝区疼痛或不适等常见临床表现外，在病程中可能表现为基线功能状态的非特异性降低，如意识模糊程度增加、跌倒风险增加、活动能力下降等。老年人对疼痛的敏感性降低，发生胆石症、胆囊炎、胆管炎及自发性腹膜炎等疾病时，可能疼痛症状不明显。此

外，老年人基础体温通常较低，对感染的发热反应较迟钝，易发生并发症或多脏器衰竭。

2. **病情较严重** 因为肝脏再生能力及免疫功能下降，老年患者在遇到对肝脏有损伤的刺激时，发生严重肝损伤的风险显著增加。老年急性肝炎的突出特点是黄疸发生率高、黄疸深，肝衰竭发生率高，合并症多、病死率高。此外，老年人新感染 HCV 后发展为慢性肝炎、肝纤维化、肝硬化、肝癌等疾病的速度更快。

3. **基础疾病多** 老年肝病患者常有多种伴随疾病如高血压、糖尿病、冠心病、脑血管病、慢性呼吸系统疾病等，多重用药风险增高，病原体、酒精、药物等多种致病因素共存概率增大，而肝脏对不良刺激的易感性更高，多重致病因素对肝损伤起协同作用。

4. **治疗复杂** 现有研究表明，对于慢性肝病，多数老年患者对治疗的应答并无明显减低，且耐受性尚好。因此，不宜单纯将年龄因素作为肝病治疗的禁忌证。但药物的选择上需密切结合老年患者的主要脏器功能状态、潜在药物相互作用及不良反应，谨慎选择合理的治疗方案。例如，老年患者在接受长期类固醇皮质激素治疗自身免疫性肝炎时，需密切注意激素的副作用，如骨质疏松症、糖耐量异常、白内障形成、感染风险等，适当调整治疗方案并进行主动预防和积极治疗，以减少或减轻其不良反应。

5. **预后较差** 除老年急性肝病容易发展为严重肝损伤甚至肝衰竭外，在慢性肝炎、肝硬化患者，年龄增长往往与预后不良，特别是肝细胞癌（HCC）的发生风险增加独立相关。

（唐 红 罗 佳）

参 考 文 献

[1] Schmucker DL. Age-related changes in liver structure and function：implications for disease? Exp Gerontol 2005；40：650-9.

[2] 于普林，塞在金 . 老年医学 . 北京：人民卫生出版社；2019：697.

[3] Aravinthan A，Verma S，Coleman N，et al. Vacuolation in hepatocyte nuclei is a marker of senescence. J Clin Pathol 2012；65：557-60.

[4] Nakajima T，Nakashima T，Okada Y，et al. Nuclear size measurement is a simple method for the assessment of

hepatocellular aging in non-alcoholic fatty liver disease：comparison with telomerespecifc quantitative FISH and p21 immunohistochemistry. Pathol Int 2010；60：175-83.

[5] Tajiri K，Shimizu Y. Liver physiology and liver diseases in the elderly. World J Gastroenterol 2013；19：8459-67.

[6] Halter JB，Ouslancler JG，Tinetti ME，et al. 哈兹德老年医学 . 第 6 版 . 李小鹰等译 . 北京：人民军医出版社；2015：1183-91.

[7] Frith J，Jones D，Newton JL.Chronic liver disease in an ageing population. Age Ageing 2009；38：11-8.

[8] Tietz NW，Shuey DF，Wekstein DR. Laboratory values in fit aging individuals—sexagenarians through centenarians. Clin Chem 1992；38：1167-85.

[9] Sotaniemi EA，Arranto AJ，Pelkonen O，et al. Age and cytochrome P450-linked drug metabolism in humans：an analysis of 226 subjects with equal histopathologic conditions. Clin Pharmacol Ther 1997；61：331-9.

[10] Sawada N. Hepatocytes from old rats retain responsiveness of c-myc expression to EGF in primary culture but do not enter S phase. Exp Cell Res 1989；181：584-8.

[11] Iakova P，Awad SS，Timchenko NA. Aging reduces proliferative capacities of liver by switching pathways of C/EBP alpha growth arrest. Cell 2003；113：495-506.

[12] Takubo K，Nakamura K，Izumiyama N，et al. Telomere shortening with aging in human liver. J Gerontol A Biol Sci Med Sci 2000；55：B533-6.

第89章 常见老年肝脏疾病的流行病学与临床特点

一、病毒性肝炎

病毒性肝炎是老年人最常见的传染病。60岁以上肝病住院患者中病毒性肝炎占60%以上。我国老年慢性肝炎多为慢性乙型肝炎，其次是慢性丙型肝炎；急性肝炎以戊型肝炎多见，而 HEV 与 HBV 或 HCV 重叠感染则病情较重。老年病毒性肝炎容易发展为急性、慢加急性或慢性肝衰竭，并发肝性脑病、消化道出血、腹水、肝肾综合征及自发性腹膜炎，病死率达70%以上。而不同类型病毒性肝炎在老年人群中亦有其各自的特点：

1. **甲型肝炎** HAV 感染通常为自限性。相较于年轻人，老年人患急性甲型肝炎病情重、病程较长，更容易出现严重肝细胞损害、黄疸和凝血功能障碍,胆汁淤积、胰腺炎、腹水等并发症的发生率高，病死率亦较高[1]。例如，在美国暴发 HAV 感染期间，42%的70岁或70岁以上的患者需要住院治疗，而仅3%～20%的40～49岁的成年人需要住院治疗[2]。

2. **乙型肝炎** 急性 HBV 感染在老年人群中较为少见，但随着年龄的增长，急性患者发展为慢性 HBV 携带者的风险却有所增加，这可能与细胞免疫功能下降有关。老年人急性 HBV 感染后因暴发性肝衰竭而死亡的概率升高，故应积极治疗。对于慢性乙型肝炎，如果符合适当的治疗标准，对老年患者也应进行治疗。干扰素有明显的副作用，最好在老年人中避免使用。核苷（酸）类似物可有效治疗慢性 HBV 感染，在老年患者的效果与年轻患者相似[3]。替诺福韦酯是治疗慢性乙型肝炎的推荐药物，但有潜在的肾脏和骨代谢副作用，故在已有轻微肾损害的老年患者，以及有高血压、糖尿病及其他肾脏损害高危因素者，最好选用肾脏和骨骼安全性更好的恩替卡韦或丙酚替诺福韦，并注意监测肌酐清除率和血清磷酸盐水平，初始间隔为3个月，持续1年，然后在治疗期间每6个月监测一次[4]。

同时应每3～6个月进行一次血清甲胎蛋白及肝脏超声检查，以监测 HCC 的发生。在主动免疫方面，乙肝疫苗通常全程接种3针，而老年人可能需要注射第4针，以提高乙肝疫苗的效果。

3. **丙型肝炎** 丙型肝炎的患病率约占全球人口的3%，但估计丙型肝炎在老年人口中的患病率可能更高。与年轻的新感染者相比，年龄较大的新感染者发展为晚期疾病如肝硬化和 HCC 的速度更快。例如，年龄较大的患者发展为肝硬化的平均时间为16年，而年龄较小的患者为33年[5]。

很少有研究调查老年人丙型肝炎的治疗，因为大多数临床治疗试验都排除了70岁以上的受试者。但真实世界研究显示，老年人一般对 HCV 治疗耐受良好，其持久应答率及耐受性与因副作用所致的停药率，与年轻患者组没有显著差异[6, 7]。但是需警惕的是用直接抗病毒药物（DAA）治疗慢性 HCV 感染时，老年患者发生显著药物相互作用的风险增加。故治疗过程中需仔细评估并调整治疗方案，以避免不利的药物相互作用和相关不良事件。

4. **丁型肝炎** HDV 作为一种高致病性缺陷病毒，其复制、抗原表达及肝损伤须有 HBV 辅助。全球约有5%的 HBV 携带者合并 HDV 感染，而近年来无论是急性还是慢性丁型肝炎的发生率皆在下降。目前认为，HBV/HDV 重叠感染会增加患者出现肝硬化、肝细胞癌、终末期肝病甚至死亡的风险。HDV 感染的最佳治疗方式目前尚不确定。唯一被批准用于治疗慢性 HDV 感染的药物是干扰素。

5. **戊型肝炎** 多见于年轻人，但老年戊型肝炎特点有：①临床症状重，常急性起病，发热、乏力、消化道症状明显，黄疸深、皮肤瘙痒明显，易发生胆汁淤积。②60岁以上患者的 ALT 水平较年轻组降低，而胆红素水平则显著升高，ALT 升高幅度与黄疸升高程度不平行[8]。③老年戊型肝炎患者住院时间延长，重型肝炎发生率高，容易发展至肝衰竭[9]。

二、酒精性肝病

酒精性肝病（ALD）是由于长期过度饮酒导致的中毒性肝损伤，包括酒精性脂肪肝、酒精性肝炎、肝纤维化和肝硬化。随着年龄的增长，多种因素会影响乙醇在体内的代谢和分布：①微粒体、线粒体功能下降；②乙醇代谢酶类活性降低；③老年人肌肉组织减少，脂肪相对增多，全身含水量降低，酒精在体内分布容量减少。上述不利因素影响酒精的代谢，使老年人更容易发生 ALD[10]。此外，老年人常合并营养不良、伴随疾病多、应用多种药物，在临床上对肝损伤起协同作用。

老年人 ALD 所表现的症状和体征与所有年龄段的患者类似，但由于肝细胞再生能力差，酒精性肝硬化多见，病死率较高。部分老年人特别是女性对酒精所致肝损伤较敏感，较小饮酒量及较短年限即可导致严重 ALD。在老年酒精性肝炎患者中，女性发生肝硬化的概率较男性高。老年酒精性肝硬化和酒精性肝炎（慢加急性肝衰竭）发病率有所增加。CHB 或 CHC 合并 ALD 老年患者也易引发肝硬化、腹水及自发性腹膜炎等。

对于老年饮酒特别是长期饮酒者，应进行腹部超声等相关筛查，以便早期发现 ALD，及时给予戒酒与相关治疗。老年 ALD 患者应长期随访，对酒精依赖者更应加强心理咨询、强调严格戒酒，并予以营养支持、补充多种维生素等对症支持治疗，以改善预后。

三、非酒精性脂肪性肝病

非酒精性脂肪性肝病（NAFLD）是指无过量饮酒史，主要由营养过剩、代谢紊乱所致的以肝实质脂肪变性和不同程度炎症坏死及纤维化为特征的临床病理综合征。NAFLD 在临床上可分为非酒精性脂肪肝（NAFL）、非酒精性脂肪性肝炎（NASH）及 NASH 相关肝硬化。

我国 NAFLD 在 50 岁以上流行率为 24.5%，高于一般人群。有报道 406 例老年人中 42.86% 有NAFLD。老年严重肥胖者脂肪肝发病率为 61%～94%，老年 NAFLD 可以增加高血压、高脂血症、糖尿病和心脑血管病的患病率。对 NAFLD 随访10～20 年，肝硬化的发生率为 0.6%～3%；NASH患者 10～15 年发生肝硬化者可高达 15%～25%，60 岁以上、ALT 升高、ALT/AST＞1 是发生肝纤

维化的高危因素。失代偿性肝硬化和肝细胞癌常发生于老年人。CHB 合并 NAFL 可促进肝硬化及肝癌的发生。

老年 NAFLD 的临床表现与代谢综合征及肝脏脂肪含量有关。对老年肥胖、糖尿病、高血压等患者，应进行脂肪肝相关筛查，以便尽早发现 NAFLD。早期纠正代谢综合征、积极控制糖尿病等，可阻止NAFLD 的病情进展。和一般人群 NAFLD 一样，其主要治疗措施包括加强热量摄入控制，推荐有规律的运动计划，并给予低脂、适量蛋白及多种维生素饮食，酌情给予降脂、保肝等辅助治疗。

四、药物性肝损伤

药物性肝损伤（DILI）是指因药物本身或其代谢产物引起的肝损伤。DILI 仅少数是因剂量依赖性药物毒性所引起的可预测性肝损伤，大多数是因为特异质反应所致的不可预测性肝损伤，其机制尚未完全明确，可能与环境、遗传易感因素相关。老年人肝细胞数量减少，肝脏解毒功能下降，常有高血压、糖尿病、肝脏病或代谢紊乱等慢性疾病，因而用药种类较多，更容易发生 DILI。

高龄和同时应用多种药物是发生 DILI 的重要危险因素。老年患者因为肝、肾、心、肺功能的减退及体重指数的降低，药物在体内的药代学及药效学可发生很大变化，其吸收、分布、代谢、清除等过程均受到影响。有数据显示，老年人不仅被处方的药物种类比年轻人多，其潜在不适当用药和药物不良事件发生率亦明显高于年轻人[11]。老年人不仅更容易发生 DILI，而且一旦发生病情较重。

引起老年人肝损害的药物以中药或中成药、心血管系统用药物、抗肿瘤药物（如氨苯蝶啶、6-硫嘌呤等）、抗微生物药物（如红霉素、苯甲异噁唑青霉素）、抗结核药物（如异烟肼、利福平等）、降糖药物、降脂药物及解热镇痛药物（如吲哚美辛、对乙酰氨基酚等）为多见。应仔细询问发病前 12周内服用过的药物，包括药物种类、剂量、给药途径、持续时间，包括处方药与非处方药，尤其应注意询问中草药、中成药及保健品使用情况。

有研究显示，与年轻人相比，老年人更容易出现胆汁淤积，但慢性 DILI 的发生率较低（11% 比19%）[12]。老年 DILI 患者半数有黄疸及皮肤瘙痒，可有大便颜色变浅、右上腹压痛、肝脏肿大等。血清转氨酶轻度升高，ALP、GGT、结合胆红素及胆

固醇明显升高。少数可出现不可逆性胆管损伤，表现为成人胆管消失综合征。如进展至肝硬化或肝衰竭，则常伴有低蛋白血症及凝血功能障碍等。

急性 DILI 的病死率可达 10%。老年 DILI 容易发展为肝衰竭，特别在 HBV、HCV 感染基础上发生 DILI，可出现肝性脑病、肝肾综合征等多种并发症，病死率超过 70%。积极治疗可显著改变老年 DILI 自然病史。

老年 DILI 的预防极为重要。老年患者肝脏细胞色素酶 P450 活性降低，药物清除率可降低 30%～40%，因此老年人用药时的剂量需相应减少。此外药物代谢存在着个体差异，故在用药过程中应注意用药剂量的个体化。老年人用药应遵循低剂量、短疗程的原则，必要时监测血药浓度，并定期检测肝功能。

五、自身免疫性肝病

1. 自身免疫性肝炎（AIH）　AIH 可表现为老年人急性或慢性肝炎，大约 20% 的 AIH 患者在 60 岁后发病，老年 AIH 患者男女比例为 1：3。老年 AIH 患者大多起病隐匿，乏力是最常见的主诉（占比约 86%）[13]，其他非特异性症状如上腹部不适（约 50%）、食欲减退、多肌痛等，25%～34% 的老年患者可无任何症状[14]。但老年 AIH 患者常出现较严重的肝纤维化和肝硬化[15]。最近的一项荟萃分析比较了 264 名老年和 592 名年轻 AIH 患者的临床特征，结果显示老年患者中早期无症状的比例是年轻组的 2 倍，但合并肝硬化者则增加了 50%[16]。此外，与年轻组相比，老年 AIH 组更常合并甲状腺疾病或风湿性疾病（13% 比 42%；$P=0.006$）[17]。

即使在老年人，AIH 的治疗仍非常有效，并能带来生存获益。老年人 AIH 治疗适应证和治疗终点与年轻人一样。大多数患者（80%～85%）会对治疗产生应答；年龄 ≥ 60 岁的老年患者比年轻人更容易对类固醇激素治疗产生应答（分别为 95 例和 76%；$P=0.03$）。老年患者的完全应答率、部分应答率和治疗失败率与年轻患者相当，但老年患者在停止治疗后的复发率低于年轻患者。需要指出的是，由于老年 AIH 患者常有较严重的肝纤维化，停药疾病复发可能对患者的肝功能试验结果和肝病临床进展产生有害影响。为了将这些风险降到最低，

并对停止治疗的风险做出客观判断，建议在肝活检确认肝组织学缓解后再考虑停药。

对于老年 AIH 患者，应尽可能避免使用大剂量泼尼松。在诱导阶段，布地奈德或低剂量泼尼松联合硫唑嘌呤（AZA）方案优于高剂量泼尼松单药治疗，因为后者在老年人中有更高的副作用风险；但应注意严密监测老年 AIH 患者发生硫唑嘌呤骨髓毒性的可能性。长期维持治疗的目标应该是达到生化和组织学完全缓解。在整个治疗过程中，应至少每年进行一次骨密度监测，并给予维生素 D、钙剂和双膦酸盐以预防及治疗类固醇激素相关的骨病。对于老年肝衰竭或早期肝癌患者，如无明显并发症或其他脏器功能损害，可考虑肝移植[18]。

2. 原发性胆汁性胆管炎（PBC）　是一种慢性胆汁淤积性肝损害，虽好发于中年女性，但 1/3 以上患者 > 65 岁。一般情况下，该疾病进展缓慢、病程长、临床症状不明显，老年人中无症状患者的比例更高，一般对熊去氧胆酸治疗应答良好。高胆固醇血症在 PBC 患者中较为常见，但在 PBC 患者中心血管事件的发生率并未增加[19]。由于高龄本身就是发生骨质疏松的高危因素，老年 PBC 患者发生骨质疏松更常见，故应至少每年测定一次骨密度，必要时服用维生素 D、钙剂及双膦酸盐以预防和治疗骨质疏松。

3. 原发性硬化性胆管炎（PSC）　以中年男性发病率较高。老年人 PSC 的数据较少，可能是因为 PSC 本身是一种罕见的疾病，而该疾病诊断的中位年龄为 40 岁，中位生存期为 11.9 岁。PSC 病情进展缓慢，5～10 年可发展为肝硬化，如与 AIH 重叠可加快病情进展。PSC 患者中 10%～20% 可并发胆管细胞癌。对于 PSC 目前尚无特效疗法，但对熊去氧胆酸有生化应答者，其临床结局有可能得到改善。

六、胆系结石、胆囊炎及胆管炎

胆结石是老年人腹痛最常见的病因，在增龄过程中伴随着肝脏胆固醇分泌增多、胆汁酸合成减少、胆囊功能障碍等因素，胆结石的发病率随着年龄的增长而增加，到 70 岁时患病率为 30%。虽然对于无症状性胆结石患者并不推荐进行预防性胆囊切除治疗，但胆结石的时间越长，出现胆囊炎和胆绞痛的可能性就越大。然而，老年人对疼痛的感知能力

下降，胆结石、胆绞痛症状可不典型，无高热、腹痛、白细胞升高等表现，临床症状和体征往往比实际病理变化轻，造成就诊不及时，并发症增多。此外，老年人存在较多共病，对急性手术耐受性差，增加了手术的风险和难度，而合并胆囊炎时能否行手术治疗、手术时机的确定等决策通常较为困难。此外，老年胆道结石还可引起胆道梗阻或胆汁淤积，并可导致继发性胆管炎。胆汁淤积和慢性炎症可刺激胆道上皮不典型增生、恶变，与胆囊癌、胆管癌等恶性肿瘤有关。

胆囊炎与胆结石关系密切。老年人胆结石发病率高，50%～70% 的急性胆囊炎发生于老年人。胆囊炎可并发胆囊积脓、胆囊穿孔等，老年患者发生急性胆囊炎时的症状可不典型，从而造成诊断延误，容易导致并发症出现。老年患者通常会有右上腹或上腹部疼痛及压痛，而缺乏其他症状及体征。超过 50% 的老年急性患者可以无发热、恶心、呕吐等表现。老年人基础体温通常较低，对感染的发热反应较迟钝，基线功能状态的非特异性降低（如意识模糊程度增加、跌倒、厌食）可能提示感染的存在。

胆管炎 60% 以上发生于胆管结石、寄生虫或癌性梗阻等疾病基础上。好发年龄与胆石症相同，60 岁以上患者并非少见。病原菌以大肠埃希菌为主，也可为葡萄球菌等，多为混合性细菌感染。急性化脓性梗阻性胆管炎常导致感染性休克，需及时通过内镜治疗或手术解除胆道梗阻，否则预后极差。另外，化脓性胆管炎细菌逆行进入肝脏可导致多发性细菌性肝脓肿。

七、肝硬化及相关并发症

肝硬化是各种慢性肝病发展的晚期阶段，可导致多种严重并发症，并可进展为肝细胞癌。部分病例由青壮年期开始患慢性乙型或丙型肝炎、酒精性或非酒精性脂肪性肝病等，到老年期均有可能进展为肝硬化。其年发病率 17/10 万，以 20～50 岁男性患者为主。50～60 岁的肝硬化患者死亡率可达112/10 万。除病因治疗和并发症治疗外，目前还没有直接针对肝硬化本身的有效疗法。除腹水、肝性脑病、食管胃静脉曲张出血外，肝硬化老年患者还容易发生营养不良和肌少症。需要针对上述临床情况进行强化管理，以维持老年肝病患者日常活动和生活质量（QoL）。

1. 肝硬化腹水的诊疗要点 ①水肿可导致老年人行走困难、跌倒风险增加，影响社会交往，严重者需住院治疗。②老年人往往摄入过多的盐，故需适当限制钠盐摄入。③尽可能积极给予药物治疗控制腹水，但应注意呋塞米的剂量不宜过大，以免损伤肾功能。④对于接受药物治疗尤其是服用利尿剂者，需密切监测肾功能及水电解质变化。⑤老年人肌肉质量下降、血清肌酐水平相对较低，单纯依靠血肌酐水平不易早期发现可能存在的急性肾损伤，而这些都会降低患者的生存率。⑥不推荐老年患者延长时间卧床，因为卧床会加重肌肉含量的丢失。

2. 肝性脑病的诊疗要点 ①肝性脑病常表现为意识障碍等神经精神症状，在老年患者中需注意与痴呆、脑血管疾病相鉴别。②便秘是老年肝硬化患者肝性脑病的常见诱因，但在处方乳果糖时需警惕腹泻、脱水等潜在不良反应。③有报道显示作用于肠道、不吸收入血的抗菌药物利福昔明用于治疗肝性脑病的高氨血症时 [20, 21]，全身不良反应少，对肾功能影响小，可改善肝性脑病和内毒素血症，而不会改变肠道微生物组的多样性 [22]。④只在肝性脑病发作期适当限制蛋白饮食，不可长期过分限制蛋白饮食，以免加重营养不良。

3. 消化道出血的诊疗要点 无论是食管胃底静脉曲张破裂出血或非曲张性病变所致消化道出血，都会增加老年肝硬化患者的死亡风险。在治疗管理方面值得提出的是：①在处方或调整 β 受体阻滞剂时需谨慎，因为该药在老年人可能增加发生心力衰竭、房室传导阻滞甚至晕厥的风险，应密切监测血压、心率、心功能变化，审慎评估后再决定治疗方案。②内镜下检查或治疗时，需警惕镇静和谵妄相关的吸入性肺炎风险。

4. 肌少症的诊疗要点 老年肝硬化患者的蛋白质摄入不足、合成减少和降解增加，可导致蛋白质营养不良及肌肉减少，后者被称为肌少症，显著影响老年患者的一般状况，增加跌倒及相关损伤的风险。原发性肌肉减少症是与衰老相关的肌肉量减少，而继发性肌肉减少症是与肝脏疾病、恶性肿瘤和炎性疾病等基础疾病相关的肌肉质量和力量的减少 [23]。血清标志物包括白蛋白、胆固醇水平和肌肉含量等指标可用于营养监测。对慢性肝病患者，应加强营养管理、鼓励适当体力活动，以促进肌肉合成、增加肌肉力量，降低跌倒及相关损伤的风险，从而改善老年肝硬化患者的预后。

八、肝胆系统恶性肿瘤

肝细胞癌（HCC）是一个世界性的公共卫生问题，在亚洲，HCC 的主要病因是乙型肝炎；在西方国家，最常见的病因是丙型肝炎和酒精性肝硬化。老年人相较于年轻人罹患 HCC 具有以下特点[24]：①HCV 感染率更高，HCV 相关性 HCC 通常比 HBV 相关性 HCC 晚 10 年左右发生。②老年 HCC 患者中女性较多，可能是因为她们的预期寿命较长。③老年 HCC 患者 HBV 和 HCV 感染均呈阴性的可能性更大。④老年 HCC 患者的肝组织纤维化程度低于年轻患者。⑤老年 HCC 患者的 HCC 结节比年轻患者少。老年患者的肿瘤往往具有更强的包膜性、高分化、且与较少的血管侵犯相关。针对该疾病，早发现、早根治性切除可改善自然病程。老年 HCC 患者的最佳治疗策略取决于患者状态和肿瘤的特征。最近有荟萃分析表明，70 岁以上老年 HCC 患者在消融治疗后 5 年存活率较低，但手术切除或 TACE 治疗后的 5 年存活率则与年轻患者相似[25]。因此，对于全身情况及肝功能储备较好的 HCC 患者，年龄大并不是这些治疗方法的绝对禁忌证。

胆道系统恶性肿瘤主要是胆囊癌和胆管癌。原发性胆囊癌是胆道系统最常见的恶性肿瘤，占消化道肿瘤的 8.5%。目前识别的胆囊癌危险因素与慢性胆囊炎症性疾病如胆石症、瓷胆囊、胆囊息肉、PSC、慢性感染（沙门菌属、螺杆菌属）等相关。胆囊癌主要发生在老年人群。高发年龄为 50 ～ 75 岁，男与女之比为 1.3 ∶ 5，约 75% 的患者发病年龄超过 65 岁。胆囊癌早期手术后 5 年生存率为 60% ～ 80%，10 年生存率为 44%。晚期胆囊癌 3 年生存率仅为 5% ～ 7%。

胆管癌是一种来自胆管上皮细胞的腺癌，随着年龄的增加胆管癌发病率明显增加，男性的发病率比女性高 40%，其中肝内胆管肿瘤的发生率低于肝外胆管。其明确的危险因素包括寄生虫感染、原发性硬化性胆管炎、胆管囊肿、肝内胆管结石和毒素。其他不太明确的潜在危险因素包括炎症性肠病、HCV 感染、HBV 感染、肝硬化、糖尿病、肥胖、饮酒、吸烟和宿主遗传多态性[26, 27]。胆管癌的预后很差，患者常伴有肝功能损害、肝硬化、黄疸，

诊断明确时常处于疾病晚期，因此很少可行切除治疗。然而手术是唯一可能的治疗方法，但即使根治性切除也有很高的复发率。肝内胆管癌和肝外胆管癌 5 年生存期分别为 5%、17%。

（唐　红　罗　佳）

参考文献

[1] Brown GR，Persley K. Hepatitis A epidemic in the elderly. South Med J 2002；95：826-33.

[2] Willner IR，Uhl MD，Howard SC，et al. Serious hepatitis A：an analysis of patients hospitalized during an urban epidemic in the United States. Ann Intern Med 1998；128（2）：111-4.

[3] Kawaoka T，Suzuki F，Akuta N，et al. Efficacy of lamivudine therapy in elderly patients with chronic hepatitis B infection. J Gastroenterol 2007；42：395-401.

[4] European Association for the Study of the Liver. EASL clinical practice guidelines：management of chronic hepatitis B infection. J Hepatol 2012；57：167-85.

[5] Thabut D，Le Calvez S，Thibault V，et al. Hepatitis C in 6865 patients 65 years old or older：a severe and neglected curable disease? Am J Gastroenterol 2006；101：1260-7

[6] Akuta N，Sezaki H，Suzuki F，et al. Favorable efficacy of daclatasvir plus asunaprevir in treatment of elderly Japanese patients infected with HCV genotype 1b aged 70 and older. J Med Virol 2017；89（1）：91-8.

[7] McPhee F，Suzuki Y，Toyota J，et al. High sustained virologic response to daclatasvir plus asunaprevir in elderly and cirrhotic patients with hepatitis C virus genotype 1b without baseline NS5A polymorphisms. Adv Ther 2015；32：637-49.

[8] 李晖，杨永锐等. 云南省 394 例散发性急性戊型肝炎的临床特点. 中华肝脏病杂志 2012；20：945-7.

[9] 杨昊臻，朱冰等. 127 例戊型肝炎肝衰竭的临床特点和预后分析. 中华肝脏病杂志 2017；25：380-2.

[10] Seitz HK，Stickel F. Alcoholic liver disease in the elderly. Clin Geriatr Med 2007；905-21.

[11] Gallagher P，Barry P，O'Mahony D. Inappropriate prescribing in the elderly. J Clin Pharm Ther 2007；32：113-21.

[12] Chalasani N，Bonkovsky HL.Features and outcomes of 899 patients with drug-induced liver injury：the DILIN prospective study. Gastroenterology 2015；148：1340-52.

[13] Verslype C，George C，Buchel E，et al. Diagnosis and treatment of autoimmune hepatitis at age 65 and older. Aliment Pharmacol Ther 2005；21（6）：695-9.

[14] Czaja AJ. Clinical features，differential diagnosis and treatment of autoimmune hepatitis in the elderly. Drugs Aging 2008；25：219-39.

[15] Czaja AJ，Carpenter HA. Distinctive clinical phenotype and treatment outcome of type 1 autoimmune hepatitis in the elderly. Hepatology 2006；43：532-8.

[16] Chen J，Eslick GD，Weltman M. Systematic review with metaanalysis：clinical manifestations and management of autoimmune hepatitis in the elderly. Aliment Pharmacol Ther 2014；39：117-24.

[17] Okano N，Yamamoto K，Sakaguchi K，et al. Clinico-pathological features of acute-onset autoimmune hepatitis. Hepatol Res 2003；25：263-70.

[18] Rizvi S，Gawrieh S. Autoimmune hepatitis in the elderly：diagnosis and pharmacologic management. Drugs Aging 2018；35（7）：589-602.

[19] Allocca M，Crosignani A，Gritti A，et al. Hypercholesterolaemia is not associated with early atherosclerotic lesions in primary biliary cirrhosis. Gut 2006；55：1795-800.

[20] Kamimura K，Sakamaki A，Kamimura H，et al. Considerations of elderly factors to manage the complication of liver cirrhosis in elderly patients. World J Gastroenterol 2019；25（15）：1817-27.

[21] Kimer N，Pedersen JS，Bendtsen F，et al. Rifaximin has no effect on hemodynamics in decompensated cirrhosis：a randomized，double-blind，placebo-controlled trial. Hepatology 2017；65：592-603.

[22] Kaji K，Takaya H，Saikawa S，et al. Rifaximin ameliorates hepatic encephalopathy and endotoxemia without affecting the gut microbiome diversity. World J Gastroenterol 2017；23：8355-66.

[23] Cruz-Jentoft AJ，Bahat G，Zamboni M，et al. Sarcopenia：revised European consensus on definition and diagnosis. Age Ageing 2019；48：16-31.

[24] Kinoshita A，Koike K，Nishino H，et al. Clinical features and prognosis of elderly patients with hepatocellular carcinoma not indicated for surgical resection. Geriatr Gerontol Int 2017；17（2）：189-201.

[25] Hung AK，Guy J. Hepatocellular carcinoma in the elderly：meta-analysis and systematic literature review. World J Gastroenterol 2015；21：12197-210.

[26] Floreani A. Liver disorders in the elderly. Best Practice & Research Clinical Gastroenterology 2009；23（6）：909-17.

[27] Tyson GL，El-Serag HB. Risk factors for cholangiocarcinoma. Hepatology 2011；54（1）：173-84.

第 90 章　肝硬化合并多器官功能障碍综合征

　　肝硬化是多种原因引起的慢性肝损伤所致的肝细胞外基质过度堆积及再生结节形成。该病发展缓慢，早期常无症状，随着病情进展逐渐出现肝细胞功能减退及门静脉高压相关临床表现，进而出现食管胃底静脉曲张破裂出血、肝性脑病、腹水及腹腔感染等并发症，并进入失代偿期。流行病学研究显示，全球范围内肝硬化死亡人数从 1990 年的 80 万人上升至 2013 年的 120 万人[1]。随着肝硬化病因治疗及综合治疗的进步，部分患者可从失代偿期恢复至代偿期（再代偿期）；然而，另一些患者则出现门静脉高压及肝细胞功能障碍进行性加重（慢性肝衰竭），甚至出现慢加急性肝衰竭及多器官衰竭，需要转入重症监护室行进一步脏器支持（人工肝支持、血液净化、体外膜肺氧合等）治疗。这部分患者短期病死率将明显增加[2]，且病死率与受累器官数目有关。

　　多器官功能障碍综合征（multiple organ dysfunction syndrome，MODS）又称多系统器官衰竭（multiple systemic organ failure，MSOF）或称多器官衰竭（multiple organ failure，MOF），是失血、感染、创伤、手术等诱因引起的同时或相继并发一个以上系统和 / 或器官的急性功能障碍或衰竭的临床综合征。其特点是继发性、顺序性、进行性，病情进展迅速、病势凶险、病死率高，感染是其最常见的诱因。肝硬化并发的 MODS 症状不典型，病情复杂、病死率高，故加强对 MODS 的认识，早发现、早诊断、早治疗是提高此类患者 ICU 治愈率的关键。

第 1 节　病理生理

　　肝脏广泛纤维化和肝硬化导致肝内血流阻力增大，同时肝功能进行性减退、肝脏灭活扩血管物质的能力降低使内脏血管扩张、肠系膜上静脉入肝血流量增加，是导致门静脉高压的主要机制。此外，肠道菌群失调在门静脉高压形成过程中也起着加速作用。肝硬化患者出现门静脉高压时，极易并发肝外器官系统（心、肺、肾、脑、免疫系统等）功能障碍。以心肌收缩、舒张障碍、高动力循环状态及电生理异常为特征的心功能不全与肝肾综合征、肝肺综合征等的发生密切相关，上述多器官功能障碍均会增加患者病死率。

一、门静脉高压与细菌易位

　　近年来，门静脉高压普遍被认为与肠道细菌易位和适应性免疫反应激活有关。肠道细菌易位是指肠道细菌及其产物从肠腔易位至肠系膜淋巴结或其他肠外器官的过程。据估计有 30% ～ 40% 的重症肝硬化患者出现肠道细菌易位。细菌产物或病原相关分子模式激活肝星状细胞（HSC）和库普弗细胞表面 Toll 样受体，通过启动下游信号通路释放促炎因子如 TNF-α、IL-6 等，激活的 HSC 产生血管内皮生长因子和血管生成素 -1 促进肝内新生血管生成，进一步加重门静脉高压[3]。一些实验证据表明门静脉高压的其他因素如 HSC 表面 apelin 受体过量表达，也可能参与肝内血管重塑和门静脉高压的形成。

Mejias 等[4]认为色素上皮衍生因子表达上调在门静脉高压的病理过程中促进新生血管形成，因此色素上皮衍生因子有可能成为治疗门静脉高压的新靶点。

二、门静脉高压与内脏血管扩张

除了因肝硬化胶原沉积、肌成纤维细胞收缩（来源于激活的 HSC）所致的肝内血流阻力增加，肝硬化时广泛的内脏血管扩张导致脾和肠系膜血流量增加，加重门静脉高压。内皮细胞功能紊乱，导致强效缩血管物质内皮素（endothelin，ET）释放增加，另一方面 ET-1 与 ET-1β 受体结合可导致内皮型 NO 合酶合成增多，而 NO 增多引起血管扩张[5]。促炎因子、血管内皮生长因子及机械力的作用均可诱发信号级联反应，激活 Akt 和热休克蛋白90，进而激活内皮型 NO 合酶。同时，在失代偿期肝硬化患者激活的巨噬细胞可过量表达诱导型 NO 合酶，增加 NO 的合成[6]。除 NO 外，CO、内源性大麻素系统及自主神经功能障碍等也在内脏血管的扩张中发挥作用。

第 2 节　临床特点

一、肝硬化合并急性肾损伤

随着肝硬化的进展，急性肾损伤（acute kidney injury，AKI）是常见的并发症，且其出现提示预后不良[7]。终末期肝病模型（model of end-stage liver disease，MELD）评分是评估患者 3 个月内死亡率及评估肝移植的重要指标，其中肌酐水平是该评分标准中的变量之一。肝移植前肌酐水平也是移植后生存率的重要预测指标。因此，积极诊断和治疗肝硬化合并 AKI 极其重要。

（一）肝硬化合并急性肾损伤的诊断

肝硬化患者肾衰竭的诊断标准于 1996 年颁布，此后又多次进行更新。目前较新的常用 AKI 诊断标准有 2012 年 KDIGO[8]标准：48h 内血肌酐 ≥ 0.3mg/dl（26.5μmol/L），或在前 7 天内血肌酐增加至基线值的 1.5 倍，6h 排尿量＜ 0.5ml/（kg·h）。分期：1 期，肌酐水平升高至基线值的 1.5 ～ 1.9 倍或增加≥ 26.5μmol/L，或者尿量＜ 0.5ml/（kg·h）持续 6 ～ 12h；2 期，肌酐水平升高至基线值的

2.0 ～ 2.9 倍，或尿量＜ 0.5ml/（kg·h）超过 12h；3 期，肌酐水平升高至基线值的 3.0 倍，或血肌酐值增至≥ 353.6μmol/L，或开始肾脏替代治疗，或＜ 18 岁的患者，估算肾小球滤过率（eGFR）下降至＜ 35ml/（min·173m²），或者尿量＜ 0.3ml/（kg·h）超过 24h，或无尿超过 12h。尿量用于 AKI 的诊断并不十分精确，一直以来其临床应用的价值有限。KDIGO 指南认为应该个体化评估患者的尿量，如药物、液体平衡及其他因素的影响。无论如何，尿量的标准可以用作进一步评估的起点，即对于符合尿量标准的患者，应注意评估患者的 AKI 风险是否增加。

2015 年国际腹水俱乐部（Iternational Club of Ascites，ICA）[9]关于 AKI 标准[9]指出，KDIGO 标准对于肝硬化合并腹水患者并不太适合，因为此类患者可能因为水钠潴留而出现尿少，从而其 eGFR 可能相对正常；相反，其中也有一部分患者可能由于应用利尿剂治疗而造成尿量增加。而且在实际临床工作中，很难做到精确的尿量收集，故尿量减少作为这些患者 AKI 的诊断标准尚待探讨。因此，目前将 SCr 的动态变化作为诊断肝硬化患者 AKI 的关键指标，专家一致同意以 KDIGO 标准为基础来建立 ICA-AKI 新标准（表 90-1）。

表 90-1　ICA-AKI 关于肝硬化患者 AKI 诊断与管理的新定义

项目	定义
SCr 基值	在过去的 3 个月内可以获得 SCr 值可作为 SCr 基线值。如果患者前 3 个月内多次检测 SCr 值，则采用入院前最近的一次作为基线值。如果不能获得患者先前的 SCr 值，入院时的 SCr 水平可作为基线值
AKI 定义	SCr 水平在 48h 内升高≥ 0.3mg/dl（26.5μmol/L）；或在前 7 天内 SCr 水平比基线值（确定或推测）升高≥ 50%
AKI 分期	1 期：SCr 升高≥ 0.3mg/dl（26.5μmol/L），或 SCr 升高至 1.5 ～ 2.0 倍基线值 2 期：SCr 升高至 2.0 ～ 3.0 倍基线值 3 期：SCr 升高至 3.0 倍基线值，或 SCr 升高≥ 4mg/dl（353.6μmol/L）并且急性升高≥ 0.3mg/dl（26.5μmol/L），或开始 RRT
AKI 进展	进展：AKI 进展至较高分期和 / 或需要 RRT 好转：AKI 恢复至较低分期
治疗应答	无应答：AKI 无恢复 部分应答：AKI 分期下降及 SCr 降低至≥基线值 0.3mg/dl（26.5μmol/L） 完全应答：SCr 降低至基线值 0.3mg/dl（26.5μmol/L）以内

在关于 AKI 诊断的 ICA 新标准中，剔除了尿排出量指标，原因是其不适用于肝硬化患者（例如许多患者尿量减少但是仍维持正常的肾功能）并且没有相关研究证据。

（二）肝硬化合并急性肾损伤的分型

AKI 分为 3 种类型，即肾前性（一般为低血容量所致）、肾实质性（缺氧等导致肾小管损伤、肾小球肾炎及肾间质性肾炎）及肾后性（一般为尿路梗阻所致）。肝硬化患者可合并 AKI 分类中任意一种类型。然而，对于该类患者可并发一种特殊类型的 AKI 即肝肾综合征（hepatorenal syndrome，HRS）。HRS 是功能性急性肾损伤，无肾实质损伤，是可逆的肾损伤。既往根据临床特点及预后将 HRS 分为 1 型和 2 型：1 型 HRS 常发生在住院患者中，急性发病且常常有明确的诱因，最常见的为自发性细菌性腹膜炎，预后差；2 型 HRS 发病缓慢，常见于院外反复发生腹水的患者中。目前认为原来的所谓 2 型 HRS 病程长，不属于 AKI 范畴；原来的 1 型 HRS 是特殊类型的 AKI，即 HRS-AKI（诊断标准如表 90-2）。

表 90-2　HRS 肝硬化患者 AKI 诊断标准

明确诊断肝硬化和腹水：

· 根据 ICA-AKI 标准确诊 AKI

· 连续 2 天停用利尿剂并输注白蛋白（1g/kg）扩充血浆容量，患者无应答

· 无休克

· 目前或最近未使用肾毒性药物（如非甾体抗炎药、氨基糖苷类、碘化造影剂等）

· 无肉眼可见的结构性肾损伤征象，定义如下：

无蛋白尿（> 500mg/d）

无微量血尿（> 50 个红细胞 /HP）

肾脏超声检查正常

（三）肝硬化合并急性肾损伤的管理系统

根据最新 ICA-AKI 诊断标准，提出了肝硬化患者合并 AKI 的新管理系统（图 90-1）。此系统建立于 AKI 新的分期基础之上。推荐肝硬化腹水患者一旦明确并发 ICA-AKI 1 期，应尽早采用以下措施进行管理：

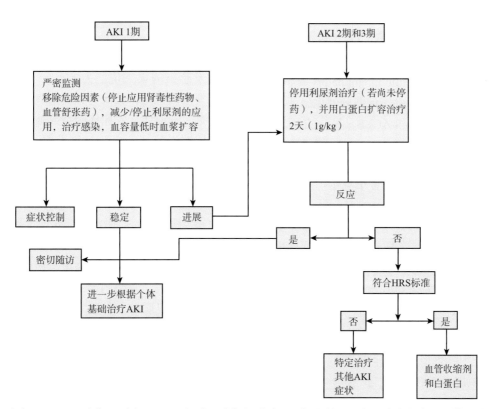

图 90-1　根据 ICA-AKI 分期（联合 KDIGO 标准和常规标准建立）提出的肝硬化和腹水患者 AKI 管理的建议规范

（1）回顾用药记录：回顾患者所有用药情况（包括非处方药），减量或停用利尿剂，停用所有具有潜在肾毒性的药物、血管舒张药或非甾体类抗炎药。

（2）对可疑低血容量患者进行扩张血容量治疗[根据临床判断可采用晶体液、白蛋白或血液（胃肠道出血导致 AKI 的患者采用）]。

（3）如确诊或高度怀疑合并细菌感染，立即进行细菌鉴定并给予早期治疗。

经过治疗，患者 SCr 如果较基线值下降在 0.3mg/dl（26.5μmol/L）以内，则应密切随访（住院患者每 2～4 天评估一次 SCr 水平，而出院后前 6 个月至少每 2～4 周检测一次 SCr），以便尽早发现可能的 AKI 复发。

如果患者在 AKI 分期上有进展，应按照 ICA-AKI 2 期和 3 期患者进行治疗。治疗包括停用利尿剂（如果前期未采用），以及连续 2 天静脉输注白蛋白扩张血浆容量，剂量为 1g/（kg·d）。若扩容无效，则依据 AKI 的类型及鉴别诊断对患者进行下一步管理，鉴别诊断包括 HRS-AKI、原发性 AKI 及肾后性 AKI 等。若为 HRS-AKI 应早期应用血管收缩剂（如特利加压素、去甲肾上腺素、米多君或奥曲肽）。

二、肝硬化合并感染和脓毒症

感染在肝硬化患者 MODS 的发生中起重要的作用。显性细菌感染和隐性细菌易位，可引起全身炎症反应综合征（systemic inflammatory response syndrome，SIRS）和脓毒症，促使肝硬化患者病情急性恶化，引发 MODS 和 ACLF。另一方面，感染可以导致肝硬化患者出现免疫麻痹，易于发生继发感染。肝功能为 Child-Pugh C 级患者的感染率为 67%，肝衰竭患者几乎 100% 发生感染；肝硬化合并上消化道出血患者腹腔感染率为 25%～65%；既往发生自发性细菌性腹膜炎患者 1 年后复发率为 70%[9]。此外，酗酒、介入性检查和治疗可增加感染的机会。一旦出现感染，进而出现脓毒症的风险将明显升高。出现各种感染后患者 1 年的病死率可高达 66%[10]。针对各种感染要早期识别及对症支持治疗，肝硬化合并感染是导致疾病进展的重要因素，其早期识别与治疗是治疗成功的关键。

（一）肝硬化常见的感染类型

1. 肝硬化合并自发性感染 肝硬化自发性感染包括自发性细菌性腹膜炎（spontaneous bacterial peritonitis，SBP）、自发性细菌性胸膜炎（spontaneous bacteremia empyema，SBE）和自发性菌血症

（spontaneous bacteremia，SB）。

SBP 是肝硬化患者最常见的感染，当肝硬化患者出现下列情况时应高度怀疑 SBP[11]：①不明原因发热或不同程度腹痛，外周血白细胞水平升高＞1 倍或中性粒细胞比例＞75%；②腹水短期迅速增加，利尿剂无效；③出现黄疸或原有黄疸迅速加深；④顽固性腹胀；⑤无诱因的肝肾功能恶化、突发休克、上消化道出血、肝性脑病或代谢性酸中毒；⑥腹水白细胞 ≥ 500/mm³，腹水多形核白细胞（PMN）＞250/mm³，且无其他原因（如血性腹水、腹膜肿瘤、胰腺炎、腹膜结核等）。SBP 常见病原菌为需氧革兰氏阴性杆菌（60%～80%），其中 40%～50% 为大肠埃希菌。胸腔积液疑为 SBE 者，应行诊断性胸腔穿刺及胸水检查，同时留取标本进行细菌培养，当胸水培养阳性且中性粒细胞计数升高＞250/mm³ 或者培养阴性而中性粒细胞计数＞500/mm³，并排除肺炎者可确诊。SB 临床症状通常不典型，可有不明原因发热或肝损伤加重的表现，需结合血培养做出诊断，CRP 和 PCT 有一定的辅助诊断价值。

2. 肝硬化合并肺部感染 肝硬化患者由于机体免疫功能减低、门静脉高压及低蛋白血症等可致肺循环结构和功能异常，易发生各种感染，居肝硬化并发感染的第二位，为 15%～20%[12]，以细菌性肺炎最为常见，其次为肺真菌病，部分患者可并发病毒、支原体、衣原体肺炎或肺结核。

按照发病场所分为社区获得性肺炎（community acquired pneumonia，CAP）和医院获得性肺炎（hospital acquired pneumonia，HAP）。CAP 以革兰氏阴性杆菌和支原体、衣原体多见，HAP 主要病原菌为铜绿假单胞菌、肺炎克雷伯杆菌、大肠埃希菌、白念珠菌、曲霉、表皮葡萄球菌和金黄色葡萄球菌。细菌性肺炎临床起病较急，胸痛、咳脓痰或脓血痰、呼吸困难，毒血症症状明显，胸部 X 线检查可见肺叶、肺段实变或支气管炎表现。常见肺真菌病为肺念珠菌病和肺曲霉病，前者主要临床表现为高热、咳白色黏痰，痰液呈胶冻状，胸片示双下肺纹理增多，散在大小不一结节状阴影，可形成空洞，痰涂片及胸水或肺泡灌洗液病理特殊染色可快速诊断；肺曲霉病临床表现为干咳、胸痛、呼吸困难，X 线胸片以胸膜为基底的楔形阴影或空洞为特征，胸部 CT 检查可见晕轮征及新月征。血液标本中真菌细胞壁成分曲霉半乳甘露聚糖抗原

（galactomannan，GM）和1, 3-β-D 葡聚糖（1, 3-β-D, G）抗原检测为真菌感染的诊断依据之一[12]。

3. 肝硬化合并尿路感染 肝硬化患者由于长期卧床、腹水压迫输尿管、导尿或留置导尿管等易合并尿路感染。临床表现：①尿路刺激征，如尿频、尿急、尿痛、排尿不适等症状；②感染中毒症状，如发热、寒战、头痛等，主要见于上尿路感染及急性尿路感染伴尿路梗阻患者；③外周血白细胞升高；④尿常规，出现尿浑浊，镜检白细胞＞5个/高倍视野；⑤尿细菌培养含菌量≥10^2/ml，并为常见致病菌时，可拟诊为尿路感染。尿细菌培养或涂片细菌检查阳性可明确病原菌，革兰氏阴性杆菌是肝硬化合并尿路感染最常见的病原菌。若真菌菌落计数在10^3/ml以上或导尿标本不离心每个高倍视野下找到1～3个真菌即可诊断尿路真菌感染。

（二）脓毒症及脓毒性休克的早期诊断

脓毒症（sepsis）的定义及诊断标准于1991年首次提出，并于2001年及2016年修订，其宗旨在于提高临床医生对脓毒症的重视程度，早期识别并及时采取相应的治疗措施，从而降低其病死率。脓毒症3.0定义及诊断标准较前做出了颠覆性的改变[13]。新定义是指宿主对感染的反应失调，导致危及生命的器官功能损害。对于ICU的感染或可疑感染患者，当序贯器官功能衰竭评分（sequential organ failure score，SOFA）增加值≥2分时，诊断为脓毒症；对于非ICU的感染或可疑感染患者，快速序贯器官功能衰竭评分（quick sequential organ failure score，qSOFA）出现2项或2项以上（收缩压≤100mmHg，呼吸频率≥22次/分，意识改变即格拉斯哥昏迷评分≤13分）时即可诊断为脓毒症。此外，脓毒症3.0指出，感染性休克是感染导致的循环衰竭和细胞代谢异常，是脓毒症的一个亚型；其诊断标准为脓毒症患者经积极液体复苏后仍需要升压药物才能维持平均动脉压（MAP）≥65mmHg，并且血乳酸＞2mmol/L。

（三）肝硬化合并感染的治疗原则

在加强支持治疗基础上，抗生素的合理应用是控制感染、改善预后的关键。肝硬化合并感染一旦诊断，应立即开始经验性抗生素治疗，CAP首选三代头孢菌素，医院感染应根据当地多重耐药细菌的流行病学采取个体化治疗，多选用哌拉西林/他唑巴坦、头孢哌酮/舒巴坦或碳青霉烯类抗菌药物（美洛培南、亚胺培南），甲氧西林耐药金黄色葡萄球菌（methicillin-resistant *Staphylococcus aureus*，MRSA）感染需加用糖肽类抗生素（万古霉素、去甲万古霉素、替考拉宁）。初始经验性治疗48～72h后进行疗效评估，治疗有效可不参考病原学检查结果继续原有治疗；初始治疗失败者，进一步明确病因，调整抗生素。

肺真菌病以棘白素类药物（卡泊芬净）和三唑类药物（伏立康唑）为主要治疗药物，联合应用白蛋白等支持治疗可提高疗效，改善预后。重症感染病情进展迅猛，遵循"重拳猛击"原则，早期应用广谱强效抗生素，并依据药敏试验结果采取降阶梯治疗。因抗生素多通过肝脏代谢，用药期间应严密监测肝功能，必要时应加强保肝药物治疗[11]。

三、肝硬化合并心血管系统损伤

肝硬化合并门静脉高压后相继出现高动力循环状态，从而导致心律增快，心输出量增加及外周血管阻力和动脉压降低[14]。自20世纪60年代开始就有肝硬化心肌病的相关报道，但当时研究者们将心肌损伤归因于酒精引起的毒性损伤。近20年研究发现，心肌损伤也存在于其他非酒精性肝硬化患者中。当肝硬化门静脉高压导致的外周血管扩张后，外周血流量增多，体循环紊乱，有效循环血量减少[15]。当动脉血压降低、有效循环血量减少时，交感神经系统、肾素-血管紧张素-醛固酮系统激活，抗利尿激素释放增加，长期作用于心血管系统将导致心功能不全，即肝硬化心肌病。肝硬化心肌病的特征为应激时收缩反应迟钝、舒张障碍及以QT间期延长为主的心脏电生理异常且不伴有其他心肌病变。由于动脉扩张导致左心室后负荷下降，在静息状态下并不会表现出明显的心功能不全。收缩功能障碍主要表现为应激时心率增加减慢、心肌储备减少及伴随摄氧率下降的心肌萎缩[16]。

越来越多的证据表明，内源性大麻素系统在多个心血管系统病变如高血压、心肌梗死、心力衰竭等中起重要作用[17]。Gaskari等[18]通过胆道结扎大鼠模拟肝硬化性心肌病，发现左心室局部内源性大麻素代谢产物增多，且其主要产物花生四烯乙醇胺激活大麻素1受体可减弱心肌收缩力。除激活大麻素 1 受体外，Gaskari 等还证明花生四烯酸乙醇胺通过调节 Ca^{2+} 信号通道可缩短心肌细胞动作电位时程，减弱心肌收缩性。心肌肥厚、局部纤维化和内膜下水肿造成舒张功能减弱，超声多普勒探测 E/A 值减小有助于诊断。

循环功能异常及神经体液调节机制的异常也是肝肾综合征形成的主要机制。有研究发现心肌损伤将会加速肝肾综合征的形成[19]。做过 TIPS 手术的患者出现心血管并发症的风险会增加，这可能与心脏舒张功能减退有关。还有一些研究发现肝硬化相关心血管系统并发症在肝移植过程中及肝移植后发生率会增加[20]，主要与肝硬化心肌病有关，需要进一步研究从而提出针对肝硬化患者合并心肌损伤的一种特殊的诊断标准。

四、肝硬化合并肺功能损伤

肝硬化患者特有的肺功能障碍包括肝肺综合征（hepatopulmonary syndrome，HPS）及门静脉性肺动脉高压（portopulmonary hypertension），循环及神经内分泌紊乱在肺功能障碍发生中起重要作用[21]。

HPS 患者常见肺内血管扩张导致弥散功能障碍、通气血流比异常及动脉氧合能力低下，且患者本身并无心肺原发疾病。其主要病理生理改变是肺泡周围的毛细血管扩张。Koch 等[22] 认为肺内血管扩张导致肝静脉血中 ET-1 升高，且肺内 ET 受体表达上调；此外，受体摄取 ET-1 增加也与 HPS 密切相关。通过大鼠胆管结扎模拟继发性胆汁性肝硬化研究显示，内皮型 NO 合酶和诱导型 NO 合酶均可促进肺内血管扩张。Zhang 等[23] 发现 ET-1 与上调的 ET 受体结合后激活 Akt 信号通路，血管内皮生长因子合成增加，从而促进肺内新生血管的形成。肝移植是目前治疗 HPS 唯一有效的方法，肝移植术后 85% 的 HPS 患者能够完全逆转或状态显著改善。

门静脉性肺动脉高压患者肺动脉血管阻力增加，血流受阻，最为公认的假说是肝脏产生的或经由肝脏代谢的缩血管物质和促血管增生物质通过门体分流到达肺循环。与 HPS 不同的是，血液中升高的 ET-1 不与 ET-1B 受体结合，而是结合在过量表达的 ET-1A 受体，导致肺血管收缩。肝移植是有效的治疗方式，然而过高的肺动脉压可能成为肝移植禁忌证，因为术前及术后血流动力学的改变可能存在潜在风险[24]。以扩张血管为机制的药物治疗包括内皮素受体拮抗剂、磷酸二酯酶抑制剂、前列环素等均有一定的疗效。

第 3 节　预后评估

尽管目前关于肝硬化的定义已非常明确，但不同阶段预后差异极大。代偿期肝硬化患者的 1 年死亡率为 1%，然而，发生失代偿的患者 1 年死亡率可高达 57%。肝硬化晚期主要表现为肝细胞功能障碍及门静脉高压症，1998 年美国最早采用比较客观的预后评估措施 Child-Turcotte-Pugh（CTP）评分（表 90-3），用来指导肝移植的分配及预后评估（表 90-4）。自 2002 年开始按 MELD（model for endstage liver disease）评分来分配器官[25]。MELD 评分有胆红素、肌酐及 INR 组成，最早用来评估肝硬化行 TIPS 术的预后。与 CTP 评分相比，因其对各种原因导致肝脏疾病相对具有更准确的死亡预测价值，因此被世界多家肝脏移植器官分配系统用来行肝移植的评估。MELD 评分除了评估肝移植的器官分配，还可评估 TIPS、肝脏外手术、消化道出血及肝肾综合征的风险，且还可评估酒精性肝炎的死亡风险[26]。

表 90-3　Child-Turcotte-Pugh 评分

指标	1 分	2 分	3 分
总胆红素	< 34μmol/L（< 1.9mg/dl）	34～50μmol/L（1.9～2.9mg/dl）	> 50μmol/L（> 2.9mg/dl）
白蛋白（g/L）	> 35	28～35	< 28
INR	< 1.70	1.71～2.30	> 2.30
腹水	无	少量	中至大量
肝性脑病	无	Ⅰ～Ⅱ度	Ⅲ～Ⅳ度

表 90-4　Child-Turcotte-Pugh 评分与生存率评估

评分	分级	1 年生存率（%）	2 年生存率（%）
5～6	A	100	85
7～9	B	81	57
10～15	C	45	35

曾经认为，肝脏组织学检查是肝脏疾病分期及预后评估的金标准，肝静脉压力梯度（HPVG）作为次要指标。然而，这些均为有创检查，对于肝硬化失代偿期患者因合并凝血功能障碍，因而存在禁忌。其他的一些临床预后评分也相继产生，但评估的正确性仍待进一步验证。此外，肝脏瞬时弹性成像或者磁共振弹性成像也可用于评估肝脏疾病的严重性。研究发现，肝脏硬度值大于 21.1kPa 可以精确地预测慢性肝病患者（65% 的为肝硬化患者）门静脉高压相关的并发症[27]。

基于基因组的肝硬化预后判断系统。上述基于临床标量的预测系统仅为分辨出严重的和相对较轻的患者，但相关中等损伤的肝病患者，如无临床症状的，早期肝硬化患者仍占有相当大的一部分。全基因组分析可以弥补上述有限的临床变量的不足，通过更广泛的分子变量建立预后模型。全基因组包括 RNA 表达、DNA 变异等，如单核苷酸多态性（SNP）作为评估预后的分子学指标正在研究中。目前研究发现 186- 基因表达序列不仅可以监测原发性肝癌的复发，还可以评估肝病的进展及早期丙型肝炎肝硬化的生存率[28]。有研究发现，胰岛素样生长因子（IGF-1）可以反映肝细胞的功能状态——因肝细胞合成功能下降及生长激素受体下降；血清中 IGF-1 还可以反映肝衰竭及 HCC 的发生。肝脏的损伤及再生过程中一个基因的表达可能与晚期肝细胞癌的复发有关。肝星状细胞基因的表达与原发性肝细胞癌的复发和死亡有关[29]。据报道，有几种 SNP 与肝细胞癌及肝硬化的其他并发症有关[30]。

MELD 评分 $=9.57\times\ln[$ 肌酐（mg/dl）$]+3.78\times\ln[$ 胆红素（mg/dl）$]+11.20\times\ln[INR]+6.43$（病因：胆汁性肝硬化或酒精性肝硬化 0，其他 1）。评分为 0～40 的患者，3 个月生存率由 90% 下降到 7%。评分越高，生存率越低。

（李　昂　谢　雯　刘玉凤）

参 考 文 献

[1] Alam A，Chun Suen K，Ma D. Acute-on-chronic liver failure：recent update. J Biomed Res 2017；31：283-300.

[2] Naghavi M，Wang H，Lozano R，et al. Global, regional, and national age-sex specifical-cause and cause-specific mortality for 240 causes of death，1990-2013：a systematic analysis for the Global Burden of Disease Study 2013. Lancet 2015；385：117-71.

[3] Mehta G，Gustot T，Mookerjee RP，et al. Inflammation and portal hypertension the undiscovered country. J Hepatol 2014；61：155-63.

[4] Mejias M，Coch L，Berzigotti A，et al. Antiangiogenic and antifibrogenic activity of pigment epithelium-derived factor（PEDF）in bile ductligated portal hypertensive rats. Gut 2015；64：657-66.

[5] Nishiyama SK，Zhao J，Wray DW，et al. Vascular function and endothelin-1：tipping the balance between vasodilation and vasoconstraction. J Appl Phys 2017；122：354-60.

[6] Du Plessis J，Vanheel H，Janssen CE，et al. Activated intestinal macrophages in patients with cirrhosis release NO and IL-6 that may disrupt intestinal barrier function. J Hepatol 2013；58：1125-32.

[7] Garcia-Tsao G，Parikh CR，Viola A. Acute kidney injury in cirrhosis.Hepatology 2008；48：2064-77.

[8] Khwaja A. KDIGO clinical practice guidelines for acute kidney injury. Nephron Clin Pract 2012；120：179-84.

[9] Angeli P，Ginès P，Wong F，et al. Diagnosis and management of acute kidney injury in patients with cirrhosis：revised consensus recommendations of the International Club of Ascites. J Hepatol 2015；62：968-74.

[10] Arvaniti V，D'Amico G，Fede G，et al. Infections in patients with cirrhosis increase mortality 4-fold and should be used in determining prognosis. Gastroenterology 2010；139：1246-56.

[11] European Association for the Study of the Liver. EASL clinical practice guidelines on the management of ascites，spontaneous bacterial peritonitis and hepatorenal syndrome in cirrhosis. J Hepatol 2010；53：397-417.

[12] Nan Y，Zhang Q，Wang R. The empirical therapy of pulmonary infection complicated with hepatic cirrhosis. Chin J Pract Intem Med 2013；33：684-6.

[13] Singer M，Deutschman CS，Seymour CW，et al. The third international consensus definitions for sepsis and septic shock. JAMA 2016；315：801-10.

[14] Moller S, Henriksen JH. Cardiovascular complications of cirrhosis. Gut 2008; 57: 268-78.

[15] Møller S, Hobolth L, Winkler C, et al. Determinants of the hyperdynamic circulation and central hypovolaemia in cirrhosis. Gut 2011; 60: 1254-9.

[16] Møller S, Bernardi M. Interactions of the heart and the liver. Eur Heart J 2013; 34: 2804-11.

[17] Montecucco F, Di Marzo V. At the heart of the matter: the endocannabinoid system in cardiovascular function and dysfunction. Trends Pharmacol Sci 2012; 33: 331-40.

[18] Gaskari SA, Liu H, Moezi L, et al. Role of endocannabinoids in the pathogenesis of cirrhotic cardiomyopathy in bile duct-ligated rats. Br J Pharmacol 2005; 146: 315-23.

[19] Krag A, Bendtsen F, Burroughs AK, et al. The cardiorenal link in advanced cirrhosis. Med Hypotheses 2012; 79: 53-5.

[20] Ripoll C, Catalina MV, Yotti R, et al. Cardiac dysfunction during liver transplantation: incidence and preoperative predictors. Transplantation 2008; 85: 1766-72.

[21] Goldberg DS, Fallon MB. Hepatopulmonary Syndrome. NewYork: Springer International Publishing; 2015: 40-45.

[22] Koch DG, Bogatkevich G, Ramshesh V, et al. Elevated levels of endothelin-1 in hepatic venous blood are associated with intrapulmonary vasodilatation in humans. Dig Dis Sci 2012; 57: 516-23.

[23] Zhang J, Yang W, Hu B, et al. Endothelin-1 activation of the endothelin B receptor modulates pulmonary endothelial CX3CL1 and contributes to pulmonary angiogenesis in experimental hepatopulmonary syndrome. Am J Pathol 2014; 184: 1706-14.

[24] Raevens S, Geerts A, Van Steenkiste C, et al. Hepatopulmonary syndrome and portopulmonary hypertension: recent knowledge in pathogenesis and overview of clinical assessment. Liver Int 2015; 35: 1646-60.

[25] Smith JM, Biggins SW, Haselby DG, et al. Kidney, pancreas and liver allocation and distribution in the United States. Am J Transplant 2012; 12: 3191-212.

[26] Reverter E, Tandon P, Augustin S, et al. A MELD-based model to determine risk of mortality among patients with acute variceal bleeding. Gastroenterology 2014; 146: 412-9.

[27] Castera L, Chan HL, Arrese M, et al. EASL-ALEH clinical practice guidelines: non-invasive tests for evaluation of liver disease severity and prognosis. J Hepatol 2015; 63: 237-64.

[28] King LY, Canasto-Chibuque C, Johnson KB, et al. A genomic and clinical prognostic index for hepatitis C-related early-stage cirrhosis that predicts clinical deterioration. Gut 2015; 64: 1296-302.

[29] Ji J, Eggert T, Budhu A, et al. Hepatic stellate cell and monocyte interaction contributes to poor prognosis in hepatocellular carcinoma. Hepatology 2015; 62: 481-95.

[30] Abu Dayyeh BK, Yang M, Fuchs BC, et al. A functional polymorphism in the epidermal growth factor gene is associated with risk for hepatocellular carcinoma. Gastroenterology 2011; 141: 141-9.

第91章 肝病患者的用药问题

第1节 肝病患者的药物代谢特点

药物在肝脏的生物转化主要分为两相：Ⅰ相反应是氧化、还原和水解过程，产物多数丧失活性，但它是产生活性或毒性代谢物的主要途径。Ⅱ相反应是结合反应，是母药或其代谢物的极性基团与体内水溶性较大的内源性物质（如葡萄糖醛酸、硫酸、醋酸、甲基及某些氨基酸）结合的过程。各种药物生物转化的方式不完全一致，有的只需经过Ⅰ相或Ⅱ相反应，但多数要经过两相反应。有些药物在肝细胞内代谢的产物经肝细胞胆管面的转运蛋白转运进入胆汁排泄，被称为Ⅲ相代谢。

慢性肝病患者可因肝脏血流减少、门体分流及残存肝细胞功能下降等导致药物代谢障碍，且随肝病严重程度加重而加重，故有些药物需要调整剂量以安全地使用药物[1]（表91-1）。肝功能下降时某些细胞色素P450酶（cytochrome P450，P450或CYP）同工酶（如CYP2C19）的活性受影响相对较大，而有的（如CYP2E1）活性受影响相对较小[2]。与CYP450同工酶相比，葡萄糖醛酸化代谢受肝功能影响较小，可能是由于存在肝外葡萄糖醛酸化过程[3]或有活性的肝细胞中尿苷二磷酸葡萄糖醛酸转移酶被上调[4]。

表91-1 慢性肝病对药物代谢的影响[1]

病理生理因素	对药物代谢的影响
肝脏血流的减少 / 门体分流	生物利用度 / 血清水平提高
低蛋白血症	蛋白结合率降低（增加了血清浓度）
腹水 / 水肿	增加了亲水性药物的分布体积
门静脉高压性胃病	改变了药物的吸收率（增加或减少）
CYP 代谢活性的减低	减少药物的首过代谢 / 清除
谷胱甘肽储存的减少	毒性增加
胆汁排泄受损	增加血清浓度
肾脏排泄受损	增加血清浓度

在慢性肝病中，由于药代动力学或药效动力学的改变有可能造成药物受体上调或敏感性改变，一些药物的血浆浓度升高有可能会引起严重的临床结局，应谨慎使用（表91-2）。

表91-2 慢性肝病对治疗药物反应的影响[1]

药效学增加		药效学降低	
药物	结果	药物	结果
阿片类止痛药、抗焦虑药、镇静剂	引起脑病	β 肾上腺素受体拮抗剂	疗效降低
NSAID	引起肾衰竭引起或加重胃肠道出血	利尿剂（呋塞米、氨苯蝶啶、布美他尼）	疗效降低
		可待因	疗效降低

注：NSAID. 非甾体抗炎药。

慢性肝病患者药物的选用和剂量调整需要从多方面考虑。主要经由肝脏清除、肝功能减退时清除速度下降，但并无明显毒性反应的药物，肝病时仍可使用；必要时减量给药，并需严密监测肝功能。主要经肝脏代谢、肝功能减退时清除速度下降且可导致毒性的药物，肝病患者应避免使用。经肝、肾两条途径清除的药物，肝功能减退者清除较缓慢，会导致血药浓度升高，尤其是伴有肾功能减退者血药浓度升高更为明显；严重肝病患者，尤其是肝、肾功能同时减退的患者，在使用此类药物时需减量。主要经肾脏排泄的药物，肝功能减退者一般不需要调整剂量。

第2节 抗结核药物

终末期肝病被认为是结核杆菌感染的独立危险因素。许多感染结核杆菌的肝硬化患者，其病情一般已经进展到失代偿期，肝脏 Child-Pugh 评分大部分在 B 级或 C 级。肝硬化患者感染结核杆菌后发生结核性腹膜炎及血行播散型肺结核的概率更高。结核杆菌通常毒力更强，发展为耐多药结核的风险亦更高。因此，慢性肝病患者抗结核治疗具有一定的挑战性。由于多数一线抗结核药物都有不同程度的肝脏毒性，治疗常常会中断，因此进展期肝硬化或终末期肝病患者进行抗结核治疗时，必须统筹考虑肝脏耐受抗结核药物的能力及药物潜在的肝脏毒性两方面的问题。首先，在已有肝病的患者中，药物引起肝损伤的概率可能会更高。其次，在肝脏储备功能下降患者中，药物性肝损伤的后果可能更严重，甚至具有致命性。最后，不易区分肝功能受损是由于原有肝病的加重或药物性肝损伤所致。

一线抗结核药物中，利福平、异烟肼及吡嗪酰胺均有肝脏毒性。在肝病患者使用上述药物易引起严重的肝损伤。但是考虑到这三种抗结核药物特别是异烟肼及利福平的有效性，仍然推荐肝病患者使用。多数接受异烟肼治疗的患者可以出现无症状、自限性的转氨酶升高，大都不会进展为严重肝损伤；但 5% ～ 10% 会出现严重肝损伤，尤其是出现黄疸的患者更易发生急性肝衰竭。利福平有时会因摄入剂量不同竞争性干扰肝血窦内膜对胆红素的处理，引起轻微、无症状的非结合高胆红素血症或无肝细胞损伤的黄疸。利福平还可抑制胆盐输出泵、阻止结合胆红素在毛细胆管水平的分泌，从而引起结合胆红素升高，往往在治疗早期或在肝病患者中短暂地出现[5]。三种药物中，吡嗪酰胺的肝毒性可能比异烟肼或利福平更大，大剂量吡嗪酰胺引起肝毒性的概率很高，但患者接受 15 ～ 30mg/kg 的剂量被认为相对安全[6]。当联合使用抗结核药物时，肝毒性能够累积，可以显著增加肝毒性。利福平是酶诱导剂，可以加重异烟肼引起的肝毒性，并使服用异烟肼者更早出现药物性肝炎。

慢性肝病患者进行抗结核治疗时应该谨慎。治疗方案的选择应以肝病严重性为基础。目前通常依据 Child-Pugh 评分评估结果推荐治疗方案如下：评分≤ 7 分为稳定期，可以使用含两种肝毒性药物的治疗方案，但应避免选用吡嗪酰胺；评分 8 ～ 10 分为进展期，推荐仅含 1 种肝毒性药物的治疗方案，利福平优先于异烟肼，禁用吡嗪酰胺；评分≥ 11 分为极度进展期，仅能选用无肝毒性的药物，如链霉素、乙胺丁醇、氟喹诺酮类、阿米卡星、卡那霉素及其他二线口服抗结核药物治疗[5]。

抗结核药物的肝脏毒性通常表现为厌食、恶心、呕吐、黄疸，一般发生在治疗起始后 15 ～ 60 天。因此，在治疗开始及治疗过程中监测肝功能可以尽早识别抗结核治疗引起的肝毒性。在治疗开始时，推荐测定血清转氨酶、胆红素、碱性磷酸酶、血肌酐及血小板计数的基线水平。对于之前已经存在严重肝病的患者，应定期监测凝血酶原时间和 / 或 INR 值以评估肝脏的合成功能。推荐肝功能检测的频率为：第 1 个月每周一次，第 2、第 3 个月每 2 周一次，此后每个月一次。对于之前没有肝病并且基线转氨酶正常的患者，如果血清 ALT 水平明显升高并出现黄疸，不论有无临床症状，均应立即停用可能引起肝毒性的药物并对患者进行评估。除了转氨酶升高外，偶尔还有胆红素及碱性磷酸酶不成比例地升高，通常是利福平肝毒性的表现。

发生过致命性肝毒性的患者，包括暴发性肝炎和严重肝衰竭者或有潜在风险的失代偿期肝病患者，再次使用相同的抗结核药物可能是致命的，因此一般不能再使用同样的抗结核药物。对此类患者，应根据肝病严重程度及 Child-Pugh 评分选择合适的无肝毒性的药物治疗方案。利福平肝毒性较小且抗结核效果较好，再次抗结核治疗应首先考虑。再次使用抗结核药物时，药物剂量应减小。不推荐再次使用吡嗪酰胺。只有在肝功能基本恢复后（通常在 ALT 水平降至正常值上限 2 倍以下时），才能再次开始抗结核治疗[7]。如果已经存在肝病且基线转氨酶升高，应在 ALT 水平恢复至接近基线水平时再次使用抗结核药物。如果再次出现临床症状或 ALT 水平升高，应停止后来加用的药物。

第 3 节 抗菌药物与抗病毒药物

细菌感染是引起肝病病情恶化、并发症发生、肝衰竭的重要因素。肝病患者感染的病原体多是革兰氏阴性菌，但革兰氏阳性菌感染也时有发生，特别是住院患者。近年来，多重耐药菌引起的感染已成为重要的临床问题。早期诊断、及时采取合适的抗生素治疗对于肝硬化合并感染的患者是必要的，延误及不适当的治疗会增加死亡率。

初始的经验性抗生素治疗需要根据感染的类型、严重程度、感染的起源（社区获得及医院获得）及当地抗生素耐药的流行病学等来选择。一般来说，三代头孢仍然是大多数社区获得性感染的推荐抗生素[8]。而医院获得性或医疗相关感染的经验性治疗应依据当地的多药耐药菌流行病学来确定（表 91-3）[9]。初始抗生素选择不当、多药耐药菌感染及抗生素使用延误是经验性抗生素治疗失败的原因。如果可以确定致病微生物，则抗生素的选择范围应缩小以降低抗生素出现耐药的可能。

表 91-3　肝硬化患者社区及医院感染经验性抗生素选择推荐

感染类型	社区获得性感染	医院获得性感染[*]
自发性细菌性腹膜炎 自发性细菌性脓胸 自发性菌血症	头孢噻肟或头孢曲松或阿莫西林 /克拉维酸	哌拉西林 / 他唑巴坦[Δ]或碳青霉烯类 ± 糖肽类[#]
泌尿系统感染		
无合并症	复方新诺明或环丙沙星	呋喃妥因或磷霉素
合并败血症	头孢噻肟或头孢曲松或阿莫西林 /克拉维酸	哌拉西林 / 他唑巴坦[Δ]或碳青霉烯类 ± 糖肽类[#]
肺炎	阿莫西林 / 克拉维酸或头孢曲松 +大环内酯或左氧氟沙星或莫西沙星	哌拉西林 / 他唑巴坦[Δ]或碳青霉烯类 / 头孢他啶 + 环丙沙星 ±糖肽类[#]（有 MRSA危险因素者加用[§]）
蜂窝织炎	阿莫西林 / 克拉维酸或头孢曲松 +苯唑西林	碳青霉烯类 / 头孢他啶[&]+ 苯唑西林或糖肽类[#]

　　注：MRSA. 耐甲氧西林金黄色葡萄球菌（methicillin-resistant *Staphylococcus aureus*）。

　　肝硬化人群抗生素使用剂量尚未正式确定，建议遵循推荐剂量。

　　[*] 对医源性泌尿系统感染及肺炎亦适用，对医源性自发性感染及蜂窝织炎患者需根据感染的严重程度及多重耐药菌的流行情况经验性选择抗生素治疗。

　　[Δ] 在多重耐药菌的低流行区使用。

　　[#] 在 MRSA 高流行区及对万古霉素敏感肠球菌（vancomycin-sensitive enterococcus，VSE）情况下使用万古霉素或替考拉宁。在万古霉素耐药肠球菌（vancomycin-resistant enterococcus，VRE）高流行区，须以利奈唑胺替代。

　　[&] 抗铜绿假单胞菌的抗生素。

　　[§] 呼吸机相关肺炎、先前的抗生素治疗、鼻腔 MRSA 携带者。

　　常用抗真菌药物（如酮康唑、咪康唑、氟康唑和伊曲康唑）对 CYP450 氧化酶活性有影响，故肝硬化患者应谨慎使用。肝功能不良患者，可减量使用伏立康唑。

　　慢性病毒性肝炎患者使用抗逆转录病毒治疗（ART）方案过程中发生药物性肝损伤的风险很高，肝纤维化程度越严重，肝脏毒性反应越明显[10]。有些 ART 方案的肝毒性相对较小，如替拉那韦加利托那韦[11]或阿扎那韦 / 利托那韦[13]。在肝硬化患者中，如果血清非核苷类反转录酶抑制剂（NN-RTI，如奈韦拉平、依法韦仑）浓度较高，则可导致严重不良事件包括肝毒性，故推荐监测其血药浓度以预防肝损伤发生[13]。

第 4 节　镇静麻醉药物

　　代偿期肝病患者对吸入性麻醉药、静脉麻醉药及镇静催眠药一般均能耐受。而肝功能失代偿患者可能会出现麻醉苏醒延迟、血流动力学变化幅度较大等情况，少数甚至会发生肝性脑病，故需谨慎使用。

　　麻醉药物选择需要根据药物的蛋白结合率、分布及药物代谢等多方面考虑。对于需要镇静的患者，异丙酚比苯二氮䓬类药物半衰期短、作用迅速、恢复快，肝硬化患者使用相对安全，较少诱发肝性脑病[14]。异丙酚因其快速分布还可以作为全身麻醉的诱导药物，但可能引起血管扩张、减少肝脏灌注等不良反应[15]。血浆白蛋白水平降低时，未与蛋白结合的硫喷妥钠药物浓度增高，故其作用时间延长。卤化吸入剂部分通过肝脏代谢，其代谢产物可引起肝损伤。与氟烷相比，地氟醚和七氟醚在肝脏内代谢较少，在肝硬化患者使用相对安全。

　　神经肌肉阻滞剂阿曲库铵和顺式阿曲库铵不通过肝脏代谢，因而适合肝硬化患者使用。其他药物如维库溴铵和罗库溴铵通过肝脏代谢，肝功能障碍时，其作用持续时间会延长。琥珀酰胆碱通过血浆胆碱酯酶代谢，肝硬化患者的代谢过程减弱，因而其作用时间延长。肝功能不全者使用肌松拮抗剂舒更葡萄糖后的肌肉松弛恢复时间与肝功能正常者无差别[16]。

第 5 节　他汀类药物

　　他汀类药物可以引起广泛的肝脏相关不良反应。最常见的是治疗初期出现的无症状短暂的转氨酶升高，通常无临床意义。可能是肝细胞膜脂质成分发生变化导致渗透性增加继而肝酶渗漏至细胞外，并不是直接的肝损伤。这种现象是所有降脂药物的特征，并不是他汀类药物所特有的。大多数情况下，这种实验室检查异常并不伴有显著的肝组织病理学变化，因此并不符合肝损伤标准。约 70%的患者在继续治疗情况下,转氨酶会自行恢复正常,或者在药物减量后恢复正常，通常不会有反复。他汀类药物偶尔会引起暴发性肝衰竭及严重的自身免疫性肝病。在他汀类药物相关肝毒性病例中并没有特征性的生化学或组织学改变，其导致肝损伤的机制通常是特异质性、免疫变态性或自身免疫性改变。

他汀类药物引起严重肝损伤的风险较小，不会增加代偿期肝硬化患者发生肝毒性的风险。在慢性肝病患者中使用他汀类药物是相对安全的，且脂肪肝及病毒性肝炎患者可能从中获益[17]。不同他汀类药物之间引起肝损无差异，且高剂量几乎不增加他汀类药物肝损伤住院的风险[18]。使用他汀类药物之前应常规进行基线肝功能检测，肝功能正常、没有潜在肝病患者在使用他汀类药物过程中不需要常规监测肝功能，而进展性肝纤维化及肝硬化患者需要监测 ALT 水平[1]。

他汀类药物可以降低肝硬化门静脉压力，增加肝脏血流灌注，降低肝功能失代偿风险及死亡率，在降低静脉曲张破裂出血风险方面也有一定的益处[19]。他汀类药物在防止血管生成及诱导细胞凋亡方面作用的研究，为预防肝细胞癌提供了新的思路[20, 21]。

第 6 节 降糖药物

2 型糖尿病更易合并非酒精性脂肪性肝病（包括非酒精性脂肪肝及脂肪性肝炎），也与酒精性肝硬化、慢性丙型肝炎、血色病等相关。胰岛素抵抗、胰腺胰岛 B 细胞受损是肝硬化患者发生糖尿病的主要原因。因部分肝病患者有营养不良、诊断糖尿病时肝病已处于进展期，而口服降糖药多需要通过肝脏代谢，因而肝病合并糖尿病的治疗更为复杂。

非酒精性脂肪性肝病患者使用二甲双胍可能有益，一般并不会引起或加重肝损伤，但严重慢性肝病患者应避免使用。考虑到乳酸酸中毒的风险，未戒酒患者也应避免使用本药。胰岛素促泌剂包括磺脲类及格列奈类药物有引起低血糖的风险，不宜推荐[22]。噻唑烷二酮类药物单独使用时，并不直接促进胰岛素分泌，因而不会导致低血糖，故在慢性肝病合并糖尿病患者中可能比较适用。控制不佳的 2 型糖尿病合并非酒精性脂肪性肝病患者使用吡格列酮、罗格列酮是安全的[23]。虽然吡格列酮可以显著改善脂肪变性和肝脏炎症[24]，但当 ALT 明显升高时仍需谨慎使

用[25]。肝硬化患者可以使用 α- 葡糖苷酶抑制剂。代偿期肝硬化患者使用胰岛素控制血糖，加用阿卡波糖后可以显著改善空腹及餐后血糖。2 型糖尿病合并 1 ～ 2 期肝性脑病者使用阿卡波糖也是安全的，且可以降低血氨水平，改善数字连接试验及智力功能测试指标，降低空腹、餐后血糖及糖化血红蛋白水平、餐后 C 肽水平[26]。胰高血糖素样肽 -1（glucagon-like peptide 1，GLP-1）是一种肠源性肠促胰岛素，通过多种机制降低血糖。增强肠促胰岛素的药物包括 GLP-1 受体激动剂及二肽基肽酶 -4（dipeptylpeptidase-4，DPP-4）抑制剂，可以显著降低非酒精性脂肪性肝病合并 2 型糖尿病患者的肝脏炎症水平[27]。GLP-1 受体激动剂在慢性肝病包括非酒精性脂肪性肝病及丙型肝炎合并 2 型糖尿病患者中使用是安全的，且可以显著降低糖化血红蛋白水平[28, 29]。

尽管口服降糖药物有一定的治疗价值，但肝硬化特别是晚期肝硬化患者通常会选用胰岛素治疗。代偿期肝硬化患者，其胰岛素需求量可能比较大，因为这个阶段胰岛素抵抗占主导地位。失代偿期肝硬化患者的肝脏对胰岛素的代谢降低，从而降低了胰岛素需求。因此，首次使用胰岛素治疗的肝硬化患者应住院治疗，以密切监测血糖水平从而降低低血糖风险。非选择性 β 受体阻滞剂广泛应用于静脉曲张出血预防。临床实践中，加用 β 受体阻滞剂并未增加低血糖事件发生的例数及严重性[30]。因此，β 受体阻滞剂并不是使用胰岛素的肝硬化患者的禁忌。

第 7 节 抗肿瘤药物

肿瘤的许多化疗方案可以导致不同程度的肝脏毒性，从转氨酶轻微升高到致命的肝衰竭。肝脏药物代谢过程异常的患者，发生血液学及非血液学不良事件的风险增加。因此，为提高化疗成功率，治疗前及治疗中准确地评估及监测极其重要。肝硬化患者是否能接受化疗取决于对肝脏储备功能及肿瘤预后的评估。如果预期寿命主要由恶性肿瘤决定且超过 3 个月，可考虑化疗[31]。应由肿瘤科医生及肝病科医生共同制定最佳方案。对于代偿期肝硬化患者（Child-Pugh 评分≤ 7 分且无腹水）可以采取细胞毒性的化疗，对于失代偿期肝硬化患者（Child-Pugh 评分＞ 7 分或有腹水）应首先治疗失

代偿期肝硬化的相关并发症[31]。化疗开始前应对门静脉高压情况准确评估并采取相应的预防措施。5-氟尿嘧啶（5-FU）、卡培他滨、吉西他滨、环磷酰胺、托泊替康和奥沙利铂等药物，对于轻度至中度肝功能不全患者来说是相对安全的；而紫杉烷类、长春瑞滨、伊立替康和蒽环类药物可能导致严重的肝毒性，需要减少剂量[32,33]（表 91-4）。

表 91-4　肝功能不全患者抗肿瘤药物剂量调整

化疗药物	肝功能不全	剂量推荐
多西他赛	TBil > 1×ULN	不推荐
	AST/ALT > 1.5×ULN 且 ALP > 2.5×ULN	
多柔比星	TBil 34.2 ~ 51.3μmol/L	剂量减少 50%
	TBil 51.3 ~ 85.5μmol/L	剂量减少 75%
	TBil > 85.5μmol/L	不推荐
表柔比星	AST < 1×ULN	需要调整
吉西他滨	轻度到中度损伤	800mg/m² 如果耐受可加量
伊立替康	TBil ≤ 1.5×ULN	350mg/m²
	TBil（1.5 ~ 3.0）×ULN	200mg/m²
	TBil ≥ 3.1×ULN	不推荐
紫杉醇	TBil 27.4 ~ 51.3μmol/L	100mg/m² 超过 3h
	TBil > 51.3μmol/L	50mg/m² 超过 3h
	AST > 1×ULN	需要减量
长春新碱	TBil 25.7 ~ 51.3μmol/L	剂量减少 50%
	TBil > 51.3μmol/L	不推荐
	TBil < 1×ULN	考虑减量
	ALP > 1×ULN	
长春瑞滨	TBil 35.9 ~ 51.3μmol/L	剂量减少 50%
	TBil > 51.3μmol/L	剂量减少 75%
依托泊苷	TBil 25.7 ~ 51.3μmol/L	剂量减少 50%
	TBil > 51.3μmol/L	不推荐
	低蛋白血症	考虑减量

我国《肿瘤药物相关性肝损伤防治专家共识》推荐使用美国国立卫生研究院 2008 年修订的药物性肝损伤（DILI）严重指数分级。

轻度：ALT 或 ALP 升高，但 TBil < 42.8μmol/L，INR < 1.5。

中度：ALT 或 ALP 升高，TBil ≥ 42.8μmol/L，INR ≥ 1.5。

重度：ALT 或 ALP 升高，TBil ≥ 42.8μmol/L 且因 DILI 需住院或延长住院时间。

急性肝衰竭：ALT 或 ALP 升高，TBil ≥ 42.8μmol/L 并出现肝功能失代偿（INR ≥ 1.5、腹水或肝性脑病）、与 DILI 相关的其他器官衰竭中的一种。

严重致死：因 DILI 死亡或需要肝移植[34]。

对于无基础肝病且使用已知肝毒性较小的抗肿瘤药物的 DILI 患者，如果仅血清 ALT 峰值达正常值上限 2 ~ 5 倍，TBil 水平正常，可不停用或减少抗肿瘤药物用量。建议有基础肝病的患者及早停用相关药物，以免肝损伤加重或发生急性肝衰竭。

第 8 节　镇痛药物

多数常用的镇痛药如对乙酰氨基酚、NSAID 及阿片类药物都通过肝脏代谢、肾脏清除，因此对慢性肝病患者的疼痛管理具有挑战性。镇痛药物有可能会引起不良反应，如诱发脑病、门静脉高压性出血、肝肾综合征及药物性肝损伤，部分甚至是致命的。目前尚没有肝硬化患者镇痛药物使用的指南发布，对于这部分患者的镇痛管理还有赖于医生的经验。

对稳定的慢性肝病伴有轻到中度疼痛者，使用对乙酰氨基酚（< 4g/d）有效且安全[35]。对乙酰氨基酚通过葡萄糖醛酸化和硫酸化成无毒代谢产物，而肝硬化患者的这两种途径并没有受损，只有不到 10% 的药物通过 CYP2E1 代谢而产生有肝毒性的中间体 N-乙酰基–对苯醌亚胺（N-acetyl-p-benzoquinone imine，NAPQI），但后者部分可以与谷胱甘肽结合形成无毒物质。由于安全性且无镇静作用和肾毒性，对乙酰氨基酚是肝病患者急性或慢性疼痛的首选镇痛药物。但是，超剂量、重复常规剂量使用及存在营养不良、慢性疾病或慢性酒精摄入等谷胱甘肽缺乏等高危因素者，可能发生肝损伤。[36]

肝病患者使用 NSAID 的风险在于，通过收缩入球小动脉减少肾脏灌注而诱发肾功能损伤。慢性肝病患者因水钠潴留、肾小球滤过率及有效肾血流量的下降本身可能已经存在肾功能不全[37]。多数 NSAID 血浆蛋白结合率很高，如果血浆蛋白水平降低，则血清中游离部分的浓度会增加，因而肝硬化患者需减少剂量。NSAID 及阿司匹林亦会增加胃肠道出血的风险。NSAID 如双氯芬酸会引起转氨酶升高[38]。COX-2 选择性抑制剂在血小板数目和肾功能均良好的肝硬化患者中能较好地耐受[39]。

阿片类药物在镇痛的同时会引起镇静并可能诱发肝性脑病,因此肝病患者应谨慎使用。阿片类药物主要经过 CYP450(CYP2D6 及 CYP3A4)和葡萄糖醛酸化代谢,而这两种途径均受肝病影响[3, 40]。严重肝病可以显著影响吗啡代谢,表现为血浆清除减少,半衰期及口服生物利用度增加[41]。可待因是无镇痛活性的前体药物,通过 CYP2D6 转化为吗啡后才能发挥作用。同样,氢可酮和羟考酮要通过肝脏 CYP450 转化才能发挥作用[42]。这种氧化酶活性在代偿期肝硬化患者中已经降低,因而肝硬化患者使用这类药物的镇痛效果会降低甚至无效,同时药物清除缓慢可能会引起药物累积及通气抑制[43]。因半衰期在药物设计时已经有所延长,控释配方在肝病患者也应避免使用。哌替啶通过 CYP2B6 及 CYP3A4 代谢,肝硬化患者应避免使用[44]。

肝硬化患者对芬太尼可能会较好地耐受,其半衰期与无肝病患者差别不大[45]。美沙酮常用于阿片类药物依赖的慢性肝病患者。美沙酮在病情稳定的肝病患者,其药代动力学与健康对照者相似,即使肝病严重,药物半衰期延长,美沙酮维持量也不推荐调整[46]。应注意芬太尼和美沙酮的蛋白结合率较高,低蛋白血症患者应减少剂量。

第 9 节　抗心律失常药物

肝硬化患者使用抗心律失常药物时,需要注意药物代谢及药代动力学变化[47](表 91-5)。CYP 介导的 I 相反应可能受到某些抗心律失常药物的影响,其治疗浓度范围较窄,需要减量使用。在肝硬化患者氟卡尼的半衰期延长,会引起药物累积,因此也需要减量使用;而恩卡胺活性代谢产物的血浆浓度基本不受影响[48]。

表 91-5　肝硬化患者抗心律失常药物的剂量调整

药物	代谢变化	肝硬化患者中的推荐剂量
利多卡因	清除半衰期延长	剂量减少至 1/3 ～ 1/2
奎尼丁	半衰期延长 50%,口服清除不变	必要时减少剂量
普罗帕酮	生物利用度增加 3 倍	剂量减少至 1/3 ～ 1/2
美托洛尔	AUC 增加,半衰期延长	基于临床应答的剂量
卡维地洛	清除减少,半衰期延长 3 倍;生物利用度增加 4 倍	常规剂量的 20% 起始
索他洛尔	没有首过效应;清除正常	不需要调整剂量
胺碘酮	正常半衰期为 25 ～ 53 天,预计在肝硬化中会延长	基于临床应答的剂量
决奈达隆	缺少在肝硬化中的经验	Child-Pugh A 或 B 级不需要调整剂量
地尔硫䓬	半衰期延长 > 50%	可能需要减少剂量
维拉帕米	广泛代谢,清除减少至 1/3 ～ 1/2,生物利用度翻倍;半衰期延长 4 倍	剂量减半
氟卡尼	半衰期延长 4 倍	减少剂量避免药物累积
恩卡胺	口服清除降低至 1/4,生物利用度增加,但活性代谢产物无变化	基于临床效果的剂量
依那普利	C_{max} 及 AUC 增加,但在 ACE 活性的抑制相比于对照没有明显的差异	基于临床效果的剂量
赖诺普利	在肾衰竭患者中对血清浓度的影响小于减量后的依那普利	基于临床效果的剂量
普萘洛尔	清除率下降	基于临床效果的剂量
纳多洛尔	不经过肝脏代谢	肾功能受损时调整剂量

注:AUC. 曲线下面积;C_{max}. 峰浓度。

第 10 节　抗风湿药物

2008 年美国风湿病学会(American College of Rheumatology,ACR)指南建议,当转氨酶水平大于 2 倍正常值上限时,禁忌使用氨甲蝶呤、来氟米特及柳氮磺嘧啶[49]。对于急性 HBV 或 HCV 感染者,禁忌使用氨甲蝶呤、来氟米特、柳氮磺吡啶、米诺环素及生物制剂。对于慢性 HBV、HCV 感染者,应根据肝功能受损程度及是否抗病毒确定治疗决策。接受抗病毒治疗的患者,氨甲蝶呤及来氟米特对于任何 Child-Pugh 分级的患者都是禁忌的;米诺环素、柳氮磺吡啶及生物制剂对 Child-Pugh B 或 C 级患者是禁忌的，而羟氯喹不受 Child-Pugh 分级影响。未接受抗病毒治疗的患者，米诺环素在任何 Child-Pugh 分级均禁忌使用，而羟氯喹禁用于 Child-Pugh B 或 C 级患者。

2012 年更新的 ACR 指南对于类风湿关节炎合并乙型肝炎患者，仍然不建议未接受抗病毒治疗者或接受抗病毒治疗但 Child-Pugh 分级已经达到 B 或 C 级者使用任何生物制剂[50]。丙型肝炎患者可以使用依那西普。

第 11 节　精神类药物

对精神类药物在肝硬化患者中的代谢及药代动力学已经进行较多的研究。在肝硬化患者中，应谨慎使用所有下表列出的药物[1]（表 91-6）。

表 91-6　肝硬化患者精神类药物及其他中枢神经系统药物的剂量调整

分类	代谢变化	剂量调整
抗抑郁药		
氟西汀（SSRI）	降低母体及活性代谢产物的清除；半衰期延长	减少剂量及频率
度洛西汀（SNRI）	Child-Pugh B 级清除率下降 85%；半衰期延长 3 倍；平均暴露量增加了 5 倍	目前的说明书建议大量饮酒者及慢性肝病患者不应使用
依他普仑（SSRI）	清除降低 37%；半衰期延长 1 倍，血浆浓度增加	不超过 10mg/d
文拉法辛（SNRI）	Child-Pugh A 或 B 级清除率下降 40%～50% Child-Pugh C 级清除率下降 90%；半衰期延长 30%	剂量减少 50%
阿米替林（三环类）	门体分流患者镇静作用增强	相应地减少剂量
双苯胺片（三环类）	半衰期可能延长	建议肝功能检查异常或有肝病的患者不应使用
安非他酮（三环类）	Child-Pugh A 或 B 级清率除无变化，Child-Pugh C 级清除率下降至 1/3；酗酒者半衰期延长 50%	严重肝病时应小心使用；减少剂量（不超过 75mg/d）及频率
米氮平（三环类）	清除率下降 30%	必要时减少剂量
抗惊厥药		
拉莫三嗪	Child-Pugh A 或 B 级半衰期延长 50%，Child-Pugh C 级延长 3 倍	Child-Pugh A 级无须调整 Child-Pugh B 或 C 级，无腹水，剂量减少 25% Child-Pugh C 级，有腹水，剂量减少 50%
苯妥英钠	低蛋白血症时血浆浓度增加，慢性酒精摄入引起血清水平的下降，急性酒精摄入引起血清水平的升高	避免饮酒； 根据血清白蛋白水平及监测的药物浓度调整剂量
卡马西平	没有充分研究，但主要经过肝脏代谢	根据血药浓度调整剂量；定期进行全血细胞计数检查；推荐亚洲人根据 HLA-B1502 分型预测严重皮肤反应的风险
丙戊酸	高血氨可能会混淆肝性脑病的诊断；可能引起血小板降低	对存在肝病或严重肝功能障碍的患者禁忌使用
左乙拉西坦	药代动力学未受影响可能会引起嗜睡、疲劳	既往有肝病史的患者应小心使用；出现严重肝功能不全时应立即停用；肝病患者无须调整剂量
抗精神病药		
氟哌啶醇	药代动力学不受影响	黄疸既往有所报道；避免饮酒；无须调整剂量
锂盐	清除减少	无肝功能不全相关毒性报道；肝病患者无须调整剂量
镇静药		
地西泮	清除率减少 50%；半衰期延长 2～5 倍（达 500h）	小心使用
唑吡坦	半衰期延长 2 倍	尽可能使用最低剂量

注：SSRI. 选择性 5- 羟色胺再摄取抑制剂；SNRI. 去甲肾上腺素再摄取抑制剂。

第 12 节 中 草 药

随着中草药的广泛应用，潜在的肝脏毒性及由此引起的肝损伤有逐渐增加的趋势。中草药成分作为外源性物质被机体吸收后，其致毒成分分为中药原型物质和代谢产物两类，主要在以细胞色素 P450 为核心的单加氧酶系作用下进行反应。中草药对 CYP450 的调控作用各异，极为复杂。如黄酮类化合物是 CYP1A1 主要的诱导剂，如黄芩苷、汉黄芩苷、葛根素都能使 CYP1A1 的量及活性升高；而槲皮素、茱萸次碱会使其活性降低，人参皂苷 Rg_1、百花前胡喃香豆素也会抑制其活性。

如果适应证掌握适当、剂量合理，在多数情况下使用中草药是较为安全的。然而，少数中草药存在固有的肝毒性，大剂量及长时间应用会引起肝损伤；但更多的中草药可能通过与剂量和用药时间长短无明显关系的特异质反应引起肝损伤。一般认为，中草药毒性的物质基础是其所含的化学成分，含生物碱类、苷类、毒蛋白类、萜类及内酯类、蒽醌衍生物类及重金属类中药，其药物性肝损伤的发生率比较集中，并且含有碱类、苷类成分的药物性肝损伤发生率明显高于含有其他成分的药物，即使是健康人也应慎用。对有慢性肝病的患者，使用中药应更谨慎。

目前认为，慢性肝病患者应避免使用下列药物：含不饱和酯型吡咯双烷生物碱类的中药；含苷类的黄药子、三七、商陆等；含毒性植物蛋白类的苍耳子、巴豆、蓖麻子、油桐子、相思子等；含萜类及内酯类的川楝子、大戟、马桑叶、艾叶等；含蒽醌类的何首乌、大黄等；含重金属类的朱砂、雄黄、轻粉、密陀僧、胆矾、铅丹等；含鞣质类的五倍子、石榴皮、四季青、诃子等；含其他毒性成分的半夏、芫花、甜瓜蒂等；含挥发油的细辛、艾叶、土荆芥、芸香、薄荷、麝香等。

在病毒性肝炎、脂肪肝、肝硬化、原发性肝癌的治疗方面，部分中草药可能有潜在的治疗价值。一些历史悠久的经典中药处方，对缓解肝病症状、延缓其进程可能有一定的效果。然而，与合成药物一样，中草药在治疗疾病的同时，也难免有毒副作用，这既与中草药的品种、产地、栽培、收获、加工、炮制、运输、储藏等有关，也与患者个体的代谢、免疫及疾病状态等有关。因而，处方者应熟悉患者的病情及所使用药物的特点，尽可能遵守辨证施治的原则，并避免众多中草药堆砌的大处方和超剂量长期使用。对于使用中草药的肝病患者，在治疗前及治疗中应密切监测肝功能变化，以及时发现并正确处理可能出现的药物性肝损伤。

（刘元元 张岭漪）

参 考 文 献

[1] Lewis JH，Stine JG. Review article：prescribing medications in patients with cirrhosis—a practical guide. Aliment Pharmacol Ther 2013；37：1132-56.

[2] Frye RF，Zgheib NK，Matzke GR，et al. Liver disease selectively modulates cytochrome P450-mediated metabolism. Clin Pharmacol Ther 2006；80：235-45.

[3] Hoyumpa AM，Schenker S. Is glucuronidation truly preserved in patients with liver disease? Hepatology 1991；13：786-95.

[4] Debinski HS，Lee CS，Danks JA，et al. Localization of uridine 5′-diphosphate-glucuronosyltransferase in human liver injury. Gastroenterology 1995；108：1464-9.

[5] Dhiman RK，Saraswat VA，Rajekar H，et al. A guide to the management of tuberculosis in patients with chronic liver disease. J Clin Exp Hepatol 2012；2：260-70.

[6] Tostmann A，Boeree MJ，Aarnoutse RE，et al. Antituberculosis drug-induced hepatotoxicity：concise up-to-date review. J Gastroenterol Hepatol 2008；23：192-202.

[7] Shin HJ，Kwon YS. Treatment of drug susceptible pulmonary tuberculosis. Tuberc Respir Dis（Seoul）2015；78：161-7.

[8] Fernandez J，Arroyo V. Bacterial infections in cirrhosis：a growing problem with significant implications. Clinical Liver Disease 2013；2：102-105.

[9] Jalan R，Fernandez J，Wiest R，et al. Bacterial infections in cirrhosis：a position statement based on the EASL Special Conference 2013. J Hepatol 2014；60：1310-24.

[10] Aranzabal L，Casado JL，Moya J，et al. Influence of liver fibrosis on highly active antiretroviral therapy-associated hepatotoxicity in patients with HIV and hepatitis C virus coinfection. Clin Infect Dis 2005；40：588-93.

[11] Macias J，Orihuela F，Rivero A，et al. Hepatic safety of tipranavir plus ritonavir（TPV/r）-based antiretroviral combinations：effect of hepatitis virus co-infection and

pre-existing fibrosis. J Antimicrob Chemother 2009；63：178-83.

[12] Pineda JA，Santos J，Rivero A，et al. Liver toxicity of antiretroviral combinations including atazanavir/ritonavir in patients co-infected with HIV and hepatitis viruses：impact of pre-existing liver fibrosis. J Antimicrob Chemother 2008；61：925-32.

[13] Dominguez S，Ghosn J，Peytavin G，et al. Impact of hepatitis C and liver fibrosis on antiretroviral plasma drug concentrations in HIV-HCV co-infected patients：the HEPADOSE study. J Antimicrob Chemother 2010；65：2445-9.

[14] Tsai HC，Lin YC，Ko CL，et al. Propofol versus midazolam for upper gastrointestinal endoscopy in cirrhotic patients：a meta-analysis of randomized controlled trials. PLoS One 2015；10：e0117585.

[15] Kiamanesh D，Rumley J，Moitra VK. Monitoring and managing hepatic disease in anaesthesia. Br J Anaesth 2013；111 i50-i61.

[16] Fujita A，Ishibe N，Yoshihara T，et al. Rapid reversal of neuromuscular blockade by sugammadex after continuous infusion of rocuronium in patients with liver dysfunction undergoing hepatic surgery. Acta Anaesthesiol Taiwan 2014；52：54-8.

[17] Athyros VG，Boutari C，Stavropoulos K，et al. Statins：an under-appreciated asset for the prevention and the treatment of NAFLD or NASH and the related cardiovascular risk. Curr Vasc Pharmacol 2017；15.

[18] Chang CH，Chang YC，Lee YC，et al. Severe hepatic injury associated with different statins in patients with chronic liver disease：a nationwide population-based cohort study. J Gastroenterol Hepatol 2015；30：155-62.

[19] Kim RG，Loomba R，Prokop LJ，et al. Statin use and risk of cirrhosis and related complications in patients with chronic liver diseases：a systematic review and meta-analysis. Clin Gastroenterol Hepatol 2017；15：1521-1530.e8.

[20] Yi C，Song Z，Wan M，et al. Statins intake and risk of liver cancer：a dose-response meta analysis of prospective cohort studies. Medicine（Baltimore）2017；96：e7435.

[21] Wang ST，Ho HJ，Lin JT，et al. Simvastatin-induced cell cycle arrest through inhibition of STAT3/SKP2 axis and activation of AMPK to promote p27 and p21 accumulation in hepatocellular carcinoma cells. Cell Death Dis 2017；8：e2626.

[22] Elkrief L，Rautou PE，Sarin S，et al. Diabetes mellitus in patients with cirrhosis：clinical implications and management. Liver Int 2016；36：936-48.

[23] Tolman KG，Freston JW，Kupfer S，et al. Liver safety in patients with type 2 diabetes treated with pioglitazone：results from a 3-year，randomized，comparator-controlled study in the US. Drug Saf 2009；32：787-800.

[24] Boettcher E，Csako G，Pucino F，et al. Meta-analysis：pioglitazone improves liver histology and fibrosis in patients with non-alcoholic steatohepatitis. Aliment Pharmacol Ther 2012；35：66-75.

[25] Scheen AJ. Pharmacokinetic and toxicological considerations for the treatment of diabetes in patients with liver disease. Expert Opin Drug Metab Toxicol 2014；10：839-57.

[26] Gentile S，Guarino G，Romano M，et al. A randomized controlled trial of acarbose in hepatic encephalopathy. Clin Gastroenterol Hepatol 2005；3：184-91.

[27] Carbone LJ，Angus PW，Yeomans ND. Incretin-based therapies for the treatment of non-alcoholic fatty liver disease：a systematic review and meta-analysis. J Gastroenterol Hepatol 2016；31：23-31.

[28] Arase Y，Suzuki F，Kobayashi M，et al. Efficacy and safety in sitagliptin therapy for diabetes complicated by chronic liver disease caused by hepatitis C virus. Hepatol Res 2011；41：524-9.

[29] Deng XL，Ma R，Zhu HX，et al Short article：a randomized-controlled study of sitagliptin for treating diabetes mellitus complicated by nonalcoholic fatty liver disease. Eur J Gastroenterol Hepatol 2017；29：297-301.

[30] Barnett AH，Leslie D，Watkins PJ. Can insulin-treated diabetics be given beta-adrenergic blocking drugs? Br Med J 1980；280：976-8.

[31] Cabibbo G，Palmeri L，Palmeri S，et al. Should cirrhosis change our attitude towards treating non-hepatic cancer? Liver Int 2012；32：21-7.

[32] Eklund JW，Trifilio S，Mulcahy MF. Chemotherapy dosing in the setting of liver dysfunction. Oncology（Williston Park）2005；19：1057-63.

[33] Gong J，Cho M，Fakih M. Chemotherapy in patients with hepatobiliary cancers and abnormal hepatic function. J Gastrointest Oncol 2017；8：314-323.

[34] Fontana RJ，Watkins PB，Bonkovsky HL，et al. Drug-Induced Liver Injury Network（DILIN）prospective

study: rationale, design and conduct. Drug Saf 2009; 32: 55-68.

[35] Benson GD, Koff RS, Tolman KG. The therapeutic use of acetaminophen in patients with liver disease. Am J Ther 2005; 12: 133-41.

[36] Claridge LC, Eksteen B, Smith A, et al. Acute liver failure after administration of paracetamol at the maximum recommended daily dose in adults. BMJ 2010; 341: c6764.

[37] Hartleb M, Gutkowski K. Kidneys in chronic liver diseases. World J Gastroenterol 2012; 18: 3035-49.

[38] Laine L, Goldkind L, Curtis SP, et al. How common is diclofenac-associated liver injury? Analysis of 17 289 arthritis patients in a long-term prospective clinical trial. Am J Gastroenterol 2009; 104: 356-62.

[39] Claria J, Kent JD, Lopez-Parra M, et al. Effects of celecoxib and naproxen on renal function in nonazotemic patients with cirrhosis and ascites. Hepatology 2005; 41: 579-87.

[40] Mazoit JX, Sandouk P, Scherrmann JM, et al. Extrahepatic metabolism of morphine occurs in humans. Clin Pharmacol Ther 1990; 48: 613-8.

[41] Hasselstrom J, Eriksson S, Persson A, et al. The metabolism and bioavailability of morphine in patients with severe liver cirrhosis. Br J Clin Pharmacol 1990; 29: 289-97.

[42] Moradi M, Esmaeili S, Shoar S, et al. Use of oxycodone in pain management. Anesth Pain Med 2012; 1: 262-4.

[43] Tallgren M, Olkkola KT, Seppala T, et al. Pharmacokine-tics and ventilatory effects of oxycodone before and after liver transplantation. Clin Pharmacol Ther 1997; 61: 655-61.

[44] Kaiko RF, Foley KM, Grabinski PY, et al. Central nervous system excitatory effects of meperidine in cancer patients. Ann Neurol 1983; 13: 180-5.

[45] Haberer JP, Schoeffler P, Couderc E, et al. Fentanyl pharmacokinetics in anaesthetized patients with cirrhosis. Br J Anaesth 1982; 54: 1267-70.

[46] Novick DM, Kreek MJ, Fanizza AM, et al. Methadone disposition in patients with chronic liver disease. Clin Pharmacol Ther 1981; 30: 353-62.

[47] Klotz U. Antiarrhythmics: elimination and dosage considerations in hepatic impairment. Clin Pharmacokinet 2007; 46: 985-96.

[48] Wensing G, Monig H, Ohnhaus EE, et al. Pharmacokin-etics of encainide in patients with cirrhosis. Cardiovasc Drugs Ther 1991; 5: 733-9.

[49] Saag KG, Teng GG, Patkar NM, et al. American College of Rheumatology 2008 recommendations for the use of nonbiologic and biologic disease-modifying antirheumatic drugs in rheumatoid arthritis. Arthritis Rheum 2008; 59: 762-84.

[50] Singh JA, Furst DE, Bharat A, et al. 2012 update of the 2008 American College of Rheumatology recommendations for the use of disease-modifying antirheumatic drugs and biologic agents in the treatment of rheumatoid arthritis. Arthritis Care Res (Hoboken) 2012; 64: 625-39.

第92章　肝病患者的营养问题

第1节　肝病患者的营养状态

一、肝病患者的营养状态

肝脏是人体最重要的代谢器官，蛋白质、脂肪和糖类的代谢，维生素的储存和激活等广泛而复杂的生化过程都在肝脏中进行。肝脏疾病时，可出现复杂的营养素代谢改变和不同程度的蛋白质－能量营养不良（protein-energy malnutrition，PEM），反过来成为影响慢性肝病患者结局和治疗效果的重要因素[1, 2]。由于营养不良的定义及判定方法不同，慢性肝病营养不良发生率变化很大，综合文献报道，其发生率为 65%～90%[3]。Child-Pugh A 级和 B 级肝硬化患者中的营养不良发生率为 21%～40%，C 级患者营养不良发生率为 70%～90%[4]，48%～80.3% 的患者存在热量摄入不足[5]。在住院的肝硬化患者中约 80% 存在蛋白质－能量营养不良，等待进行肝移植的肝病患者营养不良发生率更高。

尽管肝病的营养问题突出表现在肝硬化及肝衰竭的患者中，但一些危重症、严重感染、手术、创伤后的患者也会继发出现肝功能障碍，其营养状态也需要关注。肝硬化的营养不良主要表现为骨骼肌质量减少及肌肉无力，伴有更高的病死率及生活质量下降，特别是肝移植前肌肉无力预示着移植后较差的临床结局。肌肉减少通常伴随着内脏脂肪及皮下脂肪数量的减少，对于脂肪性肝病引起的肝硬化，肌肉减少比脂肪组织减少更明显[6]。在男性肝硬化患者肌肉丢失更明显，而女性肝硬化患者脂肪组织丢失更显著。应用能量代谢测定仪可以观察到酒精性肝硬化和肝衰竭患者脂肪分解更严重；肝衰竭患者脂肪和蛋白质消耗均很明显，其呼吸商（respiratory quotient，RQ）降低是判断预后的独立危险因素[7]。

二、营养不良的病因

肝硬化患者发生蛋白质－能量营养不良是由多因素造成的，其中最主要的是能量摄入减少或机体代谢改变。食欲减退是导致能量摄入不足的最主要原因，食欲减退的原因与肝脏对某些激素的清除能力下降相关，酒精性肝硬化患者大量饮酒也会抑制食欲，导致能量摄入减少。此外，部分患者的饱腹感与腹水引起的胃肠道受压相关，脂肪吸收不良与肠道水肿及胆汁分泌减少相关，这将进一步导致脂肪组织储备减少。

代谢途径的改变在肝硬化早期表现为蛋白质分解增加，晚期表现为蛋白质合成能力下降。与此同时，肝脏的合成和储备能力下降。糖原储备的减少导致大量氨基酸进入代谢途径来增加葡萄糖产生，这将进一步导致肌肉组织破坏，蛋白质分解代谢增加。随着疾病严重程度的进展，糖及蛋白质代谢的异常将进一步导致血中铵盐浓度的增加，引起中性粒细胞功能障碍，从而增加患者感染的风险，这种持续炎症反应将进一步加重营养不良的程度。

非肝脏疾病也可导致继发性肝功能障碍。其特点是既往肝功能基本正常，没有慢性肝脏基础疾病，因严重肝外疾病导致肝功能障碍，可以视为多脏器功能不全的一部分。由于肝脏拥有全身最多数量的巨噬细胞，能够清除体内的内毒素和细菌，肝功能障碍的发生将导致或促进细菌易位、内毒素血症及细菌感染的过程。此外，肝脏又是人体最重要的代谢器官，三大营养物质蛋白质、脂肪、糖类均需要通过肝脏的代谢被人体吸收利用。继发肝功能障碍将通过影响机体代谢状态、诱发并加重感染等促进原发疾病进展，并发营养不良。严重营养不良不仅是影响危重症患者预后的危险因素，同时也对术后患者的恢复产生不良影响。

第 2 节　肝病患者的代谢特点

一、急性肝病患者代谢特点

急性肝病患者发病前机体处于正常代谢状态，急性病程短期内不会对营养状态造成过多影响。其以高代谢为主，是一种应对急性应激的体现。急性肝病患者平均静息能量消耗（resting enemy expenditure，REE）为（27.34±5.46）kcal/（kg·d），为正常预计值的 117.8%，其中 85% 的患者为高代谢状态，15% 为正常代谢状态；从三大营养素氧化率来看，糖类为主要供能物质，其氧化率为 63.15%；其次是脂肪和蛋白质，其氧化率分别为 24.01% 和 13.48%[4]。如患者病情在短期内好转，其高代谢状态会很快恢复，三大营养素氧化率不会发生显著改变；如患者病情持续或进行性加重，则高代谢状态持续存在。

二、慢性肝病患者代谢特点

1. 能量代谢　慢性肝病常伴有能量及三大营养物质的代谢异常。综合目前国内外文献报道，通过 H-B 公式计算静息能量消耗，肝硬化患者高代谢状态的发生率为 33.8% ～ 58%。其代谢异常差异可能与肝硬化病因相关，丙型肝炎及胆汁性肝硬化患者易出现高代谢状态，而酒精性肝硬化患者多表现为低代谢状态。肝衰竭患者常因应激而变为高代谢状态，但也有学者发现慢性重型肝炎多呈低代谢状态，这种状态对机体来说可能是一种保护机制。

2. 糖代谢　正常情况下，肝脏内有足够的糖原，慢性肝病患者肝功能不全时，摄取和处理葡萄糖能力降低，葡萄糖氧化和肝糖原储存减少，糖异生则明显增加。肝硬化时 50% ～ 80% 的患者葡萄糖耐量试验异常，常伴有高胰岛素和高胰高血糖素血症，胰岛素释放曲线示胰岛素释放增加及高峰延迟，有 15% ～ 30% 的患者发生肝源性糖尿病。高胰岛素血症会减少胰岛素与受体的结合，产生胰岛素抵抗，出现糖代谢异常。此外，肝衰竭患者由于消化道症状致膳食摄入不足和吸收不良、肝糖原储存减少、血糖调节障碍等引起低血糖，严重者可危及生命。

3. 脂肪代谢　肝脏是脂肪合成和分解代谢的主要场所，甘油和脂肪酸通过甘油二酯途径合成甘油三酯，后者又通过脂肪动员分解为脂肪酸；而脂肪酸在肉毒碱的携带下进入线粒体内进行 β-氧化，生成乙酰辅酶 A，2 分子乙酰辅酶 A 可缩合成乙酰乙酸和 β-羟丁酸即酮体。正常情况下，脂肪合成和分解保持动态平衡，在慢性肝病特别是终末期肝病时，此平衡被打破，可出现不同程度的脂代谢紊乱，表现为合成能力下降，导致血浆胆固醇、高密度脂蛋白、极低密度脂蛋白水平降低；同时脂肪分解代谢增强，导致血浆游离脂肪酸增高，生成过多的甘油三酯以脂肪小滴形式储存，导致脂肪肝，酮体生成量增加 4 ～ 5 倍，可导致酮症而出现代谢性酸中毒。

4. 蛋白质及氨基酸代谢　肝脏是体内蛋白质合成和氨基酸相互转化的主要场所。肝硬化患者蛋白质代谢特点为蛋白质合成、分解速率均明显加快，但分解速率大于合成速率，使机体处于高代谢、高分解状态，致白蛋白合成水平下降，出现低蛋白血症。终末期肝病时肝脏对胰岛素和胰高血糖素的灭活减弱导致两种激素水平均升高，但以胰高血糖素升高更显著，后者可促使机体分解代谢增强，大量芳香族氨基酸（aromatic amino acid，AAA）释放入血。由于肝脏解毒功能下降，使血液中 AAA 明显增高，而胰岛素水平的增高可促进机体对支链氨基酸（branched-chain amino acid，BCAA）的利用，导致 BCAA 水平下降。由于 BCAA 与 AAA 借助同一载体进入血脑屏障，当 AAA 竞争入脑组织增多，BCAA/AAA 比值由正常的 3.5 ～ 4.0 下降至 0.8 ～ 1.2 时，便可诱发肝性脑病。

第 3 节　肝病患者的营养评定方法

一、营养筛查

"营养风险筛查（nutritional risk screening，NRS）2002"是欧洲临床营养与代谢协会（ESPEN）于 2002 年提出并推荐使用的营养筛查工具。该工具是以 128 个随机对照研究作为循证基础的营养筛查工具，包括四个方面的评估内容，即人体测量、近期体重变化、膳食摄入情况和疾病的严重程度，其信度和效度在欧洲已得到验证。NRS 2002 评分由三部分构成：营养状态评分、疾病严重程度评分和年龄调整评分（若患者年龄＞ 70 岁，加 1 分），三部分评分之和为总评分。总评分为 0 ～ 7 分。若 NRS 2002 的评分≥ 3 分，可确定患者存在营养不良风险。经 NRS 2002 筛查为具有营养风险的患者，给予营养支持就有可能改善临床结局[8]。其改善的临床结局包括降低感染性并发症发生率、提高活动能力、缩短住院时间、降低再住院率等。目前，中国、欧洲、美国相关学会的指南均推荐采用"筛查—评定—营养干预"作为开展营养支持的基本流程[9]。

NRS 2002 应用于肝病患者也存在一定的不足，如患者卧床无法测量体重，有水肿、腹水时也会影响体重测量，意识不清时无法回答评估者的问题。此外，使用者也需经过一定的培训，以提高评估结果的可信度。总体来说，NRS 2002 的敏感性较低（48.1%）而特异性较高（87.3%），因而阴性预测值较低（46.0%），而阳性预测值较高（88.0%）。因此，该工具有可能漏诊有营养不良的患者。

二、营养评定

目前尚无单一方法判断肝病患者的营养状态。在运用各项营养状态评定参数时，必须注意到慢性肝病进展到一定程度将影响内脏蛋白质合成，同时细胞免疫和淋巴细胞计数也发生了改变，肝硬化患者的并发症如腹水、水肿等对多种评定方法的准确性均有影响。因此，在进行营养评定时，要了解各项指标的局限性，必须综合分析营养评定结果才能得出正确的结论。

（一）生化学指标

常用的生化学营养评定指标如下：

1. **白蛋白** 血清（浆）浓度的测定反映白蛋白在血清（浆）中的浓度。通常占血清总蛋白质的 50% ～ 65%，正常值为 35 ～ 45g/L。其血清浓度的持续性降低可能是由于肝脏合成功能严重障碍或蛋白质摄入量不足。其半衰期约为 21 天，故不能反映短期内的营养变化情况。在手术或创伤后，亦常伴有循环内向循环外（细胞外液）的转移，故此时不能正确反映是否有营养不良。只有在患者的肝脏合成功能正常的前提下，才能采用血清白蛋白作为营养不良的参考指标。Kondrup 等欧洲研究临床营养问题的专家特别指出：白蛋白浓度不能作为肝病患者营养评定指标。

2. **前白蛋白** 又称"前清蛋白"，是肝脏合成的一种血浆蛋白，半衰期为 2 天。前白蛋白是反映近期蛋白质摄入状况改变比较灵敏的指标，但不

能反映营养不足。

3. **转铁蛋白** 半衰期为 8 ～ 10 天，是评定蛋白质营养状态比较敏感的指标。但转铁蛋白代谢复杂，影响因素较多，缺铁、肝功能损害及蛋白质丢失等均可影响其水平，因此一般不作为营养评定指标。

4. **肌酐身高指数**（creatinine height index，CHI）为 24h 尿肌酐（mg）与身高（cm）的比值。是衡量体细胞群中蛋白质营养状态的灵敏指标。成人 24h 尿肌酐排出量与瘦体组织（LBM）量一致。CHI 不受水钠潴留的影响。若肾功能正常，无特殊感染等并发症，则该指标是评定慢性肝病患者营养状态的敏感指标。CHI 的不足之处在于要收集 24h 尿液，临床操作比较烦琐，因此 CHI 并没有得到广泛应用。

5. **血脂** 血脂下降反映肝脏合成脂类能力下降，是营养不良的标志，亦反映肝细胞受损的严重程度，可作为评价患者病情及预后的重要指标。

（二）人体组成评定

人体组成评定（body composition assessment）是营养评定的一部分，能够测定构成体重的总体脂肪、总体水和瘦体组织的量和比例。早年用稳定同位素重水稀释法直接测定人的总体水，推算总体脂肪，目前临床常用方法为多频生物电阻抗分析法。

（三）复合型营养评定

1. **主观全面评定**（subjective global assessment，SGA） 通过询问病史与一些临床检查进行营养评定的一种方法。1984 年加拿大 Detsky 等提出 SGA 与患者的住院并发症之间有关联性。1987 年艾伦·邓茨基等发表的论文中介绍了该方法的内容及表格。通过询问了解体重改变与进食改变，以了解消化功能的改变；通过主观评判了解疾病应激情况、肌肉消耗情况、脂肪消耗情况及活动能力情况等。本方法简便易行，不需要生化检查，也不需要身高测量和体重测量。2011 年美国肠外肠内营养学会（ASPEN）指南将其归为营养评定的工具之一，适用于住院患者。

但是，SGA 法在肝病临床应用中也存在一定的缺陷。如缺少客观评定指标，且肝病患者营养不良发生多较为缓慢，因此用 SGA 来评定会低估肝病患者的营养不良。而且代谢能力下降是肝病患者

营养不良的重要原因之一，而 SGA 评分系统中并没有包括反映代谢能力的指标。另外，慢性肝病特别是肝硬化患者的踝部水肿与营养不良所致的踝部水肿无法区分。因此，SGA 不能完全适用于肝病患者。

2. 患者参与的主观全面评定（patient generated subjective global assessment，PG-SGA） 与 SGA 本质一致的营养评定工具，1994 年由美国费思·奥特里（Faith Ottery）提出，是专门为肿瘤患者设计的，仍然没有循证医学基础。PG-SGA 就是部分内容由患者填写的主观全面评定，无脏器功能的生化检查，也不做身高和体重测量。美国有研究者将此工具应用于肿瘤患者，但是 ASPEN、ESPEN 均没有推荐用于肿瘤患者的营养评定，仅美国营养与膳食学会推荐将其用于肿瘤患者营养评定。

3. 英国皇家自由医院全面评定法（Royal Free Hospital-Global Assessment，RFH- GA） 英国皇家自由医院于 2006 年对 SGA 进行改良，提出了 RFH-GA。本方法增加了体重指数、上臂肌围和进食情况，使评定结果更客观，并将评定结果用于肝硬化患者预后的判断，但目前仍缺少大样本的临床有效性验证。

4. 肝病营养评定（nutritional assessment for liver disease，NALD） 近年来我国有学者对 525 例慢性肝病住院患者使用多种营养评定方法进行比较，筛选出 TSF、MAMC、ALB、活动能力，发现这些指标是影响慢性肝病患者发生不良事件（如感染、胸腹水、脏器功能衰竭、进入 ICU）的危险因素，建议应用上述因素作为"肝病营养评定"（NALD）的指标[10]。此项研究虽然提出了危险因素，但其应用价值有待临床有效性验证。

（四）其他营养评定方法

1. 握力 握力测定是比较可靠且简单易行的骨骼肌能力判定方法，需要经过性别和年龄校正，在一定程度上与肝硬化失代偿和肝硬化并发症有关联。

Mário 等研究发现，应用握力测定对 50 例门诊肝硬化患者（Child-Pugh A 级 44 例，Child-Pugh B 级 6 例）进行评定，结果有 63% 存在营养不良；而应用 SGA 法评定营养不良患者比例仅为 28%。进一步对握力测定评定为营养不良的患者进行 1 年期的随访发现，其中 65.5% 发生肝性脑病、腹水、

自发性腹膜炎、肝肾综合征等并发症，而营养良好者仅有 11.8% 出现上述并发症。这提示握力测定用于进展期肝病患者的营养评定可以作为并发症发生的预测指标。有报道认为 SGA 结合手握力测定，是一种简单易执行的营养评定方法[11, 12]。

2. 腰 3 水平骨骼肌指数 腰 3 水平骨骼肌指数是通过 CT 或 MRI 计算有代表性的骨骼肌区域面积，从而判断肌营养不良。通常将男性骨骼肌指数 $\leq 38.5cm^2/m^2$ 或女性 $\leq 52.4cm^2/m^2$ 定义为营养不良。有研究对 112 例肝硬化患者通过 CT 计算腰 3 水平骨骼肌指数，结果发现 112 例肝硬化患者中有 45% 存在骨骼肌减少，单因素 COX 风险分析显示腹水、脑病、胆红素水平、INR、肌酐、白蛋白、血钠水平、MELD 评分、Child-Pugh 分级及骨骼肌减少均与死亡相关，然而多因素 COX 风险分析显示只有 MELD 评分、Child-Pugh 分级及骨骼肌减少是死亡的独立危险因素[13]。由于此方法客观、可定量，是具有应用前景的营养评定内容之一。

3. 2015 年 ESPEN 营养不良诊断标准 2015 年 ESPEN 营养不良共识提出对任何筛查工具诊断有"风险"的患者只要符合以下任何一种情况，即可诊断营养不良[14]：

诊断方法 1：$BMI < 18.5kg/m^2$。

诊断方法 2：在无明确时间段内，体重非人为因素下降 > 10%，或者 3 个月内体重下降 > 5%。在此基础上，符合以下两点之一即可诊断：① $BMI < 20kg/m^2$（年龄 < 70 岁）或 $BMI < 22kg/m^2$（年龄 ≥ 70 岁）；②去脂体重指数 $FFMI < 15kg/m^2$（女性）或 $FFMI < 17kg/m^2$（男性）。

第 4 节 肝病患者的营养干预

一、急性肝病的营养干预

急性肝病患者大多为高代谢状态，营养素供给一方面要满足患者增加的能量代谢需求，防止因营养底物不足而影响机体各器官的代谢和功能；另一方面也要避免过量的营养供给加重机体各器官结构和功能的损害。营养干预的目的不仅是为了满足患者代谢过程中对能量、蛋白质、电解质、微量元素、维生素等需求增加的需要，预防或纠正已存在的营养不良，同时也是为了维持或增强患者的免疫及抗感染能力，促进肝组织的修复。

二、其他疾病导致的继发性肝功能障碍

对于其他疾病所导致的继发性肝功能障碍患者的治疗，首要的是治疗原发疾病，如抗感染治疗、脏器功能的支持治疗等；随着原发疾病的恢复，肝功能障碍通常都能很快恢复。另外，营养支持治疗对于原发疾病和肝功能的恢复也是非常必要的。对于这类患者，最为有效的方法之一是早期开始肠内营养支持，提供足够的能量和氨基酸以减少机体对自身蛋白质的分解，同时胃肠道的利用对于稳定肠道功能、维持肠道菌群稳定、减少细菌易位也有积极作用。

三、慢性肝病的营养干预

对于慢性肝病患者营养干预的目标是改善蛋白质-能量营养不良状态。营养状态的持续恶化能够显著增加肝硬化患者死亡风险，因此预防和治疗慢性肝病患者营养不良是众多学者研究的焦点。有效的营养支持治疗能够改善营养不良状态，对部分患者有可能改善肝功能。

（一）肝硬化患者的营养干预

1. **能量**　根据 ESPEN 及 ASPEN 指南，肝硬化患者推荐的能量摄入量为 35 ～ 40kcal/（kg·d）。如果可能，建议采用间接测热法测量 REE 值，并按照 1.3 倍 REE 提供能量。但是，当肝功能损伤比较严重时，患者机体代谢能力受限，体能消耗相对减少，可以适当给予允许性热量摄入，将总能量的供给控制在 25 ～ 30kcal/（kg·d）。2013 年《国际肝性脑病和氮质代谢共识》[12]建议有肝性脑病的肝硬化患者能量摄入量为 35 ～ 40kcal/（kg·d），对于肥胖患者需适当减少能量摄入量，BMI 30 ～ 40kg/m² 患者建议能量摄入量为 25 ～ 35kcal/（kg·d），BMI > 40kg/m² 患者建议能量摄入量为 20 ～ 25kcal/（kg·d）。

2. **蛋白质及氨基酸**　对于严重营养不良的失代偿期肝硬化患者，蛋白质摄入量应为 1.5g/（kg·d）。对于酒精性肝硬化患者，蛋白质摄入量可增加到 1.5 ～ 1.8g/（kg·d）。

近年来，有证据认为肝性脑病患者能耐受正常蛋白饮食并且从中受益。肝性脑病 Ⅰ 和 Ⅱ 级患者的摄入量从 0.5g/（kg·d）开始，当肝性脑病得到控制后，蛋白质的摄入量可逐渐增加至 1.0 ～ 1.5g/（kg·d）；Ⅲ 级和 Ⅳ 级肝性脑病蛋白质摄入量为 0.5 ～ 1.2g/（kg·d）[15]。当肝性脑病发作时，可静脉滴注支链氨基酸制剂作为营养支持，并可能有助于肝性脑病的纠正。

关于氮源的摄入，大多数专家认为对于反复出现肝性脑病或持续肝性脑病的患者，建议摄入富含植物蛋白质和乳清蛋白质的氮源，尽量避免动物蛋白质的摄入，但仍缺少临床研究的数据支持。有学者研究发现，肝硬化患者长期口服补充支链氨基酸制剂，有助于改善患者营养状态，提高无并发症生存率，缩短住院时间，改善患者生存质量。

3. **脂肪**　中/长链脂肪乳剂被认为是肝功能不全患者比较理想的能源物质。对于肝硬化患者，脂肪乳剂供给量应在 1.0g/（kg·d）左右；失代偿期肝硬化患者，不宜超过 1.0g/（kg·d），输注速度为 0.11g/（kg·h）。2009 年 ESPEN 指南推荐：如发生胰岛素抵抗，给予葡萄糖的同时，应给予脂肪 0.8 ～ 1.2g/（kg·d）来满足能量需求。

4. **维生素及微量元素**　维生素、微量元素缺乏是肝病的共同特点，对于需要营养支持的肝脏疾病患者，几乎都存在微营养素的亚临床缺乏，故需补充维生素及微量元素。对于不能经口摄入维生素和矿物元素的患者，可通过静脉途径补充水溶性及脂溶性维生素和微量元素制剂[16]。

国内有研究发现，88.5% 的慢加急性肝衰竭患者摄入维生素 B_1 不足或缺乏，最低摄入量未达到正常人的 1/10。肝硬化患者，锌和硒的缺乏非常常见，有研究发现慢性肝病患者血清硒水平平均下降约 30%；而补充锌和硒能够改善肝硬化患者氨基酸的代谢，从而使肝性脑病得到改善。尽管 ASPEN 根据经验推荐补充锌和硒，但关于补充硒改善肝性脑病的研究结果尚不一致，而且没有统一的推荐剂量。

（二）肝衰竭患者的营养干预

1. **能量**　2009 年 ESPEN 指南对急性肝衰竭患者推荐的能量供给量为 1.2 ～ 1.3 倍 REE，我国 2012 年肝衰竭指南及 2016 年慢性肝病患者肠外肠内营养支持与膳食干预专家共识，均推荐肝衰竭患者能量摄入量为 35 ～ 40kcal/（kg·d）。根据允许性低热量供给原则，对于病情处于急性期的患者，通过口服及肠内营养的方式往往很难达到目标供给

量，可以将热量供给量降低到 $25 \sim 35$ kcal/（kg·d）。预防和治疗低血糖对于肝衰竭患者十分重要，建议每日葡萄糖的供给量不少于 $2 \sim 3$ g/kg，低浓度持续供给，同时监测血糖情况。

2. 蛋白质及氨基酸 2009 年 ESPEN 指南指出，超急性肝衰竭不用氨基酸制剂。急性肝衰竭和亚急性肝衰竭患者，可适当给予氨基酸（每日 $0.8 \sim 1.2$ g/kg，肠外营养）或者蛋白质（每日 $0.8 \sim 1.2$ g/kg，肠内营养），以支持蛋白质合成代谢。对于慢加急性（亚急性）肝衰竭，可适量蛋白质饮食，一般不超过 $0.8 \sim 1.2$ g/kg；有肝性脑病者根据其严重程度适当限制经肠道蛋白摄入，进食不足者每日静脉补给足够的热量、液体和维生素。口服或静脉输注以支链氨基酸为主要成分的氨基酸混合液有助于纠正氨基酸代谢失衡，可安全用于肝衰竭患者的营养补充，但对于改善肝性脑病的作用尚不确切。

3. 脂肪 对于需要肠外营养的患者，可以适当使用中/长链脂肪乳剂作为能量补充，其供给量可参照肝硬化患者，一般不超过 1.0g/（kg·d）；如发生胰岛素抵抗，给予葡萄糖的同时，应给予脂肪 $0.8 \sim 1.2$ g/（kg·d）来满足能量需求。

4. 维生素及微量元素 急性肝衰竭患者，如病程短，发病前营养状态正常，可不急于补充维生素及微量元素制剂。亚急性肝衰竭及慢加急性（亚急性）肝衰竭患者，病程相对较长，对于存在营养风险和/或营养不良的患者，可口服补充维生素、微量元素制剂；不能经口服补充者，可通过静脉途径补充水溶性及脂溶性维生素和微量元素制剂。

（三）营养干预方式

1. 营养干预途径的选择 无论代偿期、失代偿期肝硬化或肝衰竭患者，对于可以经口摄入，但普通饮食达不到目标需求量或营养素摄入不够全面时，应给予口服营养补充剂（oral nutritional supplement，ONS）。对于仍不能达到目标供给量或不能口服的患者，首选通过管饲方式给予肠内营养制剂，以达到维持体重和改善营养状况的目的，并定期进行适当的营养评定观察。通常情况下，选择肠内营养补充剂需要满足以下两个条件：一是功能基本正常的胃肠道，二是通过口服的方式不能摄入足够的营养素。

但当患者存在营养风险、完全肠内营养不能满足目标需要量、胃肠道功能障碍、无法耐受肠内营

养支持、肠内营养出现不良反应或热量供应不足时，需应用补充性肠外营养支持。

2. 热量摄入时机 热量摄入时机对于底物变化的影响非常重要，对于慢性肝病患者，应避免过度利用糖异生来保持内脏血糖输出。患者应尽量避免长时间空腹，白天禁食时间不应超过 $3 \sim 6$ h，所以应该倡导和鼓励采取少量多餐的方式，一天内均匀分配小餐，夜间加餐。

ASPEN 及 ESPEN 均推荐：肝硬化患者改变饮食摄入模式，少量多餐，每日 $4 \sim 6$ 餐，包括睡前加餐（late evening snack，LES）。已有多项研究证实睡前加餐能够改善患者能量代谢，促进葡萄糖的利用，减少蛋白质、脂肪分解代谢，提高患者生存质量，降低肝性脑病的发生率，增加生存时间[14, 17]。

（四）多学科的营养支持团队的重要性

肝功能障碍患者的营养支持治疗，主要是通过膳食干预的方式改善患者由肝脏代谢紊乱引起的蛋白质－能量营养不良。大量研究报道，支链氨基酸的补充和睡前加餐能够改善肝硬化患者的夜间饥饿现象，提高肝硬化患者的生存率，因而被国内外临床营养指南推荐。

然而，在现实中，营养支持疗法的顺利实施需要对所有的患者进行营养评定，根据营养评定结果制定营养摄入量目标，根据患者治疗情况重新评定并调整营养目标，对患者病情变化的快速反应，以及长期营养支持补充的随访工作。如果不能满足上述条件，则患者的蛋白质－能量营养不良状况可能不会改善，消瘦或肥胖可能会继续发展，葡萄糖耐量异常可能会进一步加剧。此外，为了成功地开展营养补充和睡前加餐的长期延续治疗，有必要向患者宣教营养干预措施的重要性，并取得患者本人和家属的理解。Iwasa 等[18]通过对 101 例肝硬化患者的研究发现，多学科营养支持团队的方式，能够有效改善肝硬化患者生存率和生存质量，与对照组比较，5 年生存率从 60% 左右升高至 85%。

因此，为了顺利且高效地完成这些治疗性的干预措施，需要建立一个由医生、营养师、药剂师和护士等专业人员组成的多学科营养支持团队。

（孟庆华　侯　维）

参 考 文 献

[1] Sasidharan M，Nistala S，Narendhran RT，et al. Nutritional status and prognosis in cirrhotic patients. Trop Gastroenterol 2012；33：257-64.

[2] Vulcano DS，Carvalhaes MA，Bakonyi Neto A. Evaluation of nutritional indicators and body composition in patients with advanced liver disease enrolled for liver transplantation. Acta Cir Bras 2013；28：733-9.

[3] 北京医学会肠外肠内营养学专业委员会，《慢性肝病患者肠外肠内营养支持与膳食干预专家共识》专家委员会. 慢性肝病患者肠外肠内营养支持与膳食干预专家共识. 中华临床营养杂志 2017；25：1-11.

[4] Meng QH，Wang JH，Yu HW，et al. Resting energy expenditure and substrate metabolism in Chinese patients with acute or chronic hepatitis B or liver cirrhosis. Inter Med 2010；49：2085-91.

[5] Campillo B，Richardet JP，Scherman E，et al. Evaluation of nutritional practice in hospitalized cirrhotic patients：results of a prospective study. Nutrition 2003；19：515-21.

[6] Periyalwar P，Dasarathy S. Malnutrition in cirrhosis：contribution and consequences of sarcopenia on metabolic and clinical responses. Clin Liver Dis 2012；16：95-131.

[7] Meng QH，Hou W，Yu HW，et al. Resting energy expenditure and substrate metabolism in patients with acute-on-chronic hepatitis B liver failure. J Clin Gastroenterol 2011；45：456-61.

[8] 顾良军，詹斯·康卓普，雷米·梅耶，等. 营养风险筛查 2002 改善临床结局. 中华临床营养杂志 2013；21：133-9.

[9] McClave SA，Taylor BE，Martindale RG，et al. Guidelines for the provision and assessment of nutrition support therapy in the adult critically ill patient：Society of Critical Care Medicine（SCCM）and American Society for Parenteral and Enteral Nutrition（ASPEN.）. J Parenter Enteral Nutr 2016；40：159-211.

[10] 于红卫，侯维，时淑云，等. 不同营养评价方法在肝病患者中的比较及适宜肝病营养评价的方法. 肠外与肠内营养 2016；23：82-6.

[11] Moctezuma-Velázquez C，García-Juárez I，Soto-Solís R，et al. Nutritional assessment and treatment of patients with liver cirrhosis. Nutrition 2013；29：1279-85.

[12] Amodio P，Bemeur C，Butterworth R，et al. The nutritional management of hepatic encephalopathy in patients with cirrhosis：International Society for Hepatic Encephalopathy and Nitrogen Metabolism Consensus. Hepatology 2013；58：325-36.

[13] Holt EW，Frederick RT，Verhille MS. Prognostic value of muscle wasting in cirrhotic patients. Clin Gastroenterol Hepatol 2012；10：156-7.

[14] Cederholm T，Barazzoni R，Austin P，et al. ESPEN guidelines on definitions and terminology of clinical nutrition. Clin Nutr 2017；36：49-64.

[15] Vilstrup H，Amodio P，Bajaj J，et al. Hepatic encephalopathy in chronic liver disease：2014 Practice Guideline by the American Association for the Study of Liver Diseases and the European Association for the Study of the Liver. Hepatology 2014；60：715-35.

[16] 中华医学会肠外肠内营养学分会，北京医学会肠外肠内营养学分会. 维生素制剂临床应用专家共识. 中华外科杂志 2015；5：481-7.

[17] Hou W，Li J，Lu J，et al. Effect of a carbohydrate-containing late-evening snack on energy metabolism and fasting substrate utilization in adults with acute-on-chronic liver failure due to hepatitis B. Eur J Clin Nutr 2013；67：1251-6.

[18] Iwasa M，Iwata K，Hara N，et al. Nutrition therapy using a multidisciplinary team improves survival rates in patients with liver cirrhosis. Nutrition 2013；29：1418.

第**17**篇

肝脏疾病的生物治疗

第93章　肝脏疾病的免疫细胞治疗

第1节　慢性肝炎与肝细胞癌免疫学特点

一、慢性肝炎的免疫学特点

肝脏的免疫状态影响着慢性乙型肝炎的病程和临床转归。人体初次感染 HBV 以后，常见表现为以下四种临床转归[1, 2]：①急性自限性肝炎；②急性或亚急性肝衰竭；③隐匿性肝炎；④慢性乙型肝炎。

HBV 急性感染后，如果机体的细胞免疫和体液免疫应答能很好地清除病毒，急性自限性肝炎是理想的临床转归。但过强的免疫应答可能会造成大面积的肝脏快速坏死，出现急性或亚急性肝衰竭，预后较差。而发生隐匿性乙型肝炎时，外周血 HBV 感染标志可以表现为阴性，但可以检测到血清或肝脏中存在 HBV DNA，说明宿主免疫系统在一定程度上可以控制但不能彻底清除病毒。

慢性乙型肝炎患者体内发生的固有免疫和适应性免疫的损伤及对 HBV 的免疫耐受，多发生在肝脏组织，这些可能是病毒持续复制和肝脏慢性炎症的主要原因。一旦发生慢性 HBV 感染，通常病毒能够持续复制，可进一步发展为肝硬化，部分患者最终导致肝癌。研究表明，抗病毒免疫应答功能缺陷是慢性乙型肝炎最重要的特征之一，具体表现为：①固有免疫的损伤；②适应性免疫的损伤；③增强的肝脏免疫耐受。进一步研究证实，在 HBV 感染后，疾病的临床转归与个体的免疫应答强度、宽度和持续的时间密切关联。因此，虽然影响慢性乙型肝炎疗效的因素较多，人体的免疫状态及其抗病毒免疫应答在很大程度上决定了 HBV 感染的临床转归和进展。

慢性乙型肝炎治疗的目标：最大限度地长期抑制或清除病毒，延缓或阻止疾病进展。现有的慢性乙型肝炎抗病毒治疗药物理想的效果是发生三个方面的改变（或称之为三个重要的里程碑变化）。①病毒的复制完全被抑制：应用 PCR 检测血清 HBV DNA 为阴性，血清 ALT 水平恢复正常；②发生 HBeAg 血清学转换：表现为血清 HBeAg 消失，出现抗 -HBe；③发生 HBsAg 血清转换：血清 HBsAg 消失，产生抗 -HBs。临床上评价抗病毒疗效与此三方面的改变密切相关，其中发生 HBsAg 血清学转换是最理想的结果，但目前将 HBsAg 血清学转换作为药物抗病毒治疗目标很难实现。因此，虽然当前应用核苷类似物和干扰素进行慢性乙型肝炎的抗病毒治疗已经取得巨大进步，但是随之却出现了更多亟待解决的临床热点问题（如耐药、治疗无应答和严重不良反应等）。可以说，通过药物抑制病毒复制是慢性乙型肝炎临床治疗的关键之一，但还需要增强患者自身免疫系统功能，才有可能彻底清除体内病毒。

抗病毒治疗可有效抑制 HBV 复制，减轻肝损伤和减慢疾病进展。研究显示，在抗病毒治疗的同时，肝脏本身的抗病毒免疫反应对治疗的应答性起着决定作用。比如拉米夫定在治疗早期 CD4 T 细胞反应性增高，但 6 个月后又恢复到治疗前水平，

HBV 特异性 CTL 反应也不能长期维持，因而患者对治疗应答性不佳[3]。阿德福韦酯虽然也可以抑制 HBV 复制，提高慢性乙型肝炎患者的 mDC 数量和功能[4]，但也不能使 CD4+ T 细胞功能完全恢复[5]，因而仍不能产生长期的持续病毒学反应。

二、肝细胞癌的免疫学特点

免疫系统失调（包括免疫细胞数量和 / 或功能的改变、细胞因子水平的变化及抑制性受体或其配体的表达）在肝细胞癌的发生、发展中起着关键作用。固有免疫系统和适应性免疫系统的改变及其相互影响，使肿瘤对肝细胞癌患者免疫系统具有耐受性，从而逃避免疫系统的监视和攻击，导致疾病进展。

1. 肝细胞癌的固有免疫损伤 自然杀伤细胞（NK 细胞）通过释放细胞因子来调节其他免疫细胞的活性。在正常生理条件下，NK 细胞通过产生穿孔素、颗粒酶、肿瘤坏死因子相关的凋亡诱导配体（TRAIL）和 IFN-γ 的溶细胞颗粒在肝脏中发挥调节作用[6]。在肝细胞癌患者中，NK 细胞功能受到抑制，外周血中 NK 细胞亚群 CD56dim 较正常人明显减少[7]，与正常肝组织相比，肝细胞癌组织 NK 细胞分泌 IFN-γ 减少、细胞毒性显著降低[8]。肝细胞癌患者体内 NK 细胞功能受限或受损与肝细胞癌免疫逃逸密切相关。人们提出了多种机制来解释肝癌患者 NK 细胞功能下降，包括对髓源性抑制细胞（MDSC）的增殖[9]、淋巴细胞吞噬后肝星状细胞的活化、激活受体下调和抑制性受体上调。Cariani 等[10] 报道在复发率低、总生存期较长的丙肝相关肝癌患者中普遍发现了具有细胞毒性的 NK 细胞。这表明 NK 细胞在肝细胞癌的抗肿瘤免疫应答中起重要作用，为 NK 细胞过继免疫治疗提供了理论基础。

肝脏巨噬细胞占机体巨噬细胞的 80% 左右，在正常生理状态下，维持肝脏免疫耐受并发挥抗炎功能。研究发现[11]，在肝细胞癌患者中肝脏巨噬细胞会抑制机体抗肿瘤免疫反应，小鼠实验也表明[12]，肝脏巨噬细胞可以促进肿瘤的发生和发展。

2. 肝细胞癌的适应性免疫损伤 树突状细胞（DC）是最主要的抗原提呈细胞，是激活抗肿瘤免疫应答的基础。一方面肿瘤细胞表面 MHC-I 类分子表达减少，另一方面由于肝细胞癌患者 DC 数量和功能缺陷导致肝细胞癌相关抗原提呈失败。

Han 等[13] 在肝细胞癌患者外周血中发现一群高表达 CTLA-4 和 PD-1 的调节性 DC，它可抑制 T 细胞应答，进而导致肝细胞癌发生免疫逃逸。

调节性 T 细胞（Treg）是迄今为止发现的最重要的免疫抑制细胞，几乎抑制所有已知的固有免疫和适应性免疫反应，肝细胞癌患者 Treg 细胞比例明显高于正常人群，且 TNM 分期越晚，Treg 细胞的比例越高，患者预后越差[14]。肝细胞癌患者中肿瘤浸润的 CD4+CD69+ Treg 细胞显著高于常规的 Treg 细胞，这群细胞不表达 CD25 或 Foxp3，但是高表达 TGF-β1、PD-1、CTLA-4 等抑制性分子，与肿瘤进展密切相关[15]。在肝细胞癌患者免疫系统中，Treg 细胞、MDSC 和肿瘤相关巨噬细胞显著增加，辅助性 CD4+ T 细胞减少[16-18]。

在肿瘤生长过程中伴随着极端炎症条件，肝细胞癌组织中的 Th17 细胞比例较非肿瘤组织显著增加，且与微血管密度呈正相关。一些研究表明，IL-17 在肿瘤免疫学中起双重作用，它可以促进抗肿瘤细胞毒性 T 细胞应答并促进肿瘤生长的成纤维细胞血管生成[19]。

三、肝病的免疫细胞治疗策略

1. "爬坡假说"和免疫细胞治疗策略 慢性 HBV 感染过程中，机体免疫状态、HBV 及肝脏三大因素相互作用，共同影响着疾病的进展和转归，其中机体的免疫应答不仅能够控制病毒复制和清除，而且还参与慢性乙型肝炎的致病过程，是决定慢性乙型肝炎临床转归和疗效的重要因素[20]。无论是核苷（酸）类似物长期抗病毒治疗，还是固定疗程的长效 IFN 治疗，都难以达到彻底清除病毒的目的。如何提高现有药物的治疗效果、彻底清除或抑制体内的 HBV 复制、恢复机体的特异性抗病毒免疫功能成为临床最为关注的问题。

根据目前的研究和临床观察结果，提出了"爬坡假说"（图 93-1）。慢性乙型肝炎的抗病毒治疗须要跨越三座"大山"（持续的病毒复制、肝脏的病理学改变和机体抗 HBV 免疫应答水平低下）才有可能使患者恢复到健康状态。应根据这三座"大山"的特点，针对性地开展三个方面的治疗，即抗病毒治疗（最好包括抑制 HBV 复制和抗原合成多个方面）、保护肝脏治疗（阻断肝脏炎症反应和纤维化进程等）和免疫调节治疗。我们初步认为，慢性乙型肝炎患者应首先进行最基本的抗病毒治疗，有效抑制 HBV DNA 复制和部分抗原合成，为机体免疫功能的恢复"减压"，同时进行保肝治疗，阻断肝脏炎症反应和纤维化进程；然后在抗病毒和保肝治疗基础上联合有效的免疫调节治疗，帮助患者完成 HBeAg 和 HBsAg 血清学转换，充分恢复患者抗病毒免疫应答，最终达到持久清除病毒、恢复机体保护性免疫的目的。

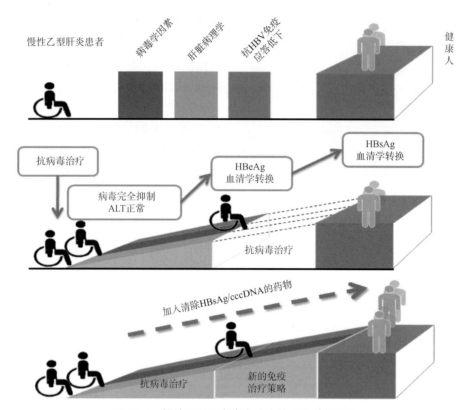

图 93-1　慢性乙型肝炎临床治疗的"爬坡假说"

2. 肝细胞癌的免疫细胞治疗　随着生物技术的飞速发展，免疫细胞治疗作为一种新的治疗手段，在抗肿瘤领域受到越来越多的关注。癌症的发生与免疫系统损伤密切相关，从慢性肝炎到肝细胞癌的发生发展过程中，机体免疫平衡被打破，免疫防御功能受损，抗肿瘤的特异性细胞毒性 T 淋巴细胞、NK 细胞等在肿瘤微环境中受到抑制，不足以清除肿瘤，肿瘤通过降低免疫相关受体表达、诱导免疫细胞凋亡等多种方式发生免疫逃逸。因此，通过被动细胞免疫治疗或主动细胞免疫治疗的方式增强机体体内的抗肿瘤免疫细胞数量或功能，可能是从根本上治愈肿瘤的希望。癌症免疫治疗先后被 *Science* 和 *Nature* 等[21-23]杂志报道、点评，认为癌症免疫治疗时代已经来临，癌症免疫治疗入选 2013 年科学突破之首。

免疫细胞治疗主要是指将从外周血或组织中提取分离的免疫细胞，经过体外诱导、激活和扩增后再输入患者体内，诱导或直接杀伤肿瘤细胞和被

感染细胞，或调节恢复机体的免疫功能。随着细胞治疗技术的不断成熟，CIK、DC、NK、TCR-T、CAR-T 等多种免疫细胞疗法相继出现，取得了较好的前期实验结果，并进入临床研究阶段。在采取目前肝细胞癌治疗手段如手术治疗或消融治疗等基础上，联合免疫细胞治疗能清除残留肿瘤细胞，降低术后复发率，提高远期疗效[24, 25]。随着对肝脏生物学和免疫学领域研究的深入，通过过继免疫细胞治疗调节患者免疫系统必将成为治疗肝细胞癌的重要手段之一，有着广阔的前景。

第 2 节　免疫细胞治疗概述

一、免疫治疗历史

早在 100 多年前免疫学创建之初，科学家们就提出了利用机体自身免疫功能去攻击肿瘤细胞消灭肿瘤的设想。20 世纪 50 年代，Macfarlane Burnet

和 Lewis Thomas 提出了"免疫监视"理论，认为机体产生的突变肿瘤细胞可被免疫系统所识别而清除，这为肿瘤免疫治疗奠定了理论基础。20 世纪80 年代，美国国立癌症研究院 Steven Rosenberg 于1985 年首次应用 IL-2 诱导的 LAK 细胞治疗黑色素瘤，极大地激发了人们开展肿瘤免疫细胞治疗技术的热情。1991 年，斯坦福大学 IngoSchmidt-Wolf 发表的研究报告称，一种通过多种细胞因子诱导产生的细胞因子诱导的杀伤（cytokine-induced killer，CIK）细胞具有较强的抗肿瘤效应。此后，CIK 细胞治疗肿瘤的临床研究在我国广泛开展。自 2002 年开始，NK 细胞、DC、DC-CIK 细胞、T 细胞、TIL 细胞等各种免疫细胞治疗也慢慢兴起。2010 年美国 FDA 批准 Provenge（DC 疫苗）治疗晚期前列腺癌，这是人类历史上首次批准自体免疫细胞用于治疗恶性肿瘤，*Science* 杂志发表评论文章称这是"向癌症进军 40 年"的里程碑性成果。2011 年，第一个用于免疫检查点抑制的单克隆抗体（抗-CTLA-4 单抗，伊匹单抗）被美国 FDA 批准用于晚期黑色素瘤的二线治疗，标志着肿瘤免疫治疗进入了新时代。肿瘤免疫治疗于 2013 年被 *Science* 杂志评为年度十大科技突破之首。目前已有多个免疫检查点抑制剂被美国 FDA 批准应用于临床，针对肿瘤特异性抗原的 CAR-T 细胞在治疗血液系统恶性肿瘤中取得了明显疗效。2017 年 8 月和10 月，诺华公司和凯特公司两种针对急性淋巴细胞性白血病（acute lymphoblastic leukemia，ALL）的CAR-T 产品相继获批用于临床，人类从此拥有了一种新的治疗癌症的方法，具有里程碑意义！

二、免疫治疗种类及原理

1. **CIK 细胞治疗**   CIK 细胞是将人外周血单个核细胞在体外经过多种细胞因子（如抗 CD3 单克隆抗体、IL-2 和 IFN-γ 等）诱导培养扩增后获得的一群异质细胞。CIK 细胞主要的效应细胞为 NK 细胞样 T 细胞，表面标志为 CD3$^+$CD56$^+$，兼具有 T 细胞强大的抗肿瘤活性和 NK 细胞非主要组织相容性复合体（MHC）限制性杀伤肿瘤细胞的特点。具有增殖速度快、杀瘤活性高、杀瘤谱广、对多重耐药肿瘤细胞同样敏感等优势，且其杀瘤活性不受CsA、FK506 等免疫抑制剂的影响，对正常骨髓造血前体细胞毒性很小，并能抵抗肿瘤细胞所引发的效应细胞通过 Fas-FasL 产生凋亡。

CIK 细胞主要基于以下原理杀伤肿瘤：① CIK 细胞对肿瘤细胞和病毒感染细胞的直接杀伤。CIK 细胞可以通过不同的机制识别肿瘤细胞，释放颗粒酶 / 穿孔素等毒性颗粒，导致肿瘤细胞裂解。② CIK 细胞分泌多种细胞因子调节机体免疫功能。体外培养的 CIK 细胞可以分泌多种细胞因子，如 IFN-γ、TNF-α、IL-2 等，不仅对肿瘤细胞有直接抑制作用，还可通过调节机体免疫系统反应间接杀伤肿瘤细胞。③ CIK 细胞能够诱导肿瘤细胞凋亡。CIK 细胞在培养过程中表达 FasL（Ⅱ型跨膜糖蛋白），通过与肿瘤细胞膜表达的 Fas（Ⅰ型跨膜糖蛋白）结合，诱导肿瘤细胞凋亡。

2. **NK 细胞治疗**   NK 细胞是固有免疫细胞中的重要组成部分，是机体免疫防御和免疫监视第一道防线。人类 NK 细胞按照其免疫标志和功能通常被分为 CD56^{bright} 和 CD56^{dim} 两类。健康人 CD56^{bright} NK 细胞占外周血 NK 细胞的 10%，表达高亲和力的 IL-2 受体，高表达 CD56、CD94/NKG2A 和 L-选择素（CD62L），低表达 CD16 和 KIR，具有较强的细胞因子分泌能力；而 CD56^{dim} NK 细胞占外周血 NK 细胞的 90%，高表达 CD16、PEN5、KIR 和 LFA-1，低表达 CD56、CD94/NKG2A，具有较强的细胞杀伤功能。

NK 细胞无须预先致敏，可直接杀伤肿瘤细胞、微生物感染的细胞、遭受物理或化学损伤的细胞，且无 MHC 限制性。病毒感染的细胞和肿瘤细胞常常下调 MHC-I 类分子的表达，以逃避细胞毒性 T 淋巴细胞的识别和杀伤，而 NK 细胞能够识别并杀伤 MHC-Ⅰ类分子缺失的肿瘤细胞，通过释放细胞毒性穿孔素和颗粒酶，从而诱导靶细胞凋亡；也可以通过 Fas 和 FasL 途径依赖半胱天冬酶介导靶细胞凋亡；还可通过分泌一系列细胞因子，如 IFN-γ、TNF 等，调节免疫反应而间接杀伤靶细胞。因此，NK 细胞在抗感染和抗肿瘤免疫细胞治疗中具有巨大的潜力。

3. **TCR 基因修饰的 T 细胞免疫治疗**（T cell receptor gene engineered T-cell immunotherapy，TCR-T）   肿瘤细胞表达的大多数抗原并非具备特异性的新抗原，而是极其接近机体正常细胞表达的组织分化抗原。胸腺的阴性选择清除了表达可识别自身抗原肽 /MHC 复合物的 T 细胞受体的 T 细胞，使成熟 T 细胞难以识别肿瘤抗原肽进而活化发挥免疫效应。TCR-T 是通过基因工程的方法，将可识别肿瘤抗原或病原体抗原的特异性 TCR 基因导入培养的患者 T 细胞，使患者无能 T 细胞发生抗原特异性重定向，从而形成肿瘤或病原体特异性 TCR 基因转染 T 细胞。肿瘤特异性 TCR 基因修饰 T 细胞可在体外特异性识别抗原阳性肿瘤细胞，并在回输患者体内后重建患者的抗肿瘤免疫。

4. 嵌合抗原受体 T 细胞免疫疗法（chimeric antigen receptor T-cell immunotherapy, CAR-T）　CAR-T 是一种新型过继免疫细胞治疗，它利用基因工程技术对 T 细胞进行修饰，使其能够更加有效地识别并杀伤肿瘤细胞。CAR-T 在急性白血病和非霍奇金淋巴瘤的治疗上有着显著的疗效，被认为是最有前景的肿瘤治疗方式之一。

过去的 20 年中 CAR 的设计已经取得了长足的进展。第一代 CAR 由识别肿瘤表面抗原的单链抗体（single chain fragment variable, scFv）和免疫受体酪氨酸活化基序（immunoreceptor tyrosine-based activation motif, ITAM，通常为 CD3ζ 和 FcεRIγ）组成。CD3ζ 链能够提供 T 细胞激活、裂解靶细胞、调节 IL-2 分泌及体内发挥抗肿瘤活性所需的信号，使 T 细胞不依赖于 MHC-Ⅰ类分子识别靶细胞。早期实验证明了 CAR-T 的可行性，然而第一代 CAR 只能引起短暂的 T 细胞增殖和较低的细胞因子分泌，不能提供长时间的 T 细胞扩增信号和持续的体内抗肿瘤效应，T 细胞增殖减少最终导致 T 细胞的凋亡。

第二代 CAR 在胞内增加了一个新的共刺激分子序列（CD28 或 4-1BB 共刺激分子），与第一代 CAR 相比，T 细胞增殖能力、细胞因子分泌及细胞存活能力都大幅度提升，且能够增加对肿瘤细胞裂解的记忆效应及 CAR 介导的杀伤效应。共刺激分子 CD28 构造的 CAR 加强并加速 T 细胞衰竭，4-1BB 构造的 CAR 减缓 T 细胞衰竭，提升了 CAR-T 细胞的持久性。目前也有研究组开始着眼于发展第三代 CAR，在第二代 CAR 基础上加上了额外的共刺激信号，但临床疗效尚未见明显差别。

第 3 节　免疫细胞治疗临床研究进展

一、CIK 细胞治疗研究进展

CIK 细胞治疗在早期临床研究中被证实有很好的安全性和有效性。Schmeel 对 CIK 细胞临床治疗肿瘤的国际注册网站（international registry on CIK cells, IRCC）数据库中 CIK 细胞治疗的安全性和有效性进行了评估[26]，包括 45 项研究中共针对 22 个不同的肿瘤，共登记了 2729 名患者。在所有的研究中，CIK 细胞治疗副作用较小，主要不良反应为 CIK 细胞过继回输当天轻度发热、寒战、头痛和疲劳。有效性评价结果显示，CIK 细胞治疗平均有效反应率为 39%，能够显著增加患者总生存期，提高患者生活质量。此外，CIK 细胞能够激活患者机体免疫反应，主要表现为 T 细胞亚群改变、肿瘤标志物降低、细胞因子分泌和 HBV 病毒载量的变化。解放军总医院韩卫东教授报道[27]，其所在科室 893 名肿瘤患者累计接受 4088 次 CIK 细胞治疗，其不良反应发生率为 5.56%，其中 94.88% 为较轻微不良反应（1～2 级）；72.56% 的患者不良反应发生在治疗后 24h 内；最常见的不良反应是发热（0.88%）、寒战（0.56%）和疲劳（0.49%）；罕见的严重不良反应包括过敏性紫癜、溶瘤综合征、过敏性休克和关节疼痛；无 CIK 治疗相关的死亡病例发生。这些结果都表明 CIK 治疗恶性肿瘤具有很好的安全性和耐受性。

韩国 Lee 等[28]采用多中心、随机对照Ⅲ期临床试验评价 CIK 细胞作为辅助手段治疗肝细胞癌的有效性，将采用外科切除、射频消融或经皮酒精注射来消除肝细胞癌的 230 名患者随机分为两组：治疗组（115 名患者采用 CIK 细胞辅助治疗，60 周内进行 16 次治疗）和对照组（115 名患者没有采用辅助疗法）；结果显示治疗组中位无复发生存期为 44 个月，而对照组为 30 个月，即前者较后者大约延长 14 个月；CIK 细胞辅助治疗组全因死亡风险和肝细胞癌相关死亡风险均低于对照组，而在发生严重不良反应方面，这两组没有显著差异。

此外，国际上还有很多临床研究表明 CIK 细胞在肝细胞癌的治疗中具有很好的安全性和有效性，Cai 等[29]对 12 项亚洲 CIK 细胞治疗肝细胞癌随机对照临床试验进行了 Meta 分析，结果表明传统治疗联合 CIK 细胞治疗可改善患者的预后，尤其是 RFS 和 PFS，副作用较小。由于其易得性和较强的抗肿瘤活性，CIK 细胞治疗有望成为肝癌免疫治疗的一种新途径，对延长患者生存期、提高生活质量有重要意义。

二、NK 细胞治疗研究进展

1. 临床用 NK 细胞的扩增　扩增出能够满足临床需求的 NK 细胞一直是 NK 细胞治疗的重点和难点。其中包括如何获得足够数量和高纯度的 NK 细胞及如何在体内保持 NK 细胞的活力等。目前国际上临床研究使用的 NK 细胞主要有滋养层细胞扩增的 NK 细胞、细胞因子扩增的 NK 细胞和 NK 细胞系。

（1）滋养层细胞扩增的 NK 细胞：目前国际上应用较多的 NK 细胞扩增方法为利用辐照基因修饰的 K562 细胞作为滋养细胞，该培养方法大大提高了 NK 细胞扩增的数量和纯度。Miller 等将致死剂量辐照后的骨髓单个核细胞（bone marrow mono-nuclear cell，BMMNC）作为滋养细胞，与骨髓来源的 CD34$^+$ 干细胞共培养后能够诱导干细胞分化成为 CD3$^-$ CD56$^+$ NK 细胞[30]，进一步用于临床过继免疫治疗。

近年来，研究者发现，利用 K562 细胞构建表达膜型 IL-15 和 IL-21 较可溶性细胞因子能更好地刺激 NK 细胞的增殖[31]。在此基础上，在 K562 细胞膜表面联合构建 4-1BBL 和 mMICA 膜型分子作为滋养细胞，可以进一步增强所培养细胞杀伤靶细胞的细胞毒性。临床研究初步证实了滋养层细胞扩增的 NK 细胞治疗肿瘤的安全性和有效性，但仍然不排除该方法远期导致肿瘤发生的可能性。

（2）细胞因子扩增的 NK 细胞：细胞因子扩增法是比较经典的细胞培养方法，多年来一直被各国科学家不停地改进。Siegler 等[32]通过磁珠分选 PBMC 中 CD3$^-$ CD56$^+$ NK 细胞，将其与 CD3 单克隆抗体、IL-2 和 IL-15 在体外联合培养，诱导培养 18 天后，NK 细胞扩增（268.3±66.8）倍，获得了满足临床应用的 NK 细胞数量（85.5±17.2）×10^8，体外功能试验显示培养的 NK 细胞能够显著杀伤 K562 细胞系。

周智锋等[33]通过对不同细胞因子组合进行实验发现，IL-2 + IL-12 + IL-15 + IL-18 组合能有效地扩增外周血来源 NK 细胞，上调其活化性受体 NK-G2D、NKp30、NKp44、NKp46 等，下调抑制性受体 CD158b 和 CD159a，培养 17 天后 CD3$^-$CD56$^+$ NK 细胞比例上升至 80% 以上，NK 细胞数量扩增超过 1000 倍，明显高于其他细胞因子组合。Li 等[34]通过构建质粒的方法固定 4-1BBL 和 IL-21，对健康供者 PBMC 经过 21 天的刺激和培养，获得了高达 95% 纯度的 NK 细胞，体外功能实验证实，所培养的 NK 细胞和 K562 细胞系共培养效靶比达到 8 : 1 时，杀伤效率接近 100%。表明没有滋养细胞存在，只依靠细胞因子扩增 NK 细胞的方法是可行的。

（3）NK 细胞系的临床研究：一些研究者应用高剂量辐照后的 NK92 细胞系作为 NK 细胞临床治疗的来源[35]，该方法的优点是运用现有技术体系可以很方便地完成 NK 细胞的体外扩增和保存，能够得到数量足够的高纯度 NK 细胞，生物学特性上具有很好的均一性。NK92 细胞系是目前美国 FDA 唯一批准用于临床研究的肿瘤细胞系，但目前临床试验的相关数据较少。

2. NK 细胞治疗肝病进展　目前，NK 细胞治疗主要有自体 NK 细胞过继免疫治疗和同种异体细胞 NK 细胞治疗两种。荆娜等[36]研究均证明自体 NK 细胞过继免疫治疗晚期肝细胞癌具有较好的安全性，患者 CD3$^-$CD56$^+$NK 细胞比例在治疗后明显增加，临床症状得到显著改善，提高了生活质量，减缓了晚期肝细胞癌进展。杜波等[37]对 86 例原发性肝癌自体 NK 细胞治疗前后免疫功能指标进行比较，结果发现 CD3$^+$、CD4$^+$、IgG、IgM、IgA 均升高，CD8$^+$ 降低，提示 NK 细胞治疗可以显著改善患者的免疫功能；治疗后 GGT、ALT、TBil、AST 均较治疗前降低，提示 NK 细胞治疗能够显著改善患者的肝功能。

王福生团队[38]通过对 4 例肝细胞癌患者进行同种异体 NK 细胞过继治疗，结果显示患者耐受性良好，只出现轻微的体温升高，未经干预可自行消退，无其他不良反应发生。在后期的 3 个月随访过程中，未发生慢性 GVHD 反应，患者的生活质量均有不同程度的提高，其中 2 例患者体力明显恢复，初步证实同种异体 NK 细胞有良好的安全性和临床应用价值。

三、TCR-T、CAR-T 临床应用进展

1. TCR-T 临床应用进展　Qasim 等[39]在 2014 年首次报道了以 HBsAg 为靶点，利用经过基因修饰的表达 HBV 特异性受体的患者自体 T 细胞治疗肝移植术后肝癌复发及肝外转移的病例。虽未观察到对肿瘤有明显效果，但治疗后患者 HBsAg 水平大幅降低，且未见肝脏炎症反应加重，也未引

起其他脱靶效应等导致的细胞毒性，初步证实了 HBV 特异性 TCR 基因修饰的 T 细胞能够靶向杀伤 HBsAg 阳性肝癌细胞，为以后的 TCR-T 提供了思路。

2017 年 8 月，新加坡 Antonio 等使用 mRNA 转导方法制备的 TCR-T 细胞在小鼠实验中取得了很好的疗效，TCR-T 细胞能够识别被感染的人肝细胞，一次过继回输后 4 天就可以在小鼠体内检测到明显的抗病毒效果。每只小鼠单次注射 0.5×10^6 个细胞可使病毒血症减少约 0.5 个对数值，而多次注射可在 12 天内诱导病毒载量逐渐减少达 1.5 个对数值。提示 TCR-T 具备清除 HBV 的能力，为控制慢性 HBV 感染和治愈提供了可能的解决策略和方案。

2. CAR-T 临床应用进展及存在的问题 CAR-T 在血液系统恶性肿瘤治疗中的临床研究获得了可喜的成绩，给患者带来了福音。目前国际上以 CD19 为肿瘤靶标的 CAR-T 细胞在临床上研究最多，2010 年，美国国家癌症研究所的研究表明，CD19 特异性的 CAR-T 用于治疗晚期 B 淋巴瘤疗效明显。Maude 等的研究表明，CTL019（抗 CD19 的二代 CAR-T）治疗 30 例复发/难治性急性淋巴细胞白血病，其中 90% 达完全缓解。

尽管 CAR-T 在血液肿瘤治疗中获得了突破，但由于实体瘤中微环境复杂、免疫逃逸机制多样、肿瘤抗原靶点繁杂，且受实体瘤体积大、CAR-T 细胞难以归巢到肿瘤组织等多方面因素的影响，CAR-T 在实体瘤的疗效仍不满意。

Katz 等报道对 6 例肝转移癌患者进行以 CEA 为靶标的 CAR-T 细胞治疗，结果显示无患者发生 3 级或 4 级不良反应。1 例术后 23 个月仍存活稳定，5 例死于疾病进展；在接受系统 IL-2 支持的患者中，CEA 水平比基线下降了 37%（范围为 19%～48%）；活检显示肝转移、坏死或纤维化在 6 例患者中有 4 例增加。原发性肝癌的临床研究结果尚未见报道，动物实验已证实以 GPC-3 为靶标的 CAR-T 细胞可以清除 GPC-3 阳性的肿瘤，提高小鼠存活率[40, 41]，因此成为较热门的潜在临床研究靶标。

已经有 8 项登记在研的 I / II 期 CAR-T 试验以 GPC-3 为靶点，以 CEA 为靶标的 CAR-T 细胞治疗有 1 项，为 I 期临床试验（NCT02850536），通过经皮肝动脉输注给予患者 CEA 重定向的

CAR-T 细胞，利用这种高度准确的输送系统，预期 CAR-T 细胞会高度积聚到肿瘤部位，提高治疗效率，并将毒性降至最低。

根据目前临床研究结果来看，在 CAR-T 细胞用于肝癌临床治疗之前，尚需要解决以下难题：① CAR-T 细胞缺乏肝癌细胞特异性靶点，可能存在脱靶效应；②细胞因子风暴；③中枢神经毒性；④ CAR-T 细胞如何有效归巢到肝脏组织。

（谢云波 王福生）

参 考 文 献

[1] Wang FS. Clinical immune characterization of hepatitis B virus infection and implications for immune intervention: progress and challenges. Hepatol Res 2007; 37(Suppl 3): S339-46.

[2] Zhang Z, Zhang JY, Wherry EJ, et al. Dynamic programmed death 1 expression by virus-specific CD8 T cells correlates with the outcome of acute hepatitis B. Gastroenterology 2008; 134: 1938-49.

[3] Boni C, Penna A, Bertoletti A, et al. Transient restoration of anti-viral T cell responses induced by lamivudine therapy in chronic hepatitis B. J Hepatol 2003; 39: 595-605.

[4] van der Molen RG, Sprengers D, Biesta PJ, et al. Favorable effect of adefovir on the number and functionality of myeloid dendritic cells of patients with chronic HBV. Hepatology 2006; 44: 907-14.

[5] Lau DT, Membreno FE. Antiviral therapy for treatment-naive hepatitis B virus patients. Gastroenterol Clin North Am 2004; 33: 581-99.

[6] Tian Z, Chen Y, Gao B. Natural killer cells in liver disease. Hepatology 2013; 57: 1654-62.

[7] Gao B, Radaeva S, Park O. Liver natural killer and natural killer T cells: immunobiology and emerging roles in liver diseases. J Leukoc Biol 2009; 86: 513-28.

[8] Cai L, Zhang Z, Zhou L, et al. Functional impairment in circulating and intrahepatic NK cells and relative mechanism in hepatocellular carcinoma patients. Clin Immunol 2008; 129: 428-37.

[9] Li H, Han Y, Guo Q, et al. Cancer-expanded myeloid-derived suppressor cells induce anergy of NK cells through membrane-bound TGF-beta 1. J Immunol 2009; 182: 240-9.

[10] Cariani E, Pilli M, Zerbini A, et al. HLA and killer immunoglobulin-like receptor genes as outcome predictors

of hepatitis C virus-related hepatocellular carcinoma. Clin Cancer Res 2013；19：5465-73.

[11] Jenne CN，Kubes P. Immune surveillance by the liver. Nat Immunol 2013；14：996-1006.

[12] Wu J，Li J，Salcedo R，et al. The proinflammatory myeloid cell receptor TREM-1 controls Kupffer cell activation and development of hepatocellular carcinoma. Cancer Res 2012；72：3977-86.

[13] Han Y，Chen Z，Yang Y，et al. Human CD14+ CTLA-4+ regulatory dendritic cells suppress T-cell response by cytotoxic T-lymphocyte antigen-4-dependent IL-10 and indoleamine-2，3-dioxygenase production in hepatocellular carcinoma. Hepatology 2014；59：567-79.

[14] Shen X，Li N，Li H，et al. Increased prevalence of regulatory T cells in the tumor microenvironment and its correlation with TNM stage of hepatocellular carcinoma. J Cancer Res Clin Oncol 2010；136：1745-54.

[15] Han Y，Yang Y，Chen Z，et al. Human hepatocellular carcinoma-infiltrating CD4（+）CD69（+）Foxp3（-）regulatory T cell suppresses T cell response via membrane-bound TGF-beta1. J Mol Med（Berl）2014；92：539-50.

[16] Flecken T，Schmidt N，Hild S，et al. Immunodominance and functional alterations of tumor-associated antigen-specific CD8+T-cell responses in hepatocellular carcinoma. Hepatology 2014；59：1415-26.

[17] Hoechst B，Ormandy LA，Ballmaier M，et al. A new population of myeloid-derived suppressor cells in hepatocellular carcinoma patients induces CD4（+）CD25（+）Foxp3（+）T cells. Gastroenterology 2008；135：234-43.

[18] Yeung OW，Lo CM，Ling CC，et al. Alternatively activated（M2）macrophages promote tumour growth and invasiveness in hepatocellular carcinoma. J Hepatol 2015；62：607-16.

[19] Murugaiyan G，Saha B. Protumor vs antitumor functions of IL-17. J Immunol 2009；183：4169-75.

[20] Rehermann B，Nascimbeni M. Immunology of hepatitis B virus and hepatitis C virus infection. Nat Rev Immunol 2005；5：215-29.

[21] Couzin-Frankel J. Immune therapy steps up the attack. Science 2010；330：440-3.

[22] Breakthrough of the year：areas to watch. Science 2012；338：1528-9.

[23] Mellman I，Coukos G，Dranoff G. Cancer immunotherapy comes of age. Nature 2011；480：480-9.

[24] Hao MZ，Lin HL，Chen Q，et al. Efficacy of transcatheter arterial chemoembolization combined with cytokine-induced killer cell therapy on hepatocellular carcinoma：a comparative study. Chin J Cancer 2010；29：172-7.

[25] Hui D，Qiang L，Jian W，et al. A randomized，controlled trial of postoperative adjuvant cytokine-induced killer cells immunotherapy after radical resection of hepatocellular carcinoma. Dig Liver Dis 2009；41：36-41.

[26] Schmeel LC，Schmeel FC，Coch C，et al. Cytokine-induced killer（CIK）cells in cancer immunotherapy：report of the international registry on CIK cells（IRCC）. J Cancer Res Clin Oncol 2015；141：839-49.

[27] Zhang Y，Xia L，Zhang Y，et al. Analysis of adverse events following the treatment of autologous cytokine-induced killer cells for adoptive immunotherapy in malignant tumour sufferers. Expert Opin Biol Ther 2015；15：481-93.

[28] Lee JH，Lee JH，Lim YS，et al. Adjuvant immunotherapy with autologous cytokine-induced killer cells for hepatocellular carcinoma. Gastroenterology 2015；148：1383-91.e6.

[29] Cai XR，Li X，Lin JX，et al. Autologous transplantation of cytokine-induced killer cells as an adjuvant therapy for hepatocellular carcinoma in Asia：an update meta-analysis and systematic review. Oncotarget 2017；8：31318-31328.

[30] Condiotti R，Zakai YB，Barak V，et al. Ex vivo expansion of CD56+ cytotoxic cells from human umbilical cord blood. Exp Hematol 2001；29：104-13.

[31] Oyer JL，Igarashi RY，Kulikowski AR，et al. Generation of highly cytotoxic natural killer cells for treatment of acute myelogenous leukemia using a feeder-free，particle-based approach. Biol Blood Marrow Transplant 2015；21：632-9.

[32] Siegler U，Meyer-Monard S，Jorger S，et al. Good manufacturing practice-compliant cell sorting and large-scale expansion of single KIR-positive alloreactive human natural killer cells for multiple infusions to leukemia patients. Cytotherapy 2010；12：750-63.

[33] 周智锋，李洁羽，陈明水，等. 细胞因子组合体外扩增人 NK 细胞的研究. 中华肿瘤防治杂志 2014；21：193-7.

[34] Li X，He C，Liu C，et al. Expansion of NK cells from

PBMCs using immobilized 4-1BBL and interleukin-21. Int J Oncol 2015；47：335-42.

[35] Tonn T，Schwabe D，Klingemann HG，et al. Treatment of patients with advanced cancer with the natural killer cell line NK-92. Cytotherapy 2013；15：1563-70.

[36] 荆娜，张金超，杨岩丽，等 . 自然杀伤细胞治疗晚期肝癌的近期临床疗效 . 中国肿瘤生物治疗杂志 2016；23：515-8.

[37] 杜波，张鹏 . NK 细胞治疗对原发性肝癌患者免疫功能及肝功能的影响 . 临床误诊误治 2017；30：88-90.

[38] 谢云波，张纪元，杨涛，等 . HLA 半相合 NK 细胞过继治疗肝癌的一期临床试验 . 肝脏 2017；22：581-584，589.

[39] Qasim W，Brunetto M，Gehring AJ，et al. Immunotherapy of HCC metastases with autologous T cell receptor redirected T cells，targeting HBsAg in a liver transplant patient. J Hepatol 2015；62：486-91.

[40] Kah J，Koh S，Volz T，et al. Lymphocytes transiently expressing virus-specific T cell receptors reduce hepatitis B virus infection. J Clin Invest 2017；127：3177-88.

[41] Gao H，Li K，Tu H，et al. Development of T cells redirected to glypican-3 for the treatment of hepatocellular carcinoma. Clin Cancer Res 2014；20：6418-28.

第 94 章　肝脏疾病的干细胞治疗

一、干细胞治疗肝病概述

干细胞在细胞发育过程中处于较原始阶段，根据其发育阶段可分为胚胎干细胞和成体干细胞。其重要特征是具有无限自我更新能力，并可以分化成特定组织的细胞。骨髓是成体干细胞的重要来源，主要含骨髓造血干细胞（hematopoietic stem cell，HSC）和间充质干细胞（mesenchymal stem cell，MSC）[1]。

1999 年 Petersen 等 [2] 发现骨髓干细胞或 HSC 能够在鼠肝内转化为肝卵圆细胞甚至成熟的肝细胞和胆管细胞。Theise 等 [3] 在异性间骨髓移植或肝移植的受体中也发现了源于供体的肝细胞和胆管细胞。2000 年 Alison 等 [4] 在移植了男性骨髓细胞的女性患者肝脏内发现了 Y 染色体阳性的肝细胞，2002 年 Korbling 等 [5] 在移植了男性外周血干细胞的女性患者肝脏内也发现了来自男性的肝细胞，证明骨髓和外周血干细胞在人体内可以分化为肝细胞。

MSC 因能分化为间质组织而得名，是属于中胚层的一类多能干细胞，主要存在于结缔组织和器官间质中，MSC 在骨髓中含量最丰富，在其他组织器官如脐带组织、脐带血、胎盘、外周血、脂肪组织中的含量也较丰富。MSC 可以向多种中胚层和神经外胚层来源的组织细胞分化，如可分化为成骨细胞、软骨细胞、脂肪细胞、肌腱细胞、平滑肌细胞、骨髓基质细胞、成纤维细胞及多种血管内皮细胞，甚至神经系统的神经元和神经胶质细胞。在细胞治疗、组织工程及再生医学领域内，MSC 作为种子细胞可应用于修复 / 替代受损或病变的多种组织器官，从而为目前一些无法有效治愈的重大疾病提供了崭新的治疗方案。MSC 因其多潜能和可扩增性对再生医学产生了不可估量的影响。此外，MSC 的免疫调节功能越来越受到关注，已成为治疗炎症性或自身免疫性疾病的重要细胞来源。

既往认为，MSC 移植可以提供大量的干细胞分化为肝细胞样细胞，从而替代重症肝病受损的肝细胞，实现肝脏所需要的合成和代谢功能。但近期研究发现，在组织修复方面，MSC 旁分泌机制改变组织微环境比 MSC 向肝细胞的转化更为重要。应用 MSC 治疗肝衰竭大鼠的多个实验显示，MSC 可以分泌多种细胞因子，抑制肝细胞凋亡、促进肝细胞增殖及肝脏血管生成，抑制免疫细胞增殖及其向肝脏的迁移，并能够调节肝衰竭大鼠肝脏及全身免疫炎症反应，从而提高大鼠生存率。MSC 植入实验小鼠后第 4 周，其增殖数量仅占受体肝细胞的 1%～3%[5]，提示在治疗急性肝衰竭时，其主要作用机制不是直接分化为肝细胞。

二、干细胞治疗肝病的机制

肝衰竭的病理特征是肝脏内异常的固有免疫和适应性免疫反应所引发的严重炎症反应和肝细胞大量坏死；肝硬化的病理特征是肝细胞不断减少，产生纤维的细胞活性增强，纤维组织形成，瘢痕组织不断集聚。以往认为，干细胞治疗可提供大量肝细胞样细胞替代受损的肝细胞功能。然而肝衰竭病情进展快，干细胞如 MSC 在体内诱导分化成肝细胞样细胞的效率很低，肝功能的恢复可能无法依赖于干细胞分化为肝细胞样细胞的过程，而是在更大程度上依赖其他机制，如干细胞通过旁分泌机制改善组织微环境[6]。

MSC 的条件培养基能抑制肝细胞的凋亡、刺激肝脏再生，其中含有许多抗炎症因子，如 IL-1ra、IL-10、IL-13 和 IL-27 等[7]，以及促进肝细胞再生、抑制肝细胞凋亡的细胞因子，如肝细胞生长因子（hepatocyte growth factor，HGF）、IL-10、血管内皮生长因子（vascular endothelial growth factor，VEGF）、IL-6 和 IL-8 等[8]。MSC 的旁分泌功能可能与其类似，即通过发挥局部效应，为肝脏提供营养和有利于增生修复的环境，促进受损肝脏增生及肝脏血管再生，抑制免疫细胞增殖及向肝脏迁移，调节肝脏及全身免疫炎症反应，从而减轻肝损伤。

MSC 通过分泌 IL-10、转化生长因子 β（TGF-β）、前列腺素 E_2（PGE_2）等诱导调节性 T 细胞（Treg）的产生，抑制过度的炎症反应，减轻肝脏炎症，改善肝脏微环境，抑制肝细胞凋亡、促进肝细胞再生；通过分泌 IL-10 和肿瘤坏死因子 α（TNF-α）抑制肝星状细胞的活性，或通过 Fas/FasL 途径促进肝星状细胞凋亡，从而抑制肝脏纤维化的形成[9, 10]（图 94-1）。临床研究也发现，应用自体 BM-

MSC 治疗 HBV 相关终末期肝病，患者肝功能明显改善的同时，外周血中 Treg 的水平明显上升，而 Th17 细胞的水平明显下降，Treg/Th17 比值明显升高；此外，血清中 TGF-β 水平明显升高，而 IL-17、TNF-α 及 IL-6 水平明显降低，显示了 MSC 调节免疫功能、改善肝脏炎症环境的能力[11]。此外，植入的 BM-MSC 还可通过释放促细胞增生因子和基质金属蛋白酶 -9（matrix metalloproteinase，MMP-9）刺激内源性肝细胞再生[12, 13]。

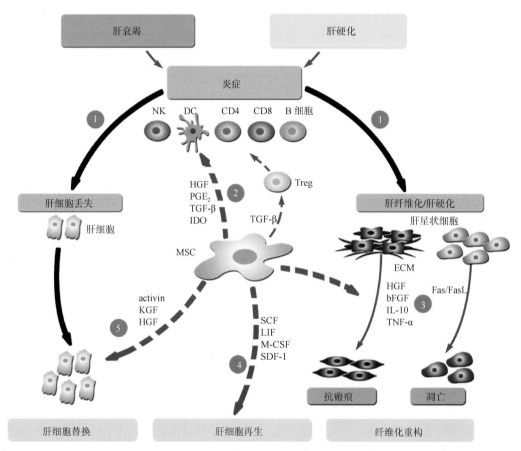

图 94-1 MSC 治疗肝病的机制示意图

（资料来源：Zhang Z, et al. J Hepatol 2013；59：183-5.）

三、干细胞治疗肝硬化和肝衰竭

1. **干细胞来源** MSC 目前是临床用于治疗肝硬化和肝衰竭最主要的干细胞，其在骨髓中含量最丰富，在其他组织器官如脐带组织、脐带血、胎盘、外周血、脂肪组织中的含量也较丰富。此外，应用经粒细胞集落刺激因子（G-CSF）动员及未经动员的骨髓 CD34+ 干细胞也是治疗肝病常用的方法。

2. **干细胞输注途径** 干细胞输注多经肝动脉或外周静脉途径实施，有少数研究者采用超声引导

下经皮门静脉穿刺的方式，经门静脉途径输注干细胞。但考虑到多数失代偿期肝硬化患者存在不同程度的门静脉高压和凝血机制障碍，门静脉穿刺存在较高的出血风险，因此一般不推荐经门静脉途径进行干细胞输注。上述输注途径的优劣未明，但对于细胞数量较多的输注如异基因脐血干细胞和异基因脐带 MSC 等，多经外周静脉途径进行输注，而自体干细胞输注则多使用经肝动脉途径[14]。

不同细胞来源的干细胞，在治疗不同肝脏疾病中的具体输注细胞数量与疗程目前尚无统一方

案。Mohamadnejad 等 [15] 报道，4 例失代偿期肝硬化患者接受了自体 BM-MSC 的治疗，输注的 MSC 数量平均为 3.2×10^6，经外周静脉回输患者体内。Khayaziha 等 [16] 报道应用自体 BM-MSC 经外周或门静脉回输治疗终末期肝病共 8 例，回输 MSC 数量为 $(3 \sim 5) \times 10^7$。Suk 等 [17] 报道了应用自体 MB-MSC 治疗酒精性肝硬化的多中心、随机、开放标签的 Ⅱ 期临床研究，共入组 72 例患者，通过肝动脉输注数量为 5×10^7 的 BM-MSC（图 94-2）。国内学者 Zhang 等 [18] 应用脐带来源的 MSC（umbilic cord

derived MSC，UC-MSC）治疗慢性乙肝相关失代偿期肝硬化，共治疗患者 30 例，5×10^5/kg 的 UC-MSC 细胞通过外周静脉输入患者体内。Shi 等 [19] 应用 UC-MSC 治疗慢性乙肝相关的慢加急性肝衰竭，共治疗患者 24 例，5×10^5/kg 的 UC-MSC 通过外周静脉输入患者体内。此外，Gaia 等 [20] 和 Garg 等 [21] 还报道了应用 G-CSF 动员骨髓干细胞分别治疗肝硬化和慢加急性肝衰竭；也有报道先应用 G-CSF 动员骨髓后再收集外周循环中的 CD34+ 干细胞，通过肝动脉或门静脉输注的方式治疗终末期肝病 [22, 23]。

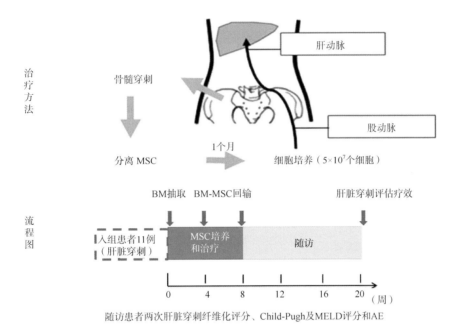

图 94-2　自体 BM–MSC 治疗酒精性肝硬化的多中心、随机、开放 Ⅱ 期临床研究路线图

（资料来源：Suk KT, et al. Hepatology 2016；64：2185–97.）

3. 临床疗效与安全性　截止到 2017 年 2 月，仅在 Clinicaltails.gov 网站上注册的关于 MSC 治疗肝脏疾病的临床试验就有 205 项（多数处于临床试验的 Ⅰ 期或 Ⅱ 期），主要适应证包括肝硬化、肝衰竭、遗传代谢性肝病、肝纤维化等。初步结果显示，MSC 治疗肝脏疾病安全性好，可以改善肝功能并提高患者的生活质量（表 94-1）。

国内王福生院士团队长期致力于 UC-MSC 治疗疑难肝病的研究和临床转化，相继开展了 UC-MSC 治疗失代偿性肝硬化和慢加急性肝衰竭临床研究。他们的研究结果提示，UC-MSC 细胞治疗的安全性良好，可明显提高慢加急性肝衰竭患者的生存率；降低肝硬化患者胆红素水平，减少腹水生成，提高肝脏白蛋白合成能力 [18, 19]。高志良教授团

队通过肝固有动脉单次回输自体 BM-MSC 治疗慢性乙肝相关肝衰竭，也证明该方法是安全的，并可以在短期内改善多种肝功能指标（ALB、TBil、PT 和 MELD 等），且对肝硬化症状有改善作用 [26]。此外，该团队还应用同种异体来源的 BM-MSC 治疗 HBV 相关的慢加急性肝衰竭的随机对照临床研究，结果显示安全性好，明显提高了患者生存率 [27]。国外 Kharaziha 等 [16] 开展的自体 MSC 治疗失代偿性肝硬化患者的临床研究发现，MSC 治疗可降低患者的 MELD 评分，改善肝脏的白蛋白合成功能。Gaia 等 [20] 和 Garg 等 [21] 报道的应用 G-CSF 动员的骨髓干细胞分别治疗肝硬化和慢加急性肝衰竭，能降低 Child-Pugh 和 MELD 评分、提高生存率。

表 94-1　国际上开展的干细胞治疗肝病临床研究方案及主要结果

参考文献	干细胞类型	肝病种类	治疗人数	细胞数量	输入途径	随访时间	治疗效果
Zhang Z 等[18]	UC-MSC	乙肝相关失代偿期肝硬化	30	$5\times10^5/kg$	外周静脉	48 周	肝功能改善，降低 MELD 评分，腹水减少
Shi M 等[19]	UC-MSC	乙肝相关慢加急性肝衰竭	24	$5\times10^5/kg$	外周静脉	48 周	肝功能改善，降低 MELD 评分，提高生存率
Peng L 等[24]	BM-MSC	乙肝肝衰竭	53	$3.4\pm3.8\times10^8$	肝动脉	48 周	ALB 升高，TBil 下降，降低 MELD 评分
Lin BL 等[25]	同种异体 BM-MSC	乙肝慢加急性肝衰竭	56	$(1\sim10)\times10^5/kg$	外周静脉	24 周	肝功能改善，提高生存率
Mohamadnejad M 等[15]	自体 BM-MSC	失代偿期肝硬化	4	3.2×10^6	外周静脉	12 个月	ALB 升高，腹水减少，降低 MELD 评分
Khayaziha P 等[16]	自体 BM-MSC	乙肝、丙肝、酒精性肝硬化及不明原因导致的终末期肝病	8	$(3\sim5)\times10^7$	外周或门静脉	24 周	肝功能改善，降低 MELD 评分
Amer ME 等[26]	自体 BM-MSC 诱导的肝细胞样细胞	慢性丙肝肝衰竭	20	2×10^7	脾内或肝内注射	6 个月	腹水减少，ALB 升高，降低 Child -Pugh 及 MELD 评分
El-Ansary M 等[27]	自体 BM-MSC 或 MSC 诱导的肝细胞样细胞	慢性丙肝肝硬化	25	$1\times10^6/kg$	外周静脉	6 个月	提高 PTA、ALB，降低 MELD 评分
Suk KT 等[17]	自体 MB-MSC	酒精性肝硬化	72	5×10^7	肝动脉	6 个月	肝脏组织结构改善，胶原比例减少，Child-Pugh 评分下降

四、结　　语

总之，经过多年的基础和临床研究，干细胞治疗重症肝病的临床研究取得了令人鼓舞的进展，但仍有许多难题需要解决。首先，应通过相关研究解决如何获得标志明确、数量稳定、质量可控、能够满足临床治疗需求的干细胞等技术难题，从而确保干细胞制品的安全性和有效性。其次，应通过基础与早期临床研究进一步阐明干细胞治疗重症肝病的具体机制，并确定干细胞治疗的适应证、禁忌证及安全性。最后，应针对之前临床研究大部分为单中心、小样本、缺乏严格对照，且研究方案各异、随访时间较短、评价指标不一致等问题，开展设计严密、样本量足够、质量控制严格的临床研究，以确认其疗效及安全性，并回答输注干细胞的最佳数量、最佳途径、最佳时机等临床实际问题。目前，我国已对干细胞临床研究实行临床研究机构和临床研究项目的双项备案制。我们相信，在严格制度的规范管理下，干细胞治疗临床研究将会不断深入和发展，干细胞用于重症肝病的临床治疗指日可待。

（施　明　王福生）

参 考 文 献

[1] Petersen BE，Bowen WC，Patrene KD，et al. Bone marrow as a potential source of hepatic oval cells. Science 1999；284：1168-70.

[2] Theise ND，Nimmakayalu M，Gardner R，et al. Liver from bone marrow in humans. Hepatology 2000；32：11-16.

[3] Alison MR，Poulsom R，Jaffery R，et al. Hepatocytes from non-hepatic adult stem cells. Nature 2000；406：257.

[4] Korbling M，Katz RL，Khanna A，et al. Hepatocytes and epithelial cells of donor origin in recipients of peripheral blood stem cells. N Engl J Med 2002；346：738-46.

[5] Kuo TK，Hung SP，Chuang CH，et al. Stem cell therapy

for liver disease：parameters governing the success of us-ing bone marrow mesenchymal stem cells. Gastroenterology 2008；134：2111-21.

[6] Phinney DG，Prockop DJ. Concise review：mesenchymal stem/multipotent stromal cells：the state of transdifferenti-ation and modes of tissue repair-current views. Stem Cells 2007；25：2896-902.

[7] Zagoura DS，Roubelakis MG，Bitsika V，et al. Thera-peutic potential of a distinct population of human amniotic fluid mesenchymal stem cells and their secreted molecules in mice with acute hepatic failure. Gut 2012；61：894-906.

[8] Sanchez MB，Fonsato V，Bruno S，et al. Human liver stem cells improve liver injury in a model of fulminant liv-er failure. Hepatology 2013；57：311-9.

[9] Zhang Z，Wang FS. Stem cell therapies for liver failure and cirrhosis. J Hepatol 2013；59：183-5.

[10] Shi M，Liu ZW，Wang FS. Immunomodulatory prop-erties and therapeutic application of mesenchymal stem cells. Clin Exp Immunol 2011；164：1-8.

[11] Xu L，Gong Y，Wang B，et al. Randomized trial of au-tologous bone marrow mesenchymal stem cells transplan-tation for hepatitis B virus cirrhosis：regulation of Treg/Th17 cells. J Gastroenterol Hepatol 2014；29：1620-8.

[12] Nakamura T，Torimura T，Sakamoto M，et al. Signifi-cance and therapeutic potential of endothelial progenitor cell transplantation in a cirrhotic liver rat model. Gastro-enterology 2007；133：91-107.

[13] Taniguchi E，Kin M，Torimura T，et al. Endothelial progenitor cell transplantation improves the survival following liver injury in mice. Gastroenterology 2006；130：521-31.

[14] 中华医学会医学工程分会干细胞工程专业学组. 干细胞移植规范化治疗失代偿期肝硬化的专家共识. 中华细胞与干细胞杂志（电子版）2014；4：1-4.

[15] Mohamadnejad M，Alimoghaddam K，Mohyed-din-Bonab M，et al. Phase Ⅰ trial of autologous bone marrow mesenchymal stem cell transplantation in patients with decompensated liver cirrhosis. Arch Iranian Med 2007；10：459-66.

[16] Khayaziha P，Hellström PM，Noorinayer B，et al. Im-provement of liver function in liver cirrhosis patients af-ter autologous mesenchymal stem cell injection：a phase Ⅰ - Ⅱ clinical trial. Eur J Gastroenterol Hepatol 2009；21：1199-205.

[17] Suk KT，Yoon JH，Kim MY，et al. Transplantation with autologous bone marrow-derived mesenchymal stem cells for alcoholic cirrhosis：phase 2 trial. Hepatology 2016；64：2185-97.

[18] Zhang Z，Lin H，Shi M，et al. Human umbilical cord mesenchymal stem cells improve liver function and asci-tes in decompensated liver cirrhosis patients. J Gastroen-terol Hepatol 2012；27（Suppl 2）：112-20.

[19] Shi M，Zhang Z，Xu RN，et al. Human mesenchymal stem cell transfusion is safe and improves liver function in acute-on-chronic liver failure patients. Stem Cells Transl Med 2012；1：725-31.

[20] Gaia S，Smedile A，Omedè P，et al. Feasibility and safety of G-CSF administration to induce bone mar-row-derived cells mobilization in patients with end stage liver disease. J Hepatol 2006；45：13-9.

[21] Garg V，Garg H，Khan A，et al. Granulocyte colo-ny-stimulating factor mobilizes CD34+ cells and improves survival of patients with acute-on-chronic liver failure. Gastroenterology 2012；142：505-12.

[22] Levicar N，Pai M，Habib NA，et al. Long-term clinical results of autologous infusion of mobilized adult bone marrow derived CD34+ cells in patients with chronic liver disease. Cell Prolif 2008；41（Suppl 1）：115–25.

[23] Gordon MY，Levicar N，Pai M，et al. Characterization and clinical application of human CD34+ stem/progenitor cell populations mobilized into the blood by granulocyte colony-stimulating factor. Stem Cells 2006；24：1822-30.

[24] Peng L，Xie DY，Lin BL，et al. Autologous bone mar-row mesenchymal stem cell transplantation in liver fail-ure patients caused by hepatitis B：short-term and long-term outcomes. Hepatology 2011；54：820-8.

[25] Lin BL，Chen JF，Qiu WH，et al. Allogeneic bone marrow-derived mesenchymal stromal cells for HBV-re-lated acute-on-chronic liver failure：a randomized con-trolled trial. Hepatology 2017；66：209-19.

[26] Amer ME，El-Sayed SZ，El-Kheir WA，et al. Clinical and laboratory evaluation of patients with end-stage liver cell failure injected with bone marrow-derived hepato-cyte-like cells. Eur J Gastroenterol Hepatol 2011；23：936-41.

[27] El-Ansary M，Abdel-Aziz I，Mogawer S，et al. Phase Ⅱ trial：undifferentiated versus differentiated autologous mesenchymal stem cells transplantation in Egyptian pa-tients with HCV induced liver cirrhosis. Stem Cell Rev 2012；8：972-81.

第18篇

肝脏疾病的全身表现

第95章　肝脏疾病的骨骼肌肉系统表现

肝脏疾病对骨骼肌肉系统的影响，主要包括慢性肝病特别是肝硬化对骨代谢影响所致的骨质疏松，蛋白营养不良和运动不足所引起的肌少症，以及治疗肝病药物所导致的骨骼肌肉系统不良反应。目前文献中尚无肝炎病毒对骨骼肌肉系统直接损害的报道[1]。

一、骨质疏松症

肝脏疾病对骨骼系统的影响主要有两方面：一是由于慢性肝脏疾病本身干扰了骨代谢的相关因素，二是抗乙肝病毒药物阿德福韦酯的副作用导致范科尼综合征，导致骨营养不良。临床主要表现为骨软化（osteomalacia）和骨质疏松（osteoprosis，OP）。骨软化是由于骨矿化不全，引起骨生长停止，骨髓活检是诊断骨软化症的金标准，但临床上罕见[2]。临床上最为多见的是骨质疏松，在慢性肝脏疾病患者中的发生率为 12% ～ 55%，骨折发生率为 5% ～ 20%。肝硬化患者的骨质疏松发生率更高，达 50% 左右，尤其在病毒性肝炎肝硬化、胆汁淤积性肝病、酒精性肝硬化、肝豆状核变性等肝病中发生率较高[3]。

（一）发病机制

正常成熟骨的代谢以骨重建形式进行，在全身激素、局部细胞因子和其他因子的协同作用下，骨组织不断吸收旧骨、生长新骨。如此周而复始地循环进行，形成了体内骨转换的相对稳定状态[4]。骨形成主要由成骨细胞介导。生理剂量的 1, 25- 二羟维生素 D_3[1, 25-(OH)$_2$D$_3$]、生长激素（GH）及骨内胰岛素样生长因子 -1（IGF-1）促进成骨细胞的增生和分化。促进骨吸收的重要因子包括甲状旁腺激素（PTH）、IL-1β、IL-6、TNF-α 等；而对骨吸收有抑制作用的因子包括雌激素、降钙素（CT）、生理剂量的 1, 25-(OH)$_2$D$_3$。

1. **血钙、磷 - 维生素 D_3- 甲状旁腺激素轴代谢紊乱**　慢性乙型肝炎患者常出现血钙、磷 - 维生素 D_3- 甲状旁腺激素轴代谢紊乱。慢性肝病患者肠道吸收不良，尿排泄的增加和肝肠循环维生素 D 异常，转化为有活性的维生素 D_3 功能下降，导致血钙降低，继发性甲状旁腺功能亢进，从而使骨吸收增加，导致骨质疏松。此外，许多药物，如抗生素、利尿剂和非甾体抗炎药物都可以干扰钙的吸收。肝硬化患者维生素 D 的缺乏较慢性肝炎患者更为明显。慢性肝病患者维生素 K 缺乏，依赖维生素 K 合成的骨钙素（osteocalcin，OC）相应减少，钙、磷不能与足够的骨钙素结合沉积于骨基质中，无法促进骨矿化，从而造成骨质疏松加重[5]。

2. **肝病与核受体及其配体系统紊乱**　核因子 -κB 受体活化因子（receptor activation of nuclear factor-κB，RANK）、核因子 -κB 受体活化因子配体（the receptor of nuclear factor-κB ligand，RANKL）及骨保护素（osteoprotegerin，OPG）系统。RANKL 通过与破骨细胞表面 RANK 结合，促进破骨细胞成熟和分化，从而调控骨吸收。RANKL 是破骨细胞分化和激活的启动因子；而 OPG 由成骨细胞分泌，可与 RANKL 结合，从而抑制破骨细胞的分化和活性。

在肝功能严重损伤的情况下，OPG 合成减少，因而破骨细胞介导的骨吸收增加。但有研究显示，与 BMD 正常者相比，肝硬化合并骨质疏松患者的血清 RANKL 水平下降，OPG 水平升高。对这一现象的可能解释是，激活破骨细胞后 RANKL 被消耗，而 OPG 也代偿性增加，结果导致 OPG/RANKL 比值上升。OPG 与 RANKL 的比例关系，在调节破骨细胞活性方面起着关键的作用，OPG/RANKL 比值增高可能是慢性肝病患者防止骨丢失和维持骨量的代偿机制之一。

3. 肝病与性激素代谢紊乱　慢性乙型肝炎等慢性肝病可致下丘脑释放促性腺激素减少，加速性腺功能的减退、性激素分泌不足，可致骨量丢失。绝经后女性血雌激素水平下降，可能成为骨质疏松症的易患因素。男性肝硬化患者可有雌激素灭活障碍，虽可致血雌激素水平升高，但这种雌激素升高却不能有效保护骨密度的变化。晚期慢性肝病男性患者由于性腺功能减退，血睾酮水平下降，血中雌激素水平也相应下降，呈现出骨形成减少、吸收增强之特征。

4. 肝病与细胞因子代谢紊乱　慢性病毒性肝炎患者体内肝炎病毒、免疫复合物及内毒素的刺激，导致体内 IL-1β、IL-6、TNF-α 等细胞因子水平升高。而 IL-1β 通过自分泌和旁分泌作用，使成骨细胞分泌 IL-6、前列腺素 E_2 增加，促进破骨细胞前体细胞分化、成熟，并使成熟的破骨细胞活化，还能促进成骨细胞产生胶原酶，从而引起骨基质降解，共同促进骨吸收，导致骨质疏松症。

而血清 TNF-α 水平升高则是直接刺激破骨细胞成熟与活化，并刺激成熟的破骨细胞分泌 IL-1、IL-6，共同促进破骨细胞形成，使骨吸收增加，导致骨质疏松症。

IGF-1 主要在肝脏合成，是骨胶原蛋白和成骨细胞刺激因子，对骨重构和骨量的维持具有重要的作用。肝硬化者 IGF-1 合成减少，血清 IGF-1 水平下降，导致成骨细胞数量减少，且活性下降，引起骨质流失。

5. 肝脏疾病与胆盐合成和排出障碍　肝脏疾病时，可伴有胆汁的合成和排出障碍及胆红素升高。这一方面可导致脂类吸收不良，而未被吸收的脂肪酸可和钙等阳离子结合成脂肪酸盐，从而影响钙的吸收和骨的形成。另一方面，高胆红素血症可损害成骨细胞的增殖，导致骨生成减少。其机制可能为：

游离胆红素和黄疸患者的血清可以抑制成骨细胞的分化和活性，而无黄疸患者的血清不影响成骨细胞的生存；黄疸患者血清显著增加 *OPG/RANKL* 基因的表达比例，并下调成骨特异性转录因子 RUNX2 的表达。临床研究结果也显示，原发性胆汁性胆管炎（PBC）患者血清胆红素水平是唯一与骨丢失率相关的独立变量。

6. 门 - 体静脉分流与骨代谢异常　大量的动物实验研究发现，完全的门 - 体静脉分流能够抑制大鼠的骨生成，增加吸收、减少骨小梁的骨量，同时伴血清 IGF-1、睾酮水平下降。进一步研究提示，门 - 体静脉分流对骨代谢的负面作用，可能与免疫系统中 CD8+ T 细胞激活有关。

7. 治疗肝病的药物对骨代谢的影响　阿德福韦酯曾广泛用于乙型肝炎的治疗，普遍认为低剂量使用较为安全。但后来关于阿德福韦酯致低磷血症及骨软化症或范科尼综合征的报道逐渐增多。阿德福韦酯很少经肝脏代谢，主要以原型从尿中排出，部分自肾小管分泌。研究发现，阿德福韦酯的肾损害主要是导致肾近曲小管功能障碍，使得肾近曲小管对钠、钾、钙、磷、葡萄糖、水、氨基酸、碳酸氢盐、尿酸和枸橼酸盐及低分子蛋白（分子量 < 50 kDa）重吸收障碍。而磷酸盐的大量排出可导致低磷血症，从而引起骨软化症或骨质疏松[6]。

另外，慢性肝病患者营养不良、蛋白质、维生素 D 及钙长期摄入不足，以及自身免疫性肝病患者长期应用糖皮质激素，均可增加骨质疏松的危险性。

（二）临床表现

各种肝病及肝病不同时期患者骨质疏松症的发生率略有不同，其中 PBC 及终末期肝病肝移植术后患者，是发生骨质疏松及脆性骨折的高危人群。慢性病毒性肝炎及相关肝硬化患者的骨质疏松发生率仅次于前者。有研究认为，肝病患者骨密度降低与低体重指数、胆汁淤积、Child-Pugh C 级、较长病程等因素存在明显的相关性。

骨质疏松主要表现为骨量减少，骨微结构破坏，导致骨脆性增加。骨质疏松症的典型临床表现是腰背酸痛、脊柱变形和发生脆性骨折；脆性骨折部位多见于脊柱、髋部、桡骨远端。但多数患者早期常无明显症状，往往是在骨折发生后经 X 线或骨密度检测时，才发现已有骨质疏松改变。

（三）诊断

骨密度检测是诊断早期骨质疏松症的主要方法。国际公认的骨密度检测方法是双能 X 线吸收法（dual-energy X-ray absorptiometry，DEXA）；骨质疏松的诊断标准为髋骨和／或脊柱骨密度较同性别成人峰值骨量均值下降 2.5 个标准差或以上，骨量减少的诊断标准为下降 1 个标准差以上但未达到 2.5 个标准差。超声骨密度检测法应用方便、无射线、敏感性高，近年来在临床也开始得到广泛应用[7]。

骨代谢生化标志物的测定不能用于骨质疏松症的诊断，但对骨代谢转换率的评价十分重要，可预测骨质丢失率，并为骨折风险的判断提供依据。反映骨吸收的标志物主要包括血和尿中的 C 末端交联肽（CTX）和尿中的 N 末端交联肽（NTX），反映骨形成的标志物主要包括血骨钙素和 I 型胶原前肽（PICP、PINP）。

由阿德福韦酯导致的范科尼综合征，临床特点为全身骨痛、肌无力、骨骼畸形，实验室检查显示低磷血症、肾性糖尿、肾性氨基酸尿、磷酸盐尿，24h 尿尿酸增高等，同时伴有 $1, 25-(OH)_2D_3$ 合成减少，骨矿化不全致佝偻病或骨软化症。

（四）治疗

在慢性肝病的早期，常不存在骨量减少，患者只需定期检测骨量或预防性补钙，并不需要抗骨质疏松治疗。对于长期服用阿德福韦酯抗乙肝病毒治疗的患者，应及时调整为恩替卡韦、丙酚替诺福韦或替诺福韦酯，并在随访过程中关注药物的副作用，以便早期发现、及时治疗。当达慢性肝病中晚期时，多合并骨质疏松。除积极治疗慢性肝病本身，针对病因进行防治外，还要治疗骨质疏松，主要给予骨吸收抑制剂和骨形成促进剂。

1. 维生素 D_3 和钙剂治疗 不提倡应用活性维生素 D_3。维生素 D 剂量为 $10 \sim 50\mu g/d$，该药不受肝、肾功能的影响；阿法骨化醇 $0.25 \sim 0.75\mu g/d$，此药在肝功能正常时才有效。钙剂是治疗骨质疏松的基础药物，不论何种类型的骨质疏松，建议在治疗期间每天补充钙 $1.0 \sim 1.5g$，以提高疗效。

2. 性激素替代及性激素受体调节剂治疗 选择性雌激素受体调节剂只能用于女性，它可增加骨密度，降低骨折发病率。有研究显示，PBC 患者应用雷洛昔芬 60mg/d 治疗 1 年，可显著改善腰椎骨密度，无明显不良反应。

睾酮替代治疗可改善性腺功能减退男性患者的骨密度，但睾酮有肝损害甚至发生肝细胞癌的风险。雌激素治疗是否会引起肝功能恶化，尚存争议。故应用性激素替代治疗要慎重，不管使用何种性激素，对于有肝脏疾病的患者来说，经皮给药方式更可取。

3. 二膦酸盐治疗 二膦酸盐属常用抗骨吸收类药物。二膦酸盐对于肝移植后服用激素合并骨质疏松症的患者疗效显著，还可改善胆汁淤积性肝硬化并发骨营养不良患者的骨密度。目前临床常用的阿仑膦酸钠 10mg/d，或 70mg 每周一次，应遵循正确的服药方法以减少胃肠道不适，但应注意，长期应用可产生胃肠道刺激、食管癌、房颤等不良反应，对于合并食管静脉曲张的慢性肝病患者，其应用更应谨慎。

4. 降钙素治疗 降钙素是骨吸收的抑制剂，对二膦酸盐不耐受的慢性肝病患者，可考虑经鼻或皮下给予降钙素。荟萃分析表明，降钙素可防止绝经后 PBC 合并骨质疏松症妇女的骨质丢失，增加骨密度，降低椎体骨折的发生率。

5. 骨形成促进剂治疗 小剂量甲状旁腺激素可促进骨形成，增加骨密度，对老年性骨质疏松症、激素相关性骨质疏松症等均有作用。但在慢性肝病合并骨质疏松症患者中的应用尚无报道。此外，雷奈酸锶干混悬剂兼有抗骨吸收及促骨形成作用，可显著增加腰椎骨密度和股骨颈骨密度，并显著降低椎体骨折及髋骨骨折的风险。雷奈酸锶安全性较好，不良反应轻微而短暂，为慢性肝病合并骨质疏松患者的治疗提供了新的选择。

6. 对症治疗 骨质疏松症主要表现为疼痛，对于疼痛明显者或伴有急性脊柱压缩性骨折者，主要给予止痛治疗。常规的镇痛药即可缓解一般疼痛，不能缓解的可使用非甾体类镇痛药或其他镇痛药，但要注意观察肝功能情况。另外，降钙素对于骨痛还具有中度镇痛作用。

（五）预防

肝病患者合并骨质疏松，首先应积极治疗肝病，对于慢性病毒性肝炎、肝炎后肝硬化进行抗病毒治疗可降低骨折风险。终末期肝病移植后最初两年是骨折发生最多的时期，且移植后免疫抑制剂的使用应尽可能减少，以降低引起骨质疏松和骨折的风险。适量的钙摄入、补充足够的维生素 D_3、多参加活动及防止性腺功能减退、戒烟戒酒、增加日照时间及避免使用可致骨质疏松的药物等都是基础性的防治。

二、肌　少　症

肌少症（sarcopenia）又称肌肉衰减综合征，是指以骨骼肌质量减少、肌力下降和肌功能减退为特征的综合征。2011年国际肌少症工作组（International Working Group on Sarcopenia，IWGS）公布了新共识，将肌少症定义为：与增龄相关的进行性、全身肌量减少和／或肌强度下降或肌肉生理功能减退[8]。

肝硬化和终末期肝病患者是营养不良的高发人群，常表现为乏力和消瘦，提示存在骨骼肌减少和功能减退。据文献报道，30%～70%的肝硬化患者存在肌少症；另一表现是肌量减少而脂肪组织增多，即少肌性肥胖。有研究发现，肌少症是肝硬化患者显性和轻微型肝性脑病的独立危险因素，合并肌少症或少肌性肥胖的肝病患者生存率低于无肌少症的肝病患者，提示肌少症可能在肝硬化疾病进展中发挥一定的作用。此外，肝细胞癌患者也有较高的肌少症发生率。

肝硬化和终末期肝病患者发生肌少症的确切机制尚不明确。可能与慢性肝病患者食欲减退导致摄入不足、骨骼肌生长受抑制及运动不足，同时慢性肝病患者常处于促炎状态，这些因素最终导致骨骼肌合成与分解的失衡。非酒精性脂肪性肝病与肌少症也密切相关，两者存在一些共同的病理生理基础，如胰岛素抵抗、系统性低度炎症反应及维生素D缺乏等。

肌少症缺乏特异的临床表现，患者可表现为虚弱、容易跌倒、行走困难、步态缓慢、四肢纤细和无力等。其诊断有赖于肌力、肌强度和肌量的评估等。肌少症判定标准应综合肌量和肌肉功能的评估，主要评估指标包括肌量减少、肌强度下降、日常活动功能失调等。

对于肝硬化和终末期肝病患者，特别是中老年患者，在诊治原发性肝病的同时，应关注患者的营养状态，并根据病情制订适当的运动计划。当有肌少症相关临床表现时，更应积极干预。目前尚无以肌少症为适应证的药物，同化激素、活性维生素D、生长激素等药物可能使肌肉获益，但需慎用[9,10]。

三、治疗肝病的药物所导致肌肉系统异常

抗HBV治疗药物中核苷（酸）类似物（NA）可导致血清肌酸激酶（CK）升高，甚至有导致肌炎或横纹肌溶解的报道。CK主要存在于骨骼肌、心肌与脑组织中，CK增高常提示肌肉损伤，是诊断肌炎、横纹肌溶解症等肌肉疾病的常用指标。NA中，已有相关报道的药物有拉米夫定（LAM）、替比夫定（LdT）、齐多夫定（ZDV）和克拉夫定（CLV），而CLV曾因引起肌病而暂停其Ⅲ期临床试验。NA导致CK升高的机制尚不清楚，其中ZDV所致的肌病已确定与线粒体毒性相关[11]。有研究对使用LAM、LdT期间出现肌病的患者进行肌肉及神经组织活检，发现有线粒体DNA减少，认为线粒体功能障碍及伴有神经轴索损害是肌病的可能原因[12]。

据此推测，LdT也可能抑制了宿主DNA聚合酶γ（mtDNA聚合酶）合成，影响氧化磷酸化的功能，从而导致肌细胞受损。值得注意的是，CK升高程度与肌炎并没有密切的相关性[13]。从理论上讲，CK升高的程度能反映肌细胞受损程度，但CK在肌病过程中呈动态变化，如肌细胞大量坏死时CK升高反而不明显。就诊时机对CK的水平也有影响，肌肉症状的敏感性存在个体差异，CK升高的程度与肌病并不是绝对对应关系[14]。另外，运动可能与LdT所致CK升高作用叠加，加重肌肉损伤。在临床实践中，难以鉴别因NA本身引起的CK升高与运动引起的CK升高，所以临床上出现CK升高时需要排除运动的影响。

对于CK升高的患者，除CK升高程度外，肌痛、肌无力等肌肉症状是决定是否调整治疗方案的重要因素。研究发现LdT相关的肌病出现时间较早，大多集中在LdT治疗2年内，所以使用LdT的患者2年内的CK升高及肌肉症状需要重点关注。

对于单纯CK 1～2级升高而不伴有肌肉酸痛等症状者，处理方案主要为密切监测、去除诱因及休息，CK大多能自行下降；CK 3～4级升高的患者应根据患者肌肉症状、CK升高程度及患者的依从性等综合因素，决定是否换药。

（李玉芳）

参考文献

[1] 周伯平，崇雨田 . 病毒性肝炎 . 北京：人民卫生出版社；2011：445-6.

[2] 邱明才，戴晨琳 . 代谢性骨病 . 北京：人民卫生出版社；2012：265-80.

[3] 赵昌松，张强，成军，等 . 慢性肝病骨质疏松流行病学研究 . 中华临床医师杂志（电子版）2013；7：3798-801.

[4] 段志军，郑淼磊，李钰伶，等 . 慢性肝病致骨质疏松症的机制及防治 . 临床肝胆病杂志 2012；28：633-40.

[5] 熊吉，文良志，孙文静，等 . 肝硬化与骨代谢障碍 . 实用肝脏病杂志 2017；20：388-490.

[6] 张帅，房舒舒，曹国颖 . 阿德福韦酯治疗乙肝致低磷血症及骨软化症文献汇总及数据分析 . 中国新药杂志 2015；24：1795-800.

[7] Oei L，Koromani F，Rivadeneira F，et al. Quantitative imaging methods in osteoporosis. Quant Imaging Med Surg 2016；6：680-98.

[8] Filelding RA，Vellas B，Eans WJ，et al. Sarcipenia：an undiagnosed condition in older adults. Current consensus definition：prevalence，etiology，and consequences. International working group on sarcopenia. J Am Med Dir Assoc 2011；12：249-56.

[9] 吴江，范建高 . 关注肝病患者肌少症 . 实用肝脏病杂志 2017；20：516-9.

[10] 中华医学会骨质疏松和骨矿盐疾病分会 . 肌少症共识 . 中华骨质疏松和骨矿盐疾病杂志 2016；9：215-27.

[11] Scruggs ER，Dirks NA. Mechanisms of zidovudine-induced mitochondrial toxicity and myopathy. Pharmacology 2008；82：83-8.

[12] Xu H，Wang Z，Zheng L，et al. Lamivudine/telbivudine-associated neuromyopathy：neurogenic damage，mitochondrial dysfunction and mitochondrial DNA depletion. J Clin Pathol 2014；67：999-1005.

[13] Jung M，Uddin A，Dong Y，et al. Freatine kinase elevations during 4 years telbivudine anti-hepatitis B virus（HBV）treatllaent are not predictive of muscle events. Hepatol Int 2011：117.

[14] Yi ZM，Tang SD，Liu F，et al. Evaluation oil telbivudine-associated rhabdomyolysis. J Chin Pharm Sci 2016；25：66-72.

第 96 章　肝脏疾病的血液系统表现

肝脏与造血系统关系密切。肝脏是机体内蛋白（包括凝血因子）的合成器官，可以摄取、储存和提供多种造血要素并能清除激活的凝血因子，另外，肝脏还能通过单核 – 吞噬细胞系统清除病变的红细胞等。因此，肝脏疾病过程中常伴有造血因子缺乏、红细胞寿命缩短、骨髓造血功能减低、脾功能亢进及血流动力学变化等情况。临床上，肝脏疾病患者在病程中常出现贫血和粒细胞减少、血小板减少等血液系统表现。

一、肝脏疾病与贫血

肝脏疾病相关贫血是指在肝脏疾病发展过程中出现的贫血，常见于大多数慢性肝脏疾病患者。肝脏疾病所致贫血的类型比较复杂，其特点是一般抗贫血药治疗无效，但这种贫血一般较轻，除非并发消化道出血或脾功能亢进所致溶血性贫血时，可出现较严重的贫血。肝脏疾病所致贫血因其病因不同，所致贫血机制及其特点也不相同。

（一）病毒性肝炎所致贫血

病毒性肝炎是引起肝脏疾病最主要的因素，也是引起肝脏疾病相关贫血的常见病因。病毒性肝炎相关性贫血主要由多种嗜肝病毒感染引起[1]，以丙型肝炎较为常见，也可由甲型肝炎、乙型肝炎等引起；且乙型肝炎多引起慢性再障，也可引起急性再障，而甲型肝炎主要引起急性再障[2]。

1. 病因及发病机制　慢性肝病可伴有多种因素所致的贫血，但重度贫血者少见，多继发于出血或脾功能亢进。病毒性肝炎相关性贫血的机制尚不明确，但目前认为可能与以下几种因素相关：

（1）病毒直接损害骨髓干细胞，使其停止在分化发育的某个阶段，造成成熟障碍。

（2）自身免疫反应损害骨髓微环境及干细胞，从而阻碍骨髓造血[3]。

（3）肝炎患者的肝脏对机体的中间代谢产物及外来毒物的解毒能力降低，使其在血液中的浓度持续升高，消化道症状又使造血所需要的营养物质供应减少，这些因素均可增加贫血发生的危险性。

2. 临床表现　病毒性肝炎相关性贫血一般为轻至中度贫血：血红蛋白浓度 60 ～ 100g/L，晚期肝病患者出现脾功能亢进及食管胃底静脉曲张破裂出血时常引起重度贫血。其临床表现与其他原因所致贫血大致相同，但一般症状轻微，甚至无症状。皮肤、黏膜苍白为主要临床表现。其他出现不同程度的头昏、头痛、失眠、多梦、食欲减退、腹胀等，严重者可出现胸闷、气短等。

3. 实验室检查

（1）血常规：检查有无贫血及贫血严重程度。据红细胞参数可对贫血进行红细胞形态分类，为诊断提供相关线索。网织红细胞计数可间接反映骨髓红系增生及代偿情况。

（2）骨髓细胞学：骨髓细胞涂片反映骨髓细胞的增生程度，细胞成分、比例和形态变化。骨髓活检反映骨髓造血组织的结构、增生程度、细胞成分和形态变化[4]。

（3）贫血的发病机制检查：检查贫血原因并帮助鉴别诊断，如血清铁代谢、叶酸和维生素 B_{12} 水平测定，失血性贫血的原发病检查，溶血性贫血相关实验检测，有时还需进行红细胞膜酶、珠蛋白、血红素、自身抗体、同种抗体或 PNH 克隆等检查。

4. 治疗　肝脏疾病相关性贫血应以原发肝脏疾病病因治疗为主，如病因去除或改善，贫血常常随之纠正。

（1）及时、规范的抗病毒治疗是治疗肝炎相关性贫血的关键。

（2）保肝治疗，改善肝功能、加强营养。

（3）肝硬化合并消化道出血或脾功能亢进，可外科手术治疗[5]。

（4）重度贫血患者、老年或合并心肺功能不全的贫血患者应输红细胞，纠正贫血，改善体内缺氧状态；急性大量失血患者应迅速恢复血容量并输红细胞纠正贫血。对贫血合并的出血、感染、脏器功能不全应给予不同的抗感染支持治疗。

（5）酌情补充造血原料：如叶酸、维生素 B_{12}、铁剂等。

（二）酒精性肝病所致贫血

酒精性肝病多因长期、大量饮酒引起肝功能异常及肝脏的破坏，肝组织病变随饮酒时间及饮酒量及机体易感性不同呈慢性进行性进展。酒精主要在肝脏代谢，但骨髓细胞本身也进行酒精代谢，因此酒精及其代谢产物对骨髓造血功能也产生直接影响。过量饮酒所致高浓度酒精使骨髓内的巨噬细胞产生乙醛和乙酸等酒精代谢产物，对周围造血细胞可直接产生恶性影响，在细胞周期内发生骨髓损害。酒精性肝病患者会出现不同程度及不同类型的贫血；多呈自限性，可反复发作，戒酒 2～4 周可好转，再次饮酒时又可诱发。

1. 贫血类型及发病机制

（1）大红细胞血症：90% 的长期饮酒者中可见有特征性的大红细胞血症，表现为平均红细胞体积（MCV）轻度增大的圆形红细胞，无贫血，无红细胞大小不等，细胞内颗粒分布正常，给予叶酸、维生素 B_{12} 治疗无效。

（2）巨幼红细胞性贫血：长期饮酒者出现巨幼红细胞性骨髓象，其原因可分为酒精及其代谢产物直接作用，营养不良致叶酸缺乏等。

（3）铁粒幼性贫血：酒精能使与血红素合成初期反应相关的磷酸吡哆醛酸合成障碍，进而使合成血红素的中间及最终反应受阻，23%～35% 的长期饮酒者可见环形铁粒幼细胞增加，出现无效造血的铁粒幼性贫血的病理生理反应。

（4）缺铁性贫血：酒精对储存铁和铁的脏器分布有影响。过量饮酒刺激消化道黏膜可致消化道出血丢失大量的铁、酗酒者铁的摄入不足等进而导致慢性缺铁性贫血，必须给予补充铁剂治疗。

（5）溶血性贫血：酒精性肝病时血浆胆固醇酯水平低下，血浆磷脂酰胆碱（PC）和溶解型（游离）PC 比增加，血浆卵磷脂胆固醇酰基转移酶活性低下，红细胞膜胆固醇、PC 增加，磷脂酰醇胺等减少，形成薄而大的红细胞，成为表面积增大的有标识的红细胞，这种红细胞抵抗渗透压的能力较强，但是当发生酒精性肝硬化时，出现带刺的红细胞就易发生溶血性贫血。

2. 治疗

（1）严格禁酒，多数轻中度酒精性肝病在戒酒后肝脏功能可逐渐恢复，部分可完全恢复，相关贫血也会相应改善。

（2）合理控制血脂、血糖等，酒精性肝病患者多伴有肥胖、高脂血症、糖尿病等，在戒酒的前提下积极控制体重、血脂、血糖等显得尤为重要。

（3）造血原料缺乏引起的贫血在补充所需原料后可得到改善，严重贫血者需行成分输血，必要时抗感染及应用激素等。

二、肝脏疾病与粒细胞缺乏及血小板减少

肝炎、肝硬化是引起粒细胞缺乏的非造血系统疾病之一，最主要的原因是脾功能亢进，由于肝硬化门静脉高压，脾淤血肿大，对白细胞储存及破坏加速，致使白细胞减少，血小板在脾内淤积，破坏增加，使血小板减少。此外，血小板减少还可能与脾脏的免疫功能异常有关。肝硬化患者的粒细胞活力明显低下、细胞凋亡过强，粒细胞寿命缩短，凋亡的粒细胞可被肺泡巨噬细胞吞噬，而且肝脏和脾脏也是吞噬凋亡细胞的场所，脾功能亢进可加速凋亡细胞的清除。

（一）发病机制

1. 病毒性肝炎 肝炎病毒及其免疫复合物是血细胞非特异性损害的直接原因业已证实，可以侵犯骨髓干细胞并干扰细胞的增殖和活力及影响自身免疫[5,6]。造血生长活性细胞因子继发影响具有刺激造血生长功能的细胞因子包括白介素（IL）-3、IL-6、IL-11、集落刺激因子（CSF）、红细胞生成素（EPO）、血小板生成素（TPO）及干细胞因子（SCF）等。这些细胞因子在体外均能强烈刺激造血干细胞增殖和分化，可作用于不同分化阶段的骨髓造血前体细胞，促进其增殖和分化以形成各系血细胞。继发造血生长活性细胞因子网络失调可能成为骨髓造血功能障碍的原因之一。

急性病毒性肝炎患者约有半数存在血小板减少，常低于 80×10^9/L。血小板大小小于正常，血小板功能异常包括血小板糖蛋白减少、黏附率降低、聚集力低下等。有关研究显示，肝炎患者血小板生成并无障碍，而导致血小板降低的原因可能是

破坏过多，如脾脏的吞噬、血小板相关抗体的存在等[7-9]。目前认为病毒性肝炎血小板减少的原因有：①肝炎病毒导致异常的免疫反应，产生抗血小板的自身抗体，补体激活使血小板寿命缩短，破坏加剧，致使骨髓中的巨核细胞数正常或增多，血小板成熟障碍，无血小板生成；②肝炎病毒在骨髓细胞中增殖，影响巨核细胞的分化、发育，使骨髓巨核细胞减少或消失，无法生成血小板；③暴发性肝炎患者并发弥散性血管内凝血，导致消耗性血小板减少；④肝炎病毒对血小板的直接损害。

2. 酒精性肝病　大量饮酒者发生血小板减少症，认为是血小板生成减少和血小板寿命缩短所致。由于骨髓内成熟的巨核细胞、巨幼核细胞减少，因此血小板减少症多见[10]。饮酒导致的血小板减少症，停止饮酒后即可恢复，出现正常值的 2～3 倍甚至以上的过度恢复，第 4 周完全恢复正常。其间血小板凝集功能亢进，血小板凝集素增加，出血时间缩短。饮酒对粒细胞的影响也可表现为空泡形成、成熟抑制、末梢血粒细胞减少。大量饮酒者骨髓性细胞储备低下，内毒素可抑制粒细胞成熟，伴有叶酸缺乏时可见核左移现象。酒精也会影响淋巴系统，可引起淋巴细胞减少，对促细胞分裂素反应低下及对免疫系统的抑制作用。

3. 脾功能亢进　正常脾脏对衰老和缺陷的血细胞起过滤和清除作用。肝硬化时增大的脾脏可以滞留和破坏正常的血细胞，从而导致粒细胞和血小板减少[10]。扩大的脾窦池可因血流增加导致门静脉高压，加剧脾肿大，引起腹水。正常人大约有 1/3 的血小板滞留于脾脏，肿大的脾脏可以同时滞留高达 90% 的血小板。大部分循环池的粒细胞被滞留在肿大的脾脏中，粒细胞在脾脏内存活时间基本正常，机体需要时可同血小板一样缓慢地释放[11]。红细胞在代谢上不如白细胞和血小板充分，可能未成熟时就在脾脏红髓内被破坏。

（二）诊断及治疗

肝脏疾病患者在疾病发展过程中会出现不同程度的粒细胞缺乏及血小板减少等表现，尤其表现在肝硬化患者[12-16]，通过常规血液学检查即可做出诊断，然而必要时需行骨髓学检测，以期明确诊断及鉴别诊断。

在治疗上，首先应针对病因做出针对性的治疗（积极正确的抗病毒治疗、戒酒等）；对于脾功能亢进者需行脾切除术，但应严格掌握手术指征及预防手术并发症。其次，针对性地应用一些细胞调节因子也可取得较好的疗效，并能减少粒细胞缺乏及血小板减少所引起的感染及出血等并发症。目前常用的有 TPO 和 GM-CSF，可刺激粒细胞和巨核细胞形成，必要时应成分输血。此外，肝硬化伴粒细胞减少易并发各种感染，一旦发生，应及时选用合理的抗菌药物，必要时可预防性用药。

三、肝脏疾病与血液流变学

血液流变学是近年来发展起来的一门研究血液流动性和黏滞性、细胞变形和凝固性的科学。急慢性肝病患者也有一定程度的血液流变学异常[17]，在不同肝病的不同阶段，血液流变学发生不同变化。研究发现，急性肝炎血沉增快、红细胞压积降低、全血黏度降低，与肝功能损害程度有关。而慢性肝炎患者血液流变学无明显异常。

肝硬化主要表现为全血黏度降低、血沉增快与红细胞压积降低，异形红细胞聚集性异常和高 C- 球蛋白血症有关，也使肝硬化的病情更加复杂。肝硬化时各汇管区的结缔组织增生、分隔，使正常的血管发生扭曲和变形，受损的血管内壁粗糙，导致红细胞聚集。急性肝炎、肝硬化患者存在血液流变学功能紊乱，表现为低凝高聚状态。

综上所述，肝脏疾病血液学异常机制较为复杂，要改善肝硬化患者的血液学异常，首先应从控制病因入手，如正确的抗病毒治疗及戒酒、减重等，同时控制继发因素。

（宁会彬　尚　佳）

参考文献

[1] Rauff B，Idrees M，Shah SA，et al. Hepatitis associated aplastic anemia：a review. Virol J 2011；8：87.

[2] Wang H，Tu M，Fu R，et al. The clinical and immune characteristics of patients with hepatitis-associated aplastic anemia in China. PLoS One 2014；9：e98142.

[3] Río P，Navarro S，Wang W，et al. Successful engraftment of gene-corrected hematopoietic stem cells in non-conditioned patients with Fanconi anemia. Nat Med 2019；25：1396-401.

[4] 陈秀花，郑晓燕，彭春仙. 肝硬化失代偿期血液异常的临床病因与外周血象、骨髓象特征分析. 中国卫生检验

杂志 2019；29：1522-4.

[5] Gao B，Li ZT，Xue DB，et al. A novel mechanism of abnormal hematological indices in liver cirrhosis：bone marrow endothelial cell dysfunction caused by humoral inhibitor affects the hematopoietic function of bone marrow. Med Hypotheses 2014；82：282-5.

[6] 唐锦治. 肝脏病与其他系统疾病的相互关系. 内科理论与实践. 上海：上海科学技术出版社；1988：392-518.

[7] Xu H，Cai R. Avatrombopag for the treatment of thrombocytopenia in patients with chronic liver disease. Expert Rev Clin Pharmacol 2019；12：859-65.

[8] Saab S，Brown RS. Management of thrombocytopenia in patients with chronic liver disease. Dig Dis Sci 2019；64：2757-68.

[9] Miller JB，Figueroa EJ，Haug RM，et al. Thrombocytopenia in chronic liver disease and the role of thrombopoietin agonists. Gastroenterol Hepatol（NY）2019；15：326-32.

[10] 邬扬炯，化范例，刘惠萍，等. 不同病因脾功能亢进患者骨髓造血容积的比较分析. 黑龙江医药科学

2007；30：72-3.

[11] 陆光生，景晔，徐和福，等. 肝炎肝硬化血细胞减少与骨髓病态造血及脾功能相关性研究. 中国医学装备 2016；13：93-7.

[12] 梁利民，徐鹤翔，郑吉顺，等. 中性粒细胞与淋巴细胞比值对失代偿期肝硬化患者预后的评估价值. 临床肝胆病杂志 2019；35：790-5.

[13] 严喜章，孟博文. 肝硬化血小板减少与血小板生成素水平关系的探讨. 现代检验医学杂志 2006；21：82

[14] 刘海凤，张云英，张新兰. 肝病性全血细胞减少 65 例分析. 中国医药指南 2009；7：88.

[15] Rinder HM，Munz UJ，Ault KA，et al. Reticulated platelets in the evaluation of thrombopoietic disorders. Arch Pathol Lab Med 1993；117：606.

[16] 梁俊梅. 网织血小板和未成熟网织红细胞对骨髓增生性肿瘤患者的诊断价值. 国外医学·医学地理分册 2017；38：268-70.

[17] 万红，唐艳萍，刘琳，等. 病毒性肝炎和肝硬化患者血液流变学的临床研究. 实用肝脏病杂志 2006；9：45-6.

第97章　肝脏疾病的呼吸系统表现

肝实质或血管异常可导致两种不同的肺血管疾病[1]：一种为肝肺综合征（hepatopulmonary syndrome，HPS），其病理生理基础为异常肺内血管扩张引起的氧合异常，是晚期肝病、门静脉高压或先天性门体静脉分流导致循环功能障碍的肺部特殊变化；另一种为门脉性肺动脉高压（portopulmonary hypertension，POPH），是在门静脉高压的基础上出现以肺动脉高压为特征的疾病，其病理生理基础为肺动脉血流受阻。HPS 较为常见，在因肝硬化行肝移植评估的患者其发病率为 5% ～ 30%[2]。POPH 相对少见，在门静脉高压及肝硬化患者人群中发病率分别为 2% ～ 8.5% 和 16% ～ 20%[3]。

一、肝肺综合征

（一）病理生理

肝硬化门静脉高压症导致肺血管扩张进而形成 HPS 的机制尚不明了，但有很多证据提示一氧化氮（NO）在其中起重要作用。肺微小血管广泛扩张可能通过以下 3 种机制导致气体交换障碍[4]：通气 - 灌注失衡、灌注受限和血液分流。其病理生理分子机制目前集中于 NO、一氧化碳（CO）、内皮素 -1（ET-1）和肿瘤坏死因子（TNF）α 等。肝硬化患者本身所具有的高张力循环状态是 HPS 的基础，肺内毛细血管扩张增加了氧分子气血交换的接触距离，增加了弥散屏障。滞留的血液导致肺泡 – 毛细血管交换失衡，细小动脉和静脉之间直接沟通形成分流，使得血流绕过肺泡。

上述两种作用最终使得混合静脉血进入肺静脉，但这种学说不能解释少数无肝功能明显异常、无门静脉高压基础的患者为何出现 HPS。此外，肺脏血管生成学说是近年来 HPS 病理生理研究的热点，可能导致动静脉分流的增加。

（二）临床表现

HPS 常见于门静脉高压与肝硬化患者，也见于急慢性肝炎、急性肝衰竭、阻碍静脉回流的血管异常等疾病。典型症状为呼吸困难，25% 的 HPS 患者可出现斜卧呼吸（由仰卧位换成直立位后呼吸困难加重）和直立性低氧血症（当患者从仰卧位换成直立位时，PaO_2 下降超过 5% 或 4mmHg）。杵状指较为常见，进展期患者可以出现发绀和弥漫性毛细血管扩张症。大多数患者胸片无异常，但部分可发现双侧肺底结节或网状浸润性改变。

（三）筛查与检测

低氧血症最简单的筛查方法是通过脉搏血氧监测仪检测脉搏血氧，氧饱和度（SaO_2 < 96%）可提示低氧血症（PaO_2 < 70mmHg，海平面），对严重 HPS 患者诊断具有较高的敏感性，但特异性不强，且该方法对轻度 HPS 诊断并无裨益。血气分析是确诊 HPS 的重要手段，毕竟该手段是反映气血交换的直接指标，最敏感的指标是肺泡动脉血氧梯度。肺内血管扩张的检测目前推荐两种方法：增强经胸超声心动图造影（CE-TTE）或大颗粒聚合白蛋白（MAA）灌注扫描。

CE-TTE 是 HPS 的首选筛查方法，也是肺内血管扩张检测的金标准。肺毛细血管的正常直径在 8 ～ 15μm 或以下。生理盐水产生的直径 > 10μm 的微泡，一般无法通过肺毛细血管床。因此，在右心微泡显影 3 个或以上心动周期后，左心可见微泡显影，提示肺内血管异常扩张。

MAA 灌注扫描是以锝（Tc）-99 标记 MAA，外周静脉注射后扫描全身以明确肺外分流比例。标记的粒子如在脑或肾脏中被广泛检测出，表示肺内血管扩张或心腔内分流。MAA 灌注扫描较 CE-TTE 诊断 HPS 的特异性更高，对于鉴别诊断同时伴有肺部疾病的肝硬化与 HPS 有较为独到的优势，并可定量展示分流的程度。然而，MAA 灌注扫描不能区分心内分流与肺动静脉分流，对于成人轻中度 HPS 检测的敏感性低于 CE-TTE。

（四）诊断标准与严重程度分级

2002 年欧洲呼吸学会肝肺疾病学组发布了 HPS 和 POPH 诊疗指南。鉴于 HPS 及 POPH 对肝移植的重要临床意义，国际肝移植学会基于上述指南制定了《2016 年国际肝移植学会实践指南：肝肺综合征与门脉性肺动脉高压的诊断与管理》，其中推荐了 HPS 诊断标准（表 97-1）及严重程度分级（表 97-2）。

表 97-1 肝肺综合征诊断标准

肝脏疾病（通常是肝硬化合并门静脉高压）
增强经胸超声心动图造影阳性[①]
动脉血气结果异常：肺泡动脉血氧梯度 ≥ 15mmHg（年龄 > 64 岁，> 20mmHg）[②]

①从外周手臂静脉注射 10ml 生理盐水，在对右心进行微泡造影后，≥ 3 个心动周期后左心可见微泡显影。

②肺泡动脉血氧梯度（mmHg）= 肺泡氧分压 − 动脉氧分压（PaO_2）= [吸入氧浓度 ×（大气压 − 水压）− 动脉二氧化碳分压] − PaO_2。

表 97-2 肝肺综合征严重程度分级

严重程度	PaO_2（mmHg）
轻度	≥ 80
中度	60 ~ 79
重度	50 ~ 59
极重度	< 50

（五）治疗

1. 内科治疗 以支持治疗为主，目前并无有效的内科治疗 HPS 的手段。吸氧有助于保护内脏器官，但对 HPS 的有效度缺乏客观评估。有报道吸氧可以改善 HPS 患者的肝功能。针对 NO 的药物在 HPS 临床试验中的结果仍需进一步研究，静脉注射亚甲蓝可以提高患者氧合能力，但样本量少，无法给出定论。其他如雾化吸入 NO 抑制剂的方法未见明显疗效。降低门静脉压力的方法对 HPS 的影响甚微，目前无有效证据证明直接呼吸刺激药物可以改善低氧血症。有初步研究提示，大蒜素可以提高氧合能力，减少呼吸困难症状，但缺乏深入研究。

2. 介入治疗 早期研究曾提出，降低门静脉压力可以使 HPS 患者提高气体交换能力，减少分流，曾应用经颈静脉肝内门体分流术（TIPS）治疗 HPS，但近期病例报告提出 TIPS 的治疗效果不稳定，因此其治疗地位并不确定。也有学者提出应用 MAA 等方法如能精确测定肺内动静脉分流，则可试用介入治疗，以弹簧圈阻断分流，达到改善血气交换的目的，该方法也可在肝移植术后 6 个月仍有低氧血症的 HPS 患者中应用。

3. 肝移植 肝移植是唯一有效的治疗 HPS 的方法[4]，但患者围手术期和术后存活率低于无 HPS 者，早期曾将 HPS 定为肝移植的相对禁忌证。近年来一项大样本前瞻性多中心研究认为，在平衡了 HPS 者与无 HPS 者之间的年龄、性别、人种、终末期肝病模型（MELD）评分等因素后，前者肝移植后病死率的相对危险（RR）比为 2.41；术前 PaO_2 < 50mmHg 或 MAA 扫描分流比例 > 20% 者术后死亡率较高。也有回顾性研究认为，术前是否合并 HPS 并不影响长期肝移植预后，与术后管理密切相关。近期有数据提示，即便 PaO_2 < 50mmHg 的严重 HPS 患者，术后也仅有 9% 的总体病死率。即便如此，在目前肝移植领域提出移植窗的概念，当血气分析提示 PaO_2 < 60mmHg 时宜优先进行肝移植（3 个月内），以免影响预后。因此，近来移植器官分配机构提出除了 MELD 外，应参考 PaO_2 指标，作为是否优先分配的因素，但是否应在等待肝移植的患者群中均检测 HPS 尚存在经济 – 效益比方面的顾虑。

（六）预后

合并 HPS 的肝硬化患者其病死率高于未合并 HPS 者[5]，有观察研究显示肝硬化合并 HPS 者 5 年生存率为 23%，而未合并者为 63%。影响 HPS 预后的危险因素为低氧血症的严重程度，多数 PaO_2 < 60mmHg 者存活期不超过 6 个月，但大部分患者是因慢性肝衰竭及其并发症死亡，而非因呼吸衰竭死亡。HPS 者有望在肝移植后数月痊愈，此需结合持续氧疗，并与肝移植前疾病的严重程度相关。

二、门脉性肺动脉高压

（一）病理生理

门静脉高压基础上出现 POPH 的机制尚不明确，多数学者认为与高张力循环状态及高心输出量密切相关。门静脉高压患者内脏血容量超负荷及肠壁充血，致内毒素易位、血管活性物质及细胞因子释放入血，产生高血流动力学。高张力循环状态进一步引起肺血流量增加，血管壁剪切力增大，肺血管收缩及内皮细胞、平滑肌增生，血小板聚集，阻塞血管腔，最终致肺动脉血流受阻，形成肺动脉高压。

内皮细胞分泌血管活性物质失衡在POPH形成机制中的作用成为当下研究的热点。研究证实循环中ET-1、雌二醇的增加及内皮细胞中前列环素合酶下降对肺血管收缩及重塑起着重要作用。

（二）临床表现

POPH发病比较隐匿，早期轻中度患者一般无明显症状和体征，随着病情进展，劳力性呼吸困难多伴随右心衰竭同时出现。基于门静脉高压的POPH需排除导致肺动脉或肺静脉高压的其他因素。

（三）诊断

对可疑POPH失代偿期肝硬化患者的评估及肝移植、TIPS等待人群的筛查，经胸多普勒超声心动图（transthoracic doppler echocardiography，TDE）是首选的非侵袭性检查手段，敏感性较高。通过测定三尖瓣反流速率判断是否存在肺动脉高压，收缩期肺动脉压SPAP > 30mmHg即可证明肺动脉高压的存在。值得注意的是临床上经TDE阳性发现率低，且不能区分肺动脉闭塞与肺血容量超负荷所引起的肺血管阻力增大，因此对肺动脉高压的确诊还有赖于经右心导管检查。

多数学者认为对于等待肝移植与TIPS的患者，右心室收缩压 > 50mmHg和/或有明显的右心室肥大或功能不全，则有可能需要经右心导管检测血流动力学、明确有无POPH。右心导管术可准确测定平均肺动脉压（mPAP）、肺毛细血管楔压、心输出量及肺血管阻力等反映肺血管血流动力学状态的参数，是目前诊断POPH的金标准，能与左心功能不全和心内分流所致者鉴别。

2016年国际肝移植学会推荐的诊断标准（表97-3）及严重程度分级（表97-4）如下：

表97-3　门脉性肺动脉高压诊断标准

门静脉高压[①]
平均肺动脉压 > 25mmHg
肺血管阻力 > 240dyne/（s·cm⁵）
肺动脉楔压 < 15mmHg

①临床诊断（胃食管静脉曲张、脾肿大、腹水）或门静脉压力测定。

表97-4　门脉性肺动脉高压严重程度分级

严重程度	mPAP（mmHg）
轻度	25～35
中度	35～45
重度	≥ 45
极重度	—

注：mPAP. 平均肺动脉压。

（四）治疗

1. 药物治疗　目前尚无明确有效的治疗药物，以下为正在研究中的疗法。

钙通道阻滞剂维拉帕米、拉西地平等疗效不佳，且可能加重水钠潴留，影响右心功能和增加门静脉压力。

前列环素具有扩张血管、抗血栓、减缓增殖的作用。POPH患者静脉注射依前列醇可改善血流动力学，但有进行性脾肿大及血小板减少的报道。虽然缺乏临床试验支持，但肝硬化相关的食管胃底静脉曲张可能是POPH抗凝治疗的禁忌证。

POPH患者肺动脉内皮受损，NO合成下降，补充NO是一理想靶向治疗方法。目前已经上市的磷酸二酯酶-5抑制剂西地那非在国外已经增加肺动脉高压的适应证，尽管能显著改善血流动力学，但大多数报道中POPH患者的6min步行距离未有改变。已有关于使用西地那非引起食管静脉曲张破裂出血的报道。

波生坦是一种非选择性的内皮素受体拮抗剂，可竞争性地抑制ET-1与ET-A受体和ET-B受体的结合，从而阻断ET-1的作用。波生坦可改善POPH患者运动耐量及血流动力学，使用波生坦治疗的POPH患者3年存活率为89%。但需注意，美国FDA建议避免给合并中度至重度肝功能不全或转氨酶升高的患者使用任何内皮素受体拮抗剂。研究显示，POPH患者吸入NO能显著降低肺动脉压力及肺血管阻力，值得注意的是此研究重复性差，结果有待进一步验证。

2. 肝移植　研究表明，在常规予以肺动脉高压靶向治疗前，若mPAP < 35mmHg，则肝移植围手术期病死率没有增加。但mPAP在35～50mmHg或以上时，POPH患者进行肝移植的风险高。尤其是重度POPH患者，对肺血管舒张药无反应，肝移植风险极高。在大多数中心，mPAP > 55mmHg（部分中心≥ 45mmHg）仍是肝移植的绝对禁忌证。

不同于 HPS，即便予以目前的肺动脉靶向治疗，POPH 肝移植的预后仍不确定。因此，目前尚无证据支持 POPH 作为肝移植的适应证。但随着针对肺血流动力学和右心功能治疗的发展，肝移植有望用于经过筛选的 POPH 患者。

（五）预后

POPH 预后差，诊断后未经治疗 5 年生存率为 14%，其中 54% 于诊断后 1 年内死亡，死亡原因为急性心肌梗死及其相关的肝病，其死亡率与患者基线血流动力学参数、肝病病因、肝功能严重度 Child-Pugh 分级及 MELD 评分并无相关性[6]。

（陈　靖　江家骥）

参考文献

[1] Herve P，Lebrec D，Brenot F，et al. Pulmonary vascular disorders in portal hypertension. Eur Respir J 1998；11：1153-66.

[2] Liu YJ，Li T. An excerpt of International Liver Transplant Society practice guidelines：diagnosis and management of hepatopulmonary syndrome and portopulmonary hypertension（2016）. J Clin Hepatol 2016；32：1838-42.

[3] Krynytska I，Marushchak M，Mikolenko A，et al. Differential diagnosis of hepatopulmonary syndrome（HPS）：portopulmonary hypertension（PPH）and hereditary hemorrhagic telangiectasia（HHT）. Bosn J Basic Med Sci 2017；17：276-85.

[4] Møller S，Krag A，Madsen JL，et al. Pulmonary dysfunction and hepatopulmonary syndrome in cirrhosis and portal hypertension. Liver Int 2009；29：1528-37.

[5] Grace JA，Angus PW. Hepatopulmonary syndrome：update on recent advances in pathophysiology, investigation, and treatment. J Gastroenterol Hepatol 2013；28：213-9.

[6] Swanson KL，Wiesner RH，Nyberg SL，et al. Survival in portopulmonary hypertension：Mayo clinic experience categorized by treatment subgroups. Am J Transplant 2008；8：2445-53.

第98章　肝脏疾病的消化系统表现

由于肝脏与消化系统在解剖结构、血液循环、神经内分泌调节及功能上紧密联系，因此不同的肝病和肝病的不同阶段均可对消化系统产生影响。早期或急性肝脏炎性疾病对消化系统的影响以非特异性症状为主，晚期或慢性肝病对消化系统功能甚至结构的影响则可引起严重症状。

一、肝脏疾病对消化系统影响的病理生理

①肝功能受损时胆汁分泌数量和质量下降，会影响食物消化吸收，后者表现为消化不良症状。②作为营养代谢的主要场所，肝病时蛋白质、糖类、脂肪、激素等代谢障碍，出现营养不平衡或营养不良。③肝脏解毒能力下降，导致毒性产物积聚，胃肠道运动和分泌功能就会受到影响。④肝脏是凝血物质合成的重要器官，肝功能受损后凝血功能及抗凝功能均下降，其平衡被打破后容易出现消化道出血或血栓形成。⑤肝脏有病理损害时，门静脉循环障碍导致胃肠道组织水肿，可出现腹胀、腹泻。⑥肝脏受损后免疫功能紊乱可以诱发肠道菌群失调，甚至感染性疾病。由于肝脏功能极其复杂，肝病时消化系统表现呈多样性和易变性特点，难以与胃肠道本身疾病症状相鉴别，应仔细分析。

二、肝脏疾病的消化系统表现

（一）食欲减退、厌油、恶心、呕吐

食欲减退、厌油、恶心、呕吐等是肝病常见症状。急性病毒性肝炎以进行性恶心、厌食为主。病毒感染潜伏期症状较少；病程进入前驱期，则可有食欲减退、恶心、呕吐等，通常持续约1周，常被误诊为急性胃炎、急性胆囊炎等。病程进入黄疸期，食欲逐步改善，呕吐好转。如恶心、呕吐再次出现，黄疸加深，则提示急性肝炎病情加重，肝功能恶化，有可能发展为急性或亚急性重型肝炎，甚至肝衰竭，由此可导致胃肠功能衰竭。

慢性病毒性肝炎对胃肠道的影响在不同个体并不一致，部分患者症状不明显。约1/3的患者是由隐匿的急性肝炎发展而来，没有症状。仅部分有恶心、厌油、食欲减退。

急性药物性肝病以胃肠道症状起病者居多。虽然药物性肝病的病理特征不同于病毒性肝炎，但症状基本相似，通常为厌食、恶心、呕吐。伴有黄疸的药物性肝病，其胃肠道症状更为明显，多数呈进行性恶心和厌食。

酒精性肝病对胃肠道的影响与疾病所处的阶段及严重程度有关。酒精性脂肪肝通常无症状，少数出现右肋缘区不规律的隐痛和血清转氨酶轻度升高。如患者在较短时间内大量饮酒，可出现食欲减退、恶心和呕吐。酒精性肝炎的病情差异较大，病理上可以是轻度、可逆的病变，也可以是致命性的肝组织坏死。病理改变较轻的急性酒精性肝炎患者一般无症状。重度酒精性肝炎则有厌食和呕吐。长期厌食可加速肝功能失代偿的进程。

妊娠急性脂肪肝是妊娠期特发的肝病，以反复恶心、呕吐等为起始表现，部分患者恶心持续时间较长。慢性胆汁淤积患者则可见食欲减退、恶心等症状。

肝脏血管疾病、急性肝卟啉病患者有明显的恶心、呕吐症状。肝动脉闭塞所致肝脏梗死患者，仅部分出现恶心和呕吐，多数因缺乏特异性症状而漏诊。肝细胞性黄疸患者常有厌食、乏力。

肝硬化对胃肠道的影响取决于原发病的种类和程度。多数代偿期肝硬化患者无症状，少数较早出现食欲减退。在失代偿期肝功能显著下降，食欲减退或厌食、恶心、呕吐等症状较明显。

原发性肝癌起病隐匿，早期一般无症状，进展期常见食欲减退、厌食等。

（二）腹胀、腹泻、大便异常

腹胀在肝病中是常见的非特异性症状。腹胀、腹泻是急性黄疸性肝炎的常见症状。其发生机制较

复杂，胆汁、胰腺消化酶分泌不足使脂肪和蛋白质消化不完全，肠道积气较多；低蛋白血症诱发腹水；急性肝衰竭时肝脏肿胀使门静脉血回流受阻，胃肠道淤血、组织水肿；急性肝衰竭时腹腔器官组织水肿。

酒精性肝病患者腹胀往往间歇性出现，与肝功能受损过程相伴随。重度急性酒精性肝炎患者，通常饮酒量大而进食少，常发生腹泻。失代偿期酒精性肝硬化患者肝功能显著减退，上腹饱胀或腹泻症状明显，当出现门静脉高压、腹水时腹胀较明显，后者是消化道功能严重受损或衰竭的征象。

严重胆汁淤积性肝病（原发性硬化性胆管炎、原发性胆汁性胆管炎）及重度黄疸，不仅可因胆汁生成减少或排泄不畅、肠腔内胆盐不足导致脂肪不耐受、消化不良，使脂肪吸收障碍而发生脂肪泻，而且还因进入肠腔的胆汁减少，可使粪便颜色变浅或呈白陶土色。

肝硬化失代偿期常有不同程度的腹泻，可能主要与门静脉高压造成胃肠道血液淤滞、肠黏膜渗透性增加、吸收功能减弱及肠道菌群失调有关，肠传输运动缓慢致肠胀气则表现为腹胀。同时门静脉高压形成腹水也是腹胀的原因。

原发性肝癌患者出现的腹胀、腹泻与胆汁淤积、肿瘤压迫胃肠道、肿瘤产生的活性物质（如前列腺素、血管活性肽）有关，多呈水样腹泻。

（三）腹部不适及腹痛

在所有肝病症状中，上腹部（或右上腹部）不适和隐痛相对具有普遍性。尽管从严格意义上讲，右上腹部（肝区）不适和隐痛不一定是因为肝病对消化系统的影响所致，但很多肝病患者都有上腹部（或右上腹部）不适和隐痛。

成人急性黄疸性肝炎前驱症状有右上腹胀痛症状；由前驱期进入黄疸期，上腹部不适趋于好转。慢性病毒性肝炎患者可出现右上腹持续性隐痛，偶尔为剧烈的阵发性疼痛，可能是由于肝包膜被牵张、肝脏周围炎症或胆道痉挛所致。

严重酒精性脂肪肝患者可有脐周、上腹部或肝区疼痛，一般认为是肝脏肿胀的结果。非酒精性肝病容易引起胃食管反流，后者表现为上腹不适或隐痛。

妊娠期急性脂肪肝早期就有上腹部疼痛。慢性淤胆性肝病患者可有上腹不适。原发性硬化性胆管炎有反复发作的右上腹痛，部分病例伴发溃疡性结肠炎而出现慢性腹痛。肝脓肿常呈右上腹持续性胀痛，肝区叩击痛、肝肿大、局限性压痛也较常见。

急性门静脉血栓形成或伴发肠系膜静脉栓塞的患者表现为剧烈的持续性腹痛[1]；慢性门静脉血栓患者则症状不明显。急性肝动脉血栓形成病例虽不多见，但症状也以上腹部疼痛为主。虽然肝动脉闭塞所致肝脏梗死罕见，但常常以突发性右上腹部疼痛发病，随后出现虚脱、低血压，容易误诊。由于肝包膜受牵张，肝静脉阻塞等淤血性肝病患者可以出现右上腹不适、胀痛，有时疼痛很剧烈。

急性肝卟啉病患者常以腹痛发作为首发表现[2]。约半数遗传性血色病患者有腹痛症状，部分疼痛甚为严重，以致常被以急腹症处理。

肝硬化患者感染幽门螺杆菌的风险较大，易出现胃黏膜损伤，引起腹痛。肝硬化腹水合并感染时，腹痛会由轻变重，范围扩大，有腹部压痛、反跳痛、肌紧张等腹膜炎体征。

原发性肝癌患者出现右上腹痛者较常见，可能是由于肝包膜过度牵张、肿瘤周围炎症、癌组织侵及脏层腹膜或膈肌。肝硬化患者在短期内出现肝肿大与肝区疼痛时，须警惕肝癌的可能。如肝癌患者的肝区疼痛突然加剧或范围扩大，尤其伴有休克、发热时应考虑肝癌破裂出血或瘤体坏死。肝癌破裂出血因血性腹水或腹膜炎表现为全腹疼痛。

（四）消化道出血

由急性肝病发展而来的及在非肝硬化性慢性肝病基础上发生的急性肝衰竭患者，也可发生严重门静脉高压症。可能的机制是肝细胞广泛坏死及网状纤维塌陷导致肝脏微血管扭曲使门静脉压力迅速增加。另外，急性肝衰竭患者的高动力循环、内脏血管扩张也有助于门静脉压力增高。肝衰竭患者的上消化道出血并非都来自食管胃底曲张静脉，还可能源自门静脉高压性胃病。

消化道出血是终末期肝病的常见表现。门静脉系统与体循环之间大量侧支循环形成及门静脉高压胃肠血管病是消化道出血的根本原因。食管胃底曲张静脉出血以呕血较常见，呕吐物为鲜红色，量较多。多数患者呕血前出冷汗、上腹部饱胀。部分病例便血较多或较少或全无呕血。部分患者胃肠蠕动较快致血液迅速排出，类似下消化道出血。门静脉高压症引起的消化道出血，偶尔也发生在回肠末端、结肠、直肠与乙状结肠交接处或直肠，这些部位如有静脉曲张则可以大出血。

门静脉高压所致的胃肠血管病不仅与散在的静脉曲张有关，而且与微循环障碍引起的肠黏膜异常病理改变有关。门静脉高压性胃病多发于胃底，但可扩展至整个胃部。

另外，肝硬化失代偿期的消化性溃疡伴发率高于一般人群[3]。胃黏膜充血、水肿、糜烂及十二指肠炎也较多见。酒精性肝病各期都可见胃肠道出血，出血可来自十二指肠溃疡、胃炎和呕吐导致的胃或食管黏膜撕裂，其中严重酒精性肝炎的胃肠道出血更多见于胃或十二指肠病变，而不是曲张静脉。

无论是急性期还是慢性期，肝静脉阻塞时均可发生胃肠静脉曲张、出血。上消化道出血也是肝衰竭的常见表现，其凝血 – 抗凝血的多个环节异常，表现为明显的出血倾向，因此肝衰竭患者易发生消化道出血。

原发性肝癌一旦发生上消化道大出血，则多为终末期表现。肝硬化基础上发生的肝癌，其消化道出血不易控制，后者与肝癌侵及门静脉有关。

（丁　洁　张岭漪）

参考文献

[1] Al Hashmi K，Al Aamri L，Al Lamki S，et al. Portal vein thrombosis in adult Omani patients：a retrospective cohort study. Oman Med J 2017；32：522-7.

[2] Dragneva S，Szyszka-Niagolov M，Ivanova A，et al. Seven novel mutations in Bulgarian patients with acute hepatic porphyrias（AHP）. JIMD Rep 2014；16：57-64.

[3] Licinio R，Losurdo G，Carparelli S，et al. *Helicobacter pylori*，liver cirrhosis，and portal hypertension：an updated appraisal. Immunopharmacol Immunotoxicol 2016；38：408-13.

第99章 肝脏疾病的肾脏表现

肝脏疾病常累及肾脏或引起继发性肾脏病变，可表现为肾小球、肾小管损害等。如 HBV 感染免疫复合物可以引起 HBV 相关性肾小球肾炎（HBV associated glomerular nephritis，HBV GN）[1] 或 HBV 相关肾病[2]；HCV 感染后可表现为弥漫性增生和渗出性肾小球肾炎，主要是冷球蛋白血症介导的多表现为膜增生性肾小球肾炎（MPGN），也可为膜性肾病（MN）；肝病可合并肾小管酸中毒（renal tubule acidosis，RTA），也可发生急性肾小管坏死；肝硬化腹水及急性肝衰竭可并发急性肾损伤（acute kidney injury，AKI），其中有些表现为肝肾综合征（hepatorenal syndrome，HRS）[3] 等。

一、流行病学与自然史

1. 流行病学 HBV 感染高发区母婴垂直传播的儿童 HBV GN 占 25%。肾炎患者中 HBsAg 携带率常高于普通人群。MN 患者 HBsAg 检出率，在亚洲及非洲为 80% ～ 100%。GN 患者血清抗 -HCV 阳性率可达 13%。肝病合并 RTA 可高达 30%。急性肝衰竭约 50% 发生 HRS，而肝硬化腹水患者 1 年和 5 年 HRS 发生率分别为 18% 和 39%。

2. 自然史 HBV GN 可在数月或数年内发生慢性肾衰竭；蛋白尿可持续多年。儿童 HBV 肾损害约 10% 有氮质血症和肾衰竭。HCV 相关肾炎（HCV associated glomerular nephritis，HCV GN）患者有 1/3 可完全或部分缓解，1/3 加重与缓解交替，10% 发展为慢性肾衰竭。肝炎病毒 GN 进展以 MN 较慢，经抗病毒治疗后症状可减轻。RTA 可自行缓解，但部分可发展为慢性肾衰竭；长期治疗可防止肾钙化及骨骼畸形等。传统分类中的 I 型 HRS 患者存活率 < 10%[3]，平均生存 2 周，而 II 型 HRS 患者生存期平均为 6 个月。肝衰竭病情改善时 HRS 也可逆转。

二、临床表现

1. 肝炎病毒相关肾炎 60% 以上临床表现为肾病综合征，也可有少尿或血尿。膜增生性肾炎约

40% 有高血压，20% 有肾功能不全。HCV GN 患者 1/2 伴混合性冷球蛋白血症症状，如关节痛、紫癜等。

2. 肝病相关肾小管酸中毒 肝病合并 RTA 除肝病症状外，主要表现为慢性高氯性酸中毒、电解质紊乱、肾性骨病等。临床分 4 型：I 型即远端型，II 型即近端型，III 型即混合型或称远端伴碳酸氢盐丢失型，IV 型即高钾型。肝病多并发 I 型，其次是 II 型。其中 I 型常伴低钾血症。尿中枸橼酸盐排出减少，骨钙动员增加和高钙尿，可发生慢性肾衰竭。IV 型常仅有轻度酸中毒。

3. 肝肾综合征 其主要发病机制是肝硬化门静脉高压及急慢性肝衰竭时高动力循环状态所导致的内脏动脉扩展、肾脏灌注压降低，引起肾动脉继发性收缩及肾动脉灌注量进一步下降。其病理生理特点、分类、临床表现及诊断和治疗请参考肝硬化门静脉高压并发症中肝肾综合征章节。

三、实验室与影像学特点

1. 实验室检查

（1）肝炎病毒标志物：HBV GN 患者多为 HBsAg、HBeAg 及抗 -HBc 阳性，HBV DNA 阳性。HCV GN 患者血清抗 -HCV 及 HCV RNA 阳性。

（2）血液生化：白蛋白下降，胆固醇升高，ALT 及 AST 升高或正常，血浆 α_2 及 β 球蛋白升高。可有肾小球滤过率（GFR）下降，血肌酐和 BUN 升高。

（3）尿液：可有血尿及蛋白尿、管型尿。RTA 患者尿比重低，尿 pH > 6，尿钠、钾、钙、磷增加，尿氨显著减少。

（4）RTA 患者碳酸氢盐重吸收 < 5%。

（5）氯化铵负荷试验：肝病并发 RTA 患者，停用碱性药物 2 天后，口服氯化钙（不服氯化铵）0.1mmol/kg，连续 3 天后测尿 pH，如不能降至 5.5 以下为阳性。

（6）肾活检：肝病累及肾脏或继发肾损害，肾活检常显示 GN 病变。肝炎病毒 GN 在肾组织可查

见 HBV 或 HCV 感染标志物。

2. **影像学特点**　超声检查可显示肝脏形态和大小、实质回声状态及脾脏大小等。肝脏瞬时弹性成像可评价肝脏纤维化程度。CT 检查有助于了解有无肝硬化等。RTA 患者 X 线检查可显示骨密度普遍降低和佝偻病表现，可见陈旧性骨折等。

四、病理改变与分期

1. **肝炎病毒相关肾炎**　基本病变与原发性肾小球肾炎相似[1]，主要是肾小球增生与硬化。肾小球病变可分为：①微小病变型肾病（MCN）；②局灶节段性肾小球病变，包括硬化性和局灶性肾小球硬化；③弥漫性肾小球肾炎，包括 MN、MPGN 等；④未分类肾小球肾炎。肝炎病毒 GN 以 MN 最常见。

2. **肝病相关肾小管酸中毒**　RTA 累及肾小球时有 GN 病理改变。

五、诊断与鉴别诊断

（一）诊断

1. **病毒性肝炎相关肾炎**　诊断依据：①血清 HBV 或 HCV 标志物阳性；② GN 并除外原发性与非肝炎病毒继发性肾小球疾病；③肾组织中找到 HBsAg 或 HBV DNA，或 HCV 抗原或 HCV RNA；④肾组织病理改变以 MN 为主。符合①、②、③条即可确诊，符合①、②条且肾组织病理确诊为 MN，尽管肾组织中未查到 HBsAg 或 HBV DNA 或 HCV RNA，可作为拟诊；如肾小球疾病患者同时血清 HBsAg 阳性，或抗 -HCV 阳性，尚不足以作为 HBV GN 或 HCV GN 的依据。

2. **肝病相关肾小管酸中毒**　肝病表现并有：①严重酸中毒时尿 pH 不低于 5.5；②显著钙、磷代谢紊乱及骨骼改变；③尿铵显著降低；④碳酸氢盐重吸收率＜ 5%；⑤氯化钙负荷试验阳性。

（二）鉴别诊断

肝炎病毒相关肾炎需与原发性及其他病因所致肾炎相鉴别。肝病合并 RTA 应与其他原因所致的代谢性酸中毒等相鉴别。

六、治　　疗

1. **HBV GN**　主要是低盐、适量优质蛋白饮食；水肿明显者给予口服利尿剂，严重水肿者可静脉用呋塞米；有高血压时给予硝苯地平或血管紧张素转换酶抑制剂如依那普利等。大量蛋白尿在密切监测下给予皮质激素治疗，慎用免疫抑制剂；同时用核苷（酸）类似物如恩替卡韦或丙酚替诺福韦酯等治疗。肾衰竭时可行透析或肾移植治疗。

2. **HCV GN**　类似 HBV GN 治疗方案，HCV RNA 阳性者可用新型小分子药物治疗 12 周，明显肝纤维化或肝硬化患者治疗 24 周。

3. **肝病相关肾小管酸中毒**　治疗肝病的同时纠正酸中毒，补充钾盐。口服碳酸氢钠，或复方枸橼酸溶液直至酸中毒纠正；低钾血症可服 10% 枸橼酸钾；肾性骨病可用维生素 D、钙剂。噻嗪类利尿剂可减少尿钙排泄，促进钙吸收，防止钙在肾脏沉积。

七、特　殊　情　况

1. **HBV 与 HCV 合并感染相关肾炎**　HBV 与 HCV 合并感染出现肾炎表现，肾活检为 GN 改变，肾组织既查见 HBsAg 或 HBeAg，又查到 HCV 抗原或 HCV RNA，并排除其他病因所致肾炎即为 HBV 与 HCV 合并感染相关肾炎。治疗原则为低盐、适量优质蛋白饮食，酌情利尿，同时抗 HBV 与抗 HCV 治疗[4]。

2. **HCV 与 HIV 合并感染相关肾炎**　HCV 与 HIV 合并感染出现肾炎表现，肾活检为 GN 病理改变，肾组织既查见 HCV 抗原或 HCV RNA，又查到 HIV RNA，并排除其他病因所致肾炎者即为 HCV 与 HIV 合并感染相关肾炎。肾炎治疗原则同上，同时抗 HIV 与抗 HCV 治疗。

（唐　红）

参考文献

[1] 忻菁 . 病毒感染相关肾损害 // 陈灏珠，林果为，王吉耀 . 实用内科学 . 第 14 版 . 北京：人民卫生出版社；2013：2222-5.

[2] Balwani MR, Kute VB, Shah PR, et al. Hepatitis B viremia manifesting as polyarteritis nodosa and secondary membranous nephropathy. J Nephropharmacol 2016；5：119-21.

[3] Acevedo JG, Cramp ME. Hepatorenal syndrome：update on diagnosis and therapy. World J Hepatol 2017；9：293-9.

[4] Kamimura H, Setsu T, Kimura N, et al. Renal impairment in chronic hepatitis B：a review.Diseases 2018；6（2）：52.

第 100 章　肝脏疾病的循环系统表现

肝脏疾病进展至肝硬化后，可导致内脏血管扩张及高动力循环状态，从而导致心输出量增加，引发多种循环系统障碍，包括血压降低、脉压增大等，甚至出现心力衰竭及心肌结构改变。同时，多种伴发的心脏电生理异常也可导致各种房性及室性心律失常的发生风险增加[1]。

早在 60 余年前有研究者即发现酒精性肝硬化患者存在心输出量增加、静息时心动过速、脉压增大等高动力性循环表现。尽管酒精是心肌病的病因之一，但后来研究发现此类循环系统异常可见于各种原因引起的肝硬化，且与门静脉高压及肝硬化程度相关，故称之为肝硬化心肌病（cirrhotic cardiomyopathy）。本病通常起病隐匿，在无应激刺激时不易识别，大多数患者在出现心脏病症状之前便死于终末期肝病。但若存在明显应激情况，可诱发心功能改变，甚至出现心力衰竭或猝死[2]。

一、定　　义

随着肝硬化严重程度的增加，会出现全身性血管阻力下降、心输出量增加、心肌收缩和 / 或舒张功能障碍等临床特征，导致心血管疾病发生风险增加。此类心肌功能和结构的改变常被定义为肝硬化心肌病，其特点是无其他已知心脏疾病基础，静息时心脏收缩和舒张功能正常，应激时可出现心脏收缩和 / 或舒张功能障碍并伴有电生理异常，甚至可出现心力衰竭[2, 3]。

二、病理生理及发病机制

1. 全身血管阻力改变及心功能失代偿　肝脏疾病的进展可导致全身血管阻力显著变化。在门静脉高压小鼠模型中观察到内脏血管扩张且对血管活性药物的反应性下降，同时肌细胞钙离子信号通路受损[4]。由此可见，门静脉高压所致内脏血管改变和门体静脉分流是导致肝硬化性心肌病的独立致病因素。而门静脉高压以肝窦血流阻力增加为特征，

这一方面是由于肝纤维化导致肝小叶细微结构改变，另一方面与肝硬化时肝窦内一氧化氮（NO）等扩血管物质减少有关[5]。与之相反的是，此时其他内脏血管中 NO 等扩血管物质是增加的，从而导致内脏血管扩张。

肝硬化患者静息时出现高动力循环表现是对内脏血管扩张的适应性表现，逐渐进展可引起心输出量增加、心室容量负荷过重，导致心室容量扩大及心肌细胞增生肥大，晚期可出现心功能失代偿。

2. 血容量的改变　肝硬化患者血容量增加可早于腹水出现。随着肝功能失代偿和门静脉高压的进展，内脏血管进一步扩张，内脏血管容量增加，导致有效中心循环血容量下降，激活交感神经系统、肾素 - 血管紧张素 - 醛固酮系统，导致水钠重吸收增加，从而发生水钠潴留[3]。

3. 心肌收缩功能异常　肝硬化时多种分子机制可出现异常。β- 肾上腺素信号通路异常可导致受体密度下降，G 蛋白水平下降，腺苷酸活化酶活性下降及环磷酸腺苷（cyclic adenosine monophosphate，cAMP）产生减少[6]。另外，肝硬化患者心肌细胞膜脂质组成发生改变，离子通道功能受损[7]。而 NO 过度产生亦可对心肌细胞产生毒性作用，使其收缩功能受到抑制，凋亡增加[1]。以上机制均可导致心肌收缩功能异常。

三、诊　　断

1. 临床表现　肝硬化心肌病患者在无应激刺激时通常无明显自觉症状，因此其在临床上不易识别。当存在应激情况时，患者可表现出明显的心功能不全。多数情况下，患者首先出现心脏舒张功能障碍和 / 或高输出量心力衰竭。而心室收缩能力的下降，可进一步促进肝硬化相关并发症的发生发展，如水钠潴留、腹水形成、肾功能恶化等。

2. 血清学标志物　利尿钠肽的检测在心力衰竭的诊断中具有重要地位。心房容量过负荷时

可释放心房利尿钠肽（atrial natriuretic peptide，ANP）。由于失代偿期肝硬化患者心内容积及压力负荷发生了变化，其可导致 ANP 升高。而由于容量改变及心肌损伤的出现，脑利尿钠肽（BNP）及 N 末端脑利尿钠肽前体（NT-proBNP）、肌钙蛋白 I 等血清学标志物也可升高[1]。

3. 超声心动图　超声心动图可发现轻度的舒张功能障碍，具体表现为二尖瓣环舒张早期与心房收缩期峰值运动速度比（E/A）< 0.8，早期充盈波减速时间（DT）> 200ms，等容舒张时间（IVRT）≥ 100ms，肺静脉血流频谱表现为以收缩期为主等。随着舒张功能障碍的加重，超声心动图亦有相应的表现。同时，通过对左心室射血分数（EF）等指标的评估，超声心动图也能较好地评价心脏收缩功能障碍。

4. 心电图　心电图对于心脏传导功能障碍及心律失常等均有重要的诊断价值。其中，Q-T 间期延长是肝硬化患者重要的心电图特征，有助于识别肝硬化心肌病发生风险高的患者[8]。同时应注意，Q-T 间期还受到多种疾病（如糖尿病、甲状腺疾病、帕金森病、类癌、结节病等）及多种药物（如氟哌啶醇、美沙酮、胺碘酮、索他洛尔、选择性 5-羟色胺再摄取抑制剂、大环内酯类抗生素、抗真菌药等）的影响，因此在临床工作中需注意仔细询问病史并注意鉴别[1]。另外，肝硬化患者还可出现电机械不同步、变时性不全等心脏电生理异常[2]。

四、治　　疗

目前尚无针对肝硬化心肌病的特效药物，因此，在没有明显心脏应激的情况下，亚临床状态的心功能异常通常不需要特殊治疗。若出现明显心脏应激，如手术、经颈静脉肝内门体分流术（transjugular intrahepatic portosystemic shunt，TIPS）等，可导致心功能急剧恶化。此时，一些应用于其他原因所致心力衰竭的药物也可用于此类患者。另外，肝移植也可以改善此类患者的心功能障碍。部分常用的治疗心力衰竭的药物如下：

1. 血管紧张素转换酶抑制剂（angiotensin converting enzyme inhibitors，ACEI）　尽管目前缺乏相关的循证医学证据，研究者认为 ACEI 对于提高长期生存率、降低病死率有一定作用[1,9]。应以低剂量开始，逐渐加量，并需注意定期检测患者肾功能和血钾水平[9]。目前认为，肝功能 Child-Pugh A 级的患者应用 ACEI 是安全的，但肝功能更差的患者有肾小球滤过率逐渐下降，则应用 ACEI 需更慎重。

2. 血管紧张素 II 受体阻滞剂（angiotensin-II receptor blocker，ARB）　与 ACEI 相比，ARB 对肾功能及全身血流动力学影响相对较小，但其对肝硬化心肌病患者的长期疗效亦缺乏循证医学证据。

3. 袢利尿剂及噻嗪类利尿剂　利尿剂对于减轻心脏的容量负荷、缓解淤血症状十分有效。因此，其适当应用是治疗肝硬化心肌病患者的重要手段。但需注意大剂量应用有引发低血压、低血容量及肾衰竭的风险。袢利尿剂（如呋塞米）可用于大多数患者，应用时需注意对血钾的影响。噻嗪类利尿剂（如氢氯噻嗪）更适用于合并高血压的患者。

4. 醛固酮受体拮抗剂　醛固酮受体拮抗剂可对抗醛固酮对心肌及心血管系统的负面影响，从而抑制心血管系统的重构、改善慢性心力衰竭的远期预后，是治疗本病的有效手段。应用时需密切监测血钾及肾功能。

5. 非选择性受体阻滞剂　临床研究显示，普萘洛尔、卡维地洛等非选择性受体阻滞剂对降低门静脉压力、预防食管胃底曲张静脉破裂出血有效，现已得到广泛临床应用。尤其是卡维地洛，作为一种新的非选择性并有扩张血管作用的受体阻滞剂，已广泛用于食管胃底曲张静脉破裂出血的预防及心力衰竭的治疗。另外，受体阻滞剂可改善心脏收缩功能[10]。因此，尽管目前仍缺乏高级别的循证医学证据，非选择性受体阻滞剂仍是治疗肝硬化心肌病、合并收缩期心力衰竭患者的重要选择。但鉴于受体阻滞剂具有负性肌力作用，需从小剂量起始并注意密切监测。

（王　磊[1]　李　涛）

参 考 文 献

[1] Páll A，Czifra A，Vitális Z，et al. Pathophysiological and clinical approach to cirrhotic cardiomyopathy. J Gastrointestin Liver Dis 2014；23：301-10.

[2] 魏来，陆伦根，徐小元，等 . 肝脏病学新进展——肝脏疾病和全身脏器损伤 . 北京：中华医学电子音像出版社；2014：46-9.

[3] Zardi EM，Abbate A，Zardi DM，et al. Cirrhotic cardiomyopathy. J Am Coll Cardiol 2010；56：539-49.

[4] Zavecz JH，Bueno O，Maloney RE，et al. Cardiac

excitation-contraction coupling in the portal hypertensive rat. Am J Physiol Gastrointest Liver Physiol 2000；279：G28-39.

[5] Sanyal AJ，Bosch J，Blei A，et al. Portal hypertension and its complications. Gastroenterology 2008；134：1715-28.

[6] Ceolotto G，Papparella I，Sticca A，et al. An abnormal gene expression of the beta-adrenergic system contributes to the pathogenesis of cardiomyopathy in cirrhotic rats. Hepatology 2008；48：1913-23.

[7] Szabo Z，Harangi M，Lorincz I，et al. Effect of hyperlipidemia on QT dispersion in patients without ischemic heart disease. Can J Cardiol 2005；21：847-50.

[8] Moller S，Henriksen JH. Cardiovascular complications of cirrhosis. Postgrad Med J 2009；85：44-54.

[9] Yancy CW，Jessup M，Bozkurt B，et al. 2013 ACCF/AHA guideline for the management of heart failure：a report of the American College of Cardiology Foundation/American Heart Association Task Force on Practice Guidelines. J Am Coll Cardiol 2013；62：e147-239.

[10] Bosch J. Carvedilol：the beta-blocker of choice for portal hypertension? Gut 2013；62：1529-30.

第101章　肝脏疾病的内分泌系统表现

肝脏是体内多种内分泌激素代谢、降解、转化、储存及排泄的重要器官，同时也是许多激素作用的靶器官。不同病因所致的肝脏疾病，尤其是慢性肝病、肝硬化时，可引起多种内分泌激素代谢紊乱，从而导致一系列相关临床表现。

一、甲状腺异常

甲状腺分泌的甲状腺激素主要为甲状腺素（thyroxine，T_4）和少量三碘甲腺原氨酸（triiodo-thyroxine，T_3），分泌入血液中的甲状腺素主要与甲状腺素结合球蛋白（thyroxine-binding globulin，TBG）等蛋白质结合。大部分 T_3 是由 T_4 在肝脏中经脱碘转化而来，而且肝脏是合成 TBG 的器官及甲状腺激素灭活的主要场所。不同病因所致肝病时，会出现降解异常、蛋白合成障碍等改变，导致血清甲状腺激素的水平变化。一般急性肝炎可出高 T_3、T_4，而慢性肝病多表现为低 T_3 或低 T_3、T_4。

1. **急性肝损害时甲状腺激素的改变**　急性肝损害时，如急性病毒肝炎、肝衰竭早期，肝细胞有明显炎症、坏死，而再生的肝细胞对 TBG 合成增加、降解减少，使血液中 TBG 浓度升高，与 T_4 结合增加，导致血清总 T_4（TT_4）升高，而 TT_3 正常或升高。一项对 36 例急性乙型肝炎患者的临床研究显示，急性乙型肝炎患者 T_3、T_4 均明显升高[1]；另一项对 51 例不同病因（药物及甲型、乙型、戊型肝炎病毒）所致急性重症肝炎患者的动态观察发现，早期患者血清 TT_4、TT_3、FT_4 升高[2]。在肝衰竭后期肝功能严重障碍，甲状腺激素脱碘代谢紊乱，肝脏合成 TBG 减少，血清 T_3、T_4 下降。有报道，急性肝衰竭并发肝性脑病患者血清 TT_4、TT_3、TSH 降低，且与患者脑病严重程度相关[3]。因此，动态观察肝衰竭患者血清甲状腺激素水平，可能有助于评估其预后。

2. **慢性肝损害时甲状腺激素的改变**　大部分慢性肝病患者在临床上表现为甲状腺功能正常，在肝功能不全及肝衰竭时，T_4 在外周组织脱碘代谢转化异常及肝脏合成 TBG 降低，可导致甲状腺激素水平的改变。部分肝硬化患者血清甲状腺激素水平明显下降，出现低 TT_3 或低 TT_3、TT_4，且甲状腺激素下降水平与肝病的严重程度相关，但临床上无明显甲状腺功能减退的症状。

在原发性胆汁性胆管炎（PBC）及自身免疫性肝炎患者中，自身免疫性甲状腺疾病的发病率增加，多种甲状腺疾病，包括桥本甲状腺炎、甲状腺功能减低、甲状腺结节、Graves 病等，均与 PBC 的发生密切相关。欧洲一项研究显示[4]，921 例 PBC 患者共发生甲状腺疾病 150 例（16.3%），其中桥本甲状腺炎 94 例（10.2%），Graves 病 15 例（1.6%），多结节性甲状腺肿 22 例（2.4% 例），甲状腺癌 7 例（0.8% 例），其他甲状腺疾病 12 例（1.3% 例）。因此，临床医生应注意在 PBC 患者中筛查甲状腺疾病。

丙型肝炎病毒（HCV）本身能诱发甲状腺自身免疫反应，多表现为甲状腺功能减退症（简称甲减）。在 HCV 感染者中，甲状腺功能异常发生率比在普通人群或乙型肝炎病毒（HBV）感染者中更高。一项前瞻性研究表明[5]，接受 α- 干扰素治疗的丙型肝炎患者，甲状腺自身抗体阳性率高达 40%（治疗前为 12.5%），有 15% 发展为临床可识别的甲状腺疾病，包括甲减、甲状腺功能亢进症（简称甲亢）或甲状腺炎。有学者发现[6]，慢性丙型肝炎患者接受 α- 干扰素治疗前后甲状腺功能异常率差异有统计学意义（12.37% 比 26.8%，$P < 0.05$），且女性、甲状腺自身抗体阳性患者应用 α- 干扰素治疗后更容易发生甲状腺功能异常。因此，对于 HCV 感染者，应进行甲状腺功能监测，特别是对甲状腺自身抗体的评估，尽早发现甲减或甲亢，及时治疗。在接受干扰素治疗前应先评估基线甲状腺功能，并于治疗中每 3 个月监测一次。所幸的是，目前在丙型肝炎治疗方面，干扰素已基本被口服直接抗病毒药物取代。

二、肝源性糖尿病

胰岛素和胰高血糖素通过对糖原合成和分解、糖原异生的调节，维持人体内糖代谢平衡。肝脏是胰岛素作用、摄取和降解的主要器官。胰岛素从胰岛 B 细胞分泌后，直接进入门静脉系统，经过肝脏后，约 50% 被肝脏降解。各种原因导致的肝损害（多见于慢性肝病和肝硬化），易诱发糖代谢紊乱，出现糖耐量异常或糖尿病，这种继发于慢性肝损害的糖尿病称为肝源性糖尿病（hepatogenic diabetes，HD）。

（一）发病机制

HD 发病机制目前尚未完全阐明。其糖耐量异常涉及肝细胞缺陷、胰岛素受体缺陷（胰岛素抵抗）、胰岛素 B 细胞分泌异常、门体静脉分流等多种因素[7]，其中胰岛素抵抗是 HD 的重要机制。

此外，各种病因所致慢性肝炎、肝硬化除肝脏本身受损引起糖代谢紊乱外，还可直接或间接导致胰腺损害：① HBV、HCV 可直接或通过免疫介导侵害胰岛细胞，使胰岛 B 细胞功能发生障碍或胰岛素基因发生突变；②酒精可以抑制胰岛素诱导的外周组织对葡萄糖的利用，产生胰岛素抵抗，同时也可直接损伤胰岛 B 细胞，使胰岛素分泌减少；③非酒精性脂肪肝常与肥胖、高胰岛素血症、外周胰岛素抵抗相伴随，同时存在瘦素抵抗，外周组织对胰岛素敏感性降低，从而导致糖代谢异常。

（二）临床特点

在多种病因如 HBV、HCV、酒精等所致慢性肝病尤其是肝硬化患者中，50%～80% 存在糖耐量减低，20%～30% 最终发展为糖尿病。有研究显示，肝硬化患者中 HD 发生率显著高于慢性肝炎患者，随着 Child-Pugh 级别增高，餐后血糖明显升高并伴有高胰岛素血症，且胰岛素高峰移至餐后 2h，但胰岛素敏感性却下降，提示胰岛素抵抗随着肝损害加重，胰岛素抵抗也更为明显，糖代谢紊乱水平也随之增强。HD 可增加肝硬化患者死亡及肝癌风险，可作为肝脏疾病进展的一个指标。

HD 主要有以下临床特点：①临床表现以肝病症状为主，无明显的三多一少糖尿病症状；②空腹血糖正常或轻度升高，但餐后血糖明显升高；③糖尿病轻重与肝损害程度有关，早期主要存在胰岛素抵抗和糖耐量减低，糖尿病多出现于肝功能恶化的患者；④随着肝病的控制和饮食调节，多数患者可使血糖恢复正常；⑤极少发生酮症酸中毒等并发症。

（三）诊断

HD 目前尚无统一的诊断标准，主要依据实验室检查：

（1）糖尿病出现在肝病之后，有时与肝病同时发生，有明确肝损害的临床表现及血生化检查或组织学证据。

（2）血糖水平符合 WHO 糖尿病专家委员会（1999）提出的糖尿病诊断标准，空腹血糖 ≥ 7mmol/L，餐后 2h 血糖 ≥ 11.1mmol/L。

（3）血糖和糖耐量的好转或恶化与肝功能的改变相关。

（4）排除垂体、肾上腺、甲状腺等疾病所引起的继发性糖尿病，排除利尿剂、糖皮质激素、避孕药、降压药等引起的糖代谢紊乱。

（5）既往无糖尿病病史及家族史。

（四）治疗原则

治疗原则包括治疗原发性肝脏疾病、保护肝功能和针对糖尿病本身的治疗。如果肝脏原发性疾病和功能得到改善，则糖代谢紊乱往往也会有所缓解。加强饮食控制、适量运动并选用相对安全的口服降糖药物或注射胰岛素，将血糖控制在安全的范围，从而减少其远期并发症。

三、其他内分泌异常

（一）性腺功能异常

肝脏是性激素转化、降解的重要器官，肝硬化等慢性肝病终末期时，可出现性激素紊乱。患者的血清性激素睾酮（testosterone，T）降低，而雌二醇（estradiol，E$_2$）升高或正常，且血清性激素水平与肝脏损伤严重程度相关。

其主要临床表现包括蜘蛛痣、肝掌及性腺功能低下的特征，男性和女性肝病患者均可出现性功能障碍。男性患者表现为睾丸萎缩、体毛脱落、肌肉减少、骨质疏松、乳房发育、面部特征女性化等。女性患者也会出现闭经、不孕、乳腺脂肪丢失、骨质疏松等。

（二）肾上腺皮质功能不全

肝硬化合并严重感染、肝衰竭患者可出现肾上腺皮质功能不全（adrenal insufficiency，AI），其主要机制为肝脏疾病本身导致的下丘脑 – 垂体 – 肾上腺轴功能失调。AI 主要发生于肝衰竭、失代偿期肝硬化（尤其合并严重感染）患者，多项研究显示，AI 与肝功能的严重程度及增加病死率有关，严重影响预后。

有学者提出了"肝肾上腺综合征"的概念，认为肝病患者肾上腺功能变化是一个动态过程，随着肝衰竭的进展，其并发肾上腺皮质功能不全的概率逐渐增加，且都有可能出现肾上腺衰竭[8]。肝肾上腺综合征的临床表现多为疲劳、乏力等，缺乏特异性表现，AI 并发肝硬化患者更常出现面部色素沉着、腹水、营养不良及自发性腹膜炎等。

肝肾上腺综合征发生的机制尚缺乏充足的理论证据，可能的机制：①肝硬化合并严重感染、肝衰竭时，肠源性内毒素血症及机体大量释放促炎性细胞因子（如 TNF-α、IL-1、IL-6、PAF 等），导致的下丘脑 – 垂体 – 肾上腺轴功能失调，抑制或减少了皮质醇的合成；②肝功能不全导致胆固醇下降，出现血清低水平的胆固醇或高密度脂蛋白，导致皮质醇合成的底物不足；③严重肝脏功能不全时，机体凝血功能严重障碍、脏器出血、门静脉高压症时，导致肾上腺血流灌注减少，皮质醇的合成释放就会减少。

对于 AI 诊断的主要依据：①符合慢性肝病、肝硬化或肝衰竭的诊断标准；②符合 2008 年美国危重病急救医学会制定的危重病患者肾上腺功能不全的诊疗建议[9]：随机皮质醇 < 276nmol/L 或 250μg ACTH 刺激试验后，皮质醇浓度上升值 < 9μg/dl。

目前肝肾上腺综合征的治疗还是一个难题，主要是针对肝病的治疗及对症等综合治疗措施。糖皮质激素治疗是"双刃剑"，副作用多，对于肝功能不全时应用的适应证、时机、剂量和疗程仍不清楚，还需要更多的大规模、多中心临床研究。有研究提出，用外源性高密度脂蛋白、胆固醇防治 AI，以改善肝功能不全的预后，但是有待进一步研究证实。

（吴　君）

参 考 文 献

[1] Malespin M，Nassri A. Endocrine diseases and the liver：an update. Clin Liver Dis 2019；23：233-46.

[2] 赵艳娟，叶春艳，宋效丹. 急性乙型肝炎患者血清甲状腺激素水平变化. 临床肝胆病杂志 2011；27：16l-5.

[3] 张建中，叶春艳，陈国春. 急性重症肝炎血清甲状腺激素水平变化. 中国血液流变学杂志 2011；21：448-9.

[4] 张贵贤，于万友，曹武奎. 急性肝衰竭并发肝性脑病患者血清甲状腺激素水平变化. 山东医药 2015；55：76-7.

[5] Floreani A，Mangini C，Reig A，et al. Thyroid dysfunction in primary biliary cholangitis：a comparative study at two European centers. Am J Gastroenterol 2017；112：114-9.

[6] Sherman AC，Sherman KE. Extrahepatic manifestations of hepatitis C infection：navigating CHASM. Curr HIV/AIDS Rep 2015；12：35-61.

[7] 黄雁翔，陈新月，马丽，等. 慢性丙型肝炎抗病毒治疗患者甲状腺功能异常及其影响因素. 中国肝脏病杂志 2012；20：21-20.

[8] 胡庆玲，黄亚雄. 肝源性糖尿病发病机制研究进展. 实用肝脏病杂志 2016；1：377-80.

[9] Marik PE.Adrenal insufficiency：the link between low apolipopmtein A-I levels and poor outcome in the critically ill? Crit Care Mod 2004；32：1977-8.

第19篇
全身疾病的肝脏表现

第102章　循环系统疾病的肝脏表现

肝脏血供十分丰富，可占到心输出总量的 25% 左右；与之相应，其对循环系统血流动力学的变化也异常敏感。多项循证医学证据显示肝脏与心脏密切相关，特别是急慢性心力衰竭的患者，可表现出一系列的肝损伤症状。例如，多种原因导致的右心衰竭可导致心源性肝硬化或淤血性肝病，而急性心力衰竭或心源性休克可导致大量肝细胞坏死，转氨酶明显升高，即缺血性肝炎 / 肝病或缺氧性肝炎 / 肝病。当然，在临床实践中引发肝脏淤血或缺血的因素通常是并存的，将二者明确区分常常比较困难。肝损伤可影响心脏相关疾病的预后，而只有当心功能改善以后，肝损伤方能得到缓解。因此，准确识别心源性肝病在临床实践中极为重要 [1-4]。

心源性肝病最基础的发病机制是动脉灌注减少，伴发于缺血的缺氧使得肝损伤进一步加重。动脉灌注减少导致继发性体静脉压力增高，从而发生被动的肝脏淤血。肝脏淤血最终增加了其对血流低灌注损伤的易感性。动脉灌注不足多见于急性心力衰竭所导致的缺血性肝炎，而被动的肝脏淤血多发生在继发于慢性心力衰竭的淤血性肝病。以上两种机制通常并存并相互促进 [2, 5]。同时，有研究发现，合并脂肪变性的肝脏对缺血再灌注损伤更易感 [6]。

位于肝小叶Ⅲ区的肝细胞最靠近中央静脉，其接收流经肝小叶Ⅰ区和Ⅱ区的氧含量相对较低的血液，因此其最容易发生缺血缺氧性损伤。若心力衰竭持续存在并逐渐恶化，小叶中心肝细胞坏死可以延伸至其周边区域，从而导致胶原沉积，随时间延长，纤维桥样连接在相邻小叶中央静脉间逐步扩散，最终导致肝硬化 [2, 4]。

肝脏淤血时中心静脉压升高并导致肝窦压升高，从而造成肝脏淋巴液生成增加，当其超过淋巴系统引流能力时可导致腹水形成。该腹水为特征性的高蛋白腹水。高蛋白腹水的机制目前尚不完全清楚，可能与肝血窦压力增高、扩张水肿，富含蛋白质的液体渗出有关 [1, 2, 4]。

临床通用的终末期肝病严重程度评分系统如终末期肝病模型（model for end-stage liver disease，MELD）等也已经被证明与心力衰竭患者预后相关 [3]。MELD 评分纳入了胆红素、血肌酐、国际标准化比值（INR）等指标来预测患者的病死率。有研究证明，MELD 评分 > 12 分与患者 1 年病死率升高相关 [7]。而鉴于心血管疾病患者中抗凝药物的广泛应用，研究者去除 MELD 评分系统中的 INR 指标，应用 MELD-XI 指标（仅纳入胆红素及肌酐）来预测患者的病死率。研究发现，MELD-XI 评分 ≥ 10 分与心血管事件病死率及全因病死率升高独立相关 [8]。

一、缺血性肝炎

（一）临床表现

缺血性肝炎又称低氧性肝病，多继发于急性心力衰竭和 / 或严重动脉灌注不足及休克等。患者可以无明显自觉症状，也可出现恶心、呕吐、食欲减退等类似病毒性肝炎的症状，甚至可出现急性肝衰竭。有研究者统计了 1147 例急性肝衰竭患者，发现 4.7% 的病例存在缺血性肝炎的情况 [2, 9]。病情严重者可出现肝性脑病而致意识改变，但需注意意识障碍也可由缺血性脑病引起。鉴于缺血性肝炎可能引起的严重症状，原因不明的急性肝衰竭需注意是否存在心脏相关问题。研究显示，缺血性肝炎所致肝衰竭较其他病因而言预后较好，若循环系统障碍纠正，其 3 周生存率可达 70%。3 ～ 4 级肝性脑病为不良预后的独立预测因素 [2, 9]。

缺血性肝炎患者丙氨酸氨基转移酶（ALT）、天冬氨酸氨基转移酶（AST）可急剧上升，特别是 ALT 可升高至正常值上限的 10 倍以上。乳酸脱氢酶（LDH）也可早期迅速升高 [10]，ALT/LDH 比值常低于 1.5，此为缺血性肝炎与病毒性肝炎、药物性肝炎鉴别的重要指标。部分病例也可出现碱性磷酸酶升高。

一旦缺血因素纠正，转氨酶可迅速下降。但进展至急性肝衰竭时可出现黄疸，总胆红素可高于 20mg/dl。病情严重时可出现凝血功能障碍，INR > 2.0 是疾病预后不良的独立预测因素 [1, 2, 10]。

（二）诊断

①有明确的急性心力衰竭和 / 或严重的动脉灌注不足及休克等基础疾病。②临床表现：症状缺乏特异性，可无明显自觉症状，也可出现恶心、呕吐、食欲减退等，重症患者可有严重乏力、意识障碍等肝衰竭表现。③转氨酶急剧上升，以 ALT 更为明显，可升高至正常值上限的 10 倍以上；LDH 早期迅速升高，ALT/LDH 比值常低于 1.5；重症患者可有胆红素明显升高及凝血指标异常。④排除其他原因所致肝损伤。

（三）治疗

首先需积极治疗心脏原发疾病。在缺血性肝炎的治疗过程中，强调积极纠正心力衰竭，恢复心输出量，恢复肝脏、肾脏血流灌注，恢复组织供氧。治疗过程中需密切监测肝功能变化，适当调整经肝脏代谢的药物剂量。尽可能减少负性肌力药物的应用，如某些抗心律失常药物、钙离子通道阻滞剂和血管扩张剂。

对某些可引起肾损伤的药物，如大剂量的血管紧张素转换酶抑制剂、血管紧张素 II 受体阻滞剂，以及地高辛等可经肾脏蓄积的药物也应尽量避免应用。需尽早吸氧，以保证患者血氧饱和度在 95% 以上。

二、淤血性肝病

（一）临床表现

淤血性肝病多见于右心衰竭，其临床表现多为心功能严重障碍所导致的症状和体征，而肝脏受累的表现则居于次要地位。肝肿大多为最常见的表现，可见于 95% ～ 99% 的患者。症状明显者肝脏于右肋下 5cm 以上可及。部分患者可有右上腹轻度钝痛。合并继发性三尖瓣关闭不全的患者可触及膨胀性肝脏搏动，当肝脏搏动消失时提示可能有心源性肝纤维化甚至肝硬化 [1, 2, 4]。有研究显示，经过平均约 11.5 年的随访后，有 25.9% 的此类患者进展为肝硬化 [11]。另外，患者可有颈静脉怒张、腹水、凹陷性水肿、黄疸等症状及体征 [1, 2, 4]。

淤血性肝病时，实验室检查可见血清胆汁淤积指标升高，如 γ- 谷氨酰转肽酶、碱性磷酸酶、总胆红素及直接胆红素等。淤血性肝病时，除非合并严重心力衰竭所致的缺血性改变，转氨酶多为正常或轻度升高 [1, 2, 4]。患者胆汁淤积的程度与心力衰竭的严重程度有关，例如，右心房压力大小、是否存在三尖瓣反流等。因此，γ- 谷氨酰转肽酶、碱性磷酸酶、胆红素水平等胆汁淤积指标可反映心力衰竭的进展程度，对于全因病死率、心血管事件病死率等硬终点指标也有着较好的预测价值 [2]。

淤血性肝病同时可导致肝脏合成能力受损，表现为凝血时间延长、血清白蛋白水平下降等。其中，凝血酶原半衰期较短，可较好地反映肝脏合成功能的急性损伤 [2, 4]。EVEREST（Efficacy of Vasopressin Antagonism in Heart Failure Outcome Study with Tolvaptan）研究显示，较低的白蛋白水平（< 3.3g/dl）与全因病死率独立相关，而住院期间白蛋白水平下降与心血管事件病死率独立相关 [12]。

（二）诊断

①有引发右心衰竭的基础疾病，如肺源性心脏病、缩窄性心包炎、三尖瓣关闭不全、风湿性心瓣膜病、心肌病等；②临床表现：肝肿大、右上腹轻度钝痛、颈静脉怒张、腹水、凹陷性水肿、黄疸等；③血清胆汁淤积指标升高，如 γ- 谷氨酰转肽酶、碱性磷酸酶、总胆红素及直接胆红素等，病情较重者可出现凝血时间延长、血清白蛋白水平下降等；

④排除其他原因所致肝损伤。

（三）治疗

在淤血性肝病的治疗过程中，需积极采取措施降低心内充盈压，提高心输出量[4, 5, 13]。利尿剂有助于肝脏淤血、腹水和黄疸的消退，可考虑应用。但应用时尚需考虑其对循环容量的影响，以防因循环容量下降导致继发性肝脏缺血。

常用的治疗慢性心力衰竭的药物，如血管紧张素转换酶抑制剂、血管紧张素Ⅱ受体阻滞剂、β受体阻滞剂等，若无明显禁忌，均可考虑应用。

对利尿剂不敏感的难治性病例，也可以采取腹腔穿刺放液、腹水超滤等方法减轻腹水或水肿。

另外，鉴于慢性淤血性肝病与肝硬化在病理生理机制中有一定的相似性，醛固酮拮抗剂等药物可能在重度淤血性肝病患者的治疗中发挥更大的作用。

对于内科治疗无效的患者，可根据其相应的心脏原发疾病考虑外科手术甚至心脏移植。

（王 磊[1] 李 涛）

参考文献

[1] Correale M，Tarantino N，Petrucci R，et al. Liver disease and heart failure：back and forth. Eur J Intern Med 2017；48：25-34.

[2] Moller S，Bernardi M. Interactions of the heart and the liver. Eur Heart J 2013；34：2804-11.

[3] Pendyal A，Gelow JM. Cardiohepatic interactions：implications for management in advanced heart failure. Heart Fail Clin 2016；12：349-61.

[4] 魏来，陆伦根，徐小元，等 . 肝脏病学新进展——肝脏疾病和全身脏器损伤 . 北京：中华医学电子音像出版社

2014；183-6.

[5] Samsky MD，Patel CB，DeWald TA，et al. Cardiohepatic interactions in heart failure：an overview and clinical implications. J Am Coll Cardiol 2013；61：2397-405.

[6] Caraceni P，Bianchi C，Domenicali M，et al. Impairment of mitochondrial oxidative phosphorylation in rat fatty liver exposed to preservation-reperfusion injury. J Hepatol 2004；41：82-8.

[7] Kim MS，Kato TS，Farr M，et al. Hepatic dysfunction in ambulatory patients with heart failure：application of the MELD scoring system for outcome prediction. J Am Coll Cardiol 2013；61：2253-61.

[8] Abe S，Yoshihisa A，Takiguchi M，et al. Liver dysfunction assessed by model for end-stage liver disease excluding INR（MELD-XI）scoring system predicts adverse prognosis in heart failure. PLoS One 2014；9：e100618.

[9] Taylor RM，Tujios S，Jinjuvadia K，et al. Short and long-term outcomes in patients with acute liver failure due to ischemic hepatitis. Dig Dis Sci 2012；57：777-85.

[10] Fuhrmann V，Kneidinger N，Herkner H，et al. Hypoxic hepatitis：underlying conditions and risk factors for mortality in critically ill patients. Intensive Care Med 2009；35：1397-405.

[11] Baek JS，Bae EJ，Ko JS，et al. Late hepatic complications after Fontan operation：non-invasive markers of hepatic fibrosis and risk factors. Heart 2010；96：1750-5.

[12] Ambrosy AP，Vaduganathan M，Huffman MD，et al. Clinical course and predictive value of liver function tests in patients hospitalized for worsening heart failure with reduced ejection fraction：an analysis of the EVEREST trial. Eur J Heart Fail 2012；14：302-11.

[13] Kavoliuniene A，Vaitiekiene A，Cesnaite G. Congestive hepatopathy，hypoxic hepatitis in heart failure：a cardiologist's point of view. Int J Cardiol 2013；166：554-8.

第103章　血液系统疾病的肝脏表现

肝脏作为人体重要的实质器官,在合成、代谢、分泌等多个方面影响着机体的功能。反过来,其他系统的多种疾病也可以引起不同程度的肝损伤或肝功能异常。其中,血液系统与肝脏病变的关系非常密切,出血性疾病、血栓性疾病、造血异常疾病及血液系统肿瘤等均可直接或间接导致肝损伤。

一、贫血性疾病

贫血性疾病是其最常见的血液系统疾病,其发病机制可分为红细胞生成不足、红细胞破坏过多和失血。

1. 红细胞生成不足　此种类型贫血较少出现肝脏异常表现,如缺铁性贫血[1]、巨幼细胞性贫血、再生障碍性贫血(简称再障)等。缺铁性贫血较少出现肝脏表现[2]。而巨幼细胞性贫血因无效造血,红细胞在骨髓内破坏,可导致间接胆红素轻度升高。再障可继发于肝炎病毒感染,多在肝炎恢复期发病,常表现为重型再障,预后较差。但发病率< 1.0%,约占再障的3%,其发病机制可能与肝炎病毒抑制造血细胞或免疫因素有关。该类型再障可同时表现出肝功能异常,如转氨酶及胆红素升高,但较少出现肝脾肿大。

2. 红细胞破坏过多　该类型贫血是出现肝功能异常最常见的类型,主要表现为以间接胆红素为主的胆红素升高和轻度转氨酶升高。

(1)溶血性贫血:包括急性和慢性溶血。前者发病急骤,多在病程后期出现黄疸和肝损伤、脾肿大、血红蛋白尿;后者溶血所致黄疸多为轻至中度,有长期高胆红素血症的患者可并发胆石症,可暂时表现为以直接胆红素升高为主的阻塞性黄疸和相应的胆酶异常和肝酶异常,需通过病史和相关检查与原发性肝胆疾病相鉴别。

(2)血红蛋白病:包括地中海贫血本身多无肝损伤表现,但因疾病治疗过程中的长期反复输血可导致含铁血黄素沉着症(hemosiderosis)及相关脏器损伤,肝脏最常累及,早期因髓外造血出现肝脏肿大,后期含铁血黄素沉积引起肝硬化和肝细胞结节性增生,甚至出现肝损伤及腹水等肝硬化失代偿相关并发症。

(3)阵发性睡眠性血红蛋白尿症(PNH):是一种获得性红细胞缺陷引起的贫血,约半数患者出现肝肿大和/或脾肿大。此类患者有血栓形成倾向,主要累及静脉系统,包括肝静脉、肠系膜静脉,表现为腹痛、肝脏迅速肿大、黄疸和腹水。

(4)其他:如自身免疫性溶血性贫血[3]、遗传性球形红细胞增多症[4, 5]、G6PD缺乏症、骨髓增生异常综合征等也可出现轻至中度黄疸。以血清间接胆红素升高为主,肝损伤少见,转氨酶多正常或轻度升高。

3. 失血　当出现失血性休克时,肝细胞也可能会出现缺血缺氧性损伤及缺血再灌注损伤,表现为转氨酶特别是天冬氨酸氨基转移酶及乳酸脱氢酶10倍甚至20倍的快速升高,多数患者随循环功能的恢复肝功能异常迅速恢复,但严重者可出现急性肝衰竭。有研究发现,核因子-κB(NF-κB)及其抑制蛋白IκB参与了严重创伤失血性休克后肝损伤的发生[6];且NF-κB升高越多、IκB减少越明显,肝损伤越严重。失血性休克造成的肝损伤随缺血时间延长而加重;高剂量瑞芬太尼预先给药可减轻急性失血性休克肝损伤[7],其机制可能与抑制脂质过氧化反应有关。此外,有研究发现,低温复苏和辅助腹腔复苏可减少失血性休克早期的肝损伤,其机制可能与抑制炎症因子相关[8]。

二、出血和血栓性疾病

除凝血因子Ⅷ外,几乎所有的凝血因子都在肝脏合成。此外,抗凝血因子如蛋白C、蛋白S及抗凝血酶Ⅲ的生物合成和清除也通过肝脏来实现。所以在严重肝病患者中,凝血和抗凝系统均受到不同程度的损害。反过来,出血和血栓性疾病也可累及肝脏并导致相应的临床表现。

易栓症是指由于高凝或低抗凝所导致的容易发生血栓的病理状态，深静脉血栓形成是其最常见的表现形式，可累及肠系膜静脉、门静脉或肝静脉、下腔静脉，从而表现为门静脉高压、肝脏淤血等。因此，在临床有出血及血栓性疾病者，应注意肝脏的相应表现；而对于原因不明的门静脉系统或肝静脉系统血栓形成，也应注意排查凝血及抗凝系统有无异常，将蛋白 C、蛋白 S、抗凝血酶 III 及抗心磷脂抗体列为基本筛查项目。

三、骨髓增生性疾病

骨髓增生性疾病是某一系或多系分化相对成熟的骨髓细胞不断地克隆性增殖所致的一组肿瘤性疾病的统称，其病因和发病机制不明。骨髓增生性疾病所致肝脏受累表现形式主要是由于血流异常而出现的肝脏血管疾病，包括门静脉血栓形成、布－加综合征、非肝硬化性门静脉高压症等。其产生的原因有：①脾脏的髓外造血，导致脾静脉的血流量增加，形成高动力循环；②门静脉或脾静脉血流量增大，易形成涡流及血管内皮损伤而导致门静脉或脾静脉血栓形成。

不同类型的骨髓增生性疾病对肝脏血管的侵犯程度和发病率有所不同。常见疾病主要包括真性红细胞增多症、原发性血小板增多症及骨髓纤维化。这些疾病均可表现为不同程度的肝脏肿大、门静脉主干及分支、下腔静脉血栓形成，进而出现门静脉高压症，表现为肝肿大、腹水、脾功能亢进、食管胃底静脉曲张等。

四、血液系统肿瘤性疾病

1. 白血病 肝脏是白血病细胞较易浸润的器官，主要表现为肝肿大和肝损伤，肝损伤主要原因为肝内白血病细胞浸润，肝脏重量增加与肝脏白血病细胞浸润及血管内淤滞有关[9]；浸润及淤滞越明显，肝重量增加越显著；浸润主要在汇管区，淤滞主要在肝窦，肝海绵状血管瘤中淤滞亦明显；胆红素及丙氨酸氨基转移酶升高，除和白血病细胞浸润及淤滞有关外，和全身感染及化疗也有较大关系。

白血病患者肝脏可表现为不同形式的病理损害[10]，如白血病细胞浸润、血管内有白血病细胞淤滞、肝窦淤滞、肝细胞变性坏死、肝细胞脂肪变性及肝索萎缩。其病理基础为肿瘤细胞增生和浸润、出血，被浸润组织的营养不良和坏死、继发感染等；肝内肿瘤细胞沿汇管区及血窦分布，在血管内淤积和肝小叶内表现为弥漫性、结节样浸润及肿块样等不同类型的肝损伤。

当患者出现骨髓造血障碍时，可导致严重贫血。肝、脾可通过髓外造血试图恢复造血功能，导致增生性肝、脾肿大。同时，由于肝脏血运丰富、肝静脉与下腔静脉相连，又可出现充血性肝、脾肿大。任何能导致肝静脉回流受阻的原因均可引起充血性肝肿大，例如急性白血病导致的淋巴结肿大，可造成局部压迫。

以肝功能损害为首发表现的急性白血病较为少见，研究认为急性白血病细胞浸润导致肝损伤的机制，主要为白血病细胞浸润堵塞肝窦导致肝组织局部缺血坏死；浸润胆小管导致胆管炎症、堵塞，引起黄疸。

2. 淋巴瘤 淋巴瘤是起源于淋巴结和淋巴组织的免疫系统恶性肿瘤，其临床表现多样，几乎可侵犯所有器官。其中非霍奇金淋巴瘤（NHL）病变范围较广泛，多累及界外器官。活检证实，1/4 ～ 1/2 的患者有肝脏受累，可出现不同程度的肝肿大、肝痛、黄疸等[11]。

原发性肝脏淋巴瘤（primary hepatic lymphoma，PHL）是指淋巴瘤早期肿瘤局限在肝脏，没有其他部位浸润。PHL 是一种罕见的疾病，其发病率仅占肝脏恶性肿瘤的 0.1%[12]，占结外淋巴瘤的 0.4%，占所有非霍奇金淋巴瘤的 0.016%。原发于肝脏的弥漫性大 B 细胞非霍奇金淋巴瘤是一种罕见的结外淋巴瘤，目前尚无统一的诊治标准。

目前公认的肝脏原发淋巴瘤诊断标准是 Lei 的诊断标准[11, 13]：①在疾病出现临床表现时，患者的症状主要是由肝脏受累而引起；②全身未触及淋巴结肿大，且无远处淋巴结肿大的影像学证据；③外周血涂片未累及血液。病理活检是金标准，可最终确诊。其临床表现无特异性，容易与肝炎、肝脏其他原发和继发性肿瘤混淆。通常认为该病的治疗与其他部位的结外淋巴瘤相似，应作为全身性疾病考虑，宜采用包括手术、化疗、放疗等在内的综合治疗模式。

五、血液系统疾病治疗相关的肝损伤

1. **药物性肝损伤**　肝脏是药物代谢的主要场所，因此成为药物损伤的主要器官之一。据 WHO 统计，药物性肝损伤（DILI）的发生率为 1.4% ～ 8.1%。对于血液病患者，特别是血液肿瘤患者，治疗中常用的抗肿瘤药物和其他基础药物是导致血液病患者 DILI 的主要原因[14]，可引起肝细胞损伤、变性甚至坏死及胆汁淤积等改变。

常用治疗血液肿瘤且易引起肝损伤的药物有氨甲蝶呤、6-巯基嘌呤、阿糖胞苷、左旋门冬酰胺酶等。不同药物引起的肝损伤与药物种类、剂量、疗程及机体易感性等密切相关，临床表现程度也不一致，可表现为轻度转氨酶升高，也可表现为肝衰竭。药物作为半抗原诱发自身免疫性肝炎也是 DILI 的一种形式，在临床很难鉴别，常致病情反复，肝穿刺病理学检查对诊断有较大帮助。此外，还应警惕化疗药物所致肝炎病毒再激活，常规筛查乙型肝炎、丙型肝炎标志物，并根据有关指南予以严密监测或给予预防性抗病毒治疗。

2. **输血和肝脏疾病**　血液病患者在疾病诊治过程中多数需要输注血液成分，反复大量输血常可导致一些特殊类型的肝脏病变。最常见的是由于长期反复输血导致的肝脏内过量铁沉积，即继发性血色病。除此之外，输血相关性移植物抗宿主病（graft versus host disease，GVHD）也是需要警惕的严重类型之一。该病多于输血后 4 ～ 30 天出现，表现为高热、黄疸、恶心、全血细胞减少，可伴有肝功能损害乃至肝衰竭，病死率较高。

3. **造血干细胞移植**　GVHD 是造血干细胞移植后最常见的并发症之一，可表现为急性或慢性。局限性 GVHD 可出现各种皮肤病和肝损伤。

此外，肝小静脉闭塞病，亦称肝窦阻塞综合征，多发生于造血干细胞移植后 3 周内，是一种肝内小叶中央静脉及其窦周隙纤维性闭塞为主要病理改变的疾病，表现为不明原因的黄疸、肝区疼痛、腹水。在移植前有肝炎病史及肝功能不全者，其发生率较高，以对症支持治疗为主，国外有报道早期采用去纤苷治疗有一定效果。

（宁会彬　尚　佳）

参 考 文 献

[1] Gkamprela E，Deutsch M，Pectasides D. Iron deficiency anemia in chronic liver disease：etiopathogenesis，diagnosis and treatment. Ann Gastroenterol 2017；30：405-13.

[2] Stein J，Connor S，Virgin G，et al. Anemia and iron deficiency in gastrointestinal and liver conditions. WJG 2016；22：7908-25.

[3] 中华医学会血液学分会红细胞疾病学组. 自身免疫性溶血性贫血诊断与治疗中国专家共识（2017 年版）. 中华血液学杂志 2017；38：265-7.

[4] 中华医学会血液学分会白血病淋巴瘤学组. 原发性血小板增多症诊断与治疗中国专家共识（2016 年版）. 中华血液学杂志 2016；37：833-6.

[5] 中华医学会血液学分会白血病淋巴瘤学组. 真性红细胞增多症诊断与治疗中国专家共识（2016 年版）. 中华血液学杂志 2016；37：265-8.

[6] 罗东林，刘宝华，周继红，等. 核因子 -κB、IκB 在创伤失血性休克大鼠肝损伤中的作用. 中华急诊医学杂志 2008；17：145-8.

[7] 王文娟，孟尽海，姚杰，等. 瑞芬太尼预先给药对失血性休克兔肝损伤时脂质过氧化的影响. 宁夏医科大学学报 2013；35：130-3.

[8] 高广荣，张成，吕晨光. 低温复苏对大鼠失血性休克肝损伤的影响. 中华临床医师杂志：电子版 2015；9：79-82.

[9] 郑辉，周春艳，姜菊，等. 急性白血病患者肝脏损害临床分析. 河北医药 2011；33：2309-10.

[10] Preissler G，Graeb C，Steib C，et al. Acute liver failure，rupture and hemorrhagic shock as primary manifestation of advanced metastatic disease. Anticancer Research 2012；32：3449-54.

[11] Lei KI. Primary non-Hodgkin's lymphoma of the liver. Leukemia & Lymphoma 1998；29：293-9.

[12] Dizengof V，Levi I，Etzion O，et al. Incidence rates and clinical characteristics of primary gastrointestinal non-Hodgkin lymphoma：a population study. Eur J Gastroenterol Hepatol 2020；32：569-74.

[13] 中国临床肿瘤学会，中国抗淋巴瘤联盟. 血液病患者药物性肝损伤的预防和规范化治疗专家共识（2016 年版）. 中华血液学杂志 2016；37：441-52.

[14] Björnsson E，Talwalkar J，Treeprasertsuk S，et al. Drug-induced autoimmune hepatitis：clinical characteristics and prognosis. Hepatology 2010；51：2040.

第104章　内分泌系统疾病的肝脏表现

一、甲状腺疾病与肝损伤

肝脏细胞表达甲状腺激素受体及促甲状腺激素受体，为甲状腺激素作用的靶器官，生理状态下不引起肝损伤。当甲状腺发生器质性病变或炎症时，甲状腺激素产生过多或过少，往往引起不同程度的肝功能异常。

（一）甲状腺功能亢进性肝损伤

1. 临床特点　甲状腺功能亢进（简称甲亢）性肝损伤在临床上很常见，发病率国内外报道不一，37%～70% 的甲亢患者可以发现有一项或多项肝功能指标的异常，包括血清丙氨酸氨基转移酶（ALT）、天冬氨酸氨基转移酶（AST）、碱性磷酸酶（ALP）、γ-谷氨酰转肽酶（GGT）、胆红素等。多数患者仅有肝功能异常但没有临床症状，且为一过性；部分患者表现为进行性肝损伤，出现肝病的消化道症状、肝肿大、黄疸等，甚至发生肝纤维化[1]，但多为可逆性；也有个案报道以急性肝衰竭起病的甲亢[2]。因此，临床上应重视甲亢性肝损伤，加强对甲亢患者肝功能的监测。

2. 发病机制及病理改变　甲亢引起肝损伤的原因包括甲亢本身和抗甲亢药物（如丙硫氧嘧啶、甲巯咪唑）。值得注意的是，丙硫氧嘧啶引起的肝损伤可高达 30%[3]，主要表现为血清转氨酶升高。

甲亢本身引起肝损伤的可能机制包括：过量甲状腺激素的直接毒性作用；甲亢时高代谢使肝脏各种代谢活跃，耗氧量增加，糖原、维生素、氨基酸消耗增加，导致肝细胞缺氧、营养不良；自身免疫反应；甲亢性心脏病并发心力衰竭使肝静脉淤血或肝脏缺血。

甲亢肝损伤的肝组织学多为非特异性改变，可表现为肝细胞变性、脂肪变、淋巴细胞灶性聚集等轻度小叶性炎症。少数进展性肝损伤可表现为肝小叶中央区的坏死和小静脉周围纤维化，因为这些区域缺氧最为明显[1]。

3. 诊断　甲亢性肝损伤的诊断需具备以下 4 项[4]：

（1）确诊为甲亢。

（2）肝功能检查具备下列一项或一项以上者：① ALT 及 AST 升高；② ALP 升高；③ GGT 升高；④总胆红素（TBil）或直接胆红素（DBil）升高；⑤总蛋白或白蛋白下降，白蛋白/球蛋白（A/G）＜ 1.15。

（3）除外其他原因所致的肝病（肝损伤及肝肿大）。

（4）甲亢控制后，肝功能及肝肿大恢复正常。

4. 治疗　若为甲亢本身引起的肝损伤，则有效的抗甲亢治疗有可能减轻肝损伤。若使用抗甲状腺药物后出现肝损伤或肝损伤加重，则考虑药物所致肝损伤，此时需要减量、变更治疗药物，必要时采取放射性核素治疗。除肝损伤严重及甲亢危象者，多数患者通过严密监测和随访，规范治疗后肝功能可恢复正常，预后良好。

（二）甲状腺功能减低性肝损伤

1. 临床特点　甲状腺功能减低（简称甲减）性肝损伤的肝功能异常可表现为血清 ALT、GGT 和胆红素水平升高，临床表现如疲乏、食欲减退、腹胀等与甲减症状叠加而难以区分。以肝损伤为首诊的甲减临床上不多见，不容易引起重视。一项对 56 例甲减性肝损伤临床分析显示[5]，首诊时明确诊断仅 11 例（19.6%），误诊 45 例（80.4%），包括误诊为脂肪肝、慢性胃炎、胆囊炎并胆囊结石、多发性肌炎、心衰肝损伤等。

2. 发病机制　甲状腺激素及促甲状腺激素参与肝脏的脂代谢及胆红素的排泄，甲减时肝脏代谢降低常常导致高胆固醇血症、高甘油三酯血症、胆汁酸生成减少和胆汁流动速度减慢。多项研究显示[6-8]，甲减可增加非酒精性脂肪肝（NAFLD）及胆结石的发生风险。Hassan 等[9]发现在女性患者，病程超过 10 年的甲减是肝细胞癌发生的独立危险因素。

甲减性肝损伤的可能机制[4]：①甲减时肝脏谷胱甘肽的生物合成减低，造成肝脏组织学或肝功能的变化；②甲减时胆固醇的合成大于分解，血脂升高使肝细胞内脂滴增多；③甲减时总 T_3 降低，刺激胶原的合成，抑制基质金属蛋白酶的分泌致肝纤维化；④甲减激活细胞毒性 T 淋巴细胞，致肝细胞凋亡和坏死；⑤甲减性心脏病导致心脏扩大、肝淤血，肝细胞肿胀、缺氧。

3. 诊断

（1）确诊为甲减。

（2）肝功能检查具备下列一项或一项以上者：① ALT 及 AST 升高；② ALP 升高；③ GGT 升高；④ TBil 或 DBil 升高；⑤总蛋白和白蛋白下降，白蛋白 / 球蛋白（A/G）＜ 1.15。

（3）除外其他原因所致的肝损伤及肝肿大。

（4）甲减控制后，肝功能恢复正常。

4. 治疗

甲减引起的肝损伤是可逆的，只要诊断和治疗及时，预后良好。以治疗甲减、补充甲状腺激素为主，同时可辅以保肝治疗。

二、糖尿病性肝病

糖尿病（diabetes mellitus，DM）是一组以高血糖为特征的代谢异常综合征，可累及心血管、肾脏、视网膜、神经等。糖尿病与肝病关系密切，近年来随着糖尿病发病率的逐年增加，其合并各种肝病的报道越来越多，引起了临床医生的重视。糖尿病性肝病（diabetic liver disease，DLD）是指在糖尿病状态下，长期的高血糖引起糖原在肝脏大量沉积及肝脏微血管病变，引发糖代谢、脂质代谢紊乱，导致的肝脏结构和功能损害，是糖尿病的一种慢性并发症。同时，肝脏作为糖代谢的主要场所，慢性肝脏病变可导致糖耐量异常及肝源性糖尿病，因此糖尿病、肝病二者互为因果、互为危险因素。

（一）临床特点

据报道，DLD 以 2 型糖尿病合并 NAFLD 最常见，此外还有糖尿病合并病毒性肝炎（乙型肝炎、丙型肝炎）、肝硬化、肝细胞癌等。

NAFLD 与临床代谢综合征密切相关，包括肥胖、高血压、糖尿病和血脂障碍等，随着肥胖和 2 型糖尿病发病率的增加，NAFLD 的发病率也逐年上升。资料表明[10]，2 型糖尿病肥胖者中 NAFLD 发生率高达 50% ～ 80%，糖尿病患者中肝硬化发生率为 25%。对 239 例 2 型糖尿病患者的观察显示[11]，超声、CT 或 MRI 诊断脂肪肝患者 23 例（50%），肝功能异常 46 例，发生率 19.2%。DLD 合并 NAFLD 多数为单纯性脂肪肝或脂肪性肝炎，肝脏病变轻，肝病的临床表现不明显，不明原因肝肿大或 ALT 升高可能为早期诊断的线索。

NAFLD 临床表现有乏力、肝肿大、肝区不适和触痛，肝功能酶学指标可正常或异常，25% 左右有脾肿大，后期可进展为肝纤维化、肝硬化。在对病因不明的肝硬化（隐源性肝硬化）研究中发现，隐源性肝硬化患者中糖尿病和肥胖的比例显著高于酒精性和肝炎后肝硬化，且糖尿病是隐源性肝硬化进展及发生癌变的独立危险因素[12-14]。

流行病学研究显示，2 型糖尿病与慢性乙型、丙型病毒性肝炎关系密切，尤其是 2 型糖尿病患者中，丙型肝炎发病率较普通人群高。赵平等[15] 对 308 例慢性丙型肝炎患者调查发现，慢性丙型肝炎患者合并 2 型糖尿病的比例为 32.79%（101/308），明显高于慢性乙型肝炎（9.84%）及对照组（8.39%）。欧洲人群的调查也显示，糖尿病患者合并 HCV 感染的比例为 4.5% ～ 7.7%。国内研究发现，710 例 2 型糖尿病患者中 HCV 感染者 22 例（3.1%），且明显高于正常对照组[16]。糖尿病可增加慢性乙型、丙型肝炎肝纤维化、肝硬化、肝癌的风险。

（二）发病机制及病理改变

DLD 的可能机制：肝糖原异常累积对微血管的损伤、脂肪代谢异常、氧应激与脂质过氧化、肝星状细胞和巨噬细胞的作用、脂质因子的异常变化、肝铁超载等。

DLD 的病理改变主要包括[17]：①肝糖原沉积，胞质糖原明显增多，胞核内出现糖原空洞，电镜下胞核内也出现了少量糖原颗粒；②肝细胞内脂肪滴明显增多，多为轻度脂肪变性；③非特异性的细胞变性如肝细胞水肿、嗜酸性变性等；④微血管病变、脂肪肉芽肿、Mollary 小体等改变；⑤早期糖尿病肝损伤甚至在轻度脂肪变性时即有胶原纤维增生，后期可有假小叶形成即肝硬化。

（三）诊断

（1）确诊为糖尿病（符合 1999 年 WHO 糖尿病专家咨询委员会公布的糖尿病诊断标准）。

（2）肝病出现在糖尿病之后，有明确的肝损伤的血生化检查、影像检查或组织学证据。肝细胞核内糖原空洞是 DLD 最具特征性的病理改变，为重要的诊断依据。

（3）除外其他原因所致的肝病（肝损伤及肝肿大）。

（四）治疗

（1）病因治疗：主要采取针对病因（糖尿病）的基础治疗及降糖治疗等综合措施，如宣教、合理饮食、运动、减体重、降脂及控制血糖等。

（2）进行保肝治疗。

（吴　君）

参考文献

[1] Kyriacou A，McLaughlin J，Syed AA. Thyroid disorders and gastrointestinal and liver dysfunction：a state of the art review. Eur J Intern Med 2015；26：563-71.

[2] Choudhary AM，Roberts I. Thyroid storm presenting with liver failure. J Clin Gastroenterol 1999；29：318-21.

[3] Williams KV，Nayak S，Becker D，et al. Fifty years of experience with propylthiouracil-associated hepatotoxicity：what have we learned? J Clin Endocrinol Metab 1997；82：1727-33.

[4] 赵家军. 甲状腺疾病与肝病. 中华肝脏病杂志 2014；22：165-7.

[5] 周卫华，刘桂红，袁彩英，等. 以肝损害为主要表现的原发性甲状腺功能减退症 56 例临床分析. 疑难病杂志 2009；8：562-3.

[6] Mansourian AR. A review of literatures on the adverse effects of thyroid abnormalities and liver disorders：an overview on liver dysfunction and hypothyroidism. Pak J Biol Sci 2013；16：1641-52.

[7] Chung GE，Kim D，Kim W，et al. Non-alcoholic fatty liver disease across the spectrum of hypothyroidism. J Hepatol 2012；57：150-6.

[8] Xu L，Ma H，Miao M，et al. Impact of subclinical hypothyroidism on the development of non-alcoholic fatty liver disease：a prospective case-control study. J Hepatol 2012；57：1153-4.

[9] Hassan MM，Kaseb A，Li D，et al. Association between hypothyroidism and hepatocellular carcinoma：a case-control study in the United States. Hepatology 2009；49：1563-70.

[10] Younossi ZM，Gramllch T，Matteoni CA，et al. Nonalcoholic fatty liver disease in patients with type 2 diabetes. Clin Gastroenterol Hepatol 2004；2：262-5.

[11] 丁巧丽. 2 型糖尿病肝损害相关因素研究. 中国卫生产业 2013；9：8-9.

[12] Balkau B，Kahn HS，Courbon D，et al. Hyperinsulinemia predicts fatal liver cancer but is inversely associated with fatal cancer at some other sites. Diabetes Care 2001；24：843-9.

[13] Fujiwm F，Ishii M，Taneichi H，et al. Low incidence of vascular complications in patients with diabetes mellitus associated with liver cirrhosis as compared with type 2 diabetes mellitus. Tohoku J Exp Med 2005；205：327-34.

[14] Wideroff L，Gridler G，MelJemkjaer L，et al. Cancer incidence in a population-based cohort of patients hospitalized with diabetes mellitus in Denmark. J Natl Cancer Inst 1997；89：1360-5.

[15] 赵平，王江滨，焦健. 慢性丙型肝炎患者 2 型糖尿病并发率调查基因型特征分析. 中华肝脏病杂志 2006；14：86-8.

[16] 李平. 丙型肝炎病毒感染与 2 型糖尿病相关性研究进展. 实用肝脏病杂志 2016；19：253-6.

[17] 冼苏. 糖尿病肝病的研究现状及进展. 广西医药 2014；26：918-20.

第105章 结缔组织疾病的肝脏表现

结缔组织病是一类自身免疫性疾病，其最重要的临床特点是，除每个疾病有自身主要攻击的靶组织或器官外，还影响全身各个系统、器官，且有多种自身抗体产生[1]。

肝脏作为自身免疫反应的靶器官，结缔组织病常常累及肝脏。目前考虑分三种情况：①结缔组织病自身免疫损伤所致的肝损伤；②合并自身免疫性肝病的特异性肝损伤；③由于使用大量免疫抑制剂等多种对肝脏有损伤的药物造成的药物性肝炎。

患者主要表现为肝功能异常，生化检查主要表现为胆汁淤积，ALP和GGT升高，或肝细胞损伤（AST和ALT升高）。但是，结缔组织病患者很少发生肝硬化或肝衰竭等严重肝病。

此外，结缔组织病造成的肝损伤要区别于自身免疫性肝炎（AIH）、原发性胆汁性胆管炎（PBC）、原发性硬化性胆管炎（PSC）等原发于肝脏的自身免疫性疾病。

一、系统性红斑狼疮

系统性红斑狼疮（systemic lupus erythematosus，SLE）是一种涉及多器官组织的结缔组织病，常可累及肺、皮肤、心血管、肾、浆膜等。肝脏通常不是其靶器官，因此肝功能异常并不是SLE的诊断标准之一。但从多个文献报道的SLE病例中，发现有肝病实验室变化者较多见。国外报道，25%～50%的SLE患者会出现肝功能异常，国内报道SLE肝损伤比例为6.1%～28.7%。SLE伴有狼疮神经精神系统损害、狼疮血液系统损害、TG升高、抗U1-nRNP抗体（抗U1核糖核蛋白抗体）阳性患者，出现肝损伤的风险较高[2]。以下多种因素可导致SLE伴发肝病：

（1）SLE本身活动所致的肝病表现为狼疮性肝炎，其发生率文献报道不一。狼疮性肝炎可由SLE患者本身的血管炎引起，多见于活动期患者。临床无症状或仅有轻至中度的肝功能异常，肝功能和免疫学检查中多数指标及肝组织病理检查均无特异性

改变。机制与抗U1-nRNP抗体密切相关。其病理表现主要是不伴有碎屑样坏死的轻微小叶炎，需要使用糖皮质激素治疗[3-5]。

（2）SLE合并非肝硬化性门静脉高压症（noncirrhotic portal hypertension，NCPH），临床少见。NCPH是一种病因未明的以长期窦前性门静脉压增高为特征性表现的综合征，国内外文献报道多采用特发性门静脉高压（idiopathic portal hypertension，IPH）或肝结节再生性增生（nodular regenerative hyperplasia，NRH）的名称，以后者较多。NCPH很容易被漏诊，特别是NRH，因为该病患者可能无症状或肝酶正常，尤其是在疾病早期阶段。部分患者可表现为轻度肝功能异常（胆管酶ALP及GGT升高常见），肝脏合成功能无明显受损或轻度受损，但实验室检查可发现ESR增快、免疫球蛋白增多或蛋白电泳中γ球蛋白增高，有多种自身抗体阳性，而线粒体抗体阴性，其确定诊断依赖于肝脏组织病理检查[6]。

（3）SLE患者重叠AIH或重叠PBC，发生率约为2.7%，SLE家族史与PBC独立相关。由于临床和血清学表现基本相同，在临床很难将两者区别开来，病理检查可能有助于诊断[4]。

（4）治疗SLE的药物导致的肝病，如非甾体抗炎药阿司匹林、对乙酰氨基酚、咪唑硫嘌呤，这些药物都有剂量依赖性，减少剂量或停药后肝功能就可好转或恢复正常。另外，糖皮质激素大剂量使用时，会出现严重的脂肪肝。

（5）其他原因。没有长期使用激素条件下，系统性红斑狼疮患者可出现继发性血脂升高，表现为代谢综合征。临床研究发现，长期的高脂血症可导致或加重SLE患者肝损伤。

在SLE合并肝病的病例中，尤其要注意与AIH等自身免疫性肝病相鉴别。於强、王吉耀等[4]总结15例AIH及20例SLE肝损伤患者的临床及肝活检病理后发现，球蛋白、γ球蛋白、免疫球蛋白G（IgG）在AIH中极显著高于SLE肝损伤，

抗双链 DNA 抗体（dsDNA）在 SLE 肝损伤患者中极显著高于 AIH。SLE 肝损伤病理以非特异性肝炎为主，没有坏死征象及炎症细胞浸润；而 AIH 的病理以慢性肝炎为特点[7]。

二、原发性干燥综合征

原发性干燥综合征（primary Sjögren's syndrome，pSS）是一种以侵犯泪腺、唾液腺等外分泌腺体为特征的弥漫性结缔组织病。由于肝脏具有胆汁的分泌与排泄功能，因此可能与泪腺、唾液腺或其他外分泌腺具有相同的抗原性，成为 pSS 患者自身免疫反应的靶器官。临床上肝损伤也是 pSS 常见的并发症之一。国内外研究显示，pSS 导致肝损伤的发生率为 5%～35%。国内小样本研究发现，pSS 患者出现肝损伤可能与年龄、病程、血清中是否存在较高水平的 γ 球蛋白及线粒体 M2 亚型抗体和抗 SSA 抗体阳性相关，密切观察这些指标对早期发现肝损伤具有一定的指导意义[8]。

导致 pSS 患者肝损伤的原因多种多样，常见于以下几个方面：

（1）合并自身免疫性肝病（ALD）而造成的特异性肝损伤。pSS 患者中 PBC 占 9%、AIH 占 4%，PSC 极少报道。

1）PBC 与 pSS 一样，都是一种自身免疫性上皮细胞炎。二者都有以上皮细胞为炎症靶标的特点；发病机制两者具有很多相同之处，如靶器官组织细胞的凋亡、IgA 的分泌等。因此，PBC 被比作是发生在肝脏的 pSS，而 pSS 被认为是发生在唾液腺的 PBC。PBC 患者中有 47%～73% 存在眼干、口干症状，30%～50% pSS 客观检查（如 Schirmer 试验或唾液腺流率测定）结果为阳性，26%～93% 的 PBC 患者唾液腺活检组织学特征符合 pSS。PBC 患者的免疫损害以细胞免疫为主，而 pSS 患者的体液免疫亢进更突出。单纯 PBC 患者临床病理表现以胆汁淤积性肝内胆小管病变为主；而单纯 pSS 患者的肝损伤为肝细胞及胆小管混合性病变，极少有患者进展至肝硬化或肝衰竭[9]。

2）AIH 与 pSS 的关系研究发现，pSS 肝损伤患者血清学抗核抗体（ANA）、抗 SSA 抗体、抗 SSB 抗体、抗平滑肌抗体、类风湿因子的出现和明显的高球蛋白血症，常见的病理改变为慢性肝炎，对激素治疗反应较好等特点，均与 Ⅰ 型 AIH 完全

符合。但从病理特点来看，AIH 主要攻击肝细胞，而 pSS 肝损伤主要累及胆管上皮细胞，二者有所不同。

（2）pSS 本身所具有的自身免疫反应所致的肝损伤。

（3）pSS 治疗过程中长期应用免疫抑制剂，此类药物具有一定的肝毒性，部分患者因此出现肝损伤。

对于 pSS 合并 PBC 患者是否应联合糖皮质激素及免疫抑制剂治疗，研究结果不尽相同。有回顾性研究发现，糖皮质激素可有效降低 pSS 及 pSS 合并 PBC 患者的肝酶，接受糖皮质激素及免疫抑制剂联合治疗后，患者的临床表现及肝功能检查均有不同程度的好转。由于免疫抑制剂也可导致肝损伤，故在使用时应密切监测肝功能并随诊。

三、系统性硬化病

系统性硬化病（systemic sclerosis，SSc）是一种以皮肤变硬和增厚为主要特征的结缔组织病。相关的肝脏病变不常见，但国外的研究很早就发现了 PBC 与 SSc 的共存关系。很多研究认为 SSc 是 PBC 最常见到的合并症。有文献报道 2%～2.5% 的 SSc 患者合并 PBC，以 CREST 综合征合并 PBC 更多见；25% 的 PBC 患者同时伴发 SSc 或自身免疫性甲状腺炎[10]。

SSc 的靶器官是以皮肤为主的纤维组织、胶原组织等，而 PBC 的靶器官则是围绕肝脏实质的汇管区组织，两者病变特点及最终转归都是"硬化"，于是很多学者认为是二者的靶抗原可能存在相同或相似的位点或序列，使得产生的自身抗体可以与这些不同组织的靶抗原结合，从而导致 PBC 和 SSc "重叠"。日本的一项关于 SSc 和 PBC 相关自身抗体的研究显示，在日本的 SSc 患者中抗线粒体抗体（AMA）和抗着丝点抗体（ACA）的阳性率比白种人明显要高，作者认为 SSc 患者这两个抗体同时阳性预示着存在 PBC 的风险较高[11, 12]。

在临床表现方面，研究发现两者合并时 PBC 临床症状不明显或不典型，有 84% 的患者无 PBC 症状，仅是胆汁淤积酶（ALP、GGT）轻度升高和肝脏穿刺有病理学改变的结果相符。因此，对 ACA 阳性的 SSc，尤其是 CREST 综合征患者，应注意胆汁淤积酶，特别是 PBC 特异性抗体（AMA、

AMA-M2）的检查，有助于在 SSc 患者中早期识别无症状亚临床期的 PBC 患者，必要时行肝脏穿刺病理学检查以确诊。

而对于 PBC 患者，应重视 ACA 的筛查，ACA 阳性者要警惕合并 SSc，尤其是 CREST 综合征的可能，仔细询问病史（雷诺现象、上消化道症状）和查体（硬指、毛细血管扩张），进一步行甲褶微循环检查、上消化道造影、胸部高分辨率 CT 及超声心动图检查，对于 SSc 的早期诊断具有重要价值。

早期识别 SSc 合并 PBC 进而早期干预，包括使用 UDCA、糖皮质激素和免疫抑制剂治疗，将有利于阻止病情进展、改善预后。

四、多发性肌炎和皮肌炎

特发性炎性肌病（idiopathic inflammatory myopathy，IIM）是一组以骨骼肌炎症细胞浸润伴肌纤维变性、坏死为特征的异质性系统性自身免疫性疾病，多伴肌酸激酶（CK）等血清肌酶的升高。其中以多发性肌炎（polymyositis，PM）和皮肌炎（dermatomyositis，DM）最为常见。除骨骼肌和皮肤损害外，常累及肺、消化道、心脏及关节，而有关肝损伤的报道罕见[13, 14]。

IIM 患者急性期血清肌酶如 CK、醛缩酶、AST、ALT 及 LDH 等明显升高，肌酶改变先于肌力和肌电图改变，肌力常滞后于肌酶改变 3～10 周。而复发时肌酶改变先于肌力改变。因此，仅因肝功能异常就诊于肝病科的 IIM 患者容易造成误诊。

PM/DM 患者血清 CK 值可高达正常值上限的 50 倍，但很少超过正常值上限的 100 倍。CK 主要分布于骨骼肌和心脏细胞的胞质和线粒体中，而肝细胞和红细胞中检测不到 CK，因此，相比其他血清肌酶，CK 对肌肉病变具有相对特异性。研究已证实 CK 是评估肌细胞受损程度的敏感指标。因此，接诊 AST、ALT 及 CK 升高患者，如病程较长、伴系统性器官损害时应考虑到 IIM 的可能，尤其是按肝病治疗无效或效果差者，应及时行自身抗体、炎症指标、肌电图等检查。

有研究发现，CK 水平与转氨酶、LDH 和醛缩酶完全一致，故当转氨酶比 CK 升高得多，或伴有淤胆指标升高时，则提示可能有潜在的肝脏疾病，

临床医生应考虑进一步完善检查以评估病情。

五、抗磷脂综合征

抗磷脂综合征（antiphospholipid syndrome，APS）临床上以动脉、静脉血栓形成，病态妊娠（妊娠早期流产和中晚期死胎）和血小板减少等症状为表现，血清中存在抗磷脂抗体（antiphospholipid antibody，aPL），包括狼疮抗凝物（lupus anticogulant，LAC）、抗心磷脂（anticardiolipin，aCL）。APS 多见于系统性红斑狼疮（SLE）或类风湿关节炎（RA）等自身免疫性疾病[15, 16]。

APS 血栓部位广泛，在腹部脏器中最常累及肝脏，临床可表现为布 – 加综合征（BCS）、肝脏血管闭塞性疾病、肝梗死、自身免疫性肝炎、胆汁淤积性肝硬化、肝硬化及非肝硬化门静脉高压症[17]。Espinosa 等[18] 总结了 43 例 APS 继发 BCS 的患者，其中 BCS 中 74% 为原发性 APS，男女比例为 1 ：2，发病平均年龄为（30.84±12.3）岁，23% 的患者发病前有血栓事件，女性患者中 35% 有自发流产。

抗磷脂抗体综合征导致 BCS 发生的机制：aPL 通过与磷脂 – 蛋白或磷脂高亲和力的作用，干扰了具有很强抗凝活性的磷脂结合蛋白 annexin V 在磷脂表面的聚集，使其无法发挥抗凝作用；β2 糖蛋白 1（抗 β2-GP1）通过与磷脂的结合，抑制依赖磷脂的凝血过程，具有抗凝活性，而抗磷脂抗体与抗 β2-GP1 结合致使其抗凝作用障碍，促进高凝状态。在一些病例中，出现症状之前就能检测到 aPL，这又说明 aPL 出现较早。BCS 可能并非 APS 的并发症，而是 APS 的最早临床表现。所以，在鉴别肝静脉血栓的诊断时，应考虑到 APS。

NRH 是一种肝实质细胞转换为无肝纤维化的增生性肝细胞结节的少见疾病。其发病机制与肝实质内微循环障碍有关，是肝脏对血流分布异常的一种非特异性适应性改变，这种病理改变的基础是门静脉的末级分支闭塞和减少。有报道显示，在无血栓的肝脏中，aPL 与 NRH 相关。另外，PBC 患者血清中经常可以检测到 aPL。酒精性肝硬化患者 aPL 阳性也曾有报道，但两者的相关性未被证实。所以，aPL 阳性也可能只是肝损伤和免疫功能障碍的一种表现[19]。

六、成人 Still 病

成人 Still 病（adult onset Still's disease，AOSD）是一种炎症性自身免疫性罕见病，可涉及全身各系统。临床表现复杂多样，包括发热、关节炎、皮疹、淋巴结肿大、肝脾肿大及全身多系统病变。其确切的发病机制到目前为止仍不清楚，多种细胞因子的产生及巨噬细胞的持续活化可能是导致肝脏受损的重要原因，传统用于 AOSD 治疗的非甾体类药物和氨甲蝶呤也是导致 AOSD 的原因之一[20-22]。

AOSD 患者肝功能受损的发生率可达 60% 以上，AST、ALT、GGT 均可升高，且多数为轻度异常，胆红素异常相对少见。肝脏的病理表现为门静脉炎症浸润、轻微肝脏间质性炎症、肝脏轻度纤维化、灶状坏死性肝炎及轻微慢性坏死性炎症性改变。随着病情控制，患者肝功能可恢复正常。

对 AOSD 肝损伤主要是应用糖皮质激素治疗原发病，并配合积极的保肝治疗。传统治疗 AOSD 的非甾体抗炎药、免疫抑制剂，由于可能诱发或加重肝损伤，故有肝损伤者应避免应用。

七、未分化结缔组织病

临床上常常见到一些患者出现以下临床表现中的一项或几项：雷诺现象、多关节炎、肌痛/肌炎、皮疹、贫血、肺间质疾病、浆膜炎及血管炎。但这些症状对各个明确的结缔组织病并无诊断上的特异性，临床上将这类不符合某一特定诊断标准的弥漫性结缔组织病称为未分化结缔组织病（undifferentiated connective tissue disease，UCTD）[23, 24]。

目前尚无针对 UCTD 统一的诊断标准。从长期随访结果看，低滴度抗 U1-nRNP 抗体的 UCTD 患者可发展为其他结缔组织病，约 75% 的患者长期保持一种未分化临床状态。

其发病机制不明确。90% 以上的 UCTD 患者 ANA 阳性。原发于此的肝脏疾病研究较少。关于 UCTD 导致的肝损伤报道也罕见。肝损伤的原因，根据肝脏病理表现可能与结缔组织病所致的小血管炎有关；也有分析与服用非甾体抗炎药物有关。

弥漫性结缔组织病与肝脏疾病密切相关。在临床工作中，当结缔组织病患者出现肝功能异常、肝病患者病因诊断不明或常规治疗病情恢复不顺利时，都要从相互的专业角度给予鉴别诊断。

还应该特别注意的是，在结缔组织疾病治疗中，常常会使用糖皮质激素或免疫抑制剂，这类药物的使用可导致 HBV 或 HCV 再激活。因此，在使用糖皮质激素或免疫抑制剂前，应常规筛查相关病毒指标，避免肝炎病毒激活而危及生命。

（李玉芳）

参 考 文 献

[1] 魏来. 肝脏病学新进展：肝脏疾病和全身脏器损伤. 北京：中华医学电子音像出版社；2014：258-63.

[2] Chowdhary VR, Crowson CS, Poterucha JJ, et al. Liver involvement in systemic lupus erythematosus：case review of 40 patients. J Rheumatol 2008；35：2159-64.

[3] 汪元富, 钱孝先. 狼疮性肝炎的诊治进展. 国际消化病杂志 2012；32：267-9.

[4] 於强, 王吉耀, 姜林娣, 等. 自身免疫性肝炎与系统性红斑狼疮肝损的异质性. 中国临床医学 2001；8：366-8.

[5] 樊丹冰, 杨敏, 赵进军. 系统性红斑狼疮肝损害的临床特点和相关因素分析. 中国免疫学杂志 2016；32：697-701.

[6] 张霞, 刘洪江, 姚海红, 等. 系统性红斑狼疮合并非肝硬化性门静脉高压症临床特征并文献复习. 中华风湿病学杂志 2017；21：327-32.

[7] Bessone F, Poles N, Roma MG. Challenge of liver disease in systemic lupus erythematosus：clues for diagnosis and hints for pathogenesis. World J Hepatol 2014；6：394-409.

[8] 陈欢雪, 王晓非. 干燥综合征肝损害. 中国实用内科杂志 2017；37：496-8.

[9] 张奉春. 原发性胆汁性肝硬化与弥漫结缔组织病的肝损伤. 临床肝胆病杂志 2011；27：588-90.

[10] 中华医学会风湿病学分会. 系统性硬化病诊断及治疗指南. 中华风湿病学杂志 2011；15：256-9.

[11] Liberal R, Gran C, Sakkas L, et al. Dianganostic and clinical significance of anti-centromere antibodies in primary biliary cirrhosis. Clin Hepatol Gastroenterol 2013；37：572-85.

[12] Imura-Kumada S, Hasegawa M, Matsushita T, et al. High prevalence of primary biliary cirrhosis and disease-associated autoantibodies in Japanese patients with systemic sclerosis. Mod Rheumatol 2012；22：892-8.

[13] 中华医学会风湿病学分会. 多发性肌炎和皮肌炎诊断及治疗指南. 中华风湿病学杂志 2010；14：828-30.

[14] Firestein GS. 凯利风湿病学. 栗占国, 唐福林, 译. 北京：北京大学医学出版社；2011：1437-64.

[15] 中华医学会风湿病学分会. 抗磷脂综合征诊断和治疗

指南 . 中华风湿病学杂志 2011；15：407-10.

[16] 孙茹蓉，吴敏，谢雯 . 系统性红斑狼疮患者抗心磷脂抗体与抗 P2 糖蛋白 I 抗体的表达及意义 . 江苏医药 2012；38：2046-8.

[17] Pomeroy C，Knodell RG，Swaim WR，et al. Budd-Chiari syndrome in a patient with the lupus anticoagulant. Gastroenterology 1984；86：158-61.

[18] Espinosa G，Font J，Garcia-Pagan JC，et al. Budd-Chiari syndrome secondary to antiphospholipid syndrome：clinical and immunologic characteristics of 43 patients. Medicine（Baltimore）2001；80：345-54.

[19] Hartleb M，Gutkowski K，Milkiewicz P. Nodular regenerative hyperplasia：evolving concepts on under-diagnosed cause of portal hypertension. World J Gastmenterol 2011；17：1400-9.

[20] Kong XD，Xu D，Zhang W，et al. Clinical features and prognosis in adult-onset Still's disease：a study of 104 cases. Clin Rheumatol 2010；29：1015-9.

[21] 石晶，聂振华 . 成人 Still 病的研究进展 . 国际皮肤性病学杂志 2015；41：12-4.

[22] 王文捷，何俊俐，沈贵月，等 . 成人 Still 病严重并发症的研究进展 . 中国医师杂志 2015；17：471-4.

[23] 张福奎，贾继东，张文胜，等 . 未分化结缔组织病导致的肝损害 . 肝脏 2007；12：244-8.

[24] 中华医学会风湿病学分会 . 混合性结缔组织病诊治指南（草案）. 中华风湿病学杂志 2004；8：374-7.

第106章 消化系统疾病的肝脏表现

肝脏重要的生理功能决定了其与消化系统其他疾病的密切关系。部分消化系统疾病可导致肝细胞损伤，引起肝功能障碍，甚至门静脉高压、肝衰竭等并发症。

一、胃肠道感染与肝脏疾病

胃肠道感染后可引起胃肠道黏膜保护屏障受损，黏膜屏障受损后会增加细菌、病毒、真菌的入侵，导致肝脏受损，引起肝功能异常。特别是细菌感染会引起或加重肝脏疾病，进一步导致胃肠道黏膜屏障受损和菌群失调，加重胃肠道感染。

1. **胃感染** 除幽门螺杆菌（*Helicobacter pylori*，*Hp*）感染外，一般人很少患感染性胃炎，但当免疫力下降时，如艾滋病患者、长期使用激素及免疫抑制剂患者，可发生各种细菌（非特异性细菌和特异性细菌）、真菌和病毒（如巨细胞病毒）感染。此类感染病原体可循血行播散至肝脏。胃肠道细菌感染还可以引起门静脉炎、肝脓肿。*Hp* 主要定植于胃窦黏膜，是唯一能够突破胃部天然屏障的微生物，其与慢性胃炎、消化性溃疡、消化道肿瘤的发生发展相关；也与肝胆疾病、自身免疫系统疾病、胰岛素抵抗和高脂血症等疾病相关。*Hp* 在肝硬化患者合并的消化性溃疡、肝性脑病的发展中起重要作用。

（1）*Hp* 与病毒性肝炎、肝硬化：病毒性肝炎、肝硬化患者通常存在炎症因子紊乱，肝脏的合成、解毒、代谢功能明显减退，易遭受细菌、病毒感染，且不易被清除，极易导致肠内菌群改变，为 *Hp* 提供了良好的生存环境；门静脉高压时胃黏膜局部防御能力受损，其修复能力降低，增加了 *Hp* 感染的机会。反过来，*Hp* 感染可以加重肝损伤，加快肝硬化失代偿期并发症的进程。肝硬化患者 *Hp* 的感染率可达 58% ～ 68%，受 *Hp* 感染者的肝功能明显比未感染者差。*Hp* 在肝炎肝硬化患者中能促进肝内胆汁淤积，从而加重肝硬化的进展。

（2）*Hp* 与酒精性及非酒精性脂肪性肝病：*Hp* 与胰岛素抵抗关系密切，而胰岛素抵抗是非酒精性脂肪肝（NAFLD）发病机制中的首次打击因素。*Hp* 作为一种促炎因子诱导物可使患者体内肿瘤坏死因子 α 水平升高，引起胰岛素抵抗，从而诱发 NAFLD。*Hp* 感染率在 NAFLD 患者中更高，可能是 NAFLD 的独立危险因素 [1]。

酒精性脂肪性肝病（AFL）与 *Hp* 的关系尚不明确。酒精性肝硬化患者 *Hp* 感染率差异较大。酗酒但肝功能正常的人群中 *Hp* 感染率较健康人群低，而酗酒且有肝功能异常的人群中 *Hp* 感染率高于肝功能正常的酗酒人群，提示 *Hp* 感染可能加重酗酒所致的肝功能异常。据此推测，清除 *Hp* 对酒精性肝病的防治可能有益。

（3）*Hp* 与肝性脑病：肝硬化肝性脑病的主要发生机制是氨中毒学说。在肝硬化患者中，*Hp* 感染可导致胃部产氨增加，根治 *Hp* 感染可降低胃产氨水平。根除 *Hp* 可明显降低患者的血氨水平，从而有效降低肝性脑病的发生率；而根除 *Hp* 所使用的抗生素也能减少消化道氨的生成 [2]。

（4）*Hp* 与原发性肝癌：*Hp* 与肝癌发生发展的确切关系尚未明确。可能的机制可以归纳为两个方面：*Hp* 自身及其代谢产物的影响；*Hp* 感染继发炎症过程中释放的多种细胞因子、自由基及一氧化氮等的协同作用。有研究显示，在原发性肝细胞癌、肝内胆管癌组织中，*Hp* 基因 16S-rRNA 的阳性率高达 100%，且与 *Hp* 基因在序列上有高度同源性，说明肝癌组织的 *Hp* 感染率较高 [3]。另外，*Hp* 可能在慢性丙型肝炎向肝硬化和肝癌的发展过程中，与 HCV 发挥协同作用。

2. **肠道感染** 病原菌入侵肠道后可出现肠黏膜炎症、肠壁水肿、毛细血管壁通透性增加、微绒毛受损、肠蠕动减慢等，导致肠道内菌群数量和比例改变，细菌和内毒素易位，从而引起肝细胞受损、肝功能异常、肝脾肿大等。如伤寒杆菌引起肠道感染可伴肝脾肿大和肝功能异常，肠结核患者结核杆菌可以入侵肝脏引起肝结核。

慢性肝病合并肠道感染者，因门静脉高压、肠黏膜淤血水肿、缺血缺氧，加之营养不良和低蛋白血症，使控制肠道感染的难度更大；而肠道感染反过来会加重肝病的程度，诱发肝性脑病、急性或慢加急性肝衰竭。

二、炎症性肠病与肝脏疾病

炎症性肠病（inflammatory bowel disease，IBD）是与遗传、环境及免疫有关的慢性非特异性肠道炎症性疾病，包括克罗恩病（Crohn's disease，CD）和溃疡性结肠炎（ulcerative colitis，UC）。免疫反应异常在 IBD 的发病中起重要作用。IBD 主要病变在肠道，但常有皮肤、关节、口腔、血管和肝胆胰等肠外表现，其中肝胆疾病是 IBD 常见的伴发病。CD 患者有结肠病变比非结肠病变者更易出现肝损伤，也更容易发生肠外其他系统受累。肠外病变一般发生在肠道病变的活动期，随肠道病变好转而缓解。

约 50% 的慢性 IBD 患者有肝功能异常。5% ~ 17% 的 UC 和 10% ~ 30% 的 CD 患者存在肝组织学异常。即使在肝功能正常的 IBD 患者中，仍有少数患者显示肝组织学异常。CD 患者肠外表现发生率明显低于 UC 患者，但 UC 患者严重肝损伤更常见。IBD 并发的肝损伤主要包括原发性硬化性胆管炎（PSC）（1% ~ 5%）、慢性肝炎（1% ~ 2%）、肝硬化（2% ~ 5%）、肝脏肉芽肿（5%）、胆管癌（13%）、肝脏脂肪变性（25%）等[4]，而原发性胆汁性胆管炎（PBC）发生率相对较低。我国 IBD 患者肠外病变较西方发生率低、症状轻，肠外表现多为关节病变，其次是肝胆疾病（表 106-1）[5]。IBD 也可以发生在肝移植后，可能与巨细胞病毒（CMV）感染、免疫抑制有关。

表 106-1　炎症性肠病伴有的肝损伤类型[5]

脂肪肝	肝肉芽肿
慢性肝炎	肝脓肿
自身免疫性肝炎（AIH）	门静脉血栓形成
原发性胆汁性胆管炎（PBC）	肝坏死
原发性硬化性胆管炎（PSC）	肝结节病
重叠综合征（PBC-AIH、PSC-AIH）	肝静脉闭塞
免疫球蛋白 IgG4 胆管炎（AIC）	原发性肝癌
肝纤维化和肝硬化	肝脾 T 细胞型淋巴病
肝淀粉样变性	药物性肝损伤

（一）炎症性肠病与 PSC

IBD 并发的最常见肝损伤是 PSC。70% ~ 80% 的 PSC 患者在诊断 PSC 之前即已患 IBD，但也可同时发生或后来出现。与不伴 PSC 的单纯 IBD 患者相比，伴 PSC 的 IBD 患者的肠道症状较轻。IBD 合并 PSC 的病因及发病机制仍不清楚。可能与遗传、免疫、微生物有关。PSC 的遗传相关位点（HLA DRB1、HLA DRB3、HLA DR4）与 IBD 的发生也有相关性。部分 PSC 患者的抗核抗体、抗平滑肌抗体、抗核周胞质抗体等呈阳性，与 IBD 自身抗体检测结果相似[5]。另外，细菌及其毒素经过 IBD 肠道进入门静脉，激活肝库普弗细胞，从而参与 PSC 的发病机制。

PSC 病变可累及法特壶腹至肝内小胆管的任何部位。合并 IBD 的 PSC 患者病变常累及肝内和肝外胆管，而不伴 IBD 的 PSC 患者常仅累及肝外胆管。组织学上，UC 合并 PSC 患者，其大肠炎症级别明显低于单纯 UC 患者。UC 患者中 PSC 的发生率（1% ~ 5%）高于 CD 患者（1% ~ 3%）[6]。在合并 IBD 的 PSC 患者中，约 13% 的患者在 PSC 诊断的早期即发现有胆管癌。对于 PSC 患者，如果发现胆囊占位，则应高度怀疑肿瘤。肝脏病变通常早于 IBD 或者与 IBD 同时出现。部分 IBD 患者虽然胆管造影未见明显异常，但可能已经发生肝损伤，通过肝组织病理学检查可进一步确诊。

自身免疫硬化性胆管炎（ASC）在儿童常表现为胆管病变，同时有血清学及肝组织病理学改变；儿童 ASC 患者中约 44% 合并 IBD，而儿童合并自身免疫性肝炎（AIH）仅 18% 合并 IBD[7]。

（二）炎症性肠病与脂肪性肝病

脂肪性肝病是代谢综合征的肝脏表现，分为非酒精性脂肪肝及酒精性脂肪肝。原因与酒精及能量物质摄入过多、营养不良、感染、中毒、缺氧等有关。约 1/4 的 IBD 患者处于肥胖状态，肝脏脂肪大泡变性是其肝损伤最常见的病理改变[4]。在严重营养不良的 IBD 患者，其肝脏内脂肪浸润广泛，肝损伤严重程度可能与 IBD 严重程度相关；可以无症状，也可以有慢性肝炎的症状，常见转氨酶轻度升高，少数伴有胆酶及胆红素水平异常。

IBD 合并脂肪性肝病可能是多因素作用的结果。IBD 患者由于腹泻、营养物质吸收障碍导致蛋白质缺乏，而蛋白质缺乏可进一步影响肝脏载脂蛋白合成。肝细胞中蛋白质及核蛋白轻度减少，可诱发肝细胞成分重新分布，脂肪含量明显增多；而蛋白质明显缺乏还可引起肝细胞坏死[4]。

（三）炎症性肠病与慢性肝炎

IBD 患者并发活动性慢性肝炎的发病率约为 10%。IBD 合并慢性肝炎可能与病毒、宿主、药物等诱导的免疫应答有关，也可能源于自身免疫紊乱。慢性活动性肝炎与 IBD 的病变范围、严重程度无关。部分患者合并其他自身免疫性疾病如多发性关节炎、甲状腺炎、免疫相关性血小板减少性紫癜、心包炎、系统性红斑狼疮等。症状与慢性肝炎类似，可见肝肿大，偶有脾肿大、转氨酶升高，合并胆汁淤积时可有胆酶异常。其胆道造影多正常；免疫学指标偶有异常，通常表现为 ANA 阳性。

（四）炎症性肠病与肝硬化

IBD 患者常伴有各种原因引起的肝损伤，慢性胆管周围炎、脂肪性肝炎、慢性活动性肝炎等均可发展为肝硬化。2.5% 的 UC 患者存在肝硬化，随访 20 年后病死率达 10%[8]。广泛结肠病变是肝硬化的高危因素。肝硬化失代偿期可出现腹水、消化道出血、肝性脑病等并发症。UC 伴大结节性肝硬化易发生肝脏肿瘤。

（五）炎症性肠病与肝肉芽肿

肝肉芽肿是多因素或疾病的相关并发症的病理组织学非特异性改变。由于肝穿刺病理组织学广泛应用，IBD 合并肝肉芽肿的检出率提高。约 5% 的 IBD 患者可发现肝肉芽肿，其中 CD 患者居多。约 3% 的 IBD 患者可进一步发展为肉芽肿性肝炎，累及小肠和结肠者其发病率更高[4]。IBD 伴肝肉芽肿的机制不清，可能与肝脏免疫反应有关，也可能是治疗 IBD 的药物如柳氮磺吡啶和美沙拉嗪引起的肝脏毒性表现[9]。

IBD 伴肝肉芽肿通常临床无明显症状，部分患者可有上腹不适、乏力，偶有发热，确诊需要肝脏组织病理学证据。部分 CD 患者结肠切除术后，肝肉芽肿随之减少。

三、胰腺疾病与肝脏疾病

由于胰腺解剖上与胆道关系密切，胰腺病变往往通过影响胆道而影响肝脏的病理生理过程。急性胰腺炎患者约 1/3 发生肝小叶细胞坏死，可出现短暂黄疸，妊娠期可并发急性脂肪肝。慢性胰腺炎时黄疸可反复出现，在黄疸期间常见肝功能异常。慢性胰腺炎患者可出现肝脂肪变性、门静脉炎、胆管纤维化或硬化。1 型自身免疫性胰腺炎（IgG4 相关自身免疫性胰腺炎）通常合并 IgG4 相关自身免疫性硬化性胆管炎，可表现为梗阻性黄疸。部分伴有慢性肝炎的胰腺炎患者，可因脾静脉闭塞或狭窄引起，可发生局限性门静脉高压。影响肝脏功能的因素还包括胰腺手术、胰腺恶性肿瘤等，主要表现为梗阻性黄疸。

肝脏对糖类、脂肪代谢起着极其重要的作用。胰腺激素的"噬肝效应"机制是胰岛素、胰高血糖素、胰岛素样生长因子和促肝细胞生长因子在肝细胞损伤后共同调节肝细胞再生，使肝功能恢复正常。而对于糖尿病患者，胰岛功能受损与肝病有重要的相关性。

2 型糖尿病合并 NAFLD 是胰岛素抵抗的结果，胰岛素不足会降低肝脏糖异生的正常反馈抑制，增加肝脏葡萄糖释放，降低葡萄糖激酶（调节胰岛素）水平，加快肝脏葡萄糖向血液释放的速度，有助于高血糖形成。相反，对于糖尿病患者而言，肝细胞质、细胞核内因胰岛素摄入发生糖原贮积，临床上可见肝肿大，偶有触痛，转氨酶升高。糖尿病患者的肝细胞基底膜可见胶原化纤维沉积，通常被认为是糖尿病微血管病变的肝脏表现[10]。如果糖尿病患者出现了肝脏病理损害，则控制血糖的难度加大。肝功能恢复则依赖于血糖控制的程度。

1 型糖尿病也可能出现肝功能异常，其肝组织学显示脂肪变性、轻度纤维化，而脂肪性肝炎较少。经过积极血糖控制稳定后再次肝脏穿刺，则肝组织炎症、纤维化均消失。类似的肝组织学特征也可见于儿童糖尿病患者。

铁诱导的 B 细胞受损与血色病并发糖尿病也有显著相关性[11]。有研究认为参与编码肝细胞核因子（hepatocyte nuclear factor，HNF）1α 的转录因子 1 的遗传等位基因变异，是糖尿病患者发生肝脏肿瘤的危险因素[12]。

（孔　银　张岭漪）

参考文献

[1] Polyzos SA，Kountouras J，Papatheodorou A，et al. *Helicobacter pylori* infection in patients with nonalcoholic fatty liver disease. Metabolism 2013；62：121-6.

[2] Miyaji H，Azuma Y. Effects of *Helicobacter pylori* eradication therapy on hyerammonemia patients with liver cirrhosis. Gut 2012；40：726.

[3] Avenaud P，Mariais A，Monteiro L，et al. Detection of helicobacter species in the liver of patients with and without primary liver carcinoma. Cancer 2000；89：1431-9.

[4] Burt AD，Ferrell LD，Hübscher SG. MacSweenc's Pathology of the Liver. 7th ed. Amsterdam：Elsevier；2018：978-81.

[5] 王家駹，李绍白. 肝脏病学. 北京：人民卫生出版社；2013：771-4.

[6] Gizard E，Ford AC，Bronowicki JP，et al. Systematic review：the epidemiology of the hepatobiliary manifestations in patients with inflammatory bowel disease. Aliment Pharmacol Ther 2014；40：3-15.

[7] Gregorio GV，Portmann B，Karani J，et al. Autoimmune hepatitis/sclerosing cholangitis overlap syndrome in childhood：a 16-year prospective study. Hepatology 2001；33：544-53.

[8] Edwards FC，Truelove SC. The course and prognosis of ulcerative colitis. Gut 1963；12：299-315.

[9] Sanai FM，Ashraf S，Abdo AA，et al. Hepatic granuloma：decreasing trend in a high-incidence area. Liver Int 2008；28：1402-7.

[10] Chen G，Brunt EM. Diabetic hepatosclerosis：a 10-year autopsy series. Liver Int 2009；29：1044-50.

[11] Valenti L，Fracanzani AL，Dongiovanni P，et al. Iron depletion by phlebotomy improves insulin resistance in patients withnonalcoholic fatty liver disease and hyperferritinemia：evidence from a case-control study. Am J Gastroenterol 2007；102：1251-8.

[12] Chen HF，Chen P，Li CY. Risk of malignant neoplasms of liver and biliary tract in diabetic patients with different age and sex stratifications. Hepatology 2010；52：155-63.

第20篇
肝脏手术的内科问题与非肝脏手术的肝脏问题

第107章 肝脏手术的内科问题

肝脏手术的适应证较多，主要包括肝脏原发性肝细胞癌、肝门部胆管癌、肝脏转移癌、胆囊癌、肝血管瘤、肝内胆管结石、肝外伤、肝囊肿、胆管囊状扩张症，以及肝硬化相关性或非肝硬化性门静脉高压症并发症等。这些疾病中，伴有慢性肝脏疾病者，特别是肝硬化门静脉高压症患者，以及伴有肝硬化基础的肝细胞癌患者，在围手术期所面临的挑战很大。术前肝功能储备评估、肝切除范围的确定，出血、感染及术后肝衰竭的防治，是必须考虑的重要问题。

一、肝硬化患者的系统性病理生理改变

1. **循环系统** 肝硬化患者的血流动力学特点为高心输出量、低外周阻力、内脏血管处于扩张状态，即高动力循环状态，因而容易产生相对血容量不足，导致肾脏等脏器供血不足而功能受损。另外，肝硬化患者可因吸烟史、高血脂、糖尿病和高血压等冠心病相关的危险因素及各种心律失常增加心脏意外的风险。

2. **呼吸系统** 15%～45% 的肝硬化患者存在低氧血症[1]，可能与腹水和胸水，以及肺内血管扩张引起的自发性动静脉分流（肝肺综合征）等因素有关，部分患者还可能存在门脉性肺动脉高压。因此，术前需对呼吸系统进行仔细评估并尽可能予以相应处理。

3. **肾脏功能** 肾脏的受损程度与肝硬化患者的血流动力学改变有关。在严重肝硬化患者，由于相对血容量不足，此时尽管肾小球滤过率下降明显，血肌酐仍可能正常。但围手术期的应激会加重这种变化，甚至导致肾衰竭。

4. **抗感染免疫功能** 肝硬化患者抗感染免疫功能下降、肠道细菌易位，输血及不完善的抗生素治疗等因素都会增加感染的发生。

5. **凝血与抗凝功能** 由于多数凝血因子合成减少且因常合并脾功能亢进、血小板数量减少和功能障碍，造成凝血功能降低。同时，肝硬化时抗凝系统也存在功能低下。因此，目前认为肝硬化患者发生出血和血栓的风险均增加。在手术前，应认真评估凝血及抗凝系统，并尽可能予以纠正。

6. **营养状况** 由于进食少、代谢失常、胃肠道消化功能不良、肝肾功能欠佳及长期慢性消耗，大于 80% 的住院终末期肝病患者存在严重营养不良[2]，而这会极大增加围手术期风险。因此，术前应评估患者营养状况，并给予合适的支持治疗。

二、肝脏手术前的肝功能评估

肝切除术后的肝功能损害与肝脏病变、肝硬化程度、肝切除量、麻醉及手术中出血量等因素密切相关。因此，应严格掌握手术指征，确定最佳手术方式，并在术前做好充分应对预案。

全面评估肝储备功能：肝储备功能是指受检查健存的所有肝实质细胞功能的总和，它反映了肝脏潜在的功能状况，尤其体现在患者对手术的耐受程

度，以及肝脏在受到损伤之后的恢复能力。形态与功能检查的结合能全面反映肝脏的整体状态。吲哚菁绿排泄试验、葡萄糖耐量试验和氨基酸清除率试验等可对肝脏进行术前代偿能力的评估。术前采用 CT 或 MRI 测量残余肝体积，有足够的残余肝量，患者术后才能维持必需的肝功能和肝再生。

目前，临床最常用的肝功能评估方法仍然是 Child-Pugh 分级法[3]。这一分级法一方面大致反映肝细胞群减少、肝脏微循环和代谢过程造成的肝储备功能低下，另一方面也反映了肝脏病变引起的全身变化如腹水、肝性脑病等，具有经典、简单、实用的优点。手术前对肝功能 Child-Pugh A 级者要巩固，B 级者要改善，C 级者原则上不宜手术（表 107-1）。肝硬化患者肝癌根治性肝切除适应证：①肝功能分级属 Child-Pugh A 级或 B 级经短期护肝治疗后能恢复到 A 级；②肝储备功能基本在正常范围内；③残余肝应达到标准肝脏体积的 30% 以上，而肝硬化患者，残余肝应为标准肝脏体积的 50% 以上。Child-Pugh C 级为手术禁忌，应采用介入方法治疗或行肝移植术。

表 107-1　Child-Pugh 肝功能分级

指标	1 分	2 分	3 分
肝性脑病（级）	无	1～2	3～4
腹水	无	轻度	中重度
总胆红素（μmol/L）	< 34	34～51	> 51
白蛋白（g/L）	> 35	28～35	< 28
凝血酶原时间延长（s）	< 4	4～6	> 6

A 级：5～6 分，手术危险度小，预后最好，1～2 年存活率 100%～85%

B 级：7～9 分，手术危险度中等，1～2 年存活率 80%～60%

C 级：≥ 10 分，手术危险度较大，预后最差，1～2 年存活率 45%～35%

除 Child-Pugh 分级外，终末期肝病预后模型（MELD）评分适合危重肝病的评估[4]。10 分以下者可择期行肝切除术；10～15 分应注意风险，术前要加强支持治疗，术后要注意防治并发症；> 15 分应尽可能避免手术，可选择介入方法或行肝移植术。

三、肝脏围手术期并发症的处理

（一）术中或术后出血

术中或术后出血是肝切除术的最常见且严重的并发症，也是肝切除术的主要原因之一。术中大出血往往是由于不熟悉肝内解剖或在手术操作中损伤大血管造成。术后出血原因很多，常见原因包括术中止血不彻底、术中血管断端呈痉挛状态而术后血管扩张出血、血管结扎线脱落、肝切面部分肝组织坏死继发感染、引流不畅创面积液感染、患者存在出血倾向及凝血功能障碍等。

及时识别术后出血非常重要。已放置腹腔引流管的患者，可表现为引流出大量新鲜血液（超过 100ml/h）。腹部手术未留置引流的患者，术后的出血较难显现，必要时需做超声、CT 及腹腔穿刺以明确诊断。严重的术后大出血都会有低血容量性休克的表现，可有面色苍白、出汗、脉搏细速。由于血容量减少，每小时尿量不足 25ml，中心静脉压低于 5cmH_2O。严重时则有血压下降等明显的休克表现。

对肝脏手术出血的预防措施包括：术前严格掌握手术指征和手术时机，积极改善患者的凝血功能。术前常规使用维生素 K_1，手术前一天或当天根据患者病情适当使用凝血酶原复合物、新鲜血浆或补充血小板，以尽可能减少手术出血，可有利于手术的正常进行和患者术后恢复。术中手术操作认真细致，血管结扎牢靠、止血彻底，认真对待渗血创面，耐心结扎或缝扎出血点，局部还可用止血纱布或生物胶等覆盖。对于创面大或止血效果欠佳的手术野应局部放置引流管，保证引流通畅，以便术后观察。

对术后出血的治疗视出血量而定。术后少量出血，可在有效止血药使用的前提下密切观察，可静脉用止血剂，同时补充血容量，多能通过保守治疗止血。术后大量出血，应立即进行手术止血，妥善处理出血点，有困难时可用纱布填塞止血，同时加强抗休克、抗感染等治疗。有时也可酌情采用选择性动脉造影，既可对出血点定位，还可做血管栓塞治疗以止血。

（二）术后肝衰竭

肝切除术后肝衰竭是重要的死亡原因。术前全面评估肝脏储备功能、确定合理的切除范围，以及手术前后积极的营养支持、感染控制等措施，有助于预防肝衰竭的发生。

加强术前营养支持，给予高热量、高蛋白、低脂肪、富含维生素而易于消化的饮食，有腹水者需控制钠盐的摄入。低蛋白血症者应补充支链氨基酸、白蛋白或新鲜血浆，使血清白蛋白在 30g/L 以上。同时纠正可能存在的水、电解质和酸碱平衡失调，积极治疗合并症。

肝硬化患者本身存在糖代谢异常，因此术后应控制葡萄糖的用量（< 250g/d），监测血糖，重视外源性胰岛素的补充，必要时可考虑使用胰岛素泵；脂肪乳剂用于肝硬化并非禁忌，中/长链制剂易被氧化，较少沉积在肝脏和脂肪组织中，对肝硬化患者是较为理想的脂肪能源；推荐使用富含支链氨基酸的氨基酸液补充，有利于减少肝昏迷的发生；及时补充多种维生素和微量元素。

为减少术后肠道细菌易位导致感染的风险，术前可口服肠道抗生素进行肠道准备。手术当日静脉预防性使用抗生素。术后早期选用对肝、肾功能影响较小的高效、广谱抗生素可以有效预防术后严重感染的发生。但应注意避免不必要的用药，以减少药物性肝损伤的发生。

对于发生术后肝衰竭者，应分析具体原因并尽可能予以针对性的治疗，在充分营养支持、感染控制并维持心、肺、肾、凝血等重要系统功能的基础上，可适当应用对肝脏有一定保护作用的药物（如 N-乙酰半胱氨酸、还原型谷胱甘肽、多烯磷脂酰胆碱、甘草酸制剂、S-腺苷蛋氨酸等），对于病情危重者可考虑人工肝作为过渡治疗，有适应证者及条件许可者可考虑肝移植。

（三）肾衰竭

肝肾综合征是肝硬化患者术后死亡的主要原因之一。术后还应严密监测患者血、尿常规，肝、肾功能，电解质和血气等各项指标；充分给氧保证主要脏器的氧供和有氧代谢。迅速控制上消化道出血，预防术后感染，避免使用对肝、肾功能有影响的药物，纠正水、电解质和酸碱平衡紊乱等均是基本预防措施。特利加压素联合大剂量白蛋白对肝肾综合征有较好的治疗作用[5]。

严重感染也可导致急性肾小管坏死而引起肾衰竭。治疗的关键是维持有效循环容量。不能因腹水而减少液体入量，可选用适当方法解除腹腔高压；应恰当使用利尿剂，并注意避免使用肾毒性药物。

（四）肝脏术后腹水

腹水是肝硬化患者术后的常见并发症，发生率为 20%[6]。放置腹腔引流管会增加术后腹水的发生率，术前已有腹水者术后仍会存在或进一步加重。腹水可分为 3 类：Ⅰ类与肝功能受损有关，Child-Pugh A、B 级的患者治疗后可以消退；Ⅱ类常发生在胃切除术后，与手术后淋巴液引流不畅有关，治疗后不易消退；Ⅲ类为乳糜性腹水，为淋巴管破裂所致，与肝硬化无关。

腹水的防治：合并肝硬化患者术后发生大量腹水与病例选择、低蛋白血症、肝炎后肝硬化、肝功能严重失代偿等因素密切相关，临床上甚至表现为不易控制的顽固性腹水。术前最大程度地纠正低蛋白血症、积极改善肝功能是最有效的预防手段。控制补液量及钠盐摄入、补充人血白蛋白、适量使用利尿剂是治疗肝硬化患者术后腹水的有效方法。

（五）肝脏术后上消化道出血

约 10% 的患者会发生肝脏术后上消化道出血[6]。原因为食管胃底静脉破裂出血、胃黏膜病变及消化道溃疡。多主张采用非手术方法控制出血，对能耐受的患者可行内镜下硬化剂注射或套扎治疗。

（六）术后感染

肝脏切除术后感染的发生率在 13% ～ 40%[6]，感染部位多见于肺、腹腔或泌尿道。

肺部感染的发生原因与手术时间长、手术创伤大、膈肌抬高呼吸运动受限或原有呼吸道炎症有关；也与全麻、气管插管损伤器官黏膜及术中术后体温低等，使呼吸道分泌物增多有关。病室内空气污染及医疗器械污染等造成的医院内获得性肺部感染也不容忽视。术后要加强护理，给予祛痰措施，咳嗽时要保护腹部伤口，加强保肝、利尿及全身支持疗法等措施，给予合适的广谱抗生素，有助于预防和治疗术后感染。

（刘燕南）

参 考 文 献

[1] Colle I，Langlet P，Barrière E，et al. Evolution of hypoxemia in patients with severe cirrhosis. J Gastroenterol Hepatol 2002；17：1106-9.

[2] 孔明，段钟平 . 终末期肝病患者的营养问题及其对预后的影响 . 实用肝脏病杂志 2011；14：309-11.

[3] Cohn H. A peek at the Child-Turcotte classification. Hepatology 1981；1：673-6.

[4] Malinchoc M，Kamath PS，Gordon FD，et al. A model to predict poor survival in patients undergoing transjugular intrahepatic portosystemic shunts. Hepatology 2000；31：864-71.

[5] 朱凤雪，刘春军，朱继业，等 . 肝移植术后急性肾衰竭的危险因素分析 . 中华肝脏病杂志 2005；13：168-70.

[6] 沈世强，陈祖兵 . 重视肝硬化患者的腹部外科围手术期处理 . 腹部外科 2011；24：324-5.

第 108 章　肝病患者的非肝脏手术问题

由于肝硬化患者肝脏储备功能差、门静脉高压、凝血功能异常等原因，其手术风险和相关病死率明显上升。应合理选择病例并及时、正确地处理相应并发症，将肝硬化患者的手术风险降到可接受的程度。总的来说，肝功能 Child-Pugh A 级者与正常人群相比一般手术风险可无明显增加；但一旦出现前述问题，则手术风险明显升高。为了使患者最大程度度获益，应找到手术指征与风险的最佳平衡点，以期最大程度地满足患者需求、降低手术风险。

一、肝硬化对不同级别手术的影响

对肝硬化患者实施不同类型的手术，其风险也不同，目前尚无对肝硬化患者所行各类手术风险评估的权威指导，也缺乏此方面系统的研究。《医疗机构管理条例》和《医院分级管理办法》下达要求后，各医院已根据技术难度、复杂性和风险度制定手术分级管理制度[1]。以下对手术风险大小的分类进行探讨。

一类手术风险是四类手术中最低的，但肝硬化仍会增加其手术风险。以腹股沟疝手术为例，肝硬化同心功能不全、肾衰竭、营养不良、血管病变一样极大地增加了手术的风险。与无肝硬化的患者相比，合并肝硬化者行腹股沟疝手术时住院时间更长、进入 ICU 的可能性更大、并发症发生率及病死率更高。主要死因为与肝硬化相关的重症肺炎、心肌损害、电解质紊乱。肝硬化患者急诊手术风险更是 7 倍于无肝硬化患者[2]。对肝硬化患者行腹外疝手术，并发症发生率为 33%、病死率为 3%；其中 Child-Pugh A、B 级患者早期并发症发生率为 21%，而 Child-Pugh C 级者高达 71%[3]。

二类手术风险高于一类，以腹腔镜胆囊手术为例。多项研究发现[4, 5]，合并 Child-Pugh A、B 级肝硬化患者行腹腔镜胆囊手术的并发症发生率、平均住院时间、肝硬化进展率均有不同程度增加，但所增加风险小于开腹手术，且在可接受范围内。但是，Child-Pugh C 级肝硬化患者行该类手术的风险则大大增加。因此，腹腔镜胆囊手术仍为治疗 Child-Pugh A、B 级肝硬化患者胆囊疾病的有效手段。

三类手术风险较高，以胃癌根治术为例。有研究[6]对 41 例肝硬化患者与 1433 例非肝硬化患者进行回顾性分析，发现两组患者术后并发症的发生率分别为 51.22% 和 23.94%，术后病死率分别为 7.32% 和 0.91%；多因素分析发现，是否合并腹水、Child-Pugh 分级、食管静脉曲张和术中失血量为肝硬化患者出现并发症的独立危险因素。

四类手术风险最高，以心血管手术为例。有一项对 42 例合并肝硬化患者（30 例 Child-Pugh A 级、12 例 Child-Pugh B 级）的研究[7]显示，围手术期并发症发生率为 31%，病死率为 9.5%，均与对照组有显著差异；年龄、血小板计数、手术时间与并发症发生率相关性大，而 MELD 评分 > 13 分的患者并发症发生率极大增加。另一项 57 例合并肝硬化患者行心脏手术的研究[8]显示，Child-Pugh 分级、MELD 评分均与病死率相关，而 MELD 评分指标为独立危险因素，其分界点为 13.5。另有文献[9]显示，Child-Pugh A 级患者并发症发生率在 20% ~ 60%，B 级及 C 级患者并发症发生率在 50% ~ 100%。非胸腹腔手术，如膝关节成形术，合并肝硬化者并发症发生率为 26.7%，病死率为 6.7%，高于非肝硬化对照组，但手术风险的增加都与同分级胸腹腔手术的风险增加相当，可见肝硬化增加手术风险的原因主要是全身影响。

二、肝硬化患者围手术期管理原则

肝硬化患者的非肝脏手术是外科常见问题，其手术风险应采用多种方法综合评估，并采取相应的风险控制措施，以提高肝硬化患者非肝脏手术的安全性。下面以胆囊切除手术为例，介绍肝硬化患者围手术处理的原则。

（一）术前肝脏储备功能评估

肝脏储备功能指的是肝脏经过手术、创伤、应激等各种损伤后自我修复及再生的潜在能力。术前肝功能储备评估对肝硬化患者胆道手术的预后起着至关重要的作用。目前，评估肝脏储备功能的方法很多，主要包括实验室检查、综合评分系统、肝功能定量实验、影像学检查、肝脏体积测量等。

Child-Pugh 肝功能评分系统自 1964 年以来一直是最广泛和最实用的评价方法之一：该评分系统参考血清胆红素、白蛋白、凝血时间、腹水、肝性脑病 5 项指标，分别按照不同程度进行评分。Child-Pugh 评分 A 级代表良好的肝功能代偿，一般无须特殊的术前准备，术后发生肝衰竭的病死率 ＜ 5%。B 级代表肝功能失代偿，可酌情给予保肝及控制腹水，降低门静脉压力的治疗，需要待肝功能好转后再行手术治疗胆囊结石。C 级属于严重失代偿，在此情况下行胆囊切除术属于高难度、高风险手术，要严格把握手术指征，熟练手术操作技术，重视围手术期处理；若非必要，尽量避免手术。

但是，Child-Pugh 所包含的这 5 项指标均以非连续数值作为分界点，降低了其评价的准确性；其次，腹水及肝性脑病这两项指标主观性比较强，缺乏严谨的方法评价；最后，该评分系统未能充分将其他影响预后的因素如静脉曲张、肌酐等因素纳入综合评估。因此，临床上出现了 MELD、iMELD 等多种评分体系对其进行补充。其他常见的肝储备功能评估还有肝功能定量试验——吲哚菁绿（ICG）排泄试验[10]。ICG 排泄试验对于手术时机及手术方式的选择起重要作用，同时可以较准确地预测术后肝衰竭等并发症的发生。

（二）术前影像学评估

对于单纯胆囊结石患者，术前常规检查如超声、磁共振胰胆管造影（MRCP）必不可少。对于合并肝硬化的患者，除上述必要检查外，还需进行电子胃镜检查及 CT 或 MRI 检查。胃镜可直观地观察静脉曲张程度，肝硬化患者术中曲张静脉损伤发生率与静脉曲张程度及曲张静脉的位置明显相关。重度静脉曲张患者发生上消化道出血的比例明显高于轻中度静脉曲张者，应尽量避免手术。而通过 CT 或 MRI 测量肝脾体积，对于临床评价肝脏储备功能及粗略估计肝纤维化程度有一定帮助。

近年来由于影像学的快速发展，通过无创性影像学检查测量肝总血流动力学改变成为临床评估肝脏储备功能的重要方法，而多数研究结果显示肝总血流动力学改变是肝硬化重要的病理基础，且与肝脏储备功能密切相关。超声扫描是通过测量肝体积、肝实质回

声及血流情况等指标来评估肝脏储备功能。研究表明，门静脉内径、脾静脉管径与肝纤维化程度呈正相关，与血流速度则呈负相关。因此，超声检查在确诊胆囊结石的同时，也可评估术前肝脏储备功能。

（三）严格把握手术指征，充分做好医患沟通

胆囊结石是普外科的常见病、多发病，由于肝硬化患者肝脏储备功能差、门静脉高压症、凝血机制异常等原因，其行胆囊切除术的风险大为增加，也曾一度被列为腹腔镜胆囊切除术相对禁忌证。虽然随着腹腔镜技术的不断发展、日臻成熟，适应证不断拓宽，目前已经广泛应用于普通外科各类手术。但是，此类患者的特殊性，以及胆囊结石疾病性质、手术可能导致的严重并发症，应严格掌握手术指征，尤其是做好充分的术前沟通与交流。

应根据手术指征、肝脏储备功能、患者与家属意愿综合分析，制定恰当的治疗方案。首先，评估肝脏储备功能情况，为手术奠定良好的基础。其次，严格把握手术指征与时机。患者自身的症状对于决定是否手术至关重要。症状性胆囊结石是明确的手术指征；而对于胆囊结石无症状或症状较轻的患者，一般不建议行手术治疗。最后，患者或家属的意愿也是必须考虑的因素。对于强烈要求手术的患者，应行充分、完善的术前沟通，详尽告知患者及家属可能出现的严重并发症。

（四）调整术前状态，尽量避免急诊手术

对于肝硬化患者，血小板生成素的产生受到不同程度的影响，加上脾功能亢进及血小板抗体产生等因素，造成血小板减少及血小板功能减低，成为肝硬化终末期出血的重要原因之一[11]。血小板输注是预防和及时救治肝硬化出血的有效方法，但应严格把握指征。血小板计数 ＞ 50×10^9/L，一般不需输注；血小板计数在 10×10^9/L ～ 50×10^9/L，根据临床出血情况决定，可考虑输注；血小板计数 ＜ 5×10^9/L，应立即输注血小板以防止出血。预防性输注不可滥用，防止产生同种免疫反应导致输注无效。临床实际工作中还要考虑血小板功能，综合评估患者出凝血状态后再决定是否输注血小板。另外，冷沉淀凝血因子的输注可快速改善肝硬化患者的凝血功能，效果显著。对于术前肝功能 B、C 级患者，术前行营养支持、利尿等综合治疗，控制腹水，

以期使肝功能 C 级患者恢复到 B 级。

肝硬化门静脉高压患者胆系炎症急性发作时，胆囊组织增厚水肿，肝功能代偿能力下降，患者手术风险及创伤明显增加，故应尽量避免急诊手术[12]。对于有胆系炎症急性发作的肝硬化患者，宜在炎症控制稳定后再行手术治疗。

（五）手术方式选择

对于肝硬化患者行胆囊切除术，由于肝功能损害、凝血功能异常、门静脉高压伴侧支循环形成，肝叶的萎缩与增生使胆囊的位置发生变异，胆囊壁多伴有水肿或萎缩等变化，增加了手术的复杂性和并发症的发生率[13-15]。手术方式有开腹胆囊切除术（open cholecystectomy，OC）与腹腔镜下胆囊切除术（laparoscopic cholecystectomy，LC）。LC 较 OC 手术时间短、术中失血量少、平均住院日短，但住院费用略高。LC 创伤小、对机体功能影响小、术后恢复快，已成为肝硬化患者行胆囊切除的"金标准"。但 LC 的手术难度和对术者熟练操作的要求高于 OC。因此，具备手术指征的肝硬化患者行胆囊切除术时，对腹腔镜手术有经验者首选 LC。少数患者术后肝功能有一过性损伤，但对 LC 的耐受性明显高于 OC。凡是术者对安全有效地完成手术操作没有把握时应果断开腹。中转开腹不是手术并发症，而是避免问题进一步恶化的手段。

（六）术中应注意的几个问题

尽量缩短手术时间，避免多余操作，同时使用尽可能低的气腹压[13]。气腹导致入肝血流减少，可引起缺血再灌注损伤。因此，低的气腹压和尽可能短的手术时间、麻醉药物应用时间，可减轻肝功能损害。同时，还应根据术中情况选择适当的手术方式，例如胆囊大部分切除，既能缩短手术和麻醉时间，减少手术创伤，更有利于患者术后肝功能的恢复，但应严格把握适应证。

总之，需要做好完善的术前准备，术中熟练、精心操作，术后规范护理，只有这样，肝硬化患者行胆囊切除的风险才能降至最低。

（刘燕南）

参考文献

[1] 陈桥，封光华，贾忠. 非肝脏手术肝硬化患者手术风险与评估. 医学研究杂志 2012；41：174-7.

[2] Carbonell AM, Wolfe LG, DeMaria EJ. Poor outcomes in cirrhosis-associated hernia repair：a nationwide cohort study of 32033 patients. Hernia 2005；9：353-7.

[3] Khan MR, Kassi M, Janjua SA. Abdominal wall hernia repair in cirrhotic patients：outcomes seen at B tertiary care hospital in a developing country. Trop Doct 2010；40：5-8.

[4] Pavlidis TE, Symeonidis NG, Psarras K, et al. Laparescopic cholecystectomy in patients with cirrhosis of the liver and symptomatic cholelithiasis. JSLS 2009；13：342-5.

[5] Lueidi V, Buggenhout A, Donekier V. Cholecystectomy in cirrhotic patients：pitfalls and reasonable recommendations. Acta Chir Belg 2009；109：477-80.

[6] 周岩冰，陈士远，王浩，等. 胃癌合并肝硬化术后并发症分析. 中华普通外科杂志 2008；23：950-2.

[7] Mofisaki A, Hosono M, Sasaki Y, et al. Risk factor analysis in patients with liver cirrhosis undergoing cardiovascular operations. Ann Thorac Surg 2010；89：811-7.

[8] Thielmann M, Mechmet A, Neuhauser M, et al. Risk prediction and outcomes in patients with liver cirrhosis undergoing open heart surgery. Eur J Cardiothorac Surg 2010；38：592-9.

[9] Modi A, Vohra HA, Barlow CW. Do patients with liver cirrhosis undergoing cardiac surgery have acceptable outcomes. Interact Cardiovasc Thorns Surg 2010；11：630-4.

[10] Manizate F, Hiotis SP, Labow D, et al. Liver functional reserve estimation：state of the art and relevance to local treatments. Oncology 2014；87：320.

[11] Witters P, Freson K, Verdlype C, et al. Review article：blood platelet number and function in chronic liver disease and cirrhosis. Aliment Pharmacol Ther 2008；27：1017-29.

[12] 韦伟，李洪波，伏广顺，等. 合并肝硬化门脉高压患者腹腔镜胆囊切除体会. 中国现代普通外科进展 2014；17：816-9.

[13] 王建国，冯玲，桂伟. 肝硬化门静脉高压患者行腹腔镜胆囊切除术 28 例分析. 中国实用外科杂志 2011；31：53.

[14] Nguyen KT, KitisinK, Steel J, et al. Cirrhosis is not a contraindication to laparoscopic cholecystectomy：results and practical recommendations. HPB 2011；13：192-7.

[15] Acalovschi M. Gall stones in patients with liver cirrhosis：incidence, etiology, clinical and therapeutical aspects. World J Gastroenterol 2014；20：7277-85.

第109章 肝移植的适应证与禁忌证

　　临床肝移植手术最早出现于 20 世纪 70 年代。但由于受当时的免疫抑制药物、器官保存方法和肝移植手术技术的限制，无法实现患者的长期存活。20 世纪 80 年代以后，移植技术取得重要进步，转流技术维持下腔静脉阻断后血液循环的稳定性，减少了术中死亡风险。环孢素（CsA）的问世，基本解决了肝移植术后的排斥问题，使肝移植术后 1 年存活率上升到 60% ~ 75%。1987 年 Wisconsin 器官保存液（UW 液）出现，离体肝脏在 UW 液中冷保存 24h 仍然可以恢复功能，明显减少了因供肝保存损伤导致的患者死亡和并发症，增加了临床可获得供体的时间和空间范围。

　　此后肝移植被广泛地应用于临床，临床经验不断积累。他克莫司（FK506）等免疫抑制药物及 HTK 等新型保存溶液的问世，为临床医生提供了更多的选择空间。这些科学技术上的进步有力地推动了临床肝移植的快速平稳发展，肝移植受者的远期生存和生活质量得到了患者和专家的认可。美国器官获取及移植网（OPTN）和移植受者科学注册系统（SRTR）的报告显示[1]，截至 2014 年 6 月美国有 72 000 名存活的成人肝移植受者，其移植肝脏功能稳定[1]。2014 年 12 月登记系统中有 14 632 名等待肝移植的患者。近 10 年，每年约有 10 500 名患者进入等待名单，每年约完成 6800 例肝移植[1]。

　　中国的肝移植经历了早期的探索及近年的快速发展，目前肝移植增长速度趋于平稳。截至 2011 年中国大陆共计完成 20 877 例肝移植，其中 HBV 相关的肝癌为最主要的适应证，大约有 40% 的肝脏分配给肝癌患者[2]。其他适应证依次为：HBV 或 HCV 所导致的肝脏硬化、成人酒精性肝病、儿童胆道闭锁。目前中国肝移植围手术期生存率达到 90%，3 年移植物生存率约为 70%[2]。

第1节 肝移植的适应证

　　肝移植通过置换病肝彻底恢复器官功能，而不是针对某一病因的治疗，适用于各种不同病因的肝脏疾病。因此，肝移植的适应证覆盖了很多的肝脏疾病。原则上讲，当原发于肝脏或者累及肝脏的疾病，导致肝脏的全部或某种重要功能无法恢复，不能通过其他治疗方法改善，从而危及患者生命或者导致患者永久性的功能障碍时，肝脏移植将成为最终的治疗方法。在累及肝脏的系统疾病中，常存在肝移植后无改善的因素，如某些恶性肿瘤肝转移，肝移植并不能有效改变疾病的进程和转归，所以这些疾病不是肝移植的适应证。

　　导致肝损伤的病因众多，肝移植的适应证如采用病因分类，适应证分类较为烦琐，不易理解。而且，单一疾病的不同发展阶段，存在不同的治疗方式，往往只在疾病的最后阶段才选择肝移植。所以，肝移植的适应证可以是多种疾病导致的共同结局，因此应将不同病因导致的相似肝脏疾病状态进行归类，可根据其共同的疾病特点，采用相似的肝移植评估／处置原则和方法。对于罕见的肝移植适应证，如急性妊娠脂肪肝、遗传性出血性毛细血管扩张症等，发病率相对较低，不同个体间疾病严重程度和伴随的特殊问题差异较大，因此应根据具体病例的特点确定个体化的治疗和肝移植方案。

目前公认的肝移植适应证包括：①各种类型的终末期肝硬化；②各种原因所致的中晚期肝衰竭；③未发生肝外转移的原发性肝脏恶性肿瘤；④难以切除的肝脏良性肿瘤；⑤常规方法难以治愈的先天性肝胆系疾病及代谢障碍疾病等。

肝移植的禁忌证包括：①难以控制的全身性感染；②肝外有难以根治的恶性肿瘤；③难以戒除的酗酒或吸毒；④合并严重的心、脑、肺等重要器官的器质性病变；⑤难以控制的精神疾病。

肝脏供体缺乏是限制肝移植实施的最主要因素。因此，肝移植适应证的选择，不仅需要考虑接受肝移植治疗患者自身获得的益处，还应与其他患者肝移植获得的益处相比较，从而选择最适合进行肝移植的患者。此外，更为重要的是，为了减少患者等待肝脏期间的病死率，对患者接受肝移植的急迫程度也需要进行分级。因此，肝移植适应证的划分，应根据急迫性、获益性和疾病特点三个方面综合考虑。美国肝脏供体分配优先原则和疾病严重程度的评价体系，将肝移植适应证首先分为：紧急状态和非紧急状态，而后者又包括良性肝病和恶性肝病。在这种分配体系下，一些适应证病程进展快、肝移植获益高（如暴发性肝衰竭）可优先获得供体，接受肝移植手术的可能性增加；而部分适应证的肝移植获益低，病情进展后可能不再适合肝移植（如肝血管肉瘤），因此不能优先获得供体，接受肝移植的概率很低。尤其是在供体严重缺乏时，后者几乎没有可能接受肝移植手术，在临床实践中并不能真正成为"适应证"。因此，肝移植的适应证范围应随着供体缺乏的程度动态变化。

本文所涉及的肝移植适应证是指通过肝移植治疗能够获益的疾病或疾病状态。基于临床实践中选择肝移植适应证的经验，在此也将肝移植适应证按照供体分配的优先性原则分为紧急状态、良性肝病和恶性肿瘤（图109-1）。

一、肝移植适应证中的紧急状态

紧急状态包括暴发性/急性肝衰竭和其他生存预期少于7天的肝脏疾病。暴发性/急性肝衰竭、亚急性肝衰竭和慢加急性（亚急性）肝衰竭的定义在不同国家和中心的报道中不完全一致[3, 4]。由于所有生存预期少于7天的状态均归于紧急状态，因此不论采用哪种分类，疾病出现不可控的快速进展，7天内可危及生命，均应列为肝移植适应证中的紧急状态。慢性肝病的终末期、肿瘤阻塞肝脏血流、放化疗及外伤等因素也有可能导致短期内危及生命的严重肝脏功能障碍或其他肝脏疾病并发症；如果这些疾病状态在7天内可能危及生命，也可列入紧急状态。肝移植术后原发移植物无功能或功能低下，可以作为特殊类型的急性肝衰竭。但是再次肝移植的预后风险增加[5]，可能减少患者的生存获益，因此需要针对预后风险进行综合权衡（见图109-1）。

导致这些紧急状态的病因差别较大，行肝移植治疗的具体指征也存在差异[6, 7]。日本学者通过大样本的临床研究制定了急性/亚急性/慢加急性肝衰竭的预后评分系统，在此基础上确定了急性/亚急性/慢加急性肝衰竭患者进行肝移植的具体标准[8]：

（1）对乙酰氨基酚引起的急性/亚急性肝衰竭：①动脉血 pH < 7.3；②Ⅲ、Ⅳ期肝性脑病伴 PT > 100s 和血清肌酐 > 300μmol/L。

（2）非对乙酰氨基酚引起的急性/亚急性/慢加急性肝衰竭，不论脑病分期，若 PT > 100s，或下列5项中具备任何3项者，需行紧急肝移植：①年龄 < 10岁或 > 40岁；②病因是丙型肝炎、氟烷诱发的肝炎或特异体质药物反应；③脑病出现前黄疸持续时间 > 7天；④ PT > 50s；⑤血清胆红素 > 300μmol/L。

（3）病毒性肝炎，出现昏迷或精神错乱，凝血因子 V < 20%（< 30岁）或凝血因子 V < 30%（> 30岁）。

他们还认为如果患者持续5天出现下列情况，可暂不考虑进行肝脏移植[9]：①肝性脑病好转，转为Ⅰ期或症状消失，或者降低2个分期；②凝血酶原活动度恢复到正常值的50%。这些标准只能用于参考，目前尚无可以准确判断患者预后的单项指标或组合评分。因此，肝移植的时机不能单纯依赖这些指标[10]，仍然需要根据患者的具体情况进行综合判断。

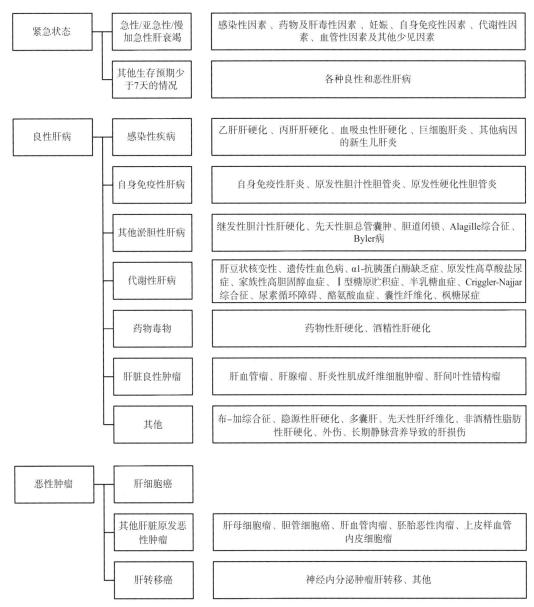

图 109-1　肝移植适应证

二、肝移植适应证中的良性肝病

　　非紧急状态的良性肝病进行肝移植的急迫性，主要取决于肝脏、肾脏功能受损的程度，因此可将这些适应证归为一大类，再按病因和疾病特点分类（见图 109-1）。

　　患者的死亡风险是肝移植急迫程度的主要指标，可通过肝脏、肾脏功能受损的程度有效预测患者的死亡风险，确定不同患者行肝移植的优先原则。最初采用 Child-Pugh 分级评价相同紧急状态患者的优先性。终末期肝病模型（MELD）可有效评价

移植前患者等待供肝期间的死亡率，且可预测患者移植术后的死亡率。自 2002 年 2 月，美国开始用 MELD 分配肝源[11]。其计算公式为：MELD 评分 $=0.378\times\ln[$ 胆红素（mg/dl）$]+1.12\times\ln$（INR）$+0.95\times\ln[$ 肌酐（mg/dl）$]+0.643$。在该供肝分配体系中，MELD 评分被作为获取供体顺序的主要依据（12 岁以下儿童采用 PELD 评分），比等待时间更为重要。MELD 评分 > 35 分被作为仅次于紧急状态的肝移植适应证。其他 MELD 评分 ≤ 35 分的患者，也需要依据 MELD 评分进行排序。所有非紧急状态的肝移植良性适应证，均需通过计算

MELD 评分来评价其等待期间的死亡风险。

三、不同病因良性肝病的特殊问题

（一）感染性疾病

感染性疾病的病因为微生物感染，这些微生物如不能清除或有效控制，肝移植术后免疫抑制状态下，很可能出现感染复发。HBV 感染和 HCV 感染分别是中国和美国最主要的肝硬化原因。

在开展肝移植的初期，肝移植术后 HBV 感染复发难以控制。此后，大剂量免疫球蛋白和核苷（酸）类药物的应用，尤其是两者的联合治疗极大地降低了复发率，从而使得乙型肝炎相关的肝脏疾病成为肝移植的良好适应证。近年来核苷（酸）类药物不断发展，乙型肝炎复发的风险 < 1%。但是，因为核苷（酸）类药物在临床上的普遍应用，乙型肝炎患者在肝移植术前可能已经接受长期的核苷（酸）类药物治疗，由于药物选择不当、使用不规范、病毒载量过高等因素可能导致 HBV 出现耐药变异。药物敏感性下降可导致 HBV 再次感染移植肝脏，因此临床评估与筛查非常重要。HBV 已发生对全部核苷（酸）类药物耐药的变异或者核苷（酸）类药物不能有效抑制 HBV 水平时，不宜进行肝脏移植手术。此外，由于过敏体质等因素，乙型肝炎相关肝脏疾病患者无法接受乙肝免疫球蛋白治疗时，也不适合肝脏移植治疗。但这些因素并不是肝移植的绝对禁忌证。

丙型肝炎相关肝脏疾病的肝移植预后也受到 HCV 再感染的影响。丙型肝炎复发是美国肝移植后移植物丢失的主要原因[12]。肝移植后由于使用免疫抑制药物，丙型肝炎治疗药物的耐受性下降[13]。但肝移植术后丙型肝炎复发出现的时间较晚和进展速度相对较慢，采用干扰素和利巴韦林治疗，有可能延缓部分患者的疾病进程。近年来直接抗病毒药物（DAA）的出现，实现了 HCV 感染的病毒学"治愈"，即持续的血清学应答（SVR）[14]。肝移植术后丙型肝炎因此能够得到良好控制，不良预后风险降低。DAA 还能降低肝移植前丙型肝炎导致肝硬化和肝衰竭的风险，因而有可能减少丙型肝炎相关肝病对肝移植的需求。2018 年欧洲指南建议，如果 MELD 评分 < 18 ～ 20 分，建议尽快启动 DAA 抗病毒治疗，争取在肝移植前完成全部疗程，MELD 评分 > 18 ～ 20 分，建议先进行肝移植，之后再进行 DAA 抗病毒治疗，但是如果肝移植等待时间预计超过 6 个月，建议尽快启动抗病毒治疗，争取在移植前完成全部疗程。

肝移植术后常出现巨细胞病毒（CMV）感染[15]，这是固有免疫系统受到严重抑制的结果。CMV 感染可影响移植肝、肺等器官，也可间接导致排斥、其他机会性感染等问题，最终增加患者的死亡风险[16]。尽管 CMV 感染带来诸多不利影响，通过持续监控、抗病毒治疗和减少免疫抑制药物，仍然可以保证多数 CMV 感染者的预后。在未来，过继性免疫疗法的发展也可能改善 CMV 感染的治疗现状。

血吸虫病曾经是我国长江流域的常见疾病[17]。肝移植受者可通过 3 种方式感染血吸虫：通过移植物感染、新发感染和免疫抑制导致潜伏感染再度活跃[18, 19]。血吸虫感染可在肾移植术后再次出现，而肝移植术后较少复发。血吸虫肝硬化的病程较长，多数患者选择肝移植时已经完成吡喹酮驱虫治疗，此时肝移植术后再次感染血吸虫的风险降低。对于未接受驱虫治疗的患者，有学者主张在肝移植术后早期常规进行驱虫治疗。

（二）自身免疫性肝病

自身免疫性肝炎（AIH）、原发性胆汁性胆管炎（PBC）和原发性硬化性胆管炎（PSC）是自身免疫性肝病的主要形式[20]。这三种疾病进展的最终阶段需要接受肝移植治疗，也是肝移植的重要适应证，其术后预后良好[21]。但出现原发病复发、急性细胞性排斥反应和慢性排斥的风险相对较高，从而对远期预后构成潜在风险。此外，PSC 患者常伴有炎症性肠病，在肝移植术后免疫抑制背景下，结肠癌的发生风险也增加，10 年累积发生率约为 8.2%[22]。

（三）胆道闭锁和其他淤胆性肝病

除自身免疫性肝病外，其他结构和功能缺陷导致的肝脏淤胆性疾病，如无法有效控制，最终可因胆汁淤积导致肝硬化。这些疾病的严重程度和疾病进程转归在个体间差异较大，因此对其行肝移植的时机，应根据每个病例的进展阶段和其他治疗的可行性进行综合判断。

胆道闭锁是小儿肝移植的最主要适应证[23]。本病是一种纤维闭塞性梗阻性胆道疾病，导致小儿高胆红素血症、胆汁淤积，可迅速导致肝硬化，继而出现门静脉高压和肝脏合成功能障碍，最终危及生命。葛西手术可用于治疗尚未出现肝硬化的患儿，主要包括肝门纤维块的剥离和肝 – 空肠吻合。及时行葛西手术可在一部分患儿中取得疗效，但通常仅能延缓病情进展[23]。葛西手术后肠道细菌逆行感染，常导致反复出现胆管炎。抗生素和糖皮质激素治疗可暂时缓解病情，但反复使用抗生素易导致细菌耐药，而糖皮质激素治疗也并不能改善患儿远期生存率，相反可以产生明显的副作用[24]。

肝移植是胆道闭锁发展至终末期唯一有效的治疗手段。葛西手术后约 67% 的儿童在成年之前仍需要肝移植救治；因此，葛西手术常作为患儿在接受肝移植以前的一种过渡性治疗而被首选[25]。通常胆道闭锁患儿接受肝移植手术的时机为：葛西手术后胆红素持续在 171μmol/L 以上和年龄 120 天以上，且肝脏已出现明显硬化者。

近年来，小儿肝移植技术迅速发展，预后大为改善。活体供肝肝移植仅需切取成人供者少量肝脏，安全性较高，在临床上已得到普及，大大缓解了供体不足。在此背景下，胆道闭锁患儿的首选治疗也发生了变化。如果确诊本病时已经有肝硬化及肝功能失代偿，应直接选择行肝脏移植，以减少不必要的葛西手术治疗、降低肝移植的手术风险。

（四）代谢性肝病

一些代谢性肝病可导致肝硬化、肝衰竭，并可能因代谢缺陷继发其他问题。因此患者因代谢性肝病行肝移植时，可能自身肝脏已发生功能衰竭而没有保留价值；也可能仅存在某种代谢缺陷而其他功能正常，此时保留全部或部分患者的肝脏，植入体积较小的全部或部分肝脏即可获得满意的效果；而切除的肝脏也可作为其他类型疾病患者的供体（多米诺肝移植）。代谢性肝病的适应证和手术方式选择非常复杂，需要针对具体疾病综合考虑以上因素进行决策。

肝豆状核变性是一种铜代谢障碍性疾病。美国因肝豆状核变性进行的肝移植，占成人肝移植的

0.5%，占儿童肝移植的 1.5%。肝豆状核变性行肝移植术的主要适应证：急性肝衰竭和肝硬化合并门静脉高压。肝豆状核变性导致的神经系统退行性变，也可作为肝移植的适应证，但对此仍存在争议[26]。过去曾认为，肝豆状核变性患者仅存在神经精神症状不是肝移植的适应证，甚至可作为相对禁忌。此外，有研究认为肝豆状核变性导致的神经系统损害和肝性脑病均可增加肝移植的预后风险[41]。然而，有报道显示，部分神经系统功能障碍恶化的患者，在肝脏功能尚稳定的情况下接受了肝移植治疗，约 78% 的患者神经系统损害稳定或好转[39]，但是其余的患者神经系统损害仍然较为严重[27]。有学者认为只有在严重的、持续进展的神经系统损害时才应该考虑肝移植[26]。肝移植对认知功能、远期生存的影响仍有待进一步研究。总之，从文献报道和临床经验来看，肝移植至少在部分患者可以阻止神经系统损害的快速进展，故应该在肝豆状核变性导致严重的不可逆的神经系统损害前，考虑行肝移植手术。

α1- 抗胰蛋白酶缺乏症是北美代谢性疾病肝移植最常见的适应证，在北美新生儿中发病率为 1/（1600 ～ 2000）。主要临床特点为新生儿黄疸期延长、新生儿肝炎综合征、轻度转氨酶升高、在儿童 / 青少年期出现门静脉高压、严重的肝功能失代偿，成年时出现慢性肝炎、隐源性肝硬化及原发性肝癌。可根据肝脏受损的程度确定肝移植的时机。

尿素循环障碍、酪氨酸血症等疾病也可导致神经系统损害。肝移植虽然可以纠正代谢紊乱导致的血氨过高，但是却不能改善已经存在的中枢神经系统损害。对于这样的患者应早期诊断、积极支持治疗，在出现神经系统损害之前行肝脏移植。

糖原贮积症患儿多在 5 岁内进展为肝硬化、门静脉高压、腹水、食管胃底静脉曲张，也可能累及神经肌肉系统，主要表现为肌张力降低和肌萎缩。对于有肝硬化、肝功能失代偿或者有肝脏肿瘤的患者应考虑行肝移植术。

（五）酒精、药物和毒物导致的肝病

在西方国家肝移植的主要适应证之一是酒精性肝病（ALD）。在欧洲 30% ～ 50% 的肝移植患者因酒精性肝病行肝移植术[28]。这些患者中有

20% ～ 25% 于肝移植术后再次出现大量饮酒的行为[29]，因而导致移植肝脏损伤和患者死亡风险的增加[30, 31]。1996 年，美国器官分配系统（UNOS）建议，酒精性肝病患者肝移植术前，最少戒酒 6 个月。目前研究认为，下列指标提示肝移植术后再次饮酒的风险较低，包括肝移植术前戒酒＞ 6 个月、有社会支持、仅为过度饮酒而非酒精依赖、具备良好的依从性。另一些指标提示肝移植术后再次饮酒的风险较高，包括家族性酗酒史、不承认存在酗酒、同时存在其他药物毒物滥用、精神疾病、饮酒量特别大和饮酒时间特别长[28]。一些心理评估工具也用于酒精性肝病患者的肝移植评估，包括肝移植受者心理社会评估量表（The Psychosocial Assessment of Candidates for Transplantation Scale）、肝移植评估分级量表（The Transplant Evaluation Rating Scale）、酗酒复发高危因素量表（The High-Risk Alcoholism Relapse Scale）、酗酒预后量表（The Alcoholism Prognosis Scale）及多维依从性问卷（Multidimensional Adherence Questionnaire）。

药物性肝损伤（DILI）可以导致各种类型的急性和慢性肝脏疾病，这些肝病绝大多数在停药后可以好转[32]。在我国导致肝衰竭的药物主要是抗结核药物[47]、中草药[48]和抗微生物药，其病程相对较长。在西方国家，对乙酰氨基酚导致的急性肝衰竭更为常见。药物性肝损伤具体情况差别较大，是否存在药物依赖、是否存在其他合并疾病（如结核）、药物是否导致其他器官功能受损（如肾脏）等均需要根据个体情况进行评估。患者在肝移植术后是否会继续使用这些药物应该成为一个重要的评估内容。对具体问题的处置方案应该在肝移植术前予以明确。

（六）肝脏良性肿瘤和其他良性适应证

肝脏良性肿瘤包括肝血管瘤、肝腺瘤、肝炎性肌成纤维细胞瘤、肝间叶性错构瘤等。肝脏良性肿瘤存在出血、持续增大、影响肝脏功能和恶变风险时需要外科手术切除治疗。仅在肿瘤占据过多肝脏空间，无法全部切除或因肝脏功能障碍不宜切除时，才考虑肝移植手术。因此，肝脏良性肿瘤患者选择肝移植时，需要首先评估肝移植治疗的必要性和其他治疗（如肝切除）的可行性。

其他良性适应证包括布 – 加综合征、隐源性肝硬化、多囊肝、先天性肝纤维化、非酒精性脂肪性肝硬化、外伤、长期静脉营养导致的肝损伤。隐源性肝硬化和非酒精性脂肪性肝硬化在肝移植适应证中占有较高的比例。这些疾病在肝移植的具体指征选择和肝移植评估方面与肝炎肝硬化相似。多囊肝患者常合并存在多囊肾，因此常需要考虑肝肾联合移植，依据具体肝肾功能受损程度选择治疗。布 – 加综合征常存在肝脏硬化结节，与肝脏肿瘤不易鉴别，而良恶性肿瘤压迫静脉也可能成为布 – 加综合征的病因。因此，肝移植前需要通过影像和肿瘤标志物进行鉴别。

四、肝移植适应证中的恶性肿瘤

在肝脏恶性肿瘤中，肝细胞癌（HCC）是肝移植的主要适应证。目前无肝外转移的 HCC 均被作为肝移植的潜在适应证。然而在供体不足的前提下，目前欧洲肝脏研究协会（EASL）和美国肝病研究协会（AASLD）建议对符合米兰标准的 HCC 患者采取肝移植治疗，其肝移植术后 5 年生存率与非恶性疾病相似[33]。

为了使 HCC 患者更公平地获得供体器官，在 MELD 评分的基础上，对符合意大利米兰标准的 HCC 患者给予额外的加分，可根据加分后得到的 MELD 评分进入等待名单[34]。根据该分配体系，分期较晚的肿瘤仍然很可能因等待时间较长而不能接受肝移植手术。

除意大利米兰标准外，不同的国家和地区或不同中心所采用的 HCC 肝移植标准可能有所不同（表 109-1）。

除 HCC 以外，UNOS 也将其他肝脏恶性肿瘤及部分肝转移的恶性肿瘤列入肝移植适应证。最初胆管细胞癌的肝移植预后不够理想，患者 5 年生存率仅为 18% ～ 38%[35-37]。仅有部分中心的胆管细胞癌肝移植患者 5 年生存率在 50% 以上[38]。由于胆管细胞癌在未获得加分的前提下，容易因疾病进展而错失移植机会，因此 UNOS 也为其提供获得加分的方法[39]（表 109-2）。

表 109-1　不同中心所采用的肝细胞癌肝移植标准

名称	肝细胞癌肝移植标准的具体内容
意大利米兰标准	单个肿瘤直径＜5cm，或肿瘤个数少于 3 个且最大直径＜3cm，没有血管侵袭和淋巴结转移
美国加州大学旧金山分校标准	单个肿瘤直径≤6.5cm，或多发肿瘤数目≤3 个且每个肿瘤直径均≤4.5cm、所有肿瘤直径总和≤8cm
意大利新米兰标准（up-to-seven）	无肝外转移或大血管侵犯，肿瘤数目与肿瘤最大径之和≤7
美国匹兹堡标准	大血管受侵犯、淋巴结受累、远处转移三者之一为肝移植禁忌证，而不将肿瘤的大小、个数及分布作为排除的标准
西班牙瓦伦西亚标准	无肝外转移或大血管侵犯，肿瘤数目≤10 个，最大直径≤5cm，直径总和≤10cm
加拿大多伦多标准	无肝外转移或大血管侵犯，不计肿瘤大小与数目，超米兰标准者活检证实为非低分化
加拿大埃德蒙顿标准	肿瘤在肝内总体容积应小于 115cm^3
日本北海道大学标准	①无远处转移及淋巴结转移；②影像学资料未见大血管转移；③血液及骨髓液中 AFP-mRNA 阴性；④对肿瘤的大小及数目无限制
日本东京医科大学标准	肿瘤数目最多为 5 个且最大直径＜5cm（5-5 原则）
日本新京都大学标准	肿瘤数目≤10 个，最大直径≤5cm，PIVKA-Ⅱ≤400mAU/ml
韩国 Asan 病院标准	肿瘤数目≤6 个，最大直径≤5cm
中国杭州标准	①无大血管侵袭；②肿瘤累计直径≤8cm；③或肿瘤累计直径＞8cm，术前甲胎蛋白≤400ng/ml，且组织学分化为高 / 中分化
中国上海复旦标准	①单个肿瘤直径≤9cm；②或多发肿瘤数目≤3 个且每个肿瘤直径均＜5cm，所有肿瘤，直径总和≤9cm；③无大血管侵犯、淋巴结转移及肝外转移

表 109-2　胆管细胞癌肝移植的校正标准（加分条件）

接受新辅助放化疗
新辅助放化疗后，进入肝移植等待名单前，通过剖腹手术和淋巴结解剖确定分期
通过 CA19-9＞100IU/ml，内镜下或组织活检或细胞活检的恶性形态表现或染色体数目异常，确立诊断
肿瘤因为解剖学位置或合并疾病（PSC）而无法切除
如果 CT 或 MRI 检查显示出肿物，该肿物直径应＜3cm
通过 CT/MRI 检查每 3 个月对肿瘤进行一次分级

适合肝移植治疗的肝转移癌主要是神经内分泌肿瘤（NET）[40]。近期多中心研究显示，神经内分泌肿瘤肝转移患者行肝移植后，5 年生存率＞50%[41]。研究[42] 显示神经内分泌肿瘤存在下列情况时需要进行肝移植：①这些肿瘤局限于肝内或者原发灶已经切除（未发现原发灶不是绝对禁忌）；②分化良好的肿瘤中 Ki-67＜10%；③没有肝外需要切除的肿瘤；④肝移植和诊断确立的时间间隔1～2 年，以确定其生物学行为。

第 2 节　肝移植的禁忌证

肝移植禁忌证包括严重的系统性感染、心肺肾等其他重要脏器功能不全、严重的精神疾病。除肝细胞癌、胆管细胞癌、神经内分泌肿瘤外，其他恶性肿瘤肝转移被许多中心作为肝移植禁忌。既往结肠癌肝转移后，肝移植治疗的患者 5 年生存率小于20%[43]，最近的多中心研究显示，患者生存率可提高到 60%[44]。然而，在供体不足的前提下，仍不建议对转移性肝癌患者进行肝移植治疗。

肝移植的绝对禁忌证：严重酗酒或滥用毒品而未戒断；超出相应移植标准的肝细胞癌；有肝外恶性肿瘤（不包括一些皮肤恶性肿瘤）；严重的和 / 或不可逆转的影响预期寿命的疾病；严重的肺动脉高压（mPAP≥50mmHg）；不可控制的精神疾病；不可控制的系统性脓毒症。

肝移植的相对禁忌证：年龄＞70 岁；门静脉 / 肠系膜静脉广泛的血栓形成；中度肺动脉高压（35mmHg≤mPAP≤50mmHg）；严重的肝肺综合征（PaO$_2$≤50mmHg）；重度肥胖（BMI≥35kg/m^2）。

（朱志军　张海明）

参 考 文 献

[1] Fayek SA，Quintini C，Chavin KD，et al. The current state of liver transplantation in the United States：perspective from American Society of Transplant Surgeons（ASTS）

Scientific Studies Committee and Endorsed by ASTS Council. Am J Transplant 2016；16：3093-104.

[2] Wang FS，Fan JG，Zhang Z，et al. The global burden of liver disease：the major impact of China. Hepatology 2014；60：2099-108.

[3] European Association for the Study of the Liver. EASL Clinical Practical Guidelines on the management of acute （fulminant）liver failure. J Hepatol 2017；66：1047-81.

[4] 中华医学会感染病学分会肝衰竭与人工肝学组 . 肝衰竭诊治指南（2012 年版）. 中华肝脏病杂志 2013；21：210-6.

[5] Montenovo MI，Hansen RN，Dick AA. Outcomes of adult liver retransplant patients in the model for end-stage liver disease era：is it time to reconsider its indications? Clin Transplant 2014；28：1099-104.

[6] Brandsaeter B，Hockerstedt K，Friman S，et al. Fulminant hepatic failure：outcome after listing for highly urgent liver transplantation-12 years experience in the nordic countries. Liver Transpl 2002；8：1055-62.

[7] Mudawi HM，Yousif BA. Fulminant hepatic failure in an African setting：etiology，clinical course，and predictors of mortality. Dig Dis Sci 2007；52：3266-9.

[8] Mochida S，Nakayama N，Matsui A，et al. Re-evaluation of the guideline published by the Acute Liver Failure Study Group of Japan in 1996 to determine the indications of liver transplantation in patients with fulminant hepatitis. Hepatol Res 2008；38：970-9.

[9] Sugawara K，Nakayama N，Mochida S. Acute liver failure in Japan：definition，classification，and prediction of the outcome. J Gastroenterol 2012；47：849-61.

[10] Polson J，Lee WM，American Association for the Study of Liver Disease. AASLD position paper：the management of acute liver failure. Hepatology 2005；41：1179-97.

[11] Malinchoc M，Kamath PS，Gordon FD，et al. A model to predict poor survival in patients undergoing transjugular intrahepatic portosystemic shunts. Hepatology 2000；31：864-71.

[12] Neumann UP，Berg T，Bahra M，et al. Fibrosis progression after liver transplantation in patients with recurrent hepatitis C. J Hepatol 2004；41：830-6.

[13] Schmidt SC，Bahra M，Bayraktar S，et al. Antiviral treatment of patients with recurrent hepatitis C after liver transplantation with pegylated interferon. Dig Dis Sci 2010；55：2063-9.

[14] Swain MG，Lai MY，Shiffman ML，et al. A sustained virologic response is durable in patients with chronic hep-atitis C treated with peginterferon alfa-2a and ribavirin. Gastroenterology 2010；139：1593-601.

[15] Lee SO，Razonable RR. Current concepts on cytomega-lovirus infection after liver transplantation. World J Hepa-tol 2010；2：325-36.

[16] Razonable RR，Paya CV. Infections and allograft rejec-tion-intertwined complications of organ transplantation. Swiss Med Wkly 2005；135：571-3.

[17] Ariza-Heredia E，Razonable RR. Incidental hepatic schistosomiasis in a liver transplant recipient. Transpl In-fect Dis 2012；14：75-8.

[18] Pungpapong S，Krishna M，Abraham SC，et al. Clin-icopathologic findings and outcomes of liver transplan-tation using grafts from donors with unrecognized and unusual diseases. Liver Transpl 2006；12：310-5.

[19] Munoz P，Valerio M，Puga D，et al. Parasitic infec-tions in solid organ transplant recipients. Infect Dis Clin North Am 2010；24：461-95.

[20] Carbone M，Neuberger JM. Autoimmune liver disease，autoimmunity and liver transplantation. J Hepatol 2014；60：210-23.

[21] Adam R，Karam V，Delvart V，et al. Evolution of in-dications and results of liver transplantation in Europe. A report from the European Liver Transplant Registry （ELTR）. J Hepatol 2012；57：675-88.

[22] Watt KD，Pedersen RA，Kremers WK，et al. Long-term probability of and mortality from de novo malignancy af-ter liver transplantation. Gastroenterology 2009；137：2010-7.

[23] Muraji T. Early detection of biliary atresia：past，pres-ent & future. Expert Rev Gastroenterol Hepatol 2012；6：583-9.

[24] Zagory JA，Nguyen MV，Wang KS. Recent advances in the pathogenesis and management of biliary atresia. Curr Opin Pediatr 2015；27：389-94.

[25] Middlesworth W，Altman RP. Biliary atresia. Curr Opin Pediatr 1997；9：265-9.

[26] Catana AM，Medici V. Liver transplantation for Wilson disease. World J Hepatol 2012；4：5-10.

[27] Kassam N，Witt N，Kneteman N，et al. Liver trans-plantation for neuropsychiatric Wilson disease. Can J Gastroenterol 1998；12：65-8.

[28] Bruha R，Dvorak K，Petrtyl J. Alcoholic liver disease. World J Hepatol 2012；4：81-90.

[29] Lucey MR. Liver transplantation in patients with alcohol-

ic liver disease. Liver Transpl 2011；17：751-9.

[30] Rice JP，Eickhoff J，Agni R，et al. Abusive drinking after liver transplantation is associated with allograft loss and advanced allograft fibrosis. Liver Transpl 2013；19：1377-86.

[31] Lucey MR. Liver transplantation for alcoholic liver disease. Nat Rev Gastroenterol Hepatol 2014；11：300-7.

[32] Stine JG，Chalasani N. Chronic liver injury induced by drugs：a systematic review. Liver Int 2015；35：2343-53.

[33] Bruix J，Sherman M，Practice Guidelines Committee AASLD. Management of hepatocellular carcinoma. Hepatology 2005；42：1208-36.

[34] Vitale A，Volk ML，De Feo TM，et al. A method for establishing allocation equity among patients with and without hepatocellular carcinoma on a common liver transplant waiting list. J Hepatol 2014；60：290-7.

[35] Pichlmayr R，Weimann A，Klempnauer J，et al. Surgical treatment in proximal bile duct cancer. A single-center experience. Ann Surg 1996；224：628-38.

[36] Becker NS，Rodriguez JA，Barshes NR，et al. Outcomes analysis for 280 patients with cholangiocarcinoma treated with liver transplantation over an 18-year period. J Gastrointest Surg 2008；12：117-22.

[37] Robles R，Figueras J，Turrion VS，et al. Spanish experience in liver transplantation for hilar and peripheral cholangiocarcinoma. Ann Surg 2004；239：265-71.

[38] Urego M，Flickinger JC，Carr BI. Radiotherapy and multimodality management of cholangiocarcinoma. Int J Radiat Oncol Biol Phys 1999；44：121-6.

[39] Schmeding M，Neumann UP. Liver transplantation for intra- and extrahepatic cholangiocarcinoma. Ann Transplant 2013；181-8.

[40] Pavel M，Baudin E，Couvelard A，et al. ENETS Consensus Guidelines for the management of patients with liver and other distant metastases from neuroendocrine neoplasms of foregut，midgut，hindgut，and unknown primary. Neuroendocrinology 2012；95：157-76.

[41] Mazzaferro V，Pulvirenti A，Coppa J. Neuroendocrine tumors metastatic to the liver：how to select patients for liver transplantation? J Hepatol 2007；47：460-6.

[42] Le Treut YP，Gregoire E，Belghiti J，et al. Predictors of long-term survival after liver transplantation for metastatic endocrine tumors：an 85-case French multicentric report. Am J Transplant 2008；8：1205-13.

[43] Ravaioli M，Ercolani G，Neri F，et al. Liver transplantation for hepatic tumors：a systematic review. World J Gastroenterol 2014；20：5345-52.

[44] Hagness M，Foss A，Line PD，et al. Liver transplantation for nonresectable liver metastases from colorectal cancer. Ann Surg 2013；257：800-6.

第 110 章　肝移植术后重要脏器功能的监测与维护

终末期肝病患者常伴有电解质和酸碱平衡紊乱及血流动力学异常，在肝脏移植手术过程中也会出现特殊的血流动力学和电解质及酸碱平衡的变化。ICU 医生也应该了解肝脏移植手术的几个阶段：第 I 阶段即无肝期前的阶段，从麻醉诱导直到患者病肝的切除；第 II 阶段即为无肝期，此期特别要注意电解质和代谢性酸中毒的情况；第 III 阶段为新肝的植入，肝脏再灌注并持续至外科手术结束。

肝移植受者经历了几小时甚至是十几小时的手术后常规会转至 ICU 进行监护与治疗，患者仍处于麻醉状态，带有气管插管并需要继续呼吸机辅助呼吸。

自手术室转至 ICU 时的交接工作非常重要，手术医生及麻醉医生需向 ICU 医生详细交接以下情况：①患者基本情况，如年龄、性别、原发病等；②外科手术情况，包括肝移植供肝类型，是活体肝移植还是尸体肝移植，是部分移植物还是全肝移植物，术中血管吻合及胆道吻合的情况，以及肝脏的缺血时间，是否为特殊类型的肝移植，如跨血型移植；③术中的输血量、失血量及尿量等液体总量出入情况；④术中特殊事件的发生及处理；⑤血管活性药物的使用及剂量；⑥各种导管的详细放置位置。患者转入 ICU 后即刻的检查通常包括血常规、肝肾功能和离子、血乳酸、动脉血气及凝血状况，并拍摄胸片以明确导管、气管插管的位置，以及胸腔积液的情况。

第 1 节　血容量管理和血流动力学监测

肝脏受者的容量状态在术中和围手术期受到很多因素的影响。如短时间内的失血会造成容量不足，而肾功能不全所致的少尿会导致容量过负荷。肝脏移植手术后精确地评估患者状态至关重要，需要连续进行严密的监测。

一、低血容量

低血容量的原因可以是术中的液体入量不足，因凝血功能障碍导致的术中及术后出血，或是因第三间隙水肿造成的有效循环血容量不足，前负荷减少造成心输出量（CO）减少，从而引起移植物灌注不足。

严重的低血容量的治疗可选择血浆等血制品，血制品补充后可留在血管内，很快起到补充血容量的作用，同时避免了移植物水肿。在肝脏移植手术过程中，由于缺血再灌注损伤，肝脏移植物的血管通透性改变[1]，肝移植术后的患者出现低血容量的情况，虽然也可以给予生理盐水补充容量，但晶体液会很快溢出到血管外第三间隙，引起移植物充血水肿，且由于肠壁水肿会导致腹腔内压力增高。在 ICU，补充血容量也常常会应用 25% 的白蛋白，但大样本的双盲研究表明并未显示出明显的优势[2]。

二、高血容量

高血容量通常发生于过度复苏或肾功能不全的受者中。高血容量的原因主要是液体入量过多或是肾功能不全导致的少尿。高血容量会导致第三间隙水肿、毛细血管渗漏综合征及移植物充血等。特别是存在明显保存损伤、脂肪变性及来自老年供者的移植物对于高血容量非常敏感，容易发生移植物肿胀、肝窦扩张充血等损伤[1]。通过降低中心静脉压（CVP），在全身循环和门脉循环间产生合适的压力梯度，可以促进血液通过移植物。对高血容量必须通过静脉利尿（包括输注利尿剂呋塞米或持续肾替代疗法）来积极治疗。

三、血流动力学监测

肝移植术中及术后转入 ICU 的早期阶段，为了监测管理患者的液体容量及心脏功能，往往需要监测血流动力学。终末期肝硬化患者存在高动力循环状态，这是由于肝脏代谢功能障碍导致扩血管物质如一氧化氮（NO）等积聚，从而导致体循环阻力（SVR）减低[3]。

肝移植受者在术中会留置中心静脉导管及动脉导管，一些中心会放置 Swan-Ganz 右心导管，可用于监测患者左、右心室的充盈压和功能，以及肺循环与体循环的血流动力学状态。在肝移植受者到达 ICU 后，需要评估其血流动力学状态以指导液体的管理和血管活性药物的应用。对于 SVR 低于 400（dyne·s）/m²[正常值为 800～1200（dyne·s）/m²]且血压低的受者，可应用血管活性药物如去甲肾上腺素等，同时尽量将中心静脉压（CVP）维持在较低水平，以避免移植物充血水肿[4]。

第 2 节　术后呼吸功能管理

一、肝移植术后撤除呼吸支持的原则

肝移植受者到达 ICU 后，ICU 医生首先要评估血流动力学状态和氧合情况，以达到早期拔管的目的。既往曾认为肝移植受者术后 24～48h 内的镇静治疗和气道正压通气可能会利于患者术后恢复，但目前认为，长时间的机械通气会导致肺部感染，如呼吸机相关性肺炎（VAP）及 ICU 内的获得性院内感染，且可造成气道损伤。尤其是对于婴幼儿肝移植受者，因为气管插管很细，长时间滞留会导致痰液阻塞气管插管的风险增加；而且机械通气增加胸腔内压可减少静脉回流，加重肝脏移植物充血水肿。一些中心的报道表明，80% 的患者可以在移植后 3～4h 内成功地实施早期拔除气管插管[5]。

早期拔除气管插管还能减少患者入住 ICU 的时间和住院费用[6]。实现尽早脱机拔管的前提是成功的肝脏移植手术，包括供肝质量良好、术中的出血及输血量较少，以及患者术前处于非严重衰竭状态等。

肝移植受者的脱机指征与一般 ICU 患者基本一致。成功脱机的指标包括：①神志清楚，能自主咳嗽；②呼吸频率＜30 次/分；③潮气量＞5ml/kg；④动脉氧分压＞60mmHg，动脉血二氧化碳分压维持在相对正常的范围；⑤吸入氧浓度（FiO₂）＜40%。

对于需要较长时间机械通气的患者，应采取半卧位。一些患者拔管后可先过渡到无创通气，以尽量减少有创通气的时间、避免再次插管，同时严格管理患者容量过负荷的情况，最终实现脱离辅助通气。

二、导致肝移植术后脱机延迟的因素

受者到达 ICU 后，ICU 医生必须评估血流动力学和血氧参数，以早期拔管为目标。一些研究显示，高达 70%～80% 的术后受者可在手术室内即刻拔管[7]。有证据表明，即便未能在手术室内拔管，早期 ICU 拔管（移植后＜3h）可使患者早日从 ICU 转出，有利于恢复[8]。但在许多情况下，如患者术前伴有脑病、血流动力学不稳定、严重肥胖、虚弱、移植物原发性无功能等，早期拔管也许不成功或不可行。表 110-1 中列出了一些导致脱机延迟的原因。

表 110-1　导致脱机延迟的原因

过度镇静	肺膨胀不全
神经肌肉阻滞	肺部感染
重度营养不良	肺水肿
代谢紊乱	术前存在严重的肝肺综合征或
膈肌功能障碍	门脉性肺动脉高压
大量胸腹腔积液	

第 3 节　术后早期肾脏功能管理

一、终末期肝病患者肾功能的状况

终末期肝病（ESLD）患者术前可能会存在不同程度的肾功能不全，其病因可以是肾前性、肾性或肾后性，但 ESLD 患者出现早期肾功能不全可能会被临床医生忽略，因为临床上评估肾功能常是根据血清肌酐水平，以及根据血、尿肌酐计算得出的肾小球滤过率（GFR），而 ESLD 患者可能存在因疾病慢性消耗导致的肌量下降、长时间低蛋白饮食、严重蛋白尿、肝脏合成功能下降、骨骼肌产生肌酐减少，以及患者因过度补液造成的血液稀释等，造成测得的血肌酐值偏低。另外，与肾功能正常者相比，ESLD 患者的肾小管肌酐分泌量与滤过量有所升高。上述这些原因均可导致对肾功能的

高估。

ESLD 患者肝移植术前导致肾功能不全的病因常较多。首先是严重的容量不足、有效动脉血容量减少和持续性低血压，如术前重度食管胃底静脉曲张出血可导致急性血容量不足，过量使用利尿剂和乳果糖引起腹泻也可导致血容量减少。其次是造影剂、非甾体抗炎药等药物相关的肾毒性。另外，一些患者术前已经存在肝肾综合征（HRS），主要是由于血流动力学改变导致肾脏血流量的减少和滤过率降低所引起。

二、术后早期发生急性肾功能不全的风险因素

急性肾损伤（AKI）在肝移植术后较为常见，肝移植术后其发病率为 11% ～ 68%[9, 10]。在开展肝脏移植的早期阶段，因外科技术、免疫抑制剂等因素的影响，MaCauley 等[11] 曾报道肝移植术后早期急性肾功能不全的发生率高达 94.2%。肝移植术后发生急性肾损伤的诱因包括术前、术中及术后的一些危险因素。术前因素包括前文提到的 ESLD 患者可能存在的影响肾功能的因素。

在肝移植术中，出血、低血压均可造成肾脏血流灌注减少。在无肝期钳夹门静脉和下腔静脉会阻断下肢和脾脏血液回流，可造成心输出量减少、血压下降，全身血管阻力升高，重要器官的血流灌注减少，从而导致肾血流量下降，造成肾脏缺血性损伤。

肝移植术后低血压、感染、持续的肾前性肾衰竭及肾毒性药物的使用等均可导致急性肾损伤。另外，移植的肝脏出现功能延迟恢复或原发性无功能及血胆红素升高，均增加了患者术后发生急性肾衰竭的危险性；急性肾损伤的发生是新发慢性肾病（CKD）、终末期肾病（ESRD）等远期并发症甚至死亡的独立危险因素[12]。

肝移植术后早期发生急性肾功能不全的危险因素见表 110-2。

表 110-2　肝移植术后早期发生急性肾功能不全的危险因素

受者因素
糖尿病
术前肾功能异常
高血压

续表

术中、围手术期因素
无肝期时间长
失血量过多
低血压时间长
升压药物的使用
感染 / 脓毒症
移植肝原发无功能 / 移植肝功能延迟恢复
供体因素
DCD 供体
高风险供体
缺血再灌注损伤程度
药物相关的因素
钙调神经磷酸酶抑制剂（他克莫司和环孢素）
其他肾毒性药物的使用

三、术后早期预防及处理肾功能不全的策略

在术后早期预防肾功能不全的策略主要包括以下几个方面：避免严重的容量不足，尽可能避免或减少低血压的发生。对于出现术后肾功能不全的患者，可推迟开始使用他克莫司的时间或降低钙调神经磷酸酶抑制剂的剂量。避免他克莫司血药浓度过高，以减轻肾损害、降低慢性肾脏疾病的发生率。可早期使用单克隆抗体（IL-2 受体拮抗剂）以延迟加用他克莫司的时间，或是术后维持较低水平的他克莫司血药浓度以减少肾脏损伤，同时不增加排斥反应的风险[13, 14]。

另外需要注意，肝移植术后新发的严重肾功能不全也可能是由于严重的移植物功能障碍或原发性无功能。对于术后严重的急性肾功能障碍，出现少尿、代谢性酸中毒、高钾血症或伴有脓毒症的患者，应尽早开始连续肾脏替代治疗。

第4节　术后神经系统评估

肝移植术后患者神经系统的状况评估非常重要。首先，患者能够从麻醉中苏醒是移植物发挥功能的重要标志。肝移植患者在术中及术后应用大剂量的免疫抑制剂，如激素和钙调神经磷酸酶抑制剂，加上患者术前焦虑紧张的精神因素，均可能会导致患者出现焦虑、睡眠障碍、幻觉、谵妄、木僵等表现。在绝大多数患者，经过调整药物剂量并得到充

分休息后，这些症状可自行缓解。但部分症状严重者，需使用抗焦虑药物。在个别患者，术后使用钙调神经磷酸酶抑制剂（特别是他克莫司）和其他药物治疗，可能导致癫痫发作[15]。而对于一些原发病为遗传代谢病的儿童，在神经系统原本就有不同程度损害的情况下，使用钙调神经磷酸酶抑制剂等药物容易引起神经功能恶化，可表现为突然意识改变、失语和肌张力减退等。此时需降低他克莫司的浓度或转换成环孢素或雷帕霉素，严重者需加用抗癫痫药物；遗传代谢病患儿还需继续给予纠正代谢药物，同时在围手术期尽量避免外界刺激[16, 17]。

第 5 节　术后肝脏移植物功能评估

一、肝脏移植物的合成功能

肝脏移植物合成功能可通过凝血酶原时间或国际标准化比值（INR）来评估。凝血因子与肝脏合成功能密切相关，急慢性肝炎、肝硬化及肝功能异常时，凝血功能均受影响。凝血功能指标除了能监测手术后患者的出血风险外，同时也监测了患者术后移植肝的功能。如果再灌注后出现凝血功能恶化，则可能是移植术后原发性无功能的先兆。血清白蛋白水平也可用于评估肝移植物合成功能，但受营养状况、体液容积水平的影响。

二、肝脏移植物的分泌与排泄功能

通过总胆红素（TBil）和直接胆红素（DBil）水平的测定可以反映肝脏的分泌和排泄清除功能。当出现肝细胞病变时，不能正常地将胆红素转化成胆汁，或因肝细胞肿胀、肝内胆管受压，排泄胆汁受阻，均会使血中胆红素升高；如果 DBil 明显升高表明胆红素的排出存在障碍，即为胆汁淤积性黄疸（分为肝内胆汁淤积和肝外胆汁淤积）。

三、肝脏移植物的代谢功能

肝脏移植物的代谢功能可通过血糖水平进行评估，肝脏通过肝糖原分解和糖异生来维持血糖水平，移植术后受者持续低血糖提示可能存在移植物功能不全。术后受者血糖水平升高也需要引起注意。术后早期肝移植受者需使用大剂量糖皮质激

素及免疫抑制剂抗排斥治疗，这些药物的使用可能导致受者出现葡萄糖不耐受和胰岛素抵抗，导致血糖异常升高；移植受者术前肝脏基础状况对术后糖尿病的发生也有影响。术后的高血糖需及时予以控制，持续的高血糖可导致伤口愈合不良等严重副作用。

乳酸通过 Cori 循环在肝脏中转化为丙酮酸进行下一步代谢，所以肝脏移植物代谢功能也可以通过血清乳酸水平进行评估。乳酸水平升高提示移植物功能不佳，但也可由外周组织缺氧所致，故血乳酸也能反映有效循环血量和器官灌注情况。

四、肝脏的酶学

常用的肝脏酶学指标包括丙氨酸氨基转移酶（ALT）、天冬氨酸氨基转移酶（AST）、碱性磷酸酶（ALP）、γ- 谷氨酰转肽酶（GGT）。肝脏转氨酶是直接反映肝脏受损程度的指标，肝细胞是转氨酶的主要来源，当肝细胞膜受损或肝细胞坏死时，转氨酶便会释放到血液中，使血清转氨酶升高。转氨酶值已经上万或逐渐上升，都提示供肝存在严重损伤甚至无法恢复。此外，持续性酸中毒、低血糖、高胆红素血症等均可提示严重移植物功能不全。

五、超声多普勒（肝脏血流）

肝脏血流超声检查对于肝移植术后患者移植物的存活状况、急慢性排斥反应的发生、有无吻合口瘘等病情监测十分重要。常规肝移植术后超声检查需要探查门静脉吻合口内径、肝左静脉内径、肝后下腔静脉前后径、门静脉血流速度、肝内肝动脉血流速度、肝静脉及其分支血流速度，以及肝脏的大小、形态、前后径、肝内胆管有无扩张等（图 110-1）。

肝动脉阻力指数（RI）是评价移植物血管开放程度、移植物功能或失功非常有用的临床手段。肝动脉 RI=[收缩期肝动脉血流峰值（PS）– 收缩末期肝动脉血流速度]/PS。正常值为 0.6 ～ 0.9。肝动脉栓塞、狭窄时，动脉血流声可消失。术后早期 RI < 0.3 时可见到转氨酶继续升高，凝血物质功能丧失（INR > 2.0），提示出现移植物原发性无功能（PNF）；而 RI 较高时（ > 0.9）常见于移植物肿胀、保存损伤或者急性排斥反应等。

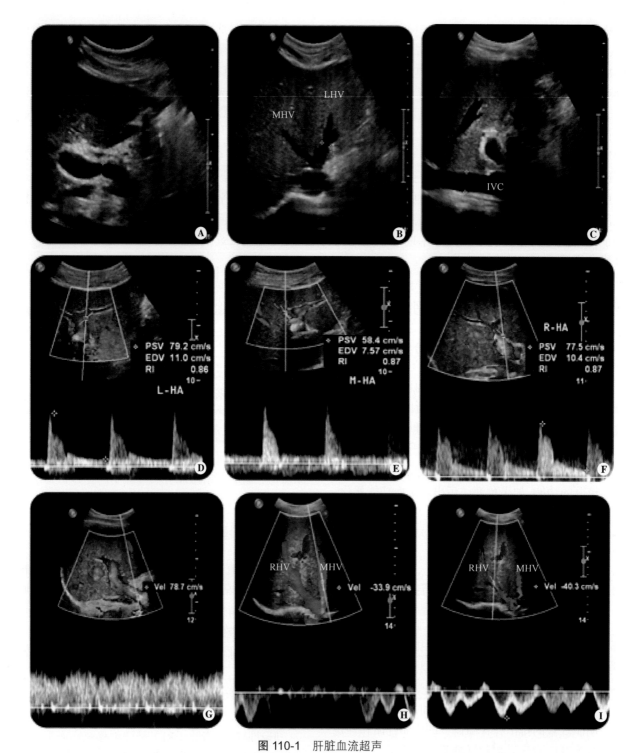

图 110-1 肝脏血流超声

A. 门静脉主干内径；B. 肝左静脉内径；C. 下腔静脉前后径；D. 肝左动脉；E. 肝中动脉；F. 肝右动脉；G. 门静脉主干；H. 肝中静脉；

I. 肝右静脉（图片由何恩辉提供）

六、腹 水

患者术后早期有无腹水是手术成功与否的重要指标，并可提示术后早期吻合口瘘、出血等并发症。腹水的颜色、液量、生化指标均能提示患者术后状况。

七、影响术后早期移植物功能的主要因素

1. 供体年龄 肝脏的功能与年龄增长关系较小，但是肝脏的重量和体积会随着年龄变小，肝脏

的血流量也有所下降，老年供体的大动脉和肠系膜动脉可能会存在动脉粥样硬化。且随着年龄的增长，脂肪肝的发生率也可能会增加。供体肝脏的脂肪变性程度可能影响术后移植物功能的转归。

2. 供体的基础状况　供体的基础状况包括供者的原发病、入住 ICU 的时间、血流动力学稳定程度、血管活性药物的使用、电解质和酸碱平衡的情况等。低血压是发生休克肝的明确因素，尸肝移植中供体低血压时间较长或心肌梗死，或者供体曾使用多种或大剂量血管活性药物，导致内脏血管收缩，都可能是早期移植物失功的危险因素。高钠血症影响供肝功能，可能是因为高钠血症可升高细胞间渗透压，再灌注时出现细胞水肿，促使供肝质量受到影响。也有一些研究提出供受者性别差异及人种差异，也是术后早期移植物功能异常的危险因素。

3. 供肝来源的感染　供体已存在的感染性疾病，例如各种病毒感染及长期住院的心脏死亡器官捐献（DCD）供者各种耐药菌的感染，术后受者或移植物会出现感染性疾病，甚至会导致移植物血栓形成等。

4. 脂肪肝　脂肪肝指脂类重量超过肝脏自身净重 5% 的肝脏。根据肝细胞受累程度，脂肪肝分为三级：轻（< 30%）、中（30 ~ 60%）、重（> 60%）。供肝脂肪变性程度与术后移植肝失功、围手术期死亡及移植术后长期生存密切相关。有报道称供肝脂肪变性的程度越高，移植物原发性无功能发生率越高，可能是由于脂肪变性会加重缺血再灌注损伤。经过低温保存和灌注，术后脂肪肝的缺血再灌注损伤可以表现在血清转氨酶升高、再生功能受损甚至移植物原发性无功能。大部分移植中心采用的判断标准为：预计冷缺血时间超过 6h，采用 ≤ 30% 大泡性脂肪变性的肝脏来移植；当缺血时间不超过 6h 时，可使用 40% 左右的大泡性脂肪变性的肝脏作为移植物[16]。

5. 小肝综合征（small-for-size syndrome，SFSS）　是一种发生于活体肝移植、劈离式肝移植术后的与移植肝或残余肝体积不足有关的临床综合征。其发生机制可能是由于门静脉高灌注和小体积供肝的代谢负荷过重。小肝综合征表现为术后肝脏出现急速肿胀，肝脏功能障碍，高胆红素血症伴胆汁淤积及大量腹腔积液。持续性的肝功能异常将进一步诱发脓毒血症、胃肠出血等并发症，甚至导致呼吸功能和肾功能衰竭，如不再次行肝移植常

导致受者死亡[17, 18]。这些临床表现主要与移植肝或残余肝体积不足有关。

活体供肝肝移植在供肝功能良好、无脂肪变性或肝硬化等病理改变的条件下，一般将移植物与受者体重比（graft to recipient weight ratio，GRWR）< 0.8% 或移植物体积与受者标准肝体积比（graft volume/standard liver volume，GV/SLV）< 40% 定义为小移植肝（简称小肝）。

6. 保存损伤　所有移植物都存在不同程度的保存损伤。器官保存损伤包括热缺血损伤、冷缺血损伤和缺血再灌注损伤[19]。器官暴露于保存液时间的长短，会明显影响移植效果和移植物原发性无功能的发生率。移植术后转氨酶的峰值出现在最初的 1 ~ 2 天内，然后转氨酶水平下降，但可能出现胆汁淤积。术后当天或 3 ~ 5 天内可伴有 ALP 和 GGT 升高。胆汁淤积高峰出现在术后 7 ~ 12 天内[20]，然后慢慢好转。通常认为 AST 显著升高（> 2500IU/L）提示存在明显的保存损伤，高于 5000IU/L 提示存在严重保存损伤，甚至可能导致移植物失功。

7. 原发性无功能与排斥反应　肝移植术后如果出现极度凝血功能障碍、无法纠正的酸中毒、纤维蛋白溶解、转氨酶迅速升高、肝昏迷、凝血酶原时间延长，通常会考虑原发性移植物无功能。肝移植的超急性排斥反应罕见，也很少因为排斥发生移植物失功。移植物活检可见出血性坏死和移植物窦内充血，实验室检验可证实有无 IgM 抗体和补体介导的反应。超急性排斥反应常发生于 ABO 血型不合的移植。急性排斥反应往往出现在术后 1 周至1 个月。

8. 肝脏血管并发症　肝移植术后因肝动脉闭塞、肝静脉流出道不畅均可导致移植肝功能异常，转氨酶可以突然明显升高，肝脏血流超声可提示肝动脉闭塞或流出道梗阻。如果已经是肝移植术后1 周以上，可能对移植物功能影响较小。但后期会导致肝脓肿，甚至脓毒血症，需要长时间的抗细菌和抗真菌治疗甚至引流。

第 6 节　肝移植术后常用免疫抑制剂及抗凝药物的使用

移植术后的 7 ~ 10 天是急性排斥反应发生的高峰期，大多数排斥反应发生于移植术后的 1 ~ 2

个月内。反复发作的排斥反应可能导致移植物功能的永久损害。因此，肝移植受者如何抗排斥反应、抑制免疫系统功能，同时避免患者发生感染，以及感染后的治疗，则是手术后的重中之重。肝移植术后维持期常用的免疫抑制剂包括糖皮质激素（甲泼尼龙、泼尼松）、钙调神经磷酸酶抑制剂（他克莫司、环孢素）、抗代谢药物（吗替麦考酚酯），以及哺乳动物雷帕霉素靶蛋白（mTOR）抑制剂（西罗莫司）等。

肝移植术后的抗凝治疗：门静脉血栓形成（PVT）及肝动脉血栓形成（HAT）是肝移植术后常见的血管并发症，是导致移植物失功甚至受体死亡的重要原因。血栓形成的原因主要包括：肝移植手术过程中重建了受者肝脏血流模式，改变了动静脉血流动力学，且损伤门静脉壁、动脉壁，甚至改变其解剖结构，或者受者本身血管的解剖变异或者内径不匹配。肝移植受者需要预防门静脉及肝动脉血栓的形成，并在血栓形成后及时接受溶栓治疗[21]。各个中心抗凝药物的应用并无统一意见，主要应用肝素、低分子肝素、阿司匹林、华法林钠等抗凝、抗血小板药物。对于成人肝移植受者常常不需要术后常规给予抗凝，但对于儿童肝移植受者，尤其是婴幼儿肝移植受者血管纤细，发生血管并发症的风险明显高于成人，因此术后常常需要抗凝治疗。

第7节 肝移植术后患者免疫功能的监测

有研究显示[22]，使用以他克莫司为基础免疫抑制剂方案的肝移植受者术后5年存活率可达80%以上，但绝大部分肝移植患者需终身服用免疫抑制剂。过度或长期使用免疫抑制剂，可能产生多种不良反应如机会性感染、药物毒性、继发肿瘤等，甚至有时会成为导致移植物功能丧失或肝移植受者死亡的重要因素；反之，免疫抑制不足，则增加移植物发生急性排斥反应的危险[23]。因此，如何监测患者免疫功能、准确评估术后患者免疫功能，进而指导临床个体化用药显得尤为重要。

肝移植受者术后长期随访管理的一项主要内容即为监测患者免疫功能，以适时优化免疫抑制治疗方案，从而降低由于移植物排斥反应导致移植物功

能衰竭的发生率[24]。免疫功能的监测包括免疫抑制剂血药浓度、外周血 CD4$^+$CD25$^+$T 细胞、CD8$^+$ Treg、自然杀伤细胞、ImmuKnow 细胞免疫功能（测定 CD4$^+$T 细胞功能）等。

一、免疫抑制剂血药浓度

目前认为，术后早期将他克莫司血药浓度维持在 7～10ng/ml 较为安全。但移植术后不同阶段所要求的免疫抑制程度不同。通过酶联免疫吸附试验（ELISA）检测免疫抑制剂血药浓度为目前临床上常用的免疫监测方法，且主要以免疫抑制剂正常范围为基础进行治疗剂量的调整。

但临床应用中发现，仅依据血药浓度调整免疫抑制剂方案并不能完全避免临床不良事件的发生。不同个体间血液中他克莫司浓度的差异很大。已有研究证实，编码 CYP3A 和 CYP3A5 基因的遗传多态性是影响钙调磷酸酶抑制剂药代动力学的主要因素[25]。患者的血药浓度值会因为个体代谢水平不同、是否联用其他免疫抑制药物（激素等）等而出现较大差异。另外，有文献报道，免疫抑制剂的血药浓度和药物疗效之间并不呈线性关系，不能反映患者的真实免疫状态[26]。

二、T 细胞亚群

T 细胞具有免疫调节和细胞免疫功能，在肝移植免疫排斥反应中起重要作用。CD3$^+$ 细胞被认为是总 T 细胞（即成熟 T 细胞）。CD4$^+$T 细胞代表辅助性 T 细胞（Th），通过直接或间接途径识别由抗原提呈细胞（APC）提呈的移植抗原，启动移植排斥免疫应答。活化的 Th 细胞释放白细胞介素（IL）-2 等炎症细胞因子，导致迟发型超敏反应，造成移植器官损伤。CD8$^+$T 细胞再分为细胞毒性 T 细胞（CD8$^+$CD28$^+$，Tc）和抑制性 T 细胞（CD8$^+$CD28$^-$，Ts），二者的动态平衡是维持机体免疫自身稳定的重要因素。CD4$^+$、CD8$^+$T 细胞的改变导致 CD4$^+$/CD8$^+$ 比值的变化可作为判断免疫状态的指标。

目前，国内普遍通过 CD4$^+$T 细胞计数反映受者的细胞免疫水平。CD4$^+$T 细胞是发挥细胞免疫功能的基础。CD4$^+$T 细胞能促进 B 细胞、T 细胞和其他免疫细胞的增殖与分化，协调免疫细胞间的相互作用。肝移植术后早期，淋巴细胞数量会发生

很大的变化。目前的研究重点主要是关注此阶段的免疫功能变化。术后早期阶段，由于使用了大量免疫抑制药物，淋巴细胞数量会急剧减少，随后又逐渐增加。因此，移植后早期的淋巴细胞迅速增多，表明免疫抑制的失败；而淋巴细胞的缓慢降低，则意味着感染的机会增加。更好地理解排斥免疫学中的 CD4⁺T 细胞亚群对于促进临床诱导移植免疫耐受将有很大帮助。

CD8⁺T 细胞中的 Ts 细胞对免疫应答有重要的负调节功能，不仅对 B 细胞合成和分泌抗体有抑制作用，而且对 Th 细胞作用、迟发型超敏反应及 Tc 介导的细胞毒作用都有负调节作用，通常起着维持自身耐受和避免免疫反应过度损伤机体的重要作用。Ts 细胞功能的异常常与自身免疫性疾病、Ⅰ 型超敏反应等疾病发生有关。Tc 效应细胞与抗原病毒免疫、抗肿瘤免疫及对移植物的排斥反应有关。CD8⁺T 细胞减低见于自身免疫性疾病或变态反应性疾病。记忆性 CD8⁺T 细胞是排斥反应中的主要效应细胞，也是移植免疫耐受的重要靶细胞。有研究发现，肝移植后免疫状态稳定的受者，记忆性 CD8⁺T 细胞亚群的免疫表型随时间推移而规律变化。在减少免疫抑制剂的浓度和剂量后，患者发生免疫排斥反应，记忆性 CD8⁺T 细胞亚群的免疫表型同样改变。而在加大免疫抑制剂剂量后，主要的 CD8⁺T 细胞变为幼稚 CD8⁺T 细胞。经过有效的治疗后，又迅速恢复到记忆性 T 细胞的免疫表型[27]。此结果表明，记忆性 CD8⁺T 细胞的免疫表型转换与肝移植术后患者的免疫状态变化密切相关。因此，考虑到记忆性 CD8⁺T 细胞在移植肝免疫排斥中的重要作用，监测记忆性 CD8⁺T 细胞的免疫表型转换对于预测肝移植后的同种异体移植排斥反应和治疗效果非常重要。

CD4⁺/CD8⁺T 细胞也是一种用于临床评估细胞介导免疫调节的常用指标。它代表了炎症和免疫变化的综合效应，目前已经被用作评估多种疾病的免疫状况[28, 29]。正常情况下，CD4⁺/CD8⁺T 细胞比值介于 1.5～2.5，95% 的正常人 CD4⁺/CD8⁺T 细胞比值在 1.0 以上，CD4⁺/CD8⁺T 细胞比值 < 1.0 则称为"免疫倒置"，属免疫过度抑制，易发生感染。若移植后 CD4⁺/CD8⁺T 细胞比值较移植前明显增加，则需警惕发生排斥反应，应及时调整免疫抑制剂用量。

三、CD4⁺T 细胞 ATP 值

2002 年，美国 FDA 批准了一种新的免疫细胞功能检测方法（ImmuKnow），通过量化细胞激活、细胞选择及代谢的标志物——三磷酸腺苷（ATP）来检测 CD4⁺T 细胞的免疫反应能力可在体外检测 CD4⁺T 细胞的活化增殖状态。该方法能快速、方便、准确地评估患者细胞免疫功能状态，帮助医生掌握有效血药浓度范围。研究发现，在肝移植术后围手术期急性排斥组患者，ATP 值在术后第 1 周达到高峰，显著高于同期非排斥组；经激素冲击治疗 1 周后，排斥被逆转，ATP 值也明显降低。当移植受者感染 CMV、EB 病毒及肝炎病毒时，细胞介导的免疫功能下降，其外周血免疫细胞的 ATP 水平也随之下降[30]。当 ATP 值低于 130μg/L 时，其预测感染的敏感性和特异性分别为 85.2% 和 76.3%，且可以进一步区分细菌、真菌感染。对于术后长期稳定生存的肝移植受者，CD4⁺T 细胞 -iATP 水平与移植术后生存时间存在关联，能够在一定程度上映射出肝移植受者的临床病情变化及免疫状态[31]。然而，有研究表明，术后早期 CD4⁺T 细胞 -iATP 检测具有一定的局限性，不能完全真实地反映体内 CD4⁺T 细胞的免疫活化状态[32]。此外，术后不同的免疫抑制剂方案会影响 CD4⁺T 细胞 -iATP 水平，其中吗替麦考酚酯和西罗莫司可显著降低 CD4⁺T 细胞 -iATP 值[33]。

肝移植后受者机体免疫功能的改变，是通过淋巴细胞及其相关细胞因子水平的改变而实现的。还有一些其他 T 细胞在移植术后起到非常重要的作用，如 γ/δ T 细胞在抗肿瘤和抗感染免疫反应中起着免疫监视的作用，调节性 T 细胞（Treg）在器官移植后的免疫耐受中也发挥着重要作用等。另外，在肝脏免疫耐受的形成中，B 细胞和自然杀伤细胞（NK 细胞）都发挥着极其重要的调节和效应作用。

总之，如何平衡免疫反应，从而避免发生排斥或感染，是肝移植临床医生所面临的关键问题。因此，对肝移植术后患者进行免疫状态检测十分必要。目前，可以反映肝移植受者术后免疫功能的指标有很多，监测这些指标对诊断术后排斥反应、感染，指导调整免疫抑制剂用量，以及判断疗效、预后，甚至患者的长期生存都有十分重要的意义。由于免疫系统是一个纷繁复杂的综合调节系统，而围手术期影响机体免疫功能的因素众多，因此临床医生需综合多个指标并结合临床具体情况，权衡利弊，谨慎调整和优化免疫抑制剂用药方案。

（孙丽莹　姜亦洲　刘静怡）

参考文献

[1] Strunden MS, Heckel K, Goetz AE. Perioperative fluid and volume management: physiological basis, tools and strategies. Ann Int Care 2011; 1: 2-8.

[2] Finfer S, Bellomo R, Boyce N, et al. A comparison of albumin and saline for fluid resuscitation in the intensive care unit. N Engl J Med 2004; 350: 2247-56.

[3] Gordon AC, Russell JA. Goal directed therapy: how long can we wait? Critical Care 2005; 9: 647-8.

[4] Giglio MT, Marucci M, Testini M, et al. Goal-directed haemodynamic therapy and gastrointestinal complications in major surgery: a meta-analysis of randomized controlled trials. Br J Anesth 2009; 103: 637-46.

[5] Taner CB, Willingham DL, Bulatao IG, et al. Is a mandatory intensive care unit stay needed after liver transplantation? Feasibility of fast-tracking to the surgical ward after liver transplantation. Liver Transpl 2012; 18: 361-9.

[6] Aniskevich S, Pai SL. Fast track anesthesia for liver transplantation: review of the current practice. World J Hepatol 2015; 7: 2303-8.

[7] Glanemann M, Busch T, Neuhaus P, et al. Fast tracking in liver transplantation. Immediate postoperative tracheal extubation: feasibility and clinical impact. Swiss Med Wkly 2007; 137: 187-91.

[8] Biancofore G, Romanelli A, Bindi M, et al. Very early tracheal extubation without predetermined criteria in a liver transplant recipient. Liver Transpl 2001; 7: 777-82.

[9] O'Riordan A, Wong V, McQuillan R, et al. Acute renal disease, as defined by the RIFLE criteria, post-liver transplantation. Am J Transpl 2007; 7: 168, e76.

[10] Sang BH, Bang JY, Song JG, et al. Hypoalbuminemia within two postoperative days is an independent risk factor for acute kidney injury following living donor liver transplantation: a propensity score analysis of 998 consecutive patients. Crit Care Med 2015; 43: 2552-61.

[11] McCauley J, Van Thiel DH, Starel TE, et al. Acute and chronic renal failure in liver transplantation. Nephron 1990; 55: 121-8.

[12] Chawla LS, Bellomo R, Bihorac A, et al. Acute kidney disease and renal recovery: consensus report of the Acute Disease Quality Initiative (ADQI) 16 Workgroup. Nat Rev Nephrol 2017; 13: 241-57.

[13] Rognant N. Acute kidney injury in patients with chronic liver disease. World J Hepatol 2015; 7: 993-1000.

[14] de Haan JE, Hoorn EJ, de Geus HRH. Acute kidney injury after liver transplantation: recent insights and future perspectives. Best Pract Res Clin Gastroenterol 2017; 31: 161-9.

[15] Rompianesi G, Montalti R, Cautero N, et al. Neurological complications after liver transplantation as a consequence of immunosuppression: univariate and multivariate analysis of risk factors. Transpl Int 2015; 28: 864-9.

[16] Baumgartner MR, Horster F, Dionisi-Vici C, et al. Proposed guidelines for the diagnosis and management of methylmalonic and propionic acidemia. Orphanet J Rare Dis 2014; 9: 130.

[17] Fraser JL, Venditti CP. Methylmalonic and propionic acidemias: clinical management update. Curr Opin Pediatr 2016; 28: 682-93.

[18] Andert A, Ulmer TF, Schöning W, et al. Grade of donor liver microvesicular steatosis does not affect the postoperative outcome after liver transplantation. Hepatobiliary Pancreat Dis Int 2017, 16: 617-23.

[19] Shoreem H, Gad E, Saliman H, et al. Small for size syndrome difficult dilemma: lessons from 10 years single centre experience in living donor liver transplantation. World J Hepatol 2017; 9: 930-44.

[20] 中华医学会器官移植学分会，中国医师协会器官移植医师分会. 中国活体肝移植小肝综合征临床诊治指南（2016版）. 临床肝胆病杂志 2017; 33: 1870-5.

[21] Das S, Swain SK, Addala PK, et al. Initial poor function and primary nonfunction in deceased-donor orthotopic liver transplantation maintaining short cold ischemic time: what is the influence of poor donor maintenance? Notes from a single Indian center. Prog Transplant 2016; 26: 340-7.

[22] Angelico R, Gerlach UA, Gunson BK, et al. Severe unresolved cholestasis due to unknown etiology leading to early allograft failure within the first 3 months of liver transplantation. Transplantation 2018; 102: 1.

[23] Kogut MJ, Shin DS, Padia SA, et al. Intra-arterial thrombolysis for hepatic artery thrombosis following liver

transplantation. J Vasc Interv Radiol 2015；26：1317-22.

[24] Starzl TE. The long reach of liver transplantation. Exp Clin Transplant 2013；11：87-92.

[25] Israeli M，Klein T，Sredni B，et al. ImmuKnow：a new parameter in immune monitoring of pediatric liver transplantation recipients. Liver Transpl 2008；14：893.

[26] Castroagudin JF，Molina E，Varo E. Calcineurin inhibitors in liver transplantation：to be or not to be. Transplant Proc 2011；43：2220-3.

[27] Tada H，Tsuchiya N，Satoh S，et al. Impact of CYP3A5 and MDRI（ABCB1）C3435T polymorphisms on the pharmacokinetics of tacrolimus in renal transplant recipients. Transplant Proc 2005；37：1730-2.

[28] Kowalski RJ，Post DR，Mannon RB，et al. Assessing relative risks of infection and rejection：a meta-analysis using all immune function assay. Transplantation 2006；82：663-8.

[29] Jones ND. Memory T cells：how might they disrupt the induction of tolerance? Transplantation 2009；87：S74-7.

[30] Kamallou A，Haji Abdolbaghi M，Mohraz M，et al. Reference values of lymphocyte sub-populations in healthy human immunodeficiency virus-negative Iranian adults. Iran J Immunol 2014；11：221-32.

[31] Lu W，Mehraj V，Vyboh K，et al. CD4：CD8 ratio as a frontier marker for clinical outcome，immune dysfunction and viral reservoir size in virologically suppressed HIV-positive patients. J Int AIDS Soc 2015；18：20052

[32] Husain S，Raza K，Pilewski JM，et al. Experience with immune monitoring in lung transplant recipients：correlation of low immune function with infection. Transplantation 2009；87：1852-7.

[33] 曲伟、孙丽莹、朱志军、等．肝移植受者生存时间与 CD4+T 淋巴细胞内三磷酸腺苷水平的关联性分析．中华肝脏病杂志 2014；22：693-7.

第111章 肝移植术后不同时期并发症处理原则

第1节 肝移植术后早期外科并发症

一、出血和积血

肝移植术后腹腔内出血比其他外科手术更为常见。其主要原因：受者术前存在严重凝血功能异常、术中出血导致凝血物质消耗、手术创面大、腹腔内静脉曲张和低体温，而手术操作不当和移植肝功能恢复延迟将加剧出血问题。腹腔内出血的判断，主要依靠对生命体征、血流动力学、血细胞计数指标和腹腔引流液的连续观察。短时间内出血量较多或存在活动性出血时，应在充分补充凝血物质的前提下进行开腹止血。术中对出血点行缝合或钳夹止血，如果是创面广泛渗血而无活动性出血，应采用热盐水纱布填塞压迫 20～30min，再辅以氩气刀喷射创面或喷涂纤维蛋白凝胶，经上述处理多能止血。

由于肝移植术后患者凝血功能逐渐恢复，部分患者少量出血可自行停止。但即使未观察到活动性出血的患者，也可能在腹腔内留有积血，从而引起发热、感染和胃肠功能障碍等问题。应根据积血量、患者能否耐受手术和积血导致并发症的风险，决定是否需要择期开腹清除积血。肝后膈下的积血即使较少，也可能影响肝脏的静脉回流，导致较大面积的肝脏淤血，应特别注意。

二、肝动脉血栓形成

肝动脉血栓形成（HAT）是严重的肝移植并发症，可导致早期移植物失功、胆道并发症和患者死亡[1]。通常将 HAT 分为早期和晚期：早期 HAT 出现于肝移植术后 30 天内，30 天以后出现的 HAT 则被归于晚期 HAT[2]。由于肝移植术后动脉侧支循环形成情况存在差异，早期 HAT 和晚期 HAT 的预后存在差异。早期 HAT，特别是术后数日内的 HAT 更容易导致移植物失功，常危及患者生命。在肝移植开展的初期，HAT 的病死率曾高达 50%，目前由于监测及处理水平的提高，病死率有所下降。

早期 HAT 常存在明显的临床症状，包括发热、白细胞升高、ALT 和 AST 明显升高及脓毒症[3]。晚期 HAT 常无明显症状，也可伴有胆管炎、反复发热和菌血症[4]；部分患者存在一些不典型的表现，如背痛、肩痛和乏力。早期 HAT 的发生与外科操作存在密切联系，包括血管扭曲、吻合口狭窄和过度解剖（导致血管损伤）。一些非手术的因素也会增加 HAT 的发生风险，如老年捐献者、高凝血状态和排斥反应[10]。有研究发现，CMV 感染、供受体血型不相容、再次肝移植、血管搭桥、手术时间长、受者体重低、血管变异和动脉灌注时间推迟等，也与 HAT 的发生有关[2]。

超声检查可发现 HAT，增强 CT 和血管造影可进一步确定诊断。通过常规超声监测尽早发现 HAT 是进一步处置的重要前提。早期 HAT 发生后，应尽快重建肝脏的动脉血供，以防止胆道和肝实质损伤[2]；如上述损伤已经发生或者肝动脉血供无法恢复，则需考虑紧急肝移植治疗，这也是针对 HAT 的主要治疗方式。美国器官分配系统将肝移植术后 7 天内的 HAT 列为肝移植紧急状态，可优先获得供体。对于动脉血栓形成早期和未完全栓塞且未出现肝衰竭的 HAT 患者，可尝试采用动脉介入治疗清除血栓。动脉介入治疗包括动脉内溶栓治疗、经皮腔内血管成形术（支架植入和球囊扩张等）。有研究认为在成人和儿童肝移植中，动脉介入治疗可以减少移植物丢失的发生率、提高患者生存率[5]。但是动脉介入治疗存在较高的风险，早期介入治疗易导致吻合口破裂，抗凝药物可能导致出血。血栓范围较大的 HAT 动脉介入治疗的作用也有限。此外，肝移植术后 1 周内的 HAT，如同时存在移植物功能严重障碍或脓毒症，不建议采用动脉介入治疗，因为出血风险高，预期效果也不理想。静脉溶栓主要方案包括尿激酶 5 万～25 万 IU 或链激酶 1～3mg，可同时使用肝素治疗。每 8h 检测一次肝功能、PT、APTT、纤维蛋白原变化，每 12h 进行一次超声检查观察肝动脉情况。如果效果理想可继续治疗 48 ~ 72h；如果 12h 内无改善或者出现并发症，则停止治疗。对于动脉血流恢复的患者，继续进行超声监测。对于早期 HAT 导致缺血性胆道疾病和肝脓肿等并发症者需要进行相应的治疗，包括脓肿的切除、胆道支架等。

肝移植后，肝动脉侧支循环最早出现于术后或 HAT 形成后 2 周。这些侧支循环可以逐渐增加肝脏的动脉血供，因此晚期 HAT 和部分早期 HAT 的症状较轻或无症状，随着肝移植术后时间的延长，HAT 导致并发症的风险也逐渐降低。

三、门静脉狭窄和血栓形成

肝移植术后门静脉并发症的发生率相对较低，为 2% ~ 13%[6]。主要包括门静脉吻合口狭窄和门静脉血栓。门静脉并发症的主要危险因素包括：门静脉直径小、供受体门静脉走行或直径不匹配、门静脉血流低、移植前存在门静脉血栓和既往脾切除等。

门静脉狭窄和血栓形成的初期，常无明显症状，多无血清 ALT 和 AST 水平明显升高。而在门静脉狭窄和血栓形成的晚期，可出现腹水、静脉曲张出血、脾肿大和血细胞减少等典型门静脉高压表现。肝静脉阻塞时也可出现上述症状，应注意通过影像鉴别。早期发现门静脉并发症非常重要，应常规超声监测门静脉血流，尤其是存在高危因素的患者。超声发现门静脉吻合口 < 4mm，门静脉血流速度 < 10cm/s 和肝动脉阻力指数低于 0.65 时，提示可能存在门静脉狭窄和血栓[7]。门静脉吻合口严重狭窄时，狭窄处的受体侧门静脉常明显扩张，供体侧表现为喷射性血流。此时需要密切监测门静脉血流，或者进一步行影像学检查。CT 和 MR 血管成像可以进一步明确门静脉狭窄和血栓的情况。门静脉介入造影不但可以明确诊断，还能同时进行相应的处置。

存在门静脉并发症的患者，即使肝脏功能稳定，但如果出现门静脉高压的症状和体征，则需要进一步治疗。经皮门静脉支架置入是治疗门静脉吻合口狭窄和血栓的主要方法。进入门静脉的方法主要有 4 种：经皮肝穿刺、经皮脾穿刺、经颈静脉和术中置入。其中，经皮肝穿刺门静脉支架置入是最常选择的方式，由于肝移植术后肝周围粘连，穿刺导致

腹腔内出血的风险反而减小；但导致肝内血肿和动脉、门静脉、胆道之间形成瘘的风险仍然存在。目前超声引导结合 X 线造影的方法已经较为普及，增加了穿刺的准确性。由于门静脉狭窄的受体侧膨大，网状支架置入后易向下方移位，因此支架需具备足够长度，必要时可放置 2 个支架。支架置入后应给予 7 天静脉抗凝药物治疗，使 INR 保持在 1.5 ~ 2.0。抗血小板药物需要口服 6 个月，主要为阿司匹林 100mg/d 或氯吡格雷 75mg/d。存在凝血障碍的患者，可在其凝血障碍恢复后采用抗血小板治疗。目前采用的自膨胀金属支架置入，可获得几乎百分之百的门静脉通畅率。静脉支架治疗未明显增加门静脉扩张和门静脉狭窄的发生率。

如果门静脉完全闭塞，可考虑手术治疗，术中剥离栓子或行静脉搭桥治疗。对于手术困难或无法改善的门静脉栓塞，如广泛肝内或肝外血栓形成，则需要监测门静脉高压并发症的情况，并通过保守治疗稳定患者情况。虽然早期严重的门静脉血栓也可能影响移植物功能，但多数门静脉狭窄和血栓形成并不需要再次行肝移植治疗。

四、肝静脉及下腔静脉梗阻

肝移植术后流出道梗阻为肝静脉和 / 或下腔静脉血流不畅或阻塞导致的移植肝淤血性损害。在背驮式肝移植中较为常见，在改良背驮式肝移植和部分肝脏移植中也可见到。由于儿童腹腔容积小，移植物体积相对较大且欠规则，更易发生流出道问题。

流出道梗阻的诊断和处置均较为困难。流出道梗阻的患者容易出现腹水和 / 或右侧胸水，肝脏功能大多接近正常；但个别病例出现流出道梗阻后，肝脏功能恶化甚至出现暴发性肝衰竭[8]。患者出现无法解释的腹水时应考虑该诊断，但该疾病表现缺乏特异性。超声发现肝脏肿大、密度不均匀和肝静脉流速下降可提示流出道梗阻，CT 和 MR 血管造影可发现更为典型的肝不均匀淤血表现，但这些影像表现仍然缺乏特异性。肝脏肿大也可能早于流出道梗阻出现，而流出道轻度梗阻也可能仅仅是其他病因所致肝损伤的继发改变。肝静脉介入造影和肝静脉 – 下腔静脉压力梯度测量是流出道梗阻诊断的金标准。进行造影的同时也可进行肝静脉扩张成形和支架置入[9]。有学者认为肝静脉 – 下腔静脉压力梯度为 5mmHg 时高度怀疑存在流出道梗阻，而治

疗后希望实现的压力梯度为 3mmHg[10]。流出道梗阻患者的移植肝活检可以发现肝脏淤血导致的小叶中心坏死，但与急性排斥反应不容易区分[11]。

由于解剖学位置特殊，再次手术创伤较大，完全阻断肝脏血流后处理梗阻较为困难，对肝脏功能影响较大。经皮经股肝静脉成形治疗更为简单有效。采用支架支撑狭窄是较为常用的方法，可有效防止再次狭窄的出现。由于下腔静脉粗大，留置支架时应防止其脱落进入下腔静脉。随着生长发育，支架可能移位或者与血管直径不匹配，故儿童受者不宜接受该治疗。成人流出道梗阻患者如能及时明确诊断并通过静脉支架治疗，大多数预后良好。但如果梗阻持续存在，可能继发感染或最终出现移植物慢性失功。流出道梗阻导致移植物失功和流出道梗阻导致暴发性肝衰竭时，需要再次行肝移植手术治疗[8]。

五、胆道并发症

肝移植术后胆道并发症包括狭窄、胆漏、胆石/胆泥和奥迪括约肌功能障碍。胆道并发症最常见的原因包括胆道留置 T 管、Roux-en-Y 吻合、缺血再灌注损伤、肝动脉血栓、巨细胞病毒感染和原发性硬化性胆管炎等。

胆道并发症的临床表现变化较大，可无症状，仅伴有中度肝酶升高，也可出现胆管炎伴有脓毒血症、发热和低血压。监测胆道并发症的主要方法包括肝脏功能生化检测和腹部超声检查。超声检查发现胆道扩张，生化检测发现总胆红素、直接胆红素、碱性磷酸酶异常升高，均提示胆道并发症。超声可探测到38%～68%的胆道梗阻所致胆道扩张[12]。在超声不能确定胆道情况时，可行磁共振胰胆管水成像（MRCP）。对于留置 T 管的患者，经 T 管胆道造影可更为准确地判断胆道情况；无法通过 T 管进行胆道造影时，可经内镜胰胆管逆行造影（ERCP）。经皮肝脏穿刺胆管造影（PTC）可替代 ERCP，尤其是接受胆肠吻合的患者很难进行 ERCP 检查，常选择 PTC 检查。虽然 PTC 创伤较大且会增加出血的风险，但较少导致逆行胆道感染。

（一）胆漏

胆漏常伴有胆管狭窄，是肝移植术后早期的主要并发症之一，发生率为2%～25%。按出现的时间可分为早期胆漏和晚期胆漏，早期胆漏出现于肝移植后 4 周之内，此后出现的胆漏为晚期胆漏[13]。

早期胆漏通常发生于吻合口处或 T 管胆道出口处。直接原因为胆道壁缺血、下游梗阻和奥迪括约肌痉挛，T 管拔除或意外脱出也可导致胆漏[14]。外科手术处理如过度游离胆道周围组织、缝合的密度和张力过高，均可影响胆道的供血和愈合，易导致吻合口漏。由于正常胆道的直径较小，生理状态下压力较大，因此凝血块、扭曲的 T 管均可导致胆道部分梗阻，最终因胆道压力升高导致胆漏。移植肝冷缺血可导致血管损伤和胆道损伤，可直接或通过加剧上述问题诱发胆漏。T 管可减轻肝移植术后早期的胆道压力，有利于胆泥等潜在的阻塞物排出，防止胆漏，T 管周围的窦道也是早期胆管介入治疗的通道，但 T 管的胆道出口同时也是胆漏易发的部位，因此是否在肝移植术后留置 T 管也存在争议。因此，对于胆漏发生风险极低的患者可考虑不留置 T 管；但胆漏的风险常难以判断，而胆漏一旦发生则后果可能较为严重，所以多数中心仍常规留置 T 管。

胆漏的临床表现与胆汁漏出的量及腹腔受累的区域有关。肝移植术后，特别是 T 管拔除时，如果出现腹痛、发热或其他腹膜炎征象，应警惕胆漏的发生。部分患者可无明显症状，特别是接受糖皮质激素治疗的患者；对于这些患者，顽固性腹胀、不明原因的血清胆红素升高和腹水中胆红素升高，可提示存在胆漏。

处理胆漏的基本原则是充分引流、减少胆汁漏出和促进腹腔内窦道形成，主要治疗方法包括介入治疗和手术治疗。由于腹腔水肿粘连，即使行手术治疗，多数患者难以重新吻合胆道，故对于胆汁漏出较少的患者应首选介入治疗。如经 T 管引流可控制胆汁漏出，可在持续开放 T 管的基础上，通过超声引导下腹腔穿刺，引流腹腔积液，促进漏口周围组织包裹和愈合。如胆汁持续漏出，T 管引流不够理想，可通过 PTC、ERCP 或 T 管窦道放入胆道内引流管，以充分引流胆汁，控制胆汁漏出。上述处置通常要在肝移植术后 2～3 周才可进行，否则操作易导致吻合口破裂。在特殊情况下也可于术后早期尝试介入治疗，但需做好手术准备。对肝移植术后早期的高流量胆漏，或者介入治疗无法处理的胆漏，手术治疗成为唯一的选择。手术治疗可直接修补胆道缺损、充分清除腹腔积液、放置引流，但对胆道走行和漏口具体位置的判断有时不如介入治疗准确；采用术中胆道造影可提高手术治疗的准确性。奥迪括约肌痉挛可导致胆汁入肠道受阻、胆道压力升高，从而导致胆漏。对于痉挛较为严重的病例，可考虑通过球囊扩张奥迪括约肌；但奥迪括约肌切开易导致反流性胆管炎，因此应谨慎对待。

（二）胆道吻合口狭窄

在胆管 – 胆管吻合和胆肠吻合的病例中胆道吻合口狭窄均可出现[13]。吻合口狭窄与胆道直径、局部组织缺血、外科手术技术和愈合时的纤维化过程有关[15]。早期胆漏也是出现吻合口狭窄的一个原因。由于 T 管的位置不佳、吻合口水肿等原因也可导致暂时的吻合口狭窄，随着 T 管的移除和吻合口水肿的消退，狭窄可得到缓解。胆道狭窄的患者可表现为黄疸、发热和腹痛，也可表现为无症状的淤胆。影像检查显示吻合口附近的胆道扩张，组织学检查可见胆道梗阻的表现，如胆管周围炎或胆管增生。

吻合口狭窄导致临床症状或肝功能异常时需要进行治疗。可采用经 T 管窦道、ERCP 和 PTC 的胆道介入治疗，通过球囊扩张狭窄，经狭窄处放置胆道引流管或支架。狭窄的吻合口常存在大量纤维瘢痕，因此单次扩张效果往往不能持久。胆道支架需每 3 个月更换一次，支架的直径逐渐增加。通常患者需要接受持续的支架支撑 1 年以上，从而保证狭窄处不会因为纤维瘢痕的弹性回缩再次狭窄。由于胆道引流时间较长，胆道造影次数较多，机械损伤和细菌感染可能导致胆道的进一步损害，继发化脓性胆管炎、胆道多发性狭窄 / 结石或者胆道出血。因此，为保证胆道情况长期稳定，支架直径的选择、固定方式和日常护理均非常重要。

腹腔粘连不严重，手术风险低的吻合口狭窄患者可通过手术再次吻合胆道。吻合口严重狭窄无法通过介入治疗改善时，则需要进行手术治疗。术中可切除原吻合口再次吻合，由于胆道周围瘢痕粘连、胆道长度不足等原因，部分患者无法进行胆道 – 胆道吻合，需要行胆肠吻合。

（三）胆道非吻合口狭窄

胆道非吻合口狭窄是肝移植术后最主要的远期并发症，通常是指由于供体保存过程所致胆道缺血所引起的吻合口以外的狭窄、胆泥 / 结石等问题，被统称为缺血性胆道疾病。此外，肝动脉血栓、原发性硬化性胆管炎等自身免疫性肝病、慢性排斥和供受体 ABO 血型不相容，也可导致胆道非吻合口狭窄。缺血性胆道疾病为非吻合口胆道狭窄的代表性类型，其他病因的非吻合口狭窄的胆道处置与之类似，但需要根据各自的病因进行针对性治疗。

非吻合口胆道狭窄最早出现于肝移植术后 2 周，高发于 3 ～ 6 个月，术后 1 年仍有发病。常可累及肝内外多支胆管，胆道常呈"枯树枝样改变"、走行僵直、形态欠规则，伴有多发的不同程度的狭窄。多数患者由于胆汁淤积、胆道内皮脱落和感染导致胆道内多处泥沙样物质沉积，即胆泥。这些胆泥可加剧胆道梗阻，并逐渐变硬形成结石，最终大量胆泥 / 胆石在胆道内形成铸型。

局限的非吻合口狭窄与吻合口狭窄类似，但病变常位于肝内，手术治疗困难，因而多采用介入治疗。PTC 和经 T 管窦道的介入治疗为主要方法。ERCP 也可用于肝外胆道或者靠近肝外胆道的局限狭窄。非吻合口胆道狭窄初期多呈渐进性的病程。因此，即使介入治疗可暂时缓解病情，持续的胆泥和胆管末梢阻塞将加重病情。尽管如此，积极的介入治疗仍可使部分病情相对较轻的患者获得改善，甚至长期稳定。胆道铸型形成后，胆道梗阻难以解除。部分患者接受多次窦道扩张，最终采用胆道镜取出完整的胆泥铸型，从而在很大程度上改善病情。既往多数非吻合口胆道狭窄患者需要再次行肝移植治疗。近年来，采用上述介入方法后，许多患者病情稳定。部分患者在经历 1 ～ 2 年的治疗后，实现长期稳定。

缺血性胆道疾病是肝脏体外保存损伤的直接后果，因此其预防尤为重要。采用低黏度灌注液、减少冷保存时间、充分灌注动脉系统及进行胆道冲洗，均有可能降低其发病率。但目前尚无有效预测和控制缺血性胆道疾病的确切方法。在供体不足的情况下，心脏死亡器官捐献（DCD）来源的部分边缘供肝仍可能被用于临床。这导致非吻合口胆道狭窄在相当长的时间内，仍将是肝移植术后的重要远期并发症。

（朱志军　张海明）

第2节　肝移植术后早期
非外科并发症

一、排斥反应

肝移植术后患者需长期服用免疫抑制剂。虽然部分患者远期可实现免疫耐受，但至目前为止，绝大多数仍需要终身服用免疫抑制剂来防止同种异体移植物排斥。肝脏是免疫特惠器官，其术后排斥反应的发生率低于肾脏等移植器官，但急性排斥反应依然是术后早期导致移植功能不良以致移植物失功的重要原因。

排斥反应可分为两种类型：宿主抗移植物反应（HVGR）和移植物抗宿主反应（GVHR）。在肝脏移植等实体器官移植中，通常所说的排斥反应是指HVGR，即受者对移植物抗原产生的免疫反应最终导致移植物的损害。排斥反应主要包括超急性排斥反应、急性（细胞）排斥反应和慢性排斥反应，其中肝移植术后早期最常见的是急性排斥反应。肝脏组织学（严重程度用Banff标准来评估）是诊断排斥反应的金标准[16]。

1. 超急性排斥反应（hyperacute rejection，HAR）HAR罕见（发生率＜0.1%），发生于移植物植入后数分钟至24h内，其原因是受者循环内存在针对供者的HLA抗体，通常见于ABO血型不相符的肝移植、术前反复多次输血、多次妊娠或既往接受过其他器官的移植。一旦发生会出现移植物的坏死性血管炎、移植物失功，往往需要紧急再次移植。

2. 急性排斥反应（acute rejection，ACR）　ACR发生在高达20%～40%的移植受者中，是早期同种异体移植物发生功能障碍的最常见原因。大多数ACR病例（约65%）在第一年内即发生。ACR又可细分为早期ACR（术后90天内）和晚期ACR（术后90天后）[17]。

ACR表现为同种异体移植物功能的突然恶化，其发生是由于受者T细胞识别并攻击供体同种异体抗原。MHC不相容组织的移植可引起受者对供体组织产生T细胞依赖性细胞免疫反应。ACR临床表现为发热、萎靡、腹痛、厌食、虚弱无力，晚期ACR在早期阶段通常无症状，但随着病情进展也会出现上述表现。当血清转氨酶、碱性磷酸酶或胆红素水平升高时应怀疑是ACR。但

对于区分排斥反应和其他原因所造成的同种异体移植物功能障碍，这些血清指标既不敏感也不特异[18]。多普勒超声通常提示门静脉血流速度降低，这是早期ACR的一个特征。由于同种异体移植物损伤有许多潜在的原因，而上述临床表现、血清学及影像学检查都是非特异性的。而且，对排斥反应的治疗可能加剧导致移植物损伤的其他原因；因此，是否存在排斥反应及其严重性都应经过组织学确认。ACR的病理特点是胆管炎症、门静脉浸润和内皮炎三联征（图111-1）。晚期ACR有一些组织学差异，尤其是中央静脉周围炎。

大多数尤其早期ACR可以通过激素冲击或免疫抑制剂的加量来治疗，通常不会对移植物或患者的长期生存产生不利影响[19]。然而，晚期ACR往往对激素反应欠佳，可能导致慢性排斥反应和移植物失功。发生ACR患者的治疗应根据需要采取个性化多学科方法。例如，组织学仅表现为轻度排斥和轻微生化异常的患者，可增加他克莫司剂量，维持全血水平在8～12μg/L。如果他克莫司水平已经在目标范围内，则可以加用麦考酚酯和/或增加激素的用量。如果有中重度组织学异常，首次发病时需要使用大剂量激素，如甲泼尼龙1g/d。静脉注射连用3天；之后，激素的剂量可逐渐减少至20mg/d或更小的剂量口服。

二、感　　染

感染始终居器官移植领域并发症之首，是导致移植术后受者死亡的最主要原因。尽管免疫抑制剂的研发与应用取得了显著的进展，但半数以上的肝移植受体仍会在术后早期阶段发生感染性疾病。感染的危险性取决于免疫抑制状态和暴露于感染源之间的平衡是否被打破。移植患者的免疫抑制状态受到多方面因素的影响，术后的管理应始终在预防排斥反应与预防感染之间寻找平衡，术后早期需及时识别感染并阻止感染发展。

通常将肝移植受者可能发生感染的时间分为三个阶段，不同阶段感染特点不同。早期感染，指移植术后第1个月，90%以上为院内细菌和真菌感染，以混合感染为主，通常与移植前因素或移植后并发症相关；中期感染，第1～6个月内发生的感染，以巨细胞病毒和肺孢子菌感染为主，以及部分迁延感染；后期感染，移植术后6个月发生的感染，相

对少见，多数为机会性感染，少数为病毒或慢性感染。大部分感染发生在移植术后的前 2 个月，这通常是最容易发生排斥反应并且也是应用免疫抑制剂剂量最大的时期。

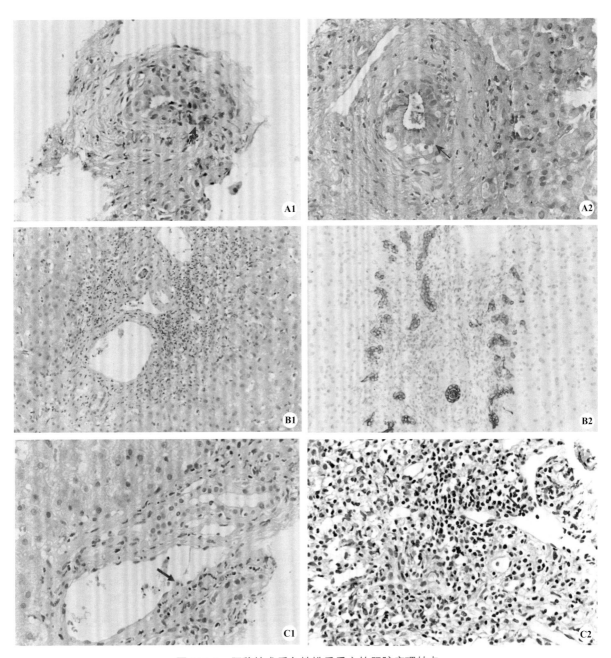

图 111-1　肝移植术后急性排斥反应的肝脏病理特点

A1、A2. 胆管炎；B1、B2. 汇管区炎症；C1、C2. 内皮炎（A1、B1. HE，100×；B2. CK7 免疫组化染色，100×；图 A2、C1、C2. HE，200×）

（图片由赵新颜提供）

（一）细菌感染

细菌感染在肝移植后感染中最为常见，发生率从 35% 到 70% 不等。肝移植术后细菌感染发生的部位以肺、腹腔、静脉导管、血液为主。大多数细菌感染发生在术后 8 周内，致病菌的种类在一定程度上取决于预防性应用抗生素的种类。

常见的细菌病原体包括革兰氏阳性菌（金葡菌、凝固酶阴性的葡萄球菌、粪肠球菌）和革兰氏阴性菌（肠杆菌科和铜绿假单胞菌）。近几年报道，革兰氏阳性球菌的感染在肝移植术后早期的细菌感染中所占比例逐渐增加，有的甚至高达 70%。原位肝移植（orthotopic liver transplantation，OLT）患者是由多重耐药革兰氏阴性病原体引起的感染，主要是克雷伯菌属和肠杆菌属。

肝移植术后细菌感染的治疗原则：监护病房每天进行各种引流、分泌液及体液培养和药敏试验。根据发热、细菌学、临床证据分为证据感染、临床感染、病原学感染及无原因感染。应制订经验性用药、针对病原的治疗和降阶梯治疗计划。在经验性用药中，应选用有酶抑制剂的广谱抗生素。针对病原的治疗，对于革兰氏阳性菌（MRSA、MRSE）选用万古霉素或替考拉宁；对于革兰氏阴性菌（以产 ESBL 的大肠埃希菌和肺炎克雷伯杆菌为代表），可选择三代头孢菌素和碳青霉烯类等。除此之外，防治感染还应包括免疫抑制方案、加强术后营养、加强护理等几个方面。

（二）真菌感染

肝移植术后真菌感染的发生率和病死率较高，主要是由于其临床症状不典型，早期确诊困难。然而，近年由于抗真菌预防性或针对性治疗及免疫抑制剂的调整，其发生率已经明显降低。大于 90%的真菌感染发生于 OLT 术后 2 个月内[20]。

肝移植术后真菌感染主要发生于呼吸道、胸腔、腹腔、消化道、泌尿系统、皮肤及中枢神经系统，其中以肺部感染最为常见。常见条件致病菌有念珠菌、曲霉、毛霉菌、隐球菌等，其中以念珠菌最多见，其次为曲霉。肺部 CT 检查往往能够见到斑片状影、团块状影及空洞形成（图 111-2、图 111-3）。

侵袭性真菌感染（invasive fungal infection，IFI）的发生近年在肝移植受者中呈上升趋势，发生率在 5%～42%，多发生于移植术后早中期，以 3 个月内多见，也有患者在术后 3 个月至 1 年内发生，肺部感染多见，以烟曲霉、黄曲霉及黑曲霉相对多见。

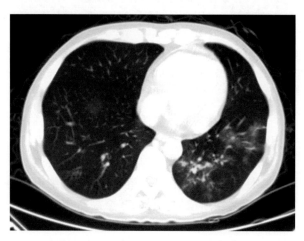

图 111-2　肝移植术后患者毛霉菌感染

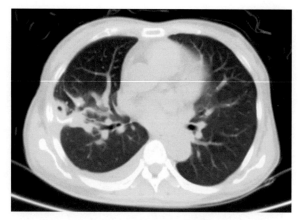

图 111-3　肝移植术后患者新型隐球菌感染

肝移植患者侵袭性真菌病的管理有赖于感染的早期预防和识别、免疫抑制剂的合理应用和抗真菌药物的及时应用。抗真菌药物的选择通常依赖于药敏谱和药物的毒性。严重真菌感染的肝移植患者首先需要对免疫抑制剂进行调整，用量减至最低，甚至暂时停用。对于一些严重真菌感染的患者，虽然两性霉素 B 是首选的抗真菌药，但同时要注意两性霉素 B 与他克莫司或环孢素一起使用时对肾脏的毒性作用。伏立康唑或泊沙康唑抗真菌谱广、临床效果较好，但要注意应用时会明显增加他克莫司、环孢素的血药浓度，因此联合应用时要注意药物的减量，同时还会明显增加华法林钠等药物的作用，需引起注意。另外一些较新、毒性较小的药物（如唑类或棘白菌素）越来越受到关注。

人类肺孢子菌肺炎（*Pneumocystis* pneumonia，PCP）主要由伊氏肺孢子菌（*Pneumocystis jiroveci*）引起，故又称为伊氏肺孢子菌肺炎（*Pneumocystis jiroveci* pneumonia，PJP），过去曾被称为卡氏肺孢子虫肺炎或卡氏肺囊虫肺炎（*Pneumocystis carinii* pneumonia）[21]。最常发生于移植后 2～6 个月，是免疫抑制状态所导致的结果。肺孢子菌肺炎通常表现为发热、咳嗽和弥漫性间质浸润，如未及时给予正确治疗，则疾病迅速进展，发生致命性低氧血症。未接受预防性治疗的肝移植患者中肺孢子菌肺炎的发病率为 5%～10%。胸部 CT 可见双肺弥漫性颗粒状影和斑片状影，后期可变成致密索条状，肺部间质呈毛玻璃样改变，可伴有纵隔气肿及气胸（图 111-4）。可从支气管肺泡灌洗液或痰液中检测出 PCP 抗原。随着检测手段的进步，目前可以应用高通量测序快速进行病原学检测。

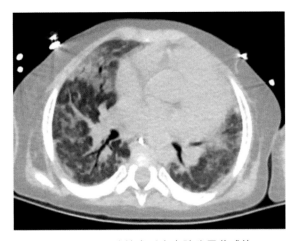

图 111-4　肝移植术后患者肺孢子菌感染

肺孢子菌肺炎的一线治疗是复方新诺明（磺胺甲噁唑与甲氧苄啶的复方制剂）。对于出现严重肺间质病变、低氧血症的患者可加用激素治疗，同时注意预防和治疗其可能合并的其他真菌及 CMV 感染等。如果患者对复方新诺明不耐受，二线药物包括喷他脒或氨苯砜 – 甲氧苄啶。

（三）病毒感染

病毒感染一般出现在移植术后 1～6 个月。肝移植受者常见的病毒感染主要包括巨细胞病毒（CMV）、EB 病毒和单纯疱疹病毒感染。

在进行有效的抗病毒预防之前，CMV 是肝移植术后最常见的病毒病原体。CMV 感染和 CMV 病的发病率很大程度上受到预防病毒感染和机体免疫抑制状态的影响。绝大多数 CMV 感染发生于移植后 3～8 周，在第 15 周时也会因为免疫抑制剂的大量使用而出现一个高峰期[22]。晚期 CMV 病，出现在移植后 8 周后，多见于二次移植患者或因排斥接受治疗的患者。CMV 感染的临床表现为发热、不适、食欲减退、肌痛和关节痛等。还可有病毒性发热综合征（伴典型的白细胞减少症）、局部感染或全身播散，各器官系统均可受累。

CMV 感染后可分为两大类：① CMV 感染，这类患者一般无任何症状，属于感染后的 CMV 血症，少数患者会出现单核细胞增多症表现，如发热、精神不振、食欲减退、肌肉和关节疼痛等。② CMV 病，若活动性的 CMV 感染没有得到正确诊断和治疗，或由于大剂量免疫抑制剂的继续应用，使得 CMV 在体内大量繁殖，侵袭机体的各组织、器官，即表现出 CMV 病。它的特征是出现明显的临床症状，如发热、间质性肺炎、肝炎、胃肠炎、心肌炎、视网膜炎等。标本中检测出 CMV DNA，但有时 CMV 血清中检测为阴性，组织中可检测到病毒的复制，均可确立诊断[23]。活动性 CMV 病的治疗需要静脉使用更昔洛韦，10mg/（kg·d）分两次静脉滴入，疗程在 3 周以上，后续可序贯使用缬更昔洛韦。更昔洛韦常见的副作用是粒细胞减少和血小板减少，用粒细胞集落刺激因子（G-CSF）即可纠正[24]。

EB 病毒是一种 B 细胞淋巴复制病毒，移植术后较为常见，但与 EB 病毒相关的移植后淋巴增殖性疾病是一种严重的并发症，可由多克隆活动性淋巴瘤超常增生成为单克隆大细胞淋巴瘤。EB 病毒感染可以没有明显的症状。常见特征有发热、淋巴结肿大、咽炎、脾肿大和非典型淋巴细胞增多症。有时出现持续数周的长期单核细胞增多症样病变、肺炎和脑炎等一些非典型表现。治疗 EB 病毒综合征通常包括减少免疫抑制剂用量。阿昔洛韦、更昔洛韦、阿糖胞苷等可抑制 DNA 聚合酶，减少 EB 病毒 DNA 合成，但在临床应用中往往效果不理想。关于移植后淋巴增殖性疾病的治疗将在下一节叙述。

人类疱疹病毒（HHV）-6 和 7 是疱疹病毒家族中的新成员，也是普遍存在的且可能从肝移植受者和其他免疫功能低下的患者体内分离出来。在人类宿主原发感染后可长期潜伏在体内，导致持续感染。在免疫功能低下时，这些病毒可重新激活或复制增加。HHV-6 在移植后早期（第 2～4 周）的重新激活可能发生在 31%～55% 的实体器官移植受者中[25]。HHV-7 感染也可能发生在移植后早期（第 3～10 周）。HHV-6 和 HHV-7 再激活在肝脏受者的临床表现，通常包括发热、皮疹、肺炎、脑炎、肝炎和骨髓抑制等[26]，另外可出现口周明显皮损（图 111-5）。预防性使用更昔洛韦可降低 HHV-6 感染率。

大多数肝移植受者的单纯疱疹病毒（HSV）呈血清学阳性。如果没有进行抗病毒预防，术后 HSV 会重新激活。HSV 感染通常发生在黏膜表面。5% 的 HSV 感染者表现为食管炎或肝炎。致命性播散性 HSV 感染伴内脏受累很少发生。HSV 感染的确诊有赖于细胞中病毒的分离。阿昔洛韦和更昔洛韦对 HSV 有效，可以用来预防 HSV 感染。

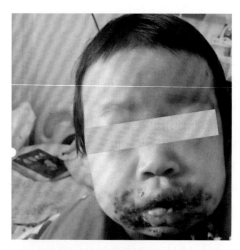

图 111-5 HHV-6 感染的儿童口周皮损

水痘-带状疱疹病毒新发或原发感染可能是肝移植后的严重并发症，并可引起严重的出血性皮疹和多器官衰竭。相反，带状疱疹病毒感染发生在5%～10%的血清带状疱疹病毒抗体阳性的肝移植受者中，通常仅表现为局部皮肤疾病，很少传播。阿昔洛韦、伐昔洛韦和泛昔洛韦可用于治疗带状疱疹和水痘 [20, 27]。

在实体器官移植患者中，腺病毒感染出现在移植后15～130天，多与皮质激素使用有关，通过免疫组化和细胞学方法可以诊断。有效的抗病毒治疗还未得到证实，在一些患者中减少免疫抑制剂用量有一定的效果。

（四）供体来源的感染

随着心脏死亡器官捐献（donation after cardiac death，DCD）供体的不断增加，来源于供体的感染也有所增加，应引起临床移植医生的重视。尤其是较长时间住在ICU、使用机械通气的患者，可能在器官捐献前已存在一些耐药细菌或真菌感染；器官移植后，由于受者使用大剂量的免疫抑制剂，因此术后可能会出现较为严重的感染，而移植物感染后可能会出现移植物血管破裂或栓塞，导致移植物失功。一些供者来源病原体的传播是可预测的。例如，CMV、HBV和HCV，可通过病毒学监测提前预防或治疗，以最大程度减少病原体传播的影响。但目前仍有一些特殊的病毒及其他病原体难以在捐献前通过常规筛查方法发现，在供者捐献时也不能明确是否存在。

虽然不可能完全消除肝移植供体来源感染性疾病传播的风险，但以下措施有助于减少此风险：对

潜在的器官捐献者要详细地了解病史、仔细行体格检查，并对常见的病原体进行筛查，包括各种分泌物的培养，必要时可通过宏基因测序鉴定可能的致病微生物。还应该评估其他潜在疾病的体征，如恶性肿瘤的可能等，并通过全面回顾供者的医疗史和社会史对其进行危险分层。但一些培养或者检测结果要在器官移植之后才能知晓（如分枝杆菌培养常需要8周），器官获取和移植中心应该充分意识到这一点，需进行风险评估，并做出相应的受者治疗计划。也要注意供者的旅行史和地方性疾病感染的风险，如果有明确的地方性疾病感染的暴露，需要采取额外供者筛查手段或者受者预防措施。

（孙丽莹 姜亦洲 刘静怡）

第3节 肝移植术后远期并发症

一、移植后淋巴增殖性疾病

移植后淋巴增殖性疾病（post-transplantation lymphoproliferative disorder，PTLD）是指器官移植后受者在免疫抑制状态下发生的异质性淋巴组织增殖性疾病。大多数PTLD的发生与持续免疫抑制状态和EB病毒感染有关。免疫功能正常的个体可通过T细胞杀伤EB病毒感染的B细胞，移植后免疫抑制治疗使得T细胞功能被抑制，EB病毒的复制不受控制，导致EB病毒感染的B细胞不断增殖，最终导致PTLD。在美国和欧洲的报道中，大约85%的PTLD是B细胞来源的，而其中80%与EB病毒感染有关，少数PTLD为T细胞来源和霍奇金淋巴瘤，极少数为浆细胞增生PTLD，这些类型多与EB病毒无关。而非EB病毒相关的PTLD的发生可能与CMV感染、基因突变（如 ras 或 p53 基因突变）、基因重排（如 c-myc、bcl-6 基因重排）相关 [28]。与B细胞来源的PTLD相比，此类PTLD发病较晚，通常更具侵袭性，并且对减少免疫抑制治疗反应较差。

根据移植器官的不同，PTLD的发生率不同。小肠移植、肺移植受者术后PTLD发生率相对较高，心脏移植、肾移植和肝移植受者的发生率相对较低，成人肝移植术后PTLD发生率在2%～3%，而儿童肝移植术后PTLD发生率则相对较高 [29]。PTLD发生率差异可能与不同器官移植术后所用免疫抑制

方案不同有关。

PTLD 发生在许多部位，包括胃肠道、肺部、骨髓、肝脏、脾脏、皮肤、中枢神经系统及淋巴结和软组织，其组织病理学类型丰富，范围从反应性浆细胞增殖到恶性淋巴瘤。在最新的 WHO 淋巴瘤分类中，PTLD 分为 6 型：浆细胞增生性 PTLD、传染性单核细胞增生性 PTLD、旺炽型滤泡增生性 PTLD、多态性 PTLD、单形性（B 细胞和 T/NK 细胞类型）PTLD 及经典霍奇金淋巴瘤。

PTLD 的临床表现多样且缺乏特异性，包括无法解释的发热、消瘦、乏力、嗜睡和厌食，淋巴结肿大、肝脾肿大、非典型性淋巴细胞增多等传染性单核细胞增多症的表现；若 EB 病毒感染累及血液系统，则可出现白细胞减少、血小板减少、溶血性贫血等噬血细胞综合征的表现。当增生的淋巴组织累及肝脏时可出现黄疸、消化道出血，累及中枢神经系统时可出现头痛、意识障碍、精神状态改变，累及消化道时可出现腹痛、呕吐、消化道梗阻及穿孔的表现。其临床表现主要取决于病变部位和严重程度。

PTLD 目前主要依据临床表现、实验室检查和组织病理学综合诊断：

（1）移植术后出现不明原因的发热、消瘦、乏力及体重下降等，抗感染治疗无效。

（2）淋巴结肿大、肝脾肿大、皮肤结节或者脏器浸润性肿块等。

（3）EB 病毒感染的相关证据，如 EBV-IgM 阳性，PCR 方法检测 EBV DNA 载量增高，伴或不伴免疫球蛋白基因重排或基因突变阳性，乳酸脱氢酶（LDH）升高等。

（4）外周血中异形淋巴细胞及单核细胞增多可帮助诊断传染性单核细胞增生性 PTLD，骨髓穿刺活检可辅助 PTLD 累及骨髓时的诊断。

（5）组织病理学仍是诊断 PTLD 的金标准，病理诊断结合 EBER 原位杂交及免疫组化等技术，可明确 CD20 等重要治疗相关标志物的表达情况（图 111-6）。

（6）影像学检查如 PET-CT、超声等，PET-CT 检查主要表现为 FDG 摄取增加的高密度影。超声检查则可发现腹腔深部及实质脏器内的肿块。

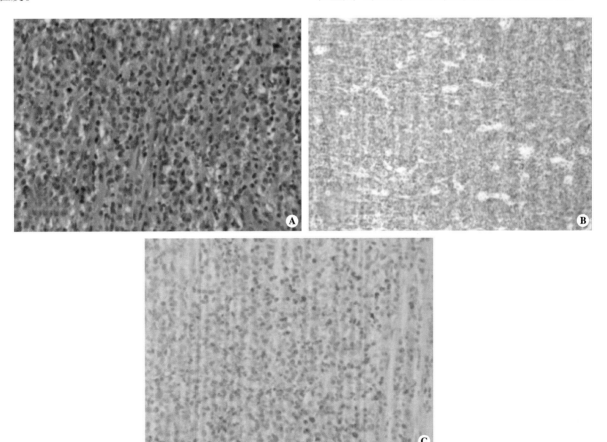

图 111-6　PTLD 的组织病理学表现

A. HE，200×；B. CD20（弥漫 +），100×；C. EBER（+），200×（图片由赵新颜提供）

PTLD 的治疗非常复杂，通常需要考虑以下几个方面，包括淋巴瘤分期和分型、EB 病毒血清学状态、患者基础状况、移植器官种类和免疫抑制方案。治疗 PTLD 的同时必须考虑到移植物功能的保护，主要有以下几种方案：

（1）降低免疫抑制水平：减少或停用免疫抑制药物。这一方案可能重建 T 细胞功能，杀伤 EB 病毒感染的 B 细胞从而抑制感染 B 细胞的增殖，进一步控制 PTLD 的进展。

（2）抗病毒治疗：EB 病毒相关 PTLD 可给予抗病毒治疗，在 PTLD 高危患者同样可给予抗病毒治疗以减少病毒复制和限制感染性 B 细胞的数量，但抗病毒治疗往往效果并不满意。

（3）手术切除/局部放疗：对于局限性的 PTLD 病灶可应用手术切除或放射治疗，联合减少免疫抑制及化疗，可取得更好的疗效[30]。对 PTLD 导致的肠穿孔、肠梗阻等并发症，更需要紧急手术干预，解除梗阻及压迫症状。

（4）抗 B 细胞单克隆抗体（抗 CD20 单抗）与化疗：由于大部分 PTLD 为 EB 病毒感染相关的 B 细胞淋巴瘤，高表达 CD20 抗原，因此可应用针对 CD20 的特异性单克隆抗体治疗。对利妥昔单抗反应不佳的患者及病理类型为非霍奇金淋巴瘤的病例，应积极考虑单克隆抗体合并化疗（R-CHOP）方案治疗[31]。

（5）细胞免疫治疗：PTLD 的发展主要由于 T 细胞功能被抑制，EB 病毒介导的 B 细胞增殖不受控制。回输 EB 病毒特异性细胞毒 T 细胞治疗 PTLD，即过继性免疫疗法，可重建 T 细胞免疫反应，清除 EB 病毒感染的 B 细胞，抑制其扩增，治疗 PTLD。

二、慢性排斥反应

慢性排斥反应（chronic rejection，CR）并不太常见，在移植受者中的发生率＜2%。通常在手术 6 个月后被诊断，但它并不都是长期存在的，没有一个特定的时限。CR 通常表现为进行性胆汁淤积性移植物功能障碍，其特点是闭塞性动脉病和进行性胆管减少。研究显示，与早期服用环孢素的患者相比，服用他克莫司的患者 CR 发生率较低。

CR 的临床表型多变，但也有以下几个特点：发生在复发、晚期或无应答的 ACR 之后；有进行

性胆汁淤积性疾病，患者可以无症状，但有胆汁淤积的生化证据（ALP 和/或 GGT 升高）和进行性高胆红素血症。当血清胆红素变得越来越高时，患者可出现瘙痒和疲劳等胆汁淤积的症状。有肝静脉闭塞病变的患者，可表现出腹水和其他失代偿肝病特征。

CR 的生化特征是进行性胆汁淤积，后期胆红素升高，最终肝脏合成功能下降。可以在＞70% 的患者中检测到自身抗体（ANA 和 ASMA），但对诊断既不特异也不敏感。应进行多普勒超声或肝动脉造影检查以排除肝动脉血栓形成或狭窄，磁共振胰胆管水成像（MRCP）以排除因 PSC 等原发病复发和其他原因导致大导管阻塞或胆汁淤积。

CR 的两个主要组织学特征是胆管减少和累及大中动脉的闭塞性动脉病，通常存在于肝实质的小叶中心区域。动脉病变主要局限于大或中型血管，病变主要是炎症，包括淋巴细胞（主要是 T 细胞）和富含脂质的巨噬细胞。更新的 Banff 标准将 CR 分为早期和晚期阶段。早期 CR 的特征在于炎症和胆管的退行性变，超过 50% 的汇管区出现胆管缺失有助于做出明确的诊断。然而，胆管数量应谨慎评估，尤其是在小型活检样本中（图 111-7）。虽然肝脏活检评估对于诊断 CR 至关重要，但 Banff 标准的组织病理学特征与阻塞性胆管病及其他与排斥无关而造成胆管减少的病因相重叠。此外，其演变和进展是可变的，可能反映了不同的病理生理机制。因此，个别患者胆道疾病的特征是晚发的。

对于出现早期 CR 组织学特征的患者，可增加免疫抑制剂的剂量，部分患者可能会有所改善。这在以他克莫司治疗为基础的患者中更常见，但当超过 50% 的汇管区缺乏胆管时，通常会导致移植物失功。如果患者没有禁忌证（如显著肾功能不全、败血症、血细胞减少症），他克莫司的剂量应进行优化。增加他克莫司对于治疗早期 CR 伴轻中度胆汁淤积（如胆红素＜10mg/dl）的患者有一定的效果。麦考酚酯对于早期 CR 也可能有一定的效果。一些研究尝试了 mTOR 抑制剂（西罗莫司或依维莫司）作为免疫抑制剂的额外药物方案，不会增加 CNI 的毒性[32]。虽然单一的西罗莫司免疫抑制治疗方案不推荐用于 CR 受者的治疗，但是联合他克莫司可以降低 CR 受者的肝纤维化。研究显示，西罗莫司/依维莫司对多达 50% 的处于胆管减少阶

段的患者有效，也可通过它对平滑肌的作用预防动脉内膜狭窄。此外，有文献报道，定期免疫球蛋白（1～2g/kg）注射治疗，可明显降低患者体内各种抗体的含量，降低实体器官移植失败的风险[33]。但这在 CR 受者中的应用较少，还需更多证据的支持。

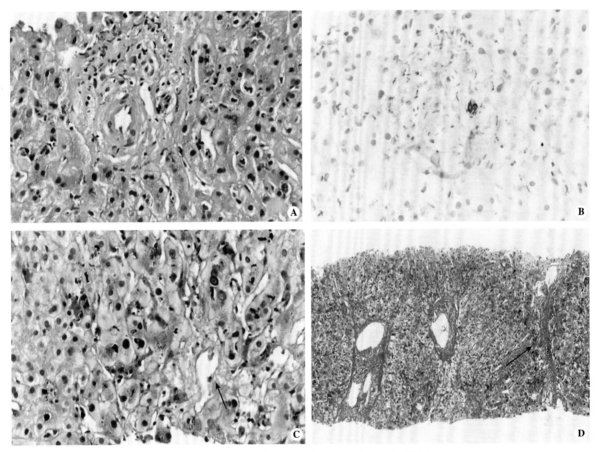

图 111-7　肝移植术后慢性排斥反应的肝脏病理特点

A. 汇管区小胆管消失；B. 汇管区周边无细胆管反应；C. 小叶中心淤胆；D. 桥接纤维化（A 和 C. HE 染色，100×；B. CK7 免疫组化染色，100×；D. Masson 染色，40×）（图片由赵新颜提供）

由于 CR 的发病机制复杂且多因素，因此并非随着免疫抑制剂的加量或升级就可逆转。对于上述治疗无效者，常需要再次移植。

三、原发病复发

肝移植后肝脏疾病复发的风险和时机会有所不同，因此下面将不同的疾病分开讨论。

（一）病毒性肝炎

1. 乙型肝炎　在过去 30 年中，乙型肝炎的治疗发生了巨大变化：在 1990 年以前，HBV 相关的终末期肝病曾一度被列为肝移植的禁忌证，而随着乙型肝炎免疫球蛋白（HBIG）及有效的口服抗病毒药的出现，使得肝移植术后的乙型肝炎复发得到了有效控制；同时由于口服抗病毒药物的广泛应用，由乙型肝炎肝硬化失代偿期发展为终末期肝病需要肝移植的患者有所减少。目前，由于移植前使用抗病毒药物，很多 HBV 相关肝病患者在接受移植时已检测不到 HBV DNA 复制。肝移植术后预防 HBV 复发的具体方案在各中心之间有一定差异，但有两个基本原则：所有 HBsAg 阳性的患者术后均应加用或继续用口服抗病毒核苷（酸）类似物，临床优先推荐恩替卡韦、替诺福韦酯（TDF）或丙酚替诺福韦（TAF）。最好同时联合小剂量 HBIG，但一些中心于术后半年或一年停用 HBIG，并尝试给予短间隔、大剂量、多次注射乙肝疫苗以建立主动免疫，取得部分成功[34-36]。

2. 丙型肝炎　在过去，HCV 终末期肝病患者肝移植术后的 HCV 复发率几乎是 100%，用聚乙二醇干扰素和利巴韦林治疗 HCV 复发有一定的效果，但不良反应较多，如贫血、白细胞减少、血小板减少、体重减轻、抑郁及焦虑等，而且有可能增加排斥反应。但近年来随着直接抗病毒药物（DAA）的问世，使得丙型肝炎的治疗取得重大突破，HCV 可以在移植前清除，而肝移植术后丙型肝炎复发也能得到有效治疗。目前全口服泛基因型抗病毒治疗方案已应用于临床，其总体病毒清除率已达 95% 以上，可根据患者的肝功能状态、有无肝细胞癌及供体情况决定在移植前或移植后进行抗病毒治疗，但应注意 DAA 与肝移植术后药物的相互作用，具体参见丙型肝炎相关章节。

（二）自身免疫性肝病

1. 自身免疫性肝炎（AIH）　在女性中更多发，但总体来讲这部分患者在肝移植后可获得满意的远期生存。术后早期，患者出现急性细胞排斥反应的可能性很大。而 AIH 的复发通常发生较晚，复发的中位时间为术后 2 年，12% 在术后 1 年复发，36% 在术后 5 年复发。复发的危险因素包括术前转氨酶水平和 IgG 水平高、过早停用激素和晚期排斥反应（移植后 > 6 个月）。但据报道，在半数患者可以达到激素用量很小，甚至完全停用激素。中位时间为术后 26 个月。

2. 原发性胆汁性胆管炎（PBC）　同样在女性中占优势，与男性比例约为 9 ∶ 1。肝移植术后的复发风险很大（10.9% ~ 42.3%），中位时间为 3.7 年[37]。值得注意的是，有一半的复发患者碱性磷酸酶水平正常，只有通过肝脏活检才被发现。复发危险因素包括他克莫司的使用、老年受者、供者的年龄大等。有文献报道，术后常规长期应用熊去氧胆酸能够减少 PBC 的复发。对于复发的患者，也可应用熊去氧胆酸治疗以改善肝功能指标，一般很少发生移植物功能障碍或需要再次移植。

3. 原发性硬化性胆管炎（PSC）　据报道，肝移植后 PSC 的复发率变化范围很大，从 7% 到 47%，可能与诊断策略及标准差异有关。值得注意的是，PSC 复发与慢性排斥反应很难区分。但对于复发的危险因素还没有一致的结论，特别是免疫抑制剂对于该病的预防或延迟复发也没有报道。复发患者可以进展到移植物失功，目前尚无明确有效的治疗方法，但许多中心都使用熊去氧胆酸治疗肝移植术后 PSC 复发。

（三）非酒精性脂肪性肝病（NAFLD）

随着肥胖症和糖尿病发病率在世界范围内的增长，NAFLD 也越来越高发，在西方国家已成为肝移植的第三大常见适应证。原发病为 NAFLD 的肝移植受者在术后更易出现心血管并发症。值得注意的是，NAFLD 的复发通常以单纯脂肪变性开始，但可以逐步进展为非酒精性脂肪性肝炎（NASH）。不过，疾病复发导致的移植物功能障碍和失功报道尚少[38]。

（四）肝细胞癌

在我国成人肝移植患者中，接近 80% 的受者为 HBV 相关的终末期肝病，其中一半为 HCC 患者。HCC 复发是 HCC 患者术后死亡率较高的主要原因。肝移植治疗 HCC 的初期经验非常少，20 世纪 80 年代末和 90 年代初时的 5 年复发率约为 53%。在 1996 年提出了米兰标准后，5 年复发率仅为 8%，并且 4 年生存率为 75%；HCC 复发多发生在术后 2 年内，5 年后复发者较少见。而超过米兰标准的肿瘤移植患者复发率会有所增加。另有文献报道，符合 UCSF 标准、京都标准及我国杭州标准的 HCC 患者肝移植术后也可获得较好的总体生存率和无复发生存率。HCC 复发最常见的受累部位包括肺（50%）、肝脏（49%）和骨骼（26%）。

与移植后 HCC 复发密切相关的因素包括移植前甲胎蛋白水平、肿瘤的大小和数量、肿瘤分化程度、血管有无侵犯和免疫抑制方案。越来越多的数据表明，基于钙调神经蛋白抑制剂（calcineurin inhibitor，CNI）的免疫抑制可能会增加 HCC 复发的风险。有研究表明，尽早停用激素、使用以西罗莫司为基础的治疗可能会降低复发率[39]。这些结果表明，基于 mTOR 的免疫抑制方案可能对 HCC 患者移植术后无肿瘤复发和患者总体存活率有益。但要注意，应在手术伤口愈合后开始使用西罗莫司。

四、新发病毒性肝炎

目前，血液制品和器官捐献者的有效筛查基本可以避免肝移植受者经此途径的新发 HBV 或 HCV 感染，但仍会有小部分非病毒性终末期肝病患者出现肝移植术后新发乙型肝炎或丙型肝炎。近年来，肝移植术后新发 HBV 感染已逐步受到人们的重视。尤其是儿童肝移植受者原发病绝大多数为非 HBV 相关的终末期肝病，一旦肝移植术后感染 HBV 造成移植肝损伤，会直接影响患儿的长期生活质量及存活率。

国外已有文献报道，如果受者的原发病为非 HBV 终末期肝病，使用了乙型肝炎核心抗体（抗 -HBc）阳性的供肝，移植术后又没有接受预防性抗 HBV 治疗，其新发 HBV 感染发生率为 48%～58%；而在国内为 26%。国外已有研究表明，对于这部分患者，为预防术后新发 HBV 感染，有条件的受者术前应接种乙肝疫苗，若为活体肝移植，供者也应在术前接种乙肝疫苗；术后受者给予抗病毒治疗 1 年以上，并于术后继续接种疫苗，使抗 -HBs 维持在较高水平，可显著降低新发 HBV 感染的发生率。

肝移植术后新发 HCV 感染可见于接受抗 -HCV 阳性供肝者及由其他因素导致的感染。根据 2018 版欧洲肝病学会指南，采用 DAA 方案可有效预防和治疗新发 HCV 感染。

肝移植后患者处于免疫抑制状态，感染 HEV 后易慢性化，其诊断主要依靠血液或粪便中检出 HEV RNA，因抗 -HEV 可能阴性。针对慢性戊型肝炎的治疗措施包括免疫抑制剂减量，使用利巴韦林或 Peg-IFN，但应注意后者有增加排斥反应的风险。

五、新发自身免疫性肝炎（浆细胞性肝炎）

因其他原因行肝移植的患者，术后可出现新发自身免疫性肝炎。其临床表现为移植后出现的肝脏生化指标异常不能用常见原因解释，伴自身抗体阳性、IgG 升高，组织学有典型的 AIH 特征，即明显的汇管区淋巴浆细胞浸润，因此也被称为浆细胞性肝炎。也有学者认为这是一种特殊类型的排斥反应。

本病在肝移植受者中的发病率为 1.7%～6.6%，多见于 HCV 感染者，也可发生于 PBC、PSC 患者，多数为移植后 1 年以上发病，可见于任何年龄段，表现为以转氨酶升高为主、伴或不伴黄疸的肝脏生化指标异常、免疫球蛋白 IgG 升高、多种自身抗体阳性，组织学特点为淋巴浆细胞浸润、界面性肝炎、肝细胞坏死、纤维化等（图 111-8）。IgG4 相关肝胆疾病属于近十几年来才逐渐被国际医学界广泛认识的新型自身免疫性疾病，而 IgG4 相关的新发 AIH 也有文献报道。因此，肝移植术后肝功能异常的原因需要仔细鉴别，而肝脏病理在鉴别诊断过程中起着十分重要的作用。本病对激素和硫唑嘌呤治疗敏感。

六、代谢相关并发症

（一）肥胖

据报道，肝移植术后患者的肥胖率从 17% 到 41% 不等。移植前，由于慢性肝病的影响会使患者肌量和脂肪显著减少；然而在移植后，许多患者体重会有大幅增加，尤其是激素类药物会使体重增加，其次是钙调神经蛋白抑制剂，对体重影响较小的是雷帕霉素。均衡的饮食和运动是体重管理的基石，但需要患者的长期依从。病态肥胖患者可考虑做减重手术，但目前数据有限。

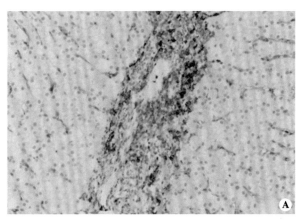
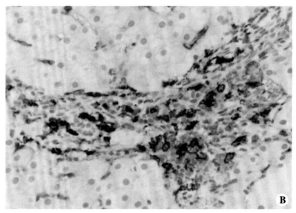

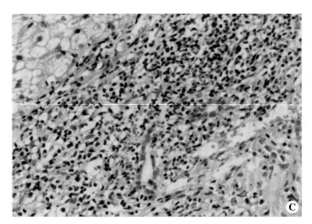

图 111-8 浆细胞性肝炎的病理表现
A、B. 大量浆细胞浸润（CD38，40×；100×）；C. 汇管区淋巴细胞浸润（HE，40×）（图片由赵新颜提供）

（二）新发糖尿病

10%～30% 的患者在肝移植术前即患有糖尿病，另外 15%～40% 的患者属于肝移植后新发糖尿病，在一些研究中流行率高达 61%。对葡萄糖水平轻度升高的患者，推荐增加运动。同时，尽量减少激素用量或停用激素，有利于血糖的控制。尽可能减少他克莫司用量或将其转换为环孢素也有助于调节血糖。对于糖尿病患者，则需要药物治疗。虽然应用胰岛素很安全，但导致体重增加。在肝肾功能良好的患者中可以安全使用二甲双胍，该药导致体重增加的概率很小[40]。磺酰脲类药物格列吡嗪和格列美脲，以及胰高血糖素样肽 -1 激动剂、胰岛淀粉样多肽类似物和 α- 葡萄糖苷酶抑制剂，也可以在不改变免疫抑制剂的情况下使用，但需要更密切地监测免疫抑制剂浓度，必要时调整其剂量。

（三）高血压

移植前失代偿期肝硬化患者可因为肝脏一氧化氮释放导致血管扩张和肾脏灌注不足而出现低血压。然而，肝移植后这种病理生理状态发生逆转，且患者经常使用的药物有可能引起高血压。钙调神经磷酸酶抑制剂（环孢素多于他克莫司）可引起外周血管收缩，减少血管扩张剂的产生，减少肾脏钠和水的排泄，最终可损害肾功能。

积极治疗高血压对于预防慢性肾功能不全、心脏并发症和卒中至关重要。一线治疗仍然是生活方式的改变，包括限盐、增加运动量和适当控制体重。随后应尽可能减少激素用量，甚至停用激素。当这些简单的措施失败时，服用钙调神经磷酸酶抑制剂的患者，应该开始使用有血管舒张作用的二氢吡啶类钙通道阻滞剂（如硝苯地平）。对不能耐受的患者（最常见的是继发外周性水肿），可选择 β 受体阻滞剂，如卡维地洛已被证实对于肝移植术后高血压的治疗是有效的，但它需要调整钙调神经磷酸酶抑制剂的用量。血管紧张素转换酶抑制剂和血管紧张素受体阻滞剂也可以使用，但要注意高钾血症的发生。

（四）血脂异常

免疫抑制剂的使用也经常导致血清胆固醇和甘油三酯水平的升高。激素和环孢素与胆固醇和甘油三酯水平升高密切相关，而西罗莫司对甘油三酯水平影响更大。他克莫司可能会轻微降低血脂水平，而 MMF 则对血脂无明显影响。首先进行饮食控制、增加运动和减轻体重等生活方式的改变。对胆固醇升高患者的一线治疗是他汀类制剂，这些药物有可能导致转氨酶水平短暂升高，但只有真正出现肝毒性（转氨酶高于正常值上限 5 倍，且伴有胆红素升高）时才应停药。这些药物都应从小剂量开始以确定其耐受性，并根据需要逐渐增加剂量。不能耐受他汀类药物的患者可使用依泽替米贝（伊折麦布）或贝特类药物。

（五）骨质疏松

肝移植术后骨质疏松症的风险在移植前已存在。这是因为间接胆红素以剂量依赖性方式损害了成骨细胞的增殖，而且，在晚期肝硬化患者中，胰岛素样生长因子 I 减少，导致骨重建减少。

虽然所有肝硬化患者都有骨质流失的风险，但胆汁淤积性肝病患者骨质流失的风险更高，维生素 D 缺乏症也更常见。其他风险因素还可能包括吸烟、缺乏锻炼、饮酒、老龄等。肝硬化患者一般在术后6个月内都有骨质流失加速，特别是那些需要高剂量激素的患者。因此，所有患者术后都应该在饮食中补充足够的钙（＞1000mg/d）并尽可能进行负重运动。监测维生素 D 水平及骨密度也很必要。骨质疏松症患者应采用双膦酸盐治疗。

（六）痛风

临床上，肝移植后高尿酸血症比痛风更常发生。在一份报告中，134 名患者接受肝移植后，47% 有高尿酸血症，而只有 6% 有痛风症状。对于有症状的痛风患者，可以安全地使用别嘌呤醇，但应注意硫唑嘌呤与别嘌呤醇相互作用。

（孙丽莹　刘静怡　姜亦洲）

参考文献

[1] Bekker J，Ploem S，de Jong KP. Early hepatic artery thrombosis after liver transplantation：a systematic review of the incidence，outcome and risk factors. Am J Transpl 2009；9：746-57.

[2] Oh CK，Pelletier SJ，Sawyer RG，et al. Uni- and multi-variate analysis of risk factors for early and late hepatic artery thrombosis after liver transplantation. Transplantation 2001；71：767-72.

[3] Tzakis AG，Gordon RD，Shaw BW. Clinical presentation of hepatic artery thrombosis after liver transplantation in the cyclosporine era. Transplantation 1985；40：667-71.

[4] Gunsar F，Rolando N，Pastacaldi S，et al. Late hepatic artery thrombosis after orthotopic liver transplantation. Liver Transpl 2003；9：605-11.

[5] Warnaar N，Polak WG，de Jong KP，et al. Long-term results of urgent revascularization for hepatic artery thrombosis after pediatric liver transplantation. Liver Transpl 2010；16：847-55.

[6] Cheng YF，Ou HY，Yu CY，et al. Section 8. Management of portal venous complications in pediatric living donor liver transplantation. Transplantation 2014；97（Suppl）8：S32-4.

[7] Ou HY，Concejero AM，Huang TL，et al. Portal vein thrombosis in biliary atresia patients after living donor liver transplantation. Surgery 2011；149：40-7.

[8] Sakamoto S，Nakazawa A，Shigeta T，et al. Devastating outflow obstruction after pediatric split liver transplantation. Pediatr Transplant 2013；17：E25-8.

[9] Ko GY，Sung KB，Yoon HK，et al. Endovascular treatment of hepatic venous outflow obstruction after living-donor liver transplantation. J Vasc Interv Radiol 2002；13：591-9.

[10] Krishna Kumar G，Sharif K，Mayer D，et al. Hepatic venous outflow obstruction in paediatric liver transplantation. Pediatr Surg Int 2010；26：423-5.

[11] Gibelli NE，Tannuri AC，Andrade WC，et al. Centrilobular necrosis as a manifestation of venous outflow block in pediatric malnourished liver transplant recipients—case reports. Pediatr Transplant 2012；16：E383-7.

[12] Sharma S，Gurakar A，Jabbour N. Biliary strictures following liver transplantation：past，present and preventive strategies. Liver Transpl 2008；14：759-69.

[13] Greif F，Bronsther OL，Van Thiel DH，et al. The incidence，timing，and management of biliary tract complications after orthotopic liver transplantation. Ann Surg 1994；219：40-5.

[14] Scanga AE，Kowdley KV. Management of biliary complications following orthotopic liver transplantation. Curr Gastroenterol Rep 2007；9：31-8.

[15] Verdonk RC，Buis CI，Porte RJ，et al. Anastomotic biliary strictures after liver transplantation：causes and consequences. Liver Transpl 2006；12：726-35.

[16] Demetris AJ，Bellamy C，Hsubscher SG，et al. 2016 comprehensive update of the Banff Working Group on Liver Allograft Pathology：introduction of antibody-mediated rejection. Am J Transpl 2016；16：2816-35.

[17] Wiesner RH，Demetris AJ，Belle SH，et al. Acute hepatic allograft rejection：incidence，risk factors，and impact on outcome. Hepatology 1998；28：638-45.

[18] Henley KS，Lucey MR，Appelman HD，et al. Biochemical and histopathological correlation in liver transplant：the first 180 days. Hepatology 1992；16：688-93.

[19] Goddard S，Adams DH. Methylprednisolone therapy for acute rejection：too much of a good thing? Liver Transpl 2002；8：535.

[20] Patel R，Paya CV. Infections in solid-organ transplant recipients. Clin Microbiol Rev 1997；10：86-124.

[21] de Boer MGJ，Walzer PD，Mori S. Healthcare related transmission of pneumocystis pneumonia：from key insights toward comprehensive prevention. Transpl Infect Dis 2018；20：e12942.

[22] Rubin RH. The direct and indirect effects of infection in liver transplantation：pathogenesis，impact，and clin-

ical management. Curr Clin Top Infect Dis 2002；22：125-54.

[23] Patel R，Snydman DR，Rubin RH，et al. Cytomegalovirus prophylaxis in solid organ transplant recipients. Transplantation 1996；61：1279-89.

[24] 中华医学会器官移植学分会. 器官移植受者巨细胞病毒感染临床诊疗规范（2019 版）. 器官移植 2019；10：142-8.

[25] Abdel Massih RC，Razonable RR. Human herpesvirus 6 infections after liver transplantation. World Gastroenterol 2009；15：2561-9.

[26] Razonable RR，Paya CV. The impact of human herpesvirus-6 and -7 infection on the outcome of liver transplantation. Liver Transpl 2002；8：651-8.

[27] Gourishankar S，McDermid JC，Jhangri GS，et al. Herpes zoster infection following solid organ transplantation：incidence，risk factors and outcomes in the current immunosuppressive era. Am J Transpl 2004；4：108-15.

[28] Morscio J，Dierickx D，Tousseyn T. Molecular pathogenesis of B-cell posttransplant lymphoproliferative disorder：what do we know so far? Clin Dev Immunol 2013；2013：150835.

[29] Taylor AL，Marcus R，Bradley JA. Post-transplant lymphoproliferative disorders（PTLD）after solid organ transplantation. Crit Rev Oncol Hematol 2005；56：155-67.

[30] Rossignol J，Terriou L，Robu D，et al. Radioimmunotherapy［（90）Y-ibritumomab tiuxetan）］for posttransplant lymphoproliferative disorders after prior exposure to rituximab. Am J Transpl 2015；1976-81.

[31] Styczynski J，Einsele H，Gil L，et al. Outcome of treatment of Epstein-Barr virus-related post-transplant lymphoproliferative disorder in hematopoietic stem cell recipients：a comprehensive review of reported cases.

Transpl Infect Dis 2009；11（5）：383-92.

[32] McAlister VC，Haddad E，Renouf E，et al. Cyclosporin versus tacrolimus as primary immunosuppressant after liver transplantation：a meta-analysis. Am J Transpl 2006；6：1578-85.

[33] Jordan SC，Toyoda M，Kahwaji J，et al. Clinical aspects of intravenous immunoglobulin use in solid organ transplant recipients. Am J Transpl 2011；11：196-202.

[34] Terrault NA，Lok AS，Mcmahon BJ，et al. Update on prevention，diagnosis，and treatment and of chronic hepatitis B：AASLD 2018 hepatitis B guidance. Hepatology 2018；67：1560-99.

[35] European association for the study of the liver. EASL 2017 clinical practice guidelines on the management of hepatitis B virus infection . J Hepatol 2017；67：370-98.

[36] Onoe T，Tahara H，Tanaka Y，et al. Prophylactic managements of hepatitis B viral infection in liver transplantation. World J Gastroenterol 2016；22：165-75.

[37] Visseren T，Darwish Murad S. Recurrence of primary sclerosing cholangitis，primary biliary cholangitis and auto-immune hepatitis after liver transplantation. Best Pract Res Clin Gastroenterol 2017；31：187-98.

[38] Charlton MR，Burns JM，Pedersen RA，et al. Frequency and outcomes of liver transplantation for nonalcoholic steatohepatitis in the United States. Gastroenterology 2011；141：1249-53.

[39] Liang W，Wang D，Ling X，et al. Sirolimus-based immunosuppression in liver transplantation for hepatocellular carcinoma：a meta-analysis. Liver Transpl 2012；18：62.

[40] Sharif A. Should metformin be our antiglycemic agent of choice post-transplantation? Am J Transpl 2011；11：1376-81.

第22篇

中医对肝脏疾病的认识与治疗原则

第112章　中医对肝脏疾病的认识

有关肝脏疾病的论述，如黄疸、胁痛（肝区疼痛）、痞块、癥积（肝、脾肿大）、鼓胀（腹水）、肝痈（肝脓疡）等的证候表现、病机及治法方药等在中医古籍中均有大量的记载。数十年来，中医药在肝脏病的治疗中已显示出明显的优势，对常见肝脏疾病，如病毒性肝炎 [1]、肝纤维化、肝硬化 [2]、肝癌 [3] 及脂肪肝 [4] 等的病因病机及辨证施治亦已逐步完善，趋向统一。本章将介绍肝脏疾病的中医病因学及病机学。

第1节　中医病因学

中医学中的病因是泛指影响和破坏人体阴阳相对平衡协调状态，导致疾病发生的各种原因。同样，脏病的发生与六淫、疫毒、情志、饮食、劳倦、虫蛊、痰饮、瘀血均有密切的关系，而正气亏虚又是疾病发生的内在因素。

一、疫　　毒

疫毒是外来的致病因素之一，是具有较强传染性、流行性、季节性和特异性的一类致病因素。其致病具有发病急骤、病情较重、症状相似、传染性强和易于流行等特点。

疫毒为病，来势凶猛，易蕴毒、化火伤阴，且传变迅速，致邪毒内攻、郁蒸肝胆，伤及营血，内陷心包，很快出现谵妄、神昏、抽搐等精神、神经症状，此时病情凶险，救治极难。

如果因饮食失节，劳倦过度或重感外邪，脏腑、气血功能失调，机体抗病能力降低，则疫毒由血及气，以致枢机阻遏、伤及中州。壅滞肝胆则发病。由于疫毒隐伏血分，深浸胶固，所以往往迁延难愈。

二、湿

湿为阴邪。其性黏滞重浊，易遏伤人体阳气，阻碍气机。其有外湿与内湿之分。外湿多由气候潮湿、涉水淋雨、居处潮湿等外在湿邪侵犯人体所致；内湿则是由于脾失健运，水湿停聚，或饮食酒酪、生冷而形成。内湿久羁，可酿湿生热，形成湿热，甚至演变为湿毒。

肝脏疾病所表现出的消化道症状，与湿邪致病的特点密切相关 [5]。如腹胀脘闷、倦怠纳呆、便溏、小便不利、肢体浮肿或腹水、黄疸等，这是由于湿性重浊，其性类水，最易阻遏气机，气机升降失常所致，可表现出周身困重、四肢酸楚、小便浑浊等。湿性黏滞的特性在肝脏病表现为病程缠绵、反复发作及日久难愈。

三、热

热为阳邪，其伤人可致体温升高而发热，甚则壮热，阳邪易伤阴液，且热蒸于内，迫津外泄。津液外泄，气随液耗，故热邪为病在临床上就具有伤阴耗气的特点。如症见高热，每多伴见烦热喜饮，大汗出，尿赤便结，少气懒言，倦怠乏力等气阴两伤之证。临床上大多数肝病患者均具有不同程度的湿热互结表现。

四、火

火为热之甚，火邪致病具有发病急骤、传变迅速、变化多端等特点。如急黄起病急，病情进展迅猛就与这一特点相合。火邪易致肿疡，倘若郁积某一局部，便可损伤气血，腐蚀血肉，发为痈肿疮疡。如肝痈（肝脓疡）即因火热之邪为患所致。

五、风

在肝脏疾病中，如部分急性肝病患者发病初期可表现为"感冒"，出现发热、恶寒、无汗或恶风、有汗，伴头痛、鼻塞、咳嗽、周身不适等症，多与外感风热有关。风邪善行而数变，其致病具有病位游移、行无定处、发病急骤、变化迅速等特点。如临床一些肝病患者表现为游走性关节疼痛，痛无定处，亦与风邪有关。

内风乃因脏腑气血功能失调所产生的病理变化，临床表现有风邪的特点。如肝病日久所表现的震颤、肢体痉挛等，即属肝风内动之证。

六、情　志

人的情志活动在正常情况下是人对外界客观事物的反应，是机体对客观事物刺激在情志上的应答反应，属于正常的生理活动。但是，长期的精神刺激或突受剧烈的精神创伤超过人体的生理调节范围，就会引起体内阴阳气血的失调和脏腑经络功能活动的紊乱，从而导致疾病的发生。

怒伤肝，是指过度恚怒，能引起肝气上逆、肝阳上亢或肝火上炎，耗伤肝之阴血，临床可见胸胁闷胀、窜痛、嗳气频作、矢气则舒等症。若忧思过度，致肝气郁结，横逆犯胃，可致肝脾不和之证，症见腹胀、胁痛、纳呆、倦怠。

七、饮　食

饮食不洁系指饮用或进食被疫毒、寄生虫及秽浊所污染的不洁之物，会导致疾病发生。

饮酒无度既指一次饮酒过量，亦指长期嗜酒。酒为水谷液，入血分；间或少饮，有活血舒筋的作用，但常"以酒为浆"而纵饮者，多致内生湿热而伤阴。若暴饮过量，必扰乱气血，以致气逆于上，而症见昏晕、恶心、呕吐，甚或吐血、昏迷等。若长期饮酒，必致湿热蕴结，热毒内攻，终成"酒积"

"酒癖""酒黄"诸病，症见腹痛腹泻、两胁满痛、腹中痞块、黄疸等[6,7]。

八、劳　倦

劳倦内伤主要是指劳累过度、劳心过甚或房事劳伤，三者都可降低机体抗病能力而导致肝病的发生和发展。

九、虫　蛊

虫蛊概言之即指寄生虫。"蛊"意为腹中有虫，"蛊毒"即指腹中虫物害人且致胀病而言。以其具流行性而有"蛊疫"之称。蛊毒染人，必因人与含蛊毒之疫水接触，经由皮肤侵入人体而发病，凡无论男女老少，触之者即病（如血吸虫病）。

十、痰　饮

痰和饮都是机体水液代谢障碍所形成的病理产物。就形成而言，积水为饮，饮凝为痰；就形质而言，稠浊者为痰，清稀者为饮。痰饮的形成多因脏腑功能失常、水液输布和排泄障碍所致，与脾、肺、肾三脏关系尤为密切[8]。

临床上若饮停中州，则脾阳失运，而症见纳少腹泻、肠中雷鸣等；若饮结肠间则可见腹满、口舌干燥之证；若饮聚于腹则成腹水；若饮停胸胁即为悬饮（胸腔积液）等。

十一、瘀　血

瘀血是指体内有血液停滞，包括离经之血积于体内，或因血液运行受阻而滞留经脉内及淤积于器官内。各种致病因素均可导致瘀血形成。而瘀血停滞体内又可引起各种病证。瘀血为肝脏疾病最常见的病因之一。

瘀血停滞，既可表现为皮肤干燥、黧黑等全身性的血液污浊，亦可停蓄凝结于一处而形成癥积。临床上常见的慢性肝炎、肝硬化及肝癌等疾病，瘀血均为重要的病理因素之一。

第 2 节　肝脏疾病的中医病机特点

一、邪正盛衰，多见虚实错杂

任何一种致病因素侵犯人体，机体必然与之抗争，以去除病因和保护健康的机体。

"邪"是"邪气"的简称，又可称为病邪。"正"是"正气"的简称，是指人体脏腑、经络、气血等组织结构及其功能活动。邪与正是相互对抗的一对矛盾，正气是疾病发生的内在根据，邪气是发病的重要条件，而邪正斗争的胜负，决定发病与不发病。在肝病过程中，彼此发生消长盛衰的变化[9]。正气强盛，驱邪外出，邪气消退而疾病向愈；反之，邪气亢盛，而正气不足以抗邪，正气渐衰，病情加重；随着邪正的消长盛衰，形成肝脏病各种不同的虚实病机。

在慢性肝炎、肝硬化及原发性肝癌等慢性肝病患者中，单纯的实证或单纯的虚证较为少见，较为多见的病机表现是虚实夹杂。

二、脏腑病机，多累及肝脾肾胆胃

西医学中的消化系统的功能基本为中医的肝、脾两脏及胆、胃、大肠、小肠所属，同时中医的"肝肾同源"之说又将肾与肝紧密联系在一起，肝脏病的脏腑病机是以肝为中心，由于"肝病传脾"、"肝胆互为表里"及"肝肾同源"的脏腑关系，从而决定现代肝脏病的中医脏腑病机主要是肝脾肾胆胃功能的失调。

肝藏血而主疏泄。脾统血，主运化而为气血生化之源。肝脾两脏的关系在于肝的疏泄功能和脾的运化功能之间的互相影响。

肝主疏泄，胃主受纳。如肝的疏泄功能异常，则胃的降浊功能亦受影响，在上则为呕逆嗳气，在中则脘腹胀满疼痛。

若肝的疏泄功能正常，则胆汁排泄畅达，脾胃运化功能也健旺。反之，肝失疏泄，导致胆汁排泄不利，影响脾胃的运化功能，而出现胁下胀满疼痛、食欲减退、腹胀、便溏等症；若胆汁上逆，则可见口苦、呕吐黄绿苦水；胆汁外溢，则出现黄疸。

肝肾之间关系极为密切，有"肝肾同源"之说。肝藏血，肾藏精，藏血与藏精之间的关系，实际上即是精和血之间存在相互滋生和相互转化的关系。如肾精亏损，可导致肝血不足；反之，肝血不足，也可引起肾精亏损。在慢性肝脏病中，"肝肾阴虚"是相当常见的证型。

由于肝脏同脾肾的特殊关系，一旦肝脏有病，极易引起脾肾功能紊乱，而导致一系列相关证候。

如鼓胀（肝硬化腹水）一证，则在于肝、脾、肾三脏功能障碍[10]。先由于肝气郁结，气滞血瘀，遂致脉络壅塞，此为鼓胀之基本因素。其次是脾脏功能失调，运化失职，遂致水湿停聚；再则是肾脏气化功能受损，不能蒸化水液，而使水湿停滞。此外，肾阴和肾阳又同时起到滋养肝木和温养脾土的作用，肾虚阴阳不足，对肝脾二脏的功能也会产生影响。

三、肝郁病机，涉及气血痰湿

肝主疏泄，疏畅气血，调节情志，促进胆汁分泌，协助脾胃运化。凡郁怒所伤、湿热蕴结均可导致肝失疏泄，肝气郁滞，而引起一系列病理改变，此乃肝脏病中最常见的病机。

若肝的疏泄功能减退（不及），肝气郁滞，不仅可影响藏血及向外周增加血量的功能，而且极易因气滞引致血瘀。肝气郁结，气机不畅，也会导致津液的输布、运行障碍，津液停滞而产生痰、水等病理产物，或为痰阻经络而成痰核，或为水停而为浮肿、鼓胀。

四、气阴两虚共存，久病及阳

一般来说，急性肝脏疾病以实证多见，而慢性肝脏疾病多表现为正虚邪实，虚实夹杂。其正虚则又以气阴两虚最为常见。肝体阴而用阳，在病理上肝"阳常有余、阴常不足"，肝阳肝气有易亢、易逆、易郁的特点，肝阴、肝血有易亏虚的特点。慢性肝病往往是肝脾肾同病，气阴两虚并存。

阴阳互根，肝肾阴虚，久则阴损及阳；气虚日久也可引致阳衰，因而，慢性肝病的晚期往往见到脾肾阳虚。

五、瘀血痰湿凝聚，多成癥积

肝硬化和肝癌，在中医学中多以癥积命名。积的形成特点是以气机逆乱为始，继则累及营血（凝血蕴里而不散）、津液（涩渗、不能输布，著而不去），产生血瘀、痰湿，痰瘀交阻，形成癥积。罹患肝脏疾病，肝气郁结，使肺、脾、肾及三焦等脏腑气化功能失常，以致津液失于输布，从而形成痰湿。脾为生痰之源，诸湿肿满，皆属于脾。饮食内伤，饮酒过度，或嗜食肥甘厚味、煎炸辛辣之品；

或饮食不节，损伤脾胃，脾失健运，水谷精微运化、输布无权，以致湿浊内停，凝聚成痰，痰气交结；或湿郁化热，湿热内蕴，均能瘀阻络脉成积。或湿困日久，中阳受损，或复感寒邪，以致寒湿阻遏，气血凝滞，形成血瘀为中心，瘀血，痰湿胶阻互结的病理改变——癥积。

（徐列明）

参考文献

[1] 中华中医药学会肝胆病专业委员会，中国民族医药学会肝病专业委员会. 慢性乙型肝炎中医诊疗指南（2018年版）. 临床肝胆病杂志 2018；34：2520-5.

[2] 南月敏，孔令波. 肝硬化的中西医结合诊治进展. 中华肝脏病杂志 2018；26：328-31.

[3] 林小林，唐林，陈宝贵. 原发性肝癌的中医药治疗研究进展. 江西中医药 2021；52：77-80.

[4] 卜理琳，黄峰. 非酒精性脂肪肝的中医治疗研究进展. 世界最新医学信息文摘 2017；17：92-3，96.

[5] 王晓梅，姜秀新，丁宁，等. 中医学寒湿病因内涵探赜. 中国中医基础医学杂志 2021；27：891-2，909.

[6] 师宁，苏泽琦，李培彩，等. 酒精性肝纤维化中医证候分类研究. 中华中医药杂志 2013；28：2119-22.

[7] 赵兴杰，李晓红，常青，等. 酒精性肝病的中医药治疗研究进展. 河北中医 2016；38：1591-6.

[8] 汪龙德，杨博，张晶，等. 脾胃病从痰饮论治探源及经验. 中医研究 2021；34：75-8.

[9] 蒋森，蒋芳莉. 以中医正邪理论指导治疗乙型肝炎. 中医杂志 1999；40：439-40.

[10] 邓春玲，谭利莎，杨冰，等. 肝硬化难治性腹水中医治疗思路探析. 世界最新医学信息文摘 2018；18：228，232.

第113章 中医对现代常见肝脏疾病辨证论治

第1节 慢性病毒性肝炎

病毒性肝炎患者的临床表现,常与中医学的"黄疸""胁痛"有相同之处。"黄疸"以目黄、身黄、尿黄为特征,包括急慢性肝炎、肝硬化、胆囊炎、胆石症、某些消化系统的肿瘤等。"胁痛"是指以一侧或两侧胁肋部位疼痛为主要证候的病证,常发生于急慢性肝炎、胆道感染、胆石症和肋间神经痛等患者。现代中医借鉴"黄疸"和"胁痛"的治法治疗病毒性肝炎,除能减轻和消除患者的临床证候外,也能改善肝功能,阻止或延缓疾病的进展。如结合西药抗病毒治疗,患者获益更多。

一、病因病机

中医多认为慢性病毒性肝炎由湿热疫毒之邪内侵,当人体正气不足无力抗邪时,常因外感、情志、饮食、劳倦而诱发本病。病机特点是湿热疫毒隐伏血分,时常可以引发"湿热蕴结证";因"肝主疏泄"、喜条达,如若情志不畅即可引发"肝郁气滞证";因"肝病传脾"或湿疫伤脾,即可导致"肝郁脾虚证";因"肝肾同源",或热毒伤阴,或郁久化火伤阴皆可导致"肝肾阴虚证";因"肝体阴用阳",久病"阴损及阳"而克脾伤肾即可导致"脾肾阳虚证";因气血失调,久病致瘀,入络即可导致"瘀血阻络证"。本病的病位主要在肝,常涉及脾、肾两脏及胆、胃、三焦等腑。病性属本虚标实、虚实夹杂。由于本病的病因、病机、病位、病性复杂多变,病情交错难愈,故应辨明"湿、热、瘀、毒之邪实与肝、脾、肾之正虚"两者之间的关系。由于慢性病毒性肝炎可以迁延数年甚或数十年,治疗时应注意以人为本,正确处理扶正祛邪,调整阴阳、气血、脏腑功能。

二、证候诊断

荟萃分析 1984～2008 年国内生物医学期刊发表的有关中医药及中西医结合治疗慢性乙型肝炎的临床研究文献,通过出现频数和应用病例统计中医证型诊断标准,参照 2012 年修订的慢性乙型肝炎中医诊疗专家共识[1]。

1. 湿热蕴结证 主症:①身目黄染,黄色鲜明;②小便黄赤;③口干苦或口臭;④舌苔黄腻。次症:①脘闷,或纳呆,或腹胀;②恶心或呕吐;③大便秘结或黏滞不畅;④胸胁胀;⑤脉弦滑或滑数。凡具备主症中 2 项加次症 2 项,可定为本证。

2. 肝郁气滞证 主症:①两胁胀痛;②善太息,嗳气稍舒;③情志抑郁。
次症:①胸闷;②腹胀;③嗳气;④乳房胀痛或结块;⑤舌质淡红,苔薄白或薄黄,脉弦。凡具备主症中 2 项加次症 2 项,可定为本证。

3. 肝郁脾虚证 主症:①胁肋胀痛;②情绪抑郁;③纳差或食后胃脘胀满;④倦怠乏力。次症:①口淡乏味;②便溏不爽;③嗳气;④乳房胀痛或结块;⑤舌质淡红,苔薄白或薄黄,脉弦缓。凡具备主症①②任一项加③④任一项,加次症 2 项,可定为本证。

4. 肝肾阴虚证 主症:①头晕耳鸣;②腰痛或腰酸腿软;③五心烦热;④寐艰多梦。次症:①胁肋隐痛,劳累加重;②口干咽燥;③时有低热;④舌红少苔;⑤脉细或细数。凡具备主症中 2 项加次症 2 项,可定为本证。

5. 脾肾阳虚证 主症:①食少便溏或五更泻;②腰痛或腰酸腿软;③形寒肢冷;④下肢浮肿。次症:①面色㿠白;②性欲减退;③小便清长或夜尿频数;④舌胖质淡,苔润;⑤脉沉细或迟。凡具备主症中 2 项加次症 2 项,可定为本证。

6. 瘀血阻络证 主症:①胁痛如刺,痛处不移;②朱砂掌,或蜘蛛痣,或毛细血管扩张;③胁下积块;④舌质紫暗,或有瘀斑瘀点,或舌下脉络增粗、迂曲。次症:①胁肋久痛;②面色晦暗、唇黑;③出血倾向,齿衄、鼻衄。凡具备主症中 2 项加次症 2 项,可定为本证。

三、慢性病毒性肝炎治疗的总体目标

最大限度地恢复肝脏的生理功能和/或改善生化、病毒载量或组织学等客观指标，减轻或消除证候，阻断肝病的传变和演变为鼓胀（肝硬化）或癥瘕积聚（肝癌），从而提高患者的生活质量和延长生存时间。

四、慢性病毒性肝炎的治疗

1. 病因治疗 慢性病毒性肝炎，如符合抗病毒治疗的指征，应抗病毒治疗[2]。具体参见本书的相关章节。中医治疗慢性肝毒性肝炎并不区分病毒的类型，其主要不是针对病因治疗，而是关注证候的减轻和肝功能的改善。

2. 基本方药 慢性病毒性肝炎的主要病机为正虚邪恋，虚实夹杂，气血脏腑功能失调。基本治法为益气养阴、清热解毒、健脾补肾、活血通络。推荐常用方药：生黄芪15g、全当归15g、炒白术15g、川石斛15g、炙鳖甲15g、仙灵脾15g、干地黄15g、叶下珠30g，可随症加减。

3. 辨证论治方案 荟萃分析1988～2009年国内生物医学期刊发表的有关中医药及中西医结合治疗慢性乙型肝炎的临床研究文献，参照2012年修订的慢性乙型肝炎中医诊疗专家共识[1]。

（1）湿热蕴结证治法：清热利湿。推荐方药为茵陈蒿汤合甘露消毒丹加减：茵陈、栀子、大黄、滑石、黄芩、虎杖、连翘等。

（2）肝郁气滞证治法：疏肝理气。推荐方药为柴胡疏肝散加减：北柴胡、香附、枳壳、陈皮、白芍、苏梗、八月札等。

（3）肝郁脾虚证治法：疏肝健脾。推荐方药为逍遥散加减：北柴胡、当归、白芍、白术、茯苓、薄荷、甘草等。

（4）肝肾阴虚证治法：滋补肝肾。推荐方药为一贯煎加减：北沙参、麦冬、生地、枸杞子、当归、玄参、石斛、女贞子等。

（5）脾肾阳虚证治法：温补脾肾。推荐方药为附子理中汤合金匮肾气丸加减：党参、白术、制附子、桂枝、干姜、菟丝子、肉苁蓉等。

（6）瘀血阻络证治法：活血通络。推荐方药为膈下逐瘀汤加减：当归、桃仁、红花、川芎、赤芍、丹参、泽兰等。

临床既可见一证，也可见两证相兼或多证并现，治疗时可多法联用，建议处方选药精准，剂量适当，防止过度治疗。

4. 中成药治疗 应以减轻或消除中医证候为主治功效，也可以保肝抗炎、抑制病毒复制、抗肝纤维化、调控免疫为治疗功效[2]。选择依据为临床常用、疗效明确。所列中成药可单独应用，也可联合应用。

（1）根据辨证推荐用药。湿热蕴结证：茵栀黄颗粒等；肝郁脾虚证：逍遥丸等；肝肾阴虚证：杞菊地黄丸等；脾肾阳虚证：金匮肾气丸等；瘀血阻络证：大黄䗪虫丸等。

（2）抗病毒。①苦味叶下珠制剂：多项RCT研究证实，苦味叶下珠对慢性乙型肝炎患者HBeAg阴转率在20%～50%，HBV DNA阴转率为35%～60%。②苦参素制剂：一项多中心、随机、双盲对照试验证实，对于ALT超过正常值上限1.2倍的慢性乙型肝炎患者，苦参素胶囊治疗4周，HBV DNA阴转率为38.61%，HBeAg阴转率为31.91%；苦参素针剂肌内注射治疗4周，HBV DNA阴转率为43.33%，HBeAg阴转率为39.29%。

（3）抗肝脏炎症。①五味子制剂（联苯双酯、双环醇、五灵丸等）：主要成分为五味子乙素、丙素等，能够可逆性地抑制肝细胞内的转氨酶活性，修复肝组织，增强肝细胞的解毒功能。五灵丸治疗慢性乙型肝炎患者，2～3个月ALT复常率为90.6%，AST复常率为81.1%。②甘草制剂（甘平、美能、甘利欣等）：对肝脏类固醇代谢酶有较强的亲和力，阻碍皮质醇与醛固酮的灭活，具有皮质激素样效应，起到抗炎、抗过敏及保护肝细胞膜等作用。甘草制剂治疗慢性乙型肝炎，肝功能复常率为70%～90%。③垂盆草制剂：治疗慢性乙型肝炎，1个月疗程ALT复常率为40%，3个月疗程达到90%。④山豆根制剂：肝炎灵注射液治疗慢性乙型肝炎，肌内注射2～3个月，ALT复常率达到85.6%，肝脏组织炎症也有一定程度的下降。

上述中成药均有抗肝细胞损伤、减轻肝细胞变性坏死、促进肝细胞再生的功效。此外还有其他中成药制剂，如当飞利肝宁胶囊、双虎清肝颗粒、肝苏颗粒等可供选用。

（4）调节免疫功能。①猪苓多糖：治疗3个月，ALT复常率为52.17%，HBeAg阴转率为48%，HBV DNA阴转率为40%。②冬虫夏草多糖、黄芪

多糖、灵芝多糖等大多可以提高巨噬细胞吞噬功能，促进 T 细胞 E 玫瑰花结形成和转化，激发多种与免疫和抗炎反应有关的生物活性因子的产生，诱导干扰素产生。但在临床上，这类中药制剂适用于作为抗病毒及保肝护肝的辅助治疗，单独使用疗效较差。

（5）抗肝纤维化。扶正化瘀胶囊 / 片、复方鳖甲软肝片、安络化纤丸等中成药对延缓或逆转肝纤维化有肯定的疗效，可参照中国中西医结合学会肝病专业委员会发布的《肝纤维化中西医结合诊疗指南》[3] 选用。

第 2 节　肝纤维化与肝硬化

一、肝纤维化与肝硬化

肝纤维化是现代医学概念，中医学中无此病名记载。根据其病因、临床表现，该病多归集在"积聚""胁痛""鼓胀""癥瘕"等中医病名内。其基本病机可归纳为"虚损生积"，本质上是肝脏形质损伤，阴精亏损，无以化气为用，以致气血不行，凝血蕴里不散而成积。其中"虚损"主要表现在肝脾气虚和肝肾阴精虚损两个方面，气虚反映了机体功能的损伤与降低，而肝肾阴精虚损则指肝脏形质损伤，是虚损更深层次的病机变化[4]。通过基础研究进一步明确"虚损"主要体现在肝实质细胞数量的减少与功能的衰退及肝窦壁的损伤，而"血瘀"主要表现为肝脏细胞外基质的过度沉积及肝窦的毛细血管化等病理改变[5]。

肝硬化的病理变化特点是严重的肝纤维化，晚期以肝衰竭和门静脉高压为主要临床表现。临床针对肝硬化的病理特点，宜采用与肝纤维化相同的方法以中医药治疗。如肝硬化出现并发症，除肝癌外，一般仍应抗肝纤维化治疗[3]。

（一）适应证为肝纤维化的药物

（1）扶正化瘀胶囊 / 片：由丹参、虫草菌粉、绞股蓝、桃仁、松花粉、五味子（制）组成。功能：活血祛瘀，益精养肝。适应证：乙型肝炎肝纤维化属"瘀血阻络，肝肾不足"证者，症见胁下痞块，胁肋疼痛，面色晦暗，或见赤缕红斑，腰膝酸软，疲倦乏力，头晕目涩，舌质暗红或有瘀斑，苔薄或微黄，脉弦细。用法：口服，每次 1.5g（胶囊）/1.6g

（片），每日 3 次，宜饭后服，早期湿热盛者慎用。

（2）安络化纤丸：由地黄、三七、水蛭、僵蚕、地龙、白术、郁金、牛黄、瓦楞子、牡丹皮、大黄、生麦芽、鸡内金、水牛角浓缩粉组成。功能：健脾养肝、凉血活血、软坚散结。用于慢性乙型肝炎、乙肝后早中期肝硬化，表现为肝脾两虚、瘀热互结证候者，症见胁肋疼痛、脘腹胀满、神疲乏力、口干咽燥、纳食减少、便溏不爽、小便黄等。用法：口服，每次 6g，每日 2 次。

（3）复方鳖甲软肝片：由鳖甲、冬虫夏草、黄芪、党参等 11 种中药组成。功能：软坚散结，化瘀解毒，益气养血。适应证：慢性肝炎肝纤维化及早期肝硬化属瘀血阻络、气阴亏虚、热毒未尽证候者均可使用。用法：口服，每次 4 片（儿童减半），每日 3 次。

（4）强肝胶囊（丸）：由茵陈、板蓝根、当归、白芍、丹参、郁金、黄芪、党参、泽泻、黄精、地黄、山药、山楂、六神曲、秦艽、甘草组成。功能：清热利湿，补脾养血，益气解郁。适应证：慢性肝炎、早期肝硬化、脂肪肝、中毒性肝炎等证属气血不足、湿热蕴结者。妇女经期暂停服用，胃十二指肠溃疡或高酸性慢性胃炎患者减量服用。用法：口服，每次 5 粒（胶囊），每日 3 次。

（二）文献报道有抗肝纤维化作用的经典方剂

（1）大黄䗪虫丸：出自《金匮要略》。功能：活血破瘀、通经消痞。原为治疗五劳虚极、瘀血内结而设。用于瘀血内停，腹部肿块，肌肤甲错，目眶黯黑，潮热羸瘦，经闭不行。孕妇禁用，过敏者停服。临床观察发现有一定的改善肝纤维化作用。

（2）鳖甲煎丸：出自《金匮要略》。功能：消癥化积，原用于治疗疟母（疟疾所致的脾肿大），症见疟疾日久不愈，胁下痞硬肿块，近代也用于肝脾肿大属血瘀气滞者。对于慢性乙型肝炎肝纤维化、早期肝硬化、肝硬化门静脉高压等均有治疗效果。

（3）小柴胡汤：出自《伤寒论》。功能：解表散热，疏肝和胃；用于寒热往来，胸胁苦满，心烦喜呕，口苦咽干。原方主治少阳病，可用于慢性肝炎与慢性胆囊炎。文献报道，该方对实验性肝纤维化及乙肝后肝纤维化均有治疗作用。

另有文献报道一些经验方如"复方 861 合剂"，经大量实验研究及随机、双盲、安慰剂对照临床试验证实有较好的抗纤维化作用，临床上可参考选用。

（三）中医辨证治疗

肝纤维化的基本证候病机为虚损生积，"血瘀为积之体（标）、虚损为积之根（本）"，但在肝纤维化病变的不同阶段、不同患者，可表现为不同的证候类型，常见有肝胆湿热、肝郁脾虚、肝肾阴虚等主要证型。在辨证治疗时，应病证结合，基本治法与辨证论治结合灵活运用。

1. 基本治法　鉴于肝纤维化基本病机为虚损生积、正虚血瘀。正虚主要表现为气阴两虚；血瘀则主要表现为瘀血阻络。其基本证型为气阴虚损、瘀血阻络。基本治法为益气养阴、活血化瘀。益气药可选用黄芪9～30g、白术6～12g、炙甘草3～6g等；养阴药可选用生地9～30g、沙参6～12g、麦冬6～12g、白芍6～15g等；活血化瘀药可选用丹参9～15g、桃仁4.5～9g、当归6～12g、赤芍6～15g、川芎3～9g等。

2. 主要证型与治法方药　在上述基本证型和基本治法基础上，可结合下述内容辨证用药。

（1）肝胆湿热证。症状：口干苦或口臭、胁胀或痛、纳呆、胃脘胀闷、倦怠乏力、皮肤巩膜黄染、大便黏滞秽臭或干结、舌质红、苔黄腻、脉弦数或弦滑数。治法：清热祛湿。代表方药：茵陈蒿汤加味。茵陈9～30g、栀子6～9g、制大黄3～9g、黄芩3～9g、泽泻6～9g、车前子（包）9～15g等。

（2）肝郁脾虚证。症状：胁肋胀满疼痛，胸闷善太息，精神抑郁或性情急躁，纳食减少，脘腹痞闷，神疲乏力，面色萎黄，大便不实或溏泻。舌质淡有齿痕，苔白，脉沉弦。治法：疏肝健脾。代表方药：逍遥散加减。柴胡3～9g、芍药6～15g、当归6～12g、薄荷3～6g、甘草1.5～9g、川芎3～9g、白术6～12g、茯苓9～15g等。

（3）肝肾阴虚证。症状：胁肋隐痛，遇劳加重，腰膝酸软，口燥咽干，心中烦热，头晕目眩，失眠多梦，两目干涩。舌质红，苔薄白少津，脉弦细数。治法：滋养肝肾。代表方药：一贯煎加减。北沙参6～12g、麦冬6～12g、当归6～12g、生地黄9～15g、枸杞子6～12g、山药15～30g、山茱萸6～12g、丹皮6～12g、泽泻6～9g、茯苓9～15g等。

3. 调摄与护理　禁止饮酒、宜进清淡而富有营养的饮食。规律作息、劳逸结合，根据体力适当安排工作与生活，勿过劳。注意心理疏导及原发病与并发症的调摄与护理。

二、肝硬化腹水

肝硬化腹水的临床表现以腹大如鼓、动摇有声、皮色苍黄、脉络暴露为主，常伴有下肢浮肿，中医病名为"鼓胀"。但中医学对肝硬化并发症之一的腹水，无特殊的命名。中医药治疗肝硬化腹水常起效平缓，但由于时时顾护正气，尚无引起电解质紊乱之虞。如配合病因治疗、抗肝纤维化治疗和利尿剂的应用，可以收到更好的疗效[6, 7]。

（一）病因病机

1. 病因　虫毒感染，酒食不节，黄疸、胁痛、积聚失治等是肝硬化腹水的主要病因，情志所伤、劳欲过度常是本病诱发和加重的因素。

2. 病位　肝硬化腹水主要关系肝脾两脏，甚则及肾。

3. 病机　肝失疏泄，脾失健运，肾失气化是形成鼓胀的关键病机。气滞、血瘀、水停是形成鼓胀的基本病理因素、

4. 病理性质　为本虚标实，正邪交争。虚为肝脾肾亏损，气虚气滞，或阳气衰微，或阴血不足。实多指邪实，常气、血、水、毒互结。

5. 病机转化　初起为湿热邪毒阻滞中焦，气机升降失调，脾胃受伤，土壅木郁，致肝失调达；肝脾两伤，脾失健运，清浊不分，水湿聚于腹中；久则及肾，气化无权，气血水壅结更甚。本病首病气血，继而病水，肝郁血瘀是其源，脾胃气虚升降无权是其本。以肝郁脾虚、水气内阻为主者谓之气臌；以脾肾阳虚、水湿内阻为主者谓之水臌；以肝肾阴虚、血瘀湿阻为主者谓之血臌；晚期肝硬化腹水多因郁热伤阴，或长期使用西药利尿剂伤阴，或滥用攻逐法泻水伤阴，故难治性腹水的病机复杂，可兼见水瘀互结、阴虚内热或脾肾阳虚。

（二）辨证要点

1. 辨明虚实　肝硬化腹水的中医病机特点为本虚标实、虚实兼杂，但不同患者，即使是同一患者，在病程的不同阶段，其虚实的侧重也不同。鼓胀初期，发病急、病程短者多实；鼓胀日久不愈、

病程长者多虚。从体质强弱、年龄大小、神色形体等加以判断，则"形色红黄、气息粗长者多实；形容憔悴，声音短促者多虚；年轻少壮，气道壅滞者多实；中衰积劳，神疲气结者多虚"（《景岳全书》）。由临床表现加以判断，则"先胀于内而后及于外者多实，先肿于表而渐及于内或外虽胀而内不胀者多虚；小便红赤，大便秘结者多实，小便清、大便溏者多虚；脉滑有力者多实，弦滑微细者多虚"（《医宗必读》）。按之腹虽胀大然胀而不坚，叩之空空如鼓者，以气结为主；若腹胀且大，小便短少，腹部膨隆，脐平或脐突，按之腹部坚满，如囊裹水，叩之声浊，动摇则有水声者以水裹为主；若见面色黧黑，面、颈、胸部有红缕赤痕，腹壁青筋暴露，腹中触及积块，舌有瘀点、瘀斑者则以血瘀为主。

2. 本虚当辨气虚、阳虚、阴虚的不同　肝硬化腹水的气虚证表现为面色萎黄，语言低微，气息短促，乏力；阳虚的特点是腹胀朝宽暮急，神倦怯寒，舌质胖大有齿印，色淡或带紫；阴虚则见形体消瘦，面色晦暗，唇紫口燥，舌质红绛少津，苔少或光剥，脉细弦或细数。

（三）治疗要点

中医药治疗以泻实补虚为原则。气滞湿阻、寒湿困脾、湿热蕴结及肝脾血瘀等为实胀，宜用疏肝理气、行湿散满、清热利湿、活血化瘀等法，逐水之剂也可偶尔用之；脾虚水困、脾肾阳虚、肝肾阴虚等则以虚为主，治法宜健脾利水、温补脾肾及滋养肝肾等。因此，用药遣方勿求速效，切忌滥攻滥补，而当注意攻补兼施，或先攻后补，或先补后攻，补虚不忘实，泻实不忘补虚。慎用峻下逐水药。

1. 基础治疗

（1）肝硬化腹水的病因治疗：例如抗病毒、戒酒、纠正代谢紊乱或自身免疫紊乱等，最大限度地消除肝硬化的始动因素。有关具体用药请参见本书的相关章节。

（2）抗肝纤维化的治疗：可阻止或延缓肝硬化的进展，也可以通过改善肝脏微循环，降低门静脉高压，从而减少腹水的产生，这是治"本"。有关具体用药请参见本章"肝纤维化"。

（3）通过增加尿量排出腹水，是治疗肝硬化腹水的基本疗法。在用中医治疗腹水的同时，可以同用西药利尿剂。一般排尿量以1700ml/d为宜，

如尿量＜1500ml/d，需要增加利尿剂的剂量；如＞2000ml/d，可以减少利尿剂的剂量，以免电解质紊乱。有关具体用药请参见本书的相关章节。

2. 辨证论治

（1）气滞水停证。主症：①腹大坚满，叩之如鼓；②两胁胀满；③胁痛走窜不定。次症：①饮食减少；②食后作胀；③嗳气不适；④小便短少。舌脉：①舌质淡红，苔白腻；②脉弦。治法：疏肝理气，行水散满。推荐方药为柴胡疏肝散合胃苓汤加减：柴胡、枳壳、芍药、甘草、香附、川芎、茯苓、苍术、陈皮、白术、官桂、厚朴、泽泻、猪苓、生姜、大枣。

（2）脾虚水停证。主症：①腹大胀满，按之如囊裹水；②乏力；③食欲减退。次症：①面色萎黄；②颜面、下肢浮肿；③小便短少；④大便溏薄。舌脉：①舌苔白滑或白腻；②脉缓。治法：温中健脾，行气利水。推荐方药为四君子汤合实脾饮加减：党参、白术、茯苓、炙甘草、附子、干姜、厚朴、木香、草果、木瓜、生姜、大枣。

（3）湿热水停证。主症：①腹大坚满，脘腹撑急；②腹痛拒按；③身目发黄。次症：①口干；②口苦；③渴不欲饮；④小便短黄；⑤大便秘结或溏。舌脉：①舌质红、苔黄腻；②脉弦滑或数。治法：清热利湿，攻下逐水。推荐方药为中消分满丸合茵陈蒿汤加减：厚朴、枳实、黄芩、黄连、知母、法半夏、陈皮、茯苓、猪苓、泽泻、砂仁、干姜、姜黄、党参、白术、甘草。

（4）血瘀水停证。主症：①腹大如鼓；②腹壁青筋暴露；③胁肋刺痛，固定不移。次症：①面色黧黑；②面颈胸臂有丝状血痣；③肌肤甲错；④渴不欲饮。舌脉：①舌质紫红或有瘀斑，苔白润；②脉细涩。治法：活血化瘀，行气利水。推荐方药为调营饮或膈下逐瘀汤加减：川芎、赤芍、大黄、莪术、延胡索、当归、瞿麦、葶苈子、赤茯苓、桑白皮、大腹皮、陈皮、官桂、甘草、桃仁、牡丹皮、乌药、香附、红花、枳壳。

（5）脾肾阳虚水停证。主症：①腹大胀满，形似蛙腹；②腹胀早轻暮重；③形寒肢冷。次症：①面色㿠白；②肢体浮肿；③腰膝酸软；④腹中冷痛。舌脉：①舌质淡胖，或有齿痕，苔薄白润；②脉沉弦。治法：温补脾肾，化气利水。推荐方药为附子理中丸合五苓散：制附片、干姜、党参、白术、甘草、桂枝、茯苓、泽泻、猪苓等。

（6）肝肾阴虚水停证。主症：①腹大胀急；②腰膝酸软；③目睛干涩。次症：①面色晦暗；②牙龈出血；③口燥咽干；④五心烦热。舌脉：①舌质红绛少津，苔少或花剥；②脉弦细数。治法：滋养肝肾，化浊利水。推荐方药为一贯煎合猪苓汤：沙参、麦冬、当归、生地黄、枸杞子、川楝子、猪苓、茯苓、泽泻、阿胶、滑石。

证候诊断具备主症①＋另一主症1项，次症2项，参考舌脉，即可诊断。

以下中药经临床证实有较好的利尿作用：生黄芪、生白术、生白芍、茯苓、猪苓、泽泻、泽漆、泽兰、葫芦壳、半枝莲、半边莲、瞿麦、萹蓄、平地木、车前子、车前草、王不留行、大腹皮。可选择加入治疗各证型的方药中。而人参、西洋参有类似激素样的作用，可以加重水液和钠在身体内的积聚，不利于腹水的消退，须禁用。

3. 患者饮食起居 腹水患者平时应以休息为主，白天宜多采取脚高（高过心脏水平）仰卧位休息。宜减少钠的摄入，包括进食和用药两个方面，除控制菜肴中添加的食盐和含盐调味品（含盐味精、酱油等）外，任何含钠盐、食用碱或碳酸氢钠的食物都在控制之列，如面包、饼干、蛋糕、切面及其他一些含碱面制品、可乐和汽水等碳酸饮料、腌腊制品、酱菜和熟菜等。海鲜味咸也应限制。但是发生稀释性低钠血症时，除了要适当补充钠盐外，还要限制水的摄入，同时注意补充钾盐。

三、肝性脑病

肝性脑病是以肝病患者精神、神志改变为主要临床表现的病证。在中医学中虽无肝性脑病的病名，但根据本病的临床表现，与古籍中所述"神昏""昏愦""昏蒙""谵妄""暴不知人"等神志异常疾病有类似之处。《中医药学名词》将其定义为：在肝病基础上，出现以神志昏蒙为主要表现的肝病及脑的厥病类疾病。近代中医药治疗肝性脑病，在患者智力水平和肝功能的改善、生命质量的提高等方面具有一定的疗效。

（一）病因病机

本病的病因病机较为复杂，湿、痰、毒、热、火、瘀、虚相互作用、互为因果可导致肝性脑病的发生。患者机体受湿浊、痰瘀、火毒等作用，邪毒内盛而不得外泄，脑神终致蒙蔽。若内闭心包、引动肝风，则易形成肝厥；若腑气不通，气机升降失衡，清阳不升，浊阴不降，神明受扰，亦发为肝厥。故肝性脑病的病因大致可归纳为外邪、情志饮食内伤、肝气郁结、化火生痰、毒邪内蕴及心神被蒙等。现代研究多以邪毒蕴结、脑窍不通为基本病机。即在各种致病因素的作用下，肝脾俱损，肝失疏泄，脾失运化，湿热、痰浊、瘀血内盛，郁而成毒，热毒内陷心包；或痰浊上蒙清窍；或肝阴内耗，肝火上炎，肝风内动，上扰心神；或肝病日久，久病及肾，脏腑俱虚，致阴阳离决，神明无主。其病机总括为：实证者，轻则为湿热郁结，重则为湿热酿痰、蒙蔽心包；虚证者则为气血阴阳衰败。

（二）肝性脑病的治疗

肝性脑病中医治法多采用豁痰开窍、清热解毒、疏肝解郁、补益心脾、滋阴潜阳等，用药方式以口服中药汤剂为主，通腑灌肠及静脉滴注中药针剂为辅。可与西医治法同用。

1. 辨证论治

（1）热毒炽盛，痰热蒙窍证。①主症：发热不退或高热夜甚，重度黄疸，黄色鲜明，迅速加深，神志昏迷，不省人事，或躁动不安，甚则发狂，可闻及肝臭及喉中痰鸣，肝浊音界急剧缩小，大小便闭，腹胀腹水，衄血或呕血、便血，舌质红绛、苔黄而燥，脉弦细数。②治则：清热化痰，开窍醒神。③推荐方药为涤痰汤加减：半夏9g，胆星9g，竹茹9g，黄连9g，山栀9g，石菖蒲12g，枳实9g，茯苓15g。加减：昏迷重者加安宫牛黄丸或至宝丹；出现抽搐震颤者加地龙9g，全虫9g；大便秘结者加生大黄9g，芒硝（冲入）9g。

（2）痰湿内盛，痰迷心窍证。①主症：黄疸深重，色暗，神志昏蒙，时清时昧，恶心呕吐，腹部膨胀，身热不扬，喉中痰鸣，尿黄而少，极度乏力，四肢困重，胸闷脘痞，口苦黏腻，舌质暗红，舌苔白腻为主，或苔黄腻，淡黄垢浊，脉濡滑或濡细。②治则：化湿除浊，涤痰开窍。③推荐方药为菖蒲郁金汤加减合苏合香丸：石菖蒲、郁金、大腹皮、茯苓、泽泻、滑石各15g，茵陈蒿20g，藿香、连翘、山栀子各10g，白蔻仁、鲜竹沥各5g，姜汁3g。

（3）肝风内动，痰蒙清窍证。①主症：神昏抽搐，烦躁不宁，腹大坚满，青筋暴露，或鼻衄、齿衄或皮下瘀斑。舌红绛少津，脉弦细数。②治法：镇肝熄风，豁痰开窍。③推荐方药：羚羊角汤加减：羚羊角粉（冲入）1g，石决明（先煎）30g，炙龟板（先煎）9g，生地黄 15g，牡丹皮 15g，菊花 15g，白芍 10g，夏枯草 15g，川牛膝 15g，石菖蒲 10g。加减：衄血者加水牛角粉（冲入）3g，生三七 10g；抽搐明显者加地龙 9g，全蝎 9g。

（4）肝肾阴虚，肝阳上扰型。①主症：面色晦暗或黧黑，形体消瘦，眩晕，神昏谵语，躁动不安，四肢抽搐，舌干、舌红或绛，苔少或光剥，脉弦细数。②治则：滋补肝肾，清热熄风。③推荐方药为羚羊角汤加减：水牛角粉 30g，夏枯草、白芍、龟板各 15g，熟地黄、牡丹皮、钩藤各 10g，生石膏 30g。

（5）阴阳两竭，神明无主型。①主症：神志昏迷，面色苍白，四肢厥冷，循衣摸床，神昏痉厥，呼之不应，气息低微，汗出肢冷，二便失禁，舌质淡，无苔，脉微欲绝。②治则：益气养阴，回阳固脱。③推荐方药为参附汤合生脉散加减：人参 30g，麦冬 15g，五味子 9g，制附子 12g。加减：若汗出不止，加黄芪 30g，地龙 30g，生龙骨（先煎）30g，生牡蛎 30g，煎汤，灌胃或鼻饲。

2. 中药保留灌肠 由于肝性脑病患者意识障碍，口服中药困难，因此中医特色治疗优势明显。目前研究较多的是中药保留灌肠，其操作方法大同小异，差异主要体现在组方用药上。实验研究已经证实通腑法具有抑菌和抗炎，减少毒素生成，保护肠道黏膜，阻止毒素吸收，利胆退黄，保护肝细胞，增强肝脏的解毒功能等作用，可达到"通腑开窍"的目的，对肝性脑病具有显著的治疗作用。

目前临床上通腑开窍灌肠的组方基本是以大黄为主药变化而来，例如，清开冲剂（方药：生大黄 30g，石菖蒲 15g，败酱草 30g）；复方大黄煎剂（生大黄 60g，乌梅 30g，芒硝 20g）；中药化浊解毒醒脑液（酒大黄后下 20g，石菖蒲 15g，藿香 15g，郁金 20g，生山楂 30g，蒲公英 30g，连翘 15g，白花蛇舌草 30g，白芍 20g，牡蛎 50g 等）；清肠合剂（生大黄、蚤休、石菖蒲各 30g，生枳壳 15g，锡类散 6g，八宝丹 0.6g）等。也有用直肠滴注方法，方剂有通腑泄热合剂（生大黄、蒲公英、乌梅各 30g，厚朴、枳壳各 15g）和通腑活血汤（大黄 20g，乌梅、赤芍、厚朴各 15g）。

3. 中成药

（1）安宫牛黄丸：由牛黄、郁金、黄连、黄芩、山栀、朱砂、雄黄、冰片、犀角、麝香、珍珠组成。功效：清热开窍、豁痰解毒。用法：每次 1 丸，每日 1～2 次。

（2）紫雪丹：由石膏、寒水石、滑石、犀牛角、羚羊角、青木香、沉香、玄参、升麻、甘草、丁香、朴硝、麝香、朱砂组成。功效：清热开窍、镇痉安神。用法：每次 1.5～3g，每日 2 次，口服。

（3）神犀丹：由犀牛角、石菖蒲、黄芩、生地、银花、连翘、板蓝根、香豆豉、元参、天花粉、紫草组成。功效：清热开窍、凉血解毒。用法：每次 3g，每日 2 次，口服。

（4）苏合香丸：由白术、青木香、乌犀屑（水牛角代）、香附、朱砂、诃子、白檀香、安息香、沉香、麝香、丁香、冰片、乳香组成。功效：芳香开窍、行气止痛。用法：每次 1 丸，每日 1～2 次，口服。

4. 中药静脉注射液 可根据病情辨证选择应用醒脑静注射液、清开灵注射液、参附注射液、参麦注射液等。

5. 针灸

（1）三棱针疗法。穴位：十宣、少冲。方法：用三棱针点刺出血，每穴出血少许，每日 1 次，7 天为 1 个疗程。

（2）针刺疗法。穴位：昏迷时取合谷、人中、十宣、涌泉穴；烦躁不安时可针刺内关、神门等穴。方法：采用泻法，留针 15min，每日 1 次，5～7 天为 1 个疗程。

四、肝性脊髓病

中医学中没有"肝性脊髓病"的病名，有学者认为其与"风痱"相近。"风痱"属中医病名，首见于隋代巢元方《诸病源候论》，"风痱之状，身体无痛，四肢不收，神智不乱，一臂不遂者，风痱也。时能言者可治，不能言者不可治"。尤在泾的《金匮要略心典》释曰："痱者，废也。精神不持，筋骨不用，非特邪气之扰也，亦真气之衰也。"因该病临床表现多样，可同时兼有数个病证，难以用单一的中医病名概括。根据其临床症状，多归属于"黄疸""鼓胀""痿证""中风""痉证""风痱"等证。现代医学对肝性脊髓病尚无有效治疗方法。近年来，我国学者用中医理论对肝性脊髓病的病因和发病机制进行探讨，运用中医药治疗取得了一定成果。

（一）病因病机

1. 病因 有酒食不节、情志刺激、虫毒感染、病后续发四个方面。

2.病机 长期劳伤虚损，日久生"积"。劳伤指疫毒伤、情志伤、酒食伤、药物伤等；"积"指肝脾肿大积痞块。因肝肾同源，肾藏精、主骨生髓。肝病日久及肾、久病多虚、久病多瘀、督脉失荣而致该病。本病多属本虚标实，主要在于肝、脾、肾受损，气血亏虚为本，兼气滞血瘀痰阻、湿热壅滞为标，合而致病。发病过程中也容易出现动风、动血等证候。本虚者须辨脏腑及阴虚、阳虚之不同，表实者当辨气滞、血瘀、水湿的偏胜。

（二）肝性脊髓病的治疗

1.基本治疗原则 祛邪与扶正同行。根据气、血、水、痰的偏胜，分别采用行气、活血、祛湿利水、化痰通络、通腑泄热之法，同时配以疏肝健脾；根据脏腑及阴阳的不同，分别采取温补脾肾或滋养肝肾法，配合行气、活血、祛湿利水、化痰通络、通腑泄热之法。

2.辨证论治 ①气滞血瘀，湿热蕴结，宜疏肝理气、活血化瘀、清热利湿、通腑泄热，柴胡疏肝散和调营饮、二妙散、大黄煎剂保留灌肠；②肝肾气血亏虚，则补益肝肾，八珍汤加减；③脾阳虚衰、痰湿中阻，则益气健脾、化湿涤痰，加参苓白术散和菖蒲郁金汤；④肝肾阴虚、肝风内动，则滋肾柔肝、养阴利水，六味地黄丸合一贯煎；⑤脾肾阳虚，则温补脾肾，附子理苓汤或济生肾气丸[20]。

3.单方治疗 ①补益肝肾、活血通络，方以地黄饮子加减进退，补命门用肉桂、黑附片、二仙（仙茅、仙灵脾）；强督通阳常用狗脊、鹿角胶；引药下行常选川芎、牛膝；柔肝选白芍、木瓜；化瘀以和血选用归尾、鸡血藤；通络、润通用桃仁、水蛭，辛通选莪术、红花；通腑泻浊用川大黄、元明粉。此方可显著改善肝肾亏虚型肝性脊髓病患者临床症状，提高患者生活质量。②清利湿热，退黄，健脾益气，行气活血化瘀，养肝肾，舒筋活络。常用中药有茵陈、茯苓、党参、白术、白芍药、当归、鳖甲、女贞子、续断、鸡血藤、牛膝等。

4.针灸治疗

（1）主穴：脏病多与背俞穴相关，此病可取肝俞、脾俞、肾俞（足太阳膀胱经穴）；根据近部选穴原则，可取足三里（足阳明胃经穴），其为胃经合穴，属"土中之土"，具"理脾胃，调气血，补虚弱"的功效，其主治甚广，尤其适于虚损不足，

可治疗下肢痿痹证、癫狂等神志病，还可用于虚劳诸证，为强壮保健要穴。可取阴陵泉（足太阴脾经穴），其为太阴脾经合穴，可治疗水湿及膝痛等病。可取阳陵泉（足少阳胆经穴），其为胆下合穴，又为八会穴的筋会，可治疗下肢痿痹及麻木等下肢、膝关节疾病。可取风市（足少阳胆经穴），用于下肢痿痹、麻木及半身不遂等下肢疾病。以上七穴可交替进行，或可行穴位艾灸起强壮保健作用。

（2）配穴：阴虚风动者，加太溪（足少阴肾经原穴）、风池（足少阳胆经穴）；风痰阻络者，加丰隆（足阳明胃经络穴）、合谷（手阳明大肠经原穴）；痰热腑实者，加曲池（手阳明大肠经合穴）、内庭（足阳明胃经荥穴）、丰隆；气虚血瘀者，加关元（任脉，为小肠募穴）、血海（足太阴脾经穴）、膈俞（足太阳膀胱经穴，为八会穴之血会）。

（3）穴位注射：此方法可将针刺刺激和药物的性能及对穴位的渗透作用相结合。一般每次2～4穴，以精为要。注射剂量为原剂量的1/5～1/2。隔日1次注射，6～10次为1个疗程。可供肌内注射的药物，都可穴位注射用。选穴：足三里-阴陵泉，风市-阳陵泉，脾俞-肝俞或肾俞，三组穴位每次选一组（双侧共四穴，或选两穴），交替使用。选药：丹参、黄芪、苦参素、胸腺肽等穴位注射。应用灯盏花素静脉滴注，联合维生素B_1、B_{12}穴位注射治疗肝性脊髓病，有较明显的疗效。

5.推拿按摩 按摩能缓解肌张力，对防止下肢失用性萎缩有一定的预防作用。

第3节 肝 癌

肝癌在中医学中多属癥瘕积聚范围，也与黄疸、胁痛、鼓胀等相关联。一般而言，中医药常作为肝癌手术切除、介入、消融、冷冻等治疗后或靶向治疗的辅助治疗手段，但是在上述西医治疗无法实施或患者不愿接受的情况下，中医药已成为治疗肝癌的主要方法。虽然中医药治疗肝癌的作用机制尚不甚明了，但是在减轻证候、延长生命甚至带瘤生存等方面的学术成果屡见报道。

一、病 因 病 机

肝癌病因复杂，是疫毒、饮食、情志、环境等多种因素综合作用的结果。在肝癌的发病中，邪毒

侵袭是发病的条件；而脏腑功能不足，特别是脾肾功能不足、功能失调为发病的基础。一旦内外合邪，正气难以抗御，则各种病理因素的相互作用促使癌毒内生，凝于肝胆，致肝癌形成。基本病机是气阴两虚，湿毒瘀结。

二、辨证要点

（一）辨肝区疼痛

注意疼痛性质，剧痛，痛处固定、拒按、得冷而减，病理多为肝癌包膜下出血或肝癌结节破溃，中医辨证属瘀热，当用凉血、活血、止血药物；痛而拒按，得温痛减，为寒盛，当温经散寒；痛而喜按则属虚，治以益气温阳，胀痛而有闷窒感多为痰湿壅滞，治当祛湿化痰；疼痛轻微、窜痛者，为肝郁气滞所致，治以疏肝理气。

（二）辨腹胀

辨明部位是上腹胀，或小腹胀，或全腹胀。胀满与进食及大、小便的关系等。上腹胀，食后胀甚，或因嗳气或矢气而减者，为中焦气滞；上腹胀，与进食无明显关系，多与肿大的肝脏压迫胃等脏器有关，当按痞块论治，以软坚散结为主；小腹胀，其病理常与门静脉癌栓有关，中医辨证多属肝经气机郁滞；全腹胀，常因腹水所致，为脾虚而水湿泛滥，气机运行不畅之故，治当健脾利湿，通调水道。辨证施治参见前文"肝硬化腹水"部分。

（三）辨发热

肝癌发热，当注意有汗、无汗。肝癌常夜间多汗，齐颈而还，多属湿热郁蒸同时又伴有阴虚；肝癌发热无汗者，多为热毒炽盛。

（四）结合脉诊和舌象

肝癌患者脉濡滑较多见，为痰湿内盛之候；滑数者为湿热，濡者为气虚湿盛。由于肝癌患者大多伴有肝硬化，舌质紫暗，舌边有瘀斑、瘀点者明显较其他癌症多见，但并非均为瘀血。舌体两侧呈现紫暗条带（舌缨线）者为典型的肝血瘀阻证候；舌质青紫而舌体胖大者多属寒盛；若同时伴舌苔白腻者则为寒湿；舌体胖大、边有齿印者为阳虚寒盛，舌质红绛而舌体胖大者为热毒炽盛；舌质红绛而舌体瘦者为阴虚。

三、辨证施治

针对肝癌的基本病机，益气养阴、化湿解毒、祛瘀散结为本病的基本治法。邪实者应注意辨别热毒、湿热、寒湿、肝郁及血瘀痰阻；正虚为主者当区分气虚、阴虚，脏腑虚损则应辨明肝、脾、肾；施治时要攻邪不忘扶正，补虚亦需考虑适当加入祛邪之品；由于癌肿"阴阳离决"的特殊性，既要注意温阳的重要性，又毋忘解毒散结药的应用，如在辨证施治的基础上，适当加入山慈菇、白花蛇舌草、夏枯草、八月札、莪术、鳖甲、生牡蛎等；在具体方药中，消导药亦为必要之品，以助脾胃运化之力。

（一）基本治法

益气养阴、化湿解毒、祛瘀散结为基本治法，适用于部分无证可辨的肝癌患者，或甲胎蛋白已升高，但肝内未见占位者；肝癌手术切除后的恢复期；作为肝癌非手术疗法综合治疗中的一部分；肝癌手术后复发，又不适于再次手术者。

基本方药：黄芪、白术、茯苓、天冬、北沙参、白芍、薏苡仁、半枝莲、茵陈、猪苓、天花粉、莪术、八月札、制附片、生牡蛎、鳖甲等。

随症加减：胁痛明显者，加制没药、参三七；黄疸明显者，重用茵陈，加瞿麦、大黄；有腹水、腹胀明显者，重用白术，加汉防己、半边莲、车前子；如伴腹泻者，加黄连、厚朴、葛根；伴呕吐者，加姜半夏、藿梗、佩兰梗；伴癌性发热者，可加淡豆豉、柴胡；如见舌红口干者，可加玄参、芦根之类。

（二）分型施治

1. 脾虚湿阻　主症：倦怠、乏力、面色萎黄、上腹胀满、食欲减退；踝部轻度浮肿；大便溏薄，舌质淡，脉濡或濡滑。治法：健脾燥湿。推荐方药：六君子汤合胃苓汤加减。药物：党参、白术、苍术、茯苓、猪苓、薏苡仁、泽泻、八月札、川朴、半夏、陈皮等。随症加减：如胸满不适、泛恶、呕吐时，加苏梗、藿香、佩兰等；舌质较淡、形寒肢冷、便溏者，加干姜、附子；肝区轻度疼痛者，可加青皮、茜草、延胡索。

2. 寒湿凝滞　主症：肝区胀满、窒闷不适，腹胀纳差，肢体困重，形寒肢冷，大便溏薄，舌体胖大、边有齿印、色青紫，苔白腻，脉沉细。治法：

温化寒湿。推荐方药：附子理中汤合茵陈五苓散加减。药物：附子、干姜、白术、茵陈、茯苓、猪苓、泽泻、厚朴、薏苡仁、制半夏、陈皮、莪术、白花蛇舌草、生牡蛎。随症加减：肝区痛甚者，加细辛、高良姜、郁金；有腹水者，加汉防己、瞿麦、车前子。

3. 肝郁气滞 主症：右胁肋胀痛或坠胀不适，胸闷，上腹部胀满，纳食减少，情绪波动后症状加重；舌苔薄白，脉弦。治法：疏肝理气解郁。推荐方：大七气汤加减。药物：青皮、陈皮、藿香、柴胡、三棱、莪术、八月札、绿萼梅、沉香、白芍、百合、紫苏叶、炙甘草、生牡蛎。随症加减：如胃纳减退者，可加神曲、炒谷芽、炒麦芽、生山楂等；如伴黄疸者，可加茵陈、平地木、金钱草。

4. 湿热蕴结 主症：发热汗出，头面部显著，口干、口苦不欲饮，胁肋疼痛，腹部胀满，尿黄或赤，舌苔黄腻、舌质红，脉弦滑或滑数。治法：清热化湿。推荐方：茵陈散加减。药物：茵陈、山栀、茯苓、泽泻、苍术、枳实、黄连、厚朴、半枝莲、半边莲、瞿麦、黄芩、黄柏、八月札、生牡蛎等。随症加减：如黄疸较重者，加平地木、田基黄；如为阻塞性黄疸，当结合采用其他措施，中药可加入金钱草、枳实、郁金、明矾之类；如伴胃纳减退者，可加神曲、山楂；如伴呕吐、恶心，可加入半夏、陈皮、藿梗；如小便不利者，可加车前子、六一散等；如伴腹胀，可加莪术、木香等。

5. 肝经热盛 主症：低热或高热，大汗出或闭目即汗，可兼有渴欲饮水、小便短赤、肝区热痛等症状。舌红苔黄腻而干，脉滑数有力。治法：清热解毒、消肿散结。推荐方：黄连解毒汤加减。药物：黄芩、黄连、黄柏、大黄、连翘、夏枯草、升麻、八月札、生甘草。随症加减：如兼有恶风者，可加苏叶、淡豆豉；兼有上腹胀满者，可加枳实、厚朴；兼见大便干结者，加生大黄；有腹水者，加茯苓、猪苓、半边莲、茵陈。

6. 血瘀痰结 主症：肝区刺痛，痛处固定不移，拒按，夜间尤甚，面色晦暗，舌色暗紫或舌体两侧呈现瘀紫带或瘀斑，脉弦细或涩。治法：活血化瘀。推荐方：膈下逐瘀汤加减。药物：桃仁、延胡索、生蒲黄、八月札、旋覆花、生茜草、莪术、地鳖虫、乳香、没药、鳖甲、穿山甲、地龙、生牡蛎。随症加减：如有脘腹胀满者，可加黄连、厚朴等；纳呆者，可加神曲、鸡内金；伴有黄疸者，加茵陈、平

地木、郁金等；有腹水者，加泽兰、瞿麦、汉防己、马鞭草等；如为血性腹水者，尚应作其他处理。

7. 肝肾阴虚 主症：胁肋隐痛，绵绵不休，低热，黄疸，消瘦，头晕目眩，夜寐不安，舌干，舌红或绛，或苔剥、舌光，脉细数。治法：益肾养肝。推荐方：一贯煎合二至丸加减。药物：麦冬、生地、北沙参、天冬、枸杞子、五味子、女贞子、旱莲草、天花粉、白芍、鳖甲、百合、夏枯草、生牡蛎。随症加减：有腹水者，加茯苓、车前子、泽兰、楮实子；伴有低热者，可加银柴胡、青蒿、淡豆豉、知母；有黄疸者，加黄柏、茵陈、郁金；胃纳不好者，可加生谷芽、生麦芽、藿香、佩兰、鸡内金、生山楂等。

以上各类证型，可一个以上合并存在，治疗亦可同时施用几类药物。

（三）中成药治疗

（1）养正消积胶囊：功效为健脾益肾、化瘀解毒。适用于不宜手术的脾肾两虚、瘀毒内阻型原发性肝癌辅助治疗，与肝内动脉介入灌注加栓塞化疗合用，有助于提高介入化疗疗效，减轻对白细胞、肝功能等的毒性作用，改善患者生存质量，改善脘腹胀满、纳呆食少、神疲乏力、腰膝酸软、溲赤便溏、疼痛。

（2）牛黄醒消丸：功效为解毒活血、消肿止痛；可作为抗癌治疗药，在辨证施治的基础上加用此药，每次1.5g，每日3～4次。

（3）鳖甲煎丸：功效为祛瘀消癥化积、益气养血。适用于以下情况：①肝癌手术切除后，无残留，不论有无肝硬化，可长期服用，以预防复发。②肝癌癌灶不大，肝硬化较严重，无手术切除指征者，可作为抗肝癌药长期服用。③肝癌术后复发，多个小的癌灶，肝硬化较严重，可作为抗癌主药，长期服用。本方虽有补益作用，但总以攻邪为主。在以中医为主治疗肝癌时，可在上述脾虚、气滞、血瘀各证型中与煎药同用。

（4）斑蝥类制剂：斑蝥属于中药中"以毒攻毒"之品。20世纪60年代开始治疗癌肿，但民间验方很早就在应用。目前已有多种斑蝥制剂，毒性较原生药明显减小。

（5）蟾酥类制剂：干蟾皮外用，敷贴于肝区疼痛部位，能止痛。蟾酥有强心作用，但毒性大，过量可致死。现有改造后的蟾酥成品供应，毒性

较小。

（6）中药静脉注射液：可根据病情辨证选择应用康莱特注射液、复方苦参注射液、斑蝥酸钠注射液、榄香烯乳注射液、鸦胆子油乳注射液、艾迪注射液、消癌平注射液、康艾注射液、华蟾素注射液等。

（四）康复与食疗

肝癌治疗与其他疾病治疗的不同，就在于康复与食疗，康复与食疗是肝癌整个治疗中的一个不可缺少的环节。

1. 康复

（1）长期随访：癌肿与其他病不同，必须定期复查、长期随访。

（2）长期治疗：肝癌患者必须长期治疗。肝癌已消失者，最好接受 3～5 年的中药治疗。

（3）生活调摄：保持精神愉快是康复过程中至关重要的一环；避免疲劳，癌肿控制者，可适当工作，但以不感到疲劳为度；不必强求卧床，可适当活动。

2. 饮食

（1）一般不必忌口，注意蛋白质、脂肪及糖类的平衡，不必过分强调高营养。

（2）较为适合的食药两用食品有赤豆、绿豆、薏苡仁及芋头等。

（3）有黄疸时，可以多食荸荠、莼菜、马兰头等。

（4）有腹水时，患者饮食参见前文"肝硬化腹水"部分。

四、小　　结

肝癌的诊治，重在早期诊断，根据病情制定治疗方案，尽可能采取中西医综合治疗。坚持"保存自己、消灭敌人和消灭敌人是为了保存自己"的战术观点，权衡扶正与攻邪，在扶正的基础上适当加用抗癌中药。对于肝硬化严重、肝功能失代偿、有明显腹水的患者，当以消除腹水、改善肝功能及全身状况为首务，攻癌为兼顾，待肝功能及全身情况有所改善后，可逐渐加强抗癌药物的应用。坚持长期治疗，诱导患者保持良好的精神状态，也是治疗获效的重要因素。

（徐列明）

参 考 文 献

[1] 中华中医药学会内科肝胆病学组，世界中医药联合学会肝病专业委员会，中国中西医结合学会肝病分组. 慢性乙型肝炎中医诊疗专家共识（2012 年 1 月）. 临床肝胆病杂志 2012；28：164-8.

[2] 中华医学会肝病学分会，中华医学会感染病学分会. 慢性乙型肝炎防治指南（2015 年版）. 中华肝脏病杂志 2015；23：888-905.

[3] 中国中西医结合学会肝病专业委员会. 肝纤维化中西医结合诊疗指南（2019 年版）. 中华肝脏病杂志 2019；27（7）：494-504.

[4] 谭春雨，刘平. 肝硬化"虚损生积"病机理论溯源及其临床意义. 上海中医药大学学报 2010；25：24-8.

[5] 刘崇敏，徐列明. 从"虚损生积"论治肝硬化. 中医杂志 2011；52：1190-3.

[6] 中国中西医结合学会消化疾病专业委员会. 肝硬化腹水的中西医结合诊疗共识意见. 中国中西医结合杂志 2011；31：1171-4.

[7] 中华中医药学会脾胃病分会. 肝硬化腹水中医诊疗规范专家共识意见（2011 年）. 中国中西医结合杂志 2012；32：1692-6.

第23篇
肝脏疾病的慢病管理

第114章 慢病管理的概念、方法和意义

第1节 慢病管理的概念

慢性非传染性疾病（noninfectious chronic disease，NCD）简称慢病，是对病因复杂或病因尚未完全确认、起病隐匿、病程长且病情迁延不愈疾病的总称[1]。2015年1月WHO指出，NCD目前已经成为全球首要的死亡原因，每年有3800万人因此失去生命。吸烟、缺乏运动、酗酒及不健康饮食，都会增加NCD的死亡风险。占慢性肝病中60%以上的非酒精性脂肪性肝病、酒精性肝病、自身免疫性肝病及其相关的肝硬化、肝癌等，具有慢病的显著特征[2]。而病毒性肝炎如慢性乙型肝炎、慢性丙型肝炎等传播途径和预防措施明确，虽然具有一定的传染性，其随访与管理也同样适用一般慢病的管理方法和措施。近期WHO、AASLD、EASL等关于慢性乙型肝炎、丙型肝炎的多个指南，都特别强调管理的内容，也说明其重要性。

随着人均寿命延长，目前患有两种以上慢病的人逐渐增多，而且慢病年轻化趋势明显。慢病以高发病率、高死亡率、高额医疗费用和低知晓率为特点，严重危害人类健康、影响国民经济发展，因而被广泛关注。慢病影响患者正常工作、生活和社会归属，治疗护理费用高，焦虑、抑郁发生率高，导致患者依从性降低，因而影响了其长期预后[3]。近年来，科学、规范、高效的慢病管理和访视体系应运而生。

在临床实践中发现，由医生、护士、营养师、药剂师、康复师等多学科人员组成的慢病管理和访视团队，依据具体疾病指南或专家共识，结合患者健康、家庭、经济、生活习惯等实际情况，开展慢病管理和访视工作，能够更加高效、优质地完成工作任务[4]。多学科团队模式逐渐被医务工作者和患者接受，正在发挥越来越广泛的作用。与此同时，按照慢病管理的精神，医护人员逐步从单纯的疾病治疗，逐渐转向帮助慢病状态患者减轻负担，提高工作能力和生活质量[5]。

第2节 慢病管理的常用方法

一、访视方法

访视是慢病管理经典和常用的方法，包括医院访视、电话访视、电子邮件访视、微信访视、上门访视等。近年随着互联网与移动通信技术的发展，访视方式不断扩展，访视效果不断提高；与此同时，访视成本并无显著增加，甚至有所下降。常用的方式方法包括以下几个方面。

1. **医院访视** 顾名思义，医院访视患者是按照医生要求，来医院就诊，并完成访视。医院访视具有以下优点：①访视形式、环境正规，避免非医疗事务干扰；②患者可快捷完成专业性强、无菌要求高的相关辅助检查、化验检查、治疗和取药；③可快捷完成专业性的科研相关事项；④可预约再次就诊时间。

医院访视也存在一定的局限性：①医院就诊人员多，等待时间长；②医疗资源有限，医患双方难

以深入沟通；③行动不便及老年患者来院不便；④院内存在交叉感染的风险，新冠肺炎疫情影响下交通及就诊不方便等。

2. 电话访视　电话访视是医院医生、社区医生及护理或其他医辅人员通过电话的方式，对患者近期的病情变化、用药情况、康复情况及心理状态等进行健康管理指导和监控，在医护人员及患者家庭成员之间建立有目的的健康管理互动。

电话访视的优点：①操作方式便捷、费用相对低；②可以避开常规的工作时间，错峰访视；③访视不受时空限制；④可以有效补充医院访视的不足。目前流行的类似电话访视的微信、QQ、Skype等，不仅有音频功能还有视频功能，大大延伸或拓展了电话访视的功能。

电话访视局限性：①因通话时间限制，每次电话访视宜安排 1～2 个重点话题；②难以获知双方对沟通内容的理解和认可程度；③电话访视医务人员难以通过表情和肢体语言影响患者。

3. 电子邮件、微信访视　近些年，越来越多的医患双方应用电子邮件、微信完成沟通。电子邮件、微信访视优点：①简便，无须提前预约，无须面对面，成本低；②可连续发布患者信息（如化验报告等）[6]；③可同时向多位患者发布健康宣教材料[7]。

电子邮件、微信访视的局限性：①因缺乏对话表达和个人接触，此方法不能保障信息被正确理解；②可能泄露患者隐私；③对于有理解障碍和语言障碍的患者，此方式可能导致信息发布不够客观；④受设备、人员素质限制，在一些地区、部分人群难以普及；⑤由于电子邮件标题不清，可能未能引起对方重视。

4. 上门访视　上门访视指访视者主动到患者家中看望患者，医患双方就疾病诊疗的全部事项进行沟通，并制订计划[8]。上门访视优点：①访视者可与患者及家属面对面交流，可评价患者对疾病的了解情况、疾病的诊疗有效性，给出患者日常生活注意事项，听取患者和家属的意见与建议；②访视者能通过患者表情信息、肢体语言等，获知患者对不同访视形式的认可与接受程度，便于长期管理和访视的改进。

上门访视局限性：①不适宜远距离访视；②访视双方需要共同的访视时间和地点；③难以实现随时访视。

二、访视内容

访视内容通常包括：①了解患者的基本健康情况。②患者的用药情况。③慢病患者对疾病危险因素的认知情况。④告知患者药物治疗及生活习惯上需要注意的事项。⑤指导患者建立良好的生活方式，根据患者饮食喜好等合理安排饮食，戒烟限酒，缓解精神压力；同时，可根据患者恢复情况，正确指导其适当运动。⑥加强自我监测，患者在院外应告知自我监测的正确方法；出现异常的患者，应立即送往医院检查、治疗。⑦患者及家属对所患疾病关心的其他问题。

三、访视量表

目前尚无被广泛认可的通用慢病管理及方式量表，各学科和专业可以应用各自相应的量表评分以评估患者诊断准确性、治疗有效性和患者的生活质量。如精神科的简明精神状态量表（MMSE）、蒙特利尔认知评估量表（MoCA）；神经科的Glasgow 昏迷评分量表；耳鼻喉科的耳鸣评价量表（tinnitus evaluation questionnaire，TEQ）；肝病学科的 Child-Pugh 评分、MELD 评分；风湿免疫科的系统性红斑狼疮量表等。这些量表的应用，在一定程度上为医务人员提供了评估病情、诊断和评估疗效的标准，为各学科专业交流提供了相对统一的标准。但也应看到，量表间因信度和效度的差异，限制了其在临床应用的准确性和广泛性[9]。

慢病管理和访视还需要根据单一慢病及多种慢病组合，提出被广泛认可的管理和访视量表。

第 3 节　慢病管理的意义

一、促进新型医患关系的形成

患者在大医院就诊，由于时间和空间等条件限制，诊疗内容大多局限于身体检查与疾病诊断、病情变化和药物应用等方面，难以进一步拓展。医生很容易扮演成"发号施令"者，患者则奔波于排队、缴费、化验、取药，而医患之间的沟通不足，有时还会发生过度诊断和过度医疗。而有效的慢病管理、良好的医患关系，应更多地建立在医患相互信任、充分而平等讨论的情境下，此过程包括富有建设性医疗意见的践行和结果的反馈。医生可以提供多种经过循证医学验证的诊疗建议，并帮助患者逐一深入理解这些建议的内涵。患者根据自身习惯、价值观和家庭情况进行选择，形成医患"共同决策"。这一决策更加符合患者自身利益。同时鼓励家属参与医疗过程，提出建议、督促患者完成诊疗目标、反馈诊疗结果和修正意见。

医患双方应是共同与疾病做斗争的"战友"。医学科学专业性极强，确实存在诸多不确定性和不可预知性。医患双方对医学的不确定性和不可预知性处理不当，很容易让医生唯恐漏诊导致医疗纠纷而过度诊断和治疗[10]；也容易让患者难以抉择，增加其医疗费用，甚至最终导致医患双方失去信任。慢病的诊疗是一个漫长的过程，需要医院、医生、患者、家属、公众共同参与。医患之间应加强沟通，双方在相互信任的基础上，尊重患者的知情选择权，形成医患共同决策；医院应指导医生遵循指南和临床路径规范诊疗活动；大众媒体应正确引导公众加强对疾病的认识和对医学不确定性和不可预知性的认知。只有这样，才能在医学、法律、伦理领域切实保障患者权益，最大程度减少医学不确定性和不可预知性给医患双方造成的困扰。

二、减轻疾病负担

病程长、合并症多、容易出现并发症、费用高是慢病的特点。规范、实用、个体化的慢病管理，可以通过规划慢病管理方案、一体化管理合并症、及时发现和预防并发症，从而减少反复门诊就诊及住院花费。

三、提高疾病控制效果

如上所述，慢病管理可以直接提高疾病控制效果，尤其是改善疾病的中长期预后。

（段钟平　陈　煜）

参 考 文 献

[1] Barnett K，Mercer SW，Norbury M，et al. Epidemiology of multimorbidity and implications for health care，research，and medical education：a cross-sectional study. Lancet 2012；380：37-43.

[2] Li M，Wang ZQ，Zhang L，et al. Burden of cirrhosis and other chronic liver diseases caused by specific etiologies in China，1990-2016：findings from the global burden of disease study 2016. Biomed Environ Sci 2020；33（1）：1-10.

[3] Sav A，King MA，Whitty JA，et al. Burden of treatment for chronic illness：a concept analysis and review of the literature. Health Expectations 2015；18：312-24.

[4] 王红丽，李燕玲，靳小雯，等 . 慢性肝病慢病管理模式在肝硬化腹水患者中的应用效果 . 临床消化病杂志 2021；33（5）：363-6.

[5] Sav A，Whitty JA，McMillan SS，et al. Treatment burden and chronic illness：who is at most risk. Patient-Patient-Centered Outcomes Res 2016；9：559-69.

[6] Car J，Sheikh A. E-mail consultations in health care：scope and effectiveness. BMJ. 2004；329：435-8.

[7] Ye J，Rust G，Fry-Johnson Y，et al. E-mail in patient-provider communication：a systematic review. Patient Educ Couns2010；80：266-73.

[8] Stacey D，Legare F，Col NF，et al. Decision aids for people facing health treatment or screening decision. Cochrane Database Syst Rev 2014；1：CD001431.

[9] Longman T，Turner RM，King M，et al. The effects of communicating uncertainty in quantitative health risk estimates. Patient Educ Couns 2012；89：252-9.

[10] 高润霖 . 加强各层面的有效沟通 . 减少过度诊断和治疗 . 英国医学杂志（中文版），2016；19：546.

第115章 肝脏疾病的特点与慢病管理

第1节 慢性肝病的特点

慢性肝病的特点是患病率高、疾病逐渐进展，未经正规治疗的患者远期预后差，经治患者治疗时间长，患者及家属对肝病相关知识的知晓率低。

以慢性乙型肝炎（CHB）为例，HBV感染呈世界性流行，据世界卫生组织报道，全球约20亿人曾感染HBV，其中2.4亿人为慢性HBV感染者，每年约有65万人死于HBV感染所致的肝衰竭、肝硬化和肝细胞癌（HCC）。全球肝硬化和HCC患者中，由HBV感染引起的比例分别为30%和45%，我国肝硬化和HCC患者中，由HBV感染引起的比例分别为60%和80%，CHB患者肝硬化的年发生率为2%～10%[1]。

慢性肝病患者需要长期、规范的治疗。仍以CHB为例，其治疗的目标是最大限度地长期抑制HBV复制，减轻肝细胞炎性坏死及肝纤维化，延缓和减少肝衰竭、肝硬化失代偿、HCC及其他并发症的发生[1]。现有的抗HBV药物难以将病毒从患者体内彻底清除，患者需要在医生指导下长期、规范用药，以改善长期预后。但现实生活中医生工作繁忙，很少有时间对患者进行主动的慢病管理和访视。患者依从性差、自行停药多见，病毒反弹可能导致严重肝损伤，个别患者未定期复查，就诊时已出现肝硬化失代偿，或是肝癌晚期。所以对慢性肝病患者的长期系统管理和访视尤为重要，需要提高患者对疾病的知晓率、对疾病慢性发展过程的重视程度，并更好地配合专科医生完成疗程。

第2节 常见慢性肝病的访视与管理要点

目前医疗机构对慢性肝病患者的访视大多是由医生自发和组织实施的，少数是由专业医疗访视小组完成的。其组员应具备一定的相关专业知识，其任务是对特定时期、特定患者群进行管理和访视。

肝病访视小组具有如下特点和技能，以便完成管理和访视任务。①由不同职称、不同层次、完成不同任务的医护人员组成小组；②进行相关培训后开展正规的管理和访视活动；③实施个性化家庭访视。组建健康咨询网络平台，采用QQ群、微信群和电话等方式进行家庭访视。患者可以自己选择合适的沟通方式。有研究显示，访视小组将慢性丙型肝炎相关知识与管理情绪的方式和方法上传至QQ空间和微信朋友圈，以便患者及其家属自行学习。访视小组定期组织小组成员进行总结，提高了护理人员对疾病专业知识的掌握能力，并提高了工作效率。此法能有效改善慢性丙型肝炎患者的焦虑、抑郁情绪，提高患者的生活质量。

一、慢性乙型肝炎

（1）慢性HBV携带者和非活动性HBsAg携带者的随访：应每3～6个月进行一次血常规、血生化、病毒学、甲胎蛋白（AFP）、腹部超声和无创肝纤维化测定等检查，必要时行肝活组织检查，若符合抗病毒治疗指征，应及时启动治疗。

（2）抗病毒治疗过程中的患者随访：抗病毒治疗过程中定期随访的目的是监测抗病毒治疗的效果、用药依从性，以及耐药性和不良反应[1]。密切随访评估抗病毒治疗的长期疗效，监测疾病的进展及HCC的发生[2]。

二、慢性丙型肝炎

对慢性丙型肝炎而言，由于高效直接抗病毒药物的问世，其抗病毒治疗的目标是及早清除HCV、减轻HCV相关肝损伤、逆转肝纤维化、阻止进展为肝硬化和HCC，提高患者的长期生存率与生活质量，同时预防HCV传播。所有HCV RNA阳性患者，只要有治疗意愿且无治疗禁忌证，均建议接受抗病毒治疗。

（1）对于未治疗或治疗失败的慢性丙型肝炎患者：应该明确未治疗的原因及对疾病进展的可能影响，寻找抗病毒治疗时机，选择合适的药物进行治疗。推荐以无创诊断方式每年复查、评价肝纤维化的进展情况。

（2）肝硬化患者的监测和管理：对于肝硬化患者，无论抗病毒治疗是否获得 SVR，均应每 3 ～ 6 个月复查一次腹部超声和血清 AFP；每 1 ～ 2 年复查一次胃镜，观察食管胃底静脉曲张情况[3]。

三、非酒精性脂肪性肝病

诊断非酒精性脂肪性肝病（NAFLD）的金标准是肝脏活检，但因其有一定的创伤和风险而未被广泛接受。本病易感人群为 2 型糖尿病患者和代谢综合征患者。相关指南分别推荐成人和儿童 NAFLD 患者每 3 年和 2 年检查一次肝纤维化程度。药物治疗作用有限，唯一经过循证医学证实的有效管理方法是患者生活方式的改变[4]。对于超重和肥胖者，应劝导患者严格控制体重。目前尚无足够证据表明 ω3- 脂肪酸对患者确实有益。NALFD 成人患者每 3 年需要评估一次肝脏纤维化情况。有肝纤维化的成人患者，推荐应用吡格列酮和维生素 E，应用前需评价预期疗效和副作用。用药后每 2 年评估一次患者肝纤维化程度，以判断远期疗效[5]。

四、酒精性肝病

专业医疗团队需要对酒精性肝病（AFLD）患者进行多方面的评估，包括应用酒精滥用确认测试（AUDIT）、物质成瘾测试（LDQ）、酒精问题相关问卷（APQ）等评估患者。应对其饮酒量、酒精依赖程度、药物应用情况、身体健康状况、心理和社会障碍、阅读和自我改进情况等进行评估，及时对患者提出生活建议和医疗建议。

五、自身免疫性肝病

自身免疫性肝病是一组由自身免疫反应介导的肝胆炎症性损伤，主要包括自身免疫性肝炎（AIH）、原发性胆汁性胆管炎（PBC）、原发性硬化性胆管炎（PSC）和 IgG4 相关硬化性胆管炎（IgG4-SC）等。此外，这些疾病中任意两者同时出现时称为重叠综合征。早期诊断和治疗可显著改善患者预后及其生活质量，对减轻疾病负担、改善患者健康状况

具有重要意义。

1. AIH 治疗的总体目标是获得肝组织学缓解、防止肝纤维化进展和肝衰竭，延长患者的生存期和提高患者的生存质量。临床上可行的治疗目标是获得完全生化指标缓解，即血清 ALT/AST 和 IgG 水平均恢复正常，而肝组织学缓解是治疗的重要目标[6]。

对于这一越来越常见的慢性疾病，慢病管理者访视患者时建议特别关注以下几个方面。

（1）AIH 常合并其他器官或系统性自身免疫性疾病，如桥本甲状腺炎（10% ～ 23%）、糖尿病（7% ～ 9%）、炎症性肠病（2% ～ 8%）、类风湿关节炎（2% ～ 5%）、干燥综合征（1% ～ 4%）、银屑病（3%）和系统性红斑狼疮（1% ～ 2%）等。访视患者时应关注肝脏上述指标变化和肝外器官损伤的程度。

（2）免疫抑制治疗提倡个体化，一般应维持 3 年以上，或获得生化指标缓解后至少 2 年。除完全生化应答外，停用免疫抑制剂的指征包括肝内组织学恢复正常、无任何炎症活动表现，因为即使轻度界面性肝炎也预示着停药后复发的可能。复发可定义为血清转氨酶水平 > 3×ULN，伴血清 IgG 和 / 或 γ- 球蛋白水平不同程度地升高。停药后复发是 AIH 的临床特点之一，建议及时到肝病中心就诊以便评估病情，及时给予相应的治疗[7]。

2. PBC 是一种慢性肝内胆汁淤积性疾病。本病如能在早期得到及时诊断且经熊去氧胆酸（UDCA）规范治疗，大部分患者不一定会发展至肝硬化。目前 UDCA 是唯一被国际指南推荐用于治疗 PBC 的药物，推荐剂量为 13 ～ 15mg/（kg·d），分次或一次顿服。如果同时应用消胆胺，二者应间隔 4h 以上。UDCA 能改善对治疗有生化应答的 PBC 患者的疾病进展，此药应长期服用，停药或大幅度减量可导致生化指标反弹和病情进展。

PBC 的慢病管理者访视患者时建议关注：

（1）PBC 可合并多种自身免疫性疾病，其中以干燥综合征最常见。此外，还包括自身免疫性甲状腺疾病、类风湿关节炎、自身免疫性血小板减少症、溶血性贫血和系统性硬化等，所以需关注上述合并症的出现及严重程度。

（2）建议每 3 ～ 6 个月监测一次肝脏生化指标，以评估生化应答情况，并发现少数在疾病进程中有可能发展为 PBC-AIH 重叠综合征的患者。

（3）肝硬化患者及老年男性患者，每 6 个月进行一次肝脏超声及甲胎蛋白检查，以筛查原发性肝细胞癌。每年筛查一次甲状腺功能。每 1 ～ 3 年复查一次胃镜。对于黄疸患者，如有条件可每年筛查一次脂溶性维生素水平。根据患者基线骨密度及胆汁淤积的严重程度，每 2 ～ 4 年评估一次骨密度[8]。

3. PSC　是一种以特发性肝内外胆管炎症和纤维化导致多灶性胆管狭窄为特征、慢性胆汁淤积病变为主要临床表现的自身免疫性肝病。PSC 的发病机制不清，UCDA 作为经验性治疗药物被使用，但尚无被批准的有明确适应证的药物或较为成熟的治疗方案。

PSC 的慢病管理者访视患者时建议关注：

（1）定期复查自身免疫指标及胆道成像，以判断疾病进展程度。

（2）PSC 的并发症包括门静脉高压、脂溶性维生素缺乏症、代谢性骨病等，还可伴有免疫相关的疾病，如甲状腺炎、红斑狼疮、风湿性关节炎、腹膜后纤维化等。超过 50% 的 PSC 患者在出现临床症状后的 10 ～ 15 年可出现胆道梗阻、胆管炎、继发胆汁性肝硬化、肝胆管恶性肿瘤等[9]。

六、肝　硬　化

肝硬化是各种慢性肝病所致的晚期表现，主要包括肝细胞功能减退和门静脉高压症。早期诊断有助于尽早治疗，可阻止疾病进一步进展并预防并发症。肝脏活检是诊断任何原因肝硬化的金标准，但因其有一定的并发症风险，且费用较高，因此患者的总体接受程度低。瞬时弹性成像技术、声辐射力脉冲成像技术的诊断价值在肝病专科已得到验证[10]。

肝硬化患者需每 3 ～ 6 个月进行一次肝肾功能、凝血指标及甲胎蛋白检查，以及腹部超声检查，每 1 ～ 2 年进行一次上消化道内镜检查。对于代偿期肝病患者，推荐每 6 个月计算一次终末期肝病模型（MELD）评分，并将 MELD 评分大于 12 分者转至肝病专科，接受进一步治疗[11, 12]。

七、原发性肝癌

按照原发性肝癌细胞类型，绝大多数为肝细胞癌，仅少部分为胆管细胞癌。而转移癌多为来自肺、胃、结肠、眼等部位的恶性肿瘤。治疗需要参考肿瘤分期和肝功能，治疗方法有手术切除、各种消融、肝动脉化疗栓塞、系统性化疗和选择性放疗、靶向治疗或靶向联合免疫治疗等。特定病情患者还可以选择肝移植治疗。不同治疗适应证、不良反应不同，治疗后需按照要求定期随访，以观察治疗效果和肿瘤复发情况。

八、肝　衰　竭

肝衰竭是多种因素导致肝功能严重障碍，出现以凝血障碍、黄疸、肝性脑病和腹水等为主要表现的症候群。肝衰竭根据病因、临床类型不同管理要点不同，可参考相应的指南及共识。

第 3 节　慢性肝病管理的发展方向

1. **管理的概念和意义会更加受到重视**　目前我国尚有 7000 多万慢性 HBV 感染者，600 万～ 1000 万慢性 HCV 感染者，由于感染人群基数大、感染时间长，由此引起的慢加急性肝衰竭、肝硬化、肝细胞癌发病率在未来的数十年里仍会呈较高水平。与此同时，非酒精性脂肪性肝病、酒精性肝病、药物性肝病及自身免疫性肝病流行率逐渐或快速上升。在这些疾病的治疗过程中，管理问题更重要。以非酒精性脂肪性肝病为例，从就诊、诊断、治疗到评估和随访，每个环节都与管理密不可分，任何一个环节中断，都会导致疗效下降、病情反复甚至治疗中断和失败。

2. **管理手段更加多样化、差异化和个体化**　随着社会不断发展，人们的工作和生活节奏逐渐加快，不同慢病患者和家属需求差异性日益明显。由于医院访视、电话访视、电子邮件访视、上门访视等形式各有其优点和局限性，医患双方需要根据各自的工作性质、特点、生活习惯等因素，制定多样化、差异化和个体化的慢病管理与访视方案。

3. **更多移动互联网技术、人工智能产品等用于慢病管理**　高速移动互联网技术、大数据、可穿戴电子产品等人工智能产品的普及和应用，将会促进包括慢性肝病在内的疾病管理的发展。

（段钟平　陈　煜）

参 考 文 献

[1] 中华医学会肝病学分会 . 慢性乙型肝炎防治指南（2019 更新版）. 中华肝脏病杂志 2019；27：938-61.

[2] 张笛，赵光斌，李良平，等 . 慢性肝病患者门诊访视情况调查 . 中华全科医师杂志 2012；11：294-6.

[3] 中华医学会肝病学分会 . 丙型肝炎防治指南（2019 更新版）. 中华肝脏病杂志 2019；27：962-79.

[4] 中华医学会内分泌学分会，中华医学会糖尿病学分会 . 中国成人 2 型糖尿病合并非酒精性脂肪性肝病管理专家共识 . 中华内分泌代谢杂志 2021；37（7）：589-98.

[5] Glen J，Floros L，Day C，et al. Non-alcoholic fatty liver disease（NAFLD）：summary of NICE guidance. BMJ 2016；354：i4428.

[6] Manns MP，Czaja AJ，Gotham JD，et al. Diagnosis and management of autoimmune hepatitis. Hepatology 2010；51：2193-213.

[7] 中华医学会肝病学分会 . 自身免疫性肝炎诊断和治疗共识（2015）. 中华肝脏病杂志 2016；24：23-33.

[8] 中华医学会肝病学分会 . 原发性胆汁性肝硬化（又名原发性胆汁性胆管炎）诊断和治疗共识（2015）. 中华肝脏病杂志 2016；24：5-13.

[9] 中华医学会肝病学分会 . 原发性硬化性胆管炎诊断和治疗专家共识（2015）. 中华肝脏病杂志 2016；24：14-22.

[10] European Association for Study of Liver Asociacion Latinoamericana para el Estudio del Higado. EASL-ALEH clinical practice guidelines：non-invasive tests for evaluation of liver disease severity and prognosis. J Hepatol 2015；63：237-64.

[11] Harrison P，Hogan BJ，Floros L，et al. Assessment and management of cirrhosis in people older than 16 years：summary of NICE guidance. BMJ 2016；354：i2850.

[12] Tandon P，Berzigotti A. Management of lifestyle factors in individuals with cirrhosis：a pragmatic review. Semin Liver Dis 2020；40（1）：20-8.

关键词索引

（R-9641.01）

ISBN 978-7-03-072087-0

定价：368.00 元